DAS
KREBSPROBLEM

EINFÜHRUNG IN DIE
ALLGEMEINE GESCHWULSTLEHRE

FÜR STUDIERENDE,
ÄRZTE UND NATURWISSENSCHAFTLER

VON

K. H. BAUER

O. Ö. PROFESSOR FÜR CHIRURGIE
AN DER UNIVERSITÄT HEIDELBERG

MIT 71 ZUM TEIL FARBIGEN ABBILDUNGEN

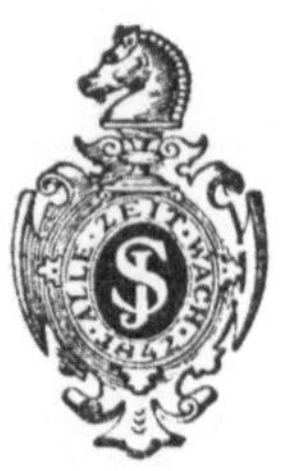

BERLIN · GÖTTINGEN · HEIDELBERG

SPRINGER-VERLAG

1949

KARL HEINRICH BAUER

SCHWÄRZDORF IN OBERFRANKEN, 26. 9. 1890

ISBN 978-3-642-49381-2   ISBN 978-3-642-49659-2 (eBook)
DOI 10.1007/978-3-642-49659-2

Seinen Schülern und Freunden

RUDOLF GEISSENDÖRFER
Frankfurt

KARL KINDLER
Iserlohn

Vorwort.

Wir wenden uns zu einer anderen, allgemeineren
Betrachtung: ein Jahrhundert, das sich bloß auf die
Analyse verlegt und sich vor der Synthese gleichsam
furchtet, ist nicht auf dem rechten Wege; denn nur
beide zusammen, wie Aus- und Einatmen, machen
das Leben der Wissenschaft.   Goethe[1].

Das Krebsproblem ist seit bald 100 Jahren die Domäne von Spezialisten. Je nach den Fortschritten der Naturwissenschaften waren es bald Morphologen, bald Strahlenphysiker, dann Stoffwechselphysiologen oder Gewebezüchter, Biochemiker und Zellforscher, schließlich Genetiker und Chemiker, die den jeweiligen Hauptaspekt des Krebsgeschehens vermittelten. Die Fülle ihrer Forschungsergebnisse in der Analyse seiner Phänomene ist ungeheuer.

Aber die Spezialisierung zeitigte, wie überall, so auch hier ihre Gefahren: viele Theorien machten sich anheischig, aus engen Einzelbefunden das Ganze zu erklären, die Sprache der einen blieb anderen weitgehend unverständlich und denen, die täglich im Kampf mit dem Krebs stehen, den Ärzten, war die lebendige Beziehung zu dem Erforschten vielfach versagt. Je größer die Fülle analytischer Ergebnisse — sie ist schier unübersehbar geworden — desto größer wird das Bedürfnis nach Synthese, desto verständlicher der Wunsch nach einer Ausdeutung der Befunde für Gesundheit und Krankheit des Menschen.

Analyse und Synthese, beide zusammen, von der Krebskrankheit über alle Formen der Verursachung, Erkennung und Bekämpfung bis zu ihrer Verhütung, der Versuch einer solchen Gesamtschau aller Krebsfragen, alles vom kranken Menschen her gesehen und immer wieder auf den Menschen bezogen, liegt unseres Wissens noch nicht vor.

Möchte es nun nicht vermessen erscheinen, wenn ein Chirurg in einer allgemeinen Geschwulstlehre diesen Versuch einer allseitigen Synthese unternimmt? Man halte ihm zugute: keiner kennt die Not des Krebsproblems so wie der Frauenarzt und der Chirurg. Von unseren Operationen ist jede vierte ein Eingriff wegen Krebs! Wenn wir auch im ersten Stadium bei manchen Krebsformen nahe an 100% endgültig heilen, die große Krebsnot bleibt trotz dieser Erfolge. Denn wie wenige Menschen kommen im ersten Stadium! Und bei wie vielen Krebsen innerer Organe erreicht die Heilziffer selbst der Radikaloperierten nur 20 oder 30%! Alle begreifliche Freude über die Errettung Einzelner wird überschattet durch die erschütternde Tatsache, daß die 5jährige Heilziffer aller Krebskranken noch nicht 20% beträgt. Wie kein anderer also kennt der Chirurg den Triumpf des Sieges über den Krebs, wie kein anderer erleidet er alle Bitterkeiten der Niederlage und wie kein anderer sieht er fast täglich an Einzelschicksalen und ganzen Familien die tiefe Tragik, die so oft in dem Worte „Krebs" gelegen ist.

So wird man es verstehen müssen, daß gerade ein Chirurg, gestützt auf Pathologie, Erbbiologie und Klinik, immer wieder ausgehend von den harten Erlebnissen seiner täglichen Arbeit, den Schritt zu einer Gesamtschau aller Krebsfragen zu machen versucht. Wer solches wagt, muß von vornherein um Nachsicht bitten. Es ist natürlich einem Einzelnen versagt, alle irgendwie hereinspielenden Fachgebiete selbst genügend zu beherrschen. Man erwarte also nicht alle spezialistischen Details, sondern nur die Auswertung für den Menschen,

---

[1] Goethes Morphologische Schriften, S. 296. Ausgewählt und eingeleitet von W. Troll, Jena 1926.

denn der Urgrund des Krebsproblems ist immer der krebskranke Mensch. So weit auch die Krebsforschung vom Kranken wegführen mag, Prüfstein und Endziel aller Arbeit am Krebsproblem ist doch immer wieder der Kranke selbst, allein schon nach dem Gewicht der großen Zahl, denn gehen beim Experiment die Zahlen vielleicht in die Tausende, so gehen sie beim Menschen in die vielen Millionen, und dies alljährlich.

Das Buch möchte aber nicht nur die naturwissenschaftlichen Ergebnisse für die praktisch klinische Medizin auswerten, sondern zugleich auch den Arzt in die naturwissenschaftliche Betrachtungsweise des Krebsgeschehens einführen. Das gegebene Hilfsmittel scheint uns die Mutationstheorie der Geschwulstentstehung zu sein. Die Konzeption dieser neuen Krebshypothese lag in der Luft, als ungefähr zu gleicher Zeit die Mutationstheorie von DE VRIES (1904) und die Quantentheorie von M. PLANCK (1904) die Biologie und die Physik auf neue Grundlagen stellten. Als Aperçu kommt sie einer Reihe von Autoren zu. Der Verfasser nimmt es jedoch für sich in Anspruch, als Erster eine geschlossene Mutationstheorie der Geschwulstentstehung bereits 1928 monographisch dargestellt zu haben. Diese Krebstheorie basiert auf der Vorstellung, daß unbeschadet all der außerordentlichen Vielgestaltigkeit der Krebsarten im Grunde doch etwas Einheitliches alle Krebsformen im innersten verbindet und daß dieses Einheitliche auch einheitlich zu erfassen und einheitlich durchzuführen sein müsse. So wird diese Theorie der rote Faden, der den Leser durch das Labyrinth der Krebsrätsel hindurch- und zum krebsbedrohten Menschen wieder zurückfinden lassen soll.

Zur Fortentwicklung und Vertiefung einer solchen theoretischen Cancerologie ist der Verfasser dem Leser für jeden Hinweis und für Berichtigungen dankbar. Er bittet insbesondere um Zusendung von Sonderdrucken einschlägiger Arbeiten.

Die Anfänge dieses Buches reichen auf das Jahr 1937 zurück. Die Niederschrift begann 1941. Der Fertigstellung stellten sich ungewöhnliche und vielfache Hindernisse entgegen, nicht zuletzt die unerwartet großen Schwierigkeiten bei der Beschaffung der seit 1939 erschienenen ausländischen Literatur.

Wenn das Werk schließlich doch zum Abschluß kam, so verdanke ich das sehr wesentlich der tatkräftigen Unterstützung vieler getreuer Helfer. Das meiste an ausländischer Literatur verdanke ich der großzügigen Opfer- und Hilfsbereitschaft von Dr. EDMUND F. KOHL-New York. Wesentliche Unterstützung erhielt ich ferner durch die Herren P. ROUS-New York, L. C. STRONG-New Haven, A. HADDOW-London, LACASSAGNE-Paris und durch die GEIGY-AG.-Basel. Wertvolle Beratung verdanke ich meinen ehemals Breslauer Kollegen O. EICHLER (jetzt Heidelberg) und M. STAEMMLER (jetzt Detmold). Aus der Reihe getreuer Helfer möchte ich ferner meine langjährige Sekretärin Frl. cand. med. ILSE OPPERMANN, Frl. Dr. CHRISTA GRÖNWOLDT, Frau Dr. URSULA REINHOLD, die Diplom-Dolmetscherin Frl. Dr. phil. ODA VON GAL, Frau Dr. INGEBORG ORLOWSKY-GÖTTIG, die das, wie ich glaube, vollständige und zuverlässige Autoren- und Sachverzeichnis abfaßte, und nicht zuletzt meine liebe Frau besonders herausheben. Ihnen allen gebührt mein herzlichster Dank, vor allem auch Herrn Dr. Dr. h. c. FERDINAND SPRINGER und seinem Verlage für die großzügige Ausstattung des Buches und für das Eingehen auf alle meine Wünsche.

Ausgelöst ist dieses Buch durch das Mit-Leiden mit so vielen unheilbar Krebskranken, diktiert ist es in der Sprache und dem Vorstellungsgehalt der Mutationstheorie, als Ziel setzt es sich, mitzuhelfen an der Lösung des größten Problems unserer zeitgenössischen Medizin.

Heidelberg, den 28. November 1948.   **K. H. BAUER.**

Inhaltsverzeichnis.

III. Krebsbekämpfung.

I. Wesen der Krebskrankheit.

Einleitung.

Die natürlichen Lebensbedingungen sind von der modernen Zivilisation zerstört; da dies so ist, ist die Wissenschaft vom Menschen die notwendigste von allen Wissenschaften geworden.

ALEXIS CARREL
Der Mensch, das unbekannte Wesen (S. 40).

Es bedarf keiner langen Ausführungen, um darzutun: das Krebsproblem ist *das dringlichste Problem der heutigen Medizin* und Naturwissenschaft. Krebs war schon immer häufig, aber seit der Jahrhundertwende nimmt die Krebskrankheit ständig steigend an Häufigkeit zu. Zur Zeit stirbt jeder 6. Mensch an Krebs. So ist der Krebs die Krankheitsgeißel unserer Tage und damit das geworden, was im Mittelalter die großen Seuchen Pest, Cholera, Fleckfieber und die Pocken gewesen sind. Die Ausrottung dieser Seuchen verdankt der Mensch der Wissenschaft und Technik. Es besteht aber, so paradox es zunächst scheint, zwischen der Verhütung jener damaligen Seuchen und dem Krebs von heute ein Zusammenhang, denn vornehmlich der Verhütung jener Seuchen und der Senkung der Sterblichkeit an den Infektionskrankheiten verdankt der heutige Mensch die Verlängerung seiner Lebensdauer von durchschnittlich 33 Jahren im Mittelalter auf über 61 Jahre und damit erst die Erreichung des „Krebsalters" als Grundvoraussetzung der Krebszunahme überhaupt.

Wissenschaft und Technik hatten aber noch eine zweite bedeutsame Folge: unbewußt und ungewollt haben sie den heutigen Menschen (neben vielen alten) mancherlei neuen chemischen und physikalischen Krebsnoxen ausgesetzt. Es werden tragische Beispiele und viele Beweisgründe gebracht werden, welche dartun, daß tatsächlich Krebs im wesentlichen ein *Tribut an die erhebliche Lebensverlängerung und an* so manche *Schäden unserer Zivilisation* darstellt. Und doch hat in Anbetracht der Aussicht, daß von je 100 Millionen heute lebender Menschen abendländischer Zivilisation 16,4 Millionen der Krebskrankheit erliegen werden, die Menschheit nur eine Hoffnung: die Lösung des Krebsproblems durch die Wissenschaft. Niemand weiß, wieweit wir noch davon entfernt sind. Sicher aber ist, daß die letzten 40 Jahre auf diesem Gebiet mehr wissenschaftliche Erkenntnisse gezeitigt haben, als die ganzen 4000 Jahre Medizin zusammen zuvor.

Erstes Kapitel.

Krebs als Krankheit.

An isolierten, im Glase gezüchteten Zellen wird das Krebsrätsel nicht gelöst werden, sondern am geschwulstkranken *Organismus.* M. BORST (1931).

1. Die Klinik als Anfang aller Krebsfragen.

Der Anfang aller Wissenschaft ist die Empirie, die Ableitung der Erkenntnis aus der täglichen Erfahrung. So ist die Grundwissenschaft vom Krebs die ärztliche Erfahrung und die *Klinik der Krebskrankheit Anfang und Endziel aller Krebsfragen.* Die Ärzte, die täglich und stündlich mit dem Krebs im Kampfe stehen, die ununterbrochen eigene Arbeits- und Lebenszeit diesem Kampfe im Dienste ihrer Mitmenschen opfern, sollten sich durch die experimentellen Forschungen, so wichtig sie sind, nicht von der klinischen Plattform abdrängen lassen. Immer wieder zeigt sie auf, daß das Maß aller Dinge auch in der Krebsforschung der Mensch, hier der an Krebs leidende Kranke ist.

In immer neuen Variationen wird sich bestätigen, daß der Mensch im allgemeinen und der „Kulturmensch" im besonderen das Hauptversuchsobjekt in diesem gewaltigen Naturexperiment der Krebsentstehung ist, mehr denn jedes Versuchstier der Laboratoriumsforschung, selbst wenn deren Zahlen in die Hunderttausende gingen. Beim Menschen gehen sie in die Millionen.

Die breite Basis, auf der alle Krebsforschung ruht, ist also zunächst die *ärztliche Beobachtung.* Nur der Arzt sieht die Krebskrankheit von ihrem ersterkennbaren Beginn über die ganze Zeit ihres Verlaufs bis zu ihrem Ende abrollen. Er allein kann Lebensgewohnheiten und Besonderheiten seiner Kranken erforschen. Nur er sieht die Heilung und behält geheilte Krebskranke im Gesichtsfeld. Er allein kann am Menschen prüfend Umschau halten nach neuen Krebsursachen und nur er kann immer wieder grundsätzlich neue Fragestellungen für die Forschung liefern.

Die größten, ja schlechthin entscheidenden *Fortschritte der Krebsforschung* haben ja auch *am Krankenbett ihren Anfang* genommen. Nur kurz sei verwiesen auf des englischen Chirurgen PERCIVAL POTTs „Schornsteinfegerkrebs" (1775), als die erste klinische Beobachtung über den Zusammenhang zwischen Krebs und Beruf, auf des deutschen Chirurgen VOLKMANN (1875) erste Beobachtung des Hautkrebses bei Teerarbeitern als Ausgangspunkt der ganzen, heute weitverzweigten Chemie krebserzeugender Stoffe, auf den Frankfurter Chirurgen L. REHN (1885), dessen Erkennung des Blasenkrebses der Anilinarbeiter völlig neue Einblicke in das Wesen äußerer Krebsschäden und — was ebenso wichtig ist — in die Möglichkeiten einer wirksamen Krebsverhütung eröffnet hat. Ferner sei darauf hingewiesen, daß wiederum empirische Beobachtungen am Krankenbett es waren, die auf dem Weg über den „Röntgenkrebs" der ersten Röntgenologen (FRIEBEN 1902) und über den „Lichtkrebs" auf der Haut der Landleute und Seemänner der Physik die Tore zur Miterforschung des Krebsproblems öffneten. Kein Zweifel: die ersten Pioniere der Krebsforschung waren Ärzte, am krebskranken Menschen tätige Ärzte, deren Feststellungen wegweisend für die experimentelle Forschung geworden sind.

Auch heute noch ist die *Klinik* immer *der letzte Prüfstein* für neue Forschungsergebnisse, Prüfstein ebenso für neue Theorien, wie für neue Methoden der Krebsdiagnostik. Weiterhin ist ausschließlich die Klinik der Ort, wo alle Krebsforschung in die schließlich allein befreiende Tat, in die Krebsbekämpfung und Krebsheilung, umgesetzt wird. Alles andere ist ja nur Mittel zu diesem Zweck! Und auch die Krone aller Krankheitsbekämpfung, die Krebsverhütung, hat in der Klinik und ihren Feststellungen der vielen Arten von Berufskrebs ihren Ausgang genommen, und es wird gezeigt werden, daß sich die Hoffnung auf weitere Krebsverhütung wieder zunächst auf die Erkenntnisse der klinischen Medizin wird stützen müssen.

2. Begriffsbestimmung. Abgrenzung. Einteilung.

Was ist nun Krebs? Vom Standpunkt des Klinikers ist *Krebs* eine Neubildung menschlicher und tierischer Gewebe, welche durch fortgesetztes Wuchern eine immer weitergehende Zerstörung von Geweben und Organen, dadurch wiederum immer schwerere Krankheitserscheinungen hervorruft und unbehandelt stets den Tod des Individuums herbeiführt.

Selbstverständlich manifestiert sich die *Krebskrankheit* ganz verschieden je nach dem Sitz der Geschwulst, je nach Organ und Gewebe, je nach ihrem biologischen Charakter, je nach Alter und Körperzustand des Befallenen und je nach den Beziehungen zu lebenswichtigen Organen bzw. Funktionen. Mit anderen Worten, die Krebskrankheit hat eine außerordentliche Variationsbreite. Jeder Krebs hat seine eigene spezielle Symptomatologie, Verlaufsart, Diagnostik und Behandlung. Das Schwergewicht dieser Fragen liegt also in der speziellen Pathologie und Klinik der einzelnen Geschwulstarten und des Geschwulstsitzes. Wenn trotzdem im 1. Kapitel allgemeine Bemerkungen über den Krebs als Krankheit gebracht werden, so nur um den Anfänger und den Nichtmediziner von den allgemeinen Dingen her in das Krebsproblem einzuführen. Ihre Hauptwürdigung findet die Krebskrankheit in den Schlußkapiteln über Krebsdiagnostik und Krebsbekämpfung.

Es wird sich später zeigen, Krebs verdankt seine *Entstehung* dem plötzlichen Auftreten körpereigener, aber zugleich andersgesetzlicher und daher naturwidriger Zellen mit der Fähigkeit und der Tendenz der schrankenlosen Vermehrung und Gewebszerstörung zunächst in der nahen, später in der ferneren Umgebung und schließlich der Absiedelung in völlig abgelegene Gebiete. Schon an dieser Stelle sei dem 3. Kapitel über Krebsmorphologie einiges vorweggenommen, so hier bereits die Feststellung, daß *Krebs* von den Wirbellosen angefangen bis zu den Säugetieren nicht nur *bei allen Tieren*, sondern auch bei der gleichen Organismenart, besonders beim Menschen in allen Geweben und Organen vorkommt. Wenn die Häufigkeit auch

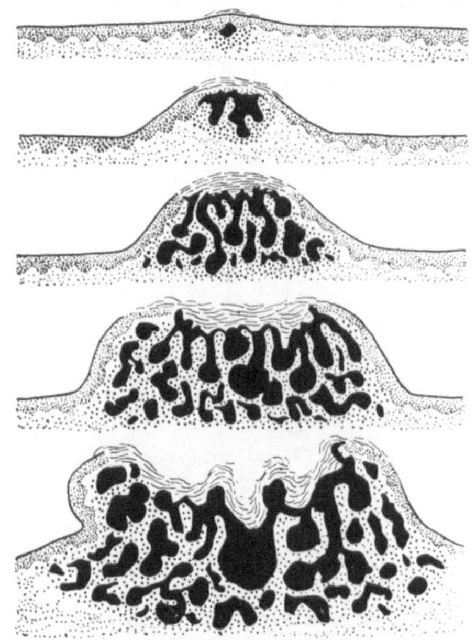

Abb. 1. Entstehung und Wachstum eines geschwürig zerfallenden Hautkrebses. (Schema nach RIBBERT-HAMPERL.)

eine sehr verschiedene ist, potentiell ist *die Fähigkeit, an Krebs zu erkranken, eine Eigenschaft aller Organe und aller Gewebe ohne Ausnahme.*

Wenn nun aber alle Organe und Gewebe befallen zu werden vermögen, dann braucht es natürlich *Grundbegriffe*, Ordnung und System, Klassen und Nomenklatur. Während das alte griechische Wort für Krebs — *Carcinom* (von καρκινόσ = Krebs) — auf HIPPOKRATES und das lateinische Wort für Krebs *Cancer* auf CELSUS zurückgehen soll[1], so gebraucht man heute als zusammenfassenden Ausdruck für jegliche Form von Geschwulst, gutartig wie bösartig, die Bezeichnung *Neoplasma* oder *Blastom* (von βλαστάνειν = keimen, wuchern) oder den Ausdruck *Tumor* (von tumor = Anschwellung).

Die Gesamtheit der eigentlichen Krebsgeschwülste in zwei große Klassen eingeteilt zu haben, ist das Verdienst von WALDEYER. Seine Unterteilung der

---

[1] „Wie eine Krabbe ihre Gliedmaßen aus allen Teilen ihres Körpers nach außen streckt, so schwellen bei dieser Krankheit die Venen auf, breiten sich aus und bilden eine ähnliche Figur", sagte GALEN. Aber es wird auch behauptet, daß der Krebs seinen Namen daher erhalten hat, daß er den Teilen, die er ergreift, hartnäckig anhaftet wie eine Krabbe.

PAULUS VON AEGINA
(zit. nach G. W. GRAY: Auf Vorposten der Medizin).

malignen Tumoren in *Carcinome* und *Sarkome* (von σάρξ = Fleisch) ist heute etwas Selbstverständliches. Aber schon die Tatsache, daß die Einteilung von allen Wissenschaften aller Sprachen übernommen wurde, zeigt, daß sie nicht nur sehr gut sein, sondern auch eine tiefe Wahrheit enthalten muß. Wohl hat sie der Anatom WALDEYER vom entwicklungsgeschichtlichen Standpunkt aus gewählt, es wird sich aber erweisen, daß sie auch für das Problem der Krebsentstehung große Bedeutung besitzt.

Unter *Carcinom* versteht man alle malignen Tumoren, die von epithelialen Organen und Geweben, einschließlich ihrer Drüsenanhänge, entwicklungsgeschichtlich also von Geweben des Ekto-, ·Ento- oder Mesoderms ausgehen.

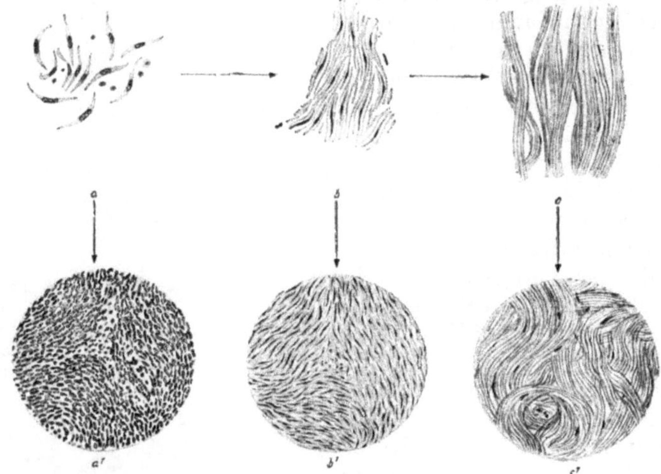

Abb. 2. ˍParenchym und Stroma bei 3 Geschwulsttypen der Bindesubstanzreihe (s. Text). (Nach HUECK 1941.)

Unter *Sarkom* versteht man jene bösartigen Geschwülste, die von den Stütz-, Binde- und Füllselgeweben, entwicklungsgeschichtlich also nur von Abkömmlingen des Mesenchyms ihren Ausgangspunkt nehmen. Ihre Benennung im einzelnen richtet sich in der Nomenklatur von BORST (1924) nach den Organen bzw. Geweben, denen sie entstammen. Man bezeichnet beispielsweise bei den *mesenchymalen Geschwülsten* je nach dem Muttergewebe die gutartigen Formen als Fibrom, Osteom, Lymphangiom, Neurinom (von Nervenscheiden ausgehend) usw. und die bösartigen Formen als Fibrosarkom, Chondrosarkom, Lymphosarkom usw. Man unterscheidet sie also zugleich nach ihrer Leistung hinsichtlich der Produktion von Stützsubstanz, je nachdem, ob sich Schleim-, Knorpel-, Knochengewebe oder dgl. bilden.

Die Abb. 2 zeigt nach HUECK (1941) am Beispiel solcher Bindesubstanzgeschwülste die Unterschiede im Aufbau von Fibromen, Fibrosarkomen und Spindelzellsarkomen durch den Vergleich mit den Ausgangszellen und ihrer Entwicklung von Spindelzellen (*a*) zu faserbildenden Zellen (*b*) und dann zum reifen Fasergewebe (*c*). Während aber ontogenetisch die 3 Stadien von der unreifen, noch nicht ausdifferenzierten zur reifen Zelle schnell durchlaufen werden, wird im Spindelzellensarkom (a^1) das rein zellige, im Fibrosarkom (b^1) das noch zellreiche Stadium mit spärlicher faseriger Zwischensubstanz für dauernd festgehalten, während das Fibrom (c^1) mit seiner Zellarmut und seinem Faserreichtum der voll ausgereiften gutartigen Form entspricht. Damit klingt zum ersten Male ein Thema an, das in immer neuen Variationen immer wiederkehren wird, die Feststellung, daß bei Krebsgeschwülsten ihr biologischer Charakter sehr wesentlich bestimmt wird durch den *Verlust an Höhe der Gewebsdifferenzierung*, der andererseits mit einem *Zuwachs an Wachstumsenergie* vergesellschaftet zu sein pflegt.

Bei *epithelialen Geschwülsten* (Abb. 3) legen sich die Zellen zwar auch zu geordneten Haufen und Verbänden zusammen, sie verlassen aber den Mutterboden und dringen in die Tiefe. Auch hier werden je nach der Höhe der Differenzierung unreife bis weitgehend ausdifferenzierte Krebsformen unterschieden, und zwar entsprechen

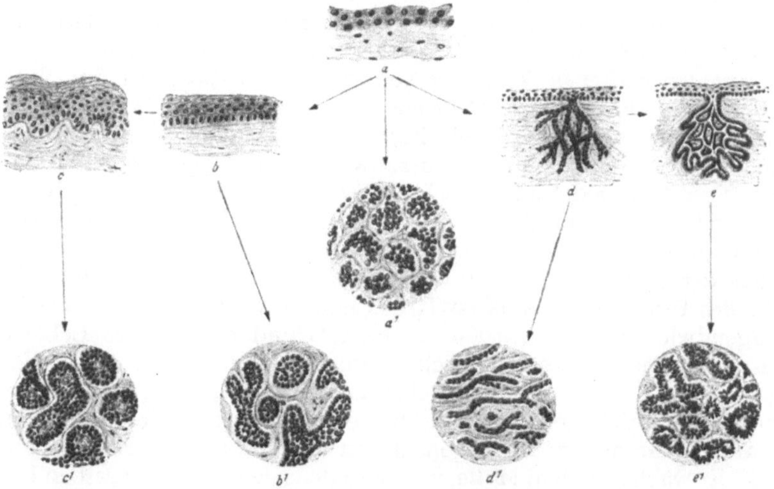

Abb. 3. Carcinome je nach ihrer Differenzierungshöhe im Vergleich mit ihren epithelialen Ausgangsgeweben (s. Text). (Nach HUECK 1941.)

a dem undifferenzierten Epithel das Carcinom simplex,
b dem Plattenepithel das Plattenepithelcarcinom,
c dem verhornenden Plattenepithel das verhornende Plattenepithelcarcinom,
d den soliden Drüsenschläuchen das Adenocarcinom,
e den hohlen Drüsenschläuchen das Adenocarcinom.

Bei den epithelialen Geschwülsten erfolgt die *Benennung* nach dem Muttergewebe, dem Differenzierungsgrad und dem Organ, dem sie entstammen: z. B. Adenocarcinoma ventriculi, Cystadenoma mammae, Carcinoma solidum scirrhosum der Mamma, Carcinoma gelatinosum recti u. dgl. Eine gewisse Sonderstellung beanspruchen sehr weitgehend ausgereifte epitheliale Tumoren, die wohl auch infiltrierend (und auch destruierend) wachsen, trotzdem aber relativ gutartig (daher auch semimaligne genannt) bleiben, da sie fast nie metastasieren. Dazu gehören die Basaliome der Haut (nicht heilende, langsam fortschreitende Hautcarcinome alter Leute), die vom epithelialen Teil der Zahnanlage ausgehende Adamantinome, die Schleimdrüsen entstammenden Cylindrome und endlich die Carcinoide der Appendix, des Magens, Dünndarms usw. Unter den Bindesubstanzgeschwülsten gehören hierher leicht rezidivierende Fibrome, die Epuliden der Kiefer und die braunen Tumoren bei Ostitis fibrosa.

Es ist eindrucksvoll, daß bei aller Vielfältigkeit der Formen die Carcinome als Geschwülste der (äußeren und inneren) Epithelzellen eine völlig andere Welt darstellen, als die aus den verschiedenen Formen der Stützgewebe sich ableitenden Sarkome. Die Kluft ist groß, es gibt keine Übergänge, aber es gibt

Kombinationen: die *Mischgeschwülste*. Die große Mehrzahl der Mischgeschwülste ist gutartig und nach Herkunft und Aufbau vor allem für den Morphologen überaus interessant. Man unterscheidet einfache Mischgeschwülste, die sich aus verschiedenen Geweben der Bindesubstanzreihe zusammenmischen (die mesenchymalen Mischtumoren), solche, die aus Epithelien und Bindesubstanzen bestehen (Fibroepitheliome) und Mischgeschwülste aus Teilen aller 3 Keimblätter. Im großen Krebsgeschehen spielen die Mischgeschwülste nur eine beschränkte Rolle. Klinisch sind sie meist ausgezeichnet durch ihre scharfe Abgrenzung, rundliche Form, höckrig-knollige Oberfläche und insbesondere durch den häufigen Gehalt an Cysten. Sie wachsen aus sich selbst heraus, rein „expansiv" und entarten nur selten maligne. Auf die spezielle Morphologie aller 3 Hauptklassen von Geschwülsten wird im 3. Kapitel näher eingegangen werden.

Zum *Wesen der malignen Tumoren* gehört ihr selbständiges, im Vergleich mit dem Verhalten aller anderen Gewebe autonomes Wachstum, sodann ihre ungehemmte Wucherungs- und damit Zerstörungsfähigkeit, drittens ihre Verbreitung im Organismus nicht nur durch Einwuchern in Nachbargebilde, sondern auch durch Tochterabsiedelung (Metastasierung) meist auf dem Blut- oder Lymphwege und endlich die Rückfallneigung (Rezidivbildung) aus unzerstört gebliebenen Krebsresten.

Schon aus der schließlichen Vernichtung des Organismus geht hervor: vom Standpunkt des Individuums aus ist Krebs eine *Erkrankung wider alle Natur*[1]. Krebs ist irgendwie ein Widerspruch zu einer Grundordnung des Lebens. Ein Organismus ist immer ein harmonisch geordnetes Ganzes, in dem alle Teile zielstrebig zusammenwirken, um das Leben zu erhalten und zu seiner Erhaltung alle wesentlichen Funktionen harmonisch zu koordinieren. Der Krebs dagegen steht von allem Anfang an im Gegensatz zu der naturgewollten Organisation des Körpers. Er wächst in dem Maße, wie er zugleich zerstört. Im selben Umfang, wie der Krebs stärker und stärker wird, im selben Maße wird der Organismus schwächer und schwächer. Er dient in nichts anderen Teilen des Organismus. Im Gegenteil, wie ein Parasit zwingt er seinen Wirtskörper, ihm bevorzugt alle Wuchs- und Nährstoffe zu liefern und er tyrannisiert ihn auch noch nach der Richtung, daß er ihn seine eigenen Stoffwechselprodukte aufzunehmen, zu verarbeiten und auszuscheiden nötigt. Als eine andersgesetzliche Gewebsneubildung durchbricht der Krebs also die natürliche Ordnung im Organismus, wächst nach eigenen Gesetzen heran, zerstört, alle Gewebsschranken durchbrechend, Organe und Gewebe, um schließlich, sofern nicht selbst ausgerottet, den Organismus und damit selbstmörderisch — darin liegt der letzte Widersinn seines Wesens! — auch sich selbst zu vernichten.

Damit ist zugleich die Frage der *Abgrenzung der bösartigen gegenüber den gutartigen Tumoren* beantwortet. Während noch BORST (1928), weil es im mikroskopischen Bild untrüglich sichere Malignitätsbeweise nicht gibt, einen grundsätzlichen Unterschied nicht gelten lassen wollte, wird in diesem Buche aus klinischen Gründen die Trennung prinzipiell durchgeführt. Der Kliniker kann überwiegend morphologische Gesichtspunkte nicht anerkennen, denn wenn auch gutartige Geschwülste (z. B. ein Adenom des Nebennierenmarks) das Leben bedrohen können, so doch nur ganz ausnahmsweise und nur bei Lokalisation an lebenswichtigen Punkten (z. B. im Hirnventrikelsystem) oder bei Überschwemmung des Organismus mit irgendeinem Hormon (Insulin! Adrenalin! Thyroxin! bei Adenomen endokriner Organe), während der Krebskrankheit der

---

[1] Schon GALEN (131—201 n. Chr.) schied die Geschwülste und Anschwellungen in solche, die in Übereinstimmung mit der Natur (z. B. gravider Uterus) stehen, in solche, die einen Exzeß der Natur (wie z. B. der Callus luxurians) darstellen und in „tumores praeter naturam".

lebensbedrohende und bei Nichtausrottung lebensvernichtende Charakter stets und unabdingbar zugehört. Der Kliniker muß nach Regeln, die fast ohne Ausnahme gelten, handeln. Er kann der Entscheidung ja auch nicht ausweichen, am wenigsten in seinem Handeln. In Anerkennung dieser praktischen Notwendigkeiten rücken auch spätere Krebsmorphologen, wie RÖSSLE, SIEGMUND, ZOLLINGER (1946) u. a. vom Standpunkt BORSTs ab. Wenn in seltenen Ausnahmefällen der Pathologe am toten Gewebe die Entscheidung, ob gut- oder bösartig nicht treffen kann, dann muß eben der Kliniker am Lebenden nach den rein klinischen Anzeichen (Präcancerose, Verlauf, Blutsenkung usw.) die Entscheidung fällen, auch auf die Gefahr, daß später die Diagnose widerrufen werden muß. In dubio: maligne! Unbeschadet der Schwierigkeiten im Einzelfall, ganz allgemein muß der Kliniker eine Geschwulst als maligne bezeichnen, wenn sie fortschreitendes und zerstörendes Wachstum zeigt.

Diese Vorbemerkungen machen bereits klar, daß der Krebs wirklich eine *Krankheit sui generis*, d. h. mit keiner anderen Krankheitsgruppe vergleichbar ist. Am deutlichsten wird dies bei der Gegenüberstellung mit den Infektionskrankheiten. Auch die Infektion ist einem cellulären Kampf vergleichbar, einem Kampf der Zellen des Organismus gegen die Zellen der Bakterien. Krebs ist gleichfalls ein cellulärer Kampf, aber, wenn man so will, ein Bruderkampf, ein Kampf der Körperzellen gegen ihre eigenen entarteten Geschwisterzellen, also Revolution und Anarchie. Bei der Infektion gibt es entweder Sieg der einen oder Sieg der anderen und nur selten den Waffenstillstand der Symbiose. Beim Krebs gibt es nur Kampf bis zur Vernichtung und Selbstvernichtung. Den Krebszellen nützt der Sieg über ihre Geschwisterzellen und über den Organismus nichts. Er bedeutet nur ihren eigenen Untergang.

3. Allgemeine Symptomatologie der Krebskrankheit.

Die hohe Krebssterblichkeit hat eine ihrer Wurzeln in der Symptomarmut des Krebsbeginns. Insbesondere macht der Krebs im Anfang so gut wie nie Schmerzen. Würde er dies tun, so würde nur ein Bruchteil der Kranken daran sterben. Die Symptomarmut spiegelt sich besonders deutlich in der *Vorgeschichte* der Krebskranken wieder. Selbstverständlich sind die Anamnesen bei den verschiedenen Krebsformen und verschiedenen Krebslokalisationen sehr verschieden, aber fast durchweg ist der schleichende Beginn den meisten gemeinsam. Da sich die Krebsgeschwülste aus mikroskopisch kleinen Anfängen entwickeln, so ist es klar, daß das für die Heilung günstigste Stadium, der Übergang von der Gesundheit zur Krebskrankheit, stets unmerklich verläuft. Gerade deshalb gewöhnt sich der Kranke an die ersten Symptome, auch wenn schon welche bestehen. Es besteht eben keine Cäsur. So kommt es, daß der Kranke, auch wenn er etwas bemerkt, meistens nicht gleich den Arzt aufsucht. Nur beim Brustkrebs der Frau kommt es gelegentlich vor, daß die Kranken angeben, daß sie erst vor ganz kurzem plötzlich zu ihrem Schrecken „einen Knoten in der Brust" gefühlt haben. Meist zeigt die Untersuchung aber auch hier, daß die Geschwulst, allein schon der Größe nach zu schließen, bereits länger bestehen muß. In der Regel können die Kranken bei der Erhebung der Anamnese den Beginn ihrer ersten Selbstbeobachtungen nicht genau angeben. Stets aber reicht der Krankheitsbeginn weiter zurück, als die Anamnese angibt.

Es ergibt sich nun die scheinbar paradoxe Feststellung, daß eine *lange Anamnese* meist eine relative Gutartigkeit und damit eine ceteris paribus *günstigere Prognose* beweist. Der Kliniker findet eben immer wieder bestätigt, daß jede Krebsgeschwulst ihren besonderen biologischen Charakter aufweist,

und daß jede ihre eigenen Gesetze des Wachstums in sich trägt. Handelt es
sich nun um einen relativ gutartigen Tumor, so wächst er langsam, macht wenig
Symptome, führt den Kranken erst spät zum Arzt, bedingt somit eine lange
Anamnese, aus der man umgekehrt dann nachträglich oft zuverlässig auf eine
relativ ausgereifte Geschwulst schließen darf. Bei vielen Geschwülsten (besonders
bei Hirntumoren, beim Magen- und Darmkrebs) ist dies sowohl diagnostisch,
wie prognostisch verwertbar. Umgekehrt berichtet die Anamnese nicht selten
von einer plötzlichen Wesensänderung einer bis dahin rein örtlich und langsam,
also relativ gutartig sich entwickelnden Geschwulst. Ja, es gibt bestimmte
Geschwülste, die, wie die sog. Melanome, in dem üblen Rufe stehen, diagnostische
Eingriffe, wie Probeexcisionen u. dgl., geradezu mit überstürztem Wachstum
und einer stürmischen Metastasierung zu beantworten, so daß bei ihnen manche
vor jeder operativen Intervention warnen. Mit anderen Worten: der bisherige
Verlauf, erschlossen aus der Anamnese, liefert hinsichtlich des biologischen
Charakters wichtige klinische Anhaltspunkte.

Selbstverständlich ist der Krankheitsbeginn nach der Anamnese nicht
identisch mit dem Krebsbeginn im Gewebe selbst. Die Frage nach dem *Intervall
zwischen Krebsverursachung und erster Krebsmanifestation* ist daher von großem
Interesse. Es wird sich zeigen, daß die experimentelle Krebsforschung auf diese
Frage viele und präzise Antworten zu geben vermag. Beim Menschen ist es in
der großen Mehrzahl der Fälle nicht möglich, zuverlässige Angaben zu machen,
immerhin gibt es auch hier Beobachtungen, die den Wert von Experimenten
besitzen. So beschreibt FISCHER-WASELS (1928, S. 1560) den Fall eines 30jährigen
Mannes, der 35 Tage nach einer Kampfgasvergiftung ein winziges, aber deutliches
Epiglottiscarcinom aufwies. TOURAINE und ROUZAUD (1941) teilen einen Fall
von ,,perakutem" Krebs mit, bei dem einer Verbrennung an der Unterlippe mit
einer Zigarette der Krebs in 3 Wochen folgte. ASKANAZY (1931) berichtet über
2 Beobachtungen, bei denen in der einen bei einem 66jährigen Gießereiarbeiter ein
Plattenepithelkrebs der Wange 30 Tage nach einer Brandverletzung mit der
Flamme folgte, in der anderen entwickelte sich ein als verhornendes Plattenepithelcarcinom auch histologisch gesicherter Handrückenkrebs bei einem
67jährigen Mann 16 Tage nach einer Verletzung mit einem Eisenstück. Auch
sonst gibt es über Hautkrebse nach Verbrennungen eine Reihe von Beobachtungen
(s. 8. Kapitel, S. 318), bei denen ähnlich kurze Zeitangaben sich finden. Auf der
anderen Seite zeigt das ganze Heer von Berufskrebsen, daß zwischen Einwirkung
einer genau definierbaren Krebsnoxe und dem ersten Krebssymptom Jahrzehnte dazwischen liegen können. Das Problem der Latenz ist ein Teilproblem
hoher Wertigkeit. Das 6.—9. Kapitel wird viele Beiträge zu dieser Frage
bringen.

Krebssymptome, die allen Krebserkrankungen gemeinsam wären, gibt es
nicht. Vielmehr wechseln die Symptome, je nach dem Sitz der Erkrankung
und je nach dem Organ, welches befallen wird. Der *Schmerz* ist inkonstant und
fehlt, wie schon erwähnt, im Beginn meist ganz. Wenn er aber auftritt, so gibt
er wichtige diagnostische Hinweise. Knochenmetastasen z. B. werden nur in
47% der obduzierten Fälle klinisch diagnostiziert. Die Verdachtsdiagnose wird
aber klinisch gestellt, sobald rheumaartige Dauerschmerzen, vor allem ,,im
Kreuz" (90% aller Knochenmetastasen betreffen die Wirbelsäule! WALTHER 1939)
auf das Knochensystem hinweisen, auch wenn die Knochenmetastasen teils
wegen ihrer Kleinheit, teils weil sie noch keine Knochensubstanz zerstört haben,
röntgenologisch noch nicht faßbar sind.

Ganz allgemein kann man sagen, daß das den meisten Krebsen gemeinsame
Hauptsymptom die Geschwulstbildung, der ,,*Tumor*" im eigentlichen Sinne des

Wortes, ist. Beispiele sind die tastbaren, später auch sichtbaren Knoten in der weiblichen Brust, an der Zunge, im Bereich der Gliedmaßen usw. In der Tiefe, der Bauchhöhle und im Beckenraum werden Geschwülste meist erst festgestellt, wenn sie durch mechanische Behinderung, Verlegung einer Lichtung oder Druck auf Nachbarorgane das Augenmerk auf sich gelenkt haben. Im Bereiche der Schädel- und Brusthöhle, sowie des Wirbelkanals entziehen die knöchernen Wandungen die Krebsgeschwulst der Tast- und Sichtbarkeit.

Tatsächlich sind die meisten Krebssymptome bereits Symptome seiner *Komplikationen.* So macht z. B. der Magenkrebs gewöhnlich erst Erscheinungen, wenn er den Magenausgang, den Mageneingang oder die Lichtung der Magenmitte zu verlegen beginnt, das Bronchialcarcinom erst, wenn es das Bronchialrohr einengt und der Nierenkrebs erst, wenn er durch Einbruch ins Nierenbecken über die ableitenden Harnwege nach außen zu bluten anfängt.

Eine häufige Komplikation ist die *Geschwürsbildung.* Die brandigen, nicht heilenden Geschwüre an der äußeren Haut, der Zunge, der Wange oder bei innerer Betrachtung am Rachen, im Kehlkopf oder in der Speiseröhre, bei Cystokopie in der Blase oder bei Kolposkopie am Gebärmuttermund stellen oft Frühsymptome krebsiger Gewebsentartung dar.

Nicht selten verraten sich sonst verborgene Krebse durch *Blutungen.* So ist z. B. die im Stuhl nur chemisch nachweis-

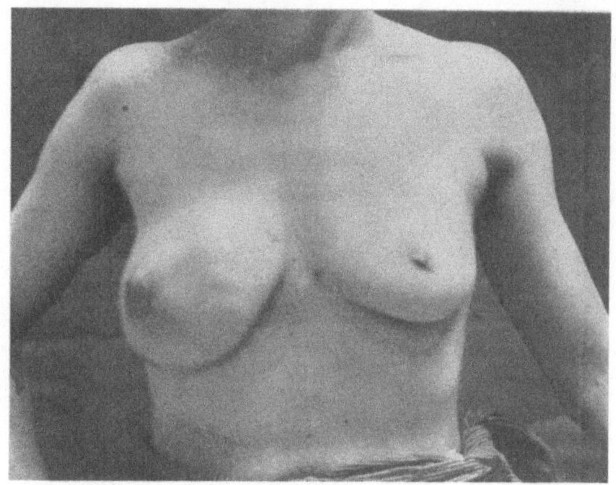

Abb. 4. In Knotenform auftretender Krebs der Brustdrüse mit Vergrößerung derselben.

bare „okkulte" Blutung bei Magenkrebs in 98% der Fälle vorhanden. Auch der Gebärmutterkrebs macht sich am ehesten durch regelwidrige Blutungen unbestimmter, wechselnder Zeitdauer bemerkbar. Vor allem sind es auch Geschwülste der Harnwege, die bei der Auffälligkeit des Blutes im menschlichen Harn frühzeitig die Kranken alarmieren. Man kann sagen, daß oft genug eine vom Arzt ernst genommene Blutung ein Glücksfall für den krebsbefallenen Menschen ist, da gerade durch die Blutung häufig Frühstadien des Krebses erkannt werden.

Einen großen Teil der Erscheinungen machen die Krebse durch *Verlegung innerer Hohlsysteme.* So verrät sich der Speiseröhrenkrebs durch Schwierigkeiten beim Herunterschlucken grober Speisen infolge der Einengung der Speiseröhrenlichtung. Am Magen verlegt der Krebs bei seiner häufigen Entstehung am Magenausgang den letzteren oft frühzeitig so, daß die Störungen in der Magenentleerung rechtzeitig die Diagnose zu stellen gestatten. Im Darmkanal führen Krebse durch Verengerung der Lichtung zu Behinderungen der Darmtätigkeit, sich steigernd bis zu Anfällen von Stuhl- und Windverhaltung oder gar von Darmverschluß, alles Symptome, die sich aus der Einengung normaler Lichtungen erklären.

Unbeschadet ihres Charakters als „Geschwulst" können bestimmte Krebse auch zu einer *Organverkleinerung* führen, wenn sie durch Anregung schrumpfender

Bindegewebsentwicklung, z. B. die weibliche Brustdrüse zur Verkleinerung[1], gleichzeitig zum Hochstand der Brust und zur Einziehung der Brustwarze zwingen. Auch am Magen (sog. Feldflaschenmagen) und am Darm kommen solche zu narbenartigen Verengerungen und damit zur Organverkleinerung führende Krebse vor, am eindrucksvollsten am Dickdarm.

Wieder andere Krebse machen ihre Haupterscheinungen durch *Verdrängung von Nachbarorganen.* So verdrängen Hirngeschwülste oft die Hirnkammern, ja weitgehend sogar die ganze andere Hirnhälfte und verraten sich durch Druckerscheinungen von seiten der Nachbarbezirke oder durch allgemeine Hirndrucksteigerung, Rückenmarkgeschwülste drücken das Rückenmark gegen die Wände des Wirbelkanals und machen sich infolgedessen durch Reiz- oder Lähmungserscheinungen bestimmter Rückenmarkssegmente oder der ihnen zugehörigen Rückenmarksnerven bemerkbar. Eine wichtige Rolle spielen die Verdrängungserscheinungen bei Krebsgeschwülsten der Bauchhöhle. So können z. B. Nierenkrebse oder solche der Bauchspeicheldrüse den Zwölffingerdarm oder benachbarte Dickdarmabschnitte in charakteristischer Form — röntgendiagnostisch meist gut faßbar — zur Seite schieben.

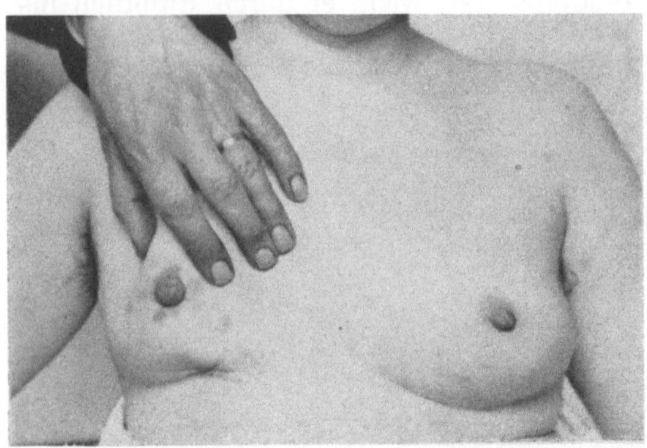
Abb. 5. Durch krebsige Bindegewebsschrumpfung bedingte Organverkleinerung bei einem Scirrhus mammae. (Einziehung der Haut im Bereich der unteren Brustfalte!)

Immer wieder fällt dem Kliniker, besonders dem Operateur, auf, daß der Krebs bei seiner Ausbreitung oft genug an bestimmten Gewebsschranken halt macht. Während Hautcarcinome des Gesichts z. B. ohne weiteres in den Unterkieferknochen oder Carcinome auf dem Boden von Krampfadergeschwüren in das Schienbein einwuchern, machen Magenkrebse so gut wie immer am Pylorus halt. Man kann bei der Operation eines Magenkrebses nach der Kardia kaum hoch genug hinaufgehen, immer wieder erlebt man an der Resektionslinie Rezidive. Am Pylorus geht man unmittelbar hinter dem Pylorus durch und sieht so gut wie nie Rezidive am Duodenalstumpf. Die Erklärung hierfür ist schwierig, wir kommen im 3. Kapitel (S. 75) darauf zurück.

Eine andere Gruppe von Krebsen macht besondere Erscheinungen durch *Einbrüche in Nachbarorgane.* So kann ein Magenkrebs in den Querdarm einbrechen und dadurch schlagartig durch Colospasmen neue Schmerzen und durch eine weitgehende Ausschaltung des Dünndarms schnellen Kräfteschwund auslösen. Krebse der Speiseröhre perforieren oft in die Trachea und lösen dadurch Krampfhusten, Tracheobronchitiden, Aspirationspneumonien u. dgl. aus. Jeder solche Einbruch vermindert die Aussichten der Heilung ganz erheblich.

Nach der Fähigkeit des schrankenlosen Wachstums und der Gewebszerstorung ist die *Metastasierung,* d. h. die diskontinuierliche Verschleppung von Geschwulstkeimen an andere Körperstellen, ein Hauptsymptom der Krebskrankheit. Die

---

[1] Auf diese Organverkleinerung durch Krebs hat PLATNER schon 1749 in seinem Buch „Gründliche Einleitung in die Chirurgie" (S. 228) hingewiesen: „. . . die Geschwulst ist nicht allezeit nothwendig. Denn, obschon mehrenteils die Drüsen, und andere Theile, wann sie verstopfet und scirrhös werden, auch größer sind, so kann es sich doch auch zutragen, dass ein Theil, der verhärtet wird, dabey kleiner, als natürlich, sey . . ."

Geschwulstmetastase ist vergleichbar der Kolonie eines Mutterlandes: auf einen neuen Boden verpflanzt, vermehren sich die Zellelemente nach den Wachstumsgesetzen, die sie mitgebracht haben, entwickeln eine neue gleichartige Geschwulst als selbständige Kolonie im Kampf mit den Körperzellen, die sie an Ort und Stelle angetroffen haben.

Dem Kliniker bietet sich die Metastase als Krankheitssymptom und Teil der Krankheit in mancher Hinsicht anders dar als dem Pathologen. Der Pathologe sieht zumeist das Ende, der Kliniker den Anfang und Verlauf der Krankheit, der Pathologe das Schlußbild nach Überwältigung des Organismus, d. h. sub specie

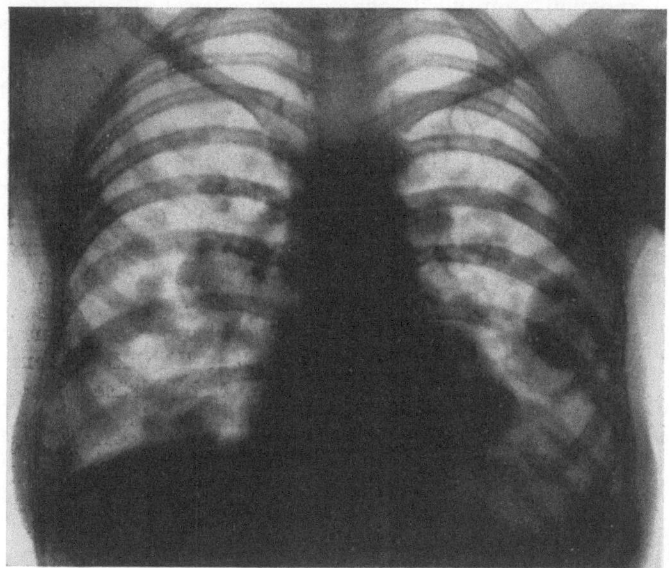

Abb. 6. Vielfache Lungenmetastasen bei primärem Knochensarkom.

mortis, der Kliniker noch im Kampf mit dem Organismus und alles sub specie vitae et sanationis.

Es erscheint vielleicht willkürlich, doch bewährt es sich praktisch ungemein, die Krebskrankheit, wo sie auch auftritt, gerade nach der Metastasierung nach dem Schema, welches STEINTHAL für den Brustkrebs vorgeschlagen hat, in *3 Stadien* einzuteilen:

Stadium   I Krebs lokalisiert im Ausgangsorgan.

Stadium II Krebs kompliziert durch regionäre Metastasierung.

Stadium III Krebs Nachbargewebe mitinfiltrierend bzw. Fernmetastasierung.

Zellenverschleppung an andere Körperstellen gibt es auch sonst, besonders nach Traumen. Fett-, Knochenmarks-, Leber-, Placentarzellen u. a. aus dem Gewebsverband abgelöste Zellen gehen jedoch ausnahmslos, vor allem in der Lunge, zugrunde. Krebszellen werden gleichfalls vielfach überwältigt und vernichtet, ein ansehnlicher Anteil aber kann überleben, neu Wurzel fassen und sich neu entwickeln.

Diese Entwicklung von Metastasen ist aber von Organ zu Organ und von Gewebssystem zu Gewebssystem sehr verschieden. Gleichviel ob die Krebszellverschleppung auf ihren Hauptwegen, dem Lymph- oder Blutwege, erfolgt, jedesmal zeigt sich, daß die verschiedenen Organe und Gewebe für die Metastasierung ganz verschieden empfänglich bzw. resistent sind.

Die Lymphdrüsen (meist in der Richtung des Lymphstromes), die Leber (im Mündungsgebiet der Pfortader), die Lungen (im Auffangstromnetz des Lungenkreislaufes), die peripheren Organe und Gewebe im Ausbreitungsgebiet des großen arteriellen Kreislaufs filtern in den Saftstrom, in die Lymph- oder Blutbahn eingedrungene Krebszellen ab und lassen sie sich ansiedeln oder vernichten sie, welch letzteres erstmals M. B. SCHMIDT (1903) nachgewiesen hat. Darin liegt der fundamentale Unterschied der verschiedenen Organe und Gewebe. Die Tatsache, daß eine Fülle von Geweben mit Krebszellen offenkundig fertig werden, ist die erste objektive Begründung für die Hoffnung, daß es vielleicht einmal möglich sein wird, chemotherapeutisch Krebszellen so weit zu schädigen, daß sie nicht nur von einigen, sondern von allen Geweben überwältigt werden können, oder daß sie spezifisch geschädigt werden in Organen und Geweben, in denen bestimmte chemische Stoffe spezifische Affinität besitzen.

Besonders *empfänglich für Metastasierung* sind Lymphdrüsen, Leber, Lunge, Knochenmark, seröse Häute, Nieren. *Resistent gegen Metastasen* sind (weitgehend) Muskulatur, Sehnen, Bänder, Fettgewebe, Gehirn (für bestimmte Formen), Nebennieren, Milz, die Mamma (außer solchen von der anderen Seite), der Uterus, die Schleimhäute des Magendarmkanals usw. Das Gehirn, sonst selten von Metastasen befallen, wird andererseits von ganz bestimmten Tumoren für iher Metastasierung geradezu bevorzugt; so vom Chorionepitheliom, vom Hypernephrom und Bronchialcarcinom.

Noch weiter geht die Bevorzugung bei gewissen Carcinomen endokriner Organe und von Organen, die unter hormonalem Einfluß stehen. So gibt es bestimmte Carcinome der Prostata, Mamma, Schilddrüse, des Hodens und gelegentlich der Nebennierenrinde, die ausschließlich oder wenigstens stark bevorzugt ins *Knochensystem* metastasieren. Für den Kliniker sind die Knochenmetastasen besonders bedeutungsvoll, einmal weil sie den diagnostischen Rückschluß auf (primäre und sekundäre) Lungenherde mit 98% Sicherheit gestatten (WALTHER 1939), ferner weil sie oft die histologische Diagnostik aus dem Sternalpunktat gestatten und vor allem weil ein Teil dieser und gerade dieser Carcinomformen einer grundsätzlich neuen Chemotherapie (s. 12. Kapitel, S. 571) zugänglich ist. Man sieht, die Art der Metastasierung hat klinisch-diagnostische, prognostische und auch therapeutische Konsequenzen.

Die Metastasierung ist klinisch außerdem noch von Bedeutung hinsichtlich der *Beurteilung des biologischen Charakters* der betreffenden Krebsgeschwulst. Gerade große, also expansiv wachsende Krebse, z. B. des Magens oder Darmes, machen oft auffallend wenig oder spät Metastasen, während die ausgedehntesten Metastasierungen sehr oft kleinen Carcinomen zugehören. Es ist daher grundfalsch, wenn Ärzte große Tumoren, nur weil sie groß sind (gerade beim häufigsten Krebs, dem Magenkrebs, trifft dies oft zu!), von vornherein als inoperabel bezeichnen. Genau umgekehrt ist es meist so, daß die Größe ihr vorwiegend expansives Wachstum beweist und expansiv wachsende Krebse sind häufig relativ ausgereift und daher wenig oder spät metastasierend und deswegen meist besonders aussichtsreich für Radikaloperationen. Auch Röntgenaufnahmen können über den biologischen Charakter manchmal Aufschluß geben. Ein osteolytischer Charakter von Wirbelmetastasen spricht z. B. für einen schnell, osteoblastischer, sklerosierender Charakter für einen langsam, relativ „benigne" wachsenden Primärtumor. So sind neben Alter, Konstitution, Rückwirkungen auf den Organismus usw. die Art und das Tempo der örtlichen Ausbreitung und der Metastasierung die Hauptanhaltspunkte für die individuelle Prognostik. Es ist sicher kennzeichnend, daß die Geschwulstmorphologie, gleichviel ob es sich um die Schätzung des Malignitätsgrades aus dem histologischen Bild („histological grading", s. 3. Kapitel, S. 80) oder um den Versuch, Metastasierungsfähigkeit als Maß der Malignität auszuwerten (WALTHER 1939) handelt, stets auf morphologischem Wege nur zu ,,Gruppenprognosen" gelangt. WALTHER selbst gibt zu, daß aus dem histologischen Bilde Abstufungen der Malignität *nicht* herauszulesen sind und daß für die individuelle Prognosestellung die ,,klinischen Faktoren" mitberücksichtigt werden müssen.

Der biologische Charakter einer Krebsgeschwulst verrät sich auch durch das *Tempo der Metastasierung.* Es ist einleuchtend, daß Tumoren, bei denen gewissermaßen jede verschleppte Zelle eine Metastase ergibt, sehr früh, umgekehrt, daß Geschwülste, deren Zellen noch vielfach von dem noch weitgehend gesunden Körper vernichtet werden, sehr viel später oder sehr spät metastasieren. Für die Biologie der Geschwülste ist es daher von großer Bedeutung, zuverlässige Beweise zu erhalten, daß Metastasen nach örtlich erwiesener Heilung als *Spätmetastasen*, d. h. noch lange jenseits der 3- bzw. 5 Jahresgrenze auftreten. HART (1912) berichtet über einen Fall, bei dem 22 Jahre nach einem Adenomyom des Uterus noch Lungenmetastasen beobachtet wurden. Bei RIBBERT (1914) findet sich ein Fall zitiert, wo 24 Jahre nach Entfernung eines Melanosarkoms eine Spätmetastase auftrat. Solche Fälle — weitere Beispiele folgen sogleich — beweisen, daß Krebszellen über lange Jahre, ja Jahrzehnte latent liegen bleiben, dann aber noch nach Jahr und Tag Ausgangspunkt von Spätmetastasen werden können. Solch lange Latenzzeiten sind zugleich ein harter Prüfstein für alle Krebstheorien.

Das Problem bekommt eine besondere klinische Bedeutung, wenn es sich um *solitäre Spätmetastasen*[1] handelt. Daß gewisse Tumoren relativ häufig Solitärmetastasen machen, haben SCHINZ und ÜHLINGER (1933) am Beispiel hypernephroider Nierencarcinome dargetan. Besonders wichtig sind — mit der Zeit steigt natürlich die Gewähr des Solitären — die solitären Spätmetastasen. So teilte RIEDER (1925) 2 Fälle mit, wo es in dem einen Falle nach 10 und im anderen Falle nach 23 Jahren noch zu einer isolierten Spätmetastase nach primärer und örtlicher Krebsheilung gekommen war. In dem einen Falle war 1913 ein Dickdarmkrebs durch Darmresektion geheilt, 1923 erfolgte der Tod an einer isolierten Krebsmetastase der Wirbelsäule, während sonst die Sektion keinerlei weitere Metastasen ergab. In einem 2. Falle wurde 1870 ein Cancroid im Gesicht operativ entfernt; 1893 erfolgte eine 2. Operation wegen einer isolierten Tibiametastase, histologisch vom gleichen Bau wie der Primärtumor.

Der Verfasser beobachtete in kurzer Zeit vier einschlägige Fälle.

Im 1. Fall entwickelte sich 5 Jahre nach Exstirpation eines Ovarialcarc noms eine gut bewegliche faustgroße Metastase im großen Netz. Bei der Exstirpation fand sich kein Anhaltspunkt für eine weitere Metastase im Abdomen. Bei einer späteren Cholecystektomie wurde die Bauchhöhle erneut revidiert und frei befunden. Die Kranke ist bis zur letzten Nachricht frei von weiteren Metastasen geblieben.

Im 2. Fall (M. H., 57j. ♀, Nr. 69/47) trat 10 Jahre nach einer Ablatio mammae wegen Mammacarcinom eine solitäre Spätmetastase im re. Femurschaft mit Spontanfraktur auf, ohne daß weitere Metastasen im durchröntgten Knochensystem und in den Lungen sich gefunden hätten.

Im 3. Fall (L. F., J. Nr. 872/46) bekam ein 43jähriger Mann 9 Jahre nach einer Nephrektomie wegen Hypernephroms eine apfelgroße Metastase im re. Lungenunterlappen (s. Abb. 7). Die Überlegung ging dahin, daß es sich um eine solitäre Spätmetastase handeln müsse, da andere Metastasen in den 9 Jahren sicher zur Manifestation gekommen wären. Es wurde daher am 11. 11. 46 die operative Entfernung des ganzen re. Unterlappens samt der Metastase durchgeführt. Die Lobektomie liegt jetzt 24 Monate zurück. Der Kranke hat über 20 Pfund zugenommen und sich auch sonst gut erholt.

Im 4. Falle (M. K., 70j. ♀, 1947) entwickelte sich eine isolierte Spätmetastase 26 Jahre nach Heilung eines Cancroids der Stirne durch Radiumbestrahlung (1921). Nach 11 Jahren (1932) kam es zu einem Rezidiv, das auf Röntgenbestrahlung ausheilte und eine noch jetzt

---

[1] Siehe Nachtrag S. 686.

sichtbare pigmentierte Narbe zurückließ. 1947 entwickelte sich eine kleinapfelgroße Drüsenmetastase unter dem linken Unterkieferwinkel, die nach der Exstirpation histologisch ein unreifes Carcinom ergab, welches vom Pathologen als Spätmetastase des früher bestrahlten Hautcarcinoms angesprochen wurde.

Solche Fälle zeigen, a) daß auch Rezidivfreiheit von 5 Jahren noch keine Dauerheilung zu beweisen braucht, b) daß die Entfernung eines Krebses auch dann noch von großem Nutzen sein kann, wenn die Metastasierung zum Zeitpunkt der Operation bereits erfolgt ist, c) daß Krebszellen buchstäblich über Jahre und Jahrzehnte latent im Organismus zu leben vermögen, bis sie eines Tages aus sich heraus doch noch eine Metastase entwickeln. Das Entscheidende aber scheint zu sein, daß die *isolierte Spätmetastase*, wo es möglich

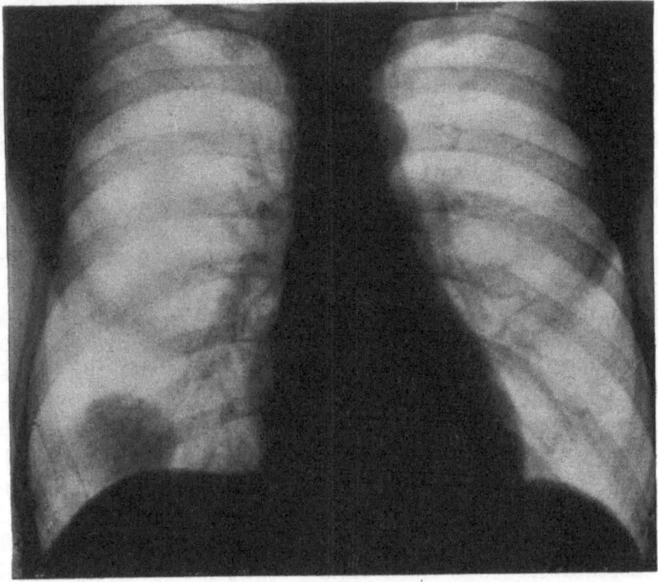

Abb. 7. Isolierte Spätmetastase eines Hypernephroms im linken Lungenunterlappen, 9 Jahre nach der Nephrektomie, durch Lobektomie entfernt. Beobachtungszeit ohne Rückfall bisher über 1 Jahr (s. Text).

ist, *noch operiert* werden sollte, als ob es sich um einen operablen Primärtumor handelte. Die Gründe sind einleuchtend: es ist nur schwer vorstellbar, daß nur eine einzige Krebszellenembolie erfolgt ist, es muß daher angenommen werden, daß andere Metastasen nach der Entfernung des Primärtumors ausgeheilt sind und nur die eine (vielleicht auf ein größeres Geschwulstpartikelchen zurückgehende) Metastase, über lange Jahre latent geblieben, schließlich aus irgendeinem Anlaß noch zu wachsen und sich zu entwickeln anfing. Es ist zu hoffen, daß solche Fälle wegen ihrer Sonderstellung gegenüber anderen Metastasen in Zukunft unter der geschilderten Indikation öfter operiert und manche vielleicht noch geheilt werden.

Daß *Metastasen* nach Entfernung oder strahlentherapeutischer Heilung von Primärtumoren *sich zurückbilden*, kommt sicher häufiger vor, als es beweisbar ist. BAENSCH (1922) sah in 6 Fällen bestrahlter Tumoren, wie nach Rückgang des Primärtumors auch die nicht bestrahlten Drüsenmetastasen sich zurückbildeten. JANKER (1938) berichtet über 2 eigene Beobachtungen von Metastasenrückbildung nach histologisch gesicherten Carcinomen. Das eine Mal handelt es sich um eine große Drüsenmetastase am Hals nach Kehlkopfcarcinom, die sich nach einem riesigen Glutaealabsceß mit hochfieberhaftem Verlauf zurückbildete.

Das zweite Mal verschwanden röntgenologisch nachgewiesene Lungenmetastasen (6 Abbildungen!) nach Entfernung eines Hodencarcinoms und Bestrahlung retroperitonealer Drüsen. JANKER stellt im Anschluß daran 24 weitere Fälle aus der Literatur zusammen, bei denen es zu einem Spontanrückgang oder zur Spontanheilung von malignen Tumoren und ihren Metastasen gekommen war (s. auch 12. Kapitel, S. 612).

Bei den meisten solitären Spätmetastasen wird man eine Rückbildung der sonst zum Zeitpunkt der Tumorentfernung noch vorhandenen anderweitigen Metastasen annehmen dürfen. Daß verschleppte Krebszellen vom gesunden Gewebe vernichtet werden können, dafür spricht auch, daß nach diagnostischen Probepunktionen von Tumoren, die immer noch und oft und viel zu oft ausgeführt werden, im Punktionskanal unverhältnismäßig selten Implantationsmetastasen entstehen, obgleich bei positiver Tumorpunktion angenommen werden muß, daß beim Herausziehen der Nadel Zellmaterial von der Punktionskanüle abgestreift und direkt ins Gewebe des Punktionskanals eingebracht wird.

Bei der Frage, welcher Art denn solche Anlässe für das plötzliche Wachsen solcher bis dahin latenter Tumorherde sein könnten, muß auf all die Beobachtungen, vor allem auch experimenteller Art, Bezug genommen werden, die dartun, daß *jeder Reiz, der reparative Zellteilungsvorgänge in Gang zu setzen vermag, latente Krebsnester zu plötzlichem Wachstum und zu alsbaldiger Metastasierung zu veranlassen* imstande ist. Es wird von mancherlei solchen Anlässen noch die Rede sein. In diesem Zusammenhang sei nur der Fälle gedacht, bei denen damit gerechnet werden muß, daß der Arzt selbst das örtliche Tumorwachstum oder die Metastasierung anregt und in Gang setzt.

Beispiel (Beobachtung des Verfassers, Fall H. Qu. †, 67j. ♂, 1941). 5 Monate nach einer auswärts unter der irrtümlichen Diagnose Pylorusulcus vorgenommenen Gastroenterostomie finden sich jetzt bei einem immer noch kleinen Carcinom des Pyloruskanals sowohl Metastasen an der Gastroenterostomie, als auch an der zusätzlichen BRAUNschen Enteroanastomose und in der Bauchschnittnarbe. Es ist wohl kein Zweifel möglich, daß es sich um eine durch Instrumente des ersten Operateurs verimpfte, also um eine sog. Implantationsmetastasierung gehandelt hat.

Eine ähnliche Beobachtung teilen BRANDES und Mitarbeiter (1946) mit. Bei einer Brustkrebsoperation mußte eine Epidermistransplantation nach THIERSCH von der Haut des Oberschenkels vorgenommen werden. 2 Monate nachher war die Entnahmestelle am Oberschenkel mit Krebsknoten gespickt. Als Übertragungsweg wurden die Handschuhe des Operateurs angesehen, da Instrumente und Wäsche gewechselt worden, die Handschuhe aber nur abgespült waren. Versuchsweise gelang es, aus dem Waschwasser von Handschuhen, die bei der Exstirpation carcinomatöser Leistendrüsen getragen worden waren, lebensfähige Krebszellen abzuzentrifugieren.

Es ist angesichts solcher Möglichkeiten der Geschwulstverimpfung verständlich, daß die Operateure bei Krebsoperationen ängstlich darauf bedacht sind, möglichst nirgends mit Krebsgewebe in instrumentelle Berührung zu kommen, und wo dies zu befürchten ist, elektrochirurgisches Vorgehen vorziehen, denn an der Operationselektrode werden Krebszellen durch die Thermokoagulation sicher vernichtet.

Schwerwiegend ist die wesensähnliche Frage, ob die Gefahr besteht, daß durch diagnostische Probeexcisionen eine Metastasierung angebahnt werden kann. An dieser Stelle darüber nur soviel, daß ganz sicher Probeexcisionen durch Eröffnung von Saftspalten, Blut- und Lymphgefäßen dem Einbruch von Krebszellen in die Abtransportwege Vorschub leisten, insbesondere aber, daß sie durch Anregung von reparativen Zellteilungsvorgängen die örtliche Ausbreitung der Tumoren begünstigen. Wie man sich dagegen, soweit als möglich, schützt, davon wird bei der Besprechung der Probeexcision als Hilfsmittel der Krebsdiagnostik (s. 11. Kapitel, S. 515) die Rede sein.

Noch einer klinisch und besonders krebstheoretisch wichtigen Eigentümlichkeit der Metastasen sei gedacht: Die *Metastasen* leisten zwar im allgemeinen keine positive Arbeit für den Körper. Daß sie aber *vikariierend für die Funktion einer exstirpierten endokrinen Drüse* eintreten können, beweisen einige wichtige Beobachtungen. In einem viel, aber auch vielfach falsch zitierten Fall von EISELSBERG (1894) kam es nach der Totalexstirpation eines Schilddrüsencarcinoms 1886 (!) durch BILLROTH zu einer Cachexia thyreopriva, die jedoch wieder schwand, als im Sternum eine faustgroße Adenocarcinommetastase auftrat. Als dann durch EISELSBERG 1892 die Metastase entfernt wurde, kehrte die strumiprive Kachexie (allerdings kompliziert durch eine schwere Tetanie) wieder. In einer ähnlichen Beobachtung des Verfassers (G. Pr., 55j. ♂, Nr. 2778/39 und 190/44) gingen nach Entfernung eines Adenoms des Nebennierenmarkes (1930) der hohe Blutdruck mit Werten bis 240 mm Hg wieder bis auf unter 100 mm zurück, um aber 1944 mit dem Auftreten von Lebermetastasen und eines Rezidivs wieder zurückzukehren.

In solchen Fällen von Tumoren endokriner Organe ist die funktionelle Leistung von Metastasen besonders sinnfällig. Es ist aber klar, daß sie manchmal auch in anderen Fällen vorliegt, auch wenn sie schwerer oder nicht erkennbar ist. Es ist dies nicht gleichgültig. Es wird sich zeigen, daß solche biochemischen Leistungen von Primärgeschwulst und Metastasen umgekehrt den Hebelarm bieten, um an solche Krebszellen gerade wegen ihrer biochemischen Besonderheiten chemotherapeutisch ganz bestimmte krebshemmende oder krebsheilende Agentien heranzubringen.

Auch die *Rezidivbildung* nicht radikal entfernter oder strahlengeschädigter Geschwülste vermittelt über die rein klinische Bedeutung hinaus einige biologische Aspekte. Klinisch bedeutet der Rückfall einer Krebsgeschwulst nach vermeintlich radikaler Entfernung zumeist eine Wendung zu infauster Prognose. Immerhin erbringen Nachoperationen bei Rezidiven oft noch Heilung, wenn die nachträglichen Eingriffe radikal genug ausgeführt werden können.

Den Rekord hält wohl eine Beobachtung von HOFFMANN (1894). Bereits $2^1/_2$ Monate nach einer Ablatio mammae wegen eines zweifaustgroßen Fibrosarkoms kam es — stets im subcutanen Fettgewebe und stets ohne Drüsenbeteiligungen — zu nicht weniger als 12 Rezidiven, die allesamt operiert und alle als echte Rezidive auch histologisch bestätigt wurden. Nach der Exstirpation des 12. Rezidives blieb die Kranke nahezu 4 Jahre rezidivfrei, um dann erst einer allgemeinen Metastasierung zu erliegen.

Krebstheoretisch wichtig sind die *Spätrezidive*[1], d. h. diejenigen Krebsrückfälle, die noch später als nach 5 Jahren auftreten. Sie sind selten und machen nur 2—3% der „geheilten" Fälle aus. FRITZ KÖNIG referiert (1935) über 5 Fälle, bei denen die Rezidive zum Teil in der Narbe 10, 11 und 18 Jahre nach der Operation auftraten. DERRA und BLITTERSDORF (1940) z. B. teilen Rezidive 11 bzw. 14 Jahre nach der Mammaamputation mit. HARTMANN (1942) verfügt über 123 eigene Beobachtungen von Spätrezidiven, einmal nach 46 (!) Jahren. Wenn aber z. B. ARNSPERGER (1905) bei Mammacarcinomen noch 16—19 Jahre nach der „Radikaloperation" Spätrezidive des histologisch genau gleichen Geschwulsttyps fand, so beweisen solche Fälle, ähnlich wie die Spätmetastasen, daß Krebszellen, solange sie nicht von einem Zellteilungsreiz getroffen werden, lange Jahre latent in den Geweben zu liegen befähigt sind.

Solche Erfahrungen sind auch krebstheoretisch wichtig, denn sie sind schwer vereinbar mit dem von dem Zoologen KRÖNING (1937) eingenommenen Standpunkt, wonach Spätrezidive, da die Krebszelle kurzlebig sei, „immer neu entstandene Tumoren" seien. Das mag bei lokalen Spätrezidiven einmal der Fall sein, es ist aber ausgeschlossen bei den oben (s. S. 13) erwähnten Fällen von isolierten Spätmetastasen[1]. Bei ihnen ist eine Neuentstehung ausgeschlossen, denn wie sollte in der Lunge ein Hypernephrom (Beobachtung des Verf.) oder

---

[1] s. Nachtrag S. 686.

wie in der Tibia ein Plattenepithelcarcinom neu entstehen? Die Latenz über viele Jahre ist eine klinisch und pathologisch-anatomisch völlig gesicherte Tatsache.

4. Rückwirkungen von Krebsgeschwülsten auf den Organismus.

Wie das 3. Kapitel zeigen wird, entstehen alle Krebsgeschwülste aus Zellen. Krebszellen sind irgendwie entartete Körperzellen, gewissermaßen also Kinder des eigenen Organismus. Damit, daß diese Krebszellen normale Gewebe und Organe zerstören, vernichten sie im übertragenen Sinne ihre Geschwister, schließlich den gesamten Organismus und damit letzten Endes sich selber. Auf dem Wege von der ersten Krebsentstehung bis zur Vernichtung des Organismus liegen wesentliche Rückwirkungen auf den Gesamtorganismus selbst.

Nicht selten unterhalten Krebsgeschwülste *Fieber*, auch bei nichtulcerierten und nichtinfizierten Tumoren. Besonders die bösartigen Knochengeschwülste Jugendlicher und hier wiederum vor allem die sog. EWING-Sarkome sind häufig von Fieber begleitet. Mehrfache einschlägige Fälle sind von FR. KÖNIG (1937) mitgeteilt. Daß das Fieber von der Geschwulst selbst ausgelöst wird, geht daraus hervor, daß sich die betreffenden Partien heiß anfühlen und wesentlich erhöhte Hauttemperaturen über der Geschwulst erkennen lassen. Es ist dies ja oft wesentlich mit der Grund, warum Knochensarkome so oft mit subakuten Osteomyelitiden verwechselt werden. Eine andere Geschwulstart, die gleichfalls häufig ohne Infekt und ohne Ulceration zu Fieber Anlaß gibt, ist das Hypernephrom. Stets handelt es sich um Tumoren, die zugleich mit starker Erhöhung der Blutkörperchensenkungsgeschwindigkeit einhergehen, und stets schwindet das Fieber mit der radikalen Entfernung der Geschwulst, alles Beweise, daß Tumoren, vor allem solche mit reichlichen Nekrosen, Fieber unterhalten können, aber natürlich nicht müssen.

An zweiter Stelle ist hier zu nennen die *Vergiftung* des krebskranken Organismus *durch Stoffwechselprodukte*, die das Krebsgewebe an den Wirtsorganismus abgibt. Schon bei Geschwülsten, die noch nicht unmittelbar lebenswichtige Organe zerstören, sind oft Kräfteverfall, Störungen der Blutbildung, Blutarmut u. dgl. als Zeichen der allgemeinen Intoxikation zu erkennen. Diese Art Krebsvergiftung des Organismus wird noch beschleunigt, sobald zu den Stoffwechselprodukten der lebenden Krebszellen selbst noch Giftstoffe aus dem Gewebszerfall von schnell absterbenden Krebsgeschwülsten hinzukommen. Bei sehr rasch wachsenden Geschwülsten hält die Gefäßneubildung und der neue Gefäßanschluß nicht Schritt mit den Bedürfnissen der rapiden Krebswucherung. Viele Krebszellen verfallen dabei dem Zelltod. Ihre Zellbestandteile und Zellgifte gelangen jedoch resorptiv in den Kreislauf und beschleunigen die allgemeinen Vergiftungserscheinungen des Organismus.

Noch schwerwiegender wirken sich alle diese Erscheinungen aus, wenn zu der Intoxikation durch die lebenden und toten Geschwulstzellen noch eine dritte Vergiftungsquelle, die toxische Schädigung durch eine *bakterielle Infektion der Krebsgeschwulst*, hinzukommt. Ein nicht geringer Teil der Krebsgeschwülste, so z. B. die der Brustdrüse, fast alle der Haut, der Zunge, des Magen-Darmkanals, neigen zum geschwürigen Zerfall, so daß hinzutretende bakterielle Infektionen keinen Abwehrkräften des Organismus begegnen und die allgemeine Intoxikation weiter noch steigern.

Am meisten Rückwirkungen erwartet man vom *Blut* der Krebskranken. Als Transportorgan für Körperflüssigkeiten und für alle Formen von Wirkstoffen kommt es mit dem Tumor und seinem Nachbargewebe in unmittelbare

Berührung. Man sollte daher annehmen, daß vom Tumorgewebe aus ans Blut abgeführte abnorme Stoffwechselprodukte usw. den Tumor selbst zu verraten in der Lage wären. Tatsächlich kommen, allerdings in einem recht beschränkten Umfange, diagnostisch verwertbare Veränderungen vor. Von ihnen soll jedoch erst bei der Krebsdiagnostik (11. Kapitel) die Rede sein. Hinsichtlich der Eiweißstoffe, Kohlehydrate, Fette, Lipoide usw. ist es nach der großen Übersicht von HINSBERG (1942) geradezu enttäuschend, daß die zahllosen Untersuchungen meist nur völlig widersprechende Ergebnisse gezeitigt haben. So zeigt der absolute Eiweißgehalt des Serums keine irgendwie konstanten oder charakteristischen Abweichungen. Auch der als Index für den Kohlehydratstoffwechsel maßgebliche Blutzucker ist meist normal. Nur nach Zuckerbelastung ist eine verstärkte Hyperglykämie und eine Abflachung des Kurvenverlaufes, bei Kachektischen noch mit zusätzlicher Verzögerung relativ häufig nachweisbar. Auch die Milchsäurewerte im Blute — Tumorgewebe selbst produziert Milchsäure in erheblich höherem Maße (s. 4. Kapitel, S. 118) — sind selten erhöht, da die Milchsäureproduktion im Tumorgewebe nie so groß ist, daß sie für den ganzen Körper eine nennenswerte Erhöhung zur Folge hätte.

Die Rückwirkungen auf das Blut sind in der Hauptsache wohl deswegen so gering, weil der Organismus über ausgedehnte Regulationsmechanismen verfügt, die die Zusammensetzung der Körperflüssigkeiten sehr lange konstant erhalten und die erst versagen, wenn es dem Ende zugeht. Vielleicht hängen die Widersprüche in den Untersuchungsergebnissen damit zusammen, daß zu oft krebskrank = krebskrank gesetzt und zu wenig nach Art der Organ- und nach Art der Geschwulstform differenziert wird. Was für Hautkrebse gilt, braucht noch lange nicht für das Uterus- oder Magen-, für das Mamma- oder Prostatacarcinom zu gelten. Sehr konstant ist immer die Erhöhung der Blutkörperchensenkungsgeschwindigkeit. Sie ist so konstant, daß sie hohe diagnostische Bedeutung besitzt und daher erst bei der Krebsdiagnostik (s. 11. Kapitel, S. 504) besprochen werden soll.

Sehr häufig sind bei Krebskranken Anämien. Abgesehen von den geschwulstartigen Erkrankungen des Blutes selbst sind sie meist nur Folge von Ulcerationen von Krebsgeschwülsten und, als Folge derer wieder, Folge von Arrosionsblutungen. Doch gibt es auch überwiegend toxische Anämien, vor allem bei Krebsen des Darmkanals, soweit sie zu chronischem Ileus Anlaß geben.

So nimmt es nicht wunder, daß Anämien und die Selbstvergiftung des Organismus durch Geschwulststoffwechselprodukte, Geschwulstzerfallsprodukte und bakterielle Toxine den Organismus häufig dem Stadium entgegenführen, welches man als „*Krebskachexie*" zu bezeichnen pflegt. Es ist das jenes eigenartige Bild vieler Krebskranker, welches sich sofort im Gesamteindruck verrät und dessen Einzelkomponenten sich aus der allgemeinen Abmagerung, dem sichtbaren Kräfteverfall, der fahlen und blassen Gesichtsfarbe, der sekundären Anämie und dem Nachlassen des Turgors der Gewebe zusammensetzt.

Die sog. Krebskachexie ist jedoch durchaus nichts krebsspezifisches. Man sieht nicht nur manche Kranke mit großen malignen Geschwülsten, z. B. retroperitonealen Sarkomen, die überhaupt nicht kachektisch aussehen. Andere Kranke verlieren ihre Kachexie, obgleich sie ihren Krebs behalten, wenn man z. B. bei einem Mastdarmkrebs einen Anus praeternaturalis anlegt und so die Passagebehinderung behebt. Das kachektische Aussehen ist eben nicht schlechthin Krebsfolge, sondern Folge schwerer Organstörungen. Kachektisches Aussehen gibt es auch bei anderen schweren Organerkrankungen, die zu Blutungen, Passagehindernissen, Ulcerationen usw. führen. Kachexie ist also bei Krebs häufig, aber nicht für Krebs spezifisch. Es gibt also keine Krebskachexie, aber eine Kachexie bei Krebskranken.

Tritt aber erst eine Kachexie auf, so wird sie noch gesteigert und beschleunigt, sobald der Krebs auch die Nahrungszufuhr oder die Nahrungsverwertung beeinträchtigt. So sehen wir die stärksten Grade der Kachexie dort, wo Krebse z. B. der Speiseröhre oder des Mageneingangs unmittelbar die Nahrungszufuhr behindern oder blockieren oder bei Lebermetastasen die Nahrungsverwertung beeinträchtigen oder bei Krebs im Darmkanal durch chronische Darmverengerung auch noch eine chronische Intoxikation durch den rückgestauten Darminhalt verursachen.

Als ein auch für den Laien sinnfällig erkennbares Symptom aufgehobener Nahrungsverwertung seien 2 Fälle von Darmkrebs angeführt, die nach längerem Vorstadium schließlich zum Darmverschluß geführt hatten. In dem einen Fall eines 63jährigen Mannes (F. K.) fanden sich bei der Anlegung einer Darmfistel noch völlig unverdaute Pfifferlinge, die 17 Tage zuvor genossen waren; in einem 2. Falle einer 69jährigen Frau waren die Pfifferlinge objektiv erweisbar 23 Tage vorher gegessen und bei der Darmverschlußoperation völlig unverdaut und unverändert zutage gefördert worden.

In die Aufklärung der Kachexie bei Krebskranken hat die Biochemie der Tumoren einiges Licht gebracht. Schon seit FRIEDRICH V. MÜLLER (1889) führt man einen Teil der Kachexie auf den bei Krebskranken gesteigerten Stoffverbrauch zurück. F. MÜLLER wies nach, daß auch bei normaler Nahrungszufuhr die Stoffwechselbilanz dauernd negativ bleibt, der Substanzverlust also die Einfuhr übersteigt. Auch am Grundumsatz gemessen zeigt sich, daß Krebskranke, auch ohne daß die Schilddrüse direkt beteiligt ist, in 50—75% Steigerungen bis zu +47% erfahren (vgl. GRAFE 1928). Der Beweis dafür, daß diese gesteigerten Verbrennungsprozesse durch den Krebs selbst unterhalten wurden, wird dadurch erbracht, daß mit Entfernung des Tumors auch die Kachexie schwindet. KULENKAMPFF (1935) hat am Beispiel der inoperablen Mastdarmkrebse gezeigt, daß schon die Verschorfung des Carcinoms ausreichen kann, um den Körper von der Einschwemmung der toxischen Zellprodukte zu bewahren und das Allgemeinbefinden erheblich zu bessern.

Daß das Blut beim Krebskranken kolloidchemisch verändert ist, geht daraus hervor, daß in 97% der Fälle (vgl. GRAFE 1936) die Blutkörperchensenkungsgeschwindigkeit stark erhöht ist (vgl. 11. Kapitel, S. 505). Nach v. EULER und und SKARZYNSKI liegt sicher oft verstärkter Eiweißzerfall vor. Zugleich sei mit dem gesteigerten Gesamtstoffwechsel eine unvollständige Oxydation gepaart. Wahrscheinlich handele es sich um eine „Überschüttung des Organismus mit den giftigen Zerfallsprodukten der Tumorgewebe". Die Art und Wirkungsweise jener Zersetzungsprodukte ist allerdings noch unbekannt. Nicht das intakte Carcinom, sondern erst sein Zerfall ist die Ursache der Kachexie. Jedenfalls führt die Kachexie nie zur Rückbildung der Tumoren selbst (vgl. HINSBERG 1942).

Die *Wasserstoffionenkonzentration* ist im krebskranken Organismus nur im Stadium der Kachexie im Sinne einer Alkalose verändert. Sie wird bekanntlich innerhalb sehr enger Grenzen (zwischen $p_H = 7,3$ und $7,5$), durchschnittlich bei einem p_H-Wert von $7,36$, festgehalten. Im krebskranken Organismus (vgl. Zusammenstellung bei HINSBERG 1942) wurden Werte außerhalb der physiologischen Schwankungsbreite sonst nicht gefunden; alkalotische Werte bei Kachexie sind jedoch nicht anders als bei andersartigen Kachexien zu werten. Krebsspezifische Werte gibt es jedenfalls nicht.

Die Ursachen aller dieser Vorgänge, die zu Kachexie führen, sind komplexer Natur. Man steht hier aber erst am Anfang der Erkenntnisse über die einzelnen

Komponenten. Sicher ist bisher nur das eine, daß es ein spezifisches „Krebsgift" nicht gibt. Sicher ist des ferneren, daß die große Verschiedenheit der Kachexie zusammenhängt mit der Verschiedenheit der Zerfallsprodukte, die die verschiedenen Krebsarten an den Organismus abgeben. Die einzelnen Stoffe dieser Giftbildner sind noch nicht bekannt, ebensowenig ihr Angriffspunkt und ihre Wirkungsweise im Organismus. Sicher ist auch, daß die Kachexie weitgehend parallel geht mit der Quantität des Gewebszerfalls. KONSULOFF (1937) sieht die Hauptbedeutung der Kachexie darin, daß (im Experiment!) der Tumor bei Unterernährung stärker an Gewicht abnimmt, als das Körpergewebe selbst. Die klinische Erfahrung jedoch geht dahin, daß Krebsgeschwülste an Größe zunehmen, so viel auch der Körper selbst abnimmt.

Nur ausnahmsweise kommt es auch bei langdauernder Krebskrankheit zu einer „paradoxen *Fettsucht*" (MATHIAS), sei es als Folge einer Metastasierung in eine für den Fettstoffwechsel bedeutungsvolle Gegend (Hypophyse, Infundibulargegend, WOHLWILL), sei es als „anoxämische Fettsucht", wie sie bei schweren Anämien auch sonst beobachtet wird (MATHIAS 1931)[1].

Eine der relativ häufigen Rückwirkungen der Krebskrankheit auf den Organismus ist die *Erzeugung hypovitaminotischer Zustände*. Vor allem kommt es meist zu einem hohen Vitamin C-Defizit (STEPP und SCHRÖDER 1936) und im Gefolge derselben auch zu einer krankhaften Vitamin A-Ausscheidung, die ihrerseits wiederum eine Hypovitaminose A bedingt (E. SCHNEIDER 1937). Im Zustand der Kachexie kann es schließlich auch zu einer Hypovitaminose B_1 kommen, die bis zum völligen Schwinden des Vitamins sowohl im Urin, wie im Serum führen kann (E. SCHNEIDER 1938). Die Hypovitaminosen sind sicherlich nicht, wie man anfangs annahm, Ursache, sondern Folge der Krebserkrankung, vor allem Folge der Mangelernährung, wie sie sich vor allem bei den Krebsen des Magendarmkanals regelmäßig einstellt.

Schließlich führen alle Krebsgeschwülste den Tod herbei, sofern sie nicht durch Operation oder Bestrahlung geheilt werden konnten. Der Krankheitsverlauf und die *Krankheitsdauer* zeigen allerdings je nach Sitz und Art der Geschwulst größte Unterschiede. Es gibt einerseits Krebsformen mit ganz rapidem Verlauf, Fälle bei denen die Krebsgeschwülste, wie man treffend sagt, zusehends wachsen und unbeeinflußbar in wenigen Monaten das Leben auslöschen, andererseits Krebse, die nur ganz langsam wachsend, spät und da nur spärlich metastasierend über viele Jahre mit dem Leben vereinbar bleiben.

Eine ganz rapide verlaufende Krebsform ist das Chorionepitheliom beim Manne. JÜNGLING (1937) beschreibt z. B. einen Fall — andere gleichen ihm völlig —, bei dem zum Zeitpunkt, als die Hodengeschwulst „nicht größer als eine kleine Erbse war", beide Lungen bereits mit zehnpfennig- bis fünfmarkstückgroßen Metastasen übersät waren. Trotz Operation, Bestrahlung usw. trat der Tod bereits $8^1/_2$ Wochen nach Beginn der ersten Beschwerden und $3^1/_2$ Wochen nach der Klinikaufnahme ein.

Die Zeit von der ersten Krebsmanifestation bis zum Tod an Krebs (klinische Krebskrankheitsdauer) variiert vornehmlich je nach der morphologischen Gewebsreife erheblich. 3 Beispiele von einem Verlauf bis zu 15 Jahren mögen dies dartun.

1. *Fall*, Fr. Z. (Chir. Klinik Heidelberg Nr. 3483/1932, 2129/1935, 3551/1936). 64j. ♂. Seit 1927 langsam wachsende Geschwulst am Oberschenkel. Histol.: Spindelzellsarkom. Ab 1930 Rezidiv, 4mal nachoperiert, 1938 Amputation. Verlauf *über 11 Jahre* verfolgt.

2. *Fall*, H. R. 38j. ♂ (Chir. Klinik Heidelberg Nr. 2069/1936). Seit 1921 Geschwulst der Ellenbeuge, 1926 Geschwulst kartoffelgroß: Fasciensarkom, operativ entfernt. Nach $^1/_2$ Jahr lokales Rezidiv, 1936 Rezidiv faustgroß, Tod an Lungenmetastasen. *Verlauf über 15 Jahre verfolgbar.*

---

[1] S. Nachtrag S. 686.

3. Fall, J. V., 65j. ♀ (Chir. Klinik Heidelberg Nr. 2485/1931). Seit 1925 Geschwulst an der Wade, 1927 Exstirpation mit Ausräumung der Leistendrüsen: Rundzellensarkom. 1931 Excision eines 1., 1934 eines 2. Rezidivs. 1937 Tod an Lebermetastasen. *Verlauf über 12 Jahre.*

Auch bei Collumcarcinomen ist die Entwicklungsdauer sehr verschieden. RUNGE (1940) berichtet über Fälle mit unwahrscheinlich kurzer Anamnese, „trotzdem ist der Tumor bei der ersten ärztlichen Untersuchung schon inoperabel". In anderen Fällen gehen die Angaben Monate und Jahre zurück, dabei handelt es sich um ein operables Carcinom der Gruppe I. In einem Falle einer 63jährigen IV.-Gebärenden ließ sich der Verbleib in Gruppe I über 3 Jahre auch histologisch ausweisen.

Es spricht vieles dafür, daß der *biologische Charakter* einer Krebsgeschwulst schon bei der ersten Entstehung determiniert ist, daß er den Krankheitsablauf entscheidend bestimmt und daß er nur selten sich noch nachträglich ändert. Immer wieder zeigt sich, daß die Heilaussichten der einzelnen Krebsformen ganz verschieden sind je nach der morphologischen Reife der Geschwülste, die einen wesentlichen, wenn auch nicht allein maßgeblichen Ausdruck für den biologischen Grundcharakter darstellt. Der Kliniker gebraucht gerne das Paradoxon von der relativen Benignität maligner Tumoren, um damit auszudrücken, daß er den biologischen Charakter bewußt in sein Kalkül bei der Indikation und Prognose mit einbezieht.

Ferner hängt der *tödliche Ausgang* sehr wesentlich von der Lokalisation ab. Bei entsprechend ungünstigem Sitz können schon ganz kleine Krebsgeschwülste frühzeitig den Tod herbeiführen, so z. B. noch nicht kirschgroße Krebse des Hauptgallenganges. Sie schalten durch völlige Gallensp.rre verhältnismäßig schnell die Leber als lebenswichtiges Organ aus. Auch im Gehirn können schon erbsengroße Krebsgeschwülste infolge Verlegung des Kanalsystems der Hirnkammern durch Hirnwassersperre und demzufolge akuten Hirndruck das Leben schnell bedrohen. Allen solchen Beispielen ist die mechanische Verlegung eines lebenswichtigen Hohlsystems durch eine Krebsgeschwulst gemeinsam. Andererseits können an nicht lebenswichtigen Körperabschnitten, besonders an den Gliedmaßen, bösartige Geschwülste oft riesige Größe erreichen, bevor sie durch sekundäre Komplikationen zum Tode führen.

Es ist nun aber durchaus nicht immer so, daß der Krebskranke, dessen Krebs nicht heilbar ist, nun auch unmittelbar am Krebs selbst stirbt. Die Krebskrankheit bringt im allgemeinen eine so schwere Schwächung der Widerstandskraft des Körpers mit sich, daß der Kranke sehr oft interkurrenten Erkrankungen erliegt. Es ist dies auch der Grund, weshalb der Arzt die von Angehörigen so oft gestellte Frage, wie lange der Krebskranke noch zu leben haben würde, nur selten exakt beantworten kann, da nur zu oft irgendeine schwer vorhersehbare Komplikation dem Leben ein Ziel setzt. COCCHI (1941) hat der Frage der *Todesursachen bei Krebskranken* eine Untersuchung gewidmet und die unmittelbaren Todesursachen von 373 sezierten Krebskranken festgestellt.

Es ergab sich, daß $^1/_3$ sämtlicher Todesfälle durch Lungenkomplikationen (Bronchopneumonie, Aspirationspneumonie, Lungengangrän, Lungentuberkulose usw.) bedingt waren, $^1/_4$ durch Kachexie, $^1/_{10}$ durch Blutungen, etwa 6% durch Herzkomplikationen und 3% durch Lungenembolie. Die entsprechenden Prozentzahlen sind folgende:

Pulmonale Komplikationen	34,3%
Generalisierte Metastasierungen	20,8%
Kachexie ohne Metastasierungen	6,1%
Kachexie mit und ohne Metastasierungen	27,0%
Verblutungen	10,1%
Kardiale Komplikationen	6,1%
Lungenembolie	2,9%

Cocchi hat außerdem die 5 hauptsächlichen Todesursachen noch für folgende
4 Tumorlokalisationen nachgeprüft: 1. obere Speise- und Luftwege, 2. Ösophagus-
krebs, 3. Brustkrebs, 4. Bronchialtumoren. Es zeigte sich dabei, daß die Todesursachen je nach der Krebslokalisation sehr verschieden sind. Die Verblutung
spielt z. B. eine sehr große Rolle beim Speiseröhrenkrebs, fehlt aber beim Brustkrebs vollständig.

Selbstverständlich sind die Todesursachen auch verschieden je nach den
Altersklassen. Ins 7. Lebensjahrzehnt fallen die meisten Sterbefälle wegen
Lungenkomplikationen. Bei jungen Krebskranken treten die Lungenkomplikationen zurück, sie sterben dafür in größerer Anzahl an der Kachexie. Von
den Todesursachen stehen in unmittelbarer Abhängigkeit vom Krebs die generalisierte Metastasierung, während die Blutung oft nur als mittelbare Wirkung
des Krebses angesehen werden muß. Nimmt man alles in allem, so gehen aber
doch 75% aller Kranken an Krebs und seinen unmittelbaren Folgen zugrunde.
Immerhin sind in dem Material von Cocchi 25% der Kranken nicht an ihrem
Krebs verstorben.

5. Krebskrankheit und Krebsverursachung.

Der Krebs als Krankheit wurde oft zur Quelle der Erkenntnis hinsichtlich
seiner Verursachung. Man kann ohne Einschränkung sagen: *es gibt keine Krebsursache und Krebsnoxe, die nicht zuerst durch die behandelnden Ärzte am krebskranken Menschen* erkannt worden wäre. Daß auch *Einzelbeobachtungen am
Krankenbett* wegweisend sind, ja sogar fast die Beweiskraft eines Experimentes
(Beispiel 2) besitzen können, dafür *2 Beispiele:*

1. Eine 30jährige Frau wird in die Heidelberger Chir. Klinik eingeliefert wegen eines
fortgeschrittenen Hautkrebses am Daumen mit bereits ausgedehnten Krebsmetastasen in
der Achselhöhle. Auffallend a) das für ein Hautcarcinom unverhältnismäßig junge Alter
von 30 Jahren, b) der bei Hautkrebs ungewohnt bösartige Verlauf und c) das Fehlen jeglicher sonstiger Hautveränderungen in der Umgebung. Nach der alten klinischen Regel:
,,Hautkrebs entsteht nicht aus heiler Haut'', wird nach der Möglichkeit einer besonderen
Ursache gefahndet und eruiert, daß der Hautkrebs alsbald nach der Behandlung einer Warze
mit *Kukirol* (Hühneraugenmittel) entstanden war. Die Nachforschung ergab, daß auch
schon anderweitig (Busse 1936) eine durchaus gleichartige Beobachtung gemacht worden war.
Es leuchtet ein, daß bereits die ,,Duplizität'' der Fälle ausreicht, um eine solche mögliche
Krebsnoxe der experimentellen Nachprüfung zu unterwerfen.

2. Dreyfuss (1936): 2 Geschwister bekamen schon im frühen Alter (unter 40) beide
Lungenkrebs. Lungenkrebs ist nicht häufig, bei Geschwistern höchst auffällig. Es ergab sich,
beide haben 12 Jahre lang unfreiwillig *Eisenoxydstaub* eingeatmet. Ihre Mutter war Heimarbeiterin, polierte zu Hause Schrauben und streute dabei auf eine rotierende Stahlscheibe
Eisenoxydpulver. Die beiden Kranken hatten 12 Jahre lang im gleichen Raum gelebt.
Reiner Zufall scheint höchst unwahrscheinlich: a) 2 Geschwister Lungenkrebs, b) dazu im
frühen Alter, c) zur gleichen Zeit, d) eine Schwester, die 8 Jahre außerhalb des Hauses ver-
lebt hatte, blieb verschont. Die klinische Beobachtung allein enthüllt den Eisenoxydstaub
als mögliche Krebsursache, zeigt das Problem Krebs und soziale Lage und das Problem
Krebs und Beruf auf und weist dem Experiment den Weg. 1940 hat Campbell die lungen-
krebserzeugende Wirkung von Eisenoxydstaub im Experiment bei Mäusen nachgewiesen.

Immer ist der Entwicklungsgang der gleiche: ärztliche Beobachtung erkennt
zuerst irgendeine Krebsursache als solche. Sodann sichert sie die Statistik
(s. 2. Kapitel, S. 56) als reell, die pathologische Anatomie klärt die Geschwulstart und die mikroskopischen Besonderheiten, dann kommt das Experiment mit
der naturwissenschaftlichen Kennzeichnung von Noxe, Dosis, Maß, Zahl, Zeit usw.
Schließlich zieht die Krebsbekämpfung aus allem das Facit der Krebsverhütung.

Geschichtlich gesehen wurde dieser Weg erstmals bei Beziehungen zwischen
Beruf und Krebs (zusammenfassende Darstellungen bei Teutschländer (1931),
Carozzi (1934), Koelsch (1935), K. H. Bauer (1937), Staemmler (1937).

BAADER (1937), GROSS (1940), HUGUENIN (1941), HENRY (1947) gegangen. Wie schon kurz erwähnt, entdeckte 1775 der Londoner Chirurg PERCIVAL POTT den Rußkrebs der Schornsteinfeger als ersten Berufskrebs überhaupt. Genau 100 Jahre später, 1875, erkannte der Chirurg VOLKMANN in Halle — 15 Jahre nach Gründung der ersten Teerfabriken im dortigen Braunkohlengebiet — den so bedeutungsvoll gewordenen Teerkrebs. Endlich erkannte in Frankfurt a. M. der Chirurg REHN 1895 den Blasenkrebs der Anilinarbeiter als Berufskrebs und brachte ihn sogleich folgerichtig mit ganz bestimmten, chemischen Substanzen in Beziehung.

Der Begriff „*Berufskrebs*" besagt zunächst nur, daß bestimmte langdauernde Berufstätigkeiten ganz bestimmte Krebse in solcher Häufung nach sich ziehen, daß aus der Regelmäßigkeit des Krebseffektes auf eine Verursachung durch eine zunächst noch unbekannte Krebsnoxe geschlossen werden muß. Die betreffende Noxe wird als „*carcinogen*" bezeichnet. Der Ausdruck stammt, soweit bis jetzt bekannt, von I. PAGET und findet sich das erste Mal in seinen Lectures on surgical pathology (1853[1], zit. nach HADDOW und KON 1947). Mit STAEMMLER (1941) unterscheidet man zweckdienlich *obligate*, d. h. mit hoher Wahrscheinlichkeit oder Sicherheit zum Krebs führende und *fakultative Präcancerosen*, d. h. solche, bei denen dieser Übergang nur in einem kleineren Prozentsatz erfolgt (s. 2. Kapitel, S. 56).

Aus Gründen der historischen Entwicklung sei mit der größten Gruppe von Berufskrebsen, denen durch *Ruß, Teer, Pech* und ihren Derivaten begonnen und der ganze, lange Entwicklungsgang in eine einzige Tabelle (1) unter Aufführung der Erstentdecker des betreffenden Berufskrebses zusammengedrängt. Man bleibe sich aber bewußt, welch eine Fülle sorgfältiger Beobachtung am Krankenbett darin eingeschlossen und welch ein gewaltiger Segen von dieser ersten Aufklärung exogener Krebsursachen ausgegangen ist, sind ja alle diese Berufskrebse nicht nur der Ausgangspunkt der heute so weit entwickelten Wissenschaft von den Krebsursachen und der Anlaß von vielen erfolgreichen Krebsexperimenten, sondern zugleich der Erstanfang der Krebsverhütung geworden. Früher war jede Krebskrankheit hinsichtlich ihrer Verursachung von

Tabelle 1. *Berufskrebs durch Ruß, Teer, Pech und ihre Derivate.*

Entdecker und Jahr	Berufsart	Schädigende Noxe	Vorwiegende Krebslokalisation
PERCIVAL POTT 1775	Schornsteinfeger	Ruß	Scrotum
VOLKMANN 1875	Teerarbeiter	Teer	Scrotum
	Paraffinarbeiter	Mineralöle	Hände, Scrotum
	Hochofenarbeiter	Teer, Hitze	Hände, Scrotum
O'DONOVAN 1920	Dachpappenarbeiter	Anthracenöl, Teer	Hände
	Naphthaarbeiter	Naphtha	Vorderarm, Scrotum
SOUTHAM und WILSON 1922	Baumwollspinner	Tonschieferöle	Scrotum
TEUTSCHLÄNDER 1928	Brikettarbeiter	Pech	Augenlider, Lippen, Scrotum
SCHÜRCH 1931	Korksteinarbeiter	Teer, Asphalt, Pech	Scrotum
SHAMBAUGH 1935	Fischer	Teer	Lippen
	Schwellenholzarbeiter	Kreosol	
KURODA und KAWAHATA 1936	Generatorgasarbeiter	Pechsubstanzen (Pechöl, Teergas, Kreosot, Naphthalin	Lunge

[1] Die betreffende Stelle lautet: „. . . is there one material for cancer, one *carcinogen*, which, like an organic radical, may form different yet closely allied compounds, in its combinations with the various substances provided by different bloods, or different parts?"

Tabelle 2. *Berufskrebs durch chemische Stoffe verschiedener Art.*

Entdecker	Berufsart	Schädigende Noxe	Vorwiegende Krebslokalisation
E. Rehn 1895	Anilinarbeiter	Anilin, Fuchsin, β-Naphthylamin	Harnwege, bes. Blase
John Ayrton 1820	Kupferschmelzer Zinngießer Schafwäscher	Arsen	Gesicht, Extremitäten (bes. Hände, Fußsohle)
Betke 1933	Chromarbeiter	Chromate, Chromfarben	Lunge
	Nickelarbeiter	Nickel, Kupfer	Nase, Lunge
Gloine 1931	Asbestarbeiter	Asbest	Lunge
Bilharz 1852	Fellachen	Parasitäre Gifte	Blase, Harnwege, Colon (Bilharziakrebs)
Askanazy 1900	Haff-Fischer	Parasitäre Gifte	Gallengänge

tiefem Geheimnis umhüllt, heute ist nach den Methoden, wie sie die Berufs-krebse inauguriert haben, manche Krebsnoxe klar erkannt, experimentell geprüft und vielfach vermeidbar geworden. Bei keiner einzigen anderen Krank-heit sind so viele verschiedene Krankheitsursachen bekannt geworden (s. Kapitel 5 bis 8), wie beim Krebs.

Bei der Lokalisation fällt das sehr häufige *Befallensein des Scrotums* auf. Hier kommen zahlreiche Begünstigungen zusammen: die Haut ist faltenreich (die Substanzen bleiben.leicht haften), sie wird, sobald sie durch Schweiß und Ruß oder dgl. gereizt ist, wegen Schmerzhaftigkeit mangelhaft gereinigt, sie wird durch die verschmierte Arbeitskleidung gescheuert, und endlich ist in der Scrotal-haut wegen der Löslichkeit vieler dieser Stoffe im Fett ihrer reichlichen Talg-drüsen die Resorption der Noxen besonders stark. Diese Kombination mehr-facher, aber ungünstiger Faktoren, die dann erst die spezielle Lokalisation be-stimmen, spielt gerade bei Berufskrebsen eine große Rolle. Man spricht in solchen Fällen von *Syncarcinogenese*, ein Begriff, dem ein eigener Abschnitt (8. Kapitel, S. 351) gewidmet sein wird als Ausdruck dafür, wie groß seine Bedeutung gerade bei den häufigen Krebsen ist.

Im nächsten Kapitel wird an zwei Beispielen (S. 56) dargestellt werden, inwieweit sich solche klinischen Beobachtungen statistisch zweifelsfrei sichern lassen. Im 7., 8. und 9. Kapitel wird sich zeigen, daß gerade diese Noxen der

Tabelle 3. *Berufskrebs durch physikalische Noxen.*

Entdecker	Berufsart	Schädigende Noxe	Vorwiegende Krebslokalisation
	Hirten, Straßenhänd-ler in Tibet	Hitze	Bauchhaut („Kangri-krebs")
	Lokomotiv- und son-stige Heizer	Hitze	Unterschenkel („Schien-beinkrebs")
Frieben 1902	Röntgenärzte und Röntgenpersonal	Röntgenstrahlen	Hände, Vorderarme
Unna 1894	Seeleute („Seemanns-haut")	Licht	Gesicht, Hände
Dubreuilh 1907	Bauern, Farmer („Landmannshaut")	Licht	Gesicht, Hände
	Radiumgrubenarbeiter	Radium-Emanation	„Schneeberger und Joachimsthaler Lun-genkrebs"
Martland 1929	Leuchtziffernblatt-malerinnen	Radium-, Mesothor-Radiothorsalze	Knochensarkome

Teerkrebse bei ihrer chemischen Erforschung eine, fast möchte man sagen, überwältigende Aufklärung gefunden und überaus vielseitige Fragestellungen heraufgeführt haben.

Eine 2. Gruppe von Berufskrebsen umfaßt *chemische Stoffe verschiedener Art* (s. Tabelle 2). Wie die Teerkrebse, enthüllen sie die Tatsache, daß Industrie und Technik mancherlei Opfer unter den Arbeitern bestimmter Betriebe gefordert haben. Zum zweiten Male deckt die ärztliche Beobachtung auf, daß der Krebs, so variabel auch seine Ursachen sind und so viele auch noch unbekannt sein mögen, unter anderem mit ein Tribut an die Industrialisierung unserer Zeit ist. Während bei den Teerkrebsen die Haut, vor allem die des Scrotums, die bevorzugte Lokalisation war, sind es bei der 2. Gruppe neben der Haut vor allem die Schleimhäute des Respirationstraktes (Resorption eingeatmeter Noxen) und des Harntraktes (Ausscheidung von Umwandlungsprodukten), die vom Krebs betroffen werden.

Eine Untergruppe bilden *Giftstoffe parasitären Ursprungs*, deren chemische Natur noch unbekannt ist. Der älteste Berufskrebs dieser Art ist der Bilharziakrebs im nahen Orient. Die Fellachen ziehen sich, bei der Feldbestellung im Nilschlamm watend, die Infektion mit einem Parasiten, dem Schistoma haematobium bilharzii zu. Der Parasit führt durch seine Giftwirkung in 5% aller Bilharziaerkrankungen (GÖBEL 1905) zu Bilharziakrebs vor

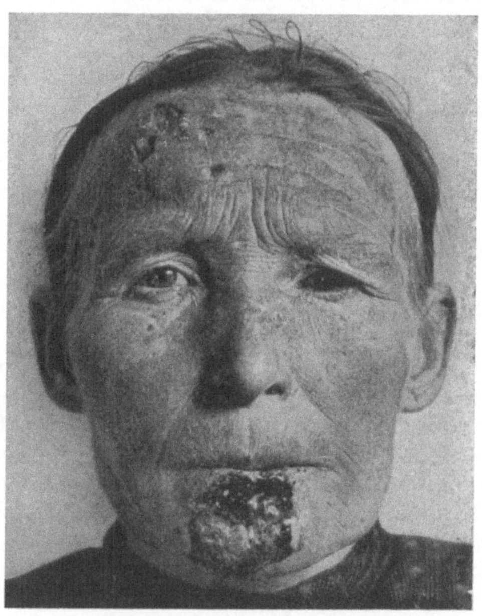

Abb. 8. Mehrfache Hautkrebse im Gesicht bei sog. „Landmannshaut".

allem der Blase, aber auch der oberen Harnwege, ferner vor allem noch des Colons (Näheres bei IBRAHIM PASCHA 1936). 1900 beschrieb ASKANAZY bei Fischern des kurischen Haffs als Berufskrebs einen Gallengangskrebs, der auf eine Infektion mit dem Egel opisthorchis felineus zurückzuführen ist. Die Fischer infizieren sich während der Fahrten auf See beim Genuß von rohem, mit dem Parasiten infizierten Fischfleisch.

Die 3. Gruppe von Berufskrebsen (Tabelle 3) allesamt erstmals von Ärzten an Krebskranken entdeckt, verdankt physikalischen Noxen ihre Entstehung. Zahlenmäßig kommt die größte Bedeutung dem „Lichtkrebs" (s. 8. Kapitel, S. 321) bei Ackerbauern, Seeleuten, Gärtnern, Hirten usw. vor. Bei diesen Berufen entwickeln sich an den dem Licht ausgesetzten Körperstellen (Gesicht, Hände, Vorderarme) nach längeren Vorstadien (s. S. 26) Hautkrebse, nicht selten an mehreren Stellen (Abb. 8) zugleich oder hintereinander.

Es wird sich auch weiter noch zeigen, daß es keine großen Gruppen von Ursachen für die Krebsentstehung gibt, bei der nicht der Mensch gewissermaßen das erste unfreiwillige Versuchsobjekt in Form von Berufskrebsen gewesen ist. Ohne sonst den speziellen Abschnitten vorzugreifen, sei hier das vorweggenommen, was allen Berufskrebsen gemeinsam ist und was sich allein aus den klinischen Beobachtungen ableiten läßt:

a) es handelt sich um Schädigungen, denen die Betroffenen Jahre, oft jahrzehntelang ausgesetzt gewesen sind,

b) zwischen Exposition und Krebsbeginn liegt stets eine lange Latenzperiode,

c) die Krebse kommen oft noch zur Entwicklung, auch wenn die Schädigung bereits lange Zeit nicht mehr einwirkte,

d) jeder Berufskrebs hat sein spezifisch betroffenes Gewebs- bzw. Organsystem,

e) im Gegensatz zu dem sonst so gut wie stets nur solitären Krebs tritt der Berufskrebs gelegentlich multipel auf,

f) nicht alle Gefährdeten erkranken. Der relativ geringe Prozentsatz der bei gleicher Exposition Erkrankenden zeigt, daß bei der Entstehung auch individuell-konstitutionelle und Zufallsfaktoren (s. 9. Kapitel, S. 387) mit hereinspielen,

g) der Berufskrebs bevorzugt einen bestimmten morphologischen Krebstyp,

h) die weit überwiegenden Berufskrebsarten sind Carcinome. Bis jetzt sind nur wenige Beispiele von Berufssarkomen bekannt,

i) jeder Berufskrebs ist experimentell nachahmbar und hat so der Ursachenforschung neue Wege gewiesen,

k) der Berufskrebs ist nach Klärung der Ursachen in den meisten Fällen verhütbar geworden. Der Berufskrebs ist die bisher fast einzig sichere Grundlage einer wirksamen Krebsprophylaxe (s. 12. Kapitel, S. 649).

Soviel an allgemeinen Tatsachen. Auf die speziellen Beispiele wird in den Kapiteln über Krebsentstehung eingegangen werden. Aber schon jetzt kann vorweggenommen werden, daß der Berufskrebs der Motor für die ganze Ursachenforschung auf dem Krebsgebiet geworden ist. Ist der Berufskrebs für den Betroffenen ein Krebs wie alle anderen auch, so ist er aber in einem Punkt von allem klar unterschieden: seine Ursachen sind eindeutig erkenn- und übersehbar, ja man kann ruhig behaupten: das meiste, was wir über exogene Krebsursachen überhaupt wissen, hat von den Ursachen der Berufskrebse seinen Anfang genommen.

Ist auch der Weg vom „Schornsteinfegerkrebs" angefangen bis zu den chemisch und physikalisch genau erforschten krebserzeugenden Noxen ein weiter, so ist unbestritten, daß der Weg in der exakten empirischen Beobachtung in der *Klinik* am Krebskranken seinen Anfang genommen hat. Für das Krebsproblem ist eben die Klinik das A, wir werden sehen, daß sie das A und O zugleich ist.

Die Berufskrebse leiten über zu einem anderen Ergebnis der Klinik, zu der für alle Berufskrebse kennzeichnenden Feststellung, daß dem Krebsbeginn sehr oft (meist?) eine *Vorerkrankung* vorangeht, die zwar noch nicht Krebs darstellt, der aber Krebs sehr oft folgt, so oft, daß man umgekehrt auch sagen kann, **gewisse** fertige Krebse gibt es nicht ohne entsprechende Vorerkrankung.

6. Vorkrebskrankheiten.

(Präneoplasie.)

Es ist dem Kliniker schon seit der „Seemannshaut" (UNNA 1894) und seit der „Landmannshaut" geläufig, daß es gewisse, zunächst lange Zeit noch gutartige Erkrankungen gibt, denen erfahrungsgemäß später bald häufiger, bald seltener Krebs nachfolgt, so daß man diese Vorstadien des Krebses als *„präcarcinomatöse Krankheiten"* (ORTH 1911) oder heute als „Vorkrebs", Präcancer, oder den Zustand als Präcancerose, Präsarkomatose oder umfassender als Präblastomatose oder am besten wohl als Präneoplasie bezeichnet. Die *Präneoplasie* wäre sonach als eine chronische Gewebsveränderung zu *definieren*, die ohne selbst schon Krebs zu sein, die hohe Wahrscheinlichkeit und Tendenz erkennen läßt, schließlich zu Krebs zu führen. Für die große Mehrzahl der Berufskrebse (und die sie nachahmenden experimentellen Krebse!) kann man überspitzt zwar, aber doch zutreffend sagen: *nicht jeder Präcancer wird ein Cancer, aber jeder Cancer hat seinen Präcancer.*

Der *Begriff* ist von allem Anfang an viel umstritten worden, vor allem deswegen, weil Krebs zwar folgen *kann*, aber nicht folgen *muß*, vor allem auch weil die Häufigkeitsquote sehr variabel ist. Vor allem unter den *Pathologen* rückten nicht wenige, wie STERNBERG, ASKANAZY (1931), BORST (1923) u. a. dem Begriff immer wieder scharf zu Leibe. Vom rein morphologischen Standpunkt aus ist dies verständlich, da ja zwar gegenwärtige Veränderungen als solche, nicht aber der künftige Krebseffekt morphologisch faßbar ist. Wohl hat BORST (1941) von seinem Standpunkt aus recht, wenn er sagt: „Einen histologisch-spezifischen Präcancer gibt es nicht". Vom Standpunkt der Klinik aus ist die Ablehnung nicht gerechtfertigt, denn was man histologisch nicht sieht, kann trotzdem existieren. Auch die experimentelle Krebsforschung hat gezeigt, daß der Präcancer die Zellen vorbereitet für den Cancer. Man kann also auch als Morphologe den Ausdruck nur begriffs-technisch bekämpfen, seinen Begriffsinhalt aber unmöglich bestreiten. Viele Pathologen, wie ORTH (1911), FISCHER-WASELS (1928), ASCHOFF (1936), STAEMMLER 1937, 1941), HAMPERL (1941) u. a: behalten daher den Begriff auch für die Morphologie ausdrücklich bei.

Für den Kliniker ist der Begriff überhaupt nicht mehr wegdenkbar, gibt es ja eine Reihe von Krebsen, für die die betreffende Präneoplasie die conditio sine qua non darstellt (HAEBLER 1924). Auch diagnostisch ist die Feststellung einer typischen Vorerkrankung oft von hohem Wert. Schließlich ist es auch in der täglichen Fürsorge für die Kranken von großem praktischen Nutzen, denn durch die ganze Krebsbekämpfung und Krebsverhütung tönt der Schrei nach der Frühdiagnose und Frühbehandlung. Hier aber bei dieser großen Krankheitsgruppe hat man nicht nur den Frühkrebs, sondern sogar den Vorkrebs vor sich. So wird der Kliniker den Begriff immer beibehalten, beglückt darüber, daß man wenigstens für einen Teil der Krebse eine spätere erhöhte Krebsgefährdung an gewissen Vorstadien erkennen kann.

Überblickt man zunächst die rein klinisch feststellbaren Präneoplasien, so zeigt sich, daß man zweckdienlich *zwei große Gruppen* unterscheidet, eine erste, bei der chronisch schädigende Reize bis dahin gesunde Gewebe in den Zustand der Präneoplasie versetzen, und eine zweite, bei der gutartige Geschwülste oder Gewebsmißbildungen Anlaß zu späteren Krebsen bilden. Die erste gehört mehr in das Gebiet der Klinik, die zweite in das der Morphologie. Dazu werden später Erfahrungen mit experimentellen Präneoplasien hinzukommen.

Klinisch ist diesen *Reiz Präneoplasien* dreierlei gemeinsam: 1. Es handelt sich um chronische Reizzustände, die dem Vorkrebs und dem Krebs vorausgehen; 2. zwischen der Reizwirkung und der Präneoplasie liegt ein primäres, latent präneoplastisches Zwischenstadium scheinbarer Gesundheit; 3. zwischen manifester Präneoplasie und Krebsbeginn liegt ein sekundäres latent neoplastisches Zwischenstadium. Rein klinisch ist nicht gesagt, daß der gleiche Reiz, der Gewebe präneoplastisch macht, sie unbedingt auch neoplastisch machen *müsse*, sieht der Kliniker ja oft — nur zu oft! —, daß ein präneoplastischer Zustand (mit der Tendenz zum Krebs!) mit Mitteln behandelt wird, die selbst als potentiell krebserzeugend erkannt sind. Später werden Beispiele gebracht werden, welche zeigen, daß in früherer Zeit auf Präneoplasien Reizeinwirkungen losgelassen wurden, die selbst krebsfördernd sind. Auch Kliniker haben sich früher selbst bei ausgesprochenen Präneoplasien keine Gedanken über iatrogene, d. h. durch den Arzt selbst induzierte Krebse gemacht. Ein besonders instruktives Beispiel wird im Abschnitt über Syncarcinogenese (8. Kapitel, S. 352) gebracht werden.

Bei der 2. Gruppe stehen angeborene oder später erworbene gutartige Geschwülste, *Systemerkrankungen mit Gewebsmißbildungen* im Vordergrund und bedingen einen latent präneoplastischen Zustand. Es braucht aber doch, wie v. MEYENBURG (1943) sich ausdrückt, „der Reiz, der eine Zelle neoplastisch macht", durchaus „nicht der gleiche zu sein, wie der, der sie präneoplastisch gemacht hat; diese Reize können ganz verschiedener Natur sein". Bei der Polyposis des Magens oder Dickdarms z. B. können es Noxen, die mit der Nahrung zugeführt werden, Entzündungen u. dgl. sein, die unabhängig von der Erzeugung der Präneoplasie die endgültige Krebsumwandlung (Cancerisierung) hervorrufen.

Chronische Reizzustände sind offenkundig z. B. bei den jahrzehntelangen Lichteinwirkungen auf die „Landmanns- und Seemannshaut" als Musterbeispiel solcher „Lichtdermatosen" im Spiel. Immer ist es nur die dem Tageslicht ausgesetzte Haut im Gesicht, an den Händen und Vorderarmen, die später dann an „Lichtkrebs" erkrankt. Handgreiflich ist die Reizwirkung jahrzehntelang getragener Gallensteine auf

Tabelle 4. *Präneoplasien beim Menschen auf der Grundlage chronischer Reizschädigungen.*

Organ bzw. Gewebssystem	Präneoplasie	Späterer Krebs
Haut	Lichtdermatose	„Lichtkrebs"
	Röntgendermatose	Röntgenkrebs
	Teerdermatose	Teerkrebs
	Arsendermatose	Arsenkrebs
	Lupusdermatose	Lupuskrebs
	Keratoma senile	
	PAGET-Disease	}Hautkrebs
	Kondylome	
Haut (Narben)	Brandnarben	
	Syphilitische Narben	} Narbenkrebs
	Fistelnarben	
	Ulcus cruris-Narben	
Haut (Geschwüre)	Chronische Geschwüre (Krampfadergeschwür)	Geschwürkrebs
	Knochenfisteln	Fistelkrebs
	Mastdarmfisteln	Fistelkrebs
Magen	Magengeschwür	Carcinoma ex ulcere
	Gastritis	Adenocarcinom, Scirrhus
Leber, Gallenwege	Cholelithiasis	Gallenblasen-Carcinom
Vagina	Craurosis vulvae	Vulvacarcinom

Tabelle 5. *Präneoplasien beim Menschen auf der Grundlage von Systemerkrankungen, von Gewebsmißbildungen oder von gutartigen Geschwülsten.*

Organ bzw. Organsystem	Präneoplasie	Späterer Krebs
Haut	Naevus pigmentosus	Naevuscarcinom, Melanosarkom
	BOWENsche Dermatose	Hautcarcinom
	Xeroderma pigmentosum	Hautcarcinom (meist multipel)
Schleimhäute	Leukoplakie	Zungencarcinom, Portiocarcinom, Peniscarcinom
Knochensystem	Ostitis deformans Paget	Osteosarkome
	Exostosen und Ecchondrome	Chondrosarkome
	Ostitis fibrosa	Osteosarkom
	Leontiasis ossea	Osteosarkom
Nervensystem	Neurofibromatose	Fibrosarkome
Magen/Darm	Polyposis	Adenocarcinome
Uterus	Blasenmole	Chorionepitheliom
Mamma	Mastopathia cystica	Mammacarcinom
Schilddrüse	Struma nodosa	Struma maligna

die chronisch entzündliche Gallenblasenschleimhaut: der Gallenblasenkrebs kommt zu fast 90%, also fast nur in der steinhaltigen Gallenblase vor. Dabei ist es im Effekt gleich, ob z. B. die Empfänglichkeit der Haut für solche Reizschäden eine erworbene oder angeboren-vererbte ist. Ein Beispiel der letzteren ist das Xeroderma pigmentosum (Abb. 51, S. 385), eine angeborene, recessiv vererbbare Erkrankung, die für die Betroffenen eine Schutzlosigkeit gegenüber dem ultravioletten Anteil unseres Sonnenlichtes bedeutet, ein Leiden, welches über ähnliche Vorstadien, wie bei der sog. Landmanns- oder Seemannshaut, schließlich zu vielfachen Hautkrebsen, am Ende stets mit tödlichem Ausgang, führt.

Der chronische Reiz als Schrittmacher des Krebses ist so offenkundig, daß es nicht wundernimmt, daß er zum Anlaß einer Krebstheorie wurde, der *„Reiztheorie"*, die die Krebsentstehung mit dem Reiz als Generalnenner zu deuten sucht [Näheres bei BORST 1924, FISCHER-WASELS 1927 (S. 1551 ff.), WÄTJEN 1937]. Damit tritt zum ersten Male etwas in den Gesichtskreis, was man am besten als *theoretische Cancerologie* bezeichnen sollte. Allgemeine und zusammenfassende Bemerkungen sollen jedoch erst folgen (9. Kapitel, S. 369), wenn auch frühere Krebstheorien gebracht und gewürdigt und dann die Grundprinzipien einer Lehre vom Krebs erkennbar geworden sind.

Die *Reiztheorie der Geschwulstentstehung* ist, obgleich sie vom Pathologen VIRCHOW (1863) stammt, im Grunde eine klinische Theorie, ist sie ja in der Hauptsache die Folgerung aus dem rein klinischen Tatsachenmaterial, daß Krebsentstehung durch eine große Zahl äußerer Reize der verschiedensten Art gefördert werden kann. Soweit VIRCHOW rein morphologisches Beweismaterial mit heranzog, so waren das Geschwülste, die man heute nicht mehr unter die malignen Tumoren, sondern unter die infektiösen Granulome einreiht. Für die Theorie hat man folgende Beobachtungen herangezogen:

a) Das ganze große Heer der Berufskrebse, angefangen vom Schornsteinfegerkrebs über den Arsenkrebs, das Röntgen- und Radiumcarcinom, über den Schneeberger Lungenkrebs bis zum Teerkrebs und Krebs der Anilinarbeiter.

b) Die Fälle von Reizkrebsen sonstiger Art, wie beispielsweise den Lippenkrebs der Pfeifenraucher, den Speiseröhrenkrebs der Kautabakkonsumenten, den Kehlkopfkrebs der starken Raucher, den Kangrikrebs, den Krebs auf dem Boden alter Krampfadergeschwüre, alter Knochenfisteln, alter Verbrennungsnarben, den Lupuskrebs und viele andere Beispiele mehr.

c) Die große Zahl experimenteller Krebse (s. 6.—8. Kapitel), die durch die verschiedensten chemischen und physikalischen Schäden hervorgerufen werden.

Bringt man als Ausgangspunkt der *Kritik* dieser Theorie alle diese „Reizkrebse" auf einen gemeinsamen Nenner, so zeigt sich tatsächlich, daß Krebs sehr häufig langdauernden Reizen sehr verschiedener Art seine Vorbereitung verdankt. Aber schon aus obiger Übersicht geht hervor, daß die Reiztheorie sich nur mit der kausalen, aber nicht mit der formalen Genese befaßt. Von den kausalen Faktoren wird sich aber zeigen, daß sie in die Hunderte gehen, daß bei der Krebsgenese nicht der „formative Reiz" das Spezifische des Vorgangs ist, sondern daß es irgendwelche chemische oder physikalische Reaktionen sind, die die Krebsumwandlung hervorrufen.

Eine Theorie hat aber nur dann wissenschaftlichen Wert, wenn sie nicht einfache Tatsachen zusammenfaßt und feststellt, sondern sie auch erklärt. Die Reiztheorie erklärt nicht, wieso ein Reizkrebs noch auftritt, wenn der Reiz schon seit Jahren nicht mehr wirkt. Sie sagt nichts darüber, warum der gleiche Reiz unter gleichen Bedingungen oft nicht zum Reizkrebs führt. Sie gibt auf das Kernproblem der Krebsfrage: wie macht denn ein Reiz eine Körperzelle zu einer Krebszelle, keine Antwort. Die Reiztheorie ist infolgedessen nur eine Theorie über irgendwelche causae remotae, aber nicht über die Causa proxima der Krebsgenese, also keine Theorie über das Zustandekommen des spezifischen Effektes dieser Reize. Die Reiztheorie ist eine Theorie über gewisse unspezifische vorbereitende extracelluläre Schädigungen, sie ist eine Theorie für die Präneoplasie, *sie sagt aber nichts aus über das spezifisch krebsentscheidende intracelluläre Ereignis*, nichts über die eigentliche Blastogenese, d. h. über den Umschlag der bis dahin normalen Körperzelle in die Krebszelle und nichts über das in den Krebszellen verkörperte Wesen des Krebses aus. Kurz formuliert: sie ist eine Theorie für den Präcancer, aber nicht für den Cancer. Die Reiztheorie hat daher heute nur noch historisches Interesse, insofern sie als erste auf die Bedeutung äußerer und innerer Schädigungen („Reize") als Schrittmacher der eigentlichen Carcinogenese hingewiesen hat.

Mit dieser Theorie, die nur der Präneoplasie einigermaßen Rechnung trägt, sei diese Frage zunächst verlassen. Sie wird wieder aufgegriffen werden, wenn es sich darum handelt, zu erweisen, wie eine Präneoplasie als solche statistisch gesichert werden kann (2. Kapitel, S. 56), welche morphologische Vorgänge den Präneoplasien gemeinsam sind (3. Kapitel, S. 83) und endlich wieweit sie vererbbar (5. Kapitel, S. 186) und erzeugbar sind (6.—8. Kapitel). Schließlich soll sich der klinische Ring wieder schließen mit der Frage, inwieweit eine Präneoplasie an der endgültigen Cancerisierung verhindert, wie also Krebs trotz Präneoplasien verhütet werden kann (12. Kapitel, S. 660).

Zusammenfassung. Jeder 6. Mensch stirbt an Krebs. Das Krebsproblem ist somit *das dringlichste Problem der heutigen Medizin* und ein Anliegen der gesamten Menschheit.

Krebs ist eine Neubildung körpereigener, aber körperfeindlicher Gewebe, die durch fortgesetztes Wuchern Organe und Gewebe zerstören, dadurch Krankheitserscheinungen hervorrufen und unbehandelt stets den Tod des Individuums herbeiführen. Krebs ist eine Krankheit sui generis und eine Krankheit wider die Natur.

Die Fähigkeit, an Krebs zu erkranken, ist eine Eigenschaft aller Gewebe und Organe ohne Ausnahme. Krebs besteht aus Krebszellen. Die *Krebszellen* sind die *Träger der Geschwulsteigenschaften.* Die Krebszellen stammen von Körperzellen ab, erfahren jedoch beim Übergang in Krebszellen eine grundlegende *Änderung ihres Zellcharakters.* Was sie an Höhe der Differenzierung (und damit der Leistung) verlieren, gewinnen sie an *Energie des Wachstums.* Diese führt zu ungehemmter Wucherungsfähigkeit, zur Abwanderung und Verschleppung in benachbarte und entfernte Körperstellen (Metastasierung) und zur Rückfallbildung liegengebliebener Krebszellen (Rezidivbildung).

Der Übergang von Gesundheit zu Krebskrankheit erfolgt plötzlich, aber stets unmerklich. Zwischen Krebsentstehung und erster Krebsmanifestation liegt stets ein bald kürzeres, bald längeres Intervall.

Für Krebs spezifische Symptome gibt es nicht, sondern, je nach Sitz, nur Symptome seines Wachstums, seiner Ausbreitung und seiner Komplikationen. Konstant ist später nur die Tumorbildung, diese führt ihrerseits bald zur Geschwürsbildung, zu Verlegung von Hohlsystemen, Verdrängung von Nachbargebilden, Einbrüchen in die Umgebung und zu Metastasierung.

Entscheidend für den Verlauf ist der *biologische Charakter* der Krebsgeschwulst im Augenblick ihrer Entstehung. Die erste Krebszelle bringt die Wachstumsgesetze der weiteren Geschwulst bereits mit.

Spätrezidive und besonders Spätmetastasen beweisen, daß *Krebszellen* viele *Jahre latent* im Körper verweilen können.

Die örtliche Krebserkrankung führt zu vielerlei Rückwirkungen auf den Gesamtorganismus, vornehmlich durch abnorme Stoffwechselprodukte. Der zeitliche Verlauf variiert von nur wenigen Wochen Krankheitsdauer bis zu vielen Jahren.

Wegweiser für die Erkennung von Krebsursachen sind die vielgestaltigen Formen von *Berufskrebs* durch chemische, physikalische oder biologische Ursachen.

Die Berufskrebse haben auch gelehrt, daß oft dem Krebs eine Vorkrebserkrankung *(Präcancerose)* vorausgeht. Es wird zwar nicht jeder Präcancer zum Cancer, aber viele Cancer haben ihren charakteristischen Präcancer. Präcancerosen entstehen auf der Grundlage chronischer Reizschädigungen der verschiedensten Art oder auf der Basis von Systemerkrankungen, Gewebsmißbildungen oder zunächst gutartigen Geschwülsten. Die Lehre von den Präcancerosen ist wichtig als Wegweiser für die Krebsverhütung.

Die „*Reiztheorie*" ist eine Theorie für die Präcancerosen. Sie sagt aus über die vorbereitenden extracellulären Schädigungen, sie sagt aber nichts aus über das krebsentscheidende intracelluläre Ereignis, nichts über den Übergang der bisher normalen Körperzelle in die erste Krebszelle und nichts über das in den Krebszellen verkörperte Wesen des Krebses.

Um Maß und Zahl in die Lehre vom Krebs zu bekommen, tut *Krebsstatistik* not.

Literatur.

1. Lehrbücher über Geschwülste.

ACKERMAN, L. V. and J. A. DEL REGATO: Cancer. Diagnosis, Treatment and Prognosis. St. Louis 1947. — ADAM, C. u. AULER: Neuere Ergebnisse auf dem Gebiet der Krebskrankheiten. Leipzig 1937.

BORST, M.: Die Lehre von den Geschwülsten, Bd. I u. II. Wiesbaden 1902. — Würzbg. Abh. 6 (1906). — Allgemeine Pathologie der malignen Geschwülste. Leipzig 1924.

COENEN, H.: Die Geschwülste. In KIRSCHNER-NORDMANN: Die Chirurgie, Bd. II, 1. Teil, S. 1. Berlin 1928.

EULER, H. v. u. B. SKARZYNSKI: Biochemie der Tumoren. Stuttgart 1942. — EWING, J.: Neoplastic diseases. 4. Aufl. Philadelphia u. London 1940.

FISCHER-WASELS, B.: Allgemeine Geschwulstlehre. Handbuch der normalen und pathologischen Physiologie von BETHE-BERGMANN, Bd. 14/2. Berlin 1928.

HINSBERG, K.: Das Geschwulstproblem in Chemie und Physiologie. Dresden u. Leipzig 1942. — HOLMES, G. W., SH. WARREN, E. M. DALAND and CH. C. SIMMONS: Cancer. A Manual for Practitioners. Boston 1940.

KÖNIG, F. u. E. SEIFERT: Wesen, Erkennung und Behandlung der Krebskrankheit. Neue Deutsche Chirurgie, Bd. 57. 1937.

LEWIN, C.: Die Ätiologie der bösartigen Geschwülste. Berlin 1927.

MASSON, P.: Les tumeurs. Paris 1923.

OBERLING, CH.: Le problème du cancer, 2. Aufl. Montreal 1942. Englische Ausgabe (übersetzt von WILLIAM H. WOGLOM), erschienen unter dem Titel „The Riddle of Cancer". New Haven 1944. 3. Aufl. 1946.

RIBBERT, H.: Das Carcinom des Menschen. Bonn 1911. — RIBBERT, H. u. H. HAMPERL: Lehrbuch der allgemeinen Pathologie und pathologischen Anatomie, 14. u. 15. Aufl. Berlin 1941. — ROUSSY, G.: Le Cancer. Nouv. Traité de Méd., 2. Aufl. Paris 1929.

SCHMIDT, M. B.: Verbreitungswege der Carcinome. Jena 1903. — STERN, K. u. R. WILLHEIM: The biochemistry of malignant tumors. Brooklyn 1943. — STERNBERG, C.: Der heutige Stand der Lehre von den Geschwülsten. Berlin 1926.

VIRCHOW, R.: Die krankhaften Geschwülste. Berlin 1863.

WOLFF, J.: Die Lehre von der Krebskrankheit. 4 Bände. Jena, I. Bd. 1907. II. Bd. 1911. III. Bd. 1913. — IV. Bd. 1928.

2. Einzelarbeiten.

ALBRECHT, E.: Frankf. Z. Path. 1 (1907). — ARNSPERGER: Beitr. path. Anat. (Suppl.) 7, 283 (1905). — ASCHOFF, L.: Tumori 10, 337 (1936). — ASKANAZY, A.: Dtsch. med. Wschr. 1923, Nr 49. — Schweiz. med. Wschr. 1931, Nr 13, 289.

BAADER, E. W.: In ADAM-AULER (siehe dort), S. 104. — BAENSCH, W.: Fschr. Röntgenstr. 29, 499 (1922). — BAUER, K. H.: Arch. klin. Chir. 189, 123 (1937). — Verh. dtsch. path. Ges. 30, 239 (1937). — BETKE: Jber. preuß. Gewerbe-Med. Räte 1933. — BORST, M.: Münch. med. Wschr. 1923, 1070; 1941 (Sonderdruck: Streiflichter über das Krebsproblem. München 1941). — BÜNGELER, W.: Danzig. Ärztebl. 1934, Nr 11. — BUSSE, A.: Münch. med. Wschr. 1936, 1269.

CAMPBELL, J.: Brit. med. J. 1940, 275. — CARREL, A.: Der Mensch, das unbekannte Wesen. Stuttgart-Berlin. — CAROZZI, L.: Med. trav. 6 (1934). — COCCHI, U.: Strahlenther. 69, 503 (1941).

DERRA, E. u. F. BLITTERSDORF: Arch. klin. Chir. 198, 377 (1940). — DIETRICH, A.: Chemie und Krebs, S. 1. Berlin 1940. — DREYFUSS, J.: Z. klin. Med. 130, 256 (1936). — DUBREUILH, W.: Ann. Derm. (Fr.) 8, 387 (1907).

EISELSBERG, A. v.: Arch. klin. Chir. 48, 489 (1894).

FRIEBEN: Dtsch. med. Wschr. 28, 335 (1902).

GLOINE: Tubercle 14, 550 (1933). — GÖBEL: Z. Krebsforsch. 3, 369 (1905). — GRAFE, E.: Verh. Ges. inn. Med. 40, 18 (1928). — Mschr. Krebsbekpfg. 5, 164 (1936). — GROSS, E.: Chemie und Krebs, S. 100. Berlin 1940.

HADDOW, A. and G. A. R. KON: Brit. med. Bull. 4, 314 (1947). — HAEBLER, C.: Münch. med. Wschr. 1924, Nr 5. — HAMPERL, H.: Wien. klin. Wschr. 1941 II, 780—784. — HART: Frankf. Z. Path. 10, 78 (1912). — HARTMANN, H.: Presse méd. 20/21, 252 (1942). — HENRY, S. A.: Brit. med. Bull. 4, 389 (1947). — HERZOG, G.: Z. Krebsforsch. 52 (1941). — HOFFMANN, A.: Arch. klin. Chir. 48, 93 (1894). — HUECK, W.: Arch. klin. Chir. 202 (1941). — HUGUENIN, R.: Arch. Mal. profess. 3, 97 (1941).

IBRAHIM, PASCHA A.: Verh. 2. internat. Chir. Kongr. Kairo 3, 475 (1936).

JANKER, R.: Zbl. Chir. 1938, 1016 — JÜNGLING, O.: Strahlentherapie 60, 86 (1937).

KOELSCH, F.: Handbuch für Berufskrankheiten, Bd. I, S. 621. 1935. — KÖNIG, FR.: Krebsproblem und praktische Chirurgie. Stuttgart 1935. — KONSULOFF, ST.: Z. Krebsforsch. 45, 347 (1937). — KRÖNING, F.: Z. menschl. Vererb.- u. Konstit.lehre 21, 266 (1937). — KULENKAMPFF, D.: Münch. med. Wschr. 1935, 1955. — KURODA, S. u. K. KAWAHADA: Z. Krebsforsch. 45, 36 (1936).

LUBARSCH, O.: Klin. Wschr. 1922, Nr 22.

MARTLAND, H. S. u. HUMPHRIES: Arch. Path. (Am.) 7, 406 (1929). — MATHIAS, E.: Verh. dtsch. path. Ges. 26, 289 (1931). — MEYENBURG, v.: Schweiz. med. Wschr. 1943, 118. — MÜLLER, F.: Z. klin. Med. 16, 496 (1889). — MÜLLER, J.: Über den feineren Bau und die Formen der krankhaften Geschwülste. Berlin 1838.

O'DONOVAN, W. J.: Brit. J. Derm. 32, 215 (1920). — ORTH, J.: Z. Krebsforsch. 10, 42 (1911).

PLATNER, D. J. Z.: Gründliche Einleitung in die Chirurgie. Leipzig 1749. — POTT, P.: Chirurgical observations relative to ... the cancer of the scrotum ... London 1775.

REHN, L.: Arch. klin. Chir. 50, 588 (1895). — RIEDER, W.: Arch. klin. Chir. 135, 719 (1925). — RUNGE, H.: Dtsch. med. Wschr. 1940, Nr 39, 1065.

SCHINZ, H. R. u. E. ÜHLINGER: Acta radiol. (Schwd.) 14, 56 (1937). — SCHMIEDEN, V.: Arch. klin. Chir. 142, 512 (1926). — SCHMIEDEN, V. u. WESTHUES: Dtsch. Z. Chir. 202 (1927). — SCHNEIDER, E.: Arch. klin. Chir. 190, 397 (1937); 192, 462 (1938). — SCHNEIDER, E. u. BURGER: Klin. Wschr. 1938, Nr 26, 905. — SCHÜRCH, O.: Dtsch. med. Wschr. 1931, 139. — SHAMBAUGH, PH.: J. amer. Assoc. 104, 2326 (1935). — STAEMMLER, M.: Verh. dtsch. path. Ges. 30, 188 (1937). — Med. Welt 1941, Nr 32/34, 813, 837, 861. — STEPP u. SCHRÖDER: Z. exper. Med. 98, 611 (1936). — STERNBERG, C.: Zbl. allg. Path. 1935.

TEUTSCHLÄNDER, O.: Dtsch. med. Wschr. 1928, Nr 41. — Z. Krebsforsch. 28, 283 (1929). — Klin. Wschr. 1929, 1770. — TOURAINE, A. u. ROUZAUD: Bull. Soc. franç. Derm. 48, 417 (1941).

UNNA, P. G.: Histologie der Hautkrankheiten, S. 719. Berlin 1894.

VOLKMANN, R.: Beiträge zur Chirurgie 1875, S. 370.

WALTHER, H. E.: (a) Z. Krebsforsch. 48, 468 (1939). — (b) Radiol. clinica 8, 69 (1939). — WOHLWILL: Dtsch. Z. Nervenhk. 105, 62.

ZOLLINGER, H. W.: Vjschr. naturforsch. Ges. Zürich 91, 81 (1946).

Zweites Kapitel.

Krebsstatistik.

Der Ausgangspunkt der Krebsforschung ist immer wieder die *ärztliche Erfahrung* an krebskranken Menschen. Diese Erfahrung, niedergelegt in den Krebsdiagnosen, in autoptischen Befunden bei Operationen und Sektionen, festgehalten in einer riesigen Zahl wissenschaftlicher Veröffentlichungen, ausgedrückt einerseits in Krebsheilziffern, andererseits in den Todesursachen der Totenscheine, diese ärztliche Erfahrung drückt sich summarisch in großen Zahlen krebskranker und an Krebs verstorbener Menschen aus. Für die Auswertung dieser Zahlen bedarf es zunächst der *Methoden der Statistik*. Sie liefern aber nicht nur zahlenmäßige Feststellungen, sondern zugleich auch Fragestellungen für die Ursachenforschung. Hier stößt man gleich auf eine große Überraschung. In einer Zeit, in der alles und jedes bis ins Einzelne statistisch erfaßt und analysiert wird, gibt es zur selben Zeit für eine der häufigsten Erkrankungen des Menschen, für den Krebs, noch keine exakte Statistik. Das muß natürlich schwerwiegende Gründe haben.

Diese Gründe seien sogleich bei der Kernfrage der *Krebsstatistik*, bei der Frage nach der Häufigkeit des Krebses, geprüft. An sich sollte man hier gute statistische Ergebnisse erwarten, allein schon wegen der Größe des Beobachtungsgutes. Man mache sich klar, daß die Krebsstatistik allein in den Ländern mit verläßlichem Material jährlich Hunderttausende von Fällen umfaßt, ein Material also, welches weder in ähnlichen Zahlen, noch hinsichtlich der dem Menschen eigenen Lebensbedingungen je am Tier zu gewinnen ist.

1. Häufigkeit des Krebses.

Bei der Frage nach der Häufigkeit des Krebses sind 4 Formen der Krebsstatistik denkbar: eine Krankheits-, eine Krankenhaus-, eine Sektions- und eine Sterblichkeitsstatistik. Eine wirkliche *Krankheitsstatistik* läge dann vor, wenn die laufende Zahl aller Krebskranken in einer Bevölkerung statistisch erfaßt und so ein voller Einblick in die Erkrankungsformen, Behandlungsergebnisse und Schicksale der Krebskranken gegeben werden könnte. An entsprechenden Versuchen hat es nicht gefehlt. LASCH (1938, 1940) führt eine ganze Zahl solcher früheren „Bestandsaufnahmen" der Krebskranken in verschiedenen Ländern auf, fügt aber selbst hinzu, daß der Aufwand an Arbeit außerordentlich war, „ohne daß aber auch nur ein einziges Mal ein Resultat herauskam, das der Wahrscheinlichkeit hätte nahekommen können". LASCH selbst versuchte in Mecklenburg sämtliche Krebsneuerkrankungen vom 1. 4. 37 an lückenlos und karteimäßig zu erfassen. Aber auch dieser Versuch blieb in den Anfängen stecken.

Die Krankheitsstatistik dürfte sich auch nicht auf einen Jahreszeitraum, sondern müßte sich auf irgendeinen Stichtag erstrecken, da ja Krebskranke oft über viele Jahre krebskrank sind und andererseits viele Krebskranke infolge ihrer Heilung wieder aus der Kategorie der Krebskranken ausscheiden. Man besitzt jedoch noch keine ausreichend exakten Angaben darüber, wie groß insgesamt der Hundertsatz der Krebsgeheilten gegenüber den Krebskranken überhaupt ist (s. 12. Kapitel, S. 634). Aber auch, wenn es eine gute Krebskrankenstatistik gäbe, so würde sie, worauf PRINZING 1924 schon hinwies, kaum eine ausreichende Auskunft über die Häufigkeit des Krebses geben, da sie bestenfalls angäbe, wie viele Krebskranke in ärztlicher Behandlung stehen, nicht aber wie viele wirklich vorhanden sind.

Es ist vielleicht für die Schwierigkeiten, die exakten Krebsstatistiken entgegenstehen, charakteristisch, daß es auch umfassendere *Krankenhausstatistiken* über genügend lange Beobachtungszeiten bei Krebskranken noch nicht gibt. Wohl sind für einzelne Krebsformen solche Bearbeitungen gemacht, vor allem um die Heilerfolge zu berechnen, doch nehmen diese auf die Therapie und Prognostik ausgerichteten Statistiken auf die rein statistisch interessierenden Fragen höchstens nebenbei Rücksicht. Am besten sind die Heilerfolgsstatistiken aus Frauenkliniken und Bestrahlungsinstituten (s. 12. Kapitel, S. 619), doch sind die dabei erhaltenen Zahlen natürlich nicht repräsentativ für Krebskranke in Krankenhäusern überhaupt, da sie immer nur Teile der Krebspatienten erfassen. Für alle Krebskranken einer Klinik oder eines Krankenhauses fehlt es noch an ersten umfassenden Versuchen.

Den besten Maßstab gäbe natürlich eine *Sektionsstatistik*, da ja bei den Obduktionen und nur bei ihnen Todesursachen und Krebsleiden wohl als voll gesichert angesehen werden dürfen. Zur Verallgemeinerung würde aber auch sie nur dann berechtigen, wenn a) mindestens ein repräsentativer Hundertsatz der Verstorbenen obduziert und b) dabei ein auslesefreier Querschnitt der ganzen Bevölkerung erfaßt würde. In Wirklichkeit werden aber durchschnittlich nur 4,3 % aller Verstorbenen seziert (LUBARSCH). Es fehlt also von vornherein der Haupthebelarm der Statistik, die ausreichend große Zahl. Außerdem können die Sektionsergebnisse statistisch nicht ohne weiteres verallgemeinert werden, da die Sektionen, die ja meistens nur Kliniks- und Krankenhausinsassen betreffen, immer eine einseitige Auslese darstellen. Eine Sektionsstatistik erfaßt außerdem natürlich die bei manchen Krebsen ja große Zahl der von ihrem Krebs Geheilten überhaupt nicht.

Was lehrt nun unter stetiger Berücksichtigung der eben genannten Vorbehalte die Sektionsstatistik hinsichtlich der Häufigkeit des Krebses? Die größte Sektionsstatistik stammt von DORMANS (1937), der für 1925—1933 für das männliche Geschlecht jenseits des 20. Lebensjahres aus 42 deutschen Pathologischen Instituten 124827 Sektionen zusammenstellte. Davon waren 22139 Krebssektionen. Die *Krebshäufigkeit bei den sezierten Toten männlichen Geschlechts jenseits des 20. Lebensjahres betrug 17,7 %!*

So dankenswert eine solche große Statistik der Sezierten auch ist, so ist sie aber doch dadurch belastet, daß bei Berücksichtigung der Nichtsezierten andere Zahlen resultieren würden. Es ergibt sich daraus die Frage nach Statistiken mit einem hohen Prozentsatz sezierter Sterbefälle. Am besten verwertbar sind die Sektionszahlen von Rostock, wo unter W. FISCHER (1939) von den in Rostock Verstorbenen 43,6 %, und vor allem von Jena, wo unter dem Pathologen MÜLLER, genannt „Leichenmüller", zeitweise bis zu 90 % aller in Jena Verstorbenen seziert wurden. Von 5773 verstorbenen Erwachsenen (Alter über 20 Jahre) waren in Jena 987 Krebstodesfälle. Das würde eine Häufigkeit von 17,1 % Krebs als Todesursache bei Erwachsenen ergeben (BERBLINGER 1925). Aber auch selbst bei diesen beiden zuverlässigsten Statistiken ist zu bedenken, daß die Zahlen aus Universitätsstädten nicht ohne weiteres als repräsentativ für den Bevölkerungsdurchschnitt angesehen werden dürfen. Wie notwendig es ist, bei Universitätsstädten den Tod an Krebs in Kliniken mit einzukalkulieren, beweist das Beispiel von Heidelberg. Nach den Zahlen des Badischen Statistischen Landesamtes kamen in Heidelberg für die Jahre 1924—1928 bei 1132 Krebstodesfällen 17,05 Krebssterbefälle auf 10000 der Bevölkerung, im benachbarten

Bruchsal nur die Hälfte, nämlich 8,53, in Wiesloch nur 8,07%, in Mannheim nur 9,89. Mit Recht weist PRINZING darauf hin, daß in den Universitätskliniken und Krankenhäusern großer Städte viele Krebskranke zusammenkommen und oft dort auch sterben. Sie vermehren natürlich die Krebssterbefälle „am Ort des Todes", während sie in Wirklichkeit „ihrem Heimatbezirk zugeschlagen" werden müßten. Kurzum, die der Sicherung der Diagnose nach beste Form der Krebsstatistik, die Ermittlung durch Sektionen, versagt in der Frage nach der Krebshäufigkeit innerhalb einer Bevölkerung gleichfalls bis zu eihem beachtenswerten Grade.

Von selbst richten sich die Augen auf die *Massenstatistik der Krebssterblichkeit*, ausgewertet aus den „amtlichen" Totenscheinen. Aber so groß auch die Zahl einschlägiger Arbeiten ist, exakt verwertbare Ziffern

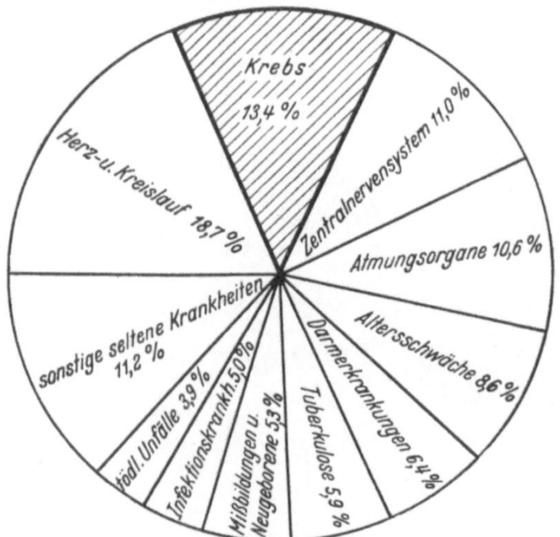

Abb. 9. Anteil der Krebstodesfälle an den Todesursachen des Jahres 1937.

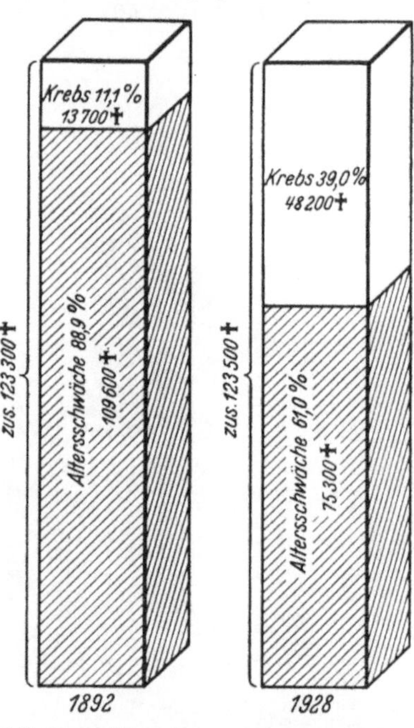

Abb. 10. Zahlenverhältnis zwischen Krebs und Altersschwäche als Todesursache bei den über 60jährigen in den Jahren 1892 und 1928. (Zahlen nach PRAUSNITZ.)

existieren auch hier noch nicht. Die Schwierigkeiten für eine Todesursachenstatistik sind besonders groß, denn man kann sie nur aufbauen auf den Totenscheinen. Dabei muß man aber bedenken, daß diese auch heute noch bis zu 20% von Laien ausgestellt werden, und außerdem muß man nach den Feststellungen z. B. des Pathologen W. FISCHER von vornherein mit 20% Fehldiagnosen rechnen.

Wie grotesk sich nichtärztliche Totenscheine auswirken, dafür 2 Belege nach HAUBOLD (1937). In der Schweiz wurden 1930 über 97% aller Totenscheine, in den französischen Departements Dordogne und Landes nur 48 bzw. 38% vom Arzt ausgestellt. 1930 starben je 100000 Einwohner auf der französischen und schweizerischen Seite des Jura:

Tabelle 6.

	Departement	Krebstote (je 100 000 Lebende)		Departement	Krebstote (je 100 000 Lebende)
Frankreich	Ain	89,0	Schweiz	Genf	162,5
	Doubs	82,9		Vand	148,3
	Jura	85,6		Fribourg	136,0

3*

Es ist klar, daß die rassisch, klimatisch und wirtschaftlich gleiche Bevölkerung Burgunds unmöglich so verschiedene Krebstodeszahlen haben kann, nur weil eine politische Grenze sie scheidet. Daß hier der Stand der amtlichen Erhebungen schuld an der Differenz ist, dafür sprechen auch — wiederum nach HAUBOLD — die Vergleichszahlen zwischen Ostpreußen und Litauen. Unwillkürlich fragt man sich: wo bleiben die Krebstoten in den Statistiken solcher Länder wie Litauen? Darüber später!

Tabelle 7. *Krebstote* (je 100000 Lebende).

Jahr	Ostpreußen	Litauen
1925	100	27
1930	115	37
1932	127	40

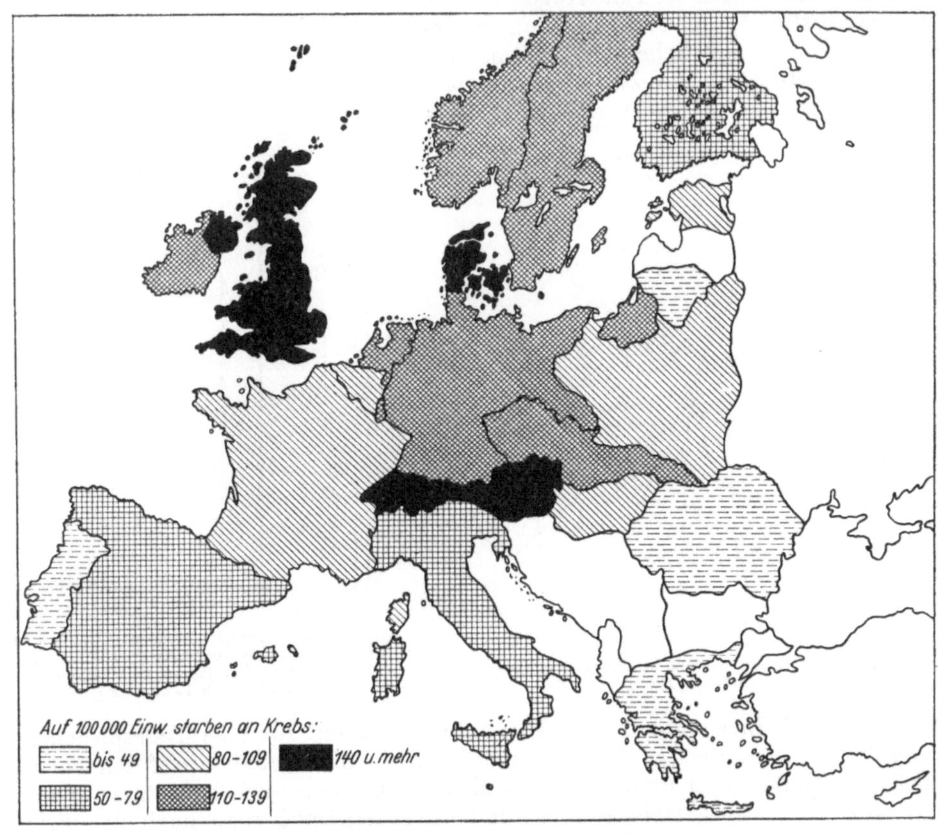

Abb. 11. Krebssterblichkeit in Europa. (Nach HAUBOLD.)

Welche Methodik man also auch anwendet, um die Häufigkeit des Krebses festzustellen, immer muß man einsehen, daß statistisch exakte Zahlen noch nicht feststehen. So muß man sich eben an die Annäherungswerte der jetzigen Statistik halten, da natürlich die Bedürfnisse des Tages nicht zu warten vermögen, bis die letzte Exaktheit nachhinkend gekommen ist. Am besten bedient man sich der Zahlen der Reichsstatistik und hier des Jahres 1937, des letzten Jahres, für das die Zahlen des Reichsgesundheitsamtes festliegen (W. BERGER).

1937 starben in Deutschland 794367 Menschen, davon 106180 = *13,4% an Krebs.* Damit ist der Krebs unter den Todesursachen nach den Herz- und Kreisauferkrankungen (138561 Verstorbene = 18,7%) an die 2. Stelle unter den

Todesursachen gerückt und macht mit seiner Zahl von über 100000 mehr aus als die Tuberkulose (46922 Todesfälle) und sämtliche (!) anderen Infektionskrankheiten (39939 Todesfälle) zusammengenommen (vgl. Abb. 9).

Nun ist es aber sicher, daß der Krebsanteil von 13,4% an den Todesursachen hinter der Wirklichkeit zurückbleibt. Oft genug werden noch als Todesursachen chronische Magenleiden, Altersschwäche, Auszehrung usw. angegeben, wo es sich in Wirklichkeit um Krebstod handelt, und oft erscheint die Krebsdiagnose nicht auf dem Totenschein, wenn der Betreffende nicht am Krebs selbst, sondern an irgendeiner Komplikation, wie Lungenentzündung, Darmverschluß gestorben

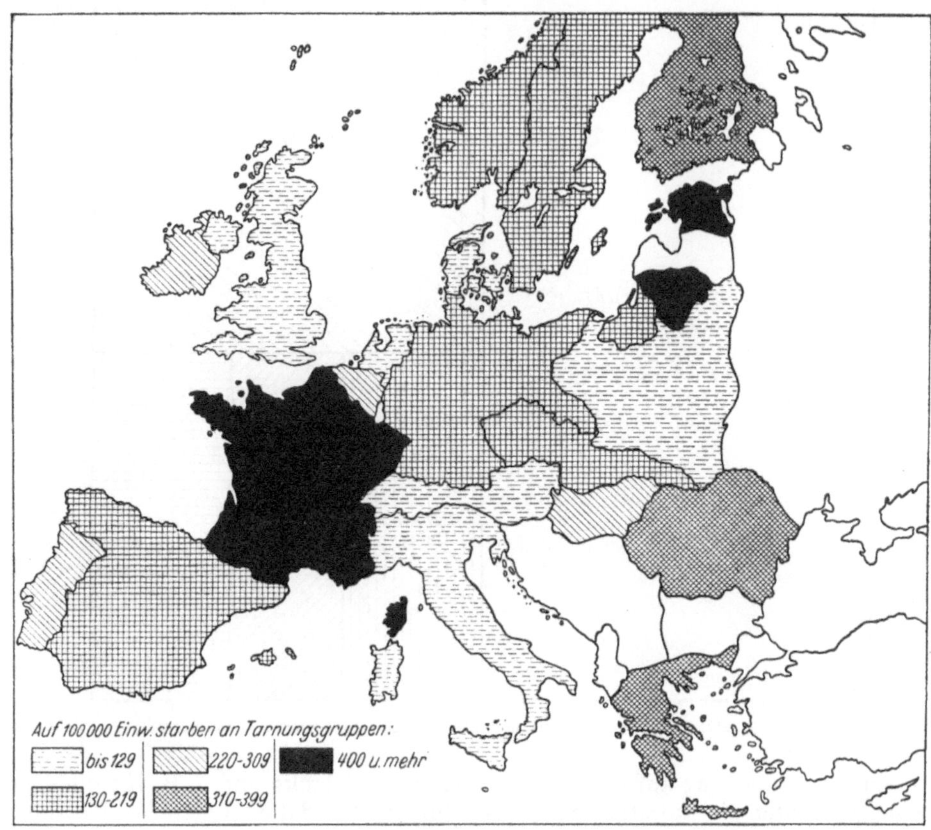

Abb. 12. Sterblichkeit an Krankheiten der „Tarnungsgruppen" (s. Text).

ist. Es ist nur die Frage, wie hoch die statistischen Ausfälle wirklicher Krebstodesfälle sind. Sie exakt zu berechnen, ist leider unmöglich. Immerhin gibt es eine Reihe von Anhaltspunkten für die Annäherungswerte.

Den ersten Anhaltspunkt liefert die verdächtig hohe Zahl von 68731 = 8,6% Todesfällen an „Altersschwäche" (vgl. Abb. 10). Es ist von vornherein wahrscheinlich, daß darin noch Krebsfälle mit eingeschlossen sind. PRAUSNITZ (zit. nach HAUBOLD) zeigt dies eindrucksvoll an einer Gegenüberstellung der Jahre 1892 und 1928. In diesen beiden Jahren blieb die Gesamtsumme der in Deutschland an „Altersschwäche" und „Krebs" Verstorbenen für die über 60jährigen mit 123300 bzw. 123500 praktisch gleich (Abb. 10). Dagegen haben die Krebstodesfälle 1928 genau in dem Maße zugenommen, wie die Fälle von Altersschwäche abgenommen haben. Es ist klar, daß man daraus den Schluß ziehen muß, daß sich hinter der Altersschwäche der Statistik in Wirklichkeit viele Krebsfälle verbergen.

Besonders eindrucksvoll wird die Wechselwirkung zwischen Krebssterblichkeit einerseits und Tarnung durch Altersschwäche und andere unbestimmte Todesursachen usw. dann, wenn man nach dem Vorgang von HAUBOLD den Blick

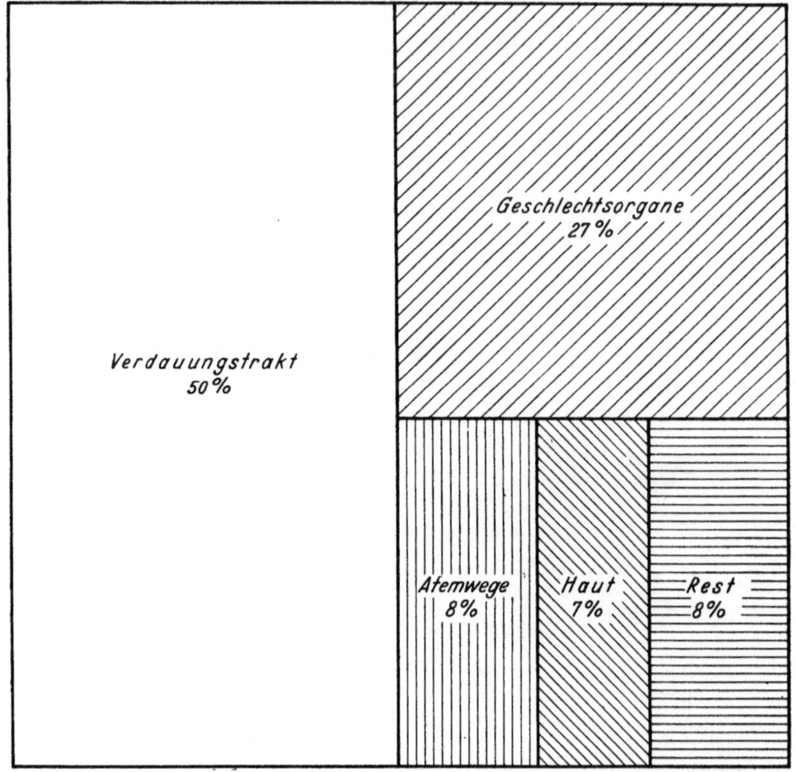

Abb. 13. Häufigkeit der Krebserkrankungen in den verschiedenen Organsystemen.

von einem Lande weg auf einen ganzen Kontinent lenkt und z. B. für die europäischen Staaten die statistische Krebssterblichkeit und die *Statistik der Tarnungsgruppen* direkt gegenüberstellt (Abb. 11, 12). Man erkennt dann (Abb. 11), daß sich der Krebssterblichkeit nach leicht 4 Staatengruppen unterscheiden lassen:

1. England, Dänemark, Schweiz, Österreich (auf 100000 Einwohner 140 und mehr Krebstodesfälle).

2. Holland, Deutschland, Tschechei und Skandinavien (auf 100000 Einwohner 110 bis 139 Krebstodesfälle).

3. Frankreich, Belgien, Spanien, Italien, Estland, Polen, Ungarn (auf 100000 Einwohner 50—100 Krebstodesfälle).

4. Rumänien, Litauen, Griechenland, Portugal (auf 100000 Einwohner bis 49 Krebstodesfälle).

Umgekehrt sieht man auf Abb. 12, daß im großen und ganzen die höchste Krebssterblichkeit mit den niedrigsten und umgekehrt die niedrigste Krebssterblichkeit mit den höchsten Tarnungsgruppen zusammenfällt. Man sieht zugleich aber auch, wie weit die Lehre vom Krebs noch von einer zuverlässigen

Krebsstatistik entfernt ist, sicher um so weiter, je niedriger das allgemeine Kulturniveau eines Landes ist.

Zur Zeit und solange es kein sicheres serologisches oder ähnliches Krebsdiagnostikum zur Erfassung der Krebskranken selbst gibt, bleibt also nichts anderes übrig, als die Schätzungen über die Häufigkeit des Krebses auf der Todesursachenstatistik aufzubauen. Jedenfalls ist nach dem jetzigen Stand der Hilfsmittel die Todesursachenstatistik trotz aller Vorbehalte vorläufig die einzige Methode, um über lange Zeiträume Schwankungen oder Veränderungen der Krebssterblichkeit mehr oder minder genau festzustellen.

Unter Einkalkulieren der wahrscheinlich nicht erkannten Krebsfälle berechnet W. FISCHER die *Zahl der Krebstodesfälle* für 1936 in Deutschland mit 135000, ,,was etwas *mehr als* $^1/_6$ *aller Todesfälle* ausmachte", also insgesamt *16,6% aller Todesfälle* überschritte. Kommt diese Berechnung der Wirklichkeit nahe, so bedeutet das nichts anderes, als daß unter den Lebensbedingungen der westlichen Zivilisation *jeder 6. Mensch dem Krebs erliegt.* W. FISCHER (1939) hat die in Mecklenburg von LASCH eingeführte Meldepflicht und Kontrolle der Geschwulstkranken dazu benutzt, um aus diesem Material unter gleichzeitiger Heranziehung der Sektionen — in Rostock wurden bis zu 43,5% aller Verstorbenen seziert! — die Zahl auch von Krebskranken selbst zu berechnen. Er kommt auf *2025 Krebskranke je Million Einwohner und je Jahr!*

Tabelle 8.

Lippe	1%	
Mundhöhle	2%	
Speiseröhre	2%	
Magen	30%	Verdauungskanal
Darm	5%	samt Verdauungs-
Mastdarm	6%	drüsen = 50%
Leber, Gallenwege, Bauchspeicheldrüse	4%	
Männliche Geschlechtsorgane	4%	Geschlechtsorgane
Weibliche Geschlechtsorgane	15%	= 27%
Brustdrüse	8%	
Kehlkopf	1%	Atemwege = 8%
Lungen	7%	
Haut	7%	Haut = 7%
Seltene Geschwülste aller Art	8%	Rest = 8%

Den ersten Fingerzeig für die Erforschung der Ursachen jener hohen Sterblichkeit an Krebs gibt die statistisch gesicherte Feststellung, daß der menschliche Krebs die einzelnen Organe und Gewebe ganz verschieden häufig befällt. Diese variable *Krebshäufigkeit der verschiedenen Organe* hat vielerlei Bearbeitung gefunden. Es lohnt nicht, noch einmal auf die vielen Fallstricke der gewöhnlichen Erhebungsmethoden einzugehen, da ja bei dieser Frage angenäherte Werte ausreichen. Der Pathologe W. FISCHER-Rostock benutzt zur Ermittlung begründeter Schätzwerte die amtliche Todesursachenstatistik, sucht die Fehlerquellen tunlichst auszuschalten und kommt dann auf Grund all seiner Unterlagen zu einer Aufstellung über die prozentuale Häufigkeit der Krebserkrankung verschiedener Organe (1940), aus der zunächst in ganz groben Zügen sich die ebenso überraschende Feststellung ergibt (s. Abb. 13), daß der Verdauungstrakt allein zwei Viertel und die Geschlechtsorgane ein drittes Viertel aller Krebserkrankungen liefern. Muß man nicht daran denken und nachprüfen, ob nicht die hohe Summe von $^3/_4$ aller Krebstodesfälle vielleicht darin ihre Ursache hat, daß hier Noxen wirksam sind, die andere Organe verschonen? Unwillkürlich erinnert man sich des Wortes: ,,Der Hunger und die Liebe erhalten das Menschengetriebe." Liefern sie auch krebsfördernde Schädlichkeiten?

Differenziert man innerhalb dieser 5 großen Gruppen nach der Häufigkeit des Sitzes der Krebskrankheit, so erhält man obenstehende Schätzungszahlen über die *Krebserkrankungen* (s. Tabelle 8).

Natürlich ist die *Häufigkeit der Krebserkrankungen* nicht gleich der Häufigkeit der Krebstodesfälle, da ja je nach Organ ein sehr verschiedener Hundertsatz durch Krebsbehandlung geheilt wird. W. FISCHER errechnete die Zahl der Krebserkrankungsfälle aus der Zahl der Kresbtodesfälle und der jeweiligen Heilquote bei den einzelnen Krebsarten. Er kam zu dem Ergebnis, daß von *1000 Menschen mit Krebs* irgendeines Organes *nach 5 Jahren noch 176 am Leben* sind. Diese sind den Neuerkrankungen hinzuzuzählen. Man käme so auf 160000 Neuerkrankungen. Die *Krebstodesfälle* verteilen sich nach dieser Art der Berechnung durch W. FISCHER auf die einzelnen Organe der Häufigkeit nach dann erheblich anders (s. Abb. 14). Der Hautkrebs zum Beispiel, der in der Erkrankungshäufigkeit mit 7% rangiert, stellt .dank der besonders guten Heilerfolge des Hautkrebses (Frühstadium!, leichte Zugänglichkeit!) nur 1% der Krebstodesfälle. Umgekehrt stellt der Magenkrebs 30% der Krebserkrankungen, seiner schlechten Heilbarkeit wegen aber 38% (mehr als $^1/_3$!!) aller Krebstodesfälle.

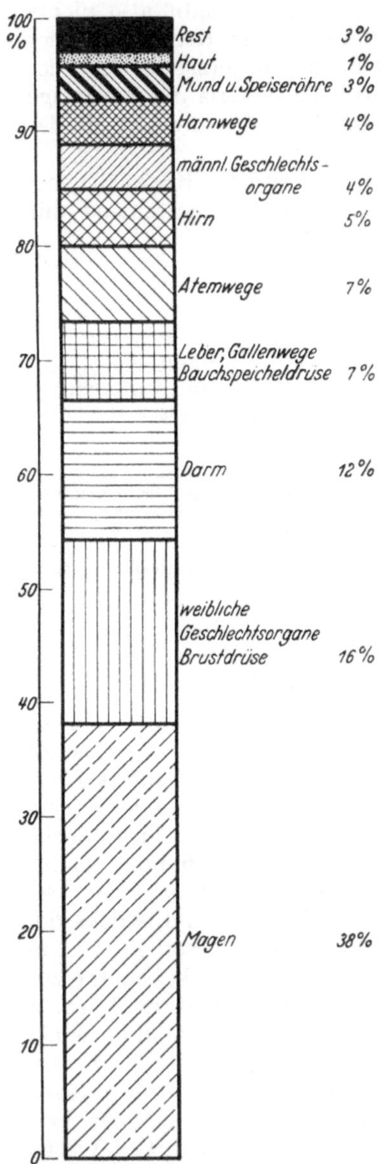

Abb. 14. Häufigkeit der Krebstodesfälle, bezogen auf die verschiedenen Organe. (Zahlen nach W. FISCHER 1940.)

Tabelle 9. *Berechnung der jährlichen Krebskranken- und Krebstotenzahl.* (Nach OESER 1946.)

Lokalisation	Häufigkeit in den Organen %	Krebstote	Krebskranke
♂ Magen	50	23600	41000
Darm	10	4700	9000
Obere Speisewege .	15	7100	12000
Respirationstrakt .	8	3800	4900
Übrige	17	8000	14000
		47200	78000
♀ Magen	33	29500	52000
Genitale	25	22400	52000
Brustdrüse	10	9000	29000
Darm	10	9000	17000
Luft- u. Speisewege	12	10500	18000
Übrige	10	9000	16000
		89400	184000
♀ + ♂		136600	262000

OESER (1946) berechnet[1] die Krebskrankenzahl durch Multiplikation der jährlichen Mortalitätsziffer mit der durchschnittlichen Überlebensdauer in Jahren. Er erhält auf diese Weise obenstehende Gegenüberstellung der Krebstoten und der Krebskranken, bezogen auf die Hauptkrebsarten (Tabelle 9).

Man sieht an diesen Gegenüberstellungen: trotz allem — Statistik tut not. Sie liefert nach den Beweisen für die große Häufigkeit der Krebserkrankungen weiterhin die Feststellung der ganz verschiedenen Häufigkeit der Krebse in den

[1] Für Deutschland (Frauenüberschuß als Kriegsfolge, vgl. Abb. 19, S. 52).

verschiedenen Organen. Diese Feststellung zieht eine Fülle von Fragestellungen nach sich: gibt es als Grundlage dieser ganz verschiedenen Häufigkeit eine erbliche Minderwertigkeit verschiedener Organe? Werden die verschiedenen Organe verschieden stark geschädigt? Gibt es Krebsnoxen, die diese Organe betreffen, jene verschonen? Altern die verschiedenen Organe verschieden schnell?

2. Krebszunahme.

Es hat sich gezeigt: 1. Krebs ist ungemein häufig; er macht 16,6% der Todesursachen aus. 2. Krebs trifft die verschiedenen Organe in ganz verschiedener Häufigkeit. Es ergibt sich 3. die Frage: *nimmt Krebs zu?*

Tabelle 10. *Krebszunahme in den letzten 25 Jahren des vorigen Jahrhunderts.*
(Nach LAUTERBORN.)

	Krebstodesfälle in Preußen 1876 und 1898 (berechnet auf 1 Million Lebender der einzelnen Altersklassen)											
Altersklassen	20—30		30—40		40—50		50—60		60—70		70—80	
Jahrgang	1876	1898	1876	1898	1876	1898	1876	1898	1876	1898	1876	1898
Krebstodesfälle . . .	79	143	291	487	886	1995	1843	4207	2725	7198	2651	7076

Zu Beginn seien für verschiedene Zeitabschnitte ein paar Belege gebracht, zunächst mit Hilfe der *Sektionsstatistik.* BOLLINGER zum Beispiel hat für München für 1854—1863 7%, für 1894—1905 12,5% Krebstodesfälle aller Sektionen festgestellt. Diese statistische Zunahme bei den Sektionen beweist aber noch keine reale Zunahme. Es suchen eben mit der Verbesserung der Kliniken und Krankenhäuser mehr Menschen freiwillig die Kliniken auf und gelangen unfreiwillig damit oft genug in die pathologischen Institute und deren Statistiken.

Aber auch die *Todesursachenstatistik* weist

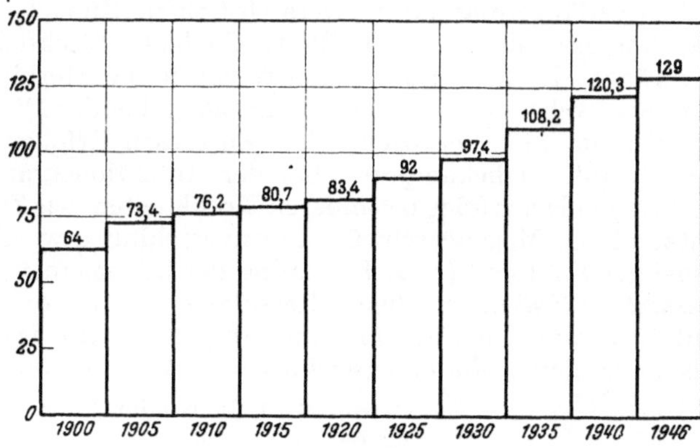

Abb. 15. Krebszunahme in USA. von 1900—1946.
(Nach OUGHTERSON 1947.)

für die allgemeine Bevölkerung eine Zunahme der Krebstodesfälle auf. LAUTERBORN (1916) hat für Preußen für die letzten 25 Jahre des vorigen Jahrhunderts zwischen 1876 als Ausgangsjahr und 1898 als Vergleichsjahr in den verschiedenen Altersklassen bis zu mehr als 100% Steigerung der Krebstodesfälle statistisch ausgewiesen (Tabelle 10).

Auch für dieses Jahrhundert zeigt eine amerikanische Statistik (A. W. OUGHTERSON 1947), daß auf 100000 US.-Einwohner noch 1900 nur 64 Krebstodesfälle, 1946 129 Krebstodesfälle, also genau doppelt soviel wie 1900 kommen und daß in den Zwischenjahrfünften Krebs fortschreitend zugenommen hat.

Nimmt die Krebshäufigkeit nun auch *weiterhin noch zu?* Haben wirklich diejenigen recht, die aus der unbestreitbaren Steigerung der letzten Jahrzehnte den Schluß ziehen, daß bei einer heutigen Krebssterblichkeit von 16,6% aller Verstorbenen in 50 Jahren vielleicht schon 20% und in 100 Jahren vielleicht 25% aller Menschen an Krebs stürben?

Analysiert man die Zahlen genauer, so verlieren sie alsbald einen großen Teil ihres anfänglichen Schreckens, denn es ist offenkundig, daß die Zunahme zum Teil eine statistisch vorgetäuschte ist. Krebs wird eben gegenüber dem vorigen Jahrhundert sehr viel *häufiger diagnostiziert.* Die großen Operationen wegen Krebs mit ihrer autoptischen Bestätigung der Diagnose gibt es ja erst seit den 90er Jahren und seit der Jahrhundertwende. Noch bedeutsamer ist die ganze endoskopische und besonders die röntgenologische Diagnostik, die es ja erst seit diesem Jahrhundert gibt. Tatsächliche Krebstodesfälle gingen früher vielfach unter der fälschlichen Diagnose Arterienverkalkung, Altersschwäche, Auszehrung. Es war schon kurz die Rede davon, daß besonders im Alter die Krebstodesfälle zum Teil direkt in dem Maße zunahmen, wie die Todesursache „Altersschwäche" usw. abnahm (s. Abb. 10). Es ist kein Zweifel, ein Teil der zahlenmäßigen Zunahme geht auf Konto der Zunahme der Krebsdiagnose. Die höheren Krebsziffern als Folge verbesserter klinischer Diagnostik bedeuten natürlich nur eine statistische, aber keine reale Zunahme der Krankheit selbst. Dank der großen Fortschritte der Diagnostik gelangen sehr viel mehr Krebse in die Statistik, ohne daß sie häufiger aufgetreten sind.

Dieser statistisch vorgetäuschten steht aber noch eine wirkliche Krebs» zunahme gegenüber, die ihrerseits als Folge der *Verlängerung der durchschnitt-lichen Lebensdauer* des Menschen direkt zu erwarten gewesen ist. Die mitt-lere Lebensdauer in Deutschland betrug 1932/34 59,86 Jahre beim männ-lichen und 62,81 Jahre beim weiblichen Geschlecht. Die durchschnittliche Lebensverlängerung hat mehrere Ursachen. Zunächst einmal wurden im letzten Jahrhundert die Seuchen (Pest, Cholera, Fleckfieber, Pocken) vollkommen verdrängt. In diesem Jahrhundert wurde die Sterblichkeit an Infektionskrank-heiten z. B. bei der Tuberkulose um 40%, bei der Diphtherie um 60% und beim Typhus um 75% herabgedrückt. Zu diesen Erfolgen der Krankheitsverhütung und Krankheitsbekämpfung bei den Infektionskrankheiten kommen die viel-gestaltigen Heilerfolge bei anderen Krankheiten, wie Zuckerkrankheit, Blinddarm-entzündung, Magengeschwür, Darmverschluß usw. Als Auswirkung dieser und sonstiger Faktoren (z. B. Besserung der allgemeinen Hygiene usw.) hat sich die *Gesamtsterblichkeit* in allen Altersklassen z. B. von 1895 mit 22,1 Todesfällen auf 1000 Einwohner auf 11,7 im Jahre 1937, also *fast auf die Hälfte gesenkt* und als Folge davon *die durchschnittliche Lebenserwartung eines Neugeborenen*

von 37,01 Jahren im Jahre 1871
auf 57,34   „   „   „   1924
auf über 61   „   „   „   1939,

also *um fast 25 Jahre verlängert.* Heute erlebt der Mensch mit seiner Lebensdauer von durchschnittlich 61 Jahren die Hauptaltersklassen der Krebsneigung (Abb. 22) und damit sehr viel häufiger den Krebs, den er früher überhaupt nicht erlebt haben würde. Der Krebs wird sonach ein Preis, den so mancher heutige Kul-turmensch mit für die Erreichung einer gegenüber dem Mittelalter (mit damals etwa 30 Jahren) doppelt so langen Lebensdauer zu zahlen hat.

Nun hat aber die Krebssterblichkeit nochmals besonders stark *nach dem ersten Weltkrieg* zugenommen. Daran ist hauptsächlich die *veränderte Alters-zusammensetzung* der Bevölkerung schuld. Bekanntlich sind von 1914—1918 1,82 Millionen Deutsche gefallen. Hinzu kommen 3,6 Millionen sog. Geburten-verlust und das Absinken der Geburtenzahl nach dem Kriege. Diese drei Verlust-quellen vollbrachten eine schwerwiegende Verschiebung der Altersklassen des deutschen Volkes, und zwar für 1933 gegenüber 1910 (vgl. Abb. 16) eine Minderung der Jugendjahrgänge unter 15 Jahren um 29,3% und eine *Vermehrung der Altersklassen* über 60 *um 41,4%*, also eine starke relative Überalterung des deutschen Volkes. Da nun einmal der Krebs vorwiegend eine Erkrankung des Alters ist, so wird es verständlich, daß mit der stärkeren Besetzung der Altersklassen die Todesfälle an Krebs zunahmen und zunehmen mußten.

Man kommt also zu folgendem *Ergebnis:* Krebs hat stark zugenommen, aber die Krebszunahme ist in weitem Umfange erklärt: a) sie ist zum Teil eine

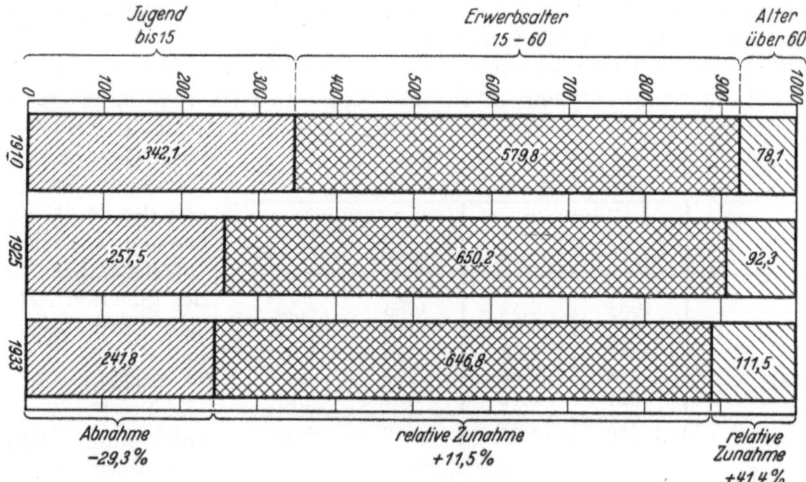

Abb. 16. Altersverschiebung der deutschen Bevölkerung (berechnet auf je 1000 Einwohner) in der Zeit von 1910—1933. (Zahlen nach STUPENING 1937.)

dank der besseren diagnostischen Erfassung nur statistisch vorgetäuschte, b) eine wirkliche. Diese wirkliche Zunahme hat aber ihre natürlichen Ursachen a) in dem durchschnittlich sehr viel häufigeren Erreichen des Krebsalters, b) in der um 40% stärkeren Besetzung der eigentlichen Krebsaltersklassen.

Es ist zu befürchten, daß der 2. Weltkrieg diese Verhältnisse noch weiter verschlimmert hat. Doch kann ein genaues zahlenmäßiges Urteil erst abgegeben werden, wenn die Resultate der ersten Volkszählung vorliegen. Der

Tabelle 11. *Krebssterblichkeit der Stadt Zürich* (auf 10000 Lebende im Jahresmittel).

	Tatsächlich	Standardisiert
1896—1905	11,1	11,54
1926—1933	14,3	10,41

Altersaufbau der deutschen Bevölkerung 1946 (Abb. 19, S. 52) läßt jedenfalls furchtbare Rückwirkungen erwarten, vor allem wenn auch noch der Geburtenverlust sich auszuwirken anfängt. Nun möchte man natürlich gerne wissen: *nimmt Krebs auch heute noch zu?* Die Zahlen über die Krebszunahme haben so alarmierend gewirkt, daß sich mehrere Untersucher dieser Frage besonders zuwendeten. PELLER (1925), HADDA (1931), WOLFF (1935), HAUBOLD (1935, 1938) u. a. glauben, daß eine über jene natürlichen Zahlenverschiebungen hinausgehende Krebszunahme nicht besteht. Auch die großen Zahlen einer der großen amerikanischen Lebensversicherungsgesellschaften haben keine weitere und wirkliche Zunahme ergeben (PRINZING).

Auch für Zürich liegt eine gleichsinnige Berechnung vor. SCHINZ (1938) hat nach Ausschaltung der Altersumschichtung obenstehende standardisierte Werte erhalten (Tabelle 11).

Es steht also demnach dem zahlenmäßigen Anstieg in Wirklichkeit ein einwandfreier Abstieg (Erfolg der Diagnostik und Therapie?) gegenüber, und SCHINZ schließt mit Recht daraus, daß die Krebsgefährdung in Zürich um die 30er Jahre geringer ist als um die Jahrhundertwende.

Bis zu einem gewissen Grad sprechen dafür auch kurzfristige Vergleiche bei verschiedenen Großstädten, in denen die Todesursachenstatistiken relativ noch am zuverlässigsten sind. Nimmt man nämlich kurze Zeiträume mit den hohen Krebsziffern von Großstädten, so ist man geradezu frappiert, wie konstant die gleichen Zahlen in gleichen Zeiträumen wiederkehren. So hatten nach dem Reichsgesundheitsblatt 1940 5 deutsche Großstädte im 1. und 2. Vierteljahr 1939 auf 10000 Lebende berechnet fast konstante Krebsziffern (Tabelle 12).

Auch HAUBOLD (1937), ein erfahrener Krebsstatistiker, kommt zu dem Ergebnis, daß „überall dort, wo die Todesursachenaufnahme in der Hand zuverlässiger Ärzte liegt" (Schweiz, Großstädte!), „in den letzten 30 Jahren der Anteil der Krebstoten auf 10000 Lebende der gleichen Altersstufe sich kaum verschoben" hat.

Tabelle 12.

1939	1. Vierteljahr		2. Vierteljahr	
	im ganzen	auf 10000	im ganzen	auf 10000
Berlin	1965	4,52	1983	4,58
Breslau	275	4,41	276	4,45
Frankfurt a.M..	241	4,38	256	4,69
Hamburg . . .	758	4,48	701	4,14
Köln	321	4,16	301	3,91
	3560	4,37	3517	4,35

Besieht man sich die gleiche Frage am Beispiel der häufigsten Krebsform, am Magenkrebs, so erscheint es gleich bemerkenswert, daß in einer Krebskrankenstatistik von LASCH für das Land Mecklenburg für 3 Jahre karteimäßiger Erfassung aller Krebsneuerkrankungen die Prozentzahlen der Neuerkrankungen für die gleiche Bevölkerung und gleiche Gegend beim *Magenkrebs* bei Männern und Frauen praktisch dieselben geblieben sind:

Jahr	1937	1938	1939
Männer	42,67	41,88	41,86
Frauen	21,72	21,11	22,48

Auch HAUBOLD, der die Sterbezahlen von 10 deutschen Großstädten untersuchte, kommt bei Berücksichtigung der Altersstufen zu dem Ergebnis, daß bis zum 69. Lebensjahr keine Zunahme, sondern sogar eine geringe Abnahme der Krebssterblichkeit festzustellen sei.

Dafür nun, ob die Krebskrankheit wirklich zugenommen hat, gibt es eine zuverlässige Probe: eine echte Zunahme der Krankheit selbst würde nur stattgefunden haben, wenn nach rechnerischer Ausschaltung der störenden Verschiebung des Altersaufbaues die Krebssterbeziffer innerhalb der gleichen Altersklassen, z. B. zwischen 20 und 30 oder zwischen 50 und 60 Jahren gestiegen wäre. Man hat zu diesem Zweck (vgl. STUPENING) die Verhältniszahlen der einzelnen Altersgruppen für jedes Jahr auf eine im Altersaufbau unverändert gehaltene Vergleichsbevölkerung bezogen und daraus die sog. Standardsterblichkeit des betreffenden Jahres errechnet. Unter Anwendung dieser Methode kommt STUPENING (1937) in seiner „ersten vollständigen Krebsstatistik des Deutschen Reiches in den letzten 30 Jahren" zu dem Ergebnis, daß bei einer Aufteilung der Statistik nach Altersgruppen in den niederen und mittleren Klassen „nirgends eine wesentliche Zunahme des Krebses zu verzeichnen" ist. Lediglich in den höheren Altersgruppen über 60 oder 70 Jahren findet sich eine wirkliche Zunahme, die aber ohne weiteres ihre Erklärung in der besseren Erfassung der Todesursachen im höheren Alter findet. Speziell für Frankfurt a. M. weist STUPENING nach, daß „nach Berücksichtigung der Altersverschiebung keine eindeutige Zunahme mehr zu erkennen" ist.

Im Journal of the American Medical Association (**128**, 218; 1945) findet sich die Angabe, daß von lebensversicherten weißen Frauen zwischen 1 und 70 Jahren in USA. die Krebstodesrate von 1934—1944 um 11%, im Alter von 35 bis 54 Jahren um 20% gefallen sei.

Abschließend kann man also sagen, die reale Steigerung ist in der Hauptsache Ausdruck für die durchschnittliche Lebensverlängerung und für die Überalterung. Innerhalb der gleichen Altersklassen hat Krebs nicht zugenommen. Eine wirkliche *Zunahme der Krebskrankheit* über jene natürlichen und rückbildungsfähigen Ursachen hinaus ist *nicht erwiesen*.

Es sei jedoch nochmals betont, daß sich diese Betrachtungen nur auf die allgemeine Krebszunahme beziehen. Speziell für den *Lungenkrebs* z. B. ist eine ständig steigende *Zunahme* sicher nachgewiesen. v. GLINSKI fand 1912 1,6%, dagegen 1938 11,2% Lungenkrebs unter den Krebssektionen. BERBLINGER (1925) teilt für drei aufeinanderfolgende Jahrfünfte folgende Prozentzahlen der Krebssektionen mit:

```
1910—1914 . . . . . . . . . 2,2% Lungenkrebs
1915—1919 . . . . . . . . . 2,9%     ,,
1920—1924 . . . . . . . . . 8,3%     ,,
```

Einen noch größeren Zeitraum umfassen die Erhebungen in Göttingen (SIMMROSS 1932):

Anteil der Lungencarcinome an Krebssektionen:
```
1852—1879 . . . . . . . . . 0,62%
1880—1908 . . . . . . . . . 0,90%
1906—1912 . . . . . . . . . 2,59%
1921—1927 . . . . . . . . . 4,43%
1927—1931 . . . . . . . . . 9,83%
```

Interessant ist die Verschiebung der Zahlen gegenüber dem häufigsten, dem Magenkrebs. Nach DORMANNS war das Verhältnis Magen- zum Lungenkrebs 1920/21 noch 1000:118, im Durchschnitt der Jahre 1925/33 bereits 1000:232. Nach PETERS (1933) ist das Bronchialcarcinom im Sektionsgut in der Zeit von 1906—1926 von der 5. an die 2. Stelle gerückt. Nach BUSCHBECK (1931) machte der Lungenkrebs 1930 bereits 28,05% aller Carcinome beim Manne aus.

3. Krebszahl beim gleichen Kranken.

Rechnet man jährlich mit 125—150 Krebstodesfällen auf je 100000 Lebende, so kommt man bei einer Zahl von sicher über 2000 Millionen Menschen, so groß auch die geographische Variabilität des Krebses ist, *für die Gesamtbevölkerung der Erde jährlich auf 2,5—3 Millionen Krebstodesfälle.* Man sollte darnach schon allein nach dem Zufall eine hohe Zahl von 2 und mehr Krebsen am gleichen Kranken erwarten. Statistik, Klinik und Krebsmorphologie erhärten aber übereinstimmend den Satz: *Der Krebs entsteht immer nur in der Einzahl* — nach einer Regel mit noch nicht 2% Ausnahmen, und wenn er in 1—2% in der Mehrzahl entsteht, so hat das meist erkennbare Gründe.

Es kann kein Zweifel sein, diese Tatsache, daß Krebs fast stets nur solitär auftritt, muß wie alles 99%ige etwas Grundlegendes bedeuten. Unwillkürlich fragt man sich, gibt es, übertrieben ausgedrückt, ganz streng punktförmige lokalisierte Krebsursachen? Oder was verhindert die gleichzeitige oder nachfolgende Krebsentstehung an anderer Stelle? Macht eventuell Krebs an einer

Stelle immun gegen Krebs an anderer Stelle? Es ist klar, eine Krebstheorie, die auf Allgemeingültigkeit Anspruch erhebt, muß diese Grundtatsache des Einzelkrebses überzeugend erklären. Umgekehrt beanspruchen natürlich auch die Ausnahmen alles Interesse. Vielleicht bestätigen auch hier erst die Ausnahmen die Regel. Nur nebenbei, *gutartige Geschwülste* sind sehr häufig multipel: Naevi, Neurofibrome (s. Abb. 40, S. 188), Exostosen (s. Abb. 57, S. 376), Enchondrome, Angiome, Kavernome, Lipome, Atherome, Adenome usw. treten sehr oft gehäuft auf. Außerdem gibt es auch typische Kombinationen gutartiger Geschwülste, so das v. HIPPEL-LINDAU*sche Syndrom*, das ist die Kombination (LINDAU 1906) von Kleinhirncysten mit Netzhautangiomen (v. HIPPEL 1904), Pankreascysten oder Pankreasadenomen (PUTSCHAR 1935), Nierencysten und nicht selten mit — dann meist gutartigen — hypernephroiden Knoten, allenfalls auch mit Großhirnangiomen (ROCHAT). Auch die Neurofibromatose (s. Abb. 40, S. 188) bedingt solche wahren Geschwulstmenschen mit oft Hunderten von Neurofibromen, Neurinomen, Naevi, auch Gliomen und Meningeomen.

Bei bösartigen Geschwülsten muß man selbstverständlich von einer sekundären Multiplizität durch Metastasierung die *primäre Multiplizität* scharf trennen. Für ihre Anerkennung hat schon BILLROTH (1889) Vorbedingungen aufgestellt: die verschiedenen Geschwülste müssen 1. verschiedenen Bau haben; 2. sich vom betreffenden Standortgewebe ableiten lassen und 3. jede für sich metastasieren. Schon 1924 hat BORST darauf hingewiesen, daß diese Forderungen zu weit gehen. Die erste Forderung braucht nicht erfüllt zu sein, wenn es sich z. B. um Geschwülste des gleichen Gewebssystems handelt. Die zweite ist nicht immer erfüllbar, und die dritte kann nur dann gestellt werden, wenn jede Geschwulst auch wirklich metastasiert, was aber nicht immer der Fall ist. Die Entscheidung wird also immer nur von Fall zu Fall zu treffen sein.

Schon *statistisch* ist die Häufigkeit oder richtiger gesagt die Seltenheit primär multipler Geschwülste aufschlußreich: erst auf etwa 100 Krebsfälle kommt 1 Fall mit 2 Krebsen und erst auf etwa 2000 Krebsfälle 1 Fall mit 3 primär bösartigen Geschwülsten. Die niedrigste Quote ist bei rein klinischen Ermittlungen zu erwarten. Unter 2560 Krebskranken der letzten 10 Jahre fand ZIEGLER (1943) im Krankengut der Klinik DENK in Wien 23 = 0,9%, COCCHI (1941) bei 373 Krebssektionen 32 = 1,17%, JUNGHANNS bei 4192 Krebssektionen 1,7% multiple Carcinome. Eine Sammelstatistik des Weltschrifttums, bereichert noch durch 40 eigene Fälle, stammt von WARREN und GATES (1932). Sie errechneten den Prozentsatz primär multipler Tumoren mit *1,84% aller Krebsfälle*, nach ihrem eigenen Material (1078 Krebssektionen) auf 3,7%. Die Häufigkeit wäre danach größer, als nach dem Zufall allein zu erwarten wäre. Wahrscheinlich werden jedoch meist zuviel Krebse den primär multiplen zugerechnet. Nur zu leicht laufen Rezidive, Metastasen, Geschwulstverimpfungen usw. mit unter.

Neben der Seltenheit multipler Geschwülste ist statistisch das *Alter* ihrer Träger bemerkenswert. EGLI (1914) fand unter 966 Geschwulstsektionen — die häufigen gutartigen Geschwülste mit eingerechnet — 263 Fälle = 27,2% primär multipler Geschwülste. Das durchschnittliche Alter betrug:

<pre>
        bei 4 und mehr Geschwülsten . . . . 67,8 Jahre
        bei 3 Geschwülsten 66,0   ,,
        bei 2 Geschwülsten 62,2   ,,
        bei 1 Geschwulst 56,1   ,,
</pre>

Die primär mehrfachen Geschwülste sind also, selbst wenn man die gutartigen Tumoren mit heranzieht, fast ausschließlich auf das 7. Lebensjahrzehnt beschränkt. Aber auch für bösartige Geschwülste ergibt sich für 2 und mehr Krebse das gleiche Durchschnittsalter:

WARREN und GATES (1932) . . . . . 61,8 Jahre
OWEN. . . . . 62,1 ,,
HANLON (1931). . . . . 62,6 ,,
ZIEGLER (1943). . . . . 63,2 ,,

Bezüglich des Geschlechts ergab eine Ermittlung von BURKE (1936) 35 männliche auf 11 weibliche Geschwulstsektionen primär multipler Krebse. ZIEGLER (1943) fand bei rein klinischem Material gleichfalls mit 16 ♂ : 7 ♀ ein starkes Überwiegen der Männer. Dieses Verhältnis ist um so auffälliger, als ja Krebs sonst bei Frauen häufiger ist.

Die reine *Kasuistik* (Näheres s. GOETZE 1913, GÖTTING 1909, HEDINGER 1923, JOLKVER 1929, KURTZAHN 1930, LOEVE und GERLACH 1932, SCHAPIRO und BOLKER 1940, SIEBKE 1926, SPRANGER 1923, WYSS 1908, ZIEGLER 1943, COCCHI 1941) ist natürlich interessant, aber kaum übersehbar. Für das Grundsätzliche sind nur Sammelstatistiken (RÖSSLE 1920, SIEBKE 1926, WARREN und GATES 1932) von Wert. Die bisher wohl größte Zusammenstellung (755 Fälle!) von JONKHEERE und VOTGUENNE (1935) bringt nachstehende aufschlußreiche Gesamtübersicht und Klassifizierung:

Tabelle 13.

I. 2 Tumoren am gleichen Organ:		*62 Fälle = 8,2 %*
a) Verdauungstrakt 35		
b) Uterus 24		
c) Brust, Niere, Kehlkopf . . . . 3 = 62		
II. 2 Tumoren im gleichen Organsystem:		*145 Fälle = 19,2 %*
(„Monosystematische Tumoren")		
a) Verdauungsapparat 92		
b) an den zugehörenden Drüsen 3		
c) an beiden zusammen . . . . 17 = 112		
d) Genitalapparat 23		
e) Haut 8		
f) Nervensystem . . . . . : . . . . 2 = 145		
III. 2 Tumoren an verschiedenen Organsystemen:		*292 Fälle = 38,5 %*
(„Polysystematische Tumoren")		
a) Brust- und Genitalapparat 62		
b) Genital- und Verdauungsapparat. 52		
c) Haut- und Verdauungsapparat 31		
d) Brust- und Verdauungsapparat 24		
e) Respirationstrakt und andere Organe 23		
f) Harnapparat und andere Organe 19		
g) Schilddrüse und andere Organe 18		
h) Prostata und andere Organe 18		
i) Haut und Brust 16		
k) sonstige Kombinationen . . . . 36 = 292		
IV. 2 Tumoren an paarigen Organen:		*194 Fälle = 25,9 %*
(„Bilaterale Tumoren")		
a) Mammae 136		
b) Nieren 49		
c) Genitalorgane 4		
d) Respirationstrakt 2		
e) andere Organe . . . . 2 = 194		
V. Mehr als 2 Tumoren am gleichen Individuum:		*62 Fälle = 8,2 %*
	Insgesamt:	755 Fälle

Die Übersicht (vgl. auch Abb. 17) ergibt also zunächst zahlenmäßig: spricht man von primär multiplen Krebsen, so sind das noch nicht 2% der Krebse, von diesen 2% sind wiederum $^9/_{10}$ *Doppelkrebse* und noch nicht $^1/_{10}$ dieser 2% mehr als 2 Krebse am gleichen Individuum. Statistisch gibt es also das große Problem der Einzahl des Krebses und das kleine Problem des seltenen Doppelkrebses. Was darüber ist, ist Kasuistik der Raritäten.

Für den Kliniker ist das gleichzeitige Doppelcarcinom natürlich leicht eine Quelle herber Enttäuschung. Es ist verständlich, die Diagnostik gibt sich meist zufrieden, wenn sie als Quelle der Beschwerden und Symptome ein Carcinom aufgedeckt hat. Oft ist das gleichzeitige zweite auch noch klein und symptomarm. Manchmal fällt das eine Carcinom ins Gebiet des einen, das andere in das eines anderen „Spezialisten". Was Wunder, wenn das zweite dann häufig vom Kliniker übersehen und oft erst vom Obduzenten aufgedeckt wird. ZIEGLER (1943) berichtet über 9 solcher gleichzeitiger Doppelcarcinome, bei denen jeweils ein zweiter Krebs übersehen wurde. Einer Arbeit aus der MAYO-Klinik ist zu entnehmen, daß die Kombination primär gleichzeitiger Krebse des Magens und des Colon sigmoideum 38mal im Schrifttum mitgeteilt worden ist. Davon sind 3 Fälle, darunter 2 aus der MAYO-

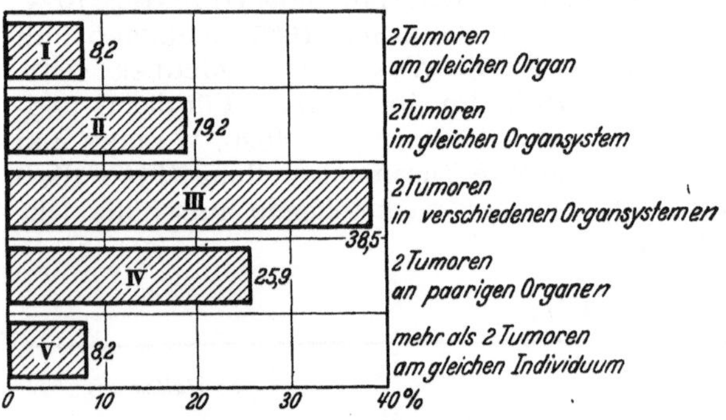

Abb. 17. Die Verteilung von 755 Fällen von zwei und mehr Krebsgeschwülsten beim gleichen Kranken (s. Text).

Klinik operativ geheilt worden. Ein Fall befand sich $8^1/_2$ Jahre nach der Operation noch am Leben und in guter Gesundheit (PEMBERTON und SEEFELD 1944/45).

Manche, wie WARREN und GATES, SIEBKE u. a. wollen solche Doppelkrebse auf gemeinsamer genetischer Grundlage z. B. bei Präcancerosen aus der Klasse der primär multiplen Tumoren ausgeschieden wissen. Wohl zu Unrecht, denn es ist gerade bei ihnen unbestreitbar, a) daß sie multipel, b) daß sie primär multipel sind. Man muß sie also hier subsumieren, aber als Sonderklasse unterscheiden.

Später (S. 420) wird sich zeigen, daß bei manchen Krebsen durch plurizentrische Entstehung im gleichen Organ gleiche Krebse zu gleicher Zeit mehrfach vorkommen, so z. B. beim Schneeberger Lungenkrebs, bei den Knochensarkomen von Leuchtzifferblattmalerinnen, beim Chromatkrebs der Lungen usw.

Mit anderen Worten: Der Kliniker wird, wenn er — an sich selten genug! — auf mehrfache Krebse stößt, gut daran tun, ätiologisch nachzuforschen, um die gemeinsame Wurzel solcher vielfacher Krebse aufzudecken, nicht allein wegen der dann öfters gegebenen Anerkennung als „Berufskrankheit", sondern auch wegen der Hinweise auf die Krebsprophylaxe bei gleichartig Exponierten.

Das *primär dreifache Carcinom* spielt praktisch keine Rolle. Heilung wäre denkbar bei Hautkrebsen. Eine Heilung gleichzeitig dreier Krebse innerer Organe ist nicht bekannt geworden (ZIEGLER 1943).

Die *sekundäre Multiplizität* betrifft zeitlich getrennte Krebse *beim gleichen Individuum (metachrone* oder *sukzedane Multiplizität)*. Es leuchtet ein: diese Form des Mehrfachkrebses hat meist die Heilung eines Erst- bzw. Erst- und Zweitkrebses zur Voraussetzung. Der Kranke würde ja sonst nur selten den Zweitkrebs erleben.

Allerdings wird bei manchen Zweitkrebsen nachträglich der erste Krebs übersehen werden, entweder weil der Kranke selbst nichts davon weiß oder weil der Krebs später nicht mehr objektiv ermittelbar ist oder auch weil überhaupt nicht daran gedacht wird, daß eine frühere Operation oder Bestrahlung einem inzwischen geheilten Krebs gegolten haben könnte. Gelegentlich auch wird ein echter Zweitkrebs als Metastase eines ersten Krebses mißgedeutet werden. Es ist daher klar, daß die Kasuistik (Tabelle 14) mit ihren Einzelfällen hinter der Wirklichkeit zurückbleiben muß. Die metachrone Kombination Sarkom/Carcinom findet sich nur einmal.

Tabelle 14. *Zeitlich getrennte Krebse beim gleichen Kranken.*

Autor	1. Krebs (Alter)	Zwischenzeit in Jahren	2. Krebs (Alter)	Geschlecht
Rieder . . .	Femursarkom (20)	19	Ovarialcarcinom (39)	♀
Rieder . . .	Coloncarcinom (49)	11	Pyloruscarcinom (60)	♀
Rieder . . .	Rectumcarcinom (21)	20	Magencarcinom (41)	♀
Ziegler (1943)	Rectumcarcinom (23)	1	Ovarialcarcinom (24)	♀
Ziegler (1943)	Rectumcarcinom (64)	4	Ösophaguscarcinom (68)	♂
Ziegler (1943)	Mammacarcinom (75)	3	Rectumcarcinom (78)	♀
Ziegler (1943)	Coloncarcinom (61)	12	Magencarcinom	♂
Ziegler (1943)	Rectumcarcinom (28)	23	Coloncarcinom	♀
Ziegler (1943)	Uteruscarcinom (51)	13	Magencarcinom	♀

Man möchte denken, daß man in dieser Frage auf die Kasuistik angewiesen bleibt. Dem ist aber nicht so. Der auch sonst statistisch vielseitige S. Peller nahm 5786 über 50 Jahre alte Patienten, die wegen Krebs behandelt waren, als Ausgangspunkt und forschte bei ihnen später nach neuer Krebsbildung. Er fand in 40 Fällen (16 Männer und 24 Frauen) mehrfache Krebse, die einander mit verschiedenen Zeitabständen gefolgt waren.

Tabelle 15. *Dreifacher Krebs.*

Autor	Geschlecht	1. Krebs	2. Krebs	3. Krebs
Gigl (1927)	♀	Gebärmutter (35)	Wange (51)	Lunge (57)
Götting (1909)	♂	Mastdarm	Kehlkopf	Magen
Goetze (1913)	♂	Magen	Dickdarm	Prostata
Loewe und Gerlach (1932)	♂	Haut, Handrücken (78)	Hand, Stirn (78)	Mamma (78)
Loewe und Gerlach (1932)	♂	Magen (67)	Penis (67)	Haut 67)
Ziegler (1943)	♂	Magen (81)	Dickdarm (81)	Mastdarm (81)
Ziegler (1943)	♂	Dickdarm (53)	Zunge (55)	Ductus hepat. (55)
Becker (1895)	♂	Nasenflügel (33)	Melanosarkom(!) Wange (52)	Mehrfache Gesichtscarcinome (59)
Kurtzahn (1920)	♂	Magen	Doppelkrebs, Dickdarm	Prostata
Roesch (1923)	♂	Hautcarcinom Oberarm	Bronchialcarcinom	Magencarcinom

Der Größenanordnung nach darf man aber nicht vergessen, daß alles in allem die Multiplizität etwas seltenes ist, daß große Sammelzahlen nur dem Umstand zu verdanken sind, daß eben Krebs so ungemein häufig ist; schließlich, daß aber der Krebs durch Zufall oder durch inneres Gesetz auch in der

Kombination mehrerer Geschwülste als Ausnahme einmal vorkommen muß. Das wahre *Kernproblem* der Krebserkrankung bleibt natürlich der *Solitärkrebs:* über 98% Häufigkeit!

4. Krebs und Grundeigenschaften des Menschen.

Nach seiner Zugehörigkeit zur Species homo sapiens ist die Geschlechtszugehörigkeit des Menschen seine wichtigste Ureigenschaft. Sie ist schon mit dem Augenblick der Befruchtung festgelegt, und schon im Einzellenstadium der befruchteten Eizelle ist der Mensch alternativ männlich oder weiblich determiniert. Diese Geschlechtszugehörigkeit findet auch cytologisch ihren Ausdruck. Während männliche und weibliche Individuen in 23 Chromosomen übereinstimmen, besteht im 24. Chromosomenpaar — daher als Geschlechtschromosomen bezeichnet — ein Unterschied. Das weibliche Geschlecht besitzt 2 sog. X-Chromosomen, das männliche ein X- und ein morphologisch davon verschiedenes sog. Y-Chromosom. Da die Chromosomen von der ersten Zellteilung an allen Zellen des Organismus zuerteilt werden, besteht also tatsächlich die alte Anschauung, daß Mann und Weib letzten Endes in jeder Faser ihres Wesens, d. h. biologisch in jeder Zelle ihres Organismus, verschieden sind, morphologisch zu Recht.

Nun bewirken jene geschlechtsbestimmenden Erbanlagen je nach der alternativen Verschiedenheit ihrer Zuteilung auch die verschiedene Ausbildung der Geschlechtsorgane. Man erkennt schon aus diesen wenigen Vorbemerkungen, daß das Problem *Krebs und Geschlecht* viele Fragen aufwirft: gibt es reale Geschlechtsunterschiede in der Krebshäufigkeit? Und wenn ja, hängen diese mit der Vererbung des Geschlechts zusammen? Oder mit einer erblich bedingten Geschlechtsdisposition? Oder mit verschiedener Exposition gegenüber Krebsnoxen u. a. m.? Kurzum, es ist von vornherein klar, das Problem Krebs und Geschlecht ist gleich bedeutungsvoll in statistischer, gleich bedeutungsvoll in biologischer und gleich bedeutungsvoll in soziologischer Hinsicht.

Nimmt man alle Krebse zusammen, so zeigt sich, daß das weibliche Geschlecht mehr Krebstodesfälle aufweist als das männliche und daß die Unterschiede auch in den verschiedenen Altersklassen beträchtlich sind. Von den 103 989 Krebstodesfällen des Jahres 1936 entfielen

47 174 Fälle = 45,3% auf das männliche Geschlecht
56 814 Fälle = 54,7% auf das weibliche Geschlecht.

Die Berechnung auf je 10 000 der mittleren Bevölkerung gleichen Alters ergibt eine jährliche unbereinigte Krebssterbeziffer

beim männlichen Geschlecht von 13,3%
beim weiblichen Geschlecht von 15,0%.

Sind diese Zahlen real oder statistisch vorgetäuscht? Man möchte meinen, daß die Hauptunsicherheit aller Krebsstatistik, die Unsicherheit der Diagnose, bei der Geschlechtsrelation keine Rolle spielen dürfte, da die diagnostischen Irrtümer ja bei beiden Geschlechtern ungefähr gleich groß sein müßten. Man muß aber bedenken, daß das Gros der weiblichen Krebsformen, der Genital- und Brustdrüsenkrebs, weniger Fehldiagnosen kennt als sonst die Masse der Krebse. Ein Teil, wahrscheinlich aber nur ein Teil, geht also auf Konto der häufiger positiven Diagnose. Im ganzen wird man aber, nachdem auch die Sektionsstatistik, wo diagnostische Irrtümer fast gänzlich ausgeschlossen sind, ein Verhältnis von 120 ♀ : 100 ♂ = Krebssektionen ergab (W. FISCHER 1942), schließen dürfen, daß tatsächlich der *Krebs beim weiblichen Geschlecht* um ein deutliches *häufiger* ist als beim männlichen.

Geht dieses Plus auf Kosten der geschlechtsreifen Jahre? Oder statistisch gesehen: welche Altersklassen liefern beim weiblichen Geschlecht dieses Mehr an Krebstodesfällen? Die Abb. 22 zeigt, daß jenseits der ersten 15 Lebensjahre alle Altersklassen bis 60 ein Plus an Krebsfällen bei der Frau ergeben. Vor allem aber betrifft das Plus bei der Frau die Altersklassen zwischen 45 und 60. Hier hat das weibliche Geschlecht mit 68,9% das Doppelte an Krebstodesziffern gegenüber dem männlichen Geschlecht mit nur 31,1%. Man geht daher wohl nicht fehl in der Annahme, daß die Vollfunktion der geschlechtsreifen Organe der Frau die maßgebende Rolle spielt.

Den tatsächlichen Beweis dafür liefern die Organstatistiken der Krebshäufigkeit. Bereits bei der Besprechung (s. S. 39) der Krebserkrankungsziffern waren für die Gesamtbevölkerung von W. FISCHER für die

weiblichen Geschlechtsorgane (einschl. Brustdrüse) 23%
männlichen Geschlechtsorgane 4%

aller Krebserkrankungen errechnet worden. Die fast 6mal so große *Krebsquote der Frau zu Lasten der weiblichen Fortpflanzungsorgane* erklärt das Mehr des weiblichen Geschlechts an Krebserkrankungen statistisch bereits in hohem Maße.

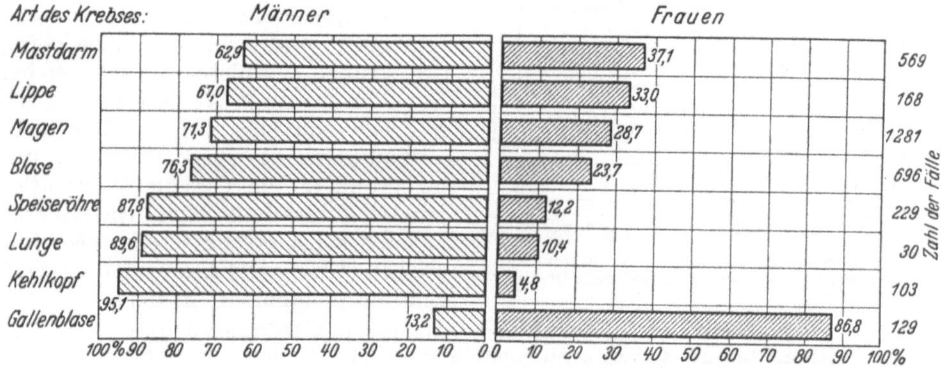

Abb. 18. Prozentuale Häufigkeit häufiger Krebse bei beiden Geschlechtern.

Ursächlich möchte man natürlich wissen: spielt nun die tatsächliche Fortpflanzung die entscheidende Rolle oder irgend eine Organdisposition der Geschlechtsorgane auch ohne *Fortpflanzung.* Die gegebene statistische Methode zur Entscheidung dieser Frage ist die Gegenüberstellung der Häufigkeit des Gebärmutter- und Brustkrebses bei geschlechtsreifen Frauen mit und ohne Schwangerschaften. Die bloße zahlenmäßige Gegenüberstellung ist natürlich wertlos, da ja im geschlechtsreifen Alterspielraum die Klasse der verheirateten, verwitweten und geschiedenen Frauen die ledigen zahlenmäßig weit übertrifft. Vergleichbare Zahlen erhält man natürlich nur bei Ermittlung und Umrechnung auf gleich große Klassen von mindestens 1000 oder 10 000 Fällen. PELLER (1940) hat statistisch für England und Wales gezeigt, daß die steigende Geburtenzahl sowohl das Auftreten von Brust-, wie von Gebärmutterkrebs begünstigt und die Krebssterblichkeit steigert.

Wie verhalten sich nun aber alle *anderen Organkrebse bei den beiden Geschlechtern?* Wenn wir für die häufigsten Krebse ihre Häufigkeit bei beiden Geschlechtern berechnen, so sehen wir, daß das Plus beim weiblichen Geschlecht an Krebserkrankungen noch eine weitere Quelle hat, daß auch der *Gallenblasenkrebs* mit 87% das weibliche Geschlecht ganz überwiegend betrifft. Es erscheint das um so wichtiger, als sonst bei allen anderen häufigen Krebsen in Organen, die bei beiden Geschlechtern gleich sind, das männliche Geschlecht in ganz auffälligem Maße überwiegt (Abb. 18). So ist der Mastdarm- und Lippenkrebs 2mal,

der Magen- und Blasenkrebs 3mal, der Speiseröhrenkrebs 7mal, der Lungenkrebs 10mal und der Kehlkopfkrebs beim Mann sogar 20mal so häufig als bei
der Frau.

Es ist klar, dieses stark unterschiedliche Geschlechtsverhältnis so häufiger
Krebsarten in Organen mit völlig gleicher Funktion bei Mann und Frau kann
unmöglich etwas mit dem Geschlecht als solchem zu tun haben, vielmehr müssen
hier *nicht-organbedingte „Geschlechtsunterschiede"* wesentlich mit hereinspielen.
Es ist auch klar, daß diese immer wieder neu bestätigte Tatsache irgendetwas
Fundamentales mit der Krebsentstehung selbst zu tun haben muß. Ja, man wird
bei der Hochgradigkeit der Unterschiede in dieser Geschlechtsdifferenz der
Krebsarten einen harten Prüfstein für die Richtigkeit von Krebstheorien haben,
und Krebstheorien, die nicht in Einklang mit der Tatsache solcher Geschlechtsunterschiede zu bringen sind, scheitern schon daran allein. Es wird auf diese
Grundfrage noch mehrfach zurückzukommen sein.

Die „Friedensquote" 120 ♀ : 100 ♂ Krebstote muß sich als Auswirkung der großen Verluste der männlichen Bevölkerung im 2. Weltkrieg stark ver-schieben, da sich der Bevölkerungs-aufbau (Abb. 19) stark verändert und insbesondere die Geschlechterrelation erheblich verschoben hat. Nach dieser, ja auch sonst erschütternd aufschluß-reichen (Kriegsverluste beider Kriege!) Abbildung kommen in der

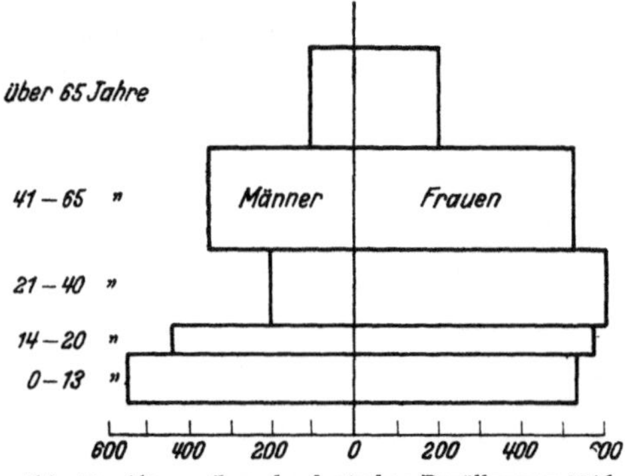

Abb. 19. Altersaufbau der deutschen Bevölkerung 1946.
(Aus dem „Telegraf" vom 1. 6. 1946 nach Oeser.)

Altersstufe 41−65 auf 8,7 Millionen Männer 13,2 Millionen Frauen
Altersstufe 21−40 auf 4 Millionen Männer 11,4 Millionen Frauen.

Es muß also von Jahr zu Jahr die relative Krebshäufigkeit bei der Frau
zunehmen, und zwar rechnet Oeser (1946) bei den Krebstoten 1946 schon mit
190 ♀ : 100 ♂ und in ungefähr 25 Jahren mit 300 ♀ : 100 ♂.

Eine große Literatur liegt vor zur Frage *Rasse und Krebs*. Wenn auf diese
Frage hier im einzelnen nicht eingegangen wird, so deswegen, weil auf diesem
Gebiete objektiv verwertbare Unterlagen noch kaum vorliegen. Bei all den vielen
Unterschieden darf nicht außer acht gelassen werden, daß verschiedene Rassen
nicht nur verschiedene Rassen darstellen, sondern daß sie zugleich in ganz verschiedenen Gegenden der Erde mit ganz verschiedenen klimatischen Verhältnissen, oft ganz verschiedenen Ernährungsbedingungen, anderer Lebensweise,
anderer Altersverteilung, anderen Zivilisationseinflüssen, anderer Erhebung der
Todesfälle, verschiedener durchschnittlicher Lebensdauer, also unter gänzlich
verschiedenen Bedingungen leben, so daß man nur eines mit Sicherheit sagen
kann, daß Verschiedenheiten der Krebshäufigkeit noch keine Verschiedenheit
einer rassischen Veranlagung zum Krebs oder einer Resistenz gegen Krebs
beweisen.

Aber auch dort, wo verschiedene Rassen in der gleichen Umgebung leben
(Weiße und Gelbe in China, Weiße und Schwarze in Amerika), sind die sozialen
Unterschiede, die Differenzen in der Lebensführung, in Ernährung, in den
Berufen usw. so groß, daß wirkliche Rassenunterschiede nur schwer zu beweisen
sind. Im einzelnen sei auf größere Arbeiten wie die von Koller 1936, W. Fischer,
Sorsby (1931) verwiesen. Vorläufig dürfte dem Problem Rasse und Krebs beim
Menschen mit den Methoden der Statistik noch nicht beizukommen sein, da

wirklich direkt vergleichbare Unterlagen noch kaum vorliegen. Dagegen ist die Genetik der Krebsgeschwülste beim Tier (s. 5. Kapitel, S. 193), wichtige Aussagen zu machen, in der Lage.

Um so mehr wird sich die 3. Grundeigenschaft jedes Menschen, sein jeweiliges Alter, als beziehungsreiches Krebsproblem erweisen. In der Frage *Krebs und Alter* zeigen alle Statistiken übereinstimmend eine von Jahrzehnt zu Jahrzehnt für die betreffenden Altersklassen relativ und vom 45. Lebensjahr an sprunghaft zunehmende Krebshäufigkeit (Abb. 20). Lediglich im 8. Lebensjahrzehnt scheint die Zahl ungefähr dem vorangehenden Lebensjahrzehnt gleich. Immerhin muß man gerade bei den höchsten Altersstufen statistisch besonders vorsichtig sein, werden sie ja von der Statistik immer am schlechtesten erfaßt. Kein Wunder! Die höchsten Altersstufen sind schwach besetzt. Wie oft holt man für die ganz alten Leute (besonders auf dem Lande!) den Arzt überhaupt nicht mehr. Sie gehen auch weniger ins Krankenhaus und werden natürlich auch viel seltener obduziert (W. Fischer 1942)[1].

Die Altersgruppenverteilung der Krebstodesfälle allein gibt aber doch nur eine rohe Vorstellung von der grundlegenden Bedeutung des Alters, berücksichtigt sie ja nur die absoluten Zahlen. Man muß bedenken, daß mit dem Ansteigen der Krebszahlen zugleich die Besetzungsziffern der Altersklassen absinken. Der wahre Einfluß des Alters kommt statistisch erst zur Geltung, wenn man die zahlenmäßig ganz verschiedene *Besetzung der Altersklassen* berücksichtigt, d. h. die Zahl der Krebstodesfälle in Beziehung setzt zu gleichen

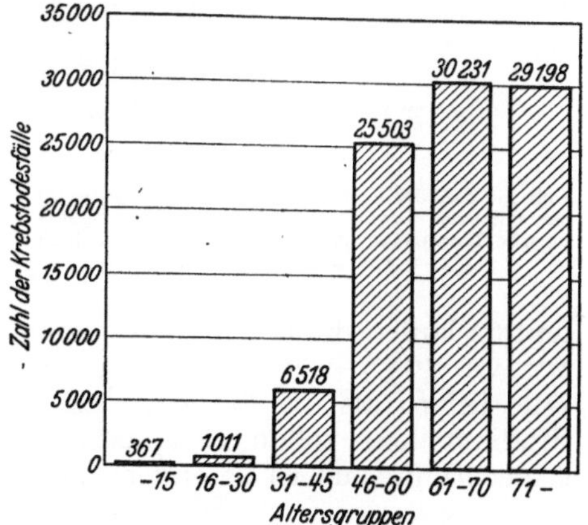

Abb. 20. Zahl der Krebstodesfälle (92907) in Deutschland im Jahre 1934, berechnet nach Altersgruppen. (Graphische Darstellung unter Benutzung der Zahlen von STUPENING.)

Besetzungsziffern der einzelnen Altersstufen. Es ergibt sich dann, daß die Zahl der Krebstodesfälle nicht einfach linear und nicht direkt proportional der Zahl der durchlebten Jahre ansteigt; vielmehr steigt die Kurve nicht stetig, sondern steil hoch an. Es starben danach auf je 100000 Menschen der mittleren Bevölkerung je Jahr zwischen 30 und 45 Jahren 86, zwischen 60 und 70 aber das 7fache, nämlich 641 Menschen im Jahr der betreffenden Altersklassen an Krebs. *Die Krebshäufigkeit nimmt also mit dem Alter nicht stetig, sondern steil ansteigend zu* (Abb. 21).

Betrachtet man die Wahrscheinlichkeit, am Krebs zu sterben, vom Blickpunkt des am höchsten gefährdeten 8. Lebensjahrzehnts aus, so zeigt sich: von den Menschen über 70 sterben 5mal soviel an Krebs als zwischen 45 und 60 und 13mal soviel als zwischen 30 und 45 und 184mal soviel als zwischen 15 und 30! Die Feststellungen bezüglich Krebs und Alter machen die Schlußfolgerung zwingend: *beim Entstehen des Krebses spielt das Alter des Organismus, bzw. das*

---

[1] Nach einer neueren Mitteilung von v. Hauff (1947) wurden in Rostock von den 21- bis 45jährigen 87%, bis zu 60 Jahren 60%, darüber hinaus bis zum 80. Lebensjahr nur 25% der Toten obduziert. Neuerdings hat W. Fischer (1947) zu der Frage der bösartigen Geschwülste im hohen Alter selbst nochmals Stellung genommen und darauf hingewiesen, daß in dieser Frage Sektionsstatistiken keine allgemeingültigen Schlüsse zulassen. In Rostock kamen nur etwa 12% der über 80 Jahre alten Verstorbenen zur Sektion, im Gegensatz zu den Verstorbenen jüngeren Lebensalters, bei denen Sektionen in 60—93% ausgeführt wurden. Wirklich zweifelsfreie Statistiken liegen für die höchsten Altersstufen noch nicht vor.

Alter der betreffenden Gewebe und Organe eine wesentlich mitbestimmende Rolle. Es leuchtet ein, daß darin ein großes Problem eingeschlossen ist.

Die beste Statistik hat die Schweiz (über 97% der Totenscheine durch den Arzt!). Der Vergleich ihrer Durchschnittszahlen von 1901—1931 (nach HAUBOLD 1937) ergibt ungefähr die gleichen Zahlen. Es starben an Krebs (auf je 10000 Lebende):

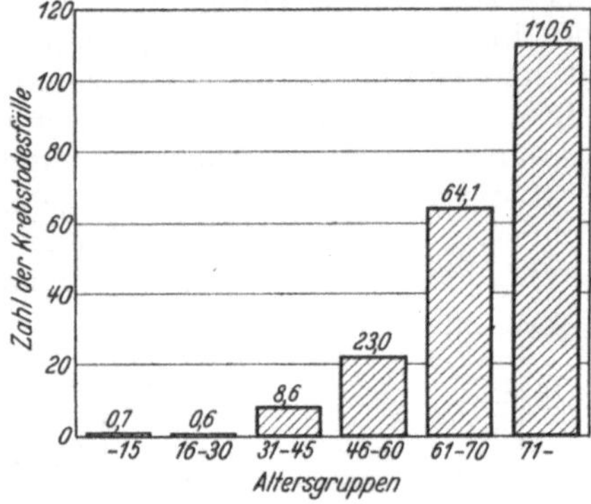

20—29	0,05
30—39	1,7
40—49	10,3
50—59	39,4
60—69	83,2
70 und älter	120,0

Abb. 21. Zahl der Krebstodesfälle (1934) auf je 10000 der mittleren Bevölkerung gleichen Alters. (Graphische Darstellung unter Benutzung der Zahlen von STUPENING.)

Auch im Anstieg der Krebszahlen mit dem zunehmenden Alter unterscheiden sich die beiden *Geschlechter*, wenn auch nicht im Prinzip, so aber doch graduell (Abb. 22). Bis zum 30. Lebensjahr sind die Unterschiede nicht erheblich, in der Altersspanne von 31—45 kommen aber auf je 10000 Lebende fast doppelt so viele Frauen als Männer, zwischen 52 und 62 laufen die Kurven zusammen (vgl. Abb. 2, S. 23 bei ACKERMAN und DEL REGATO 1947), während vom 60. Lebensjahr an die Männer mehr Krebstodesfälle liefern als die Frauen. Mit dem Eintritt der Geschlechtsdrüsen in das Stadium ihrer vollen Tätigkeit nimmt nicht nur die Häufigkeit des Krebses schlechthin, sondern besonders die der Krebse dieser Organe stark zu. Mit der

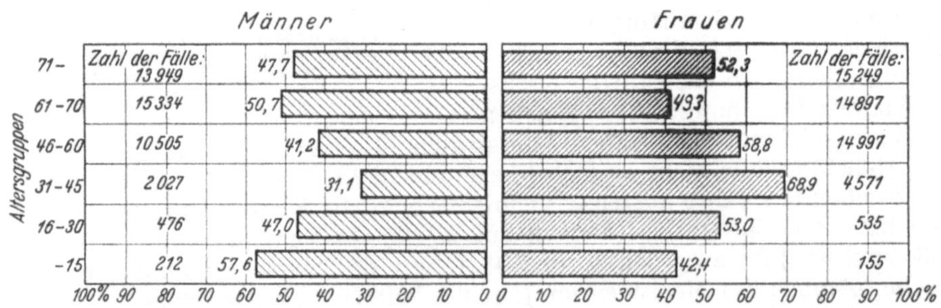

Abb. 22. Der Anteil der Geschlechter bei der Verteilung der Krebstodesfälle auf die verschiedenen Altersgruppen (unter Benutzung der Zahlen von STUPENING).

Änderung der hormonalen Verhältnisse im Klimakterium verschiebt sich zugleich auch der Sitz der Krebsgeschwülste. So wirkt sich die erhöhte Altersgefährdung der Frau jenseits des 45. Lebensjahres nur in einer größeren Häufigkeit des Brustkrebses, aber nicht in einer des Gebärmutterkrebses aus (S. PELLER 1936).

Nun hat aber der Krebs schlechthin nicht nur nach Alter und Geschlecht seine charakteristische Kurve, auch jeder einzelne Organkrebs für sich hat seine für ihn charakteristische relative Alterskurve (vgl. DORMANS 1937, W. FISCHER 1942) und sein für beide Geschlechter meist gleiches, seltener verschiedenes *mittleres Erkrankungsalter*. W. FISCHER (1942) hat für die 17 wichtigsten Organkrebse deren Alterskurven und ihre Abweichungen von der allgemeinen Alterskurve des Krebses aufgestellt und gezeigt, daß schon im 5. Jahrzehnt sich ein

Häufigkeitsgipfel beim Mann beim Hodenkrebs und bei der Frau bei den Genitalkrebsen findet; im 7. Jahrzehnt findet beim Mann das Maximum beim Krebs
des Pankreas und der Prostata, bei der Frau beim Krebs der Haut, des Magens
und der Lunge.

Wenn der Krebs mit dem Alter stetig zunimmt, so nimmt er umgekehrt,
so sagt man wenigstens, innerhalb gewisser Grenzen an Bösartigkeit ab. So ist
es natürlich, auch noch nach dem *Krebs bei Jugendlichen* überhaupt zu fragen.
W. FISCHER (1942) hat diese Frage an Hand von 424 Fällen von Krebs bis zum
30. Lebensjahr untersucht. Fast 50% aller Fälle betrafen den Verdauungstrakt,
und zwar in 175 Fällen den Verdauungskanal und in 23 Fällen die Verdauungs-
drüsen. Weiter fällt auf das starke Überwiegen des weiblichen Geschlechtes:
161 ♂ : 263 ♀ = 100 ♂ : 163 ♀. Groß ist ferner der Anteil des Genitalkrebses,
er macht bei der Frau fast die Hälfte aller Fälle (115 von 263 Fällen) aus.
W. FISCHER hält jedoch die Ansicht, daß Krebs bei Jugendlichen bösartiger und
schneller verläuft als im höheren Alter, nicht für haltbar. Soweit jugendliches
Alter eine besondere Rolle spielt, so sind es in der Hauptsache Krebsgeschwülste
auf angeborener Grundlage, ferner bestimmte Knochengeschwülste und Geschwülste des Schädelinneren, die unter dem 20. Lebensjahr relativ häufiger
vorkommen als später.

Halten wir an dieser Stelle einen Augenblick inne und werden wir uns der
Bedeutung des Alters noch *grundsätzlich* bewußt! Niemand wird zögern, zu sagen,
der Altersanstieg der Krebshäufigkeit ist eine der unbestreitbaren Grundtatsachen des Krebsgeschehens. Sie ist so fundamental, daß man sich bis jetzt
mit der Tatsache als solcher zufrieden gegeben hat, ja sogar das Alter als Erklärung
für die Krebsentstehung in Anspruch zu nehmen gewohnt war. *Man benutzt*
damit aber *etwas als Erklärung, was selbst erst der Erklärung bedarf.* Ja, man
betrachtet bisher sogar die Rolle des Alters als eine Selbstverständlichkeit.
Es gibt aber in der Wissenschaft nichts, was selbstverständlich ist, was uns
selbstverständlich erscheint, ist immer *ein Problem.*

Es ist vielfach charakteristisch, daß die Morphologen, die ja das Krebsproblem
lange als ihre Domäne zu beanspruchen geneigt waren, dem Alter erklärungs-
mäßig nur wenig Aufmerksamkeit widmen. Bei BORST (1924) und FISCHER-
WASELS (1927), aber auch bei Späteren, spielt das *Alter* nur *als Tatsache* und
als Erklärungsgrund eine Rolle. Ja, RÖSSLE (1923) hat in einem Buch „Wachstum
und Altern", welches gerade dem Alter wesentlich mitgewidmet ist, der Frage
Alter und Krebs — $^1/_3$ der Menschen über 60 stirbt an Krebs! — nicht einen
einzigen Absatz gewidmet.

Wir dürfen aber das Alter nicht nur als Tatsache hinnehmen, sondern müssen,
besonders in einem Buch, welches vornehmlich der Krebsentstehung gewidmet
ist, auch nach den *Gründen* fragen, *warum* denn die Häufigkeit mit dem Alter
ansteigt, und damit zugleich auch, *die Ursachen dieses Altersanstieges* zu erfassen
suchen. Fraglos war das bisherige Hinnehmen dieser Tatsache nur als Tatsache
naiv und primitiv. Das Kind sagt: die Bäume machen den Wind. So sagen wir:
das Alter macht den Krebs. Könnte es nicht auch umgekehrt so sein, daß die
Krebsursachen selbst den Altersanstieg machen?

Oder anders ausgedrückt: vielleicht ist das *Alter nicht eine Ursache des Krebses,*
sondern vielleicht haben umgekehrt die *Ursachen des Krebses die Wirkung des
Altersanstiegs.* Es würde sodann die Frage — zum mindesten müssen wir sie
prüfen! — darauf hinauslaufen, daß die bisherige Betrachtungsweise eine Verwechslung von Ursache und Wirkung gewesen ist.

Es wird sich zeigen, die Erklärung des Alters ist ein harter Prüfstein aller
Krebstheorien. Wir werden daher immer wieder auf diese Frage zurückkommen,
um sie allerdings erst in der Schlußzusammenfassung endgültig zu beantworten.

Rasse, Geschlecht und Alter kennzeichnen den Menschen nach seiner somatischen Stellung, der Beruf kündet seine Stellung im äußeren Getriebe des Lebens und damit in einem wesentlichen Umfang in seinem Verhältnis zur Umwelt. Im 1. Kapitel über den Krebs als Krankheit war schon die Rede davon, daß die Klinik in vielen Variationen gezeigt hat, daß ganz bestimmte Krebsarten bei bestimmten Berufen so gehäuft vorkommen, daß klinisch an der Beziehung *Krebs und Beruf*, d. h. an der Verursachung der betreffenden Krebsformen durch Schädigungen durch die Berufstätigkeit, kein Zweifel sein kann. Als Beispiele solcher „Berufskrebse" sei nochmals an die gehäuften Hautkrebse bei Bauern und Seeleuten, an den Bilharziakrebs der Fellachen, an den Schornsteinfegerkrebs, Teerkrebs, den Joachimsthaler und Schneeberger Lungenkrebs, den Blasenkrebs der Anilinarbeiter usw. erinnert.

Wie weist man nun *Berufskrebs statistisch* nach? Es sei als Beispiel eine Berechnung mit Zahlen, die einer Arbeit von E. L. Kennaway und N. M. Kennaway (1937) entnommen sind, durchgeführt. In England und Wales kamen in den 25 Jahren von 1911—1935 auf 13 901 108 männliche Personen über 12 Jahre *1486 Todesfälle an Scrotalkrebs*. Würden sich die Fälle unabhängig vom Beruf gleichmäßig auf die Bevölkerung verteilen, so käme 1 Todesfall an Scrotalkrebs auf 9355 Lebende männlichen Geschlechtes über 12 Jahre (statistische Erwartung ohne Rücksicht auf Beruf). Sondert man jedoch die Berufsklasse der Gas-, Teer-, Pech- usw. Arbeiter, von der die Klinik gelehrt hat, daß sie ein hohes Kontingent solcher Todesfälle hat, aus und setzt sie mit einer sozial gleichstehenden (Bauern und Landarbeiter) und sozial höher stehenden Berufsklasse der geistigen Berufe in Vergleich, so erhält man folgendes statistisches Ergebnis (Tabelle 16).

Tabelle 16. *Tod an Scrotalkrebs in verschiedenen Berufsklassen.*

Berufsklasse	Zahl	Statistische Erwartung ohne Rücksicht auf Beruf	Tatsächliche Zahl der Scrotaltodesfälle
Gas-, Teer-, Pecharbeiter	501 372	55	598
Bauern, Landarbeiter	921 421	99	31
Geistige Berufe . .	368 635	39	0

Das bedeutet: in der Klasse der Gas-, Teer- und Pecharbeiter und verwandter anderer Berufe (Baumwollspinner, Fischer, Kranführer usw.) ist der Tod an Scrotalkrebs auf das über 10fache = genauer um 1087,3 % gegenüber der statistischen Erwartung ohne Rücksicht auf den Beruf erhöht, und damit sind Schädigungen durch den Beruf als ausschlaggebende Ursache für den Scrotalkrebs statistisch erwiesen. Welcher Art die Berufsschädigung ist, davon wird im 7. Kapitel (Chemische Krebsnoxen) ausführlich die Rede sein.

Ein anderer statistischer Weg zum Nachweis von Berufskrebsen geht über die Sektionszahlen. In Joachimsthal starben 1929/30 19 Arbeiter der dortigen Radiumgruben, 13 wurden seziert, 9 hatten Lungencarcinome (Pirchan und Sickl 1932). Es ist klar, eine Zahl von 69,3 % Lungenkrebs bei Sicherung der Diagnose durch Obduktion schließt jede andere Entstehungsmöglichkeit als durch Berufsnoxen sicher aus. Auch hier ist die statistische Sicherung Ausgangspunkt der Ursachenforschung geworden.

Die Berufskrebse lehren noch eines mit experimenteller Klarheit: alle Berufskrebse haben eine bald kürzere, bald längere, aber jeder eine durchschnittlich charakteristische *Latenzzeit*. Man versteht darunter die Tatsache, daß zwischen Einwirkung der Berufsnoxe und dem Auftreten des durch die carcinogene Schädigung induzierten Krebses eine lange Zwischenzeit dazwischen liegt, ja, daß Krebs nach langer Zeit auch dann noch aufzutreten vermag, wenn die schädliche Berufsarbeit schon längst aufgegeben ist. Die *Dauer der Latenzzeit* ist sehr verschieden, sie beträgt durchschnittlich beim Röntgenkrebs 9, beim Paraffinkrebs 12, beim Krebs der Generatorgasarbeiter 15, beim Blasenkrebs der Anilinarbeiter 18 und beim Lichtkrebs der Ackerbauer und Seeleute 40 Jahre, im Durchschnitt der Berufskrebse *15—20 Jahre.*

Die Berufskrebse mit ihren bekannten Berufsnoxen sind deswegen wichtig, weil sie uns den Schluß nahe legen, daß auch bei Krebsen, bei denen wir die exogene Noxe noch nicht kennen, damit gerechnet werden muß, daß die Einwirkung der krebsbedingenden Noxe schon viele Jahre zurückliegt. Mancher bekommt seinen Krebs mit 55 Jahren, bei dem die Krebsursache vielleicht mit 20 oder 25 Jahren eingewirkt hat.

Einen unfreiwilligen, aber tatsächlichen *Experimentalbeweis* dafür liefert ein seit vielen Jahrhunderten immer wieder an Millionen von Menschen durchgeführtes Massenexperiment, das ist die *rituelle Beschneidung.* Sie übertrifft an Zahl, Dauer und Schlüssigkeit jedes Krebsexperiment, das inzwischen am Versuchstier angestellt worden ist. Wir werden zwar in der Hauptauswertung erst bei der Krebsverhütung (s. 12. Kapitel, S. 648) darauf zurückkommen, doch sei hier bereits das vorweggenommen, was die Latenzzeit betrifft.

Die rituelle Beschneidung wird bei den Juden und Mohamedanern durchgeführt. Als „Kontrolle" dienen alle anderen, unter gleichen Bedingungen lebenden Völker. Bei den Juden ist der *Peniskrebs* unbekannt (Näheres s. 12. Kapitel, S. 648), bei den Mohamedanern ist er selten, kommt aber in einem charakteristischen Prozentsatz vor. Bei den in Indien unter gleichen Bedingungen lebenden Hindus ist der Peniskrebs dagegen sehr häufig. Nach einer von KENNAWAY und KENNAWAY (1937) gebrachten Statistik kamen in Indien in 14 einheimischen Spitälern vor:

bei Hindus 446 Peniscarcinome auf 1745 Carcinome insgesamt
bei Moslems 15 Peniscarcinome auf 515 Carcinome insgesamt.

Darnach käme

bei den Hindus 1 Peniskrebs auf 3,9 Krebse (Peniscarcinome 26,7%)
bei den Moslems 1 Peniskrebs auf 34,3 Krebse (Peniscarcinome 2,9%).

Was hat das nun mit der Latenzzeit zu tun? Und warum bekommen die Moslems trotz Beschneidung Peniscarcinome? Entscheidend ist der *Zeitfaktor:* bei den Juden erfolgt die Circumcision am 8. Tage nach der Geburt, bei den Moslems zwischen dem 3. und 14. Lebensjahr oder in besonderen Fällen noch später. Damit ist das größte Experiment über die Latenzzeit von Carcinomen gegeben. Das Beispiel der Moslems zeigt, daß die Beschneidung den Peniskrebs weitgehend, aber nicht völlig verhütet. Offenbar aber genügt die Jugendzeit mit Praeputium, um den Kausalkomplex für das Peniscarcinom wirksam werden zu lassen. Die Latenzzeit bis zum Auftreten des Krebses beträgt also in diesem speziellen Beispiel durchschnittlich mehrere Jahrzehnte.

Interessant sind nun jene Fälle, bei denen die Beschneidung bei Moslems erst später vorgenommen wird. Wir nehmen einer späteren Tabelle (12. Kapitel, S. 649) vorweg, daß dann, wenn die Beschneidung im Alter von durchschnittlich 24 Jahren vorgenommen wird, der Krebs mit 47 Jahren, also nach einer Latenzzeit von durchschnittlich 23 Jahren erscheint.

Dieses statistisch gewonnene Beispiel zeigt:

1. es gibt *Krebsursachen*, die schon *in der Kindheit einwirken*, sich aber *erst im „Krebsalter" manifestieren*,

2. es gibt auch exogene *Noxen*, die *nichts mit Berufsschäden zu tun* haben, und erst nach einer *Latenzzeit von Jahrzehnten* den für sie charakteristischen Krebs induzieren.

Es ist klar, daß das Problem der Latenzzeit eine große Bedeutung für alle
Fragen der Krebsverhütung haben muß. Jetzt schon erscheint sicher, daß
mancher nur deswegen keinen Krebs bekam, weil er das Ende der Latenzzeit
seiner Krebsnoxe nicht erlebte. Wie das Alter in seiner Beziehung zum Krebs,
so ist auch die Tatsache oft langer Latenzzeiten eine wichtige Bewährungsprobe
für alle Krebstheorien.

Die Statistik gibt auch Auskunft über die *soziale Krebsverbreitung*. Die besten
Erhebungen stammen von KENNAWAY (1925). Er unterteilte die Männer zwischen
20 und 65 Jahren in 5 soziale Klassen (I = obere und mittlere Stände, II =
Zwischenschicht, III = gelernte Arbeiter, IV = Zwischenschicht, V = un-
gelernte Arbeiter) und berechnete je nach sozialer Klasse die Häufigkeit der
verschiedenen Krebslokalisationen (jeweils bezogen auf 100 im Durchschnitt).

Tabelle 17. *Soziale Krebsverteilung bei Männern zwischen 20 und 65 Jahren.*

Krebslokalisation	Soziale Klassen				
	I	II	III	IV	V
Lippe	30	50	70	140	170
Zunge	48	73	95	100	165
Tonsille	25	88	94	106	163
Magen	60	83	100	106	130
Haut	63	73	100	120	150
Kehlkopf	72	96	93	96	135
Lungen	100	109	97	79	124
Darm	116	107	99	90	99
Insgesamt	80	92	99	96	123

Die Tabelle ergibt: *mit dem sozialen Anstieg steigt die Krebshäufigkeit ab*, aber
jenseits des Kehlkopfes und des Pylorus hören die sozialen Unterschiede auf.
Oder anders ausgedrückt: alles was unmittelbar äußeren Schädigungen ausgesetzt
ist (Haut, Lippen, Zunge, Kehlkopf, Magen), zeigt bei den sozial unteren Schichten
eine höhere Krebsbelastung. Erst dort, wo die Schutzbarrieren des Körpers
schwer überwindlich zu sein pflegen, wie jenseits des Magenausganges und der
Stimmbänder, wird der Krebsbefall ungefähr gleich. Es ist kein Zweifel, daß
diese Feststellung zugleich auch ein Argument dafür ist, daß beim Krebsgeschehen im großen äußere Schädigungen eine wesentliche Rolle spielen müssen.

Die Statistik deckt endlich auch noch mancherlei Beziehungen zwischen
Krebsentstehung und Lebensgewohnheiten auf, besonders auch hinsichtlich Ernährung und Genußmitteln. So sind z. B. wieder nach den Feststellungen von
KENNAWAY (1925) alkoholische Berufe ganz erheblich mehr an Krebsen in
Organen, die Schädigungen von Speis und Trank unmittelbar ausgesetzt sind,
beteiligt. Jeweils auf 100000 Männer gleichen Alters bezogen ergeben sich
folgende Krebsbelastungsziffern:

	Zunge	Speiseröhre	Magen
Schankwirte	5493	4289	1881
Kellermeister	813	4577	885
Kellner	1693	4082	1871
Brauer	3293	3907	—
Geistliche	187	175	590

Schankwirte haben fast 25mal häufiger Speiseröhrenkrebs und 29mal häufiger
Zungenkrebs als Geistliche. Das kann nicht Zufall sein!

Besonders interessiert natürlich immer der *Krebs des Magens* (38% der Krebstodesfälle! bei Männern doppelt so häufig als bei Frauen!!). Bei den Javanesen

macht der Magenkrebs nur 3,5% der Krebssektionen aus (KOUWENAAR, zit. nach KENNAWAY und KENNAWAY 1937). Dagegen ergibt sich nach CRAMER (1931) folgendes:

	Krebssterblichkeit je 100 000 Männer	Anteil des Magenkrebses in %
England und Wales. ...	118	22,2
Holland	118	55,5
Bayern	115	55,8
Norwegen	123	56,6
Schweden	120	60,5

Während also die allgemeine Krebssterblichkeit ungefähr gleich hoch ist, ist der Anteil der Sterblichkeit am Magenkrebs um so höher, je kräftiger und reichlicher in den betreffenden Ländern gegessen und getrunken wird. Das ist jedenfalls im allgemeinen die Schlußfolgerung, die aus diesen Zahlen gezogen wird.

Man sieht, die Statistik rollt ätiologische Probleme auf, sobald man sie befragt. Wir kommen in den Kapiteln über die Krebsentstehung wiederholt darauf zurück.

5. Das Sarkomproblem (statistisch).

Bisher war statistisch nur die Rede von Krebsgeschwülsten ganz allgemein. Es ist der Zeitpunkt gekommen, genauer zu differenzieren. Im 1. Kapitel wurde schon bei der Begriffsbestimmung der Blastome dargetan, daß die Gesamtheit aller bösartigen Geschwülste in 2 große Klassen eingeteilt wird, in die der Carcinome — sie sind epithelialer Herkunft — und in die der Sarkome, die mesenchymalen Geweben entstammen[1]. Der grundsätzlich wichtigen Bedeutung dieser Unterteilung in diese 2 großen Gruppen wird man sich sogleich bewußt, wenn man *3 statistische Unterschiede* herausgreift: 1. das *Häufigkeitsverhältnis zwischen Carcinom und Sarkom.* Nach VIERORDT (1908) beträgt bei einem Durchschnittsgewicht des Erwachsenen von 58,8 kg das Muskelgewicht 28,7 kg, das Skeletgewicht 12,6 kg und das des Fett- und Bindegewebes 8,2 kg. Die Summe des mesenchymalen Gewebes beträgt 48,5 kg, die Summe der Gewebe ekto- und entodermaler Herkunft 10,3 kg. Das Verhältnis des mesenchymalen zum epithelialen Gewebe beträgt also 48,5:10,3 oder rund 5:1.

Während die mesenchymalen Gewebe (Knochen, Muskeln, Bänder, Sehnen Fett- und Bindegewebe usw.) 82,5% das sind ungefähr $^5/_6$ der gesamten Körpermasse ausmachen, stellen die von ihnen stammenden *Sarkome nur 5—8% der malignen Tumoren!* Es ist klar, daß diese im Verhältnis zur Masse der Muttergewebe auffallend geringe Häufigkeit irgendeine grundlegende Ursache haben muß.

Was aber ist nun der fundamentale Unterschied zwischen den dem Ekto-, Ento- und Mesoderm entstammenden Carcinomen und den Sarkomen des Mesenchyms? Die Carcinome stammen ab von der Haut, den Schleimhäuten und den drüsigen Ausstülpungen des Verdauungs-, des Respirations- und des Harn- und Geschlechtstraktes. Das ist die Summe der Gewebe, die als Haut die Außenflächen und als Schleimhäute und Parenchymepithelien die Innenflächen des Organismus begrenzen. Ihnen allen gemeinsam ist die unmittelbare und mittelbare Berührung mit der Außenwelt und ihren Noxen. Die Sarkome dagegen stammen nur von Stütz- und Bindesubstanzen ab, also nur von den Geweben, die mit den Außen- und Innenflächen des Körpers, also mit der Umwelt und ihren Noxen nirgends direkt in Berührung kommen.

---

[1] Auf die morphologischen Streitfragen bezüglich der Abgrenzung von Sarkomen und Carcinomen wird im 3. Kapitel (S. 71) eingegangen.

Zum ersten Male taucht damit eine Grundfrage der Krebsätiologie auf, die Frage: gibt es äußere Krebsnoxen oder nicht? Wenn es welche gibt, dann ist — zunächst arbeitshypothetisch — einleuchtend, daß die Haut und die Schleimhäute und alle ihre mit der Außenwelt in Verbindung stehenden Organe sehr viel mehr krebsgefährdet sein müssen als umgekehrt die Stützgewebe, die von der Berührung mit der Außenwelt abgeschaltet sind. Auf die außen und innen freiliegenden Epithelien prasseln alle Schäden der Umwelt, auf die von den Deckzellen geschützten Stützgewebe nur diejenigen, welche von den Deckzellen durchgelassen werden.

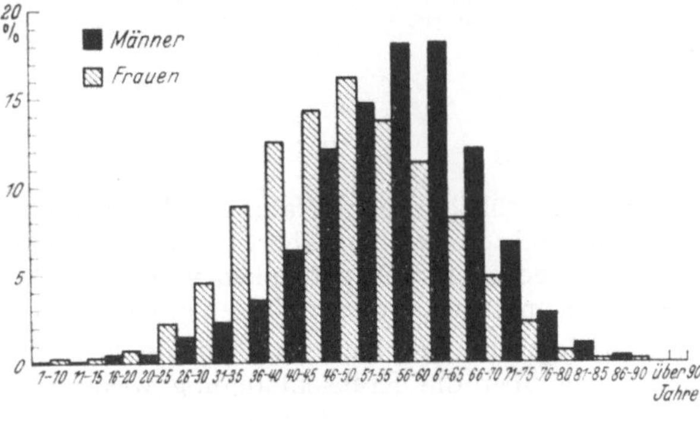

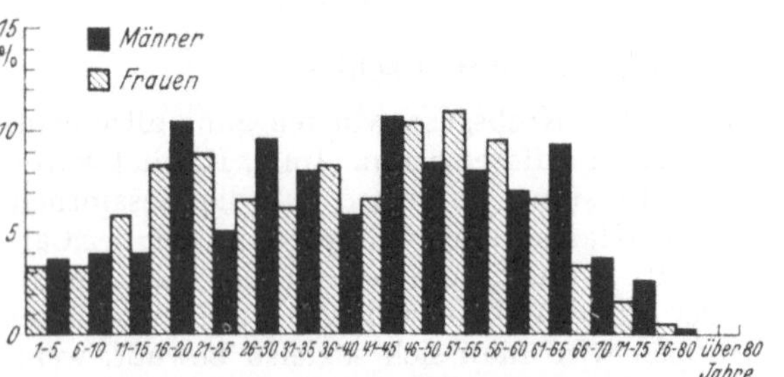

Abb. 23. Altersverteilung beim Carcinom und Sarkom. (Material des Heidelberger Czerny-Krankenhauses nach BECKER.)

Es ist auffällig, daß die Statistik der Sarkome sehr viel seltener Gegenstand zahlenmäßiger Erhebungen gewesen ist als die der Carcinome. Der Verfasser hat daher seinen Mitarbeiter FREY beauftragt, das Heidelberger Material und das des Schrifttums zu ermitteln, um zu vergleichbaren statistisch einigermaßen gesicherten Daten zu gelangen. Die Sonderstellung der Sarkome zeigt sich aber nicht nur in ihrer Häufigkeit von nur 5% gegenüber etwa 75% Erwartung, sondern auch 2. in ihrer Beziehung zum *Alter*. Schon der Vergleich der absoluten, statistisch unbereinigten Zahlen der Carcinome und Sarkome zeigt wesentliche Unterschiede:

a) Beim *Carcinom* eine Kurve nach Art einer Binomialkurve mit relativ geringen Werten bis zur Pubertät (große Menschenzahl, aber Seltenheit der Carcinome) und mit niedrigen Zahlen jenseits des 75. Lebensjahres (hohe Krebszahl, aber niedrige Menschenzahl). Der Scheitelpunkt liegt bei der Frau zwischen 45 und 50 und beim Mann zwischen 56 und 65.

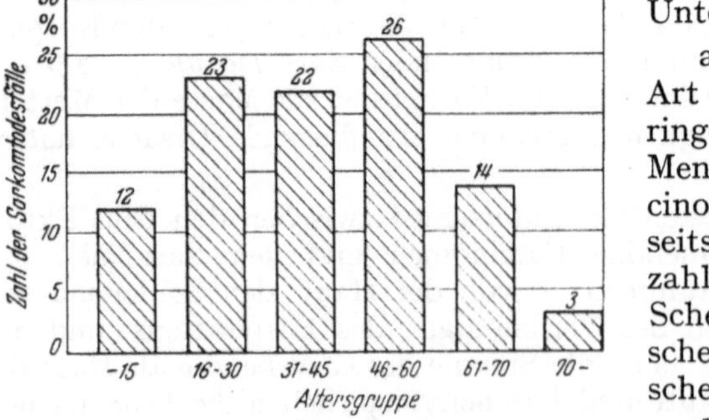

Abb. 24. Die absolute Altersverteilung der Sarkomtodesfälle in Heidelberg (nach FREY).

b) Beim *Sarkom* kein Anstieg, sondern eine relativ kontinuierliche Linie. Alle Altersklassen zeigen nur unwesentliche Schwankungen um einen Mittelwert, also eine völlig andere Verteilung auf die Altersklassen als beim Carcinom.

Bei den Sarkomtodesfällen als Ausgangspunkt ergibt sich eine von allen Carcinomkurven abweichende Verteilung auf die Altersklassen (Abb. 24).

Man braucht diese Kurve nur mit der gleichartigen Carcinomkurve S. 54 zu vergleichen, um sofort den grundsätzlichen Unterschied zu erkennen: dort Steilanstieg der Kurve, hier zwischen 16 und 70 Jahren keine großen Unterschiede!

Nun sind natürlich die Altersklassen verschieden stark besetzt, d. h. sie fallen kontinuierlich ab (entsprechend dem Absterben der ihnen zugehörigen Individuen). Schaltet man die verschiedene Besetzung der verschiedenen Altersklassen dadurch aus, daß man sie auf je 10000 Gleichaltrige des gleichen Jahrzehnts berechnet, so erhält man auch hier eine von der Carcinomkurve völlig abweichende Morbiditätskurve der Sarkome. Die Sarkome nehmen nicht wie die Carcinome steil ansteigend zu, sondern verteilen sich fast gleichmäßig über die verschiedenen Altersklassen.

Die Abbildung läßt sofort erkennen, daß keine Rede davon sein kann, daß die Sarkome

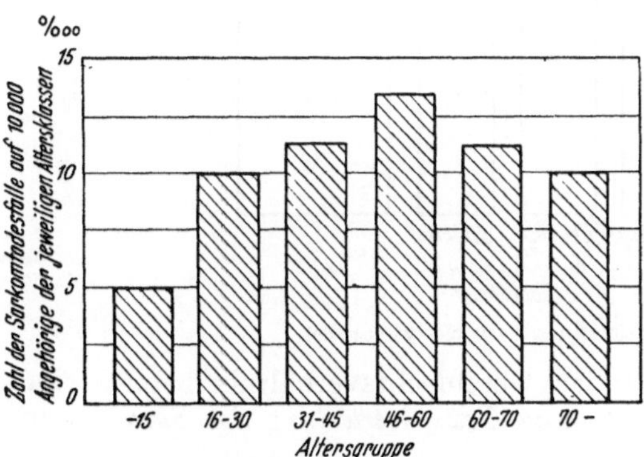

Abb. 25. Relative Altersverteilung der Sarkome. (Heidelberger Krankengut, FREY.)

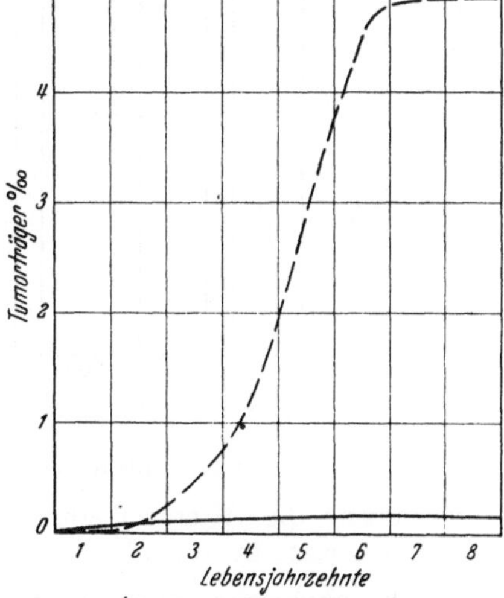

Abb. 26. Die relative Altersverteilung der Sarkome (- - -) und Carcinome (——).

vorwiegend eine Krebserkrankung der Kindheit und Jugend seien. Das scheint nur so, weil diese Altersklassen in der Bevölkerung eben die stärkste Besetzung darstellen. In Wirklichkeit nimmt auch die Häufigkeit der Sarkome mit dem Alter zu, freilich sehr viel weniger als beim Carcinom.

Am deutlichsten werden die Unterschiede, wenn man die Häufigkeit von Carcinomen und Sarkomen je 1000 Lebende in Beziehung setzt mit der Altersverteilung (FREY).

Die Kurve zeigt auf einen Blick, daß die Sarkome den Carcinomen gegenüber, statistisch erwiesen, eine völlige Sonderstellung besitzen. Es ist klar, daß eine Krebstheorie nur dann auf Gültigkeit Anspruch erheben kann, wenn sie dieses konträre Verhältnis erklärt.

Im höheren Alter, ungefähr vom 45. Lebensjahr ab, fällt die durchschnittliche Absterbekurve der Bevölkerung mit der Kurve der absoluten Häufigkeit der Altersverteilung zusammen. Man wird daraus schließen dürfen, daß — ganz im Gegensatz zum Carcinom — im Alter als solchem kein zusätzlicher ätiologischer Faktor der Sarkomentstehung zu erblicken ist.

Die dritte grundlegende Sarkomzahl liefert die *Geschlechtsverteilung* der Sarkome: in den Statistiken durchschnittlich $^2/_3$ ♂ : $^1/_3$ ♀ Sarkomkranke. Es ist sofort klar, daß eine so große Differenz etwas mit dem Wesen der Sarkomentstehung zu tun haben muß. Es wird die Frage zu prüfen sein, ob die

männlichen Geschlechtsorgane das Plus liefern, ob Erbeinflüsse möglich oder
wahrscheinlich sind, ob eine soviel stärkere Exposition gegenüber Krebsnoxen
denkbar wäre und ähnliche Fragen mehr.

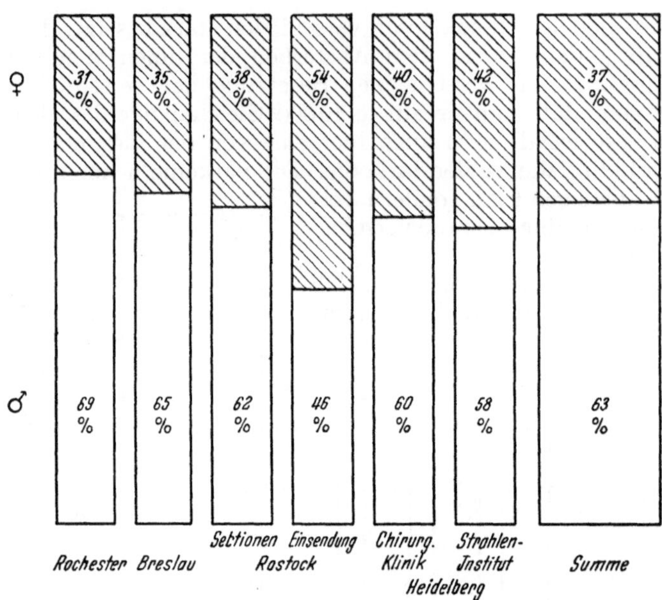

Abb. 27. Die Geschlechtsverteilung der Sarkome (2500 Fälle).

Gibt uns die Altersverteilung und das Geschlechtsverhältnis bereits eine
Reihe von Rätseln auf, so ist die *Organ- und Gewebsverteilung der Sarkome* in

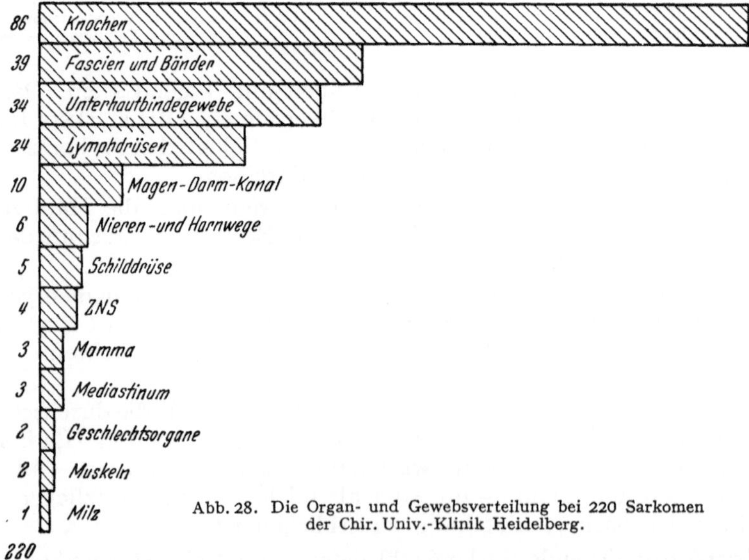

Abb. 28. Die Organ- und Gewebsverteilung bei 220 Sarkomen
der Chir. Univ.-Klinik Heidelberg.

der Lage, uns auf bestimmte Fährten für die Ermittlung der Blastogenese
zu führen.

Es fällt zunächst — wenn man sich die Gesamtheit des mesenchymalen Gewebes vor Augen hält — der hohe Anteil der Knochensarkome (42—51%) auf.

Man könnte wirklich diese Zahl als Ausdruck des Anteils der Knochenmasse an der Gesamtmasse der mesenchymalen Gewebe ansehen. Der Prozentsatz wird aber noch aufklärungsbedürftiger, wenn man daneben die Seltenheit der Sarkome des Muskelsystems (etwa 0,5%!!) berücksichtigt, des Systems, welches allein 49,6% der Gesamtkörpermasse ausmacht. Noch auffälliger wird die Gewebsverteilung der Sarkome, wenn man die Weichteilsarkome losgelöst von den Knochensarkomen für sich ausdifferenziert. Da fällt sofort auf, daß auf die inneren Organe nur ganz wenig Sarkome entfallen, während zum Knochensystem hinzu die Fascien und Bänder nochmals einen ganz unverhältnismäßig hohen Anteil liefern, so daß man zu dem Ergebnis kommt, daß, wenn man von der Sonderstellung des Muskelsystems absieht, $^2/_3$ *der Sarkome* das Knochen-, Fascien- und Bändersystem, also den Bewegungsapparat betreffen. Wie dies krebstheoretisch zu erklären ist, davon soll später die Rede sein (9. Kapitel, S. 419).

Schon aus diesem bisher Gesagten geht hervor, daß die Statistik das Sarkomproblem als ein wichtiges Sonderproblem der ganzen Krebslehre ausweist. Sicherlich ist es auch ein Test für Krebstheorien, eine Probe aufs Exempel für alle Erklärungsversuche der Geschwulstätiologie.

6. Geographische Krebspathologie.

Ein primär statistisches Problem betrifft geographische *Verschiedenheiten der Krebsverbreitung*. Die Frage ist komplex, schwierig und bis jetzt wenig befriedigend untersucht. In einer Arbeit über geographisch-pathologische Besonderheiten Schwedens weist HENSCHEN (1940) ausdrücklich darauf hin, auf wie „außerordentlich große Schwierigkeiten" die geographisch-pathologische Erforschung gerade des Gebietes der Geschwülste stoße. Gute Resultate sind erst zu erwarten, wenn unter einheitlicher Leitung (UNESCO?) nach völlig einheitlichen Gesichtspunkten das gleiche Material an vielen Stellen bearbeitet und dann eine vergleichende Krebspathologie zielbewußt organisiert wird. Sie würde hinsichtlich der Aufklärung von Krebsursachen, der Einflüsse von Lebensweise und Ernährung und wahrscheinlich auch in bezug auf die Krebsverhütung sehr aufschlußreich werden.

Die *Bevölkerung der Erde* wird folgendermaßen geschätzt:

Polynesien-Australien	77 Millionen	=	3,7%
Südamerika	84 ,,	=	4,0%
Afrika	148 ,,	=	7,1%
Nordamerika	174 ,,	=	8,3%
Rußland	193 ,,	=	9,4%
Europa	404 ,,	· =	19,5%
Asien (ohne Rußland)	1000 ,,	=	48,0%
Insgesamt	2080 Millionen	=	100,0%

Rechnet man je 1 Million Einwohner 2035 Krebskranke im Jahr (Berechnung von W. FISCHER 1939), so käme man auf $4^1/_4$ Millionen Krebskranke je Jahr für die ganze Erde. Sicher ist diese Zahl zu hoch gegriffen, da ja in der Mehrzahl der Länder die durchschnittliche Lebensdauer der Menschen sehr viel niedriger ist als in Europa oder USA.

Wie sich aber die mindestens 2 Millionen Krebskranken auf die Großräume der Erde verteilen und insbesondere wie die Organverteilung aussieht, darüber hat man bis jetzt keinerlei exakte Vorstellung.

Oft genug werden innerhalb gleicher Länder *regionäre Verschiedenheiten* der Krebskrankheit behauptet. Angesichts der geschilderten Schwierigkeiten einer exakten Krebsstatistik wird man solchen Angaben gegenüber von vornherein skeptisch sein. Schon die Unterschiede zwischen Stadt und Land innerhalb der gleichen Gegend mahnen zu großer Vorsicht in den Schlußfolgerungen. Die geringere Zahl von Ärzten auf dem Lande, das Fehlen von Fachärzten, die oft größere Indolenz, meist größere Armut lassen gerade auf dem Lande manchen Krebs undiagnostiziert, umgekehrt kommen manche Krebskranke in die Städte (Krankenhäuser, Siechenheime usw.), und da die Zählung der Todesfälle mittels Totenschein nicht nach dem Wohn-, sondern nach dem Sterbeort erfolgte, so werden unvermeidbar viele Krebsfälle der Stadt zugerechnet, die in Wirklichkeit dem Land zugehören. So berechnet PELLER (1925) z. B. den Anteil der Ortsfremden an der Zahl der Wiener Krebstodesfälle auf 7—10% und HALLERMANN (1933) für Berlin sogar auf 15,5%.

Einen ersten Versuch größeren Maßstabes für das gleiche Land, regionäre Verschiedenheiten in der Häufigkeit der einzelnen Organkrebse nachzuweisen, machte DORMANS (1937). Er fand Unterschiede beim Lungen-, Speiseröhren- und Mastdarmkrebs. Der Lungenkrebs hatte hohe Zahlen in allen nördlichen Städten und den Städten des Rhein-Ruhrgebietes, sowie in Sachsen und Berlin, unterdurchschnittliche in den meisten Städten des Mains. Beim Speiseröhrenkrebs liegt fast ganz Süddeutschland unter der Norm, zum Teil über dem Durchschnitt liegen die großen Hafenstädte und alle Städte des Rhein-Ruhrgebietes einschließlich Hessen. Umgekehrt sind hohe Werte gehäuft in Süddeutschland beim Mastdarmkrebs, niedrige in den Küstenstädten, Sachsen, Berlin und Rhein-Ruhrgebiet. Beim Magenkrebs sowie Krebs der Leber, Gallenwege und Bauchspeicheldrüse waren regionäre Unterschiede nicht erkennbar.

Für Frankreich hat HAUBOLD die geographische und soziologische Verteilung der Krebssterblichkeit eingehend bearbeitet und zahlreiche Fehlerquellen aufgezeigt. Auch er kommt zu dem Schluß, daß unter Berücksichtigung des jeweiligen Altersaufbaues hohe Krebsziffern ein Beweis für zuverlässige Statistiken und niedere ein Zeichen für deren Unzuverlässigkeit sind. Man wird, sobald später einmal exakte Krebsstatistiken vorliegen, von dieser Frage der regionären Verschiedenheit der Krebse vielleicht einige Aufklärung erwarten dürfen. Sollte es z. B. eine Abhängigkeit der Krebsziffer von der Bodenbeschaffenheit, vom Reichtum bzw. Mangel an bestimmten Salzen, von den durch die Bodenbeschaffenheit bedingten Verschiedenheiten der Ernährung usw. geben, so könnte man vielleicht hier den Hebel ansetzen. Vorläufig stehen wir hier noch in den ersten Anfängen ganz primitiver Erhebungen, die noch nicht einmal Annäherungswerte aufzuzeigen gestatten.

Auch zwischen einzelnen Ländern gleicher Kontinente muß man Verschiedenheiten der Krebsziffern (s. Abb. 11 u. 12, S. 36/37) zunächst in den äußeren Ursachen (ganz verschiedene Art und Zuverlässigkeit der amtlichen Erhebungen, allgemeinkultureller Stand, durchschnittliche Lebensdauer, Industrialisierung, Gesundheitspflege usw.) zu erklären suchen. Aufschlußreiche Untersuchungen (Vergleichsmethodik! Fehlerquellen!) über die Krebsverbreitung in Süd- und Westeuropa stammen von S. KOLLER (1936). STUPENING geht so weit, zu sagen, ,,daß die Höhe der Krebssterblichkeit geradezu der zuverlässigste Gradmesser für den Stand der Diagnostik und die Brauchbarkeit der Todesursachenstatistik ist‘‘.

Auch die so oft herangezogenen rassischen Unterschiede sollten großer Skepsis begegnen, sind ja rassische Unterschiede so gut wie stets untrennbar verkoppelt mit Unterschieden der Lebensweise, der Ernährung, mit sozialen Unterschieden, Unterschieden in der Arbeit und damit auch in der Exposition gegenüber äußeren Noxen. Im einzelnen wird auf die Rassenfrage, da sie erbbiologischen Inhaltes ist, im 5. Kapitel über Krebs und Vererbung eingegangen werden.

Immerhin gibt es im Schrifttum Zahlenangaben, die doch über Verschiedenheiten, erklärbar durch Rasse oder verschiedene Alterszusammensetzung, Stand der Diagnostik, Häufigkeit der Klinikbehandlung usw. hinausgehen. So ist der *Hautkrebs* in den heißen Ländern nicht nur sehr viel häufiger er betrifft dort auch die Gliedmaßen und den Rumpf, während er bei den Weißen der kühleren Länder relativ selten vorkommt. SCHAFFT (1937) bringt nebenstehende zahlenmäßige Illustration hierzu (Tabelle 17a).

Auch der bei uns so häufige *Magenkrebs* (mehr als $^1/_3$ aller Krebstodesfälle! s. Abb. 14, S. 40) ist in anderen Ländern, z. B. bei den Malaien sehr selten. Umgekehrt ist der bei uns extrem seltene Leberkrebs bei den Javanesen, bei Bantunegern usw. der häufigste Krebs überhaupt. Was für Probleme hier noch der Erforschung harren, dafür nur eine Tabelle von SNIJDERS und STRAUB, entnommen einer Arbeit von E. L. KENNAWAY und N. M. KENNAWAY (1937).

Tabelle 17a. *Hautkrebs in Prozent.*

Lokalisation	Rostock	Niederländisch-Indien	
		Europäer	Eingeborene
Gesicht	90,3	91	37,7
Rumpf und Gliedmaßen .	9,7	9	62,3

Auch beim Sarkom bestehen bedeutende geographische Unterschiede. In Schweden machen die Sarkome 5%, in China 30%, in Kamerun (LEDENTU 1934) sogar 40% aller maligner Tumoren aus. Jedenfalls ist bis zu einer „geographischen Pathologie" des Krebses" (W. FISCHER 1939) noch ein weiter Weg.

Tabelle 18. *Krebshäufigkeit verschiedener Organe.*

	Sumatra		England
	Javanesen	Chinesen	
	%	%	%
Leber	84	45,2	4,8
Magen	6	32,3	23,8
Pankreas	6	3,2	2,9
Penis	3	3,2	0,65
Ösophagus	—	6,5	6,6
Colon und Rectum .	—	3,2	23,1

7. Krebs bei Tieren.

Es ist für den Gesamtrahmen, in den das Krebsproblem hineingehört, von grundsätzlicher Bedeutung, daß der Krebs, so überwiegend er auch beim Menschen vorkommt, doch durchaus nicht ein Reservat des Menschen ist. Bei den Tieren sind von den Insekten aufwärts, besonders bei den Wirbel- und hier vor allem bei den Säugetieren Geschwülste der verschiedensten Art gefunden worden (s. WOLFF 1913). Es muß also damit gerechnet werden, daß die *Fähigkeit, an Krebs zu erkranken,* eine *universelle Eigenschaft aller höheren Organismen* ist.

Zuverlässige Statistiken über *Krebs bei wildlebenden Tieren* gibt es nicht, so zahlreich auch kasuistische Mitteilungen, besonders in Jagdzeitschriften, sind. Um so wichtiger ist es, daß für wilde Säugetiere aus zoologischen Gärten Sektionsergebnisse (Tabelle nach RATCLIFFE 1933) vorliegen.

Tabelle 19.

Tierarten	Zahl der Sektionen	Geschwülste	%
1. Nagetiere . .	431	26	6,0
2. Raubtiere .	763	36	4,7
3. Beuteltiere .	373	9	2,4
4. Huftiere . .	598	11	1,8
5. Affen . . .	971	10	1,0

Bedenkt man, daß wilde Tiere in Gefangenschaft meist kein hohes Alter erreichen, so erscheinen die Häufigkeitszahlen beachtlich. Am meisten interessiert die Frage, wie verhalten sich die Haustiere, die weitgehend unter den Domestikationsbedingungen des Menschen leben? Nach DOBBERSTEIN (1937) entspricht der *Krebs der Haussäugetiere* „in seinem ganzen Verhalten und in seinen Erscheinungsformen weitgehend" dem Krebs des Menschen. Er errechnet für den Hund rund 5%, für die Katze 4—5% und für das Pferd 0,5—0,8% Krebshäufigkeit. Bedenkt man die sehr viel niedrigere Besetzung der Altersklassen durch die häufige Tötung der Tiere, so sind die Häufigkeitswerte beträchtlich genug.

Aber ganz verschieden ist die *Krebshäufigkeit der einzelnen Organe.* Greifen wir den Hund, der ja noch am meisten Wohnung und Nahrung mit dem Menschen teilt, heraus, so ergibt sich: der Hautkrebs macht mehr als ein Drittel, Haut- und Brustkrebs machen über die Hälfte der Krebse aus. Der Verdauungskanal, der beim Menschen über 50% der Krebse liefert, tritt ganz zurück: nur 0,33% Magenkrebs gegenüber 30% beim Menschen! Auch die übrigen Verschiedenheiten sind aufschlußreich, ihrer Verursachung nach aber noch völlig ungeklärt.

Tabelle 20. *Krebshäufigkeit verschiedener Organe bei Haussäugetieren.*
(Nach DOBBERSTEIN.)

	Krebs bei Haussäugetieren		
	Pferd	Rind	Hund
Haut	7,6	10,1	36,6
Auge	11,7	16,8	.1,5
Magen	5,2	6,0	0,3
Darm	2,5	5,2	0,5
Leber	1,4	9,4	4,9
Brustdrüse	2,0	—	19,9
Niere	8,9	7,1	1,1
Lunge	4,2	6,0	4,1
Nase und Nebenhöhlen	17,4	—	0,5
Schilddrüse	1,1	—	18,9

Eine besondere Rolle spielt der *Krebs der Laboratoriumssäugetiere.* Da sie besonders für die Frage Krebs und Vererbung eine Rolle spielen, wird im 5. Kapitel ausführlicher davon die Rede sein. Hier nur so viel, daß bei allen (Maus, Ratte, Kaninchen und Meerschweinchen) spontane Tumoren bekannt sind. Das Meerschweinchen allerdings bekommt spontan nur sehr selten Krebs. KRÖNING und WEEPLER haben 1939 aus Anlaß eines von ihnen beschriebenen Blastoms die Frage untersucht und bis dahin nur 10 epitheliale und 10 nichtepitheliale Geschwülste beim Meerschweinchen beschrieben gefunden. Beim *Kaninchen* kommt es in 1—1,5% zu Spontangeschwülsten. Bei der *Maus* ist die Häufigkeit größer, doch ist die spontane Krebsrate ganz verschieden je nach ihrer erbbiologischen Konstitution. Die höchste Krebsziffer hat die *Ratte.* Auch hier schwanken die Prozentzahlen nach Stamm und Haltungsbedingungen.

Unbeschadet späterer Ergänzungen kann man bereits sagen, daß Geschwülste vielerlei Art von Wirbellosen bis herauf zu den Säugetieren vorkommen. Es ist dies von grundsätzlicher Bedeutung, zeigt ja das Vorkommen bei allen daraufhin untersuchten Tieren, daß es sich bei dem *Geschwulstproblem* schließlich um ein *Problem der allgemeinen Biologie* handelt.

Zusammenfassung. Durch zahlenmäßige Auswertung eines großen ärztlichen Erfahrungsgutes dürfen folgende Grundtatsachen als statistisch gesichert angesehen werden:

1. *Der Krebs ist in den Kulturländern ungemein häufig, er bedingt* $^1/_6$ *aller Todesfälle!*

2. *Massenstatistisch nimmt der Krebs fortgesetzt noch weiterhin zu.* Diese Zunahme der Krebshäufigkeit findet jedoch in der besseren diagnostischen Erfassung, in der erheblichen Verlängerung der durchschnittlichen Lebensdauer des Menschen und in der stärkeren Besetzung der Altersklassen seine befriedigende Erklärung. *Innerhalb der gleichen Altersklassen nimmt der Krebs zur Zeit nicht weiter zu.* Die einzige Ausnahme bildet der auch jetzt noch immer häufiger werdende Lungen- bzw. Bronchialkrebs.

3. *Der Krebs tritt in 98% der Fälle in der Einzahl auf.* Tritt er mehrfach auf, so hat das meist besondere Gründe.

4. *Der Krebs* ist zwar *keine ausschließliche Alterserkrankung*, doch *verläuft die allgemeine Krebszunahme* vom 30.—70. Lebensjahr *zur Alterszunahme in geometrischer Progression*.

5. *Frauen erkranken und sterben häufiger an Krebs als Männer.* Das Plus bei den Frauen geht ausschließlich zu Lasten des Krebses der weiblichen Geschlechtsorgane.

6. *Der Krebs befällt die verschiedenen Organe mit ganz verschiedener Häufigkeit.* Dabei bildet er so viele Geschwulstarten, als es Gewebsarten im menschlichen Organismus gibt. Der weitaus häufigste ist der *Magenkrebs.* Er macht allein *mehr als* $^1/_3$ *aller Krebstodesfälle,* der *Krebs des Verdauungssystems mehr als* $^2/_4$ *aller Krebserkrankungen aus.* Ein weiteres Viertel geht auf Konto der Geschlechtsorgane.

7. Für die gleiche Bevölkerung hat der *gleiche Organkrebs* für beide Geschlechter eine für ihn *charakteristische Geschlechtsproportion,* eine *relative Alterskurve* und ein *mittleres Erkrankungsalter.*

8. Während ihre Ausgangsgewebe 82,5% der Körpermasse ausmachen, stellen die *Sarkome nur 5—8% der malignen Tumoren.*

9. In der *Häufigkeit der krebsbefallenen Organe* finden sich *in den verschiedenen Gegenden der Erde* sehr große *Unterschiede.*

10. Die Tatsache, daß *Geschwülste* aller Art von den Wirbellosen aufwärts *bei allen Organismen vorkommen,* zeigt, daß das *Geschwulstproblem* seinem Wesen nach ein *Problem der allgemeinen Biologie* ist.

Es ist klar, so viele Grundtatsachen, so viel Fragen, die nach Antwort heischen: Warum ist Krebs so häufig? Warum so verschieden häufig in verschiedenen Organen? Warum steigt er mit zunehmendem Alter die Stufen der Häufigkeit immer schneller empor? Warum sind die Sarkome, deren Ausgangsgewebe $^4/_5$ der Körpermasse ausmachen, so selten? Warum ist der Magenkrebs bei uns so häufig und bei den Malaien fast unbekannt? Warum nimmt der Lungenkrebs stetig zu?

Jetzt, wo die statistischen Feststellungen an einem vorläufigen Ende angelangt sind, muß jedoch eines betont werden: Statistik tut not. Sie gewährt viele erste Einblicke in das ursächliche Geschehen, sie bringt Maß und Zahl in das Beobachtungsgut der Ärzte und gibt zu vielen, vielen weiteren Fragestellungen unmittelbar Anlaß, meist aber liefert die Statistik, insbesondere alle Sektions- und Sterblichkeitsstatistik, nur das Endresultat eines Geschehens, über dessen Anfang sie jedoch formal nichts aussagt. Den Anfängen im Gewebe und der Ausbreitung im Organismus gilt das nächste Kapitel.

Literatur.

Ackerman, L. V. and J. A. del Regato: Cancer. Diagnosis, Treatment and Prognosis. St. Louis 1947. — Adam, C. u. Auler: Neuere Ergebnisse auf dem Gebiete der Krebskrankheiten. Leipzig 1937.

Becker, E.: Beitr. klin. Chir. 14, 146. — Becker, J.: Strahlenther. 72, 351 (1943). — Berblinger: Klin. Wschr. 1925, 913. — Berger, W.: Reichsgesdh.bl. 1941, 29—37, 53—58. — Billroth, Th.: Allgemeine chirurgische Pathologie und Therapie. Berlin 1889. — Borst, M.: Allgemeine Pathologie der malignen Geschwülste. Leipzig 1924. — Burke, M.: Amer. J. Canc. 27, 316 (1936). — Buschbeck: Z. Krebsforsch. 34, 678 (1931).

Cocchi, U.: Schweiz. Z. allg. Path. 1941. — Cramer, W.: Z. Krebsforsch. 34, 531 (1931). — Amer. J. Canc. 29, 1 (1937).

Dobberstein, H.: In Adam-Auler, S. 156. — Dormans, E.: Verh. 2. internat. Kongr. Krebsforsch. 1, 441 (1936). — Z. Krebsforsch. 45, 471 (1937). — Dressel, H.: Diss. Berlin 1935. Egli: Korresp.bl. Schweiz. Ärzte 1914.

Fischer, W.: Z. Krebsforsch. 46, 221 (1937); 49, 496 (1939); 53, 1 (1942). — In Adam-Auler, S. 67. 1937. — Med. Klin. 1940, Nr 12. — Z. inn. Med. 1947, H. 3/4, 119. — Fischer-

Wasels, B.: Allgemeine Geschwulstlehre. In Handbuch der normalen und pathologischen Physiologie, Bd. 14, 2. Hälfte. Berlin 1927.
Gigl, J.: Med. Klin. 1927, Nr 12. — Götting: Z. Krebsforsch. 1909. — Goetze, O.: Z. Krebsforsch. 1913. — Günther, H.: Z. Krebsforsch. 29, 91 (1929).
Hadda, S.: Beitr. klin. Chir. 154, 124 (1931). — Hallermann, W.: Z. Krebsforsch. 38, 77 (1933). — Hanlon, F. R.: Amer. J. Canc. 1931. — Haubold, H.: Dtsch. Ärztebl. 1935, 1263. — Krebs und Krebsbekämpfung in Frankreich. Leipzig 1936. — Reichsgesdh.bl. 1937, 1938. — In Adam-Auler, S. 143. 1937. — Hauff, W. v.: Dtsch. med. Wschr. 72, 487 (1947). — Hecker, R.: Mschr. Krebsbekpf. 7 (1939). — Hedinger, E.: Schweiz. med. Wschr. 1923. — Heiberg: Weiteres über Geschwülste. Kopenhagen 1938. — Henschen, F.: Virchows Arch. 307, 71 (1940). — Hippel, E. v.: Arch. Ophthalm. (D.) 59 (1904).
Jolkwer, W. E.: Arch. klin. Chir. 1929, 155. — Jonckheere, F. u. M. Votguenne: J. Chir. etc. (Belg.) 1935, Nr 6.
Kennaway, E. L.: J. industr. Hyg. 7, 69 (1925). — Kennaway, E. L. and N. M. Kennaway: Acta inter. Union against Canc. 2, 101 (1937). — Koller, S.: Z. Krebsforsch. 45, 197 (1936). — Kroening, F.: In Handbuch der Erbbiologie des Menschen, Bd. IV/2, S. 1079. Berlin 1940. — Kurtzahn: Med. Klin. 1930 II.
Lasch, C. H.: Z. Krebsforsch. 50, 243 (1940). — Lasch u. K. Blome: Dtsch. Ärztebl. 1938, 95. — Lauterborn: Z. Krebsforsch. 15 (1916). — Liek, E.: Krebsverbreitung, Krebsbekämpfung, Krebsverhütung. München 1932. — Lindau, A.: Acta path. et microbiol. scand. (Dän.) Suppl. 1 (1926). — Loewe, G. u. G. Gerlach: Dtsch. Z. Chir. 235, 527 (1932).
Oeser, H.: Dtsch. Gesdh.wes. 1946, H. 23, 724. — Oughterson, A. W.: The truth about cancer. (Der amerikanischen Tagespresse entnommen 1947.)
Peller, S.: Z. Krebsforsch. 22, 346 (1925). — Acta cancerol. 1936. — Amer. J. Hyg. A 34, 1—11 (1941). — Pemberton, J. de J. and P. H. Seefeld: Amer. J. Surg. 66, 393 (1944). — Auszug dieser Arbeit in Coll. Pap. Mayo-Clinic 36, 33 (1945). — Peters: Z. Krebsforsch. 37, 587 (1933). — Pirchan, A. and H. Sikl: Amer. J. Canc. 16, 681 (1932). — Prinzing, Fr.: Die Methoden der medizinischen Statistik im Handbuch der biologischen Arbeitsmethoden, Liefg. 1924. — Dtsch. med. Wschr. 1926. — Putschar, W.: Verh. dtsch. path. Ges. 1935.
Ratcliffe, H. L.: Amer. J. Canc. 17 (1933). — Rieder, W.: Arch. klin. Chir. 135, 719 (1925). — Rochat, G. F.: Klin. Mbl. Augenhk. 86, 23 (1931). — Roesch, H.: Virchows Arch. 245, 1 (1923). — Rössle, R.: Z. angew. Anat. 5, 127 (1920). — Wachstum und Altern. München 1923.
Schafft, W.: Z. Krebsforsch. 49, 1 (1939). — Schinz, H. R.: Strahlenther. 63, 268 (1938). — Schwarz, H.: Med. Klin. 1934, Nr 36. — Shapiro, A. L. and H. Bolker: Amer. J. Canc. 40 (1940). — Siebke, H.: Z. Krebsforsch. 23 (1926). — Simmross, E.: Virchows Arch. 285, 183 (1932). — Sorsby, M.: Cancer and Race. London 1931. — Spemann, H.: Experimentelle Beiträge zu einer Theorie der Entwicklung. Berlin 1936. — Spranger, H.: Z. Krebsforsch. 20 (1923).
Vierordt: Anatomische Daten. Jena 1908.
Warren, S. and O. Gates: Amer. J. Canc. 16 (1932). — Wolff, G.: Ref. Z.org. Chir. 1936. — Wolff, J.: Die Lehre von der Krebskrankheit. III. Teil, 1. Abt. Statistik. Tier- und sog. Pflanzenkrebs. Jena 1913. — Wyss, O.: Dtsch. Z. Chir. 13 (1908).
Ziegler, H.: Mitt. Grenzgeb. Med. u. Chir. 46 (1943).

Drittes Kapitel.

Allgemeine Krebspathologie.

Die Morphologie soll die Lehre von der Gestalt der Bildung und Umbildung der organischen Körper enthalten, sie gehört daher zu den Naturwissenschaften . . .

Goethe, Vorarbeiten zu einer Physiologie der Pflanzen. (Goethes Morphologische Schriften Jena 1926, S. 228.)

Die Sektions- und Todesursachenstatistik hat als Grundlage die Endausgänge der Krebskrankheit. Über ihre Anfänge und darüber, in welcherlei Gestalt Krebs auftritt, wie er sich ausbreitet, wie seine Unterarten zu beurteilen, einzuteilen und zu benennen sind, was sie noch an Leistungen vollbringen, darüber und über vieles andere gibt die *Krebsmorphologie* Auskunft. Wie immer in den Naturwissenschaften, so hängt auch hier sehr viel von neuen Methoden ab. Einblick in Herkunft, Aufbau, Ausbreitung und Wesen der Geschwülste vermittelt die deskriptive Morphologie mit ihren vielfach neuen Hilfsmitteln der Organologie, Histologie und Cytologie. Hiezu kommen die Methoden der experimentellen Morphologie, sei es in Form der den Entwicklungsablauf künstlich abändernden Entwicklungsmechanik oder der Erzeugung krebskranker Versuchstiere durch Transplantation von Krebsgewebe (Methode der Impfgeschwülste) oder in Form der Gewebezüchtung, die gerade für das Krebsproblem die starren Zustandsbilder histologischer Präparate durch die Dynamik, Stoffwechselphysiologie, Wachstumsbiologie, Gewebsorganisation, Zelldifferenzierung usw. lebender, aus dem Organismus ausgepflanzter Zellen so wirksam ergänzt. Liefert die Klinik der Krebskrankheiten das Ausgangs- und Beobachtungsmaterial, die Klinik und Statistik zusammen die großen Fragestellungen, so liefert die Krebsmorphologie, insbesondere die pathologische Anatomie, das wissenschaftliche Fundament, auf dem heute unsere Lehre vom Wesen der Krebskrankheit ruht. Ohne Krebsmorphologie wären alle anderen und späteren Fortschritte, auch die mit ganz anderen Methoden der Krebsforschung erzielten, undenkbar. Umgekehrt würde natürlich derjenige, der die Morphologie zum hauptsächlichen oder gar alleinigen Traggrund machen würde, einseitig und von der vielgestaltigen Wirklichkeit des Krebsgeschehens weit entfernt bleiben. Es gibt vor allem in der Physik, Chemie, Biochemie, Strahlen- und Chemogenetik viele Krebsprobleme, die weder mit dem Mikroskop, noch mit dem Ultramikroskop zu fassen und doch real, wesentlich und wirksam sind.

1. Aufbau und Grundeigenschaften der Geschwülste.

Das Licht der Wissenschaft begann das Dunkel der Krebskrankheit erstmals aufzuhellen, als das Mikroskop die **Zellnatur** *aller Krebsgeschwülste* offenbarte. Nicht lange, nachdem der Anatom und Physiologe SCHWANN (1810—1882) zusammen mit SCHLEIDEN die grundlegende Entdeckung gemacht hatte, daß Pflanze wie Tier und Mensch sich aus einzelnen Zellen als den letzten, unteilbaren morphologischen Bausteinen wie funktionellen Elementareinheiten aufbauen, kam durch den Physiologen JOHANNES MÜLLER die Nutzanwendung auf das Krebsproblem, nämlich der Nachweis, daß auch die „krankhaften Geschwülste" aus Zellen zusammengesetzt sind. Seitdem ist das Geschwulstproblem in weitem Umfange ein Zellproblem geworden, und alle Krebsmorphologie nimmt von der Krebszelle ihren Ausgangspunkt und kehrt, so groß auch die Umwege zu sein scheinen, immer wieder zur Krebszelle zurück. Es ist hier nicht der Ort, all das Beweismaterial zu wiederholen, welches die großen Krebsmorphologen VIRCHOW, v. HANSEMANN, ORTH, RIBBERT, BORST, EWING, FISCHER-WASELS u. a. zusammengetragen haben, um die nachstehenden Sätze zu begründen, die heute durch den consensus omnium schon den Charakter von Axiomen angenommen haben. Tatsächlich brachte ja auch alle weitere Krebsforschung, gleichviel, ob morphologischer oder experimenteller Art, *eine* fortgesetzte Bestätigung für den Satz: *Wie die Zelle im Anfang allen Lebens überhaupt, so steht im Anfang jeglicher Krebsentwicklung die Urgeschwulstzelle, die erste Krebszelle.* Ist die Zelle, wie VIRCHOW in seiner Cellularpathologie (1859, S. 3) sagt, „wirklich das letzte Formelement aller lebendigen Erscheinung", so ist die *Krebszelle Ausgangspunkt, Einheit und Wesensträger der Krebsgeschwulst.*

Die weitere grundlegende Erkenntnis ist der Nachweis (VIRCHOW u. a.), daß die Krebszelle bei der Krebsentstehung nicht etwa von außen eingeimpft, sondern im Organismus selbst aus dessen eigenen Geweben entstanden ist. *Die erste Krebszelle* als Ausgangspunkt jeder Krebsgeschwulst *leitet sich direkt von einer letzten Körperzelle als Mutterzelle ab.*

Von der Regel, daß die Krebszellen stets Abkömmlinge eigener Körperzellen sind, gibt es nur eine *Ausnahme;* das *Chorionepitheliom.* Dessen Zellen entstammen dem Chorion, also einem vom Fetus gelieferten Gewebe, dessen Zellen, die Chorionepithelien, in die mütterliche Decidua eindringen (Näheres s. bei BORST 1924) und dort unter Mitbeteiligung fetalen Stromas die Chorionzotten bilden. Diese aus Zellen des Kindes hervorgehenden Zotten vermögen gleichfalls maligne zu entarten, die Placenta und den Uterus zu durchwuchern und zu metastasieren (vgl. auch FISCHER-WASELS 1942): malignes Chorionepitheliom.

Die Cellularpathologie der Krebse geht also davon aus, daß jede Zelle des Organismus Mutterzelle einer Krebsgeschwulst werden kann. Nur endgültig fertige und nicht mehr teilungsfähige Zellen, wie die verhornenden Deckzellen der äußeren Haut, die fertigen Knochenzellen, die Ganglienzellen des Gehirns und Rückenmarks liefern keine Geschwülste mehr. Sonst ist aber jedes Gewebe, jede noch teilungsfähige Zelle des Übergangs in Krebszellen befähigt. Bei diesem Übergang muß jedoch etwas ganz Wesentliches mit der Ausgangszelle passiert sein, denn wenn auch an der Krebszelle noch manches an das Muttergewebe erinnert, so unterscheidet sich doch die erste Krebszelle grundlegend von der letzten Körperzelle; sie wird befähigt, autonom und destruktiv zu wachsen: *beim Übergang von der letzten Körperzelle in die erste Krebszelle ändert die Ausgangskörperzelle völlig ihren Zellcharakter.*

Der Kernpunkt des ganzen Krebsproblems ist sonach der Übergang der noch normalen letzten Körperzelle in die erste „entartete" Geschwulstzelle. Was zwingt die bisher wohldisziplinierte Körperzelle, „aus der Art zu schlagen" und offensiv zu werden? Welcher Natur ist der Vorgang der krebsigen Entartung? Warum ist er irreversibel? Kann man ihn künstlich erzeugen? Welcher Natur sind solche „krebsinduzierende" Schäden? Diese und viele andere Fragen drehen sich alle um das *Problem der Probleme,* den *Übergang der letzten Körperzelle in die erste Krebszelle* als Uranfang jeglichen Krebsgeschehens.

Die eigentliche Geschwulstbildung und damit der **Aufbau** *der Krebsgeschwulst* beginnt damit, daß die erste Krebszelle sich verdoppelt, d. h. sich selbst identisch reproduziert. Da sich auch die Tochterzellen immer weiter teilen, entstehen mit den 4, 8, 16 usw. Zellen der erste Geschwulstkeim oder die Anfänge des *Geschwulstparenchyms,* wie man die Summe der eigentlichen Krebszellen selbst nennt. Manche Krebsgeschwülste bestehen später nahezu nur aus Geschwulstzellen. Der Regel nach aber veranlassen die Krebszellen die Nachbargewebe, ihnen für den Aufbau des Krebsgewebes aus den Binde- und Stützgeweben ein architektonisches Stützgerüst und für die Ernährung Blutgefäße zu liefern. Beides zusammen bezeichnet man als *Stroma.* Das Stroma wird aus der Nachbarschaft mit einbezogen, wenn es nicht, wie bei Sarkomen, von den Geschwulstzellen selbst gebildet wird. Dafür, daß das Stroma den benachbarten normalen Geweben entstammt, liefern die Metastasen einen sinnfälligen Beweis: ihr Stroma stammt stets mit dem des Organs überein, in dem sich die Metastasen entwickeln. Entstehen z. B. Metastasen von Krebsen, deren primäres Organ (z. B. Prostata, Mamma, Schilddrüse) nie Knochen bildet, im Knochensystem, so kann es auch im Stroma der Metastasen zur Knochenbildung (osteoblastische Carcinose) kommen, weil eben dort das stromaliefernde ortsansässige Gewebe schon normalerweise die Fähigkeit zur Knochenbildung besitzt. Parenchym und Stroma zusammen, beide höchst variabel in ihrer Wechselbeziehung, machen dann die Geschwülste aus. Für die Bösartigkeit selbst sind jedoch die Geschwulstzellen allein maßgebend. Soweit sie nicht von Nerven ausgehen oder Nerven von dem durchwucherten Gewebe übrig lassen, sind die Geschwülste ohne Nervenversorgung.

Die Einteilung und **Benennung** *der Geschwülste* richtet sich nach Herkunft, Aufbau und Leistung. Wie schon im 1. Kapitel vorweggenommen, teilt man die Geschwülste in drei große Klassen ein: die mesenchymalen, die epithelialen und die Mischgeschwülste.

Bei den *Sarkomen* (vgl. auch Abb. 2, S. 4) sei noch einmal an ihre Sonderstellung erinnert: 1. Während die mesenchymalen Muttergewebe 82,5% der Körpermasse ausmachen, stellen sie nur etwa 5% der bösartigen Geschwülste. 2. Sie zeigen keine steil ansteigende Zunahme mit dem Alter, sondern verteilen sich weitgehend gleichmäßig auf die Altersklassen. 3. Sie bevorzugen zu $^2/_3$ das männliche Geschlecht. 4. Sie betreffen innerhalb der mesenchymalen Gewebe ganz überwiegend den Bewegungsapparat.

Der *Begriff des Sarkoms* wird vor allem unter den Pathologen sehr verschieden gebraucht. Oft werden auch Geschwülste epithelialer Herkunft unter die Sarkome gerechnet. Besondere Schwierigkeiten bereiten die Geschwülste des Neuroektoderms (s. unten). Bezüglich der am meisten umstrittenen Begriffe, wie z. B. der sog. Adenosarkome der Nieren (besser Nephroma embryonale), der Hypernephrome und der sog. Melanosarkome (besser Melanoblastome), sei besonders auf FISCHER-WASELS (1927) verwiesen. Der letztere möchte nur diejenigen bösartigen *Geschwülste*, die wirklich *der Bindesubstanzreihe* angehören, als Sarkome bezeichnet wissen.

Tabelle 21. *Mesenchymale Geschwülste.*

Muttergewebe	Gutartige Geschwulst	Krebsgeschwulst
I. Stützgewebe:		
Fibrilläres Bindegewebe	Fibrom	Fibrosarkom
Schleimgewebe	Myxom	Myxosarkom
Fettgewebe	Lipom	Liposarkom
Knorpel	Chondrom	Chondrosarkom
Knochen	Osteom	Osteosarkom
II. Muskelgewebe:		
Glatte Muskulatur	Leiomyom	Leiomyosarkom
Quergestreifte Muskulatur	Rhabdomyom	Rhabdomyosarkom
III. Gefäße:		
Blutgefäße	Hämangiom	Hämangiosarkom
Lymphgefäße	Lymphangiom	Lymphangiosarkom
IV. Blutbildende Gewebe:		
Lymphatisches Gewebe	Lymphocytom-Plasmocytom	Lymphosarkom
Myeloisches Gewebe	Myelocytom (Myelom)	Myelosarkom
V. Nervengewebe:		
Neuroglia	Gliome	Gliosarkom
Nervenfasern	Neurome	Neurosarkom
Ganglienzellen	Ganglioneurom	Gangliosarkom

Bei *epithelialen Geschwülsten* werden je nach der Höhe der Differenzierung unreife bis weitgehend ausdifferenzierte Krebsformen unterschieden, und zwar entsprechen (vgl. Abb. 3, S. 5):

a) dem undifferenzierten Epithel   das Carcinoma simplex,
b) dem Plattenepithel   das Plattenepithelcarcinom,
c) dem verhornenden Plattenepithel   das verhornende Plattenepithelcarcinom,
d) soliden Drüsenschläuchen ⎫
e) hohlen Drüsenschläuchen ⎭   das Adenocarcinom.

Groß ist die Sprachverwirrung bei den *Hautcarcinomen;* Carcinom, Ulcus rodens, Cancroid, Cylindrom, Plattenepithelcarcinom, Epitheliom, Basaliom, adenogenes Carcinom usw. Die gleichen Begriffe wie z. B. Epitheliom, Basaliom (beides auch rein sprachlich schlechte Bezeichnungen!) werden von verschiedenen

Schulen und in verschiedenen Ländern in verschiedenem Sinne gebraucht. Klinisch reicht die alte histologische Unterscheidung in Basalzellen- und Stachelzellenkrebs (Carcinoma basocellulare und spinocellulare) aus. Das erstere verläuft fast stets relativ gutartig, metastasiert auch selten, während das letztere alle Kennzeichen des Bösartigen (Tiefenwachstum, frühzeitige Metastasierung) an sich trägt.

Diesen Grundtypen stehen viele Varianten von Carcinomen gegenüber, je nachdem, ob das Bindegewebe sehr zellreichem jungem Granulationsgewebe oder zellarmem Fasergewebe (Carcinoma fibrosum) entspricht. Es soll jedoch im einzelnen auf die vielen Unterarten hier nicht eingegangen werden. Die 3. Gruppe umfaßt die *Mischgeschwülste,* die entwicklungsgeschichtlich und morphologisch an sich interessant sind, im gesamten Krebsgeschehen wegen ihrer Seltenheit jedoch nur eine geringe Rolle spielen.

Tabelle 22. Mischgeschwülste.

I. Einfache Mischgeschwülste:

Bindesubstanzen	Mesenchymale Mischtumoren	Sarkomatöse Mischgeschwülste
Bindesubstanzen und Epithel	Fibroepitheliome	Carcinosarkom

II. Komplizierte Mischgeschwülste:

Äußeres ⎫ Mittleres ⎬ Keimblatt Inneres ⎭	Teratoide Mischgeschwülste	Teratoide Sarkome (embryonale Adenosarkome)

III. Eiwertige Keimgeschwülste:

Eiwertige Keime	Teratoma (Embryoma, Dermoide)	Maligne Teratome

Ein Beispiel für eine aus mehreren Gewebsanteilen bestehende Mischgeschwulst sind die sog. *Glomustumoren.* Sie nehmen ihren Ausgang vom Glomus neuromyoarterialis, einem normalen arteriovenösen Gebilde der Hand, vor allem im Bereich der Endarterien an Fingern und Zehen. Wie der Name besagt, setzt sich der Glomus aus mehreren Gewebselementen zusammen, die sich dann auch im Glomustumor, anormal angeordnet, vermehrt und verzerrt wiederfinden. Sie ergeben — nur bei Erwachsenen! — bis kirschkerngroße, gut abgegrenzte, intracutane Tumoren von großer Schmerzhaftigkeit mit Ausstrahlung in die betreffende Gliedmaße. In den letzten Jahren werden auch Fälle von multiplen (bis zu 48, dann meist über den ganzen Körper verteilten) Glomustumoren beschrieben[1]. Näheres findet sich bei DÖRING (1947), der auch zwei eigene Fälle mit multiplem Vorkommen beschreibt. Maligne Fälle scheinen bis jetzt noch nicht beschrieben zu sein.

Nicht alle Geschwülste lassen sich in diesen 3 Klassen unterbringen. Trotzdem wird man aus Gründen der wissenschaftlichen Verständigung und aus didaktischen Vorteilen an der alten Einteilung der Geschwülste festhalten. Eine Sonderstellung beanspruchen in der Hauptsache die Geschwülste des Zentralnervensystems und Geschwülste besonderer Genese wie das Chorionepitheliom, die Melanome u. dgl.

Die *Hirngeschwülste* oder, richtiger gesagt, die intrakraniellen Tumoren haben in mehrfacher Hinsicht eine Sonderstellung, nicht nur klinisch, sondern auch

---

[1] Nachtrag S. 686.

morphologisch. Ihre Klassifizierung ist viel umstritten. BAILEY (1936) teilt sie folgendermaßen ein:

I. Eigentliche Hirngeschwülste:
a) Gliome
1. Glioblastoma multiforme
2. Spongioblastoma polare
3. Ependymom
4. Neuroepitheliom
5. Astroblastom
6. Astrocytom
7. Oligodendrogliom.
b) Glioneurome
1. Medulloblastom
2. Ganglioneurom.

II. Tumoren der Deckzellen des Nervensystems:
a) Meningeale Tumoren
1. Meningotheliom
2. Fibroblastom
3. Osteom
4. Lipom
5. Melanoblastom
6. Hämangioblastom
7. Sarkom.
b) Tumoren der Nervenscheiden
1. Neurinom.

III. Hypophysentumoren:
a) Adenome
1. Eosinophil
2. Chromophob.
b) Craniopharyngeom.

IV. Dysembryome:
1. Teratoide Cysten
2. Perlgeschwülste
3. Chordome
4. Pinealome
5. Papillome.

V. Tumoren des Gefäßsystems:
1. Hämangioblastom (Lindau)
2. Angioma racemosum
3. Capilläre Teleangiektasien.

Auch eine jüngst erschienene amerikanische Arbeit von NAFFZIGER und BOLDREY (1948) schließt sich der Klassifizierung BAILEYs im wesentlichen an. Nach der großen, über 2000 Fälle umfassenden Statistik von CUSHING (1932) kamen auf die

Gliome 42,6%	Kongenitale Tumoren . . . 3,6%
Hypophysengeschwülste. . . 17,8%	Metastatische Tumoren . . . 4,2%
Meningeome 13,4%	Primäre Sarkome 0,7%
Neurinome 8,7%	Rest 9,0%

Eine gewisse Sonderstellung haben natürlich die malignen *Tumoren der blutbildenden Gewebe.* Für ihre Zellen ist es ja physiologisch, daß sie nicht an Ort und Stelle und nicht zusammenbleiben, sondern daß sie in die Blutbahn ausgeschwemmt werden. Die Ausbreitung der Geschwülste blutbildender Organe erfolgt denn auch von vornherein anders: sie brauchen ja kein Stroma zu ihrer Ernährung, ihre Intercellularsubstanz ist gewissermaßen das Plasma des Blutes und ihre Metastasierung erfolgt über den gesamten Blutstrom. Ihre Muttergewebe sind die Blutbildungsstätten im Knochenmark, in den Lymphdrüsen, der Milz und in den lymphatischen Geweben der Organe. Wird stereotyp immer nur dieselbe Zellart ins Blut geschwemmt, so entstehen je nach den Mutterzellen bald die lymphatischen oder myeloischen *Leukämien.* Bei diesen letzteren setzt sich Tumorauffassung immer mehr durch (TISCHENDORF 1942, 1946). Der klinischen und hämatologischen Unterscheidung in akute Myelosen und chronische Leukämien entspricht bei der Tumorauffassung der Leukämien die unreifere und damit bösartigere und die reifere und damit gutartigere Differenzierung. Nach TISCHENDORF sind auch das Lymphosarkom und die lymphosarkomatösen Leukämien „nicht Neubildungen des lymphatischen Parenchyms, sondern des lymphoiden Retikulums der blutbildenden Gewebe". Das lokale Lymphosarkom könne sich zur generalisierten Lymphosarkomatose entwickeln. Bezüglich Ausbreitung solcher lymphosarkomatöser Tumoren und ihrer Wechselbeziehungen zur Lymphosarkomatose sei auf TISCHENDORF (1946) verwiesen.

Auch das *Myelom* gehört zu den Geschwülsten der Blutbildungsstätten. Es entsteht nur dort, wo rotes Knochenmark vorhanden ist, und zwar entstammt es plasmacellulären Gewebselementen des Knochenmarks und wird daher auch besser als *Plasmocytom* bezeichnet. Je nach der Gewebsreife tritt es bald als zunächst isolierter Geschwulstknoten, bald als multiple Ausbreitung oder als allgemeine Myelomatose auf. Morphologisch erhebt sich der Verdacht, sobald im Sternalpunktat atypische und besonders polymorphe Plasmazellen in ganzen Zellverbänden auftreten und durch reichliche Mitosen die Tumorannahme nahelegen. Die Plasmocytome spielen eine besondere Rolle wegen ihrer abno men Proteine (4. Kapitel, S. 127). Die systematisierten Formen verlaufen meist in kurzer Zeit tödlich. Immerhin kommt es vor, daß selbst bei jahrelangem Verlauf die Diagnose nicht gestellt wird (vgl. Fall 4 bei NOELLE 1947, über 5 Jahre nicht erkannt).

Mit der Bezeichnung Myelom wird ferner eine besondere Geschwulstform bedacht, die im Schrifttum bald als myelogenes Knochensarkom, bald als endotheliales Myelom, bald nach dem ersten Beschreiber JAMES EWING (1922) unter der Bezeichnung EWING-*Sarkom* läuft. Wohl ist stets der Knochen Sitz der Krankheit, aber im Grunde doch nur gewissermaßen als Behälter der Geschwulst, denn sie geht nicht von irgendwelchen Zellelementen des Knochengewebes selbst, sondern vom Knochenmark und hier wiederum von den Retikulumzellen desselben aus. Es wäre daher richtiger, wenn man sie nach dem Vorschlag von OBERLING und RAILÉANU (1932) allgemein als *Retikulosarkom* des Knochenmarks bezeichnen würde, ein Vorschlag, dem sich auch HELLNER (1935) und BRUNNER (1944) anschließen. Morphologisch ist die Geschwulst gekennzeichnet durch ein sehr zellreiches Syncytium runder Sarkomzellen ohne jede Intercellularsubstanz und ohne jede osteoblastische Fähigkeit. Soweit im Bereich von EWING-Sarkomen Knochen neu gebildet wird, ist dieser nicht blastogener, sondern reaktiver Herkunft als Antwort des Wirtsknochens auf seine blastogene Zerstörung.

Allgemein-geschwulstpathologisch ist von Bedeutung, daß das EWING-Sarkom fast nur das Kindes- und Jugendalter (95% unter 20 Jahren, COPELAND und GESCHICKTER 1930) betrifft. Es macht sehr oft Fieber und wird daher klinisch häufig mit einer Osteomyelitis verwechselt (vgl. auch BRUNNER 1944), zumal auch noch das Röntgenbild wegen der reaktiven Periostitis ossificans dieser Fehldiagnose Vorschub leistet. Schon hier sei vorweggenommen, daß es zu den radiosensiblen, aber durch Strahlenbehandlung meist nicht auf die Dauer heilbaren Geschwülsten gehört.

So verwirrend die Fülle der verschiedenen Geschwülste erscheint, verschieden ist immer nur das Muttergewebe und die jeweilige Differenzierungshöhe. Einheitlich bleibt immer der Generalnenner, auf den sich alle bösartigen Geschwülste hinsichtlich ihrer **Grundeigenschaften** bringen lassen.

Das erste Hauptkennzeichen einer Krebsgeschwulst ist die „**Malignität**". Dieser Begriff von der Bösartigkeit der Krebsgeschwülste besagt zunächst weiter nichts, als daß sich Krebsgeschwülste als lebensvernichtend erweisen. Im allgemeinen Sprachgebrauch haben sich damit aber weitere Ideenassoziationen gekoppelt, denn das Leben zu vernichten sind auch „gutartige" Geschwülste (z. B. Inselzelladenome des Pankreas, Adenome des Nebennierenmarks, Meningeome u. a.) imstande. Was aber bei der Vorstellung Krebs klinisch und morphologisch noch hinzukommen muß, ist das *unbegrenzte Wachstum* oder anders ausgedrückt der Wegfall der physiologischen Wachstumsregulation.

Damit tritt — nach dem zentralen Problem der Umwandlung von Körperzellen in Krebszellen — das zweite große Krebsrätsel in den Gesichtskreis, denn während alles Wachstum in der Fetalperiode, beim Neugeborenen, in der Kindheit und bei Regenerationsprozessen bis ins höchste Alter nach einer dem Wesen nach unbekannten, inneren Ordnung vor sich geht und während sonst allem Wachstum eine Schranke durch die Organ- und Gewebsgrenzen gesetzt wird, ist andererseits das *Wachstum* einer Krebsgeschwulst vom Augenblick der Entstehung der ersten Krebszelle an *fortschreitend und zerstörend*. Klar ist dabei zunächst nur, daß das „ens malignitatis" bereits in der ersten Krebszelle eingeschlossen sein muß. Seine Klärung und Deutung ist ein wesentliches Anliegen der theoretischen Cancerologie.

Die Gewebszerstörung hat die Fähigkeit der Krebszellen zur *Gewebsinvasion* zur Voraussetzung. Während die normalen Zellen (bis auf die Blutzellen) am Ort ihrer Entstehung im Gewebsverband zusammenbleiben, werden die Krebszellen nach COMAN (1947) durch drei Eigenschaften befähigt, in die Gewebe einzudringen: a) die Krebszellen lösen sich leichter voneinander infolge einer durch Calciummangel bedingten geringeren wechselseitigen Adhäsion der Zellen, b) durch amöboide Beweglichkeit, c) durch Abscheidung eines Fermentes (Hyaluronidase), welches die intercelluläre Kittsubstanz erweicht und die Zellverbände permeabel für die Krebszellen macht.

Vielfach spricht man im Zusammenhang mit der Malignität von der *Autonomie* des Wachstums. Der Ausdruck ist wenig glücklich, denn die Krebszellen haben keine volle Eigengesetzlichkeit gegenüber allen anderen Zellen. Sie stammen von den Körperzellen ab, sie entnehmen den Körpergeweben ihre Wuchsstoffe, sie bilden, wenn auch oft unvollkommen, so aber doch Gewebsverbände, sie gehorchen in den meisten Lebensäußerungen den Grundgesetzen des Lebens, und nur in einzelnen Funktionen haben sie *andere* Gesetze, offenkundig aber nicht eigene Lebensgesetze, sondern nur Wegfall von Regulationen, Defekte, Rückschläge. Man sollte daher im Zusammenhang mit der Malignität weniger vom autonomen, sondern nur vom destruierenden Wachstum· der Krebszellen sprechen, denn mag an den Geschwülsten je nach Herkunft, Ort der Ansiedlung, Wesenscharakter usw. vieles fakultativ sein, die *aktive Gewebszerstörung ist das einzig obligate Attribut einer Krebsgeschwulst*. Die Krebsgeschwulst macht weder halt an den Organgrenzen, noch an den Grenzflächen der Gewebe, weder an Fascien, noch an Bändern, weder an Knorpel, noch an Knochen, ihre Zellen verlassen ihre Geschwisterzellen und dringen, die sonst Halt gebietenden Gewebsschranken durchbrechend, in die Tiefe.

Diese Gewebszerstörung ist oft schon äußerlich erkennbar, besonders bei den Haut-, Gesichts-, Brustkrebsen u. dgl. Besonders aber ist sie auch morphologisch-diagnostisch von wesentlicher Bedeutung. Da man es der einzelnen Krebszelle nicht ansehen kann, ob sie eine Körper- oder eine Krebszelle ist, da es — anders ausgedrückt — ein untrügliches morphologisches Kennzeichen der einzelnen Krebszelle, welches nur für sie spezifisch wäre, nicht gibt, so ist der Histopathologe bei der mikroskopischen Diagnose „Krebs" auf den feingeweblichen Nachweis der Gewebszerstörung, der Überschreitung sonst respektierter Gewebsgrenzen angewiesen. Besonders das „In-die-Tiefe-Wachsen" ist von entscheidendem diagnostischen Wert.

Allerdings stellt gerade der Operateur bei Krebsoperationen sehr oft fest, daß Carcinome an bestimmten Stellen geradezu wie vor einer Schranke halt zu machen pflegen. So überschreiten Magencarcinome beispielsweise so gut wie nie den Pylorusring. KALBFLEISCH (zit. nach FROMME 1947) erklärt dies neuralsegmental, FROMME damit, daß durch den Pylorusring „eine Anhäufung mesodermalen — und da es sich um glatte Muskulatur handelt — mesenchymalen Gewebes, also ein Schutzwall gegen das Carcinom vorhanden ist".

Aber auch sonst ist das infiltrierende Wachstum nur eine Regel mit sehr hoher, sagen wir 99%iger Wahrscheinlichkeit, denn gelegentlich kommen auch bei gutartigen Geschwülsten einmal Überschreitungen der Gewebsschranke, sowie Einbrüche in Venen- oder Lymphgefäße vor. HAMPERL (1940) führt als Beispiele hierfür Carcinoide des Darmes, Uterusmyome, Schilddrüsen- und Prostataadenome auf. Es sind das aber nur seltene Ausnahmen, der Regel nach bleibt das dauernde Wachstum ohne Wachstumsstillstand, das Wachstum ohne Wachstumsende, das destruierende Wachstum das maßgebende Kennzeichen der Malignität, von dem sich alles andere sekundär ableitet.

Ein zweites Kennzeichen für die bösartigen Geschwülste ist die Absiedlung oder Verschleppung an andere Körperstellen, die **Metastasierung.** Der Ausdruck selbst ist kein Reservat für maligne Tumoren allein. Wir kennen auch bei Infektionskrankheiten eine Verschleppung der Krankheit an andere Körperstellen, wenn die Erreger, auf dem Blutwege abtransportiert, an anderen Stellen einen neuen Herd erzeugen. Auch eine Zellverschleppung normaler Zellen (Leberzellen bei Leberverletzungen, Fett- und Knochenmarkszellen bei Knochenbrüchen) gibt es, doch gehen solche aus dem Gewebsverband losgelösten normalen Zellen am fremden Ort so gut wie regelmäßig zugrunde. Die Tatsache, daß Krebszellen fernab ihrem Entstehungsort sich in fremden Geweben festsetzen und meist nicht zugrunde gehen, sondern wieder zu wuchern beginnen, beweist auch nach dieser Richtung, wie tief die innere Wesensänderung sein muß, die die Körperzelle beim Übergang in die Geschwulstzelle durchgemacht hat.

Die Metastasierung ist überaus häufig, fehlt auf die Dauer nur selten und ist, wenn vorhanden, zusammen mit der Gewebszerstörung so gut wie stets krebsbeweisend. Man versteht also unter Metastasierung im engeren Sinne die Tatsache, daß bei Krebsgeschwülsten Krebszellen aus ihrem Parenchym abwandern, auf dem Wege der Abflußbahnen ihrer eigenen Stoffwechselprodukte, also vornehmlich auf dem Lymph- oder Blutwege sich verschleppen und an anderen Körperteilen neu wieder ansiedeln lassen. Die verschleppte Krebszelle wird dann zum Ausgangspunkt einer neuen, gleichartigen Krebs-(Tochter-)Geschwulst, wieder mit zerstörender Tendenz. Letzteres ist auch die Unterscheidung gegen die auch bei gutartigen Tumoren gelegentlich einmal vorkommende Metastasierung.

Die Absiedlung von Krebszellen erfolgt auf ganz verschiedenen Wegen: 1. auf dem Lymphwege. Diese *„lymphogene Metastasierung"* ist weitaus die häufigste, und zwar werden in der Regel zunächst die regionären Lymphknoten befallen, bis dann meist von da aus noch weitere Lymphdrüsengruppen, gelegentlich auch unter Überspringung einer Station, mitbetroffen werden. Man hat mikroskopisch nach dem Vollgepfropftsein solcher Lymphdrüsen oft den Eindruck, als sei die Lymphdrüsenanschoppung ein wenn auch unvollkommener und erfolgloser Versuch des Körpers, die Krebszellen gewissermaßen abzufiltern und vom übrigen Körper fernzuhalten. Wahrscheinlich gelingt dies auch dem Körper dann und wann, besonders wenn kein weiterer neuer Nachschub von Krebszellen mehr erfolgt. Nur so wenigstens läßt sich der oft mitgeteilte Rückgang von Metastasen bei nur unvollkommener Entfernung der primären Krebsgeschwulst erklären (s. 1. Kapitel, S. 14).

Bei der lymphogenen Metastasierung sind die Lymphgefäße im allgemeinen nur der Abtransportweg zu den Filterstationen der Lymphdrüsen. Immerhin kommt es vor, daß in den Lymphgefäßen selbst Krebszellen haften bleiben und damit eine krebsige Erkrankung der Lymphstränge selbst *(Lymphangitis carcinomatosa)* bedingen. Man fühlt in solchen Fällen, besonders häufig beim Brustkrebs der Frau, die krebsigen Lymphstränge als schnurförmige Gebilde, die die

Krebsgeschwulst mit der nächsten oder übernächsten Lymphdrüsenstation verbinden. Gewöhnlich erfolgt die lymphogene Metastasierung (WALTHER 1937) entsprechend der Strömungsrichtung des Lymphstromes (orthograd). Immerhin kommt, besonders bei bereits erfolgter Blockade der Lymphgefäße, vor allem des Ductus thoracicus, auch die retrograde Metastasierung gelegentlich vor (vgl. OBIDITSCH 1939).

2. Die Absiedlung von Krebsgeschwülsten auf dem Blutwege *(hämatogene Metastasierung)* ist der Hauptweg für die Fernmetastasen. Sie erfolgt durch Einbruch von Krebsgewebe in Blutgefäße selbst und Abschwemmung der Krebszellen mit dem Blutstrom. Die neue Ansiedlung der Krebszellen erfolgt dann im Capillargebiet des betreffenden Gefäßsystems. Entsprechend den drei Hauptarten von Blutgefäßen erfolgt der Einbruch in Venen oder in den Pfortaderkreislauf oder in das große arterielle Gefäßsystem.

Der *Krebseinbruch in Venen* ist im Regelfalle gleichbedeutend mit einer Verschleppung von Krebszellen über die untere oder obere Hohlvene in den rechten Vorhof und von da über die rechte Herzkammer durch die Lungenarterien in das Capillargebiet der Lungen. In den Lungen selbst entwickeln sich sodann aus den kleinen, verschleppten Krebszellverbänden neue metastatische Krebsgeschwülste. Da sie sich im Lungengewebe allseitig frei entwickeln können, pflegen sie, exzentrisch wachsend, runde Formen anzunehmen und das Lungengewebe allmählich mit lauter kugelartigen Krebsknoten zu durchsetzen. Ihre Erkennung im Röntgenbild ist dann von einer gewissen Größe an meist leicht. Charakteristisch sind die zahlreichen, kreisrunden und je nach Alter verschieden großen Schattenverdichtungen inmitten des Lungenparenchyms (Abb. 6).

Beim Sitz einer Krebsgeschwulst im Wurzelgebiet der *Pfortader* erfolgt die Metastasierung durch Abfangen der verschleppten Krebszellen im Capillargebiet der Leber, es entstehen so die sehr häufigen *Lebermetastasen.* Sie sind die häufigste Form der Metastasierung bei Magenkrebs, Mastdarmkrebs, Krebs der Gallenwege und sonstigen Organkrebsen im Bereich der Bauchhöhle.

Die dritte Möglichkeit der Metastasierung auf dem Blutwege ist die Krebsabsiedlung durch *Einbruch in das arterielle Gefäßsystem.* Ein solcher Einbruch ist auf verschiedene Weise denkbar. Ganz selten ist der *direkte* Einbruch in eine periphere *Arterie* mit nachfolgender Verschleppung in ihr peripheres Ausbreitungsgebiet. Auch der Weg über ein offenes Foramen ovale dürfte nur selten die Grundlage einer Krebsabsiedlung im großen Kreislauf sein. Dabei müßte es neben der Metastasierung im großen Kreislauf auch noch zu einer Metastasierung in die Lungen kommen, da ja bei offenem Foramen ovale nur ein Teil des Blutes aus dem rechten in das linke Herz gelangt, während der übrige Teil durch den rechten Ventrikel in den Lungenkreislauf gerät. Ein dritter Weg für die Abschwemmung in den großen Kreislauf ist der *Einbruch von Krebsgewebe in Lungenvenen,* von da über den linken Vorhof und linken Ventrikel in den großen arteriellen Kreislauf. Er kommt bei Lungengeschwülsten und gelegentlich von Lungenmetastasen aus in Betracht. Er spielt praktisch nur eine untergeordnete Rolle.

Die arterielle Metastasierung erfolgt hauptsächlich dadurch, daß auf dem venösen Wege in die Lungen verschleppte Krebszellen die *Lungencapillaren* überwinden und von da über die Lungenvenen, den linken Vorhof und die linke Herzkammer und die Aorta in den großen Kreislauf gelangen. Es sind das jene Fälle, bei denen schließlich sämtliche Organe und Gewebe mehr oder minder stark von Krebsmetastasen befallen sind. Die Leber kann noch als zweiter Filter und damit als Sitz von Fernmetastasen fungieren, wenn der Lungenfilter

passiert ist (WALTHER 1937). Vor allem ist die klinisch, prognostisch und therapeutisch so bedeutungsvolle *Metastasierung ins Knochensystem* (11,1 % aller Krebsfälle, WALTHER 1939), das bedeutet in die Knochenmarksräume, zu berücksichtigen. Sie beweist immer eine arterielle Embolisierung, so daß man umgekehrt aus
Knochenmetastasen praktisch mit Sicherheit auf einen primären Lungentumor
oder auf sekundäre Lungenmetastasen zurückschließen kann, ist ja WALTHER (1939)
der Nachweis solcher Lungenherde bei der Metastasierung in 98 % aller Fälle mit
Skeletmetastasen gelungen. Die Verteilung der Knochenmetastasen — es sind
ja Knochen*mark*metastasen! — richtet sich nach dem Gehalt an rotem Knochenmark. Entsprechend dem Markvolumen hat WALTHER (1939) eine für alle
Organe und alle Geschwulstformen gültige „*Standard-Reihenfolge*" der Fälle mit
Knochenmetastasen aufgestellt (Tabelle 23).

Schließlich muß auch noch an die Möglichkeit gedacht werden, daß Krebsgeschwülste im Wurzelgebiet der Pfortader auch ins große arterielle Gebiet
metastasieren. Nur müssen in diesem Falle die Krebszellen *zwei Capillarsysteme,
das der Leber* und *das der Lungen* überwinden, bis sie sich im großen Kreislauf ausbreiten können.

Tabelle 23. *Häufigkeit und Reihenfolge von Knochenmetastasen.*

Lokalisation	Häufigkeit in %
Wirbelsäule	90
Femur	45
Rippen, Brustbein, Becken . .	35
Schädel	20
Clavicula, Humerus	5
Vorderarm, Hand, Unterschenkel, Fuß, Scapula . . .	2

In seltenen Fällen gibt es auch einmal einen unmittelbaren *Übergang von lymphogener zu hämatogener Metastasierung*, wenn der Ductus thoracicus von Krebszellen besiedelt wird. Sie gelangen dann unmittelbar über die linke V. subclavia in den venösen Kreislauf.

Mit der Metastasierung auf dem Lymph- und auf dem Blutwege sind die
Hauptwege der Krebsabsiedlung im Organismus gekennzeichnet. Gelegentlich
kommen noch *andere Möglichkeiten* in Betracht. Vor allem ist hier 3. der *Serosaaussaat* zu gedenken. Bricht ein Carcinom oder eine Metastase unmittelbar in
eine seröse Höhle ein, so werden die Krebszellen auf der ganzen serösen Fläche
der betreffenden Häute ausgesät und wachsen zu Hunderten von „Serosametastasen" heran. Die Serosaaussaat erfolgt oft so explosiv, daß das Krebsleiden sofort eine jähe Wendung zum Schlechteren nimmt, zumal fast alle Formen
der Serosametastasen zu einer hochgradigen, serösen Exsudation führen. So
ist die Peritonealcarcinose oder Pleuracarcinose oder die Meningitis carcinomatosa
stets von übler Prognose.

Eine 4. Form von Krebsabsiedlung sind die sog. *Impfmetastasen.* Auch hier
sind wieder drei Unterformen zu unterscheiden: a) Man spricht von *Kontaktmetastasen* dann, wenn z. B. von der Unterlippe auf die Oberlippe oder von der
Bindehaut der Lider auf die Bindehaut des Auges Krebszellen direkt überimpft
werden und an der Stelle des Kontaktes zur histologisch gleichartigen Geschwulst
Veranlassung geben. ULLMANN (1921) berichtet sogar von der Übertragung
eines Kehlkopfpapilloms auf die Lippe des betreffenden Kranken. b) Eine weitere
Form solcher Impfaussaat sind die sog. *Kanalmetastasen.* Es kommt vor, daß
im gleichen Kanalsystem, z. B. Verdauungskanal, Genital-, Harn-, Gallenwegen,
höher gelegene Geschwülste durch Abbröckeln von Geschwulstmaterial und
Neuhaftenbleiben an tiefer gelegenen Stellen zu Implantationsmetastasen der
gleichen Geschwulstform Veranlassung geben. Man wird sie jedoch nur dann als
solche anerkennen können, wenn sie histologisch von genau dem gleichen Typ und
dem Alter nach offenkundig jünger sind, und wenn sich eine gleichzeitige Entstehung der gleichen Geschwulst auf dem Boden prädisponierender Gewebsver-

änderungen, wie z. B. der Polypenbildung, ausschließen läßt. Schließlich muß auch noch c) der artefiziellen *Impfmetastasierung* durch den Operateur gedacht werden. Bei der operativen Ausrottung von Krebsgeschwülsten kann es vorkommen, daß das operierende Messer an Stellen, wo kein Krebsgewebe mehr vermutet wird, Krebszellenmaterial auf seine Schnittfläche auflädt und an andere Stellen des Operationsfeldes überimpft. Eine einschlägige Beobachtung des Verfassers wurde bereits (S. 15) erwähnt.

Selbstverständlich können sich *verschiedene Wege der Krebsabsiedlung* im Einzelfall miteinander *kombinieren*. So ist es kein Wunder, daß bei dieser Vielheit von Ausbreitungsmöglichkeiten mancher krebskranke Organismus schließlich selbst von Metastasen nur so übersät ist. Es gibt eben zwischen dem einen Extrem oft riesiger Geschwülste ohne Metastasen und umgekehrt manchmal ganz kleiner, primärer Geschwülste mit riesiger Metastasierung viele Variationen des Überganges.

Trotzdem behält aber auch noch der Satz seine Gültigkeit, daß fast *jeder Krebs seine bevorzugte Metastasierung* hat, und es ist ein erstaunliches Phänomen, daß einerseits ganz bestimmte Organe und Gewebe für die Metastasierung disponiert sind und andere geradezu verschont bleiben. So metastasieren z. B. Hypernephrome bevorzugt in das Gehirn, manchmal erst lange Jahre nach sonstiger Heilung durch operative Beseitigung. Umgekehrt teilt BORST (1924, S. 29) einen Fall mit, bei dem bei einem Melanosarkom alle Organe des Körpers von Metastasen befallen waren, während nur das Gehirn frei war. Auch unter den intrakraniellen Tumoren metastasiert nicht ein einziger in irgendwelche andere Organe (vgl. auch BAILEY 1936).

Ausgesprochen *disponiert für Metastasen* sind die Lymphdrüsen, die Leber, die Lungen, das Knochenmark und die serösen Häute. Umgekehrt bleiben bei noch so ausgedehnter Metastasierung meist *frei von Absiedlung* die Muskulatur, die Sehnen, die Bänder, die Gelenkkapseln, die Schleimhäute und von Organen sehr häufig die Nieren, die Mammae (außer von der anderen Seite) und fast stets die Milz.

Diese Seltenheit von Milzmetastasen hat natürlich großes Interesse gefunden. Zunächst einige Zahlen, die einer Arbeit von WALTHER (1943) über die sog. „antiblastische Funktion" der Milz entnommen sind: In einer Sammelstatistik von LUBARSCH kamen auf 788 Sarkome nur 3 Fälle von Milzsarkom. WALTHER fand unter 3583 Krebssektionen primäre Milztumoren in 0,14% aller Neoplasmen und in 1,8% aller Sarkome. Metastasen in der Milz hatten nur 1,95% aller

Tabelle 24.

	Organgewicht	Fälle mit Metastasen
Milz	150 g = 5,1%	51 = 6,0%
Rotes Knochenmark	1300 g = 44,0%	377 = 44,5%
Leber	1500 g = 50,9%	420 = 49,5%
	2950 g = 100%	848 = 100%

obduzierten Kranken mit malignen Tumoren. WALTHER weist nun mit Recht darauf hin, daß in der Milz, die ja nur aus mesenchymalen Bestandteilen aufgebaut ist, die Voraussetzung für die Entstehung von Carcinomen fehlt. Sarkome sind nun sowieso sehr viel seltener. Es bleibt also die Frage der Seltenheit von Milzmetastasen. WALTHER zeigt nun überraschend und überzeugend, daß 1,15% Metastasen in der Milz der Erwartung entspricht. Vergleicht man wegen der gleichartigen Struktur ihres Capillarsystems die Milz mit der Leber und dem Knochenmark, so kommt man, wobei man selbstverständlich bei der Leber die Fälle mit Sitz im Einzugsgebiet der Pfortader ausscheiden muß, unter Heranziehung der Organgewichte als Vergleichsobjekt, zu obiger Gegenüberstellung (Tabelle 24).

Die Metastasenhäufigkeit der drei Vergleichsorgane entspricht also, wenn man das Capillarsystem zugrunde legt, völlig der Erwartung, darf man ja annehmen, daß in diesen drei primären Blutfiltern das Gewicht dem Gefäßvolumen des Capillarnetzes entspricht, so daß also die Aussicht, daß Tumoremboli aufgefangen werden und zu Metastasen werden, dem Gewicht entsprechen wird. Eine antiblastische Abwehrfunktion der Milz ist also nicht anzunehmen. Nebenbei bedeutet das, daß man von der therapeutischen Anwendung von Milzgewebe beim krebskranken Menschen keinen Erfolg erwarten kann.

Wie in allen wesentlichen Eigenschaften (Häufigkeit, Geschlechtsproportion, Alter, geographische Verteilung usw.), so unterscheiden sich auch bei der Metastasierung die *Sarkome* erheblich von den Carcinomen, insofern als sie seltenei lymphogen (36% gegenüber 50% beim Carcinom) (WALTHER 1937) und dafür häufiger hämatogen metastasieren.

Der Regel nach gleicht die Metastase der Primärgeschwulst in allen wesentlichen Einzelheiten. Wenn gewisse *Verschiedenheiten zwischen Metastasierung und Primärtumor* vorkommen, so hat dies nichts mit der Änderung des biologischen Charakters der Geschwulstzellen zu tun, vielmehr reicht zur Erklärung für die Verschiedenheit von Metastasen vom Primärtumor aus, daß es eben auch auf die neuen Gewebe mit ankommt, auf denen sie sich neu absiedeln. Bei der Metastasierung bringen ja die Krebszellen gewissermaßen nur ihre Zellen mit, das Stroma jedoch entnehmen sie den Geweben des neuen Standorts.

Wie das destruierende Wachstum, so gibt auch die Metastasierung Auskunft über den biologischen Charakter eines malignen Tumors. Dem Kliniker muß natürlich viel daran gelegen sein, vom Pathologen, erschlossen aus dem örtlichen Wachstumscharakter und aus der Metastasierung, morphologische Anhaltspunkte für das *Maß der Malignität* eines Neoplasmas zu bekommen. Ganz allgemein kann man sagen, je höher die Differenzierung des Aufbaues einer Geschwulst, desto weniger pflegt sie zu metastasieren, wie sie auch langsamer wächst. Es hat sich gezeigt, daß es nicht ohne weiteres angeht, eine für alle Geschwulstformen gültige „Malignitätsskala" aufzustellen (WALTHER 1937). Auch die ausgedehnten Bemühungen, besonders amerikanischer Autoren (BRODERS 1920, GREENOUGH 1925, HAAGENSEN 1933 u. a.), „histologische Malignogramme" zu gewinnen, haben nur zu gruppenmäßiger, aber nicht zu individueller Prognosenstellung geführt, so sehr auch die Bemühungen, den Malignitätsgrad nach dem histologischen Bild zu schätzen („histological grading"), zu begrüßen sind. Freilich wird, wie W. FISCHER (1943) demgegenüber betont, die Malignität „durch eine Fülle weiterer Faktoren, nicht bloß durch den Gewebsaufbau, bestimmt". Im Bestreben, den histologischen Befund als Maß der Bösartigkeit für die klinische Prognostik auszunutzen, hat WALTHER (1939) a) die Tendenz der kontinuierlichen Ausbreitung, b) die Häufigkeit der Metastasierung in die regionären Lymphdrüsen und c) die hämatogene Streuung in (willkürlich gewählten!) Zahlenwerten ausgedrückt und aus ihrei Addierung einen „*Malignitätsindex*" errechnet, den er am Beispiel des Mammacarcinoms (122 Sektionsfälle und 1243 Fälle der Tumorstation) erprobt. Die Methode arbeitet also mit dem klinischen Nachweis des Wachstums und der Metastasierung, mit der statistischen Berechnung, wie häufig bei einer bestimmten Geschwulstform die drei Faktoren realisiert werden, und endlich mit der histologischen Klassifizierung der Hauptarten und Untertypen. Es hat sich gezeigt, daß die drei häufigsten Typen des Mammacarcinoms (das Carcinoma solidum simplex, solidum scirrhosum und semiadenomatosum) ungefähr die gleichen Malignitätsindices aufwiesen. Auf den Malignitätsgrad 1 entfielen 7%, auf Grad 2 23% und auf Grad 3 70% der Sektionsfälle. Der Malignitätsindex gibt also für jeden Geschwulsttyp lediglich die Gruppen-, aber keine individuelle Prognose. W. FISCHER (1943) wendet ein, es sei „ungemein willkürlich, die verschiedenen Faktoren zahlenmäßig so exakt bewerten zu wollen". Klinisch wichtig ist die Feststellung der Morphologen, daß für die überwiegende Mehrzahl der Mammacarcinome — für die übrigen wird das gleiche gelten — aus dem histologischen Bild eine Abstufung der Malignität *nicht* herauszulesen ist. WALTHER (1939) selbst sagt: „Für die individuelle Prognosestellung müssen die ‚klinischen Faktoren' mitberücksichtigt werden." Alter, Konstitution, Krankheitsdauer, Rückwirkungen, Tumorausdehnung, Verlaufstendenz spielen hier ärztlich die entscheidendere Rolle.

Der Metastasierung nahe verwandt ist die **Rezidivbildung.** Auch hier handelt es sich um die Entstehung einer neuen, und zwar der gleichen Geschwulst, die aber zum Unterschied von der Metastase nicht aus verschleppten Krebszellen fernab der Geschwulst, sondern aus Krebszellen neu entsteht, die bei der Operation oder Bestrahlung am primären Ort der Geschwulst zurückgeblieben sind. Im Prinzip würde eine einzige, unbeschädigt zurückgelassene Krebszelle genügen, um ein Rezidiv zu ermöglichen. Die Erfahrung der Chirurgen lehrt aber, daß zurückgebliebene Krebszellen durchaus nicht immer zu Rezidiven führen müssen. Genau so wie auf dem Blutwege verschleppte Krebszellen in der Lunge vernichtet zu werden vermögen (M. B. SCHMIDT u. a.), genau so darf man auch von den zurückgebliebenen Geschwulstzellen annehmen, daß sie bei Ausrottung der Hauptgeschwulst vom Organismus gelegentlich überwältigt zu werden vermögen. Nur so jedenfalls sind Fälle zu erklären, bei denen nach offenkundig unradikaler Operation trotzdem Heilung über lange Jahre erfolgt. So fand sich im Breslauer Erfahrungsgut des Verfassers der Fall eines damals 17jährigen Mädchens, bei dem ein Magencarcinom wegen Einwachsens ins Pankreas nicht mehr radikal operabel war, aber doch „palliativ" reseziert wurde. Sie wurde bei der Nachkontrolle über 5 Jahre später klinisch rezidivfrei und als Dienstmädchen voll arbeitsfähig gefunden. Eine gewisse Berühmtheit dürfte ein Fall von STELZNER (1948) erhalten: 1900 wurde ein Retothelsarkom des Rectums operiert. Alle Einzelheiten des Operationsberichtes sprechen für eine nichtradikale Entfernung. Trotzdem wurde der Kranke 47 Jahre (!) später als wohlauf ermittelt.

Ein klinisches *Krebsrezidiv* ist aber nicht immer ein biologisches Krebsrezidiv. Es ist kein Zweifel, daß scheinbar echte Krebsrezidive auch *vorgetäuscht* sein können. Bei den Berufskrebsen und sonstigen Präneoplasien war schon S. 26 die Rede davon, daß äußere Krebsnoxen öfter multiple Krebse induzieren, sei es primär oder sukzedan multiple. Wenn nun in solchen Fällen der ersterkennbare Krebs entfernt worden ist und alsbald im gleichen Bereich ein zweiter Krebs auftritt, so leuchtet ein, daß oft ein Rückfall behauptet wird, ohne daß er von Zellen des ersten Tumors abstammt.

Schließlich kann auch eine gleichartige *Neuerkrankung* in dem früher operierten Bereich einen Rückfall vortäuschen. Vor allem ist daran zu denken, wenn es nach sehr langen Zeitintervallen klinischer Heilung noch zu Krebsrezidiven kommt. Bei der riesigen Zahl von Krebsoperationen sollte man rein zufallsmäßig erwarten, daß sich der Vorgang des Übergangs einer Körperzelle in eine Krebszelle in einem früher schon befallenen Gewebsbezirk wiederholt. Besonders wenn Präneoplasien (s. S. 26) mit im Spiele sind, ist die Annahme einer Neuentstehung einer Krebsgeschwulst auf dem vorbereiteten Boden der Präcancerose vielleicht naheliegend. KRÖNING (1937) geht sogar so weit, für den Menschen die Spätrezidive stets als neu entstandene Tumoren zu bezeichnen und für echte Rezidive nur die Zeit zuzubilligen, die „für das Großwerden *kleinster* Tumorreste bekannt ist". Es ist aber sicher nicht richtig, Beobachtungen an Tumorstämmen und an Impfgeschwülsten für den Menschen zu verallgemeinern und zu behaupten, daß es „keine Latenzzeit für eine Tumorzelle gibt". Mit Beobachtungen menschlicher Spätrezidive läßt sich das erschüttern, wenn nachgewiesen werden kann, daß die Spätrezidive mit dem früher entfernten Tumor nach histologischem Aufbau und biologischem Charakter völlig übereinstimmen. Widerlegen läßt sich KRÖNINGs überspitzte These von der fehlenden Latenz bei liegengebliebenen Krebszellen durch Beobachtungen von Spätmetastasen. Hier sind für den Menschen sehr lange Latenzzeiten von Tumorzellen völlig zweifelsfrei, d. h. mit der vollen Sicherheit naturwissenschaftlicher Experimente bewiesen. Solche Fälle sind S. 3 bereits aufgeführt.

Mit dem destruierenden Wachstum, der Metastasierung und der Rezidivbildung sind die drei hauptsächlich morphologisch erforschbaren Grundeigenschaften der Krebsgeschwülste in den Grundzügen besprochen. Ein nicht immer, aber häufig, besonders in „ausgereiften" Krebsgeschwülsten verwirklichtes *4. Kennzeichen der Krebsgeschwülste* ist ihre Eigenschaft, oft genug verzerrt, aber doch oft noch unverkennbar **Leistungen des Muttergewebes**, dem sie entstammen, zu bewahren. Je höher differenziert eine Geschwulst ist, um so ausgeprägter ist dies. Hier sei nur auf morphologisch faßbare Beispiele von Reminiszenzen an den Mutterboden zurückgegriffen: Bildet die Epidermis als Muttergewebe eine Hornschicht, so vermögen Hautkrebse Hornperlen zu liefern. Dem Knochengewebe entstammende Knochenkrebse bilden noch Knochenbälkchen oder osteoides Gewebe. Bei niedriger Differenzierung bilden vom Knochen ausgehende Geschwülste z. B. noch Knorpel (Chondrosarkome)·oder noch niedriger differenziertes Bindegewebe (Fibrosarkome). Ist das Muttergewebe reich an Glykogen, so bilden auch die Geschwülste noch Glykogen. Bildet das Muttergewebe (Schilddrüse) Kolloid, so sind auch gewisse Schilddrüsenkrebse kolloidhaltig. Bildet das Muttergewebe (Leber) Galle, so sind auch noch gewisse Lebercarcinome der Gallenbildung fähig. Bildet das Muttergewebe (Schleimhäute) Schleim, so vermag auch mancher Schleimhautkrebs noch Schleim zu produzieren. Sind Pigmentzellen der Ausgangspunkt, so vermögen auch die Geschwulstzellen Pigment zu liefern.

Kurzum, die Beispiele zeigen, daß die Krebszellen neben ihrer neuen krebsspezifischen Eigenschaft des selbständigen Wachstums noch viele gewebs- und organspezifische Funktionen des Mutterbodens, dem sie entstammen, bewahren. Man schließt daraus, daß die Krebszelle bei ihrem Übergang aus Körperzellen mindestens einen großen Teil ihrer cellulären Anlagen behält und nur in dem Anlagenkomplex, der die Wachstumsregulation betrifft, sich ändert. Für diese Formulierung noch ein Zeugnis eines Morphologen: In seinen Arbeiten über die Wachstumsgesetze drüsenbildender Carcinome hat BÖHMIG (1937) gezeigt, daß „bei den Adenocarcinomen kein „wildes", „regelloses", „ungeordnetes" und atypisches Wachstum, sondern ein wohlgeordnetes mit gesetzmäßiger Differenzierung vorliegt, das sich von der Bildung „normalen" Drüsengewebes nur und ausschließlich durch die gesteigerte Wachstumsintensität unterscheidet". Also auch hier die Anerkennung hoher Leistungen der Krebszelle nach Art ihrer Mutterzellen mit der *einzigen* Einschränkung des Neuerwerbs der „gesteigerten Wachstumsintensität"! Nun stehen aber die Erniedrigung der Differenzierungshöhe und die Erhöhung der Wachstumsintensität nicht zufällig nebeneinander. Es besteht vielmehr zwischen beiden Änderungen ein innerer reziproker Zusammenhang: *Was eine Krebszelle an Kraft der Differenzierung verliert, gewinnt sie zugleich an Energie des Wachstums*, und zwar scheint mir dies ein *Gesetz*, die Krebszelle erreicht *nie die volle Differenzierung* des Muttergewebes, aber umgekehrt *übertrifft* sie es *immer* und jedesmal *an Intensität des Wachstums*. Es ist dies, wie sich im 9. Kapitel zeigen wird, von großer krebstheoretischer Bedeutung.

Ob die vom Tumorgewebe gebildeten und dem Muttergewebe entsprechenden *Produkte* dem Körper *nutzen oder schaden*, hängt davon ab, ob es sich a) um Stützgewebe mit der Bildung von Grundsubstanz oder b) um die Bildung von Exkreten (Haut, Hautanhangsgebilde, Schleimhaut) oder c) um endokrine Organe handelt.

Bei den von Stützgeweben ausgehenden Geschwülsten, z. B. beim Knochen, nutzt die Produktion von Grundsubstanz insofern, als dadurch die gleichzeitige Zerstörung zum Teil wieder wettgemacht werden kann. So sieht man beispielsweise bei Wirbelmetastasen, daß der primäre Abbau von Knochensubstanz unter dem Reiz freiwerdender Autolysate (vor allem bei nicht zu schnell erfolgender Osteolyse) von osteoblastischer Knochenneubildung gefolgt zu sein pflegt, so daß meist die Statik der Wirbelsäule gewahrt bleibt.

Bei den Tumoren von Hohlorganen, welche selbst Exkrete liefern, wie z. B. beim Schleimhautkrebs, kann der Schleim nicht an die Lichtung des Organs abgegeben werden. Er sammelt sich dann in der Geschwulst selbst an und macht dann auch noch durch die Raumbeengung Störungen.

Dagegen können Tumoren endokriner Organe wenigstens insofern noch von Nutzen sein, als die Zerstörung des betreffenden Organs (Nebenniere, Bauchspeicheldrüse, Schilddrüse) nicht von den Ausfallserscheinungen gefolgt zu sein braucht, die sonst bei anderweitiger Zerstörung solcher Organe aufzutreten pflegen. In solchen Fällen liefert eben die Geschwulst selbst oder ihre Metastasen die Inkrete, die ja nicht an die Lichtung irgendeines Hohlorgans, sondern nur an die Blutbahn abgegeben zu werden brauchen, so daß die Ersatzproduktion des Tumors die Zerstörung des Organs weitgehend wettzumachen vermag. Einschlägige Fälle sind bereits im 1. Kapitel (S. 16) erwähnt. In anderen Fällen sind die Leistungen des Tumorgewebes durchaus schädlich. So operierte der Verfasser z. B. eine 63jährige Frau wegen eines Nierentumors bei gleichzeitiger Hypertonie von 240/120 mm Hg. Nach der Nephrektomie erwies sich der pfirsichgroße Tumor als Nierenrindenadenom. Mit der Exstirpation schwand die Hypertonie und blieb auch $1^1/_2$ Jahre nachher auf 150/85. In drei weiteren Fällen der Heidelberger Chirurgischen Klinik gingen auch nach der Exstirpation von Hypernephromen die Blutdruckwerte herunter (mitgeteilt von F. LINDER 1947).

2. Präcancerosen und Präsarkomatosen.
(Präneoplasie.)

Im 1. Kapitel (S. 25 ff.) wurde gezeigt, daß mit der „Seemannshaut" UNNAs von Klinikern eine ständig steigende Zahl von Krankheitszuständen festgestellt wurde, die, ohne Krebs zu sein, als Vorstadium späterer Krebserkrankungen aufgefaßt werden müssen. In einer ersten Gruppe wurden alle Präneoplasien aufgezeigt, die sich auf dem Boden chronischer Reizschädigungen (Licht, kurzwellige Strahlen, Arsen, Teer, Narben, Geschwüre, Steinbildung usw.) entwickelten. Nachzutragen wäre, daß auch chronische Mastdarmfisteln zu Fistelcarcinomen Anlaß geben können. Soeben hat FLÖRCKEN (1948) drei einschlägige Beobachtungen mitgeteilt (dort auch weitere Literatur). Im 2. Kapitel (S. 56 ff.) wurde am Beispiel des Scrotal- und des Schneeberger Lungenkrebses dargetan, wie solche Präneoplasien statistisch als solche nachgewiesen und gesichert werden können.

Morphologisch sind die **Reizpräneoplasien** (vgl. STAEMMLER 1937, 1941) nicht sehr ergiebig. In auffallend monotoner Form wiederholen sich für das gleiche Gewebssystem (z. B. Haut) die gleichen Veränderungen trotz verschiedener Noxen: atrophische Vorgänge an Epidermis und Cutis, lokale Hyperplasien des Epithels und (zunächst) gutartige Geschwulstbildungen. „Die präcancerösen Epithelwucherungen sind morphologisch meist von harmlosen, nichtpräcancerösen nicht zu unterscheiden." Auch die schließlich entstandenen „Berufskrebse der einzelnen Organe sind von den nichtberuflichen Krebsen des gleichen Organs anatomisch nicht zu unterscheiden." Die Berufskrebse selbst — sie stellen ja einen wesentlichen Teil der den Präcancerosen folgenden Krebse — entwickeln sich häufig multipel, sei es gleichzeitig, sei es nacheinander. Ein eindrucksvolles Beispiel teilte mir ROESCH (1923) mit. Bei einem 72jährigen früheren Paraffinarbeiter entwickelten sich auf dem Boden einer durch 12 Jahre Arbeit in einer Paraffinfabrik bedingten Präcancerose zu gleicher Zeit drei verschiedene Carcinome, ein Basalzellencarcinom am Oberarm (Lokalisation!), ein Plattenepithelcarcinom im Hauptbronchus und ein Zylinderzellkrebs des Magens. In der Leber und in den lumbalen Lymphknoten fanden sich Metastasen beider Organkrebse. Die Carcinome waren 24 Jahre nach Verlassen der Arbeit entstanden.

Morphologisch interessanter und ergiebiger sind *Präneoplasien* auf der Grundlage von *Gewebsmißbildungen, Systemerkrankungen* und *gutartigen Geschwülsten* (Naevi, Leukoplakien, Polyposis, Neurofibromatose, Ostitis deformans, Mammatumoren u. dgl.; Tabelle 5, S. 28). Als Beispiel sei die Bildung maligner *Melanoblastome* herausgegriffen. Sie entstehen (relativ selten) entweder auf der Grundlage von Pigmentnaevi oder (sehr viel häufiger) als Folge einer präblastomatösen Melanose. Diese letztere beginnt als ein bis dahin nicht vorhandener Pigmentfleck, der sich verschieden schnell vergrößert und durch Loslösung plötzlich entarteter Pigmentzellen, Eindringen derselben in die tiefer gelegenen Gewebe zu malignen Melanoblastomen führt. Unbestritten, aber ungeklärt ist die häufige Lokalisation im Bereich der Fußsohle.

Eine Zwischenbemerkung über *Präneoplasien am Magen*, der ja den weitaus häufigsten Krebs dazu noch mit schlechter Heilaussicht liefert. Schon ORTH (1911), auf den ja der Begriff „präcarcinomatöse Krankheiten" zurückgeht, wies darauf hin, daß „der Krebs nicht sozusagen aus heiler Haut" hervorzugehen pflegt. Für den Magen bewies KONJETZNY (1938, 1939, 1941, 1943) das gleiche, nämlich „daß der Magenkrebs sich *niemals* in gesunder Magenschleimhaut entwickelt". Als Präcancerosen bezeichnet er die chronische Gastritis, einschließlich der ihr zugehörigen Polyposis und das chronische Magengeschwür. Auch HAMPERL (1941) hat an einem planmäßig und fortlaufend gesammelten Material festgestellt, daß „in den Lebensjahrzehnten, in denen erfahrungsgemäß der Magenkrebs auftritt, histologisch das Bild der klinischen Gastritis so gut wie immer nachweisbar ist". MARTINSON und Mitarbeiter (1947) berechnen, daß ungefähr 14% aller Fälle mit atrophischer Gastritis ein Magencarcinom bekommen. Die Schlußfolgerungen KONJETZNYs sind Gegenstand einer heftigen Kontroverse geworden (STAEMMLER 1937, WANSER 1939, HARING 1939, W. FISCHER 1941, WESTHUES 1942 u. a.). Es kann aber niemand die Tatsachen übersehen, die KONJETZNY ins Feld führt: a) Magenkrebs entwickelt sich häufig im Verlauf einer chronischen Achylie und bei einer perniziösen Anämie, beiden liegt eine chronische Gastritis zugrunde. b) Die als präcancerös geschilderten Veränderungen, wie Umbau, Fehlbau und Atrophie der durch entzündliche Schübe gereizten Schleimhaut, daneben fehlerhafte Überschußregeneration mit polymorphen Epithelwucherungen bis zur Polypenbildung, der Drüsenschwund, das alles sind Dinge, die durchaus präcancerösen Veränderungen der Haut bei den dort leichter erkennbaren äußeren Schäden entsprechen.

Auch nach STAEMMLER (1937) zeigt „die Schleimhaut des Krebsmagens ... in der Regel sehr ausgesprochene Umbauprozesse. Sie bestehen in einer diffusen

Atrophie (besonders im Pylorusgebiet) mit umschriebenen kleinpapillären Hyperplasien und sind in dieser Stärke für den Krebsmagen charakteristisch. ... Sie bilden wahrscheinlich den Boden, auf dem sich der Krebs entwickelt (präcanceröse Bildungen)." Welche Noxen nun aber ebenfalls in Betracht kommen, die *im Magen*, vielleicht analog den Noxen der Haut, solche *Präcancerosen* induzieren, darüber sagen die morphologischen Feststellungen nichts aus und können auch nichts aussagen. Darauf wird später (7. Kapitel, S. 296) zurückzukommen sein. Eine sichere Rolle als Präneoplasie spielt das chronische *Magenulcus*. Die Kliniker sehen immer wieder Fälle von Magenkrebs, bei denen ein jahrzehntelanges Magenulcus vorausging, und meist sitzt das spätere Carcinom dort, wo dem Röntgenbilde nach das alte Ulcus gesessen hatte. Die Pathologen haben es nicht leicht, das Ulcuscarcinom als solches zu beweisen, da der Übergang aus einem Ulcus nur in Frühstadien, später aber nicht mehr nachzuweisen ist, da ja dann das alte Ulcus ganz vom Carcinom durchsetzt sein kann. STAEMMLER, der in Breslau die Präparate aller wegen Ulcus und wegen Carcinom resezierten Mägen (über 500 an der Zahl) aus der Klinik des Verfassers untersuchte, schätzt, daß 15—20% aller Magenkrebse aus alten Magengeschwüren hervorgegangen sind.

Versucht man alles, was diesen Präcancerosen gemeinsam ist, auf einen Nenner zu bringen, so muß man zwischen dem kausal Gemeinsamen und formal Gemeinsamen unterscheiden. *Kausal* ist allen gemeinsam, daß sie allesamt ihre Entstehung hochgradig unphysiologischen, lange dauernden exogenen Reizen verdanken. Diesem Umstand trägt die auf solchen klinischen Feststellungen basierende alte Reiztheorie Rechnung. Sie ist aber, wie im 1. Kapitel (S. 29) ausgeführt, im Grunde keine eigentliche Krebstheorie, da sie ja über das Kernproblem aller Krebsentstehung, über den Übergang der Körperzelle in die Krebszelle, nichts aussagt und da sie insbesondere nur auf die eine Gruppe von Tumoren, aber z. B. nicht auf erbgenetisch bedingte Geschwülste anwendbar ist.

Was ist nun all diesen Präcancerosen und den aus ihnen entstehenden Carcinomen *formal* gemeinsam? Wenn man sich noch einmal all die Dermatosen, Narbenprozesse, Geschwürs- und Fistelbildungen usw. Revue passieren läßt, so ist es klar, daß überall chronisch-entzündliche Prozesse mit immer neuen Heilversuchen des Organismus, neuen Heilbestrebungen des Arztes immer wieder „Regenerationsprozesse" anregen und unterhalten. Nun ist es aber schon immer den Pathologen (ORTH, STERNBERG, LUBARSCH u. a.) aufgefallen, daß sich Krebsgeschwülste besonders dort entwickeln, wo sich über lange Zeit hin Regenerationsprozesse abspielen. Es sei z. B. nur an die Prädilektionsstellen der Krebslokalisation an den physiologischen Engen des Verdauungskanals (im Ösophagus, an der Kardia, Pylorus, an den Flexuren des Colons usw.) erinnert. Es nimmt daher nicht wunder, daß ein Morphologe (FISCHER-WASELS) es war, der in einer größeren Zahl von theoretischen, besonders aber auch experimentellen Arbeiten (1922, 1927, 1932) eine „**Regenerationstheorie der Geschwulstentstehung**" aufgestellt und in allen Einzelheiten ausgebaut hat. Es ist jedoch nicht nötig, die Theorie nochmals in ihrer ganzen ehemaligen Form aufzurollen, da ihr Hauptverfechter, FISCHER-WASELS selbst, später (1938) zugegeben hat, daß eine andere umfassendere Theorie (s. 9. Kapitel) „immer mehr zum Durchbruch gekommen" ist. Die nachfolgenden Ausführungen beschränken sich daher auf den positiven Kern der Theorie.

Die Theorie geht aus von der Tatsache der Krebsentwicklung auf dem Boden langdauernder, immer wieder gestörter Regenerationsvorgänge. Im „Gesetz der typischen Latenzzeit" weist FISCHER-WASELS darauf hin, daß alle sog. Reizgeschwülste eine zwar stark schwankende, aber doch im ganzen durchschnittliche Latenzzeit aufweisen. In den früheren Formulierungen sprach FISCHER-WASELS weiter von der „Bildung einer primären Geschwulstkeimanlage", die „dem Gesetz der Bildung der Organkeimanlage" entspräche. FISCHER-WASELS sah im Frühstadium des Krebses „eine geradezu vollkommene Analogie zur Entstehung der embryonalen Organanlage".

Alles in allem kann man von der Regenerationstheorie sagen, daß alt und gut an ihr das ist, was immer schon von Pathologen betont wurde: der Hinweis auf die Krebsentstehung auf dem Boden der gestörten Regeneration. Neu, darum nicht zugleich auch gut, ist die Analogisierung mit der embryonalen Anlage von Organkeimen. FISCHER-WASELS nahm für sich in Anspruch, die grundlegende Übereinstimmung der durch exogene Faktoren entstandenen oder künstlich erzeugten Geschwülste mit den embryonal angelegten Tumoren nachgewiesen und verständlich gemacht" zu haben. Aber davon ist wohl FISCHER-WASELS selbst abgekommen, wenn er es auch nicht ausdrücklich zugegeben zu haben scheint.

Bei der kritischen Prüfung der Theorie kommt man zu dem Ergebnis, daß an der Regenerationstheorie zweierlei positiv ist: a) die Betonung der immer wieder gestörten Regeneration als wichtige Vorbedingung der Krebsentstehung selbst, und b) der Hinweis auf die Latenzzeit, die bei aller Verschiedenheit der exogenen Verursachung eine regelmäßige Erscheinung darstellt.

Bedenkt man aber, daß die gestörte Regeneration nur in einem kleinen Teil der Fälle wirklich von Carcinom gefolgt wird und bedenkt man weiter, daß, bezogen auf die große Fläche gestörter Regeneration, immer nur ein isolierter Punkt Ausgangspunkt des Krebses wird,. so kommt man zu dem Ergebnis, daß die Regenerationstheorie nichts Wesentliches über das Kernproblem der Krebsentstehung, nämlich nichts über die Umwandlung der Körperzelle in die Geschwulstzelle, aussagt, so ist die Regenerationstheorie, wie die Reiztheorie, letzten Endes nur eine Theorie der Präcancerose. Die *kausalen Faktoren der Präcancerose* brauchen aber durchaus *nicht identisch* zu sein *mit* dem schließlichen *kausalen Faktor der endgültigen Cancerisierung*. Welcher Natur der eigentliche Vorgang der krebsigen Umwandlung ist, darüber sagt die Theorie nichts aus, sie sagt auch nichts aus über die Natur des Unterschiedes zwischen den Körperzellen als Mutterzellen und den Krebszellen als Tochterzellen; sie sagt insbesondere nichts darüber aus, welcher biologischen Kategorie die endgültige Krebsentstehung selbst zuzuordnen ist. Die gestörte Regeneration ist oft, aber nicht ausschließlich, eine Vorbedingung der Krebsentstehung, sie ist aber nicht die Krebsentstehung selbst. Mit anderen Worten: Die Regenerationstheorie kann zwar in ihrem Kernstück nicht übergangen werden, sie macht aber nicht selbst den Kern der Krebsentstehung aus. .

Diese Kritik übersieht jedoch nicht die große Bedeutung der Experimente, die FISCHER-WASELS im Bannkreis seiner Theorie angestellt hat. Sie sind wichtige Beweismittel für die Rolle der gestörten Regeneration, sie sind aber keine Experimente, die das Wesen der Krebsentstehung selbst aufklären. Dafür aber sind sie um so wichtiger geworden a) als erste Anfänge experimenteller Präcancerosen (s. S. 237), b) als erste Beispiele experimenteller Syncarcinogenese (s. S. 359) und c) deswegen, weil sie die Bedeutung von Traumen bei bestehenden oder erzeugten Präneoplasien erwiesen haben. Diese verdienstvollen Experimente werden noch vielfach gewürdigt werden.

Bei der *2. Gruppe von Präneoplasien,* die auf Systemerkrankungen, Gewebsmißbildungen und angeborenen gutartigen Geschwülsten basieren, tritt die Bedeutung der Morphologie ganz zurück gegenüber anderen, hauptsächlich biologischen Gesichtspunkten. Die Gruppe umfaßt (s. 1. Kapitel, S. 28) die **Neurofibromatose,** Ostitis deformans Paget, die **Osteodysplasia exostotica,** die **Poly-**

posis intestini, das Xeroderma pigmentosum, angeborene Naevi u. dgl. Sie hat ihre Hauptbedeutung darin, daß sich darunter auch Erbkrankheiten (multiple Exostosen und Ekchondrome, Neurofibromatose, Polyposis und Xeroderma pigmentosum) und drei Beispiele von Präsarkomatosen (Neurofibromatose, die Exostosenkrankheit und die Ostitis deformans Paget) befinden.

Der Begriff Präcancerose findet sein Analogon in der *Präsarkomatose*. Entsprechend der relativen Seltenheit von Sarkomen im Vergleich zu den Carcinomen sind auch Präsarkomatosen seltener, daher auch weniger untersucht und auch weniger experimentell erzeugt. Als Beispiel einer erworbenen Präsarkomatose sei die *Ostitis deformans Paget* aufgeführt. Die Berechtigung, diese in 11,6% monostotisch, in 88,4% polyostotisch auftretende Erkrankung als Präsarkomatose zu führen, leitet sich aus ihrer Statistik ab. Nach GERSTEL und JANKER (1933) schwanken die Angaben für Sarkomumwandlung zwischen 6,2 und 14%. Prozentzahlen solcher Höhe rechtfertigen selbstverständlich die Rubrizierung unter den Präneoplasien. Auch die häufig multizentrische Entwicklung (vgl. darüber besonders PARENTI und LÜDEKE 1935) entspricht den Verhältnissen bei anderen Präneoplasien. Verhältnismäßig oft erfolgt die Sarkomumwandlung im Anschluß an Spontanfrakturen. Bei der Bedeutung gesteigerter und (durch die Grundkrankheit) gestörter reparativer Vorgänge wird man um so mehr den bei Paget ja häufigen Spontanfrakturen eine Rolle als auslösender Faktor zubilligen, als auch (s. S. 359) im Experiment (bei Strahlenschädigungen) künstlich gesetzte Frakturen die endgültige Sarkomentstehung nach Zeit und Ort entscheidend beeinflussen können (Experimente von HELLNER). Was nun aber sehr auffällig und sicher höchst bedeutungsvoll, und vielleicht auch therapeutisch und prophylaktisch folgenwichtig ist, ist die Tatsache, daß in dem von GERSTEL und JANKER zusammengestellten Material

<pre>
einer Geschlechtsproportion der Pagetfälle von . .   58 % ♂ : 42 % ♀
eine Pagetsarkomrelation von . . . .   92,3% ♂ : 7,7% ♀
</pre>

entspricht. Es ist klar, daß das etwas mit dem Wesen der Sarkomumwandlung zu tun haben muß und daß bei dem Durchschnittsalter der Männer zum Zeitpunkt des Sarkombeginns bzw. der Sarkomdiagnose von 60 Jahren — mit der Höchstzahl der Fälle im 7. Lebensjahrzehnt — eine Behandlung mit weiblichem Keimdrüsenhormon, auch vielleicht prophylaktisch, versucht werden sollte. Histologisch sind die Pagetsarkome meist Spindelzell-, seltener polymorphzellige Sarkome, zweimal mit Riesenzellen und zweimal vom Charakter der Osteochrondrosarkome.

Relativ häufig führt die *Chondromatose* zur Sarkombildung. v. MEYENBURG (1939) hat aus Anlaß einer einschlägigen Begutachtung 38 veröffentlichte Krankengeschichten daraufhin geprüft und darunter nicht weniger als 17 Fälle = 45% mit Sarkomumwandlung gefunden. Auch wenn man die Interessantheitsauslese in Rechnung stellt, so bleibt der Prozentsatz immer noch so hoch, daß er den präsarkomatösen Charakter der Chondromatose beweist. Auch für die sog. braunen Tumoren, die Riesenzellgeschwülste des Knochensystems, ist die sekundär maligne Entartung „absolut sichergestellt" (PUHL 1938), wenn auch die Häufigkeit dieser Sarkomumwandlung umstritten ist. Einen besonders beweisenden Fall von sarkomatöser Entartung einer sog. lokalisierten Osteodystrophia fibrosa beschrieb OLLINGER (1947). 14 Jahre nach den ersten klinischen Erscheinungen kam es zur malignen Entartung und nach 6 weiteren Jahren zum Exitus an Lungenmetastasen. In diesem Falle ist zwischen der ersten Feststellung und dem Nachweis der Bösartigkeit eine hinreichend lange Zeit vergangen, so daß die Möglichkeit, daß es sich von vornherein um ein Sarkom gehandelt hat, sicher ausgeschlossen werden kann.

Bemerkenswert erscheint es, daß für eine andere erworbene, aber endokrin bedingte Knochensystemerkrankung, die Ostitis fibrosa generalisata, „bisher in keinem einzigen Fall die Sarkomentstehung sicher nachgewiesen" ist (PARENTI und LÜDEKE 1935).

Bei den *Präneoplasien auf angeborener Grundlage* ist es klar, daß für angeborene Naevi, Neurofibrome, Exostosen, multiple Polypen des Magendarmkanals, alles Geschwülste, aus denen unmittelbar und statistisch gehäuft maligne Tumoren hervorgehen, äußere Noxen nach Art der vor allem bei den Berufskrebsen geschilderten Noxen, wie Arsen, Teer, Pech, Strahlenschäden usw. nicht in Anspruch genommen werden können.

Auf der Suche nach verstehbaren Ursachen hat man, vor allem des meist angeborenen Charakters jener Präneoplasien wegen, schon in den Frühstadien der cellulären Krebspathologie die Ursache in der Abtrennung embryonaler Zellgruppen als Grundlage der Bildung eines Geschwulstkeimes zu sehen versucht (COHNHEIM), zumal sich oft bei angeborenen Geschwülsten auch ein Zusammenhang mit Fehl- und Mißbildungen erweisen läßt. Diese „**Theorie der Keimausschaltung**" wurde von RIBBERT noch dahin ergänzt, daß nicht nur embryonal, sondern auch noch postnatal Gewebsverlagerungen der Ausgangspunkt der Geschwülste seien. Es ist erstaunlich, daß diese Theorie, in jeder Ärztegeneration immer wieder neu gelehrt, immer als Krebstheorie fungiert, obgleich sie mit keinem Wort erklärt, warum verlagerte Gruppen von Körperzellen plötzlich Krebszellen sein sollen.

Wohl gibt es *im embryonalen Leben* eine Absonderung ganzer Zellgruppen aus dem bisherigen Gewebsverband und wohl entwickeln sich aus solchen abgesonderten Zellen zunächst Organkeime und später ganze Organe. Doch vollzieht sich dieser Prozeß völlig im Organisationsplan des Wachstums, dient altruistisch dem Werden des Organismus und findet sein natürliches Ende mit der Vollendung der Aufgabe, der Bildung des betreffenden Organs.

Auch *im späteren Leben* kommt fraglos Zellverschleppung im Organismus, ja Verschleppung ganzer Gewebsstücke, wie sie bei der Zellembolisierung verschiedenster Art bekannt ist, vor. Es ist aber noch nie beobachtet worden, daß sich aus solchen tatsächlichen Zellverschleppungen Geschwülste entwickeln.

Gegen die Theorie spricht weiter, daß *experimentell vorgenommene Zellverlagerungen* wohl zu organoiden Gewebswucherungen führen können. Es fehlen aber diesen Wucherungen stets die Kennzeichen echten Krebswachstums, wie unaufhaltsam zerstörendes Vordringen, Metastasierung oder dgl. Einzig mit der Überpflanzung embryonaler Zellen in einen fertigen Organismus — also nur mit einer spontan nie vorkommenden Gewebsverlagerung — hat man Geschwülste, vor allem Teratome, erzeugen können. Aber auch solche transplantierten embryonalen Zellen unterhalten geschwulstartige Gewebswucherungen nur so lange, bis ihre embryonalen Wachstumsenergien erschöpft sind. Nach einer gewissen Zeit machen alle diese Geschwülste aus überpflanzten Embryonalzellen mit ihrem Wachstum halt und bilden sich, sei es durch Zerfall, sei es durch allmähliche Resorption, völlig wieder zurück. Es ist auch kennzeichnend, daß die meisten dieser Versuche aus der Zeit vor dem ersten Weltkrieg stammen, einer Zeit, in der es andere Methoden, Krebs sicher experimentell zu erzeugen, noch nicht gab, und daß sie alle mit dem Aufkommen der vielfachen, neuen Methoden aus dem Krebsschrifttum wieder verschwanden.

Die einzigen Experimentatoren, die durch Verpflanzung embryonaler Zellen tatsächlich echte Krebsgeschwülste erzielten, sind ASKANAZY und CARREL (siehe S. 237), beide aber nur um den Preis, daß sie auf das embryonale Zellmaterial in großen Verdünnungen Arsen einwirken ließen, so daß diese Versuche nur als

Beweis für die auch sonst bekannte (s. S. 236) krebserzeugende Wirkung des Arsens, aber durchaus nicht als Beweis für die Zellverlagerung als Grundlage der Geschwulstentstehung herangezogen werden können.

Später hat man, um den Grundgedanken der Zellverschleppung zu retten, auf die mechanische Zellverlagerung als Grundlage der Geschwulstkeimanlage verzichtet und „die Ausschaltung eines sich bildenden Keimes aus der physiologischen Einheit des Gesamtkörpers" in den Vordergrund gestellt (FISCHER-WASELS 1927, S. 1510). Auch in dieser nachträglich physiologischen Umdeutung der ursprünglich anatomisch gedachten COHNHEIMschen Theorie ist ein Fortschritt nicht zu entdecken, handelt es sich dabei ja nicht um eine Erklärung, sondern nur um eine Feststellung, daß nämlich die Geschwulst mit der Einheit des Organismus in Widerspruch gerät. Auch ist ja die Krebsgeschwulst physiologisch durchaus nicht vom Organismus ausgeschaltet. Sie bezieht ja alle ihre Nährstoffe von ihm, gibt alle Stoffwechselprodukte an ihn ab und bildet gelegentlich sogar Stoffe, die dem Körper nützlich sein können (Beispiel: Beseitigung von Myxödem durch thyreogene Stoffe aus den Metastasen eines Schilddrüsenkrebses). Die physiologische Umdeutung der COHNHEIMschen Theorie erklärt auch nicht, was denn dann das Spezifische der physiologischen Ausschaltung ausmacht und worin der spezifische Unterschied gegenüber sonstigen, aus der physiologischen Einheit ausgeschalteten Zellen liegt.

Die COHNHEIMsche Theorie hat in FISCHER-WASELS auch noch in anderer Richtung einen Verfechter gefunden. FISCHER-WASELS (1932) glaubt, daß „bei einem sehr großen Teil der Geschwülste die Zurückführung ihrer ersten Entstehung auf die Embryonalzeit einwandfrei nachgewiesen ist". Ja, er geht sogar noch weiter und sagt sogar, daß „sicher für die Mehrzahl der Geschwulstformen überhaupt, der Nachweis der embryonalen Genese sich heute führen läßt". Besieht man sich aber die von ihm angeführten Beispiele, so finden sich darunter das maligne Neuroblastom der Retina, die erbliche und multiple Chondromatose und die familiäre Darmpolyposis. Hier handelt es sich um Geschwülste, die sich nach FISCHER-WASELS „nur auf embryonale Entwicklungsstörung zurückführen lassen", in Wirklichkeit handelt es sich aber um Geschwülste, die vererbt sind, also primär mit Störungen während der embryonalen Entwicklung nichts zu tun haben, vielmehr liegt es ja im Wesen der Erbkrankheiten, daß sie bereits *vor* Beginn der Embryonalzeit als solche determiniert sind. Dieser Verwechslung von Krankheiten der Erbmasse mit embryonalen Entwicklungsstörungen begegnet man auch sonst häufiger im älteren Schrifttum.

Zusammenfassend kann man sagen, daß die sich auf der entwicklungsgeschichtlichen Vorstellung von sich absondernden und dann organbildenden Zellen aufbauende *Theorie der Keimausschaltung* weder eine befriedigende Erklärung der Tatbestände ergibt, noch mit den späteren experimentellen Ergebnissen der Geschwulsterzeugung vereinbar ist. Was schließlich entscheidend gegen die Gültigkeit dieser auch heute noch vielfach vertretenen Theorie spricht, sind die noch zu besprechenden Erfahrungen mit chemischen und physikalischen Methoden der Krebserzeugung. Mit ihnen kann bis zu 100% Krebs erzeugt werden, aber nie mit Hilfe einer Verlagerung von Gewebszellen. Insbesondere erklärt die Theorie in nichts die grundlegende Umwandlung, welche die Körperzelle durchmacht, wenn sie zur Krebszelle als Ausgangspunkt der Krebsgeschwulst wird. So hat denn diese Theorie heute nur noch historisches Interesse und nur als Beispiel eines Versuches, die Bildung einer Geschwulst aus körpereigenen Zellen mit den damaligen Kenntnissen der Entwicklungsgeschichte in Einklang zu bringen.

Wenn wir von Präneoplasie sprechen, so verbinden wir damit gewöhnlich den Begriff eines krankhaft veränderten Gewebes, bei dem die nachfolgende Krebsbildung im Bereich der Gewebsveränderungen selbst entsteht. Es gibt aber ein seltenes, aber sehr eigenartiges Krankheitsbild, die *Acanthosis nigricans*, bei der sich lokale Hautveränderungen finden, die aber selbst nie zur Krebsbildung führen, dagegen aber im übrigen Körper mit einer sonst ungekannten Krebshäufigkeit anderer Organe und Gewebe vergesellschaftet sind. Bei der Acanthosis selbst handelt es sich darum, daß die Stachelzellen der Epidermis ($\mathring{\alpha}\kappa\acute{\alpha}\nu\vartheta\alpha$ = Stachel) sich weiterhin zu teilen vermögen, während sonst diese Eigenschaft auf die Basalzellschicht beschränkt ist. Durch die Zellteilung in dieser Schicht kommt es — sehr oft bilateral symmetrisch — zu starken Wucherungen, und Verdickungen dieser Hautschicht, die leisten- und warzenartig vorspringen und durch Pigmenteinlagerung schwärzlich erscheinen. Nach der neuesten und umfassenden Darstellung aller bisher bekannt gewordenen 395 Fälle der Weltliteratur (CURTH 1943)[1] kommt es in ungefähr 50% aller Fälle zu Krebsbildung irgendwelcher Lokalisation, besonders im Magen, aber nie im Bereich der Haut. Die Acanthosis nigricans und Krebs treten häufig zugleich auf, oft aber geht die Acanthosis, bis zu 18 Jahren, dem Krebs voraus. Stets sind die Krebsformen besonders maligne.

Die Präneoplasien auf der Basis von Systemerkrankungen und angeborenen Geschwülsten weisen vielmehr in eine völlig andere Richtung. Die Beispiele der aus Neurofibromen, Exostosen, Polypen usw. sich entwickelnden malignen Tumoren sind hinsichtlich ihrer Grundkrankheit zugleich Beispiel von Erbkrankheiten (Xeroderma pigmentosum) und von erblichen Systemerkrankungen, wie Neurofibromatose, Osteodysplasia exostotica, Polyposis intestini. Solche Beispiele von *Präneoplasien auf der Basis erblicher Störungen* lenken aber den Blick nicht auf entwicklungsmechanische, sondern auf vererbungsbiologische Zusammenhänge oder ganz allgemein ausgedrückt: gibt es eine erbliche Disposition zu solchen Präblastomatosen? Ein Fragenkomplex, der nicht morphologisch erschöpfbar und seinem Inhalt nach dem 5. Kapitel über Krebs und Vererbung vorbehalten ist.

Zusammenfassend ist über das bisher klinisch, statistisch und morphologisch über Präcancerosen und Präsarkomatosen Gesagte zu sagen: Der Begriff der *Präneoplasien* ist nur deswegen, weil man mikroskopisch-morphologisch einem Gewebe die allenfallsige spätere Krebsentwicklung nicht ansehen kann, nicht wegdisputierbar. Die Präneoplasien sind klinisch-empirisch eine Realität ex post, ihr Beweis ist ein ausschließlich statistischer. Man sollte nicht sagen, es gibt Vorkrankheiten, die zu Krebs führen, sondern: es gibt Krebse, denen häufig bestimmte Vorkrebskrankheiten vorausgegangen sind. Im Sinne der Entwicklungsphysiologie (s. S. 102) ist die Präcancerose noch kein Carcinom, aber eine *Carcinopotenz*, d. h. eine Fähigkeit, die Carcinogenese später zu verwirklichen.

Die Präcancerosen sind allesamt morphologisch ausgezeichnet durch Atrophien (der Haut oder Schleimhaut), durch Epithelatypien und -hyperplasien und durch zunächst gutartige Tumoren (Hautwarzen, Schleimhautpolypen, Papillome). Immer besteht ein Latenzstadium wechselnder Dauer. Morphologisch wird es überbrückt durch Vorgänge, die überall als (besonders anfangs) überstürzte und gestörte Regeneration morphologisch erweisbar sind und sich vor allem in vermehrten und gestörten Zellteilungsvorgängen, Zell- und Kernatypien äußern. Entsprechend der meist flächenhaften Ausdehnung der Präneoplasien entstehen Carcinome häufiger als sonst in der Mehrzahl, sei es gleichzeitig, sei es nacheinander.

---

[1] Vgl. Nachtrag, S. 687.

So vielgestaltig die kausalen Faktoren, so einheitlich die Störung der Regeneration und deren Folgen. Die gestörte Regeneration macht nicht das Wesen der Cancerisierung selbst aus. Sie ist die Ursache der Präcancerose, aber nicht die Ursache der Cancerisierung. Wohl können, wie sich noch genauer zeigen wird, die kausalen Faktoren der Präcancerosen identisch mit den kausalen Faktoren der Cancerisierung sein. Grundsätzlich ist aber zunächst daran festzuhalten, daß die bisher besprochenen Noxen nur als Ursachen der Präcancerosen, aber noch nicht auch als Ursachen der Cancerisierung erwiesen sind. Die Ursachen der späteren Cancerisierung können wieder ganz andere Noxen sein. In den im 1. Kapitel (S. 8) zitierten von Askanazy (1931) mitgeteilten beiden Fällen von „akutem" Krebs bei einem 66- und 67jährigen Mann ist ausdrücklich das Bestehen von „senilen präcancerösen Hyperkeratomen" bzw. Papillomen angegeben. Der Anlaß für die endgültige „akute" Cancerisierung war im einen Falle eine Brandverletzung mit der Flamme, im anderen Falle eine Verletzung mit einem Eisenstück 16 Tage vor der Incision des Carcinoms. *Die Ursachen des Präcancer sind also oft andere als die des endgültigen Cancer!*

Um diese Folge von weiteren Fragen beantworten zu können, bedarf es noch der Erfahrungen mit experimentellen, d. h. unter reinen Versuchsbedingungen erzeugten Präneoplasien, der Erfahrungen mit angeborenen Präneoplasien, weiter der Erfahrungen über die Mitwirkung einer erblichen Disposition und der Erfahrungen über alle die heute bekannten Krebsnoxen. Dann erst wird der Zeitpunkt gekommen sein, um die Kernfrage nach der Natur des Vorganges, der Körperzellen in Krebszellen transformiert, zu stellen.

Unwillkürlich fragt man zuvor aber noch: Wenn nun schon die Latenzzeit zwischen der Einwirkung der Noxen und dem Krebsbeginn durch eine überstürzte und gestörte Regeneration mit den Methoden der Gewebelehre nachzuweisen ist, so müssen doch die ihr zugrunde liegenden cellulären Vorgänge noch besser mit den Methoden der Zellenlehre i. e. Cytologie erforschbar sein. Mit anderen Worten: das Problem verlangt nach Untersuchung all der bereits angedeuteten Störungen der Zellteilung, sowie der Untersuchung der Zell- und Kernatypien usw., und dies alles mit ausgesprochen cytologischen Methoden.

3. Krebscytologie.

Das Krebsproblem ist in hohem Maße ein celluläres Problem. Sicher mit Recht lokalisiert man die „Malignität" in die Zelle. Die Krebszelle repräsentiert die Krebseinheit, den Charakter der Krebsgeschwulst und die Eigenschaften ihres Verhaltens. Die gestörte Regeneration bei den Präblastomatosen hat Störungen der Zellteilung, Zell- und Kernatypien als Grundlage. Andererseits hat die Zellforschung, die *Cytologie,* vor allem seit der Genetik, große Fortschritte aufzuweisen. Die Zelle ist heute nicht mehr wie für Virchow (1859, S. 3) „das letzte Form-Element aller lebendigen Erscheinung", über die wir „die eigentliche Action nicht ... hinausverlegen dürfen." Vielmehr betrachten wir sie mit den Augen Morgans, Mullers, Baurs und Heitz', Timoféefis u. a. als einen Mikrokosmos, höchst kompliziert zusammengesetzt aus Cytoplasma und Kern und letzteren wieder aufgebaut aus weiteren Formelementen, den Chromosomen, deren Aufbau wiederum Vererbungsexperiment, Mutationsforschung, Biochemie, Strahlengenetik und Vererbungscytologie als höchst kompliziert aufgeklärt haben. So ist es verständlich, daß man an die *Cytologie der Krebszelle* mit besonderen Erwartungen herangeht. Wenn sich schon die Krebszelle in ihrem ganzen Verhalten (ungehemmte Teilung! schrankenloses Wachstum!) von den Körperzellen unterscheidet und wenn andererseits die Zellforschung ungeahnte Einzelheiten über Bau, Funktion und Lebenseigenschaften der Zellen ans Tageslicht gebracht hat, so ist es verständlich, daß man von der Morphologie der Krebszelle wichtige Beiträge zum Krebsproblem erwartet.

Für den nicht biologisch vorgebildeten Leser ein paar *Vorbemerkungen* über die Zelle, ihren Bau, ihre Funktionen und ihre Bedeutung. Die Zelle als „Elementarorganismus" besteht, so variabel die Zellen je nach ihrer Differenzierung auch sein mögen, als kugeltropfenförmiges Gebilde aus Zellplasma *(Cytoplasma)* und Zellkern *(Nucleus)*. Beide sind gegeneinander abgeteilt, aber aufeinander angewiesen, wechselseitig sich bedingend, ergänzend und zusammen funktionierend.

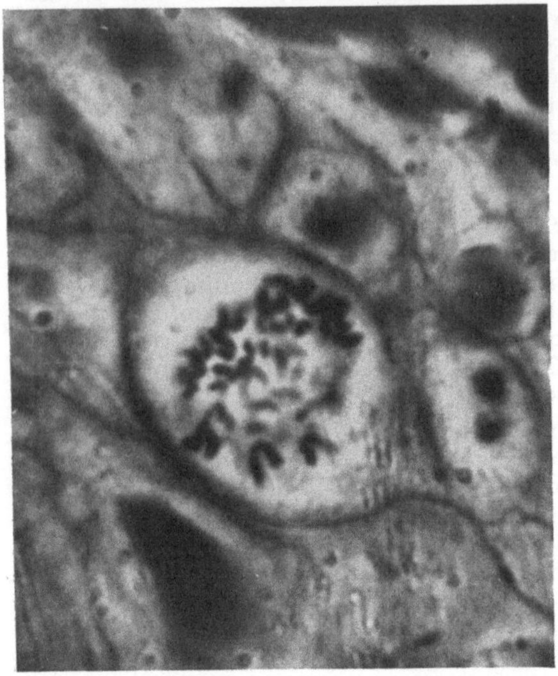

Den Hauptanteil der Zellsubstanz machen Eiweißkörper aus. Sie sind jedoch biochemisch (s. 4. Kapitel) stark unterschieden. Was morphologisch zunächst am meisten interessiert, sind die Zellstrukturen, die vor allem dem *Zellkern* seine Besonderheiten verleihen. Die Kernstrukturen werden jedoch erst deutlich, wenn ihre Eiweißbestandteile ausgefällt und mit basischen Farbstoffen, zu denen sie eine biochemische Affinität besitzen — daher die Bezeichnung „*Chromatingerüst*" — gefärbt werden. Auf der Höhe der Zellteilung, dieser Grundvoraussetzung der identischen Reproduktion ihrer selbst, erkennt man dann, daß der Zellkern aus einzelnen Farbkörpern, daher *Chromosomen* oder Kernfäden benannt, zusammengesetzt ist, daß sich diese Chromosomen beiderseits einer Äquatorialebene anordnen und durch den Mechanismus der Faserspindel den beiden Tochterzellen zugeteilt werden.

Abb. 29. Krebszellen in Zellteilung begriffen (Oberkiefercarcinom).

Die *Zahl der Chromosomen* ist bei verschiedenen Organismen verschieden, bei der gleichen Art aber ist sie stets gleich, beim Menschen beträgt sie 48 (vgl. PAINTER 1925). Diese 48 Chromosomen beim Menschen bestehen aus 2 Garnituren zu je 24 Chromosomen. Diese je 24 Chromosomen sind unter sich nach Größe, Gestalt und Funktion (s. später) völlig verschieden. Im gesamten, aber doppelten Chromosomensatz entsprechen immer je 2 Chromosomen (eins vom väterlichen, das andere vom mütterlichen Organismus herstammend) jeweils einander in Größe und Form völlig. Vor und bei der Zellteilung teilen sich alle Chromosomen der Länge nach, so daß nach der Zellteilung die beiden Tochterzellen jeweils die volle Zahl von 48 Chromosomen aufweisen.

Wie die Abb. 30 und 31 erkennen lassen, findet sich bei den Krebszellen der gleiche Zellteilungsmechanismus wie bei den Körperzellen. Die Zellteilung ist ja die Grundvoraussetzung des Wachstums im allgemeinen und natürlich auch des Wachstums von malignen Tumoren. Die Abb. 31 zeigt die Mitose einer

Krebszelle dicht vor dem Abschluß. Die beiden Tochterzellen sind im Begriff gebildet zu werden.

Inwieweit weicht nun die *Cytologie der Krebszellen* von der Cytologie der Körperzellen ab? Von vornherein ist klar, daß es sich um sehr komplexe Fragen handelt. Nicht nur die Muttergewebe, nicht nur die Geschwulstarten, auch die Geschwulsttypen sind je nach biologischem Charakter der Geschwülste sehr verschieden. Es wird so von allem Anfang an von Bedeutung sein, an welchem Material die Untersuchungen der einzelnen Autoren angestellt worden sind. Auch die angewandten Methoden bedingen mancherlei Verschiedenheiten. Die ersten cytologischen Abweichungen betreffen die *Kerngröße.* Von vielen Organen wissen wir (vgl. SCHAIRER 1935), daß ihren Zellen nur eine ganz bestimmte Kerngröße eigen ist und daß sich in anderen Organen neben einer Grundklasse noch andere Kernklassen finden, deren Volumina 2-, 4-, 8- oder 16mal so groß sind. In vielen Krebszellen ist das Kernvolumen genau so groß wie in den Ausgangszellen.

HEIBERG 1935, EHRICH 1936 u. a. haben die Vergrößerung des Kerns auf das Zwei-, Vier- bis Mehrfache gegenüber den Ausgangszellen behauptet, ja EHRICH und seine Mitarbeiter sahen darin bereits

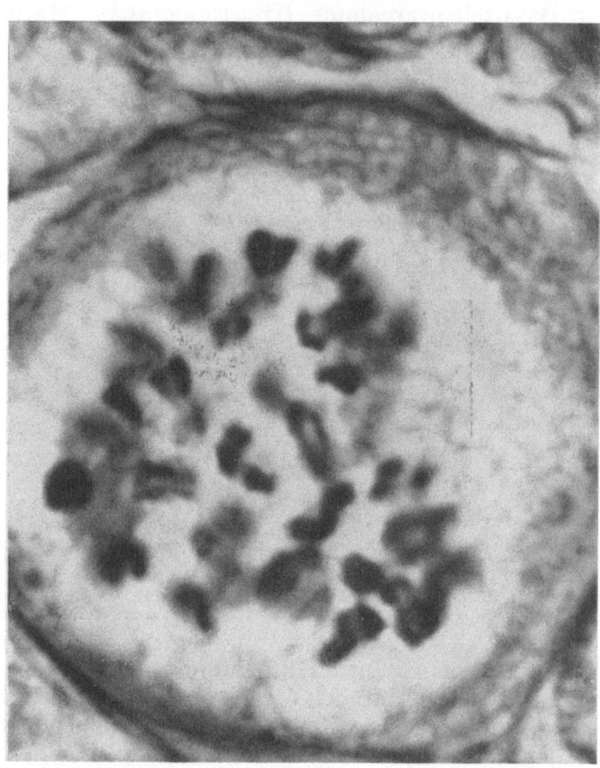

Abb. 30. Längsteilung der Chromosomen (F. K., Verhornendes Plattenepithelcarcinom der Unterlippe). Nr. 16668. Zeiß-Ölimmersion 60 u. A. 1,4. Okular 20fach. Vergr. 1200fach.

den langgesuchten morphologischen Ausdruck des Wesens der Krebszelle, sind aber andererseits auf Widerspruch, besonders von SCHAIRER (1935, 1937), gestoßen. SCHAIRER fand gleichfalls häufig größere Kernvolumina als beim Ausgangsorgan, doch durchaus nicht konstant 2:1, sondern oft auch 1,7:1 oder 1,3:1. Kleinere Kerne als beim Ausgangsorgan wurden jedoch nie gefunden.

Schon 1908 hatte HEIBERG nachgewiesen, daß die Zellen verschiedener Carcinome (z. B. solche der Leber, des Pankreas, der Haut usw.) häufig eine Kernvergrößerung erkennen lassen, und zwar nicht einzelner weniger Kerne, sondern so vieler Kerne, daß die Kerngröße im Durchschnitt die der Mutterzellen übertrifft. Die Frage hat seitdem viele Untersucher beschäftigt (HEIBERG zuletzt 1938, JACOBY 1929, 1939, EHRICH, SCHAIRER 1935, 1937 u. a.) (s. S. 94).

Zunächst, die Kerngrößen haben eine große Variationsbreite, von einem Kerndurchmesser (2r) von 3,5—25 μ und dem Volumen nach von 22—8182 cbμ

(HEIBERG 1938). Innerhalb dieser Gesamtbreite ergeben sich jedoch klare Klassen mit eindeutigen Unterschieden: als Beispiel die ,,kleinzellige Form'' des Basalioms der Haut hat einen Längenbereich zwischen $4^1/_2$ und 9 mμ, die großzellige Form von 9—15$^3/_4$ mμ. Die größeren basocellulären Carcinomkerne sind also 4mal größer als die der kleinzelligen Größenklasse. Die beiden Typen gehen nicht ineinander über (HEIBERG).

Hier ist nun wichtig, daß für Basaliome eine Beziehung, ja sogar Übereinstimmung besteht zwischen der Größe der Basalzellschicht der Epidermis und der Basalzellencarcinome (DEUTICKE 1935, HEIBERG 1938). Im Falle eines

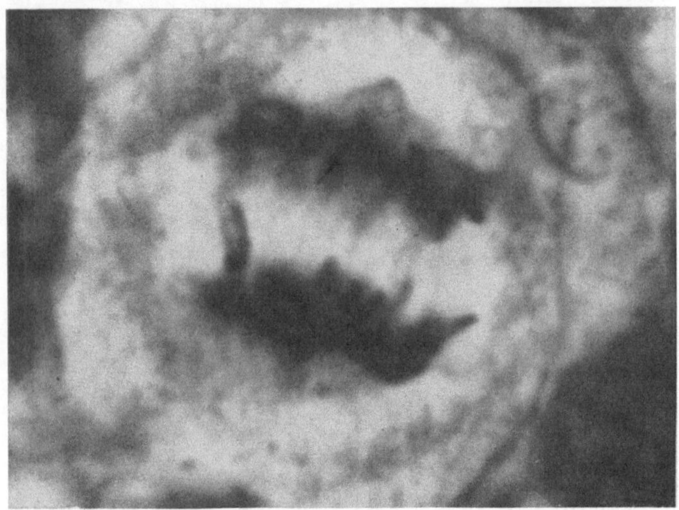

Abb. 31. Zellteilung einer Krebszelle (vgl. PAINTER 1925). (Eig. Beob. W.R., Adenocarcinom des Rectums.) Präp.-Nr. 16602. Zeiß-Ölimmersion/Anaphase 90 u. A. 1,4. Okular 20fach. Vergr. 1800fach.

Naevuscarcinoms fand HEIBERG (1938) Carcinomzellkerne, die 4mal so groß waren wie die gewöhnlich dabei vorkommenden Kerne, die selbst wiederum 4mal so groß sind wie die Kerne der gewöhnlichen Naevuszellen.

JACOBY (1939) hat gezeigt, daß in den Zellen normaler Organe die Kerngröße bei Zunahme der Funktion zu- und umgekehrt bei Abnahme derselben abnimmt, daß die Kerngrößen, wenn man sie objektiv erfassen will, variationsstatistisch zu bearbeiten sind, wie dies später auch HEIBERG (s. oben) getan hat. Mit einwandfreier Technik haben SCHAIRER u. a. (1935, 1937) Kernmessungen an Carcinomen vorgenommen. Bei einigen Carcinomen z. B. der Mamma stimmten Kerngröße in Drüsenläppchen und im Carcinom völlig überein. Nicht selten fand sich eine Verdoppelung der Kerngröße gegenüber der Ursprungszelle, meist war sie vergrößert. Die von EHRICH behauptete Verdoppelung und Vervierfachung der Krebszelle gegenüber der Mutterzelle wurde von SCHAIRER (1937) und HEIBERG (1938) nicht bestätigt.

Es ergibt sich natürlich die Frage, ob die häufigen Kernvergrößerungen auf Abweichungen der Kernkörperchen, der Zellteilung, Vermehrung der Chromosomen u. dgl. zu beziehen sind.

Der *Nucleolus* (Kernkörperchen) wird häufig in Carcinomzellen als ganz auffällig vergrößert angegeben, so auffällig, daß man cytologisch sogar die Krebsdiagnose mit einer gewissen Wahrscheinlichkeit darauf aufbauen könne (HAUMEDER 1934). Auch SCHAIRER (1935) fand, daß besonders in medullären Krebsen mit sehr großen Kernen auch die Kernkörperchen „übermäßig groß" sind, während sie in Carcinomen mit kleinen Kernen meist nicht größer waren als in den Zellen des Mutterorgans. Nach seinem färberischen Verhalten muß damit gerechnet werden, daß er im Stoffwechsel der Zelle eine wichtige Rolle spielt (s. 4. Kapitel, S. 131).

LUDFORD (1930) fand bei 4 Impftumoren Zellteilung ohne Ausbildung der Teilungsspindel. GOLDSCHMIDT und FISCHER (1929) studierten die Zellteilungsverhältnisse und das Verhalten der Chromosomen an in vitro gezüchteten Tumorzellen von Spontan- und Impftumoren. Die Mehrzahl der Mitosen war dabei normal, Triaster waren sehr selten. Dagegen war die Chromosomenzahl in der überwiegenden Mehrzahl der Tumorzellen kleiner als normal, gelegentlich fanden sich aber auch Chromosomenzahlen bis auf das Doppelte der Norm.

Sowohl Kern- wie Kernkörperchengröße stehen in einer gewissen Abhängigkeit vom *Chromatinreichtum* der Zellkerne. Wie sehr dieser wechselt und oft enorm vermehrt ist, ist schon seit V. HANSEMANN und BORST (1924) bekannt. Es interessiert daher *Art und Zahl der Mitosen* und Zahl der Chromosomen. Die Zahl der Mitosen, im mikroskopischen Bild also der Reichtum an Kern-

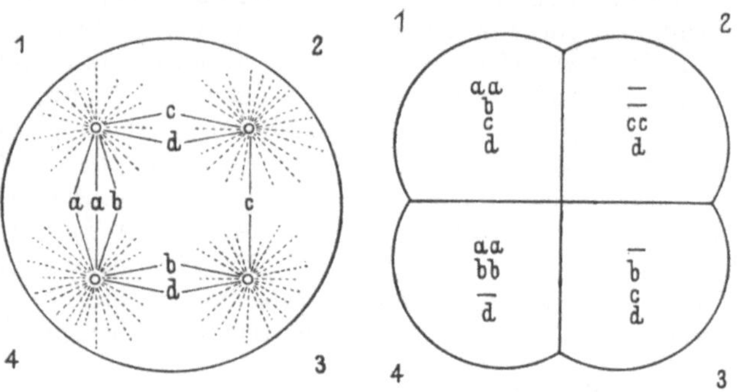

Abb. 32. Verteilungsmöglichkeiten der Chromosomen bei einer vierpoligen Zellteilung. (Nach BOVERI.)

teilungsfiguren, wird mit ein Maßstab für das Tempo des Wachstums und damit ein Anhaltspunkt für den biologischen Charakter der Geschwulst.

So sicher es ist, daß abnorme Mitosen auch sonst gelegentlich im Körper, vor allem bei entzündlichen Prozessen vorkommen, so sicher ist es andererseits, daß sie in gleicher Häufigkeit und Schwere nur bei malignen Tumoren auftreten. Die Mitosenfrage ist auch praktisch-klinisch bedeutungsvoll, nicht nur weil histologische Tests auf Malignität darauf fußen, sondern auch weil gerade die Kernteilung Angriffspunkt für neuartige Formen einer Chemotherapie des Krebses darstellt (s. S. 582). Schon 1911 machte V. HANSEMANN darauf aufmerksam, daß in zahlreichen Krebsgeschwülsten atypische Mitosen und als Folge davon abnorme Zell- und Kernteilungen nachweisbar sind.

1914 griff BOVERI die Frage eines „Zusammenhanges zwischen abnormen Mitosen und bösartigen Tumoren" erneut auf, ausgehend von der Überzeugung, daß die Krebszelle eine defekte Zelle sei, welche Eigenschaften der normalen Gewebszelle verloren habe, und daß der Zelle des malignen Tumors Teile der normalen Zelle fehlten. Eine gleichmäßige Übertragung der Chromosomen von Mutter- auf Tochterzellen sei aber nur möglich, wenn die Zellteilung zweipolig sei. Seien aber beispielsweise 4 Pole (vgl. Abb. 32) beteiligt, so erhielten die Tochterzellen „eine abnorme, im einzelnen höchst variable Chromosomenkombination zugeteilt". Wohl werden dabei auch Zellen mit der gleichen Chromosomenzahl wie die Ausgangszelle und auch mit ihrer vollen Chromosomengarnitur entstehen können, es *müssen* daneben aber auch stets abweichende Chromosomenzahlen resultieren. Faßt man die Chromosomenstudien an menschlichen Krebszellen (BELLING 1927, HEIBERG und KEMP 1929, SEULBERGER, SCHMIDT und KRÖNING 1929, PICON 1930, LEVINE 1931, ANDRES 1932, SCHAIRER

1935, DECKNER 1938), sowie an Teercarcinomen von Mäusen (WINGE 1930,
SCHAIRER 1937) zusammen, so ergibt sich unbeschadet vielerlei interessanter
cytologischer Einzelheiten an grundsätzlich Wichtigem, daß manche Carcinome
ungemein mitosenreich sind und daß, je mitosenreicher ein Tumor ist, desto
variabler seine Chromosomenzahlen und Chromosomenkombinationen sind. Wir
selbst fanden multi-, besonders tripolare Mitosen sehr häufig, einmal in einer
Zelle sogar 7 Tochtersterne. Bei besonders schnell wachsenden Tumoren konnte
der Breslauer Mitarbeiter des Verfassers (DECKNER) bei 200facher Vergrößerung
vielfach 10 und mehr Mitosen in einem Gesichtsfeld sehen.

So sicher Mitosenreichtum im Krebsgewebe etwas sehr Häufiges ist, so sicher
ist er nicht schlechthin etwas Krebsspezifisches, findet sich ja ein gewisser, wenn
auch geringerer Mitosenreichtum auch in jugendlichem Granulationsgewebe.
Man kann also den *Mitosenreichtum* nur als ein *Symptom* und nur im Zusammenhang mit anderen Symptomen für die Krebsdiagnose werten, immerhin wird
man im Zweifelsfalle, nachdem abnorme und zahlreiche Mitosen bei Krebs
häufig, in anderen Geweben nur sehr selten sind, abnorme Zellteilungen für die
Diagnose „Krebs" mit heranziehen dürfen (vgl. auch POLLITZER 1935).

Wie hoch von Einzelnen der prognostische Wert von Mitosenzählungen ein-
geschätzt wird, dafür sei als Beispiel ihre Auszählung bei Lymphosarkomen
durch CASEY (1937) angeführt. Auf 1000 Tumorzellen berechnet betrug der
Mitosenkoeffizient im Durchschnitt 15,5 gegenüber Basalzelltumoren von 2,5.
Die Mortalität bei letzteren betrug nach 5 Jahren 3%, bei den Lymphosarkomen
86%. CASEY schließt auf eine Korrelation zwischen Mitosehäufigkeit und Lebensdauer.

Was die *Zahl der Chromosomen* in Krebszellen anlangt, so haben auch unsere
Untersuchungen (DECKNER) an über 3000 Schnittpräparaten von 30 menschlichen Carcinomen gezeigt, daß Vermehrung der Chromosomenzahlen bis auf das
Vielfache der normalen diploiden Zahl von 48 Chromosomen beim Menschen
sehr viel häufiger als in normalem Vergleichsgewebe ist. Wir fanden einmal
etwa 300 Chromosomen in einer Krebszelle. ANDRES (s. a. DECKNER) beschreibt
den bisherigen Höchstwert von 583 ausgezählten Chromosomen in einer Zelle.

Es zeigt sich also, a) daß es Carcinome mit sicher normalen Chromosomenzahlen gibt, b) daß innerhalb des gleichen Carcinoms wechselnde Chromosomenzahlen vorkommen, c) daß abnorme, besonders tri- und pluripolare Mitosen und
abnorme Chromosomenzahlen so viel häufiger als bei allen Vergleichsobjekten
sind, daß sie sowohl zur mikroskopischen Krebsdiagnose unterstützend mit
herangezogen werden dürfen, als auch als ein wesentliches Symptom — aber
nicht als Ursache — der Krebsumwandlung von Körperzellen angesehen werden
müssen.

Mit Recht sagt POLITZER (1935), daß die abnorme Karyokinese mit all ihren
Folgen für Krebs „weder beweisend, noch spezifisch, noch pathognomonisch
ist". Trotzdem aber kann der Nachweis, da abnorme Zellteilungen in Krebsgeschwülsten häufig, in anderen Geweben nur selten angetroffen werden, in einem
krebsverdächtigen Gewebe zur Stütze der Diagnose „Krebs" mit herangezogen
werden.

Vor allem amerikanische Autoren (MACCARTY 1937, BRODERS, HAAGENSEN
u. a.) haben cytologische Befunde der Krebszellen wie Kerngröße, Größe des Kern-
körperchens, Chromatinreichtum der Kerne, Zahl der Mitosen usw. dazu herangezogen, um aus dem cytologischen Bild nach einem Punktsystem den *Grad der
Malignität* abzuschätzen und dem Kliniker mit Hilfe eines solchen cytologischen
und histologischen „Malignogramms" Anhaltspunkte für seinen Heilplan und
für eine individuelle Prognostik zu geben. Selbstverständlich werden zu den

cytologischen Punkten auch noch histologische Gesichtspunkte, wie Höhe der Differenzierung, Art des Ausbaues und der Ausbreitung, Reaktion der Umgebung usw. mit herangezogen.

Es ist nicht zu erwarten, daß mit solchen „Malignogrammen" für den Kliniker die Berücksichtigung seiner rein ärztlichen Hilfsmittel der individuellen Prognostik überflüssig wird. Wenn ihm aber auf seine immer an den Pathologen gerichtete Frage nach dem histologischen Charakter eine auch noch cytologisch unterbaute Schätzung des Malignitätsgrades gegeben werden könnte, so wäre dies natürlich, auch wenn der technische Einsatz groß ist, ein großer Fortschritt. Es gibt 'aber zu denken, daß ältere Versuche deutscher Untersucher, eine histologische Prognosenstellung aufzubauen, sich nicht durchgesetzt haben. Von dem Versuch des Schweizers WALTHER (1939), die Streufähigkeit der Carcinome als Maß ihrer Bösartigkeit zu einem Malignitätsindex auszubauen, war schon (S. 12) die Rede. Auch dieser Versuch begegnet skeptischer Kritik (W. FISCHER 1943). Da das Bedürfnis aber groß ist, wird die Frage immer auf der Tagesordnung bleiben, bis eine befriedigende Lösung gefunden sein wird.

So sehen wir also: die Methoden des Mikroskopes und alle Finessen der Färbetechnik haben der Morphologie der Zelle das Geheimnis der Malignität, das Spezifische der Krebszelle gegenüber der Somazelle nicht zu entschleiern vermocht. Sollte es wirklich so sein, wie es der Pathologe ALBRECHT (1907) einmal ausdrückte, daß mit der 300fachen Vergrößerung „eine Art von cellulärer Kurzsichtigkeit entstanden ist, welche uns vielfach hindert, die größeren biologischen Zusammenhänge zu erfassen"?

Nicht ohne Resignation stellt der Morphologe ZOLLINGER (1946) fest: „Es gibt wohl im biologischen Sinne eine spezifische Krebszelle, morphologisch können wir jedoch nur das *Krebsgewebe* als charakteristisch anerkennen!"

Tatsächlich ergibt auch die Cytologie: mit klinischen, statistischen und morphologischen Methoden allein ist das Krebsproblem nicht zu lösen. Die cytologischen Untersuchungen sind darum nicht wertlos, haben sie ja zweierlei gelehrt: a) der der Krebszellentstehung zugrunde liegende Defekt in der Wachstumsregulation hat zwar nichtspezifische Chromosomenabnormitäten zur Ursache, er führt aber umgekehrt als Ausdruck der Störung des Regulationsapparates konsekutiv unverhältnismäßig oft zu Störungen der Kernteilung, zu Unregelmäßigkeiten der Chromosomenverteilung usw. als ein zwar nichtspezifischer, so aber doch wesentlicher Ausdruck der Malignität, b) die Morphologie und ihr jüngstes Kind, die Cytologie, geben bei bloßer Untersuchung des spontanen Krebsgeschehens, soviel auch unfreiwillige Experimente am Menschen selbst mit hereinspielen, das Geheimnis der Cancerisierung nicht preis. Die Krebszelle als solche und isoliert für sich ist sicher biologisch, nicht aber cytologisch von der Ursprungszelle verschieden. Man kann der Zelle und dem Zellverband sehr viel sekundäre Folgen ansehen, aber man kann ihr nicht die Ursache ansehen, die zu jenen Folgen geführt hat und man kann morphologisch nicht an ihr ablesen, welcher Natur der Vorgang der Krebsumwandlung ist. Dazu bedarf es funktioneller, biochemischer Feststellungen und, um sie zur Manifestation derselben zu bringen und zu zwingen — des Experimentes.

4. Experimentelle Krebsmorphologie.

Unser Wissen vom Krebs ruht auf 3 Säulen: 1. auf der empirisch-klinischen Beobachtung als dem Anfang aller ätiologischen Erkenntnis, 2. auf der Morphologie der Geschwülste als der wissenschaftlichen Methode der analytisch-deskriptiven Objektivierung aller formalen Folgen der Cancerisierung und

3. auf dem planmäßigen Experiment. Wenn wir uns von der deskriptiven Morphologie (Organo-, Histo- und Cytologie) nunmehr der *experimentellen Morphologie* zuwenden, so ist damit zugleich der Augenblick gekommen, einige *grundsätzliche Vorbemerkungen über das Experiment* überhaupt und über das Experiment im Dienste der Krebsforschung vorauszuschicken, denn von nun an wird uns das Experiment nicht mehr verlassen, solange wir die Krebsentstehung abzuhandeln haben.

Das Experiment als planmäßiger Versuch, künstlich in Geschehnisabläufe einzugreifen, gibt uns Mittel an die Hand, Fragen an die Natur zu stellen und gewisse Antworten von ihr zu erzwingen. Das Experiment hat eine klare Fragestellung zur Voraussetzung, zwangsläufig ablaufende Methodik als Mittel und die Resultatbeobachtung mit den Sinnesorganen des Untersuchers als Endziel. Erst das Experiment ist ,,die spezifische Methode, um kausale Beziehungen zu ermitteln. — Beim experimentellen Eingriff verhält sich der Forscher nicht mehr nur rein beobachtend, sondern er schaltet sich handelnd in den Gang des Geschehens ein. Er verändert einen Teil des Geschehensablaufes an selbstgewählter Stelle, in selbstgewählter Weise und schließt aus den folgenden Veränderungen auf den inneren Zusammenhang'' (SPEMANN).

a) **Entwicklungsmechanik und Entwicklungsphysiologie.** In dem eben erwähnten Sinne war bis zum Jahre 1907 eine kausale Krebsforschung im strengen Sinne unbekannt, wußte man ja weder Positives über Krebsursachen, noch konnte man die Krankheit, die man erforschen wollte, experimentell erzeugen. Die ersten Versuche, Krebs künstlich hervorzurufen, unternahm um 1907 jene junge Forschungsrichtung der Biologie, die sich das Entwicklungsgeschehen im Organismus künstlich abzuändern zum Ziel setzt, die von W. ROUX inaugurierte *Entwicklungsmechanik.* Man wird vielleicht überrascht sein, daß die kausale Erforschung embryonaler Entwicklungsvorgänge auch Beziehungen zum *Krebsproblem* haben soll. Die Frage ist dadurch in Gang gekommen, daß man in jener Zeit der aufblühenden Entwicklungsphysiologie die *Krebszelle* als *eine Art Embryonalzelle* ansah. Der Zellreichtum der Krebsgewebe, das Wachstumstempo, der Reichtum an Entwicklungspotenzen stimmen bei unreifen Krebsformen und bei frühembryonaler Entwicklung in manchem überein. Tatsächlich haben die ersten Tumoranfänge mit der embryonalen Aussprossung einer Organanlage eine gewisse Ähnlichkeit. Es war dies ja auch der Anlaß zu der von COHNHEIM entwickelten Theorie (s. S. 88), wonach die pathologische Isolierung embryonaler Zellhaufen (,,Keimausschaltung'') den Anfang der Geschwulstbildung darstellen soll.

Tatsächlich gibt es vielfache *Geschwulstbildungen auf embryonaler Grundlage.* Wenn z. B. embryonale Organe und Gewebe, die, wie Chorda, Urniere, Vorniere, Ductus thyreoglossus, Kiemenspalten usw. an sich zur Rückbildung bestimmt wären, erhalten bleiben, so vermögen solche embryonalen Gewebsrudimente zu Geschwülsten Anlaß zu geben. Auch sonstige embryonale Zellhaufen oder Gewebsstücke, die undifferenziert liegenbleiben, können Geschwülste (Teratome, Mischgeschwülste) abgeben. Weiterhin gibt es einwandfreie embryonale Gewebsverlagerungen, so z. B. Magenschleimhautinseln im Ösophagus und auch Störungen späterer Organentwicklung (Zähne, Haare, Sexualorgane), die in Geschwulstbildung übergehen können. Aber alle diese Geschwülste sind gutartig und nur ausnahmsweise und dann nur sekundär entwickeln sich daraus Krebsgeschwülste.

Experimentelle Gewebsverlagerungen wurden in der ersten Zeit der aufblühenden Entwicklungsmechanik nach der Jahrhundertwende (Näheres s. APOLANT) viel ausgeführt. Sie stellen die ersten planmäßigen Versuche, Krebs künstlich zu erzeugen, dar. Ihre Ergebnisse lassen sich dahin zusammenfassen, daß alle solche Transplantationsversuche, mit embryonalen Zellen und Geweben, Embryonalbrei oder ganzen Embryonen oder mit Geweben ausgewachsener, höherer Tiere Geschwülste zu erzeugen, ausnahmslos mißlungen sind. Wohl entwickeln sich z. B. transplantierte Embryonalzellen im neuen Wirt am Einpflanzungsort weiter, differenzieren sich auch in die verschiedensten Gewebe, bilden sogar abgeschlossene „Gewebskeime", gelegentlich sogar Teratoide, doch eines Tages hört meist das Wachstum auf, und die Gewebsbildungen verfallen der Autolyse und der Resorption. Nur ASKANAZY erhielt dreimal mit Embryonalbrei bösartige Teratoide, doch konnten diese Ergebnisse von anderen und von ihm selbst später nicht wiederholt werden. Es muß daher nach unserem heutigen Wissen angenommen werden, daß doch bei jenen drei positiven Versuchen andere Schädigungen mit unterliefen, zumal ASKANAZY selbst und nach ihm auch CARREL später mit Embryonalbrei nur dann bösartige Geschwülste erhielten, wenn sie den Embryonalzellen Arsensalze oder andere Reizstoffe, wie Anilinfarben, Ätherwasser, Carcinom- und Sarkomextrakte, Teer od. dgl. zusetzten oder nachträglich zuführten. Auch die neuerdings von W. SMITH (1947) durch Implantation von embryonalem Magengewebe erzeugten Papillome und Plattenepithelcarcinome wurden nur dadurch ermöglicht, daß in Olivenöl gelöstes Methylcholanthren, also ein stärkst carcinogener Stoff, mitinjiziert wurde. Damit ist aber das Problem von der „embryonalen Keimanlage" wegverlagert in das Gebiet krebserregender chemischer Substanzen, auf das wir später (s. S. 235) ausführlich zurückkommen.

Wir beginnen mit der Ausgangsfrage: Nimmt überhaupt die Körperzelle bei ihrer Krebsumwandlung wieder *embryonale Zelleigenschaften* an? Tatsächlich sind die Ähnlichkeiten zwischen Krebs- und Embryonalzellen nur oberflächlicher Art, die Unterschiede dagegen tiefgehende: frühembryonale Zellen liefern mit jeder neuen Zellteilung einen immer weiter spezialisierten Zelltyp, Geschwulstzellen liefern immer nur den unvollkommenen Zelltyp. Die embryonale Zelle differenziert sich immer weiter; die Krebszelle bleibt auf der von ihr erreichten, aber immer niedrigeren Differenzierungsstufe stehen. Die Embryonalzelle hört mit Zellteilungen auf, sobald das Endziel der Differenzierung erreicht ist, die Krebszelle teilt sich ohne Ende immer weiter. Das Wachstum der Embryonalzelle untersteht immer den Gesetzen der prästabilisierten Harmonie des Organismus, das Wachstum der Krebszellen ist im wahrsten Sinne des Wortes zwecklos, ja sogar zweckwidrig, denn mit ihrem Wachstum vernichten die Krebszellen den Wirt und damit schließlich sich selbst. Die Krebszelle nimmt also keineswegs wieder embryonale Eigenschaften an, im Gegenteil, sie entfernt sich immer weiter von den Grundgesetzen der Organisation, denn das Endprodukt von Embryonalzellen ist schließlich irgendein normales Organ, das Endprodukt von Krebszellen ist aber nie ein Organ oder Organoid, sondern Organzerstörung.

Auch die experimentellen Verpflanzungen embryonaler Gewebe beweisen nichts für die These, Krebszellen seien eine Art embryonaler Zellen. Sie besagen auch nichts für die These, Krebszellen schlügen in embryonale Zellen wieder zurück, vielmehr sagen sie nur aus, daß zu den vielen, vielen Zellen, die *der Krebsumwandlung befähigt* sind, *auch die embryonalen Zellen* gehören. Die embryonalen Zellen haben also keine Sonderstellung, sondern sie bestätigen ihrerseits nur gleichfalls das Gesetz, daß jede teilungsfähige Zelle auch Krebs zu liefern in der Lage ist. Krebs auch in frühembryonalen Stadien beweist nur immer neu: Krebs kommt nicht nur bei allen Tieren, nicht nur in allen Geweben und Organen, sondern auch *in allen Stadien der Entwicklung* vor, von der befruchteten Eizelle an bis zum fertigen Organismus und dessen Ende.

Ganz im Banne der Entwicklungsmechanik steht die *„Organoidlehre" von*
E. Albrecht. Ihre Auffassung der Tumoren als „organoide Überschußbildungen"
sieht in der Geschwulstlehre geradezu ein „Kapitel der pathologischen Organ-
bildungslehre", einen „Zweig der Entwicklungsmechanik oder ein Grenzgebiet
gegen diese". Albrecht definiert die Krebszelle als eine „Körperzelle, welche
mit den formativen Tendenzen und Fähigkeiten einer embryonalen Organ-
bildungszelle deren embryonale Teilungs- und spezifische Assimilationsfähigkeit
als dauernde Eigenschaft besitzt".

Die Lehre von Albrecht, wonach die Geschwulstzelle „nicht bloß eine
wachstumsfähige Einzelzelle, sondern gleichzeitig der Träger der Organidee sei",
hat sich nicht zu behaupten vermocht. Sie lebt jedoch noch bis zu einem gewissen
Grade weiter in der Klassifizierung und Terminologie einiger Gruppen gutartiger
Geschwülste, die man meist noch nach Albrecht, wie folgt, zusammenfaßt ·

a) *Choristome* (von $\chi\omega\varrho\iota\zeta\varepsilon\iota\nu$ = trennen), das sind aus abgetrennten Organkeimen entstandene Geschwülste, wie Dermoide, Atherome usw.

b) *Hamartome* = durch „fehlerhafte Gewebsmischungen" entstandene Geschwülste, wie Kavernome der Milz und der Leber, Neurofibrome, Fibroadenome
der Mamma (?), Adenofibrome des Nierenmarks (?).

Siegmund (1941) zählt hierunter alle Geschwülste aus „geweblichen Fehlbildungen, die, wenn auch verspätet, ihre vorgezeichnete Entwicklung nachholen"
(Anachronismus!): Dermoide, Odontome, Hypophysengangsgeschwülste. Sie alle
haben „organoiden Charakter", stellen ein „hochdurchgebildetes eigenes Ord-
nungssystem dar" und sind „in die Ganzheit und ihre Regulation einbezogen".

c) *Tumoren*, die *aus liegengebliebenen unverbrauchten Zellen* entstehen, wie
aberrierende Strumen, Nephrome der Blase, Geschwülste aus Naevi, Kiemen-
gangsresten, Resten des Urachus, des Wolff-Müllerschen Ganges, der Chorda,
des Ductus omphalo-entericus usw.

d) *Geschwülste*, entstanden *aus embryonalem Spalten- und Füllgewebe*, wie
Lipome der Steißgegend, des Nackens, den Gesichtsspalten entsprechende
Angiome und Kavernome.

Als *hormonalinduzierte* „regulativ kompensatorisch bedingte *organoide Proliferationen"* (hormonale Impulse!) führt Siegmund (1941) ferner noch die sog.
Strumen der Schilddrüse, der Epithelkörperchen, Nebenniere und Hypophyse,
ferner die Adenome der Prostata (klinisch sog. „Prostatahypertrophie"), die
Fibroadenome der Mamma und die Uterusmyome an.

Schließlich gehören in das Gebiet organoid wachsender, klinisch gutartiger
Tumoren noch *proliferative Geschwülste*, die Resorptions- und Reparations-
vorgängen ihre Entstehung verdanken: die „braunen Tumoren" bei lokalisierter
Ostitis fibrosa, die Epuliden (beide mit Riesenzellen), ferner die lipoidspeichernden
Tumoren der Sehnenscheiden, die Ganglien der Gelenke usw.

Diese Lehre war neu, wichtig und fruchtbar, sie trifft jedoch nur zu für besondere Gruppen gutartiger Geschwülste, aber nicht für das große Heer der
Krebsgeschwülste, an denen nun einmal der Mensch am häufigsten stirbt. „Es
kann gar nicht genug betont werden, daß bei der Häufigkeit solcher Gewebsmißbildungen ihre Ausartung zu Geschwülsten selten ist" (Borst). Die Theorie
erklärt auch nicht die primäre formale Genese, nicht den Übergang von orga-
noider Überschußbildung zur echten Krebsbildung. Sie erklärt nicht das Wesen
des dauernden Wachstums und nicht den Zusammenhang mit den vielen uns
heute bekannten kausalen krebserregenden Faktoren. Die Theorie erklärt auch
nicht das Wesen der Geschwulstentstehung, das Wesen der fundamentalen
Änderung einer Somazelle bei ihrem Übergang in eine Geschwulstzelle. Nicht
der Gewinn, sondern ein „Verlust an organbildender Potenz" ist das Wesentliche

der Geschwulstzelle gegenüber der Körperzelle (FISCHER-WASELS). Auch BORST lehnt die Theorie ab: ,,Das Geschwulstproblem ist gar kein Problem der Entwicklung, sondern ganz ausschließlich ein Problem des Wachstums". Es interessiere uns nicht, wie eine Struktur entsteht, sondern daß ,,das so oder anders gebaute Gebilde über die Maßen wächst". Die entwicklungsmechanische Beobachtungsweise habe zwar vieles geklärt und neue Begriffe, vor allem für die gutartigen Geschwülste geliefert. ,,Die *Ursachen* des geschwulstmäßigen Wachstums aber bleiben auch bei einer entwicklungsmechanischen Betrachtung der Geschwülste dunkel" (BORST). So hat die ALBRECHTsche ,,Organoidlehre" heute nur noch ihre Bedeutung für das Verständnis und für die Klassifizierung einer Reihe von wichtigen gutartigen Geschwülsten. Wohl hat sie auch bei den bösartigen Geschwülsten für deren Aufbau, für das Verständnis z. B. über das Verhalten von Parenchym zu Stroma einiges beitragen, dagegen spielt sie als umfassende Erklärung für das Krebsgeschehen heute keine Rolle mehr.

So sind also alles in allem die ersten groß angelegten Krebsexperimente der damals neu aufgekommenen Entwicklungsmechanik im Prinzip ergebnislos geblieben. Sie haben nicht einmal echte Mischgeschwülste ergeben. Ja, seit ASKANAZY hat unseres Wissens überhaupt niemand mehr solche Versuche aufgenommen. Jedenfalls haben sie in die Genese der Krebskrankheiten, an denen die Menschen nun ganz überwiegend erkranken, keinerlei neues Licht gebracht. Soweit Ergebnisse vorliegen, liegen sie auf abseitigen Nebengebieten.

Die Hauptbedeutung der Entwicklungsmechanik liegt aber weniger in der Frage einer Zellverlagerung und weniger in der Entwicklung als in der Wachstumsregulation. Diese letztere trifft aber ebenso das Wachstumstempo, wie auch die Differenzierung und ihre Höhe. Beide aber sind miteinander gekoppelt, und zwar verhalten sie sich zueinander umgekehrt proportional: *was die Krebszelle an Differenzierungshöhe und Einordnungsbereitschaft verliert, gewinnt sie an Energie des Wachstums.* Gerade diese Fragen bekommen aber neue Impulse durch die neuen Fortschritte der Biologie der Entwicklung.

Nun hat aber die ROUXsche Entwicklungsmechanik eine Fortentwicklung in der heutigen *Entwicklungsphysiologie* erfahren. Besonders scheint es, als ob sich aus Experimenten von SPEMANN und seiner Schule, gipfelnd in der Lehre von der Induktion von Embryonalanlagen durch ,,Organisatoren", auch zur Krebsforschung (vgl. WADDINGTON 1935, SIEGMUND 1941, HERZOG 1941) Beziehungen ergeben. Man hat solche entwicklungsphysiologische Erklärungen vor allem herangezogen für die Deutung der *Mischgeschwülste.* In Analogie zu SPEMANN Nachweis, daß ,,Organisatoren" im Bereich bestimmter epithelialer Zonen ganz bestimmte Entwicklungen zu induzieren vermögen, nimmt man heute für Epithel-Bindegewebsmischgeschwülste (z. B. für Speicheldrüsentumoren) eine primär rein epitheliale Herkunft an, bei der die für diese Mischtumoren charakteristischen Anteile an allen Sorten von Stützgeweben, wie Schleim-, Knorpel-, Knochengewebe usw. durch eine solche Organisatorfunktion des Epithels auf das bindegewebige Stroma zustande kämen (vgl. HUECK 1941). Vielleicht wäre es auch sonst nützlich, wenn sich gewisse Begriffe der Krebsbiologie nach der Entwicklungsphysiologie orientieren würden. Zunächst sei an den Begriff der *Induktion* erinnert. Wenn z. B. der Augenbecher die Bildung der Linse, welche ohne seine Einwirkung nicht entstanden wäre, hervorruft, so sagt SPEMANN, der Augenbecher ,,induziert" die Linse. Der Augenbecher, von dem die Wirkung ausgeht, wirkt als ,,Organisator", die Linse entsteht durch Induktion. Die Teile, zwischen denen die Induktion stattfindet, unterscheidet er als induzierendes Aktions- und induzierbares Reaktionssystem. Beide zusammen machen ein

Induktionssystem aus. Es hat sich besonders unter den Biologen und Biochemikern immer mehr die Gewohnheit herausgebildet, alle Agentien, auf welche die Soma-zellen mit Krebsumwandlung reagieren, als *krebsinduzierend* zu bezeichnen. Diese Begriffsübertragung hat den einen Vorteil, es wird auch für das Krebsproblem klar herausgestellt, daß immer Agens und Reagens unterschieden werden müssen und daß beide zusammen ein Induktionssystem darstellen.

Ferner wird man bei der Krebsentstehung auf die entwicklungsphysiologischen Erkenntnisse über *Induktionsketten* zurückgreifen, denn auch die Krebsentwick-lung setzt sich zusammen aus einer Induktionskette. Ihre einzelnen Glieder hängen untrennbar zusammen und folgen aufeinander. Die erste Induktion bereitet die zweite und diese eventuell weiter folgende vor. Gerade die Erfahrung an Berufskrebsen durch krebserzeugende Stoffe, mit ihrer stets vorhandenen Latenzzeit, ihre mancherlei Zwischenstufen in Gestalt von präcancerösen Verän-derungen und erst zum Schluß mit dem Übergang in Krebs selbst läßt an den Begriff der Induktionskette anknüpfen. Bei der „Syncarcinogenese" werden eindrucksvolle Beispiele langer derartiger Induktionsketten gebracht werden (s. 8. Kapitel, S. 351 f.).

Für die Krebsgenese scheint ferner wichtig zu sein, daß, wie Spemann aus-führt (S. 52), „eine bestimmte spezifische Differenzierung nicht notwendig durch eine bestimmte spezifische Ursache ausgelöst werden müsse, sondern daß diese durch mehrere, unter sich sehr unähnliche Ursachen experimentell hervorgerufen werden kann". Und daß der Entwicklungsphysiologe selbst durchaus in Parallelen denkt, beweist Spemann in seinem Satz: „Ein solcher Fall liegt vor bei der künstlichen Erzeugung bösartiger Geschwülste, die sich durch Einführung ver-schiedenster Stoffe, der sog. cancerogenen Kohlenwasserstoffe u. a., bewirken läßt" (S. 152).

Schon oben (S. 90) wurde erwähnt, daß auch der Begriff der *Potenz*, wie ihn die Entwicklungsphysiologie gebraucht, in der Cancerologie verwendet zu werden verdient. Unter Potenz versteht Spemann die Fähigkeit, bestimmte Entwick-lungsmöglichkeiten später zu verwirklichen. In diesem Sinne ist die Krebs. entstehung auf dem Boden lange bestehender Präcancerosen eine Induktionskette-deren erstes Glied die Einwirkung irgendeiner exogenen Noxe darstellt. Das zweite Glied der Kette nach dem Agens liefert das Reagens, der Organismus mit seinen Versuchen, durch vermehrte (aber immer wieder gestörte) reparative Prozesse die beschädigten Zellen zu ersetzen. Das dritte Glied ist die allmähliche Erschöpfung der Regeneration, die die Körperzellen nun *carcinopotent* macht. Es ist das das Stadium der eigentlichen Präcancerose. Das vierte Glied der Induktionskette ist dann erst — oft, sehr oft als Folge völlig neuer und anders-artiger Agentia — die Cancerisierung. So macht die Denkweise der Entwicklungs-physiologie klar, daß — was immer wieder betont werden muß! — ein schließlich *spezifischer Krebs nicht immer notwendigerweise auch durch eine und nur eine bestimmte spezifische Ursache ausgelöst* werden muß. In der Induktionskette des Krebsgeschehens kann die Ursache der Präcancerose von der Ursache der Can-cerisierung durchaus verschieden sein. Beispielsweise in einer chemisch indu-zierten präcancerösen Arsendermatose kann eine physikalische Noxe z. B. eine „Röntgenreizdosis" aus der Carcinopotenz der Arsenpräcancerose die endgültige strahleninduzierte Cancerisierung bewerkstelligen. Es ist das aber nicht bloße begriffliche Theorie, sondern hat — im Einzelfall am kranken Menschen — praktisch und prophylaktisch wichtige Konsequenzen. Nicht zuletzt aber dienen solche Gedankengänge der so notwendigen Umerziehung unserer Ärzteschaft zu einem krebsprophylaktischen Denken.

Im Anklang an Entwicklungsmechanik, zugleich auch an frühere Gedankengänge von BILLROTH, THIERSCH, LAKER entwickelt FROMME (1947) eine „Keimblatt-Theorie der Geschwulstentstehung". Vor allem THIERSCH nahm eine Gleichheit der Wachstumskraft bei Bindegewebe und Epithel an. Bei Störungen der „Gewebsgleichung", z. B. beim Verlust der Bindegewebswiderstandskraft, bekämen die Epithelzellen freie Bahn für ihr Einwuchern. FROMME selbst geht entwicklungsmechanisch vor und nimmt DRIESCHS Begriffe prospektive Potenz (Fähigkeit zur quantitativ begrenzter Bildung neuer Zellen gleicher Art) und prospektive Bedeutung (Fähigkeit der Bildung qualitativ bestimmt differenzierter Zellen) als Ausgangspunkt. Das entscheidende ist: „Beide Potenzen stehen im Abhängigkeitsverhältnis" ...„je geringer die Differenzierung, um so größer die Vermehrungstendenz." Ferner stützt sich FROMME auf die These von PETERS: die arbeitenden Zellen teilen sich nicht, und die sich teilenden Zellen arbeiten nicht. Im Mittelpunkt der Deduktionen FROMMES steht der „Kampf ums Dasein unter den großen Gebilden, den Großmächten", den Keimblättern, der Widerstreit der Gewebe. Eine besondere Bedeutung wird dem Mesenchym zugesprochen, denn „sämtliche Gewebe und Organe sind abhängig vom Mesenchym, das die Ernährung vermittelt". FROMME sieht im Mesenchym nicht nur den Träger der Abwehr gegen jede Infektion, sondern auch „gegen die vom Epithel ausgehenden malignen Geschwülste", aber nicht nur das, sondern sogar „das Abwehrorgan gegen die Entstehung des Carcinoms" überhaupt. Soweit Erkrankungen einen Reiz auf mesenchymale Gewebe ausüben, wirken sie sich nach FROMMES Ansicht günstig gegen die Entstehung eines Carcinoms aus. Als Beweismittel werden vor allem die hemmenden Einflüsse des Bindegewebes auf die Krebsentwicklung, die Bedeutung des Bindegewebsanteils für den Verlauf und für die Heilung und auch Erfahrungen der Gewebezüchtung bei gleichzeitiger Zucht von Epithel und Bindegewebe herangezogen. FROMME verlegt das Primäre der Geschwulstentstehung ins Mesenchym und nimmt an, daß chronische Reize eine Schwächung der Abwehrkräfte des Mesenchyms und dadurch eine vermehrte Wachstumspotenz der Epithelzellen bedingen. Es wird deshalb auch für die Entstehung eines lokalen Carcinoms „das Vorliegen einer Grundkrankheit, jedenfalls eine Veränderung des Gesamtkörpers, also eine Bereitschaft" angenommen und der Krebs als „rein örtliche Krankheit" verneint. Kritisch ist zu der Theorie zu sagen: sie handelt von der Ausbreitung einer bereits entstandenen Geschwulst und gibt Hinweise auf die Möglichkeiten einer Spontanheilung. Sie sagt jedoch über den primären Vorgang bei der Umwandlung einer Körperzelle in eine Krebszelle, also über den Charakter der eigentlichen Carcinogenese nichts aus. Ihre Hauptbedeutung liegt in der scharfen Betonung der Abhängigkeit zwischen Differenzierung und Wachstum.

b) Impfgeschwülste. Es ist von grundlegender Bedeutung für die Fortschritte der experimentellen Krebsforschung, daß es seit 1901 und — wenn man die Kriegsjahre berücksichtigt — in größerem Umfange erst seit 1920 die Möglichkeit gibt, die Krebskrankheit, die man erforschen will, am Versuchstier experimentell zu erzeugen. Das Experiment ist der erste Hebel, mit dem der einschnürende Ring der reinen Krebsmorphologie gesprengt und neuer Raum für eine umfassendere Erforschung des Krebsproblems überhaupt geschaffen wird. Erst auf dem Wege über das Experiment findet das Krebsproblem Anschluß an die großen Fortschritte der Naturwissenschaften, gleichviel ob in Chemie oder in Physik, in der Genetik, wie in der sonstigen Biologie.

Tabelle 25. *Die ursprünglichen Impfgeschwülste.*

Impfcarcinome		Impfsarkome	
Entdecker	Tierart	Entdecker	Tierart
EHRLICH (Adenocarcinom) . . .	Maus	EHRLICH-PUTNOCKY	Ratte
EHRLICH (Carcinoma solidum) .	,,	JENSEN	,,
BASHFORD	,,	WONDA	,,
TWORT.	,,	FUJINAMA	,,
FLEXNER-JOBILING	Ratte	FORMOSA	,,
BLUMENTHAL	,,	WALKER	,,
WALKER	,,	Sog. Wiener Sarkom	Maus
BROWN-PEARCE	Kaninchen	EHRLICH	,,
DE BALOGH („Budapest 1938").	Ratte	CROCKER	,,
		WOOD	,,

Für die experimentelle Erzeugung krebskranker Versuchstiere stehen drei praktisch unerschöpfliche Quellen zur Verfügung. Die erste Quelle sind die sog. *Impfgeschwülste*. Als Erster hat HANAU (1889) gezeigt, daß sich unter den spontan entstandenen Geschwülsten der Laboratoriumstiere ein kleiner Teil (ungefähr 1 %) auf andere Tiere der gleichen Art durch Überimpfung von Zellmaterial übertragen läßt (sog. *Transplantationstumoren* oder *Impfgeschwülste*). Eine der ältesten Impftumoren ist das EHRLICHsche Adenocarcinom der Maus. Eine der meistverwendeten Impfgeschwülste ist das JENSEN-*Sarkom* der Ratte (JENSEN 1901). Es trat spontan in den Lungen zweier Ratten auf, die mit säurefesten

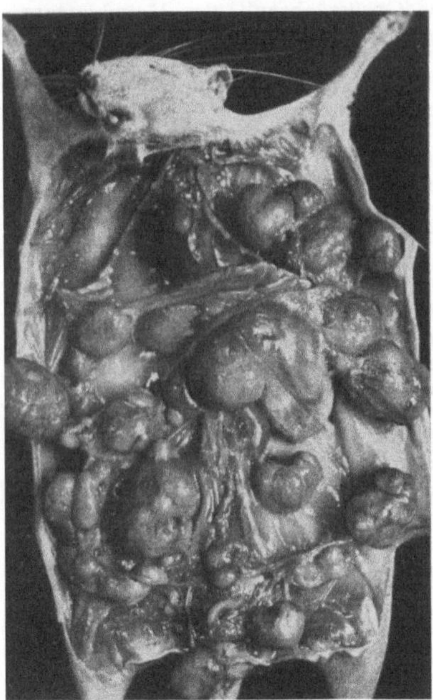

Abb. 33. JENSEN-Sarkom der Ratte mit ausgedehnter Metastasierung in der Bauchhöhle.

Bacillen der pseudotuberkulösen Enteritis des Rindes geimpft waren. Die Impfung selbst verlief negativ, doch fanden sich bei der Sektion bei beiden Ratten Lungentumoren, in einem Falle mit ausgedehnter Metastasierung in der Bauchhöhle. Der Tumor ließ sich anfangs nur auf Kopenhagener, später auf Ratten der verschiedensten Stämme überimpfen. Er wird heute in der ganzen Welt als ein transplantables, relativ unreifes Spindelzellsarkom verwendet. Die hauptsächlichste Form der Überimpfung geschieht durch subcutane Injektion von Tumorbrei mit RINGER-Lösung 1:1 verdünnt. Die Tumoren entwickeln sich sehr schnell und führen spätestens in 2 Monaten zum Tode. Die Zahl der ursprünglichen Impfgeschwülste beträgt 9 Impfcarcinome und 13 Impfsarkome.

Weitere Beispiele von Impftumoren sind das CROKERsche Rattensarkom 39, das Mäusesarkom 180, das PASSEYsche Melanom, das KATO-Spindelzellsarkom beim Kaninchen, das GALLIERA-Sarkom der Ratte, sowie Lymphosarkome und Leukämien bei Maus und Ratte.

Aber diese Zahl hat sich noch erheblich vergrößert, seitdem sich von den später zu besprechenden, durch chemische Gifte experimentell erzeugten Krebsen gleichfalls ein großer Teil als weiter verimpfbar erwiesen hat. Endlich kann man bei künstlich reinerbig gemachten Tierstämmen (s. 5. Kapitel, S. 194) im Prinzip jeden Krebs dieser Versuchstiere auf andere Tiere des gleichen Stammes verimpfen. Nur kurz sei erwähnt, daß es vereinzelt auch gutartige transplantable Tumoren gibt. EHRLICH arbeitete mit einem Mäusechondrom. Am Pariser Krebsinstitut ist seit 1933 ein transplantables Fibroadenom der weißen Ratte im Versuch, welches bemerkenswerterweise zu etwa 20 % sarkomatös wird, und zwar in Abhängigkeit vom Alter der Geschwülste: bis 5 Monate 10 %, bis 10 Monate 35 %, mehr als 10 Monate 50 % Sarkome (OBERLING und M. und P. GUERIN 1933, 1937).

An genügend großem Material ist die *Impfausbeute* von JUNKMANN (1948) klargestellt (Tabelle 26).

Am JENSEN-Sarkom geprüft erwies sich gegenüber anderen Formen der *Impftechnik* (subcutan in Stückchen bzw. Brei, intracutan als Brei) die intraperitoneale Verimpfungsform in Stückchen eindeutig als überlegen.

Tabelle 26.

Impfung	Tumor	Zahl der Tiere	Impfausbeute	
			positiv in %	negativ in %
Subcutan	JENSEN	5194	84,4	15,6
	WALKER	2376	64,7	35,3
	FLEXNER	4799	58,4	41,6
Intraperitoneal	EHRLICH	5862	95,7	4,3

Die durchschnittliche *Lebensdauer* war folgende:

EHRLICH-Carcinom . . . . 14 Tage
WALKER-Carcinom . . . . 19 ,,
JENSEN-Sarcom . . . . 23 ,,
FLEXNER-Carcinom . . . . 27 ,,

Beim Mäuseascitestumor ergab sich eine deutliche *Abhängigkeit des Impferfolges von der Menge des Impfmaterials.*

Tabelle 27.

Ascites-Verdünnung x:100	Z hl der verimpften Zellen im Mittel	Zahl der Tiere	Impfausbeute	
			positiv in %	negativ in %
1,6 : 100	990 000	134	88,8	21,2
0,8 : 100	492 000	162	87,7	22,3
0,2 : 100	125 000	201	62,2	37,8
0,1 : 100	43 000	234	79,1	20,9
0,05 : 100	19 000	218	68,8	31,2
0,02 : 100	10 000	184	51,6	38,4
0,01 : 100	5 000	96	41,7	58,3
0,C05 : 100	1 600	362	29,8	70,2
0,0013 : 100	650	199	34,7	65,3
0,0006 : 100	146	78	2,6	97,4

Nach JUNKMANN (1948) führt auch eine „übermaximale Beimpfung" nicht zu einem 100%igen Impferfolg. Stets bleibt ein für die betreffende Tumorart charakteristischer Prozentsatz „immuner" Tiere.

Die Impfgeschwülste sind in mehrfacher Hinsicht bedeutungsvoll. Zunächst einmal bedeuten sie eine erste und im Bedarfsfalle eine zahlenmäßig *unerschöpfliche Quelle krebskranker Versuchstiere.* Insbesondere bedeuten sie für den experimentellen Forscher ein gutes Testobjekt, denn im Gegensatz zur sonstigen Vielgestaltigkeit der Geschwulstformen kann man mit den Impfgeschwülsten stets unter biologisch gleichen Versuchsbedingungen arbeiten, ist ja die Impfgeschwulst stets gleich, hat stets gleiche Eigenschaften, die Versuchsobjekte sind also völlig konstant und umgekehrt die Bedingungen für die Forschung jederzeit beliebig variierbar.

Da des ferneren eine große Zahl von Impfgeschwülsten, Sarkome wie Carcinome, bei verschiedenen Tierarten zur Verfügung steht, kann die jeweilige experimentelle Fragestellung auch jeweils der für den Versuch besonders geeigneten Form der Impfgeschwülste und der betreffenden Tierart angepaßt werden. Infolgedessen sind die Impfgeschwülste auch für Fragen der Krebsbehandlung wertvoll (vgl. auch DOMAGK 1934), wenn auch immer nur unter dem Vorbehalt ihrer Sonderstellung (s. S. 435).

Für die Theorie des Krebses bedeuten natürlich die Impfgeschwülste eine starke *Stütze für die Lehre von der cellulären Natur des Krebses.* Man hat diese letztere gerade in jüngster Zeit angezweifelt (KLEIN 1935) und statt der Zellen ein freiwerdendes Agens für die Weiterverimpfung verantwortlich gemacht. SCHAIRER (1936), vor allem RÖSSLE (1936), letzterer an 1282 Überimpfungen, haben gerade in den allerersten Anfangsstadien der Krebsneubildung gezeigt, daß es, histologisch beweisbar, die vom Spendertier her überlebenden Krebszellen sind, die im Wirtsorganismus die neue Geschwulst hervorrufen, und so. groß auch praktisch die Mindestzellzahl bei der Überimpfung (vgl. SIMEONIDIS 1937) sein mag, letzten Endes aber genügt nach RÖSSLE schließlich eine einzige Zelle, um zum Ausgangspunkt der neuen Krebsgeschwulst zu werden.

Besonders eindrucksvoll beweisen die Impfgeschwülste die *spezifische Individualität* der einmal entstandenen *Krebszellen*. Die gleichen Zellen rufen, auch wenn sie Hunderte von Tierpassagen über viele Jahrzehnte — das EHRLICHsche Mäusecarcinom seit 1910! — durchmachen oder ihre Zellen sogar über Jahre außerhalb des Körpers gezüchtet werden (s. S. 108), immer nur die gleiche Geschwulst hervor. Dabei erweisen sich die Stammgeschwulstzellen bei aller Kurzlebigkeit der Einzelzellen als potentiell unsterblich, d. h. die Zellen pflanzen sich durch beliebig lange Generationen fort, sofern sie nur in einem neuen Wirtsorganismus immer wieder einen neuen Nährboden erhalten. Ist es nicht paradox, daß der Stamm der Zellen, die selbst für den Wirtsorganismus stets dessen Untergang bedeuten, für sich selbst unter den entsprechenden Lebensbedingungen biologisch unsterblich erscheint?

Besonders aber beweisen die Impfgeschwülste die schon beim Wesen der Krebsgeschwulst besprochene *Autonomie der Krebsgeschwülste*, denn die Krebszellen der Impfgeschwülste durchbrechen ein Gesetz, welches sonst für alle Organe, alle Gewebe und alle Zellen aller Warmblüter ausnahmslos gilt, nämlich das Gesetz, daß eine Überpflanzung von Zellen unter Erhaltung ihrer Lebensfunktionen „autoplastisch", d. h. nur am gleichen Individuum von einer Körperstelle auf eine andere, aber — wenigstens auf die Dauer — niemals „homoioplastisch", also auf fremde Individuen möglich ist. Die Überimpfung von einer Species auf eine andere gelang als erstem PUTNOCKY (1930), und zwar übertrug er das EHRLICHsche Mäusecarcinom auf die Ratte. Auch vom Impftumor „Budapest 1938" berichtet DE BALOGH (1940), daß dieses aus dem EHRLICHschen Mäusecarcinom hervorgegangene Carcinom — vom PUTNOCKY-Tumor behauptet er, er sei ein Sarkom! — sich auch auf weiße Ratten, also heteroplastisch, übertragen lasse, was sonst nur von Virustumoren (s. 6. Kapitel, S. 221) bekannt ist. Nur nebenbei sei erwähnt, daß man menschliche Geschwülste auch auf Tiere zu übertragen versuchte. Die diesbezüglichen Behauptungen vor allem von HEIDENHAIN (1928) sind inzwischen von verschiedenen Autoren (FISCHER-WASELS 1928, HELLNER 1930) widerlegt, so daß es nicht lohnt, nochmals auf die Frage zurückzukommen.

Damit, daß die Zellen der Impfgeschwülste als einzige Zellen jenes für alle Warmblüter gültige Gesetz durchbrechen und sich auch auf andere, nicht erbgleiche Tiere überpflanzen lassen, zeigen sie zugleich, wie grundlegend die Änderung sein muß, die eine Körperzelle bei ihrem Übergang in eine Krebszelle durchmacht. Immerhin sind diese Impfgeschwülste biologisch insofern von spontanen Geschwülsten verschieden, als das krebskranke Zellmaterial ja nicht dem betreffenden spät erkrankten Tierkörper selbst entstammt, sondern ihm eingeimpft ist. Da aber diese Impfgeschwülste sich durch den Bezug von Nährstoffen aus dem Wirtskörper fortgesetzt weiterentwickeln und spontan sich praktisch nicht zurückbilden, sind sie doch für eine große Zahl von experimentellen Versuchen gut geeignet. Man muß sich nur davor hüten, die an Impftumoren gewonnenen Erkenntnisse für alle Tumoren zu verallgemeinern. Die Krebszellen der Impfgeschwülste sind nicht ohne weiteres mit anderen Krebszellen vergleichbar.

Schon der Umstand, daß von den Spontankrebsen nur etwa 1% verimpfbar ist, beweist, daß eben die anderen 99% — auf die kommt es ja immer an! — biologisch einen anderen Charakter besitzen. Es muß also derjenige irren, der Erfahrungen an diesen Sonderkrebszellen auf *alle* Krebszellen überträgt und z. B. allen Krebszellen eine Latenzzeit abspricht, nur weil die Impfkrebszellen keine Latenzzeit zu besitzen pflegen.

Nun hört man oft den Einwand, diese Impfgeschwülste sind harmlos. Gewiß, das EHRLICHsche Mäusecarcinom z. B. wächst in der Hauptsache expansiv, nicht infiltrativ und metastasiert nur selten (vgl. KOCH 1939). Bemerkenswerterweise steht der sonst oft relativ gutartige Verlauf z. B. beim EHRLICHschen Mäusekrebs ganz im Gegensatz zu der schweren Beeinflußbarkeit. Die Breslauer Mitarbeiterin des Verfassers E. IRRGANG hat diese so günstig gelegenen Tumoren in allen Variationen mit Radium bis zu tödlichen Dosen behandelt, es gelang aber nicht, die Impfkrebse zur Heilung zu bringen.

Im Gegensatz zum EHRLICHschen Mäusecarcinom verlaufen andere Krebsformen von vornherein überaus bösartig. Beispielsweise der BROWN-PEARCE-*Tumor* des Kaninchens (vgl. K. H. BAUER und DECKNER 1935; dort weitere Literatur) verbreitet sich über fast alle Organe und Gewebe und mit einer solchen Schnelligkeit, daß dieser Impfkrebs auch die bösartigsten menschlichen Krebse erreicht, wenn nicht übertrifft. Leber, Bauchfell, Netz, Lymphdrüsen sind geradezu übersät mit Krebsknoten, die Nierenrinden vollgepfropft mit Tochtergeschwülsten. Die Metastasierung erfolgt sowohl vom Lymphwege als auch vom Blutwege aus — daher auch Knochenmetastasen (vgl. SCHOPPER 1937) — und mikroskopisch erweist sich die Geschwulst als das Unreifste und Undifferenzierteste, was man sich nur denken kann.

Nur mit einigen Beispielen sei darauf hingewiesen, daß die Impfgeschwülste besonders für Einzelfragen der *Krebsbeeinflussung* geeignet sein können, vor allem deswegen, weil die Impfkrebse, wie schon erwähnt, äußerst resistent sind. Sie vertragen z. B., wie bereits EHRLICH zeigte, daß man sie 2 Jahre lang bei —8° buchstäblich auf Eis legt, ohne daß sie ihre Verimpfbarkeit verlieren; sie vertragen, wie RÖSSLE nachgeprüft hat, daß man sie 3 Min. lang in flüssigem Stickstoff bei —195,7° gefriert; sie vertragen beim Röntgen, wie LACASSAGNE gezeigt hat, in der Gewebskultur die über 100fache Toleranzdosis normaler Gewebe. So kann man fast schon von vornherein annehmen, daß der, der solche Impfgeschwülste zu heilen vermöchte, wohl auch die Mehrzahl der menschlichen Krebse zu heilen in der Lage wäre. Der Verfasser hat in seinem Referat auf dem deutschen Chirurgenkongreß 1937 eine Übersicht darüber gegeben, in welch ausgedehntem Maße Impftumoren als Testobjekt für Immunisierungsversuche für physikalische, chemische und „biologische" Krebstherapie herangezogen worden sind (vgl. auch DOMAGK 1934).

In Zukunft werden die Impfgeschwülste noch eine Erweiterung ihrer Verwendung erfahren, wenn man ihren Zellen künstlich radioaktive Salze mit auf den Weg zu geben und auf diese Weise das Schicksal der überimpften Zellen physikalisch besser zu verfolgen in der Lage sein wird, als dies rein histologisch möglich war.

Die Zellen der Impfgeschwülste sind aber nicht nur in einen neuen Körper hinein überpflanzbar, sondern sie sind auch außerhalb des Körpers in der CARRELschen Gewebekultur züchtbar.

c) Gewebezüchtung. Die deskriptive Morphologie zieht Rückschlüsse auf das Lebensgeschehen durch Untersuchung am toten Material, die Entwicklungsbiologie untersucht lebende Gewebe in deren natürlicher Umgebung, im embryonalen Organismus selbst. Lebende Zellen und Gewebe (neuestens auch Organe!) nicht in vivo und in situ, sondern im ausgepflanzten Zustande losgelöst vom Organismus in vitro zu untersuchen, ist Inhalt und Aufgabe der von CARREL und BURROWS (1910) entdeckten und ausgebauten *Gewebezüchtung* (Näheres bei A. FISCHER 1930, RH. ERDMANN 1930, LETTR 1940, J. FISCHER 1942, K. F. BAUER 1944). Diese Forschungsrichtung geht an die Wurzeln cellulären Geschehens, an das Zellwachstum, die Zelldifferenzierung, den Zellstoffwechsel und die Gewebsorganisation. Sie prüft besonders in rein gezüchteten Zellkulturen die Induzierbarkeit von Zellen, ihr Reaktionsvermögen, die Reaktionseffekte, die Wirkung der allerverschiedensten chemischen und besonders pharmakologischen Stoffe (s. Zusammenstellung bei LUDFORD 1939), die Wirkung von Strahleneinflüssen und neuerdings auch von Vitaminen, Hormonen und Viren, Mitosegiften usw.

Explantierte Gewebe lassen im künstlichen Nährmedium die Auswanderung von Zellen, die sich in meist charakteristischer Anordnung ausbreiten, erkennen. Solche „Kulturen" zeigen ein dem betreffenden Gewebs- bzw. Organtyp entsprechendes Wachstum, also netzartige Anordnung beim Bindegewebe, membranartige beim Epithel, kolonienbildende bei Blutzellen usw. Gewisse Zellkulturen, wie die Fibroblastenstämme CARRELs, haben sich als potentiell unsterblich erwiesen, d. h. sie sind in vitro unbegrenzt züchtbar. A. FISCHER (1939) hat auch Carcinomzellen (EHRLICHsches Mäusecarcinom) über 12 Jahre in über 800 Umsetzungen weitergezüchtet und nach ihrer Rückverpflanzung auf die Maus wieder das gleiche Carcinom erhalten.

Es ist von grundlegender Bedeutung, daß es möglich ist, auch *Krebszellen* und zwar Sarkom- wie Carcinomzellen *explantiert* zu züchten. Gegenüber den normalen Zel en und Geweben bestehen aber Unterschiede: a) sie sind wesentlich schwieriger zu züchten; b) sie sind sehr viel empfindlicher gegen Änderungen ihrer Lebensbedingungen; c sie vermögen bei gemeinsamer Kultur mit gutartigen Zellen die letzteren zu überwuchern.

Eine erfahrene Gewebezüchterin, wie ILSE FISCHER (1942), stellt jedoch ausdrücklich fest, daß sich die bösartigen Zellen von normalen Zellen morphologisch und physiologisch „nicht qualitativ, sondern nur quantitativ" unterscheiden. Die Hoffnung, etwas „Krebsspezifisches" zu ermitteln, hat sich also auch für die Gewebezüchtung als trügerisch erwiesen. Diese quantitativen Unterschiede sind jedoch eindrucksvoll genug: A. FISCHER (1935) hat gezeigt, daß in der Gewebskultur maligner Tumoren bis 10mal so viel Mitosen auftreten als in der Vergleichskultur des entsprechenden Normalgewebes.

Man hat Krebszellen in vitro auch zu cytologischen Untersuchungen herangezogen. GOLDSCHMIDT und A. FISCHER (1929) untersuchten in-vitro-Kulturen vom EHRLICHschen Mäuseadenocarcinom und von einigen spontanen Mammacarcinomen der Maus: Die „überwältigende Mehrzahl der Mitosen ist ... in allen Stadien völlig normal". Es wurden nur 2 Triaster gefunden. Die Chromosomenzahl war in der großen Mehrzahl der Zellen kleiner als normal. Nicht selten aber fand sich die Normalzahl. HIRSCHFELD und KLEE-RAWIDOWICZ (1929) untersuchten cytologisch in-vitro-Kulturen vom JENSEN-Sarkom der Ratte.

Von grundsätzlicher Bedeutung sind Versuche der *Cancerisierung in vitro*, d. h. Versuche, Somazellen in der Gewebskultur in Krebszellen zu verwandeln, also gewissermaßen Krebs im Reagensglas zu erzeugen. An solchen Versuchen hat es nicht gefehlt; schon CARREL (1910) und A. FISCHER (1922) haben versucht, der erstere Fibroblasten, der letztere Fibroblasten und Makrophagen von Milzkulturen durch chemische Zusätze von Teer- bzw. Arsenpräparaten oder von ROUX-Sarkomfiltrat (CARREL) in bösartige Zellen umzuwandeln. Später hat LASER (1927) durch in-vitro-Zusatz von Plasma eines mit Teer intravenös vorbehandelten Tieres aus embryonalen Milzgeweben Hühnersarkome erzielt.

BISCEGLIE bestrahlte in vitro Milzzellen mit Röntgenstrahlen und bekam nachher Sarkomzellen. DES LIGNERIS (1936) erhielt durch Behandlung von Hühnerfibroblasten mit einem Teerderivat (Dibenzanthracen, s. S. 258), MORIGAMI (1939) durch den Azofarbstoff „Buttergelb" (s. 7. Kapitel, S. 247) Hühnersarkome. Solche Versuche sind vereinzelt geglückt. Da aber A. FISCHER und CARREL die Wiederholung mit cancerogenen Stoffen nicht gelang, werden die Versuche in ihrer Schlüssigkeit angezweifelt. Da es aber in der Natur des Vorganges gelegen ist, daß solche Versuche nur in einem kleinen Prozentsatz gelingen können (siehe S. 242), so wäre es auch möglich, daß der einmal erbrachte Beweis ein tatsächlicher Beweis für die Möglichkeit der Cancerisierung in vitro anzusehen ist. Praktisch wichtiger als dieses mehr theoretische Problem ist die Tatsache, daß sich Krebszellen in vitro gegenüber einer Reihe von Einwirkungen (Temperatur, Licht-, Röntgen-, Radiumstrahlen usw.) als empfindlicher als ihre Ausgangszellen erwiesen haben (LUDFORD 1939, K. F. BAUER 1944).

Eine neue Art einer *Krebszellzüchtung* statt in vitro, doch *in vivo* ermöglicht der Mäuseascitestumor (s. bei LETTRÉ 1940) (also einer der Impftumoren, die CRAMER schon 1928 biologisch als Explantate bezeichnet hatte). Spritzt man z. B. Zellen des EHRLICHschen Mäusecarcinoms in die Bauchhöhle, so vermehren sie sich dort rasch und geben gleichzeitig zur Bildung eines Ascites, aus dem sie abpunktiert werden können, Anlaß. Das Nährmedium für die Carcinomzellen wird von der injizierten Maus geliefert, es können die Geschwulstzellen ähnlich wie die Leukocyten leicht in einer Zählkammer gezählt, es kann die Mindestzellzahl zur Überimpfung (vgl. z. B. HAAGEN und SEEGER 1938), die Abhängigkeit der Übertragbarkeit von der Zellvitalität geprüft, es können auch die zu prüfenden Stoffe in den Ascites eingespritzt und so die Rückwirkungen auf die Carcinomzellen untersucht werden. Diese in-vivo-Krebszellkultur ist für die experimentelle Chemotherapie vorzüglich geeignet (s. auch S. 458).

Das wichtigste an der Gewebezüchtung für die Aufklärung des Wesens der Geschwülste ist jedoch ihre Eigenschaft und Fähigkeit, die Brücke zu schlagen von dem morphologischen Bau der Geschwülste hinüber zum Hauptkennzeichen alles Lebendigen, zum Stoff- und Energiewechsel, auch der Krebszellen. Dies ist der Gegenstand des folgenden Kapitels.

Zusammenfassung. Die *Krebsmorphologie* gibt Auskunft über die Anfänge, Ausbreitung und Formen der Krebsgeschwülste. Sie liefert zugleich die Grundlagen für ihre Klassifizierung und Benennung, dabei bedient sie sich, soweit sie deskriptiver Art ist, der Methode der mikroskopischen Untersuchung und aller ihr dienenden Hilfsmittel. Die experimentelle Morphologie stützt sich auf Verfahren der den Entwicklungsablauf künstlich abändernden Entwicklungsmechanik, der Transplantation von Krebsgewebe und auf die Gewebezüchtung.

Die Krebsmorphologie enthüllt und beweist die *Zellnatur aller Geschwülste.* Wie die Zelle im Anfang alles Lebensgeschehens überhaupt, so steht die erste Krebszelle im Anfang des Krebsgeschehens und bildet Ausgangspunkt, Einheit und Wesensträger der Krebsgeschwulst. Die erste Krebszelle leitet sich stets von einer Körperzelle als Mutterzelle ab. Bei diesem Übergang von der letzten Körperzelle zur ersten Krebszelle ändert die betreffende Gewebszelle in wesentlichen Funktionen ihren Zellcharakter. *Der Übergang der letzten Körperzelle in die erste Krebszelle,* die Cancerisierung von Somazellen, stellt das *Kernproblem des Krebsrätsels* dar.

Es gibt so viele Krebsarten als es Gewebsarten gibt. Einteilung und Benennung der Geschwülste richtet sich daher nach Herkunft, Aufbau und Leistung. Die Grundeigenschaft aller Krebsgeschwülste ist die der *Malignität.* Sie wird morphologisch erschlossen aus dem Verhalten der Krebszellen, und zwar aus deren

Fähigkeit der Gewebsinvasion (und damit der Gewebszerstörung), aus ihrer niedrigeren Differenzierung und ihrem unbegrenzten Wachstum.

Eine weitere Folge dieser Eigenschaften ist die Fähigkeit zur Verschleppung und Absiedlung von Krebszellen an anderen Körperstellen *(Metastasierung)* und die der *Rezidivbildung.* Es ist sicher, verschleppte *Krebszellen können* am neuen Ort, noch bevor sie ein Stroma zu bilden vermögen, unter günstigen Bedingungen *vernichtet werden.* Einwandfreie Fälle von Spätmetastasen und Spätrezidiven beweisen, daß *Krebszellen* gelegentlich über Jahre, ja Jahrzehnte *latent am Leben bleiben können,* um erst durch neue Zellteilungsreize zur Neubildung von Krebsgeschwülsten angeregt zu werden.

Krebszellen lassen neben ihren neuen Krebseigenschaften fast stets noch Organ- und Gewebsfunktionen des Muttergewebes, dem sie entstammen, erkennen. *Was eine Krebszelle an Höhe der Differenzierung verliert, gewinnt sie zugleich an Energie des Wachstums.*

Bezüglich des *Präcancer* ist die reine Morphologie wenig ergiebig. Es läßt sich aber vielfach die Schlußfolgerung ziehen, daß kausale Faktoren des Präcancer durchaus nicht identisch zu sein brauchen mit dem endgültigen kausalen Faktor der schließlichen Cancerisierung. Jede Präcancerose bedeutet eine erhöhte Carcinopotenz, d. h. eine hohe Wahrscheinlichkeit, später in Krebs überzugehen. Der Eintritt der Cancerisierung hängt ab von der Fortdauer alter oder dem Hinzutreten neuer carcinogener Faktoren und endlich von dem Faktor Zeit.

Die *Krebscytologie* sagt zwar nichts aus über Ursachen und Wesen der Cancerisierung, sie ist aber für die Folgen derselben aufschlußreich. Die Krebsumwandlung drückt sich in der Summe der Krebszellen cytologisch aus in vielerlei Störungen des Regulationsapparates der Zellteilung (vermehrte Mitosen, Unregelmäßigkeiten der Chromosomenverteilung, abnorme Chromosomenzahlen usw.).

Die *Entwicklungsmechanik* und Entwicklungsphysiologie hat gezeigt, daß zwar auch Embryonalzellen der Krebsumwandlung befähigt sind, daß die Krebszellen selbst aber keinesfalls eine Art von Embryonalzellen darstellen. Auch lassen sich mit Embryonalzellen Geschwülste nur dann erzeugen, wenn sie den für Körperzellen carcinogenen Schädigungen ausgesetzt sind. Die Entwicklungsphysiologie hat ihre Hauptbedeutung für die Erklärung der Mischgeschwülste.

Ein neues und wichtiges Hilfsmittel experimenteller Morphologie ist die Erzeugung sog. *Impfgeschwülste* durch Ausnutzung der Tatsache, daß von den spontan entstandenen Geschwülsten sich ein kleiner Prozentsatz auf andere Tiere der gleichen Art überpflanzen läßt. Diese Impftumoren liefern eine zahlenmäßig unerschöpfliche Quelle krebskranker Versuchstiere. Die Impfgeschwülste sind eine starke Stütze für die Lehre von der cellulären Natur des Krebses und für die spezifische Individualität der einmal entstandenen Krebszellen. Sie sind, wenn auch mit Einschränkungen, zugleich wichtig für manche Fragen der Krebsbeeinflussung.

Die in-vitro-Untersuchung ausgepflanzter und dadurch vom Organismus losgelöster Zellen *(Gewebezüchtung)* hat gezeigt, daß auch Krebszellen, wenn auch schwieriger, züchtbar sind. Es ergibt sich, daß sie bei gemeinsamer Kultur mit gutartigen Zellen die letzteren zu überwuchern vermögen, daß sie viel empfindlicher gegen Änderungen ihrer Lebensbedingungen sind, ja daß sogar Körperzellen in der Gewebezüchtung in Krebszellen umgewandelt werden können. Die Hauptbedeutung liegt darin, daß die Gewebezüchtung vom morphologischen Bau der Geschwülste die Brücke schlägt zum Kennzeichen alles Lebendigen, nämlich zum *Stoff- und Energiewechsel,* auch der Krebszellen.

Literatur.

ALBRECHT, E.: Frankf. Z. Path. **1**, 221, 377 (1907). — AMIES, C., J. CARR and W. PURDY: Amer. J. Canc. **35**, 72 (1939). — ANDRES, A. H.: Z. Zellforsch. usw. **16**, 88 (1932). — ASKANAZY, A.: Schweiz. med. Wschr. **1931**, 289.

BAILEY, P.: Die Hirngeschwülste. Deutsche Übersetzung von A. WEISS Stuttgart 1936. BALOGH, E. DE: Amer. J. Canc. **39**, 45 (1940). — BAUER, K. F.: Münch. med. Wschr. **1944**, 303. — BAUER, K. H.: Mutationstheorie der Geschwulstentstehung. Berlin 1928. — Arch. klin. Chir. **189**, 123 (1937). — Verh. dtsch. path. Ges. **30**, 239 (1937). — BAUER, K. H. u. K. DECKNER: Bruns' Beitr. **162**, 513 (1935). — BÖHMIG, R.: Verh. dtsch. path. Ges. **30**, 329 (1937). — BORST, M.: Die Lehre von den Geschwülsten. Wiesbaden 1902. — Allgemeine Pathologie der malignen Geschwülste. Leipzig 1924. — Münch. med. Wschr. **1931**, 1745. — BOVERI, TH.: Zur Frage der Entstehung maligner Tumoren. Jena 1914. — BRODERS, A. C.: J. amer. med. Assoc. **74**, 656 (1920). — Arch. Path. (Am.) **2**, 376 (1926). — BRUNNER, W.: Dtsch. Z. Chir. **258**, 540 (1944). — BÜNGELER, W.: Danzig. Ärztebl. **1934**, Nr 11.

CARREL, A.: C. r. Soc. Biol. **96**, 1121—1124 (1937). — CARREL and BURROWS: J. amer. med. Assoc. **55**, 1379 (1910). — CASEY, A. E.: Amer. J. Canc. **29**, 47 (1937). — COMAN, D. R.: Science (N. Y.) **105**, 347 (1947). — COPELAND, M. M. and C. F. GESCHICKTER: Arch. Surg. (Am.) **20**, 246 (1930). — CRAMER, W.: Z. Krebsforsch. **26** (1928). — CURTH, H. O. Arch. Surg. (Am.) **47**, 517 (1943).

DECKNER, K.: Z. Krebsforsch. **48**, 129 (1938). — Arch. klin. Chir. **193**, 549 (1938). — DÖRING, G.: Nervenarzt **18**, 279 (1947). — DOMAGK, G.: In: Medizin und Chemie, Bd. 2. 1934. — Verh. dtsch. path. Ges. **27**, 108 (1934).

ERDMANN, RH.: Praktikum der Gewebepflege usw. Berlin 1930. — EWING, J.: Arch. Surg. (Am.) **4**, 485 (1922). — Ann. Surg. **102** (1935).

FISCHER, A.: Gewebezüchtung, 3. Aufl München 1930. — Cancer **12**, 160 (1935). — Nature **143**, 436 (1939). — FISCHER, W.: Med. Welt **17**, 668 (1943). — FISCHER-WASELS, B.: Allgemeine Geschwulstlehre. Handbuch der normalen und pathologischen Physiologie, Bd. 14/II, S. 1341. 1927. — Frankf. Z. Path. **27**, 98 (1922). — Klin. Wschr. **1932**, 1937. — Verh. dtsch. path. Ges. **28**, 47 (1935). — Fschr. Erbpath. usw. **2**, 221 (1938). — Kolloid-Z. **89**, 2 (1939). — Frankf. Z. Path. **56**, 180 (1942). — FLÖRCKEN, H.: Chirurg **19**, 76 (1948). — FROMME, A.: Keimblatt-Theorie, Krebsentstehung und Behandlungsmöglichkeit. Verh. Berl. Chirurgentagg. 19. Juni 1947 (Manuskript).

GERSTEL, G. u. R. JANKER: Dtsch. Z. Chir. **238**, 577 (1933). — GOLDSCHMIDT, R. u. A. FISCHER: Z. Krebsforsch. **30**, 281 (1929). — GREENOUGH, R. B.: J. Canc. Res. (Am.) **9**, 453 (1925).

HAAGEN, E. u. P. G. SEEGER: Z. Krebsforsch. **47**, 395 (1938). — HAAGENSEN, L. D.: Amer. J. Canc. **19**, 285 (1933). — HAMPERL, H.: Klin. Wschr. **1940**, Nr 37. — Wien. klin. Wschr. **1941**, 780. — HARING: Med. Klin. **39** (1939). — HEIBERG, K. A.: Z. Krebsforsch. **29**, 234 (1929). — Weiteres über Geschwülste. Leipzig 1938. — HEIBERG, K. A. u. T. KEMP: Virchows Arch. **273**, 693 (1929). — HEIDENHAIN, L.: Über das Problem der bösartigen Geschwülste. Berlin 1928. — HELLNER, H.: Arch. klin. Chir. **161**, 1 (1930); **183**, 672 (1935). — HERZOG, G.: Z. Krebsforsch. **52**, 193 (1941). — HIRSCHFELD, H. u. E. KLEE-RAWIDOWICZ: Z. Krebsforsch. **30**, 406 (1929). — HUECK, W.: Arch. klin. Chir. **202** (1941).

IBRAHIM PASCHA, A.: Soc. internat. Chir. X. Kongr.-Verh. **3**, 475 (1936).

JAKOBJ, W.: Roux' Arch. **120**, 56 (1929); **141**, 584 (1942). — JUNKMANN, K.: Arch. exper. Path. **1948** (Korrekt.)

KENNAWAY, E. L. u. N. M. KENNAWAY: Acta internat. Un. ag. Canc. **2**, 101 (1937). — KLEIN: Wiss. Woche Frankf. **1934**. — KOCH, FR. E.: Z. Krebsforsch. **48**, 495 (1939). — KOENIG, F. u. E. SEIFERT: Wesen, Erkennung und Behandlung der Krebskrankheit. Neue Deutsche Chirurgie, Bd. 57. Stuttgart 1937. — KONJETZNY, C. E.: Der Magenkrebs. Stuttgart 1938. — Med. Klin. **45** (1939); **1941**, Nr 2. — Arch. klin. Chir. **204**, 4 (1943). — KRÖNING F.: Z. menschl. Vererb. u. Konstit.lehre **21**, 266 (1937). — Z. Krebsforsch. **47**, 2, 100.

LASER, H.: Klin. Wschr. **15**, 698 (1927). — LETTRÉ, H.: Chemie und Krebs, S. 85. Berlin 1940. — LIGNERIS, K.: C. r. Soc. Biol. **121**, 1579 (1936). — LINDER, F.: Klin. Wschr. **1947**, Nr 24/25, 498. — LIPSCHÜTZ, B.: Virchows Arch. **282**, 107 (1931). — LUBARSCH, O.: Klin. Wschr. **1922**. — LUDFORD, R. J.: 9. Scient. Rep. Imp. Canc. Res. Fund., S. 109. London 1930. — Arch. exper. Zellforsch. **22**, 317 (1939).

MACCARTY, W. C.: Amer. J. Roentgenol. **37**, 365 (1937). — MARTINSON, L. F., S. R. GILLESPIE and A. HUNTER: Nw. Med. (Am.) **46**, 685 (1947). — MEYENBURG, V.: Schweiz. Z. Unfallmed. **3**, 1 (1939). — MEYER, W.: Cancer, its origin etc. New York 1931. — MORIGAMI, S.: Gann **33** (1939).

NAFFZIGER, H. C. and E. B. BOLDREY: J. Amer. med. Assoc. **136**, 96 (1948). — NOELLE, R.: Med. Klin. **42**, 677 (1947).

OBERLING, CH., M. GUÉRIN et P. GUÉRIN: Bull. Canc. **22**, 606 (1933); **26**, 1 (1937). — OBERLING, CH. et RAILEANU: Bull. Assoc. franç. Étude Canc. **21**, 333 (1932). — OBIDITSCH, R. A.: Z. Krebsforsch. **48**, 298 (1939). — OERTEL, H.: Ref. Z. Krebsforsch. **48** (1939). — OLLINGER, P.: Zbl. Chir. **72**, 622 (1947). — ORTIZ PICON, J. M.: Arch. españ. Oncol. **1**, 277 (1930).

PAINTER, TH. S.: Amer. Naturalist **1925**, No 664, S. 393. — PARENTI, G. C. u. H. LÜDEKE: Virchows Arch. **296**, 200 (1935). — PELLER, S.: Klin. Wschr. **1936**, 217. — PEREZ, G.: Ann. ital. Chir. **1927**, H. 3. — PIRCHAN, A. u. H. SIKL: Amer. J. Canc. **16**, 681 (1932). — PUHL, H.: Arch. klin. Chir. **194**, 1 (1938). — PUTNOKY, J.: Z. Krebsforsch. **32** (1930).

RIBBERT, W.: Das Carcinom des Menschen. Bonn 1911. — ROESCH, H.: Virchows Arch. **245**, 1 (1923). — RÖSSLE, R.: S.ber. preuß. Akad. Wiss., Biol., Physik.-math. Kl. **1936**, 3.

SCHAIRER, E.: Verh. dtsch. path. Ges. **28**, 109 (1935); **30**, 101 (1937). — Z. Krebsforsch. **43**, 1 (1935); **44**, 296 (1936); **45**, 280 (1937). — SCHOPPER, W.: Z. Krebsforsch. **46**, 109 (1937). — SEULBERGER, P., W. SCHMIDT u. F. KRÖNING: Strahlenther. **31**, 467 (1929). — SIEGMUND, H.: Wien. med. Wschr. **1941**. — SMITH, W.: J. exper. Med. (Am.) **85**, 459 (1947). — SPEMANN, H.: Experimentelle Beiträge zu einer Theorie der Entwicklung. Berlin 1936. — STAEMMLER, M.: 2. Congrès intern. de Gastro-Enterol. Paris 1937. — Verh. dtsch. path. Ges. **30**, 188 (1937). — Med. Welt **15**, 813, 837, 861 (1941). — STELZNER, FR.: Arch. klin. Chir. **260**, 257 (1948). — STERNBERG, C.: Der heutige Stand der Lehre von den Geschwülsten. Jena 1914. — SYMEONIDIS, A.: Virchows Arch. **300**, 429 (1937).

TISCHENDORF, W.: Dtsch. Arch. klin. Med. **188**, 600 (1942). — Dtsch. med. Wschr. **1946**, 220.

ULLMANN: Mschr. Ohrenhk. **55**, 1717 (1921).

VIRCHOW, R.: Die Cellularpathologie, 2. Aufl. Berlin 1859.

WADDINGTON, C. H.: Nature (Brit.) **1935** I, 606. — WALTHER, H. E.: Z. Krebsforsch. **46**, 313 (1937); **48**, 468 (1939). — WANSER, R.: Beitr. path. Anat. **103**, 113 (1939). — WESTHUES, H.: Arch. klin. Chir. **203** (1942). — WINGE, Ö.: Z. Zellforsch. **6**, 397 (1927); **10**, 683 (1930).

ZOLLINGER, H. U.: Vjschr. naturforsch. Ges. Zürich **91**, 81 (1946).

Viertes Kapitel.

Biochemie des Krebsgeschehens.

> „Das Gebiet der Grenzprobleme zwischen Biologie und Chemie wird nicht nur von der Biologie, sondern auch von der Chemie her erstrebt, rein methodisch, wenn der Chemiker einen Organismus als ‚Test‘ benutzt, inhaltlich, wenn er den Organismus als Laboratorium besonderen chemischen Geschehens aufsucht. Hier fällt schließlich die Grenze zwischen den beiden Wissenschaften, und ein verbindender neuer Wissenschaftszweig, die Biochemie, entsteht.“
>
> A. KÜHN (1938).

Es ist keine Frage, die Krebsmorphologie hat das Fundament für die ganze Krebsforschung gelegt. Der Aufbau der Krebsgeschwülste aus Zellen, die Herkunft der ersten Krebszelle von körpereigenen Zellen, die Verschiedenheiten im histologischen Aufbau der Geschwülste, die Ausbreitung vom Ort der Entstehung aus und die Verschleppung an andere Stellen des Körpers, die Arten des gewebszerstörenden Wachstums, das alles sind Grundtatsachen, die uns erst das Mikroskop des Morphologen im einzelnen klargestellt hat.

Andererseits ist aber zugleich offenkundig geworden, daß krebsspezifische morphologische Eigenschaften der Carcinomzellen bis jetzt nicht bekannt geworden sind. Man wird daher auch noch die Physiologie zu Rate ziehen und nach den *funktionellen Besonderheiten der Geschwulstelemente* fragen. Hier ist es nun bemerkenswert, daß die ganze „animalische“, d. h. Muskel-, Nerven-, Hirn- und Sinnesphysiologie einen wesentlichen Beitrag zum Krebsproblem nicht gebracht hat. Das muß natürlich seinen Grund haben. Tatsächlich entbehren die Krebsgeschwülste so völlig des regulatorischen Zusammenhanges z. B. mit dem Zentralnervensystem und sie sind so völlig bar jeglicher Nerven, daß eine ernsthafte Beeinflussung des Geschwulstgeschehens auf „animalischem" Wege nicht in Betracht kommt.

Um so reicher sind die Beziehungen zur „vegetativen" Physiologie (Blut, Kreislauf, Atmung, Betriebs-.und Erhaltungsstoffwechsel usw.). Aber auch hier hat sich gezeigt, daß das Schwergewicht der Zusammenhänge weniger auf dem Gebiete der Chemie der anorganischen und organischen Bausteine des Organismus, sondern sehr viel mehr auf dem Grenzgebiete zwischen Biologie und Chemie, dem der Biochemie, gelegen ist. So wird in der Hauptsache zu prüfen sein, inwieweit das unbestreitbar besondere biologische Verhalten der Geschwülste auch besondere biochemische Vorgänge zur Grundlage hat.

1. Chemische Analysen.

Chemische Analysen von Krebsgeweben haben von vornherein mit grundsätzlichen *Schwierigkeiten* zu rechnen. Zunächst sind die Krebsgeschwülste sehr verschieden nach Herkunft, Ausdehnung, Aufbau, Zellreichtum, Stroma, Gewebszerfall, sowie nach sekundären Ödemen, entzündlichen Veränderungen usw. Menschliches Material steht selten in genügender Menge für Analysen zur Verfügung und bei tierischen Tumoren haben die meist verwendeten Impfgeschwülste als körperfremde Gebilde immer eine Sonderstellung. Ja, sogar innerhalb der gleichen Geschwulst wechseln die Bestandteile oft von einer Geschwulstpartie zur anderen, je nachdem, ob es sich z. B. um fortschreitend wachsende Randpartien oder um bereits nekrotisch zerfallene zentrale Geschwulstteile handelt. Vor allem aber ist es bei chemischen Untersuchungen meist schwer, oft unmöglich, die primär biologischen Unterschiede des eigentlichen Geschwulstwachstums von den sekundären Unterschieden durch Gewebszerfall, Infektion, Nekrose usw. zu trennen. Es müssen also ganz sinnfällige und regelmäßige chemische Unterschiede sein, wenn sie irgendeine Beweiskraft haben sollen.

Es ist auf die Chemie der Tumoren eine außerordentliche Arbeit verwandt worden, immer auf der Suche nach einem krebsspezifischen chemischen Defekt der Krebszelle. Es sei gleich vorweggenommen, daß weder die anorganische, noch die organische, noch die Biochemie im Krebsgewebe qualitativ andere Stoffe gefunden hat, als sie schon von den normalen Ausgangsgeweben her bekannt sind, daß aber andererseits *quantitativ* oft so *erhebliche Unterschiede* bestehen, daß sich aus ihnen für den Krebsverlauf, die Krebserkennung, Krebsbekämpfung und Krebsverhütung doch wesentliche neue Gesichtspunkte ergeben.

Zunächst ein paar Bemerkungen über die *Bedeutung anorganischer Stoffe* für das Geschwulstgeschehen. Unter den anorganischen Stoffen steht das Wasser an erster Stelle. Nicht nur, weil es durchschnittlich 60, 70 und mehr Prozent der Gewebe und Organe ausmacht, sondern auch wegen seiner absoluten Unentbehrlichkeit beim Ablauf jeglichen Lebensgeschehens, denn gleichviel, ob es sich um diese oder jene Form chemischer Umsetzungen im Organismus handelt, die meisten Reaktionen sind an die Lösung der Stoffe in Wasser gebunden. Corpora non agunt, nisi fluida.

Übereinstimmend wird angegeben, daß der *Wassergehalt der Krebsgeschwülste* gegenüber den Ausgangsgeweben um durchschnittlich 5—6% erhöht ist. BÜRGER und PLÖTNER (1941) untersuchten unverändertes Lebergewebe und dicht angrenzendes Krebsgewebe (Metastasen fernab gelegener Primärtumoren). Auch sie fanden den Wassergehalt des Krebsgewebes höher als den des noch gesunden Nachbargewebes. Der Grad der Erhöhung ist verschieden, je nachdem ob es sich um besonders harte, derbe und übermäßig bindegewebsreiche Geschwülste

(wie Scirrhen, Fibrosarkome u. dgl.) oder um sehr schnell wachsende zellreiche
Tumoren handelt. Viel ist mit diesem Nachweis einer gewissen Hydratisierung
der Krebsgewebe nicht anzufangen. Es sind ja auch sonst wachsende und junge
Gewebe wasserreicher als nichtwachsende und alte Gewebe, und wenn man
vom Knochensystem absieht, so schwanken ja die menschlichen Organe und Gewebe selbst in ihrem Wassergehalt um 50—80%.

Wichtiger ist die Frage: was ist an der Hydratation des Krebsgewebes schuld?
Der Wassergehalt der Gewebe hängt eng zusammen mit dem *Gehalt an Mineral-
salzen*. Auch hier ist es sicher, daß der Mineralsalzgehalt der Tumorgewebe im
ganzen erhöht ist, aber welche Mineralsalze bedingen diese Erhöhung im einzelnen? Wahrscheinlich ist das *Natrium* daran schuld. Nach MORAVEK (1939) soll
der Na-Gehalt von Sarkomen, gegenüber 100 mg-% in normalen Geweben, bis
auf 300 mg-% im Frischgewicht von Geschwülsten ansteigen. Diese Na-Ver-
mehrung würde, wenn sie auf alle malignen Tumoren zuträfe, die Hydratisierung
der Krebsgewebe ohne weiteres erklären.

Einen breiten Raum in der Frage der Bedeutung anorganischer Stoffe für
die Krebsentstehung nahm eine Zeitlang das *Magnesium* ein. Magnesiumsalze,
ein wichtiger Bestandteil der Knochen, spielen darüber hinaus eine wichtige Rolle
im Enzymgeschehen der verschiedensten Stoffumsätze. In den Blickwinkel der
Krebsforschung trat das Magnesium, als französische Autoren (bes. DELBET 1928,
1931) die großen geographischen Unterschiede in der Krebshäufigkeit mit dem
verschiedenen Magnesiumgehalt des Bodens der betreffenden Gebiete (z. B. Krebs-
seltenheit in Ägypten — der Boden ist besonders magnesiumreich —) erklärten.
Entsprechend der großen Verschiedenheit der untersuchten Tumoren finden sich
im Schrifttum (vgl. HINSBERG 1942) Angaben über ganz verschiedene Magnesium-
gehalte der Geschwülste. EICHHOLTZ und KANDERER (1935) fanden, daß Magnesiumverbindungen im Tumorgewebe aufgenommen werden, sie konnten jedoch
für eine „Krebsfeindlichkeit" des Magnesiums im Sinne DELBETs keinen Anhaltspunkt gewinnen. Das letzte Wort über eine eventuelle Rolle des Magnesiums in
der Krebsgenese scheint noch nicht gesprochen. Falls es eine Rolle spielt, so
wäre dies in der Eigenschaft als Aktivator von Enzymen des Phosphatumsatzes
(s. S. 123) denkbar. Auf die Möglichkeiten, das Wachstum schon bestehender
Geschwülste zu beeinflussen (s. S. 434ff.), kommen wir ausführlich zurück.

Bezüglich der sonstigen *anorganischen Stoffe* in Tumoren sei auf HINSBERG
(1942) und STERN-WILLHEIM (1943) verwiesen. Es geht aus ihren umfassenden
Übersichten hervor, daß der Gehalt an Kationen und Anionen je nach Tumorart,
Methodik usw. ungemein wechselt. Jedenfalls ist von irgendeiner gesetzmäßigen
Abweichung der Tumoren in ihren anorganischen Stoffen bis jetzt keine Rede.

Wenn nun schon in der anorganischen Chemie der Tumoren bezüglich der
einzelnen Anionen und Kationen Unterschiede bestehen, so liegt es nahe, unter
den physiko-chemischen Eigenschaften wenigstens jene Grundfunktion der Gewebe und des Blutes heranzuziehen: die Konstanterhaltung der absoluten Reaktion des Blutes, des Serums und der Gewebe. Wie wichtig die *Wasserstoffionenkonzentration* für den Ablauf der Lebensvorgänge ist, geht daraus hervor,
daß der Organismus den p_H-Wert überall in seinen Geweben und Organen mit
allen Mitteln konstant zu erhalten sucht. Es hängen ja alle Enzymwirkungen
von der jeweiligen Reaktion des betreffenden Milieus ab. Bei der Wasserstoffionenkonzentration, bezogen auf das Geschwulstproblem, muß man unterscheiden zwischen ihrer Höhe im Tumorgewebe selbst und im Blute des krebskranken Organismus. Nach HINSBERG (1942) liegen die letzteren Werte bei den
Untersuchern fast durchweg im Bereich der physiologischen Schwankungsbreite

von $p_H = 7{,}27—7{,}53$, sie sind also auch diagnostisch nicht zu verwerten. Unter
21 Fällen fand LOISELEUR (1935) in 8 Fällen einen p_H von $7{,}30—7{,}41$, in 13 Fällen
waren die Werte $7{,}42—7{,}55$. Soweit das Blut-p_H eine Alkalose anzeigt, beziehen
LACASSAGNE, LOISELEUR und NYKA (1933) dieselbe, wenigstens nach ihren
Erfahrungen beim BROWN-PEARCE-Tumor des Kaninchens, auf die Resorption
von Stoffen aus den nekrotischen Tumorzellen. Im Tumor selbst verschiebt
sich, soweit die bis jetzt vorliegenden Untersuchungen beim Menschen für ein
Urteil ausreichen, die Reaktion gegenüber den Ausgangspunkten etwas häufiger
nach der alkalischen Seite (Näheres bei HINSBERG 1942).

Man sieht, die anorganische und physikalische Chemie der Tumoren hat
bis jetzt nichts Krebsspezifisches zutage gefördert, so groß auch die Zahl der
Arbeiten auf diesem Gebiete ist.

· 2. Biochemie und Geschwulststoffwechsel.

Wichtigere Ergebnisse erwartet man an sich von der *organischen Chemie*,
trifft man ja bei ihr auf die eigentlichen *Bausteine des Körpers*, auf die Kohlehydrate, Fette und Eiweißkörper. Es kann aber auch hier gleich vorweggenommen werden, daß es sich durchweg nur um *quantitative Abweichungen*,
aber nicht um grundsätzlich vom Verhalten der Körperzellen abweichende
qualitative Unterschiede handelt. Selbstverständlich interessieren den Kliniker
auch die mengenmäßigen Verschiedenheiten der chemischen Bausteine gegenüber
denen in normalen Geweben, sind ja solche Differenzen oft der Ausgangspunkt
diagnostischer Proben.

Die Hauptschlußfolgerung, die sich aus aller organischen und anorganischen
Chemie der Tumoren vorläufig ziehen läßt, geht dahin: die *Krebszellen sind
chemisch nicht prinzipiell von den Körperzellen verschieden* oder anders ausgedrückt:
auch die anorganische und organische Chemie der Krebsgewebe läßt die Ursachen
für das schrankenlose Wachstum, für die Andersgesetzlichkeit der Krebszellen
und für ihre zerstörende Eigenschaft noch im Dunkeln.

Nun, die chemischen Ergebnisse der Krebsforschung in den letzten 20 Jahren
münden immer mehr ein in die Erkenntnis, daß die *Besonderheiten des Krebsgeschehens* nicht auf den Stufen der einfachen chemischen Elemente, auch nicht
auf der Stufe der anorganischen und organischen Bestandteile der Zellen, auch
nicht auf dem Gebiete des gewöhnlichen Bau-, Betriebs- und Erhaltungsstoff-
wechsels, sondern auf dem ihnen übergeordneten *Gebiete des Stoffwechsels zu
suchen* sind, dem die sog. *Wirkstoffe* (Vitamine, Hormone und Enzyme) ihr
charakteristisches Gepräge verleihen. Mit diesen Wirkstoffen betritt die Tumorforschung das Grenzgebiet zwischen Biologie und Chemie, das Gebiet der
Biochemie, von dem es sicher erscheint, daß es für das Krebsproblem auf lange
Zeit die Führung im Bereiche der experimentellen Forschung behalten wird.

Es sei daher einiges *Allgemeine über die Biochemie* eingeschaltet. Wenn wir
uns an BUTENANDTs Referat auf dem internationalen Chemiekongreß 1938 in
Rom halten, so handelt es sich bei der Biochemie wesentlich um das Studium der
chemischen Umwandlungen, welche die Körperbausteine im Stoffwechsel der
Organismen erleiden. Es hat sich immer deutlicher gezeigt, daß sich dem Bau-,
Erhaltungs- und Betriebsstoffwechsel der Organismen ein *Stoffwechsel höherer
Ordnung* überlagert, in dem „*Wirkstoffe*" oder „*Biokatalysatoren*", die im Organismus nur in geringster Konzentration vorhanden sind, zugleich aber höchste
biologische Aktivität entfalten, die entscheidende Rolle spielen. Zu diesen Wirkstoffen zählen vor allem die *Vitamine, Hormone* und *Enzyme*, die ihrerseits
wiederum in Beziehungen zueinander stehen und trotz unterschiedlicher physiologischer Leistungen chemisch nahe verwandt sein können.

Unter den Wirkstoffen interessieren zunächst die *Enzyme oder Fermente* (Literatur über Wesen und Wirkung bei ALBERS 1936). Man versteht darunter bestimmte Eiweißkörper, die ihrer Wirkung nach zu den Katalysatoren der lebenden Substanz rechnen. Ihre Wirkung besteht darin, daß sie zur Auslösung und Beschleunigung bestimmter Reaktionen unbedingt erforderlich sind. Trotz ihrer geringen Konzentration ist ihre Anwesenheit eine wesentliche Voraussetzung für das Zustandekommen dieser Umsetzungen. Besonders charakteristisch für die Wirkungsweise ist ihre Spezifität (d. h. jeder einzelne Katalysator wirkt nur auf eine bestimmte Reaktion) und die Tatsache, daß sie in die Endprodukte der Reaktion nicht eingehen. Die Bindung eines Fermentes an ein Substrat ist daher immer nur vorübergehend, sie selbst werden dabei nicht verändert und nicht verbraucht.

Die Enzyme sind lebensnotwendig für das Zelleben. Sie sorgen für die Richtung und Geschwindigkeit der Reaktionsabläufe, sei es beim Abbau der Nahrungsstoffe, sei es beim Aufbau der eigenen Baustoffe des Organismus. Ihre Bildung ist an lebende Zellen gebunden, zu ihrem Aufbau sind Eiweißkörper unbedingt nötig.

Man teilt die Enzyme ein nach der Art ihrer Wirkung und benennt sie — abgesehen von einigen geschichtlich bereits eingebürgerten Namen (wie Pepsin, Trypsin usw.) — mit Hilfe der Endung „. . . . ase" nach dem Substrat, das sie beeinflussen, oder nach dem Effekt, den sie vollbringen. *Hydrolasen* z. B. bewirken Spaltung chemischer Bindungen unter Aufnahme von Wasser, *Dehydrasen* wirken wasserstoffentziehend, *Oxydasen* sauerstoffübertragend, oder die *Arginase* spaltet Arginin (in Ornithin und Harnstoff), die *Maltase* spaltet die Maltose (Malzzucker) in 2 Moleküle Glucose (Traubenzucker) usw.

Die *Beziehungen der Enzyme zum Krebsgeschehen* sind so vielfältig und die Fortschritte der Enzymologie so große, daß es nicht wunder nimmt, wenn man immer wieder auf die Überzeugung stößt: das Krebsrätsel sei fermentchemisch zu lösen.

a) Kohlehydratstoffwechsel. Schon beim *Kohlehydratstoffwechsel* finden sich wichtige enzymatische Besonderheiten des Krebsgeschehens. Die *Kohlehydrate* selbst, jene aus Kohlenstoff, Wasserstoff und Sauerstoff aufgebauten einfachsten Bausteine werden vor allem im pflanzlichen Organismus unter Einwirkung und Ausnutzung des Sonnenlichtes synthetisiert und teilweise als Zucker, Stärke usw. aufgespeichert und dem tierischen und menschlichen Organismus in großen Mengen als Energiequelle und als Quelle für den Aufbau weiterer chemischer Bausteine zugeführt.

Im Zellstoffwechsel der Tumoren interessiert vor allem das für die Zelle wichtigste Kohlehydrat, das *Glykogen*. Es ist ein der pflanzlichen Stärke chemisch nahe verwandtes Polysaccharid, welches nahezu in allen Zellen als besonders leicht greifbare und angreifbare Energiequelle enthalten ist. Es lag nahe, nach dem Glykogenreichtum der Krebszellen zu forschen und (als ein solcher vielfach nachgewiesen war) das starke Wachstum der Geschwülste mit auf den Glykogenreichtum zu beziehen, zumal der Glykogenreichtum der Zellen während der Zellteilung sich vermindert. Das wieder beweist, daß das Glykogen nicht nur in Krebszellen aufgebaut, sondern auch verwertet wird. Die Untersuchung der Kohlehydrate in Tumoren hat nun ergeben (BERNHARD 1928), daß bei malignen Geschwülsten sich manchmal im gleichen Organ (z. B. Uterus) 10mal so hohe Glykogenwerte finden wie bei gutartigen Myomen mit durchschnittlich 0,49%. Im einzelnen sei neuerdings vor allem auf BRAULT (1938) verwiesen. Er hat vor allem gezeigt, daß verschiedene Partien im gleichen Tumor ganz verschiedene Glykogenwerte aufweisen können, und zwar in Entwicklung begriffene Bezirke hohen, dagegen alte Partien niedrigen Gehalt besitzen. Als Gesamtergebnis kann man vom Glykogengehalt der Tumoren zusammenfassend folgendes sagen:

1. Geschwülste, die von glykogenreichen Geweben (z. B. Knorpel) abstammen, also Chondrome, Chondrosarkome und die ihnen entwicklungsgeschichtlich nahe verwandten Knochensarkome, pflegen besonders reich an Glykogen zu sein. Es ist dies nebenbei ein weiteres Beispiel für die Regel, daß Geschwülste neben der neuen Eigenschaft des selbständigen Wachstums noch funktionelle Rück- erinnerungen an das Muttergewebe, dem sie entstammen, aufweisen können.

2. Sodann werden hohe Glykogenmengen auch in Geschwülsten (z. B. Hoden- tumoren) gefunden, deren Ausgangsorgan, wie der normale Hoden, glykogen- frei ist.

3. Fast ganz glykogenfrei sind endlich Krebse der Mamma, des Magendarm- kanals, der Portio uteri, der Ovarien, der Lymphdrüsen usw., alles Organe, die selbst wenigstens glykogenhaltig zu sein pflegen.

Den letzteren Umstand hat man auch klinisch-diagnostisch ausgenutzt. Die für die Krebserkrankungen der Frauen so bedeutsamen Carcinome der Portio uteri enthalten im Frühstadium weniger Glykogen als das benachbarte gesunde Muttergewebe. Nun färben sich bekanntlich Glykogenlösungen mit Jod braun. Betupft man nun eine krebsverdächtige Portio mit Jodlösung, so färbt sich das glykogenreichere Muttergewebe braun, während das glykogenarme Portio- carcinom sich als heller abzeichnet (SCHILLERsche Jodprobe). Wir kommen im 11. Kapitel nochmals auf diese Probe zurück. Hier sei sie nur als ein erster Hin- weis dafür gebracht, daß jeder kleinste chemische Fortschritt potentiell ein diagnostisches oder therapeutisches Hilfsmittel bedeutet. Sicher verdiente es der Glykogengehalt der Geschwülste, systematisch bei allen für den Menschen wichtigeren Krebsformen untersucht zu werden. Die bisher vorliegenden Stich- proben rechtfertigen aber schon jetzt den Schluß, daß ein hoher Glykogengehalt der Geschwulstzellen keine eigentlich krebsspezifische Eigenschaft darstellt, daß es andererseits aber sicher ist, daß Tumorzellen Glykogen auf- zunehmen und zu verwerten in der Lage sind.

Nun ist das Glykogen nur ein besonders repräsentatives Kohlehydrat und vor allem bedeutungsvoll, weil es, weit ver- breitet im Organismus, leicht verfügbar ist. Neben dem Glykogen spielen noch besonders die vielen *Zucker* der Mono-, Oligo- und Polysaccharidformen eine wichtige Rolle.

Bei den Monosacchariden sei besonders an den Sechskohlen- stoff, die *Glucose* (Traubenzucker, s. Formel) erinnert. Dieser einfache Zucker findet sich in allen Zellen des Organismus und in konstanter Konzentration im Blut („Blutzucker"). Er stellt im Kohlehydratstoffwechsel die hauptsächlichste „Transport- form der Kohlehydrate" dar und ist zugleich ein organischer Körper von vitaler Bedeutung. Er ist außerdem der Prototyp für die (auch für andere Kohlehydrate wichtige) anaërob, d. h. ohne Sauerstoff- mitwirkung verlaufende enzymatische Spaltung unter Bildung von Alkohol oder organischen Säuren (Essig-, Milch-, Buttersäure): die sog. *Gärung*. Diese spielt im Stoffwechsel der Krebszelle eine überaus wichtige Rolle. Sie vergärt letztlich Traubenzucker aus dem Blute, wobei auf die mancherlei Zwischen- produkte nicht eingegangen werden soll. Von anderen einfachen Zuckern seien nur noch die Galaktose, Mannose, Fructose (Fruchtzucker), von den Disacchariden

$$
\begin{array}{c}
\quad\quad\quad O \\
\quad\quad\quad \big\backslash\!\!\big\backslash \\
C \\
\big| \quad\ \ \diagdown H \\
H\!-\!C\!-\!OH \\
\big| \\
HO\!-\!C\!-\!H \\
\big| \\
H\!-\!C\!-\!OH \\
\big| \\
H\!-\!C\!-\!OH \\
\big| \\
CH_2OH
\end{array}
$$

d = Glucose
(Traubenzucker).

die als Abbauprodukte des Glykogen besonders wichtige Maltose (Malzzucker),
ferner die Lactose (Milchzucker) und die Saccharose (Rohrzucker) erwähnt.

Die Bedeutung der Kohlehydrate für das Geschwulstproblem liegt nun nicht
so sehr darin, daß die Kohlehydrate wie im normalen Stoffwechsel eine wichtige
Rolle als Energiequelle für das Wachstum der Geschwülste darstellen, sondern
vor allem in dem Umstand, daß die *Krebszellen* im Zellstoffwechsel die *Kohlehydrate in abnormer Weise* zu *verwerten* in der Lage sind.

Der Kernpunkt dieses Problems liegt im Zellstoffwechsel und hier wiederum
im Enzymsystem des Kohlehydratumsatzes. Wir kommen damit von den morphologischen Bausteinen, den Zellen, und von den chemischen Bausteinen erstmals zu dem, was das Leben überhaupt erst als solches kennzeichnet, nämlich
zum *Stoff- und Energiewechsel*, auch der Krebszellen. Wie so oft in den Naturwissenschaften ist es auch hier erst eine neue Untersuchungsmethodik gewesen,
welche den Einbruch in das bisher dunkle Gebiet des Stoffwechsels der Krebszellen ermöglichte: die von WARBURG (1925) ausgearbeitete Methode zur manometrischen Bestimmung des Atmungs- und Spaltungsstoffwechsels lebender Zellen
und Zellverbände einschließlich explantierter Krebszellen.

Bekanntlich haben fast alle normalen Zellen für ihre energieliefernden Verbrennungsprozesse einen hohen Sauerstoffverbrauch. Sie erhalten ihre Leistung
durch die bei den Oxydationsvorgängen freiwerdenden Energien. WARBURG hat
nun gezeigt (1926), und andere haben es bestätigt, daß die *Krebszellen* auch bei
vorhandenem Sauerstoff die Energien ihres Wachstums noch einer zweiten
Energiequelle verdanken: sie *spalten* unter Freigabe von CO_2 *in erheblichen
Mengen Zuckerstoffe in Milchsäure* (sog. Glykolyse). Diese Glykolyse setzt die
Krebszellen in den Stand, auch bei dauerndem Abschluß von Sauerstoff, z. B. in
reinem Stickstoff, also anaërob zu leben und dabei ihre Energien ausschließlich aus der Zuckerspaltung, also aus der Gärung, zu beziehen (sog. *anaërobe
Glykolyse*). Daß die Tumorzelle aber auch im Körper selbst gärt, geht daraus
hervor, daß die Tumoren, wie man durch Bestimmung der Milchsäure in den zu-
und abführenden Gefäßen von Krebsgeschwülsten nachweisen kann, Milchsäure
an das Blut abgeben (WARBURG, WIND und NEGELEIN 1926).

Das Entscheidende ist nun nicht die Milchsäurespaltung als solche, sondern
das wechselseitige Verhältnis der beiden Energiequellen zueinander. Selbst in
reinem Sauerstoff oxydieren die Krebszellen nicht den ganzen Zucker. Vielmehr
oxydieren sie von 13 Zuckermolekülen nur ein Molekül, während sie die anderen
12 Moleküle in Milchsäure spalten *(aërobe Glykolyse)*. Der *Zellstoffwechsel der
Krebszellen* ist also bilanzmäßig *überwiegend ein Spaltungs- oder Gärungsstoffwechsel mit dem Endprodukt der Milchsäure, selbst wenn der zur Zellatmung erforderliche Sauerstoff im Überschuß vorhanden ist:* „Die Tumorzelle gärt also im
Körper, während sie atmet, die embryonale Zelle gärt unter den gleichen Bedingungen im Körper nicht" (WARBURG und CHRISTIAN 1942).

In weiteren Untersuchungen über die Gärung der Tumoren prüften WARBURG
und CHRISTIAN (1942, 1943) die *Frage, ob Tumorserum Gärungsfermente enthält.*
Nun entsteht die Milchsäuregärung nach inzwischen erfolgten Ermittlungen durch
das Zusammenwirken von 11 Gärungsfermenten, von denen sich jedes einzelne
durch einen spezifischen optischen Test nachweisen und bestimmen läßt. Die
Verfasser fanden nun bei wenig nekrotisierten, in die Bauchhöhle geimpften
JENSEN-Sarkomen der Ratte von den 11 Gärungsfermenten die Zymohexase
und Isomerase sehr erheblich vermehrt. „Zymohexase" ist nach der Bezeichnung
von MEYERHOF und LOHMANN das Gärungsferment, das Hexosediphosphat in
Triosephosphat spaltet. WARBURG und CHRISTIAN (1942) haben dieses Ferment

— das zuckerspaltende Ferment der Gärung — aus Rattenmuskeln isoliert. Während sich die *Zymohexase* (vgl. Abb. 34) im Serum normaler und gravider Tiere als vorhanden, aber nicht als vermehrt erwies, war die Zymohexasewirkung im Serum krebskranker Tiere 9mal größer, jedoch (vgl. die Zahlen über den Einzelkurven) in Abhängigkeit vom Tumorgewicht im Verhältnis zum Körpergewicht. 2 g Tumorgewicht auf 200 g Körpergewicht ergeben noch normale, 9 g : 185 g bereits erhöhte Werte.

Es ergab sich daraus die Frage, ob die Zymohexasebestimmung im Blut als krebsdiagnostische Methode beim Menschen verwendbar ist. Entsprechende Bestimmungen beim krebskranken Menschen ergaben jedoch keine Vermehrung der Zymohexase. Die Verfasser beziehen das darauf, daß die notwendige Tumorgewichtsmenge von 2% des Körpergewichts — was beim Erwachsenen einem Geschwulstgewicht von 1,5 kg entspräche! — beim Menschen nur selten vorkommen dürfte. Es wird sich zeigen, ob die beim JENSEN-Sarkom gefundenen Werte auch bei anderen Impftumoren und auch bei solchen anderer Tierarten, insbesondere auch bei großen menschlichen Tumoren — Knochensarkome mit mehr als 2% des Körpergewichts kommen immer wieder zur Beobachtung! — bestätigt werden können.

Mit der Gärung der Tumorzellen kommt vom Stoff-

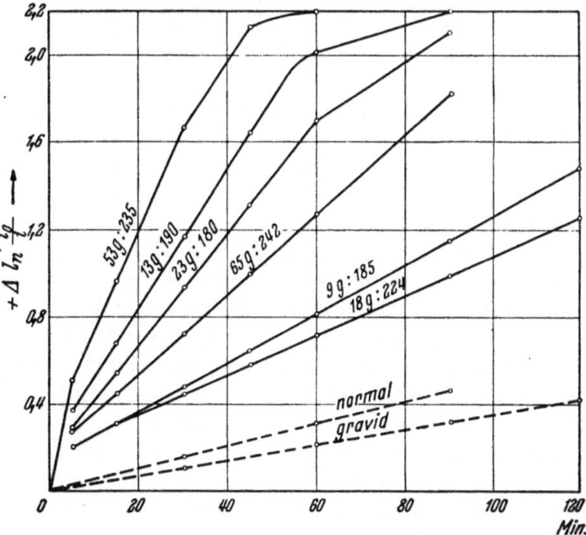

Abb. 34. Das Gärungsferment Zymohexase im Blutplasma von JENSEN-Sarkomratten. Ordinaten: Log. nat. der Lichtschwächung 20/2, Lichtabsorption im Ultraviolett bei 340 mμ. (Nach WARBURG und CHRISTIAN 1943.)

wechsel her zum erstenmal ein neues zweites Kennzeichen der Malignität zum morphologischen Nachweis des ungehemmten Wachstums noch hinzu. Die Zellstoffwechselphysiologie lehrt: Im Augenblick der Krebsumwandlung springt die sonst latente Fähigkeit der Körperzelle zur Zuckerspaltung plötzlich auf Höchstwerte, ohne daß nennenswert Sauerstoffatmung erfolgt und ohne daß eine Rückkehr zur Norm möglich ist. War mit der manometrischen Methodik erstmals eine Bestimmung des Atmungs- und Spaltungsstoffwechsels lebender Zellen überhaupt erst ermöglicht, so war mit der WARBURGschen Entdeckung des besonderen Stoffwechsels der Geschwulstzellen die erste Bresche in die Stoffwechselphysiologie der Krebszelle gelegt.

WARBURG hat seine Entdeckung zugleich zum Ausgangspunkt einer neuen *Krebstheorie* gemacht. Er wollte in der Milchsäurespaltung als Quelle des energieliefernden Kohlehydratstoffwechsels zugleich das Wesen des autonomen und zerstörenden Wachstums sehen. Es hat sich in der Folge aber gezeigt, daß die von WARBURG entdeckte anaërobe Glykolyse nicht spezifisch für Tumoren allein ist. Sie wird auch bei sonstigen Formen unspezifischer Schädigung gefunden. Trotzdem behält die WARBURGsche Entdeckung ihre dauernde Bedeutung, denn „gleichgültig, ob diese Umstellung im Kohlehydratstoffwechsel als spezifisch für die Krebszelle oder als eine Eigenschaft geschädigter Gewebe angesehen wird, sie wird bedingt sein durch Veränderungen in den Enzymsystemen, die den

Prozeß der Atmung katalysieren" (BUTENANDT 1940). Gerade in diesen Enzymsystemen haben sich *weitere Besonderheiten* im Zellstoffwechsel der Krebszellen
ergeben. Im späteren Ausbau der WARBURGschen Erkenntnisse haben sich
zwischen Atmung und Glykolyse weitere gesetzmäßige Beziehungen nachweisen
lassen. Es hat sich gezeigt (MEYERHOF), daß die Milchsäure durch Sauerstoff
zum Verschwinden gebracht wird a) durch Oxydation der Milchsäure, b) durch
Resynthese der Milchsäure zu Glykogen. Diese letztere Resynthese hängt von
der Größe der Atmung ab. Während embryonale Zellen eine große anaërobe
Glykolyse und zugleich große Atmung haben und während bei normalen Zellen
die gewöhnliche Atmung eine aërobe Glykolyse nicht aufkommen läßt, ist bei
Krebszellen die anaërobe Glykolyse groß und die Atmung unverhältnismäßig
klein. Es besteht also in der Beziehung zwischen Atmung und Glykolyse ein
grundlegender Unterschied zwischen embryonalem, normalem und Geschwulstwachstum.

Atmung und Glykolyse sind die Grundlagen des Zellstoffwechsels, seine
Hilfsmittel sind (neben einfachen chemischen und physikochemischen Reaktionen)
die Zellfermente. War soeben von der Abweichung im Verhalten von Gärungsfermenten die Rede, so zeigt auch das *Enzymsystem der Zellatmung*, eng gekoppelt
mit der Glykolyse, Abweichungen. Der Stoffwechsel der Krebszellen gewinnt
damit Beziehung zur *biologischen Oxydation*, d. h. der Nutzbarmachung der
potentiellen Energie der Körperbausteine auf dem Wege des unter Oxydation
erfolgenden enzymatischen Abbaues der Baustoffe durch Auflösung fester Bindungen. Man nennt die große Gruppe all der Enzyme, die solche Bindungen
lösen, *Desmolasen* (von δεσμός = das Band). Man wird diesen Enzymen gerade
bei den Geschwülsten besondere Beachtung schenken müssen, da es sich bei
ihnen um reine Gewebsenzyme handelt, deren Hauptaufgabe es ist, die in den
Körperbaustoffen eingeschlossenen Energien freizumachen, indem sie zugleich
den durch die Atmung dem Organismus zugeführten Sauerstoff an die zu verbrennenden Substanzen heranbringen und so die Stoffe bis zu ihren Endprodukten
abbauen.

Letzten Endes ist das Problem der biologischen Oxydation ein Problem der
Zellatmung und damit zugleich ein Vorgang, der sich als katalytischer Prozeß
an den Zelloberflächen abspielt, denn der Sauerstoff und die organischen Moleküle
reagieren miteinander an den inneren und äußeren Oberflächen der Zellen und
ihrer Strukturen. Nach WARBURGs Untersuchungen ist das Wesentliche an diesen
Strukturen ihr Gehalt an eisenhaltigen Bezirken. Danach wäre dieser Teil der
Atmung eine *Eisenkatalyse* an den Zelloberflächen, und tatsächlich ist WARBURG
die Aufklärung der chemischen Struktur eines die Atmungsvorgänge der Zelle
ermöglichenden, sauerstoffübertragenden, eisenhaltigen Enzyms der Atmung, des
sog. *Atmungsfermentes* gelungen. Es hat sich als nahe verwandt mit dem Bluthämin erwiesen. Letzten Endes handelt es sich, wie LEHNARTZ (1942) es ausdrückt,
um die Oxydation des Fermenteisens von der zweiwertigen auf die dreiwertige
Stufe, also um einen Elektronenaustausch zwischen Sauerstoff und zweiwertigem
Eisen. Die Umwandlung des Fermenthäms (zweiwertiges Eisen!) durch molekularen Sauerstoff in Fermenthämin (dreiwertiges Eisen!) sei die Grundlage
der katalytischen Funktion des Atmungsfermentes. Das oxydierte Atmungsferment ist ein reaktionsfähigeres Oxydationsmittel als molekularer Sauerstoff.

Das sauerstoffübertragende Atmungsferment WARBURGs ist wirkungsmäßig
gekoppelt mit anderen Häminen, und zwar mit den in allen teilungsfähigen
Zellen des Organismus vorhandenen *Histohäminen*, seit ihrer genaueren Erforschung auch als *Cytochrome* bezeichnet. Im Gegensatz zum autooxydablen
Atmungsferment vermögen die Cytochrome nicht mit molekularem Sauerstoff

zu reagieren, vielmehr erfolgt ihre Oxydation durch das Atmungsferment durch Reduktion desselben. Das Atmungsferment oxydiert Ferro-Cytochrom zu Ferri-Cytochrom, daher auch sein Synonym *Cytochromoxydase* (oder auch Cytochromase). Es gibt 3 Cytochrome (a, b und c). Die Sauerstoffwirkung durch Hämineisen wird also bei der Zellatmung 4fach übertragen. Die reichlich komplizierten Verhältnisse stellen sich schematisch nach LEHNARTZ wie folgt dar:

Tabelle 28.

1. $^1/_2\ O_2 + 2\ \text{Ferment-Fe}^{II} = 2\ \text{Ferment-Fe}^{III} + O^{--}$
2. $2\ \text{Ferment-Fe}^{III} + 2\ \text{Cytochrom}_c\text{-Fe}^{II} = 2\ \text{Ferment-Fe}^{II} + 2\ \text{Cytochrom}_c\text{-Fe}^{III}$
3. $2\ \text{Cytochrom}_c\text{-Fe}^{III} + 2\ \text{Cytochrom}_a\text{-Fe}^{II} = 2\ \text{Cytochrom}_c\text{-Fe}^{II} + 2\ \text{Cytochrom}_a\text{-Fe}^{III}$
4. $2\ \text{Cytochrom}_a\text{-Fe}^{III} + 2\ \text{Cytochrom}_b\text{-Fe}^{II} = 2\ \text{Cytochrom}_a\text{-Fe}^{II} + 2\ \text{Cytochrom}_b\text{-Fe}^{III}$
5. $2\ \text{Cytochrom}_b\text{-Fe}^{III} + (\text{Zwischenfermente}) + \underline{H_2 = 2\ \text{Cytochrom}_b\text{-Fe}^{II} + 2\ H^+}$

$$2\ H^+ + O^{--} = H_2O$$

Aber auch damit noch nicht genug. Um den Sauerstoff zur Freimachung ihrer Energien an die zu verbrennenden Baustoffe endgültig heranzubringen, bedarf es noch eines weiteren Fermentsystems, damit schließlich der molekulare Sauerstoff (O_2) durch das Cytochromatmungsfermentsystem reduziert und durch neue Enzyme der Wasserstoff (H) oxydiert und so ihre Vereinigung zu Wasser H_2O ermöglicht wird. Es fehlt also noch die Kenntnis der enzymatischen Vorbereitung des Wasserstoffs für seine endgültige Vereinigung mit dem Sauerstoff, die Kenntnis also der von LEHNARTZ in Ziffer 5 seines Schemas als „Zwischenfermente" bezeichneten Enzyme.

Den Anschluß an das im obigen Schema als letztes reagierende Cytochrom b bilden die *Diaphorasen* (Diaphorase I und II). Diese von v. EULER (1938, 1940) nachgewiesenen Enzyme haben im Atmungssystem die Aufgabe, als Acceptor für den Wasserstoff der Dihydro-Co-Zymase zu fungieren. Die *Dihydro-Co-Zymase* ihrerseits wiederum gehört nach v. EULER zu den Dehydrasen, also zu den Fermenten, welche den Wasserstoff eines Substrates aktivieren und seine Abgabe an andere Stoffe (Acceptoren), im Atmungssystem also an die Diaphorasen vermitteln. Die meisten Dehydrasen benötigen zur Übertragung des Wasserstoffs der Vermittlung einer Co-Dehydrase (Co-Zymase nach v. EULER). Diese nimmt dabei selbst den Wasserstoff auf, indem das Co-Ferment in CoH_2 übergeht, welches dann den Wasserstoff wieder abgibt.

Es bedarf also, um bei der biologischen Oxydation zur Freimachung der Energien beim Verbrennungsprozeß den Sauerstoff mit dem Wasserstoff zur Reaktion zu bringen, eines komplizierten Enzymsystems, welches schließlich darauf hinausläuft (vgl. Schema Tabelle 20), daß der molekulare Sauerstoff (O_2) direkt mit dem WARBURGschen Atmungsferment (Cytochromoxydase oder Cytochromase) in Reaktion gelangt, welches seinerseits wiederum den Sauerstoff über die Cytochrome weiterbefördert, bis er über die Diaphorase als Acceptor mit dem Wasserstoff der Dihydro-Co-Zymase (CoH_2) in Reaktion tritt (vgl. Schema nach v. EULER):

$$\text{Dihydro-Co-Zymase(CoH}_2) \leftarrow \text{Diaphorase} \leftarrow \text{Cyt}^b \leftarrow \text{Cyt}^c \leftarrow \text{Cyt}^a \leftarrow \text{Cytochromase}$$
$$\text{(Atmungsferment)} \leftarrow O_2 \qquad .$$

Unwillkürlich fragt man sich, warum es einer derartig langen Reaktionskette bedarf. LEHNARTZ gibt dafür folgenden Grund an: „Bei der Oxydation von 1 Mol H_2 durch $^1/_2$ Mol O_2 zu H_2O wird eine Energiemenge von 68000 cal frei. Bei der chemischen Oxydation tritt diese schlagartig auf und wird als Wärme freigesetzt. Daran hat der lebende Organismus kein Interesse, im Gegenteil, diese Art der Energieentspannung wäre für ihn äußerst nachteilig. Durch die lange Reaktionskette bei der biologischen Oxydation wird deshalb der zeitliche Verlauf der Oxydation verlängert und die Energieentspannung auf eine so große Zahl von Reaktionsgliedern verteilt, daß die freiwerdende Energie für die Zellleistungen nutzbar gemacht werden kann und nur noch zum Teil als Wärme verloren geht."

Schon lange wird sich der Leser fragen: was hat das alles mit dem Krebsproblem zu tun? Nun, wir würden das alles nicht in dieser Breite gebracht haben, wenn sich nicht auf diesem Gebiete neue Ausblicke für den Stoffwechsel der Geschwülste ergeben hätten. Der Stockholmer Arbeitskreis (v. EULER 1942) hat das Atmungssystem in Krebsgeschwülsten quantitativ untersucht, und zwar in JENSEN-Sarkomen. Es ergab sich dabei die wichtige Tatsache, daß die *Katalysatoren des Atmungssystems* im Vergleich zum Herzmuskel *sehr stark vermindert* sind (Tabelle 29). Die Tabelle besagt, daß sich im JENSEN-Sarkom nur $^1/_{10}$ der Diaphorasemenge des Herzmuskels (Spalte 2) und nur $^1/_{20}$ des Atmungsfermentes der Cytochromoxydase (Spalte 3) findet.

Tabelle 29. Nach v. EULER (1938).

Enzympräparate	Je 20 mg Enzympräparat in der Reaktionsmischung berechnete Aktivität		
	der Diaphorase CoH_2-Verbrauch in Mol/Min.	der Cytochromase Cytochrom-c-Verbrauch in Mol/Min.	des gesamten Systems CoH_2-Verbrauch in Mol/Min.
Herzmuskel	$4,0 \cdot 10^{-5}$	$44,5 \cdot 10^{-7}$	$6,5 \cdot 10^{-5}$
Sarkom	$3,8 \cdot 10^{-6}$	$2,2 \cdot 10^{-7}$	0

Daraus ergibt sich also, daß das ganze komplizierte Enzymsystem der biologischen Oxydation, dessen Aufgabe es ist, bei der Zellatmung den molekularen Sauerstoff über die Reaktionskette des Atmungsfermentes und der Cytochrome hinweg mit dem Wasserstoff der Substrate in Reaktion zu bringen, schwer defekt ist. So kommt denn v. EULER in seinem Übersichtsvortrag in der Berliner Medizinischen Gesellschaft (1938) zu dem Ergebnis, daß die aërobe Glykolyse der Tumoren — von ihr gingen wir ja aus! — im wesentlichen durch den Mangel an den Komponenten des Cytochromsystems bedingt ist, ja, er steht nicht an, das „vollständige oder teilweise *Fehlen des Cytochromsystems als ein wesentliches Merkmal des carcinomatösen Enzymsystems*" zu bezeichnen. Eingehende Untersuchungen über das Cytochromoxydase-Cytochrom-c-System stellte GREENSTEIN (1945) an. In Tumorgeweben ist die Beziehung von Cytochrom-c zu Cytochromoxydase durch größte Ungleichheit zwischen den Komponenten dieses Systems gekennzeichnet. Im Hinblick auf die Aktivität der Cytochromoxydase haben Krebsgewebe die geringste Konzentration von Cytochrom-c und weisen zugleich die größten Unterschiede zwischen den Komponenten des Cytochromoxydase-Cytochrom-c-Systems auf. Man sieht, die alte morphologische Begriffskonstruktion einer „*Kataplasie*" der Geschwulstzelle fängt an, im Zeitalter der Biochemie einen chemisch faßbaren und damit experimentell nachprüfbaren Begriffsinhalt zu .erhalten. Besonders wichtig scheint das *Junctim* zwischen beiden stoffwechselphysiologischen Störungen zu sein: *was die Krebszellen durch die anaërobe Glykolyse an Energiezufuhr „gewinnen", verlieren sie zugleich und im gleichen Maße an Minderung im Enzymsystem der Zellatmung.*

Freilich wäre es erwünscht, wenn die aus den sehr zell- und damit meist nekrosereichen JENSEN- und anderen Impfsarkomen (Zusammenstellung bei HINSBERG 1942) erzielten Ergebnisse auch an Spontankrebsen erweitert würden.

Wahrscheinlich würde ein tieferer Einblick in die Variabilität dieser Stoffwechsel-störungen der Krebszellen noch manche Erkenntnis zutage fördern.

Mit der Feststellung der Enzymforscher, daß die Krebszelle eine „cytochrom-defekte Zelle" (v. EULER) ist, ist die Krebsforschung ein gutes Stück vorgerückt. Aber wie jede neue Tatsachenfeststellung führt sie die weitere Frage im Schlepp-tau: Wie entsteht ein solcher biochemisch faßbarer Defekt a) „spontan", b) unter der Einwirkung krebserzeugender Noxen? Ist er Folge? Oder ist er Ursache der Krebserkrankung? Welcher Natur ist der zur anaëroben Glykolyse und der zum Defekt im Enzymsystem der Zellatmung führende Vorgang? In welche Kategorie von Naturvorgängen gehört er hinein?

Des weiteren haben sich im Tumorstoffwechsel die *phosphorsäurespaltenden Enzyme*, die sog. Phosphatasen, welche die Phosphorsäure an organischen Verbindungen von ihnen abspalten, in ihrer Konzentration als stark erhöht erwiesen.

Bei Untersuchungen über den Stoffwechsel der Tumoren fanden EDLBACHER und KUTSCHER (1931) im Tumorgewebe eine *Phosphatase*, die aus Nucleinsäuren große Mengen von anorganischer Phosphorsäure abspaltet. Später fanden KUTSCHER und WOLBERGS (1935), daß im Ejaculat eine außerordentlich wirksame Phosphatase vorkommt, die als typisches Sekretionsprodukt aus der Prostata stammt. Die Prostataphosphatase gehört zu den sauren, d. h. bei $p_H = 3$—4 optimal wirksamen Phosphatasen. Ihr Auftreten fällt in die Zeit der Ge-schlechtsreife (SCHREIER 1948). Bei Allgemeinerkrankungen fällt sie auf niedrige Werte, besonders bei Tuberkulose, bei der Altersinvolution auf weniger als die Hälfte. Bei der Prostatahypertrophie, und zwar bei der adenomatösen Form waren die Phosphatasewerte besonders hoch. Dagegen war im Blute von Kranken mit Prostatahypertrophie die saure Phosphatase nicht merklich vermehrt.

Diese Frage bekam ein großes praktisches Interesse, als GUTMAN und Mit-arbeiter (1936, 1940, 1942) nachwiesen, daß auch die *Prostatacarcinomzellen* die *saure Phophatase* bilden, vor allem die *in den Knochenmetastasen*. Es ist von grundsätzlicher Bedeutung, daß der Phosphatase-Test weitgehend spezifisch ist, so daß er auch diagnostisch und prognostisch verwendet werden kann, z. B. bei auch röntgenologisch noch nicht erweisbaren Metastasen des Knochen-systems. Wenn auch die saure Phosphatase im Serum nicht absolut charakte-ristisch für Prostatacarcinom ist, so sind aber doch die Werte dort so hoch, daß sich kein anderes Gewebe mit seinen Werten auch nur annähert (GREENSTEIN 1945). Auch die alkalische Phosphatase (p_H zwischen 8,5 und 9,5) ist erhöht, doch kommt diese Reaktion auch bei anderen Knochenprozessen vor, ist also nicht für das Prostatacarcinom spezifisch. Wir kommen bei der Krebsdiagnostik (11. Kapitel, S. 524) und Krebsbehandlung (12. Kapitel, S. 575) wieder auf die Frage zurück.

Anhangsweise sei erwähnt, daß bei einem transplantablen osteogenen Sarkom exzessiv hohe Werte alkalischer Phosphatase beobachtet wurden (GREENSTEIN 1945). Eine hohe Aktivität der alkalischen Phosphatase geht ja stets mit der osteoblastischen Aktivität parallel.

Bei dieser Gelegenheit sei nochmals auf das noch strittige Problem des Magnesiumgehaltes der Tumoren (S. 114) verwiesen. Magnesium ist der not-wendige Aktivator bestimmter Phosphatasen. Sollten also Magnesiumverbin-dungen eine Rolle spielen, so wäre dies am ehesten denkbar auf dem enzy-matischen Umwege über die alkalischen Phosphatasen der Tumorzellen (vgl. ALBERS 1938).

b) Fett- und Sterinstoffwechsel. In Verfolg der Frage: ist Krebs ein Stoffwechsel-, ist Krebs ein Enzymproblem? wenden wir uns nun der zweiten großen Gruppe chemischer Bausteine des Organismus zu. Es sind das die *Fette und Lipoide.* Diese große Klasse organischer Bausteine umfaßt recht verschiedene Stoffe. Gemeinsam ist ihnen nur ihre absolute oder relative Unlöslichkeit in Wasser und umgekehrt ihre gute Löslichkeit in bestimmten organischen Lösungsmitteln, wie Äther, Aceton, Benzol, Benzin, Tetrachlorkohlenstoff usw. Hierzu kommen noch einige, ihnen gemeinsame physikalische Eigenschaften.

Man darf vor allem den Lipoiden wohl von vornherein eine hohe Bedeutung für das Krebsproblem zuerkennen, nachdem a) z. B. verschiedene Impftumoren stets verschiedenen, gleiche Tumoren aber stets gleichen, für die einzelnen jeweils charakteristischen Lipoidgehalt aufweisen, b) die meisten der bisher bekannten krebserzeugenden Stoffe lipoidlöslich sind und c) die Hauptstoffe, aus denen man sich im Organismus krebserzeugende Stoffe entstanden denken kann (s. 7. Kapitel, S. 277), der Klasse der Lipoide zugehören.

Wir gehen bei den Fetten an dieser Stelle noch nicht ein auf die vielfachen Versuche, mit Fetten und Ölen selbst Geschwülste zu erzeugen (s. S. 296), sondern wenden uns gleich dem *Fettstoffwechsel* bei Geschwülsten und Geschwulstträgern zu. Die Fett- und Lipoidbestimmungen in Tumoren sind wenig aufschlußreich, da sie je nach Material und Methodik einander oft sehr widersprechen. Vor allem bedeuten die Lipoidverschiebungen in nekrotischen und nekrobiotischen Geschwulstpartien eine schwer zu beseitigende Fehlerquelle, da sich auch beim Versuch, nekrotisches Gewebsmaterial auszuschalten, immer noch mikroskopische Nekrosen mit im Material zu befinden pflegen.

Wie beim Kohlehydratumsatz, so spielen auch bei den Fetten und Lipoiden die *Enzyme des Fettabbaues* eine wichtige Rolle. Unter den fettspaltenden Fermenten ist von den *Lipasen* schon lange bekannt (J. BAUER 1912), daß ihre Werte im Blutserum Krebskranker auffallend niedrig zu sein pflegen. Seitdem wurde die Frage lipolytischer Fermente im Zusammenhang mit dem Krebsproblem viel bearbeitet (Näheres bei K. KÖHLER 1937, V. EULER und SKARZYNSKI 1942, HINSBERG 1942).

Wie immer, so finden auch hier diejenigen Feststellungen besonderes Interesse, die irgendwie zum krebskranken Menschen zurückführen und der Krebserkennung und Krebsbehandlung dienen. Positive Aussichten für die Zukunft eröffnen Lipaseuntersuchungen von BERNHARD und KÖHLER, die auf Vorarbeiten von RONA fußend, enge Beziehungen zur Krebsdiagnostik vermitteln. RONA lehrte einzelne Lipasen je nach ihrer Empfindlichkeit gegenüber Atoxyl und Chinin unterscheiden. BERNHARD zeigte 1932, daß bei 80% aller untersuchten Carcinome die *atoxylresistente Lipase vermehrt* war und ihre Vermehrung mit der Radikaloperation des betreffenden Krebses schwand. Diese Untersuchungen haben viele Nachprüfungen von chemischer Seite (vgl. KÖHLER 1937, HINSBERG 1942) ausgelöst, die in der Hauptsache Bestätigungen ergaben. Rein klinisch — das hat BERNHARD auf dem Chirurgenkonkreß 1938 selbst betont — ist ihre diagnostische Bedeutung (s. a. S. 522) nicht sehr hoch zu veranschlagen, da sich eine Lipasezunahme auch bei zahlreichen anderen Erkrankungen findet. Bei 466 sicheren Carcinomen war die Lipasebestimmung zwar in 84,8% positiv, positiv war sie aber auch in 30,5% unter 713 sicher carcinomfreien Fällen. Man wird aber alle solche enzymatischen Blutreaktionen im Auge behalten müssen, da es ja durchaus wahrscheinlich erscheint, daß man die Fehlerquote verringern und durch Kombination mit anderen Methoden die diagnostische Verwertbarkeit wird steigern können.

Unter den Lipoiden stehen im Mittelpunkt des Interesses die *Sterine* und unter ihnen wiederum als wichtigstes das *Cholesterin*. Die Sterine spielen eine große Rolle als Grundstoffe für die sog. *Steroide*, die wie die Gallensäuren, einzelne Vitamine, die Sexualhormone und Hormone der Nebennierenrinde im Stoffwechsel eine unmittelbar lebenswichtige Rolle spielen. Die Beziehung zum Krebsproblem ist dadurch gegeben, daß ein höchst wirksamer cancerogener Stoff, das Methylcholanthren (s. 7. Kapitel, S. 277) diesen Steroiden chemisch nahe verwandt ist.

Die Sterine sind chemisch hochmolekulare einwertige Alkohole, die sich strukturell vom Ringsystem des *Phenanthren* ableiten lassen. Wird an dieses Ringsystem noch ein 4. Ring angelagert, so gelangt man zu dem Grundkohlenwasserstoff *Cyclo-penteno-phenanthren* (Steran), von dem sich die Sterine, Gallensäuren, D-Vitamine, Sexualhormone, das Nebennierenrindenhormon u.v.a. für das chemische Krebsproblem wichtige Derivate ableiten.

Phenanthren. Cyclo-penteno-phenanthren (Steran). Cholesterin.

Der wichtigste Abkömmling ist das *Cholesterin*. Es kommt bekanntlich in allen Zellen und allen Körperflüssigkeiten des Organismus vor und spielt eine wichtige Rolle im Leben der Zelle, z. B. beim Aufbau der *Z*ellmembran. Auf seine Beziehungen zum Vitamin D und auf sein Vorkommen in der Galle und in Gallensteinen wird bei der Frage der Bildung körpereigener Krebsstoffe (S. 279) zurückzukommen sein.

In malignen *Geschwülsten* wird der Cholesteringehalt übereinstimmend als erhöht angegeben, und zwar sowohl gegenüber dem Muttergewebe, als auch gegenüber gutartigen Geschwülsten gleicher Herkunft. Lebermetastasen z. B. sind durchweg reicher an Cholesterin als das umgebende Lebergewebe (BÜRGER und PLÖTNER 1941). Für den Uterusmuskel fand JOWETT (1931) 0,788%, für ein Uterusmyom 0,753%, für ein Uterussarkom 1,667% Gesamtcholesterin (auf Trockengewicht berechnet). Die Steigerung kann also bis mehr als das Doppelte ausmachen. BRONSTEIN und WOLKENSOHN (1935) zeigten, daß JENSEN-Sarkome in nekrotischen zentralen Partien einen höheren Cholesteringehalt aufweisen als in frischen Randbezirken (3,96 : 1,71%).

Auch der Umstand, daß man bei tierexperimentellen Krebsen ein häufigeres und früheres Auftreten und nach ihrem Auftreten ein schnelleres Wachstum der Geschwülste bei Cholesterinfütterung erzielen kann (s. S. 284), spricht im gleichen Sinne für eine wichtige Rolle des Cholesterins beim Krebsgeschehen.

BIERICH und LANG (1936) fanden ferner bei operativ entfernten menschlichen Carcinomen (welchen, ist nicht angegeben) eine direkte Beziehung zwischen der Bösartigkeit der Geschwulst (gemessen an der Überlebensdauer des operierten Kranken) und der zunehmenden Höhe des Gesamtcholesterins.

Tabelle 30. *Zahl der nach einer Krebsoperation Überlebenden in Prozent der einzelnen Gruppen.*
(Nach BIERICH und LANG.)

Gruppe	Cholesterin	Lebensdauer in Jahren					Zahl der Fälle
		bis 1	bis 2	bis 3	bis 4	über 4	
I	bis 150 mg-%	—	—	—	—	100%	2
II	150—250 mg-%	17%	18%	18%	—	47%	17
III	250—350 mg-%	52%	16%	—	20%	12%	25
IV	über 350 mg-%	80%	10%	10%	—	—	10

Enthielt also der Krebs an Cholesterin

< 150 mg-%, so lebten nach 4 Jahren noch 100% der Operierten ·
< 250 mg-%, ,, ,, ,, 4 ,, ,, 47% ,, ,,
< 350 mg-%, ,, ,, ,, 4 ,, ,, 12% ,, ,,
> 350 mg-%, ,, ,, ,, 4 ,, ,, 0% ,, ,,

Danach bestünde nicht nur eine wichtige Relation zwischen Cholesteringehalt der Geschwulst und Lebensdauer ihres Trägers, sondern auch ein Maß für die klinische „Bösartigkeit" und ein Test für die Prognostik. Nachprüfungen wären erwünscht, um so mehr als im Falle der Bestätigung des Grundresultates noch zu untersuchen wäre, ob der hohe Cholesteringehalt der besonders bösartigen Geschwülste mit ihrem besonderen Zellreichtum oder dem Reichtum an Gewebszerfall oder mit beiden zusammenhängt. Nachuntersuchungen wären auch deshalb zu begrüßen, weil der Chirurg im allgemeinen nur schwer zu glauben vermag, daß die Prognose eines operierten Krebses von einer einzigen biochemischen Eigenschaft des Krebses ausschlaggebend abhängen soll, spielen ja nach der täglichen Erfahrung sonstige Umstände, wie Zeitpunkt der Operation, Mitbetroffensein von Lymphdrüsen, Art der Metastasen eine sehr wesentliche Rolle.

Wir kommen auf das so wichtige Cholesterin im Zusammenhang mit der Krebsentstehung (Lichtkrebs, Bildung krebserzeugender Stoffe im Organismus, Cholesterin im Blute Krebskranker, Bedeutung der Cholesterinzufuhr durch die Nahrung u. dgl.) noch vielfach zurück. Jedenfalls ist jetzt bereits als sicher anzusehen, daß das im Zelleben so wichtige Cholesterin auch im Leben der Krebszelle eine, wenn auch in vielem noch nicht völlig klargestellte, so aber doch sicher große Rolle spielt, vielleicht auch bei der Frage der Krebsentstehung selbst.

Wir werden auch schon deswegen dem Cholesterin besondere Beachtung schenken müssen, macht man ja den hohen Gehalt vieler tierischer Nahrungsfette an Cholesterin wesentlich mit verantwortlich für die beim Menschen in den Ländern westlicher Kultur so besonders häufigen Krebse des gesamten Magendarmkanals.

c) Eiweißstoffwechsel. Die dritte große Gruppe chemischer Bausteine des Körpers sind die *Eiweißkörper* (Proteine). Diese kompliziert gebauten Stoffe von stets sehr hohem Molekulargewicht enthalten an Elementen neben Kohlenstoff (C), Sauerstoff (O) und Wasserstoff (H) stets noch Stickstoff (N), ferner meist Schwefel (S) und Phosphor (P), bei einzelnen Körpern auch noch Eisen (Fe) und gelegentlich noch Kupfer (Cu), Chlor (Cl), Jod (J) oder Brom (Br). Alle Proteine sind aus zahlreichen einfacheren Eiweißbausteinen, den sog. Aminosäuren, zusammengesetzt. Ihre wechselnde Kombinatorik untereinander und zusammen mit unverändert abspaltbaren anderen chemischen Körpern (den sog. prosthetischen Gruppen) bewirkt die große Vielfältigkeit der Eiweißkörper.

Die Proteine spielen eine ebenso große Rolle beim Aufbau der lebenden Substanz aller Zellen und Gewebe, wie als Energiespender im Betriebsstoffwechsel des Organismus. Im *Krebsgewebe* bestehen, was den *Gehalt an Eiweißkörpern* anlangt, nur quantitative, im allgemeinen aber *keine qualitativen Abweichungen.* Jedenfalls sind krebsspezifische Eiweißstoffe, anders gebaut als in normalen Geweben, in Geschwulstgeweben bisher nicht nachgewiesen und umgekehrt weisen Krebszellen ein grundsätzliches Defizit an Eiweißabbauprodukten, die den normalen Geweben zukommen, nicht auf.

Nur beim *Plasmocytom* (Myelom) besteht eine qualitative Eiweißabartung, gilt ja der bei ihm beobachtete BENCE-JONESsche Eiweißkörper als weitgehendes Reservat der Myelome. Im 3. Kapitel (S. 74) war schon die Rede davon, daß es sich beim Plasmocytom um eine Krebserkrankung des blutbildenden Gewebes handelt, welches durch den Aufbau aus plasmacellulären Tumorzellen ausgezeichnet ist. Die Tumoren treten stets im Knochenmark, und zwar bald als solitäre, bald als multiple Knoten, bald als Plasmocytomatose auf.

Die Diagnose stützt sich bei oft uncharakteristischem Blutbefund hauptsächlich auf die typischen Veränderungen im Röntgenbild, auf den BENCE-JONESschen Eiweißkörper im Urin und vor allem auf das Sternalpunktat: hier Nachweis plasmacellulärer Tumorzellen im Sternalmark, wo sie bis zu 80% der Zellelemente ausmachen, Auftreten in zusammenhängenden Zellverbänden, Polymorphismus, Mitosenreichtum usw. (vgl. KIENLE 1944, dort auch S. 139, eine ausführliche Tabelle über die Differentialdiagnose zwischen Plasmozytom und plasmacellulärer Reaktion).

Der BENCE-JONESsche Eiweißkörper selbst gehört zu den Globulinen und ist dadurch ausgezeichnet, daß er bei Temperaturen um 60° ausfällt, um sich bei über 80° wieder zu lösen. Wenn der Eiweißkörper ausgeschieden wird, so darf daraus auf ein Plasmocytom geschlossen werden, auch wenn es sich sonst noch dem Nachweis entzieht. Umgekehrt gibt es aber sicher Plasmocytome, die seine Ausscheidung vermissen lassen.

Die Plasmocytomkranken haben nun nicht nur meist eine Ausscheidung des BENCE-JONESschen Eiweißkörpers im Urin, sondern auch noch eine Eiweißvermehrung im Blut, wobei allerdings jener Eiweißkörper nicht für die Eiweißvermehrung im Blut verantwortlich ist, ebenso wie die Eiweißvermehrung auch nicht die Folge einer Zunahme des gewöhnlichen Serumeiweißes darstellt, sondern auf die Bildung eines pathologischen Eiweißes eigener Art zurückzuführen ist (BONSDORFF 1938) (s. bes. S. 405).

Diese Paraproteinämie (APITZ 1940) führt zu pathologischen Abscheidungen in den Geweben nach Art einer Amyloidose, zu Spontanfrakturen an Stellen der Knochenmarksgeschwülste, zu Nephrosen (vgl. SANDKÜHLER 1948), zu zunehmender Anämie und hämorrhagischer Diathese und schließlich zum Tode meist an Kachexie.

Was das Plasmocytom vom Standpunkt der theoretischen Cancerologie so bedeutungsvoll macht, ist der Nachweis einer Eiweißabartung als Ausdruck einer bestimmten Stoffwechseländerung bei der Entstehung dieser besonderen Geschwulstform.

Eine andere quantitative Abweichung gegenüber normalen Zellen hat große Beachtung gefunden: der von KÖGL-Utrecht (1939) gefundene Gehalt an abnormen Aminosäuren. Bekanntlich sind die Eiweißmoleküle überaus komplex gebaut. Die einfachsten Bausteine sind die Aminosäuren. Es sind das organische Säuren, wie z. B. die Essigsäure, in denen ein- oder zweimal ein Wasserstoffatom durch die Aminogruppe NH_2 ersetzt ist.

Nun kommt es bei diesen Aminosäuren nicht nur auf ihre molekulare Zusammensetzung, sondern auch auf ihre räumliche Konfiguration an. Es gibt die gleichen *Aminosäuren* der stereochemischen Anordnung nach in der d- und in der l-Form. Beide sind molekular völlig gleich konstituiert, verhalten sich räumlich jedoch zueinander wie ein Original zu seinem Spiegelbilde oder wie die rechte Hand zur linken oder wie ein Rechtsgewinde zu einem Linksgewinde.

Unterscheidbar sind die beiden „Antipoden" physikalisch. Sie drehen die Ebene des polarisierten Lichtes in entgegengesetzter Richtung [d = von *d*exter (rechts) und l = von *l*aevus (links)].

$$
\begin{array}{cc}
\text{COOH} & \text{COOH} \\
| & | \\
H_2N\!-\!C\!-\!H & H\!-\!C\!-\!NH_2 \\
| & | \\
R & R \\
\end{array}
$$

l-Antipode.   d-Antipode.

d- und l-Form der Aminosäuren
(R = Rest der betreffenden
Aminosäuren.)

Die aus normalen Geweben als Spaltprodukte der Eiweißkörper isolierbaren Aminosäuren gehören durchweg der l-Reihe an. Im Aufbau des normalen Eiweißes herrscht also nach dieser Richtung weitestgehende Einseitigkeit. Kögl fand nun, daß die *Tumorproteine* neben natürlichen l-Aminosäuren einen *erheblichen Gehalt an unnatürlichen d-Aminosäuren*, also unphysiologischen körperfremden Eiweißbausteinen aufweisen.

Ähnlich wie Warburg hat auch Kögl seine Entdeckung zu einer biochemischen *Theorie der Krebsentstehung* ausgebaut und mit dem „Auftreten sterisch unrichtiger Eiweißkörper in der Krebszelle" das Wesen der malignen Entartung zu erklären versucht. Nach seiner Ansicht hat die Krebszelle die Fähigkeit verloren, „in ihr Struktureiweiß ... ausschließlich die „natürlichen" Aminosäuren einzubauen", wie dies die normale Zelle tut.

Ein solcher „Verlust der sterischen Selektivität bei einem Fermentsystem" würde bedeuten, daß krebsauslösende Reize das l-Fermentsystem schädigen und daß die abnormen Tumorfermente, sich im Organismus immer wieder identisch reproduzierend, vom Organismus selbst erzeugt würden. Das präcanceröse Stadium wäre dann die Zeit der „Desorientierung bei einem oder bei mehreren Fermentsystemen während der Reizperiode". Das autonome Wachstum der Geschwulst wäre schließlich so zu erklären, „daß die eiweißspaltenden und die eiweißaufbauenden Fermente im Tumor und in den normalen Zellen teilweise voneinander abweichen müssen. Die normalen Zellen werden dem Vordringen von Tumorzellen keinen Einhalt bieten können, da ihnen die betreffenden proteolytischen Fermente fehlen."

Die Krebskrankheit wäre also nach dieser Theorie eine Eiweißfermentstörung. Letztere würde durch vielerlei äußere Noxen ausgelöst. Sie bestünde in einer Alteration derjenigen Fermente, die für gewöhnlich darüber wachen, daß immer nur die richtigen, die l-Aminosäuren zum Aufbau des Zelleiweißes verwendet werden. Die Folge der Eiweißfermentstörung bestünde dann im Einbau anormaler d-Aminosäuren im Zelleiweiß. Daraus, daß die normalen Gewebe keine Fermente zum Abbau solcher krankhafter Tumorproteine hätten, erklärte sich das „autonome" und zugleich destruierende Wachstum.

Das Prinzipielle an seiner Entdeckung liegt nach Kögl darin, daß „hier zum ersten Male zwischen normalen Geweben, sowie gutartigen und bösartigen Geschwülsten prinzipielle chemische Unterschiede auch am leblosen Zellmaterial" festgestellt wurden und daß hier auf einem grundsätzlichen wichtigen, neuen Gebiet „ein Anschluß zwischen der Krebsforschung und den erprobten und exakten Methoden der organischen Chemie" vollzogen wurde.

Spätere Untersucher haben die Köglschen Befunde jedoch stark eingeengt. So fand z. B. Dittmar (1939, 1940) im nichtnekrotischen Jensen-Sarkom reine l-Form, in nekrotischen Partien dagegen teilweise d-Aminosäuren, besonders Glutaminsäure. Auch Behrens und Mitarbeiter (1940) sprechen den d-Aminosäuren die ihnen von Kögl zugesprochene Bedeutung ab. Warburg und

CHRISTIAN (1943) erklären „die stereochemische Abartung der Tumorproteine"
geradezu als einen „experimentellen Irrtum". Doch ist die Diskussion noch
nicht abgeschlossen.

So fragt es sich, wie es überhaupt mit der Erklärungskraft der KöGLschen
Theorie steht. Man muß hier scharf unterscheiden zwischen seiner Entdeckung
der unnatürlichen d-Aminosäuren im Aufbau der Tumorproteine und seiner Ausdeutung für das Wesen der Krebsentstehung. Es hat sich jedenfalls gezeigt,
daß es sich auch hier nicht um eine krebsspezifische Eigenschaft handelt, nachdem
auch in nichtkrebsigen Geweben d-Aminosäuren erwiesen sind. Es handelt
sich also nur um eine quantitative Verschiebung, nicht um eine grundsätzlich
andere Eiweißqualität. Und was die Theorie einer Krebsentstehung durch
Synthese falscher Proteine anlangt, so ist zu sagen, daß mit der Spezifität des
Befundes natürlich auch die Beweiskraft für die Erklärung der Malignität
wegfällt. Es bleibt aber der Hinweis, daß Krebsnoxen quantitativ offenbar auch
das Eiweißenzymsystem mit zu alterieren in der Lage sind. Über die Ursachen
des fehlerhaften Proteinaufbaues, insbesondere das Kernproblem der Ätiologie,
über die Natur der Umwandlung einer Körperzelle zur Krebszelle, sagt die
Theorie nichts aus, auch nichts darüber, welcher Mechanismus jene Synthese
falscher Proteine in Gang setzt und nichts über den Sektor biologischen Geschehens, dem die Krebsgenese ihrer Natur nach zugehört. Die Theorie ist also
ein Beitrag zu den Folgen der Zellcancerisierung, aber kein Beitrag zu ihren
eigentlichen Ursachen. Als neue Theorie der „Ätiologie der Tumoren" ist sie
also abzulehnen. Als Nachweis einer gewissen quantitativen Abweichung der
Tumorproteine gegenüber den Zellproteinen bedeutet die Entdeckung KöGLs
einen wichtigen Beitrag zur Eiweißchemie der der Cancerisierung folgenden
Stoffwechseländerung.

Die KöGLsche Entdeckung und ihre theoretische Ausdeutung hat eine Fülle
von chemischen Arbeiten ausgelöst. Die Hauptstoßrichtung derselben liegt auf
dem Gebiete stereospezifischer Eiweißenzyme, welche auch die „unnatürlichen"
Spiegelbilder der l-Peptide, die d-Peptide, zu spalten vermögen.

Eingeleitet wurde diese Fragestellung 1939 durch WALDSCHMIDT-LEITZ und
seine Mitarbeiter. Sie gingen aus von der Lehre E. ABDERHALDENS von den
Abwehrfermenten, wonach der Organismus gegen jedes fremde Eiweiß ein
spezifisch auf dieses eingestelltes Enzym neu synthetisiert. Auf die KöGLschen
d-Aminosäuren bezogen, bedeutet das, daß der krebskranke Organismus gegen
die ihm fremden, aus d-Aminosäuren aufgebauten Eiweißkörper Enzyme, die
diese spezifisch zerlegen, bilden müßte. Aus den Aminosäuren als einfachsten
Bausteinen bauen sich als nächsthöhere Stufe der Synthese des Eiweißmoleküls
die Peptide auf. WALDSCHMIDT-LEITZ hat nun gezeigt, daß tatsächlich im Gegensatz zum Blutserum des Gesunden das Serum von Krebskranken neben den
natürlichen Peptidasen solche stereospezifischen d-Peptidasen enthält, Enzyme
also, welche die Spiegelbilder der l-Peptide, die d-Peptide, spalten.

Selbstverständlich wurde dies sofort vielfach nachgeprüft, vor allem auch
wegen der Frage, ob man durch den Nachweis solcher d-Peptidasen im Serum
vielleicht einen Krebs serologisch diagnostizieren könne, noch bevor er sonst
Erscheinungen macht. Bisher ist jedoch durch die Arbeiten über die im Serum
von Krebskranken auftretenden Peptidasen eine hinreichende Klarheit nicht
erbracht (vgl. HERKEN und ERXLEBEN (1940, 1941), ja BAYERLE und POD-
LOUCKY (1940, 1941) lehnen die Brauchbarkeit der d-Peptidspaltung zur Carcinomdiagnose rundweg ab. Schwer ins Gewicht fällt die Feststellung von
WARBURG und CHRISTIAN (1943), wonach die Gärung der Tumoren (s. S. 118)

stereochemisch eine reine l-Milchsäuregärung ist.   Auch R. ABDERHALDEN
(1943) sieht es als „jetzt ganz einwandfrei" feststehend an, daß „irgendwelche
Beziehungen zwischen dem Vorkommen von d-Peptidasen im Gewebe und
im Blut und den bösartigen Tumoren nicht bestehen". Tatsächlich hat sich
in zahlreichen weiteren Arbeiten (v. EULER und SKARZYNSKI 1940, 1942) gezeigt,
daß wohl die meisten Krebsfälle d-Peptide spalten, andererseits aber die Anzahl
der gleichfalls spaltenden Nichtkrebsfälle so groß ist, daß von einer diagnostisch
verwertbaren Spezifität für die Krebsfälle nicht gesprochen werden kann.

Andererseits ist dies aber doch wohl der Ort, um darauf hinzuweisen, daß
mit dem Sonderfall der d-Peptidasen nicht zugleich auch die Frage der Abwehrproteinasen überhaupt für das Krebsproblem erledigt ist. Die ABDERHALDEN-
schen Abwehrproteinasen sind nicht nur für die ABDERHALDENsche Schwanger-
schaftsdiagnose, für die serologische Diagnostik von Infektionskrankheiten usw.,
sondern auch für das *Krebsproblem* bedeutsam geworden.

Da das menschliche Blut normalerweise keine körperfremden Eiweißkörper
enthält, so braucht es im allgemeinen auch keine eiweißspaltenden Enzyme.
Gelangen aber auf dem Wege über den Zerfall von Krebsen körperfremde Eiweißsubstanzen in die Blutbahn, so müßten — nach ABDERHALDEN — Abwehrfermente auftreten. Tatsächlich spielt die Frage der auf Tumoreiweiß spezifisch
ausgerichteten Proteinasen wissenschaftlich eine große Rolle. Ein konkretes
Beispiel liefern die Verhältnisse bei der von FUCHS gemachten Entdeckung, daß
das Fibrin aus dem Blute Krebskranker durch Proteasen artgleichen Serums
abgebaut wird, während Sera Nichtkrebskranker zwar artfremdes, aber nicht
arteigenes Fibrin abbauen. Wir kommen auf diese und andere Hilfsmittel
aus dem Gebiete der Tumoreiweißenzyme ausführlicher bei der serologischen
Krebsdiagnostik (s. 11. Kapitel, S. 522) zurück.

FIGGE und STRONG (1941) benutzten die Aktivität der *Xanthinoxydase*, um
die großen Unterschiede in der Krebsempfänglichkeit zwischen dem hochempfindlichen C_3H-Stamm und dem krebsresistenten IK-Stamm in Beziehung
zu Enzymvorgängen zu setzen. Sie untersuchen die Lebern der Mäuse auf ihren
Gehalt an Xanthinoxydase, einem gelben Ferment, welches das Purinderivat Xanthin zu Harnsäure oxydiert. Die C_3H-Lebern enthielten durchschnittlich 0,81
Einheiten je Gramm Leber, die IK-Lebern 1,64, also das Doppelte. Die Autoren vermuten bei den krebsresistenten Mäusen einen wirkungsvolleren Abbaumechanismus
für die Zerfallsprodukte der Nucleoproteine.

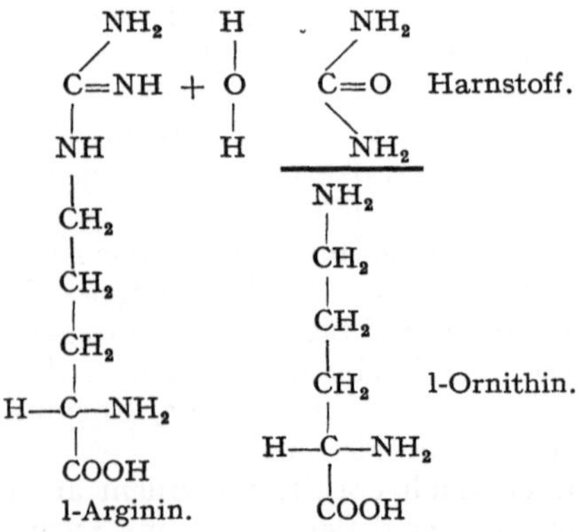

In der Frage nach einem besonderen Stoffwechseltyp der Tumoren nimmt die
erstmals von EDLBACHER und MERZ (1927) gemachte Feststellung, daß der *Arginasegehalt* der Geschwülste beträchtlich *vermehrt* sei, einen breiten Raum ein. Die
Arginase gehört zu den Fermenten, welche
die Bindung ... C—N ... spalten, und zwar ist ihre Wirkung vornehmlich ausgerichtet auf die Aminosäure Arginin, die von ihr unter Wasseraufnahme in
Ornithin und Harnstoff zerlegt wird.

Die Arginase ist ein besonders wichtiges Enzym, nicht nur wegen ihrer Rolle
bei der Bildung des Harnstoffs, sondern vor allem auch wegen des besonderen
Argininreichtums der Zellkerne und dessen Bedeutung für die Proteinsynthese

in den Chromosomen. Vielleicht ist auch der Umstand, daß Mangan als Aktivator wirkt (EDLBACHER), von Bedeutung, gehören ja Kobalt und Nickel zu den „Metallkrebs" hervorrufenden Stoffen.

Vielfach wird für Geschwülste stark erhöhter Arginasegehalt angegeben. Eine ausführliche Zusammenstellung gibt HINSBERG (1942). Dort findet sich auch eine Angabe, wonach das Wachstum transplantierter Mäusetumoren durch Arginin um ein Vielfaches gesteigert werden könnte.

Inzwischen hat sich herausgestellt, daß die Arginase nur insoweit zum Tumorproblem in besonderer Beziehung steht, als sie überhaupt in rasch wachsenden Geweben entsprechend deren Harnstoffreichtum (z. B. auch in embryonalen Geweben und in jungem Granulationsgewebe) reich vorhanden ist. Es leitet das über zu der Stoffklasse, die mit der Kernteilung und den Zellkernen überhaupt in engster Beziehung steht, zur Klasse der Nucleoproteide.

Im Kapitel Krebspathologie war ausführlich die Rede davon, welch große Bedeutung im Krebsgeschehen der Zellteilung, dem Zellkern und den Kernschleifen zukommt. So zwingt gerade das Krebsproblem dank der Sonderstellung der Zellkerne dazu, die *Eiweißkörper der Zellkerne* gesondert zu betrachten.

Die Eiweißphysiologie unterscheidet in der großen Fülle der allein dank der Kombinatorik der hohen Zahl verschiedener Aminosäuren möglichen Eiweißkörper zwei große Klassen, die einfachen Eiweißkörper oder *Proteine* und die zusammengesetzten Eiweißkörper oder *Proteide*. Die letzteren unterscheiden sich von den Proteinen dadurch, daß sie außer den einfachsten Bausteinen, den Aminosäuren, noch andere, chemisch sehr verschiedenartige, sog. *prosthetische Gruppen*, die als solche abspaltbar sind, enthalten.

Unter diesen Proteiden spielen die zusammengesetzten Eiweißkörper der Zellkerne — danach auch als *Nucleoproteide* bezeichnet — eine besondere Rolle, auch für das Krebsproblem. Sie verdanken ihre Sonderstellung nicht nur ihrer Herkunft, sondern auch der Eigenart ihrer spezifisch gebauten prosthetischen Gruppe der sog. *Nucleinsäuren*. Letztere selbst sind wiederum kompliziert zusammengesetzt; ihr Säurecharakter stammt von ihrem Gehalt an o-Phosphorsäure. Dank ihres sauren Charakters bilden die Nucleinsäuren mit basischen Farbstoffen unlösliche Salze. Darauf ist die histologische Kernfärbung, wenigstens bei vielen Methoden, zurückzuführen.

Diese Nucleoproteide schlagen die Brücke zu einer Wissenschaft, die in vielfacher Hinsicht Bedeutung für das Krebsproblem gewinnt, zur *Vererbungsbiologie*. Diese lehrt, daß die Erbanlagen, also jene Stoffe, die bei der Zeugung von Generation zu Generation unverändert weitergegeben werden, in den Keimzellen, dort wiederum, soweit es sich um „mendelnde" Erbfaktoren handelt, in den Zellkernen und in diesen endlich in deren Chromosomen lokalisiert sind. Ja, bei den bestuntersuchten Organismen, vor allem bei Drosophila melanogaster, weiß man aus der wechselseitigen Ergänzung von Vererbungsexperiment und Vererbungscytologie, daß die Einheiten des Erbgutes, die mendelnden Gene, in diesen Chromosomen wie die Perlen einer Kette hintereinander in ganz bestimmten Abständen und in einer ganz bestimmten Reihenfolge angeordnet sind. Man gelangte schließlich zu den *Chromosomenkarten* von Drosophila (Abb. 35), die für jedes Gen dessen Sitz in einem der 4 Chromosomenpaare und dort wieder an einer ganz bestimmten, rechnerisch angebbaren Stelle topographisch festlegten und eine immer weitergehende Analyse des Erbgutes dieses Versuchsobjektes ermöglichten.

Diese Chromosomentopographie wurde weiter vertieft, als HEITZ und BAUER (1937) zuerst bei der Gartenhaarmücke Bibio hortulanus, später auch bei

Drosophila melanogaster, entdeckten daß in den Riesenzellkernen der Speicheldrüsen dieser (und — später entdeckt — auch anderer) Fliegen und Mücken sich *Riesenchromosomen* finden, die eine ausgesprochene Längsgliederung erkennen

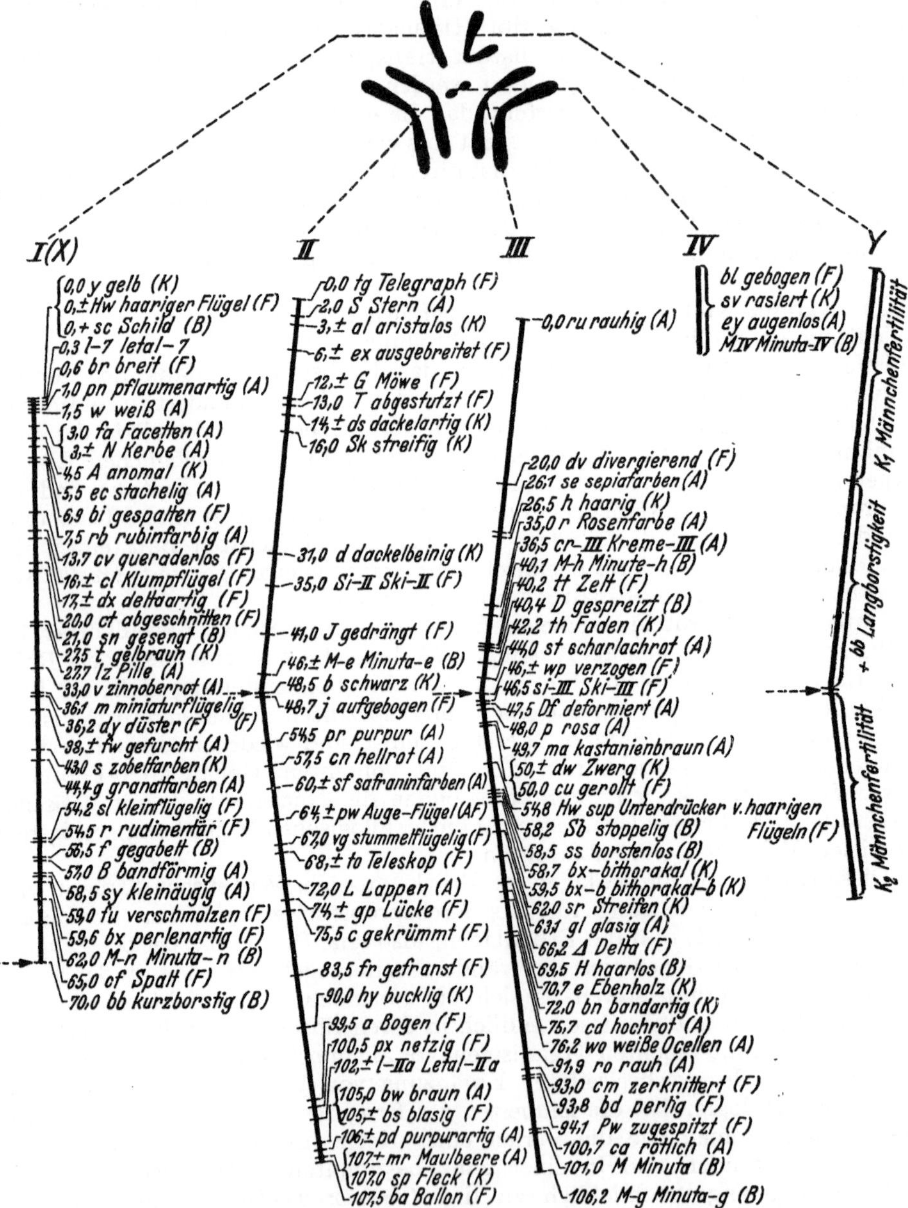

Abb. 35. Chromosomenkarte der Drosophila melanogaster. (Nach MORGAN.)

lassen. Diese Riesenchromosomen stellen nun nicht einfach gewissermaßen ein einziges dick aufgeblähtes Chromosom dar, sondern sie entstehen dadurch, daß sich die longitudinale Fadensubstanz der Chromosomen vielfach teilt, wobei aber die Einzelfäden zusammenbleiben und so wie die Drähte eines Kabels ein

Bündel parallel gelagerter Chromosomen bilden.
Diese Riesenchromosomen haben sich nun als
besonders geeignet erwiesen, um die genetische
Analyse (der Vererbungsexperimente) und die
cytologische Topik zu koordinieren und die Gene
in engste räumliche Beziehung zu differenzierten
Abschnitten der Chromosomen zu bringen
(Abb. 36). Die Riesenchromosomen zeigen nämlich innerhalb ihrer Längsdifferenzierung stark
färbbare *Querscheiben* verschiedener Dicke und
Länge — diese Teilstücke der Chromosomen nennt
man Chromomeren — und dazwischen schwächer
färbbare *Zwischenstücke*.

Und nun kommt der entscheidende Punkt:
diese *Querscheiben* (deutlich geworden an Riesenchromosomen) sind, wie aus der Übereinstimmung der genetischen und der cytologischen
Analyse und aus vielen Einzelbeweisen hervorgeht, der *Sitz der Gene*, diese gleichen Querscheiben *enthalten* biochemisch die *Nucleoproteide!*

Wie immer, so hat auch hier eine neue Methodik das Wissen um diese Dinge grundlegend vertieft. CASPERSSON (1941) verwendet die Ultra-
violettmikroskopie. Das Objekt wird mit mono-
chromatischem Licht aus einer Superhochdruck-
quecksilberdampflampe, deren Licht in einem
Monochromator zerlegt worden ist, im Strahlen-
gang eines Mikroskops beleuchtet. Das vergrößerte
Bild des zu messenden Punktes im Objekt wird
auf eine photoelektrische Zelle geworfen und
die Lichtabsorption durch Vergleich mit einem
benachbarten Punkt bestimmt. Mit diesem In-
strumentarium kann das Absorptionsspektrum
von 2100—7500 Å gemessen werden, dabei liegt
die Breite des verwendeten Spektralbandes bei
2800 Å um 7 Å. Die Genauigkeit der Messung
hält sich noch bei dem Extinktionskoeffizienten
0,1 bei 1%. In dem Absorptionsspektrum haben
nun bestimmte Stoffe bestimmte Bänder, Tryptophan z. B. bei 2800 Å. In seinem Ultraviolett-
spektralgebiet ist nun ein Absorptionsband bei
2600 Å spezifisch für die Nucleinsäuregruppe.
CASPERSSON hat auf diese Weise nachgewiesen,
daß die Fadenstücke der Riesenchromosomen aus
Eiweißstoffen mit Absorptionen vom Globulintyp
und die Querscheiben Nucleoproteide in außerordentlich hohen Konzentrationen aufweisen.
Damit ist nicht nur eine topographische Cytochemie angebahnt, sondern auch die Brücke zwischen Vererbungscytologie einerseits und Biochemie andererseits geschlagen — auch zur Biochemie der Tumoren!

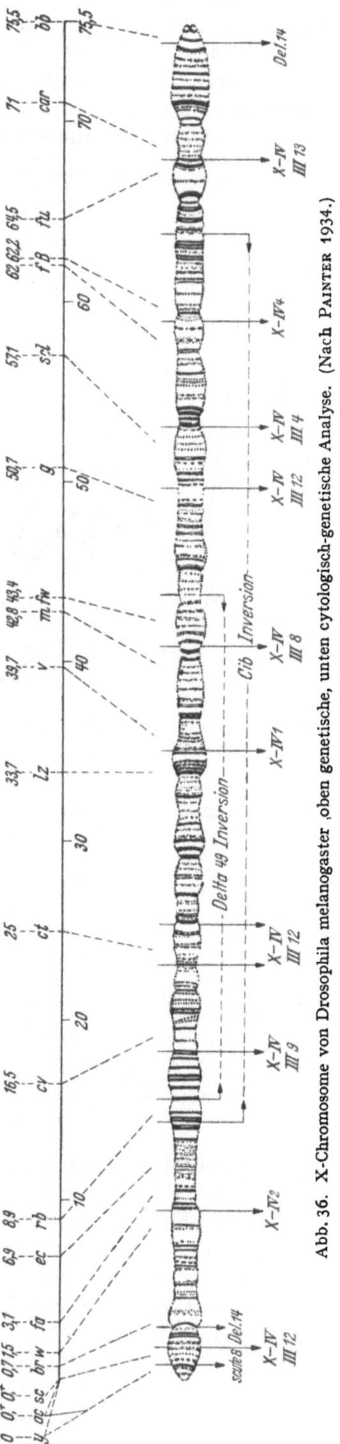

Abb. 36. X-Chromosome von Drosophila melanogaster, oben genetische, unten cytologisch-genetische Analyse. (Nach PAINTER 1934.)

CASPERSSON, NYSTRÖM und SANTESSON (1941) dehnten ihre Untersuchungen über die Topik der Nucleoproteide auch auf Tumorzellen aus. Außer den Chromosomenelementen im Zellkern gibt es in der höheren Zelle noch ein zweites System, welches mit der Eiweißproduktion in Verbindung steht, das ist das Ribosenucleotidsystem im Cytoplasma. Schon früher war das Vorkommen von Ribosenucleotiden im Cytoplasma normaler Zellen mit starker Wachstumstendenz festgestellt worden. Sie wurden als ein Glied im System der normalen cellulären Eiweißproduktion, welche vom Nucleolus kontrolliert wird, angesehen. Auf eine rasche Vermehrung der Eiweißsubstanzen in der Zelle weist stets das Auftreten großer Nucleolen und eine Basophilie im Cytoplasma hin. An menschlichen Carcinomen (Abb. 37) ergab sich, daß im Cytoplasma im Vergleich zu normalen Zellen beträchtlich größere Mengen von Substanzen mit dem für die Nucleotidgruppe charakteristischen Absorptionsband bei 2600 Å auftraten, und zwar mengenmäßig am größten bei den am stärksten proliferierenden Geschwülsten. Die Autoren schließen daraus, daß sich die starke Wachstumstendenz der malignen Zelle in einer Hyperfunktion des nach dem Modus: Nucleolenapparat — Cytoplasmanucleotide — basisches Eiweiß arbeitenden Eiweißproduktionssystem widerspiegelt, wie es CASPERSSON (1941) für die normale Zelle beschrieben hat. Vor allem zeigten sie, daß zwischen der Geschwulstzelle und der normal wachsenden

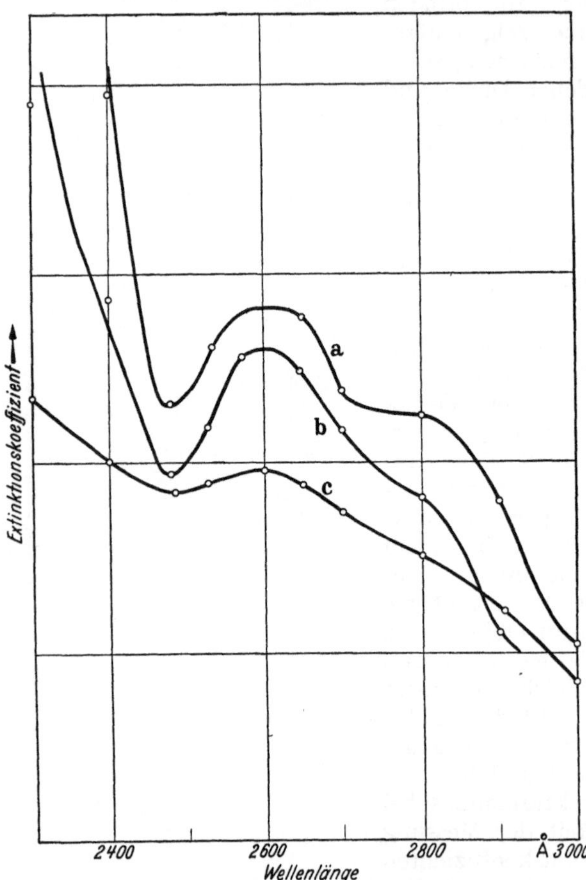

Abb. 37. Absorptionsspektra von Punkten im Cytoplasma von Krebszellen. a Colon-, b Magen-, c Mammacarcinom. Band der Nucleinsäuregruppe bei 2600 Å (Nach CASPERSSON, NYSTRÖM und SANTESSON.)

Zelle hinsichtlich der Entwicklung des Eiweißbildungssystems ein grundsätzlicher Unterschied nach der Richtung besteht, daß bei der Krebszelle die endocellulären Hemmungsmechanismen weitgehend in Wegfall gekommen sind.

CASPERSSON (1941) unterscheidet bei dem Zellkern als dem wichtigsten Zentrum für die Eiweißsynthese in der Zelle zwei Elemente, das Euchromatin und das Heterochromatin. Die Chromosomen enthalten während der Zellteilungsperiode große Mengen von Thymonucleinsäure und geringe Mengen von Eiweiß, das Heterochromatin, welches den Hauptteil des Nucleolus bildet und Eiweiß vom einfacheren Histontyp produziert. Beim Cytoplasmaeiweiß handelt es sich um relativ einheitliche Substanzen, beim Gen-Eiweiß dagegen handelt es sich um Tausende von Elementen mit verschiedenen Funktionen, deren

Unterlage — alles nach CASPERSSON — eine tausendfache Strukturverschiedenheit sein muß. Das gen-tragende Euchromatin produziert Eiweißstoffe, deren Ultraviolettabsorptionstyp derjenige der Albumine oder Globuline ist, das Heterochromatin bringt große Mengen Eiweiß vom einfacheren Histontyp hervor, welches zur Bildung des Hauptteils des Nucleolus angesammelt wird und dann im Cytoplasma die Bildung von Ribosenucleotiden und Eiweißstoffen des Cytoplasmas induziert. CASPERSSON spricht den heterochromatischen Kernabschnitten sowohl beim Krebswachstum wie bei der Krebsentstehung eine besondere Bedeutung zu, ja er sieht in Störungen dieses Systems eine notwendige Voraussetzung für das maligne Wachstum überhaupt.

Wir werden später (s. S. 387) sehen, daß die Nucleinsäure eine große Bedeutung für die Absorption ultravioletten Lichtes besitzt (KNAPP u. Mitarb. 1939) und dadurch auch Bedeutung für die Entstehung des sog. Lichtkrebses gewinnt.

Über den enzymatischen Abbau der Nucleoproteide ist bereits das Grundlegende erforscht (Näheres bei v. EULER und SKARZYNSKI), für die Geschwülste liegen aber diagnostisch oder prognostisch verwertbare Angaben noch nicht vor. Über Untersuchungen an Geschwulstgeweben selbst referiert TRAPPE (1942).

Eingehend beschäftigt sich mit dem *Umsatz der Nucleinsäure im Tumorgewebe* eine Arbeit von v. EULER und v. HEVESY (1942). Ihrer besonderen und neuartigen Methodik wegen sei sie ausführlicher gewürdigt. Die Methode eröffnet, zumal sie außerordentlich variierbar ist, weite Perspektiven. Die Autoren arbeiteten mit dem JENSEN-Sarkom und verwendeten, subcutan eingespritzt, Natriumphosphat, dem künstlich radioaktiver Phosphor ($^{32}_{15}$ P) beigemischt wurde. Die radioaktiven Phosphat-Ionen — die Aktivität der Lösung betrug etwa $^1/_{10}$ μ-Curie — treten alsbald in die Sarkomzellen ein und nehmen an den Zellvorgängen mit derselben Wahrscheinlichkeit teil wie die übrigen in den Sarkomzellen befindlichen Phosphat-Ionen. Werden nun in der Sarkomzelle Nucleinsäuremoleküle aufgebaut, so werden sie, da radioaktiv, nach Entnahme mit dem MÜLLER-GEIGERschen Zählrohr meßbar. Die Versuche wurden zwar in der Absicht angestellt, die Wirkung der Röntgenstrahlen auf das Sarkom unmittelbar nach erfolgter Bestrahlung auf chemischem Wege zu erfassen — davon sei hier nicht die Rede —, sie erbrachten zugleich aber Ergebnisse hinsichtlich des Nucleinsäureumsatzes überhaupt. Es zeigte sich, daß die im Laufe von 2 Stunden gebildeten Nucleinsäuremoleküle 2—3% des gesamten Nucleinsäuregehaltes (je Gramm Sarkom durchschnittlich 9 mg) betrugen. Die Bestrahlung mit 1000 r bewirkt einen Rückgang der Nucleinsäurebildung auf durchschnittlich $^1/_2$—$^1/_3$ des beim unbestrahlten Sarkom gefundenen Wertes. Außerdem zeigte. sich, einen wie großen Unterschied es ausmacht, ob frisches oder nekrotisches Tumormaterial untersucht wird. In nekrotischen Partien ist der Nucleinsäureumsatz wesentlich kleiner als im frischen Gewebe, aber deswegen „durchaus nicht vernachlässigbar". Am wichtigsten ist vielleicht die Feststellung, daß der säurelösliche, organische Phosphor des Sarkoms 2 Stunden nach Injektion nahezu denselben Gehalt an radioaktiv gekennzeichneten Phosphor wie 1 mg freier Phosphor des Sarkoms zeigt. Fast alle Moleküle der säurelöslichen Phosphorverbindungen des Sarkoms werden demnach im Laufe von 2 Stunden erneuert. Es ist dies eine Feststellung, die für die in therapeutischer Absicht eingebrachten radioaktiven Substanzen von grundsätzlicher Bedeutung ist.

Überblickt man nunmehr alles bislang über den Stoffwechsel der Tumoren Gesagte, so kommt man zu dem *Ergebnis*, daß im einzelnen eine große Fülle neuer Erkenntnisse gewonnen worden ist. Es sei nur an den Gärungsstoffwechsel der Tumorzellen (WARBURG), an die Defekte im enzymatischen Atmungssystem (WARBURG, V. EULER), an die Störungen der Lipasen beim Fettstoffwechsel (BERNHARDT), an die teilweise auch diagnostisch verwertbaren Abweichungen im Gehalt an diesen oder jenen Stoffen, an die Bedeutung des Cholesterins, des Glykogens, an die abnormen Aminosäuren KÖGLs, an die Abwehrproteinasen als Reaktion auf Tumoreiweiß (ABDERHALDEN) usw. erinnert.

Soviel nun auch Abweichungen bekannt geworden sind, so sind sie aber doch zumeist bloß quantitativer Natur. GREENSTEIN (1945) kommt zu der Schlußfolgerung, daß die Tumoren *qualitativ die gleichen Enzymarten* wie die normalen Gewebe haben. Das enzymatische Muster eines Tumors ist weitgehend unabhängig von seinem Alter, seiner Wachstumsrate und von dem betreffenden Tierstamm. Nur der *Wirkungsbereich* eines jeden Emzyms ist bei den Tumoren *wesentlich enger* als bei normalen Geweben. Die Enzyme mit einer in den normalen Geweben hohen Aktivität sind in den von ihnen abstammenden Tumoren merklich reduziert oder verschwunden. Wenn überhaupt, so besitzen die Geschwülste wenig enzymatische Reserve (WARBURG und CHRISTIAN 1942/43).

Erhebt man das Postulat, daß die Krebszellen entsprechend ihrcm andersgesetzlichen biologischen Verhalten (zerstörendes Wachstum) auch andersgesetzliche biochemische Stoffwechselvorgänge haben *müssen*, so muß man feststellen, daß trotz aller, aller Forschungsarbeit diejenige *Stoffwechselfunktion*, die als *Ursache für das maligne Wachstum der Krebszellen* anzuschuldigen ist, *noch nicht gefunden* ist. Ja, man kann sogar e contrario sagen, daß all die zahllosen chemischen und biochemischen Stoffwechseluntersuchungen summa summarum ergeben haben, daß die Krebszellen offenbar alle Minerale, alle physiko-chemischen Eigenschaften, alle Kohlehydrate, Fette, Lipoide, Proteine, Nucleoproteide und alle Enzyme besitzen, die auch den normalen Zellen eigen sind. Wohl gibt es bedeutsame quantitative Abweichungen, aber die gibt es ja bei wachsenden, geschädigten, funktionell maximal arbeitenden Zellen auch. Das, worauf es ankäme, *das ens malignitatis* ist auch *fermentchemisch* bis jetzt *nicht geklärt*.

So suchen wir weiter nach Klärung. Die Enzyme sind lebenswichtige Produkte der lebenden Zellen des Organismus. Es gibt aber auch lebenswichtige Stoffe, die der Organismus nicht selbst zu bilden, sondern nur aus der Nahrung herauszuholen vermag: die Vitamine. So drängt sich bei der Bedeutung der Vitamine für die Gesundheit aller Lebewesen, der krankmachenden Bedeutung von Vitaminstörungen von selbst die Frage auf: ist Krebs vielleicht eine Vitaminkrankheit?

3. Vitamine und Krebs.

Zwischen der Wirkstoffgruppe der Enzyme und der der Vitamine besteht nicht etwa eine Kluft, sondern im Gegenteil manche direkte chemische Beziehung. So wirken z. B. Vitamine mannigfach beim Aufbau der Fermente mit, ja sind sogar oft Bestandteile der letzteren.

Unter *Vitaminen* versteht man bekanntlich „akzessorische Nährstoffe", die — allerdings nur in kleinsten Mengen — für den Organismus lebensnotwendig sind. Ihre Unentbehrlichkeit geht daraus hervor, daß ihr Mangel oder gar Fehlen zu schweren Ausfallserscheinungen und Mangelkrankheiten führt. Ein Vitamindefizit gehört insofern zu den exogenen Krankheitsursachen, als ja der Organismus nicht alle Vitamine selbst zu bilden vermag, sondern stets auf die Zufuhr mit der Nahrung angewiesen ist.

Man wird um so mehr auch die Vitamine in den Bereich des Krebsproblems ziehen, als ja die Nahrung in irgendeiner Weise etwas mit dem Krebsgeschehen zu tun haben muß. Dafür sprechen schon die großen Häufigkeitsunterschiede der Krebse des Verdauungskanals bei Völkern mit grundlegend verschiedener Ernährung. Auch der Einfluß der Ernährung auf experimentelle Tumoren (s. 10. Kapitel) ist oft so offenkundig, daß man unbedingt neben den Grundstoffen der Ernährung auch an die akzessorischen Nährstoffe der Vitamine denken muß. Hierzu kommt noch bei einzelnen Vitaminen ihre chemisch nahe Verwandtschaft mit Stoffen, von deren krebserzeugender Wirkung später (7. Kapitel, S. 278) ausführlich die Rede sein wird.

Die Untersuchungen über die Beziehungen der Vitamine zu den malignen Tumoren leiden freilich von vornherein unter mancherlei *Schwierigkeiten* (vgl. STEIGERWALDT 1943): die Verschiedenheit der Versuchsbedingungen bei verschiedenen Autoren, die Verschiedenheit der Methoden, das Arbeiten mit oft nicht genügend reinen Stoffen, besonders mit Extraktpräparaten, die ausgesprochene Verschiedenheit der Tiere hinsichtlich ihres Vitaminhaushalts, nicht zuletzt die große Verschiedenheit der experimentellen und der menschlichen Tumoren lassen sehr oft einen direkten Vergleich zwischen den Ergebnissen verschiedener Untersucher nicht zu. Auch die in-vitro-Versuche, die scheinbar viele Fehlerquellen vermeiden, leiden daran, daß ihre Ergebnisse nicht ohne weiteres auf die Verhältnisse im menschlichen und tierischen Organismus übertragen werden dürfen, zumal ja auch noch erhebliche Unterschiede zwischen Zellmaterial aus Impftumoren und aus menschlichen Geschwülsten bestehen.

So sind denn auch die Resultate der Untersuchungen nach dem Schrifttum in hohem Maße einander widersprechend. Dem Grundplan des Buches folgend, wird in diesem Kapitel nicht über den Vitaminhaushalt des bereits krebskranken Organismus (s. 1. Kapitel, S. 20) und auch weniger über die Beeinflussung des Krebswachstums durch Vitamine (s. 10. Kapitel, S. 447), sondern hauptsächlich über die Rolle der Vitamine bei der Krebsentstehung selbst gesprochen werden.

Bereits FUNK, der Entdecker der Vitamine, hat den *Krebs als eine Avitaminose* angesehen. Tatsächlich wären die allgemeinen Ursachen für Hypo- bzw. Avitaminosen auch als Krebsursachen denkbar: a) unzureichende Vitaminzufuhr durch die Nahrung, b) bei zureichender Zufuhr unzureichende Resorption aus dem Magendarmkanal und c) bei zureichender Zufuhr und zureichender Resorption wesentlich erhöhter Bedarf des Organismus an Vitaminen, so z. B. bei vielfachen Knochenbrüchen, während der Schwangerschaft, bei zehrenden Krankheiten, Enzymstörungen u. dgl. Einen umgekehrten Wirkungsmechanismus — *Krebsentstehung durch Vitaminüberschuß* — nimmt GORDON an. Krebs sei eine Krankheit des Alters. Im Alter brauche der Organismus die Vitamine kaum mehr. Durch Zufuhr mit der Nahrung komme es zum Überschuß und dadurch zur Zellwachstumsförderung und Krebsentstehung. Die Forschung hat keiner dieser beiden Vitamintheorien recht gegeben.

Am ehesten könnte man an eine krebsbegünstigende Wirkung beim *Mangel an Vitamin A* denken. Vitamin A (= Axerophthol) ist ein ausgesprochenes Wachstumshormon, welches vor allem auch für die Netzhaut, die äußere Haut und für alle inneren Schleimhäute von Bedeutung ist. Beim Mangel an Vitamin A kommt es, abgesehen von Netzhautstörungen, an der Haut und den Schleimhäuten zu abnormen Verhornungen, Epithelmetaplasien und dadurch wiederum zu einer vermehrten Anfälligkeit gegen Bakterien, zu Veränderungen also, welche ohne weiteres Präcancerosen der Haut oder der Schleimhäute heraufbeschwören könnten (vgl. RIZZISI 1936). Wenn auch die Wirkung eine ausgesprochen systematisiert-ektodermale ist, so könnte man sich doch ohne weiteres bei Hinzukommen weiterer örtlicher Schäden eine örtliche Krebsentstehung gut vorstellen. LUDWIG kommt aber zu dem Schluß, daß beim Menschen ein Vitamin A-Mangel praktisch kaum je in Betracht komme, da bei der Zusammensetzung

unserer Nahrung eine Vitamin A- oder carotinfreie Nahrung — Carotin ist das
Provitamin des Vitamin A — ausgeschlossen erscheine.

Ein lebensnotwendiges Vitamin ist des weiteren das *Vitamin D* (= Calci-
pherol). Es ist für den Calcium- und Phosphorsäurestoffwechsel unentbehrlich.
In der theoretischen Krebsbiologie spielt das Vitamin D eine Rolle wegen seiner
nahen chemischen Verwandtschaft zum Cholesterin einerseits und zu den Gallensäuren andererseits. Damit steht das Vitamin D mit den Steroiden einer Stoffklasse nahe, deren Hauptvertreter in den stärkst cancerogenen Stoff Methylcholanthren (s. S. 278) überführt werden können.

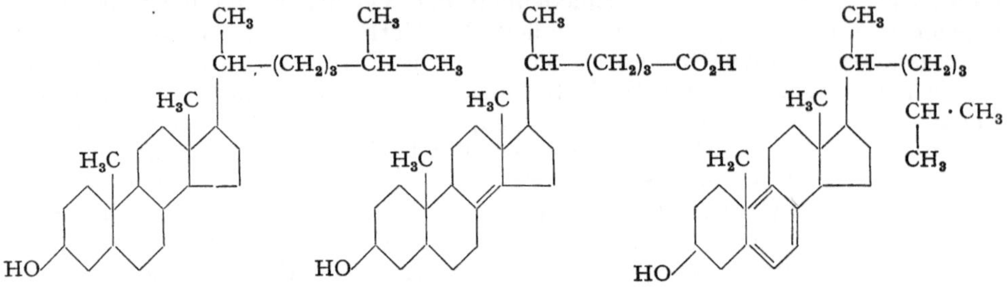

CH_3 —(CH_2)_3—CH—CH_3   CH—(CH_2)_3—CO_2H   CH—(CH_2)_3

Cholesterin.   Gallensäuretyp.   Vitamin D_3.

Bis jetzt ist von einem Einfluß des Vitamin D auf die Krebsentstehung selbst
nichts bekannt geworden.

Auch beim antiskorbutischen *Vitamin C* (= 1-Ascorbinsäure) ist ein direkter
Einfluß seines Mangels auf die Krebsentstehung nicht erwiesen. Dagegen stimmen
alle Untersucher darin überein, daß der aus sonstigen Ursachen erst einmal
entstandene Krebs in einem auffallend hohen Maße elektiv Vitamin C verbraucht,
so daß der krebsbefallene Organismus ein großes Vitamin C-Defizit aufzuweisen
pflegt (STEPP und SCHRÖDER 1936, DEUCHER 1940). Es bedarf hoher Vitamin C-
Zufuhren, bis der Bedarf gedeckt ist und eine Ausscheidung durch den Urin
erfolgt (SCHNEIDER 1938). Das hohe Vitamin C-Defizit wird mit der Annahme
erklärt (SCHNEIDER), daß das Vitamin C nicht zur direkten Deckung des
C-Defizits verwendet würde, sondern vor allem für die Glykogensynthese; denn
sonst müßten Skorbuterscheinungen auftreten, was aber übereinstimmend negiert
wird. Die C-Hypovitaminose ist aber nach alledem nicht eine mitwirkende Ursache der Krebsentstehung, sondern nur eine Folge der schon fortgeschritteneren
Krebskrankheit.

Die Chirurgen sollten die Folgerungen aus solchem C-Defizit der Krebskranken ziehen und besonders vor großen Operationen an Krebskranken oder bei
Intensivbestrahlungen mit Röntgenstrahlen eine Anreicherung des Organismus
gerade an Vitamin C zu erzielen suchen. Auch seine Mitwirkung bei Umstim-
mungen des Organismus (nach langdauernden Infektionen u. dgl.) ist zweckdienlich auszunutzen.

Theoretisch wären auch Zusammenhänge zwischen Krebs und den *B-Vit-*
aminen zu erwarten, da die letzteren ausgesprochene Wachstums- und Stoff-
wechselvitamine darstellen. Bekanntlich sind nun bei den B-Vitaminen die
Verhältnisse besonders kompliziert, insofern als die einzelnen B-Vitamine bei
verschiedenen Tieren verschieden notwendig bzw. verschieden wirksam sind und
als andererseits die B-Vitamine im allgemeinen nicht einzeln für sich, sondern
nur in ihrem Zusammenwirken wachstumsspezifisch wirken.

Aus der Gruppe der B-Vitamine spielt für das Geschwulstwachstum vielleicht am ehesten das *Wachstumsvitamin B_2 (Lactoflavin)* im Enzymstoffwechsel

der Tumoren eine Rolle, da es, wie gesichert erscheint, beim Aufbau von Fermenten mitwirkt. Wegen ihrer gelblichen Farbe und wegen ihres Mitwirkens bei der biologischen Oxydation werden sie als gelbe Oxydationsfermente bezeichnet. Zu ihnen gehören auch die bei dem System Atmungsferment-Cytochrom (s. S. 121) bereits erwähnten Diaphorasen. Man sieht an diesem Beispiel, wie die Wirkstoffe verschiedener Klassen, hier Enzyme und Vitamine, enge Beziehungen haben, und so wäre es denkbar, daß das Lactoflavin auf dem Umwege über die gelben Fermente auch Bedeutung für das Geschwulstwachstum hat. Ein Blick auf ein Übersichtsschema der Sauerstoffatmung im Gewebe verdeutlicht diese Beziehungen:

Tabelle 31. *Sauerstoffatmung im Gewebe.* (Nach LEHNARTZ.)

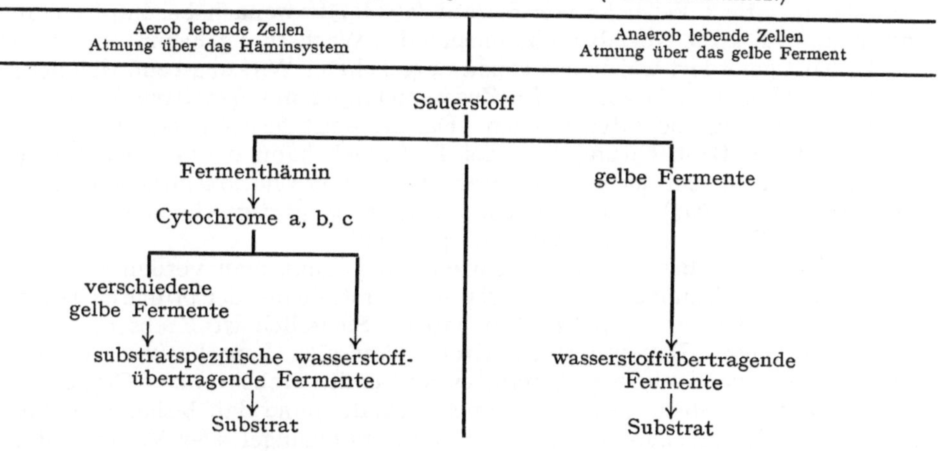

Wegen der abwegigen Zellatmung der Krebszellen einerseits und der Bedeutung des Lactoflavins für die gelben Fermente andererseits erscheint es natürlich wichtig, Näheres über den Lactoflavingehalt der Carcinome zu erfahren. LEEMANN (1942) berichtet, daß das Krebsgewebe einen höheren Gehalt besitzt als das Muttergewebe und sonstiges normales Gewebe. Dazu wies das nichterkrankte Organgewebe einen niedrigeren Gehalt an Lactoflavin auf, als den Durchschnittswerten des normalen Gewebes entsprechen würde. Er schließt daraus, daß eine junge, unreife und damit vitaminhungrige Zelle die Wachstumsvitamine „. . . auf Kosten der anderen Zellen rücksichtslos an sich reißt".

Bis heute vorliegende Untersuchungen lassen, was die Krebsentstehung anlangt, irgendeine direkte Wirkung eines Vitamindefizits nicht erkennen. Dagegen scheint es sicher, daß Krebsgewebe einen erhöhten Bedarf an B-Vitaminen hat. Man hat in diesem Zusammenhang geradezu von einem „Vitaminhunger" der Krebszelle „als einer jungen, unreifen Zelle" gesprochen (HANKE 1943). Ferner ist es sicher, daß B_2-Faktoren mit zu denjenigen Substanzen gehören, die bei genügender Zufuhr wenigstens bei bestimmten experimentellen Krebsen anticancerogen zu wirken vermögen (s. 10. Kapitel, S. 444). Auch auf Versuche einer Beeinflussung des krebskranken Organismus durch B-Stoffe kommen wir im 12. Kapitel (S. 607) zurück.

Über das für die Fruchtbarkeit der Organismen unerläßliche *Vitamin E* (= Tokopherol) liegen aus früherer Zeit vor allem von amerikanischer Seite Untersuchungen vor, wonach mit Weizenkeimölextrakten eine Tumorentstehung sich erzielen lasse, was aber inzwischen mit chemisch reinen Präparaten widerlegt ist (DEMOLE 1939). Trotzdem behält das Vitamin E auch für das Krebsproblem seine Bedeutung wegen seiner bei beiden Geschlechtern verschiedenen Wirkung auf die Geschlechtsorgane. Ist auch ihr Endeffekt bei beiden Geschlechtern die Gewährleistung für die Fruchtbarkeit, so ist aber beim männlichen Geschlecht die Wirkung des Mangels eine hodenspezifische: Degeneration des Samenepithels, Verödung der Samenkanälchen und schließlicher Hodenschwund bis auf $1/_3$ des normalen Gewichtes. Beim weiblichen Geschlecht fehlen jegliche Wirkungen auf die Keimdrüse, dagegen kommt es in der ersten Zeit der Schwangerschaft zu einer Resorption der Frucht und der Placenta. Man erklärt diese geschlechtsdifferente Wirkung mit der verschiedenen Wirkung des Vitamin E auf die verschiedenen Sexualhormone. Darauf weist auch der unverhältnismäßig große Reichtum an Vitamin E im Hypophysenvorderlappen hin.

HINSBERG zitiert Versuche von SEVERI (1934/35), wonach bei Impftumoren durch vitamin-E-arme Kost beim Männchen das Wachstum gehemmt und durch E-reiche Kost gefördert würde mit genau umgekehrter Wirkung beim weiblichen Geschlecht. Man wird besonders im Zusammenhang mit den Sexualhormonen diese Frage im Auge behalten müssen. Darauf weist ferner noch eine grundsätzlich wichtige Beobachtung hin: bei E-Mangel kann es zu einer Pseudogravidität kommen, bei der eine Spontanbildung von Chorionepitheliom erfolgt (WAGNER-HERING 1942). Wir kommen auf diese eigenartige Geschwulst wieder bei den Sexualhormonen (s. S. 150) zu sprechen.

Überblickt man diese Dinge im ganzen, so kommt man vorläufig zu dem *Ergebnis*, daß die Vitamine als akzessorische Nährstoffe mit der primären Tumorentstehung unmittelbar nichts zu tun haben. Sicherlich ist Krebs ursächlich keine Avitaminose. Dagegen führt Krebs häufig zu konsekutiver Hypovitaminose. Als reine Krebsfolge kommt es im bereits krebskranken Organismus oft zu sekundären Störungen im Vitaminhaushalt, ohne daß bisher erkennbar wäre, daß das Krebsschicksal selbst durch Vitaminmangel oder Vitaminzufuhr maßgeblich beeinflußt werden könnte. So liegt heute das Hauptgewicht der Vitaminbedeutung noch auf dem Gebiete der Krebsbekämpfung bei der Frage einer Beeinflussung der Krebskrankheit durch Vitamin- als Allgemeintherapie und als Hilfsmittel für eine Steigerung der Radiumwirkung.

4. Hormone und Krebs.

Als mit.der Strukturaufklärung und der Synthese des Adrenalins die exakte Hormonforschung aufkam, wandte sich auch die Krebsforschung diesem aussichtsreichen neuen Zweig der Naturwissenschaften zu und, wie wir heute sagen können, mit einem gewissen auch therapeutischen Erfolg. Sowohl bezüglich der Krebsentstehung, wie in der Krebsdiagnostik, wie gerade in jüngster Zeit auch in der Krebsbekämpfung hat die Hormonforschung manche Tore der Erkenntnis und des erfolgreichen Handelns geöffnet.

Während die Vitamine als akzessorische Nährstoffe (wenigstens in ihrer fertigen Form) nicht vom Organismus selbst erzeugt werden können, sondern mit der Nahrung zugeführt werden müssen, sind die *Hormone* (Inkrete) Stoffe, die vom Organismus selbst in den endokrinen oder innersekretorischen Drüsen gebildet, unter der Regulation vegetativer Zentren im Zwischenhirn in die Blutbahn abgegeben (daher auch die Bezeichnung „Blutdrüsen") und mit dem Blut allen Organen und Geweben zugeführt werden. Wie die Enzyme und wie die Vitamine, so sind auch die Hormone für die Aufrechterhaltung von Wachstum und Stoffwechsel unentbehrlich und damit lebensnotwendig. Während es aber bei den Vitaminen weder einen charakteristischen Antagonismus, noch Synergismus gibt, besteht zwischen allen Hormonen engste Funktionskorrelation.

Das *endokrine Drüsensystem* umfaßt die Schilddrüse, das Nebennierenmark, die Nebennierenrinde, den Inselzellapparat der Bauchspeicheldrüse, die Epithelkörperchen, die Zirbel- und die Thymusdrüse, die Keimdrüsen und die Hypophyse. Während die innersekretorischen Drüsen nur je ein oder zwei Hormone (Nebennieren und weibliche Keimdrüsen) liefern, produziert allein der Hypophysenvorderlappen eine ganze Reihe von Hormonen, die ihrerseits die anderen innersekretorischen Drüsen hormonal induzieren („glandotrope" Hormone), so daß man mit einem gewissen Recht behaupten kann: alle übrigen endokrinen Drüsen arbeiten unter dem ständigen Oberbefehl der Hypophyse.

Da die Hypophyse ihrerseits wiederum ihre Reize von den vegetativen Zwischenhirnzentren erhält und die von den anderen Drüsen abgegebenen Inkrete fernab ihrer Bildungsstätte jegliche Form peripherer Erfolgsorgane beeinflussen und die Peripherie wiederum ihre Meldungen und Anforderungen zentripetal dem Zwischenhirn übermittelt, so ergibt sich daraus ein *Funktionskreis,* der den dauernd wechselnden Erfordernissen der Anpassung an die Einflüsse der Umwelt gerecht wird. Ihrer allgemeinen Wirkung nach sorgen die Hormone für eine chemische Korrelation aller Teile des Organismus und für die Zusammenarbeit aller Gewebe und Organe zur Verwirklichung der Eigengesetzlichkeit jedes Organismus.

a) Hormonstörungen und Krebs. (Literatur bei RODEWALD 1942, V. EULER und SKARZYNSKI 1942, STERN und WILLHEIM 1943, NATHANSON 1944 u. a.) Da nun *Krebs* seinerseits eine Negation der Ordnung im Organismus, eine Blasphemie auf die Zusammenarbeit seiner Teile zum Wohle des Ganzen ist, so lag es und liegt es nahe, in *Hormonstörungen* die Grundlage für das abnorme Wachstum und den abnormen Stoffwechsel der Tumoren zu suchen. Das Problem innere Sekretion und *Krebs* stellt sich mit jeder neu erwiesenen Dysfunktion einer oder aller endokrinen Drüsen als neue Fragestellung. Alt jedoch ist es auf dem Gebiete der bei kastrierten Tieren und bei alten Menschen sinnfälligen Ausfallserscheinungen der *Keimdrüsen.* Schon statistisch scheinen der schnelle Anstieg der Krebshäufigkeit in der Zeit des Nachlassens bzw. Erlöschens der Sexualfunktionen und die durch Kastration erzielbare Beeinflussung experimenteller Tumorraten auf die Keimdrüsen hinzuweisen. Tatsächlich wird sich zeigen, daß die Hauptbedeutung der Endokrinologie für die Krebsforschung auf dem Gebiete der Keimdrüsenhormone gelegen ist. Auch rein chemisch haben sich jüngst neue Beziehungen zwischen krebserzeugenden Stoffen einerseits und Keimdrüsenhormonen andererseits ergeben.

Bei tieferem Eindringen in das überaus umfangreiche empirische und experimentelle Beobachtungsmaterial erweist sich der Fragenkomplex *Sexualhormone und Krebs* als äußerst verwickelt. SAUERBRUCH und KNAKE (1937) sehen in der *Kastration* „eine wichtige Voraussetzung für die spontane Entstehung von Tumoren". Tatsächlich erhielten sie bei 60 Ratten, die durch Parabiose bzw. Kastration in ihrer Sexualität geschädigt waren, 8mal bösartige Geschwülste, in 40 Kontrollen nur einmal. Der Schlußfolgerung auf Förderung der Krebsentstehung durch Keimdrüsenschädigung oder -ausfall stehen aber andererseits wichtige Beobachtungen entgegen. So fand HERREL (HINSBERG) unter 1906 Frauen mit Brustkrebs nur 1,5% früher kastrierte, während bei 1011 anderen Frauen ohne Krebs 15,4% kastrierte vorkamen. Es liefe das geradezu auf eine weitgehende Brustkrebsverhütung durch Kastration hinaus.

Kaum eine andere Krebsfrage verlangt nach Lösung durch das Experiment wie diese. Merkwürdigerweise ist das seit den Uranfängen der Menschheit anfallende Riesenmaterial der männlichen, in der Jugend kastrierten Haustiere

(Ochse, Wallach) hinsichtlich der Krebshäufigkeit gegenüber nichtkastrierten Tieren der gleichen Tierart nie systematisch in großen Zahlen ausgewertet worden.

Das gegebene tierexperimentelle Material sind — wenigstens dem ersten Anschein nach — die Mammatumorstämme der Maus, auf die wir im nächsten Kapitel (S. 199) noch oft zurückkommen. Bekanntlich ist es durch Auslese und fortgesetzte Inzucht gelungen, Tierstämme zu züchten, die schließlich bei gleichen äußeren Bedingungen bei Weibchen in einem konstanten Prozentsatz Mammatumoren aufweisen. Schon 1906 hatte L. LOEB bei einem solchen Mäusestamm mit 60—70% Brustkrebs die Krebsquote durch Kastration der Weibchen auf 9% und bei Kastration vor Ablauf des 4. Monats auf 0% herabgedrückt. Im Mäusestamm D mit durchschnittlich 58,6% Tumorhäufigkeit erhielt MURRAY (zit. nach KRÖNING 1940) bei den im Alter von 8 Monaten kastrierten Weibchen nicht die Krebsrate der Zuchtweibchen, sondern nur eine wesentlich niedrigere, dazu noch im weiteren Alter konstant bleibende Krebserwartung (Abb. 38).

Bei kastrierten Männchen erhielt MURRAY unter 251 Fällen nur einen Mammatumor. Wir werden zwar später sehen, daß es mit den Mammatumoren der Maus noch eine besondere Bewandtnis hat, an der Tatsache aber, daß die Kastration diese Form der Tumorentstehung weitgehend verhütet, ist nicht zu zweifeln. Wir werden ferner im 12. Kapitel (S. 573 und 576) sehen, daß die Kastration z. B. beim Prostata- und beim Mammacarcinom weitgehende therapeutische Wirkung besitzt, Erfahrungen, die gleichfalls gegen eine Förderung der Krebsentstehung durch Kastration bzw. Keimdrüseninsuffizienz sprechen.

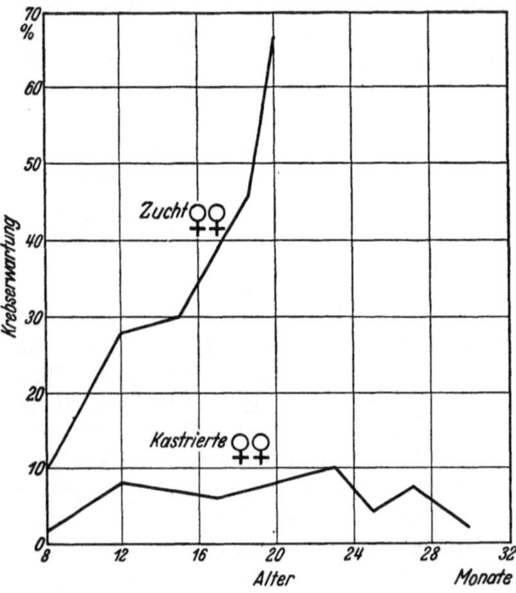

Abb. 38. Krebserwartung bei Zuchtweibchen und kastrierten Weibchen eines Mäusestammes mit Mammatumor
(Nach MURRAY.)

Fraglos ist die Kastration der sicherste Weg eines hormonalen Keimdrüsenausfalls. Es liegt natürlich nahe, den umgekehrten Weg der Keimdrüsenüberpflanzung zu gehen. Im gleichen Stamm D kastrierte MURRAY (1928) 210 Männchen und pflanzte ihnen später von der erbkonstitutionell gleich veranlagten Schwester einen Eierstock unter die Haut. Er erhielt nun unter dem hormonalstimulierenden Einfluß des Ovars 38mal (= 18,09%) Mammatumoren bei den kastrierten Männchen, ein Hinweis dafür, daß für die Manifestation des Brusttumors Hormone der weiblichen Keimdrüsen mit entscheidend sein könnten.

Den weiteren Entwicklungsgang bestimmen die *Sexualhormone* selbst. Uralt ist die Erkenntnis, daß die Keimdrüsen nicht nur die Keimzellen, sondern zugleich auch die Wirkstoffe liefern, die für den Eintritt der Geschlechtsreife, Ausbildung des Geschlechtstriebes, Entwicklung aller sekundären Geschlechtsmerkmale ausschlaggebend sind. In einer wohl beispiellosen Entwicklung ist es der modernen Biochemie gelungen, die chemische Struktur der Sexualhormone aufzuklären und die Stoffe synthetisch herzustellen. Alle geschlechtsspezifischen, in den Keimdrüsen entstehenden Sexualhormone leiten sich chemisch ab von den Sterinen, von denen wir schon hörten, daß ganz bestimmte krebserzeugende Stoffe (s. S. 278) mit ihnen chemisch nahe verwandt sind. v. MOELLENDORFF (1941) fand, daß auch in vitro gewisse Geschlechtshormone mit den eben angedeuteten krebserzeugenden Stoffen eine charakteristische Mitosenstörung, die sonst als tumorspezifisch gilt, gemeinsam haben. Bei der Bildung der Äquatorialplatte wird ein Teil der Chromosomen von dem Teilungsvorgang ausgeschlossen, ohne daß sonst der Teilungsablauf gestört und ohne daß die Teilungsrate wesentlich herabgesetzt wird.

Die Sexualhormone, nämlich das männliche Keimdrüsenhormon (Testosteron) und das in den Follikeln der Ovarien gebildete, Brunst auslösende Follikelhormon (Östradiol) und das im Corpus luteum gebildete Gelbhörperchenhormon (Progesteron) sind alle drei ebenso wie die sonst inzwischen noch bekannt gewordenen Sexualhormone Abkömmlinge des bei den Lipoiden schon erwähnten Cyclopentano-phenanthrens. Wie die Strukturbilder zeigen, sind die einzelnen Hormone unter sich chemisch ganz nahe verwandt.

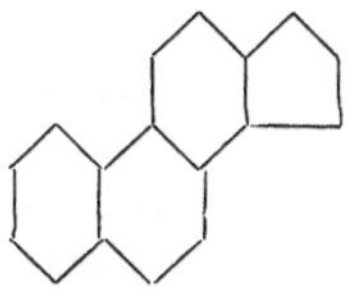

Cyclo-pentano-perhydro-phenanthren.

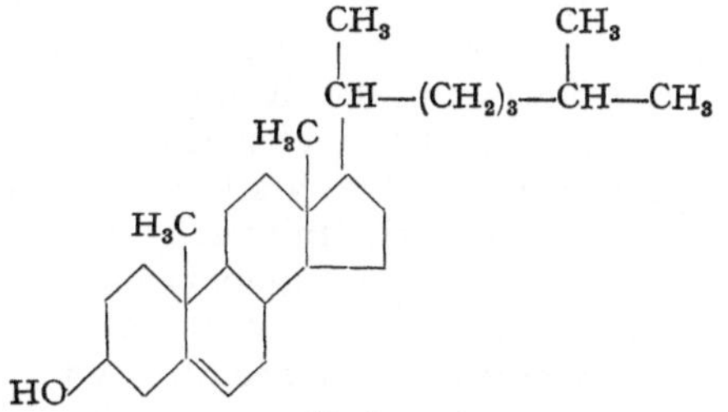

Cholesterin.

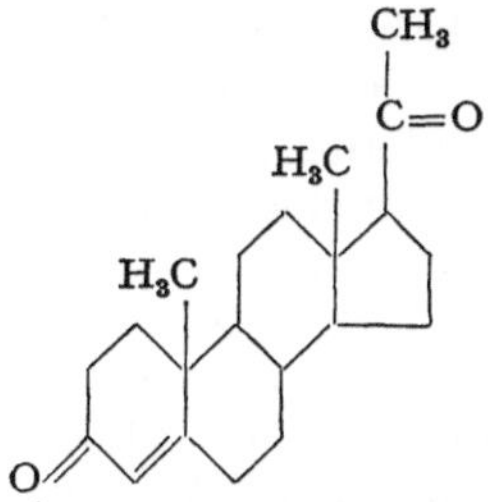

Progesteron.

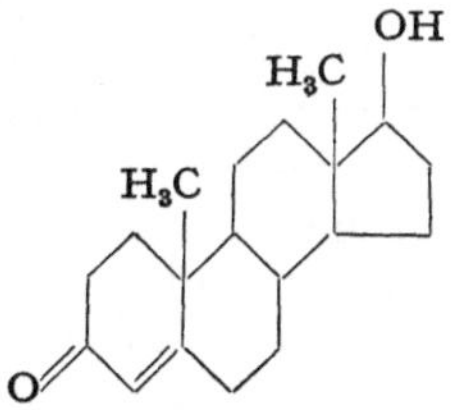

Testosteron.

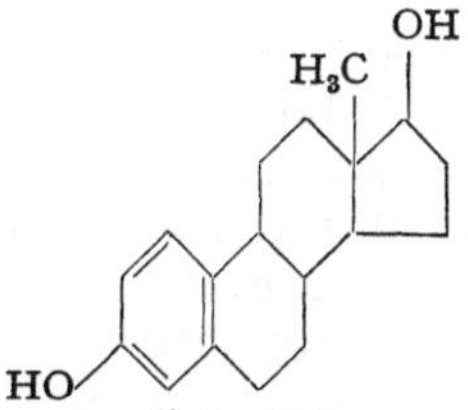

Östradiol.

Während die männlichen und weiblichen Keimdrüsenhormone alle sekundären Geschlechtsmerkmale (Körperform, Behaarungstyp, Stimme, Psyche Brustdrüse usw.) männlich bzw. weiblich determinieren, sorgt das Gelbkörperhormon Progesteron durch entsprechende Vorbereitung der Uterusschleimhaut für die Einnistung des befruchteten Eies. Bekanntlich bleibt bei eingetretener Befruchtung der aus dem gesprungenen Follikel gebildete Gelbkörper erhalten (Corpus luteum graviditatis) und liefert das für die Nidation des Eies und für die Erhaltung der Schwangerschaft notwedige Progesteron. Letzteres verhütet zugleich während der Schwangerschaft, das Ausreifen weiterer Follikel. Beide Sexualhormone induzieren ihrerseits zusammen die Proliferation der Brustdrüse als Vorbereitung für die spätere Milchsekretion.

Nun gibt es aber auch noch andere brunsterregende, sog. *östrogene Substanzen*, die chemisch vom Formelbild der Sexualhormone stark abweichen, ja sogar solche, die, wie gewisse Stilbenabkömmlinge (DODDS u. Mitarb. 1941), chemisch und strukturell überhaupt nichts mehr mit den Follikelhormonen zu tun haben, trotzdem aber alle Follikelhormonwirkungen aufweisen. Ja, das Diäthyl-dioxystilben stellt die wirksamste Substanz aller östrogenen Stoffe überhaupt dar. Solche Stoffe seien schon hier des Grundsätzlichen wegen erwähnt. Wir werden sehen, daß sie auch therapeutisch von Bedeutung sind (12. Kapitel, S. 573).

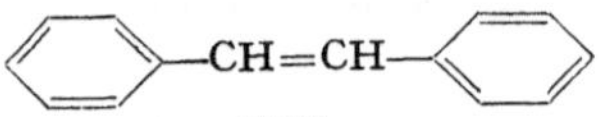

$$HO\!-\!\langle\ \rangle\!-\!C\!=\!C\!-\!\langle\ \rangle\!-\!OH$$

Stilben.

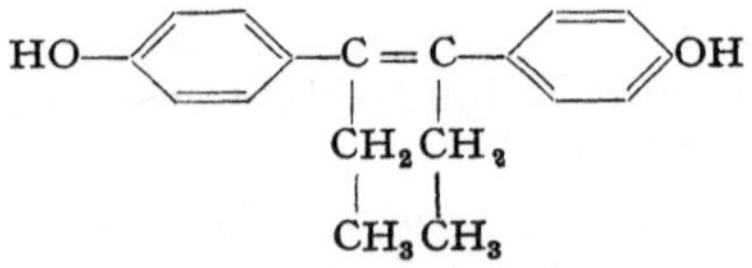

Diäthyldioxystilben.

Wir erfuhren oben (S. 141), daß nach Beobachtungen an Frauen und bei Mammatumorstämmen der Maus die Kastration die Krebsquote stark senkt und andererseits, daß bei kastrierten Mäusemännchen die Eierstocksüberpflanzung Mammatumoren bei ehemaligen Männchen in 18,09% mit der ungefähr gleichen Häufigkeit wie bei virginellen Weibchen auslöste. Es lag nun nahe, daß man statt der Eingriffe an den Keimdrüsen die chemisch reinen *Sexualhormone* selbst experimentell auf ihre krebsbeeinflussende Wirkung prüfte. Diese Prüfung erschien um so dringlicher, als ja die Frauenheilkunde Keimdrüsenhormone reichlich und auch in verhältnismäßig hohen Dosen therapeutisch verwendet.

Als erstes wichtiges Ergebnis hat sich nämlich gezeigt, daß Sexualhormone bei Mammatumorstämmen der Maus das Manifestwerden vorhandener Krebsanlagen entscheidend zu beeinflussen vermögen. LACASSAGNE (1933) vom Institut Pasteur Paris hatte einen durch Auslese und Inzucht rein gezüchteten Mäusestamm, dessen Weibchen in 72% einen Krebs der Brustdrüse bekamen, während die Männchen der gleichen Zucht trotz gleichen Erbgutes nie Brustkrebs zeigten. LACASSAGNE konnte nun diese beim Männchen, wenn man so sagen darf, mangels funktionierenden Drüsengewebes nur latente Krebsbereitschaft dadurch zur Manifestation bringen, daß er diesen Männchen sehr hohe Dosen von Follikelhormon einspritzte. Das Follikelhormon wirkt nun nicht etwa selbst krebserregend, sondern vielmehr dadurch, daß es das spärliche Brustdrüsengewebe zur Proliferation bringt und nun erhielten LACASSAGNE — und später (1936) auch GARDNER u. Mitarb. — auch bei den Männchen den gleichen Brustkrebs wie bei den Weibchen, ein schönes Beispiel dafür, daß eine latente Krebsbereitschaft auch durch körpereigene Stoffe zur sichtbaren Krebsausprägung gebracht werden kann. Wohlgemerkt, es werden durch Sexualhormone nur Krebse erzielt, die der Anlage nach, gewissermaßen latent, schon vorhanden sind, sich aber ohne Proliferation des Brustdrüsengewebes nicht realisieren könnten. Daß es nur auf die Proliferation der Brustdrüse und nicht auf die chemische Konstitution der Follikelhormone ankommt, geht auch daraus hervor, daß der gleiche tumorinduzierende Effekt auch mit östrogenen Stoffen der Stilbenreihe erzielt werden kann, also mit Substanzen, die strukturell mit den Follikelhormonen gar nichts zu tun haben (s. oben).

In diesem Zusammenhang seien auch die transplantablen Fibroadenome der Mamma bei der weißen Ratte erwähnt. OBERLING und M. und P. GUÉRIN (1937) konnten diese (nebenbei in 20% sarkomatös entartenden) Tumoren auch bei Männchen zum Angehen bringen, wenn sie sie kastrierten und ihnen Ovarien von Tieren des gleichen Wurfes transplantierten. 3 von 10 Tieren zeigten bis zum 2. Jahr nach der Operation Tumoren bis zur Größe einer Orange (145 g!).

Entscheidend ist in solchen Fällen auch das *Gegenexperiment*. Bei unbelasteten gewöhnlichen Tierstämmen (LOEB) oder bei ausgesprochen tumorresistenten

Stämmen (BONSER 1936) gelingt es auch mit hohen und höchsten Dosen nicht, Krebs zu erzeugen oder die spontane Tumorrate zu erhöhen. Auch im Dahlemer Arbeitskreis wurden solche Versuche auf breiter Basis (3000 Mäuse!) durchgeführt. Selbst bei hoher Überdosierung mit Follikelhormon gelang es nicht, in Mäusestämmen mit bekannter Mammacarcinombelastung die prozentuale Häufigkeit des Brustkrebses zu erhöhen (vgl. BUTENANDT 1940).

Über die *Wirkung langdauernder Follikelhormonapplikation* bezüglich der Frage einer hormonalen Tumorentstehung stellte v. WATTENWYL (1944) ausgedehnte Tierversuche beim Meerschweinchen an. In Erweiterung von Versuchen von LIPSCHÜTZ gelang es ihm, durch monatelang fortgesetzte Behandlung mit Östradiol (= Ovocyclin) oder Diäthylstilböstrol mit großer Regelmäßigkeit ausgedehnte genitale und extragenitale *Fibromyome* in der Bauchhöhle der Versuchstiere hervorzurufen. Zugleich konnte die Geschwulstbildung bei weiblichen Tieren durch Testosteron gehemmt werden. Die stets subperitoneal sitzenden Geschwülste flossen zu großen Konglomerattumoren zusammen, jedoch ohne infiltrierendes Wachstum. Nach der Unterbrechung der Hormonzufuhr bildeten sich die Geschwülste wieder vollständig zurück. Diese Geschwülste traten nur bei Meerschweinchen, aber nie bei Ratten, Mäusen oder Kaninchen auf. Zu echten malignen Tumoren kam es jedoch nie, besonders auch nicht zu Mammacarcinombildung, obgleich präcanceröse Epithelproliferationen und Metaplasien beobachtet wurden. Auch am Endometrium von Meerschweinchen konnten durch lange genug (18 Monate!) einwirkende kleine Mengen von Östradiol neben abdominellen Fibromen cystischglanduläre Hyperplasien, ja sogar infiltrierendes Wachstum der Uterusdrüsen durch das ganze Myometrium bis zur Serosa hindurch erzielt werden, ohne daß es allerdings zur Carcinomentwicklung selbst kam (RIESCO 1947). So darf es heute als genügend gesichert angesehen werden, daß Sexualhormone bei sonst gesunden Organismen keine krebserzeugende Wirkung besitzen (FRIEDRICH-FREKSA 1940).

Eine Umwandlung von Sexualhormonen in carcinogene Substanzen, wie man sie strukturell für möglich gehalten hat, halten v. EULER und SKARZYNSKI (1942) für unwahrscheinlich, da sie im Gegensatz zum Cholesterin und den Gallensäuren eine längere Seitenkette (vgl. Strukturbilder S. 138 und 143) nicht besitzen. Auch die tatsächlichen chemischen Versuche, mit Dehydrierungsprodukten der Sexualhormone geschwulsterzeugende Stoffe zu gewinnen, verliefen negativ (BUTENANDT 1940). Alles in allem läuft also die Wirkung der Sexualhormone darauf hinaus, daß sie bei Männchen krebsbelasteter Stämme lediglich durch die Proliferation des Brustdrüsengewebes die Krebsmanifestation ermöglichen. Carcinogen sind die Sexualhormone auch bei hoher Überdosierung nicht. A priori wäre es merkwürdig, wenn der physiologisch so wichtige Stoff cancerogene Bedeutung haben sollte.

Überblickt man alles über die Sexualhormone Gesagte, so kommt man zum Ergebnis, daß wirkliche Beweise einer gewissen krebsbeeinflussenden Wirkung nur für krebsbelastete Organismen vorliegen und auch da nur im Wirkungsbereich der physiologisch schon auf dieses Hormon ansprechenden Brustdrüse. Eine Einwirkung auf andere Organe und Gewebe ist bis jetzt nicht erwiesen. Ein wirklich nachprüfbarer *Beweis* dafür, daß die *Zunahme des Krebses im Alter mit der Abnahme der Sexualhormonproduktion zusammenhängt, liegt nicht vor.* Es müssen also andere Ursachen sein, die die Krebszunahme im Alter bedingen.

Nach alledem scheint es, daß auf Follikelhormon immer nur die Brustdrüse reagiert, die ja schon physiologisch von ihm beeinflußt wird und auch sie nur dann im krebsrealisierenden Sinne, wenn ihr Gewebe erbgenetisch oder sonstwie zur blastomatösen Entartung bestimmt ist. Es ist nun überraschend, daß auf *weibliches Keimdrüsenhormon* auch ein männliches Erfolgsorgan anzusprechen scheint, die Prostata (BURROWS und KENNAWAY 1934). Diese Überraschung wird aber geringer, wenn man sich an den Strukturbildern der Sexualhormone (S. 143) vergegenwärtigt, wie nahe männliches und weibliches Sexualhormon chemisch verwandt sind, und wenn man bedenkt, daß bei allen sexuell normalen Organismen stets männliche *und* weibliche Prägungsstoffe nebeneinander vorkommen, was aus der Ausscheidung östrogener und androgener Wirkstoffe geschlossen werden kann (BUTENANDT und FRIEDRICH-FREKSA 1942). Wir müssen auf diesen Fragenkomplex um so mehr eingehen, als sich nicht nur kausalgenetische Beziehungen zu der bei Männern im Alter so häufigen sog. *Prostatahypertrophie,* als auch Einwirkungsmöglichkeiten auf den bislang therapeutisch kaum beeinflußbaren *Prostatakrebs* und seine so häufigen Knochenmetastasen ergeben.

Zunächst ist die sog. *Prostatahypertrophie* keine Hypertrophie des Organs Prostata, sondern eine echte, histologisch gutartige Geschwulstbildung (Fibroadenom), die nun nicht eigentlich von der Prostata selbst ausgeht, sondern von *periurethralen Drüsen,* und zur Prostata erst sekundär durch Verdrängung derselben Beziehung gewinnt. Schwere Krankheitserscheinungen ruft dieses bis zu Apfelgröße heranwachsende Fibroadenom dadurch hervor, daß es, am Übergang von der Harnblase auf die Harnröhre gelegen, letztere kragenförmig umgreifend, die Urinentleerung in zunehmendem Maße behindert und dadurch schließlich auf das ganze Harnsystem schwere Rückwirkungen gewinnt.

Die sog. Prostatahypertrophie ist eine ausgesprochene Alterserkrankung der Männer, meist nach dem 50. und selten nach dem 75. Lebensjahr sich entwickelnd. Es lag nahe, diese Beschränkung aufs höhere Alter mit dem Nachlassen der inneren Sekretion der Hoden im Klimakterium des Mannes in Zusammenhang zu bringen. Die Fragestellung hat sich nach dieser Hinsicht, wie folgt, verdichtet: ist an der Entstehung des Adenoms der periurethralen Drüsen a) der Rückgang des männlichen Sexualhormons oder b) das auch im männlichen Organismus vorhandene und mit dem Nachlassen der männlichen Sexualhormone dann im Übermaß gebildete weibliche Sexualhormon schuld? Der Klärung dieser Frage dienten viele Experimente, bezüglich deren Würdigung auf die experimentelle und monographische Bearbeitung dieser Frage durch den Mitarbeiter des Verfassers GEISSENDÖRFER (1940) verwiesen wird.

Die eigenen Versuche GEISSENDÖRFERs mit der Darreichung weiblicher Sexualhormone an männliche Versuchstiere ergaben tatsächlich, daß in manchen Versuchen bis zu 100% Prostataveränderungen im Sinne einer adenomatösen Vergrößerung bestimmter periurethraler Drüsengruppen mit nachfolgender Hypertrophie und Dilatation durchaus ähnlich der menschlichen „Prostatahypertrophie" eintraten. So neigt man heute allgemein zu der Annahme, daß die beim alternden Mann so häufige Prostatahypertrophie darauf zurückzuführen ist, daß mit dem Nachlassen männlichen Sexualhormons das auch beim Mann gebildete weibliche Sexualhormon das Übergewicht erhält und als Erfolgsorgan eine entwicklungsgeschichtlich und anatomisch wohl charakterisierte Drüsengruppe in der Umgebung der hinteren Harnröhre zur adenomatösen Wucherung, Geschwulstbildung und dann zu den durch die Lage am Übergang von der Harnblase zur Harnröhre hervorgerufenen Rückwirkungen auf die Harnentleerung Harnorgane usw. führt. Dabei kommt es wahrscheinlich nicht so sehr auf die absolute Menge Follikelhormon an, sondern auf seine Wirkungsstärke gegenüber dem männlichen Hormon, also auf den Hormonquotienten zwischen beiden Hormonen.

Man hat aus dieser Anschauung die sehr nahe liegende Schlußfolgerung gezogen, das gestörte Gleichgewicht zwischen männlichem und weiblichem Keimdrüsenhormon durch künstliche Zufuhr synthetischer männlicher Sexualhormonpräparate (Testoviron, Anertan, Perandren, Proviron) wiederherzustellen. Diese Mittel werden bei der manifesten Prostatahypertrophie viel, wahrscheinlich zu viel gebraucht. Der Verfasser selbst ist mit anderen Operateuren, die große Erfahrung auf dem Gebiete der Prostataoperationen besitzen, der Ansicht, daß das bereits entstandene Prostataadenom wie so viele andere gutartige Geschwülste nicht mehr im Sinne einer Rückbildung beeinflußbar ist, so daß ein Erfolg bei bereits bestehender Geschwulst nicht mehr zu erwarten und auch nicht festzustellen ist. Etwas anderes wäre es, wenn man beim Mann beim Eintritt ins männliche Klimakterium vorbeugend männliche Sexualhormone geben würde. Man könnte sich so eine langdauernde Wiederherstellung des natürlichen Hormongleichgewichts denken. Veröffentlichungen über Versuche größeren Ausmaßes dieser Art liegen jedoch nicht vor.

Die Kliniker sind geneigt, bei der *Mastopathia cystica* hormonale Einflüsse anzunehmen, zumal die Kranken fast durchweg prämenstruell über besondere Beschwerden klagen und die Erscheinungen durch Keimdrüsenhormon günstig beeinflußt zu werden pflegen. Es ist in diesem Zusammenhang interessant, daß die bei der weißen Ratte transplantablen Fibroadenome der Mamma (OBERLING und M. und P. GUÉRIN 1935, 1937) auch auf Männchen, wenn sie kastriert und ihnen Eierstöcke transplantiert worden waren, überimpft werden konnten. Dagegen wurde die Sarkomumwandlung weder vom Oestrus, noch von der Menopause, noch von der Kastration, noch vom Hormon, sondern nur vom Zeitfaktor beeinflußt.

Nach den ungewöhnlich vielseitigen Experimenten mit dem Follikelhormon fragt man unwillkürlich nach den *Beziehungen des männlichen Keimdrüsen- und des Gelbkörperhormons* (Progesteron) zum Tumorproblem. Nach beiden Richtungen liegen auffallend wenig Untersuchungen vor. Es hat dies wohl seinen Grund darin, daß trotz aller morphogenetischen Beziehungen des Gelbkörperhormons zur Uterusschleimhaut die bisherigen Versuche, mit Überdosierung Epithelwucherungen, präcanceröse Zustände oder gar Carcinome zu erzielen, fehlgeschlagen sind (Näheres bei KAUFMANN 1938). Da das Gelbkörperhormon unter anderem auch die Ausbildung der Milchdrüsen anregt, so hatte man gehofft, mit ihm auch Brustdrüsengeschwülste erzeugen zu können. Es gelang aber selbst bei belasteten Mäusestämmen nicht, Mammatumoren zu induzieren (BORST 1941). Auch mit *männlichem Keimdrüsenhormon* (Testosteron) sind *krebsfördernde Einflüsse nicht erzielt* worden. Bezüglich sonstiger Auswirkungen wird auf das Kapitel „Krebsbeeinflussung im Experiment" (S. 449ff.) verwiesen.

Mit den weiblichen Sexualhormonen steht das schwierige Problem *Schwangerschaft und Krebs* im engsten Zusammenhang. Hier herrscht große Verwirrung, und es bestehen noch viele Widersprüche. Es ist dies aber auch kein Wunder, greifen ja hier viele Faktoren ineinander. Rein zahlenmäßig gesehen ist das Zusammentreffen nicht sehr häufig. Es ist dies verständlich, ist ja in den Altersklassen, in denen Schwangerschaft häufig ist, Krebs selten, und in den Altersklassen, in denen Krebs häufig ist, kommt eine Schwangerschaft nur selten vor. Immerhin fanden HIMMELMANN und LEHMANN (1930) bei den Mammacarcinomkranken in Bonn 1,7% Gravide und 1,7% Lactierende.

Eine gewisse Ordnung kommt in die Fülle widersprechender Mitteilungen nur, wenn man folgende *Einzelfragen* auseinanderhält:

a) primäre Schwangerschaft — sekundärer Krebs,
b) primärer Krebs — sekundäre Schwangerschaft,
c) Lokalisation des Krebses im Bereich der Sexualsphäre,
d) Lokalisation des Krebses außerhalb der Genitalsphäre,
e) Krebsverhalten während der Schwangerschaft,
f) Krebsverhalten während der Lactation.

Da niemand genügend Beobachtungsmaterial über jedes dieser Teilprobleme besitzt, so ist ein gewisser Überblick erst zu erwarten, wenn die gesamte Kasuistik nach obigen Gesichtspunkten getrennt bearbeitet ist.

Die Frage hat sich begreiflicherweise zuerst den Gynäkologen gestellt, und zwar vor allem am Beispiel der eigentlichen *Genitaltumoren*. FRANQUÉ (1934) und seine Richtung betrachteten das Zusammentreffen als schädlich: die Operabilität sei herabgesetzt, die Metastasierung häufiger, die Rezidivgefahr größer und die Heilziffer niedriger. Dagegen sah A. MAYER (1921) die Koinzidenz nicht für schädlich an, die Operabilität sei sehr hoch und das Geschwulstwachstum wäre während der Gravidität gehemmt.

Ein anderes wichtiges Beispiel sind die *Mammacarcinome*. Da die Schwangerschaft unbestreitbar einen schon physiologischerweise proliferierenden Einfluß auf die Milchdrüsenepithelien ausübt, so wäre die wachstumsbeschleunigende Wirkung der Schwangerschaft auf ein primäres Mammacarcinom ohne weiteres verständlich. Es liegen auch eine Reihe von Mitteilungen über den überaus schädlichen Einfluß der Gravidität vor. Wir kommen auf diese spezielle Frage bei der Krebsbehandlung und der Frage der Schwangerschaftsunterbrechung zurück (12. Kapitel, S. 580—582).

Bei extragenitalen Krebsen wird vielfach über einen besonders bösartigen Verlauf berichtet (z. B. WAGNER 1930, SCHOECKAERDT 1935).

Es läge nahe, diese Frage im *Tierexperiment* zur Entscheidung zu bringen. Die bisherigen Versuche sind aber für allgemeingültige Schlußfolgerungen noch nicht ausreichend. Es kommt dies daher, daß dafür vielfach Impftumoren verwandt wurden, die aber gerade dafür nicht sehr geeignet erscheinen, da sie ja nicht aus körpereigenen Zellen entstanden sind und auch nicht ohne weiteres auf hormonelle Einflüsse reagieren. H. und B. v. EULER und SAEBERG (1941) arbeiteten mit JENSEN-Sarkomratten, die in der zweiten Woche der Gravidität geimpft wurden. Mit einer Ausnahme war die Entwicklungshemmung durch die Schwangerschaft sehr erheblich, später hörte die Hemmung wieder auf. Man kann sich bei einem Impftumor ohne weiteres vorstellen, daß die Feten so viel Wuchsstoffe an sich ziehen, daß die körperfremden Tumorzellen darunter leiden, d. h. gehemmt werden. Etwas ganz anderes sind „Spontantumoren" der Mamma bei der Maus. An der Mamma wäre theoretisch ein proliferierender Einfluß zu erwarten. BAATZ (1940) verwendete neben den Impftumoren einen Inzuchtstamm mit einer Krebsanfälligkeit von über 60%. Nach einem Übersichtsvortrag erhielt er bei primärer Schwangerschaft vor der Geburt eine sehr starke Wachstumshemmung und nach der Geburt ein beschleunigtes Wachstum. Bei primärem Tumor war das Wachstum vor und nach der Geburt beschleunigt. Er schließt daraus, daß die sekundäre Schwangerschaft das bereits vorhandene Tumorwachstum durchaus ungünstig beeinflussen kann, daß andererseits aber ein innerhalb der Schwangerschaft sich entwickelnder Tumor eine wesentlich günstigere Prognose hat, ja daß es im letzten Schwangerschaftsdrittel sogar zu einem Wachstumsstillstand kommen kann.

Da man aber bei solchen Brustkrebsstämmen mit der Möglichkeit einer Virusinduktion (s. 6. Kapitel, S. 226) rechnen muß, wären Experimente an provozierten Tumoren doppelt wünschenswert. Nach KROTKINA (1924) wird die Entstehung der Teercarcinome (s. S. 251) durch die Gravidität beschleunigt und durch die Lactation gehemmt bzw. unterdrückt.

Die ganze Frage bedarf noch weiterer Klärung, zumal therapeutische Entscheidungen davon abhängen (s. 12. Kapitel, S. 580).

Nach den Keimdrüsen beansprucht die *Hypophyse* besonderes Interesse schon allein wegen ihrer alle anderen endokrinen Drüsen regulierenden und harmonisierenden Wirkung und sodann wegen der Vielzahl der von ihr gebildeten Hormone.

Bekanntlich bildet die Hypophyse zwei Arten von Inkreten: a) Hormone mit direkter selbständiger Wirkung besonders auf den Stoffwechsel, b) glandotrope Hormone, d. h. solche, die auf andere endokrine Glandulae ausgerichtet sind, deren Tätigkeit induzieren und daher auch nach der Erfolgsdrüse benannt werden: thyreo-, gonado-, cortico-, adrenalo-, parathyreo- und pankreotrope Hormone.

Ihrerseits wiederum steht die Hypophyse unter dem Einfluß der vegetativen Zentren des Zwischenhirns, wie diese endlich von der Peripherie her erregt werden, so daß ein geschlossener *Funktionskreis*

vegetativ - nervöses Zentralorgan → Hypophysenvorderlappen → untergeordnete Inkretdrüse → Körperperipherie → nervöses Zentralorgan

resultiert.

Wie schon nach den besonderen Beziehungen zwischen den Sexualhormonen und dem Krebsgeschehen zu erwarten, spielen unter den Hypophysenhormonen die auf die Gonaden (Keimdrüsen) ausgerichteten, *gonadotropen Hormone der Hypophyse* eine besondere Rolle.

Die gonadotropen Hormone wirken bei beiden Geschlechtern im Prinzip insofern gleich, als sie die Abgabe von Sexualhormonen anregen. Ihre Auswirkung ist jedoch nach der bei beiden Geschlechtern verschiedenen Beschaffenheit der Erfolgsorgane sehr verschieden: bei der Frau bewirken die Hormone einerseits das Heranreifen der Follikel — sie induzieren also das Follikelhormon, während andererseits die Bildung des Corpus luteum bewirkt — daher auch die Bezeichnung Luteinisierungshormon — und die Bildung von Progesteron ausgelöst wird. .

Beim Mann wirkt das gonadotrope Hormon auf das samenbildende Hodenepithel und auf die Abgabe von Testosteron. Außerdem wirken beim männlichen Geschlecht die gonadotropen Hormone zusammen wesentlich mit beim *Descensus der Hoden.* Bekanntlich werden die Hoden zunächst im Bereich der Urnierenanlage angelegt, um im Laufe der embryonalen Entwicklung langsam an ihren endgültigen Bestimmungsort, in das Scrotum, zu steigen. Die Wirkung der Prolane ist daraus zu erschließen, daß sie bei Tieren mit fakultativer Retention der Hoden den Descensus erzwingen und daß beim Menschen bei unvollkommenem Descensus der Hoden, z. B. beim Leistenhoden, durch Prolangaben das endgültige Herabtreten des Hodens in das Scrotum in einem hohen Prozentsatz der Fälle erzielt werden kann.

Schon damit ist ein Zusammenhang mit dem Krebsproblem insofern gegeben, als der normal gelegene Hoden nur sehr selten maligne Tumoren aufweist (1:1500), während der dystopische Hoden in 12—14% der Fälle krebsig entartet. Es wäre aber verkehrt, aus der descensusfördernden Wirkung der gonadotropen Hypophysenhormone mit ihrer seltenen Krebsquote einerseits und der hohen

Krebsquote der dystopischen Hoden andererseits sofort auf einen tumor-
fördernden Einfluß des Hormonmangels zu schließen. Man darf nicht außer acht
lassen, daß allein schon die Lage des Hodens in einer für ihn unphysiologischen
Körperregion eine für den Hoden ungünstig hohe Temperatur gegenüber dem
Scrotum und damit einen dauernd abnormen Temperaturreiz darstellt.

Gonadotrope Hormone werden außer im Hypophysenvorderlappen sonst noch
in der *Placenta* gebildet und jeweils durch den Harn ausgeschieden. Diese
Prolanausscheidung durch den Urin spielt bekanntlich eine diagnostisch wichtige
Rolle bei der sog. Schwangerschaftsreaktion aus dem Urin, sodann aber auch
noch bei bestimmten Geschwülsten bei der Frau und beim Mann. Wie jedes
Gewebe mit noch teilungsfähigen Zellen, so liefert auch die Placenta gut- und
bösartige Geschwülste: die sog. *Blasenmole* und ihre krebsige Form, das *maligne
Chorionepitheliom* (Morphologie, 3. Kapitel, S. 70). Gewissermaßen als Re-
miniszenz an die physiologische Prolanausscheidung der Placenta liefern nun
auch deren Geschwülste so große Mengen von Prolan, daß, sofern eine Schwangerschaft ausgeschlossen werden kann, die quantitative Ausscheidung durch den
Urin, eventuell auch im Liquor (EWALD 1936), zur biochemischen Diagnose dieser
Geschwülste bei der Frau selbst herangezogen werden kann (s. 11. Kapitel, S. 527).

Nun finden sich aber — und das ist das biologisch so Bedeutsame — blasen-
molenartige Wucherungen und sogar richtige maligne Chorionepitheliome auch
in den Teratoiden und hier nicht nur in solchen der Eierstöcke, sondern auch
in solchen der Hoden. Sie stellen mit das Bösartigste dar, was es in der Krebspathologie gibt (vgl. z. B. den Fall von JÜNGLING 1937, dort weitere Literatur). Ja,
es gibt sogar, wenn auch selten, Chorionepitheliome beim Mann mit extragenitalem
Ursprung (FENSTER 1934). Da nun die Mehrzahl der malignen *Hodentumoren* geweblich teratomartigen Charakter haben, so scheidet denn auch der Mann bei
der großen Mehrzahl der Hodentumoren durch den Harn große Mengen Prolan
aus, was zur biochemischen Diagnostik dieser Tumoren mit herangezogen werden
kann (ZONDEK 1940, 1944). Vor allem trifft dies zu auf die vom samenbildenden
Epithel des Hodens ausgehenden sog. *Seminome* des Hodens, die ja auch als
rudimentäre Teratoide aufgefaßt werden.

Es hat sich nun gezeigt, daß diese Prolanausscheidung bei Genitalkrebsen
der Frau und vor allem bei Hodenkrebsen des Mannes tatsächlich klinisch von
großer Bedeutung ist, und zwar nicht nur diagnostisch, insofern als der Nachweis
der Prolanausscheidung den malignen Hodentumor wahrscheinlich macht, sondern
vor allem auch prognostisch. Es hat sich nämlich bestätigt, daß die Prolanausscheidung mit der Tumorzunahme, vor allem aber auch mit der Metastasierung
zunimmt, daß sie mit der radikalen Geschwulstentfernung verschwindet, aber
sofort wieder auftritt, sobald Metastasen sich entwickeln, so daß darauf direkt
eine biochemische Diagnostik sonst klinisch eventuell noch nicht nachweisbarer
Metastasen und die Überwachung der Kranken aufgebaut werden kann.

Besonders eindrucksvoll ist in dieser Hinsicht eine Mitteilung von BLÜMEL
(1935), eines Breslauer Mitarbeiters des Verfassers. Bei einem Kranken mit
„Wasserbruch" war aus der vor der Operation nachgewiesenen Prolanausscheidung
im Urin die Diagnose: „Hodentumor" gestellt worden. Bei der Operation fand
sich aber zunächst nur eine Hämatocele, während der Hoden völlig normal
erschien. Auf Grund der positiven Prolanprobe wurde aber doch ein Einschnitt
vorgenommen. Tatsächlich fand sich Tumorgewebe. Die Semicastratio wurde
sofort angeschlossen, und die mikroskopische Untersuchung bestätigte das Vorliegen eines teratoiden Tumors. Der Kranke hatte also die frühzeitige Radikaloperation der biochemischen Diagnostik zu verdanken.

Ja, man hat sogar die Hodentumoren ausschließlich nach ihrem hormonalen Verhalten in 2 Klassen eingeteilt (HAMBURGER u. Mitarb. 1936): a) in solche, welche die Hypophyse zur vermehrten Produktion gonadotropen Hormons anregen mit dem Effekt einer Ausscheidung von Prolan im Urin — hierher gehören die Seminome — und b) in solche, die selbst gonadotropes Hormon produzieren und das Luteinisierungshormon im Harn ausscheiden (sog. embryonale Tumoren). Die Unterscheidung hat nach diesen Autoren auch prognostische Bedeutung insofern, als die Klasse b bösartig und strahlenresistent verläuft.

Auch bei Leukämien fand CRAMER (1940) ein Parallelgehen der klinischen Erscheinungen mit der Ausscheidung von Prolan. Auch beim Mammacarcinom war die Prolanausscheidung auffallend häufig (6 von 15 Fällen).

Eine primäre hypophysäre Inkretstörung, die zu Krebs führte, ist sonach nicht bekannt geworden, ebensowenig gibt es eine für alle Krebse charakteristische sekundäre Reaktion der Hypophyse. Dagegen beantwortet die Hypophyse die Geschwulstentstehung in Keimdrüsen mit einer so regelmäßigen Erhöhung des Prolangehaltes im Urin, daß daraus wichtige diagnostische und differentialdiagnostische, aber auch bei Verschwinden nach Exstirpation und Wiederauftreten bei Rezidiven prognostische Schlüsse gezogen werden können.

Eine vielleicht auch für die Krebsbeeinflussung wichtige Frage ist die der *Bildung von Antihormonen.* Es ist wiederholt mitgeteilt worden, daß im Blute von Kranken mit bösartigen Tumoren häufig ein Antihormon gegen das gonadotrope und gegen das Melanophorenhormon (RODEWALD 1939) oder eine antithyreotrope Substanz (EITEL 1938, in 75% der Fälle) vorkomme. JUNOD (1947) berichtet über ein Antigonadostimulin im Kaninchenserum als Antwort auf eine Überdosierung mit gonadotropem Hormon. Da die Frage vor allem diagnostische Bedeutung hat, wird erst im 11. Kapitel (S. 528) ausführlicher darauf zurückgegriffen werden.

b) Hormonbildende Geschwülste endokriner Drüsen. Bei voller Harmonie aller Körperfunktionen sind Hormonwirkungen als solche nicht erkennbar. Sie verraten sich immer erst durch irgendeine Art von Disharmonie des funktionellen Geschehens. Hierzu leistet das Geschwulstgeschehen in zweierlei Hinsicht wichtige Beiträge: a) die *Zerstörung endokriner Drüsen durch Krebsgeschwülste* oder Krebsmetastasen liefert das unfreiwillige Experiment der Ausschaltung innersekretorischer Organe. Das Studium der anfänglichen Hypofunktion und des späteren Funktionsausfalls gestattet dann wichtige Rückschlüsse auf die Normalfunktion. Umgekehrt bewirken b) *gutartige Geschwülste* von Hormondrüsen infolge Wucherung der spezifischen Drüsenepithelien durchweg ein Übermaß an Hormonausschüttung, so daß aus der *Hyperfunktion* unmittelbar auf die Wirkung des Hormons zurückgeschlossen werden kann. Da alle endokrinen Organe drüsigen Charakter zeigen, so ist der morphologische Generalnenner die Bildung gutartiger *Adenome.* Betrachten wir, bevor wir das allen Gemeinsame zu erfassen suchen, die einzelnen hormonbildenden Geschwülste zunächst der Reihe nach.

Den ersten Aufschluß vermitteln *Adenome der Hypophyse.* Sie bedingen kennzeichnende konstitutionspathologische Krankheitsbilder. 1932 beschrieb CUSHING eine seitdem nach ihm benannte Krankheit (zusammenfassende Darstellung der bis dahin bekanntgewordenen Fälle durch KESSEL 1936), die klinisch durch eine eigenartig schmerzhafte Fettgewebszunahme im Gesicht, am Hals und Rumpf (bei freibleibenden Extremitäten), eine Hypertrichosis im Gesicht und am Körper bei Haarausfall am Kopf, bei Frauen durch Amenorrhöe, bei Männern durch Impotenz, außerdem durch Hypertonie, Hyperglykämie und Glykosurie ausgezeichnet ist. In einer großen Zahl von Fällen ist inzwischen autoptisch ein *basophiles Adenom des Hypophysenvorderlappens* von wechselnder Größe nachgewiesen worden. Häufig wird gleichzeitig eine Nebennierenrindenhyperplasie gefunden. Cushing selbst sieht in letzterer lediglich eine Folge der Ausschüttung corticotropen Hormons. Tatsächlich konnte auch Jores (1936) in 6 Fällen einen „sehr starken Gehalt" des Serums an corticotropem Hormon nachweisen.

Die Frage geht dahin: Stellt die Adenombildung die primäre Ursache der Krankheit selbst dar oder ist sie ihrerseits nur als kompensatorische Hyperplasie (Kraus) auf einen anderweitigen primären Reiz, also nur als Folge aufzufassen? Gegen eine primäre Bedeutung spricht der Umstand, daß ein Rückgang der Erscheinungen nach Exstirpation noch nicht beobachtet ist. Dagegen sind ausgezeichnete Besserungen nach Entnervung und Resektion der Nebenniere erzielt worden. Es scheint dies dafür zu sprechen, daß die Adenombildung von den übrigen endokrinen Drüsen her beeinflußt werden kann. Im gleichen Sinne scheint auch die Tatsache zu werten zu sein, daß langdauernde Follikelhormongaben bei Männern schließlich Hypophysenadenome zu induzieren vermögen (Lacassagne und Nyka 1937, Perry und Lockhead 1939). B. Zondek (1938) erhielt besonders mächtige Vorderlappenadenome bei Ratten nach Behandlung mit Östradiolbenzoat.

Noch ein weiteres Krankheitsbild findet in einem *Hypophysenadenom* sein anatomisches Substrat. 1886 beschrieb Pierre Marie das ungemein charakteristische Krankheitsbild der *Akromegalie*. Wie der Name sagt, vergrößern und vergröbern sich dabei die gipfelnden Teile (Akra) des Körpers: Stirnhöcker, Kiefer, Nase, Zunge, Hände und Füße. Gleichzeitig bestehen ausgesprochene Adynamie, Störungen der Sexualität, der Psyche und der Intelligenz. Das Krankheitsbild gilt heute allgemein als ein Hyperfunktionszustand der eosinophilen Epithelien, meist in Form *eosinophiler Adenome des Hypophysenvorderlappens*. Der ursächliche Zusammenhang mit den Hypophysenveränderungen ist wahrscheinlich, da sich nach Exstirpation solcher Tumoren die Symptome als rückbildungsfähig erwiesen haben. Die oftmals beobachteten gleichzeitigen Hyperplasien von Schilddrüse, Epithelkörperchen und Nebennierenrinde werden mit der gleichzeitig vermehrten Bildung thyreo-, parathyreo- und corticotropen Hormons des Hypophysenvorderlappens in Zusammenhang gebracht. Einer unserer kürzlich beobachteten Kranken mit typischer Akromegalie (Fall H. C., 42 J., 1947) hatte neben einem hohen Blutzuckerspiegel eine ausgesprochene Struma diffusa, in der letzten Zeit sogar mit Kompressionsercsheinungen einhergehend.

Als seltenes Vorkommnis sind *Eierstocksgeschwülste* mit ausgesprochen *vermännlichender Wirkung* (vermehrter Haarwuchs im Gesicht und am Körper, Tieferwerden der Stimme, Atrophie der Brüste, Hypertrophie der Klitoris) beobachtet worden. Begreiflicherweise haben sie immer schon die Aufmerksamkeit der Frauenärzte erregt, besonders nachdem der ursächliche Zusammenhang zwischen den Eierstocksgeschwülsten und der Vermännlichung durch den Rückgang der Vermännlichung nach Entfernung der Eierstocksgeschwülste sichergestellt erschien. Die vermännlichende Wirkung solcher Geschwülste wird verständlich, wenn man hört, daß sich gelegentlich Eierstocksgeschwülste entwickeln können, die morphologisch fetalen Hoden entsprechen (sog. *Arrhenoblastome*, in ihrer reifsten Form von Pick als *testikuläre Adenome der Ovarien* bezeichnet). Aus der vermännlichenden Wirkung darf auf · die Ausschüttung männlicher Sexualhormone geschlossen werden. Umgekehrt geben sowohl die sog. *Granulosazelltumoren* wie die *Thecazellgeschwülste* überhohe Mengen weiblichen Sexualhormons an die Blutbahn ab und führen infolgedessen in der Kindheit zu vorzeitiger Feminisierung.

Heterosexuell wirkende Geschwülste liefern auch die *Adenome der Neben-nierenrinde*. Das Hormon der Nebennierenrinde, das Desoxycorticosteron, ge-hört zu den Sterinen und ist mit den Sexualhormonen chemisch nahe verwandt. Die Verwandtschaft geht so weit, daß sie wechselseitig ineinander überführt werden können.

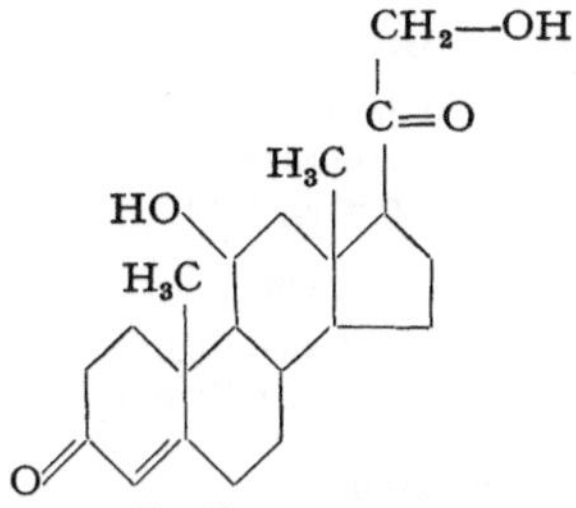

Corticosteron.

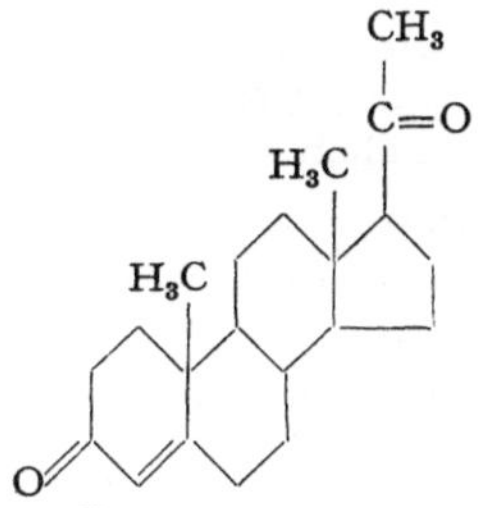

Progesteron.

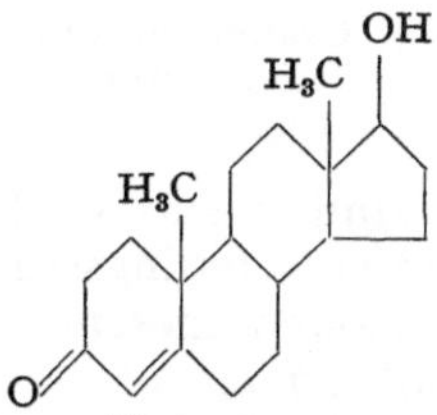

Testosteron.

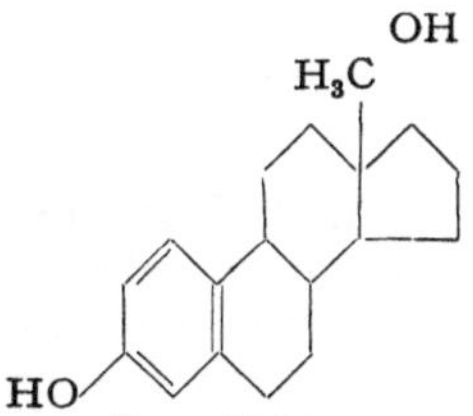

Östradiol.

Strukturbilder der Sexualhormone und des Hormons der Nebennierenrinde.
(Nach BUTENANDT.)

Es ist dies wichtig für das Verständnis der vielfachen Wechselwirkungen beider Hormone. Das Rindenhormon selbst ist von unmittelbar lebensnotwendiger Bedeutung. Es reguliert im Zusammenwirken mit anderen Hormonen den Kohle-hydrat- und Mineralstoffwechsel und in Abhängigkeit davon den Wasserhaushalt. Bei Ausfall kann es durch hohe Dosen von Sexualhormonen ersetzt werden. Es wird dies damit erklärt, daß die Nebennierenrinde Sexualhormone in Cortico-steron zu überführen imstande ist. Kommt es nun bei Adenombildung der Nebennierenrinde zu einer stark vermehrten Ausschüttung von Rindenhormon, so werden — wieder ein neuer Beweis für die nahe Verwandtschaft — große Mengen Keimdrüsenhormon mit dem Harn ausgeschieden. Beim Kinde kommt es zu vorzeitiger Geschlechtsreife und beim Erwachsenen zur Ausbildung von Geschlechtsmerkmalen des anderen Geschlechtes. Bei weitem überwiegen Frauen. Ihre Vermännlichung gibt sich in Bartwuchs, Körperbehaarung, Tiefer-werden der Stimme, Sistieren der Menses, Atrophie der Brüste usw. kund. Eine Zusammenstellung von 79 Fällen findet sich bei DUCUING und BENAYGNES (1941). Wegen der so mannigfaltig engen Beziehungen zwischen Rinden- und Sexual-hormonen nimmt man an, daß die Nebennierenrinde den Keimdrüsen die che-mischen Vorstufen für die Bildung der Sexualhormone liefert. Wichtig erscheint, daß eine ganze Anzahl solcher Adenome der Nebennierenrinde mit durch-schlagendem Erfolg, d. h. Rückbildung der sexuellen Frühreife bei Kindern oder bei Erwachsenen Schwinden der Geschlechtscharaktere des anderen Geschlechts, operiert worden sind. Häufiger als Adenome anderer Inkretdrüsen führen solche der Nebennierenrinde zu Adenocarcinomen mit großer Neigung zur Metasta-sierung.

Nichts vermag die aktiv-hormonale Wirkung von Tumoren endokriner Organe sinnfälliger zu illustrieren, als die Tatsache, daß eine Reihe von ihnen die Merkmale des anderen Geschlechtes zur Ausprägung gelangen lassen. Eine Tabelle nach NATHANSON (1940) gibt eine abschließende *Übersicht*:

I. Maskulinisierende Tumoren.

A. Hypophyse
  1. Basophiles Adenom
     (gewöhnlich Frauen)

B. Zirbeldrüse
  1. Pinealom (nur Männer)

C. Nebenniere
  1. Nebennierenrindenadenom

D. Ovarien
  1. Arrhenoblastom
  2. „Adrenalzelltumor" oder
     Hypernephrom

E. Hoden
  1. Zwischenzelltumor
  2. „Adrenalzelltumor"

II. Feminisierende Tumoren.

A. Nebenniere
  1. Nebennierenrindentumor
     (nur bei erwachsenen Männern)

B. Ovarien
  1. Granulosazelltumor
  2. Thecazelltumor

Die Granulosa- und Thecazelltumoren sind nach v. MASSENBACH und DUBRANSZKY (1946) nur verschieden hohe Differenzierungsstufen des gleichen Geschwulsttyps, der sich aus embryonalen Resten mesenchymalen Gewebes ableitet. Beide produzieren weibliches Sexualhormon.

Bei den *Keimdrüsentumoren bei Zwittern* handelt es sich wahrscheinlich um ein primär genetisches Problem. Es wird daher erst im Kapitel über Krebs und Vererbung (5. Kapitel, S. 168) näher darauf eingegangen werden.

Gegenüber den Adenomen des Hypophysenvorderlappens, der Keimdrüsen und Nebennierenrinde, die vielfache Kombinationen endokriner Störungen liefern, sind die Adenome anderer Inkretdrüsen weniger vielgestaltig in ihren Wirkungen.

Eine praktische Bedeutung haben ferner die *Adenome des Nebennierenmarks*. Das Hormon des Nebennierenmarks ist das Adrenalin. Seine Wirkung besteht in der Hauptsache in einer gefäßverengenden und damit blutdrucksteigernden Auswirkung. Daneben wird der Blutzucker vermehrt und die glatte Muskulatur, besonders des Magendarmkanals gehemmt. Adenome des Nebennierenmarks führen zu charakteristischen Erscheinungen chronischer und meist krisenhafter Blutdrucksteigerung. STAEMMLER (1936) erhielt geschwulstartige Bildungen im Nebennierenmark als Folge experimenteller Nicotinvergiftung.

Einen typischen einschlägigen Fall eines histologisch als *Phaeochromocytom* bestätigten Tumors der Nebenniere operierte der Verfasser kürzlich mit vollem klinischen Erfolg.

Fall 1. A. G., 44jähriger Mann (J.-Nr. 3579/1947). Seit über 3 Jahren Anfälle von Herzklopfen mit Druckgefühl in der Magengegend, Übelkeit und ausgesprochener Blässe im Gesicht und an den Gliedmaßen. Viele Fehldiagnosen. In der Folgezeit traten die Anfälle alle 3—4 Tage auf, dann in immer kürzeren Abständen. Schließlich wurde ein Anfall ärztlich beobachtet und dabei eine Blutdrucksteigerung mit Pulsbeschleunigung festgestellt. Die späteren Anfälle führten zu Erbrechen und Ausstrahlungen auch nach dem Hals zu. Nach den Anfällen Erschöpfungszustand und Elendsgefühl. In der anfallsfreien Zwischenzeit Wohlbefinden und fast volle Arbeitsfähigkeit als Schmied. Zum Schluß traten die Anfälle 3—5mal am Tage auf. Während der klinischen Beobachtung (Prof. OEHME) kam es im Anfall zu *Blutdruckanstieg bis zu 295/170 mm Hg*. Doch gibt der Kranke an, daß die Anfälle, bei denen der Blutdruck gemessen werden konnte, nicht die schwersten gewesen seien. Es besteht das Gefühl, als ob im Anfall der Kopf zerspringen wolle. Die Anfälle dauerten schließlich bis zu 20 Min. Die gleichzeitige Blutzuckersteigerung war nur sehr gering und erreichte auch bei Zuckerbelastung mit 100 g nur 196 mg-%. BKS 28/48. Rest-N

33 mg-%. Blutbild normal. 3% Eosinophile. Die klinische Diagnose lautete auf Phaeochromo-cytom (Prof. OEHME). Eine Eindellung im Bereich des Duodenums im Röntgenbild sprach für die Lokalisation auf der rechten Seite.

Bei der *Operation* (K. H. BAUER) am 24. 7. 47 fand sich ein faustgroßer Nebennieren-tumor, der sich gut stumpf auslösen und trotz des hohen Blutdruckes ohne nennenswerte Blutung exstirpieren ließ. Wie erwartet, stieg der Blutdruck infolge unvermeidbaren Ein-pressens von Inkret in die Blutbahn krisenmäßig bis auf 240 mm Hg an, um ebenso mit der Herausnahme der Geschwulst krisenartig auf 55 mm Hg abzustürzen. Mit Suprarenin intravenös in fortlaufenden Injektionen ließ sich der gefährliche Kreislaufkollaps verhüten und der Blutdruck allmählich auf Werten zwischen 90 und 105 mm Hg einregulieren. Der weitere Verlauf war völlig glatt und wiederholte Nachkontrollen ergaben neben völliger Beschwerdefreiheit und voller Arbeitsfähigkeit normale Blutdruckwerte um 120/90 mm Hg. Das Phaeochromocytom hatte 150 g gewogen und hatte einen Adrenalingehalt von 375 mg.

Auch sonst sind eine ganze Reihe von solchen Fällen durch operative Ent-fernung des Adenoms oder Exstirpation der betreffenden Nebenniere zur Heilung gebracht worden. Ins gleiche Gebiet gehören die sog. *Paragangliome*, die ja gleichfalls von dem adrenalinproduzierenden chromaffinen Gewebe ausgehen. PHILIPS (1947) beschreibt eine unserem Falle sehr ähnliche Beobachtung, bei der es ebenso zu Blutdruckwerten bis zu 260 mg Hg gekommen war. Allerdings war bei diesem Fall zuerst auf der rechten Seite eine Splanchnicotomie mit teilweiser Entfernung des Ganglion coeliacum und des 1. und 2. Grenzstrang-ganglions ausgeführt worden. Bei der 2. Operation wurde dann linksseitig das Paragangliom mitsamt der linken Niere, Nebenniere, dem Splanchnicus major und dem 1. und 2. lumbalen Grenzstrangganglion entfernt. Der gleiche Effekt läßt sich, wie unser Fall zeigt, mit der Entfernung des adrenalinproduzierenden Tumors allein erreichen.

Auch hier ist es von Bedeutung, daß solche Fälle, wie im Falle einer eigenen Beobachtung, maligne entarten und dann zu Metastasen, im eigenen Falle zu ausgedehnten Lebermetastasen führen.

Manchmal verraten Geschwülste die Endokrinie ihres Muttergewebes erst durch ihre endokrine Leistung. Der Verfasser operierte z. B. ein Nierenrinden-adenom mit hormonaler Leistung, was daraus hervorging, daß eine prä-operative Hypertonie von 240/120 mm Hg mit der Nephrektomie schwand und nach 1^1/$_2$ Jahren noch geschwunden geblieben war (mitgeteilt vom Mitarbeiter des Verfassers LINDER 1947). Auch gewisse sog. Hypernephrome erweisen ihre biochemische Verwandtschaft mit der Nebennierenrinde durch ihre gelegentliche Hypertoniebewirkung (2 Fälle aus der Chir. Klinik Heidelberg von LINDER 1947 mitgeteilt).

Ein anderes Beispiel ist *das Inselzelladenom der Bauchspeicheldrüse*. Die Bauchspeicheldrüse enthält neben der exkretorischen eine inkretorische Drüse, den sog. Inselzellapparat; er ist die Bildungsstätte des Insulins, eines Proteo-hormons, welches zusammen mit anderen Hormonen den Kohlehydratstoff-wechsel und insbesondere den Glykogenaufbau aus Traubenzucker, vor allem in der Leber und der Muskulatur, reguliert. Kommt es aus bisher noch un-bekannten Ursachen zur Bildung eines Inselzelladenoms, so wird zuviel Insulin gebildet und abgegeben (,,*Hyperinsulinismus*"), der Blutzucker wird gesenkt (Hypoglykämie) und sofern er nicht durch Kohlehydratzufuhr immer·wieder gehoben wird, kommt es zu schweren hypoglykämischen Folgezuständen, die sich in einer Fülle von Krankheitserscheinungen äußern und schließlich bis zum tödlichen hypoglykämischen Schock zu steigern vermögen.

In einem eigenen Falle (mitgeteilt von PARADE und KINDLER 1938) führte ein solches solitäres, kirschgroßes Inselzelladenom neben vielerlei körperlichen auch zu mancherlei psychischen Störungen, vor allem zu Dämmerzuständen bis zu Bewußtseinsverlust und andererseits zu Unruhe und Erregungszuständen.

Besonders kennzeichnend war die prompte Besserungsfähigkeit durch Nahrungszufuhr, insbesondere durch Kohlehydrate und andererseits die Verschlechterung
durch Hunger und körperliche Anstrengung. Traubenzucker und auch andere
Kohlehydrate beseitigten den Zustand schlagartig. Die Untersuchung ergab
eine starke Erniedrigung der Blutzuckerwerte auf durchschnittlich 53 mg-%.
Diese Hypoglykämie wurde nach differentialdiagnostischem Ausschluß anderer
Ursachen als Hyperinsulinismus durch ein Inselzelladenom gedeutet; die Operation durch den Verfasser — unter dem Schutze prä- und intraoperativer
Traubenzuckergaben — bestätigte die Diagnose und brachte mit der Ausschälung
des Adenoms eine schlagartige Änderung und klinisch völlige Heilung. Es war
der dritte bis dahin in Deutschland erfolgreich operierte Fall, nebenher noch ein
schöner Beweis dafür, daß schließlich auch einmal psychisch sich auswirkende
Störungen durch operative Eingriffe am endokrinen System geheilt werden
können.

Nach der letzten zusammenfassenden Arbeit (TERBRÜGGEN 1947) sind bisher
96 Fälle mitgeteilt. 7mal handelte es sich um ein Inselcarcinom (zum Teil Metastasen), 79mal um ein solitäres, 7mal um 2 und 3mal um mehrere Inseladenome.
Männliches und weibliches Geschlecht waren genau gleich häufig betroffen. Von
den 96 Fällen wurden 52 erfolgreich operativ behandelt.

Der Verfasser operierte kürzlich einen in der Med. Klinik Heidelberg vor-
untersuchten Fall von *Inselzellcarcinom* bei einer 64jährigen Frau (M. B.
J.-Nr. 5212, 1947)[1].

Die Vorgeschichte ging knapp ein $^3/_4$ Jahr zurück und begann zunächst mit heftigen
Kopfschmerzen, denen 4 Monate vor der Kliniksaufnahme noch Anfälle von Schweißausbruch
und Krampfzustände sich hinzu gesellten. Die Anfälle ließen sich durch Zuckerwasser verhüten und später durch Traubenzuckerinjektionen bessern. Infolge des Dranges und Zwanges
zum Essen kam es zu einer exzessiven Mastfettsucht— ganz im Kontrast zum sonstigen
Zustand.

Laboratoriumswerte: BKS 14/28. Blutbild normal. Im Anfall Blutzucker 60 mg-%.
Nach 20 ccm 40%iger Traubenzuckerlösung sofortiges Aufwachen aus der Bewußtlosigkeit,
retrograde Amnesie, Schweißausbruch. Auf Hunger hypoglykämisches Koma. Nach 1 mg
Suprarenin Blutzuckeranstieg auf 225 mg-%, Aufwachen aber erst nach zusätzlicher Injektion von Dextrose (20 ccm 40% intravenös). Die exkretorischen Funktionen des Pankreas
waren normal: keine Erhöhung der Diastase im Urin, im Stuhl kein Fett, keine Stärke.
Niedrigster Blutzuckerwert 30 mg-%. Traubenzuckerbelastungsprüfung normal. Adrenalin-
belastungsversuch: 1 mg Suprarenin. Ausgangswert des Blutzuckers 54 mg-%. Sofortiger
Blutdruckanstieg, verzögerte Wirkung auf die Blutzuckerlage. Erst nach 18 Min. Blutzuckeranstieg auf 72 mg-%. Prähypoglykämische Symptome, daher Dextrose nötig. Sofortiges Erwachen. In 2stündigen Abständen Tag und Nacht kleine Kohlehydratmahlzeiten.
Insulinversuch langsamer Abfall der Blutzuckerkurve bis zur Hypoglykämie.

Bei der *Operation* (K. H. BAUER) fanden sich sofort in der Leber multiple bis kirschgroße
Metastasen eines kastaniengroßen Tumors in der Pankreassubstanz neben weiteren Metastasen vor der Aorta und im Retroperitoneum. Die histologische Untersuchung ergab einen
soliden epithelialen Tumor mit teilweise papillärer Struktur, der nach den pathologisch-
physiologischen Erscheinungen als Inselzellcarcinom angesprochen wird.

Ein weiteres Beispiel schwerer Störung des hormonalen Chemismus des
Körpers liefern die *Adenome der Epithelkörperchen*. Das Hormon der Epithelkörperchen, das Parathormon, reguliert den Kalkstoffwechsel und überwacht
insbesondere den Calcium- und in reziproker Abhängigkeit davon den Phosphor-
spiegel im Blut. Die größte Wirkung hat das Hormon auf das Hauptkalkdepot
des Organismus, das Knochensystem. Kommt es nun bei Adenomen der Epithelkörperchen zu einer vermehrten Hormonabgabe an das Blut, so wird der Kalk
aus dem Knochensystem weitgehend ausgeschwemmt und in anderen Organen
und Geweben (Lungen, Blutgefäßen, Nieren) zur Ablagerung gebracht. Am
Knochensystem selbst entwickelt sich dann eine fortschreitende Kalkverarmung,

---

[1] Siehe Nachtrag S. 686.

die zu dem bekannten Krankheitsbild der Ostitis fibrosa generalisata (v. RECK-LINGHAUSEN) führt.

Auch hier ist seit dem ersten von MANDL erfolgreich operierten Fall eine Fülle von Fällen bekanntgeworden, in denen die Entfernung solcher Epithelkörperchen-adenome zum Stillstand der Krankheit und in manchen Fällen zur weitgehenden Rückbildung der Veränderungen am Knochensystem und zur weitgehenden klinischen Heilung führte. Wichtig ist es allerdings, zu wissen, daß gerade die Epithelkörperchenadenome besonders häufig an abnormer Stelle zu liegen ver-mögen. So hat der Verfasser in einem Falle ein Epithelkörperchenadenom dystopisch in einem Strumaknoten und in einem anderen Falle im vorderen Mediastinum gefunden (Näheres in einer Arbeit seines früheren Mitarbeiters GEISSENDÖRFER).

Praktisch haben die größte Bedeutung die *Adenome der Schilddrüse*. Sie stellen das häufigste Beispiel einer hormonbildenden Geschwulst dar. Wenn sie in ihrer reinen Form relativ selten beschrieben sind, so ist dies verständlich, ist ja gerade die Schilddrüse auch sonst häufig an Geschwulstknoten bei der Kropfbildung erkrankt, so daß die Unterscheidung gegenüber reinen Adenomen nicht immer so einfach ist. Es kommt hinzu, daß es neben der scharf umschrie-benen Adenombildung auch eine diffuse Schilddrüsenhyperplasie gibt, die als BASEDOWsche Krankheit zu sehr ähnlichen klinischen Erscheinungen der Hyper-funktion der Schilddrüse führen kann. Außerdem kommt noch hinzu, daß nirgends die Verhältnisse so variabel sind wie bei der menschlichen Schilddrüse und vor allem bei der Kropfbildung. Beide variieren ja bekanntlich sehr stark je nach Gegend, nach Kropfbelastung, Alter u. dgl. Alle diese Gründe machen es verständlich, daß das reine Adenom der Schilddrüse relativ wenig klar heraus-gearbeitet erscheint.

Zunächst ist es bemerkenswert, daß richtige Adenome der Schilddrüse nur selten in der Einzahl und meist in der Mehrzahl auftreten. Stets allerdings sind dann die Adenome scharf gegenüber dem normalen Schilddrüsengewebe ab-gegrenzt. Sie entwickeln sich aus einem bis dahin normalen Follikelepithel durch Ausbildung hoher zylindrischer Epithelzellen, Formung zu Drüsen-schläuchen usw. Die Mehrzahl der Fälle treten mit der Pubertät in Erscheinung, was bei den Wechselwirkungen zwischen Schilddrüse und Keimdrüsen verständ-lich erscheint. Scharf bleibt das Adenom der Schilddrüse als klar abgegrenzte Geschwulst abgetrennt von der diffusen Hyperplasie bei der BASEDOW-Struma. Dort einzelne, scharf umschriebene, knotenförmige, hier diffuse Hyperplasie. Dort Änderung nur in Knotenform, beim Basedow Änderung der ganzen Schild-drüse. Dort mehr oder minder reiner Hyperthyreoidismus, beim Basedow Dysthyreosis.

REIMANN und KELLER (1943) teilen eine Reihe von klinischen Beobachtungen über hormonproduzierende Tumoren mit. Unter anderem findet sich darunter ein Fall einer 55jährigen Frau, die eine lactierende Mamma bei gleichzeitiger Vergrößerung derselben auf Grund eines Tumors des Hypophysenvorderlappens bekam. Ferner wurden ein Ovarialtumor mit Pubertas praecox, zwei masku-linisierende Tumoren des Nebennierenmarks, ein Thecazelltumor und ein Arrheno-blastom beschrieben. Besonders bemerkenswert war der Fall einer Frau, die mit 65 Jahren ein sonst nur im geschlechtsreifen Alter vorkommendes pericanali-culäres Fibroadenom bekam. Es wurde daraus auf eine „rejunevation" der Ovarien geschlossen und ein Granulosazelltumor gefunden und entfernt. Der Cysteninhalt erwies sich bei der Maus als östruserregend.

Zusammenfassend läßt sich folgendes über die Adenome der Inkretdrüsen sagen:

1. die hormonbildenden Zellen aller bisher bekannten endokrinen Drüsen sind gutartige Drüsengeschwülste (Adenome) zu bilden in der Lage,

2. alle diese Geschwülste liefern das Hormon der betreffenden Drüse, zugleich aber meist im Übermaß gegenüber der Norm,

3. diese gesteigerten Hormonausschüttungen führen zu klinisch scharf charakterisierten Krankheitsbildern, die ihrerseits wiederum stets aus vielen und vielgestaltigen Teilsymptomen zusammengesetzt erscheinen,

4. man kann die Diagnose auf einen hormonproduzierenden Tumor allein aus seinen klinischen Folgeerscheinungen stellen,

5. für eine große Zahl dieser Hormonkrankheiten ist der Kausalzusammenhang mit den Adenomen durch die Heilung dieser Krankheiten nach operativer Entfernung der Adenome erwiesen.

Worüber man aber noch nicht genügend Bescheid weiß, das ist die Frage nach der *Ursache der Adenombildung* selbst. Man ist geneigt, äußere, nach den betreffenden Organen ausgerichtete Noxen anzuschuldigen. Es ist aber außer bei der Schilddrüse (s. unten) sonst noch bei keiner einzelnen Drüse der allgemeine Charakter, geschweige denn gar die wahre Natur solcher Noxen bekannt geworden. Ja, es ist noch nicht einmal die Grundfrage entschieden, ob die Adenome die primäre Ursache der betreffenden Krankheit sind oder ob es sich bei der Hyperplasie, gesteigert bis zur knotigen Adenombildung, nur um eine sekundäre Folge oder um einen kompensatorischen Selbstheilungsversuch des Organismus gegenüber einem unbekannten Grundleiden handelt. Gerade bei den Epithelkörperchentumoren hat man immer wieder angenommen, daß sie weiter nichts als ein Bestreben des Organismus darstellen, den aus sonstigen Gründen veränderten Kalkstoffwechsel wieder zu kompensieren und ins Gleichgewicht zu bringen. Die letztere Deutung ist aber immer schwierig gegenüber den Zuständen, bei denen (wie z. B. bei der Osteomalacie usw.) der Kalkstoffwechsel gestört ist und wo trotzdem solche Hyperplasien oder gar Adenome vermißt werden.

Jedenfalls sprechen die teilweise durchschlagenden Erfolge der Heilung nach Entfernung der betreffenden Adenome dafür, daß es möglich ist, den seiner Natur nach unbekannten Kausalring an der entscheidenden Stelle im Adenom selbst als dem Multiplikator der Krankheitserscheinungen zu sprengen. Damit ist aber noch nichts darüber gesagt, was die letzte Ursache der Adenombildung selbst ist.

Für das Krebsproblem entscheidend ist der Umstand, daß diese Adenome offenkundige Vorstufen späterer Krebse der Blutdrüsen darstellen. Entsprechend ihrer Herkunft aus primär gutartigen Adenomen handelt es sich dann fast immer um *Adenocarcinome innersekretorischer Drüsen.* Wenn der Prozentsatz solcher sekundärer Adenocarcinome nicht hoch ist, so liegt das daran, daß viele solcher Adenome wegen ihrer schweren Hyperfunktionszustände noch im Stadium der Gutartigkeit operiert zu werden pflegen oder daß sie wie beim Inselzelladenom früher häufig schon frühzeitig starben. Jedenfalls ist jedes solcher Adenome eine Präneoplasie. Vor allem interessiert auch hier die Frage ihrer hormonalen Leistungen. Haben sie als Mitgift vom Muttergewebe noch die Fähigkeit richtiger innerer Sekretion oder geht diese Fähigkeit mit der Krebsentartung zu Verlust?

Es ist von vornherein klar, daß die Hormonproduktion von Krebszellen endokriner Organe abhängt von dem Grade ihrer Differenzierung. Nur dort, wo die „chemische Differenzierung", wie REIMANN (1936) es ausdrückt, erreicht wird, ist aktives Hormon zu erwarten. Ist die Krebszelle einer endokrinen Drüse völlig entdifferenziert, also sehr unreif, so wird sie weder Hormon liefern, noch auch durch Stoffe, die sonst die Inkretbildung beeinflussen (wie z. B. Jod bei der Bildung von Thyroxin) beeinflußbar sein. Es ist dies auch praktisch-klinisch und prognostisch wichtig (s. 12. Kapitel, S. 567).

Von allen endokrinen Organen liefert die *Schilddrüse* die meisten Tumoren. Der *Kropf* ist so häufig, daß man sich oft des Geschwulstcharakters desselben gar nicht mehr bewußt wird. Man vergesse aber nicht, daß der häufigste, der *Knotenkropf*, sich *aus multiplen Schilddrüsenadenomen* zusammensetzt und daß es auch gelegentlich *solitäre Schilddrüsenadenome* gibt. Das Kropfproblem ist für das Krebsproblem insofern von Bedeutung, als wir im Gegensatz zu den Adenomen aller anderen endokrinen Organen, bei den Adenomen der Schilddrüse, welche Unterform von Kropf sie auch bedingen, *ätiologisch* wenigstens einige Anhaltspunkte besitzen, warum es überhaupt zu Adenombildung kommt. Daß es exogene Momente sein müssen, beweist der Umstand, daß in dem ausge-sprochenen Kropfgebiet von Bern 23,4%, also fast ein Viertel aller senilen (über 11 Jahre) alten Hunde — sie teilen ja wie kein anderes Tier mit dem Menschen Wohnung und Nahrung — an Schilddrüsenkrebs nach vorheriger Struma zugrunde gehen. Dafür, daß der *Jodmangel* eine wesentliche Rolle spielt, gibt es eine Reihe von wichtigen Hinweisen. Es sei nur an die Häufigkeit des Kropfes in den Alpen-tälern mit ihrem jodarmen Wasser und der Seltenheit des Kropfes im Bereich der Meeresküsten erinnert, vor allem auch an die nachgewiesene Jodprophylaxe durch Joddarreichung an die Schuljugend oder Beimischung zum Speisesalz in Kropfendemiegebieten, z. B. in der Schweiz. Auch die Tatsache, daß die bei manchen Fischen, z. B. Salmoniden, beobachteten Strumen (auch wuchernde) durch Zusatz kleinster Joddosen zum Wasser der Fischteiche sicher geheilt werden können (GAYLORD und MARSH 1914), spricht für die Jodmangeltheorie als Erklärung für die Adenome der Schilddrüse. Vielleicht spielt auch bei den Adenomen anderer Blutdrüsen das Defizit an Spurenelementen (Näheres s. SCHWARZ 1941, 1947 und SCHARRER 1944) eine ätiologische Rolle.

Die entscheidende Beziehung liegt in der Tatsache, daß der Schilddrüsenkrebs so gut wie nur im Kropf der Schilddrüse entsteht. Dem *Cancer der Schilddrüse* geht fast stets ein *Präcancer einer Struma* voraus. Im europäischen Sprach-gebrauch spricht ja auch niemand vom Carcinom der Thyreoidea, sondern nur von der Struma maligna.

Die *Struma maligna* (Lit. bei WEGELIN 1926, BARTHELS 1931, DE QUERVAIN 1941) läßt sich nach LANGHANS und WEGELIN (s. bei DE QUERVAIN) in folgende *Unterformen* einteilen:

I. Epitheliale Geschwülste.

1. Das metastasierende Adenom. . } 5%
2. Das Papillom . . . . }
3. Die wuchernde Struma
   (LANGHANS). 45,5%
4. Das Carcinom. 15,5%
   a) Carcinoma simplex
   b) Der Zylinderzellkrebs
   c) Der Plattenepithelkrebs

II. Bindesubstanz- und Gefäßgeschwülste.

1. Das Sarkom 17,5%
2. Das Hämangioendotheliom . . . 13,5%
3. Das Lymphangioendotheliom

III. Bösartige Mischgeschwülste.

1. Das Carcinosarkom . . . . . . } 3%
2. Mischgeschwülste und Teratome. }

In Analogie zu den Tumoren anderer endokriner Organe ist es von Bedeutung, daß die malignen Strumen fast ausschließlich von Adenomen ihren Ausgangs-punkt nehmen. Darin sind alle Untersucher einig. Nur die Hämangiome gehen gelegentlich, wie ja auch andere sarkomatöse Tumoren (s. z. B. 6. Kapitel, S. 210), von der Kapsel von Cysten aus.

Dem reinen Adenom am nächsten steht das Adenocarcinom der Schilddrüse in seiner reinen Form, meist als „wuchernde Struma" (LANGHANS) bezeichnet.

Es handelt sich dabei um exzentrisch aus sich heraus wachsende adenomartige Knoten, die die Schilddrüsenkapsel nicht durchbrechen, trotzdem aber wegen ihres unaufhaltsamen Wachstums und wegen ihrer Metastasierung als maligne anzusehen sind. Klinisch bestehen die Erscheinungen der Hyperthyreose, ohne daß aber der Grad der Basedow-Krankheit erreicht zu werden pflegt.

Noch in einer anderen Form kann die Schilddrüse den Charakter eines Drüsenkrebses annehmen. Es sind das nicht allzu seltene Fälle von sog. *metastasierenden Kolloidstrumen*. Schon die Tatsache der Metastasierung reiht sie in die Reihe der Krebse ein, wenn auch andere Kennzeichen der Malignität zu fehlen pflegen. Wie wir uns aber selbst überzeugten, ist auch die Rückfallgefahr eine große. WEGELIN bezeichnet sie als „maligne oder metastasierte Adenome". Die Krebsnatur ist in diesen Fällen nicht an den Krebszellen, sondern nur am biologischen Verhalten erweisbar. Einen instruktiven Fall schildert PETERS. Ein 71jähriger Kranker stirbt nach 4 Jahren an schwerster Krebskachexie. Die erste Manifestation (tubuläres Schilddrüsenadenom) war am Schädeldach (operiert, rezidivfrei). Eine jetzt erst entdeckte retrosternale Struma ließ in den 4 Jahren bis zum Tode Zeichen einer malignen Struma nicht erkennen. Eine zweite Metastase am Supraorbitalrand geht auf Röntgenbestrahlung weitgehend zurück. Weitere Metastasierung in die proximalen Extremitäten, in Lymphknoten und Lunge. Interessant ist, daß die erste Metastase nur das Bild eines tubulären Adenoms, während die späteren Metastasen bei der Sektion histologisch Carcinome ergaben.

Die verschiedenen Formen metastasieren sehr verschieden. In der Summe der Fälle *metastasieren* die malignen Strumen nach dem Sektionsmaterial von WEGELIN in 84% der Fälle in die Lungen und Pleuren, in 56% in die Lymphknoten und in 26% in das Knochensystem.

Für die Biochemie des Krebsgeschehens interessiert am meisten die *innersekretorische Leistung* der malignen Strumen. Hier ist es nun bemerkenswert, daß maligne Strumen selbst mit Zerstörung allen Schilddrüsengewebes nie zu einer Cachexia thyreopriva führen. Es gibt aber noch schlüssigere Beweise dafür, daß die die malignen Strumen wirklich Hormon zu produzieren vermögen. Es sind das a) die Fälle, bei denen die krebsige Schilddrüse total exstirpiert wurde und wo das auftretende *Myxödem* mit dem Erscheinen von Metastasen wieder verschwand.

Viel zitiert ist der von EISELSBERG (1884) mitgeteilte Fall, bei dem es mit Entfernung der Geschwulst zur Ausbildung von Myxödem, mit Auftreten einer Metastase zum Rückgang desselben und mit Entfernung der Metastase erneut zum Myxödem kam. Allerdings ist dieser vielzitierte Fall nicht so beweiskräftig, läßt ja die Originalarbeit erkennen, daß weniger das Myxödem als eine Tetanie das Krankheitsbild beherrschte.

Besonders beweiskräftig für die Hormonproduktion maligner Strumen sind b) jene häufigen Fälle ($^1/_3$ aller epithelialen Tumoren!) von *Hyperthyreoidismus*, bei denen es parallel der Größenzunahme der Geschwulst zu einer gleichsinnigen Grundumsatzsteigerung bis zu $+ 45\%$ (vgl. z. B. MEYER-HÜRLIMANN und OSWALD 1913) kommt, c) als Gegenbeweis die nicht vom schilddrüsenspezifischen Gewebe ausgehenden *Sarkome*, die *nie* mit *Hyperthyreoidismus* einhergehen.

Es ist das nicht nur krebstheoretisch interessant wegen des Nachweises, daß die höher differenzierten — und nur diese! — epithelialen Tumoren aktives Hormon produzieren, sondern auch *praktisch-klinisch* wichtig. So weist diagnostisch bei bestehendem Kropf (wenn er nicht künstlich jodifiziert wurde!) ein Hyperthyreoidismus auf Krebsumwandlung, und zwar auf einen epithelialen Krebs hin, und krebstherapeutisch wird man natürlich von radioaktivem Jod (s. 12. Kapitel, S. 567) nur dort einen Effekt erwarten dürfen, wo die Differenzierung so hoch ist, daß Kolloid gebildet und Jod gespeichert wird, also a priori durchaus nicht in allen Fällen von Struma maligna und ihren Metastasen.

Bei Adenomen der Epithelkörperchen und solchen des Hypophysenvorderlappens scheinen maligne Adenome bis jetzt noch nicht bekannt geworden zu sein. Dagegen hat der Verfasser selbst einen Fall von metastasierten Adenomen des Nebennierenmarks beobachtet. Viel beschrieben sind auch solche der Nebennierenrinde. Von EBHARDT stammt die Beschreibung eines solchen des Inselzellapparates, und besonders häufig sind maligne Formen, ausgehend von dem Hoden und den Eierstöcken.

Wenn wir — in Ergänzung des oben über die Adenome Gesagte — alle Tatsachen bezüglich der malignen Geschwülste endokriner Organe *zusammenfassen*, so ergibt sich eine klare *Sonderstellung* dieser Geschwülste im Rahmen der Biochemie des Krebsgeschehens. Sie liegt in folgendem:

a) Die *Präcancer* dieser Tumoren sind in der großen Mehrzahl der Fälle die *Adenome* (Beispiel maligne Struma und Kropf!);

b) bei der Entstehung der prämalignen Adenome spielen vielleicht *mangelnde Spurenelemente* eine Rolle (Jod beim endemischen Kropf);

c) von den Adenomen ausgehende maligne Tumoren können aktives Hormon bilden und damit *Hyperfunktionszustände* bedingen;

d) diese Hormonproduktion ist jedoch auf die Formen beschränkt, bei denen die Differenzierung eine relative Reife der ,,chemischen Differenzierung" (REIMANN) erreicht hat. Es steht aber fest: solche *Krebse produzieren Hormone*;

e) die positive Hormonproduktion ist *diagnostisch verwertbar* (Prolanausscheidung bei Hodentumoren, Hyperthyreose bei malignen Strumen, Blutdruckkrisen bei malignen Phäochromocytomen usw.);

f) sie ist auch *prognostisch* von Wert, da sie mit der Entfernung der Tumoren schwindet und mit dem Auftreten von Metastasen wiederkehrt;

g) sofern Krebse *nicht von den Drüsenepithelien* der endokrinen Organe, sondern z. B. von deren Stützsubstanzen oder Gefäßen *ausgehen*, verhalten sie sich wie Tumoren irgendwelcher anderer Organe, insbesondere *bilden sie keine Hormone.*

Faßt man alles über innere Sekretion und Krebs Gesagte nach der grundsätzlichen Seite zusammen, so kommt man zu dem Ergebnis, daß *Hormonstörungen keine Krebsursache* darstellen. Es ist das wichtig, allein schon auf die Frage, ob Krebs ein Allgemein- oder örtliches Leiden sei. Innersekretorisch läßt sich für die Krebsallgemeinkrankheit kein Argument beibringen.

Andererseits ist es ebenso sicher, daß die biologisch so ungemein wichtigen Wirkstoffe auf den erst einmal entstandenen Krebs in seiner Verlaufsform einen wichtigen Einfluß besitzen, ja daß Inkrete sogar so hochgradig krebshemmende Wirkung zu entfalten vermögen, daß sie in Einzelfällen einer Krebsheilung nahekommen.

Zusammenfassung. Das Schwergewicht der Biochemie des Krebsgeschehens liegt auf dem Gebiete der *Wirkstoffe* oder Biokatalysatoren, der Stoffe also, die im Körper nur in geringster Konzentration vorhanden sind, zugleich aber die höchste biologische Aktivität entfalten.

Eine große Rolle spielen Störungen im *Enzymstoffwechsel*. Die ersten Ergebnisse vermittelte die von WARBURG entdeckte Methode zur manometrischen Bestimmung des Atmungs- und Spaltungsstoffwechsels lebender Zellen. WARBURG zeigte, daß die Krebszellen, ohne des Sauerstoffes zu bedürfen, noch eine zweite Energiequelle besitzen: sie spalten Zuckerstoffe in Milchsäure (sog. Glykolyse). Der Zellstoffwechsel der Krebszellen ist überwiegend ein *Spaltungs- oder Gärungsstoffwechsel* mit dem Endprodukt der Milchsäure, selbst wenn der zur Zellatmung erforderliche Sauerstoff in Überschuß vorhanden ist.

Bei der Milchsäuregärung wirken nach den bisherigen Kenntnissen 11 Gärungsfermente zusammen, von diesen 11 sind zwei, die Zymohexase und die Isomerase,
bei Tumorträgern stark vermehrt, und zwar in Abhängigkeit vom Tumorgewicht
im Verhältnis zum Körpergewicht.

Aber nicht nur das Enzymsystem der Zuckerspaltung ist schwer gestört, es
besteht auch noch — in Verbindung damit stehend — ein schwerer *Enzymschaden* im Bereich *der Zellatmung.* Die Hauptrolle spielt dabei das eisenhaltige
Enzym der Zellatmung, das WARBURGsche Atmungsferment. Dieses den Bluthäminen chemisch nahe verwandte Atmungsferment steht im Zusammenwirken
mit anderen Häminen, mit den sog. Cytochromen. Es hat sich gezeigt, daß das
ganze Enzymsystem der biologischen Oxydation, dessen Aufgabe es ist, bei der
Zellatmung den molekularen Sauerstoff über die Reaktionskette des Atmungsfermentes und der Cytochrome hinweg mit dem Wasserstoff der Substrate in
Reaktion zu bringen, schwer defekt ist. Das vollständige oder teilweise *Fehlen
des Cytochromsystems* ist ein wesentliches Merkmal des Enzymsystems im Krebsgewebe.

Andere Enzymstörungen spielen sich ab im Bereich des Fettstoffwechsels
(Vermehrung der atoxylresistenten Lipase), ferner der Phosphorsäure spaltenden
Fermente, der sog. Phosphatasen.

Die am meisten in die Zukunft weisenden Fortschritte liegen auf dem Gebiete
des Eiweißstoffwechsels der Zellkerne und des Cytoplasmas. Hier vereinigen sich
die bedeutsamen Ergebnisse der Genetik, der Cytologie, mit denen der *Mikrobiochemie* zu völlig neuartigen Einblicken in den Stoffumsatz der Zellen und des
Zellebens überhaupt. Die ersten Ergebnisse dieser topographischen Cytochemie
weisen auf Defekte der Krebszellen in der endocellulären Eiweißsynthese hin.

Bei anderen Wirkstoffen, den *Vitaminen*, ist es sicher, daß sie mit der primären
Tumorentstehung nichts zu tun haben — sicherlich ist Krebs keine Hypo- oder
Avitaminose! — dagegen führt Krebs häufig zu sekundären Vitaminwirkungen.
Die Bedeutung der Vitamine für das Krebsgeschehen liegt also vornehmlich
auf dem Gebiete der Beeinflussung der Krebskrankheit durch Vitamintherapie
(12. Kapitel, S. 607).

Was nun die Wirkstoffe der *Hormone* anlangt, so ist es wohl sicher, daß
unter einigermaßen physiologischen Bedingungen Hormone keinen Krebs hervorzurufen vermögen. Andererseits ist es erwiesen, daß Hormone das Krebsgeschehen in seinem Ablauf zu modifizieren vermögen, vor allem bei Krebsen,
die von hormonal gesteuerten Organen und Geweben ausgehen, sogar manchmal
in einem sehr ausgeprägten Maße.

Am sinnfälligsten werden die Zusammenhänge zwischen Hormonen und
Geschwulstbildung bei den hormonproduzierenden *Geschwülsten endokriner Organe.*
Sie führen durch gesteigerte Hormonausschüttungen zu scharf charakterisierten
Krankheitsbildern und führen zu einer Reihe von hormonal-diagnostischen Verfahren. Die von den Drüsenepithelien solcher endokriner Organe ausgehenden
Adenome sind zugleich ein prämalignes Stadium von Adenocarcinomen hormoneller Organe, die ihrerseits biochemisch dartun, daß Krebszellen unter bestimmten Bedingungen Hormone zu bilden in der Lage sind.

Abschließend läßt sich also sagen: *Hormone erzeugen keinen Krebs, aber Krebszellen erzeugen Hormone*, wenn sie von endokrinen Zellen abstammen. *Hormone
beeinflussen Krebs*, besonders in Organen, die schon normalerweise unter hormonalem Einfluß stehen.

Für die Zukunft werden voraussichtlich die *Biochemie der Sterine* (wegen
ihrer Beziehungen zu krebserzeugenden chemischen Stoffen, s. Kapitel 7, S. 277)
und die *Radiobiochemie* (Indicatormethode! Krebstherapie!) die Hauptbedeutung
erlangen.

Literatur.

ABDERHALDEN, R.: Vitamine, Hormone, Fermente. Berlin-Wien 1943. — ALBERS, H.: Angew. Chem. **49**, Nr 28 (1936); **51**, 617 (1938). — Dtsch. Z. exper. Med. **104**, 146 (1938). — APITZ: Virchows Arch. **306**, 631 (1940). — ASCOLI, M.: Klin. Wschr. **1935**, 1593.

BAATZ, H.: Z. Krebsforsch. **50**, 481 (1940). — BARTHELS, C.: Erg. Chir. u. Orthop. **24** (1931). — BAUER, J.: Wien. klin. Wschr. **1912**, 1376. — BAUER, K. H.: Münch. med. Wschr. **1941**, Nr 27, 748. — BAYERLE, H. u. F. H. PODLOUCKY: Z. Krebsforsch. **50**, 220 (1940). — Z. physiol. Chem. **264**, 189 (1940). — Biochem. Z. **304**, 259 (1940); **305**, 227 (1940); **307**, 159 (1941). — BEAR, H. H.: Arch. int. Med. (Am.) **56**, 1143 (1935). — BEHRENS, O. K., F. LIPMANN, M. COHN and D. BURK: Science (N. Y.) **92**, 32 (1940). — BERANEK, Z.: Čas. Lék. česk. **1942**. — BERNHARDT, FR.: Klin. Wschr. **1928**, 1184; **1932**, 1085. — Arch. klin. Chir. **190**, 543 (1938). — BIERICH, R. u. LANG: Klin. Wschr. **1936**, Nr 19, 667. — BLOOM, W.: Strahlenther. **53**, 611 (1935). — BLÜMEL, P.: Med. Wschr. **1935**, Nr 51. — BOEMINGHAUS, H.: Z. Ur. **28**, 798 (1934). — BONSDORFF: Fol. haemat. (D.) **59**, 184 (1938). — BONSER, G. M.: J. Path. a. Bacter. **42**, 169 (1936). — BORST, M.: Orvosképzés (Ung.) **1941**, 129. — BRAULT: Bull. Canc. **27**, 208 (1938). — BRONSTEIN, J. u. D. WOLKENSOHN: Acta cancrol. (Ung.) **1**, 205 (1935). — BÜRGER, M. u. K. PLÖTNER: Klin. Wschr. **1941**, 1209. — BURROWS, H. and N. KENNAWAY: Amer. J. Canc. **20**, 48 (1934). — BUTENANDT, A.: Angew. Chem. **51**, 617 (1938); **53**, 345 (1940). — Akad. ärztl. Fortbild. **2**, 45 (1939). — BUTENANDT, A. u. H. FRIEDRICH-FREKSA: Biol. Zbl. **62**, 318 (1942). — BUTENANDT, A. u. L. A. SURANYI: Ber. dtsch. chem. Ges. **75**, 597 (1942).

CASPERSSON, T.: Naturw. **29**, 33 (1941). — CASPERSSON, T., CL. NYSTRÖM u. L. SANTESSON: Naturw. **29**, 29 (1941). — CASPERSSON, T., TORBJÖRN u. SANTESSON: Studien über den Eiweißstoffwechsel in den Zellen epithelialer Geschwülste. Stockholm 1942. — CLÉMENT, R. et DEBAIN: Bull. Soc. méd. Hôp. Par. **3** (1942). — CHRISTIANI, A. v.: Z. Krebsforsch. **48**, 369 (1939). — CRAMER, H.: Münch. med. Wschr. **1940**, Nr 48, 1326. — CRAMER, W. u. E. S. HORNING: Lancet **1936** I, 247. — CSEH, O.: Zbl. Path. **80** (1943). — CUSHING, H.: Bull. Hopkins Hosp. (Baltim.) **50**, 137 (1932).

DELBET, P.: Bull. Assoc. franç. Étude Canc. **17**, 315, 525 (1928); **20**, 187 (1931). — DEMOLE, V.: Z. Vitaminforsch. **8**, 341 (1939). — DEUCHER, W.: Z.org. Chir. **99**, 152 (1940). — DITTMAR, C.: Z. Krebsforsch. **49**, 397 (1939); **50**, 472 (1940). — DODDS, E. C., W. LAWSON and P. C. WILLIAMS: Nature (Brit.) **148**, 142 (1941). — DRUCKREY, H.: Naunyn-Schmiedebergs Arch. **180**, 367 (1936). — Dtsch. med. Wschr. **1936**, 717. — DUCUING, J. et BENAYGNES: Assoc. franç. Étude Canc. **29**, 122 (1941). — DUPONT: Bull. Acad. Méd., Par. **127**, 179 (1943).

EBHART, KL.: Arch. klin. Chir. **206**, 233 (1944). — EDLBACHER, S. u. W. KUTSCHER: Z. physiol. Chem. **199**, 200 (1931); **207**, 1 (1932). — EDLBACHER, S. u. K. W. MERZ: Z. physiol. Chem. **171**, 252 (1927). — EICHHOLTZ, F. u. KANDERER: Biochem. Z. **276**, 326 (1935). — EISELSBERG, V.: Arch. klin. Chir. **48**, 489 (1894). — EITEL, H.: Klin. Wschr. **1938**, 1465. — EPSTEIN, E.: Z. Krebsforsch. **38**, 535 (1933). — EULER, H. v.: Dtsch. med. Wschr. **1938**, 1712. — Chemie und Krebs, S. 51. Berlin 1940. — EULER, H. v., B. v. EULER u. SAEBERG: Z. physiol. Chem. **270**, 125 (1941). — EULER, H. v. u. G. v. HEVESY: Danske Vidensk. Selsk. Biol. Medd. **17**, 1 (1942). — EULER, H. v. u. B. SKARZINSKY: Z. physiol. Chem. **265**, 133 (1940). — Biochemie der Tumoren. Stuttgart 1942. — EWALD, F. K.: Zbl. Gynäk. **1936**, 559.

FENSTER, E.: Frankf. Z. Path. **46**, 403 (1934). — FIGGE, F. H. J. and L. C. STRONG: Canc. Res. **1**, 779 (1941). — FRANQUÉ, O. v.: Mschr. Krebsbekpf. **2**, 129 (1934). — FRIEDRICH-FREKSA, H.: Naturw. **28**, 376 (1940).

GARDNER, W. U., SMITH, ALLEN and STRONG: Arch. Path. (Am.) **21**, 265 (1936). — GAYLORD and MARSH: Carcinoma of the thyreoid in the salmonoid fishes. Washington 1914. — GEISSENDÖRFER, R.: Arch. klin. Chir. **196**, 69 (1939). — Prostata. Geschlechtshormone und Genese der sog. Prostatahypertrophie. Leipzig 1940. — Zbl. Chir. **1941**, Nr 48, 2258. — GLEY, P. et LAUR: Sang **14**, 417 (1941). — GREENSTEIN, J. F.: A.A.A.S. Research Confer. Canc. Washington 1945, S. 192. — GUTMAN, A. B.: J. amer. med. Assoc. **120**, 1112 (1942). — GUTMAN, A. B., E. B. GUTMAN and J. M. ROBINSON: Amer. J. Canc. **38**, 103 (1940). — GUTMAN, E. B., E. F. SPROUL and A. B. GUTMAN: Amer. J. Canc. **28**, 485 (1936).

HALBAN, J.: Wien. klin. Wschr. **1925**, 475, 495. — Z. Konstit.lehre **11**, 294 (1925). — HAMBURGER, CH., F. BANG u. J. NIELSEN: Acta path. et microbiol. scand. (Dän.) **13**, 75 (1936). — HANKE, H.: Vitamine und Chirurgie. Leipzig 1943. — HEDINGER: Frankf. Z. Path. **3** (1909). — HEINLEIN, H.: Z. Krebsforsch. **35** (1932). — HEITZ, E.: Verh. dtsch. Ges. Vererb.wiss. **8**, 58 (1935). — HEITZ, E. u. H. BAUER: Z. Zellforsch. **17** (1933). — HERKEN, H. u. H. ERXLEBEN: Z. physiol. Chem. **264**, 251 (1940); **269**, 47 (1941). — HIMMELMANN u. LEHMANN: Beitr. klin. Chir. **150**, 31 (1930). — HINSBERG, K.: Das Geschwulstproblem in Chemie und Physiologie. Dresden u. Leipzig 1942.

JORES, A.: Klin. Wschr. **1936**, 841. — JOWETT: Biochem. J. (Brit.) **25**, 1991 (1931). — JÜNGLING, O.: Strahlenther. **60**, 86 (1937). — JUNOD, J. M.: Schweiz. med. Wschr. **1947**, 191. — JURA, V.: Policlinica, sez. chir. **37**, 371 (1930).

KESSEL, F. K.: Erg. inn. Med. **50**, 649 (1936). — KIENLE, F.: Die Sternalpunktion in der Diagnostik. Leipzig 1943. — KNAKE, E.: Z. Krebsforsch. **54**, 237 (1943). — KNAPP, E., REUSS, RISSE u. SCHREIBER: Naturw. **27**, 304 (1939). — Klin. Wschr. **1939**, 801. — KÖGL, F.: Klin. Wschr. **1939**, 801.— Naturw. **1942**, 46, 47.— KÖGL, F. u. H. ERXLEBEN: Z. physiol. Chem. **258**, 57 (1939); **261**, 154 (1939); **263**, 107 (1940); **264**, 108 (1940). — KÖHLER, K.: Erg. Enzymforsch. **6**, 157 (1937). — KRAUT, H.: Z. physiol. Chem. **258**, 101 (1939). — KROENING, FR.: Handbuch der Erbbiologie des Menschen, Bd. IV/2, S. 1079. Berlin 1940.— KROTKINA, N.: Z. Krebsforsch. **21**, 450 (1924). — KÜHN, A.: Ber. dtsch. chem. Ges. **1938**, 107. — KUTSCHER, W. u. H. WOLBERGS: Z. physiol. Chem. **236**, 237 (1935).

LACASSAGNE, A.: Schweiz. Vereinig. Krebsbekpf. **3**, 175 (1936).— C. r. Soc. Biol. **121**, 607 (1936). — LACASSAGNE, A., LOISELEUR et NYKA: C. r. Soc. Biol. A **113**, 1379 (1933). — LANG, A.: Z. Krebsforsch. **49**, 20 (1940). — LANG, A. u. A. ROSENBOHM: Z. Krebsforsch. **48**, 183 (1939). — LANGHANS: Virchows Arch. **189** (1907); **206** (1911). — LEEMANN, H.: Klin. Wschr. **1942**, Nr 3, 60. — LEHNARTZ, E.: Einführung in die chemische Physiologie, 5. Aufl. Berlin 1942. — LINDER, FR.: Klin. Wschr. **1947**, Nr 24/25, 498. — LOEB, L.: J. med. Res. (Am.) **40**, 477 (1919). — Cancer **13**, 49 (1937). — LOISELEUR, J.: C. r. Soc. Biol. **120**, 1038, 1158 (1935).

MASCHMANN, E.: Naturw. **29** (1941).— Forsch. u. Fschr. **19**, 15 (1943).— MASSENBACH, V. u. DUBRANSZKY: Dtsch. med. Wschr. **1946**, Nr 21/24, 236.— MEYER-HÜRLIMANN u. OSWALD: Korresp.bl. Schweiz. Ärzte **1913**, 46. — MÖLLENDORFF, W. v.: Schweiz. med. Wschr. **1941**, 309. — MORAVEK, V.: Acta radiol. et canc. boh. slov. **2**, 70 (1939).

NATHANSON, I. T.: In W. G. HOLMES u. Mitarb.: Cancer. A Manual for Practitioners, S. 235. Boston 1940. — New Engld J. Med. **231**, 764 (1944). — NOELLE, R.: Med. Klin. **42**, 677 (1947).

OBERLING, CH., M. et P. GUÉRIN: Bull. Canc. **24**, 232 (1935); **26**, 1 (1937).

PAINTER, T. S.: Genetics (Am.) **19** (1934). — PALOTTI, A.: Bull. Sci. med. **3**, 526 (1935). — PARADE, G. W. u. K. KINDLER: Klin. Wschr. **1938**, Nr 23, 810. — PETERS: Chirurg **1944**. — PHILIPS, I. R.: Amer. J. Surg. **73**, 111 (1947). — PURR, A.: Z. Krebsforsch. **47**, 60 (1938).

QUERVAIN, FR. DE: Die Struma maligna. Neue Deutsche Chirurgie, Bd. 64. 1941.

REDING, R.: Z. Krebsforsch. **47**, 240 (1939). — REIMANN, ST. P.: Amer. J. Canc. **15**, 214 (1931). — Amer. J. clin. Path. **6**, 1 (1936). — REIMANN, ST. P. and E. B. KELLER jr.: Pennsylv. med. J. **1943**. — REZZESI, F.: Doc. quaest. path. **3**, 2 (1934); **1935**. — RIESCO, A.: Brit. J. Canc. **1**, 166 (1947). — RODEWALD, W.: Klin. Wschr. **1939**, 26. — Innere Sekretion und Krebs. In K. HINSBERG: Das Geschwulstproblem in Chemie und Physiologie, S. 161. 1942. — ROHOLM, K. u. TEILUM: Ugeskr. Laeg. (Dän.) **1942**. — RONDONI, P.: Öst. chem. Ztg. **45** (1942).

SANDKÜHLER, ST.: Manuskript, in Druck 1948. — SAUERBRUCH, F. u. E. KNAKE: Z. Krebsforsch. **44**, 223 (1936). — Arch. klin. Chir. **189**, 185 (1937). — SCHARRER, K.: Die Biochemie der Spurenelemente, 2. Aufl. Berlin 1944. — SCHILLER, W.: Arch. Gynäk. **160**, 344 (1935). — SCHNEIDER, E.: Die Vitamine in der Chirurgie. Stuttgart 1937. — Arch. klin. Chir. **190**, 397 (1937); **192**, 462 (1938). — SCHNEIDER, E. u. BURGER: Klin. Wschr. **1938**, Nr 26, 905. — SCHOECKAERT, J. A.: Brux. méd. **15**, 1010 (1935). — SCHREIER, K.: Klin. Wschr. **1948** (Korrekturen). — SCHWARZ, R.: Ärztl. Wschr. **1947**, Nr 47/48. — SIEBMANNS, E.: Mschr. Krebsbekpf. **3**, 353 (1935). — SMITH, G., ALLEN, STRONG and GARDNER: Arch. Path. (Am.) **21**, 265 (1936). — STAEMMLER, M.: Klin. Wschr. **1936**, 404. — STEIGERWALDT, F.: Mschr. Krebsbekpf. **11**, 1, 21 (1943). — STEPP, W.: Wiss. Woche Frankf. **2**, 56 (1935). — STEPP u. SCHRÖDER: Z. exper. Med. **98**, 611 (1936). — STERN, K. and R. WILLHEIM: The Biochemistry of Malignant Tumors. Brooklyn 1943.

TERBRÜGGEN, A.: Klin. Wschr. **1947**, 310. — TRAPPE, W.: In K. HINSBERG: Das Geschwulstproblem in Chemie und Physiologie, S. 47. Berlin 1942.

UHER, V.: Z. Krebsforsch. **53**, 211 (1942).

VOLHARDT, F.: Z. klin. Med. **142** (1943).

WAGNER, G. A.: Wschr. Geburtsh. **85**, 1 (1930).— WAGNER u. E. HERING: Z. Krebsforsch. **53**, 337 (1942). — WALDSCHMIDT-LEITZ, MAYER u. HATSCHEK: Z. physiol. Chem. **262** (1939/40). — WARBURG, O.: Klin. Wschr. **1925**, Nr 12, 534. — Uber den Stoffwechsel der Tumoren. Berlin 1926. — Verh. dtsch. Ges. inn. Med. **1928**, 11, 65. — WARBURG, O. u. CHRISTIAN: Naturw. **1942**, H. 48/49, 731. — Biochem. Z. **314**, 399 (1943). — WARBURG, O., F. WIND u. E. NEGELEIN: Klin. Wschr. **1926**, 829. — WATTENWYL, H. v.: Tierexperimentelle Untersuchungen über die Wirkung langdauernder Follikelhormonapplikation und die hormonale Tumorentstehung. Basel 1944.— WEGELIN: In HENKE-LUBARSCH: Handbuch der speziellen pathologischen Anatomie und Histologie, Bd. 8. 1926. —WEGELIN, L., KLINGE u. PETERS: Dtsch. Z. Chir. **187**, 317 (1924).

ZONDEK, B.: Chirurg **2**, 1072 (1940). — ZONDEK, H.: Diseases of the Endocrine Glands, 4. Aufl. 1944.

II. Krebsentstehung.

Im I. Hauptabschnitt dieses Buches unterrichteten die Ausführungen zur Klinik, Statistik, Pathologie und Biochemie des Krebsgeschehens über das Wesen der Krebskrankheit an Hand seines großen Tatsachenmaterials. Alle Ermittelungen geschahen unausgesprochen unter dem Motto: ,,Verschaffen wir uns volle Gewißheit über die Tatsachen, ehe wir uns über die Ursachen den Kopf zerbrechen" (P. HAZARD). Der menschliche Geist gibt sich aber mit den Tatsachen allein nicht zufrieden. Seit Jahrtausenden fragt er immer wieder: Was geht den Tatsachen voraus? Welcher Art ist das primäre Geschehen, dem der Krebs notwendigerweise als Sekundäres folgt, dergestalt, daß, wenn das Erste nicht wäre, auch das Zweite, der Krebs, nie folgte? Jegliches Geschehen hat eben seine Ursache. Welches sind nun *die Ursachen des Krebses?* Mit der Suche nach dem Kausalnexus begibt sich die Krebsforschung — nach der Feststellung der empirisch gewonnenen Tatsachen — auf die zweite Stufe wissenschaftlicher Forschung, die Prüfung der Kausalitätsfrage, aber nicht nur aus dem Erkenntnistrieb heraus, sondern auch — es wird dies Gegenstand des III. Hauptabschnittes werden — wegen der Folgerungen, die sich für Therapie und Prophylaxe daraus ergeben.

Geschichtlich gesehen ist die *Kausalitätsforschung* in der Krebsfrage noch jungen Datums. Wohl wurde schon 1775, als PERCIVAL POTT den Scrotalkrebs der Schornsteinfeger ursächlich mit der Rußnoxe ihres Berufes (s. 1. Kapitel, S. 23) in Zusammenhang brachte, die Ursachenfrage aufgeworfen, es hat aber noch ein volles Jahrhundert gedauert, bis bei der ersten Wiederkehr des Kausalitätsgedankens, nämlich bei der Entdeckung des Teerkrebses (VOLKMANN 1875) und des Anilinkrebses (L. REHN 1895) hinsichtlich der Erforschung der Ursachen alle wissenschaftlich-experimentellen und bezüglich der Vermeidung auch die praktischen Folgerungen gezogen wurden. So ist also die eigentliche Kausalitätsforschung knapp 75 Jahre alt.

Seit dieser Zeit allerdings hat die Ursachenforschung auf dem Krebsgebiet unbestreitbar große Erfolge gezeitigt. Auf der Suche nach dem Kausalzusammenhang, der Fahndung nach den Zwischengliedern zwischen Ursache und Wirkung, sind es bis heute an die *300 Krebsnoxen,* die gesichert sind. Und wenn wir sie — den Inhalt der nächsten 4 Kapitel wenigstens in diesem einen Punkt vorwegnehmend — auf einen Nenner zu bringen versuchen, so wird sich zeigen, daß die Ursachenforschung tatsächlich den gesamten Horizont biologisch kausaler Faktoren umkreisen muß, um alle ,,Krebsschäden", wie sie der Volksmund immer schon postulierte, zu erfassen. Von Vererbungseinflüssen angefangen geht es über die weite Welt der Mikroorganismen bei den Virusstoffen bis zu den letzten Grenzen der belebten Welt und von da über komplexmolekulare Körper zu einfachen Elementen der unbelebten Welt und von ihr wiederum zu den Strahlen verschiedenster Wellenlänge bis herunter zu kosmischen Strahlen und den strahlenden Energien, wie sie die künstliche Atomumwandlung freisetzt.

Der Umkreis dieser Noxen zielt immer im Mittelpunkt auf den Menschen, aber nicht auf den Menschen als Lebewesen schlechthin, sondern vor allem auf den *heutigen Menschen in seiner* großenteils gewaltig und *gewaltsam veränderten* neuen und selbstgeschaffenen *Umwelt,* inmitten all den Fragwürdigkeiten seiner industriellen Zivilisation, seiner aufs stärkste abgeänderten Lebensformen und Daseinsbedingungen.

Beginnen wir unsere tour d'horizont mit den Einflüssen der Vererbung!

Fünftes Kapitel.

Krebs und Vererbung*.

Ich halte das Bestreben, die Ätiologie der Tumoren
nur von einer Seite zu sehen, für den verhängnis-
vollsten Fehler in der Geschwulstforschung.
R. Rössle (1920).

Die *Biochemie* lenkte in eindrucksvoller Form das Krebsproblem auf die Probleme des Zellstoffwechsels. In ihnen sind Abweichungen von der Norm erfaßt, die uns an das Kernproblem der Krebsfrage: was geschieht mit der Körperzelle bei ihrem Übergang in die Krebszelle? wesentlich näher herangebracht haben. Der Zellstoffwechsel seinerseits ist nun nicht ein Ding für sich, vielmehr ist er bestimmt durch die durch die *Vererbung* festgelegten Grundnormen und Grundfunktionen lebender Substanz überhaupt: „Die Erbanlagen, welche das Erbgut zusammensetzen, bestimmen den Umfang und die Art der Wechselwirkung zwischen Lebewesen und Umwelt" (Kühn 1939).

So leitet die Biochemie ganz natürlich vom Wesen des lebendigen Zellgeschehens hinüber zu den Ursachen desselben in den durch die Vererbung überkommenen Urkräften. Die umfassendste Fragestellung lautet: sind die biochemisch erfaßbaren Unterschiede im Zellstoffwechsel der Krebszellen etwa letzten Endes erbbedingt? oder allgemeiner ausgedrückt: *ist Krebs erblich?* Tatsächlich wird dem Arzt beinahe bei jedem Krebskranken diese Frage neu vorgelegt, ein Zeichen, wie tief diese Frage im Bewußtsein der Menschen wurzelt.

Die Frage selbst ist ja auch wirklich von schicksalhafter *Bedeutung*. Wohl ist auch ein rein durch äußere Ursachen entstandener Krebs — in den nächsten 3 Kapiteln werden viele solche Beispiele folgen — furchtbar genug, aber er hat wenigstens das eine Tröstliche: er ist am Ort der Entstehung vielfach heilbar und oft sogar vermeidbar. Ein erblicher Krebs hätte dagegen etwas Furchtbares und Untröstliches zugleich an sich, denn wenn wir ihn beseitigen, so würden wir ja nur ein örtliches Sympton beseitigen, aber das Grundübel, die erbliche Veranlagung zu weiterem Krebs belassen. Ist es wirklich so, wie der Zoologe Kröning (1939) es einmal formuliert hat, daß „ein Mensch, der auf Grund der erblichen Veranlagung einen Krebs bekommt, nun eben zeitlebens krebsgefährdet ist, auch wenn der erste realisierte Tumor radikal operiert wurde"? Ist wirklich Krebs ein Fatum, dem der Betroffene nicht zu entrinnen vermag? Kurzum, dem Problem „Krebs und Vererbung" kommt grundlegend allgemein-menschliche, praktisch-klinische und hohe biologische Bedeutung zu.

1. Krebsvererbung und Krebsstatistik.

Die Lösung der Frage „Krebs und Vererbung" sieht sich einer Reihe von grundsätzlichen *Schwierigkeiten* gegenüber: Die Kleinheit der menschlichen Familie, die langsame Generationsfolge, die Unsicherheit der Krebsdiagnose, das häufig vorzeitige Absterben möglicher Erbträger, die häufig lange Latenz bei allenfallsiger erblicher Belastung, die Vielheit der Krebsarten, das wesentliche Hereinspielen äußerer Krebsfaktoren und endlich die große Variabilität in der Realisation von Erbanlagen überhaupt lassen eine genetisch exakte Analyse der Frage einer Krebsvererbung beim Menschen von vornherein schier aussichtslos erscheinen. Andererseits ist aber das Beobachtungsgut an menschlichen Krebskranken so ungeheuer, daß doch die eine oder andere Frage beantwortet

---

* Ergänzung und Neubearbeitung zweier einschlägiger Arbeiten des Verfassers: a) Erbbiologie der Geschwülste des Menschen. Handbuch der Erbbiologie des Menschen, Bd. IV, 2. Teil S. 1122. Berlin: Springer 1940. b) Krebs und Vererbung. Münch. med. Wschr. **1940**, 474.

werden kann, und wenn man dann außerdem noch die Erfahrungen mit Krebsvererbungsexperimenten beim Tier heranzieht, so kommt man doch zu einer gewissen Zahl von Schlußfolgerungen, die heute als gesichert angesehen werden dürfen.

Die primitivste, angesichts der hohen Ziffern krebskranker Menschen jedoch durchaus aussichtsreiche Methode, Erbeinflüsse sicherzustellen, ist die *Krebsstatistik*. Freilich sind die Fallstricke hier besonders zahlreich, da exakte Zahlen nur schwer zu ermitteln sind. Schon die Anamnesen der Kranken sind ungewiß und trügerisch. Oft sind die Totenscheine von Laien ausgestellt und auch bei ärztlicher Todesbescheinigung sind die Krebsdiagnosen in 20—25% unzutreffend; obduziert wird ja nur ein Bruchteil (nach FISCHER-Rostock 6%) der Verstorbenen. Zudem ist bei den statistisch „positiv" Krebskranken ja niemals sicher, ob der Krebs nun wirklich endogen-erblich oder exogen-erworben ist. Es wird sich aber zeigen, daß es einige Kniffe der Statistik gibt, die es erlauben, Erbeinflüsse mit hoher Wahrscheinlichkeit sicherzustellen bzw. auszuschließen.

Schon im 2. Kapitel über Krebsstatistik wurde gezeigt, daß bei den Fragen der Krebshäufigkeit und der Krebszunahme der durch den ersten Weltkrieg und die Nachkriegsverhältnisse veränderte Altersaufbau der Bevölkerung wesentlich mit zu berücksichtigen ist. Das statistische Material berechtigt zu dem Schluß, daß bei Berücksichtigung der rein bevölkerungsmäßigen Einflüsse eine Zunahme der individuellen Krebsgefährdung unwahrscheinlich ist. Jedenfalls hat innerhalb der gleichen Altersklassen Krebs nicht zugenommen. Sofern überhaupt erbliche Krebsanlagen im Anlagenbestand der Bevölkerung eine Rolle spielen, sind sie heute offenbar nicht häufiger vertreten als früher. Auch dafür, daß Krebsanlagen weniger ausgemerzt würden oder daß die Neuentstehung von Krebsanlagen (s. 9. Kapitel, S. 418) häufiger geworden sei, gibt es keine ausreichenden Anhaltspunkte. Vielmehr finden alle bisher bekannt gewordenen Verschiebungen der Häufigkeitszahlen ihre zureichende Erklärung in rein äußeren, bevölkerungsmäßigen Ursachen und in Ursachen einer erhöhten Exposition.

Zuverlässige Antworten für die Krebsvererbung erwartet man zunächst von der Krebsstatistik auf dem wichtigen Teilgebiet **Krebs und Geschlecht.** Seit die Geschlechtsbestimmung aller höheren zweigeschlechtlichen Organismen als Vererbungserscheinung erkannt ist, ist es immer wieder erneut bestätigt, daß die Geschlechtsunterschiede beider Geschlechter durch die Übermittlung verschiedener Erbanlagen an die männlichen und weiblichen Individuen bedingt wird. Ihre Hauptstütze hat diese Lehre von der genotypischen Bedingtheit des Geschlechtes bekanntlich durch die Aufklärung des Chromosomenmechanismus der Geschlechtsvererbung erhalten, als sich für viele Organismen erweisen ließ, daß die Chromosomengarnituren der beiden Geschlechter in einem Chromosomenpaar -- daher die Bezeichnung „Geschlechtschromosomen!" — verschieden sind.

Mit dem Nachweis, daß z. B. beim Menschen mit 24 Chromosomenpaaren 23 bei beiden Geschlechtern gleich, das 24. aber verschieden ist, wäre — theoretisch! — für die Krebsvererbung das *Geschlecht ein Prüfmittel für chromosomale Erbeinflüsse.* Denn gäbe es Einzelgene für Krebsentstehung, so müßten, falls solche auch in den Geschlechtschromosomen lokalisiert wären, sie die bekannten eindrucksvollen Modi der geschlechtschromosomgekoppelten Vererbung erkennen lassen. Bis jetzt ist nur ein einziger einschlägiger Fall beim Schmetterling Pygaera pigra (FEDERLEY 1935) (s. S. 193) bekannt geworden.

Vom Menschen weiß man, daß die Erbanlage z. B. für die Bluterkrankheit (Hämophilie) als geschlechtsgebunden recessiver Letalfaktor (K. H. BAUER 1922).

also durch das sog. X-Chromosom übertragen wird. Es ist nun wichtig zu wissen, daß bis heute keine Krebserkrankung und auch keine Präcancerose bei beiden Geschlechtern sich so verhält, wie es nach dem Modus der geschlechtschromosom gekoppelten Vererbung der Fall sein müßte. Es rechtfertigt dies den ersten erbbiologischen Schluß: bis heute sind mendelistisch *vererbbare Krebsanlagen im Geschlechtschromosom nicht erwiesen* und es ist auch nicht wahrscheinlich, daß solche in Zukunft noch erwiesen werden.

Selbstverständlich wird man mit dieser ersten negativen Probe nicht sofort jeden Geschlechtseinfluß überhaupt leugnen. Es wäre ja z. B. denkbar, daß Krebseinflüsse vom Zusammenwirken mehrerer Anlagen abhingen, von denen nur eine dem Geschlechtschromosom angehörte. Man wird also die Zusammenhangsfrage Krebs und Geschlecht nach allen Richtungen zu prüfen haben, ob nicht doch irgendwelche Geschlechtsunterschiede als Erbunterschiede erwiesen werden können.

Eine wichtige Beziehung zum Tumorproblem liefert die *Intersexualität*. Nach GOLDSCHMIDT (1928) entsteht das Zwittertum primär dadurch, daß die betreffenden geschlechtsbedingenden Gene „quantitativ nicht richtig aufeinander abgestimmt sind". Das Maß der Zwitterigkeit ist „genau proportional der Höhe dieser quantitativen Unstimmigkeit". Es kann gegenüber dem Wirrwarr rein klinischer Kasuistik nicht scharf genug betont werden, daß das Problem der Zwitterigkeit kein primär hormonales, sondern ein primär genetisches Problem ist. Auch die Frage, ob bei Zwittern die eine oder die andere Richtung eingeschlagen oder geändert wird, hängt entscheidend ab von den geschlechtsbedingenden Genen in den Chromosomen. Die hormonellen Ausprägungen in der einen oder anderen oder in gemischter Richtung ist immer dann erst sekundär.

Es war nun die *Frage, ob* bei den Zwittern *bisexuell wirksame Hormone* vorkommen oder ob bei den Intersexen *männliche und weibliche Sexualhormone nebeneinander* produziert werden. BUTENANDT (1936) hatte gezeigt, daß das Testikelhormon Testoviron und das Follikelhormon Östradiol chemisch-strukturell ganz nahe verwandt sind. Er fand des weiteren im Androstendiol einen Stoff, der am Kapaunenkamm und an der Vesiculardrüse der Nager männliche und im Brunsttest an der kastrierten weiblichen Maus und am Vaginalöffnungstest der infantilen Ratte weibliche Wirksamkeit aufwies.

Testosteron.　　　　　　　　Östradiol.　　　　　　　　Androstendiol.

Dieses Androstendiol vermag nun am rebhuhnfarbigen Italienerkapaun gleichzeitig männliche und weibliche Hormonwirksamkeit hervorzurufen. An Ziegenzwittern, deren Harn auf das Vorkommen von Sexualhormon untersucht wurde, zeigte sich jedoch, daß die Gonaden der Ziegenintersexe männliche und weibliche Sexualhormone *nebeneinander* produzierten. Ein intersexuelles Hormon wurde nicht gefunden (BUTENANDT und FRIEDRICH-FREKSA 1942).

Damit bekommt auch von dieser Seite das Tumorvorkommen bei Intersexen einen vorwiegend genetischen Hintergrund. Die Kasuistik berichtet über ein bei Zwittern häufigeres Vorkommen von Mißbildungen, Abnormitäten und Fehlbildungen. Neubildungen selbst sind bei Zwittern keineswegs häufiger als bei normalen Menschen (ZACHARIAS 1909), doch gibt es Autoren, die das Auftreten von Teratomen und anderen Geschwülsten der Keimdrüsen geradezu als eine Begleiterscheinung des Zwittertums ansehen (ROBERT MEYER 1918). Ein Teil des Keimepithels bleibe undifferenziert liegen und gebe so die Matrix für Keimdrüsengeschwülste ab. Die Literatur über solche Tumoren ist ziemlich groß. Es sei unter anderen auf PICK (1905), ZACHARIAS (1909), KELLER (1913), ROBERT MEYER (1918), DAUBE (1920), POL (1924), HALBAN (1925), CORDES (1928), MOSKOWICZ (1929), BRAUER (1933) verwiesen.

Die Unstimmigkeit geschlechtsbedingender Gene als kausaler Faktor für die Entstehung von Keimdrüsentumoren bekommt noch ein Analogon in den *Tumoren bei Bastarden.* Der grundlegende Versuch stammt von POLL (1920). Er fand bei den sehr selten erzielbaren Vogelbastarden zwischen Pfauhahn und Perlhenne bei Bruderhähnen maligne Zwischenzellgeschwülste der Hoden. POLL weist ausdrücklich auf die Beziehung zwischen Geschwulstbildung und Umgestaltung der Erbmasse auf dem Wege über die „Disharmonie der biologischen Verbindungen" hin und sieht in dem „hybrid konstituierten Kern" eine wesentliche Vorbedingung für die Tumorentstehung. Wir kommen in anderem Zusammenhang nochmals auf die Tumorbildung bei der Bastardierung zurück (S. 193) und halten in diesem Zusammenhang nur daran fest, daß Unstimmigkeiten der geschlechtsbedingenden Gene zu Tumorbildung in den Keimdrüsen führen können. Man muß sich unbedingt aber vor jeglicher Verallgemeinerung hüten. Es handelt sich hier um einen interessanten, aber seltenen Spezialfall, der nur die Komplexheit der Entstehungsfaktoren illustriert, für die große, große Mehrzahl der landläufigen Krebse jedoch keine Bedeutung hat.

Tatsächlich verhalten sich die beiden Geschlechter nahezu auf allen Krebsgebieten verschieden, sowohl was das durchschnittliche Erkrankungsalter, wie Häufigkeitskurve der Altersklassen, die Krebslokalisation, wie Mitbeteiligung der Geschlechtsorgane und die Krebssterblichkeit betrifft.

Das Durchschnittsalter der Krebskranken ist bei der Frau 50, beim Mann 56 Jahre. Die Sterblichkeit an Krebs liegt bei der Frau durchschnittlich bei 12,5—14%, beim Mann bei 10%. Die Erkrankungskurve beginnt bei der Frau schon mit dem 30. Jahr zu steigen und erreicht den Höhepunkt zwischen 40 und 50, beim Mann erst zwischen 60 und 70 Jahren. Die Ursache für dieses stärkere Betroffensein des weiblichen Geschlechtes offenbart sich sofort, wenn man die einzelnen Krebsarten nach Geschlechtern unterteilt (Abb. 18, S. 51). Es zeigt sich dann, daß das weibliche Plus an Krebs fast ausschließlich auf Konto des Krebses der Gebärmutter, der Brustdrüsen und der Eierstöcke, also der Fortpflanzungsorgane geht. Sonst ist nur noch der Gallenblasenkrebs (s. Abb. 18, S. 51) bei der Frau sehr viel häufiger als beim Mann (86,9% ♀ : 13,1% ♂). Es hängt diese spezielle Krebsbevorzugung sicherlich aber mit der bei der Frau sehr viel häufigeren Gallensteinkrankheit zusammen, für deren Überwiegen bei Frauen wiederum Einflüsse der Fortpflanzung angeschuldigt werden müssen.

Das einzige Sichere, was sich also zunächst über die Geschlechtsdifferenz beim Krebs positiv sagen läßt, ist der Nachweis, daß beim Krebs der Frau die ganze physiologische Evolution der weiblichen Geschlechtsorgane eine wesentlich fördernde Rolle bei der größeren Krebshäufigkeit der Frau spielt. Daß diese höhere Gefährdung ganz an die weiblich-sexuelle. Funktionskurve und deren große Umstellungen in Menarche, Gravidität und Menopause gebunden ist, geht aus ihrer Parallelität mit der Krebskurve bei der Frau hervor. Die Krebskurve beginnt schon mit dem Eintritt der vollen Aktivität der Keimdrüsen (PELLER

1936) anzusteigen. Sie steigt stark an mit 30 Jahren, und zwar bis zum Klimakterium, um dann mit den Wechseljahren rasch abzufallen. Nach SCHINZ und SENTI (1932) ist der Krebs der Gebärmutter, Eierstöcke und der Brustdrüsen im 8. Lebensjahrzehnt der Frau nur 3—4mal so häufig als im 5. Lebensjahrzehnt, im Gegensatz zu allen anderen Krebsformen, bei denen sich in den höheren Altersstufen 10—30mal höhere Sterblichkeitsziffern als zwischen 40 und 50 finden. Die zur Ruhe gekommenen Organe erkranken also verhältnismäßig selten an Krebs. Nach dem 45. Lebensjahr wirkt sich die höhere Altersgefährdung der Frau nur mehr in der größeren Häufigkeit des Mammacarcinoms aus (PELLER 1936).

Soweit sich also etwas über die *größere Krebssterblichkeit der Frau* positiv aussagen läßt, so ist es die Feststellung der statistisch beweisbaren Tatsache, daß an dem Plus vornehmlich die *Krebse der Geschlechtsorgane* schuld sind. Würde man die Genitalcarcinome unberücksichtigt lassen, so läge die Krebssterblichkeit beim männlichen Geschlecht mit 59,3% höher als bei der Frau (SCHINZ und SENTI).

Es bedarf keiner langen Worte, daß der sichere Nachweis, daß die weiblichen Geschlechtsorgane das Plus an Krebs bei der Frau bedingen, ausschließlich auf postfetale körpereigene, besonders endokrine Einwirkungen im Zusammenhang mit der Funktion dieser Organe hinweist und damit zugleich geschlechtsspezifische Erbanlagen für die Krebsgenese ausschließt.

Nun kommt natürlich die Gegenprobe mit dem *Krebs beim Manne*. Der Verfasser hat an der ihm damals unterstellten Breslauer Chirurgischen Klinik aus Anlaß der Ermittlung der endgültigen Heilziffern für eine Reihe von Krebsen zugleich auch das Geschlechtsverhältnis der klinisch behandelten Krebskranken feststellen lassen und diese Zahlen für andere Krebsarten nach E. KAUFMANN ergänzt.

Ein Blick auf die Abb. 18, S. 51 zeigt, daß die hauptsächlichsten Organkrebse des Verdauungs-, Respirations- und Harntraktes von 62,9—95,1% oder von $^2/_3$—$^{19}/_{20}$ beim Mann überwiegen.

Es wird sich später zeigen, daß nur beim Mastdarmkrebs und auch da nur für einen kleinen Teil der Fälle mit einer krebsbegünstigenden Erbanlage, die sich ihrerseits aber auf beide Geschlechter gleich verteilt, zu rechnen ist. Bei allen übrigen Krebsarten der Abb. 18 fehlt bis heute jeglicher erbbiologische Anhaltspunkt einer wesentlichen Mitwirkung krebsinduzierender Erbanlagen, so daß umgekehrt der Schluß sich aufdrängt, daß *an der größeren Häufigkeit beim Manne maßgeblich äußere Noxen* schuld sind. Es wird im 7. Kapitel gezeigt werden, daß besonders mit der Zufuhr von Genußmitteln, ferner von chemischen Produkten gerade beim Manne Lippen, Zunge, Kehlkopf, Lungen, Harnwege äußeren Krebsnoxen besonders stark ausgesetzt sind.

In die gleiche Richtung, nämlich auf die stärkere Einwirkung äußerer Noxen beim Manne, weisen vor allem auch die *Berufskrebse*. Es sei in dieser Hinsicht auf die Referate von STAEMMLER und K. H. BAUER auf dem Pathologenkongreß 1937 hingewiesen. Es geht aus denselben hervor, daß heute eine ganze Fülle von physikalischen Schädigungen (Wärme, Licht, ultraviolette, Röntgen- und Radiumstrahlen), vor allem aber auch eine Fülle von chemischen Noxen (Anilinstoffe, Arsenderivate, Teerprodukte, cancerogene Kohlenwasserstoffe) bei Arbeitern der Teer-, Paraffin-, Erdölindustrie usw. Krebs hervorrufen können. Die tierexperimentellen Nachprüfungen haben ergeben, daß die Krebserzeugung besonders mit cancerogenen ·Kohlenwasserstoffen bis zu 100% getrieben werden kann (vgl. K. H. BAUER 1937 und 7.—10. Kapitel).

Es geht daraus für den Genetiker hervor, daß das Thema Krebsvererbung keinesfalls einseitig nur unter dem Gesichtswinkel möglicher oder wahrscheinlicher Krebsanlagen betrachtet werden darf, sondern daß immer im Auge behalten werden muß, daß es ganz *sicher auch ohne endogene Disposition und ohne erbliche Veranlagung eine Krebsentstehung gibt*, da ja die *Möglichkeit, auf körpereigene und auf äußere Reize hin mit Krebs zu reagieren,* bei allen höheren Lebewesen *eine Eigenschaft jedes lebenden Gewebes ist.*

Auch die *Krebsmorphologie* sollte man hier nicht übersehen. Histologisch überwiegen beim Manne die Plattenepithelcarcinome als Ausdruck der stärkeren Einwirkung exogener schädlicher Reize auf die schützenden inneren Schleimhäute und die äußere Haut, bei der Frau die Drüsencarcinome als Ausdruck der Wirkung körpereigener und innerorganischer Noxen vornehmlich auf die Generationsorgane.

Faßt man alles, was über Geschlechtsunterschiede beim Krebs positiv bekannt ist, zusammen, so kommt man zu dem Ergebnis, daß gerade *die auffälligen Geschlechtsunterschiede* beim Lippen-, Kehlkopf-, Speiseröhren-, aber auch beim Lungen-, Magen- und Mastdarmkrebs und das Plus an Krebs bei der Frau auf Konto der Fortpflanzungsorgane weitgehend gegen eine *Überschätzung der Rolle der Vererbung* sprechen. Denn wäre wirklich die Vererbung ein ausschlaggebend bestimmender Faktor, so müßten sich — bis auf die Genitalkrebse — sonst die Geschlechter weitgehend gleich verhalten, denn von den Erbträgern des menschlichen Anlagenbestandes, den Chromosomen, sind von den 48 Chromosomen der Körperzellen 47 Chromosomen bei beiden Geschlechtern gleich und nur das 48. Chromosom, das X- bzw. Y-Chromosom, ist verschieden.

Es müßten sich also — bis auf die sekundär geschlechtsabhängigen Krebse — die sonstigen Krebse oder zum mindesten ein großer Teil bei beiden Geschlechtern weitgehend gleich verhalten. In Wirklichkeit verhalten sich alle Krebsarten, die das Gros der menschlichen Krebsformen ausmachen, hinsichtlich der Geschlechter ganz verschieden.

Es ist also wohl kein Zweifel, daß *die großen Geschlechtsunterschiede gegen eine überragende Bedeutung der chromosomalen Vererbung* und *umgekehrt für eine sehr viel höhere Bedeutung* der exogenen Krebsentstehung z. B. der sog. Reizkrebse (Lippenkrebs!, Speiseröhren-, Lungen-, Magenkrebs! usw.), d. h. also *der äußeren Faktoren* sprechen.

Selbstverständlich ist das Geschlecht, welches selbst durch Erbanlagen bestimmt ist, nicht der einzige Test, Erbeinflüsse beim Krebs nachzuweisen bzw. auszuschließen.

Eine zweite Möglichkeit, mit statistischen Hilfsmitteln Erbeinflüsse zu ermitteln, bietet das Beobachtungsgut, welches über das Problem **Rasse und Krebs** zusammengetragen ist [vgl. darüber: DORMANNS (1929): Ostasien (Peniscarcinom); PELLER (1931): Juden; WOLFF (1932): nordamerikanische Neger; BONNE (1933): Malaien und Chinesen; NAGAYO (1933): Japaner; STRACHAN (1934): südafrikanische Eingeborene; HOLMES (1935): amerikanische Neger; W. FISCHER, (1936): Chinesen; HOFFMANN (1936): Indien, Persien, Ceylon]. Es ist klar, daß dieser Frage in mehrfacher Hinsicht grundsätzliche Bedeutung zukommt: a) sie beleuchtet von einem neuen Gesichtspunkt aus die Frage der geographischen Verschiedenheit des Krebses, b) sie schlägt eine neue Brücke zur Erbbiologie der Geschwülste des Menschen, sind ja wirkliche Rassenunterschiede erbliche Unterschiede. Sie müßten also, falls sie bestehen, Beiträge zur Aufklärung über Erbeinflü se beim Krebs erbringen.

Nun darf man aber gerade beim Krebs nicht der Vorstellung erliegen, als würden im Schrifttum mitgeteilte Rassenunterschiede auch wirklich biologische Rassenunterschiede beweisen. Gerade beim Krebs sind Verschiedenheiten oft

genug nur durch Verschiedenheiten der Umwelteinflüsse, z. B. durch Ernährung,
Klima oder Berufsschäden od. dgl. bedingt. Ein krasses Beispiel als Mahnung
zur Vorsicht: wenn die Eingeborenen Kaschmirs im Gegensatz zu anderen, beispielsweise indischen Rassen, oft Hautkrebs und hier besonders solchen der
Bauchhaut bekommen, so hat dies nichts mit Rassenunterschieden zu tun,
sondern nur mit der langdauernden grimmigen Kälte im tibetanischen Hochland.
Die Leute tragen holzkohlengeheizte Gefäße auf dem Leibe und bekommen so
unverhältnismäßig oft Hautkrebs als Krebs auf Verbrennungsnarben. In solchen
Fällen ist der äußere Einfluß unverkennbar, man darf aber, wenn er nicht
erkennbar ist, durchaus nicht auf Rassenunterschiede schließen.

Lange galt die Meinung, die Krebskrankheit sei bei primitiven Rassen eine
große Seltenheit und daher vorkommendenfalls als Folge von Zivilisations-
schäden aufzufassen. Eine geringere Krebshäufigkeit beweist natürlich noch
keinen rassenmäßigen Schutz gegen Krebs, erreichen ja die primitiven Menschen-
rassen mit ihrem durchschnittlich nur niedrigen Lebensalter selten die krebsgefährdeten hohen Altersklassen der zivilisierten Völker. Die Probe aufs Exempel
ist der Vergleich gleicher Altersklassen. Solche Untersuchungen haben ergeben,
daß in den gleichen Altersklassen Krebs bei Naturvölkern ungefähr gleich häufig
ist wie bei uns (CIOTALA 1928).

Am ehesten verständlich sind Unterschiede in der *Häufigkeit des Hautkrebses*
bei verschiedener Hautfarbe. Es besteht Übereinstimmung darin, daß im Vergleich mit Weißen Neger sehr selten und auch Gelbe selten genug Hautkrebs
bekommen. Man darf dies wohl ohne weiteres mit dem Lichtschutz des Haut-
pigments in Zusammenhang bringen, um so mehr als umgekehrt die mit dem
Pigment in Zusammenhang stehenden Hautmelanome bei Negern und Malaien
5—10mal so häufig sind als bei Europäern (W. FISCHER 1937).

Die klare Herausarbeitung von wirklichen Rassenunterschieden hat große
Schwierigkeiten vor sich; denn wo stehen wirklich völlig getrennte, möglichst
unvermischte Rassen, gleichzeitig unter gleichen äußeren Bedingungen, einander
gegenüber? In Nordamerika und auch in Südafrika sind zwar Weiße und
Neger getrennt, aber wie verschieden ist ihre Lebensweise und ihr soziales Milieu!

Noch am günstigsten liegen die Verhältnisse in *Niederländisch-Indien*
(W. FISCHER 1936, 1937). Hier stehen sich drei Rassen klar getrennt gegenüber:
Weiße (Europäer), Malaien und Chinesen. Die beiden gelben Rassen leben
ungefähr unter gleichem Klima, gleicher Ernährung, gleicher sozialer Stufe und
ungefähr gleichem Altersaufbau, so daß also bei weitgehend gleicher Umwelt
Unterschiede überwiegend rassisch bedingt sein müßten. Malaien und Chinesen
des Malaiischen Archipels zeigen im ganzen ungefähr die gleiche Krebshäufigkeit
wie die Weißen, dagegen tritt Magenkrebs bei den Chinesen häufig auf, während
Malaien fast nie daran erkranken sollen (vgl. auch BONNE 1933). Umgekehrt
bekommen die Malaien sehr häufig, und zwar bis zu 30%, nach BONNE (1933)
sogar 50%, aller Geschwülste primäre Lebercarcinome auf dem Boden der im
fernen Osten häufigen Lebercirrhose (CRAMER, BONNE 1933).

Über die Krebsverhältnisse bei *Chinesen* sind wir einigermaßen durch
W. FISCHER-Rostock (früher Shanghai) unterrichtet. Einer exakten Analyse
steht jedoch das Fehlen einer Todesursachenstatistik und das Fehlen größerer
Sektionsstatistiken entgegen. Immerhin konnte W. FISCHER, vor allem auf
Grund von histologischen Untersuchungen von Operationspräparaten, bestätigen,
daß besonders der primäre Leberkrebs ganz unverhältnismäßig häufig ist. In
einem sehr hohen Prozentsatz fand REMMELTS (1935) bei Chinesinnen, ebenso
NAGAYON für Japanerinnen Gebärmutterkrebs. CRAMER weist darauf hin, daß

der bei den Japanerinnen so außergewöhnlich häufige Gebärmutterkrebs mit einer ausgesprochenen Seltenheit des Brustkrebses gekoppelt sei.

WOLFF (1932) fand bei den nordamerikanischen *Negern* bei ungefähr gleich großer Krebssterblichkeit wie bei den Weißen ein auffallend starkes Befallensein der weiblichen Fortpflanzungsorgane (um $^1/_4$ bis um die Hälfte häufiger!), bei der weißen Rasse dagegen in der Hauptsache Leber-, Magen-, Mundhöhlen- und Hautkrebs. Eine besondere Häufigkeit des Leberkrebses bei den Bantunegern Südafrikas gegenüber dem Überwiegen der Krebse des Magen- und Darmkanals bei den Europäern stellte STRACHAU (1934) auf Grund autoptischen Beweismaterials fest.

Die bis auf den Bilharziakrebs der Harnwege sonst auffällige Seltenheit des Krebses bei den *Ägyptern* will SCHRUMPF-PIERRON (1932) nicht durch die Rasse, sondern durch den Magnesiumreichtum des Bodens bedingt sehen, weil eine Magnesiumverarmung des Organismus zur Kaliumzunahme als Krebsursache führen soll. Der Magenkrebs soll um ein vielfaches seltener und der Speiseröhrenkrebs ganz selten sein (W. FISCHER). Die geringe Krebszahl in Ägypten wird zum Teil als durch die hygienischen Regeln der mohammedanischen Religion (Sexualhygiene, Alkoholverbot) bedingt angesehen (AFIV 1931).

Die Rassendisposition der *Europäer* zum Krebs untersuchten NICEPHORO-PITARD (1926) in den Kolonialländern dieser europäischen Rassen, weil sich dort seiner Ansicht nach die Bevölkerung durch Heirat innerhalb der gleichen Rasse in ihrer Erbkonstitution reiner entwickeln kann als in den Stammländern. Das Ergebnis dieser Untersuchungen faßte PITARD (1933) dahin zusammen, daß die nordische Rasse wesentlich stärker krebsdisponiert sei als die mediterrane Rasse. Bei den nordischen Völkern müsse die Krebssterbeziffer, berechnet auf 10000 Lebende, auf 12—14 veranschlagt werden, während sie bei den Spaniern nur 7,0 und bei den Italienern nur 6,3 betragen solle. W. FISCHER hält diesen Untersuchungen mit Recht entgegen, daß z. B. Schweden eine fast doppelt so hohe Krebssterblichkeit habe wie Italien. Wäre daran bei den Schweden die nordische Rasse schuld, so müßte die Schweiz mit ihren überwiegend mediterranen und alpinen Rasseanteilen gleichfalls eine niedrigere Krebssterblichkeit haben. Sie ist aber ganz erheblich höher als in Schweden. W. FISCHER schließt mit Recht: „Vorerst ist mir nichts bekannt, daß irgendwo in Europa eindeutig festgestellt wäre, daß die an Krebs Verstorbenen relativ häufiger einer bestimmten Rasse angehörten als einer anderen."

Eine wichtige Frage wäre die nach den rassischen Unterschieden zwischen Carcinom und *Sarkom*. Nachdem bei Versuchstieren deutliche Artunterschiede bestehen — die Ratte ist ein „Sarkomtier", die Maus ein „Carcinomtier" — wären auch beim Menschen Rassenunterschiede denkbar. Hier liegen viele Behauptungen vor, so hat z. B. PELLER bei der mikroskopischen Untersuchung von Operationspräparaten in Kairo 21% Sarkome unter den bösartigen Geschwülsten gefunden, bei Juden in Jerusalem werden 30%, bei Malaien (Operationsmaterial) gleichfalls 30%, bei Negern sogar bis zu 50% Sarkome angegeben. Für Rostock gibt W. FISCHER für Operationspräparate 9,3%, für Sektionen 5,6% Sarkome an, das würde bedeuten, daß bei anderen Rassen (oder in anderen Breitengraden?) bis zu 3—5mal mehr Sarkome beobachtet werden als bei uns.

Alle diese Angaben über Rassenverschiedenheiten beim Krebs ergeben noch keinen hinreichend schlüssigen Beweis für eine rassisch verschiedene Krebsveranlagung. Zunächst einmal ist es möglich, daß die zahlenmäßigen Rassenunterschiede nur statistisch vorgetäuscht werden. Man muß allen Zahlen gegenüber skeptisch sein, die nicht zugleich auch den, gerade beim Krebs so bedeutungsvollen Altersaufbau, der ja bei den verschiedenen Rassen ganz verschieden ist, mit berücksichtigen. Jedenfalls sind erbliche Rassenunterschiede bis heute noch nirgends bewiesen, wenn sie auch nach den Erfahrungen der experimentellen Genetik möglich erscheinen. Nur muß man sich hüten, bei diesen Rassenunterschieden nur an Unterschiede hinsichtlich spezifischer Krebs- oder Geschwulstanlagen zu denken. Vielmehr können diese Unterschiede, mindestens zum Teil, durch nichtkrebsspezifische erbliche Rassenunterschiede, z. B. durch gewebliche, Stoffwechsel- oder serologische Unterschiede bedingt sein. Die Krebshäufigkeit hängt eben nicht nur ab von noch unbekannten krebsspezitischen Erbfaktoren, nicht nur von äußeren Krebsnoxen durch Schäden der Umwelt, sondern auch von nichtkrebsspezifischen Erbfaktoren der übrigen Erbmasse, oder, wie die Genetiker sagen würden, von „Faktoren des genotypischen Milieus".

Faßt man alles zusammen, so zeigt sich, daß bisher wenig verwertbare Unterlagen vorhanden sind. Die Unsicherheit der Todesursachenstatistik, die großen Fehlerquellen einseitiger Interessantheitsauslese, die vielen Fragezeichen der rassischen Zusammensetzung einer Bevölkerung, die Schwierigkeiten in der Berücksichtigung des Altersaufbaues der betreffenden Rassengemische und die große Unsicherheit der Krebsdiagnose, besonders unter primitiven Verhältnissen, machen das Material von vornherein stark fehlerbelastet, ungenau und trügerisch. Aber selbst wenn zahlenmäßig und statistisch alles stimmte, so bliebe immer noch die Frage offen: sind die nachgewiesenen Verschiedenheiten des Krebsvorkommens bei verschiedenen Rassen Unterschiede erblicher Natur oder nur Unterschiede hinsichtlich äußerer Schädigungen?

Es scheint nur festzustehen, daß hinsichtlich der Krebshäufigkeit, besonders bei Berücksichtigung der Alterszusammensetzung, größere Unterschiede der einzelnen Rassen nicht bestehen. Soweit wesentliche Unterschiede erkennbar zu sein scheinen, betreffen sie die Krebslokalisation. Gerade für diese verschiedene Krebslokalisation sind aber vorwiegend äußere Krebsnoxen (Lebensweise, Ernährung, äußere Schäden) verantwortlich zu machen. Daß tatsächlich erbbiologische Unterschiede für die Krebsverschiedenheiten bei den einzelnen Rassen verantwortlich zu machen sind, ist exakt jedenfalls noch nicht bewiesen. Wo Unterschiede wahrscheinlich auf erbliche Rassenunterschiede bezogen werden können (z. B. Hautkrebse bei verschiedenem Pigmentschutz der Haut), sind es nicht krebsspezifische Erbanlagen, sondern Erbunterschiede, die primär mit Krebs nicht das geringste zu tun haben.

Es ergibt sich also daraus, daß zwei erbbiologische Grundeigenschaften des Menschen, seine durch einen Vererbungsvorgang bedingte Zugehörigkeit zu einem der beiden Geschlechter und seine durch eine größere Zahl von Erbfaktoren bedingte Zugehörigkeit zu einer bestimmten Rasse bzw. einem charakteristischen Rassengemisch bis heute keine sicheren Beweise für Erbeinflüsse bei der Krebsentstehung erbracht haben.

Man kann nun nicht nur Geschlecht gegen Geschlecht, Rasse gegen Rasse, sondern auch Sippe gegen Sippe vergleichen. Was wurde hierbei an Erkenntnis zutage gefördert?

2. Familien- und Stammbaumforschung.

Eine viel angewandte, zugleich aber auch mit vielen Fehlerquellen belastete Methode sind die **Aszendenz- und Deszendenzuntersuchungen** bei krebskranken und krebsfreien Individuen. Man kann dabei von krebskranken Kindern ausgehen und deren Eltern prüfen oder krebskranke Fälle als Ausgangspunkt wählen und deren Geschwisterschaften untersuchen oder ganze Familien über mehrere Generationen verfolgen. Die erste Schwierigkeit, die sich hierbei ergibt, ist die *Ausschaltung reinen Zufallsgeschehens*. LUMIÈRE (1936) ging davon aus, daß bei den Eltern von 5510 Krebskranken 853 Krebsfälle gefunden und daraus eine Krebserblichkeit von 15,47% errechnet war. Nimmt man nun für 7% aller Todesfälle Tod an Krebs an und geht nicht von jenen 5510 Krebskranken, sondern von irgendwelchen beliebigen 5510 Personen aus, so befinden sich unter deren 11020 Eltern 7% = 771 Krebse, das sind 14% der 5510. Die behauptete Erblichkeit könnte somit nur für den Unterschied zwischen jenen 15,47% und diesen 14% also nur für 1,47% angenommen werden, d. h. Erblichkeit spielt gegenüber der statistischen Erwartung keinerlei nennenswerte Rolle.

Zudem ist die Methodik solcher Ermittlungen, die Erhebung von Familienanamnesen, wenig exakt. Wie vorsichtig man sein muß, die Angaben von Kranken allein zur Grundlage von Krebserhebungen zu machen, zeigt neuerdings H. HABS. Er sandte Zwillingen, von denen es, da sie frühere Klinikspatienten waren, sicher war, daß sie an Krebs gelitten hatten, Fragebögen, in denen nach verschiedenen Krankheiten, darunter auch nach Krebs gefragt wurde.

Tabelle 32.

Material	Krebsväter	Krebsmütter
1292 Brustkrebsfälle .	7,5%	10,0%
1085 Kontrollfälle. .	4,8%	7,0%

15% der Befragten verneinten nicht nur die Krebskrankheit, sondern überhaupt eine Erkrankung des betreffenden Organs. Einige Zwillinge schrieben sogar ausdrücklich, daß das betreffende Organ wie früher, so auch jetzt gesund sei. Eine ähnliche, die Eltern Brustkrebskranker erfassende Erhebung stammt von SCHINZ und BUSCHKE (1935) (vgl. Tabelle 32).

Gewiß, es ist ein Unterschied da, aber man wird zugeben, daß der Einfluß der Vererbung nicht groß sein kann, wenn er sich nicht in stärkeren Abweichungen zu erkennen gibt.

Die größte statistische Erhebung veranstaltete WAALER. Er ging aus von 6000 vom norwegischen Krebskomité gesammelten Krebsfällen und verglich die *Geschwister* der Krebskranken, die verwandt mit dem Kranken sind, im Krebsalter aber unter verschiedenen äußeren Bedingungen leben, mit den *Ehegatten* der Krebskranken, die umgekehrt nicht verwandt sind, aber durch lange Zeit unter gleichen Bedingungen zu leben pflegen. Man wird zugeben

Tabelle 33.

		5. Lebens-jahrzehnt	6. Lebens-jahrzehnt	7. Lebens-jahrzehnt
Krebsstatistik . . .	♂	11	19	22
	♀	16	22	21
Geschwister von Krebskranken . .	♂	16	40	27
	♀	49	45	35
Ehegatten von Krebskranken . .	♂	10	24	23
	♀	25	25	18

müssen, daß die Methodik zwingend gewählt ist. Im Vergleich mit der allgemeinen Krebsstatistik fand WAALER für das 5., 6. und 7. Lebensjahrzehnt folgende Häufigkeiten an Krebstodesfällen bei Geschwistern von Krebskranken und bei Ehegatten von solchen obenstehende Zahlen (Tabelle 33).

Die prozentuale Häufigkeit der Krebstodesfälle betrug also in den 3 Untersuchungsreihen des 5., 6. und 7. Lebensjahrzehntes beim Vergleich zwischen Geschwistern und Ehegatten beim männlichen Geschlecht 16:10, 40:24 und 27:23. Die Krebszahlen liegen also bei den erbbiologisch verwandten Geschwistern durchweg etwas höher als bei den erbbiologisch nicht verwandten Ehegatten. Man muß also feststellen, daß auch hier die Unterschiede keine großen sind und daß mit dem mageren Ergebnis, daß Krebs im Verwandtenkreis Krebskranker etwas häufiger ist als bei den Kontrollen, nicht viel anzufangen ist. Allen solchen Statistiken ist entgegenzuhalten, daß sie bei der hohen Bedeutung der äußeren Krebsursachen vielfach auch Krebse, die nicht erblich bedingt sind, zum Ausgangspunkt nehmen und daß überhaupt eine saubere Trennung äußerer Einflüsse und erblicher Bedingtheit statistisch unmöglich durchführbar ist.

Aber selbst wenn man Erbeinflüsse statistisch als erwiesen unterstellen würde, so würde damit noch nichts gesagt über das Ausmaß des Erbeinflusses gegenüber äußeren Faktoren, noch nichts über Art und Zahl der Erbfaktoren, nichts über ihr Zusammenwirken, nichts über ihre Beeinflußbarkeit durch äußere Einflüsse u. dgl. So ist es denn kein Wunder, daß Kritiker, z. B. LUMIÈRE, der *Krebsstatistik*, so gut sie auch für andere Zwecke sein mag, *für die Frage der Vererbbarkeit des Krebses jede Beweiskraft absprechen.*

So wendet sich der Blick ganz von selbst von der engeren Krebsstatistik zur **Stammbaumforschung** über mehrere Generationen. In der Frage der Krebsvererbung hat aber auch eine exakte Stammbaumforschung mit einer Reihe großer *Schwierigkeiten* zu rechnen. Wir gehen zunächst davon aus, daß bei einer Krebshäufigkeit von 10—12% aller Todesfälle familiäre Häufung allein noch keine Vererbung beweist. BASHFORD (1913) weist mit Recht darauf hin, daß, sofern jenseits des 40. Lebensjahres 10% an Krebs erkranken, allein zufallsbedingt in 6 gliedrigen Familien in 11% zwei, in 2% drei und mehr Mitglieder, bei 10 gliedrigen Familien sogar in 8% drei und mehr Menschen rein zufällig an Krebs erkranken müssen. Mit anderen Worten: allein nach dem Walten des Zufalls sind bei einer allgemeinen Krebssterblichkeit von 10% zahlreiche Stammbäume mit gehäuften Krebsfällen zu erwarten, auch ohne daß Vererbung vorliegt.

LUMIÈRE (1936) variiert dieses Vorgehen bei einer Annahme von nur 7% aller Todesfälle an Krebs folgendermaßen: Mengt man 1000 schwarze Kugeln (Krebstodesfälle) und 14000 weiße (anderweitige Todesursachen) und veranstaltet dann eine große Zahl von Ziehungen (etwa 4000) von je 10 Kugeln (Familie!), so ergibt die

knappe Hälfte der Ziehungen	10 weiße Kugeln = kein Krebstodesfall,			
ein reichliches Drittel	9 weiße und 1 schwarze Kugel,			
17 Ziehungen	6 „	„ 4	„	„
4 Ziehungen	5 „	„ 5	„	„

Das würde bedeuten, daß sich unter 4000 Familien zu je 10 Köpfen 17 Familien befinden müßten, in denen 4 Mitglieder an Krebs starben, und 4 Familien, in denen sogar die Hälfte der Mitglieder dem Krebs erlag.

HABS stellt eine ähnliche Berechnung an: danach müßten sich bei 5 gliedrigen Familien unter 100000 Familien 810 befinden, bei denen 3 Familienangehörige, d. h. also mehr als die Hälfte derselben, bei 45 Familien je 4 von 5 Familienmitgliedern und bei einer Familie sogar sämtliche Mitglieder allein der Wahrscheinlichkeit nach krebskrank sein.

Solche Berechnungen zeigen, wie irrig der Glaube an die Erblichkeit des Krebses ist, wenn er sich nur auf das mehrfache Vorkommen in ein und derselben Familie gründet.

Zu dieser rein zufallsmäßigen Häufung von Krebsfällen, die eine Vererbung vortäuscht, kommt als zweiter störender Fehler die *Interessantheitsauslese.* Es ist klar, daß Familien mit gehäuften Krebsfällen von vornherein eine größere Aussicht, veröffentlicht zu werden, haben, während kein Mensch auf die Idee kommen wird, Stammbäume mit seltenen Krebsen zu publizieren. Diese einseitige und trügerische Auslese kann also gleichfalls Vererbung vortäuschen, wo sie in Wirklichkeit nicht besteht. An sich wäre diese Fehlerquelle zu umgehen, aber doch nur dadurch, daß man auslesefrei bei 50 oder 100 unmittelbar aufeinanderfolgenden Krebskranken deren Stammbäume feststellte, so daß dem „Pro" der Stammbäume mit gehäuftem Krebs auch das „Kontra" der krebsarmen Stammbäume als Grundlage der wissenschaftlichen Auswertung gegenübergestellt werden könnte. Es ist für die magische Anziehungskraft der Interessantheitsauslese kennzeichnend, daß ein solcher Versuch einer wirklich auslesefreien Stammbaumanalyse beim Krebs überhaupt noch nicht diskutiert, geschweige denn ausgeführt worden ist.

Zu der Schwierigkeit des rein Zufallsmäßigen, der schwierigen Materialbeschaffung, der einseitigen Auslese kommt als vierte Schwierigkeit noch die *fehlende Abgrenzung gegenüber exogen entstandenen Krebsen*. Auch beim besten Stammbaum ist man nie sicher, ob die Personen, die im Stammbaum „schwarz" und damit unter der Fiktion „erblich krebskrank" erscheinen, nun auch wirklich erblich krank sind. Ja, man könnte umgekehrt sagen: man kennt heute eine so große Zahl rein exogen erworbener, sicher nicht erblicher Krebse (Krebs der Landmanns- oder Seemannshaut, den Röntgen- bzw. Radiumkrebs, die vielen Formen von Berufskrebs, die vielen Arten von Reizkrebs usw.), daß sich in solchen großen Stammbäumen auch Kranke finden *müssen*, die dort als „erblich" im wahrsten Sinne des Wortes abgestempelt sind, ohne es in Wirklichkeit zu sein. Oft genug wird eine solche familiäre Häufung tatsächlich nur der Ausdruck gleicher, gerade in der betreffenden Familie wirksamer Krebsnoxen sein. So könnte man heute, z. B. leicht unter den Arbeitern von Schneeberg oder Joachimsthal, über ganze Generationen hinweg Stammbäume mit erblichem Lungenkrebs, also sogar mit spezifischer Lokalisation, spezifischer Struktur, spezifischer Geschlechtsdisposition und mit weitgehend spezifischer zeitlicher Manifestation aufstellen, während es sich in Wirklichkeit nur um einen ausschließlich exogen (durch Radiumemanation, s. S. 335) erworbenen Berufskrebs handelt. Es wird eben zu oft vergessen, daß es sicher auch familiär wirksame Krebsnoxen gibt. Wenn beispielsweise beide Eltern und ihre Kinder derselben Noxe ausgesetzt sind, so *muß* familiärer Krebs resultieren, ohne daß erblicher Krebs vorliegt.

Kurzum, die zahlreichen großen, zum Teil grundsätzlichen Schwierigkeiten, die zu erwartende zufallsmäßige Häufung, die Schwierigkeit der exakten Materialbeschaffung, die einseitige Auslese und die fehlende Abgrenzbarkeit gegenüber exogen erworbenem Krebs mahnen bei der *Analyse von Krebsstammbäumen* von vornherein zu nüchterner *Kritik* und zu großer *Vorsicht.*

Immer werden als „Beweis" für eine allgemeine erbliche Krebsbereitschaft Stammbäume in Anspruch genommen, in denen Krebse verschiedener Organe abwechselten. Die *Kasuistik* ist nach dieser Richtung ebenso reichhaltig, wie wenig beweiskräftig. Es sind aber auch einzelne *umfassende Stammbäume* mitgeteilt worden.

WARTHIN veröffentlichte den Stammbaum einer Krebsfamilie, die in 7 Generationen 146 Individuen mit 28 Krebsfällen = 19,2% aller Familienmitglieder und = 31,8% Krebsfälle bei den 88 Erwachsenen umfaßt. Davon waren 15 Carcinome im Magendarmtrakt, 12 im Uterus, 1 im Ovar lokalisiert. Dabei ist auffällig, daß mit jeder folgenden Generation der Krebs in immer jüngeren Jahren zur Manifestation gelangte und daß die Malignität der Geschwulst in demselben Verhältnis im Wachsen begriffen war. Man hat in solchen Fällen von einer Antecipation oder Anteposition gesprochen. Biologisch durchsichtig ist dieses eigenartige Phänomen noch nicht. Es ist bei einem solchen Stammbaum ohne weiteres zuzugeben, daß hier ein gewisser Erbeinfluß vorliegen *kann*, es ist aber nicht erwiesen, daß er vorliegen *muß*. Bei einer Krebssterblichkeit von 10—12% könnten die 19% Krebsfälle des WARTHINschen Stammbaumes auch

ausschließlich zufallsbedingt, mithin also das Ergebnis einer Interessantheitsauslese sein. Jedenfalls gibt die spätere Weiterverfolgung dieser Familie sehr
zu denken. Inzwischen wurden nämlich 305 Mitglieder dieser Familie erfaßt
(HAUSER und WELLER 1936). Dabei wurde eine starke Abnahme der Krebshäufigkeit in den jüngeren Generationen festgestellt. Sollte diese wirklich nur
auf der Ausmerzung der Krebsdisposition infolge der Kinderlosigkeit einer Reihe
krebskranker Individuen beruhen? Jedenfalls ist es so, daß beim Hinzuzählen
der weiteren Familienmitglieder plötzlich die frühere Krebshäufung der durchschnittlichen Krebshäufigkeit Platz macht.

Mit dem Ziel, den Erbgang der bösartigen Geschwülste festzustellen, untersuchte SAMTER (1924) 3 Krebsgeschlechter mit 416 Familienmitgliedern, von
denen 52 = 12,5% krebskrank waren. Davon besteht das größte und am
genauesten beobachtete Krebsgeschlecht aus 3 Familien mit 257 Individuen,
darunter 32 Krebsfällen. Trotz der sehr genauen Durchuntersuchung des bisher
größten „Krebsstammbaumes" des Schrifttums ergab die Prüfung des Erbganges überhaupt kein Resultat. Der Krebsprozentsatz von 12,45% ist sicherlich hoch, besonders wenn man die noch lebende Generation mitberücksichtigt.
Eine Krebsvererbbarkeit zu beweisen, ist aber auch dieser bislang umfassendste
Stammbaum nicht in der Lage.

Kurzum, solche *Krebsstammbäume* mit Krebsen verschiedener Lokalisation
sind *kein wissenschaftlich zureichendes Beweismaterial*. Es müssen eben nicht
alle Krebskranken einer „Krebsfamilie" wirklich erblich krebskrank sein. Abgesehen von einer den Gesetzen des Zufalls folgenden Carcinomhäufigkeit dürfte
es sich oft um nichterbliche, exogen erworbene Krebse innerhalb der gleichen
Familie handeln. Gibt es nicht zu denken, daß ein Untersucher wie WASSINK
(1933, 1935), der selbst 2250 Krebskranke auf Erblichkeit ihrer Krebse untersucht und selbst bedeutsame familiäre Häufungen nachgewiesen hat, die Ursache hierfür doch nicht in einer echten erblichen Krebsdisposition sieht, sondern
gerade für die Fälle von Krebs des oralen Beginns des Verdauungstraktes eher
an eine familiäre Exposition, an Gewohnheiten, Lebensweise, gleiche Noxen
u. dgl. denkt!

Gegenüber Krebsstammbäumen mit Krebs verschiedener Organe und ganz
verschiedenen histologischen Bildern sprechen Krebsstammbäume bei Krebs
gleicher Lokalisation, besonders solche gleichen histologischen Aufbaues, un-
zweifelhaft stärker für eine erblich bedingte Geschwulstdisposition. Doch sind
solche Fälle, gemessen an der Unzahl von Krebskranken, im ganzen etwas Seltenes.
Immerhin bringt schon das *Vorkommen gleicher* **Geschwülste bei Geschwistern**
starke Hinweise auf eine erbliche Bedingtheit. Am beweiskräftigsten ist eine
Beobachtung von HEDINGER (1915), der den bei uns sehr seltenen primären
Leberkrebs bei 2 Schwestern, die im Alter von 71 und 77 Jahren innerhalb
einer Woche zur Sektion gelangten, beschrieb. Bei beiden Schwestern fanden sich
gleichzeitig noch andere gutartige Geschwülste. Das Zusammentreffen des ausgesprochen seltenen Primärtumors der Leber mit anderen Geschwülsten bei
zwei Schwestern läßt mit einer gewissen Wahrscheinlichkeit eine gleiche endogene
Bedingtheit der Tumoren annehmen, wenngleich auch hier besonders bei den in
Lebensgemeinschaft lebenden Geschwistern auch einmal gleiche Krebsnoxen
vorkommen könnten. Die Kasuistik umfaßt — abgesehen von Zwillingsgeschwistern (s. S. 181) — sonst noch Ovarialdermoide bei 3 Schwestern (SIPPEL),
kleine Hirncysten gleicher Art bei Brüdern (SEIDEL), Gliome des Gehirns bei
2 Brüdern (HOFFMANN, zit. nach FISCHER-WASELS), seltene embryonale Nephrome
bei 2 im Alter von 3 und 5 Jahren verstorbenen Schwestern (FISCHER-WASELS),

2 Coloncarcinome bei 2 Geschwistern, deren Mutter gleichfalls an Coloncarcinom gestorben war (FISCHER-WASELS). Über weitere Fälle gleichartiger Geschwülste bei Geschwistern beri hten RAVEN, ROBERTS u. a. SCHINZ sah unter 8 Geschwistern 4 Brüder an einem Ösophaguscarcinom sterben.

Besonderes Interesse verdient der *Brustkrebs*, nicht nur wegen seiner Häufigkeit und der Sicherheit der Diagnose, sondern auch wegen des Vergleichs mit dem so viel untersuchten Mammakrebs der Maus. Beim Brustkrebs sind auch die allenfalls mitwirkenden, äußeren Faktoren leichter übersehbar als bei anderen Krebsen: Schwangerschaften, Zahl derselben, Aborte, Stillen, Zeitdauer desselben, Mastitiden, Einfluß operativer oder der Röntgenkastration u. dgl. Auch die gelegentlichen Mammacarcinome beim Mann wären auf allenfallsige erbliche Belastung zu prüfen. Auf diesem Gebiete wartet noch vieles auf die allerdings mühselige Erforschung

Ein relativ großes *statistisches Material* liegt über den Brustkrebs der Frau vor. WASSINK (1935) bearbeitete 660 Fälle. In 207 Familien fand sich mehr als 1 Fall. WACHTEL (1927) beobachtete ein Mammacarcinom durch 3 Generationen bei 6 Personen. LESCHCZINER (1917) sah bei einer Frau und ihren 3 Töchtern Brustkrebs mit Metastasen in den gleichen Organen auftreten. Dazu hatten noch 3 dieser Fälle histologisch den gleichen Bau eines im ganzen beim Mammacarcinom selteneren Gallertkrebses. FISCHER-WASELS fand ein Mammacarcinom bei einer 32jährigen Frau, deren Mutter 44jährig, deren Großmutter mit 62 Jahren an der gleichen Krankheit gestorben war. Man denkt natürlich unwillkürlich an die sog. Antecipation, wie sie auch bei Acusticustumoren auffällt.

Im Anschluß an die Autoren LANE-CLAYTON und WAINWRIGHT hat SCHINZ, wie schon erwähnt, die elterliche Häufung bei 1292 Mammacarcinomfällen mit derjenigen von 1085 Kontrollfällen verglichen. Er fand in 7,5% Krebsväter und in 10,0% Krebsmütter, bei den Kontrollfällen 4,8% bzw. 7,0%. Die Differenz ist nicht groß, immerhin bei den Krebsvätern zweimal, bei den Krebsmüttern dreimal so groß als der einfache mittlere Fehler. Wenn auch danach die Differenz zwischen den Mammacarcinom- und den Kontrollfällen nach SCHINZ „sehr wahrscheinlich reell" ist, so ist sie andererseits doch sehr gering. WAINWRIGHT untersuchte, ausgehend von 784 weiblichen Mammacarcinomkranken und 576 Kontrollfällen, die Krebshäufigkeit in deren Geschwisterschaften. Auf 195 an anderen Krankheiten verstorbene Brüder Mammacarcinomkranker kamen 12 Krebstodesfälle = 6,2%, auf 160 an anderen Krankheiten verstorbene Schwestern 41 = 25,6% an Krebs, davon 16 =: 10% an Brustkrebs verstorbene Schwestern. Diese Zahl liegt gerade außerhalb des dreifachen mittleren Fehlers der Differenz, ist also reell. Das bisher vorliegende Material beim Brustkrebs der Frau reicht nicht aus, um selbst für dieses noch günstigste Objekt für die Erforschung der Krebsvererbung sichere Schlüsse zu rechtfertigen. Gerade hier bedarf es nicht nur sehr großer Zahlen, sondern auch der statistischen und familiären Mitberücksichtigung der die Tumorquote beeinflussenden sonstigen Faktoren wie Virginität, Kinderzahl, Stillen, Mastitiden usw.

Ist der Brustkrebs theoretisch besonders geeignet für die Frage der Vererbung bei einer ganz bestimmten Krebslokalisation, so wären die **Stammbäume bei Krebs beider Eltern** das gegebene Material für die Frage der Vererbung einer allgemeinen Krebsbereitschaft. Dem „*Cancer à deux*" käme also vererbungsbiologisch besondere Bedeutung zu. Denkbar sind drei Möglichkeiten: a) Beide Krebse sind ausschließlich — vielleicht durch die gleiche Krebsnoxe! — *erworben*. Solche Familien dürften nur so viel Krebs unter den Nachkommen haben, als der allgemeinen statistischen Erwartung entspricht. b) Beide Krebse sind ausschließlich auf *erblicher Basis* entstanden. In diesem Falle müßten unter den Nachkommen über die Erwartung hinaus Krebskranke gehäuft auftreten. c) Ein elterlicher Krebs ist exogen, der andere rein endogen bedingt.

Bei der Prüfung der *Kasuistik* (KÖRBLER 1934, 1937, PAULSEN 1924, CHOLEWA 1932) ist davon auszugehen, daß hier das Bild von vornherein durch die Interessantheitsauslese getrübt ist. Bringen wir — ohne Anspruch auf Vollständigkeit — einige „positive Fälle". Im Falle CHOLEWAs starb die Mutter an Gebärmutter-, der Vater an Magenkrebs. Von den 8 Kindern starben 2 frühzeitig, von den 5 Töchtern starben 3 an Gebärmutter- und 1 Sohn an Magenkrebs. KÖRBLER (1934) beschrieb folgende Familie: Vater mit 63 Jahren gestorben an Carcinoma hepatis, Mutter mit 52 Jahren an Carcinoma mammae, ältere Tochter bekommt mit 36 Jahren ein Carcinoma uteri, die jüngere mit 52 Jahren ein Carcinoma hepatis. Umgekehrt sah KÖRBLER eine Familie mit Krebs beider Eltern. Von den 11 Kindern hatte nur eines einen Krebs. VAN DAM (1924) hat in 15 Familien mit Krebs beider Eltern nicht einen einzigen Todesfall an Krebs unter den Kindern beobachtet.

Alles in allem fehlt aber auch hier wegen der irreführenden Interessantheitsauslese noch jedes wirklich beweiskräftige Material. Systematische Untersuchungen wären an sich durchaus möglich, müssen wir ja bei 16% Krebssterblichkeit erwarten, daß in mehr als 1% der Ehen der Tod beider Eltern an Krebs erfolgt. Andererseits aber müßten die Untersuchungen, wenn die Nachkommen im Krebsalter sich befinden sollen, weit zurückgehen, was wieder mancherlei Schwierigkeiten hinsichtlich der Sicherheit der Diagnose usw. mit sich bringt. Mit der bisher vorliegenden Kasuistik ist jedenfalls noch nichts anzufangen.

Die erste systematische Erhebung der Nachkommenschaft bei „konjugalem Krebs" verdanken wir dem Schweizer Vererbungsforscher HANHART (1943). Er fand 141 Ehepaare mit Krebs. Verwertbar waren 121. Davon hatten nur 30 Paare Kinder mit Krebs (25 ♂ und 17 ♀ = 43♂♀). Von den ins 7. Lebensjahrzehnt gelangten Gesamtkindern hatten nur $^1/_7$ Krebs bekommen. $^6/_7$ blieben trotz Krebseltern und hoher Krebsquote in der Bevölkerung von Krebs verschont. In 33 Familien mit sicherem Magenkrebs beider Ehegatten fanden sich 97 über 40 Jahre alt gewordene Kinder. Davon hatten nur 15 (= 15,46%) Krebs überhaupt und nur 11 (= 11,34%) wieder Magenkrebs, also weniger als man ohne jede Krebsbelastung allein nach der Krebshäufigkeit im allgemeinen und der hohen Magenkrebshäufigkeit im besonderen zu erwarten hätte. Von allen 286 über 50 Jahre alten Kindern krebskranker Eltern hatten nur 38 = 13,28% Krebs. Das ist für über 50jährige weniger als der allgemeinen Erwartung entspricht. Mit Recht kommt HANHART zur Schlußfolgerung: „Es ergibt sich klar, daß die Behaftung beider Eltern mit Krebs an sich noch ‚keine erbliche Belastung‘ zu bedeuten braucht".

Man kann also von der ganzen Familien- und Stammbaumforschung *zusammenfassend* nur so viel sagen, daß den vielen primär positiven Angaben bei kritischer Nachprüfung, besonders bei Ausschaltung der Interessantheitsauslese, ebenso viele negative Ergebnisse hinsichtlich der Krebsvererbbarkeit gegenüberstehen. Die Methodik ist eben mit so viel Fehlerquellen belastet, daß sie wissenschaftlich exakte Beweise überhaupt nicht zu liefern vermag.

So nimmt es nicht wunder, wenn angesichts der besonders großen Schwierigkeiten der Krebsstatistik im allgemeinen und der Familien- und Stammbaumforschung im besonderen LUMIÈRE (1936) gegen den allein auf mehrfaches

Vorkommen von Krebs in ein und derselben Familie gegründeten Glauben an die Erblichkeit des Krebses scharf zu Felde zieht, dem bisher veröffentlichten Material jede Bedeutung abspricht und energisch feststellt, daß es unbeeinflußt durch Erblichkeit stets Familien geben muß, in denen mehrere Mitglieder der Krankheit allein nach den Gesetzen des Zufalls zum Opfer fallen.

So bleibt, nachdem Statistik, Familien- und Stammbaumforschung beim Krebs bis jetzt noch nicht zu bindenden Schlüssen berechtigen, als sicherstes Beweismittel bezüglich der Krebsvererbung beim Menschen nur noch die *Zwillingsforschung.*

Bemerkenswert wenig Arbeiten befassen sich mit der Frage einer Vererbung beim häufigsten Krebs, dem Magencarcinom. Um so erfreulicher ist es, daß LEONHARDT (1939) ein auslesefreies Material an 54 Stammbäumen untersuchte. Von 413 Nachkommen Magenkrebskranker hatten 274 das krebsfähige Alter erreicht. Unter den 413 Nachkommen erkrankten 13 an Carcinom, davon 5 an Magenkrebs. Der Untersucher folgert mit Recht, daß für den Magenkrebs die Vererbung nicht die vielfach (Familie Broca, Bonaparte!) angenommene Bedeutung hat.

3. Zwillingsforschung und Geschwulstvererbung.

Zur Prüfung der Geschwulstvererbung beim Menschen ist das Zwillingsmaterial weitaus das geeignetste. Die Nachforschung nach *Krebskrankheiten bei Zwillingen* und hierbei die Gegenüberstellung der erbgleichen eineiigen (EZ) mit den erbverschiedenen, sei es gleichgeschlechtlich-zweieiigen (ZZ), sei es verschiedengeschlechtlich-zweieiigen, sog. Pärchenzwillingen (PZ), gibt hinsichtlich der Konkordanz und Diskordanz ein willkommenes Vergleichsmaterial, zumal bei beiden Gruppen im allgemeinen eine weitgehende Gleichheit der Aufwuchsbedingungen angenommen werden darf, so daß Verschiedenheiten in der Krebshäufigkeit zwischen EZ und ZZ weitgehend der Verschiedenheit der erblichen Veranlagung zugeschrieben werden dürfen. Dieser wichtigen Grundtatsache gegenüber muß natürlich wiederum berücksichtigt werden, daß bei der großen Carcinomhäufigkeit Krebs bei beiden Zwillingen auch einmal reines *Zufallsgeschehen* sein kann, besonders wenn es sich um eine sehr häufige Krebsform handelt. Über den Zufall hinaus könnte Krebs bei Zwillingen ursächlich gelegentlich auch *Folge gleicher äußerer Krebsnoxen* sein, zumal ja bei den EZ bei gleicher Erbkonstitution der Organismus bei gleicher Noxe mit dem gleichen Krebs reagieren müßte.

Im großen und ganzen aber spricht das Auftreten des gleichen Tumors mit gleicher Lokalisation und im gleichen Alter bei beiden Partnern, also eine völlige *Konkordanz* bei EZ *für eine endogene Disposition* zur Krebserkrankung, besonders wenn es sich auch noch um seltene, bösartige Geschwülste handelt und wenn gleichzeitig andererseits bei ZZ Diskordanz besteht. Am besten hält man sich bei der Prüfung an die beiden Grenzfälle: zeigen die EZ völlige Konkordanz, die ZZ völlige Diskordanz, so darf man auf eine ausschlaggebende erbgenetische Bedingtheit, und umgekehrt: besteht kein Unterschied zwischen EZ und ZZ, so darf man auf exogene Bedingtheit schließen.

Um die Krebsfrage bei Zwillingen haben sich vor allem WEITZ (1924, 1933, 1936), KRANZ (1931/32), SCHINZ (1935), PEYRON und KOBOZIEFF (1937) und in jüngster Zeit besonders H. HABS (1939, 1941), V. VERSCHUER und KOBER (1940) verdient gemacht.

Über *konkordante gutartige Geschwülste* bei Zwillingen liegt im Schrifttum einiges Beobachtungsmaterial vor (s. Tabelle 34). Es ist aber im Verhältnis zu der ungemeinen Verbreitung gutartiger Geschwülste zahlenmäßig sehr gering. Wahrscheinlich liegt dies daran, daß solche Fälle im allgemeinen keinen genügenden Anreiz zur Veröffentlichung abgeben.

Tabelle 34. *Gutartige Geschwülste bei Zwillingen.*

Autor	Zwillinge	Geschlecht	Geschwulst
Spannocki (1899)	EZ	♀♀	Uterusmyom
v. Szontagh (1918)	EZ	♂♂	Kehlkopfpapillom
Burkhard (1922)	EZ	♀♀	Fibroadenom der Mamma
Stooks und Barington (1925)	EZ ?	♂♂	multiple Exostosen
Birkenfeld (1930)	EZ	♂♂	multiple Exostosen
Kranz (1931)	EZ	♀♀	Fibromatosis mammae
Kranz (1931)	EZ	♀♀	Uterusmyom
Habs (1938)	EZ	♀♀	Uterusmyom
Leers (1936)	EZ	♀♀	Neurofibrome
Grohmann (1939)	EZ	♂♂	Neurofibrome

Den 10 Fällen von konkordanten gutartigen Geschwülsten bei EZ stehen einzelkasuistisch 18 Fälle von *Konkordanz von Krebsgeschwülsten* bei EZ im Schrifttum gegenüber. Davon betreffen 8 Fälle das männliche (s. Tabelle 35) und 10 Fälle das weibliche Geschlecht (s. Tabelle 36).

Tabelle 35. *Konkordanter Krebs bei männlichen eineiigen Zwillingen.*

Tumor	Autor	Bemerkungen
Lippencarcinom	v. Verschuer	mit 47 Jahren beide Rezidiv
Gesichtscarcinom	Rosanoff (1902)	
Medulloblastom des Kleinhirns	Leavitt (1928)	
Hodencarcinom	Domrich (1940)	
Magencarcinom	Waaler	beide innerhalb eines Jahres mit Lebermetastasen
Hodensarkom	Champlin (1930)	
Magencarcinom	Militzer (1935)	
Lippencarcinom	Kranz (1932)	

Von den männlichen Fällen haben die einzelnen eine verschiedene Beweiskraft. So sind z. B. die Hautkrebse bei den 60 Jahre alten Zwillingsbrüdern (Rosanoff) nicht unmittelbar beweisend, da ja bei genügender Exposition, z. B. bei Seeleuten, Landwirten es umgekehrt auffallend wäre, wenn sie bei gleicher genischer Konstitution auf die gleiche äußere Krebsnoxe nicht auch gleich reagierten, dagegen ist es bei den Lippenkrebsen schon auffällig, daß dieser sonst ausgesprochene Alterskrebs in den Fällen von v. Verschuer 47jährige, im Falle von Kranz 39- bzw. 41jährige Zwillinge betraf. Besonders in die Augen springend sind die Beobachtungen über an sich seltene und dann konkordante Geschwülste. So erkrankten nach einer Beschreibung von Leavitt (1928) EZ ungefähr im gleichen Alter an Medulloblastom des Kleinhirns und starben mit $6^1/_2$ bzw. $8^1/_2$ Jahren. Im Falle von Champlin bekam von zwei eineiigen Brüdern der eine mit 24 Jahren, der andere mit 31 Jahren ein Seminom des rechten Hodens (Champlin 1930).

Beim *weiblichen Geschlecht* liegen 10 Beobachtungen konkordanter Krebsfälle bei EZ vor (s. Tabelle 36).

Tabelle 36. *Konkordanter Krebs bei weiblichen eineiigen Zwillingen.*

Tumor	Autor	Bemerkungen
Neuroblastom (Retina)	Benedict (1929)	5 Monate Zeitdifferenz
Gliom an der Gehirnbasis	Joughin (1928)	
Mammacarcinom re...	McFarland und Meade (1932)	
Choledochuscarcinom .	Kranz (1932)	Umfaßt bei beiden Choledochus, Duodenum und Pankreas. 2 Tage nacheinander † †
Ovarialcarcinom . . .	McFarland und Meade (1932)	
Uteruscarcinom. . . .	Halliday-Croom (1912)	Gleichzeitig erkrankt, bei beiden kombiniert mit Myom
Uteruscarcinom. . . .	Weitz (1924)	
Mammacarcinom . . .	Wilder und Wanckwardt	EZ von Drillingen
Uteruscarcinom. . . .	H. Habs (1941)	
Mammacarcinom . . .	Munford und Linder (1936)	

Unter den weiblichen Fällen finden sich die eindrucksvollsten Fälle von *Krebsübereinstimmung*, die bis jetzt bekannt geworden sind. So beobachtete Benedict (1929) ein homologes linksseitiges *Retinablastom*, dessen erste Symptome mit 5 Monaten Zwischenraum auftraten. Trotz Enucleation am gleichen Tage und trotz Radiumbestrahlung starb das eine Mädchen $5^1/_2$ Monate später an einem intrakraniellen Rezidiv, während das andere noch 6 Jahre nach der Operation am Leben blieb.

Einen gleich seltenen Fall von *Gliom an der Gehirnbasis* bei verheirateten Zwillingsschwestern beschrieb Joughin (1928). Die ganz ähnlichen klinischen Erscheinungen traten bei beiden unmittelbar nacheinander auf.

Über ein im gleichen Jahr aufgetretenes und mit Myom kombiniertes histologisch übereinstimmendes Adenocarcinom des Uterus bei eineiigen Zwillingsschwestern berichtet Halliday-Croom (1912). Beide hatten am gleichen Tag ihre Menstruation und im gleichen Jahr ihre Menopause bekommen.

Nach einer Mitteilung von Weitz (1924) erlag die eine von zwei Zwillingsschwestern mit $39^1/_2$ Jahren einem Uteruscarcinom. Die andere starb mit 47 Jahren an Lebermetastasen aus dem primären Uteruscarcinom. 3 Jahre vorher wurde ihr der myomatös degenerierte Uterus exstirpiert, der bei fehlender histologischer Untersuchung sicher ein Carcinom enthielt.

An einem gleichartigen und gleichgroßen Carcinom des Choledochus erkrankten Zwillinge (64 Jahre alt). Bei beiden begann die Erkrankung innerhalb 6 Wochen und umfaßte in beiden Fällen Duodenum und Pankreas (Kranz 1931). Sie wurden am gleichen Tage operiert. Sie starben 2 Tage nacheinander. Choledochuscarcinome sind sehr selten.

An *konkordanten Geschwülsten bei ZZ* sind bis jetzt nur 2 Paare von Versluys (1934) mitgeteilt: 2 Magencarcinome bei ♂♂ und 2 Mammacarcinome bei ♀♀.

Im Gegensatz zu den hinsichtlich Organ und Gewebsart konkordanten Fällen liegen über verschiedene Krebse bei EZ auffallend wenig Beobachtungen vor. Kranz (1931) beschrieb EZ, von denen der eine mit 58 Jahren ein Pylorus-, der andere mit 60 Jahren ein Rectumcarcinom bekam. Eine gleiche, wenn man so will, *unvollständige Konkordanz* (Gleichheit der Krebserkrankung bei Verschiedenheit von Organ- und Geschwulstart) ist bis jetzt auch 3mal bei PZ beobachtet worden. Weitz beschreibt PZ, bei denen der Bruder an Magencarcinom, die Schwester an Coloncarcinom starb. Bei Kranz hatte die Schwester ein Mamma-, der Bruder ein Pharynxcarcinom. Im Material von Habs findet sich bei den PZ eine Frau, die mit 68 Jahren ein Uteruscarcinom bekam, während der Zwillingsbruder an einem Prostatacarcinom erkrankte.

Alle Fälle konkordanter Geschwülste bei Zwillingen sind natürlich besonders eindrucksvoll, vor allem die Fälle, die wegen ihrer Seltenheit das bloße Walten des Zufalls unwahrscheinlich erscheinen lassen. Immer bleibt aber, besonders bei den Fällen konkordanter EZ, noch die Möglichkeit, daß bei gleicher erblicher

Reaktionsbereitschaft der identische Krebs Folge der gleichen äußeren Noxe auf den gleich reagierenden Organismus war. Es kommt also gerade wegen der hier besonders großen Gefahr der Interessantheitsauslese gegenüber den konkordanten Fällen auch noch auf die *Gegenprobe* an, auf die Diskordanz bei EZ und auf das Vergleichsmaterial der ZZ an.

Bei der *Diskordanz in der Geschwulsterkrankung von Zwillingen* ist von vornherein klar, daß die Fälle, bei denen nur ein Partner einen Krebs hat, gegenüber den mehr imponierenden konkordanten Zwillingsfällen von vornherein weniger Aussicht haben, veröffentlicht zu werden. Die erhaltenen Zahlen sind also sicher Mindestzahlen.

Den 18 sicher besonders ausgelesenen konkordanten EZ stehen im Schrifttum 31 diskordante EZ gegenüber.

Das *Vergleichsmaterial der zweieiigen Zwillinge* umfaßt nur zwei konkordante Fälle von VERSLUYS, wo beide gleichgeschlechtliche Zwillinge einmal je ein Magencarcinom ($\delta\,\delta$) und je ein Mammacarcinom ($\mathcal{Q}\,\mathcal{Q}$) hatten. HABS stellt weiter 7 Fälle von ZZ und PZ zusammen, bei denen dem einen Krebs des einen Part-

Tabelle 37.
Diskordanter Krebs bei eineiigen Zwillingen.

Autor	Zahl der Paare	1. Partner krebskrank	2. Partner gesund
PEDERSEN und GEYER . . .	2	2	2
KAPLAN. . . .	1	1	1
WEITZ	6	6	6
KRANZ	7	7	7
K. H. BAUER .	1	1	1
VERLUYS . . .	1	1	1
WAALER . . .	2	2	2
HABS	7	7	7
CHARACHE. . .	3	3	3
HERRMANN . .	1	1	1
	31	31	31

ners ein anderer Krebs des anderen Partners entsprach, wo also eine „unvollständige Konkordanz" vorlag. Diesen 9 mehr oder minder konkordanten Fällen stehen nach einer Zusammenstellung von HABS *22 diskordante Fälle* bei ZZ gegenüber. Hierzu kommen noch aus dem eigenen Material von HABS weitere 19 diskordante Fälle bei ZZ hinzu.

Überblickt man dieses bisherige, einzelkasuistische Material, so kommt man zu folgendem vorläufigen, hinsichtlich der Schlußfolgerungen jedoch noch trügerischen Ergebnis:

18 konkordanten EZ stehen 31 diskordante EZ,
2 konkordanten ZZ stehen 41 diskordante ZZ gegenüber.

Es ergibt sich also, daß den 20 völlig konkordanten Zwillingspaaren schon heute 71, darunter 31 eineiige Zwillingspaare gegenüberstehen, bei denen nur der eine Zwilling Krebs hatte, der andere aber nicht.

Aber auch dieses zahlenmäßig schon beträchtliche Zwillingsmaterial reicht für die Beweisfolgerungen noch nicht aus, denn offenkundig spielt bei der Einzelkasuistik die Interessantheitsauslese eine das Ergebnis stark verschiebende Rolle. Das entscheidende Beweismaterial liefert erst die *Untersuchung auslesefreier Zwillingsserien*, denn erst sie füllt die durch die einseitige Interessantheitsauslese geschaffene Beweislücke aus und gibt allein über das *wahre Konkordanz-Diskordanzverhältnis* Auskunft. Solche auslesefreie Zwillingsserien von Krebskranken strebten schon KRANZ, VERSLUYS und WEITZ an, aber erst H. HABS sowie v. VERSCHUER und KOBER lieferten solche in besonders dankenswerten Untersuchungen.

Der der Zusammenstellung von v. VERSCHUER und KOBER (1940) entnommene Vergleich beider Zwillingserhebungen zeigt 1., daß die hohe Konkordanz (73%!) und die niedrige Diskordanz (27%!) der EZ bei der Einzelkasuistik sich geradezu in ihr Gegenteil verkehrt, wenn man die niedrige Konkordanz (21%!)

und die hohe Diskordanz (79%!!) bei auslesefreien EZ gegenübergestellt. Der Vergleich zeigt 2., daß das Konkordanz-Diskordanzverhältnis bei EZ *und* ZZ vollkommen gleich ist (konkordant 21%, diskordant 79%!).

Betrachten wir nun die beiden großen auslesefreien Zwillingsserien von Habs und von v. Verschuer und Kober. Habs ermittelte 1939 unter 7439 Krebskranken sämtliche 74 Zwillinge und deren Partner. Nach Abzug der 38 Fälle, bei denen jeweils ein Partner früh, d. h. vor dem Krebsmanifestationsalter, gestorben war, blieben für die Analyse 36 Zwillinge, von denen noch weitere 8 wegen noch ausstehender Befunde vorläufig ausschieden, so daß für die Auswertung 28 Zwillingspaare zur Verfügung standen, und zwar 8 EZ, 9 ZZ und 11 PZ (s. Tabelle 38).

Die Tabelle zeigt folgendes Verhalten der einzelnen Gruppen: Bei den 8 EZ findet sich nur ein weibliches Paar, bei dem beide Partnerinnen ein Uteruscarcinom hatten, wobei das Erkrankungsalter um 5 Jahre differiert. Bei den übrigen EZ war der andere Partner jeweils gesund. Bei den 9 ZZ bestand in allen Fällen völlige Diskordanz. Bei den 11 PZ hatte bei 11 krebskranken 1. Partnern 10mal der 2. Partner kein Carcinom, nur bei einem Paar hatte der eine Zwillingsbruder ein Prostatacarcinom, während die Zwillingsschwester ein Uteruscarcinom hatte. Habs selbst sagt mit Recht: „Dieses einmalige Vorkommen kann mit der durchschnittlichen Häufigkeit des Carcinoms in der Bevölkerung völlig zwanglos erklärt werden." Das Ganze ergibt also bei 28 Zwillingsgeschwistern eines sicher krebskranken Zwillings nur zweimal Krebs bei beiden Zwillingsgeschwistern, davon einmal auch konkordant hinsichtlich des Organs, aber different im Erkrankungsalter.

Tabelle 38. *Auslesefreie Zwillingsserie von 28 Krebskranken.* (Nach H. Habs 1939.)

Art der Zwillinge	1. Partner	2. Partner	Fälle
EZ	8 krebskrank	7 gesund 1 krebskrank (konk.)	8 Paare
ZZ	9 krebskrank	9 gesund	9 Paare
PZ	11 krebskrank	10 gesund 1 krebskrank	11 Paare
	28 krebskrank	26 gesund 2 krebskrank	28 Paare

Eine weitere auslesefreie Zwillingsreihe stammt von v. Verschuer und Kober (1940). Unter 16997 Ausgangskrebsfällen wurden 194 Zwillinge ermittelt. Von diesen Zwillingen waren jedoch nur 69 Zwillingspaare verwertbar, beim Rest hatte der Tod des einen Paarlings bei oder kurz nach der Geburt oder der spätere vorzeitige Tod des einen Zwillings die statistische Verwendbarkeit unmöglich gemacht. Zu diesen 69 Fällen kamen 10 weitere Paare, die durch systematische Erfassung aller Frankfurter Zwillingspaare gesammelt worden waren. Die 79 Zwillingspaare bestehen aus 23 EZ, 35 ZZ und 21 PZ.

Tabelle 39.
Auslesefreie Zwillingsreihe von 79 Zwillingspaaren mit jeweils einem krebskranken Zwilling als Ausgangspunkt. (Nach v. Verschuer und Kober.)

Zwillingspaare mit einem krebskranken Zwilling	Zahl	2. Zwilling krebsfrei	2. Zwilling krebskrank
EZ	23	21 = 91,2%	2 = 8,8%
ZZ	56	49 = 87,5%	7 = 12,5%

Wie Tabelle 39 erkennen läßt, fand sich nur bei 2 von den 23 EZ Übereinstimmung hinsichtlich der Krebserkrankung, auch bezüglich der Art und der Lokalisation der Krebsgeschwulst. Bei den 56 ZZ konnte nur bei einem einzigen Paar eine Übereinstimmung bezüglich der Art und Lokalisation des

Krebses (Brustkrebs) nachgewiesen werden. Sonst fand sich bei den ZZ nur in
6 Fällen (= 10,7%) eine Übereinstimmung wenigstens insofern, als sonst noch
ein Krebs anderer Art und anderer Lokalisation auftrat. Die Häufigkeit von
10,7% zeigt, daß die Rolle der allgemeinen Krebsdisposition sicherlich nicht so
groß ist, als meist behauptet wird. Wenn die Autoren selbst aus dem Zwillingsmaterial für den Magenkrebs eine vererbliche Veranlagung herauslesen, bei
anderen Krebsen die Rolle der Vererbung für nicht gegeben erachten, so muß
bei dem Magenkrebs die Einschränkung gemacht werden, daß diese Krebsform
mit weitem Abstand die häufigste Krebsart darstellt, daß also allein schon nach
dem Zufall mehrfaches Auftreten auch bei Zwillingen zu erwarten ist. Die auslesefreie Zwillingsreihe von v. VERSCHUER und KOBER sind geradezu ein schlüssiger
Beweis dafür, daß sich *eine erbliche Veranlagung für den Krebs nicht nachweisen läßt.*

Man ist wohl berechtigt, die beiden gleichartig gewonnenen Serien von HABS
und von v. VERSCHUER und KOBER zusammenzuziehen. Es ergibt sich dann
folgendes Gesamtergebnis für die 31 EZ und 76 ZZ:

Bei den 31 EZ sind 28 = 90,3% diskordant, 3 = 9,7% konkordant,
Bei den 76 ZZ sind 68 = 89,5% diskordant, 8 = 10,5% konkordant.

Man hat die Zwillinge als ein Naturexperiment bezeichnet, das dem Menschen
gestattet, Einblicke in die Naturgesetze zu nehmen. Wertet man dieses spontane
experimentum in homine für die Frage der Krebsvererbung aus, so kommt
man zu dem Gesamtergebnis, daß die *Vererbung in der großen Summe der Krebsfälle keine erkennbare Rolle* spielt. Die 90% diskordanten Fälle bei EZ zeigen
umgekehrt sogar, daß selbst bei gleicher genischer Konstitution entscheidend
erst noch äußere oder körpereigene innere Faktoren hinzukommen müssen,
wenn bei einem Zwilling Krebs entstehen, beim anderen Krebs ausbleiben soll.

So werden also in der Tat gerade die *Zwillinge* als wichtigstes erbbiologisches
Beweismaterial beim Menschen geradezu zum *Gegenbeweis gegen eine Überschätzung der Rolle der Vererbung* bei der Krebsentstehung und zugleich zu einem
wichtigen *Beweismittel für die hohe Bedeutung rein äußerer oder nichterblicher
körpereigener innerer Realisationsfaktoren der Krebsentstehung beim Menschen.*

Man möchte nun geneigt sein, das Kapitel „Krebs und Vererbung" mit diesem
Experimentalbeweis der Natur am Menschen abzuschließen. Tatsächlich ist
auch mit den beiden großen auslesefreien Zwillingsserien grundsätzlich das
letzte Wort über die Rolle der Vererbung bei dem Gros der alltäglichen Krebsformen gesprochen. Nun gibt es aber andererseits doch einige wenige *seltene
Krebsformen* — sie machen im Gesamtkrebsgeschehen zusammen sicher noch
nicht 1% der Krebsfälle aus — Fälle, bei denen erbliche Präcancerosen in
Krebs übergehen, so daß doch solcher seltener Sonderfälle ihrer in mehrfacher
anderer Hinsicht biologischen Bedeutung wegen gesondert gedacht werden muß.

4. Präneoplasie auf erblicher Grundlage.

Im letzten Abschnitt wurde gezeigt, daß das Problem „Krebs und Vererbung", sofern man die beim Menschen zuverlässigste Methodik der Zwillingsforschung anwendet, sich dahin verdichtet, daß bei der großen Mehrzahl der
alltäglichen Krebsfälle die Vererbung praktisch keine Rolle spielt. So bleibt
als schmale Basis einer Geschwulstvererbung beim Menschen nur die Tatsache
übrig, daß es einige wenige gutartige Geschwulstkrankheiten, insbesondere aber
mehrere Präneoplasien gibt, die sich nach dem Einfaktorenschema vererben,
also sicher jeweils durch eine krankhafte Erbanlage bedingt sind.

Am einfachsten liegen die Dinge bei der *Vererbung gutartiger Geschwülste,* besonders solchen multipler oder systematisierter Ausprägung. So kommen symmetrische *Lipome,* multiple *Atherome* (LEVIT), disseminierte und symmetrische *Xanthome* (HUFSCHMID und NESSMANN), cystische *Epitheliome* (GOLDMANN 1940) nicht selten über ganze Familien verteilt vor.

Das Hauptinteresse beanspruchen jedoch jene Fälle, bei denen die betreffende Erbanlage eine multiple *Geschwulstbildung auf der Grundlage einer systematisierten Differenzierungsstörung* induziert. Sie alle stellen zugleich Beispiele erblicher Präneoplasien dar.

Wie schon im 1. Kapitel (S. 26) ausgeführt, versteht man unter „Präneoplasie" gewebliche Veränderungen, die als Vorstadien einer malignen Geschwulst auftreten und, sofern genügend lange Zeit verstreicht, erfahrungsgemäß schließlich häufig von einem bestimmten Krebs gefolgt sind. Das histologische Bild einer im Augenblick noch benignen Gewebsveränderung beweist also bei solchen Zuständen nicht in jedem Fall die biologische Gutartigkeit auf die Dauer. Der Begriff „Präneoplasie" wird besonders von pathologisch-anatomischer Seite immer verworfen. Die Tatsache, daß die Kliniker ihn immer wieder gebrauchen, zeigt, daß er, oft totgesagt, eine erstaunliche Lebenskraft besitzt, einfach aus dem Grunde, weil er einen unbestreitbaren Tatbestand mit einem kurzen Begriff scharf umreißt.

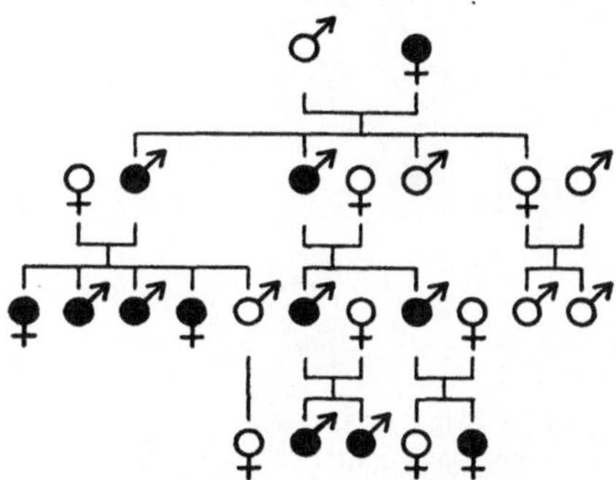

Abb. 39. Stammbaum einer Familie mit multiplen Exostosen. (Beobachtung des Verfassers.)

Im 1. und 3. Kapitel war bereits mehrfach (S. 28 und 83) die Rede davon, daß derartige präcanceröse Zustände bei erworbenen pathologischen Veränderungen etwas relativ Häufiges sind. Als Beispiele wurden Verbrennungsgeschwüre, Ulcera cruris varicosa, Röntgenverbrennungen, chronische Fisteln nach Osteomyelitiden, Verätzungsnarben, chronische Magengeschwüre, alte Gallensteinleiden, cystische Mastopathien usw. angeführt, alles Beispiele dafür, daß es oft nur eine Frage der Lebensdauer ist, wann schließlich der Krebs entsteht. Im jetzigen Zusammenhang interessiert die Tatsache, daß es solche *Präneoplasien auch auf erblicher Basis* gibt.

Aber auch unter diesen erblichen Präneoplasien sollte man zweckdienlich unterscheiden zwischen denen, die gewöhnlich gutartig verlaufen und in einem kleineren Prozentsatz zur Bildung maligner Tumoren Anlaß geben („fakultative" Präneoplasien nach einem Vorschlag von STAEMMLER) und solchen, die so gut wie immer zu Krebs führen („obligate" Präneoplasien).

Aus der Reihe primär gutartiger systematisierter Geschwülste auf erblicher Basis seien die Exostosenkrankheit, die Neurofibromatose (v. RECKLINGHAUSEN), die v. HIPPEL-LINDAUsche Krankheit und die tuberöse Sklerose als Hauptbeispiele aufgeführt.

Bei der *Exostosenkrankheit* handelt es sich um eine Erbanomalie, bei der das Knochensystem von Knochenauswüchsen („Exostosen") oft wie übersät ist. Diese Neigung zu Knochengeschwülsten ist einfach dominant vererbbar (vgl. Abb. 39). In den vom Verfasser zusammengestellten Stammbäumen betrug das Zahlenverhältnis der ♂ : ♀ Geschwister 164 : 166 entsprechend der *Mendel*-Proportion 1 : 1. Die Anlage hat beim männlichen Geschlecht eine stärkere Penetranz, d. h. die Exostosen sind bei ihm zahlreicher und zugleich stärker ausgeprägt als beim weiblichen Geschlecht.

Die krankhafte Erbanlage wirkt sich in einer Fehldifferenzierung des ganzen Knochenhautsystems aus. Statt in seiner knochenbildenden innersten Schicht „periostalen" Knochen zu liefern, bildet das Periost als Anfang der Exostosen kleinste Knorpelinseln aus, die sich dann entgegen dem normalen Bauplan des Organismus selbständig in Knorpel- und durch spätere Verknöcherung derselben in Knochengeschwülste fortentwickeln und ausreifen (Osteodysplasia exostotica nach dem Vorschlag des Verfassers). In anderen Fällen bleiben die Geschwülste auf der unreifen Form reiner Knorpelgeschwülste (Ecchondrome) stehen. Es besteht also zwischen ihnen und den Exostosen nur ein gradueller, kein grundsätzlicher Unterschied. Beide Formen können mehr oder minder selbständig auftreten, sie können aber auch beim gleichen Kranken nebeneinander vorkommen, beide ineinander übergehen und beide auch wechselseitig vererbt werden. Wie alle noch teilungsfähigen Zellen, so liefern auch die Exostosen und Ecchondrome gelegentlich bösartige Knochen- oder Knorpelgeschwülste. Es „entarten" aber die Ecchondrome entsprechend ihrer geringeren Gewebsreife häufiger „maligne" als die geweblich ausgereiften Exostosen.

b) Im Rahmen des Gesamtproblems der Geschwulstvererbung spielt die sog. *Neurofibromatose* (v. RECKLINGHAUSEN) eine wichtige Rolle nicht nur wegen des generalisierten Charakters gutartiger Geschwülste, sondern vor allem wegen ihrer verhältnismäßig häufigen sarkomatösen Entartung. Es handelt sich dabei um eine angeborene, vererbbare, von den Nervenscheiden ausgehende systematisierte *Geschwulsterkrankung*, die, abgesehen von den „Neurofibromen", vor allem

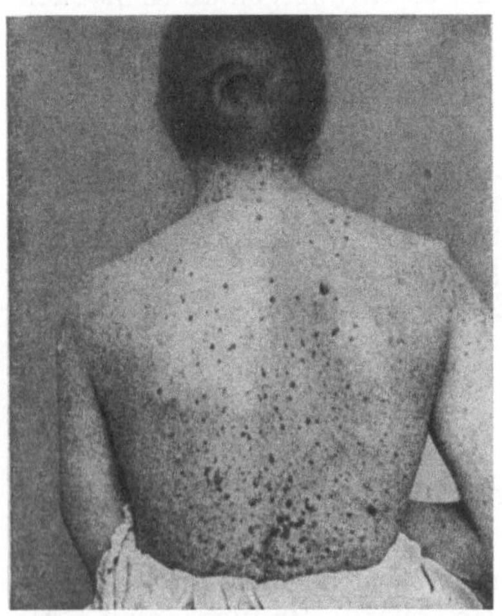

Abb. 40. Neurofibromatose. (Beobachtung des Verfassers.)

durch multiple Naevusbildungen der Haut, anderweitige Geschwülste, Pigmentanomalien usw. gekennzeichnet ist. Häufig sind die multiplen Nervengeschwülste, abgesehen von den oft Hunderten von weichen Fibromen, mit anderen Anomalien der Haut (Naevi anaemici, „café-au-lait-Flecke"), mit Störungen des Knochenwachstums und der Intelligenz kombiniert. v. RECKLINGHAUSEN erkannte als erster die Beziehung der vielfachen weichen Fibrome der Haut zu den feinen Hautnerven und brachte so das außerordentlich vielgestaltige Krankheitsbild formalgenetisch auf einen Generalnenner.

Die Erblichkeit der Krankheit ist seit langer Zeit bekannt. An dem umfangreichen Material von 447 Kranken mit Neurofibromatose konnte ADRIAN (1901) in 20% der Fälle sichere Heredität nachweisen. Dabei ergab sich eine Geschlechtsproportion von ♂ : ♀ = 2:1. Später widmen E. LANGE (1906), SCHRÖDER (1936), GAGEL (1930, Lit.), ferner PEYRON, KOBOZIEFF und ZIMMER (1937), TURNER und GARDNER (1938) der Neurofibromatose erbbiologische Studien. LEERS (1936) sah die Erkrankung bei einem höchstwahrscheinlich eineiigen Zwillingspaar mit überaus ähnlichem Verlauf und gleichartigem cerebralem Syndrom. Eine analoge Beobachtung stammt von GROHMANN (1939).

Die Neurofibromatose liefert einen wichtigen Beitrag zur umstrittenen Frage einer allgemeinen Geschwulstdisposition (s. S. 426). Die Störung in der Korrelation zwischen den nervösen und mesenchymal-bindegewebigen Gewebselementen bringt es mit sich, daß die Kombination der Neurofibrome mit anderen

Geschwülsten ein wichtiges Teilsymptom der Neurofibromatose darstellt. Häufig ist sie auch die Grundlage intrakranieller Geschwülste (TURNER 1938). Die Neurofibromatose ist häufig Ausgangspunkt von Sarkomen (ASCHNER 1925, dort ältere Literatur).

c) 1895 beschrieb v. HIPPEL eine auf angeborener Grundlage beruhende Mißbildung im Gefäßsystem der Retina („Angiomatosis retinae"). Das nach ihm benannte Krankheitsbild wurde auf Grund der später dabei angetroffenen Hirn- und sonstigen Organveränderungen (Angiome und Cysten im Kleinhirn, Rückenmark, Pankreas und Nebennieren, LINDAU 1926) von der Angiomatosis retinae zur v. HIPPEL-LINDAU*schen Krankheit* erweitert (ophthalmologische Literatur bei WAARDENBURG). Die Krankheit beruht nach LINDAU auf Entwicklungsstörungen im Mesenchym, auf einer „Balancestörung in der Entwicklung des Mesoderms".

Familiäres Vorkommen der Angiomatosis retinae wurde von COLLINS bei Bruder und Schwester, von GRIFFITH bei 2 Schwestern, von SEIDEL und von LINDAU bei 2 Brüdern beobachtet. BAILEY und CUSHING trafen das Leiden ebenfalls bei Brüdern an. In dem Fall von ROCHAT und MÖLLER waren Vater, Sohn und Tochter erkrankt. BRANDT, KNODEL und ROCHAT konnten in ihren Untersuchungen die Vererbung der Erkrankung durch je drei Generationen nachweisen.

d) Am sinnfälligsten sind die Beziehungen zwischen Entwicklungshemmungen und Geschwulstbildung bei der sog. *tuberösen Hirnsklerose.* Bei dieser zu den Gliomatosen rechnenden Gewebsmißbildung des Gehirns gehört es geradezu zum Krankheitsbild, daß zugleich auch Ventrikeltumoren des Herzens, Tumoren der Nieren und der Haut gefunden werden. FISCHER sah bei 58 Fällen 53mal Ventrikel-, 36mal Nierengeschwülste und 22mal verschiedene Hautveränderungen, besonders Adenoma sebaceum. Nicht selten sind auch gleichartige Geschwülste in der Netzhaut und an der Papille des Sehnerven (Lit. bei WAARDENBURG), was bei der nahen entwicklungsgeschichtlichen Verwandtschaft zwischen Gehirn und Netzhaut nicht weiter wundernimmt. Wichtig sind für die Deutung Frühbefunde bei kleinen Kindern. POLLACK fand bei einem $1^1/_2$jährigen Kind noch allenthalben im Gehirn und Kleinhirn Zellanhäufungen vom Charakter kleiner Tumoren. Der Geschwulstcharakter der Erkrankung verwäscht sich erst später und die Sklerose bleibt zurück. Die Vererbbarkeit ist durch 3 Generationen durch BERG sichergestellt.

Aus diesen Beispielen geht hervor, daß es *auf erbgenetischer Grundlage gutartige Geschwulstbildungen* gibt, die sämtlich in *dysontogenetischen und damit angeborenen Gewebsstörungen* ihre Ursache haben. Diese Beispiele spielen theoretisch eine Rolle, im Geschehen der Geschwulstentstehung haben sie jedoch schon rein zahlenmäßig nur eine untergeordnete Bedeutung.

Eine Sonderstellung unter den Präcancerosen nimmt die *Acanthosis nigricans* ein. Es war schon im 3. Kapitel (S. 90) davon die Rede, daß diese seltene und eigenartige Hauterkrankung (gekennzeichnet durch eine Hyperplasie der Stachelzellschicht, ferner durch Hyperpigmentierung und Hyperkeratose) in ungefähr 50% der Fälle mit malignen Tumoren kombiniert vorkommt (genaue Beschreibung, Zusammenstellung aller 395 bisher bekannt gewordenen Fälle und Literatur bei CURTH 1943). Die Sonderstellung besteht darin, daß, während die Präcancerosen sonst im erkrankten Bezirk zum Krebs führen, hier die Haut selbst nie von Krebs befallen wird. Je nach der Koinzidenz mit Krebs pflegt man eine maligne und benigne Form der Acanthosis nigricans zu unterscheiden. Klinisch und histologisch sind die Veränderungen jedoch wesensgleich. Es liegt daher nahe, anzunehmen, daß die Krebsinduzierung vom Hinzu- oder Nicht-Hinzutritt

krebsauslösender Faktoren abhängt. Es scheint aber nicht erlaubt zu sein, an
der Prädisposition zu Krebs zu zweifeln.

Für die genetisch bedingte Natur dieser allgemeinen Krebsdisposition — sie
ist eine der wenigen gesicherten Beispiele! — sprechen eine Reihe von Beobachtungen (vgl. CURTH): a) die bei der „benignen" Form stets vorhandene
Symmetrie der Hautveränderungen, b) das mehrfach beobachtete Vorkommen
bei mehreren Familienmitgliedern, c) die gelegentliche Kombination mit anderen
Erbkrankheiten, z. B. mit Diabetes mellitus (MIESCHER 1921), mit pathologischer
Fettsucht (JADASSOHN 1927) oder mit Chondrodystrophie (LANGE-COSACK 1939)
und d) die Geschlechtsrelation von 50,3 % ♀ : 49,7% ♂.

Da die malignen Tumoren den Magen, Colon, Rectum, Uterus, Leber, Mamma,
die Ovarien und Lungen ungefähr entsprechend ihrer sonstigen Häufigkeit befallen und da auch einige Sarkome beschrieben sind, muß am ehesten mit einer

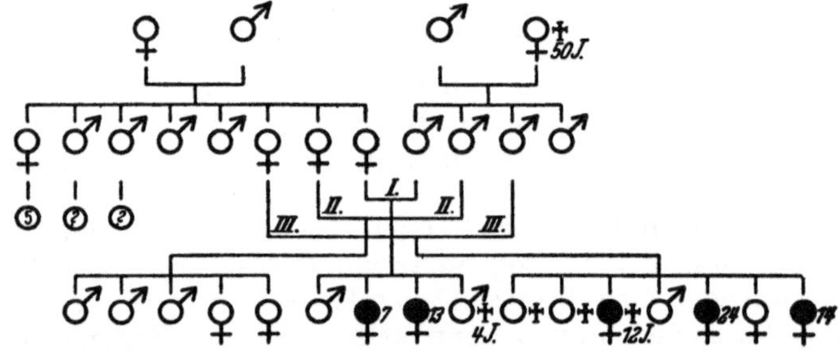

Abb. 41. Sippe mit Xeroderma pigmentosum (nach VELHAGEN Heirat zwischen 3 Brüdern und 3 nichtblutsverwandten
Schwestern.)

erbgenetisch bedingten erhöhten Neigung zum Umschlag der Körperzellen in
Krebszellen (s. 9. Kapitel, S. 426) gerechnet werden.

Grundsätzlich bedeutsam sind die an sich seltenen, in der Theorie der
Krebsentstehung aber wichtigen Beispiele monomer vererbbarer *Präneoplasien*,
die im Verein mit hinzukommenden Außenfaktoren in einem unverhältnismäßig
hohen Prozentsatz zu Krebs führen („*obligate Präneoplasien*" nach dem Vorschlag von STAEMMLER).

Es ist das 1. das *Xeroderma pigmentosum* (Lit. bei v. TRIPPENBACH). Bei
den Betroffenen entstehen auf der Grundlage einer erbbedingten Lichtüber-
empfindlichkeit der Haut meist schon in frühester Jugend an nicht bekleideten
und damit dem Licht ausgesetzten Körperstellen (Gesicht, Hals, Hände, Unterarme) charakteristische Hautveränderungen (Erytheme), Atrophie der Haut, abnorme Pigmentierungen, Teleangiektasien, Warzen, Geschwüre (vgl. Abb. 59,
S. 385), die mit unerbittlicher Sicherheit nach einem ausgesprochenen Zwischenstadium typischer Präcancerosen schließlich in Hautkrebs meist multipler Lokalisation übergehen. Die Betroffenen pflegen ihnen meist schon in jungen Jahren
zu erliegen. Die Krankheit vererbt sich recessiv; Verwandtenehen (s. Abb. 41)
spielen in ¼ der Fälle eine Rolle (Näheres SIEMENS und KOHN 1925). Größere
Stammbäume über mehrere Generationen gibt es nicht, da die Kranken selbst
nur selten das fortpflanzungsfähige Alter erreichen oder, wenn sie es ausnahmsweise erreichen, meist nicht zur Fortpflanzung gelangen, da sie als hautkrank
stigmatisiert und stark entstellt sind.

Die Erbanlage zum Xeroderm ist nun aber durchaus nicht eine Anlage zum
Krebs schlechthin, vielmehr bedingt sie primär nur eine morphologisch nicht
erfaßbare, chemisch-physikalische Schutzlosigkeit gegenüber dem Licht. Die

Hautkrebse selbst entwickeln sich erst sekundär und oft multipel unter der Strahlenwirkung der Besonnung als „Lichtkrebs".

Die Bedeutung der Lichtstrahlen für die Entwicklung des Hautkrebses beim Xeroderma erhellt aus der Tatsache, daß die Gewebsveränderungen nur an unbekleideten Körperstellen auftreten und daß die Überempfindlichkeit nur gegen ultraviolette Strahlen besteht (MARTENSTEIN). Es stimmt dies auch mit der sonstigen Biophysik des ultravioletten Lichtes (s. S. 385) überein.

Der Hautkrebs beim Xeroderma entsteht also erst sekundär als Folge der unerläßlichen Einwirkung des Lichtes lediglich auf der Grundlage einer erblichen Hautanomalie, die sich in einer Strahlenüberempfindlichkeit der Haut gegenüber Sonne und Tageslicht äußert. Es ist also nicht der Krebs an sich erblich, sondern nur die pathologische Reaktionsweise der Haut gegenüber dem Umweltfaktor „Licht", der seinerseits wieder für das Leben unentbehrlich ist.

Das 2. Beispiel ist die *Polyposis intestini*. Hier handelt es sich um eine systematisierte Erkrankung der Dickdarm-, gelegentlich aber auch der Dünndarm- und Magenschleimhaut, die zu erblich auftretenden, primär gutartigen Polypen im ganzen Intestinalkanal führt. Diese Polypen entarten unverhältnismäßig häufig und meist schon früh zu Darmkrebs. Histologisch lassen sich vielerlei Zwischenstufen präcanceröser Gewebsanaplasien bis zu den voll ausgeprägten Darmkrebsen nachweisen (SCHMIEDEN und WESTHUES). Im Schrifttum liegt eine ganze Fülle von einschlägigen Beobachtungen vor, aus denen die dominante Vererbung über mehrere Generationen hervorgeht (LOCKHART-MUMMERY 1925, JÜNGLING 1928, DUKES 1930, 1934, McKENNEY 1936).

In einzelnen Fällen ist die Polyposis zugleich auch die Grundlage für das Auftreten mehrfacher gleichzeitiger oder mehrfacher aufeinanderfolgender Krebse des Dickdarms beim gleichen Kranken geworden. Ein groteskes Beispiel dieser Art teilt GÖTZE (1923) mit: ein 76jähriger Mann wies neben einem Prostatakrebs noch 6 primäre Krebse des Magen-Darmkanals (1 Magen-, 4 Colon- und 1 Rectumcarcinom) bei gleichzeitiger Polyposis des ganzen Intestinaltraktes auf. Man kann ruhig behaupten, daß bei dieser Erkrankung schließlich stets Krebs resultieren wird, wenn nur der Betreffende lange genug lebt.

Wie viele Erbkrankheiten, so zeigt auch die Polyposis eine große Variationsbreite in der Manifestation. Es gibt innerhalb solcher Sippen Leute, die nur vereinzelte Polypen aufweisen, und andere Fälle, bei denen der ganze Magen-Darmtrakt von ihnen übersät ist. Es leuchtet ein, daß mit der Zahl und Größe der Polypen die Wahrscheinlichkeit der sekundären malignen Entartung wächst. Es handelt sich also auch bei der Polyposis nicht um eine direkte erbliche Anlage zum Darmkrebs selbst, sondern um eine erblich bedingte abnorme Gewebsdifferenzierung des Magen-Darmepithels, auf deren Boden sich die Polypenbildung im 2.—4. Lebensjahrzehnt als präcanceröse Veränderung entwickelt. Der Krebs selbst ist erst die sekundäre Folge der lange dauernden Einwirkung vielfacher Entzündungen, Erosionen und Ulcerationen und der durch den Darminhalt immer wieder gestörten Regeneration. Schließlich wird mit der Zahl der oft in die Tausende gehenden Polypen — entsprechende Zeitdauer vorausgesetzt — die Krebserwartung zur Krebsgewißheit.

Ein 3. Beispiel ist das *Neuroblastoma retinae*. Es handelt sich um eine sarkomatöse Augengeschwulst, die von der Netzhaut ausgeht und meist beide Augen betrifft. Trotz der frühen Diagnostizierbarkeit des Leidens rettet die Entfernung eines oder beider Augen die Kranken nur selten. Die Erkrankung ist infolge früher Metastasierung fast stets tödlich. Der Tod erfolgt meist schon im frühen Kindesalter. Die Anlage wird wahrscheinlich einfach dominant vererbt. Die Penetranz der Erbanlage gegenüber den Umweltbedingungen ist eine praktisch absolute. Aber selbst bei diesem extremen Fall ist nicht die maligne Geschwulst selbst erblich, sondern nur die Anlage zu einer Differenzierungsstörung im Aufbau der Netzhaut. Die letzte Auslösung der Sarkombildung erfolgt durch die induzierende Wirkung des einfallenden Lichtes. Nun ist die Netzhaut selbst entwicklungsgeschichtlich gewissermaßen nach außen vorgestülpte Hirnsubstanz. Diese entwicklungsgeschichtliche Verwandtschaft zwischen Netzhaut und Gehirn kommt bei der Erkrankung darin sinnfällig zum Ausdruck, daß einzelne Kranke Hirngliome bekommen und daran sterben. Welch furchtbares Schicksal solche Krankheit bedeutet, zeigt die Mitteilung von Wells (1923). Einem bemitleidenswerten Elternpaar starben von 5 Kindern 4 an dieser furchtbaren Krankheit und das fünfte überlebte diese nur um den Preis des Verlustes beider Augen. Weitere Angaben über Vererbbarkeit des Neuroblastoma retinae finden sich bei Davenport (1927), Badke (1940).

So zeigen diese drei Beispiele bösartiger Geschwülste, daß tatsächlich in solchen Fällen Vererbung beim Krebs zugleich unentrinnbares Schicksal gegenüber dem Krebstod bedeutet. Dieses Schicksal ist in den betroffenen Familien um so tragischer, als die später Erkrankenden am Krebsleiden der Ersterkrankten ihr eigenes späteres Schicksal in allen Einzelheiten miterleben und den unerbittlichen Endausgang kennen.

Diese letzten 3 Beispiele sind für das Problem „Krebs und Vererbung" grundsätzlich wichtig. Sie zeigen a), daß es tatsächlich *einige wenige Erbanlagen* gibt, die in ihrer Ausprägung eine *wesentliche Rolle für die spätere Krebsentstehung* spielen, b) daß aber selbst in diesen extrem schweren Beispielen *nicht die fertige Eigenschaft „Krebs"*, nicht die Krebskrankheit als solche, *sondern nur eine Anlage* einmal zu einer physikalischen Schutzlosigkeit der Haut und in den beiden anderen Fällen zu einer geweblichen Differenzierungsstörung vererbt wird und c) daß die *Krebsentwicklung* selbst *erst bei Hinzukommen realisierender äußerer* oder körpereigener *innerer Einwirkungen* manifest wird. Es erscheint z. B. die Fiktion erlaubt, wonach der Xerodermkranke, im Dunkeln gehalten, keinen oder mindestens sehr viel später Hautkrebs bekäme. *Vererbt* wird also nur eine *reaktive Potenz, nicht die Eigenschaft „Krebs"*. Die 3 Beispiele illustrieren zugleich erneut die schon bei den erworbenen Präneoplasien gemachte Erfahrung, die man kurz folgendermaßen formulieren kann: auch bei erblichen Präneoplasien bestätigt sich: *die Ursache des Präcancer ist nicht zugleich die Ursache des Cancer.*

Diese 3 Beispiele lehren aber zugleich, daß diese elementare Form der *Vererbung einer Krebsneigung*, gewissermaßen das Modellbeispiel der Krebsvererbung beim Menschen, gegenüber dem gesamten Krebsgeschehen des Menschen *etwas ganz extrem Seltenes* darstellt, denn diesen drei schon selbst sehr seltenen Krebskrankheiten stehen die hunderte von Krebsarten der verschiedenen Gewebe und Organe und im gleichen Organ wieder die verschiedenen Krebsformen gegenüber und für diese sonstigen *mehr als 99,9% der gesamten Krebshäufigkeit* läßt sich die *Bedingtheit durch einzelne Krebsanlagen* nicht nur nicht nachweisen, sondern im Gegenteil ohne weiteres *ausschließen*.

Und doch darf man damit nicht einfach die Akten „Krebsvererbung" schließen, denn es steht die soeben gezogene Schlußfolgerung ganz im Gegensatz zu eindrucksvollen Ergebnissen der Genetik der Geschwülste bei Tieren. Wie ist nun dieser Gegensatz entstanden? Wie klärt er sich auf? Wie ergänzt oder fundiert das Krebsvererbungsexperiment beim Tier das gesamte Krebsproblem neu?

5. Krebs und Vererbung im Tierexperiment.

Die These von der nur sehr geringen, beim Gros der täglichen Krebsfälle sogar so gut wie fehlenden Bedeutung der Vererbung stützt sich — abgesehen von den mangelnden Beweisen der Krebsstatistik und der Stammbaumforschung — in der Hauptsache auf die Zwillingsmethodik. In der Tat sind die Zwillinge als wichtigstes erbbiologisches Beweismaterial beim Menschen ·geradezu ein Gegenbeweis gegen eine Überschätzung der Rolle der Vererbung und zugleich ein wichtiges Beweismittel für die hohe Bedeutung rein äußerer oder körpereigener innerer Realisationsfaktoren der Krebsentstehung geworden.

Man darf nun aber nicht in den Fehler verfallen, von der Erforschung der Krebsvererbung beim Menschen mehr zu verlangen, als sie der Sachlage nach zu leisten vermag. Denn wenn man trotz allen äußeren Aufschwunges der menschlichen Vererbungslehre über die Krebsvererbung beim Menschen viel Negatives, aber nur wenig positiv Sicheres sagen kann, so liegt das sehr wesentlich an den Schranken, die der Erforschung der menschlichen Vererbung überhaupt gezogen sind: die langsame Generationsfolge, die niedrige Nachkommenzahl, das fehlende Experiment, die Panmixie, das vorzeitige Absterben erblich Belasteter, das Hereinspielen äußerer Faktoren machen eine naturwissenschaftlich exakte Analyse äußerst schwierig, so daß wir gerade hier wichtige Aufklärungen vom Vererbungsexperiment am Tier erwarten dürfen.

Bei der *Krebsvererbung beim Tier* (Näheres s. KRÖNING) ist davon auszugehen, daß schon bei Insekten, hier vor allem beim bestuntersuchten Objekt, der Obstfliege Drosophila melanogaster, richtige, sogar metastasierende, recessiv vererbbare Tumoren bekannt sind (vgl. STARK 1937). FEDERLEY (1935) beschrieb einen — den einzig bisher bekannten — Fall von Krebs bei einem Schmetterling (Pygaera pigra), dessen recessive Anlage sich im Y-Chromosom weitervererbte und daher zu dem charakteristischen Erbgang geschlechtsbegrenzter Vererbung führte und alle ♂♂-Raupen zugrunde gehen ließ.

Von den Insekten an sind (bis auf den Amphioxus) bei allen Wirbeltieren Geschwülste beobachtet worden. Die *Möglichkeit einer krebsigen Gewebsentartung* ist also fraglos eine *Eigenschaft aller höheren Organismen*, praktisch wohl ohne Ausnahme. Diese Möglichkeit der Krebsbildung wird aber bei verschiedenen Organismen unter verschiedenen Bedingungen ganz *verschieden häufig realisiert*.

Theoretisch von Wichtigkeit ist die Tatsache, daß *Geschwulstbildung durch Kreuzung auseinanderstehender Tierarten* ausgelöst werden kann. KOSSWIG (1928, 1929, 1930) und HÄUSSLER (1928, 1931, 1934), später dann GORDON (1931), BREIDER (1936, 1938, 1939) haben gezeigt, daß bei Kreuzungen zweier Gattungen lebend gebärender Zahnkarpfen, z. B. zwischen Xiphophorus Helleri und Platypoicilus maculatus, bei bestimmten Gen-Kombinationen *Melanome* auftreten, die immer erst im Laufe des Lebens erscheinen und ausschließlich aus Melanophoren bestehen. KOSSWIG sah auch aus Erythrophoren bestehende rote Geschwülste. Die Tatsache, daß die Tumoren bei Bastarden auftreten bei der Kombination von Genen, die bei den Ausgangstieren durchaus normale Merkmale bedingen, ist natürlich eine starke Stütze für die Annahme, daß die Geschwulstentstehung überhaupt mit dem Gen-Apparat der Zellen etwas zu tun haben könnte (s. 9. Kapitel, S. 374). BREIDER hat dann später die genetischen, histologischen und cytologischen Grundlagen der Melanombildung weiter studiert, bezüglich deren Einzelheiten auf die Originalarbeiten verwiesen werden muß. Besonders hervorgehoben sei nur die Tatsache, daß auch Albinos trotz Fehlens der Melanogenese starke Gewebswucherungen aufweisen. Es ist dies wichtig insofern, als durch das Fehlen des Melanins eine genaue histologische Untersuchung des Aufbaues der Tumoren möglich gewesen ist. Sie hat ergeben, daß die Wucherungen vorwiegend durch das Corium und die Subcutis gebildet werden. Cytologisch zeigte sich, daß die Melanophoren sich nicht nur mitotisch teilen, sondern daß ihre Kerne einer amitotischen und multiplen Teilung unterliegen. Es wurden

Zellen gefunden, die 11—48 Chromosomen enthielten. Auch mitotische Kernvermehrung ohne Zellteilung wurde beobachtet. Dabei bleibt der Kern stets von Melanin frei.

Zu bedauern ist es, daß genaue Unterlagen, wie häufig *Krebsgeschwülste bei Tieren in der freien Wildbahn* vorkommen, nicht vorhanden sind. Dagegen sind wir über sonst wildlebende Tiere unter den Domestikationsbedingungen des zoologischen Gartens unterrichtet. So fanden sich unter den 3136 obduzierten Tieren des Zoologischen Gartens in Philadelphia bei den Primaten 1%, bei den Raubtieren 6% maligne Tumoren. Gleiche Verschiedenheiten, zugleich aber auch auffallend hohe Zahlen, finden wir auch bei den *Haustieren*. DOBBERSTEIN gibt für das Pferd 0,8%, für die Katze 4,5% und für den Hund 5% an, wobei zu berücksichtigen ist, daß bei den Haustieren die Altersklassen nicht so stark besetzt sind wie beim Menschen. Wie die Häufigkeit überhaupt, so sind auch die Lokalisationen der Krebse bei den Tieren sehr verschieden. Der Magenkrebs beim Hund kommt vor in 0,3%, beim Pferd in 5%, beim Rind in 6%! Brustkrebs kommt beim Rind praktisch überhaupt nicht vor, beim Pferd bis zu 2%, beim Hund bis zu 20%.

Die Brücke zum Vererbungsexperiment schlagen die *Laboratoriumstiere*. Hier finden sich die größten Verschiedenheiten. Das Meerschweinchen erkrankt äußerst selten an Krebs (vgl. KRÖNING und WEPLER 1938). Bis jetzt sind überhaupt erst 19 Fälle bekannt geworden. Auch das Kaninchen bekommt, spontan wenigstens, gleichfalls selten Krebs. Die Maus ist überwiegend ein Carcinom-, die Ratte ein Sarkomtier.

Diese Laboratoriumstiere sind aber so besonders wichtig, weil sie die Genetik in den Stand setzen, Krebsvererbungsexperimente anzustellen[1].

Wie, so wird man mit Recht fragen, macht man denn überhaupt rein *methodisch* solche Krebsvererbungsexperimente beim Tier? Das Ausgangsmaterial liefert die Natur selbst, bestehen ja bei den Tieren Unterschiede hinsichtlich der Krebsbereitschaft. Das Zuchtziel des Züchters sind rein erbige Stämme a) mit maximaler, möglichst 100%iger Belastung, b) möglichst krebsrefraktäre Tiere und c) Stämme mit bestimmter Krebslokalisation.

Um dieses Zuchtziel zu erreichen, hat der Biologe drei Mittel zur Hand: Die fortgesetzte, schärfste Auslese, strenge Inzucht und das Kreuzungsexperiment.

Die *Auslese* sondert Generation für Generation die nicht zum Zuchtziel passenden Tiere, also für Krebsstämme die nichterkrankenden Tiere und deren Nachkommenschaft, aus und züchtet ausschließlich die Nachkommenschaft der erkrankenden Tiere weiter.

Die *Inzucht*, meist in Form der Geschwisterpaarung, hat die Aufgabe, eine immer größere Zahl von Erbfaktoren, die bisher getrennt waren, durch Bruder-Schwesterinzucht zusammenzubringen und solche Anlagenkomplexe, soweit sie Krebs bedingen, zusammenzuhalten und reinzuzüchten. Die Inzucht hat die weitere Aufgabe, die betreffenden Stämme immer reinerbiger und reinrassiger zu machen, mit dem Ziel, daß schließlich alle Tiere genau die gleichen Erbanlagen haben, also homozygot-reinerbig werden, so daß also schließlich dann jedes Tier eines solchen Stammes gewissermaßen eine Doppelausgabe jedes anderen Tieres des gleichen Stammes ist. Tatsächlich erreicht die Inzucht nach 10 Bruder-Schwestergenerationen 91,3%, nach 25 Generationen 99,6% Reinerbigkeit. Das Versuchsgut entspricht also schließlich den eineiigen Zwillingen beim Menschen, nur mit dem wichtigen Unterschied, daß bei Zwillingen meist nur 2, bei Inzuchtstämmen aber beliebig viele erbgleiche Individuen zur Verfügung stehen.

---

[1] Der nachfolgenden Darstellung liegt das Referat des Verfassers auf dem Deutschen Chirurgenkongreß 1937 — weitergeführt und ergänzt! — zugrunde.

So hat BITTNER seit 1909 drei solcher Inzuchtstämme ununterbrochen im Versuch. Besonders bekannt ist der sog. Dilute-brown-Stamm, welcher seit 1909 ununterbrochen nur durch Bruder-Schwesterinzucht reingezüchtet ist und bei gleichem Futter und Haltungsbedingungen 58% Brustkrebs der Maus liefert. Immerhin fällt auf, daß trotz völliger Erbgleichheit „nur" 58% und nicht 100% Krebs resultieren. Doch soll an dieser Stelle zunächst die Fiktion einer genbedingten Reinzucht von Tumorstämmen fortgeführt werden. Die Inzucht liefert also, wenigstens für den Mammakrebs der Maus, Krebsstämme mit konstanter Häufigkeit, mit konstantem Typ und konstanter Lokalisation, gelegentlich auch mit konstantem Zeitpunkt des Auftretens. Nebenbei bemerkt sind diese Inzuchtstämme neben den Impftumoren und neben den Geschwülsten durch cancerogene Stoffe die Hauptquelle der Beschaffung krebskranker Versuchstiere in praktisch unbegrenzter Zahl.

Die dritte Methode ist das *Kreuzungsexperiment*. Erst die planmäßige Kreuzung dient der Erbanalyse, also der Frage nach dem Erbgang, der Zahl der Erbfaktoren, aber auch der Frage einer Abhängigkeit von auslösenden Faktoren usw.

Was leistet nun diese *Erbanalyse*? Es sei für jeden wesentlichen Gesichtspunkt ein Beispiel gebracht.

LYNCH kreuzte einen Stamm mit 6,7% und einen solchen mit 37% Lungentumoren. Die Kreuzung gesund×gesund ergab 18% Krebse, also: *das äußerliche Freisein von Krebs beweist noch nicht Freisein von Anlagen*. Dagegen ergab die Kreuzung krank×krank 48% Krebs: *die Häufigkeit des Krebses* wird darnach also *durch Zusammenkombinieren* von Erbanlagen aus zwei „belasteten" Stämmen erheblich *gesteigert*.

Tabelle 40. LITTLE-*Adenocarcinom der Mamma (Maus).*
Kreuzung: gelb × nichtgelb.

F_1	Ca-Häufigkeit	Zeitpunkt
gelb . . .	38,6%	401 Tage
nichtgelb.	64,8%	521 Tage

Natürlich darf man bei solchen Erbanlagen nicht gleich an „Anlagen zum Krebs" denken, sondern zunächst nur an irgendwelche Erbanlagen, die Krebsentstehung „erlauben".

Es geht das daraus hervor, daß ganz bestimmte Erbanlagen, die ganz sicher nichts mit Krebs zu tun haben, die *Krebsentstehung beeinflussen*. LITTLE hat einen bezüglich des Brustkrebses reinerbigen, bezüglich der Fellfarbe spalterbigen Stamm. Die Kreuzung gelb×nichtgelb ergab, daß Tiere mit dem dominanten Faktor „gelb" den Krebs einerseits um 26% seltener, andererseits aber im positiven Falle um 120 Tage früher als die nichtgelben Tiere desselben gleich krebsbelasteten Stammes bekamen (Tabelle 40).

Dies zeigt, wie falsch es überhaupt ist, anzunehmen, eine Erbanlage bewirke immer nur ein ihr zugehöriges Merkmal. In der großen Mehrzahl wirken sich die Erbanlagen vielgestaltig aus. So ist dominant „gelb" nicht nur ein Faktor für Fellfarbe, er hat zugleich Einfluß auf das Körpergewicht, auf den Fettansatz, auf den Sexualzyklus, nebenbei beeinflußt er auch den Brustkrebs im Sinne der selteneren, dann aber früheren Manifestation. Es kommt also auch bei gleicher Belastung nicht nur auf die krebsermöglichenden Anlagen selbst an, sondern auch darauf, mit was für anderen Erbfaktoren die krebsbegünstigenden Anlagen zusammentreffen. Der Biologe sagt: Die Auswirkung einer Erbanlage hängt von ihr selbst ab, aber auch von der genotypischen Umwelt, d. h. von der Gesamterbmasse, in die sie hineingerät.

Bemerkenswert erscheint es, daß weitaus die meisten Tumorstämme Carcinome betreffen. Einen Stamm mit gehäuftem Vorkommen spontaner *Knochensarkome* (132 Fälle auf 4400 Mäuse) beschreiben PYBUS und MILLER (1938).

1930 hatte DOBROVOLSKAJA-ZAVADSKAJA eine Linie eines Mäusebrustkrebs-
stammes beschrieben, in der auf 125 ♂ 6 epitheliale Tumoren drüsigen Charakters
und 5 Sarkome und auf 114 ♀ 66 epitheliale Tumoren, darunter 64 Adenocarcinome der Mamma und 6 Sarkome kamen.

Weiter erhebt sich die Frage: Liegt dem *Krebs* eine einzige krebsbedingende
Erbanlage zugrunde oder entsteht er nur *durch Zusammentreffen* zweier, *mehrerer
oder gar vieler Erbfaktoren*. Beim Menschen war eben die Rede davon, daß es
nur drei, durch einen einzigen Erbfaktor bedingte Krebskrankheiten gibt, das
Neuroblastoma retinae, die Polyposis intestini und das Xeroderma pigmentosum.
In allen 3 Fällen bewirkt aber der eine Erbfaktor nicht etwa Krebs direkt, sondern
z. B. beim Xeroderma pigmentosum primär eine erbliche Schutzlosigkeit der
Haut, auf deren Grundlage erst sekundär der Außenfaktor Sonnenlicht Krebs
bewirkt. Es ist nun von großer Bedeutung, daß bei der enormen Zahl von
Krebsvererbungsexperimenten — bis auf den Drosophilafall — *auch nicht ein
einziger Fall von Krebs der Versuchstiere bekannt wurde, der sicher nur auf
eine einzige mendelnde Erbanlage zurückzuführen wäre!*

Nachdem schon der Umstand, daß Brustkrebs der Maus auch bei jahrzehnte-
langer Inzucht nicht 100%, sondern „nur" 58% Tumorausbeute ergibt, zu einer
gewissen Skepsis Anlaß gab, erscheint es nun bemerkenswert, daß es bei all
den vielen Tumorstämmen noch nicht gelungen ist, den Erbmodus, d. h. die Zahl
der beteiligten Erbfaktoren klarzustellen.

Es sind keine Fälle bekannt geworden, die beispielsweise auf zwei oder drei
erbliche Krebsanlagen schließen lassen. Vielmehr ist die ganze Genetik der
Krebsgeschwülste bei Tieren ein einziges Massenexperiment des Inhaltes, daß
viele — und zwar *nicht-krebsspezifische Erbanlagen zusammentreffen müssen, wenn
Krebs entstehen* soll. Die Frage ist: wie viele mögen es sein?

Diese Frage hat — wenigstens für nichtspontan entstehende Krebse — ihre
Antwort gefunden. Mit Kreuzungsexperimenten mit Hilfe von Tumorstämmen,
die spontan Krebs bekamen, war diese Frage offenbar nicht zu lösen. Es liegt
dies aber nicht bloß daran, daß mit der zunehmenden Zahl der Erbfaktoren
die MENDEL-Analyse schnell sehr kompliziert wird. Den notwendigen Trick, dem
Problem näherzukommen, fand BITTNER (1931, 1935), indem er die Mathematik
der MENDEL-Kombinatorik anwandte auf den experimentell einfachsten Fall
von Krebsentstehung, auf die Geschwulsterzeugung durch Geschwulstverimpfung.
Von den Impftumoren war ja schon bekannt, daß sie niemals bei allen beimpften
Tieren angehen. Es war aber ungeklärt, wie weit das Erbgut der geimpften Tiere
dabei eine Rolle spielt.

BITTNER hat an 5 Impftumoren der Maus gezeigt, daß das Angehen der
Tumoren — also *nicht* die Spontanentstehung! — in einem Falle von 7, im
anderen von 8, im dritten Falle von 11 Erbfaktoren der beimpften Tiere abhängt.
Die Versuche stützen sich auf große Zahlen der Tiere: Je 1577 in den ersten
beiden Versuchsreihen, eine Zahl, die die Fehlergrenzen von vornherein gewaltig
eindämmt. Ausschlaggebend ist die Übereinstimmung zwischen dem tatsächlichen
Ergebnis solcher Versuche mit der statistischen Erwartung und Berechnung
mit einer Einengung der Differenz auf weniger als 1%, in einem Falle sogar
auf 0,03%. Darnach ist der Schluß zwingend, daß eine größere Zahl von 7,
8 oder 11 Erbfaktoren erst zusammenkombiniert sein müssen, sofern der sonst
nicht angehende Spontantumor bei den F_2-Nachkommen der betreffenden
Kreuzungen angehen soll.

STRONG (1926, vgl. auch 1934) fand ein Tier, welches zwei verschiedene
Spontantumoren hatte. Er suchte und fand Tiere, die für beide und solche, die

für keinen empfänglich waren. Aus der Nachkommenschaft dieser Tiere hat er auf Grund der Erbanalyse vier Tierstämme ɪeingezüchtet, einen Stamm, bei dem beide Krebse angingen, einen Stamm, bei dem beide nicht angingen, und je einen Stamm, in dem der eine anging und der andere nicht, und umgekehrt.

Immerhin ist auffällig und bis jetzt nicht geklärt, daß immer nur dominante, aber keine recessiven Faktoren für den Impferfolg ausschlaggebend sind (vgl. KRÖNING 1939). Die Zahl der notwendigen dominanten Gene variiert von Tumor zu Tumor, bei der gleichen Impfgeschwulst ist sie jedoch konstant.

Solche Versuche zeigen, daß der *Impferfolg* bei den Impfgeschwülsten nicht nur von den biologischen Eigenschaften der überpflanzten Geschwulstzellen,

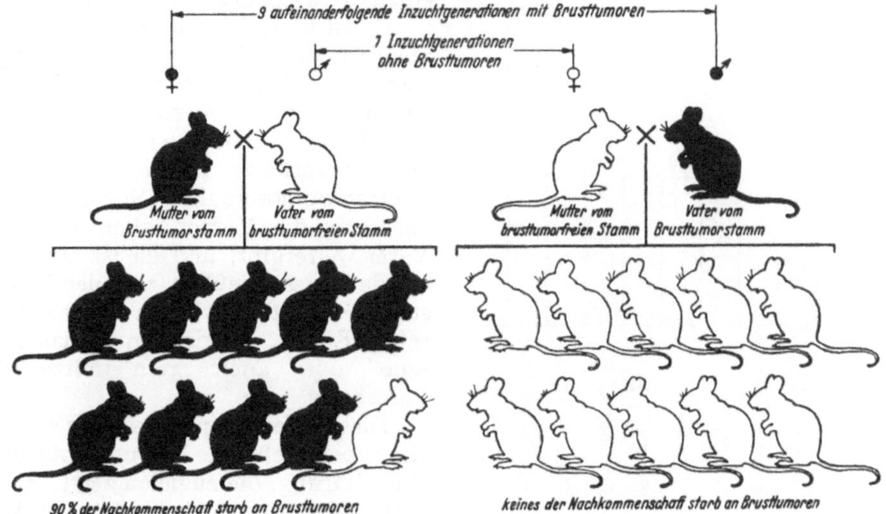

Abb. 42. Scheinbar „rein mütterliche Vererbung" bei Brustkrebs der Maus. (Nach BITTNER.)

sondern auch *vom Erbgut des Empfängers abhängt*. Diese das Angehen von Impfgeschwülsten zulassenden Erbanlagen sind nun natürlich keine „Anlagen zum Krebs", sondern irgendwelche gewebliche oder stoffwechselphysiologische Funktionen, die die Empfänglichkeit des Gewebsbodens für die Überpflanzung bedingen.

Nun ist natürlich der Impfkrebs kein Spontankrebs. Das Beispiel darf also nicht verallgemeinert werden. Einen Schluß aber rechtfertigt dieser einfachste Sonderfall experimenteller Krebserzeugung — andere Beispiele werden es später stützen und bestätigen: daß bei der Geschwulstverimpfung die *Krebsentstehung nur in Gang kommt, wenn* eine Reihe von *nicht-krebsspezifischen Erbanlagen* das *Angehen* der Geschwulst *zulassen und begünstigen*. Immer erst müssen — in diesem Spezialfall! — 10, 12 und mehr Faktoren zusammenkommen, wenn Impfkrebs entstehen soll. Das Beispiel wurde ausführlich gebracht, da es vor allem auch für die Theorie der Krebsentstehung von Bedeutung ist (s. 9. Kapitel, S. 374).

Nun hat schon LITTLE gezeigt, daß außer den in den Chromosomen gelegenen mendelnden Faktoren noch andere Einflüsse mit im Spiele sein müssen. Das Experimentum crucis stammt von BITTNER (1936). Er hat einen Stamm reingezüchtet, in dem seit 9 Generationen alle Weibchen Brustkrebs bekamen, und einen zweiten Stamm, in dem seit 7 Generationen überhaupt kein Brustkrebs vorkam. Er hat nun die beiden Stämme nicht einfach gekreuzt, sondern eine in bezug auf das Geschlecht reziproke Kreuzung durchgeführt, d. h. er nahm in der einen Serie die Mütter ausschließlich von der krebskranken und die Väter ausschließlich von der krebsfreien Zucht, in der anderen umgekehrt und untersuchte die beiden Nachkommenreihen getrennt. Das Ergebnis ist höchst überraschend. In diesem besonderen Falle kommt es ganz offenkundig, was den Krebs anlangt, auf den Vater überhaupt nicht an, sondern nur auf die Mutter: stammt die Mutter aus dem Krebsstamm, so bekommen 90% ihrer weiblichen Nachkommen wieder Brustkrebs, stammt die Mutter aus dem krebsfreien Stamm, so bekommt trotz des Vaters aus dem „krebsbelasteten" Stamm kein einziges weibliches Tier Brustkrebs.

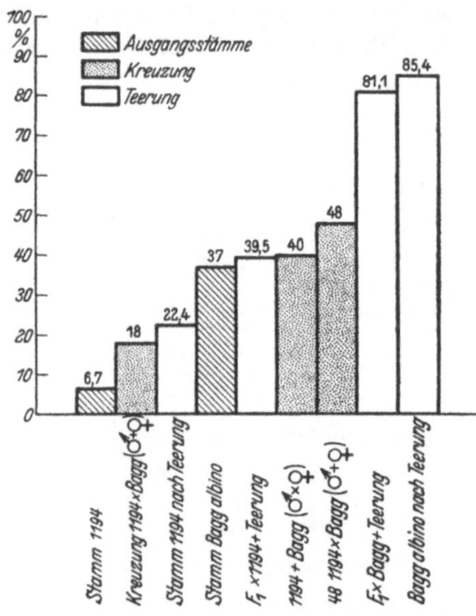

Abb. 43. Steigerung der Krebshäufigkeit durch Kreuzung und Teerung. (Nach Lynch.)

Es ist klar, daß dies mit Vererbung mendelnder Faktoren der Chromosomen des Zellkerns nicht vereinbar ist. Es kann sich, sofern überhaupt Vererbung vorliegt, nur um eine Weitervererbung handeln durch ein „extrachromosomales" Substrat, welches nur die Mutter, aber nicht der Vater weitergibt, und da ist zunächst an das ausschließlich von der Mutter stammende Protoplasma der befruchteten Eizelle zu denken („plasmatische" oder auch „rein mütterliche Vererbung").

Diese „Vererbung" hat nun alsbald eine überraschende Klärung erfahren, eine Klärung, die zugleich zeigt, welch große Vorsicht und Kritik bei Vererbungsfragen notwendig sind. Entgegen der „Littleschen Deutung, daß „plasmatische Vererbung" vorliegt, zeigte Bittner (1932), daß die Häufigkeit des Brustkrebses steigt, sobald man stark „krebsbelastete" Junge sofort nach der Geburt von „schwach belasteten Ammen" säugen läßt. Im letzteren Falle konnte Bittner (1940) die Tumorhäufigkeit von 90% auf 8% reduzieren. Die Krebsauslösung muß also irgendwie mit der *Muttermilch* der weiblichen Tiere von Stämmen mit hoher Tumorzahl zusammenhängen, sei es, daß ein Brustkrebs auslösender Faktor (Geschwulstvirus?) übertragen wird oder daß körpereigene Stoffe wirksam werden. Der „Milchfaktor" kann auch durch Transplantation von Milz, Thymus (Leber nicht!) und tätiger Milchdrüsen „krebsbelasteter" Tiere übertragen werden (Bittner 1940). Über die Natur dieses „Milchfaktors" wird das nächste Kapitel (S. 226) weitere Aufklärung bringen.

Schon 1935 hatten MacDowell und Richter einen allerdings weniger ausgeprägten mütterlichen Einfluß auch bei der *Mäuseleukämie* nachgewiesen, indem sie den stark leukämieempfindlichen Stamm C 58 mit dem wenig empfänglichen StoLi-Stamm reziprok kreuzten. Kirschbaum und Strong (1942) führten zwischen ihrem F-Mäusestamm (hohe Leukämierate) und 3 Stämmen mit niedriger Leukämiequote (Stamm CBA, C 57 und A) Kreuzungen und wechselseitige Ammenernährung in verschiedenen Variationen durch. Ein so streng spezifischer Milcheinfluß wie beim Mammacarcinom konnte beim F-Stamm nicht nachgewiesen werden, dagegen wurde die Leukämiehäufigkeit bei einer Gruppe von 48 Mäusen des F-Stammes, wenn sie von nicht zu Leukämie neigenden

Ammen gestillt wurden, herabgesetzt: nach 500 Tagen 28% gegenüber 38% bei den Kontrollen.

Diese Ergebnisse zeigen zugleich, daß beim Thema „Krebs und Vererbung" stets die *Bedeutung äußerer Einflüsse* berücksichtigt werden muß. Schon 1924 hat LOEB beim Mammacarcinom der Maus auf das Zusammenwirken von erblicher Veranlagung (H-Faktor) *und* äußeren Reizfaktoren (R-Faktor) hingewiesen in dem Sinne, daß oft Krebs erst aus H + R resultiere. Wie beim Xeroderma pigmentosum das Sonnenlicht die zum Hautkrebs führende Erbanlage gewissermaßen erst ans Licht bringt, so hängt auch im Experiment das Manifestwerden von Krebs von der Wirkung äußerer Faktoren ab. Auch SLYE (1927) fordert, daß zu der vererbten Anlage noch ein äußerer Reiz, der das Tumorwachstum erst auslöst, hinzukommen muß. Diese Reize sind nicht immer erkennbar. Nimmt man aber bekannte Reize, wie die Teerpinselung, so wird die Bedeutung der exogenen Krebsauslösung sofort augenscheinlich.

Die beiden Tumorstämme von LYNCH (1927) mit den spontanen Lungentumoren wurden schon erwähnt. Durch Kreuzung ging die Häufigkeit auf 48%, durch Teerung von 6,7% auf 22,4%, in einem anderen Stamme von 37% auf 85,4%, durch Rückkreuzung und Teerung wurden Zwischenwerte erzielt, und bringt man alle die Möglichkeiten in eine Reihe, so sieht man, daß durch Inzucht, Kreuzung, Teerung und durch Kombination aller drei alle Zwischenstufen von 6,7—85,4% erzielbar sind. Auch BITTNER (1938) hat für den „spontanen Lungenkrebs" bei Mäusen die Abhängigkeit von der Empfänglichkeit des Stammes und den „extrachromosomalen" Einfluß der Weibchen auf die Anfälligkeit der Lungen nachgewiesen.

Wie stark äußere Faktoren, wie z. B. die *Diät*, die Krebsmanifestation beeinflussen, zeigte STRONG (1937) an seinem seit 1921 in starker Inzucht gehaltenen A-Stamm mit spontanem *Mammacarcinom bei der Maus*. Es ergab sich für das Auftreten von Krebs eine Reihenfolge des Alters, die von der Kost abhing. Das Durchschnittsalter für die Spontantumoren betrug bei Handelsdiät 338,8 Tage, bei gemischter Hafermehldiät für die „A_2-Mäuse" 355,8 Tage, bei der gleichen Diät für „A-Mäuse" 415,0 Tage, für Mäuse auf gemischter Hafermehldiät mit kleinen Mengen von Wintergrünöl 437,0 Tage. Es ergibt sich daraus der Schluß, daß die Diät in bezug auf das Alter, in dem in dem betreffenden Stamm die Spontantumoren auftreten, eine bedeutsame Rolle spielt.

Aber nicht nur durch solch grobe äußere Einwirkungen wie die Teerpinselung, auch durch *körpereigene Stoffe* oder deren Fehlen kann eine Krebsbereitschaft zum Durchbruch gelangen oder unterdrückt werden. Eine große Rolle spielt hier die innere Sekretion. Schon 1928 hat L. LOEB gezeigt, daß Kastration die Brustkrebsentwicklung verhindern kann, und zwar um so sicherer, je früher dieselbe vorgenommen wurde. Der in mehrfacher Hinsicht grundlegende Versuch stammt von MURRAY (1936). Vom 8. Monat ab verwandte er die eine Partie der Weibchen aus seinem D-Stamm weiterhin als „Zuchtweibchen", die zweite Partie trennte er vom gleichen Zeitpunkt an von den Männchen und verwandte sie als „Nicht-Zuchtweibchen", die dritte Partie kastrierte er. Das Ergebnis ist ein eindeutiges (vgl. Abb. 44, S. 200):

a) bei den „Zuchtweibchen" steigt die Krebskurve wie sonst steil an,

b) bei den „Nicht-Zuchtweibchen ist die Krebskurve flach,

c) bei den kastrierten Weibchen ist die Kurve konstant.

Dieser Verschiedenheit in der Krebsquote geht zugleich aber auch noch die durchschnittliche *Lebenserwartung* parallel (Abb. 45). Sie beträgt bei den „Zuchtweibchen" durchschnittlich 21, bei den „Nicht-Zuchtweibchen" 28 und bei den kastrierten Weibchen fast 36 Monate. Die Krebsquote hängt also beim

Mammacarcinom der Maus von der Stilltätigkeit und sehr wesentlich von der
hormonellen Tätigkeit der Keimdrüsen ab. Der Versuch widerlegt außerdem
nebenbei die immer wieder auftauchende Behauptung, als ob der Keimdrüsen-
ausfall die Krebsentstehung begünstige.

Den gegenüber der Kastration entgegengesetzten Weg ging LACASSAGNE
(1935). Er hatte einen Mäusestamm, dessen Weibchen konstant Brustkrebs
bekamen, die erblich gleich „belasteten"
Männchen aber nie. Er spritzte nun bei den
Männchen in großen Dosen Follikelhormon.
Das spärliche Brustdrüsengewebe der Männchen kam zur Proliferation, und nun erhielt
LACASSAGNE auch bei den Männchen den
gleichen Brustkrebs wie bei den Weibchen,
ein schönes Beispiel dafür, daß eine irgendwie
geartete Krebsbereitschaft auch durch physiologische Stoffe zur Krebsausprägung gebracht werden kann oder anders ausgedrückt: eine latente Präneoplasie (Erbkonstitution des betreffenden Stammes) kann
durch einen ganz anders gearteten exogenen
Stoff — in diesem Fall ein für den männlichen Organismus Hormon in unphysiologischer Dosis — zum Neoplasma induziert
werden. In einem späteren Versuch erhielten
LACASSAGNE und DANYSZ (1939) bei einem
Männchen eines tumorfreien Mäusestammes

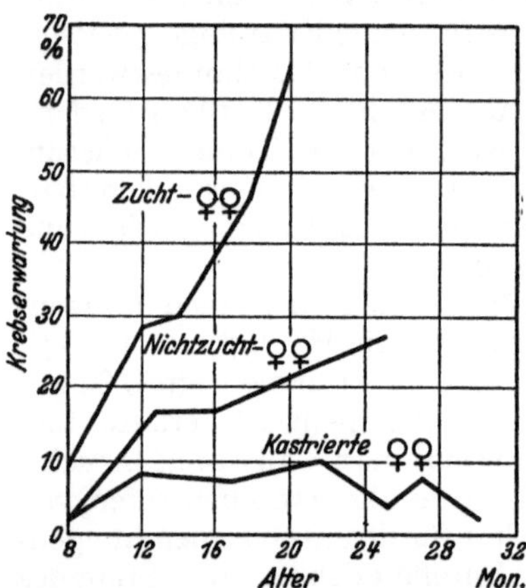

Abb. 44. Der Einfluß des Aufhörens von Trächtigkeit und Stillgeschäft, sowie der Ovarialtätig-
keit auf die Krebserwartung bei einem Mamma-
tumorstamm der Maus. (Nach MURRAY 1936.)

ein Mammacarcinom, nachdem es von einer Amme aus einem Tumorstamm
gesäugt und mit Östroneinspritzungen behandelt war. Den gleichen Versuch,
nur mit einem anderen Stamm (C 57, black) machte TWOMBLY (1940). Auch
diese Beobachtungen sprechen für eine
Tumorempfänglichkeit durch „extra-
chromosomale" Einflüsse.

STRONG (1934, 1940, 1941, 1942)
hat zusammen mit seinen Mitarbeitern, besonders mit FIGGE, mannigfache Versuche angestellt, die alle die
Krebsempfänglichkeit bei Mäusen zu
klären unternahmen. Es zeigte sich
zunächst, daß es durch Inzucht und
Auslese leichter ist, auf Krebsempfänglichkeit zu züchten, als auf Krebs-
immunität. Bei Krebsresistenz müssen
die Tiere eben von vornherein über
das Krebsalter hinaus leben, um ver-

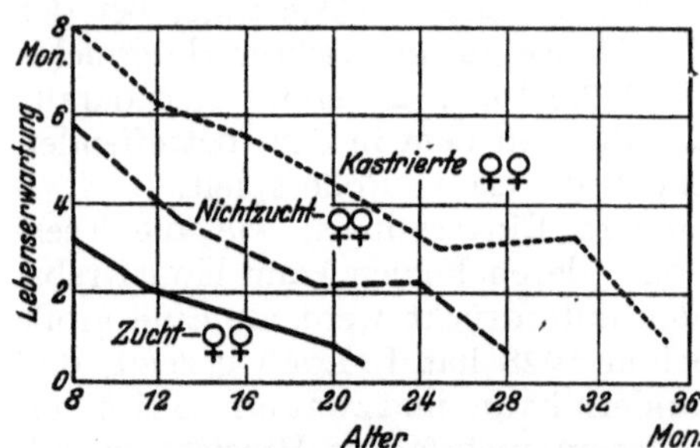

Abb. 45. Der Einfluß des Fortfalls weiterer Trächtigkeit
und Stilltätigkeit und des Wegfalls der Ovarialfunktion
auf die Lebenserwartung von Weibchen aus dem
D-Stamm mit spontanem Mammacarcinom.
(Nach MURRAY 1936.)

wertet werden zu können. 1934 gab es noch keinen einwandfrei immunen Stamm.
Später (1940) stellte STRONG chemische Untersuchungen an. Er fand eine Korrelation zwischen *Hämoglobinveränderungen* und Tumoranfälligkeit. Krebs-
empfängliche Tiere zeigten ein frühzeitiges Absinken des Hämoglobins. Ferner
gelang es STRONG, drei sich deutlich voneinander unterscheidende Mäusestämme
zu züchten, deren Männchen jeweils eine andere *Toleranz gegenüber* dem oxyda-
tionshemmenden *Salicylaldehyd* zeigten. Das Bemerkenswerte aber war, daß
diese Toleranz dem Absinken des Hämoglobins parallel lief und ebenso der

Empfänglichkeit der Weibchen für Spontantumoren der Brustdrüsen. 1941 berichten FIGGE und STRONG über Untersuchungen an den Lebern von je 20 Mäusen des hochempfindlichen C_3H-Stammes und des weitgehend krebsresistenten JK-Stammes auf ihren Gehalt an *Xanthinoxydase*, einem gelben Ferment, welches Xanthin zu Harnsäure oxydiert. Die C_3H-Lebern enthielten im Durchschnitt weniger als die Hälfte der Einheiten gegenüber den JK-Lebern. Auch dieser Unterschied geht parallel mit der Toleranz gegen Salicylaldehyd (s. oben). Die letzten Mitteilungen von FIGGE, STRONG und Mitarbeiter (1942) betreffen den *Porphyrinstoffwechsel*. Es zeigte sich, daß Mäuse von Stämmen mit hoher Brustkrebsempfänglichkeit eine intensivere Porphyrinfluorescenz der HARDERschen Drüsen[1] aufwiesen, als Mäuse von Stämmen mit niedriger Krebsneigung. Es erscheint durchaus möglich, daß überschüssige Porphyrine die Krebsentstehung dadurch fördern, daß sie die Zellen für Licht, vielleicht aber auch für Chemikalien, empfindlich machen.

Diese ersten Ansätze, die Krebsempfindlichkeit biochemisch zu fassen, sind besonders dankenswert. Es wird aber noch vieler Untersuchungen bedürfen, bis man für die ganz verschiedenen Krebsformen auch bei den Versuchstieren den jeweiligen biochemischen Defekt — und was noch wichtiger wäre: dessen Ursache — kennen wird.

Diese Versuche zeigen aber noch ein Weiteres: wie verkehrt es ist, aus den so unendlich zahlreichen Versuchen mit den Mammacarcinomen der Maus zu weitgehende Schlußfolgerungen zu ziehen und insbesondere den Krebs als ein überwiegend genetisches Problem darstellen zu wollen. Gerade STRONG, der ja auf genetischem Gebiet besondere Verdienste sich erworben hat, zeigt in Erweiterung seiner früheren Diätversuche, wie groß die Zahl hereinspielender Faktoren ist. 1940 kommt er, seine früheren Mitteilungen erweiternd, nochmals darauf zurück. Er zeigt jetzt, daß die Mäuse des CBA-Stammes bei Hafermehldiät weniger als 4% Spontantumoren entwickeln, bei der Diät A (Handelsdiät) jedoch 75—80%! 896 weibliche Mäuse wurden in verschiedenem Alter von einer (A)-Diät auf eine andere (B)-Diät gesetzt und die Tiere, je nach dem Zeitpunkt des Wechsels, in 8 Klassen eingeteilt. In der Klasse I wurden die Tiere schon ,,vor der Geburt" auf B-Diät gesetzt, indem die Mütter während der Schwangerschaft B-Nahrung und die Jungen auch nur B-Nahrung erhielten. Von 240 Tieren bekamen 24 spontane Mammacarcinome (= 10%) in einem Durchschnittsalter von 810,5 Tagen, 216 starben ohne Tumor in einem Durchschnittsalter von 822,9 Tagen. Bei den weiteren Klassen (Alter zum Zeitpunkt des Wechsels der Diät: 101—200, 201—300 usw.) stieg der Prozentsatz an Tumoren stufenweise von 28,0% (Klasse II) auf 39,6% (III), weiter auf 75,0 (VI) und 100% ab Klasse VII. Der Autor zieht aus der Leichtigkeit, mit der die Altersverteilung des Krebses durch die Nahrung beeinflußt werden kann, die Schlußfolgerung, daß Krebs kein einheitliches Merkmal sein kann. Eine Klassifizierung in Krebs- und Nichtkrebsindividuen bei Kreuzungsexperimenten sei nicht gerechtfertigt.

6. Schlußfolgerungen und Zusammenfassung.

Schon nach den wenigen Stichproben über genetische Experimente im Dienste der Krebsforschung ist es wohl klar, daß diese Forschungen hohe Bewunderung ausgelöst haben. Es ist daher auch kein Wunder, daß die zum Teil bestechenden

---

[1] Bei den HARDERschen Drüsen (benannt nach dem Schweizer Anatomen JOH. JAKOB HARDER, 1656—1711), handelt es sich um akzessorische Tränendrüsen am inneren Augenwinkel bei Tieren, die eine Membrana nictitans besitzen. Beim Menschen sind sie rudimentär. (Nach DORLAND: The American illustrated Medical Dictionary, 21. Aufl., S. 605. 1947.)

Untersuchungsergebnisse auf viele eine so hohe suggestive Kraft ausgeübt haben, daß es zu mancher unberechtigten Analogisierung auch für den Menschen gekommen ist. Aber gerade deswegen erscheint es doppelt erforderlich, sich auch der Grenzen der Beweismöglichkeiten des Experimentes bewußt zu werden und kritisch zu prüfen, was auf den Menschen übertragen werden kann.

Wenn man fragt, *was der unmittelbaren Übertragung dieser Ergebnisse auf den Menschen entgegensteht,* so ist folgendes festzustellen:

1. Der Aufbau solcher konstanter *Tumorstämme* ist bislang *nur bei der Maus* und trotz vieler Bemühungen in gleichem Maße bei keinem weiteren Versuchstier gelungen.

2. Aber auch *bei der Maus* ist der Aufbau konstanter Tumorstämme *nur beim Brustdrüsenkrebs,* sonst bei keiner anderen Tumorart geglückt. LITTLE stellte auf dem Krebssymposium in Wisconsin (1938) fest, daß bei der Maus nur der Brustdrüsenkrebs als sicher erblich angesprochen werden kann, während sämtliche anderen „spontanen" Gewächse bei Mäusen andere Ursachen haben.

3. Dieser nur bei *einer* Tumorform gelungene Versuch ist jedoch *ausschließlich durch extreme Auslese* und *lückenlose Inzucht* zustande gekommen, Verhältnisse, die jede Übertragung auf menschliche Verhältnisse ausschließen.

4. Aber auch bei der extremen Inzucht ist von dem Dilute-brown-Stamm nur negativ bekannt, daß dieser Brustdrüsenkrebs sicher nicht auf einen einzigen Erbfaktor zu beziehen ist, es ist aber *nicht bekannt, wie viele Erbfaktoren* daran beteiligt sind, geschweige denn, daß der Erbgang als solcher feststünde.

5. Aber selbst dieses bekannteste Beispiel eines erblichen Krebses beweist, daß trotz 100%iger gleicher „erblicher Belastung", trotz genetischer Identität aller Tiere die Krebsmanifestation nur in 58% erfolgt, daß also *in 42% Außeneinflüsse das Nichtmanifestwerden bestimmen.*

6. Aber auch in den 58% scheinbar völlig gesicherter Erblichkeit wird sofort manifest, daß es gar nicht um eine genbedingte Vererbung handelt, wenn die angeblich genisch „belasteten" Tiere von Ammen nichtbelasteter Stämme gesäugt werden. Dieser „Milchfaktor" hat alle die Schlüsse, die auf den Brustkrebsstämmen der Mamma aufgebaut worden waren, als Trugschlüsse enthüllt.

Aber auch sonst ist die *Krebsmanifestation* bei 100%iger erblicher „Belastung" nur konstant mit konstanten Haltungs- und Fütterungsbedingungen und auch da nicht absolut. LITTLEs Stamm Dba aus dem Jahre 1909 ging 1935 trotz völlig gleicher Bedingungen von 56—63% in einer Linie auf 10% Brustkrebshäufigkeit zurück (BURROWS 1941), wobei sich die zufällige Einkreuzung eines unempfindlichen Stammes mit Sicherheit ausschließen ließ. Jede Krebsquote hat sich als *durch viele Außenfaktoren* (Änderung der Nahrung, der Fortpflanzung, des Stillgeschäftes, der Säugung, der inneren Sekretion durch Kastration, umgekehrt durch Follikelhormongaben usw., also durch Einwirkung der verschiedensten äußeren Noxen in weiten Grenzen variier- und *modifizierbar* erwiesen.

Die ausschlaggebende Bedeutung äußerer Faktoren geht auch daraus hervor, daß es sehr schwer, wahrscheinlich unmöglich ist, völlig krebsfreie Tierstämme zu züchten. DOBROVOLSKAJA-ZAWADSKAJA (1934) ging darauf aus, krebsfreie Stämme zu züchten, trotzdem erschien aber der Brustkrebs in 9,1—14,8%.

Kurzum, gerade die extremen Beispiele stärkster Belastung bei den Mäusebrustkrebsen zeigen, wie vorsichtig man sein muß, die bei einer einzigen Tumorart erzielten Ergebnisse zu verallgemeinern und auf den Menschen zu übertragen. Sie zeigen gerade umgekehrt, daß Krebs überhaupt erst im Zusammenwirken mit äußeren Faktoren zur Manifestation gelangt.

Auch von seiten der Erfahrungen am Menschen selbst lassen sich drei, bisher nicht genügend berücksichtigte *Gegenargumente gegen eine Überschätzung der Rolle der Vererbung* anführen (K. H. BAUER 1940):

1. Wäre wirklich die Vererbung ein wesentlicher Faktor in der Krebsgenese, so müßten längst, wenn auch nur einzelne, so aber doch völlig *zweifelsfreie Belege* für die Krebsvererbung beigebracht worden sein, was nicht der Fall ist. Im Gegenteil, die HANHARTschen Familien mit Krebs beider Eltern und die beiden großen auslesefreien Zwillingsreihen von HABS und v. VERSCHUER-KOBER zeigen, daß die beiden besten Methoden gegen eine entscheidende Mitwirkung der Vererbung sprechen.

2. Wäre wirklich die Vererbung ein wesentlich mitbestimmender Faktor, so müßten sich, mit Ausnahme der Genitalkrebse, *die Geschlechter* weitgehend gleich verhalten, denn von den 48 menschlichen Chromosomen sind 47 bei beiden Geschlechtern gleich und nur das X- bzw. Y-Chromosom verschieden. In Wirklichkeit verhalten sich aber die beiden Geschlechter bei allen geläufigen Krebsarten ganz verschieden (s. S. 50). Es ist kein Zweifel, daß *die hohen Geschlechtsunterschiede gegen einen Einfluß der chromosomalen Vererbung* und umgekehrt für eine hohe Bedeutung krebsinduzierender Außenfaktoren sprechen.

3. Ein wichtiges Gegenargument gegen eine große Bedeutung der Vererbung ist die Tatsache, daß es ausgesprochen *selten* ist, daß bei einem primär *erfolgreich Krebsoperierten* ein bei erblicher Bedingtheit häufig zu erwartender, nachträglicher *sekundärer Krebs* entsteht.

Die *Heilziffer* bei der ungünstigsten Krebsform, dem *Magenkrebs* — der Berechnung liegen 1281 Fälle aus der damals dem Verfasser unterstellten Chirurgischen Klinik Breslau (Diss. STANJECK 1936) zugrunde — beträgt:

nach 3 Jahren 29,1%,
nach 5 Jahren 20,2% der operierten Fälle.

Bei dem etwas günstigeren *Mastdarmkrebs* beträgt die Heilziffer (569 Fälle der Breslauer Klinik):

nach 3 Jahren 32,4%,
nach 5 Jahren 28,9%.

Beim *Lippenkrebs* (151 Fälle der Breslauer Klinik) beträgt die Heilziffer:

im 1. Stadium nach 3 Jahren 97,6%, im 2. Stadium 74,5%,
im 1. Stadium nach 5 Jahren 96,8%, im 2. Stadium 73,6%.

Beim *Brustkrebs* der Frau beträgt die Heilziffer im ersten Stadium 98%, im zweiten 45%. Es sind also große Zahlen geheilter Krebskranker, die die Chirurgen übersehen (s. S. 625). Wie oft müßte man bei der großen Zahl solcher brustkrebsgeheilter Frauen bei der Doppelseitigkeit des Organs, wäre wirklich Brustkrebs erblich bedingt, den Brustkrebs auf der Grundlage der gleichen fortbestehenden erblichen Veranlagung auch auf der anderen Seite neu auftreten sehen! Es gibt Operateure, die in 25 Jahren operativer Tätigkeit unter hunderten solcher Frauen nicht einen einzigen völlig sicheren derartigen Fall gesehen zu haben sich erinnern. Aber auch im Schrifttum sind nur wenige solche Fälle, wo Krebsgeheilte später einen selbständigen neuen Brustkrebs bekommen haben, zu finden.

Nach W. FISCHER darf man mit 17,4% Dauerheilung bei Krebskranken rechnen. Bezogen auf die großen Zahlen lebender Krebskranker sind es also große Zahlen Krebsgeheilter. Die sicher große Seltenheit solcher sekundär neuer Krebse bei primär Krebsgeheilten widerlegt — zusammen mit der Geschlechtsproportion der Krebskranken und den Ergebnissen der Zwillingsforschung — die wesentlich mitwirkende Rolle der Vererbung.

Zusammenfassung. Faßt man die grundsätzlichen Ergebnisse der Genetik
der Krebsgeschwülste bei Tieren und die Erfahrungen beim Menschen zusammen,
so kommt man zu folgendem *Stand unserer Vorstellungen über Krebsvererbung*
und zu folgenden 7 Leitsätzen über die Krebsursachen:

1. *Die Krebskrankheit als solche wird überhaupt nicht vererbt.*

2. Soweit beim Menschen eine *Mitwirkung von Erbanlagen* völlig zweifelsfrei
sichergestellt ist, handelt es sich im ganzen nur um einige wenige, dazu noch sehr
seltene sog. *Präcancerosen*, d. h. um die *Vererbung einer Fähigkeit* oder Neigung
der Gewebe oder Organe *bei gleichzeitigem Hinzukommen äußerer Einwirkungen
mit krebsiger Gewebsentartung* zu reagieren. *Vererbt* wird also auch in diesen
gesicherten, aber seltenen Beispielen *nur eine reaktive Potenz, nicht die fertige
Eigenschaft Krebs.*

3. Eine *erbliche Allgemeindisposition zum Krebs* ist bis heute *nicht bewiesen*,
sie ist nicht einmal wahrscheinlich, da gewichtige Gründe dagegen sprechen.

4. Darüber hinaus erscheint es möglich und denkbar, `daß *das zufällige Zusammentreffen einer ganzen Zahl von Erbanlagen* — beim Hinzukommen äußerer
Faktoren — *die Krebsentstehung begünstigt*. Diese *Einzelanlagen solcher Anlagenkomplexe* sind aber durchaus *nicht Anlagen zum Krebs selbst*, vielmehr sind diese
Erbanlagen nur *Anlagen z. B. für irgendeine zunächst nicht-krebsspezifische*
chemische oder physikalische *Schutzlosigkeit*, für *Differenzierungsstörungen* oder
Stoffwechselabweichungen oder *Organminderwertigkeiten*.

5. Aber auch selbst wenn solche Anlagenkomplexe von mehreren oder vielen
Faktoren zusammen kombiniert sind, muß noch nicht notwendigerweise Krebs
entstehen. Die vorhandene *Anlagengarnitur kann* immer noch *durch andere
Erbanlagen*, die selbst gar nichts mit Krebs zu tun haben, *an der Ausprägung
gehindert* werden. Es kommt also noch wesentlich mit darauf an, in welche
sonstige Gesamterbmasse, in welches genotypische Milieu der Anlagenkomplex
hineingerät.

6. Endlich kann mancher an sich vorhandene *Anlagenkomplex latent* bleiben,
bis er erst *durch grobe, äußere Einwirkungen* oder durch kaum merkliche *körpereigene, innere Einwirkungen*, wie Hormonstörungen, Stoffwechselanomalien oder
dergleichen zur *Krebsmanifestation gebracht* wird.

7. Gegenüber diesen im ganzen seltenen Formen von Krebsen, bei denen
die Vererbung mit hereinspielt, ist für die große, *große Mehrzahl der Krebsarten*
eine *wesentliche Mitwirkung der Vererbung abzulehnen* und die weit *überwiegende
Bedingtheit durch äußere Faktoren* anzunehmen.

Welcher Art nun diese äußeren Faktoren sind, wie sie im Körper sich auswirken, dafür gibt es ein Massenexperiment am Menschen, welches an Beweiskraft, insbesondere aber fördernder Wirkung auf Chemie und Physik den sog.
Krebsvererbungsexperimenten in nichts nachsteht, ja sie sogar weit übertrifft.

Von den inneren Faktoren der Krebsentstehung wendet sich der Blick von
selbst jetzt den äußeren Krebsursachen zu, wobei jedoch den späteren Kapiteln
schon an dieser Stelle wenigstens das eine vorweggenommen werden soll, daß
erst die Kenntnis der äußeren Krebsnoxen die Wechselwirkung von Anlage
und Umwelt ganz abzuschätzen gestatten wird. Es wird also noch einmal und
dann abschließend (s. 8. Kapitel, S. 361) auf das Problem der Rolle der Vererbung zurückzukommen sein, wenn zu übersehen ist, inwieweit bei den exogen
induzierten Tumoren — ähnlich wie es bei den Impfgeschwülsten sich zeigte —
das Erbgut der Versuchstiere mit eine Rolle spielt.

Literatur.

ADAM, C. u. AULER: Neuere Ergebnisse auf dem Gebiete der Krebskrankheiten. Leipzig: S. Hirzel 1937. — ADRIAN, C.: Bruns' Beitr. 31, 1 (1901). — AEBLY, J.: Schweiz. med. Wschr. 1923, Nr 46, 1064. — ASCHNER, B.: Z. Konstit.lehre 10, 609 (1925).

BADKE, G.: Klin. Mbl. Augenhk. 105, 451 (1940). — BASHFORD, E. F.: Dtsch. med. Wschr. 1913, 4, 55. — BAUER, J.: Z. Konstit.lehre 11, 147 (1925). — Wien. klin. Wschr. 1931, 129. — L'hérédité du cancer. Le cancer 12, 238 (1935). — BAUER, K. H.: Dtsch. Z. Chir. 176, 109 (1922). — Z. Abstamm.lehre 30, 314 (1923). — Arch. klin. Chir. 152, 278 (1928). — Strahlenther. 41 (1931). — Arch. klin. Chir. 189, 1 (1937). — Verh. dtsch. path. Ges. 30, 239 (1937). — Erbbiologie der Geschwülste des Menschen. Handbuch der Erbbiologie des Menschen, Bd. IV/2, S. 1122. 1940. — Münch. med. Wschr. 1940, Nr 18, 474. — BENEDETTI, P.: 2. Conv. naz. per le Lotta contro il cancro 1931, 139—187. — BENEDICT, W. L.: Arch. Ophthalm. (Am.) 1929, 545. — BIRKENFELD, W.: Dtsch. Z. Chir. 226, 397 (1930). — BITTNER, J. J.: Amer. J. Canc. 15 (1931). — J. Genet. 31 (1935). — J. Hered. (Am.) 27, 391 (1936); 28, 363 (1937). — Quart. Rev. Biol. (Am.) 13, 51 (1938). — Publ. Health Rep. 1938, 2179. — Amer. J. Canc. 35, 90 (1939). — Proc. Soc. exper. Biol. a. Med. (Am.) 45, 805 (1940). — Acta internat. contra Canc. 5, 30 (1940). — Science (N. Y.) 84, 162 (1936); 95, 462 (1942). — BITTNER, J. J. and C. C. LITTLE: J. Hered. (Am.) 28, 117—121 (1937). — BONNE, C.: Mschr. Krebsbekpf. 3, 209 (1933). — BORST, M.: Allgemeine Pathologie der malignen Geschwülste. Leipzig 1924. — BRAUER, E.: Frankf. Z. Path. 45, 224 (1935). — BREIDER, H.: Verh. dtsch. Zool. Ges. 1936, 112. — Z. Zellforsch. usw. 28, 784 (1938). — Z. Zool. 152, 89 (1939); 152, 107 (1939). — Umschau 43, 123 (1939). — BREIDER, H. u. R. SEELIGER: Z. Zool. A 151, 243 (1938). — BULKEY, I. D.: N. Y. med. J. 114 (1921). — BURKARD, H.: Dtsch. Z. Chir. 169, 166 (1922). — BURKE, M.: Amer. J. Canc. 27, 316 (1936). — BURROWS, H.: Canc. res. 1, 121 (1941). — BUTENANDT, A.: Naturw. 24, 15 (1936). — BUTENANDT, A. u. H. FRIEDRICH-FREKSA: Biol. Zbl. 62, 318 (1942).

CHAMPLIN, H. W.: J. amer. med. Assoc. 1930, 96. — CHARACHE, H.: Amer. J. Roentgenol. 46, 69 (1941). — CHOLEWA, J.: Z. Krebsforsch. 37, 215 (1932). — Mitt. 2. Internat. Kongr. Krebsforsch. 1936, 147. — CORDES, F.: Beitr. klin. Chir. 142, 872 (1928). — CRAMER, W.: Amer. J. Canc. 29, 1 (1937). — CURTH, H. O.: Arch. Surg. (Am.) 47, 517 (1943). — CURTIUS, P.: Mschr. Krebsbekpf. 3, 161 (1935). — CUSHING, H. u. P. BAILEY: Arch. Ophthalm. (Am.) 57, 447 (1928).

VAN DAM, J.: Ndld. Tschr. Geneesk. 1924, 4. — DAUBE: Diss. Würzburg 1920. — DAVENPORT, R. C.: Brit. J. Ophthalm. 11, 443 (1927). — DENK, W.: Z. Krebsforsch. 49, 237 (1939). — DEOME, K. B.: Amer. J. Canc. 40, 231 (1940). — DOBBERTIN, H.: In ADAM-AULER, S. 156. 1937. — DOBROVOLSKAJA-ZAVADSKAJA, N.: C. r. Soc. Biol. 104, 1191 (1930); 106, 1085 (1931); 115, 113 (1934); 119, 3 (1935). — Assoc. franç. Étude Canc. 19, 413 (1930). — DOBROVOLSKAJA, N. et F. GARRIDO: C. r. Soc. Biol. 122, 509 (1936). — DOMRICH, H.: Arch. klin. Chir. 197, 848 (1940). — DORMANNS, E. A.: Z. Krebsforsch. 29, 435 (1929). — DUKES, C.: Canc. Rev. 1930, 241. — Eugen. Rev. 25, 241 (1934).

McFARLAND, J. and T. ST. MEADE: Amer. J. med. Sci. 184, 66 (1932). — FEDERLEY, H.: Finska Läk.sällsk. Hdl. 78, 241 (1935). — FETSCHER, R.: Arch. soz. Hyg. 7, 218 (1932). — FIGGE, F. H. J. and L. C. STRONG: Canc. Res. 1, 779 (1941). — FIGGE, F. H. J., L. C. STRONG, L. C. STRONG jr. and A. SHANBROM: Canc. Res. 2, 335 (1942). — FISCHER, W.: Mschr. Krebsbekpf. 4, 37 (1936). — In ADAM-AULER, S. 76. 1937. — FISCHER-WASELS, B.: Allgemeine Geschwulstlehre. In BETHE-BERGMANNS Handbuch der normalen und pathologischen Physiologie, Bd. 14/2, S. 1341. — Vererbung und Krebsforschung. Leipzig 1931. — Dtsch. med. Wschr. 1933, 1489. — Dtsch. Ärztebl. 1934, 92—95. — Acta internat. Vereinig. Krebsbekpf. 1936, Nr 3. — Strahlenther. 66, 428 (1939). — Med. Welt 14, 483 (1940). — FRAENKEL, A.: Wien. klin. Wschr. 1905, Nr 31. — FRIEBOES, W.: In ADAM-AULER, S. 285. 1937.

GAGEL, O.: Handbuch der Neurologie von BUMKE u. FÖRSTER, Bd. 8, S. 289. 1936. — GERMAN, W. u. MCKEE: Ärzte im Hintergrund. Deutsche Übersetzung von H. E. SCHIEDECK. Memmingen 1947. — GOLDMANN, H.: J. amer. med. Assoc. 115, 2253 (1940). — GOLDSCHMIDT, R.: Einführung in die Vererbungswissenschaft, 5. Aufl. Berlin 1928. — GORDON, M.: Amer. J. Canc. 15, 732, 1495 (1931). — GOUVEA, H. DE: Ann. Ocul. (Fr.) 143, 32. — GRIFFITH, A. H.: Brit. med. J. 23, 850. — Brit. J. Canc. 1, 529. — Trans. ophthalm. Soc. U. Kingd. 37, 242. — GROHMANN, H.: Erbarzt 1939, Nr 2, 20.

HABS, H.: Z. klin. Med. 135, 676 (1939). — HABS, H. u. H. DIETEL: Klin. Wschr. 1941, 8. — HÄUSSLER, G.: Klin. Wschr. 1928, 1561. — Med. Klin. 27, 1330 (1931). — Z. Krebsforsch. 40, 280 (1934). — HALBAN, J.: Z. Konstit.lehre 11, 294 (1925). — HALLIDAY-CROOM, J.: J. Obstetr. 1912, 330. — HANHART, E.: Schweiz. med. Wschr. 1943, 446. — HAUSER, S. J. and C. WELLER: Amer. J. Canc. 27, 434 (1936). — HAZARD, P.: La Crise de la conscience Européenne. Deutsche Übersetzung von H. WEGENER. Hamburg 1939. — HEDINGER, E.:

Z. allg. Path. **26** (1915). — HEERMANN, H.: Z. Hals- usw. Hk. **48**, 70 (1941). — HIPPEL, E. V.:
Graefes Arch. **59**, 83 (1904). — HOCHENEGG, J. V.: Med. Klin. **1906**, 476. — HOFFMANN,
F. L.: Ref. Z. Krebsforsch. **45**, 87 (1937). —HOFFMANN, jr., M. V.: 35. Verslg. dtsch. ophthalm.
Ges. Heidelberg 1908. — HOLMES, S. J.: Amer. J. Canc. **25**, 358 (1935). — HOLMQUIST, J.
u. A. NELSON: Z. Krebsforsch. **47**, 257 (1938). — HORST, N. V. D.: Ndld. Tschr. Geneesk.
1931, 3648. — HUFSCHMIDT, G. u. V. NESSMANN: Ann. Derm. (Fr.) **7**, 462 (1930).
JADASSOHN, W.: Zbl. Hautkrkh. **21**, 43 (1927). — JELKE, H.: Acta paedr. **27**, 137 (1939). —
JOLKWER, W. J.: Arch. klin. Chir. **155**, 41 (1929). — JOUGHIN, I. L.: Arch. Neur. (Am.)
1928, 948. — JÜNGLING, O.: Bruns' Beitr. **143**, 476 (1928).
KAISER, J. H.: Dtsch. med. Wschr. **1924**, Nr 27, 909. — KALK, H.: In ADAM-AULER,
S. 227. 1937. — KAPLAN, J. J.: Amer. J. med. Sci. **190**, 331 (1935). — KELLER, R.: Arch.
Gynäk. **101** (1913). — KIRSCHBAUM, A. and L. C. STRONG: Amer. J. Canc. **37**, 400 (1939). —
Proc. Soc. exper. Biol. a. Med. (Am.) **51**, 404 (1942). — KÖNIG, F.: In ADAM-AULER, S. 88.
1937. — KÖNIG, F. u. W. SASSEN: Z. Krebsforsch. **44**, 206. — KÖRBLER, J.: Z. Krebsforsch.
40, 270 (1934); **47**, 84 (1937). — KOSSWIG, C.: Z. Abstamm.lehre **47**, 150 (1928); **50**, 63 (1929);
52, 114 (1929); **54**, 226 (1930); **59**, 61 (1931). — KRANZ, H.: Verh. dtsch. Ges. Vererb.wiss.
1931, 353. — Z. Abstamm.lehre **62**, 173 (1932). — KREYBERG, L., LITTLE, MACKLIN, ALLEN,
ANDERVONT, EWING, FAILLA, COUTARD, LEWIS, REIMANN, MURPHY u. NOVAK: Z. Krebsforsch.
48, 1, 1. — KRÖNING, FR.: Wiss. Woche Frankf. **1** (1934). — Med. Welt **1935**, Nr 43. —
Z. menschl. Vererb.- u. Konstit.lehre **21**, 266 (1937). — Mschr. Krebsbekpf. **1939**, 121. —
Genetik der Krebsgeschwülste der Tiere. In Handbuch der Erbbiologie des Menschen,
Bd. IV/2, S. 1079. 1940. — KRÖNING FR. u. W. WEPLER: Z. Krebsforsch. **48**, 246 (1938). —
KÜHN, A.: Grundriß der Vererbungslehre. Leipzig 1939.
LACASSAGNE, A.: Par. méd. **1935**. — LACASSAGNE, A. et S. DANYSZ: C. r. Soc. Biol.
132, 395 (1939). — LANGE, E.: Die Rolle der Heredität in der Ätiologie der Neurofibrome.
Leipzig 1906. — LANGE-COSACK, H.: Z. menschl. Vererb.- u. Konstit.lehre **23**, 94 (1939). —
LEAVITT, F. H.: Arch. Neurol. Psych. **1928**, 617. — LEBER, TH.: Handbuch der gesamten
Augenheilkunde, 2. Aufl., S. 1947. 1916. — Münch. med. Wschr. **1911**, Nr 49. — LEERS,
H.: Z. menschl. Vererb.- u. Konstit.lehre **19**, 721 (1936). — LENTZ, O.: Krebs und Ver-
erbung. Eine Stammbaumforschung. Arb. Staatl. Inst. exper. Ther. **1947**, H. 45. —
LEONHARDT, O.: Diss. Hamburg 1939. — LEVIN, A.: Lancet **1937**, 204. — LEVIT, S.: J. Hered.
(Am.) **22** (1931). — LINDAU, A.: Acta ophthalm. (Dän.) **4**, 193 (1927). — LITTLE, C. C.: Eug.
Genet. **1**, 186 (1923). — LITTLE, C. C. and B. M. MCPHETERS: Amer. Naturalist **66**, 568
(1932). — LOCKHART-MUMMERY, P.: Lancet **208**, 427 (1925). — The origin of cancer. London
1934. — LOEB, L.: J. Canc. Res. (Am.) **8**, 274 (1924). — Proc. Soc. exper. Biol. a. Med.
(Am.) **10**, 361 (1928). — LUCKE, H.: Klin. Wschr. **1931**, 2312. — LUMIÈRE, A.: Bull. Acad.
Méd., Par. **3**, 115 (1936). — LYNCH, CL. J.: J. exper. Med. (Am.) **46**, 917 (1927); **54**, 447
(1931). — Amer. J. chir. Path. **6**, 293 (1936). — Verh. 2. internat. Kongr. Kampf Krebs **1**,
122 (1936).
MACDOWELL, E. C. and M. N. RICHTER: Arch. Path. (Am.) **20**, 709 (1935). — MACKLIN,
M. TH.: Quart. Rev. Biol. (Am.) **7**, 255 (1932). — Edinbgh med. J., N. s. **42**, 49 (1935). —
MARTENSTEIN, H.: Arch. Derm. (D.) **147**, 499 (1924). — MCKENNEY, D. C.: J. amer. med.
Assoc. **107**, 1871 (1936). — MEYER, ROBERT: Arch. Gynäk. **109** (1918). — MICKE, FR.:
Z. Abstamm.lehre **46**, 87 (1928). — MIESCHER, G.: Z. Derm. **32**, 276 (1921). — MILITZER,
R. E.: Amer. J. Canc. **25**, 544 (1935). — MILLER and PYBUS: Canc. Res. **8**, 5 (1945). —
MOSKOWICZ: Klin. Wschr. **1929**, Nr 7/8. — MÜLLER, R. FR.: Z. Krebsforsch. **31**, 339 (1930). —
MUNFORD, S. A. and H. LINDER: Amer. J. Canc. **28**, 393 (1936). — MURRAY, W. C.: J. exper.
Med. **63** (1936).
NAGAYO, M.: Gann (Jap.) **1933**. — NEWTON, D. R. E.: Austral. med. Gaz. **21**, 236. —
NICEFORO, A. u. E. PITTARD: Publ. Soc. nat. III, Hyg. **1926**.
OEHLER, F.: Arch. Psychiatr. (D.) **105**, 334 (1936). — OWEN, S. A.: Roy. Lond. pohthalm.
Hosp. Rep. **16**, 3, 323 (1905).
PAULSEN, J.: Z. Krebsforsch. **21**, 119 (1924). — PEDERSEN, O. u. H. GEYER: Zbl.
Neuroschir. **3**, 53 (1938). — PELLER: Z. Krebsforsch. **34**, 128 (1931); **41**, 212 (1935). —
Internat. Kongr. Krebsbekpf. **3**, 185 (1933). — PEYRON, A., N. U. KOBOZIEFF et L.
ZIMMER: Bull. Assoc. franç. Étude Canc. **26**, 93, 168 (1937). — PICK, L.: Berl. klin. Wschr.
1905. — PIETRUSKY, F.: Frankf. Z. Path. **28**, 360 (1922). — PITTARD: Internat. Kongr.
Krebsbekpf. **3**, 185 (1933). — POL: Zbl. Path. **35**, 266 (1924). — POLL, H.: Beitr. path.
Anat. **67**, 40 (1920). — POLLACK: Klin. Wschr. **1923**, 377. — PULLINGER, B. D.: Brit. J.
Canc. **1**, 177 (1947). — PYBUS, F. C. u. E. W. MILLER: Amer. J. Canc. **33**, 98 (1938).
RAVEN, R. W.: Lancet, **1934** II, 870. — REMMELT: Geneesk. Tschr. Ndld.-Indie **75**, 16
(1935). — RIEDER, W.: Arch. klin. Chir. **135** (1925). — ROCHAT, G. F.: Klin. Mschr.
Augenhk. **86**. — RÖSSLE, R.: Z. angew. Anat. **5**, 127, 142 (1920).
SAMTER, B.: Arch. Gynäk. **122**, 679 (1924). — SAUERBRUCH, F.: Zbl. Chir. **61**, 133
(1934). — SCHÄFER, G.: Wschr. Krebsbekpf. **2**, 1—7 (1934). — SCHINZ, H. R.: Strahlenther.

1933, 650. — Dtsch. Z. Chir. 247, 728 (1936). — Schinz, H. R. u. Fr. Buschke: Krebs und Vererbung. Leipzig 1935. — Schinz, H. R. u. A. Senti: Festschr. Zangger. Teil 2, S. 694. 1935. — Schmieden: Arch. klin. Chir. 142, 512 (1926). — Schmieden, V. u. H. Westhues: Dtsch. Z. Chir. 202, 1 (1926). — Schroeder, C. H.: Bruns' Beitr. 164, 563 (1936). — Schwyter, M.: Frankf. Z. Path. 36, 146 (1928). — Schuback, A.: Zbl. Neur. 46, 456. — Siemens, H. W.: Virchows Arch. 238, 200 (1922). — Siemens, H. W. u. E. Kohn: Z. Abstamm.lehre 38, 1 (1925). — Slye, M.: J. Canc. Res. (Am.) 7, 107 (1923); 1927, Nr 2, 135. — Ann. int. Med. (Am.) 1, 951 (1928). — Amer. J. Canc. 18, 535 (1933). — Amer. J. Path. 17, 655 (1941). — Spannocki, T.: Arch. ital. Ginec. 1899. — Staemmler, M.: Verh. dtsch. path. Ges. 30, 188 (1937). — Stanjeck, U.: Diss. Breslau 1936. — Stark, M.: Amer. J. Canc. 31, 253 (1937). — Steinhaus, J.: Zbl. Path. 11, 8, 258 (1900). — Strachan, A. S.: J. Path. a. Bacter. 39, 209 (1934). — Strauss, O.: Med. Klin. 1935, 217. — Strong, L. C.: Genetics (Am.) 11, 294 (1926); 20, 586 (1935). — J. Hered. (Am.) 25. 119 (1934); 31, 9 (1940). — Amer. J. Canc. 30, 527 (1937); 39, 347 (1940). — Yale J. Biol. a Med. (Am.) 12, 255 (1940); 17, 289 (1944). — Surg. etc. 84, 727 (1947). — Mod. Med. 1947. — Struwe u. Steuter: Z. Neur. 125, 748 (1930). — Szontach, E. v.: Über Disposition, S. 87. Berlin 1918.

Teilhaber: Z. Krebsforsch. 8, 466 (1910). — Thorbake: Dtsch. Z. Chir. 126, 553 (1914). — Trippenbach, B. v.: Zur Kenntnis der Xeroderma pigmentosa, insbesondere des Lebensschicksals der davon Betroffenen. Inaug.-Diss. Berlin 1935. — Turner, O.: Amer. J. Canc. 32, 339 (1938). — Turner, O. u. W. J. Gardner: Amer. J. Canc. 32, 339 (1938). — Twombly, G. H.: Proc. Soc. exper. Biol. a. Med. (Am.) 44, 617 (1940).

Velhagen, C.: Arch. Augenhk. 46, 232 (1903). — Verschuer v.: Erbpathologie 1937. — Verschuer, O. u. E. Kober: Z. Krebsforsch. 50, 5 (1940). — Versluys, J. J.: Z. Krebsforsch. 41, 239 (1934).

Waaler, G. H. M.: Norsk. Mag. Laegevidensk. (Norw.) 92, 557 (1931). — Waardenburg, P. D.: Das menschliche Auge und seine Erbanlagen. Haag 1932. — Wachtel, H.: Münch. med. Wschr. 1924, Nr 26. — Warrens, S. u. O. Gates: Amer. J. Canc. 16, 1358 (1932). — Warthin, A. S.: Arch. int. Med. (Am.) 12, 546 (1913). — J. Canc. Res. (Am.) 9, 279 (1925); 12, 249 (1928). — Amer. int. Med. 4, 681 (1931). — Wassink, W. F.: Verh. 1. internat. Kongr. Kampf Krebs 2, 1260 (1933). — Genetica (Nd.) 17, 103 (1935). — Wassink, W. F. et C. Ph. van Raamsdonk: Néoplasmes 2, 145 (1923). — Weitz, W.: Z. inn. Med. 101, 115 (1924). — Wschr. Krebsbekpf. 1933, 385. — Die Vererbung innerer Krankheiten. Stuttgart 1936. — Wells, H. G.: J. amer. med. Assoc. 81, Nr 12/13 (1923). — Wolff, G.: Dtsch. med. Wschr. 1932 II, 1966.

Zacharias: Dtsch. Z. Chir. 135, 279 (1916). — Zacharias, P.: Arch. Gynäk. 88, 50 6 1909). — Ziegler, H.: Mitt. Grenzgeb. Med. u. Chir. 46, 265 (1943).

Sechstes Kapitel.

Krebs und Krankheitserreger.

(Parasiten, Bakterien und Viren.)

Alle organischen Funktionen erleiden eine Veränderung, sobald Mikroben oder Viren die Grenzen des Körpers überschreiten und die Gewebe angreifen.

Der Organismus paßt sich den Viren und Bakterien an, indem er Stoffe erzeugt, die mittelbar oder unmittelbar zur Vernichtung der Angreifer geeignet sind.

Ein spontanes Immunwerden bedeutet, daß der Organismus sich einer neuen Situation angepaßt hat.

A. Carrel: Der Mensch, das unbekannte Wesen. S. 208, 211.

Das Kapitel „Krebs und Vererbung" hat gezeigt, daß die Erbkonstitution nicht die ausschlaggebende Rolle bei der Krebsgenese spielt, die man ihr so oft zuspricht. Die Bedeutung der Vererbung wird, wenigstens für das Gros der Krebse, sehr überschätzt. Die großen Geschlechtsdifferenzen bei den häufigsten Krebsformen, die Seltenheit nachträglicher Krebse bei primär Krebsgeheilten, die große Seltenheit eines zweiten Krebses im kontralateralen Organ bei paarigen, genotypisch gleichen Organen, das Naturexperiment an Zwillingen u. a. sprechen gegen die wesentliche Mitwirkung der Vererbung wenigstens bei der großen Masse der täglichen Krebse.

Umgekehrt weisen den Kliniker ungezählte Beobachtungen am Krankenbett, insbesondere an Kranken mit Berufskrebsen darauf hin, daß Krebs in der weitaus größeren Mehrzahl der Fälle ein rein örtliches Leiden, ausgelöst durch *exogene Faktoren*, darstellt. Darin liegt bei aller scheinbaren Trostlosigkeit des Krebsproblems doch ein gewisser Trost: Krebs ist nicht ohne weiteres ein unentrinnbares Fatum, sondern als örtlich verursachtes Leiden in einem beachtlichen Prozentsatz durch örtliche Maßnahmen heilbar und mit fortschreitender Kenntnis der exogenen Krebsursachen in steigendem Maße vermeidbar.

Das eindrucksvollste exogene Krankheitsgeschehen sind die großen Seuchen. Es nimmt nicht wunder, daß mit dem Aufkommen der Kenntnisse über bakterielle und parasitäre Erreger auch die Suche nach dem „*Krebserreger*" aufkam. Auch heute taucht immer wieder von Zeit zu Zeit die Behauptung einer endgültigen Entdeckung des Krebsbacillus oder eines Krebsparasiten im Sinne eines die Krebskrankheit hervorrufenden, spezifischen Erregers auf. Die Geschichte aller bisherigen Entdeckungen lehrt, daß es durchweg Irrtümer in der Beurteilung mikroskopischer Bilder, Fehldeutungen von Zelleinschlüssen, wenn nicht gar von Verunreinigungen bei der Bearbeitung mikroskopischen Materials gewesen sind, die zu der Annahme eines belebten, übertragbaren, spezifischen Erregers der Krebskrankheit geführt haben.

Man kann heute die „*infektiöse Theorie*" im Sinne einer spezifisch-bacillären Krebsentstehung als endgültig erledigt, um nicht zu sagen „als absurd" (BORST 1928) bezeichnen (vgl. auch die Verhandlung der Deutschen Pathologischen Gesellschaft 1927). Die Hauptgründe sind folgende: das Wesen einer Infektionskrankheit bestimmt der Erreger, das Wesen der Krebskrankheit die Krebszelle. Die Infektionskrankheit ist nur durch den spezifischen Erreger, die Krebskrankheit durch die allerverschiedensten unspezifischen Schädigungen, darunter solchen, die wie Röntgen- oder Radiumstrahlen jede Infektionsmöglichkeit ausschließen, erzeugbar. Auch die meisten intrauterin entstandenen Geschwülste machen eine bacilläre Genese unvorstellbar.

Wenn trotzdem Infektionen in der Pathogenese des Krebses eine gewisse, zahlenmäßig allerdings sehr geringe Rolle spielen, so nur auf dem Umweg, daß chronische Infektionen zu Gewebs- und Zellwucherungen Anlaß gaben, die ihrerseits unter dem Einfluß giftiger Stoffwechselprodukte oder — was gerne übersehen wird: unter dem Einfluß sonstiger krebsinduzierender Noxen (s. 7. bis 9. Kapitel) sekundär maligne entarten können. Oder anders ausgedrückt: es kommt vor, daß chronisch verlaufende Infektionen eine (erworbene) Präneoplasie erzeugen, die dann sekundär durch toxische Stoffe oder neue Noxen in ein Neoplasma überführt wird.

1. Krebs durch parasitäre Gifte.

Am sinnfälligsten sind die Verhältnisse bei gewissen Parasiten und deren Mitwirkung bei der Entstehung von Krebsen.

Die Geschichte solcher bei der Krebsentstehung mitwirkenden parasitären Infektionen ist so alt wie die Menschheitsgeschichte selbst, denn immer ist dasjenige Versuchsobjekt, an dem zunächst gewissermaßen die Natur selbst zahlenmäßig die größten Krebsexperimente anstellte, der Mensch selbst gewesen. So alt wie die Kultur, so alt ist der bei langdauernder Infektion mit einem parasitären Wurm hervorgerufene *Bilharziakrebs* in Ägypten und im Orient.

Die Bilharziosis[1] (vgl. IBRAHIM PACHA ALI 1936) ist als Krankheit schon im Papyrus KHAN zur Zeit der 12. Dynastie und 400 Jahre später im Papyrus EBERS und Papyrus HEARST erwähnt und beschrieben. RUFFER hat das Vorhandensein von Bilharziaeiern in der Nierenrinde noch von Mumien aus dem Jahre 1250 v. Chr. nachweisen können (IBRAHIM PACHA).

Die Bilharzia führt unverhältnismäßig oft zum Krebs: in Ägypten kommen 6,5% aller Krebse auf das Konto der Bilharzia (ONSY BEY 1939). An erster Stelle steht der Blasenkrebs, der nach GOEBEL 5% aller Bilharziafälle ausmacht. Sodann kommen gelegentlich noch Bilharziacarcinome des Ureters und schließlich des Colons (in Ägypten $^1/_6$ aller Coloncarcinome) vor. Präcancerös bestehen zunächst Katarrhe der Schleimhäute im Bereich des Harntraktes, später Epithelproliferationen, die schließlich in Papillome der Blase usw. als Vorstufe der Krebsbildung übergehen. Man sieht also auch hier das, was für alle Präneoplasien charakteristisch ist, was BORST (1928) im allgemeinen Zusammenhang morphologisch als „eine eindrucksvolle Monotonie" bezeichnet hat. Die chronisch entzündlichen Prozesse mit ihrem dauernden Regenerationsreiz werden durch die Parasiten selbst (und wahrscheinlich durch ihre Toxine) unterhalten. Doch erzeugen sie nur die Präneoplasie. Das geht schon aus dem relativ geringen Prozentsatz der an Krebs Erkrankenden hervor.

Die Berechtigung, den *Bilharziakrebs* mit als *Berufskrebs* zu erwähnen, leitet sich ab von der Tatsache, daß in der Hauptsache die Fellachen erkranken, die bei ihrer Feldbestellung, im Nilschlamm watend, sich die Infektion mit dem Parasiten, dem Schistomum haematobium bilharzii, zuziehen. Seit den ältesten Zeiten der Pharaonen wiederholt also die Natur das Experiment der parasitären Krebserzeugung an Tausenden von Menschen bis auf den heutigen Tag.

In unseren Breiten ist die Bilharzia unbekannt, doch gibt es auch bei uns einen ähnlichen, wenn auch zahlenmäßig sehr seltenen Berufskrebs durch einen ähnlichen Parasiten. Es ist das der 1900 von ASKANAZY beschriebene *Gallengangskrebs* bei Fischern des Kurischen Haffs. Er ist auf eine Infektion mit dem Egel *Opisthorchis felineus* zurückzuführen. Die Fischer infizieren sich während ihrer Fahrten auf See beim Genuß von rohem, mit dem Parasiten infizierten Fischfleisch. Es ist also eine gewisse Berechtigung gegeben, diesen Krebs als Berufskrebs zu betrachten. Ein drittes Beispiel beim Menschen ist der bei den Japanern relativ häufige *Leberkrebs* bei Infektionen mit dem Leberegel, *Distomum japonicum*.

Die durch parasitäre Noxen beim Menschen hervorgerufenen Krebse sind gewissermaßen der Modellversuch für eine völlig neue Art von tierexperimentellem Krebs geworden, der *Krebs durch tierpathogene Parasiten*. Er ist zugleich der erste Vertreter einer neuen Klasse von künstlichem Krebs bei Versuchstieren überhaupt. Bisher war die Rede zuerst von Impfgeschwülsten, die jede beliebige Zahl krebskranker Versuchstiere zu liefern in der Lage sind, sodann von den durch Auslese und Inzucht erzielten sog. Tumorstämmen. Es wird von dieser Klasse noch in diesem Kapitel abschließend die Rede sein. Die parasitär ausgelösten Tiertumoren stellen das erste Beispiel rein *durch äußere Noxen hervorgerufener Tierkrebse* dar. Sie kommen dem menschlichen Krebs am nächsten insofern, als sie diesen direkt nachahmen, indem sie am Menschen erkannte

---

[1] Der Parasit Schistosomum haematobium gehört zu den Saugwürmern (Trematoden) Er wurde von dem deutschen Arzt BILHARZ 1852 entdeckt. Wie der Name sagt, lebt der Wurm in den Blutgefäßen, vornehmlich der Blase, des Mastdarms und im Pfortadergebiet. Seine Eier werden besonders in der Blasenwand abgelegt, wo sie schwere Entzündungserscheinungen hervorrufen.

Krebsnoxen auf Versuchstiere einwirken lassen. Die Zahl einschlägiger Beispiele wird schnell gewaltig ansteigen.

Mit einem Parasiten hat FIBIGER als Erster 1913 den ersten Krebs experimentell erzeugt und damit die ganze jetzige Ära der Krebsforschung eingeleitet. Der Wurm lebt im Magen der Ratte, seine Eier werden von Küchenschaben mit den Exkrementen der Ratte verzehrt. So entwickeln sich die Larven in den Schaben, die wiederum von den Ratten gefressen werden, so daß sie in den Vormagen der Ratten gelangen und sich dort zu den Würmern entwickeln. FIBIGER hat durch diesen grundlegenden Versuch 1913 gezeigt, daß eine Nematode, die *Spiroptera neoplastica*, und ihre Giftstoffe bei Laboratoriumsratten bestimmter Rassen in deren Vormagen auf dem Umwege über eine mit starker Epithelproliferation und Papillombildung einhergehende Gastritis einen gelegentlich auch plurizentrischen, verhornenden Plattenepithelkrebs des Magens bei 53% und Zungenkrebs bei 5%· der Versuchstiere zu erzeugen vermögen (FIBIGER 1919). Die Untersuchungen bedeuten wie OBERLING 1942 sich ausdrückt, une véritable odyssée scientifique. Es kann nur geraten werden, sie bei OBERLING nachzulesen. Daß es sich bei dem Parasiten nicht um einen „parasitären Krebserreger" handelt, geht daraus hervor, daß in den Metastasen keine Parasiten nachweisbar sind. Auch erweist sich ein Teil dieser Geschwülste ohne parasitäre Beimischung durch einfache Zellübertragung als verimpfbar. Der hohe Prozentsatz von Carcinomen wie bei den Inzuchttieren FIBIGERs ist später bei anderen Rassen der gleichen Art nicht erreicht worden. Die Hausratte kam nur auf 3%, die Wanderratte nur auf 33% Carcinome. Von anderen Nagetieren geht das Spiropterencarcinom bei der Maus sehr selten (1%), bei Meerschweinchen, Kaninchen, Eichhörnchen überhaupt nicht an. Es zeigt also schon das erste Beispiel eines tierexperimentellen Krebses, daß die exogene Canccrisierung nach Tierart und Rasse zu differieren vermag.

Die Resultate von FIBIGER, der selbst einem Magenkrebs erlag, sind später trotz aller Variation der Versuchsbedingungen nicht im gleichen Umfang oder überhaupt nicht mehr reproduzierbar gewesen (PASSEY, LEESE und KNOX 1937, vgl. auch CRAMER 1937, OBERLING 1942). Es erscheint aber nicht ohne weiteres gerechtfertigt, sie deswegen als irrtümlich abzutun. Bei den Versuchen handelt es sich um 2 Lebewesen, die Ratten und die Nematoden. Es ist durchaus möglich, daß bei anderen Rattenstämmen und anderen Nematoden die Carcinomentstehung nicht erfolgt, ohne daß deswegen die Befunde des ersten Untersuchers falsch zu sein brauchen. Die Ergebnisse FIBIGERs sind mit solcher Sorgfalt mitgeteilt und durch so zweifelsfreie Bilder belegt, daß Zweifel an der Richtigkeit seiner Beobachtungen unter den Voraussetzungen seiner Experimente nicht gerechtfertigt sind. Es bleibt das Verdienst FIBIGERs, als Erster Krebs experimentell erzeugt zu haben, unbestreitbar, auch wenn sich bei der Wiederholung der Experimente bis heute noch nicht völlig geklärte Schwierigkeiten gezeigt haben.

Weitere Fortschritte brachte ein gleichfalls durch parasitäre Gifte induzierbarer Krebs, das *Lebersarkom der Ratte*, hervorgerufen durch den *Cysticercus fasciolaris* (BORREL 1906). BULLOCK, DUNNING und CURTIS haben die experimentelle Erzeugung seit 1920 im größten Stil betrieben und mehrfach darüber berichtet. Verfüttert man Eier des gewöhnlichen Katzenbandwurmes (Taenia crassicollis) an Ratten, so setzen sich die Larven (Cysticercus fasciolaris) in der Leber der Ratte (als Zwischenwirt) fest und wachsen dort zu Cysten heran. Von ihrer bindegewebigen äußeren und inneren Wand aus entwickeln sich dann in einem Teil der Cysten nach 8—27 Monaten in durchschnittlich 25% der überlebenden Tiere großenteils metastasierende Sarkome.

In einer Übersicht 1933 gaben CURTIS, DUNNING und BULLOCK folgende Zahlen an: infiziert wurden 52223 Tiere. Davon wurden 26172 vom Parasiten befallen. Von diesen wiederum waren nach 8 Monaten noch 13120 überlebend und von diesen endlich hatten *3285 Cysticercussarkome.* Von diesen Sarkomen waren 79,3% polymorphzellige, 20,6% spindelzellige Sarkome und 0,14% Gallengangsadenome (von Gallengängen in den äußeren Cystenschichten ausgehend). Auch einige Chondrosarkome wurden beobachtet.

Die Empfänglichkeit war je nach Rattenstamm verschieden und schwankte zwischen 25 und 67,2%. Die jeweiligen Zahlen ließen sich durch Inzucht nicht

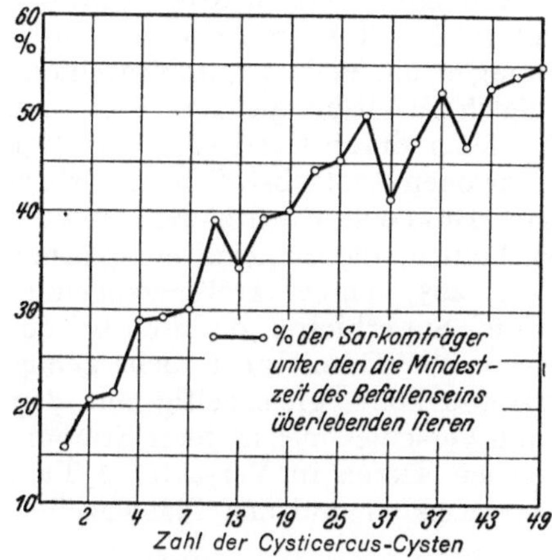

Abb. 46. Abhängigkeit der prozentualen Häufigkeit des Cysticercussarkoms von der Zahl der Cysten. (Nach CURTIS, DUNNING und BULLOCK 1933.)

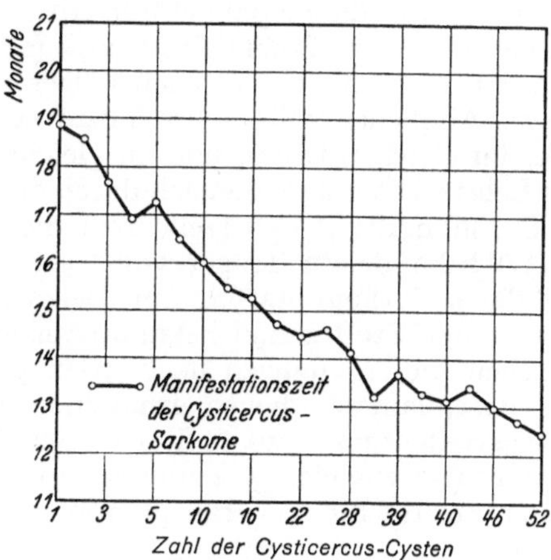

Abb. 47. Die Abhängigkeit der Manifestationszeit der Cysticercussarkome von der Zahl der Cysticercuscysten. (Nach CURTIS, DUNNING und BULLOCK 1933.)

erhöhen. Die Zahl der Cysten schwankt von 1—85 Cysten. Eine Geschlechtsdifferenz besteht nicht. Der Prozentsatz der Sarkomträger unter den die Mindestzeit überlebenden Tieren ist direkt proportional der Zahl der Cysten. Außerdem ist die Entstehungszeit der Sarkome der Cystenzahl proportional. Beides zusammen beweist, daß die *Zahl der Cysticercuscysten* entscheidet, einmal den Wahrscheinlichkeitsgrad der Cancerisierung, das andere Mal den Zeitpunkt derselben (Abb. 46 und 47).

Die am Cysticercussarkom folgerichtig durchgeführten Untersuchungen bedeuten viererlei: a) es wurde erstmals ein Sarkom planmäßig und stets reproduzierbar erzeugt, b) es wurde zum erstenmal Maß und Zahl in das Krebsexperiment eingeführt, c) es wurde erneut dargetan, daß Tierart und Rasse die Sarkomquote wesentlich mitbestimmen, d) daß unter sonst gleichen Bedingungen Gesetze der Wahrscheinlichkeitsrechnung die Krebsentstehung bestimmen, letzteres eine erstmalige, aber wichtige (s. S. 387) Feststellung.

Welcher Art die betreffenden parasitären Gifte sind, ist noch völlig unbekannt. Bemerkenswert ist ihre offenkundige Artspezifität. So ist z. B. der Spiropterenkrebs nur bei Ratten, aber nicht bei anderen Nagern, das Cysticercussarkom gleichfalls nur bei Ratten erzeugbar, und auch der Bilharziakrebs kommt offenkundig nur beim Menschen, aber z. B. nicht bei den Haustieren vor. Über die Artunterschiede hinaus gibt es auch noch *Rassen- und Stammesunterschiede.*

Bei der Wanderratte kam es nur zu 33 %, bei der Hausratte nur zu 3 % Spiropterencarcinomen, bei anderen Nagetieren geht das Spiropterencarcinom überhaupt nicht an. Beim Cysticercussarkom schwankte bei 8 verschiedenen Rattenstämmen der Prozentsatz der Sarkomträger von 25,0 % bei Stamm 230 bis zu 67,19 % bei Stamm AxC (CURTIS, DUNNING und BULLOCK 1933). Es ist dies ein wichtiger Beweis dafür, daß auch starke äußere Krebsgifte immer noch eine je nach Art, Rasse und Individuum verschiedene innere Reaktionsbereitschaft zur Voraussetzung haben. Zugleich aber ist dies auch ein Hinweis dafür, daß man bei verdächtigen chemischen Stoffen ihre Prüfung auf krebserzeugende Eigenschaften stets an mehreren Versuchsobjekten prüfen sollte.

Während die Spiroptera FIBIGERs spezifisch Carcinome erzeugt, ruft der Cysticercus nur Sarkome hervor. Besonders sinnfällig wird die spezifische Wirkungsweise bei diesen parasitären Giften durch Erzeugung verschiedener Tumoren im gleichen Tier. So erzielte EIKEN (1920) experimentell in der Leber ein Cysticercussarkom und beim gleichen Tier im Vormagen ein Plattenepithelcarcinom. Etwas Ähnliches vollbrachte YOSHIDA, der gleichfalls beim gleichen Tier, nun aber im gleichen Organ und zu gleicher Zeit wieder durch Cysticerceninfektion ein Lebersarkom und zugleich durch den cancerogenen Azofarbstoff Scharlachrot (s. S. 246) multiple Leberzellcarcinome erzeugte. BULLOCK, CURTIS und DUNNING (1937) behandelten Träger von Cysticercussarkomen, die zugleich ein plasmacelluläres Sarkom hatten mit Benzpyren (s. S. 263), einem krebserzeugenden chemischen Stoff genau bekannter Konstitution. Sie erhielten dadurch bei den gleichen Tieren zugleich noch „Benzpyrensarkome". Damit aber nicht genug. Sie überpflanzten die so erhaltenen Benzpyrensarkome gleichzeitig mit dem Plasmazellentumor auf 51 Ratten derselben und verschiedener anderer Stämme, hatten also zugleich 3 Tumoren an den gleichen Tieren in Versuch. 2 Tiere waren positiv für das transplantierte Benzpyrensarkom und den Plasmazellentumor.

Gegenüber dem Bilharziakrebs, dem Spiropterencarcinom und dem Cysticercussarkom treten andere parasitäre Neoplasien hinsichtlich ihrer wissenschaftlichen Ausbeute an Bedeutung weit zurück. 1939 beschrieben BONNE und SANDGROUND parasitär induzierte polypöse Magentumoren, noch fraglich maligner Art, bei dem javanischen Affen Macacus cynomolgus. Als der im Tumorgewebe selbst schmarotzende Parasit wurde die Nematode Nochtia nochti ermittelt.

Wahrscheinlich spielen beim Menschen bei den in den Tropen so häufigen primären Lebercarcinomen parasitäre Noxen mit eine wesentliche Rolle. Jedenfalls haben die bisher bekannten parasitären Erkrankungen, wie die Distomiasis und die Schistosomiasis hepatica, gelegentlich Leberkrebs im Gefolge.

Das Wesen dieser parasitär induzierten Krebse besteht in der Cancerisierung ganz bestimmter Organ- bzw. Gewebszellen. Daß die Parasiten nicht selbst die Geschwulst erzeugen, geht daraus hervor, daß in den Metastasen keine Parasiten, dagegen die spezifischen Krebszellen der Primärgeschwulst nachweisbar sind. Auch haben sich einzelne Tumoren cellulär überimpfen lassen. Daß die Zellen ihrerseits nicht etwa ein ultravisibles, filtrierbares Agens übertragen, erweist sich daraus, daß nur die celluläre Transplantation angeht.

Wichtig ist die Affinität zu ganz bestimmten Organen bzw. Geweben und die für jede Tumorart kennzeichnende durchschnittliche Dauer der Latenz, wie sie sich später auch bei anderen Krebsnoxen zeigen wird.

Die durch Parasiten ausgelösten Krebse sind — so paradox es im ersten Augenblick klingt — ein Gegenbeweis gegen die „infektiös-parasitäre Theorie" im Sinne eines spezifischen Krebserregers, denn es besteht in keinem Fall ein unmittelbarer Zusammenhang zwischen den Parasiten und dem Krebs, vielmehr nur ein mittelbarer im Sinne der Erzeugung einer charakteristischen Präcancerose durch giftige Stoffwechselprodukte, letzten Endes also wahrscheinlich durch chemische Gifte. Würde es sich um einen lebenden Krebserreger handeln, so müßte der Erreger in der Geschwulst selbst und in ihren Metastasen nachweisbar und daraus auch wieder züchtbar sein. Dies ist aber nicht der Fall; es läßt sich im Gegenteil in jedem Falle die Anwesenheit des betreffenden Parasiten in der Geschwulst und in den Metastasen histologisch ausschließen.

Wie bei allen erworbenen Präblastomatosen hängt die schließlich (wahrscheinlich oft durch neue andersartige Ursachen) erfolgende Cancerisierung vermutlich ab von der Größenausdehnung der präneoplastischen Veränderungen, die ihrerseits dann wiederum die Wahrscheinlichkeit neuer sekundärer Cancerisierung erhöhen. Daß diese Wahrscheinlichkeit schließlich zur Gewißheit werden muß, geht auch daraus hervor, daß diese Präblastomatosen wie so viele andere dann oft zu multiplen Geschwülsten, sei es gleichzeitig, sei es nacheinander, Anlaß geben.

Es steht zu erwarten, daß sich die Zahl solcher mit Hilfe tierischer Parasiten induzierbaren Tumoren noch vermehren wird.

Das parasitäre Problem bekommt für das Krebsproblem noch einmal eine besondere Beziehung bei der Krebsbeeinflussung im Tierexperiment (10. Kapitel, S. 475) und bei der Krebstherapie menschlicher Carcinome (12. Kapitel, S. 596). Hier sei nur so viel vorweggenommen, daß es KLUYEVA und ROSKIN (1946) gelang, in Endotoxinen von *Trypanosoma cruzi* ein geschwulsthemmendes Agens zu entdecken, das sich auch MALISOFF (1947) im Tierexperiment als wirksam erwiesen hat. Wir stünden damit zugleich vor der Tatsache, daß Noxen, die auf Körperzellen krebserzeugend wirken können, in besonderen Fällen auf Krebsgewebe angewandt, auch krebsheilend zu wirken vermögen (Näheres zu dieser Frage s. 10. Kapitel, S. 460).

2. Bakterielle Infektion und Krebs.

„Neoplastische Bakterien" wurden immer wieder neu entdeckt und ebensooft als Krebserreger widerlegt. Eine ausführliche Darstellung all dieser Versuche findet sich bei FISCHER-WASELS (1928, S. 1536). HADDOW (1947), der selbst aus der Hygiene hervorgegangen ist, sagt von jener Ära der Bakteriologie und ihrem deprimierenden Katalog von angeblich spezifisch krebserregenden Bakterien, Protozoen, Pilzen usw.: „SCHAUDINN bezeichnete diese Periode als das traurigste Kapitel in der ganzen Geschichte dieser Forschung" (gemeint ist die Bakteriologie).

Bei der Frage einer bakteriellen Krebsentstehung spielt in der Theorie der *bakterielle Pflanzenkrebs* eine gewisse Rolle (vgl. darüber STAPP 1927, 1947, STAPP und PFEIL 1939, WHITE und BRAUN 1942). Man versteht unter dem sog. Pflanzenkrebs knollige und knotige Wucherungen („crown galls"), die bei den verschiedensten Pflanzen (s. bei STAPP 1947) bald an den Wurzeln oder am Wurzelhals, bald auch an oberirdisch gelegenen Organen der Pflanzen auftreten und oft gewaltige Dimensionen annehmen. Der Erreger ist ein Bacterium *(pseudomonas tumefaciens).* Voraussetzung für das Angehen einer Infektion ist eine Verletzung. Eine Übertragung auf Warmblüter erscheint ausgeschlossen, da das Bacterium schon bei 37⁰ seine Temperaturhöchstgrenze hat. Allgemeinbiologisch ist jedoch vielleicht interessant, daß sich aus Sekundär-, d. h. in größerer Entfernung entstandenen Tumoren die spezifischen Erreger nicht mehr herauszüchten ließen (BRAUN und WHITE 1943), dagegen erzeugten transplantierte Gewebsstücke von Sekundärtumoren wieder neue Tumoren gleichen Typs,

jedoch ohne nachweisbare Bakterien und mit Fortzüchtbarkeit in der Gewebekultur. Man hat daraus (s. STAPP 1947) geschlossen, daß die Umwandlung der
Pflanzenzelle in eine „Tumorzelle" unter der Einwirkung der betreffenden
Bakterien erfolgt und daß die Tumorzellen dann völlig unabhängig von Bakterien
ihr Wachstum fortsetzen. Trotzdem ist mit einer Analogisierung zu den tierischen
Geschwülsten große Zurückhaltung geboten. Es ist sicher, daß diese Geschwülste
mit den menschlichen und tierischen malignen Geschwülsten nichts Direktes
gemeinsam haben, sie stehen am ehesten noch den infektiösen Granulationsgeschwülsten nahe.

Bei der Kritik der Infektionstheorie der Geschwulstentstehung war schon
die Rede (S. 208) davon, daß aus vielen Gründen Bakterien, so oft das auch
behauptet worden ist, keinen Krebs zu erzeugen vermögen. In der Einleitung
zu diesem Kapitel sind die wesentlichen Gründe, die die Fähigkeit von Bacillen,
Krebs zu erzeugen, widerlegen, nochmals kurz zusammengefaßt worden.

Wer eine direkt bacilläre Krebsgenese ablehnt, muß sich aber klar bleiben,
daß ein so tief eingreifendes Geschehen, wie es schwere bakterielle Infektionen
darstellen, wenigstens *indirekt* gewisse Beziehungen zum Krebsproblem aufweisen muß.

Eine indirekte Beziehung zwischen Infektion und Krebsgenese entsteht
immer dann, wenn chronische Infektionen auf dem Weg über nichtheilende
Entzündungsprozesse besonders bei Hinzukommen sekundärer Schädigungen
(Gefäßerkrankungen, Alter, schädigende Medikamente usw.) zu vorzeitigen
Alterungen der Gewebe, Störungen der Gewebsregeneration, Kernschädigungen
usw. führen. Die klinische Erfahrung lehrt, daß in solchen Fällen nach einer
langen Kette konkurrierender Ursachen schließlich relativ häufig Krebs resultiert.
Bakterien erzeugen also keinen Cancer, bei der Entstehung von Präcancerosen
können sie jedoch mitwirken.

Beispiele solcher durch chronisch-bacilläre Entzündungen mitbedingten
Präcancerosen sind die schon mehrfach aufgeführten Fälle von Narbenkrebs
nach früheren Verbrennungen, Erfrierungen, Verätzungen, Krebs in alten
Krampfadergeschwüren, Fistelgängen, syphilitischen Narben, sowie auf dem
Boden alter Lupus- und sonstiger chronischer Hauterkrankungen. In all diesen
Fällen sog. *Reizkrebse* kommen zu den primär thermischen, chemischen oder
toxischen Zellkernschädigungen die lange Wundheilung, die Ungunst starrer,
oft tiefgreifender Narben, deren schlechte Durchblutung, die häufig auftretenden
Geschwüre mit ihren chronischen Infektinsulten, die Einwirkung „die Epithelisierung anregender" Salben, unter denen die Scharlachrot- oder Silbernitrat-
salbe — die erstere enthält einen carcinogenen, die letztere einen ätzenden Bestandteil! — dominieren. So nimmt es denn kaum wunder, wenn bei dem vorzeitigen Altern der betreffenden Gewebe, ihrer chronischen Irritation, dem hinzukommenden Alter des Organismus eines Tages Zellen „maligne degenerieren"
und Krebs in irgendeiner Form heraufbeschworen wird.

Über die Erzeugung von Präcancerosen hinaus wäre eine direkte Mitbeteiligung bacillärer Infektion noch denkbar im Zusammenwirken mit anderen
krebsbedingenden Faktoren.

Experimentell liegen jedoch nur wenig Untersuchungen über den Einfluß
von bakteriellen Infektionen auf die Geschwulstentstehung vor. 1922 haben
LACASSAGNE und VINZENT Versuche mitgeteilt, bei denen Kaninchen mit
„Streptobacillus cariae" infiziert und die entstandenen Abscesse in der Hüft-
gegend mit Röntgen bestrahlt wurden. Sie erhielten zunächst 3, später (LACAS-
SAGNE 1933) 2 weitere Sarkome. Daß in diesem Falle wohl der chronische Ent-
zündungsherd als solcher, aber nicht die Bacillen das spezifisch Entscheidende

für die Sarkomentstehung waren, ging daraus hervor, daß Tiere mit dem gleichen Infekt, aber ohne Bestrahlung keine Tumoren, dagegen aseptische Entzündungsherde, erzeugt durch Injektion von Kieselgur, wieder Sarkome ergeben. Die Versuche können also nur dafür in Anspruch genommen werden, daß chronisch-reparative Entzündungsherde eine günstige Vorbedingung für Krebsentstehung abgeben können, sofern zusätzlich eine carcinogene Noxe sie trifft (vgl. 8. Kapitel, S. 351). HELLNER (1938) hat die experimentelle Erzeugung von Knochengeschwülsten durch Radiumbestrahlung mit künstlich ins Bestrahlungsgebiet gesetzten Staphylokokkeninfekten kombiniert. Es ergab sich jedoch weder eine Erhöhung der Tumorquote, noch eine Beschleunigung der Tumorentstehung.

Wenn es auch streng genommen nicht unter die bakterielle Infektion fällt, so sei aber doch anhangsweise darauf hingewiesen, daß BESSEMANNS und MAISIN (1941) der Infektion mit Syphilisspirochäten keine krebsbegünstigende Wirkung zubilligen. Sie prüften die Krebsempfänglichkeit an spirochäteninfizierten Mäusen, die mit Benzpyren und Methylcholantren behandelt wurden.

3. Virusgeschwülste.

Kaum war die infektiöse Theorie der Krebsentstehung im Sinne der Krebsauslösung durch spezifisch tumorerzeugende bacilläre Krebserreger zu Grabe getragen, als die alte Theorie wieder in neuem Gewande auftauchte. Es zeigte sich, daß es ultravisible Bakterien gibt. Besonders genährt wurde die Anschauung durch die Erfahrungen an bestimmten Impfgeschwülsten und ihren Besonderheiten. Im 3. Kapitel (S. 103) wurde bereits dargetan, daß es, zwar nur in einem kleinen Prozentsatz, grundsätzlich aber doch häufig genug gelingt, Geschwülste eines Tieres durch Verimpfung von Geschwulstmaterial auf andere Tiere der gleichen Art zu übertragen. Diese Geschwulstüberpflanzung erfolgt letzten Endes durch direkte Übertragung von Geschwulstzellen. Es sei nochmals daran erinnert, daß diese Verimpfungen eine Hauptquelle geschwulstkranker Versuchstiere praktisch unbegrenzten Ausmaßes darstellen. Besonders RÖSSLE hat gezeigt, daß es nachweisbar vom Spendertier her überlebende *Krebszellen* sind, die im Empfängertier die neue Geschwulst bedingen. So groß auch praktisch die Mindestzellzahl bei der Überimpfung sein mag, letzten Endes aber genügt schließlich eine einzige Zelle, um Ausgangspunkt der neuen Geschwulst zu werden. Es ist klar, daß diese Impfgeschwülste damit zugleich eine starke Stütze für die Lehre von der cellulären Natur des Krebses wurden.

Es bedeutete daher eine große Überraschung, viel Skepsis und eine Fülle neuer Arbeit, als 1908 ELLERMANN und BANG die *Virusnatur der Hühnchenleukosis* entdeckten und als 1910 P. ROUS ein überaus malignes *Sarkom beim Huhn* beschrieb, welches sich nicht nur als cellulär überimpfbar, sondern auch *durch* sicher *zellfreie Geschwulstextrakte übertragbar* erwies. Mit einem Male schien die Grundsäule der Krebslehre, die Lehre von der Zellnatur des Krebses, zu wanken und der so oft totgesagte Glaube an die „Infektiosität" des Krebses wieder neu zu erstehen.

Im Laufe der Zeit hat sich noch eine ganze Anzahl weiterer solcher zellfrei übertragbarer Hühnersarkome ermitteln lassen. Ferner zeigte sich, daß das ursprünglich nur auf Junghühner der Plymouth-Rock-Rasse übertragbare Sarkom sich auf alle Hühner und schließlich auch auf andere Hühnervögel (Perlhühner, Truthühner, Fasanen) übertragen ließ. Ein von FUJINAMI und INAMOTO (1914) beobachtetes Hühnersarkom ließ sich sogar auch noch auf Enten mit Erfolg überimpfen. DURAN-REYNALS (1931) zeigten, daß der Erfolg der Überimpfung von zwei Voraussetzungen abhängt: a) es müssen frischgeschlüpfte Enten intravenös beimpft werden, b) es bedarf großer Impfstoffmengen.

Das einzige, was man zunächst unbestritten aus diesen Beobachtungen für die theoretische Krebslehre folgern konnte, war der Schluß, daß es einzelne Geschwülste gibt, deren zellfreier Gewebsextrakt ein *Agens* enthalten muß, welches auch bei Abfiltrierung von Tumorzellen *normale Körperzellen in Sarkomzellen des immer wieder gleichen Typs umzuwandeln* in der Lage ist, welches weiterhin im geimpften Tier sich vermehrt und dann immer wieder den gleichen, geschwulstkrankmachenden Effekt vollbringt.

Schien dieser Schluß klar, so war dagegen die *Natur dieses Agens* strittig. Es leuchtet ein, daß man lange an ultravisible Bakterien dachte; was dagegen sprach, war, daß das Agens jedes Bakterienfilter passierte, daß es sich nicht auf Nährböden züchten ließ und daß es sich auch bei stärkster lichtoptischer Vergrößerung dem Nachweis entzog.

Man hat 25 Jahre lang mit diesen Hühnersarkomen gearbeitet, ohne Exaktes über ihre wahre Natur zu wissen und sich, wie ROUS selbst, mit dem Begriff Agens abgefunden, bis dann 1935 mit der durch den Amerikaner STANLEY inaugurierten *Biochemie der Virusarten* Aufklärung auch über die Natur jener zellfrei übertragbaren Hühnersarkome erfolgte (zusammenfassende Darstellungen von THOMSEN 1939, BUTENANDT 1940, v. EULER und SKARZYNSKI 1942) und ein geschwulstinduzierendes, ultravisibles Virus als Ursache jener Hühnersarkome nachgewiesen wurde.

I. Allgemeine Vorbemerkungen über Viren.

Unter *Virus* versteht man nach der Definition von v. EULER ein hochinfektiöses Agens, welches sich, ähnlich wie Bakterien, in den Zellen des Wirtsorganismus vermehrt und in dem befallenen Organismus Antikörper hervorruft. Von den Mikroorganismen selbst unterscheiden sich die Viren dadurch, daß sie sich — nicht auf Nährböden! — nur in lebenden Zellen vermehren, und dadurch, daß sie ultrafiltrierbar sind. Das biologisch Entscheidende ist, daß die Einführung von Viren in einen Organismus die Zellen desselben dazu veranlaßt, „die eingeführte aktive Substanz weiter zu synthetisieren" (v. EULER 1938), also die Fähigkeit zur identischen Reproduktion, wie man sie z. B. von den Chromosomen her kennt, und zwar in einem überaus schnellen Tempo. Wegen ihrer Eigentümlichkeit, sich nur im Innern lebender Zellen zu vermehren, hat man den Viren das Attribut des *Biotropismus* beigelegt. ·Es besteht aber nicht nur ein Ausgerichtetsein auf lebende Zellen schlechthin, sondern für jedes Virus besteht eine elektive Affinität zu ganz bestimmten Zellen, es besteht also zugleich ein *Cytotropismus*.

Die *Virusforschung* ist jung. Sie verdankt ihre Hauptfortschritte neben der Gewebszüchtung (vgl. J. FISCHER 1942) neuen Methoden, vor allem dem Elektronenmikroskop, welches die „invisiblen" Viren mit seinen bis zu 20000fachen Vergrößerungen doch der direkten Beobachtung zugänglich gemacht hat.

Hiezu kommt die Fluorescenzmikroskopie und die Möglichkeit, Viren von hohem Molekulargewicht im Schwerefeld hochtouriger Zentrifugen von anderen Stoffen und insbesondere leichteren Eiweißmolekülen zu trennen (STANLEY und WYCKOFF 1937). Es lassen sich z. B. beim Tabakmosaikvirus — die pflanzlichen Viren sind die bestuntersuchten — in einer schnell laufenden Zentrifuge bei 25000 Umdrehungen je Minute (50000fache Erdbeschleunigung) in $1^1/_2$ Stunden über 99% des Virusproteins abzentrifugieren (G. MELCHERS und G. SCHRAMM 1940).

Weitere methodische Bedeutung kommt der Serologie zu. Die Viren sind hochmolekulare Eiweißkörper. Als solche haben sie Antigencharakter, d. h. sie regen die Bildung streng spezifischer Antikörper an, ein Effekt, der ganz geringe Abweichungen im Bau und in der Struktur der Viren nachzuweisen gestattet.

Den größten Fortschritt brachte die Reindarstellung des Tabakmosaikvirus durch STANLEY (1935) in Form eines einheitlichen, reinen und krystallisierten Eiweißstoffes, der noch in einer Konzentration von 10^{-14} g/ccm ($= 300$ Moleküle) infektiös wirkt (vgl. BUTENANDT 1940). Weitere Aufklärungen brachten die Untersuchungen an dem Dahlemer Tomatenmosaikvirus (MELCHERS, SCHRAMM, TRURNIT 1940, FRIEDRICH-FREKSA 1940). Sicher ist, daß viele Viren aus einem einzigen chemischen Molekül bestehen.

Eine wichtige Rolle spielt die Eigenschaft aller Viren, Ultrafilter zu passieren. Solche Ultrafilter sind Filter, die z. B. Bakterien zurückhalten, aber noch kleinere Teile durchgehen lassen. Daraus geht hervor, daß die Viren in einer bestimmten Größenordnung zwischen 10 und 250 mμ[1] liegen. Die Größe der Viren (vgl. SCHRAMM 1938) wird mit Hilfe von Filtern bekannter Porengröße bestimmt. Sie liegt im Bereich zwischen den kleinsten Bakterien und den größten Molekülen. Dafür ein paar Vergleichsbeispiele nach SCHRAMM (1938):

Erythrocyt	. . . . 7500 mμ	Rous-Sarkom.	. . . . . 75 mμ
Bac. prodigiosus	. . 750 mμ	Bakteriophagen	. . . . 60 mμ
Psittacosisvirus.	. . 250 mμ	Poliomyelitisvirus	. . . 10 mμ
Influenzavirus	. . . 100 mμ	Serumalbumin	. . . . 10 mμ

Die Virusmoleküle sind also von erheblicher Größe und dementsprechend hohen Molekulargewichten. Nach STAUDINGER (1947) beträgt das *Molekulargewicht* bei einzelnen Virusarten nur etwa 300000, bei anderen einige hundert Millionen, das Tabakmosaikvirus steht ungefähr in der Mitte der Reihe. Die ins Schrifttum eingegangene Zahl von 23 000 000 Molekulargewicht für das Tabakmosaikvirus (SCHRAMM und MÜLLER 1940) wurde später von SCHRAMM und BERGOLD (1947) auf Grund neuer Untersuchungen nicht aufrechterhalten. Als neuer Mittelwert wurde ein Molekulargewicht von $40,7 + 5 . 10^6$ ermittelt. Als Teilchenlänge wurde, elektronenmikroskopisch gemessen, als häufigster Wert (nach RUSKA) der von 250 mμ, als Breite der Virusstäbchen ein Wert von 15 mμ und als spezifisches Gewicht 1,37 angegeben, woraus sich auf anderem Wege gleichfalls ein Molekulargewicht von 40 Millionen ergäbe. Chemisch betrachtet besteht das Tabakmosaikvirus aus stäbchenförmigen Nucleoproteinmolekülen, die Viren enthalten, also neben Protein noch Nucleinsäuren. Letztere sind vom Protein nicht abtrennbar, ohne daß die Viruseigenschaft verlorengeht. Die Vermehrung der Viren pflegt mit außerordentlicher Geschwindigkeit vor sich zu gehen. In 4 Tagen vermehrt sich das Virusprotein um das Millionenfache. Innerhalb von 5 Wochen kann die Entwicklung so weit gehen, daß der allergrößte Teil des Pflanzeneiweißes aus Virusprotein besteht (BUTENANDT 1938). Bei Mosaikkrankheiten der Pflanzen können bis zu 80% ihrer Proteine Virusproteine sein.

Jedes Virus hat eine kennzeichnende Größe und ein kennzeichnendes Längen-Breitenverhältnis (RUSKA und KAUSCHE 1943). Die Virusproteine sind größtenteils auch krystallisierbar. Die Krystallisation ist bis jetzt nur bei Pflanzenviren gelungen. Der Gestalt nach ist es sicher, daß einzelne Viren stäbchenförmige Moleküle besitzen. Die Stäbchen des Tabakmosaikvirus sind 15 mμ breit und über 200 mμ lang (BUTENANDT, FRIEDRICH-FREKSA, HARTWIG und SCHEIBE 1942).

---

[1] 1 m$\mu = {}^1/_{1\,000\,000}$ mm.

Molekulargewicht, Teilchengröße, Krystallisationstyp usw. sind chemisch und physikalisch erforscht und elektronenoptisch festgelegt (Näheres vgl. darüber bei v. EULER und SKARZYNSKI, sowie BUTENANDT, SCHRAMM und HANS MÜLLER). Die Viren werden schon bei 55° zerstört, doch vertragen sie niedrige Temperaturen und Trocknung auffallend gut. Auch gegen p_H-Schwankungen ihres Milieus sind sie sehr resistent. Auf Nährböden lassen sich die Viren nicht züchten, dagegen gelingt es, alle Virusarten in lebenden Zellen zur Vermehrung zu bringen.

Von großer Wichtigkeit sind neuere Untersuchungen von SCHRAMM (1947) über die *Spaltung des Tabakmosaikvirus* und die Wiedervereinigung der Spaltstücke zu höhermolekularen Proteinen. Er hatte schon 1943 gezeigt, daß das Tabakmosaikvirus in alkalischer Lösung in Bruchstücke zerfällt, die sich unter entsprechenden Bedingungen wieder zu einem hochmolekularen Protein vereinigen, das jedoch trotz großer Ähnlichkeit der chemisch-physikalischen Eigenschaften mit dem Ausgangsprotein keine Vermehrungsfähigkeit besitzt. In den neuen Untersuchungen kommt SCHRAMM zu dem Ergebnis, daß das Virus aus kleineren Proteinbausteinen bestimmter Größe besteht, die innerhalb des Gesamtmoleküls wieder zu bestimmten Gruppen zusammengefaßt sind. Nach der Trennung der größeren Verbände zerfallen auch diese schließlich weiter. Die kleinste Spaltstufe besitzt ein Molekulargewicht von 120000. Es hat den Anschein, als ob damit ein Anfang für eine weitere und schließlich vielleicht vollständige Konstitutionsermittlung dieses Virusmoleküls gemacht wäre.

Vor der Hinwendung speziell zu den Tumorviren sei noch daran erinnert, daß die Viren ganz allgemein im Rahmen ihres Cytotropismus nach dem Vorgang von LEVADITI sich morphologisch betrachtet einteilen lassen (zit. nach OBERLING 1942) in ektodermotrope (z. B. Pocken, Varicellen, Herpes, Molluscum contagiosum usw.), ferner in mesenchymotrope (Hühnersarkome, übertragbare Leukämien), in neurotrope (Poliomyelitis, Encephalitis usw.) und hepatotrope (Hepatitis epidemica). Das Zellinnere ist ihr Nährboden, aber nicht das jeder Zelle, sondern nur ganz bestimmter.

Nicht entschieden scheint die Frage: verdrängen die Virusmoleküle irgendwelche (z. B. Gen-?) Moleküle des Zellkerns und übernehmen an ihrer Stelle z. B. die Wachstumsregulation, oder sind sie, wie OBERLING (1942) es ausdrückt, „des parasites obligatoires de la cellule vivante"? Dagegen scheint es sicher, daß sie in den Zellen und auf Kosten der Zellen leben und daß sie dabei ihre eigenen Eigenschaften, ihre Individualität bewahren (OBERLING).

Von entscheidender Bedeutung ist oft genug die Art des Viruseintritts in den Organismus. Manche Viren, wie z. B. das Pockenvirus, wirken intravenös nicht. Dieses Virus kann auch in gesunde Epidermiszellen nicht eindringen, dagegen tritt es ein, sobald eine kleinste Verletzung eine Zellteilung auslöst, denn nur im Augenblick einer Zellteilung ist es imstande, die Zellmembran zu durchdringen (CALMETTE und GUÉRIN, zit. nach OBERLING).

Die grundsätzliche Bedeutung der Viren liegt darin, daß sie als lebende Substanzen von einer Größenordnung sind, wie sie großen Molekülen zukommt. Sie sind daher wie kaum etwas anderes geeignet, eine Brücke zu schlagen zwischen der Chemie organischer Körper und den letzten Einheiten lebender Substanzen. Die kleinsten Viren haben eine Größenordnung, die den größten bisher bekannten Molekülen entspricht, nämlich einen Durchmesser in der Größenordnung einiger Millimikren. Die Viren stehen also, da sie wachsen und sich identisch reproduzieren, ohne jedoch Lebewesen zu sein, auf der Grenzscheide zwischen unbelebter Materie und der Welt des Lebens. Die Frage, ob das Virus lebendig oder leblos ist, ist vielleicht ein Streit um Worte, da es bisher keine allgemein anerkannte Definition des Lebendigen gibt. Wem die Selbstvermehrung als Kriterium des

Lebendigen genügt, bleibt es unbenommen, die Virusmoleküle als Lebewesen zu bezeichnen (Schramm 1938). v. Euler (1938) drückt dies so aus, daß er sagt: „Zeigt sich tatsächlich eine zellkernartige Struktur von Viruspräparaten, so läge es nahe, die Virusarten den Zellkernen anzureihen und sie als zellwandfreie Mikroorganismen zu betrachten." Selbst wenn man dies nur bildlich gesprochen ansieht, so sieht man doch, in welch nachbarliche Nähe die Nucleoproteide der Viren den Nucleoproteiden der Zellkerne gerückt betrachtet werden.

Völlig andere Wege geht nachstehende Deutung: Die Tatsache, daß alle Viren sich nur in lebenden Zellen vermehren können, daß sie „nur im Wirte . . . ihr lebendes Gesicht" zeigen, wird von Staudinger (1947) in Einklang mit Doerr als „*Erscheinung des obligaten Parasitismus*" interpretiert. Es sei allen obligaten Parasiten eigen, daß sie nur in geeigneten Wirten Lebensfunktionen zu äußern vermöchten, da sie in Anpassung an ihren Parasitismus ihre Stoffwechselorgane sogar völlig zum Verschwinden bringen könnten und nur noch aus Fortpflanzungsorganen bestünden. Wenn nun alle Fermentsysteme und das ganze Cytoplasma wegfielen und nur die für die Vermehrung verantwortlichen Strukturen der Kernäquivalente, in unserem Falle die Nucleoproteide der Viren, erhalten blieben, so käme man zu der Auffassung der Viren als Lebewesen, die durch Anpassung an ihr parasitäres Dasein bis zur primitivsten Stufe entartet seien. Darnach wäre das Virus „nicht etwa ein Zwischenglied zwischen unbelebter Materie und belebter Natur", also auch „kein Abbild der Lebensentstehung auf dieser Erde", sondern im Gegenteil nur „eine letzte Entwicklungsstufe von Lebendigem in Anpassung an ein parasitäres Leben. Nur weil es Leben gibt, kann es Virus geben!" Die Eigenständigkeit alles Belebten würde also durch die Entdeckung der Virusproteine „nicht angetastet."

Die Viren werden schon im nächsten Kapitel wieder eine Rolle spielen. Bei den durch genau bekannte chemische Stoffe erzeugten Krebsen wird die Frage auftauchen, ob diese experimentellen Krebse ihre Auslösung dem intracellulären „Eintritt eines Virus" verdanken, und im 9. Kapitel wird davon zu sprechen sein, daß die Viren eine besondere Stellung einnehmen bei der Frage, was denn eigentlich intracellulär vor sich geht, wenn eine Körperzelle sich zur Krebszelle umwandelt.

Soweit die Virusfrage das Krebsproblem betrifft, sind es zunächst die Virusgeschwülste bei Tieren, die die Frage bisher fast ausschließlich gefördert haben.

II. Virustumoren bei Tieren.

Die nachstehende Liste gibt gewissermaßen nur historisch einen Einblick in die Entwicklung der Frage.

Tabelle 41.

1. Spindelzellsarkom	Huhn	Rous 1910
2. Myxosarkom	,,	Fujinami und Inamoto 1911
3. Osteochondrosarkom	,,	Tytler 1913
4. rifted sarcoma of intracanalicular pattern	,,	Rous und Lange 1913
5. „Tumor Nr. 38" (ähnlich Nr. 4)	,,	Rous 1913
6. „Tumor Nr. 43" (ähnlich Nr. 1)	,,	Lange 1914
7. Polymorphzelliges Sarkom	,,	Teutschländer 1921, 1923
8. Endotheliom	,,	Begg 1927
Fibrosarkom	,,	Begg 1929
9. Chondrom Chondrosarkom } 11 Tumoren Osteochondrom usw.	,,	Fujinami 1930
10. Papillom	Kaninchen	Shope 1933
11. Adenocarcinom/Niere	Frosch	Lucké 1934

Diese Aufstellung umfaßt nur die ursprünglichen Hühnersarkome. Inzwischen sind einige weitere mesenchymale Hühnervirustumoren bekannt (Näheres s. ENGELBRETH-HOLM 1938). CLAUDE und MURPHY (1933) geben eine Aufstellung von im ganzen 28 transplantablen und „beinahe immer filtrierbaren" Tumoren. Neuerdings hat auch DURAN-REYNALS (1946) anläßlich von Untersuchungen über die Vereimpfbarkeit „spontaner" Hühnersarkome und -fibrome in ihrer Abhängigkeit vom Alter der tumortragenden Hühnchen bei 14 solcher Sarkome festgestellt, daß alle unbeschränkt transplantablen Tumoren durch „neoplastische Viren" hervorgerufen seien.

Man ersieht aus dieser Liste der Virustumoren, daß sie fast nur bei Hühnervögeln bekannt sind und dort nur Sarkome darstellen.

a) Die Hühnersarkome vom Typ der Rous-Sarkome. Die Hühnersarkome sind überaus maligne. Hinsichtlich der Schnelligkeit ihres Entstehens unterscheiden sie sich grundsätzlich von jedem Säugetiersarkom. In die Zellen eingedrungen zwingen die Viren die Zellen sofort zur Teilung ohne Ende. Mikroskopisch sind sie schon 2 Tage nach der Impfung nachweisbar (MAUER 1939). 10 Tage nach der intramuskulären Überimpfung sind die Tumoren schon makroskopisch erkennbar. Sie wachsen rapide und führen durch ihr lokales Wachstum und durch überaus schnell einsetzende und sehr zahlreiche Metastasen schon nach 3—4 Wochen, von der Überimpfung an gerechnet, zum Tode. Durch Röntgenbestrahlung kann man örtlich das Sarkom zum Rückgang bringen, das Virus bleibt aber erhalten und führt durch Metastasen zum Tode. Histologisch handelt es sich um unreife Fibrosarkome.

Sehr eigenartig ist die verschiedene Wirkung des ROUS-Virus je nach Alter des Impforganismus. MILFORD und DURAN-REYNALS (1943) injizierten das Virus 132 Hühnerembryonen im Alter von 3, 6 und 13 Tagen. Es rief dabei nie einen Tumor, aber in 64 Fällen Hämorrhagien hervor. Diese Reaktion ließ sich durch Übertragung von Extrakten auf andere Embryonen in 6 Passagen reproduzieren, ohne daß auch nur einmal ein Tumor auftrat. Wurden aber gleiche Extrakte statt auf Embryonen auf Hühner überimpft, so entwickelten sich typische ROUS-Sarkome. Mit Extrakten von Embryonen, die keine Hämorrhagie aufwiesen, konnten in Hühnern auch keine ROUS-Sarkome induziert werden. Der Schluß erscheint gerechtfertigt, daß sie also auch kein übertragbares Virus enthielten.

Wenn auch das ROUS-Virus selbst noch nicht krystallisiert vorliegt, so ist es aber doch physikalisch-chemisch bereits scharf charakterisiert. Es handelt sich um ein hochmolekulares Protein vom Typus der Nucleoproteide, also um einen Eiweißstoff jener Gruppe, an die Nucleinsäuren als charakteristische Gruppe gebunden sind. Lösungen des Virus weisen ein charakteristisches Ultraviolettspektrum mit einem Absorptionsmaximum bei 255 mμ auf, was mit demjenigen der Nucleinsäuren übereinstimmt (v. EULER). Das Virus induziert mesenchymale Zellen, insbesondere junge Bindegewebszellen, zu Sarkomzellen, ohne auf andere Gewebssysteme geschwulsterzeugend zu wirken. Auf die Lokalisation an bestimmten Stellen kann man Einfluß gewinnen. Spritzt man das Virus intravenös, so kann man durch Anstechen beliebiger Hautvenen oder durch Verbrennungen die Bildung von Sarkomknoten am Ort der Verletzung hervorrufen (DÖRR u. Mitarb. 1932). Das Virus ist auf mancherlei Weise zu inaktivieren (vgl. darüber z. B. LEWIS und ANDERVONT 1927).

Inzwischen ist die Zahl der zellfrei übertragbaren Hühnergeschwülste auf ungefähr ein Dutzend angestiegen. Außerdem hat sich auch von den durch krebserzeugende Stoffe (s. S. 256) erzeugbaren Geschwülsten beim Huhn weiter noch eine ganze Zahl zellfrei überimpfbarer Krebsgeschwülste erzielen lassen, so daß heute mehrere Dutzend solcher zellfrei übertragbaren Hühnergeschwülste zur Verfügung stehen.

Wie schon kurz erwähnt, können mit dem Rous-Virus auch andere Vögel infiziert werden. Duran-Reynals (1943) erhielt bei 10 Wochen alten Truthühnchen und bis zu 5 Wochen alten Perlhuhnküken durch intravenöse Injektion ungefähr 80% Sarkome, bei Verwendung von Zellsuspensionen sogar bis zu 100%. Auch einige ausgewachsene Fasanen erwiesen sich als empfänglich. Bemerkenswert an diesen Versuchen ist ferner eine charakteristische Gewebsaffinität insofern, als bei den Truthühnern häufig und bei den Perlhühnern gelegentlich die Tumoren sich als peri- und endostale Tumoren entwickelten und fast ausschließlich in Milz und Leber metastasierten. Pikowsky und Doljansky (1946) erhielten mit dem Virus vom Stamm Rous-Fischer multiple, infiltrierende Osteoidsarkome.

Schon länger ist bekannt, daß das Rous-Virus auch Enten und anderen Tierarten angepaßt werden kann, jedoch immer nur unter der Voraussetzung, daß das zu impfende Tier noch sehr jung oder neugeboren ist. Duran-Reynals (1947) ist es gelungen, das Rous-Virus nach Anpassung an Enten, also in der Entenvariation auch auf Tauben, und zwar jeglichen Alters zu übertragen. Ferner wurden, wieder von Duran-Reynals (1947), drei neue Entenvariationen des Rous-Sarkoms gefunden, die jedoch im Gegensatz zu früheren ihre Affinität zu dem ursprünglichen Wirt, dem Hühnchen, nicht verloren haben.

1945 zeigten Shrigley, Greene und Duran-Reynals, daß sich das Rous-Sarkom des Huhnes heteroplastisch sogar in die vordere Augenkammer von Meerschweinchen verpflanzen läßt. Später (1947) dehnten die gleichen Autoren ihre Versuche auch noch auf andere Vogeltumoren („spontan" entstandene Hühnerfibrosarkome und durch carcinogene Substanzen bei Perlhühnern, Tauben und gewöhnlichen Hühnern provozierte Tumoren) aus. Die Tumoren werden nie so groß, daß sie wie Säugetiergewächse die ganze vordere Augenkammer des Meerschweinchens ausfüllen. Sie wachsen im allgemeinen 10—20 Tage und bilden sich dann wieder zurück.

Besonders eindrucksvoll ist ein Experiment von Carrel (1925). Er setzte zellfreie Filtrate vom Rous-Sarkom zu Kulturen von Fibroblasten und von normalen Monocyten zu und erzielte dadurch, während die Fibroblasten das Virus nicht annahmen, eine sarkomatöse Umwandlung der Monocyten. Wurden solche Kulturen dann auf Hühner übertragen, so entwickelten sich wieder typische Rous-Sarkome. Das Rous-Sarkomvirus ist also befähigt, bestimmte normale Zellen auch in vitro zu „infizieren" und in Sarkomzellen umzuwandeln. Das gleiche berichten Halberstädter und Doljanski (1931). Dagegen konnte ein anderes Experiment von Carrel (1925), die Erzeugung von Sarkomen mit Hilfe von Embryonalzellbrei, dem Spuren von Arsen oder Indol zugesetzt waren, von anderen (und ihm selbst?) nicht mit dem gleichen Erfolg wiederholt werden (vgl. Oberling 1942).

An diesen Virusgeschwülsten der Hühnervögel ist folgendes wichtig:

1. die Übertragbarkeit durch zellfreie Geschwulstfiltrate,

2. die spezifisch immer nur auf das gleiche Erfolgsorgan gerichtete Wirkung,

3. die spezifische Erzeugung jeweils immer nur desselben Geschwulsttyps,

4. die Überimpfbarkeit der Geschwülste auf die gleiche, auf verwandte, ja auf völlig andere Tierarten,

5. die Fähigkeit der Filtrate, Körperzellen des gespritzten Tieres zu zwingen, sich in Krebszellen umzuwandeln,

6. die sofortige Cancerisierung der Körperzellen ohne eigentliche Latenzzeit,

7. die Selbstvermehrung des Krebsvirus parallel mit der Vermehrung der Tumorzellen,

8. die Viren bedingen die Bildung von spezifischen Antikörpern.

Die Hühnersarkome sind experimentell ungemein vielseitig, besonders für die verschiedensten Fragen der Tumorbeeinflussung (s. 10. Kapitel) benutzt worden. Vor allem spielen die Viren, da sie in den infizierten Wirtstieren die Bildung spezifischer Antikörper auslösen, eine wichtige Rolle in allen Fragen der serologischen Tumorimmunisierung und der Gewinnung spezifischer Antisera (Näheres darüber bei GYE 1938). Hier nur soviel: spritzt man das Virus anderen Tieren ein, so erkranken sie nicht, bilden aber Antikörper. Mit ihrem Antiserum kann man dann Hühner gegen das ROUS-Virus immunisieren. Doch bleiben Hühner, die gegen das Virus immunisiert sind, immer noch empfänglich für die Sarkomübertragung durch Zellmaterial. Man schließt daraus, daß das Virus, welches in den Zellen eingeschlossen ist, gegen die Wirkung von Antisera geschützt ist.

b) Das SHOPEsche Kaninchenpapillom. Die Lehre von den filtrierbaren Viren als Grundlage bösartiger Geschwülste fand eine wesentliche Erweiterung und Bereicherung, als SHOPE 1931 auch bei Säugetieren, und zwar bei nordamerikanischen Wildkaninchen (den sog. Baumwollschwänzchen oder Cottontails) und später bei anderen Wildkaninchen aus Kansas nachwies, daß die bei ihnen vorkommenden gutartigen Hautpapillome virusbedingt und durch zellfreie Filtrate auf andere Wildkaninchen übertragbar sind (Näheres bei DANNEEL 1941).

Das SHOPE-Virus ist durch BEARD und WYCKOFF (1937) mit Hilfe der Ultrazentrifuge bereits weitgehend untersucht. Es ist dem Tabakmosaikvirus sehr ähnlich, hat ein Molekulargewicht von kaum mehr als 20 Millionen. Die Partikel messen ungefähr 40 mμ im Durchmesser. Im Elektronenmikroskop zeigte das Papillomvirus eine fast sphärische Form (SHARP u. Mitarb. 1946). Der Stickstoffgehalt beträgt 15%. Es besitzt eine Wirksamkeit von 10^{-8} g/ccm. Im infizierten Gewebe findet sich das Protein in einer Konzentration von 0,05%. Der Einfluß des p_H auf die Infektiosität des Virus und die Stabilität des Proteinmoleküls sind in einer Arbeit von BEARD und WYCKOFF (1937) in allen Wertstufen bestimmt.

Auch hier zeigt sich eine gleiche morphologische Spezifität des Virus: es induziert durchaus nicht alle Körperzellen zu Geschwulstzellen, sondern nur die in der äußeren Haut. Besonders eindrucksvoll kommt dies darin zum Ausdruck, daß intravenös gespritztes Virus nur Papillome der Haut, aber z. B. keine solchen der Schleimhäute, gleichviel welcher Organe, hervorruft. Normale Haut kann mit großen Mengen von hochpathogenem Virus infiltriert werden, ohne daß Papillome entstehen. Nur dort, wo die Nadel Schaden angerichtet hat, kommt es zur Papillombildung, obgleich ein beträchtlicher Teil der Haut mit dem Virus in Berührung gekommen sein muß (FRIEDEWALD 1942). So ist denn auch die einfachste experimentelle Übertragung die Einbringung des Virus in die leicht scarifizierte Haut. Ja, man hat innerhalb der gesamten Haut sogar auch auf die Lokalisation der einzelnen Papillome Einfluß: teert man die Haut oder reizt sie sonst mit Paraffinöl, Terpentin, Aceton, Methylcholanthren u. dgl., so entwickeln sich bei intravenösen Injektionen die Papillome am stärksten an den geteerten oder sonstwie gereizten Stellen (KIDD 1938, FRIEDEWALD 1942). Die verschiedenen Agentien, die die Haut für die Virusinfektion empfindlicher machen, bewirken alle Veränderungen, die junge, aktiv sich regenerierende Zellen in viel größerer Zahl als gewöhnlich und viel früher mit dem Virus zusammenbringen. Die Infektionschance steigt mit der Zahl der Viruseinheiten.

Zu der Virusmenge kommen aber noch andere wichtige Faktoren, wie die regenerative Tätigkeit der Epidermis, die lokale Hyperämie unterstützend noch hinzu (FRIEDEWALD 1942).

Wichtig ist das *Verhalten gegenüber Röntgenstrahlen*. Es ist ganz verschieden, je nachdem, ob der Virustumor in vivo oder ob das Virus in vitro bestrahlt wird. 1927 hatten LACASSAGNE, LEVADITI und GALLOWAY ROUS-Sarkome mit Röntgenstrahlen (10—15 000 r) zum Schwinden gebracht. Dagegen hatte die Bestrahlung von Filtrat oder von Geschwulststücken, selbst mit Dosen über 60 000 r, die Virulenz des Virus nicht zu beeinflussen vermocht. Noch sinnfälliger war diese Diskrepanz bei späteren Untersuchungen von LACASSAGNE (1936) mit dem SHOPE-Virus. Hier heilen Röntgenbestrahlungen mit Dosen, die auf der gesunden Haut noch nicht einmal eine Röntgendermatitis setzen, die SHOPE-Papillome sicher und endgültig. Die Rückbildung bestrahlter Papillome beruht nach FRIEDEWALD und ANDERSON (1943) auf einem Aufhören der Zellteilung. Nach ein paar Wochen bleibt nur eine trockene, keratinisierte Masse, die sich abschuppt, zurück. Der Rückgang der Papillome ähnelt der spontanenRückbildung, nur erfolgt er rascher. Der Effekt der Strahlenwirkung wird dadurch unter Beweis gestellt, daß sich nur die bestrahlten Papillome zurückbilden, während die nichtbestrahlten Tumoren desselben Tieres weiter wachsen und proliferieren. Eine Abänderung des Virusproteins durch die Bestrahlung konnte weder in vivo, noch in vitro erzielt werden (FRIEDEWALD und ANDERSON 1943). Dagegen zeigt das Virus in vitro eine extreme Strahlenresistenz. Erst Dosen von mehr als 25 Millionen r vermögen es zu zerstören.

Das SHOPE-Virus wird nach DANNEEL (1941) durch Röntgenstrahlen (2000 r) nicht merklich geschädigt, dagegen bleibt die Papillomentwicklung fast vollständig aus, wenn die Haut der Kaninchen vor oder nach der Virusimpfung bestrahlt wird.

Die Papillome entstehen 6—12 Tage nach der Viruseinbringung; sie wachsen in 6 Wochen zu wechselnder Größe heran und zeigen ausgesprochene Neigung zu hochgradiger Verhornung. Die Papillome, selbst ihre Hornmassen, enthalten das Virus in hoher Konzentration und widerstandsfähig gegen Austrocknung und sonstige äußere Einflüsse. Bemerkenswert ist ihre spontane Rückbildungsfähigkeit und die Anregung zur Rückbildung durch gonadotropes Hormon aus Schwangerenharn (CRUVEILHIER u. Mitarb. 1938).

Mit der Entwicklung der Papillome setzt auch die Bildung von Antikörpern ein, die das erkrankte Tier später gegen Neuinfektion schützen.

Es ist nunmehr von großer Wichtigkeit, daß dieses an sich gutartige Kaninchenpapillom bei besonders starker Wachstumstendenz nach langer Zwischenzeit (mehr als 200 Tage) gelegentlich — aber sehr selten! — bösartig werden kann (ROUS und BEARD 1935). Dann aber ist das Virus geschwunden! KIDD und ROUS (1940) zeigten, daß die aus spontan auftretenden Papillomen sich entwickelnden malignen Geschwülste bei den Wildkaninchen echte Carcinome darstellen. Morphologisch sind sie mit den bei den Hauskaninchen auftretenden identisch. Die neben dem Krebs noch bestehenden Papillome enthalten reichlich Virus, die carcinomatösen Teile jedoch (fast) nie. Krebs tritt in allen diesen Fällen immer erst nach Ablauf einer langen Zwischenzeit auf. Wenn die Änderung eintritt, so immer abrupt und qualitativ. Die Krebse sind dann nicht etwa bloß eine Übertreibung des Papillomprozesses, sondern Ausdruck eines fundamentalen Unterschiedes. KIDD und ROUS (1940) schließen daraus, daß die maligne Umwandlung selbst irgend etwas mit dem Verschwinden des Virus zu tun haben müsse. Sie nehmen eine Abänderung des Virus selbst („virus variation") an.

Vom Standpunkt der theoretischen Krebspathologie wäre zu sagen: offenkundig sind wie alle noch teilungsfähigen Zellen eines Organismus auch die Epithelien der Shope-Papillome der Cancerisierung zugänglich, wahrscheinlich nicht durch das Virus selbst, sondern erst durch eine durch andere Ursachen hervorgerufene sekundäre Krebsumwandlung wie bei vielen anderen zuvor geschädigten Zellen auch. Dafür spricht auch der Umstand, daß ein Virustumor sofort, die Carcinomumwandlung erst nach langer Zwischenzeit erfolgt. Es erscheint daher unwahrscheinlich, daß die Krebsentstehung im Viruspapillom mit dem Virus selbst noch irgend etwas zu tun hat. Wahrscheinlich ist, daß das Virus eine spezifische Präcancerose hervorruft und erst eine weitere, oft vielleicht zufällige Noxe die Cancerisierung vollbringt.

Aber noch etwas anderes schlägt die Brücke zum eigentlichen Krebsproblem. Geht das Virus der Wildkaninchen *bei zahmen Kaninchen* erst einmal an, so führt es hier, während es beim Wildkaninchen meist spontan heilt, schon zuerst zu weniger verhornenden Papillomen und dann in einem hohen Prozentsatz nach 4—7 Monaten zu verhornenden *Plattenepithelkrebsen mit Metastasierung*. Es handelt sich hier also um einen bis jetzt ganz solitär gelagerten Fall, bei dem ein bei der einen Rasse gutartig wirkendes Virus bei einer anderen Rasse sekundären (?) Krebs oft an mehreren Stellen zugleich induzieren kann. Rous und Beard (1934) überpflanzten von den vom wilden auf das zahme Kaninchen übertragenen Shope-Papillomen Stücke auch auf innere Organe und in Muskeln und sahen dort tödlich verlaufende, wie Carcinomknoten sich verhaltende Tumoren sich entwickeln, zu einer Zeit, in der die Hautpapillome das Wachstum bereits eingestellt hatten.

Von großer Bedeutung ist *das serologische Verhalten*. Die Wirkungen des Shope-Virus sind kompliziert durch die Tatsache, daß es im Gegensatz zu den Papillomen wilder Cottontails aus den Papillomen der zahmen Kaninchen nicht wiedergewonnen werden kann. Zum Aufspüren des Virus gab Kidd (1941) serologische Tests auf spezifische antivirale Antikörper an. Im Serum normaler Hauskaninchen wird ein Antikörper nie gefunden, er tritt jedoch im Blut von Tieren auf, die virusinduzierte Papillome trugen. Der Titer solcher Antikörper steigt mit dem Wachstum der Papillome. Es stößt aber auch die Methodik, „getarnte" Viren durch Immunisierungsversuche aufzudecken, auf mancherlei Schwierigkeiten. Immerhin scheinen diese Versuche wenigstens den einen Schluß zu rechtfertigen, daß in den Papillomen der Hauskaninchen viel weniger Virus vorhanden sind, als in denen der Cottontails, ihren natürlichen Wirten. Vor der Wirkung spezifischer antiviraler Antikörper sind die Viren so lange geschützt, als sie in Gemeinschaft mit lebenden Zellen bleiben (Kidd 1942). In späteren Untersuchungen über die Wiedergewinnbarkeit von Virus aus Papillomen der Hauskaninchen zeigten Friedewald und Kidd (1944), daß auch in Papillomen, die kein Virus zu enthalten schienen, aktives Virus nachweisbar ist, wenn sie mit Spezialmethoden getestet werden. Nur ist die gewonnene Menge immer geringer als in den Papillomen bei den Cottontails.

Wie aber steht es mit den aus den Papillomen sich entwickelnden Carcinomen? Kidd und Rous (1940) beschrieben ein *aus* einem virusinduzierten *Papillom* stammendes *Kaninchencarcinom*, welches sich in bis dahin 14 Tumorgenerationen als *transplantabel* erwies. Der Krebs hatte schon vor der ersten Übertragung alle papillomatösen Züge verloren. Im Blut der neuen Wirte erschien regelmäßig ein Antikörper, der das Papillomvirus in vitro neutralisierte. In normalen Kaninchen und solchen, bei denen der Krebs nicht wuchs, war der Antikörper nicht zugegen. Der Krebs wuchs in jedem Tier progressiv, obgleich das Blut des Wirtstieres den antiviralen Antikörper in hohem Titer enthielt. Das Papillomvirus infiziert auch aus anderer Ursache (z. B. durch Teer) entstandene Geschwülste und stimuliert sie zu rascherer Proliferation, ändert ihren Bau und läßt einige auch zu Krebs werden. Es beeinflußt, stimuliert und ändert diese Geschwulst, ist aber doch nicht ihre Ursache. Beim wilden Kaninchen ist es unmöglich, aus dem Krebsgewebe Virus zu gewinnen, obgleich die nicht krebsigen Papillome der gleichen Tiere das aktive Virus in großer Menge enthalten. ROUS und KIDD schließen daraus, daß das Virus mit der Cancerisierung verschwindet oder eine Abänderung seines Charakters erfährt.

Dabei ist es noch weiterhin bedeutsam (DANNEEL), daß innerhalb der zahmen Kaninchenrassen einzelne, wie z. B. die „weißen Wiener" oder die „Russenkaninchen" besonders empfänglich und andere, wie die „schwarzen Alaskas" oder die „Albinos" wenig empfänglich für die Virusinfektion sind. Unwillkürlich denkt man in diesem Zusammenhang an die von KRALLINGER in Zusammenarbeit mit dem Verfasser gemachte Erfahrung, daß die gleichen Kaninchen auch auf die Impfung mit dem BROWN-PEARCE-Tumor je nach Rasse ganz verschieden reagieren. KRALLINGER (unveröffentlicht hinterlassen) fand folgende Empfänglichkeit:

Kaninchenrassen:

Angora	Chinchilla	blaue Wiener	weiße Wiener
0,0%	18,7%	37,5%	83,3%

Schon nach den Erfahrungen mit den aus Viruspapillomen hervorgehenden Carcinomen bei den zahmen Kaninchen erscheint es wahrscheinlich, daß auch der BROWN-PEARCE-Tumor ein virusbedingtes Carcinom ist. Dafür sprechen auch seine fehlende Latenz, das Tempo seiner Entwicklung, das Fehlen einer Präcancerose, die Antikörperbildung und die Immunität nach operativer oder strahlentherapeutischer Heilung, wie die Breslauer Mitarbeiter des Verfassers MALLUCHE, BLÜMEL (1937) feststellten.

Auf die in mehrfacher Hinsicht bedeutsamen Experimente mit SHOPE-Virus bei Anwendung von Teer und Teerderivaten wird mehrfach in anderem Zusammenhang (S. 291 und 358) eingegangen werden.

Die Biochemie dieses SHOPE-Papillomvirus ist heute so weit fortgeschritten, daß es nach BUTENANDT (1940) als das chemisch bestuntersuchte tierische Virus bezeichnet werden kann. Es genügen schon 10^{-8} g dieses Proteins je Kubikzentimeter, um eine Infektion auszulösen.

PARSONS und KIDD (1943) beschrieben eine der SHOPE-Papillomatose der äußeren Haut ähnliche *Mundpapillomatose bei Kaninchen*. Die Papillome treten auf der Mundschleimhaut, meist auf der Unterseite der Zunge, auf. Sie sind klein und gutartig. Ein daraus gewonnenes filtrierbares Virus ruft bei mehreren Kaninchen- und Hasenarten gleiche Geschwülste, immer auf der Mundschleimhaut, hervor. Für Mundpapillom immune Kaninchen können für SHOPE-Virus empfänglich sein und umgekehrt. Das Virus kann latent im Mund liegenbleiben, bis die Schleimhaut verletzt wird. Schon geringe Verletzungen beim Fressen können für die Infektion genügen.

Vielfach wird in diesem Zusammenhang auch die *Kaninchenmyxomatose* von SANARELLI mit einbezogen. 1898 beschrieb SANARELLI bei Kaninchen eine ansteckende Krankheit, die sich in myxomatösen Veränderungen in den verschiedenen Körperzellen manifestiert und schnell zum Tode führt. So wichtig diese Krankheit für die Virusforschung selbst geworden ist, so kann sie aber hier ausscheiden, da es sich nicht um eine Geschwulstbildung handelt.

An Virustumoren sind sonst noch besonders bekannt geworden ein Osteochondrosarkom beim Huhn und ein *Adenocarcinom beim Leopardfrosch* (LUCKÉ

1934, 1936, 1938, s. auch GYE 1937). Leopardfrösche (Rana pipiens), die in Sümpfen gewisser Gegenden von New England leben, haben häufig multiple und bilaterale Nierentumoren, gelegentlich auch metastasierend. Morphologisch handelt es sich um variable Tumoren, die bald als Adenome, bald als Adenocarcinome auftreten. In den Tumorzellen lassen sich oft große, eosinophile Kerneinschlüsse nachweisen. LUCKÉ hat gezeigt, daß sich ein Nierentumor dieses Frosches außer der gewöhnlichen Geschwulstpartikelverimpfung auch sicher zellfrei übertragen läßt. Der Virustumor entwickelt sich jedoch nicht an der Stelle der Einbringung, sondern in etwa 25% der geimpften Fälle wieder gewebsspezifisch in den Nieren in gleicher Histogenese wie der Ausgangstumor. Das Virus hat eine elektive Affinität zu den Tubuli der Harnkanälchen.

Noch nicht abgeschlossen und auch nicht abschließbar ist die Frage der Hühnersarkome und ihrer Beziehungen zur übertragbaren Hühnerleukämie. Allein schon wegen der Immunisierbarkeit gegen die Leukämie (vgl. OBERLING und GUERIN 1937) scheint die Leukämie als virusbedingt anzusprechen zu sein, es ist aber immer noch nicht sicher, ob die leukämischen Tumoren echte Tumoren oder nur hyperplastische Neubildungen sind (vgl. BORST 1941).

Ein völlig neues Moment ist in die Frage der Virustumoren gekommen, seit sich zeigte, daß die „Vererbung" beim Mäusemammacarcinom (s. S. 198) eine „rein mütterliche" schien. Es kam bei der „Weitervererbung" der Brustkrebserbanlage auf den Vater überhaupt nicht an. Stammte die Mutter aus einem krebsbelasteten Stamm, so wurden die Nachkommen überwiegend brustkrebskrank, stammte die Mutter aus einem „krebsrefraktären" Stamm, so blieben die Nachkommen krebsfrei, auch wenn die Väter „krebsbelastet" waren. In vielfach variierten Versuchen stellte sich schließlich heraus, daß für die Übertragung nicht die Erbanlagen, sondern der „*Milchfaktor*" bestimmend war. Schon 1943 vertrat TAYLOR die Anschauung, daß die Übertragungsbedingungen der Mammacarcinome der Maus eine Virusätiologie nahelegen. Inzwischen hat dann wieder BITTNER in Zusammenarbeit mit GREEN und MOSEY (1946) gezeigt, daß der „Milchfaktor" filtrierbar ist, daß das Agens der Größenordnung nach der Klasse der Viren zugehört und daß das Agens durch Immunsera neutralisierbar ist. Damit war schon der begründete Verdacht gegeben, daß der Milchfaktor ein Virus und die durch ihn übertragenen Mammacarcinome der Maus in Wirklichkeit Virustumoren seien. Der endgültige Beweis wurde mit Hilfe von Ultrazentrifugaten des „Milchfaktors" erbracht. Dabei erwies sich das Agens des Mammacarcinoms der Maus als stark antigen. Es regt bei Kaninchen und Ratten die Bildung von Antikörpern an. Die erhaltenen Mäusekrebsantisera ihrerseits neutralisieren und inaktivieren Mäusekrebszentrifugate. Auf Grund dieser immunbiologischen Ergebnisse kommen die Autoren zu der Schlußfolgerung, daß das Agens des Milchfaktors ein Virus exogenen Ursprungs ist.

Damit ist die Hauptsäule für die so viel zitierte und so oft auch auf den Menschen analogisierend übertragene Mäusekrebsvererbung schwer erschüttert. Die „Vererbung" wurde dadurch vorgetäuscht, daß innerhalb der reingezüchteten Tierstämme von Generation zu Generation das Tumorvirus mit der Säugung auf die Nachkommen übertragen wurde. Nach diesen Erfahrungen muß damit gerechnet werden, daß auch die Lungentumoren, ferner die Lymphosarkome der Maus (vgl. MERCIER 1937 und 1939) und andere „erbliche" Tumoren sich eines Tages als virusbedingt erweisen werden. Wie wollte man sich z. B. im Falle des „erblichen" Lymphosarkoms der Maus die Feststellung MERCIERs (1939) erklären, der in einem Tumorstamm mit 53,5% Tumorbefall sah, daß bei Erkrankung eines Elters 51,5% der Nachkommen befallen wurden, während dann, wenn beide Eltern gesund waren, immer noch 47,4% befallen wurden. Mendelistisch ist das nicht zu erklären. Virusbedingt ist alles klar.

Es spricht auch vieles dafür, daß manche Geschwülste, die heute noch unter den nur cellulär übertragbaren Impftumoren rangieren, eines Tages mit fortschreitender Technik der Virusgewinnung zu den Virustumoren hinüberwechseln werden. Vorläufig allerdings ist beim JENSEN-Sarkom, sowie beim BASHFORD- und EHRLICH-Adenocarcinom der Virusnachweis noch nicht geglückt. Vor allem sind es die bei den meisten Impftumoren beobachteten Immunitäts- bzw. Resistenzerscheinungen, die den Verdacht der Virusbedingtheit aufsteigen lassen. So weisen z. B. DOMAGK und HACKMANN (1935) darauf hin, daß bei solchen Immunisierungsversuchen immer lebende Zellen zur Vorbehandlung verwendet werden müssen, da es mit Blutserum nicht gelingt, eine Geschwulstimmunität zu erzeugen. Dagegen gelang es diesen Forschern, mit den unter bestimmten Kautelen hergestellten zellfreien Tumorextrakten bei Tieren einen hochgradigen Schutz gegen Tumoren zu erzielen.

Sehr instruktiv zeigt sich die Sonderstellung der Virustumoren auch hinsichtlich der Beziehung zwischen *Alter und Virusinfektion*. An den Beispielen der Hühnersarkome und der Virusmammacarcinome der Maus zeigt DURAN-REYNALS (1946), daß die Infektion je nach Alter der Tiere ein ganz verschiedenes klinisches und histologisches Bild hervorruft. Die gleiche Infektion, die beim Embryo und Neugeborenen eine schwer entzündliche Reaktion auslöst, ruft beim Erwachsenen neoplastische Erscheinungen hervor. In anderen Fällen besteht die Empfänglichkeit für ein Virusagens nur während einer kurzen Periode nach der Geburt. Eine in dieser Zeit erfolgte Infektion kann erst im Erwachsenenalter in Erscheinung treten, so z. B. bei der Infektion von Enten mit dem Hühnersarkomvirus und bei Mäusen bei der spätere Mammacarcinome induzierenden Infektion mit dem ,,Milchfaktor"-Virus.

Beim *Menschen* (vgl. BIELING und HEINLEIN 1947) gibt es zahlreiche *Viruskrankheiten*, z. B. Pocken, Varicellen, Poliomyelitis, Encephalitis, Hepatitis epidemica, Herpes labialis, Grippe, Fleckfieber, Fünftagefieber usw., doch sind *virusbedingte maligne Tumoren* bis jetzt nicht bekannt geworden. Immerhin gibt es Viruskrankheiten, die pathologisch-anatomisch zwar nicht unter die echten Geschwülste, aber doch unter die geschwulstartigen hyperplastischen Wucherungen gerechnet werden: so die klinisch als *Warzen* (Verrucae) bezeichneten fibroepithelialen Geschwülste der Haut oder gewisse *Papillome* im Bereich von Schleimhäuten, ferner das *Molluscum contagiosum* und schließlich die spitzen *Kondylome* (Condylomata acuminata). Bei diesen Gewebswucherungen spielen neben den infizierenden Viren örtliche Reizzustände eine wesentlich unterstützende Rolle. Histologisch sind beim Molluscum contagiosum, bei Warzen und bei Kondylomen kleinste Einschlußkörperchen, wie sie ja auch sonst für Viruskrankheiten (vgl. NEGRISche, GUARNIERIsche Körperchen!) kennzeichnend sind, nachgewiesen. Die Infektiosität der Warzen ist in der Volksmeinung schon immer angenommen worden. Interessant ist auch, daß das alte Volksmittel, Preßsaft vom Schöllkraut, ein Mitosegift ist. Man sollte wegen der Virusinfektion auch von der chirurgischen Auslöffelung längst abgekommen sein, da sie die Gefahr der neuen Inokulation in der Umgebung heraufbeschwört.

Diese virusbedingten Gewebswucherungen beim Menschen sind für das Krebsproblem von einer gewissen Bedeutung, nicht nur weil die Papillome und Kondylome durchaus vergleichbar sind den Papillomen durch SHOPE-Virus, sondern auch weil sie ausgesprochene Präcancerosen darstellen und endlich weil sie tatsächlich, besonders wenn noch sekundäre Noxen hinzukommen, zu Carcinomen Anlaß geben können. Bei Kondylomen entwickeln sich so oft carcinomähnliche Bilder, daß man für gewisse Formen sogar den Begriff der kondylomatoiden Präcancerose geprägt hat. Bezüglich der Beziehungen der spitzen Kondylome zu den Carcinomen sei auf BUSCHKE und LÖWENSTEIN (1931) verwiesen.

Jedenfalls ist kein Zweifel, daß es auch beim Menschen den SHOPE-Papillomen vergleichbare Virustumoren gibt, die sich fakultativ präcancerös auswirken können und gelegentlich auch sekundär zu echter Krebsbildung führen.

Ausgedehnte Versuche, aus Säugetier- und menschlichen Tumoren durch zellfreie Tumorfiltrate Tumorviren nachzuweisen oder mit ihnen Geschwülste zu erzeugen, wurden im Institut von FISCHER-WASELS von KREIDE und KUDICKE (1938) durchgeführt. Das Ausgangsmaterial lieferten Filtrate vom BROWN-PEARCE-Tumor des Kaninchens, Ascitesflüssigkeit vom EHRLICHschen Mäusecarcinom und Lebermetastasen der menschlichen Carcinome. Es fand sich aber bei keinem Tier ein Tumor.

Aber selbst wenn noch Virusgeschwülste beim Menschen gefunden würden, so wird man schon von vornherein annehmen dürfen, daß es sich nur um eine kleine Sondergruppe von Geschwülsten handelt, denn alle Virusgeschwülste sind durch etwas ausgezeichnet, was bislang allen menschlichen Geschwülsten ohne Ausnahme fehlt, daß sie nämlich die Bildung spezifischer Antikörper im Serum auslösen.

Im 4. Kapitel über die Biochemie des Krebsgeschehens war (S. 127) die Rede davon, daß KÖGL und ERXLEBEN (1939) in Geschwülsten Proteine fanden, die in einem gewissen Umfang unphysiologische d-Formen der Aminosäuren aufwiesen, und daß KÖGL darauf eine neue biochemische Theorie der Krebsentstehung aufbaute. SCHRAMM und MÜLLER (1940) stellten sich die Aufgabe, zu untersuchen, ob das Tabakmosaikvirus d-Aminosäuren enthält. Ausgehend von 20 g reinen krystallisierten Tabakmosaikvirus zeigten die Untersucher aus der Übereinstimmung der optischen Drehungen mit den Werten der reinen C-Formen, daß keine der untersuchten Aminosäuren des Virus eine nachweisbare Menge an d-Form enthielt. Sie ziehen daraus den Schluß, daß die von KÖGL entwickelte Theorie einer pathologischen Vermehrung der d-Aminosäuren auf das Tabakmosaikvirus „und somit wohl auch auf die verwandten Virusarten" nicht übertragbar ist.

Sehr umstritten ist noch die *Rolle der virusbedingten Hühnerleukämien.* Es ist noch nicht entschieden, ob sie den Virusinfektionen entzündlichen oder blastomatösen Charakters zuzurechnen sind, ein Zwiespalt, wie er ja auch von den menschlichen Leukämien, deren Viruscharakter jedoch noch nicht erwiesen ist, bekannt ist. Der Viruscharakter ist bei gewissen Hühnerleukämien sichergestellt, seit Filtrate von Organbrei bzw. Hühnerblut erkrankter Tiere sich als zellfrei virulent erwiesen. Alle Versuche (OBERLING und GUÉRIN 1933, 1934), mit diesem Virus durch Einwirkung auf andere Zellen maligne Tumoren zu erzeugen, scheiterten, gleichviel ob mit Embryonalbrei, Zellkulturen, Applikation auf künstlich entzündliche Herde gearbeitet wurde. Schließlich wurden aber mit den Filtraten, nachdem sie lange Zeit in Glycerin und im Eisschrank konserviert waren, bei Hühnern im Brustmuskel Sarkome an der Einimpfstelle erhalten. Danach hätten Hühnerleukämieviren schließlich Hühnersarkome, und zwar sehr verschiedener Struktur geliefert. Bei der Neuübertragung dieser Tumoren auf andere Hühner erhielten die Untersucher von neuem Leukämien. OBERLING (1942) schließt aus diesen und seinen früheren Versuchen, daß das Virus seine Affinität zu den Blutzellen zurückgewinnt und daß diese neuen

Leukämietiere nur von der Leukämie hinweggerafft werden, bevor die Tumorbildung Zeit hätte, sich zu entwickeln. Aber nachdem das leukämische Blut wieder entnommen und der gleichen Behandlung wie vorher unterworfen wurde, war es möglich, von neuem Tumoren zu erhalten. Der Zyklus Leukämie—Sarkom, Sarkom—Leukämie konnte zu wiederholten Malen verwirklicht werden. OBERLING schließt daraus auf eine enge Verwandtschaft zwischen den leukämischen Prozessen und malignen Tumoren. In der Tat stützen solche Versuche die These, wonach die Leukämie ein „Krebs des Blutes" sei. Diese Versuche zeigen weiterhin in eindrucksvoller Form „une aptitude à la mutation". OBERLING (1942) versteht darunter die Tatsache, daß das Virus seine celluläre Affinität ändert und die verschiedensten Zellen befällt und „zu extrem verschiedenen Tumoren und Gewebsproliferationen" Anlaß gibt.

OBERLING führt als Beweis für diese Befähigung zu „Mutation" der Viren noch Experimente von DURAN-REYNALS (1942) an. Dieser erhielt nach Injektion von ROUS-Sarkomextrakten in Entenküken am Tage ihres Ausschlüpfens zwei Sorten von Tumoren: sofort erscheinende, die sich im 1. Monat nach der Injektion entwickeln, und solche, die erst nach einigen Monaten erscheinen, wenn die Tiere schon erwachsen sind. Was nun sehr wichtig ist, die sofort erscheinenden können ohne Schwierigkeit aufs Huhn zurückverpflanzt werden, während ihre Einimpfung auf andere Enten regelmäßig scheitert. OBERLING schließt daraus, daß das eine Virus seinen Charakter als Hühnervirus beibehalten hat, während das andere Virus nicht mehr auf Hühner übertragen werden kann, also sich im Organismus der Ente in ein Entenvirus umgeändert hat. Diese „Mutation" ist zugleich aber noch von wichtigen Modifikationen des Cytotropismus begleitet, kann sie ja zu sehr verschiedenen Tumorarten (Fibro-, Osteo-, Riesenzell-, Angio-, Lymphosarkomen und Leukämien) führen.

Obwohl die Virustumoren nur bei Hühnervögeln und sonst bei nur wenig anderen Tieren bekannt und beim Menschen in primär maligner Form unbekannt sind und obgleich die Virusgeschwülste in so vielfacher Hinsicht völlig von allen anderen Krebsarten abweichen, so darf es doch bei der suggestiven Kraft, die das alles vereinheitlichende Wort „Krebserreger" nun einmal besitzt, nicht wundernehmen, daß alsbald nach der ersten Aufklärung der Hühnersarkome als Virustumoren die alte infektiöse Theorie der Krebsentstehung im neuen Gewande einer **Virustheorie der Geschwulstentstehung** ihre Wiederauferstehung erlebte (GYE 1938, HEIDENHAIN 1938, vgl. auch DARANYI 1937, HAAGEN 1937, OBERLING 1942, ROUS 1943), nachdem sie in BORREL (1903) und BOSC (1903) bereits gewichtige Vorläufer gehabt hat.

Einer der Hauptverfechter der Theorie, GYE (1938), geht davon aus, daß die Excision von Virustumoren (s. auch 10. Kapitel, S. 489) sogleich nach Angehen eine Heilung ohne Rückfall bedingen könne. Er schließt daraus auf eine „streng lokale" Wirkung der Filtrate. Der Umstand, daß excidierte Virustumoren „ebenso sicher"(?) heilen, „wie wenn dieselbe Behandlungsweise auf Tumoren angewandt wird, in denen nicht gezeigt werden kann, daß sie durch ein Virus erzeugt wurden, führe „selbstverständlich"(?) auch zu der Schlußfolgerung, „daß Virustumoren nicht ansteckend sind und daß sie sich nicht unterscheiden von Tumoren unbekannter Ursache". Es ist klar, daß der Analogieschluß „gleiche Heilung, also gleiche Verhältnisse", ein Trugschluß ist. Wenn sich die Virustumoren von Tumoren unbekannter Ursache, also „Spontantumoren", in vielen anderen Punkten grundsätzlich unterscheiden, dann ist sicher, daß die Sondererfahrung ·mit den Virusgeschwülsten nicht für alle Geschwülste verallgemeinert werden darf.

Zunächst besteht ein großer „chirurgischer" Unterschied: Virustumoren werden nur geheilt, wenn sie „nahezu unmittelbar nach Auftreten" excidiert werden. „Spontan" entstandene Krebse beim Menschen können jedoch noch lange Zeit nach ihrem Auftreten durch Excision geheilt werden.

Nun, die Virustheorie basiert natürlich nicht darauf allein. Gefördert wurde sie weiter durch die inzwischen von PEACOCK widerlegte Behauptung von McINTOSH, daß durch Teer erzeugte Geflügelsarkome (in Ausnahmefällen!) durch zellfreies Filtrat übertragbar seien. Entscheidend für die Virustheorie ist für GYE ein Versuch von ROUS. Dieser teerte die Ohren von Kaninchen und erhielt Teer-„Papillome". Nach 3 Monaten Teerung spritzte er i.v. SHOPE-Virus und teerte zugleich weiter. Schon nach 2—3 Wochen (!) entstanden im Teerbereich und nur in diesem Carcinome bei Ausbleiben von Carcinomen bei den nur geteerten Kontrolltieren. GYE schließt aus diesem Versuch, daß der Teer die Viruswirkung vorbereitet, und stellt unter der Voraussetzung, daß diese Anschauung richtig ist, folgende Arbeitshypothese auf: „Wenn ein Tumor ... durch Anwendung carcinogener Agentien erzeugt wird, so ist wahrscheinlich der biologische Übergang von einfacher Hyperplasie zu Bösartigkeit verbunden mit dem Eintritt eines Virus."

Die Theorie setzt, sofern sie auf alle Geschwülste übertragen werden soll, voraus, daß ein Tumor durch die Tätigkeit eines Virus entstehen kann, ohne durch ein Filtrat übertragen zu sein.

GYE verlangt für seine Theorie sogar schon unterrichtsmäßige Anerkennung, er sagt, „daß es nicht länger erlaubt erscheint, ex cathedra die Möglichkeit zurückzuweisen, daß die Vira einen wesentlichen Anteil am Krebs haben".

Neuerdings hat die Virustheorie der Krebsentstehung in OBERLING (1942) einen neuen Verfechter erhalten. Er betont von allem Anfang an la domaine purement hypothétique. Anders als GYE argumentiert er folgendermaßen: die krebserzeugende Fähigkeit von Viren ist unbestreitbar, schwierig ist das Postulat der Theorie, welches die dauernde Anwesenheit eines cancerogenen Virus in allen Fällen von Krebsgeschwülsten verlangt. Die Hauptschwierigkeit liegt bei den krebserzeugenden Kohlenwasserstoffen (s. 7. Kapitel, S. 256), die bis zu fast 100% Krebs bedingen. - Die Virustheorie verlangt die Annahme, daß alle für cancerogene chemische Stoffe empfindlichen Lebewesen die Viren für alle Krebsformen enthalten, die sich unter dem Einfluß jener Stoffe entwickeln. Wenn man im ersten Augenblick zaudern möchte, eine derartige Verteilung gewisser Viren zu unterstellen, sähen wir nicht auch, daß alle Menschen ohne Ausnahme in ihrem Verdauungskanal Colibacillen und viele andere Mikroben enthielten? „Was möglich ist für die Mikroben, muß es ebenso sein für die Viren, um so mehr, als diese letzteren als obligatorisch intracelluläre Parasiten unter dem Schutz all der Reaktionen, die vom Organismus im Hinblick auf die Mikroben ins Werk gesetzt werden, leben."

Bezüglich einer zweiten Schwierigkeit, daß es „extrem zahlreiche" Krebsformen, bei jedem Virus aber nur den gleichen Geschwulsttyp gibt, sagt OBERLING, man kenne ungefähr 7000 Varietäten von Mikroben, warum will man nicht „eine mindestens ebenso beträchtliche Zahl von Krebsviren" zugestehen? Auch dürfe man die Fähigkeit der Viren, sich in Variationen ihres Cytotropismus zu präsentieren, nicht aus dem Auge verlieren.

Auf die letzte Frage, warum man die Viren, wenn sie die Genese aller Krebse bedingen, nicht häufiger nachweisen könne, antwortet OBERLING mit dem Hinweis auf die Experimente von ROUS mit dem aus dem SHOPE-Papillom hervorgegangenen Krebs. Sie zeigten, daß ein Virus in einem Tumor anwesend sein könne, ohne daß es möglich wäre, es mit den bis heute bekannten Methoden nachzuweisen.

Die Virustheorie der Experimentatoren sieht also das Wesen der Krebsentstehung darin, daß alle Krebsgeschwülste durch ein ubiquitäres, endocelluläres Virus bedingt seien. Für gewöhnlich sei dieses Virus jedoch latent und inaktiv, ja Virus und Wirtszelle seien wechselseitig aufeinander abgestimmt. Treffen aber irgendwelche äußeren Noxen auf diese endocelluläre Harmonie zwischen Virus und Wirt, so würde das Virus pathogen im Sinne der nunmehr direkten endocellulären Umwandlung der Körperzelle des Wirts in eine Krebszelle (vgl. auch ROUS und BEARD 1935).

Schon 1936 tritt FISCHER-WASELS dieser Theorie entgegen und teilt Versuche mit, die das von der Theorie behauptete Virusenzym als Agens für die Malignität der Geschwulstzelle nachzuweisen zum Ziel hatten. Es wurde Gewebsbrei von Mäusetumoren mit jungen Embryonen verschiedener Tierarten vermischt und die Breimischung auf Tiere der gleichen und anderer Arten übertragen. „Irgendeine Andeutung von echter Geschwulstbildung . . . wurde niemals festgestellt.“ Der Nachweis eines Virus in den Zellen bösartiger Wirbeltiergeschwülste ist „niemals gelungen“.

Dieser Virustheorie ist auch weiter viel Kritik begegnet. BORST (1938) meint, sie stände „bis heute noch auf schwachen Füßen“, und wendet ein, daß bei embryonalen Mischgeschwülsten schwer vorstellbar wäre, daß das „hypothetische Krebsvirus den mütterlichen Organismus unberührt lassen und eine besondere Affinität zum embryonalen Gewebe haben“ sollte. Außerdem müßte ein Virus, welches maligne Embryome erzeugt, darnach „spezifisch auf eiwertige embryonale Keime eingestellt sein und nur diese, nicht andere Zellen des mütterlichen oder des fetalen Körpers attackieren“.

In einer anderen Arbeit weist BORST (1938) noch auf folgende Gegenargumente hin:

a) Hinsichtlich der Verbreitung des Krebses „wird wohl niemand behaupten wollen, daß sich der menschliche Krebs vergleichen ließe mit der Ausbreitung irgendeiner der bekannten Infektionskrankheiten, einschließlich der sog. Viruskrankheiten“.

b) Die Viren sind bekanntlich stets spezifisch auf ganz bestimmte Gewebe abgestimmt. „Da die Krebse aus den verschiedenartigsten Muttergeweben hervorgehen, müßten so viele spezifische Vira angenommen werden, als es Muttergewebe für bösartige Geschwülste gibt.“

c) Bei den aus den SHOPE-Papillomen bei Hauskaninchen entstandenen Carcinomen wirft BORST die Frage auf: „Ist für die Entstehung dieses Carcinoms das Virus noch verantwortlich? Oder entsteht das Carcinom allmählich auf dem Boden der chronischen Entzündung?“

BORST schließt „mit der Feststellung, daß die Beobachtungen mit dem Kaninchenpapillom in keiner Weise berechtigen, den Krebs ganz allgemein als eine Viruskrankheit zu proklamieren“.

Der schwächste Punkt der Theorie ist die Annahme eines latenten, aber ubiquitären Virus. Nachgewiesen wurde dieses hypothetische Virus aber niemals. Ja, WARBURG und CHRISTIAN (1943) gehen sogar so weit, zu erklären: „das latente Virus der Tumoren . . . muß heute als nicht vorhanden betrachtet werden“.

So kann man abschließend sagen, die Theorie macht den Fehler so vieler Krebstheorien, daß sie eine an sich richtige Einzelbeobachtung auf alle Krebse überträgt und daß sie eine spezielle und seltene Noxe als Ursache verallgemeinert. Das nächste Kapitel wird zeigen, daß es unendlich viele chemische Stoffe gibt,

die mit gleicher Sicherheit wie bestimmte Viren Krebs erzeugen, nur mit dem
Unterschied, daß sie in ihrer Wirksamkeit nicht auf ganz wenige Tierarten und
bei diesen wieder nur auf ganz bestimmte Gewebe beschränkt sind, sondern
überall Krebs erzeugen, wo sie auf tierisches Gewebe einwirken. Es wird sich
abschließend dann zeigen, daß von der Virustheorie nichts übrigbleibt als nur
die Tatsache, daß unter den Hunderten von chemischen Noxen auch Virusmoleküle eine gewisse, aber sehr beschränkte Sonderrolle spielen. So liegt denn
auch die Bedeutung der Virustheorie nicht auf dem Gebiete der für alle Krebse
gültigen theoretischen Erklärung der Cancerisierung, sondern nur auf dem Gebiete der chemischen Konstitution dieses besonderen cancerogenen Stoffes. Von
dem Charakter der Tumorvirusproteine als Nucleoproteide schlägt sich die
Brücke zu den Nucleoproteiden in den Kernen der Körperzellen. Davon wird im
9. Kapitel ausführlich die Rede sein. Nur so viel sei jetzt schon vorweggenommen:
die großen Ähnlichkeiten zwischen den Viren und Genen (beides Nucleoproteide)
lassen natürlich sehr daran denken, daß die Viren bei der Cancerisierung von
Zellen an den ihnen chemisch nahe verwandten Genen angreifen, sie vielleicht
ersetzen oder verdrängen oder abändern. Aber man muß auch an das Cytoplasma
als Angriffspunkt (vgl. HADDOW 1947) denken.

Wer aber das Kommen und Gehen der Krebstheorien seit Jahrzehnten verfolgt, kann vorläufig die Virustheorie nur als eine geistreiche Hypothese ansehen,
die zwar von hochverdienten Naturforschern ausgeht, Forschern, die andererseits
wiederum das Krebsproblem viel zu einseitig nur von ihrer eigenen Forschungsrichtung aus sehen und gelöst sehen möchten, ohne den Tatsachen gerecht zu
werden, die nun einmal die Erfahrungen am krebskranken Menschen in so viel
gewaltigerer Form kundgeben. Beim Menschen ist bis heute kein einziger Krebs
als virusbedingt erwiesen. Es ist daher nicht anzunehmen, daß die Virusätiologie
allein das Krebsgeschehen aufklären wird. Trotzdem bleibt die Virusfrage
wichtig a) wegen der biochemischen Verwandtschaft zwischen Genen und Viren
(s. S. 218) und b) wegen der Beziehungen zwischen Viren und cancerogenen
Stoffen (s. S. 290).

Fassen wir das Gesagte zusammen, so ergibt sich einmal die Tatsache, daß
es außerordentlich kleine, auch ultramikroskopisch unsichtbare, alle feinsten
Filter passierende hoch-, aber unimolekulare, organische Stoffe vom Proteincharakter gibt, die geschwulsterzeugend wirken und in einem Falle beim
Säugetier, in vielen Fällen bei Vögeln zu Krebsgeschwülsten führen. Die besondere Bedeutung dieser Stoffe liegt darin, daß es sich hier um an sich leblose
Proteine handelt, die aber — im Gegensatz zu anderen Proteinen — befähigt
sind, sich im lebenden Organismus identisch zu reproduzieren, d. h. vorhandene
chemische Bausteine nach dem eigenen Bauplan auszurichten und zu synthetisieren und sich dadurch zu vermehren und, auf andere Individuen übertragen,
die gleiche Geschwulstkrankheit hervorzurufen.

Der Viruscharakter dieser besonderen Form der Infektiosität ist heute für
einige Beispiele sichergestellt. Gegen eine Verallgemeinerung ihrer Bedeutung
sprechen die sogleich zusammenzufassenden Beweise für die ausgesprochene
Sonderstellung der Virusgeschwülste.

Trotz dieser mancherlei Einwände gegen eine zu breite Heranziehung des
Virusproblems für die menschliche Krebspathologie bleibt aber doch ihre hohe
biochemische Bedeutung, denn es kommt schließlich hinzu, daß die Viren wegen
einer ganzen Reihe biochemischer Analogien heute allgemein auch noch mit
jenen biochemischen Elementarstoffen in Zusammenhang gebracht werden, die
bei der Vererbung als stoffliche Grundlagen der Erbeigenschaften angesehen

werden. Ja, man hat sogar das Virusmolekül geradezu als Modell für die Moleküle der Gene bezeichnet (STUBBE). Das erscheint um so bedeutungsvoller, als man ja bei den Virustumoren, wie RÖSSLE (1935) es ausdrückt, „mit intracellulärer Verankerung des Agens wird rechnen müssen und am ehesten mit einer Bindung an den Kern, gleichsam als ob bis dorthin nur die durch feinste Filter der Zell- und Kernmembran hindurchdringenden Erreger gelangen könnten. Dort sind sie dann am Ort der Zelle, der dem Wachstum vorsteht".

Immer aber muß man sich der *Sonderstellung der Virusgeschwülste* bewußt bleiben: Die Virusgeschwülste unterscheiden sich grundsätzlich von allen anderen Geschwülsten dadurch, daß die Geschwulstbildung *sofort* und nicht erst nach einer längeren Latenzperiode erfolgt. Auch kennen die Virusgeschwülste *keine* morphologischen Vorstadien im Sinne von *Präcancerosen*. Zudem erzeugen die Viren je nach Gewebsart nie variable, sondern immer *nur spezifisch gleiche Geschwülste*. Diese spezifische Geschwulst erzeugen sie nur, solange sie anwesend sind und sich vermehren. Während andere carcinogene Stoffe dann, wenn sie den Tumor erzeugt haben, nicht mehr notwendig und meist auch nicht mehr vorhanden sind, begleiten die Tumorviren, wie auch ROUS (1943) betont, die Zellen, die sie neoplastisch gemacht haben, auch weiterhin, vermehren sich in und mit ihnen und können oft, wenn auch nicht immer, aus ihnen wieder zurückgewonnen und zu neuer Tumorerzeugung verwendet werden. Endlich lösen die Tumorviren eine *Antikörperbildung* aus, etwas, was bei allen sonstigen Geschwülsten unbekannt ist. Die Tumoren wachsen aber selbst trotz dieser Antikörper weiter. Die Tumorviren selbst werden in und von ihren Tumorzellen gegen diese Antikörper geschützt. Nicht der Organismus schlechthin, sondern die *Tumorzelle* ist der *Wirt des Tumorvirus*. Sie läßt keine Antikörper, die sich gegen das Virus richten könnten, in die Zelle eindringen. Schließlich aber unterscheidet die Virustumoren zutiefst und am meisten von allen anderer malignen Tumoren die Möglichkeit, einen Organismus durch die Antikörperbildung gegen eine Virusinfektion zu immunisieren. Mit dieser *Möglichkeit des Immunwerdens* aber ist der fundamentale Unterschied gegenüber allen menschlichen Carcinomen gegeben: gegen Viren gibt es spezifische Abwehrmöglichkeiten für den betroffenen Organismus, *beim Menschen ist eine irgendwie geartete Form einer spezifischen Krebsabwehr bis heute unbekannt*. Gegenüber Bakterien und Viren besitzt der Organismus Vorrichtungen einer Neuanpassung an eine veränderte Situation, *gegenüber* „*Krebsschäden*" der verschiedensten Art ist dem menschlichen Organismus jede wirkliche *Anpassungsfähigkeit versagt*.

Am sinnfälligsten wird dies bei den chemischen Krebsnoxen, denen wir uns jetzt zuwenden.

Literatur.

ASKANAZY, A.: Verh. dtsch. path. Ges. 3, 72 (1900). — Schweiz. med. Wschr. 1931, 289. — ADAM, C. u. AULĔR: Neuere Ergebnisse auf dem Gebiete der Krèbskrankheiten. Leipzig 1937. — ANDREWES, C. H.: J. exper. Med. (Am.) 63, 157 (1936).

BEARD, J. W. u. R. W. G. WYCKOFF: Science (N. Y.) 85, 201 (1937). — BEARD, J.W., A. R. TAYLOR, D. G. SHARO and D. BEARD: Surg. etc. 74, 509 (1942). — BÉCLÈRE, A.: Presse méd. 1936, 337. — BEGG, A. M.: Brit. J. exper. Path. 8, 147 (1927); 10, 322 (1929). — BESSEMANNS, A. et J. MAISIN: Bull. Assoc. franç. Étude Canc. 29, 275 (1941). — BIELING, R. u. H. HEINLEIN: Virus Diseases of man. Fiat Review of German Science 1939—1946. Wiesbaden 1947. — BLÜMEL, P.: Beitr. klin. Chir. 167 (1937). — BONNE, C. and J. H. SANDGROUND: Amer. J. Canc. 37, 173 (1939). — BORREL, A.: Ann. Inst. Pasteur, Par. 17, 81 (1903). — Bull. Acad. Méd., Par. 56, 141 (1906). — BORST, M.: Münch. med. Wschr. 1928, 11. — Schweiz. med. Wschr. 68, 811 (1938). — Orvosképzés (Ung.) 1938, 145. — BOSC, F. J.: Zbl. Bakter. usw. 34, 413, 517, 666 (1903). — BULLOCK, F. D. and M. R. CURTIS: N. Y. Path. Soc. 20, 149 (1920). — BULLOCK, CURTIS and DUNNING: Amer. J. Canc. 30, 355

(1937). — BUSCHKE, A. u. L. LÖWENSTEIN: Arch. Derm. (D.) 163, 30 (1931). — BUTENANDT, A.: Angew. Chem. 51, 617 (1938). — In Chemie und Krebs, S. 27. Berlin 1940. — BUTENANDT, A., H. FRIEDRICH-FREKSA, ST. HARTWIG u. G. SCHEIBE: Hoppe Seylers Z. 274, 276 (1942). — BUTENANDT, H.: Jb. preuß. Akad. Wiss. 1940, 1.

CARREL, A.: C. r. Soc. Biol. 93, 1083, 1278 (1925). — Der Mensch, das unbekannte Wesen. Deutsche Übersetzung von: „Man-the unknown" von W. E. SÜSKIND. Stuttgart-Berlin 1941. — CHRISTELLER, E.: Klin. Wschr. 1928, 1665. — CLAUDE, A. u. J. B. MURPHY: Physiol. Rev. (Am.) 13, 246 (1933). — CRAMER: Amer. J. Canc. 31, 527 (1937). — CRUVEILHIER, L., HAGUENAU, THIEULIN et VIALA: C. r. Soc. Biol. 127, 485 (1938). — CURTIS, M. R., W. F. DUNNING and F. D. BULLOCK: Science (N. Y.) 77, 175 (1933). — Amer. J. Canc. 17, 894 (1933).

DANEEL, R.: Naturw. 29, 364 (1941). — Biol. Zbl. 61, 441 (1941). — DARANYI, J. v.: Dtsch. med. Wschr. 1937, 1266. — DITTMAR, C.: Z. Krebsforsch. 49, 441 (1939). — DOERR, BLEYERT u. SCHMIDT: Z. Krebsforsch. 36, 256 (1932). — DOMAGK, G. u. CHR. HACKMANN: Z. Krebsforsch. 42, 192 (1935). — Verh. dtsch. path. Ges. 28, 116 (1935). — DURAN-REYNALS, F.: Science (N. Y.) 1931 I, 501. — Canc. Res. 2, 343 (1942); 3, 569 (1943); 6, 529, 545 (1946); 7, 99, 103 (1947). — J. Gerontology 1, 358 (1946). — DURAN-REYNALS, F. and J. W. KING: Canc. Res. 7, 21 (1947). — DURAN-REYNALS, F. and F. SHRIGLEY: A. A. A. S. Res. Conf. Canc. 1 (1944). — Canc. Res. 6, 535 (1946).

ELLERMANN, V. u. O. BANG: Zbl. Bakter. usw. 46, 595 (1908). — ENGELBRETH-HOLM, J.: Acta path. scand. et microbiol., Suppl. (Dän.) 38, 26 (1938). — EULER, H. v.: Dtsch. med. Wschr. 1938, 1712. — EULER, H. v. u. B. SKARZYNSKI: Biochemie der Tumoren. Stuttgart 1942.

FIBIGER, J.: Z. Krebsforsch. 17, 1 (1920). — FISCHER, J.: Grundriß der Gewebezüchtung. Jena 1942. — FISCHER-WASELS, B.: Z. Krebsforsch. 44, 157 (1936). — FRIEDEWALD, W. u. S. ANDERSON: Proc. Soc. exper. Biol. a. Med. (Am.) 45, 713 (1940). — J. exper. Med. 75, 2 (1942). — FRIEDEWALD, W. F.: J. exper. Med. (Am.) 75, 197 (1942); 78, 285 (1943). — FRIEDEWALD, W. F. and J. G. KIDD: J. exper. Med. (Am.) 79, 591 (1944). — FUJINAMI, A. u. J. INAMOTO: Z. Krebsforsch. 14, 94 (1914).

GALLI-VALERIO, B.: Zbl. Bakter. usw. 139, 129 (1937). — GREEN, GOODLOW, EVANS, PEYTON and TITRUD: Amer. J. Cancer 39, 161 (1940). — GREEN, R. G., M. M. MOSEY and J. J. BITTNER: Proc. Soc. exper. Biol. a. Med. (Am.) 61, 115, 363 (1946). — GYE, E. E.: Verh. dtsch. pharmak. Ges. 1938.

HAAGEN, E.: In ADAM-AULER, S. 49. 1937. — HADDOW, A.: Brit. med. Bull. 4, 331 (1947). — HALBERSTÄDTER, L. and L. DOLJANSKI: Nature (Brit.) 1939. — HEIDENHAIN, L.: Dtsch. Z. Chir. 250, 1 (1938). — HELLNER, H.: Bruns' Beitr. 168, 538 (1938). — HOFFMANN, E.: Wien. klin. Wschr. 1938, 1.

IBRAHIM, P. A.: Verh. internat. Chir.-Kongr. 3, 475 (1936).

KAY, H. D.: J. biol. Chem. (Am.) 89, 235 (1930). — KIDD, J. G.: J. exper. Med. (Am.) 67, 551 (1938); 74, 321 (1941); 75, 7 (1942). — KIDD, J. G. and P. ROUS: J. exper. Med. (Am.) 71, 469, 813 (1940). — KLUYEVA, N. G. u. G. I. ROSKIN: Zit. nach MALISOFF l. c. — KREIDE, U. u. H. KUDICKE: Frankf. Z. Path. 52, 407 (1938).

LACASSAGNE, A.: C. r. Soc. Biol. 112, 562 (1933); 123, 736 (1936). — C. r. Acad. Sci. 196, 69 (1933). — LACASSAGNE, A., C. LEVADITI et J. GALLOWAY: C. r. Soc. Biol. 97, 336 (1927). — LACASSAGNE, A. et R. VINZENT: C. r. Soc. Biol. 100, 247 (1929). — LANGE, L. B.: J. exper. Med. 19, 577 (1914). — LEWIS, M. R. and H. B. ANDERVONT: Bull. Hopkins Hosp. Baltim. 41, 185 (1927). — DES LIGNERIS: Amer. J. Canc. 40, 1 (1940). — LIPMANN: Zit. nach v. EULER 1940, S. 55. — LUCKÉ, B.: Amer. J. Canc. 20, 352 (1934). — Arch. Path. (Am.) 22, 429 (1936). — J. exper. Med. (Am.) 68, 457 (1938). — LUDFORD, R. J.: Amer. J. Canc. 35, 63 (1939).

MALISOFF, W. M.: Science (N. Y.) 12, 591 (1947). — MAUER, G.: Z. Krebsforsch. 48, 85 (1939). — MELCHERS, G. u. G. SCHRAMM: Naturw. 1940, 476. — MELCHERS, G., G. SCHRAMM u. H. TRURNIT: Biol. Zbl. 60, 524 (1940). — MERCIER, L.: C. r. Soc. Biol. 124, 403 (1937). — MERCIER, L. C. et H. FRIEDRICH-FREKSA: Bull. biol. France et Belg. (Fr.) 73, 232 (1939). — MILFORD, J. and F. DURAN-REYNALS: Canc. Res. 3, 578 (1943).

OBERLING, CH.: Le problème du cancer, 2. Aufl. Montreal 1942. — OBERLING, CH. et M. GUÉRIN: Bull. Assoc. franç. Étude Canc. 22, 180, 326 (1933). — C.r. Soc. Biol. 127, 227 (1937). — ONSY BEY, A.: Acta Un. intern. contra canc. 4, 299 (1939).

PARSONS, R. J. and J. G. KIDD: J. exper. Med. (Am.) 77, 233 (1943). — PASSEY, R. D., A. LEESE, u. J. L. KNOX: 2. internat. Kongr. Krebsforsch. 2, 83 (1937). — PIKOWSKY, M. and L. DOLJANSKY: Proc. Soc. exper. Biol. a. Med. (Am.) 61, 264 (1946).

RÖSSLE: Verh. dtsch. path. Ges. 28, 150 (1935). — RONDONI, P.: Tumori 1940, 14, 315. — ROUS, P.: J. exper. Med. (Am.) 12, 696 (1910). — J. amer. med. Assoc. 56, 198 (1911). — Amer. J. Canc. 28, 233 (1936). — Science med. 67, 399 (1938). — Viruses and Tumors. Virus Diseases, S. 157. New York 1943. — J. amer. med. Assoc. 122, 573 (1943). — ROUS, P.

and BEARD: J. exper. Med. (Am.) 60, 701 (1934); 62, 523 (1935). — Proc. Soc. exper. Biol. a. Med. (Am.) 33, 358 (1935). — ROUS, P. and W. F. FRIEDEWALD: J. exper. Med. (Am.) 79, 511 (1944). — ROUS, P. and L. B. LANGE: J. exper. Med. (Am.) 18, 651 (1913). — ROUS, P. and KIDD: J. Bacter. (Am.) 31, 46 (1936). — Science (N. Y.) 83, 408 (1936). — J. exper. Med. (Am.) 71, 787 (1940). — RUSKA, H. u. G. A. KAUSCHE: Zbl. Bakter. usw. 150, 311 (1943).

SCHRAMM, G.: Biologe 10, 330 (1938). — Naturw. 31, 94 (1943). — Z. Naturforsch. 2b, 112 (1947). — SCHRAMM, G. u. G. BERGOLD: Z. Naturforsch. 2b, 108 (1947). — SCHRAMM, G. u. H. MÜLLER: Z. physiol. Chem. 266, 43 (1940). — Naturw. 28, 223 (1940). — SHARP, D. G., A. R. TAYLOR, A. E. HOOK and J. W. BEARD: Proc. Soc. exper. Biol. a. Med. (Am.) 61, 259 (1946). — SHOPE, R. E.: J. exper. Med. (Am.) 58, 607 (1933); 63, 173 (1936). — SHRIGLEY, E. W., H. S. N. GREENE and F. DURAN-REYNALS: Canc. Res. 5, 356 (1945); 7, 15 (1947). — STANLEY, W. M.: Science (N. Y.) 81, 644 (1935). — STANLEY and R. W. G. WYCKOFF: Science (N. Y.) 85 (1937). — STAPP, C.: Ber. dtsch. bot. Ges. 45, 480 (1927). — Naturw. 34, 81 (1947). — STAPP, C. u. F. PFEIL: Zbl. Bakter. usw. 101, 261 (1939). — STAUDINGER, H. J.: Universitas 2, 1069 (1947). — SYVERTON, J. and G. P. BERRY: Proc. Soc. exper. Biol. a. Med. (Am.) 33, 399 (1935). — SYVERTON, J. and W. BERRY: J. exper. Med. (Am.) 74, 223 (1941).

TAYLOR, A.: Science (N. Y.) 97, 123 (1943). — TEUTSCHLÄNDER, O.: Beitr. path. Anat. 69, 480 (1921). — Z. Krebsforsch. 20, 43 (1923). — THOMSEN, O.: Ugeskr. Laeg. (Dän.) 1938, 359. — Handbuch der Virusforschung, Bd. 2, S. 994. 1939. — TYTLER, W. H.: J. exper. Med. 17, 466 (1913).

WARBURG, O. u. W. CHRISTIAN: Biochem. Z. 314, 398 (1926). — WHITE, PH. R.: Canc. Res. 2, 597 (1942). — WYCKOFF, R. W. G.: Science (N. Y.) 86, 92 (1937). — WYCKOFF, R. W. G. and J. W. BEARD: Proc. Soc. exper. Biol. a. Med. (Am.) 36, 8, 562 (1937).

Siebentes Kapitel.

Krebs durch chemische Stoffe.

> Die praktische Anwendung wissenschaftlicher Entdeckungen hat die materielle und geistige Welt stark verändert. Durch diese Veränderungen finden wir uns tief in Mitleidenschaft gezogen. Das Ergebnis ist großenteils unerfreulich, weil man bei der dargestellten Entwicklung ohne Rücksicht auf unsere Natur vorgegangen ist. Unsere Unwissenheit in unseren eigensten Dingen hat es der Mechanik, der Physik und Chemie erlaubt, die überkommenen Lebensformen willkürlich zu verändern.
>
> ALEXIS CARREL.

Die Statistik hat gelehrt, daß Menschen, besonders Männer bestimmter Berufe, ganz bestimmte Krebse sehr viel häufiger bekommen als ihre Altersgenossen. Immer war es die Klinik, die zuerst den betreffenden Ursachenkomplex aufdeckte. Meist waren die Betroffenen Männer technischer Berufe. Sehr oft sind es chemische Stoffe, die angeschuldigt werden müssen, diesen oder jenen „*Berufskrebs*" hervorgerufen zu haben. Immer ist es das Experiment, welches aus der Summe der möglichen Substanzen die Krebsnoxe erweist, isoliert, chemisch aufklärt und so schließlich der Krebsprophylaxe den Weg weist.

Aber nicht nur „Fortschritte der Technik", auch *Arzneimittel*, sogar *Nahrungs- und Genußmittel* haben sich in besonderen Fällen als krebsfördernde Schädigungen erwiesen. Schließlich hat sich auf der langen Suche nach chemischen Krebserregern gezeigt, daß wahrscheinlich auch aus körpereigenen Stoffen krebserzeugende Substanzen hervorgehen können. Kurzum, man darf gerade von der technischen, der pharmazeutischen, der Nahrungsmittel- und der physiologischen Chemie, also von der Chemie überhaupt wesentliche Einblicke in bedeutungsvolle Teilprobleme des „Krebsrätsels" erwarten.

1. Krebserzeugung durch Mineralien und Metalle.

Die chemisch induzierten Krebse leiten sich ein durch eine Gruppe von Krebsarten, die dadurch zusammengehalten werden, daß sie Berufskrebse auslösen.

Das vielgestaltige Musterbeispiel krebsauslösender Wirkung chemischer Stoffe ist das *Arsen*. Es spielt in der Frage der Krebsverseuchung ganzer Städte, in der Frage des Berufskrebses, der Zufuhr krebserzeugender Stoffe durch Trinkwasser, Nahrung und Arzneimittel, der Krebszellumwandlung in der Gewebezüchtung, der experimentellen Erzeugung, der Krebsbehandlung und schließlich bei der Krebsverhütung eine beispielhafte Rolle. Dem Arsen kommt also eine gleichgroße praktisch-klinische, wie wissenschaftliche, wie auch krebstheoretische Bedeutung zu.

a) Der Arsenkrebs. *Arsen* (As) zählt zu den Metalloiden. Es ist drei- und fünfwertig und kommt in den verschiedensten Arsenmineralien und in vielen, vor allem sulfidischen Erzen als Verunreinigung vor. Arsenverbindungen spielen in der Technik (Glasbereitung, Konservierung von Holz, Tierbälgen), zur Herstellung von Farben, Mitteln zur Schädlingsbekämpfung, vor allem aber in der Arzneimittelherstellung eine Rolle.

Kleine Mengen Arsen kommen in allen Organismen vor. Im menschlichen Körper finden sich vor allem in der Leber, Milz, Schilddrüse und im Blut zwischen 8 und 11 γ liegende Spuren von Arsen. Man zählt es deshalb auch zu den „Spurenelementen" (vgl. SCHARRER 1941, SCHWARZ 1947).

Lange vor den Röntgenstrahlen war das Arsen dasjenige Therapeuticum, welches, vom Arzt zur Heilung von Krankheit verordnet, selbst gelegentlich zur Ursache eines Krebsleidens wurde. Dieser „*medikamentöse*" *Arsenkrebs*, erstmals 1896 beschrieben (vgl. HOHMANN 1942), ist um so beachtenswerter, als ja Arsenpräparate viel als Arzneimittel verordnet wurden. Angefangen von der Arsenikbehandlung des Fiebers im 17. Jahrhundert, über die ursprünglich gegen die Malaria (1776) angegebene FOWLERsche Lösung, die Arsenikpillen, bis zu modernen Arsenpräparaten des Atoxyl, Salvarsan, der Verwendung von Arsenikpasten in der Zahnheilkunde usw., sind es große Anwendungsgebiete, die das Arsen erobert hat. Bei der therapeutischen Arsenanwendung handelt es sich meist um den Liquor Kalii arsenicosi, die „FOWLERsche Lösung" (1 % Kaliumarsenit), um Arsenik (As_2O_3-Anhydrid der arsenigen Säure), um Pilulae asiaticae. Sie enthalten anorganisches dreiwertiges Arsenik, während von den organischen Verbindungen des fünfwertigen Arsens (z. B. von Solarson) und auch vom Salvarsan (dreiwertiges As!) keine carcinogene Wirkung bekannt geworden zu sein scheint.

Die Anlässe für die Arsenmedikation sind meist Hauterkrankungen (Psoriasis, Lichen planus, Lichen ruber, Pemphigus, Lues), Anämien, ferner der Gebrauch kosmetischer Mittel oder von Kräftigungsmitteln bei zehrenden Krankheiten. Bekannt sind auch die „Arsenikesser", Gebirgler, besonders in der Steiermark, die ihre körperliche Leistungskraft steigern und erhalten wollen.

Arsen wird im Magen-Darmkanal, aber auch in den Epithelien abgelagert und durch die Nieren ausgeschieden. Es hat eine ausgesprochene Affinität zur Haut und deren Anhangsgebilden, den Schweißdrüsen, Nägeln und Haaren. Die chronische Arsenvergiftung führt schließlich zu einer charakteristischen *Arsenpräcancerose:* Arsenexantheme, Hautatrophie, Arsenmelanose von Haut und Schleimhäuten, Hyperkeratosis plantopalmaris und schließlich Arsenwarzen und ulcerös zerfallende Keratosen, die dann schließlich nicht selten zu Basaliomen und Plattenepithelkrebsen, oft multipel auftretend, führen („Arsenkrebs"). Im Gegensatz zu den „Lichtkrebsen" an den unbedeckten lichtexponierten Stellen sind sie meist an den bedeckten Hautpartien des Rumpfes und der Gliedmaßen lokalisiert (vgl. Voss 1931). Sie sind relativ gutartig und meist strahlentherapeutisch heilbar. Eindrucksvolle Beispiele solcher „therapeutisch" entstandener „Arsencarcinome' sind von ALIFERIS (1924), FASSRAINER (1936), VOSS (1939), HOHMANN (1942) beschrieben worden.

Arsen ist zugleich das erste sinnfällige Beispiel für die Zufuhr einer krebsfördernden Noxe auf dem Wege über *Trinkwasser und Nahrung* bei der „*Reichensteiner Krankheit*" (Beschreibung derselben s. BAADER 1937). In Reichenstein in Schlesien kam es von den alten Bergwerken, besonders aber von den Halden aus zu einer Arsenverseuchung des Grund- und Trinkwassers und von da aus vornehmlich durch das Trinkwasser (bis zu 15 mg Arsen je Liter!) zu vielfältigen chronischen Arsenschäden und auf deren Grundlage wiederum zu unverhältnismäßig hohen Zahlen von Kresbtodesfällen. Ähnliches wird von Córdoba in Argentinien berichtet (CURRIE 1947), wo das Trinkwasser bis zu 4,5 mg je Liter erreichte. Dort wurden allein 65 Fälle von Arsenkrebs der Haut festgestellt. Auf eine andere Quelle chronischer Arsenvergiftung wies BOHNENKAMP (1938) hin: Winzer vergiften sich gelegentlich durch Most, der durch Tresterrückstände nach Schädlingsbekämpfung mit Arsenpräparaten arsenhaltig geworden ist. Die Gefahr ist besonders in sehr trockenen Sommern, wenn die Schädlingsmittel zu wenig durch den Regen weggespült werden, gegeben.

Der *Arsenberufskrebs* ist seit 1820 bekannt. Er wurde zuerst in England (vgl. CURRIE 1947) in Arsengruben, bei Arsenarbeitern, bei Zinngießern, Schafwäschern, Feuerwerkern, Kupferschmelz- und Glashüttenarbeitern beschrieben. Gefährdet sind Leute, die mit arsenhaltigen Erzen bei der Verhüttung (Röstung) sulfidischer Erze in Berührung kommen, Arbeiter, die Arsenfarben (Schweinfurter Grün z. B.) verarbeiten, dann aber auch Leute, die bei der land- und forstwirtschaftlichen Schädlingsbekämpfung (vgl. v. PEIN 1938) mit Arsenpräparaten (arsensaurer Kalk, arsensaures Blei) arbeiten müssen. Im ganzen ist aber doch der Arsenberufskrebs selten. Einzelne Fälle aus unserer Zeit sind von MIYAJIA (1935) mitgeteilt.

Die übliche *Vergiftung* erfolgt beim Berufskrebs durch Einatmung von Arsendämpfen oder besonders von Arsenstaub — in Arsenfabriken hat man je Kubikmeter Luft 0,093 mg Arsen als Staub festgestellt — durch direkte Berührung und Verschmutzung von außen (besonders in Arsengruben), dann aber auch bei der Aufnahme von Arsenstoffen per os, sei es medikamentös oder durch Verschlucken von Staub usw.

Bei der leichten Anwendbarkeit des Arsens ist es verständlich, daß sich nach den Erfahrungen des medikamentösen und des Arsenberufskrebses die *experimentelle Geschwulstforschung* frühzeitig des Arsens bediente. ASKANAZY (1923) erhielt durch Rattenembryonalbrei nur gutartige, sogar der Rückbildung fähige Teratome. Fügte er aber eine chronische Arsenvergiftung durch FOWLERsche Lösung hinzu, so erhielt er bösartige Sarkome und Carcinome. FISCHER-WASELS (1928) wählte die Kombination von Arsen mit Scharlachrotöl. Er gab 150 weißen Mäusen monatelang Liqu. kalii arsenicosi in ganz geringen Mengen, außerdem Scharlachrotöl. Bei subcutaner, subseröser und submuköser Injektion gab es keine Geschwülste, dagegen erhielt er bei Injektion in die Milchdrüsen bei 40 arsenvergifteten Weibchen bei 18 über 7 Monate lebenden Tieren 4mal Adenocarcinome der Mamma, davon 3mal mit Metastasen. Über weitere chemisch durch Arsen hervorgerufene Krebse unterrichtet die dem Referat des Verfassers auf dem Chirurgenkongreß 1937 entnommene Tabelle. Allerdings sind die in vitro-Versuche von Carrel und Fischer, die auch von Carrel (1927) nachgeprüft waren, später nicht reproduzierbar gewesen. Es erscheint möglich (Currie 1947), daß eine Virusinfektion gleichzeitig erfolgt war.

Jedenfalls genügt auch beim Arsen, ebenso wie beim Teer ein rein lokaler, unmittelbar auf die betreffenden Zellen wirkender Reiz, um Krebse zu erzeugen. Daß Arsen allein Krebs erzeugt, beweist der Arsenberufskrebs; auch hat Cholewa (1934) allein durch Arsenfütterung 3mal experimentell Krebs bei Mäusen und Kaninchen erzeugt. Auch Leitch und Kennaway (1922) erzielten mit Arsen allein, und zwar mit einer 0,12%igen alkoholischen Lösung von arsensaurem Natrium, nur durch Hautpinselung nach 86 Tagen Hautkrebse.

Tabelle 42. *Experimentelle Arsenkrebse.*

Autor	Material	Präparat	Ergebnis
Askanazy 1927 . . .	Rattenfötalbrei	Fowlersche Lösung 1:400000 intratumoral und in Nachbarschaft nachinjiziert	Umwandlung von Teratomen in Plattenepithelcarcinom
Askanazy.	Teratoide der Magenwand durch Rattenfötalbrei	Arsenhaltige Nahrung	Adenocystome, Spindelzellensarkom mit Metastasen
Askanazy und Girod	Mit Cysticercus infizierte Ratten eines refrakt. Stammes	As_2O_3 injiziert	Cysticercussarkom
Carrel, A. 1925, 1927	Hühnerembryonalzellen	Arsenige Säure 1:125000 bis 1:250000 mitinjiziert	Spindelzellensarkom
Cholewa 1934 . . .	Unbehandelte Mäuse und Kaninchen	Arsenfütterung 1 $/_2$—2 Jahre	2 Lungenblastome, 1 Sarkom des Ohres
Fischer, A. 1927 . .	Embryonales Hühnermilzgewebe	Arsenpentoxyd 1:400000 in vitro	Polymorphzelliges Sarkom (metastasierend)

Daß das Arsen direkt mit dem Zellstoffwechsel der Tumoren etwas zu tun hat, scheint aus dem bei Krebskranken durchschnittlich hohen Arsengehalt von 279 mg-% (gegenüber 60 mg-% bei Gesunden) hervorzugehen (Guthmann 1941). Auch ändert sich der Arsengehalt konform mit dem Fortschreiten bzw. Zurückgehen der Krebse. Guthmann nimmt an, daß der erhöhte Arsenspiegel bei Krebskranken aus dem Tumorgewebe selbst gespeist wird, da dieses 25,5mal so viel Arsen enthält wie das Blut.

b) Krebs bei Asbestose. Auch hier ist die Ausgangserfahrung ein Berufskrebs, der Lungenkrebs bei Asbestarbeitern (Gloyne 1931, Lit. s. bei Wedler 1943). Von 29 obduzierten Asbestarbeitern hatten 6 einen Bronchial- oder Pleurakrebs (Wedler 1943). Wesentlich ist der jahrelange Staubschaden. Wie bei so vielen Berufskrebsen kann es auch bei der Asbestose nach langem staubfreiem Intervall noch zu Krebs kommen. Die Zeit zwischen dem Beginn der Staubexposition und dem Krebs beträgt zwischen 12 und 42 Jahren. Der Sitz der Geschwulst pflegt mit den schwersten Veränderungen von Asbestose selbst übereinzustimmen. Histologisch handelt es sich um verhornende Plattenepithelcarcinome (Nordmann 1931). Auch dem Asbestkrebs selbst gehen präcanceröse Veränderungen voran. Als Noxe kommen in Betracht mechanische Schädigungen durch die zahlreichen scharfen und spitzen Asbestkrystalle und chemische Irritationen. NORDMANN und SORGE (1941) erzielten bei Mäusen durch Bestäubung mit Asbeststaub in 20% der überlebenden Tiere multizentrische Plattenepithelcarcinome. Die Asbestose in Verbindung mit Lungenkrebs ist unter Nr. 18b in der Liste der in Deutschland entschädigungspflichtigen Berufskrankheiten mit aufgeführt.

c) Der Chromatkrebs. Nachdem früher schon einzelne Lungenkrebse bei Chromatarbeitern als *Berufskrebs* gedeutet worden waren, wurden von BETKE (1933) 5 Fälle bei Chromatarbeitern eines ehemaligen Großbetriebes beschrieben. Vollends außer Zweifel gestellt wurde der Chromatkrebs als Berufskrebs durch Untersuchungen von ALWENS, BAUKE und JONAS (1936). Unter 30 Fällen von Lungenkrebs entstammten allein 15 Fälle ein und derselben Fabrik. Weitere Nachforschungen haben in Deutschland — aus dem Ausland fehlen noch einschlägige Beobachtungen — bislang über 2 Dutzend Lungenkrebse bei Chromarbeitern festgestellt (s. auch bei PFEIL 1935).

Die *Intoxikation* erfolgt durch die Atemwege. Anfangs kommt es neben Hautschädigungen zu Erosionen, Verätzungen und Geschwüren der Nasenschleimhaut (fast immer mit Septumperforation!), später dann bei behinderter Nasenatmung auf dem Wege über die nunmehrige Mundatmung zu Reizzuständen der Kehlkopf-, Tracheal- und Bronchialschleimhaut, welch letztere dann schließlich nach verschieden langer Latenzzeit (bis zu 19 Jahren!) (ALWENS, BAUKE und JONAS) zum Bronchialkrebs führt.

Die schädigende Noxe sind die freie Chromsäure oder Alkalisalze derselben, vor allem die Bichromate. Die Chromverbindungen gelangen als Gesteinsstaub des Rohproduktes Chromeisenstein oder als krystallinischer Bichromatstaub — außer auf die Haut (Ekzeme usw.) — mit der Atemluft in die Luftwege. Die Chromate als Noxe sind nicht nur durch die Zahl der zweifelsfreien Fälle, sondern auch dadurch sichergestellt, daß sie in obduzierten Bronchialkrebsen und in den Lungen chemisch nachgewiesen wurden. Die bisherigen Fälle entstammen alle der chromerzeugenden Industrie, nur BAADER (1937) teilt kurz einen Fall der chromverarbeitenden Industrie mit, der wahrscheinlich als Berufskrebs zu deuten ist: ein Farbmaler, der viele Jahre lang Chromatfarben angesetzt und mit der Spritzpistole versprengt hatte, bekam gleichfalls einen Lungenkrebs.

Bisher ist nur ein Fall von *Hautkrebs* durch chronische Chromschädigung beschrieben worden (WELZ 1947). Es ist dies verwunderlich, führt ja die Chromschädigung, vor allem bei Galvaniseuren, zu einer als „Chromkrätze" bezeichneten Form eines chronischen Chromekzems, welches alle Vorbedingungen sekundärer Hautcarcinome liefern dürfte. Im Falle von WELZ entwickelte sich ein Plattenepithelcarcinom am Unterarm auf dem Boden eines chronisch-rezidivierenden anaphylaktischen Chromekzems nach einer Latenzzeit von 8 Jahren. Eine Überempfindlichkeit der Haut gegen Kaliumbichromat und Chromsäure wurde durch vielfache Testung nachgewiesen. Alle anderen Testungen waren negativ.

Hautkrebse durch Chromate oder Krebse sonstiger innerer Organe (Magen-Darmkanal) sind sonst noch nicht sichergestellt. Entschädigungspflichtig (Nr. 19 der Liste entschädigungspflichtiger Berufskrankheiten) ist bis jetzt auch nur der Lungenkrebs in Unternehmen zur Herstellung von Alkalichromaten und ihrer Weiterverarbeitung zu „Chromfarben". Die experimentelle Nachprüfung der

Chromatkrebse der Lungen steht noch aus. Diesbezügliche Tierexperimente blieben bisher erfolglos.

d) Der Metallkrebs. Wenn auch für diese Krebsform der Nachweis als Berufskrebs noch aussteht, so ist doch nach den bisherigen Anhaltspunkten mit der Möglichkeit von Berufsmetallkrebsen zu rechnen. Wenn es klinisch auch nur eine Einzelbeobachtung ist, so scheint sie doch von hoher Beweiskraft.

DREYFUSS (1936) sah zwei Geschwister nach einer Latenzzeit von 24 Jahren nach Einatmung von *Eisenoxydstaub* an Lungenkrebs erkranken. Ihre Mutter hatte als Heimarbeiterin zu Hause Schrauben poliert, wobei auf die rotierende Stahlscheibe immer wieder Eisenoxydpulver aufgestreut wurde. Die beiden Geschwister hatten etwa 12 Jahre lang dauernd im gleichen Raum wie die Mutter gelebt. Man muß um so mehr das Eisenoxyd als carcinogene Noxe ansehen, als a) das Lungencarcinom zwei Geschwister, b) im gleichen frühen Alter und zur gleichen Zeit traf und als c) eine Schwester, die 8 Jahre außerhalb des Hauses zugebracht hatte, gesund geblieben war. Zudem ist durch CAMPBELL (1940) Eisenoxyd als Ursache von Lungenkrebs auch im Tierexperiment an Mäusen sichergestellt.

Man muß damit rechnen, daß außer der Silicosis auch andere Staublungenerkrankungen auf dem Wege über zunächst gutartige Pneumokoniosen und chemische Pneumonien zu Präneoplasien in den Lungen führen. Nach KENNETH (1947) kommt es bei Arbeitern, die mit *Mangan, Osmium, Beryllium, Vanadium* zu tun haben, zu chronisch-entzündlichen Veränderungen in den Lungen. Bei Arbeitern, die *Zink-Magnesium-Beryllium-Silikatstaub* ausgesetzt waren, entwickelte sich eine, schließlich letale Lungenerkrankung, die dem BOECKschen *Sarkoid* (Näheres darüber s. P. SCHNEIDER 1948) sehr ähnlich war.

Hierher gehören Untersuchungen, die SCHINZ und UEHLINGER (1942) mit intraossären Depots von reinem metallischem *Chrom, Arsen* und *Kobalt* in durchschnittlichen Mengen von 0,1—0,15 g bei Kaninchen anstellten und die sie selbst als „ein neues Prinzip der Krebserzeugung" bezeichnen. Sie erhielten von ursprünglich 21 Tieren nach 4—7jähriger Versuchsdauer 3 Chromtiere mit Sarkomen, eines mit Rundzellensarkom der Lungen und Fernmetastasen, eines mit parostalem Beckensynoviom und eines mit Spindelzellensarkom des Femurs, 1 Arsentier mit multiplen Lungen- und Lebermetastasen, 2 Kobalttiere, eines mit Adenocarcinom der Lungen mit peritonealen Metastasen, ferner 1 Tier (Metalleinlage unbekannt) mit Rundzellensarkom des Mediastinums und Metastasen in Lungen und Schädeldach.

Daß die Geschwülste auch fern vom primären Depotort auftreten, erklären die Untersucher mit dem Abtransport von Metallspuren aus dem Knochenmark in das erste Filter, d. h. in die Lungen. Sie denken dabei auch daran, daß sie als Bestandteile von Fermenten, also „auf enzymchemischen Weg in das Geschehen eingreifen und daß hier vielleicht der Dietrich für die verschiedenen Krebsnoxen zu finden ist".

Man wird vielleicht auch an den Nachweis, daß z. B. arsenorganische Verbindungen als karyoklastische Gifte (s. 10. Kapitel, S. 457) wirken, denken müssen, zumal LETTRÉ (1946) an den Metallen Blei, Wismut, Arsen, Antimon und Zinn zeigte, daß diejenigen Verbindungen, die gleichzeitig organische Reste und Anionen aus Metall besitzen, Mitosegiftwirkung aufweisen. LETTRÉ nimmt an, daß die Mitosegiftwirkung ihre Ursache in einer Umsetzung mit Nucleinsäure oder Nucleoproteiden als wesentlichen Bestandteil der Chromosomensubstanz hat. Jedenfalls sind intracelluläre Umsetzungen solcher metallorganischer Verbindungen sichergestellt.

2. Der Anilinkrebs und maligne Tumoren durch Azofarbstoffe.

L. Rehn war der erste, der 1895 auf dem Deutschen Chirurgenkongreß über 3 Fälle von Blasengeschwülsten bei Fuchsinarbeitern einer Fabrik (2 Papillome 1 Blasensarkom) vortrug und diese Fälle (bei nur 45 Mann der Belegschaft!) mit der Einatmung von Anilindämpfen in Verbindung brachte und diese Geschwülste als Berufskrebs auffaßte.

a) Anilinkrebs. Inzwischen ist der „Anilinkrebs" in allen Staaten mit entsprechenden Fabriken bekannt geworden. Die meisten Fälle stammen aus Deutschland (vgl. Nassauer 1919 Oppenheimer 1920), was nicht wundernimmt, deckte ja Deutschland vor dem 1. Weltkrieg 80% des Weltbedarfs an Anilin und Farbstoffen. L. Simon (1932) hat in Ludwigshafen/a. Rh. in den Jahren 1903—1931 allein 85 Fälle solcher Anilintumoren beobachtet. In der Basler Chirurgischen Klinik machten die 35 Anilingeschwülste die Hälfte aller Blasengeschwülste aus (A. Müller 1933). Die Anilinarbeiter in Basel erkrankten 33mal häufiger an Blasentumoren als die übrige Bevölkerung (Schär 1930). Auch in Amerika, welches im 1. Weltkrieg die deutschen Patente übernahm, kamen prompt die Anilinkrebse, als die Latenzzeit von 16—18 Jahren vorbei war. In Deutschland zählen „die Erkrankungen an Krebs oder anderen Neubildungen, sowie Schleimhautveränderungen der Harnwege durch aromatische Amine" unter Nr. 14 der Liste der „entschädigungspflichtigen Berufskrankheiten".

Klinisch verlaufen die Anilingeschwülste, denen stets eine Veränderung der gesamten Blasenschleimhaut (Ferguson 1934) vorausgeht, nicht so bösartig wie die sonstigen Blasenkrebse. Simon (1932) sah nach 3 Jahren noch 54% der Träger von Anilintumoren am Leben (gegenüber 21% bei anderen Blasencarcinomen) und nach 5 Jahren 48% gegenüber nur 10,5% anderer Blasenkrebse. Auch sah Simon (1932) nur einmal eine Fernmetastase. Wichtig ist, daß Simon, der die größte Erfahrung hierin in Deutschland hat, in den letzten 4 Jahren (vor 1932) keine Neuerkrankung mehr sah; er führt das, wohl mit Recht, auf die gewerbehygienischen Verbesserungen der Fabriken, welche die Luft von dem schädigenden Stoff freihalten, zurück. Gegenüber den Blasengeschwülsten treten andere Lokalisationen der Anilintumoren z. B. in Niere, Ureter, Prostata, ganz zurück.

Die *Latenzzeit* wird ziemlich übereinstimmend hoch angegeben: Oppenheimer $9^{1}/_{2}$—28 Jahre, Schär 5—35 Jahre, A. Müller für Basel im Durchschnitt 17,3 Jahre. Als Minimum werden 2 Jahre genannt (Schär). Wichtig ist, daß auch noch 10—17 Jahre nach Ausscheiden aus dem Anilinbetriebe Blasengeschwülste beschrieben worden sind: „cessante causa, non cessat morbus". Der Anilinkrebs ist deshalb so bedeutungsvoll, als mit den ihn hervorrufenden Substanzen die erste wichtige Brücke zwischen den Berufskrebsen und organischen, chemisch genau definierbaren Stoffen geschlagen wird.

Über die wirklich *schuldigen Substanzen* herrscht noch keine völlige Klarheit. Man kann wohl erst dann die angeschuldigten Stoffe als sicher cancerogen erwiesen ansehen, wenn die betreffenden Stoffe auch im Experiment unter vergleichbaren Bedingungen sich als krebserzeugend erwiesen haben. Behauptet wird die cancerogene Wirkung von folgenden Stoffen: Anilin, Benzidin, Annidin, Fuchsin, α- und β-Naphthylamin, Rosanilin, Toluidin, Xylidin und den Azofarbstoffen. Die rein klinische Entscheidung darüber, welcher Stoff der cancerogene war, ist deswegen so schwierig, weil die Arbeiter im Laufe ihrer Fabriktätigkeit ja meist mit mehreren Stoffen zu tun haben. Experimentell erwiesen ist die Krebswirkung nur beim β-Naphthylamin (SCHÄR, PERLMANN und STAEHLER 1932), beim o-Amidoazotoluol (YOSHIDA 1932), beim 4-Dimethylaminoazobenzol (KINOSITA 1937) und in öliger Lösung beim o-Toluidin (MORIGAMI und NISHIMURA 1940). Wichtig erscheint, daß die gesicherten cancerogenen Anilinstoffe in zwei wesentlichen Punkten übereinstimmen (vgl. Tabelle 43): Sie enthalten alle den Benzolring und mindestens eine Aminogruppe NH_2. Die Struktur der Moleküle ist offenbar von ausschlaggebender Bedeutung für die krebserzeugende Wirkung. Es wird beim Scharlachrot (s. S. 245) und bei bestimmten Teerderivaten (s. S. 266) nochmals auf diese bedeutungsvolle Frage zurückzukommen sein.

Tabelle 43. *Konstitutionsformeln carcinogener Anilinstoffe.*

Anilin	Benzidin	β-Naphthylamin	im Scharlachrot	Buttergelb
	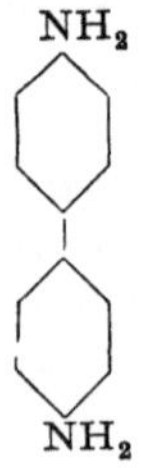	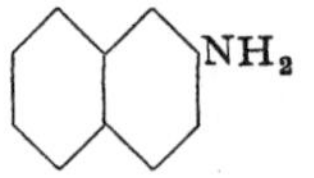	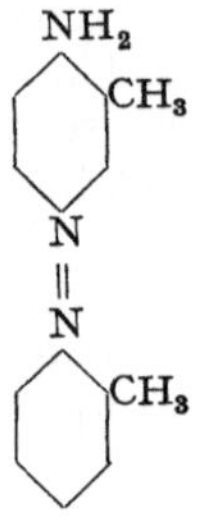	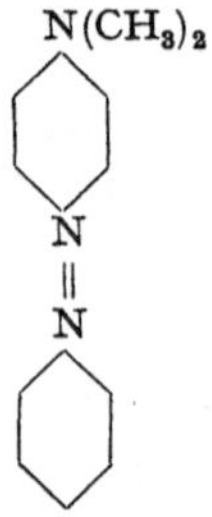
Aminobenzol	Diamidodiphenyl	β Naphthylamin	o-Amidoazotoluol	4-Dimethylaminoazobenzol

Außerdem scheint es sicher zu sein, daß die *Aufnahme* durch die Atemluft die Haupteintrittspforte darstellt: Anilin z. B. ist bis zu 3% wasserlöslich, so daß seine Dämpfe ohne weiteres in den Lungenalveolen lösbar wären (BÜTTNER 1931). Daß bei langer Einwirkung nur ganz geringe Mengen inhalierter Stoffe genügen, beweisen die von NASSAUER (1919) und von OPPENHEIMER (1920) mitgeteilten Fälle von Kranken, die sich nur im Umkreis von Anilinfabriken aufhielten. Ähnliches ist auch von Arsendämpfen und Arsenstaub bekannt.

Das *Schicksal der Stoffe im Organismus* ist aufgeklärt. So wird Anilin durch Oxydation in Parastellung entgiftet, die Ausscheidung erfolgt durch den Harn, und zwar werden die Anilinstoffe, schon bevor sie in die Blase kommen, durch Paarung mit Schwefelsäure unschädlich gemacht (Näheres bei PERLMANN und STAEHLER 1932, 1935). Der Anilinkrebs ist dank der Maßnahmen der Gewerbehygiene im Aussterben. Die Gefährdung der Arbeiter ist durch Verarbeitung der Stoffe in dichtgeschlossenen Kesseln und Rohrsystemen, Absaugung von Gasen, Dämpfen usw. im gewöhnlichen Arbeitsverfahren beseitigt.

Der Anilinkrebs beim Menschen war natürlich für die Geschwulstforschung ein neuer Anreiz, mit solchen Substanzen Krebs *experimentell* zu erzeugen. Daß Tierversuche mit Anilinstoffen schwierig sind, zeigten neuerdings BEERENBLUM und BONSER (1937). Sie spritzten 5 Substanzen in raperitoneal, dann gaben sie dieselben mit der Nahrung, ferner wurden mit dem 5-Chloro-o-toluidin auch Inhalationen versucht. Das Ergebnis war ein völlig negatives. Es liegt das sicher besonders an der Schwierigkeit der Applikation (Einatmung), vor allem an der langen Latenzzeit und nicht zuletzt an der Bedeutung der Art-, Rasse- und der individuellen Disposition. Wie so oft besagen diese und viele andere negative Versuche nichts, um so mehr bedeuten positive Versuche.

Es hat sehr lange gedauert, bis es nach vielen Fehlversuchen schließlich SCHÄR (1930) gelang, mit lang (6—20 Monate) dauernden Inhalationen kleinster Mengen von Naphthylamin beim Kaninchen Tumoren zu erzeugen. SCHÄR erhielt neben allgemeinen Giftwirkungen (Anämie, Leberverfettung usw.) Veränderungen am Aufnahmeorgan in Gestalt chronischer Bronchitiden, Pneumonien und abakteriellen Lungenabscessen und vor allem schwere Störungen im Ausscheidungssystem: chronische interstitielle Nephritis, in der Blase Epithelproliferationen, Papillome und schließlich auch Carcinom.

Die Versuche von PERLMANN und STAEHLER wurden mit β-Naphthylamin und mit Anilin, beide Substanzen getrennt und kombiniert, angestellt. Im Gegensatz zu SCHÄR brachten sie die Noxe durch subcutane Injektion in den Organismus. Sie erhielten bei 70 Tieren 7 Tumoren, und zwar bei β-Naphthylamin (6 mg je Woche) auf 31 Tiere 6 Tumoren (Papillome), bei Anilin 6 mg je Woche) auf 10 Tiere einen Tumor.

Werden Naphthylamine bei Mäusen auf die Haut gepinselt, so entstehen keine Hauttumoren. BOYLAND und BRUES (1937) untersuchten Dinaphthylamine und Dibenzcarbazole als mögliche Verunreinigungsprodukte dieser Stoffe. Dabei zeigten $\alpha\alpha$- und $\beta\beta$-Dinaphthylamin keine, dagegen mehrere Dibenzcarbazole positiv carcinogene Wirkung, z. B. Sarkome bei subcutaner Injektion. Was aber wichtig ist: bei Hautpinselung mit solchen Stoffen entstanden in 80% der 1 Monat überlebenden Mäuse Gallengangshypertrophien und bei über 200 Tage alten Tieren hepatomähnliche Bildungen. Ähnliches berichtet DITTMAR (1942) über o- und p-Toluidin und 1.2- und 1.5-Naphthylendiamin.

b) Tumoren durch 2-Acetylaminofluoren. Vom *2-Naphthylamin* leitet sich ab das *2-Aminofluoren* und von diesem wieder das *2-Acetylaminofluoren*, welches nach seiner experimentellen Erforschung durch WILSON, DEEDS und COX (1941) und durch BIELSCHOWSKY (1944) eine ungewöhnliche Vielseitigkeit in der Blastogenese aufweist. Die sonst wachstumshemmende Wirkung von 2-Aminofluoren läßt sich in der Gewebekultur und an Bakterien testen (BIELSCHOWSKY und GREEN 1942).

2-Naphthylamin   2-Aminofluoren   2-Acetylaminofluoren

Nach der Zusammenstellung von BIELSCHOWSKY (1947) induziert das 2-Acetylaminofluoren bei jeder Tierart nach Fütterung (Minimaldosis 0,004% Konzentration der Nahrung) gutartige und bösartige Geschwülste epithelialer Herkunft, darunter verhornende Plattenepithelcarcinome des Gehörorgans, der Lider, Adenocarcinome der Schilddrüse, Basalzellcarcinome der Haut, Mammakrebs (häufigster Tumor), einfache Adenome, aber auch metastasierende Carcinome der Lunge, sowie Carcinome in den meisten Organen der Bauchhöhle (Leber, Niere, Blase, aber auch Dünndarm, Colon, Pankreas, Uterus), im Magen einfache Papillome. Demgegenüber traten gut- und bösartige Tumoren der mesenchymalen Gewebe, darunter auch Sarkome, in den Hintergrund. Die höchste verträgliche Dosis beträgt 0,195% der Nahrung. Krebs trat in 90% der positiven Tiere in weniger als 42 Wochen auf. Alter und genetische Konstitution der Tiere spielen bei der Tumorrate, Geschwulstlokalisation und dem Zeitpunkt des Auftretens. eine große Rolle. In endokrinen Organen kam es gleichfalls zur Krebsbildung, sofern die Drüsen gleichzeitig intensiv hormonal

16*

gereizt wurden, die Schilddrüse z. B. durch thyreotrope Hormone und die Hypophyse durch Stilböstrol. In den Keimdrüsen allerdings erhielt KIRBY (1947) bei der Kombination mit Testosteron und Östradiolbenzoat keine Tumoren. Auch FOULDS (1947) erhielt bei Zufuhr von 2-Acetylaminofluoren mit der Nahrung (5 Wochen 0,03%, dann 20 Wochen 0,05%) nach einer Zwischenzeit von 14—59 Wochen nach dem Absetzen des Mittels Tumoren der verschiedensten Lokalisation, z. B. in der Leber in 46% (Kontrollen 25%), in der Blase 54% (Kontrollen 0%), Brustdrüsen 61% (Kontrollen 54%), ferner im Gehörgang, Darm usw. Die Zeit des ersten Auftretens schwankte stark: Brustdrüse 11, Blase 39, Leber 60 Wochen. Blasentumoren traten nur bei Männchen auf. Testosteron hemmte dieses Auftreten stark (12,5% gegen 73,3% bei den Kontrollen).

Später wird berichtet werden, daß die so überaus frappierende Vielseitigkeit der Tumorerzeugung, die so ganz im Gegensatz steht zu den sehr einseitigen Geschwülsten bei den anderen Anilinderivaten, sich nicht auf das Acetylaminofluoren und seine Derivate beschränkt, sondern auch bei einer ganz andersartigen Stoffgruppe wiederkehrt (s. S. 249).

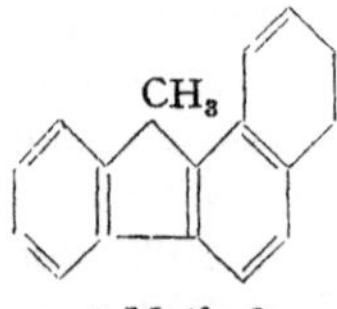

9-Methyl-1:2-benzfluoren

Nicht direkt hierher gehörig, aber vielleicht biologisch interessant ist, daß HADDOW (1947) im *9-Methyl-1: 2-benzfluoren* einen polycyclischen Kohlenwasserstoff von höchster östrogener Aktivität gefunden hat.

c) Maligne Tumoren durch Azofarbstoffe. 1906 hat B. FISCHER (s. FISCHER-WASELS) gezeigt, daß unter den Anilinfarbstoffen das **Scharlachrot** experimentell starke Epithelwucherungen erzeugt. Er hat damit als erster eine chemische Substanz bekannter Konstitution in die experimentelle Krebsforschung eingeführt.

Der Farbstoff Scharlachrot ist chemisch ein o-Amidoazotoluol-β-naphthol:

$$\text{OH}$$

1909 hat HAYWARD gezeigt, daß im Scharlachrot das *o-Amidoazotoluol* der spezifisch wirksame Anteil ist.

o-Amidoazotoluol

M. B. SCHMIDT (1924) entdeckte sodann bei Untersuchungen mit Vitalfärbung, daß Scharlachrot Adenome der Leber erzeugt. 1928 machte dann FISCHER-WASELS seine Experimente an Mäusen, bei denen er als einer der ersten Syncarcinogenese trieb, indem er zunächst die Tiere einer chemischen Arsenvergiftung aussetzte, um dann sekundär mit Injektionen von Scharlachrotöl nach 1 Jahr typische Mammacarcinome zu erzielen. Die weitere Entwicklung (vgl. SHEAR 1937) ist an den Namen YOSHIDA geknüpft. YOSHIDA (1932, 1934, 1935) erst erbrachte den Beweis seiner carcinogenen Wirkung auch bei alleiniger Einwirkung. Er erzeugte bei Ratten, (NIHSIYAMA 1935, SHEAR 1937), später auch bei Mäusen, bei peroraler Zufuhr (je 1 g Reis 1 mg Substanz) nach 200 bis 250 Tagen schließlich fast in 100% der überlebenden Tiere Leberzellenkrebs und in einem Drittel der Fälle Cholangiome. Präblastomatös entsteht eine schnell zunehmende Wucherung der Leberzellen, daraus entwickeln sich Leberadenome, die dann wiederum in Leberzellkrebse übergehen und in die Lunge, in Lymphknoten usw. metastasieren.

Wie beim Anilin ein Histotropismus zu den Epithelien des Harntraktes, so besteht hier ein ausgesprochener Organotropismus zu den Gallenwegen und zu den Leberzellen selbst und ein gewisser auch zur Schilddrüse (SASAKI und YOSHIDA 1935). Immerhin verrät auch Scharlachrot seine Verwandtschaft mit dem Anilin insofern, als YOSHIDA auf 378 Ratten 36mal Blasenpapillome und einmal ein Blasencarcinom fand. Ausgeschieden wird der Stoff als p-Diacetyltoluylendiamin (HASHIMOTO 1935).

Das Scharlachrot ist deswegen für die Krebsforschung so wichtig, weil es neben dem Beweis für eine weitgehende Organspezifität gewisser carcinogener Substanzen zeigt, wie wichtig Zeitfaktor, Dosis und Molekularstruktur sind. MIURA (1935) erhielt nach 35 Tagen 50%, nach 200 Tagen 92,5% und nach 250 Tagen 100% Krebs. Bei Halbierung der Dosis verlängert sich die Entwicklungszeit auf das Doppelte, und bei nur 90tägiger Fütterung entwickelte sich der Krebs erst nach einem Jahr. Der Grad der Leberveränderungen ist unmittelbar von der Höhe der Fütterungsdosis abhängig.

Die Bedeutung der Molekularstruktur erhellt daraus, daß der sonst gleiche Stoff, aber ohne Methylgruppen (vgl. Tabelle 44, untere Reihe) unwirksam ist (MIURA). Auch dann, wenn die Amidogruppe NH_2 statt in Ortho-(o)-, in der p-(Para-)Stellung steht (Tabelle 44, mittlere Reihe), *so ist der Stoff gleichfalls unwirksam* (SASAKI und YOSHIDA 1935), ja sogar die isomere Verbindung ist nicht mehr carcinogen. Eine Übersicht über die verschiedenen Stoffe und ihre carcinogene Aktivität stammt von HARTWELL (1941).

Tabelle 44. *Die Bedeutung der molekularen Struktur für die carcinogene Wirkung.*
(Nach SASAKI und YOSHIDA.)

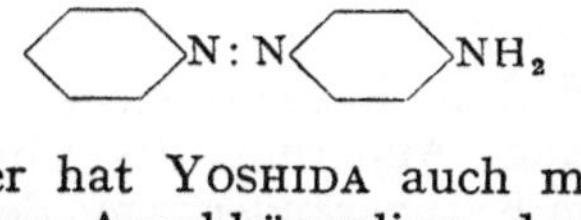 (Struktur mit $N:N$, CH_3, CH_3, NH_2)	o-Amidoazotoluol	cancerogen
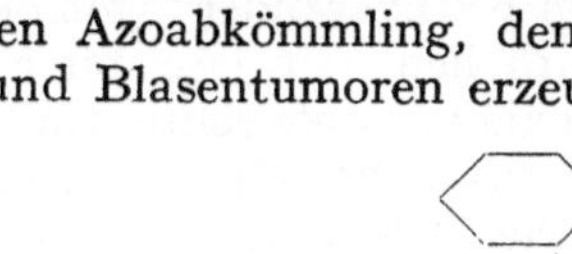 (Struktur mit $N:N$, NH_2, CH_3, CH_3)	p-Amidoazotoluol	nicht cancerogen
(Struktur mit $N:N$, NH_2)	p-Amidoazobenzol	nicht cancerogen

Später hat YOSHIDA auch mit dem nach Wegfall der NH_2-Gruppe noch einfacheren Azoabkömmling, dem *2:3-Azotoluol* Papillome der Blase und des Magens und Blasentumoren erzeugt.

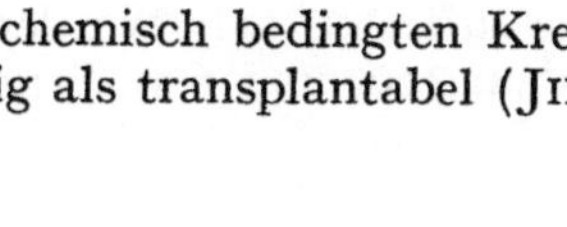

(Struktur: $-N=N-$, CH_3, CH_3)

2:3-Azotoluol

Wie bei vielen anderen chemisch bedingten Krebsen erwiesen sich auch die Scharlachrothepatome häufig als transplantabel (JIKUBO 1935, 1936). Auch für die allgemeine Ätiologie der primär multiplen Carcinome ist es wichtig, daß die Scharlachrotkrebse der Leber so gut wie stets *multizentrisch* auftreten, daß es aber andererseits gelingt, primär multiple, d. h. primär verschiedene Krebse, sei es in verschiedenen, sei es im gleichen Organ hervorzurufen. So hat EIKEN 1920 bei der gleichen Ratte einerseits ein Cysticercussarkom der Leber und ein Spiropteracarcinom des Vormagens der gleichen Ratte erzeugt, und YOSHIDA sah bei drei seiner Tiere neben dem chemisch erzeugten malignen Hepatom durch Scharlachrot zugleich ein Cysticercussarkom der Leber, also einen parasitär erworbenen Krebs, also zwei verschiedene Krebse, und das beim gleichen Tier zu gleicher Zeit und im gleichen Organ, das eine eine carcinomatöse, das andere eine sarkomatöse Geschwulst.

Alles dies ist aber nur von Ratten, in einigen Fällen auch von Mäusen bekannt. Dagegen ist trotz Hepatotrophie der Substanz eine Hepatombildung durch Scharlachrot bei anderen Tieren (bei Meerschweinchen: YOSHIDA 1932, bei Hühnern: HAKAHARA und TADASHI 1937) nicht gelungen. Auch Hühnerembryonalbrei ließ sich durch fortlaufende Scharlachrotölinjektionen nicht in maligne Tumoren umwandeln.

Dem o-Amidoazotoluol strukturell nahe verwandt ist der Anilinfarbstoff „Buttergelb". Er hat die Formel:

$$\langle \rangle - N = N - \langle \rangle - N \begin{smallmatrix} CH_3 \\ CH_3 \end{smallmatrix}$$

4-Dimethylaminoazobenzol

Ein Vergleich mit der Formel des o-Amidoazotoluols ergibt, daß lediglich die beiden CH_3-Gruppen die beiden H-Atome ersetzen.

In der Reihe der Azofarbstoffe kommt dem *Buttergelb* eine besondere Bedeutung zu, da dieser Stoff früher häufig Konserven, besonders Pflanzenfetten, Ölen und Margarine zugesetzt wurde, um diesem Butterersatz das Aussehen von „gelber Butter" zu verleihen.

Der erste, der die krebserzeugende Wirkung erkannte, war KINOSITA (1937). Ihm verdanken wir zugleich auch alles wesentliche Wissen über diesen Krebs. Er zeigte, daß Ratten, regelmäßig mit Buttergelb gefüttert, zwischen 70 bis 130 Tagen nach Versuchsbeginn Leberkrebs, zum Teil mit zerstörendem Wachstum und Metastasenbildung, bekommen können. Die Versuche KINOSITAs wurden von BROCK, DRUCKREY und HAMPERL (1938, 1940), allerdings ohne eingehende Kostvariation (s. S. 248), nachgeprüft und abgesehen von einigen nebensächlichen Abweichungen im wesentlichen bestätigt.

Es geht aus diesen Untersuchungen hervor, daß die Leber zunächst mit einer Änderung der Leberzellkerne (Kernvergrößerung, Änderung des Chromatingerüstes, Pyknose, Kernuntergang) reagiert. Den Kernveränderungen der Leberzellen folgt eine Wucherung der Gallengangsepithelien, teilweise mit cystischen Hohlräumen, bis dann schließlich Adenomknoten als Vorstufe echter Gallengangskrebse entstehen. Scharlachrot wirkt spezifisch auf Leberzellen, Buttergelb auf die Gallengangsepithelien (HASHIDA 1937). Die Adenome entstehen multizentrisch. Ein Teil derselben wuchert in die Umgebung ein und setzt in einem Teil der Fälle auch Fernmetastasen, z. B. in den Lungen. Die Geschwülste sind in hohem Maße transplantabel. Während KINOSITA den Krebs schon während dem 70. und 130. Versuchstage auftreten sah, wurden bei den deutschen Nachprüfern die Krebse zwischen dem 360. und 600. Tage festgestellt, und zwar nur bei 12 Fällen unter 83 Ratten. Ähnlich wie beim Scharlachrot ist auch beim Buttergelb die Leberkrebserzeugung nur bei Ratten und Mäusen, aber nicht bei Hühnern, Meerschweinchen und Kaninchen gelungen (MORTON 1941).

Hinsichtlich des Angriffspunktes sind die Kernveränderungen Hinweis genug dafür, daß die Chromatinsubstanz und Kernteilung spezifisch geschädigt werden. HAMPERL (1941) sagt: „Die mit der Regeneration eng verknüpfte Zellteilung ... scheint ... der empfindliche Punkt, ... an dem die Wirkungen dieser Stoffe in die Biologie der lebenden Zellen eingreifen." LANGER (1942) fand bei systematischen Kernmessungen zu Beginn Kerne mit doppeltem Volumen, die dann von ganz unregelmäßig vergrößerten Kernen und Zellen gefolgt sind. Die Kurven der Leberzellkerne geben ein gutes Bild über den Verlauf der Größenveränderungen der Kerne vom Beginn bis zum ausgebildeten Leberzelladenom.

Die spezifische Affinität zur Kernteilung und Chromosomensubstanz geht auch aus Untersuchungen von MORIGAMI (1939) hervor. Es gelang ihm in der Gewebekultur durch Zusatz von „Buttergelb" gesunde Fibroblasten in morphologisch bösartige Zellen zu verwandeln. Cytologisch fanden sich Pluripolarität, Hyperchromasie, Aberrationen von Chromosomen usw. Bei der Verimpfung solcher Zellen auf Hühner entstand jedoch Sarkom.

Buttergelb hat zu ausgedehnten Stoffwechseluntersuchungen der Azofarbstoffe Anlaß gegeben. Sie wurden eingeleitet durch HASHIMOTO (1935), der als erster den *Abbau von Azofarbstoffen in vivo* untersuchte. Eingehende weitere Untersuchungen stammen von KENSLER, RHOADS und ihren Mitarbeitern (1940, 1941, 1942, 1945), sowie von R. KUHN und BEINERT (1943/44). HASHIMOTO isolierte aus dem Urin von Ratten, die mit o-Aminotoluen gefüttert worden waren, den Stoff Acetyl-2-methyl-p-phenylendiamin, woraus auf eine Azoabspaltung im Organismus geschlossen werden darf. STEVENSON, DOBRINER und RHOADS (1942) wiesen sodann am Buttergelb als Folge der Aufspaltung des Moleküls im Urin Aminophenol und p-Phenylendiamin in freier und acetylierter Form nach.

Dimethyl-amino-azobenzol

p-Aminophenol

p-Phenylendiamin

N-acetyl-p-aminophenol

N,N-diacetyl-p-phenylendiamin

Abbau des Azofarbstoffes Buttergelb im Organismus nach STEVENSON, DOBRINER und RHOADS (1942).

In diesem Zusammenhang der Krebserzeugung durch chemische Stoffe interessiert vor allem die Tatsache, daß Buttergelb dadurch carcinogen wirkt, daß es in der Leber die die Oxydation unterhaltenden Enzyme schädigt. Nach KENSLER und RHOADS (1945) geht in vitro die enzymschädigende Wirkung nicht vom Buttergelb selbst, sondern von seinem Stoffwechselprodukt p-Phenylendiamin und von dem von ihnen vor allem angeschuldigten Stoffwechselzwischenprodukt Dimethyl-p-phenylendiamin aus. Nachdem schon angenommen worden war, daß die carcinogene Wirkung der Azofarbstoffe in Beziehung stünde zu der Hemmung der Carboxylase, prüften KUHN und BEINERT (1943) die von KENSLER, RHOADS und Mitarbeitern gezogenen Schlußfolgerungen experimentell nach, wobei sie das *p-Benzochinon* als das aus den carcinogenen Azofarbstoffen hervorgehende *Fermentgift* nachwiesen. Dieses p-Benzochinon war früher schon von TAKIZAWA (1940, zit. nach KUHN und BEINERT) als *carcinogen* nachgewiesen worden. Es erzeugt in 1%iger Benzollösung bei Mäusen Hautpapillome, die bei 15—20% der Tiere nach 200 Tagen in Carcinome übergehen. Scheinbar spricht die Tatsache, daß das Dimethyl-p-phenylendiamin, das auf dem Wege vom Azofarbstoff zum Chinon durchlaufen wird, nicht carcinogen ist (KINOSITA), gegen einen Zusammenhang zwischen der Hepatomerzeugung durch Buttergelb und der Carboxylasehemmung durch Chinon. Nach KUHN und BEINERT kommt es aber vielleicht nur darauf an, daß entsprechend dem Organotropismus der Azofarbstoffe Chinon „an solchen Stellen im Organismus immer wieder neu entsteht, die von Chinon, wenn man es per os oder intravenös zuführt, nicht erreicht werden können, weil dieses schon früher anderweitig abreagiert. Auch bei percutaner Zufuhr dürfte nur ein sehr kleiner Teil zur Wirkung gelangen, so daß der Erfolg der Versuche von TAKIZAWA (Erzeugung von Epitheliomen durch Pinseln mit p-Benzochinon) die wahre Wirksamkeit des Chinons wohl noch nicht erkennen läßt." Wegen der Vermutung, daß bei der Inaktivierung von Carboxylase durch Chinon eine SH-Gruppe des Proteins im Spiele ist, haben KUHN und BEINERT in einer weiteren Arbeit (1944) die Umsetzung von Cystein mit p-Benzochinon untersucht.

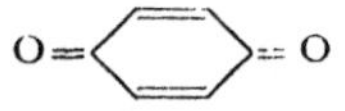

p-Benzochinon

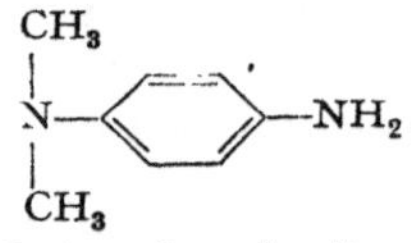

N-Dimethyl-p-phenylendiamin

Bei den carcinogenen Azostoffen taucht zum ersten Male das Problem auf, daß sonst sicher auftretender *Krebs durch Ernährungseinflüsse* verhindert werden kann. Da es hier nur eine Teilfrage der sehr viel umfassenderen *Anticarcinogenese* darstellt, seien hier nur die Faktoren berücksichtigt, die die Leberkrebsbildung bei Azostoffen unterdrücken.

1938 fand OKADA (zit. nach SUGIURA 1941), daß Reiskleie, Hefe und Rinderleber die Leberkrebsentstehung durch Buttergelb verhüten können. MORIGAMI und KASIWABARA (1941) zeigten, daß Brot und gekeimter Reis eine hemmende Wirkung aufweisen, während Hirsefütterung die Entstehung der Hepatome überhaupt verhindert. MORI (1941) zeigte darüber hinaus, daß durch Füttern von Leber sogar die präcancerösen Veränderungen hintangehalten werden konnten. Außer Leber war auch Niere, wenn auch weniger ausgesprochen, imstande, die Hepatome zu verhindern. SUGIURA und ROADS (1941) prüften, welche Substanzen in der Reiskleie und in der Hefe die Krebsentwicklung verhüten. Sie fanden, daß Vitamin A (in frischen Mohrrüben dargereicht) die Carcinomentstehung nicht verhindert, dagegen hat ein Ätherextrakt von Reiskleieöl (enthaltend Vitamin A, B_1, B_2 und E) die Carcinomentstehung in den ersten 150 Tagen verhindert und später die positive Prozentzahl von 98 auf 30% gesenkt. Nach den vielfachen neuen Untersuchungen während der Kriegszeit hat es den Anschein, als ob der Generalnenner für alle krebsverhindernden Stoffe bei den Azostoffen in den Proteinen und Vitaminen des Vitamin B-Komplexes, in erster Linie im Lactoflavin, also im Vitamin B_2 im engeren Sinne zu suchen ist. Wir kommen später bei dem Problem Krebsverhütung (s. 10. Kapitel, S. 654) ausführlich auf die Frage zurück.

Die Experimente mit den Azostoffen sind von großer Bedeutung. Sie zeigen:

1. ein bestimmter chemischer Körper induziert elektiv nur in einem einzigen bestimmten Organ Adenome, die sich zu Krebsgeschwülsten umwandeln,

2. in diesem Organ entsteht Krebs aber nicht direkt, sondern auf dem Umwege über zunächst gutartige Adenome (bzw. Papillome),

3. dieser Organkrebs wird durch Stoffe hervorgerufen, von denen einzelne unter bestimmten Bedingungen auch dem Menschen mit der Nahrung zugeführt und in der Therapie verwendet (vgl. REDING 1939) werden,

4 es besteht eine strenge Abhängigkeit zwischen der Dosis des aufgenommenen Stoffes und der Zeitdauer der Krebsentstehung,

5. die Entstehung dieser spezifischen Krebsart ist durch bestimmte Nahrungsmittel hemmbar, zum Teil sogar verhütbar,

6. der Organotropismus trifft Organe, in denen die Stoffe umgesetzt (Leber) oder ausgeschieden (Harntrakt) werden.

Die Azofarbstoffe sind also blastogen nur für ein einziges Organ, also spezifisch organotrop, im Gegensatz zu den eigentlichen, d. h. gegenüber jedem Gewebe carcinogenen Stoffen. Daraus und aus den sonstigen von den „spontanen" Krebsen abweichenden Punkten geht hervor, daß die Krebse nach Einverleibung von Azofarbstoffen wiederum — ähnlich wie die Virustumoren! — eine klare *Sonderstellung* unter den Krebsgeschwülsten einnehmen. Es geht daher nicht an, daß man, wie BORST es tut, wegen der vielerlei Zwischenstufen bei der Genese dieser Hepatome die allmähliche Entstehung des Leberkrebses lehrt. Es ist ein großer Unterschied zwischen den allmählich sich ändernden Verhältnissen der Präcancerosen und dem plötzlichen Eintritt der ersten cellulären Krebsumwandlung. Auch muß man sich bei den Azofarbstoffen immer bewußt bleiben, daß bei allen von ihnen ausgelösten Krebsformen die betreffende Substanz den präblastogenen Entwicklungsgang zwar ankurbelt und unterhält, daß aber allen Anzeichen nach nicht die Substanz selbst, sondern irgendein noch unbekanntes Umsetzungs-, Abbau- oder Zwischenprodukt den eigentlichen Schritt zum Carcinom veranlaßt. Aber auch dies ist bei den Azofarbstoffen nur bei Maus und Ratte, jedoch nicht bei anderen Versuchstieren gelungen.

Schließlich muß man Forschern, die auf solchen Azofarbstofftumoren die größten Schlußfolgerungen für das ganze Geschwulstproblem aufbauen, zu bedenken geben, daß die *Azoverbindungen* — im Gegensatz zu den später zu besprechenden Teerabkömmlingen — *keinerlei Beziehungen zu Stoffen, die in der Biochemie der Organismen vorkommen,* besitzen.

d) Abkömmlinge von 4-Aminostilben. 1945 entdeckten HADDOW, HARRIS und KON eine neue Klasse von Verbindungen, die insofern neue Perspektiven eröffnet, als sie einerseits auf Körpergewebe angewandt krebserzeugend, andererseits auf Geschwulstgewebe appliziert stark krebshemmend wirken. Von Benzpyren und Methylcholanthren hatte der Verfasser schon 1937 ihre, auf Carcinomgewebe angewandt, stark hemmende Wirkung dargetan. HADDOW hatte besonders in 3-Methyl-1:2-benzanthracen einen analogen cancerogenen und zugleich krebshemmenden Stoff ausgewiesen.

Der Stoff, von dem HADDOW und seine Mitarbeiter jetzt ausgehen, ist das 4-Dimethylaminostilben. Der Stoff weist durchschnittlich die 10fach stärkere krebshemmende Wirkung wie die noch zu besprechenden Kohlenwasserstoffe auf. Dieser und verwandte Stoffe sind zugleich nach 6—12 Monaten blastogen, stets bei subcutaner, bei 4-Dimethylaminostilben auch bei peroraler Einbringung. Auffällig ist die große Variabilität der Tumoren. Es entstehen Sarkome, Basaliome, Augenlid-, Gehörgangscarcinome, Fibroadenome der Mamma, Cholangiome, Lungenadenome und in einigen Fällen auch Darmcarcinome und Hypernephrome.

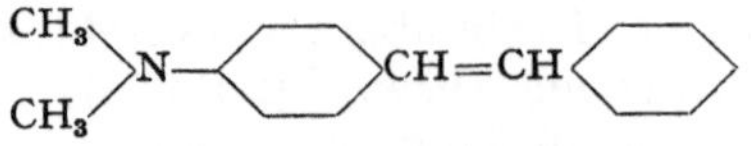

$$\begin{array}{c} CH_3 \\ {\Large\diagdown} \\ {\Large\diagup} \\ CH_3 \end{array} N - \bigcirc - CH=CH - \bigcirc$$

4-Dimethylaminostilben

Auffallend daran ist sowohl die gleichzeitige Induktion gut- und bösartiger Tumoren und die Variabilität der Tumoren, wie sie ähnlich auch von einem ganz anders gebauten cancerogenen Stoff, dem 2-Acetylaminofluoren (s. S. 243) geliefert werden. HADDOW (1947) diskutiert auch noch die Möglichkeit einer inneren Beziehung zum cancerogenen Stoff „Styryl 430" (s. S. 285), der bis jetzt in jeder Hinsicht eine Sonderstellung eingenommen hat.

3. Der Teerkrebs und Krebs durch aromatische Kohlenwasserstoffe.

1875 wurde zum erstenmal durch den damaligen Hallenser Chirurgen VOLKMANN der Begriff des Teerkrebses als Berufskrebs aufgestellt. Es ist heute kein Zweifel, daß unter den Berufskrebsen der Teerkrebs weitaus an der Spitze marschiert.

VOLKMANN war sich der Tragweite seiner Entdeckung von Anfang an bewußt. Schon in der zweiten Zeile betont er das „besondere Interesse" seiner drei Fälle von „Hautkrebs des Scrotums", welches dadurch gegeben sei, daß „sie sich bei Arbeitern entwickelten, welche in Braunkohlenteer- und Paraffinfabriken beschäftigt waren, und daß sie, bis in die letzten Details, sowohl ihres klinischen Verlaufes als ihres anatomischen Verhaltens, vollständig mit dem sog. Schornsteinfegerkrebs der Engländer übereinstimmten". VOLKMANN beschreibt dann weiterhin als Vorstadium die von den Arbeitern selbst als „T eerkrätze" bezeichneten heftig juckenden Erkrankungen der Hautdecken, ferner die warzigen Wucherungen, aus denen, „wenn die gleichen Schädlichkeiten immer wieder aufs Neue einwirken, mit der Zeit wirkliche Hautkrebse (Hornkrebse) entwickeln." VOLKMANN sieht die Rußkrebse einerseits und die Teer- und Paraffinkrebse andererseits als völlig identisch an. Einen Unterschied sieht er nur darin: „Die Produkte der trockenen Destillation der Braunkohle ... wirken offenbar sehr viel reizender als der Kaminruß." Die Folge davon sei, daß „der Übergang zu Carcinom sehr viel früher" erfolge, „als es bei den Schornsteinfegern gemeinhin der Fall ist".

a) Teerberufskrebs. Der Teerkrebs ist jedoch nur ein Sammelbegriff für all die Berufskrebse bei Arbeitern, die bei ihrer Tätigkeit mit Teer, Kohle, Pech, Ruß und vielen ihrer Produkte dauernd in Berührung kommen. Schon die Teerarten selbst (vgl. Tabelle 40) sind sämtlich krebserzeugend, gleichviel, ob Steinkohlen-, Holz-, Tabak-, Schiefer- oder Terpentin-, Hochofen-, Holzkohlen- oder Pinenteer. Darüber hinaus gehören zu dieser Gruppe ebenso der Krebs der Steinkohlenindustriearbeiter, als auch der Arbeiter, die mit Ruß, Teer, Pech, Paraffin, Asphalt, Teeröl, Gaskoks, Naphtha, Anthracen, Kreosot, Mineralölen und mit Briketts zu tun haben.

Zu diesen Arbeiterkategorien kommen auch andere Berufe, die den betreffenden Substanzen auf besondere Weise ausgesetzt sind. Hierher gehören z. B. die Schornsteinfeger, die Baumwollspinner, die sich mit Schmieröl beschmutzen, oder Fischer, die mit Kienteer imprägnierte Netze benutzen, Seiler, die teergetränkte Hanfseile verfertigen. Bei den von SHAMBAUGH (1935) mitgeteilten Fällen von Lippenkrebs bei Fischern im Staate Massachusetts handelt es sich um eine eigenartige Teereinwirkung, die dadurch zustande kommt, daß

die Fischer beim Netzeflicken die mit Gaswerkteer geteerten Fäden bzw. die Flick-
nadel mit dem Teerfaden zwischen den Lippen halten und sich auf diese Weise
mit dem Teer benetzen. WEISS (1931) beschreibt z. B. den Fall eines 75jährigen
Mannes, der 38 Jahre lang mit der Herstellung von Hanfseilen und deren Imprägnierung mit Kienteer beschäftigt war. Er bekam ein Basalzellenepitheliom
der Stirn und später ein Scrotalcarcinom mit Leistendrüsenmetastasen. Der
Arbeiter hatte stets die gleiche, stark teer- und ölgetränkte Kleidung
getragen. Mit einer Inhalation von Teerprodukten muß bei den
Lungenkrebsen der Generatorgasarbeiter (KURODA und KAWAHATA
1936) gerechnet werden. Bei ihnen kommen, wie so oft, mehrere Schädigungen
zugleich in Betracht (Hitze, Staub, Inhalation von Teer- und Pechprodukten).

Tabelle 45. *Übersicht über Berufsarten beim „Teerkrebs".*

Berufsart	Schädigende Substanz	Lokalisation
Teerarbeiter	Teer	Scrotum
Hochofenarbeiter. . .	Teer	Haut
Leuchtgasfabrikarbeiter	Teer	Haut
Dachpappenarbeiter .	Teer	Hände
Asphaltarbeiter . . .	Teer, Asphalt	Scrotum, Hände
Fischer	Teergetränkte Nadeln und Netzfäden	Lippen
Seilarbeiter	Teergetränkte Hanfseile	Scrotum, Hände
Schornsteinfeger . . .	Ruß	Scrotum
Rußsackträger . . .	Ruß	Ohren
Rußstampfer	Ruß	Fußsohlen, Zehen
Minenheizer	Ruß	Scrotum
Schiffs- und Eisenbahnheizer.	Ruß	Scrotum
Pecharbeiter	Teerpech	Haut, Scrotum
Brikettarbeiter. . . .	Teerpech	Haut, Scrotum
Korksteinarbeiter . .	Teerpech	Haut, Scrotum
Schwellenholzarbeiter	Kreosot	Scrotum
Telegraphenstangenarbeiter	Kreosot	Scrotum
Paraffinarbeiter . . .	Mineralöle	Hände, Scrotum
Baumwollspinner. . .	Mineralöle	Hände, Scrotum
Anthracenarbeiter . .	Anthracen	Haut
Ziegelhüttenarbeiter .	Steinkohlenöl	Haut, Scrotum
Generatorgasarbeiter .	Teer-Pechstoffe	Lungen

Eingehende Schilderungen der Verhältnisse beim Schornsteinfegerkrebs finden sich bei BANG (1927), RICHTER (1930), DÜTSCHKE (1931), über den Pechkrebs bei BARNEWITZ (1928), BRENNER (1930), über den Baumwollspinnerkrebs bei IRVINE (1935), TWORT (1930, 1932), über den Paraffinkrebs bei RÖSCH (1923), WOOD (1929), über Krebs bei Korksteinarbeitern bei TEUTSCHLÄNDER (1929) u. a. Die neueste Übersicht über die Industriezweige, deren Arbeiter der Hautkrebsgefahr ausgesetzt sind, stammt von HENRY (1947).

Die obenstehende Tabelle 45 über die Berufskrebse durch Teer und Teerprodukte ergibt ein Bild von der Mannigfaltigkeit der Berufsarten, der Vielheit der Berufsnoxen, zugleich aber von der Einförmigkeit der Lokalisation, ganz besonders im Bereich des Scrotums. Alle „Erkrankungen an Hautkrebs oder zu Krebsbildung neigenden Hautveränderungen durch Ruß, Paraffin, Teer, Anthracen, Pech und ähnliche Stoffe" figurieren unter Nr. 13 in der Liste der in Deutschland „entschädigungspflichtigen Berufskrankheiten".

b) Der experimentelle Teerkrebs. Wie kein anderer Berufskrebs, so hat der *Teerkrebs* die gesamte *experimentelle Krebsforschung* befruchtet. Zugleich ist aber auch beim Teerkrebs die Frage nach der Natur der betreffenden schädigenden Substanzen heute weitergehend aufgeklärt als bei jedem anderen Krebs.

Nachdem es 1915 YAMAGIVA und ITSCHIKAWA (vgl. 1918) mit Steinkohlenteer und PASSEY (1922) mit Ruß gelungen war, durch langdauernde Pinselungen der Haut Hautkrebs zu erzeugen, haben sich alsbald auch andere Teere, Mineralöle usw. als carcinogen erwiesen, und es wurden mit Teer nicht nur Krebse der Haut, sondern auch Krebse der Lungen und vieler anderer innerer Organe experimentell erzeugt (vgl. STERNBERG 1923). Die Teerkrebse entstehen auch im Experiment erst nach relativ langer Zeit (12—18 Monate! CAMERON und MELTZER 1937).

Die Tabelle 46 zeigt, daß tatsächlich alle bekannten Teerarten krebserzeugend sind.

MURPHY und STURM (1925), BONNE (1927), CIRIO und BALLESTRA (1931) und SHABAD erhielten allein durch Hautpinselungen einen wechselnd hohen Prozentsatz von Lungentumoren.

Von den eigentlichen Teerprodukten zu trennen sind *carcinogene Substanzen in Mineralölen*. Diese letzteren stellen bekanntlich einen Sammelbegriff unverseifbarer Öle verschiedener Herkunft (aus Erdöl, Kohle, Holz, Torf, Schiefer) dar. Chemisch sind es Gemische aus aliphatischen Kohlenwasserstoffen. Ihre Verwendung als Treib- und Schmierstoffe, Putzöle usw. bringt sie besonders in Spinnereien, in allen maschinell-technischen Betrieben, besonders auch beim Kraftverkehr mit dem Menschen in Berührung.

Tabelle 46. *Carcinogene Teere.*

Steinkohlenteer	YAMAGIVA
Braunkohlenteer	VOLKMANN
Tabakteer	CHIKAMATSU, ROFFO
Holzteer	TWORT und FULTON
Terpentinteer	TWORT und FULTON
Schieferteer	SCHABAD
Gaswerkteer	BONSER, BEERENBLUM
Holzkohlenteer	TWORT
Hochofenteer	BONSER
Pinenteer	SCHÜRCH und WINTERSTEIN
Kaffeeteer	ROFFO

Als wirksamstes Mineralöl hat sich das „shale oil", das Öl des schottischen Kohlenschiefers (BERENBLUM und SCHOENTAL 1943) erwiesen. Versuche, den wirksamen Bestandteil mit den gleichen Methoden, die zum Auffinden des Benzpyrens (s. S. 259) im Steinkohlenteer geführt haben, zu gewinnen, schlugen fehl. Unter Heranziehung physikalischer Hülfsmittel gewonnene Derivate des Schieferöls erwiesen sich im Tierversuch als stärker carcinogen als gesättigte Lösungen von Benzpyren in Benzin. Wahrscheinlich sind die carcinogenen Bestandteile des blauen shale oil und die des Steinkohlenteers Verbindungen ein und derselben chemischen Gruppe.

Der Berufskrebs, der die carcinogene Rolle der *Mineralöle* ans Tageslicht brachte, war der *Hautkrebs der Baumwollspinner* in England. Während der Hautkrebs ungefähr 1% (s. 2. Kapitel, S. 40), der Krebstodesfälle ausmacht, macht er bei Baumwollspinnern 23% aller Krebstodesfälle aus (JÖTTEN und REPLOH 1932). Auch die Berufsstatistik zeigt die hohe Krebsgefährdung der Baumwollspinner. Setzt man die Krebssterbefälle aller Berufe gleich 1000, so ist die der Baumwollspinner 1648.

Diese Erhöhung der Krebsgefährdung um 65% gegenüber dem allgemeinen Bevölkerungsdurchschnitt hat ihre Ursache in den etwa seit 1850 in den Spinnereien benutzten Maschinenölen, die zum Einschmieren der Spindeln gebraucht werden. Am gefährlichsten sind Schieferöle. Ihre carcinogene Wirkung ist 12mal so stark wie die des Petroleums (TWORT und JEEG 1928). Aber auch die höher siedenden Fraktionen von Erdölen sind gefährlich. Die Carcinogenität kann durch Reinigung mit Schwefelsäure unwirksam gemacht werden. Bei der Suche nach dem wirksamen Agens (TWORT und FULTON 1929) ist man zur Annahme gelangt, daß es zu den benzolartigen Kohlenwasserstoffen gehört. Je mehr diese gesättigt sind, um so geringer war die Wirksamkeit auf Mäuse (TWORT und Twort 1931). Nicht carcinogen sind nur die weißen Öle, reines Paraffinum liquidum usw. (Twort und Syth 1933).

Untersuchungen über den Krebs durch Mineralöle als Berufskrebs stammen von Irvine (1935) und Henry 1947). Des letzteren Zusammenstellung umfaßt aus der Baumwollindustrie 1389 Fälle, von denen 52,9% ihre Hautcarcinomlokalisation an den oberen Gliedmaßen, 23,4% am Scrotum, 17,6% am Kopf und Nacken und 5,8% an den Beinen hatten.

Oft werden *Mineralöle* auch als Ursache von anderen Berufskrebsen angesehen. Mit der zunehmenden Verwendung von Diesel(Schweröl-)motoren haben auch die Verbrennungsrückstände der Mineralöle erhöhtes Interesse gefunden. C. C. Twort und J. M. Twort (1935) machten Versuche an Mäusen mit dem Dampf von verbrennenden Schmierölen. Gruppen von Mäusen wurden mit Gaswerkteer gepinselt, die eine wurde Mineralöldämpfen ausgesetzt, die andere Gruppe in frischer Luft gehalten. Die erstere erhielt so viel mehr Tumoren als die zweite, daß die carcinogene Fähigkeit sich wie 80:18 verhielt. Leichte Dieselmotoröle waren für die Mäusehaut nicht, schwere deutlich carcinogen. Autoschmieröle waren nach dem Gebrauch stärker carcinogen als in frischem Zustande. Die Verfasser nehmen an, daß Mineralöle, die carcinogen auf die Haut der Mäuse wirken, dies auch an Lungen und Verdauungskanal des Menschen tun. Sehr steht zu befürchten, daß bei der außerordentlichen Knappheit an Fetten und Ölen in Deutschland seit 1938 auch manche Mineralöle zur Nahrungszubereitung verwandt oder betrügerisch vermeintlichen Speiseölen zugesetzt worden sind. Daß Paraffinöl z. B. als Ersatz für Salatöl benutzt wird, behauptet Schoch (1943).

Twort und Twort (1935) pinselten ferner 100 Mäuse mit dem aus dem Auspuffrohr eines Verbrennungsmotors zurückgewonnenen Öl. Trotz einer verhältnismäßig hohen Sterblichkeit erhielten sie 6 Tumoren. Campbell (1936) untersuchte die Wirkung von Auspuffgasen von Verbrennungsmotoren, erhielt aber keine überzeugend wirkende Erhöhung der Lungentumoren bei Inhalation jener Gase, während die Einatmung von Teerstaub zu einer beträchtlichen Vermehrung führte. Diese Untersuchungen sind wichtig, weil man vielfach die unbestreitbare Zunahme des Bronchialkrebses auch mit den Verbrennungsgasen der Autos in Verbindung gebracht hat.

Tabelle 47. *Steigerung der spontanen Krebshäufigkeit durch Kreuzung und Teerung.*
(Nach Lynch.)

Ausgangsmaterial:

Stamm 1194:	*Stamm Bagg albino:*
spontane Lungentumoren:	spontane Lungentumoren:
6,7%	*37,0%*

I. Kreuzung:

Krank 1194 × krank Bagg albino
1 Tochtergeneration: *48%* Lungentumoren

II. Teerung:

| Stamm 1194: | Anstieg von *6,7%* auf *22,4%* |
| Stamm Bagg albino: | Anstieg von *37%* auf *85,4%* |

III. Rückkreuzung und Teerung:

Rückkreuzung F$_1$ (aus 1194 × Bagg mit 1194) + Teerung: *39,5%*
Rückkreuzung F$_1$ (aus 1194 × Bagg mit Bagg) + Teerung: *81,1%*

Lynch (1936) gelang es, bei ihren Inzuchtstämmen mit konstanter Zahl spontaner Lungentumoren diese Ziffer von 6,7% bzw. 37% spontaner Lungenkrebse einerseits durch Kreuzung, andererseits durch Hautteerung auf das Mehrfache, nämlich auf 22,4% bzw. 85,4% hinaufzutreiben (Tabelle 47).

Besonders wichtig ist es, daß es *mit dem Teer* bereits gelingt, *Krebs innerer Organe* planmäßig zu erzeugen (Tabelle 48).

Die Versuche sind wichtig nicht nur wegen der Möglichkeit, mit Teer und Teerderivaten überall Krebs zu erzeugen und die Krebslokalisation selbst zu bestimmen, sondern auch wegen des Nachweises, daß die komplexen Teersubstanzen im Gegensatz zu Einzelkomponenten keine primäre Organaffinität besitzen. Sie zeigen aber auch, daß es entgegen mancher Ansicht bei der Teerkrebsentstehung der Mitwirkung photosensibilisierender ultravioletter Strahlen, an die man beim Hautteerkrebs denken könnte, nicht bedarf (vgl. TEUTSCH-LÄNDER 1937).

Tabelle 48. *Mit Teer erzeugter Krebs innerer Organe.*

Autor	Organkrebs	Substanz	Applikation
BADILE und MAURIZIO	Uteruscarcinom (4 Formen)	Teer	Intrauterin
BORST	Uteruscarcinom	Teer + Follikulin + Lutogan	Pinselung bzw. Injektion
CIRIO und BALLESTRA	Lungencarcinom	Teer	Pinselung der Haut
LÖWENTHAL	Peritonealsarkom	Teerfraktion (über 350⁰)	Intraperitoneale Injektion
MÉNÉTRIER und DERVILLE	Magenkrebs	Teer	Perigastrische Injektion
KORTEWEG (1929)	Leukosarkomatose des Mediastinums	Emulsion von Teer und Gummi arabicum	Intratracheale Injektion
KORTEWEG (1933)	Vulva- und Uteruscarcinom	Teer	Vaginal
PIERSON	Uterus-Adenocarcinom	Teer und Prolaninjektion	Pinselung bzw. Injektion
TADAKI	Adenocarcinom der Submaxillaris	Teer	Direkt iniziert
TADAKI	Kehlkopfcarcinom	Teer	Intramukös
UNO	Pleuracarcinom	Teer	Intrapleural
CAMPBELL	Bronchialcarcinom	Teertsaub	Inhalation

Daß man aber trotzdem selbst bei so stark krebserzeugendem Stoff die innere genetische Konstitution der Versuchstiere nicht außer acht lassen darf, zeigen verschiedene Versuche. DOBROVOLSKAJA-ZAVADSKAJA und OLCH (1934) zeigten, daß gewisse Unterschiede zwischen weißen, wildgrauen und silbergrauen Stämmen bestanden, doch blieben auch spontan völlig krebsrefraktäre Mäusestämme bei Teerpinselung nicht von Krebs verschont (DOBROVOLSKAJA-ZAVADSKAJA und GARRIDO 1936). Nur das Meerschweinchen erwies sich dem Teer gegenüber als refraktär (MIESCHER 1935).

LYNCH zeigte bei 4 Inzuchtstämmen (Tabelle 49), daß sich bei gleicher Hautpinselung und bei gleicher Substanz die Hautkrebse und Lungenkrebse ganz verschieden verhalten. Während in dem ersten Stamm die Zahl der Hautkrebse und der Lungenkrebse sich mit über 73% genau die Waage halten, waren bei einem anderen Stamm die Lungenkrebse doppelt so häufig (81,5%), und in einem 4. Stamm endlich entstanden überhaupt keine Hautkrebse, aber 80% Lungenkrebse (vgl. Tabelle 49). Es ist dies ein für die Ätiologie des Krebses grundlegender Versuch, da er zeigt, daß auch bei stärkst wirksamer Krebsnoxe trotz Gleichheit des Agens ein ganz verschiedener Krebseffekt je nach der erbgenetischen Beschaffenheit der betreffenden Stämme resultiert.

Oft behauptet (z. B. jetzt wieder von BAADER 1937), aber nicht bewiesen scheint mir die These, als schaffe Teer eine „Allgemeindisposition für Krebs".

Wer sich erinnert, daß A. Fischer in Gewebskulturen mit Zusatz ganz minimaler Mengen von Teer embryonale Zellkulturen in bösartige Zellen umwandelte, wer den Versuch von Laser (1927) in Rechnung stellt, der embryonales Milzgewebe lediglich im Plasma von Tieren, die intravenös mit Teer vorbehandelt waren, züchtete und dann Sarkom erzielte, der wird sehr viel mehr der örtlichen Einwirkung der Stoffe auf die Zellen selbst die Hauptbedeutung zumessen als der „Allgemeinschädigung". Die letztere ist zwar faßbar in akuten und chronischen Leberveränderungen (Babes 1931) und soll auch als solche nicht geleugnet werden, doch scheint eine durch Teer bewirkte, spezifisch auf den Krebs gerichtete „Allgemeindisposition für Krebs" nicht bewiesen.

Manchmal dient das Experiment auch dazu, eine vermutete Carcinogenese auszuschließen. So ist Ruß aus Kohlenfeuerung sicher krebserzeugend, auch vom Ruß aus Ölfeuerungen war dies anzunehmen. Miescher und Schwarz (1942) haben aber mit den hochsiedenden Kohlenwasserstoffen des Rußes aus Ölfeuerungen bei Mäusen bis zum 272. Tag weder Warzen noch Papillome erzeugen können.

Die *Teerung* liefert ein ausgezeichnetes *Hilfsmittel für das Studium der Präneoplasie*. Rous und Kidd (1941) widmen ihr eingehende Untersuchungen. Die Teerung liefert, bevor Krebs entsteht, zunächst meist gutartige Geschwülste. Diese können sehr zahlreich sein, während

Tabelle 40. *Teerversuche an 4 Stämmen weißer Mäuse.* Nach Lynch.)

Stamm	Hauttumoren in %	Lungentumoren in %
Hairless . .	73,6	73,8
1194	42,1	16,2
Bagg a . .	34,2	81,5
Bagg b . . .	0,0	80,0

Krebs vergleichsweise selten auftritt. Der fundamentale Unterschied besteht darin, daß die Teerwarzen sich noch zurückbilden können, daß sie die Fähigkeit selbständigen Wachstums nicht besitzen und daß die Zellveränderungen reversibel sind. Für die Krebsumwandlung sind stets noch besondere begünstigende Faktoren nötig. Wiederholte Teerung schafft eine erhöhte Empfindlichkeit. Jede neue Teerung schafft einen neuen zusätzlichen carcinogenen Reiz. Der Einfluß des Teeres hört keineswegs mit dem Aufhören der Teerung auf. Jede neue Teerung macht immer neue Zellen zu potentiellen Warzenzellen. Warzenrezidive werden durch neue Teerung, aber auch durch nicht carcinogene Reize, wie z. B. durch Terpentin und durch Wundsetzung hervorgerufen. Die Rückkehr von Teerwarzen zu anatomisch normaler Haut bedeutet nicht immer zugleich auch funktionelle Normwiederkehr. Die Fähigkeit des Epithels, neue Warzen zu bilden, kann wenigstens 6 Monate anhalten. Die Abweichung solcher Zellen ist so geringfügig, daß sie sich, wenn sie nicht erneut gereizt werden, wieder in die Organisationsgesetze einfügen und das gewohnte Aussehen und ihre alten Lebensgewohnheiten annehmen können. Das bedeutet aber nicht, daß sie wieder völlig normal geworden sind, sondern nur, daß ihre neoplastische Potenz noch unentschieden ist. Wenn die endgültige Krebsumwandlung dann schließlich geschieht, so ist das keine bloße Übersteigerung der vorhergehenden Papillomatose, sondern ein ganz neues Ereignis, welches sich von allen anderen Vorstufen grundsätzlich unterscheidet. Dieses Ereignis hat zur Folge den mehr oder minder weitgehenden Verlust der Organisationsfähigkeit und den Gewinn der unabhängigen Proliferation (vgl. auch S. 101).

Der Teerkrebs hat auch vielen morphologischen Untersuchungen besonders über Präcancerosen gedient. Schairer z. B. (1937) untersuchte am experimentellen Teerkrebs die Beziehungen zwischen Kerngröße und Geschwulstwachstum (s. auch 3. Kapitel, S. 96).

c) Die carcinogenen Kohlenwasserstoffe des Teers. Angesichts der großen Zahl der mit Steinkohle, Teer, Pech usw. zusammenhängenden Berufskrebse war natürlich von allem Anfang an die große Frage, *welcher Bestandteil des Teers ist denn nun krebserzeugend*?

Daß es sich hier um eine schier unlösbare Aufgabe handelt, leuchtet ohne weiteres ein, denn nicht nur die Kohle, auch der Teer, das Pech usw. sind ja selbst aus Tausenden von verschiedenen Stoffen zusammengesetzt. Daß diese Frage nach den wirksamen krebserregenden Stoffen heute weitgehend gelöst ist, darf als einer der größten Triumphe der modernen Chemie betrachtet werden.

Nachdem man schon zuvor gefunden hatte, daß die wirksamen Substanzen offenbar in den höchstsiedenden Fraktionen des Steinkohlenteers zu finden sind, waren es die Schweizer BLOCH und DREYFUSS (1921), die als erste die entsprechende Einengung all der Tausende von Möglichkeiten brachten. Sie konnten nachweisen, daß im Steinkohlenteer die krebserzeugenden Stoffe in dem oberhalb von 400° durch fraktionierte Destillation anzureichernden neutralen Gemisch höchstsiedender Stoffe zu suchen sind. Was schon damals sehr wichtig schien, war der Nachweis, daß die in diesem Gemisch in Betracht kommenden Stoffe sämtlich stickstofffrei sind.

Damit war natürlich der weiteren Forschung der Weg vorgezeigt. Hier setzt nun die Arbeit des Londoner Krebsinstitutes und seiner Chemiker ein. KENNAWAY zeigte bereits 1924, daß es in dem von BLOCH und DREYFUSS nachgewiesenen Gemisch nur die hochkondensierten und nur aus Wasserstoff und Kohlenstoff bestehenden sog. *aromatischen Kohlenwasserstoffe* sind, welche allein den Krebs zu erzeugen in der Lage sind.

Diese Feststellung war um so wichtiger, als damit gezeigt war, daß die krebserzeugenden Stoffe sich aus Bestandteilen zusammensetzen, aus denen ein großer Teil der organischen Stoffe besteht. Nur war es noch nicht möglich, innerhalb der zahllosen Kohlenwasserstoffe zunächst einen gemeinsamen Nenner zu finden für diejenigen Stoffe, die krebserzeugend sind oder nicht. Hier war es nun MAYNEORD (1927), welcher von einer ganz anderen Seite her, nämlich auf physikalischem Wege, das Problem anpackte. Er konnte nachweisen (s. auch KENNAWAY und HIEGER 1930), daß in der Fülle der Stoffe, die KENNAWAY als reine Kohlenwasserstoffe nachgewiesen hatte, nur diejenigen hochkondensierten Kohlenwasserstoffe krebserzeugend sind, die ein bestimmtes *Fluorescenzspektrum* mit mehreren charakteristischen Banden besitzen. Damit war natürlich erneut eine weitere Einengung der zahlreichen Stoffe des Teers, die in Betracht kommen, gegeben, wie sich überhaupt in der Folge physikalische Methoden (Fluorescenzmikroskopie, Fluorescenzspektrographie, Polarographie, Krystallographie usw.) bei der Untersuchung carcinogener Teerstoffe aufs beste bewährten und auch noch weitere Ausblicke eröffnen (Näheres bei BERENBLUM, HOLIDAY und JOPE 1947).

Auf den von KENNAWAY und MAYNEORD erarbeiteten Grundlagen bauten nun JAMES WILFRED COOK und seine Mitarbeiter (1932, 1933, 1936, 1938, 1940) ihre weitere Arbeit auf. Sie konnten nach einiger Zeit die erste Muttersubstanz krebserzeugender Stoffe finden, eine Substanz, die einerseits das charakteristische Fluorescenzspektrum aufwies und andererseits chemisch genau definierbar war. Es war das *1.2-Benzanthracen*. Zur selben Zeit hatte CLAR (1929), dessen Verdienste nicht immer genügend gewürdigt werden, neue Methoden zur Synthese solcher Kohlenwasserstoffe ausgearbeitet und eine „größere Anzahl von mehrkernigen aromatischen Kohlenwasserstoffen leicht zugänglich gemacht" und Proben von allen von ihm dargestellten Kohlenwasserstoffen dem Royal Cancer Hospital in London zugesandt. Bezüglich der Nomenklatur der aromatischen Kohlenwasserstoffe, ferner ihrer Konstitution, Eigenschaften, Darstellungsmethoden usw. sei deshalb besonders nachdrücklich auf die große Gesamtdarstellung von CLAR (1941), bezüglich zusammenfassender Würdigung überhaupt auf DOMAGK (1936) und BUTENANDT (1938) verwiesen.

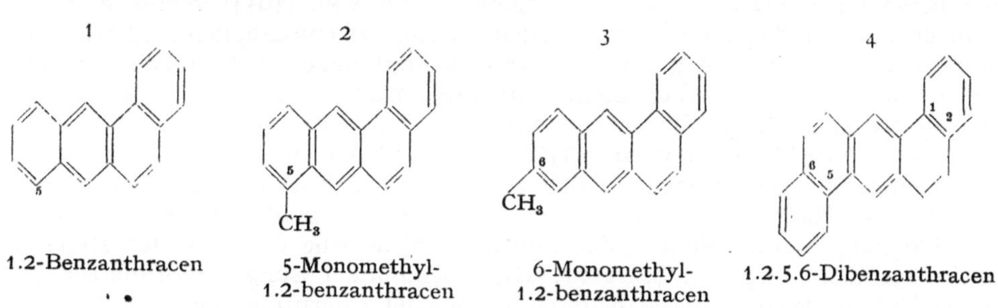

Benzol Naphthalin Anthracen 1.2-Benzanthracen 1.2.5.6-Dibenzanthracen

Aus der Strukturformel geht hervor, daß es sich um einen reinen Kohlenwasserstoff handelt, der sich aus einem System von 4 Sechserringen aufbaut. Dieses 1.2-Benzanthracen war zwar selbst noch wenig krebserzeugend, jedenfalls sehr viel weniger als der Teer selbst. Sobald man aber dieser Muttersubstanz (1) z. B. eine CH$_3$-Gruppe bei 5 (2) oder bei 6 (3) oder einen neuen Ring, z. B. bei 5.6, anfügte (4), so waren diese Stoffe sehr viel wirksamer als die Muttersubstanz selbst und alle in mehr oder minder starkem Grade krebserzeugend. Auch die weiteren Untersuchungen zeigten die Abhängigkeit der Aktivität von der optimalen Molekularzusammensetzung.

1.2-Benzanthracen   5-Monomethyl-1.2-benzanthracen   6-Monomethyl-1.2-benzanthracen   1.2.5.6-Dibenzanthracen

Vor allem das **1.2.5.6-Dibenzanthracen** (4) erwies sich in hohem Maße als krebserzeugend. In diesem Stoff konnte KENNAWAY (1930) zugleich den ersten bis dahin bekannten organischen Stoff, der hochgradig krebserzeugend wirkt, synthetisch darstellen!

Mit 1.2.5.6.-Dibenzanthracen sind bereits viele *Experimente* angestellt und eine Reihe neuartiger Ergebnisse erzielt worden. 1.2.5.6.-Dibenzanthracen wurde auf die verschiedenste Weise appliziert, meist durch Hautpinselung von Benzollösungen, Injektion bei Lösung in Schweinefett, Olivenöl (BURROWS 1932, 1933), gelegentlich in Krystallform (SHEAR 1936). LORENZ und ANDERVONT (1936) stellten Lösungen in Serum her. Dibenzanthracen löst sich bei 4stündigem Schütteln mit Pferdeserum zu 0,0015 mg/ccm, in cholesteringesättigtem Serum mit 0,005 mg/ccm.

Die Tumorausbeute hängt auch von der *Zahl der Applikationen* ab. ANDERVONT (1935) erhielt zwar schon mit einer einzigen Injektion von nur 0,8 mg Dibenzanthracen in 75% der Tiere Tumoren, doch stieg der Prozentsatz bei 2—3 Injektionen noch auf 85% an. Was die *Dosis* selbst anlangt, so hat SHEAR einmal mit nur 0,0004 mg (0,4 γ!) ein transplantables Sarkom bei der Maus 14 Monate nach der Injektion erzielt. COOK und Mitarbeiter (1936) weisen dabei darauf hin, daß das der Größenordnung nach Substanzmengen von Östron entspricht, mit denen man beim kastrierten Weibchen Östren erzeugen kann.

Morphologisch wurden mit Dibenzanthracen die verschiedensten Geschwulstformen erzeugt: Fibro-, Leiomyo-, Schuppenzell-, Rhabdomyo- und unklassifizierte Sarkome (HAAGENSEN u. Mitarb. 1936). ILFELD (1936) verwandte Dibenzanthracen auch zur Erzeugung von Krebsen innerer Organe. Bei 41,3% der überlebenden Tiere erzielte er 12 Nierenepithelcarcinome 6—10$^{1}/_{2}$ Monate nach der Einführung von Cholesterolstäbchen, die die Substanz in 5%iger Verdünnung enthielten, außerdem ein Uterus- und zwei Leberzellcarcinome.

Auch ist die Ausbeute bei verschiedenen Tieren verschieden. Bei gleicher intraperitonealer Einverleibung bekamen von 10 Ratten 8 polymorphzellige Bauchhöhlentumoren, von 120 Mäusen nur 17 (BURROWS 1932). COOK und Mitarbeiter (1932) erhielten mit Dibenzanthracen in 0,003% Benzollösung (2mal wöchentlich gepinselt) unter 233 Mäusen 77 Hautcarcinome (= 33,0%).

Ja, sogar bei der gleichen Tierart sind die verschiedenen Tierstämme verschieden empfindlich (LYNCH 1935). Stämme mit Neigung zu Spontantumoren bekommen ihre Tumoren durch Dibenzanthracen schneller als andere Stämme (ANDERWONT 1935). Bei zwei verschiedenen Albinostämmen erhielt er nach subcutaner Injektion auch Lungentumoren (stets Carcinome!), gleichviel ob die Mäuse ein Dibenzanthracensarkom hatten oder nicht.

Dem Dibenzanthracen gegenüber erwiesen sich das Meerschweinchen (MIESCHER 1935) und das Kaninchen (MAISIN und LIEGEOIS 1933) als krebsrefraktär, trotz sehr lange fortgesetzter Einwirkung. Nur LACASSAGNE (1933) gelang es beim Kaninchen ein Hodencarcinom zu erzielen. Besonders empfänglich sind Hühner. DOBROVOLSKAJA (1936) sah bei sonst krebsunempfänglichen Stämmen weniger, bei empfänglichen wesentlich mehr Tumoren auftreten, doch ließen sich auch bei einem „refraktären" Stamm „ziemlich viel Tumoren erzeugen".

ANDERVONT (1937), SHABAD (1937) sahen nach subcutanen Einspritzungen von 0,8 mg Dibenzanthracen (in 0,2 ccm Schmalz gelöst) häufiger und früher Lungen- als Hauttumoren auftreten. Sie ziehen — wohl mit Recht — eine Verschleppung kleiner Mengen der Substanz in die eine Geschwulstentstehung begünstigenden Lungen in Betracht. Die molekulare Lösung der Stoffe schafft ja die Voraussetzung für die Entstehung solcher „Ferntumoren".

Sehr oft wird über Weiterverimpfbarkeit der Tumoren berichtet (BURROWS, PARSON 1936, BERENBLUM und KENDAL 1934, SHABAD 1935). LEWIS (1937) konnte in 100% auf Mäuse des gleichen Stammes, aber nicht auf solche anderer Stämme transplantieren. Auffallend ist immer wieder die hohe Überimpfbarkeit bei Hühnern (PEACOCK 1933).

Ein besonders bemerkenswertes Ergebnis mit Dibenzanthracen erzielte DES LIGNÉRIS (1936). Er vermochte in der Gewebekultur *Embryonalzellen* vom Huhn zu *cancerisieren*, was sich durch die Übertragbarkeit auf Hühner, ferner durch die Erzeugung von Sarkomen, die nach 3 Wochen zum Tode führten, und durch deren Weiterverimpfbarkeit in vielen Passagen erweisen ließ. Die Sarkome metastasierten außerdem zumeist. Die Tumoren waren dem ROUS- und FUJINAMI-Sarkom ähnlich, aber nicht identisch, was sich dadurch beweisen ließ, daß Vorbehandlung des Impfmaterials mit Serum von tumortragenden Hühnern nicht gegen jene Sarkome schützte. AMIES, CARR und PURDY (1939) bestätigten dies, konnten aber zeigen, daß sich das LIGNERIS-Sarkom des Huhnes, ähnlich wie das FUJINAMI-Sarkom, auch auf Enten übertragen ließ.

Dibenzanthracen erfordert lange *Zeit bis zum Auftreten der Tumoren;* bei Hühnern 300 Tage (BURROWS 1933), bei Mäusen durchschnittlich 186, bei der

Ratte 210 Tage (BURROWS, HIEGER und KENNAWAY 1932). MAISIN und LIE-
GEOIS (1934) geben für Mäuse bei 17% Carcinomquote 180 Tage als Mindestzeit an.

Dibenzanthrazen verschwindet (spektographisch bestimmt) schon nach
3 Wochen zum großen Teil aus dem Organismus. BERENBLUM und KENDAL
(1936) schließen daraus, daß der Organismus in der Lage ist, es zu zerstören.

Dibenzanthracen läßt sich durch Analyse des Absorptionsspektrums bis zu
einer Konzentration von 0,01 mg/ccm, bei Kenntnis seiner Anwesenheit ungefähr
bis zu 4×10^{-5} mg/ccm feststellen. Es findet sich in Tumoren selbst in beträchtlicher Menge, dagegen nicht mehr in den Transplantaten (LORENZ und SHEAR
1936).

Nun waren aber Dibenzanthracen und die anderen bisher gefundenen Stoffe
nicht so wirksam wie der Steinkohlenteer selbst. Auch hier waren es wieder
die Londoner Chemiker, welche das Problem der wirksamsten Substanzen im
Teer klärten. HIEGER erzeugte aus dem Ausgangsmaterial, dem Steinkohlenteer-
pech, und zwar aus 40 Ztr. Ausgangsmaterial durch fraktionierte Destillation,
durch Entmischungsverfahren, durch Lösungsmittel und durch fraktionierte
Krystallisation von Pikraten ein hochaktives Krystallisat, aus dem dann COOK
und HEWETT einen neuen Stoff isolierten, der im Teerpech nur zu 0,003% vorhanden war und der sich als das stärkstwirksame krebserzeugende Agens des
Teers erwies, das ist das **3.4-Benzpyren.**

Man kann den Benzpyrengehalt verschiedener Teere spektralanalytisch bestimmen. Er schwankt zwischen 0,1—4,7⁰/₀₀. Die carcinogene Wirkung der
Teere ist proportional ihrem Gehalt an Benzpyren (MIESCHER und Mitarb.
1936, 1941). WINTERSTEIN (1936) hat 25 mg Benzpyren je Kilogramm Teer als
unteren Grenzwert berechnet.

Inzwischen wird nach der spektrographischen Methode von BERENBLUM und
SCHÖNTAL (1943) der Benzpyrengehalt des Teeres auf 1,5% berechnet und
neuerdings gibt BERENBLUM (1945) sogar an, daß aus 10 g Rohteerdestillat
75 mg fast reines Benzpyren zu gewinnen sind.

Hinsichtlich des Teerberufskrebses gibt WINTERSTEIN an, daß ein Arbeiter
die für das Auftreten eines Carcinoms beim Menschen hinreichende Menge von
etwa 150 mg Benzpyren aufnehmen würde, wenn er sich während 10 Jahren
täglich mit 1 g eines Teeres beschmutzte und das darin enthaltene Benzpyren
resorbierte.

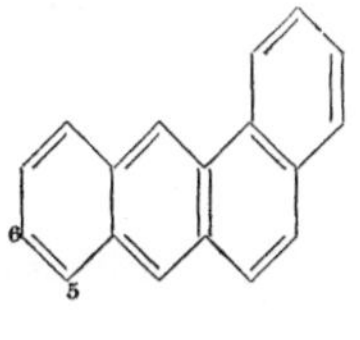

1.2-Benzanthracen 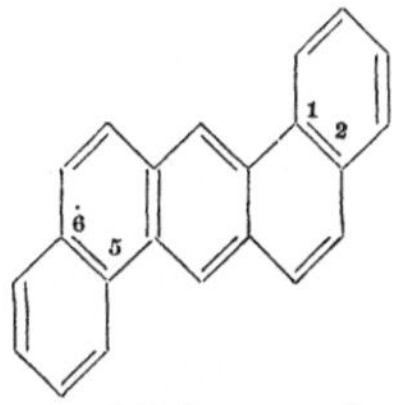   1.2.5.6-Dibenzanthracen 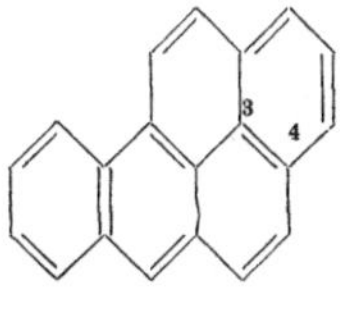   3.4-Benzpyren

Wie die Strukurformel erkennen läßt, unterscheidet sich das 3.4-Benzpyren
vom 1.2.5.6-Dibenzanthracen nur dadurch, daß es seinen 6. Ring nicht wie jenes
bei 5 und 6, sondern bei 3 und 4 angegliedert hat. Es unterscheidet sich also
nur durch seine Struktur. Die Bedeutung der Struktur wird gerade hier wieder
besonders sinnfällig, denn andere Benzpyrene sind unwirksam.

Auch die Anlagerung eines weiteren Benzolringes hebt die krebserzeugende
Wirkung auf, ebenso die Einführung einer einzigen Methylgruppe, z. B. 3- oder

2-Methyl-3.5-benzpyren sind unwirksam (SCHÜRCH und WINTERSTEIN), alles sinnfällige Beweise dafür, daß die Struktur den ausschlaggebenden Einfluß haben muß. Eine ausgezeichnete Darstellung der Bedeutung der molekularen Struktur für die Krebswirkung stammt von WINTERSTEIN (1936) in der Festschrift für BARREL. Das 3.4-Benzpyren wurde von COOK später auch synthetisch hergestellt. Es ist von krystallinischer Struktur, zeigt orangegelbe Farbe, es ist in Äther und Benzol löslich, ferner kann man es z. B. unter Verwendung von desoxycholsaurem Natrium (FIESER und NEWMANN 1935, WINTERSTEIN und VETTER) oder durch cholestenonsulfosaures Natrium (WINDAUS und KUHR) wasserlöslich machen. Eine kurze Darstellung der Herstellung einer 1%igen wäßrigen Benzpyrenlösung findet sich auch in der Arbeit von WINDAUS und RENNHAK. Leider steht der Wasserlöslichkeit mit Hilfe von Cholestenonsulfosäure die hohe Toxizität der Cholestenonsulfosäure, besonders die Hämolyse bis zu 1:10000 für die innere Anwendung hindernd entgegen (K. H. BAUER, RAREI und GUMMEL 1938). Bezüglich weiterer Versuche, carcinogene Kohlenwasserstoffe wasserlöslich zu erhalten, sei auf COOK und KENNAWAY (1938) verwiesen.

Das 3.4-Benzpyren zeigt zugleich das charakteristische Fluorescenzspektrum der cancerogenen Substanzen, wie es von MAYNEORD aufgezeigt worden war (vgl. auch HIEGER 1936, desgl. MIESCHER u. Mitarb. 1936). Über inzwischen hergestellte Derivate des 3.4-Benzpyrens berichten WINDAUS und RENNHAK, so über Tribrombenzpyren, Mononitrobenzpyen, über Trinitro-, Monoaminobenzpyren und über Benzpyrenmonosulfosäure, die jedoch alle nicht cancerogen sind.

SCHÜRCH und WINTERSTEIN (1935) haben von verschiedenen Derivaten des Benzpyrens das Tetrahydro-1.4-benzpyren und das 3-(bzw. 2-) Methyl-3.4-Benzpyren auf ihre carcinogene Wirkung geprüft. Dabei zeigte sich, daß schon die Einführung einer Methylgruppe zum Verlust der krebserregenden Wirkung führte.

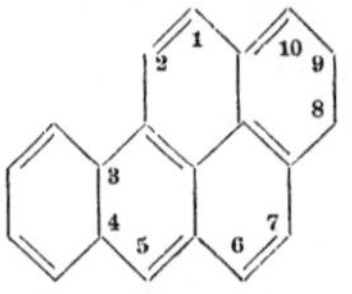

3:4-Benzpyren 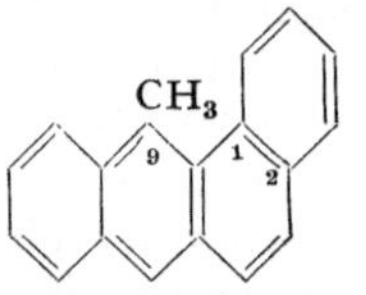   9-Methyl-1:2-benzanthracen

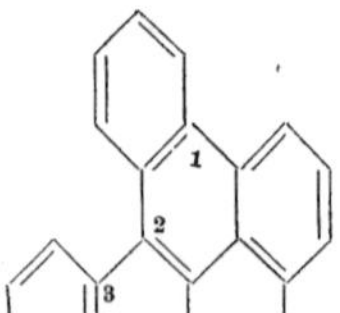

1:2:3:4-Dibenzpyren 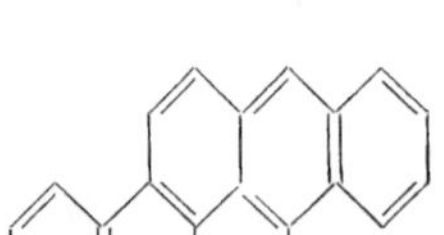   3:4:8:9-Dibenzpyren 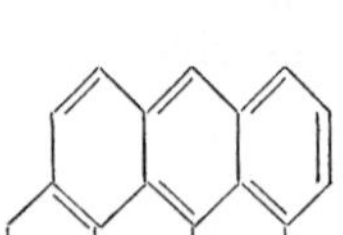   Anthanthren

Inzwischen teilen auch COOK und Mitarbeiter (BACHMANN, DANSI usw.) neue Versuche mit Derivaten des Benzpyrens mit. Versuche mit 1:2:3:4-Dibenzpyren, 7-Methyl-1:2:3:4-dibenzpyren und 3:4:8:9-Dibenzpyren haben Epitheliome ergeben. Hydroxylabkömmlinge des Benzpyrens und des 1.2-Benzanthracens waren nur schwach wirksam (FIESER, HERSHBERG, LONG und NEWMANN 1937). Jedenfalls ist es sicher, daß 3:4-Benzpyren nicht der einzige cancerogene Kohlenwasserstoff mit diesem Ringsystem ist. Dabei ist 3:4:8:9-Dibenzpyren erheblich schwerer löslich als andere hochcanceröse Stoffe. Auch Anthanthren wurde untersucht. Die Einführung einer Hydroxylgruppe unterdrückte auch hier die cancerogene Wirkung beim 3:4-Benzpyrenmolekül völlig.

Nach WINTERSTEIN waren bis dahin 142 Kohlenwasserstoffe auf ihre krebserregende Wirkung geprüft. Davon sind 71 Abkömmlinge des 1.2-Benzanthracens (s. S. 256). Von diesen 71 wiederum sind 25 sicher krebserregend, 46 sind unwirksam.

Von den anderen 71 dem 1.2-Benzanthracen nicht direkt verwandte Verbindungen haben nur das *3.4-Benzphenanthren und Chrysen* carcinogene Wirkung. Diese Substanz ist zugleich der einfachst gebaute, niedrigst molekulare aller bislang bekannten carcinogenen Kohlenwasserstoffe. Sie ist ebenso wie *Chrysen* eine Muttersubstanz weiterer carcinogener Derivate geworden. Von 3.4-Benzpyren kann man im Zweifel sein, ob man es vom 1.2-Benzanthracen, wie COOK und HEWETT (1933) es taten, oder von *Chrysen* ableiten soll, wie FIESER (1941, zit. nach HADDOW und KON 1943) es vorschlägt.

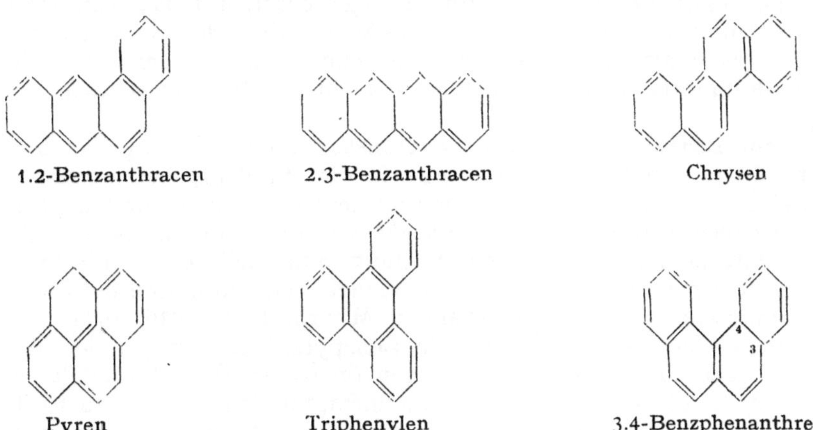

Die 6 möglichen isomeren Kohlenwasserstoffe, soweit sie aus 4 kondensierten aromatischen Ringen bestehen. (Nach WINTERSTEIN.)

Die übrigen 4 von den 6 überhaupt möglichen isomeren Kohlenwasserstoffen, soweit sie aus 4 kondensierten aromatischen Ringen bestehen, sind das 2.3-Benzanthracen, das Chrysen, das Pyren und Triphenylen; sie sind bis auf das Chrysen (TWORT und FULTON 1930) völlig unwirksam.

COOK und seine Mitarbeiter berichten, daß sich ihnen das *2-Methyl-3.4-benzphenantren* als besonders stark cancerogen erwiesen habe.

Die Schlüsselverbindung, welche die aktiven Derivate der drei cancerogenen Muttersubstanzen nämlich von 1.2 Benzanthracen, 3.4-Benzphenanthren und von Chrysen verbindet, ist das von HEWETT und MARTIN synthetisierte *1:2:3:4-Tetramethylphenanthren*. Es darf nach HADDOW und KON (1947) als Prototyp aller cancerogenen Kohlenwasserstoffe angesehen werden.

Die Synthetisierung eines *Tetramethylanthracen* ist SANDIN, KITCHEN und FIESER (1943) gelungen. Doch war zum Zeitpunkt der Veröffentlichung die carcinogene Potenz noch nicht geprüft. Die Autoren sehen in ihm das Modell für das in vielfacher Hinsicht bedeutungsvolle 9.10-Dimethyl-1.2-benzanthracen.

Eine ausführliche Zusammenfassung der bis dahin bekannten krebserzeugenden Verbindungen samt einer Würdigung ihrer Wirkungen stammt von HEWETT (1937), die neueste von HADDOW und KON (1947). Es hat den Anschein, als sei die Ausbeute des Teeres an carcinogenen Stoffen noch nicht erschöpft. BERENBLUM und SCHOENTAL (1947) teilen mit, daß bei der Fraktionierung eines carcinogenen Teeres durch Extraktion mit Benzin und Leichtpetroleum, hohe Vakuumdestillation, Krystallisation usw. verschiedene Fraktionen, die gänzlich frei von 3.4-Benzpyren waren, sich trotzdem als hochcarcinogen erwiesen. Eine der Fraktionen besaß die außergewöhnliche Eigenschaft, auf das Kaninchen weit stärker carcinogen zu wirken, als auf die Maus. Eine der aktiven Substanzen zeigte eine mehr als 200fach stärkere Konzentration als Teer. Der reine carcinogene Bestandteil konnte jedoch noch nicht identifiziert werden.

Mit dem *Benzpyren* ist der *experimentellen Krebsforschung* das bis dahin sicherste Mittel, um Krebs zu erzeugen, in die Hand gegeben worden. Es ist zuverlässiger und sicherer als die verschiedenen Teerarten und ist besonders auch dem Dibenzanthrazen weit überlegen, vor allem was die Schnelligkeit der Geschwulsterzeugung anlangt. Zur Prüfung industriell verwendeter Stoffe auf ihren eventuellen Gehalt an Benzpyren eignet sich am besten die fluorescenz-spektrographische Methode (MIESCHER u. Mitarb. 1935, 1936, 1941).

Der am einfachsten zu erzeugende Benzpyrenkrebs ist bei der Maus der Hautkrebs nach Pinselung mit Benzpyren (in Äther, Benzol oder dgl. gelöst). Dagegen ist die Haut der Ratte beinahe unempfindlich und bis zu 10 Monaten kaum verändert (OBERLING, SANNIÉ und GUÉRIN (1936). Bei subcutanen Injektionen (z. B. in Olivenöl) erzielt man bis zu 100% Sarkome (OBERLING u. Mitarb. 1936, BISCEGLIE 1937), bei Pinselung Hautcarcinome, bei Fütterung Spindelzellcarcinome im Vormagen und Adenocarcinome im Drüsenmagen (WATERMANN 1937). SHEAR (1936) verwendet gern Benzpyrenkrystalle und glaubt, daß die Tumorquote höher ist als mit gelösten Substanzen. Auch OBERLING, SANNIÉ und GUÉRIN (1936) verwendeten Benzpyren in Substanz, wobei die zur Resorption gelangende Menge als ganz minimal, aber ausreichend angesehen wird.

Die ersten pharmakologischen Untersuchungen von SUPNIEWSKI und Mitarbeitern (1936) zeigten eine verhältnismäßig nur geringe pharmakodynamische Wirkung. Seine experimentelle Verwendbarkeit ist wesentlich mitbestimmt durch seine physikalische Eigenschaften. Benzpyren ist unlöslich in wäßrigen Medien, gut löslich in allen Lipoidlösungsmitteln und in Fett. Es durchdringt semipermeable Wände und ist durch seine Ultraviolettfluorescenz im Gewebe leicht verfolgbar (Näheres bei BROCK, DRUCKREY und HAMPERL 1938). In wäßrig-kolloidaler Lösung ist es ohne Wirkung (OBERLING u. Mitarb. 1936).

Am stärksten ist die Wirkung von Benzpyren bei Verabreichung in Schweinefett, gleichviel ob bei subcutaner Injektion (MORELLI 1940) oder bei Fütterung (WATERMANN). Als günstigste Konzentration geben SCHÜRCH und WINTERSTEIN (1935) Lösungen von 0,2—0,5% an. Unter Verwendung von desoxycholsaurem Natrium läßt es sich in wäßrige Lösung bringen (WINTERSTEIN und VETTER 1934).

Bei der Frage nach der *Dosis minima* kamen ROUSSY, M. und P. GUÉRIN zum Ergebnis, daß schon wenige Gamma zur Krebserzeugung genügen, praktisch dürfte 1×0,1 mg genügen. Die Entstehungsschnelligkeit scheint mit von der

Konzentration abzuhängen. WINTERSTEIN (1935) gab für 0,5% Benzpyren 70 Tage, für Konzentrationen unter 0,1% wesentlich verlängerte Zeit an.

BERENBLUM und SCHOENTAL (1942) haben eine früher schon für 1:2:5:6-Dibenzanthracen angegebene Methode zur Abschätzung der Substanzmengen im ganzen Tierkörper, sowie in den verschiedenen Geweben, Körperflüssigkeiten und Exkreten (BERENBLUM und KENDAL 1936) später auch auf das Benzpyren ausgedehnt, vereinfacht und noch empfindlicher gestaltet. Sie beruht in der Hauptsache auf der spektographischen Analyse der Fluorescenz. Die Grenze der Empfindlichkeit wurde bei 0,05 μg je Maus ermittelt.

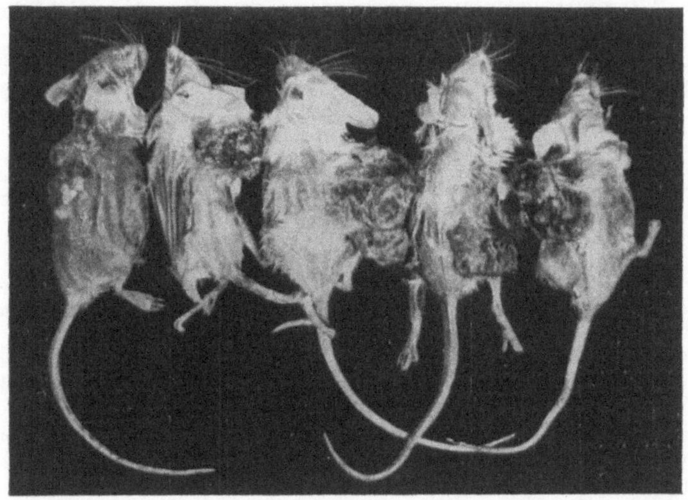

Abb. 48. Hautcarcinome bei Mäusen nach Pinselung mit 0,5%iger Lösung von Benzpyren in Äther.

Benzpyren ist dem Teer und dem Dibenzanthracen besonders in der *Schnelligkeit* der Tumorerzeugung überlegen. Nach MAISIN und LIEGEOIS (1934) zeigen bei Benzpyrenpinselung Mäuse nach

70 Tagen in	3%
80 ,, ,,	9%
90 ,, ,,	31%
100 ,, ,,	41%
120 ,, ,,	56%

carcinomatöse Veränderungen, während beim Teer nach 120 Tagen erst 3% und bei Dibenzanthracen erst nach 180 Tagen die ersten Carcinome auftreten. SCHÜRCH und WINTERSTEIN (1935) sahen nach 120 Tagen sogar nahezu 100% der überlebenden Mäuse von Carcinom betroffen. Die um die Erforschung des Cysticercussarkoms besonders verdienten DUNNING, CURTIS und BULLOCK (1936) zeigten am Dibenzanthracen und Benzpyren, daß die Zwischenzeit zwischen Injektion und Tumorbeginn mit wachsender Dosis und zunehmender Zahl der Injektionen abnahm. Das Intervallminimum betrug bei Benzpyren für Mäuse 63, für Ratten 76 Tage, gegenüber 151 Tage für Ratten bei Dibenzanthracen.

BULLOCK, CURTIS und DUNNING (1937) führten auch den Versuch einer kombinierten Krebserzeugung durch. Sie behandelten Ratten mit einem transplantablen, metastasierenden Cysticercussarkom (s. S. 212) und mit Benzpyren. Zwei solcher Benzpyrentumoren wurden gleichzeitig mit dem Cysticercustumor auf 51 Ratten desselben Stammes transplantiert und diese simultanen

Überpflanzungen über 5 Generationen fortgesetzt. Gesetzmäßigkeiten im Angehen der drei verschiedenen Tumoren ließen sich jedoch nicht ermitteln.

Benzpyren bringt jedes Organ, jedes Gewebe und jede Zellart zur krebsigen Umwandlung, es erzeugt Carcinome wie Sarkome, äußere wie innere Krebse.

Gegenüber den zahlreichen Tumoren der verschiedensten Organe und Gewebe fällt die geringe Zahl von Krebsen des Magendarmkanals auf. WATERMANN (1936) ist der einzige, der bei oraler Darreichung von Benzpyren (gelöst in Schweineschmalz) Krebs in 5 von 6 Fällen im Vormagen der Ratte erzielte. Bei einer kolloidal-wäßrigen Lösung von 1:6000 war das Ergebnis völlig negativ. Die geringe Ausbeute bei Darreichung per os erklärte BROCK und Mitarbeiter (1938) damit, daß Benzpyren eine besonders starke adsorptive Fähigkeit besitzt. Die Substanz wird im Magendarminhalt sowohl chemisch, als auch adsorptiv relativ fest gebunden, ein Vorgang, der zugleich der Resorption aus dem Darm entgegenwirkt.

Tabelle 50. Benzpyrengeschwülste.

Ort der Applikation	Versuchstier	Autoren	Ergebnis
Milz	Ratte	ROUSSY und P. GUÉRIN, M. GUÉRIN (1940)	Milzsarkom
Hoden	Ratte	SPINELLI (1941)	polymorphzelliges Sarkom
Knochenmark/Femur	Ratte	SEGALE und LACROIX (1940)	Spindelzellsarkome
Magen (Benzpyren peroral)	Maus	WATERMANN (1936)	Adenocarcinom des Magens, Spindelzellsarkom des Vormagens
Augen.	Ratte	GANDOLFI und TANZI (1941)	Spindelzellsarkom
Schädelinnenraum .	Ratte	RAGLIONI (1942)	Meningoblastom
Peritonealhöhle (Kollodiumsäckchen)	Ratte	BROCK, DRUCKREY und HAMPERL (1938)	intraperitoneale Sarkome

Die Benzpyrenempfänglichkeit ist bei verschiedenen *Tierarten* verschieden (vgl. LIBERTI 1938). Weiße Mäuse und Ratten reagieren sehr stark, offenbar auch der selten als Versuchstier verwandte Hamster (HALBERSTÄDTER 1940), Hühner, Kaninchen und Meerschweinchen dagegen nicht oder nur bei langdauernder Einwirkung relativ großer Dosen (450 mg Benzpyren je Tier bei KLINKE 1938) oder Anwendung zusätzlicher Schädigungen. Aber selbst bei empfänglichen Tierarten ist schon die erste Reaktion auf die erste Benzpyrenapplikation z. B. zwischen Maus und Ratte verschieden (GRAFFI 1944). Es ist aber völlig unklar, was daran schuld ist, daß die Rattenhaut das Benzpyren ohne Schädigung verträgt, die Maus dagegen nicht. Man übersehe dabei nicht, daß sogar beim gleichen Tier verschiedene Hautbezirke auf die gleiche Noxe ganz verschieden reagieren (TWORT und TWORT 1936).

Was das Schicksal von Benzpyren im Organismus anlangt, so haben BERENBLUM und Mitarbeiter (1943) mit Hilfe physikalischer Methoden (Krystallographie, Fluorescenzspektrum usw.) gezeigt, daß die aus den Faeces von Mäusen und Ratten isolierten Derivate mit 3.4-Benzpyren-5.8-chinon und 8-Hydroxy-3.4-benzpyren identisch sind (vgl. auch FIESER und HERSHBERG 1939).

Das weitere Verhalten des Benzpyren *im Organismus* läßt sich *fluorescenzmikroskopisch* verfolgen (GRAFFI 1941, GÜNTHER 1942). Tropft man Benzpyren-Benzollösung auf die Haut, so dringt es in kurzer Zeit bis auf die unter der Subcutis gelegene Muskelschicht, wobei es in den Zellen der Epidermis, der

Haarwurzelscheiden, der Talgdrüsen, des subcutanen Fettgewebes usw. gespeichert und völlig entsprechend der Anordnung der Lipoide und Fettsubstanzen in der Haut verteilt wird. *Benzpyren* läßt sich an fixiertem Gewebe direkt als Fettfarbstoff benutzen (GÜNTHER 1942). Von besonderer Wichtigkeit ist das *intracelluläre* Verhalten: der Zellkern bleibt völlig ausgespart, Speicherung im Cytoplasma und hier besonders intensiv rings um den Zellkern — wiederum entsprechend der Verteilung der Zellipoide. Die Benzpyrenfluorescenz schwindet bei einmaliger Tropfung nach 5—7 Tagen vollkommen.

Was diese Untersuchungen wichtig erscheinen läßt, ist der Umstand, daß die Zone der stärksten Benzpyrenspeicherung übereinstimmt mit der nach CASPERSSON so wichtigen Zone, in der sich die für das Zellwachstum so bedeutungsvolle Synthese neuen Cytoplasmaeiweißes abspielt. Von dieser Region aus ist eine direkte Rückwirkung auf das übergeordnete System des cellulären Eiweißaufbaues im Zellkern anzunehmen.

Die Einwirkung von Kohlenwasserstoffen (Benzpyren, aber auch Dibenzanthracen und Methylcholantren) auf Gewebekulturen weisen eindeutig auf Beziehungen vor allem zur Chromatinsubstanz und Kernteilung hin. MAUER (1938) beobachtete Amitose, Kernfragmentation, „Zerbröckeln" der Chromatinsubstanz, aberrierende Chromosomen, pluripolare Kernteilungsfiguren usw.

v. MÖLLENDORF (1941) berichtet, daß Benzpyren mit gewissen Geschlechtshormonen (Östron, Testosteron) eine charakteristische Form der *Mitosenstörung* gemeinsam habe. Bei sehr starken Verdünnungen wird bei der Bildung der Äquatorialplatte ein Teil der Chromosomen nicht berücksichtigt und so vom Teilungsvorgang ausgeschlossen, ohne daß die Zellteilung selbst unterbleibt.

Auch sonst wurde Benzpyren in Gewebekulturen (BISCEGLIE 1936, RUFFILI 1936, DE GAETANI 1936) viel verwandt. Eine Cancerisierung von Zellen in vitro ist bis jetzt noch nicht beschrieben (im Gegensatz zu dem mit Dibenzanthracen in vitro aus Hühnerfibroblasten erzeugten und übertragbaren Hühnersarkom von DES LIGNERIS 1936) (vgl. auch AMIES, CARR und PURDY 1939). Dagegen gelang es umgekehrt DOLJANSKI und HALBERSTÄDTER (1937), ein Benzpyrensarkom der Ratte weiter zu verpflanzen und dann von diesen Sarkomzellen einen reinen Stamm maligner Mesenchymzellen in vitro weiterzuzüchten, hinsichtlich seiner Cytologie (zellreich und abnorme Mitosen!) genau zu beobachten und mit den auf die Ratte zurückverpflanzten Zellen genau den gleichen Ausgangstumor wieder hervorzurufen.

Biologisch bedeutsam ist ein Ergebnis von BAUCH (1942), der bei Hefezellen durch Benzpyrenzusatz (wahrscheinlich durch Polyploidisierung) Gigasformen erhielt. Bei Versuchen über die Beeinflussung des Zellkerns durch Pharmaca konnte auch DRUCKREY (1942) durch Benzpyren die Bildung einer Riesenform bei Seeigelkeimen auslösen.

Über die Wirkung von Benzpyren auf höhere Pflanzen berichten KISSER und LINDENBERG (1940). Es kam zu ausgesprochener Reizwirkung (Anregung von Adventivwurzeln u. dgl.), wobei im direkten Sonnenlicht eine auffallende Wirkungssteigerung zu bemerken war. Bei höheren Konzentrationen kam es zu lokalen Schädigungen, die jedoch von einer auffallend raschen und von reichlicher Gewebsbildung begleiteten Wundheilung gefolgt waren. Zu irgendwelchen den tierischen Organismen vergleichbaren Tumoren kommt es nicht, Benzpyren löst aber vorhandene Bildungsmöglichkeiten aus und beschleunigt deren Ablauf, wirkt also bei Pflanzen als unspezifischer Reizstoff.

COOK und Mitarbeiter untersuchten 140 solcher polycyclischer Kohlenwasserstoffe. Von 69 untersuchten Stoffen, die der Muttersubstanz 1.2-Benzanthracen verwandt waren, waren nicht weniger als 25 in mehr oder minder starkem Maße krebserzeugend.

Bei diesen Untersuchungen stellte sich sehr bald die hohe *Bedeutung der molekularen Struktur* heraus. Am stärksten wirksam waren die Stoffe, bei denen an das ursprüngliche Ringsystem des Anthracens neue Sechserringe in der 1.2- oder in der 5.6-Stellung angegliedert worden waren. Wurde jedoch dem Ringsystem irgend etwas anderes angefügt, z. B. nur eine weitere Methylgruppe, oder führte man lediglich eine partielle Hydrierung durch, so wurden diese nur wenig chemisch veränderten Stoffe biologisch bereits völlig wirkungslos. Die nur aus H und C sich zusammensetzenden Kohlenwasserstoffe lassen sich die Anlagerung eines Stickstoffatoms gerade noch gefallen, ohne ihre carcinogene Wirkung zu verlieren. Sobald jedoch ein zweites Stickstoffatom eingebracht wird, ist die betreffende Substanz *nicht mehr krebserregend* (COOK). Die cancerogene Wirkung kommt also den betreffenden Substanzen nicht schlechthin oder gewissermaßen gruppenmäßig zu, vielmehr scheint sie an ganz bestimmte Molekularstrukturen gebunden. Allerdings ist der Zusammenhang zwischen *Konstitution und carcinogener Wirkung* trotz vielfacher Klärungsversuche, besonders von WINTERSTEIN (1936), ferner von FIESER und seinen Mitarbeitern (1937, 1938) noch nicht sicher ergründet.

In der University Pennsylvania Bicentennial Conference bespricht FIESER (1941) in gedrängter Kürze die Beziehungen zwischen carcinogener Aktivität und Struktur und wählt dafür als Beispiel und Ausgangspunkt das *1.2-Benzanthracen.* Dieses selbst ist inaktiv. Daran ändert sich auch nichts Wesentliches durch die Einsetzung einer Methylgruppe an den meisten der 12 möglichen Stellen. Wird aber diese gleiche Gruppe an gewissen spezifischen Stellen, z. B. bei 10 oder bei 9 und 10 oder bei 5 eingesetzt, so resultiert eine hochgradige Carcinogenität.

1.2-Benzanthracen

10-Methyl-
1.2-benzanthracen

9.10-Dimethyl-
1.2-benzanthracen

Methylcholanthren

Das *10-Methyl-1.2-benzanthracen* ist das stärkst wirksame der Isomeren. Es ruft bei Mäusen ebenso rasch Sarkome hervor, wie Methylcholanthren, aber nicht so leicht Hauttumoren. Das *9.10-Dimethyl-1.2-benzanthracen* hat eine hohe Carcinogenität, die bei der Erzeugung von Hauttumoren sogar die des Methylcholanthrens übersteigt. LAW (1941) zeigte, daß bei 9.10-Dimethyl-1.2-benzanthracen eine einmalige Pinselung der Rückenhaut von Mäusen genügt, um an den verschiedensten Stellen der Haut, und zwar sowohl auf der Rücken- wie Bauchseite, Tumoren zu erzeugen. Vom 169. Tage an traten Papillome auf, die zum Teil unverändert blieben, zum Teil sich zurückbildeten und zum Teil in Carcinome übergingen. Beim Methylcholanthren selbst ist die 6-Methylgruppe ohne Bedeutung, sie kann ohne Aktivitätsverlust eliminiert werden.

Der letzte Versuch, die carcinogene Wirkung zur Struktur in Beziehung zu setzen, stammt von LETTRÉ (1944). Er besagt, daß ein aromatischer Kohlenwasserstoff dann nicht cancerogen ist, wenn sich durch sein Molekül eine

Symmetrielinie durch einen Ringmittelpunkt legen läßt, während umgekehrt die carcinogenen Kohlenwasserstoffe sich unter den unsymmetrischen Molekülen befinden, wobei allerdings wiederum nicht jeder unsymmetrische Kohlenwasserstoff carcinogen zu sein brauchte. Es wird sich zeigen müssen, ob diese arbeitshypothetische Ableitung den weiteren Erfahrungen standhält.

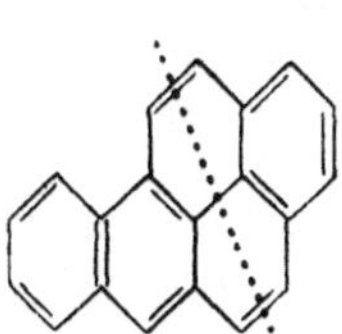

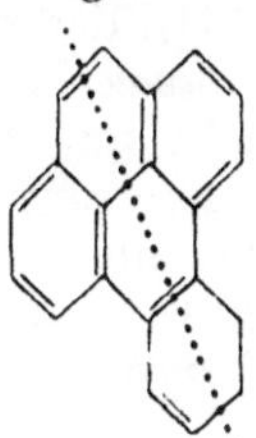

3.4-Benzpyren,   1.2-Benzpyren,
unsymmetrisch-carcinogen   symmetrisch-nichtcarcinogen

Mögliche Beziehung zwischen Konstitution und carcinogener Wirkung. (Nach LETTRÉ 1944.)

Mit der *Frage der carcinogenen Aktivität und chemischen Reaktivität* beschäftigten sich vor allem FIESER und seine Mitarbeiter (vgl. FIESER und HERSHBERG 1937, 1938, 1939, FIESER und CAMPBELL 1938, WOOD und FIESER 1940, FIESER 1941). Auf die rein chemischen Einzelheiten kann in diesem Zusammenhang nicht eingegangen werden. Nur kurz sei darauf verwiesen, daß die am stärksten carcinogen wirkenden Stoffe mit einer größeren Empfindlichkeit für Substitutionsreaktionen ausgestattet sind als alle anderen aromatischen Kohlenwasserstoffe. Am deutlichsten zeigt sich dies in der Reaktion der Diazokupplung, in der Bleitetraacetatoxydation der Kohlenwasserstoffe und in ihrer Kondensierung mit Schwefelmonochlorid. Dabei ergibt sich eine eindeutige Abstufung der chemischen Reaktivität, die der carcinogenen Wirkung der Kohlenwasserstoffe genau entspricht, wenn auch einzelne Ausnahmen vorkommen. Die von FIESER entwickelte These einer kausalen Beziehung zwischen chemischer Reaktivität und carcinogener Aktivität wird vor allem durch die Tatsache gestützt, daß die chemischen Substitutionen gerade an dem Teil der Moleküle eintreten, der für die Entwicklung der carcinogenen Potenz als besonders wichtig erkannt wurde.

Die *Natur der zur Krebsentstehung führenden Reaktion* ist noch ungeklärt. Die meisten Beobachtungen sprechen nach FIESER (1941) für eine Art von direkter chemischer Wechselwirkung zwischen dem carcinogenen Kohlenwasserstoff und der Zelle. Darauf deutet vor allem auch die Tatsache hin, daß in Substanz in die Gewebe gebrachte Kohlenwasserstoffe die Malignität im Kontaktgewebe induzieren. Die postulierte Wechselwirkung würde also zwischen dem Carcinogen und einem intakten Proteinbestandteil des Zellprotoplasmas erfolgen. Die heterogene Natur der Reaktion, das ungünstige Lösungsverhältnis des Kohlenwasserstoffes und die Notwendigkeit, daß Agens und Reagens räumlich in besonderer Weise ausgerichtet sein müssen, so daß sie die richtige Verbindung eingehen können, das alles kann zur Verlängerung der Latenzzeit beitragen, bevor die Festsetzung einer bestimmten Anzahl von Resten des Kohlenwasserstoffmoleküls an der Zelle dazu führt, daß die Zelle maligne wird.

Was die *Natur der Stoffwechselreaktion* anlangt, so glaubt FIESER (1941), daß der Entgiftungsprozeß, der zur Eliminierung eines Carcinogens führt, durch einen anderen Mechanismus erfolgt als durch den, der zur Krebsentstehung führt, und daß er an einem anderen Punkt im Molekül angreift. Carcinogenese und Entgiftungsreaktion stünden miteinander in Wettbewerb. Trifft diese

Annahme zu, so wäre es logisch, die Krebserzeugung durch carcinogene Kohlenwasserstoffe durch Maßnahmen, welche entgiftende Additionsreaktionen zu fördern geeignet erscheinen, zu inhibieren. Entsprechende Möglichkeiten werden von FIESER erörtert.

Besondere Beachtung verdient in all diesen Fragen der Erklärungsversuch von O. SCHMIDT (1941), der die carcinogene Wirkung der betreffenden Kohlenwasserstoffe unter molekularphysikalischer Betrachtungsweise untersucht. Es sei in dieser Hinsicht auf das 9. Kapitel (S. 394) verwiesen.

Was nun aber den carcinogenen Kohlenwasserstoffen ihre Sonderstellung innerhalb des Krebsproblems verleiht, ist die Tatsache, daß hier zum erstenmal auch Licht geworfen wird auf die Frage, inwieweit im menschlichen Organismus selbst *aus körpereigenen Stoffen krebserzeugende Substanzen* zu entstehen vermöchten.

Von der schon mehrfach erwähnten Muttersubstanz *1.2-Benzanthracen* leitet sich durch Anlagerung eines Fünferringes das selbst bereits stark wirksame *Cholanthren* ab. Wird nun dieses Cholanthren bei 6 mit einer Methylgruppe versehen, so resultiert daraus die Substanz **Methylcholanthren,** welches mit zu den stärkst cancerogenen Stoffen, die es überhaupt gibt, gehört. Bezüglich weiterer carcinogener Kohlenwasserstoffe muß auf die großen Zusammenstellungen von BARRY, COOK, HASLEWOOD, HEWETT, HIEGER und KENNAWAY (1935), WINTERSTEIN (1936), HEWETT (1937), COOK und KENNAWAY (1938), CLAR (1941) und HADDOW und KON (1947) verwiesen werden.

<table>
<tr><td>1.2-Benzanthracen</td><td>H₂C CH₂
Cholanthren</td><td>CH₃
H₂C CH₂
Methylcholanthren</td></tr>
</table>

Die hohe cancerogene Wirksamkeit des aus Cholesterin oder Desoxycholsäure in vitro ableitbaren Methylcholanthrens hat BUTENANDT und Mitarbeiter zur Farge geführt, ob Dehydrierungsprodukte der Steroide allgemein eine Rolle bei der Entstehung von Spontankrebsen spielen könnten. Alle vom Cyclopentenophenanthren abgeleiteten Methylderivate, so das Methyl-, Dimethyl- und Trimethylcyclopentenophenanthren sind sämtlich nicht cancerogen, so daß also vorläufig das Methylcholanthren den einzigen cancerogenen Stoff unter den durch Aromatisierung der Steroide zugänglichen Kohlenwasserstoffen darstellt. Es soll jedoch auf die Zusammenhänge des Methylcholanthren mit Cholesterin, Desoxycholsäure, Dehydronorcholen usw. erst später (S. 277) eingegangen werden, wenn die Frage von cancerogenen Stoffen, die im Körper selbst entstehen, die Rede sein wird.

Experimentell besitzt das Methylcholanthren vor allem gegenüber dem Dibenzanthracen den Vorteil größerer Schnelligkeit und höherer Tumorausbeute. Dem Benzpyren gegenüber besitzt es den Vorzug seiner chemischen Beziehungen zu körpereigenen Stoffen (davon s. S. 277) und auch der um etwa 25% verkürzten Entstehungszeit.

Ähnlich wie früher ILFELD, so hat ESMARCH (1941, 1942) Methylcholanthren auch in innere Organe eingebracht und die Hautpinselung und subcutane Injektion zum Vergleich herangezogen. Er erhielt bei insgesamt 500 Bagg-Albino-Mäusen: 197 Tumoren am Ort der Applikation und 22 als Ferntumoren. Die Fälle von Tumoren nach Injektion verteilen sich wie folgt:

Injektion:

subcutan:
- 24 Spindelzellsarkome nach subcutaner Injektion
- 9 Plattenepithelcarcinome nach subcutaner Injektion
- 2 Plattenepithelcarcinome + Spindelzellsarkome nach subcutaner Injektion

intramuskulär:
- 27 Spindelzellsarkome
- 2 polymorphzellige Sarkome
- 1 Plattenepithelcarcinom

intrarenal:
- 11 Spindelzellsarkome
- 1 polymorphzelliges Sarkom

intraperitoneal: 32 Spindelzellsarkome der Bauchhöhle (an 19 Mäusen)

intrahepatisch: 6 Spindelzellsarkome

intrapulmonal: 3 Spindelzellsarkome.

HORNING und DMOCHOWSKI (1947) erzielten mit einer einzigen Injektion von 0,1 ccm einer 1,5%igen Lösung von Methylcholanthren in den Vorder- und Hinterlappen der Prostata bei Mäusen *Prostatatumoren,* die weiterhin transplantabel waren. Die Carcinome waren vom Schuppenzelltyp, die Sarkome spindel- und polymorphzellig.

An *Ferntumoren* traten in 4,7% der Fälle Lymphoblastome im Mediastinum (von 12 waren 11 ♀!) und Lungenadenome auf, letztere jedoch nur wenig häufiger, dann aber früher als spontan bei der Kontrolle.

Eine Beschleunigung der Tumormanifestation beschreiben auch MIDER und Mitarbeiter (1939). Sie sahen die Mammatumoren des „Dilute-Brown-Stammes" der Maus, die sonst zwischen dem 250. und 465. Lebenstag, im Durchschnitt am 371. Tag entstehen nach Methylcholanthrenpinselung an wechselnden Stellen schon zwischen dem 106. und 268. Tag auftreten.

Um bei allen Versuchstieren ein Carcinom mit Methylcholanthren zu erzeugen, reicht eine Dosis von ungefähr 1,2 mg Methylcholanthren aus (FRIEDRICH-FREKSA 1940).

Einen eigenartigen Weg der Applikation beschritt STEWART (1939). Er brachte kleinste Projektile, bestehend aus 95% Cholesterin und 5% Methylcholanthren, von 12—20 mg Gewicht in die Bauchdecken von C₃H-Mäusen und überpflanzte nach verschieden langer Zeit das umgebende Gewebe auf andere Mäuse. Die Transplantate (schon maligne!) wuchsen sich vom 42. Tage an zu Tumoren aus. Merkwürdig bleibt, daß ANDRÉ (1937) bei Einbringung von 1,8 mg schweren Körnchen von Methylcholanthren in die vordere Augenkammer im Gegensatz zur subcutanen Injektion bei 10 Ratten keinmal einen Tumor bekam (bei allerdings nur 1jähriger Beobachtungszeit).

Wegen der chemischen Beziehungen des Methylcholanthrens zu den Gallensäuren ist es interessant, daß SHEAR (1936) durch Verwendung einer wäßrigen Lösung, zusammengesetzt aus Methylcholanthren und Desoxycholsäure (wasserlöslich!), ebenso schnell wie mit Methylcholanthren allein Tumoren bekam.

Im Londoner Forschungsinstitut am Royal Cancer Hospital wurde gezeigt (1936), daß Cholanthren nicht weniger wirksam ist als Methylcholanthren. Die Methylgruppe kann also für die carcinogenen Eigenschaften nicht von großer Bedeutung sein (vgl. auch FIESER 1941).

Bei der immer wieder behaupteten Bedeutung der Keimdrüsenhormone für die Krebsgenese ist es vielleicht nicht unwichtig, daß BOYLAND und WARREN (1937) bei Methylcholanthreninjektionen keinen Unterschied zwischen normalen und kastrierten Mäusen finden konnten. Die Verfasser sahen bei zweimaliger Injektion die Zahl der Tumoren sich fast auf das Doppelte erhöhen.

BRUNSCHWIG und TSCHETTER (1937) untersuchten den *Altersfaktor* und die *Latenzperiode* bei der Erzeugung von Methylcholanthrensarkomen bei Ratten eines Inzuchtstammes. 3 Wochen alte Ratten wurden mit 1—2 Jahre alten Tieren verglichen. Es ergab sich folgendes:

Latenzperiode bei alten Ratten: 96—192 Tage,
Latenzperiode bei jungen Ratten: 148—184 Tage.

Es besteht also lediglich bei älteren Tieren ein früherer Beginn. Auch in der Zahl der Tumoren waren keine nennenswerten Unterschiede.

Daß Methylcholanthren auch *auf embryonaler Haut Carcinome* erzeugt, wurde von ROUS und SMITH (1945) mit Hilfe einer neuartigen Methodik dargetan. Sie spritzten Stücke von embryonaler Haut zusammen mit Methylcholanthren, Olivenöl und Scharlachrot in die Wadenmuskulatur ausgewachsener Mäuse. Die transplantierte Epidermis führt nach kurzer Zeit zur Bildung epithelialer Cysten, in denen das Methylcholanthren und das Olivenöl eingeschlossen ist, so daß die carcinogene Substanz ausschließlich auf embryonale Zellen einwirkt. Es entwickelten sich oft schon nach weniger als 4 Wochen Papillome und Carcinome, die den von ausgewachsener Epidermis ausgehenden Geschwülsten völlig gleichen. Bei der Einwirkung von Methylcholanthren auf die Haut von frisch geworfenen Mäusen entwickelten sich die Tumoren später als bei ausgewachsenen Tieren.

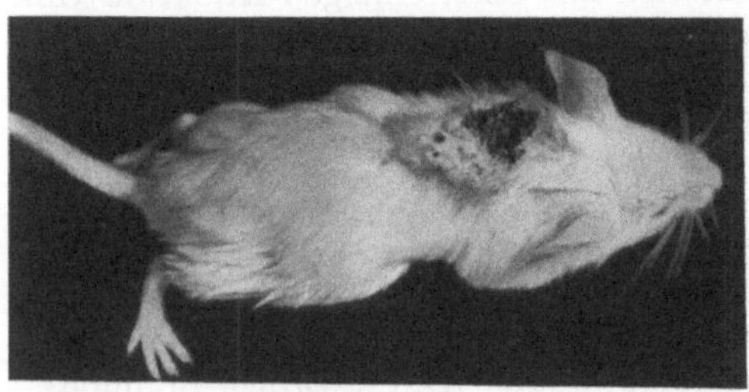

Abb. 49. Hautcarcinom einer weißen Maus, 34mal mit 0,3%iger ätherischer Methylcholanthrenlösung gepinselt. Zustand genau 6 Monate nach Versuchsbeginn. (Eigene Beobachtung.)

Durch die Transplantationen von verschiedenen Organen von Embryonen konnten bei gleichzeitiger Verabfolgung von Methylcholanthren viele Arten von Tumoren erhalten werden.

In Fortführung solcher Versuche implantierte SMITH (1947) *embryonales Magengewebe* zusammen mit Methylcholanthren (in Olivenöl) in die Beinmuskulatur von Mäusen. Das vom Plattenepithelanteil des Magens entnommene Gewebe umschließt schnell das methylcholanthrenhaltige Öl, so daß das Bild von Cysten entsteht. Nach kurzer Zeit, oft schon nach 5—6 Wochen, bilden sich auch gut- und bösartige Papillome und Plattenepithelcarcinome. Auch das aus dem glandulären Anteil des Magens entnommene Gewebe bildet Cysten und nach Metaplasie des Epithels gleichfalls Plattenepithel-, aber nie Adenocarcinome. Aus den Kontrollimplantaten ohne Methylcholanthren entwickelte sich nie ein Tumor. Diese Methode der Transplantation embryonaler Gewebe zusammen mit einem Carcinogen ermöglicht es, Magencarcinome leicht und schnell und insbesondere auch frei von bakterieller Infektion zu erhalten.

Bei anderen Substanzen ist das *Meerschweinchen* weitgehend krebsrefraktär. Mit Methylcholanthren konnte ESMARCH (1942) jedoch mit einer einmaligen Dosis von 10 mg bei 3 von 10 Tieren 13—21 Monate nach der subcutanen Injektion und bei 4 von 10 Tieren nach intraperitonealer Einverleibung Sarkome erzeugen. Von letzteren ließ sich ein Sarkom auch auf andere Meerschweinchen transplantieren.

In Organen mit gemischten Zellelementen sprechen die mesenchymalen Gewebe leichter an. SPINELLI (1941) injizierte Ratten Benzpyren und Methylcholanthren in die Hoden, erhielt aber nur polymorph- oder spindelzellige Sarkome von großer Bösartigkeit und hoher Neigung zu Metastasierung, aber keine epithelialen Geschwülste.

Methylcholanthren cancerisiert alle Zellen aller Gewebe aller Organismen, mit denen es in Reaktion zu treten vermag. Es sind aber doch *Art-, Rassen- und individuelle Unterschiede in der Empfänglichkeit* vorhanden. Genetische Analysen der Tumorerzeugung durch Methylcholanthren verdanken wir STRONG (1940, 1944). Von seinem NH-Mäusestamm, der auf höchstmögliche biologische Variabilität bei Fehlen von Spontantumoren gezüchtet war, bekamen die Mäuse der F_3- und F_4-Generation im Alter von 60 Tagen subcutan 1 mg Methylcholanthren, gelöst in 0,1 ccm Sesamöl. Einige Tiere entwickelten überhaupt keine Tumoren, die anderen produzierten vier Tumorarten: Spindelzellsarkome, Hautcarcinome, Adenocarcinome der Brustdrüse und Rhabdomyosarkome. Bei den Paarungen der Tiere zeigte sich eine Tendenz zu jeweils gleicher Reaktion, sei es in bezug auf spezifische Tumorarten, sei es auf Fehlen von Tumoren. Es konnten 4 Linien weitergezüchtet werden, solche mit Bildung von Spindelzellsarkom-, andere mit Hautkrebs-, weitere mit Brustkrebsentwicklung und endlich eine mit Ausbleiben der Tumorentstehung. Bei gleicher cancerogener Noxe spielt also die genetische Konstitution der Tiere eine wesentlich mitbestimmende Rolle. Die Frage nach der Natur dieser verschiedenen Reaktion stellt ein noch völlig ungelöstes Problem dar.

In weiteren Experimenten an 4000 Mäusen konnte STRONG (1944) durch Kreuzung und Auslese in bezug auf die Resistenz gegen Methylcholanthrentumoren das Auftreten ganz verschiedener Neoplasmen (Tumoren an verschiedenen Stellen der Extremitäten, Mund-, Lungen-, Magen-, Uteruscarcinome usw.) beobachten. Da die gleiche carcinogene Substanz allen Tieren im gleichen Alter und auf gleiche Art verabfolgt wurde, ergab sich erneut der zwingende Schluß, daß für die zahlreichen verschiedenen Typen maligner Geschwülste die genetische Verschiedenheit der Versuchstiere verantwortlich zu machen ist. Auch das zeitliche Auftreten der Carcinome war von der genetischen Konstitution der Tiere abhängig. Doch darf auch bei diesen grundlegend wichtigen Versuchen nicht außer acht gelassen werden, daß die genetischen Verschiedenheiten immer erst durch ein carcinogenes Agens ans Tageslicht gebracht werden. Die exogene Krebsnoxe ist eben auch hier die conditio sine qua non.

Welch universell biologische Wirkung den „carcinogenen" Kohlenwasserstoffen zukommt, zeigten schon die Mitteilungen über die Erzielung von Gigasformen bei Hefezellen (wahrscheinlich durch Polyploidisierung) und die Erzeugung von Riesenformen von Seeigelkeimen, von denen oben (S. 265) bereits die Rede war. Den eindrucksvollsten Beweis für die Einwirkung auf die Gene der Zellkerne erbrachte STRONG (1947), mit dem auf breitester Basis (210 000 Mäuse!) geführten Nachweis, daß *Methylcholanthren*, der für Körperzellen hoch carcinogene Stoff, *in Keimzellen Mutationen zu induzieren vermag.* Wir kommen auf diese grundlegend wichtigen Versuche in anderem Zusammenhange ausführlich zurück (s. S. 380 u. 695).

Nun ist Krebserzeugung chemisch kein Reservat der reinen Kohlenwasserstoffe. Auch stickstoffhaltige Ringsysteme, vor allem **Abkömmlinge des 1:2-Benzacridins**, sind nach der Darstellung bei HADDOW und KON (1947) cancerogen, während 3:4-Benzacridin und seine Derivate meist inaktiv sind.

Eine andere nitrogene Verbindung erscheint wichtig, weil sie vielleicht chemisch die Brücke schlägt zu den hepatotropen carcinogenen Azostoffen und vielleicht auch zu den einfachen Anilinen, vor allem zum β-Naphthylamin: es ist das *3:4:5:6-Dibenzcarbazol.*

1:2-Benzacridin 3:4-Benzacridin

Dieser Stoff wirkt nicht nur lokal cancerogen, sondern auch teleblastogen auf die Leber (vgl. BOYLAND und BRUÉS 1937), ähnlich wie o-Amidoazotoluol und Dimethylaminoazobenzol (s. S. 244 u. 246).

3:4:5:6-Dibenzcarbazol β-Naphthylamin   2-Aminofluoren

Die Spezialchemiker solcher Stoffe halten es für möglich, daß es aus β-Naphthylamin sich bildet, also dem Stoff, den man für den Blasenkrebs der Anilinarbeiter (s. S. 243) beschuldigt, und daß dieser wiederum in Zusammenhang steht mit dem 2-Aminofluoren, von dem sich das 2-Acetylaminofluoren ableitet, von dem weiter oben (S. 243) mitgeteilt wurde, daß es eine wichtige Sonderstellung insofern aufweist, als es die größte Variabilität in der Erzeugung gut- und bösartiger Tumoren besitzt.

Was diese und andere *stickstoffhaltige Cancerogene* verbindet, ist ihre Eigenschaft, daß sie im Gegensatz zu den cancerogenen Kohlenwasserstoffen, die für gewöhnlich nur am Ort ihrer Einbringung Geschwülste erzeugen, ihre *blastogene Wirkung auch fernab vom Ort ihrer Applikation* ausüben.

Ferner entdeckte FIESER (1945) eine Substanz, sich vom *9.10-Dimethyl-1.2-benzanthracen* ableitet und an Stelle von zwei CH-Gruppen *Schwefel* enthielt. Die Substanz erwies sich als fast so wirksam, als der Ausgangsstoff selbst. Ein isomeres Schwefelanalogon war inaktiv.

9.10-Dimethyl-1.2-benzanthracen

d) Wirkungsweise der krebserzeugenden Kohlenwasserstoffe. Voranzustellen ist der Satz, daß für carcinogene Kohlenwasserstoffe alle untersuchten Tiere und alle Organe, ja auch Einzellen und isolierte Zellen empfänglich sind. Wohl reagiert das Meerschweinchen sehr viel weniger als z. B. Mäuse, aber auch das Meerschweinchen ist nicht refraktär und bekommt, wenn auch zeitlich spät, Sarkome (WARREN, CHIELDS und GATES 1941). Es ist also davon auszugehen, daß die carcinogenen Kohlenwasserstoffe in jedem Organismus, in jedem Gewebe und Organ Krebs zu induzieren in der Lage sind. Schon aus der

Tatsache, daß die carcinogenen Kohlenwasserstoffe in so kurzer Zeit Krebs erzeugen, ist zu schließen, daß es sich um biologisch besonders aggressive Stoffe handelt. Sie stellen alle ein Agens besonderer Art dar, wie aber verhält sich das Reagens, der lebende Organismus a) allgemein, b) lokal-geweblich, c) cellulär?

Bei den *Allgemeinwirkungen* steht zunächst die Wachstumshemmung im Vordergrunde. Man ist auf diese Feststellung gekommen, als man (K. H. BAUER 1937, HADDOW 1937 u. a.) die Frage prüfte: was geschieht denn, wenn man die biologisch so stark wirkenden krebserzeugenden Stoffe auf sonstwie entstandenes Krebsgewebe selbst einwirken läßt. Für den Verfasser (erstes Experiment 4. 7. 1934) war maßgebend der Gedanke: Röntgenlicht erzeugt Krebs, Röntgenlicht heilt Krebs. Vielleicht wirken chemische Krebserzeuger auf Krebsgewebe angewandt auch krebshemmend. Darüber, über die krebshemmende Wirkung krebserzeugender Stoffe wird das 10. Kapitel berichten.

1935 teilte HADDOW seine ersten Versuche — ergänzende 1936 — über die Einwirkung krebserzeugender Stoffe auf Impfgeschwülste mit. Er spritzte bei Ratten mit JENSEN-Sarkom 4 carcinogene und 2 nichtcarcinogene Kohlenwasserstoffe fernab vom Tumor intraperitoneal. Bei der Herausnahme der Impfgeschwülste nach 21 Tagen zeigte sich, daß alle Tumoren, bei denen das Tier mit cancerogenen Stoffen behandelt war, im Gewicht um 75% hinter den Kontrollen zurückblieben. HADDOW und ROBINSON (1937) prüften die Wirkung einer großen Zahl von Kohlenwasserstoffen, intraperitoneal eingespritzt, auf Rattensarkome, hauptsächlich die WALKER- und JENSEN-Tumoren. Es zeigte sich bei allen carcinogenen Verbindungen eine stark wachstumshindernde Wirkung auf die Impfgeschwülste. Die Wirkung war jedoch nicht streng proportional der carcinogenen. Es gibt sogar Verbindungen mit hindernder Wirkung, die nur schwach oder gar nicht carcinogen sind. Es hat sich jedoch gezeigt, daß die Versuchstiere auch sonst langsamer wuchsen als die Kontrolltiere, woraus zu schließen ist, daß die wachstumshindernde Kraft sich vielleicht auf jegliches Wachstum bezieht, nicht nur auf das der Tumoren. Dies wurde durch spätere Versuche von HADDOW, SCOTT und SCOTT (1937) wahrscheinlich gemacht. Sie spritzten jungen Ratten intraperitoneal ein einziges Mal eine in Sesamöl gelöste, cancerogene Verbindung ein, worauf sie sofort und für immer ihr Wachstum einstellten. A. und M. GOERNER (1939) führen die Wachstumshemmung durch Dibenzanthracen auf die Abnahme des Lebergehaltes an Vitamin A zurück.

Nach MORTON (1941) waren von 34 carcinogenen Substanzen 86,5% wachstumshemmend, von den nichtcarcinogenen Stoffen hatten 79,7% nicht die geringste Wirkung.

Als Allgemeinwirkungen geben BROCK, DRUCKREY und HAMPERL (1938) Anämie, Abnahme des Körpergewichtes, Atrophie des Genitalapparates an. Sie verwandten allerdings Dosen (bei Ratten bis 60 mg), die — bezogen auf das Körpergewicht — das vielhundertfache bedeuten der Dosen, die WINTERSTEIN für einen Teerarbeiter während der langen Jahrzehnte seiner Berufsarbeit errechnet hat.

Gegen eine Überschätzung der Allgemeinwirkung sprechen auch die klinischen Erfahrungen an Kranken mit Berufskrebsen als Folge von Teer- und Teerprodukten. Wäre die Allgemeinintoxikation wirklich wesentlich bestimmend, so müßten die Teerkrebsleute eine niedrigere Lebensdauer, geschwächte Konstitution od. dgl. aufweisen. Bei E. L. KENNAWAY und N. M. KENNAWAY (1937) findet sich eine 25 Jahre umfassende Erhebung über den Scrotalkrebs als Berufskrebs bei Schornsteinfegern und Baumwollspinnern, welche zeigt, daß selbst die Krebsbefallenen in der Lebensdauer mit 61,9 bzw. 59,3 Jahren hinter dem Durchschnitt gleicher sozialer Klassen mit 62 kaum zurückbleiben.

Man kommt zum Resultat: die zur Krebserzeugung beim Menschen für gewöhnlich nötigen Mengen machen keine Allgemeinerscheinungen. Wenn Mengen verwendet werden, die zur Krebserzeugung nicht nötig sind, so mag das für die Toxikologie wichtig sein, für das Krebsproblem am Menschen ist das wahrscheinlich ohne Belang.

Man wird den Untersuchungen über die Allgemeinwirkungen kein zu großes Gewicht beilegen, denn wenn auch die im Experiment angewandten Mengen (meist 50—100 mg) klein erscheinen mögen, so sind sie doch groß angesichts der Tatsache, daß SHEAR (S. 257) mit *einer* Injektion von 0,4 γ Krebs erzielte. Solche Dosen schließen eine Allgemeinschädigung aus und zeigen zugleich, daß die Cancerisierung nicht von der Dosis, sondern nur von der Einbringung der Substanz ins lebende Gewebe abhängt. Es muß uns also die *Gewebsreaktion* (Zusammenfassung bei HAMPERL 1941) mehr interessieren als die Allgemeinwirkung.

BERENBLUM (1945) hat versucht, ein „system of grading carcinogenic potency" aufzustellen, um an der Hand tabellarischer Kurven die Stärke einer krebserzeugenden Substanz nach Graden von 1—12 ablesen zu können. Maßgebend ist die Zeit, in der 50% der Tumoren aufgetreten sind. Das System verfolgt den Zweck, die unter verschiedenen Bedingungen erzielten Ergebnisse verschiedener Untersucher direkt vergleichen zu können. Wahrscheinlich stehen aber der allgemeinen Anwendung eines solchen Systems die großen Verschiedenheiten des verwendeten Tiermaterials, der Anwendungsweise usw. hindernd im Wege.

Nach BROCK und Mitarbeitern (1938) vermögen die Gewebe Benzpyren nicht nur in molekulare Lösung zu bringen, sondern auch mit großer Intensität und auch lange Zeit (6—9 Monate) festzuhalten. Die Gewebslipoide spielen dabei die Hauptrolle. Dadurch, daß im Gewebe selbst eine Resorption erfolgt, ist zugleich die Möglichkeit gegeben, daß auch Fernkrebs, wenn auch selten, zustande kommt. Bei ihrer Methode der Einbringung benzpyrenhaltiger Kollodiumsäckchen in die Bauchhöhle sahen BROCK und Mitarbeiter (1938), wie sich anfangs ein immer unspezifisches chronisch-entzündliches Granulationsgewebe, innen mit Verfettung und Nekrose und mit reaktiver Proliferation nach außen bildete. In der Randzone zeigten sich etwa 6—8 Monate nach der Applikation „in zunehmendem Maße atypische Kernteilungen und Metaplasien", bis dann zwischen dem 9. und 12. Monat „plötzlich von irgendeiner Stelle der Randzone aus das rapide Wachstum einer bösartigen Geschwulst" begann.

Die Hautveränderungen lassen sich verdeutlichen, wenn man nach dem Vorgang von ORR (1937) mit der Behandlung durch carcinogene Stoffe eine Vitalfärbung der Tiere mit Phenolrot kombiniert.

Die *morphologischen Vorgänge* im Gewebe nach Einbringung der carcinogenen Kohlenwasserstoffe sind vor allem von GRAFFI (1940, 1941) mit Hilfe der *Fluorescenzmikroskopie* untersucht. Bei ein- und mehrmaliger Auftropfung von einer 0,5%igen Benzpyren-Benzollösung auf die Haut entspricht die Verteilung völlig der Verteilung der Fett- und Lipoidsubstanzen in den Geweben. Wichtig ist vor allem die Ablagerung des Benzpyrens in den Basalzellen der Epidermis. Das Benzpyren dringt in das Corium und ins subcutane Fettgewebe. Die quergestreifte Muskulatur ist bei einmaliger Tropfung meist die Grenze für das Vordringen nach der Tiefe. Nach 4 Tagen sind meist nur noch Spuren der Fluorescenz nachzuweisen. Der völlige Schwund der Benzpyrenfluorescenz nach 4—6 Tagen wird mit dem Ab-, Umbau oder Ausscheidung des Benzpyrens erklärt (vgl. RONDONI 1937).

Die morphologischen Untersuchungen sind nicht einfach (vgl. RONDONI 1937), da die den cancerogenen Stoffen und die den Lösungsmitteln (Benzol!!, Olivenöl,

Schweineschmalz usw.) und der Fremdkörperwirkung selbst zuzuschreibenden Veränderungen nicht immer leicht zu trennen sind. Benzol z. B. setzt schwere Nekrosen. Auch FRIEDEWALD und ROUS (1944) betonen die Bedeutung der Lösungsmittel. Sie unterscheiden einleitende (initiating) und vorwärtstreibende (promoting) Faktoren bei der Krebserzeugung. Bei Benzpyren-Benzinlösungen erscheinen die Tumoren um Monate früher als nach Anwendung des Benzpyrens in Mineralöl. Der Grund dafür liegt darin, daß in Öl gelöstes Benzpyren die Zellproliferation kaum zu fördern vermag, während das Benzin selbst ausgesprochen wachstumsanregend wirkt.

Man könnte auch daran denken, daß die Teerderivate dadurch carcinogen wirken, daß sie die *Zellteilung* anregen, die dann schließlich in ungehemmte Zellteilung überginge. Es ist daher wichtig, zu wissen, daß so ausgesprochen teilungsanregende Mittel, wie z. B. das Sulfhydryl, wie REIMANN (1934) an der Haut von Ratten, Mäusen, Meerschweinchen und an den regenerierenden Krallen von Einsiedlerkrebsen gezeigt hat, trotz gesteigerter Zellteilungsrate allein für sich nie zur Malignität führen.

Daß die Stoffe vom Ort der Einbringung verschleppt werden können, dafür spricht die Beobachtung von SHABAD (1937), der bei subcutaner Zuführung verschiedener carcinogener Stoffe die Lungentumoren bei Mäusen ziemlich regelmäßig um 25% zunehmen sah. Von der Teerpinselung wußte man das schon lange, aber dabei blieb ja die Möglichkeit, daß Spuren der Stoffe mit der Atemluft in die Lungen gelangt sein konnten. Dieser Abtransport cancerogener Kohlenwasserstoffe in die Lungen zeigt sich besonders deutlich in Beobachtungen von ANDERVONT (1939). Während auf Dibenzanthraceninjektion die subcutanen Geschwülste erst nach 6 Monaten entstanden, war dies in den Lungen schon nach 3 Monaten der Fall, ein Beweis a) für den sofortigen Abtransport resorbierter Stoffe in die Lungen, b) für die (durch Virus bedingte?) Präblastomatose der Lungen selbst.

Wohl sind die allgemeinen und lokal geweblichen Rückwirkungen der carcinogenen Stoffe wichtig, für das Grundproblem, die Umwandlung von Körperzellen in Krebszellen, *ist das celluläre Problem entscheidend*, das ist die Wechselwirkung zwischen carcinogener *Substanz und Zelle.*

In USA. haben sich vor allem FIESER und seine Mitarbeiter mit der Krebsentstehung durch Kohlenwasserstoffe beschäftigt. Es muß hierüber vor allem auf die zusammenfassenden Arbeiten von FIESER (seit 1935) verwiesen werden. FIESER (1945) weist darauf hin, daß ein richtig wasserlöslicher carcinogener Kohlenwasserstoff bis jetzt noch nicht bekannt ist. Soweit wasserlösliche Carcinogene wirken, ist nicht die wasserlösliche Verbindung für die Tumorentstehung verantwortlich, sondern das ursprüngliche Carcinogen selbst. Es kommt auch vor, daß ein wasserlösliches Carcinogen dann nicht mehr carcinogen ist. Im allgemeinen sind die Kohlenwasserstoffe im Vergleich mit Phenolen und Aminen wenig reaktiv, nur das Methylcholanthren und Benzpyren machen eine Ausnahme. Sie verbinden sich mit mäßig aktiven Diazokomponenten und gehen mit Bleitetraacetat Oxydation ein. Andere Substitutionsreaktionen sind Kondensierungen mit Schwefelmonochlorid und Thiocyanogen (WOOD und FIESER 1941). Es erscheint FIESER möglich, daß diese Art der chemischen Reaktivität etwas mit dem Beginn der Krebsentstehung zu tun haben könnte. Er glaubt jedoch nicht, daß das Carcinogen sich während der Latenzzeit erst in ein auf die Zellen wirkendes biologisches Oxydationsprodukt verwandelt. Vielleicht übe ein Carcinogen seine Wirkung nicht durch gewöhnliche chemische Reaktion mit Körperbestandteilen, wie Oxydation oder Sulfhydrylation, aus, sondern die besonderen chemischen Kennzeichen drücken sich durch einen *Prozeß selektiver*

Adsorption aus, dergestalt, daß der Kohlenwasserstoff vielleicht auf der Zelloberfläche adsorbiert wird. Eine Adsorption weniger Moleküle eines Carcinogens würde die Zelldurchlässigkeit verändern und so könne ein Kohlenwasserstoff eine allmähliche Veränderung im Zellkern hervorbringen ohne direkte Berührung mit ihm und ohne irgendwelche irreversiblen chemischen Umbildungen einzugehen.

Hier sind zunächst die fluorescenzmikroskopischen Feststellungen von GRAFFI (1940, 1941) von Bedeutung. Es ergab sich zunächst eine ausgesprochen intracelluläre Speicherung und dabei eine vollkommene Aussparung der Chromatinsubstanz des Zellkerns und Speicherung in dem den Kern umgebenden Cytoplasma, aber „in seltenen Fällen" auch „deutliche Speicherung im Nucleolus", in vielen Fällen eine „besonders starke, fast elektive Speicherung in dem Mitochondrien, Lipochondrien und den Bestandteilen des GOLGI-Apparates."

GRAFFI bringt diese Befunde in Verbindung mit den Untersuchungen von CASPERSSON (1941), der das gleiche perinucleäre Plasmagebiet als Zone der Synthese neuen Plasmaeiweißes ansieht. Es würde die perinucleäre Benzpyrenspeicherung „eine direkte Einwirkung auf das zumal für die cellulären Wachstumsprozesse wichtige Zentrum der cytoplasmatischen Eiweißsynthese der Zellen als möglich erscheinen lassen. Eine Rückwirkung auf das übergeordnete System des cellulären Eiweißaufbaues im Zellkern wäre denkbar." Diese Ansicht wird nochmals gebracht in einer weiteren Arbeit, in der GRAFFI (1941) über Untersuchungen mit Benzpyrenspeicherung in Hefezellen berichtet. Das Benzpyren wird von den stark lichtbrechenden lipoidhaltigen Granula aufgenommen. Unter den zwei Arten von Granula ist die eine aus Lipoideiweißkomplexen aufgebaut. Diese sog. „Volatinkörnchen" enthalten stets Ribosenucleotide.

FRIEDEWALD und ROUS (1944) vertreten die Anschauung, daß die carcinogenen Kohlenwasserstoffe sehr viel *mehr Zellen* in *Krebszellen* umwandeln, *als sichtbare Tumoren* entstehen, und zwar erfolge die neoplastische Umwandlung viel rascher als allgemein angenommen würde. Die lange Latenzzeit bis zum Sichtbarwerden der Tumoren sei hauptsächlich durch die relativ geringe Fähigkeit der carcinogenen Kohlenwasserstoffe, auch das Wachstum der bereits neoplastischen Zellen zu fördern, bedingt. Für die Antreibung des Wachstums selbst seien die Lösungsmittel (s. S. 275) und andere Faktoren der Wachstumsanregung von Bedeutung.

Wichtig sind *die cytologischen Veränderungen* nach Einwirkung carcinogener Stoffe. RONDONI (1937) berichtet über die Reaktionen des Bindegewebes gegenüber carcinogenen und nichtcarcinogenen Stoffen. Die einzelnen Kerne zeigen eine sehr große Verschiedenheit in der Färbungsintensität, daneben Kernfragmentierungen und als Ausdruck „einer wahren Kernrevolution" „größte Hinfälligkeit und starke Wucherung, Nekrose- und Verwucherungsvorgänge nebeneinander". RONDONI spricht direkt von einer „Katastrophe des Chromatins", die als „maligne Entartung der Zellen imponiert".

Eine weitere Methode, die cellulären Rückwirkungen zu studieren, liefert die *Gewebekultur*. 1938 berichtet MAUER über die Einwirkungen der hauptsächlichsten carcinogenen Kohlenwasserstoffe auf Gewebekulturen. Amitose, Doppelkernbildung, Kernfragmentationen, pluripolare Kernteilungsfiguren, Aberrieren von Chromosomen und Vermehrung der Chromosomenzahlen waren der Ausdruck der Wirkung auf die Zellen in vitro.

v. MÖLLENDORFF (1942) zeigt, daß die nichtcancerogenen Kohlenwasserstoffe wie z. B. Pyren, Methylbenzpyren usw. keine, die cancerogenen dagegen charakteristische Mitosestörungen zur Folge haben.

Darnach ist wohl kaum ein Zweifel, daß beim Zusammenprall zwischen Organismus und diesen cancerogenen Kohlenwasserstoffen die *intracelluläre*

Resorption ihrer Moleküle und die unmittelbare Einwirkung auf die Nucleo-proteide der Kernsubstanzen im Mittelpunkt der Krebsumwandlung stehen. Es wird dadurch jedoch nichts darüber ausgesagt, welcher Natur dieser Vorgang der Cancerisierung selbst ist.

e) Verwandtschaft carcinogener Kohlenwasserstoffe mit körpereigenen Substanzen. Was die carcinogenen Kohlenwasserstoffe so besonders wichtig macht und was auch für die Pathogenese des menschlichen Krebses vielleicht von grund-legender Bedeutung ist, ist die Tatsache, daß das Methylcholanthren chemisch nahe verwandt ist mit dem im menschlichen weit verbreiteten Cholesterin und mit den Gallensäuren. Mit diesen Stoffen aus der Gruppe der Steroide gelangt es zugleich in nahe Beziehung zu Vitaminen, Hormonen und Enzymen. Die ganze Tragweite des Problems tut sich auf, wenn man bedenkt, daß „alle Steroide Glieder desselben Stoffwechsels" darstellen (BUTENANDT 1939).

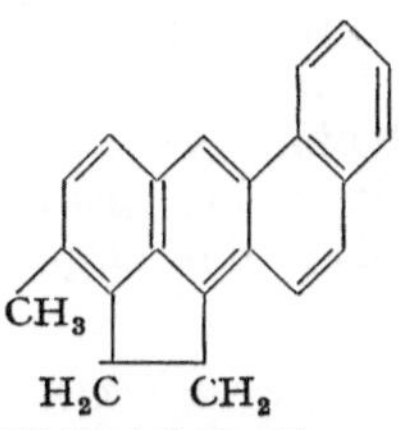

Methylcholanthren 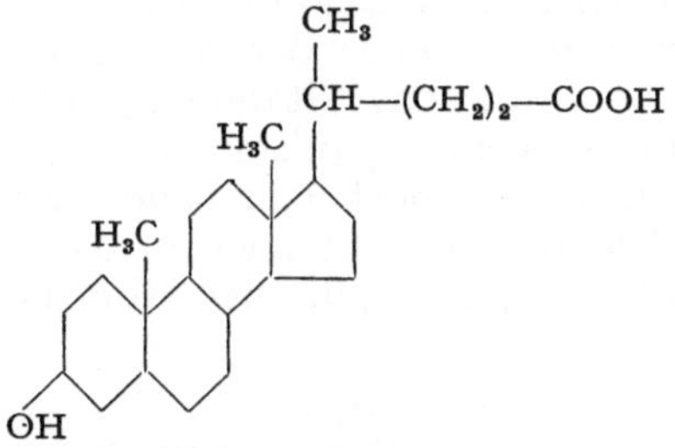 — Litho-cholsäure 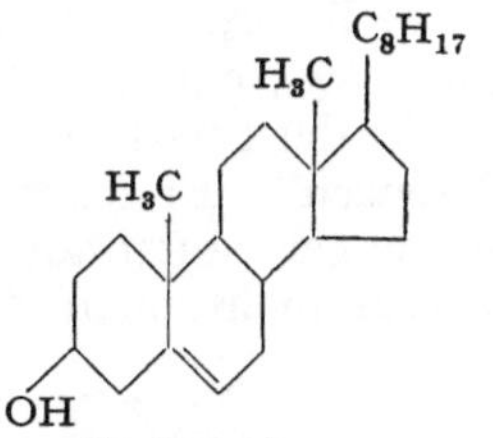 — Cholesterin

Was liegt näher, als bei einer solchen chemischen Verwandtschaft daran zu denken, daß solche oder ähnliche cancerogene Stoffe im Körper selbst, sei es aus Gallensäuren, Cholesterin oder ähnlichen Stoffen, entstehen könnten. Diese zunächst rein arbeitshypothetische Annahme wird dadurch gestützt, daß es WIELAND, dem Entdecker des Dehydronorcholens, zusammen mit DANE (1933), sodann COOK und HASLEWOOD (1933) gelungen ist, Dehydronorcholen bzw. Gallensäuren oder Cholesterin auf dem Wege über die gleichfalls physiologische Desoxycholsäure durch die aus nachstehenden Formeln hervorgehenden Reak-tionen in den cancerogenen Stoff Methylcholanthren umzuwandeln. Es sind dies

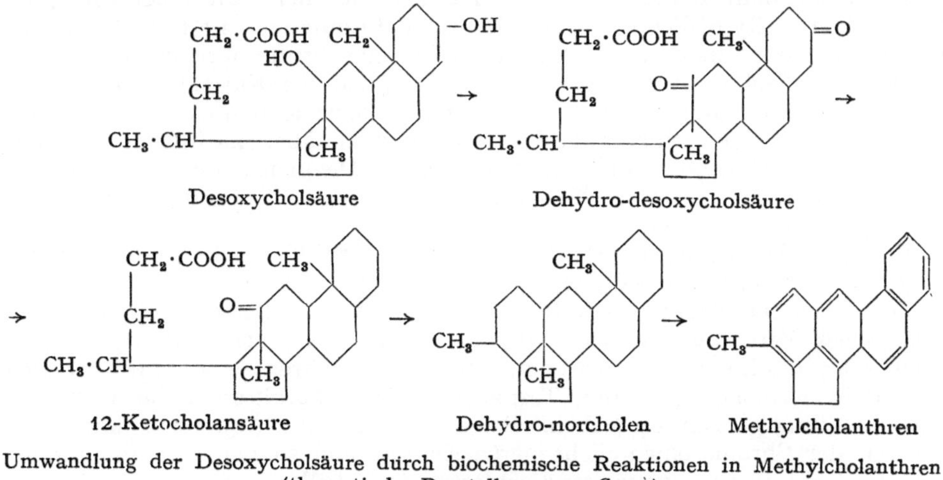

Desoxycholsäure — Dehydro-desoxycholsäure

12-Ketocholansäure — Dehydro-norcholen — Methylcholanthren

Umwandlung der Desoxycholsäure durch biochemische Reaktionen in Methylcholanthren (theoretische Darstellung von COOK).

fraglos noch keine vollen Beweise für die in vivo-Umwandlung, aber doch überaus bemerkenswerte Tatsachen, daß es nämlich chemisch gelingt, einen — bis jetzt allerdings nur diesen einen — physiologischen Stoff des menschlichen Organismus in eine krebserzeugende Substanz zu verwandeln. Es gibt über diese Frage bereits ein ausgedehntes Schrifttum, bezüglich dessen Würdigung vor allem auf DOMAGK (1936), BUTENANDT (1937, 1938, 1939, 1940) verwiesen sei.

Natürlich ergibt sich hier sofort die Frage, ob das, was im Reagensglas und im Tierversuch nach Injektion gelang, auch *im Organismus* selbst spontan möglich ist. Darüber diskutieren die Biochemiker heftig. BUTENANDT (1938/39) z. B. sagt, daß eine solche chemische Überführung auch im Organismus möglich sei. Er stützt sich dabei auf seine Forschungen auf dem Gebiete der Keimdrüsenhormone, denn auch das männliche und weibliche *Keimdrüsenhormon*, die ja selbst Abbauprodukte der Gallensäuren und des Cholesterins sind, sind gleichfalls mit Methylcholanthren nahe verwandt (Tabelle). Die Zusammenhänge sind aber damit noch nicht erschöpft. BUTENANDT (1938) weist weiter hin auf die nahe verwandten Hormone der Nebennierenrinde (Corticosteron), des Gelbkörpers (Progesteron), auf das Vitamin D, auf die Stoffe der Digitalisgifte usw., eine ,,Vielzahl der vom Organismus durchgeführten Variationen im Gebiet der Steroide" mit ihrem Grundskelet mit der ,,Fülle von biokatalytischen Potenzen". Er fragt selbst, ob da nicht auch in dieser Variationsreihe ,,Entgleisungen stattfinden können", . . . ,,die dem Ganzheitsbestreben des Organismus nicht mehr dienen".

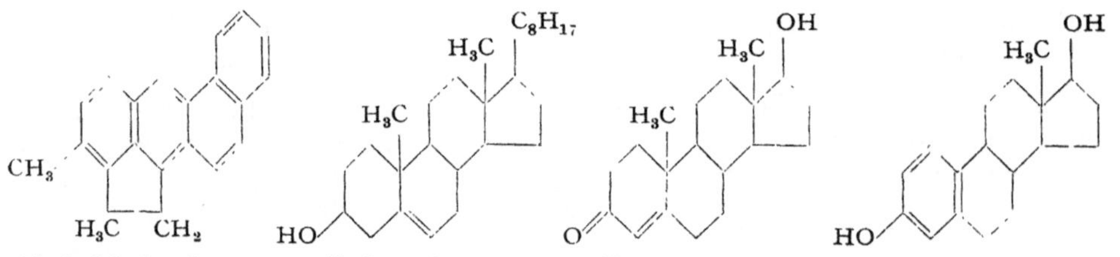

Methylcholanthren   Cholesterin   Testosteron   Oestron

Auch FIESER (1937, 1941) denkt, wie BUTENANDT, besonders an die chemischen Beziehungen zum Corticosteron bzw. Equilenin und entwickelt strukturelle Schemata, wie man sich den Übergang in seinen einzelnen Reaktionen vorstellen kann (s. University of Pennsylvania Bicentennial Conference 1941, S. 5 ff.). Für die Nebennierenhormone als Vorläufer carcinogener Stoffe spricht auch die Erfahrung am CE-Mäusestamm, bei dem die Tiere auf die Kastration 1—3 Tage nach der Geburt später zu 100% mit ,,Adrenal-Corticalcarcinomen" reagierten. Der Stamm hat eine geringe Anfälligkeit für Mamma-, aber eine hohe für Ovarialtumoren (zit. nach BURROWS und HORNING 1947). Die gleichen Adrenal-Corticalcarcinome ließen sich durch die synthetische östrogene Substanz Diäthylstilböstrol (s. S. 591) verhüten.

Bezüglich des chemischen Baues der gesamten Stoffklasse des Steroidgebietes sei auf BUTENANDTs Darstellung (1942) verwiesen.

Die chemische Verwandtschaft ist offenbar auch maßgebend für ähnliches biologisches Verhalten. v. MÖLLENDORFF (1941) wies nach, daß carcinogene Kohlenwasserstoffe wie Benzpyren, Methylcholanthren u. a. mit gewissen Geschlechtshormonen (Oestron, Testosteron) eine charakteristische Form der Mitosenstörung gemeinsam haben. Bei der Bildung der Äquatorialplatte wird ein Teil der Chromosomen nicht berücksichtigt und so von dem im übrigen ablaufenden Teilungsvorgang ausgeschlossen (s. Tabelle 74, S. 467).

Auch die von GRAFFI (1941) fluorescenzmikroskopisch nachgewiesene Speicherung der Kohlenwasserstoffe und Keimdrüsenhormone in den Mitochondrien weist vielleicht in die gleiche Richtung.

Sehr gibt zu denken, daß COOK, KENNAWAY und KENNAWAY (1940) mit Desoxycholsäure, die im Pinselversuch nicht carcinogen ist, bei Injektion mehrmals Sarkome bei Mäusen erhielten. Auch der Mitarbeiter des Verfassers GUMMEL (unpubliziert) hat mit Desoxycholsäure Sarkome bei der Ratte erzielt. Es wurden in 2 Serien zu je 100 Tieren jeder Ratte in 20 Dosen insgesamt 100 mg Desoxycholsäure injiziert. Die eine Serie wurde gleichzeitig mit Höhensonne bestrahlt. Von den nichtbestrahlten haben 3, von den ultraviolettbestrahlten 6 Tiere (zwischen dem 6. und 8. Monat) Sarkome entwickelt.

Schon als Methylcholanthren aufkam, hatte SHEAR (1936) festgestellt, daß die in wäßrigen Stadien lösliche Kombination von Methylcholanthren und Desoxycholsäure die Tumoren sehr viel schneller zur Entwicklung bringt als Methylcholanthren allein.

So nimmt es denn nicht wunder, daß COOK und KENNAWAY selbst die Hypothese aufstellen, daß solche cancerogene Stoffe im Körper selbst durch fehlgeleitete Stoffwechselvorgänge im Sterinhaushalt des Körpers entstehen könnten, und auch LACASSAGNE vertritt die Hypothese, daß wenigstens ein Teil der Krebsgeschwülste beim Menschen allein schon durch Stauung von Exkreten drüsiger Organe entstehen könnte, nachdem bereits durch bloße Dehydrierung von Sexualhormonen der krebserzeugende Stoff Methylcholanthren entstehen könnte.

Es ist nun die Frage, ob auch die *klinischen und experimentellen Beobachtungen* vielleicht gewisse vorläufige Hinweise in der gleichen Richtung geben.

Schon 1923 hat BORST die Möglichkeit, daß Cholesterinüberfütterung eine Rolle bei der Entstehung eines experimentell erzeugten Krebses spielen könnte, diskutiert. BERNHARD (1937) hat an Hand des großen Gallensteinmaterials der Gießener Klinik bei über 4000 Kranken Nachforschungen angestellt, wie viele von den später gestorbenen Menschen, die früher Gallenoperationen durchgemacht, und zunächst gesund geworden waren, später an Krebs zugrunde gingen. Er ging davon aus, daß gerade bei Gallensteinkranken Störungen im Cholesterinhaushalt und auch im Bestand an Gallensäuren vorkommen. Das zahlenmäßige Ergebnis war folgendes (Tabelle 51):

Tabelle 51. *Krebshäufigkeit bei früher Gallenoperierten.*

Art des Eingriffes	Todesursache bekannt bei	Krebs als Todesursache	Krebshäufigkeit %
Von 3000 Cholecystektomierten starben bisher: 472 Fälle	·352	46	13
Von 1000 Choledochotomierten starben bisher: 180 Fälle	146	35	25
Von 443 Fällen mit Stippchengallenblase starben bisher: 27 Fälle	23	14	61

Der Prozentsatz von 13% Krebs bei den inzwischen verstorbenen früher Cholecystektomierten besagt nicht viel, er entspricht der allgemeinen Sterblichkeit am Krebs. Bei den 35% Todesfällen der verstorbenen Choledochotomierten zieht BERNHARD die schwere Schädigung der Leber bei der Choledocholithiasis und der häufigen Cholangitis in Betracht, er schließt geradezu auf eine „vermehrte Bildung krebserzeugender Stoffe aus dem Cholesterin und den Gallensäuren". Bei den Fällen von „Stippchengallenblase (Näheres bei FENSTER

1938), die ganz allgemein auf eine Hypercholesterinämie bezogen wird, ist der Prozentsatz von Krebs bei 17 unter 27 Fällen mit 61% ein so unverhältnismäßig hoher, daß es naheliegt, hier an die Störung des Cholesterinhaushaltes als Ursache der Häufung des Krebses zu denken. Von diesen 17 späteren Carcinomen waren, wie BERNHARD und FENSTER (1936) in ihrer ausführlichen Arbeit über die Stippchengallenblase mitteilen, 6 Magen-, 2 Magen- oder Leber-, 2 Leber-, 3 Dünn- oder Dickdarmcarcinome und ein Gebärmutterkrebs. Fraglos ist nicht nur der hohe Prozentsatz von Krebstodesfällen, sondern auch die hohe Beteiligung des Magen- und Lebercarcinoms auffällig.

In diesem Zusammenhang muß auch an die große Bedeutung der Gallensteine für die Entstehung des Gallenblasenkrebses (vgl. BÖTTIGER 1938) erinnert werden. Im Basler Material KAUFMANNs fanden sich in 86% von Gallenblasenkrebs Gallensteine. Es soll die Reizbedeutung der Steine durchaus nicht geleugnet oder verkleinert werden, daß sie aber allein nicht ausschlaggebend sein kann, geht daraus hervor, daß bei anderen Steinkrankheiten, wie z. B. bei Nierenkranken, bei der doch die Reizmomente ähnlich sind, der nachfolgende Krebs etwas sehr Seltenes ist. Mit künstlich in verschiedene Organe eingepflanzten menschlichen Gallensteinen erzielte KAZAMA (zit. nach BÖTTIGER 1938) in 41% der Tiere Adenocarcinome.

Große Bedeutung mißt ROFFO dem Cholesterin bei der Krebsgenese bei. Bei seinen mit Sonnen- und ultraviolettem Licht erzeugten Hautkrebsen der weißen Ratte spricht ROFFO geradezu von einer vorbereitenden Rolle der örtlichen Hypercholesterinämie der Gewebe, die mit den heliotropen und photoaktiven Eigenschaften des Cholesterins in enger Verbindung stehen. ROFFO spricht direkt von einer Erzeugung von cancerogenen Cholesterinderivaten durch die Bestrahlung selbst.

Vielleicht sind auch die Untersuchungen von WATERMAN (1937), der die Entstehung von Teerkrebs durch Zusatz von Cholesterolester bedeutend zu steigern vermochte, hier einschlägig, besonders weil er auch ohne Teerung der Haut nur durch Verfütterung von Cholesteroleat Magengeschwülste, auch Carcinome erhielt.

Auch BONNE (1927) sieht das Geheimnis des bösartigen Wachstums in einer Störung des Sterinstoffwechsels. Er glaubt, daß die Abbauprodukte, sei es durch gestörte Ausscheidung, sei es durch Zirkulationsstörungen, lokal wirksam werden könnten.

Sind wir fraglos auf diesem Gebiet auch erst im allerersten Beginn unserer Erkenntnis, so steht aber heute schon fest, daß solche krebserzeugenden Kohlenwasserstoffe, wie sie aus dem Teerpech isoliert wurden, mit physiologischen Stoffen unseres Organismus chemisch nahe verwandt sind, es steht ferner fest, daß aus solchen physiologischen Stoffen durch eine Reihe chemischer Reaktionen krebserregende Stoffe in vitro erzeugt werden können, und daß bedeutende Forscher den Übergang physiologischer Stoffe in solche Krebsstoffe auch in vivo ohne weiteres für möglich halten. Es ist kein Zweifel, daß wir auf diesem Gebiet noch mit vielen neuen Aufschlüssen für das Krebsproblem rechnen dürfen.

Die *Frage endogen-carcinogener Substanzen* trat in eine zweite Etappe, als SHABAD (1937/38) berichtete, maligne, zum Teil weiter transplantable Geschwülste bei Mäusen, die mit Leberextrakten Krebskranker behandelt waren, erzielt zu haben. Die Leber ist natürlich als Ausgangspunkt besonders geeignet, nicht nur als Hauptorgan des Stoffwechsels, sondern auch als Produktionsstätte der Gallensäuren usw., die in erster Linie als Vorstufen körpereigener carcinogener Stoffe angesehen werden müssen. Der Prozentsatz an Tumoren bei Extrakten

von Lebern Nichtkrebskranker schien zunächst wesentlich geringer (KLEINEN-
BERG, NEUFACH und SCHABAD 1940). Später (1940/41) ergänzten KLEINENBERG
und Mitarbeiter die Angaben jedoch dahin, daß Gallenextrakte von Gesunden
annähernd dieselbe Anzahl von Geschwülsten erzeugen wie Leberextrakte Krebskranker. 1939 teilte BUTENANDT mit, daß in Versuchen seines Instituts
(H. DANNENBERG und FRIEDRICH-FRESKA) bei Aufarbeitung von Leber und
Galle von gesunden und krebskranken Menschen, sowie von Tumoren keine
entsprechende Geschwulsterzeugung erzielt werden konnte. Auch der Breslauer
Mitarbeiter des Verfassers GUMMEL (1941) hat die Versuche von SHABAD nachgeprüft, und zwar unter Verwendung des von SHABAD selbst angegebenen Verfahrens. Es konnten jedoch mit Benzolextrakten aus Lebern von Carcinomträgern
in Pinselungsversuchen an Mäusen keine krebsverdächtigen Veränderungen beobachtet werden. Auch bei subcutaner Injektion von Extrakten an Ratten zeigten
die Tiere 16 Monate nach der Injektion noch einen guten Allgemeinzustand und
keine Tumoren.

SANNIE und Mitarbeiter (1940/41) stellten aus menschlichen Lebern 5%ige
Olivenöllösungen des unverseifbaren Fettanteils von normalen und Krebslebern
her. In beiden Fällen kam es zur Entstehung von Geschwülsten, bei Krebslebern
in wesentlich höherem Maße. Von 25 Mäusen hatten 3 Retikulosarkome der
Leber, eine ein Tubensarkom, 6 Sarkome des subcutanen Gewebes neben gutartigen Tumoren. Die Autoren führen diese Tumoren auf carcinogene Substanzen
aus der Krebsleber zurück. Bei Leberextrakten Nichtkrebskranker erhielten
sie jedoch bei Mäusen keine Geschwülste. SCHABAD selbst erhielt später mit
Extrakten von Lungengewebe die gleichen Resultate wie mit Leberextrakten.

STEINER (1941) erhielt auf die gleiche Weise gleichfalls Spindelzellsarkome
nach subcutaner Injektion. Es zeigten sich keine Beziehungen zwischen Tumor-
typ, Lokalisation und deren Gehalt an fettig degeneriertem oder infiltriertem
Lebergewebe. Auch die Lebern Nichtkrebskranker sowie von Lebercirrhosen
wiesen gleichfalls große Schwankungen auf. ESMARCH (1941) zieht in Erwägung,
ob nicht vielleicht schon der Desoxycholsäuregehalt der Leber ausreicht, um bei
Mäusen zu Krebs zu führen. TURNER (1939) injizierte Mäusen mit großer Brust-
krebsanfälligkeit verdünnte Ochsengalle, Östron oder beides zusammen. Das
Auftreten von Brustkrebs wurde bei den Galle-Östronfällen beschleunigt. Nimmt
man aber alles in allem und bedenkt, daß Krebs eben auch bei sonstigen
unphysiologisch eingebrachten Stoffen resultiert, so kann man der Anschauung,
als seien beim Menschen von diesem selbstproduzierte carcinogene Stoffe nachgewiesen, nicht beipflichten.

DRUCKREY, RICHTER und VIERTHALER (1941 a, b) gingen aus von der Vorstellung, daß carcinogene Stoffe möglicherweise durch eine pathologische *Darm-
flora*, z. B. aus Gallensäuren, gebildet werden könnten. Sie stellten aus *Coli-
kulturen* Darmkrebskranker, die zum Teil mit einem Zusatz von Desoxycholsäure
bzw. Dehydronorcholan (vgl. Formeln, S. 277) besprizt waren, Extrakte her,
die sie Ratten subcutan spritzten. Unter 16 genügend lange lebenden Tieren
entstanden bei 6 Geschwülste, davon 5 Sarkome. In der Serie mit Dehydronorcholen als Zusatz lebten 3 Ratten länger als 16 Monate. Alle drei bekamen
Sarkome. In den mit den reinen Substanzen behandelten Kontrollserien entstand
kein Krebs. Die Verfasser glauben, daß vor allem bei der Serie mit Dehydro-
norcholenzusatz „an der Verursachung der Geschwülste durch die angewendeten
Extrakte kaum ein Zweifel bestehen" könne.

FRIEDRICH und KOYENUMA (1942) wiesen fluorescenzmikroskopisch·nach, daß
in den Extrakten kein Methylcholanthren, das aus Dehydronorcholen entstanden
sein könnte, enthalten war.

BUTENANDT und DANNENBERG (1942a) prüften die Frage, ob Colibakterien das der Nährlösung zugesetzte Dehydronorcholen chemisch zu verändern vermögen. Es zeigte sich tatsächlich, daß der Stoff oxydativ angegriffen und abgebaut wird. Eines der Abwandlungsprodukte (das 22-Oxydehydronorcholen) wurde auch strukturell geklärt. Die Entstehung von Methylcholanthren oder einer anderen carcinogenen Verbindung aus Dehydronorcholen ließ sich jedoch nicht nachweisen. In einer späteren Mitteilung (1942b) wird gezeigt, daß die Entstehung der oben angegebenen Verwandlungsprodukte nicht auf die Colibakterien, sondern ausschließlich auf eine auch unter sterilen Bedingungen auftretenden Autooxydation des Dehydronorcholens zurückzuführen und den Colibakterien eine Einwirkung auf die Ausgangssubstanz überhaupt abzusprechen ist. Ein cancerogener Stoff entsteht also unter den von DRUCKREY und Mitarbeitern angewandten Bedingungen und Vorstellungen nicht.

Nachdem früher schon CARREL (1925) gezeigt hatte, daß es durch Zusatz von *Indol* zu embryonalem Zellmaterial gelingt, bei Hühnern rasch wachsende Sarkome zu erzeugen, hat später BÜNGELER (1932) dargetan, daß das aus Tryptophan im Eiweißstoffwechsel des Menschen entstehende Indol bei chronischer Zufuhr bei Mäusen vom 8. Monat der Behandlung an in 17,5% der Tiere geschwulstförmige Wucherungen der blutbildenden Organe, darunter echte myeloische *Leukämien* und *Lymphosarkome* zu erzeugen in der Lage ist. Die Frage verdiente unbedingt auf breiter Basis und unter Variation der Versuchsbedingungen nachgeprüft zu werden.

Sehr viel experimentelle Arbeit wurde der Frage gewidmet, ob nicht *natürliche Steroide* selbst *carcinogene Wirkung* entfalten könnten. Vor allem waren es die *Follikelhormone*, welche aufs genaueste geprüft wurden, und zwar aus chemischen und biologischen Gründen: chemisch, weil sie ein partiell aromatisiertes Steroidsystem besitzen (BUTENANDT 1939), biologisch, weil sie schon physiologisch eine proliferative Wirkung auf die weiblichen Genitalorgane ausüben.

An diesen Versuchen und Diskussionen sind vor allem LACASSAGNE (1932, 1935, 1936), KAUFMANN (1937), TAYLOR (1938), WINTERSTEIN (1938), REDING (1939), FRIEDRICH-FRESKA (1939, 1941), BUTENANDT (1940) (Zusammenfassungen bei TAYLOR 1938, FRIEDRICH-FRESKA 1940) beteiligt.

Als Test wurde vielfach das Mammacarcinom der Maus benutzt. Es war schon im 5. Kapitel (S. 197) davon die Rede, daß gerade dieses Carcinom oft zu Verallgemeinerungen verführt hat, die bei Berücksichtigung der Verhältnisse an anderen Carcinomen unberechtigt sind. Speziell bei den Follikelhormonexperimenten ist beim Brustkrebs der Mäuse zu bedenken, daß Proliferationsprozesse an sich nicht viel besagen, wenn man Proliferationshormone in grotesk übersteigerter Dosierung anwendet. Handelt es sich gar noch um krebsanfällige Stämme, so beweisen gesteigerte Zahlen dann nichts, wenn die Dosierung jedes physiologisch vorstellbare Maß vieltausendfach übersteigen. Bei genügend großem und genetisch einheitlichem Tiermaterial (2500!) wurden von KAUFMANN und MÜLLER in Zusammenarbeit mit dem BUTENANDTschen *Institut* prozentual nicht mehr Mammacarcinome gefunden als bei den unbehandelten Zuchttieren. Daß die Hormonbehandlung zeitlich zu einer Vorverlegung der Tumoren um durchschnittlich 2 Monate führte, ist verständlich angesichts der vorverlegten Mammaentwicklung bei der Behandlung ganz junger Tiere und der proliferationsanregenden Wirkung der Follikelhormone, noch dazu in hoher Dosis. Auch die bemerkenswerte, erstmals von LACASSAGNE (1932) erwiesene Tatsache, daß Follikelhormone auch bei sonst nie erkrankenden Männchen solcher „belasteter" Stämme zu Brustdrüsenkrebs führen, ist erklärlich, da bei den

Männchen erst die Hormone zur Entwicklung des sonst nicht vorhandenen anatomischen Substrates führen und so überhaupt erst die Voraussetzung für die Krebsentwicklung schaffen. Eine Krebserzeugung im strengen Sinne des Wortes ist dies natürlich nicht, sondern nur die Schaffung eines Substrates, an dem der „Milchfaktor" oder das Virus angreifen können. Denn einen Mammakrebs kann ein Stoff erst induzieren, wenn zuvor das Mammagewebe zur Proliferation gebracht ist. Von einer carcinogenen Wirkung wäre man erst dann zu sprechen berechtigt, wenn die gleichen Hormongaben auch ohne den Milchfaktor, d. h. auch in „nichtkrebsbelasteten‘ Stämmen Krebs bei Männchen induzierten, was aber nicht der Fall ist. Das damals Aufsehen erregende Experiment LACASSAGNEs sieht sich heute, nachdem das Rätsel der erblich krebsbelasteten Mäusestämme dahin geklärt ist, daß es sich *nicht* um eine erbliche Belastung, sondern um eine Virusinfektion handelt, sehr viel anders an.

Mit Recht weist FRIEDRICH-FREKSA (1940) auf einen sicheren Beweis dafür hin, daß das hormonal induzierte Mammacarcinom bei männlichen Tieren aus belasteten Mäusestämmen durch Follikelhormone nichts mit der chemischen Verwandtschaft dieses Stoffes mit den carcinogenen Kohlenwasserstoffen zu tun haben kann. Der gleiche Effekt läßt sich nämlich mit dem körperfremden Diäthyl-stilböstrol erzielen, einem synthetischen Brunststoff, der kein kondensiertes Ringsystem aufweist und keine chemischen Beziehungen zu den Hormonen bzw. carcinogenen Kohlenwasserstoffen besitzt (Strukturformel S. 144).

Solche Versuche mit Stilböstrol stammen von SHIMKIN und GRADY (1940). Als Versuchstiere dienten Männchen aus einem Stamm, dessen Weibchen zu 100% Mammatumoren bekommen. Unter 12 überlebenden Männchen bekamen 7 nach Stilböstrol die histologisch gleichen Adenocarcinome wie die Weibchen.

Das Ergebnis all dieser Versuche wird von BUTENANDT (1940) dahin zusammengefaßt, daß die bisher bekannten Follikelhormone „keine Wirkung entfalten, die mit derjenigen der cancerogenen Stoffe irgendwie vergleichbar" wäre. Es wäre ja auch höchst merkwürdig, wenn ein physiologisch so wichtiger Stoff cancerogen wirkte. Das Fortbestehen des Menschengeschlechtes wäre dann kaum verständlich.

Es scheint fast, als ob die suggestive Wirkung strukturell ähnlicher Formelbilder zusammen mit dem Versuch LACASSAGNEs zu stark suggestiv auf die experimentellen Krebsforscher gewirkt hätte. Die klinischen Erfahrungen am Massenexperiment des Brustkrebses der Frauen sprechen entschieden gegen eine cancerogene Wirkung der Keimdrüsenhormone. Würde der Follikelhormonausschüttung eine carcinogene Bedeutung zukommen, so müßten Mehrgebärende mit ihrer hochgradig vermehrten Follikelhormonbildung in den Schwangerschaften einen wesentlich höheren Prozentsatz an Brustkrebs aufweisen als Frauen, die nicht geboren haben. Selbstverständlich ist Brustkrebs bei Multiparae häufiger als bei Nulliparae, da ja auch die Multiparae häufiger sind. Nun ist aber gerade ausgerechnet beim Mammacarcinom der Frau der Anteil der Mütter gegenüber den Nulliparae der niedrigste der überhaupt ermittelten. Während beim Vulvacarcinom 7, beim Portiokrebs 6,5, beim Gallenblasenkrebs 6 Mütter auf eine Nullipara kommen, so kommen beim Mammacarcinom nur 1,3 Mütter auf eine Nullipara (BECKER 1943). Auch die Zahl der Schwangerschaften spricht gegen eine Rolle der Follikelhormonausschüttung bei der Entstehung des Mammacarcinoms der Frau. So ist die durchschnittliche Geburtenzahl nach BECKER (1943):

beim Gallenblasencarcinom . . . . 4,5 Geburten
beim Vulvacarcinom. . . . . 4,2 ,,
dagegen beim Mammacarcinom . . . . 2,2 ,,

Auch beim Uterus, einem hormonal von den Keimdrüsenhormonen stark beeinflußten Sexualorgan, sprechen die Erfahrungen mit dem sichersten Test der Zwillingsmethode gegen eine carcinogene Wirkung des Follikelhormons. Habs und Dietel (1941) haben auslesefrei 18 Zwillingspaare ermittelt, von denen ein Partner ein Uteruscarcinom hatte. Würde die Geburtenzahl und damit die sehr viel größere Hormonausschüttung eine Rolle spielen, so müßten die Uteruskrebskranken mehr Geburten durchgemacht haben als der krebsfrei gebliebene Partner gleicher Erbmasse. Die Ermittlungen an den eineiigen Zwillingen ergab jedoch bei den Frauen mit mehr Geburten keine stärkere Quote.

Eine wichtige Rolle als mögliche Quelle endogen-carcinogener Stoffe spielt das *Cholesterin*, nicht nur wegen seiner Verbreitung im Organismus als Bestandteil aller Zellen, sondern auch als Muttersubstanz weiterer Sterine, wie Cholestanol, Koprosterin und 7-Dehydrocholesterin. Letzteres schlägt als Provitamin D die Brücke zu den Vitaminen, insofern als es unter Ultravioletteinwirkung (sicher auch in der menschlichen Haut!) in Vitamin D übergeht. Hinzu kommen die Beziehungen zu den Gallensäuren, dem Hormon der Nebennierenrinde, des Gelbkörpers, der Keimdrüsen usw.

Dabei bleibt hier die Frage unberücksichtigt, inwieweit Cholesterin biochemisch im Stoffwechsel der Krebszellen selbst und im krebskranken Organismus eine besondere Rolle spielt. Hier handelt es sich nur darum, inwieweit Cholesterin selbst bei der Bildung endogener Krebssubstanzen mitwirken könnte. Der erste, der solche Untersuchungen anstellte, war Borst (1924). Er setzte beim Kaninchen einen carcinogenen Reiz (Teer, Rohparaffinöl usw.) und unterhielt zugleich eine Cholesterinüberfütterung. Er erzielte Carcinome, die bei den Kontrolltieren ohne Cholesterin ausblieben. Diese Versuche wurden vielfach variiert, ihre Ergebnisse im Prinzip aber mehrfach bestätigt, wenn auch die Resultate je nach Tierart, Tumorerzeugung usw. stark voneinander abwichen. Es fällt auf, daß Cholesterin immer nur bei Impftumoren und chemisch oder physikalisch erzeugten Geschwülsten Anwendung fand. Jedenfalls sind positive Versuche, mit Cholesterinzufuhr allein Krebs zu erzeugen, nicht bekannt geworden. Die Hauptbedeutung hat das Cholesterin bei der Frage des Zustandekommens des sog. Lichtkrebses (s. 8. Kapitel, S. 324).

Es ist aber klar, in Anbetracht seiner Bedeutung als Muttersubstanz aller Steroide und deren Bedeutung als in vitro-Vorstufen cancerogener Stoffe, in Anbetracht der Krebshäufung beim Menschen im Zusammenhang mit ausgesprochenen Cholesterinstoffwechselstörungen, im Hinblick auf die positiven Krebsexperimente mit dem Cholesterinabkömmling Desoxycholsäure, im Hinblick auf die Adrenal-Corticalcarcinome bei Kastration an Tieren bestimmter Stämme bleibt das Cholesterin suspekt im Stoffwechselgeschehen endogencancerogener Substanzen eine wichtige Rolle zu spielen. Bis jetzt aber ist über das Methylcholanthren hinaus — daran muß festgehalten werden — *ein zweiter aus Steroiden darstellbarer Stoff mit geschwulsterzeugender Wirkung nicht gefunden worden.*

4. Andere seltene Krebsnoxen chemischer Natur.

Es ergab sich, daß mit fortschreitender Erforschung der chemischen Krebsnoxen die zunächst scheinbar unübersteigbaren Mauern zwischen einzelnen Klassen carcinogener Stoffe allmählich, wenigstens teilweise, abgebaut zu werden beginnen. Immer aber bleibt noch ein nicht ganz kleiner Rest von Substanzen, deren Krebseffekt meist zufällig entdeckt wurde und die sich vorläufig keinem

System einordnen lassen. Dabei ist es wahrscheinlich, daß gerade diese Klasse noch Zuwachs erfahren wird, scheint es ja offenkundig, daß sehr viele Stoffe, wenn sie unvermittelt in die Zellen einzudringen vermögen, dort die Störung induzieren, die der Krebsumwandlung zugrunde liegt, gleichviel, ob wir nun das Wesen dieser Cancerisierung verstehen oder nicht verstehen.

Eine wirksame Warnung vor einseitig „klassenmäßiger" Betrachtung der carcinogenen Stoffe erteilten BROWNING und seine Mitarbeiter (1933 1936, 1939). Sie sahen, als sie Chinolinderivate auf ihre trypanocide Wirkung prüften, bei einer mit Trypanosoma brucei infizierten Maus nach einer einzigen subcutanen Injektion von „Styryl 430" ein Sarkom an der Injektionsstelle sich entwickeln. Von 19 weiteren Mäusen bekamen 10 Mäuse polymorph- oder spindelzellige Sarkome. In Experimenten von DITTMAR (1942) wurden an der Injektionsstelle keine, dagegen bei 6 (unter 20) Versuchstieren „Ferngeschwülste" in Form von Rundzellensarkomen im Mediastinum, ausgehend von der Thymusdrüse, erzielt.

Das Präparat Nr. 430 dieser Chinolinabkömmlinge, „Styryl 430", ist ein wasserlöslicher, synthetischer, organischer Farbstoff; er stellt ein wasserlösliches Salz dar, welches in keiner Hinsicht, weder chemisch, noch physikalisch, noch strukturell mit den übrigen Kohlenwasserstoffen etwas zu tun zu haben scheint. Seine Strukturformel lautet nach COOK und Mitarbeiter (1936):

$$CH_3 \cdot CO \cdot NH-\langle\ \rangle-CO \cdot NH-[\text{Chinolin}]-CH=CH-\langle\ \rangle-NH_2,\ O \cdot CO \cdot CH_3\ ;\ N-CH_3$$

„Styryl 430"

[2-(p-Aminostyryl)-6-(p-acetyl-aminobenzoylamino)-chinolin-methacetat]

OESTERLIN (1937) untersuchte einige der BROWNINGschen Präparate und kam zu dem Ergebnis, daß nur solche Chinolinderivate wirksam sind, welche sich in der NAGANA-Zelle verankern und in diesem verankerten Zustand eine grüne Fluorescenz aufweisen. „Styryl 430" hat neben seiner trypanociden Wirkung eine sarkomerzeugende Fähigkeit. OESTERLIN prüft angesichts der Tatsache, daß alle bis jetzt bekannten carcinogenen Kohlenwasserstoffe eine blaue Fluorescenz besitzen, die Frage, ob es sich bei der trypanociden Wirkung und bei der Cancerisierung „um wesensgleiche Vorgänge handeln könnte". Bei einer chemischen Änderung, nämlich Überführung des endständigen NH_2 mit Hilfe von Essigsäureanhydrid in $NH-CO-CH_3$ schwand die grüne Fluorescenz und gleichzeitig die sarkombildende Fähigkeit.

OESTERLIN untersuchte nun weiter, ob von den carcinogenen Kohlenwasserstoffen nur solche wirksam sind, welche eine spezifische Zellaffinität und eine blaue Fluorescenz haben. Wie aus der Tabelle 52 hervorgeht, sind nur solche Kohlenwasserstoffe carcinogen, welche positiven d. h. einen positiven chemotherapeutischen NAGANA-Effekt und zugleich Fluorescenz aufweisen. Wird nur eine Forderung erfüllt, wie z. B. beim Methylbenzpyren nur die Fluorescenz, so ist der Stoff nicht carcinogen.

Diese Parallelitäten lassen OESTERLIN annehmen, daß es sich bei „Styryl 430" und den carcinogenen Kohlenwasserstoffen um wesensgleiche Vorgänge handelt. COOK und KENNAWAY (1938) wenden allerdings ein, daß einer Verallgemeinerung der trypanociden Wirkung die Tatsache entgegenstünde, daß die Styrylsubstanzen wohl gegen das Trypanosoma brucei, aber nicht gegen das Trypanosoma congolense wirksam seien. Die Mitarbeiter des Verfassers RAREI und GUMMEL (1939) untersuchten die Wirkungsweise des durch cholestenonsulfosaures Natrium wasserlöslichen Benzpyrens. Die Lösung blieb cancerogen, obgleich die Fluorescenz nicht mehr vorhanden war. Die Frage erfordert daher wohl noch weitere Untersuchungen.

Tabelle 52. Nach OESTERLIN.

Stoff	Fluorescenz blau	NAGANA-Effekt	Carcinogen
1.2.5.6-Dibenzanthracen .	+ +	+	+ +
3.4-Benzpyren	+ + +	+	+ +
Cholanthren	+ + +	+	+ +
Methylcholanthren . . .	+ + +	+	+ +
5-Methyl-1.2-benz-anthracen	+ +	+	+
Phenanthren	o	o	o
Methylbenzpyren	+ + +	o	o
2.3-Benzanthracen. . . .	+ + + (grün!)	+	o
Chrysen	(+)	o	o
Pyren	+	(+)	o (?)
„Styryl 430"	+	+	+

Überraschenderweise hat sich auch beim Styryl 430 eine theoretische Verkettung mit bereits besprochenen cancerogenen Stoffen ergeben (HADDOW und KON 1947). Es wurde oben (s. S. 249) berichtet, daß HADDOW in den Abkömmlingen von 4-Aminostilben geradezu „eine völlig neue Klasse cancerogener Substanzen" mit zugleich geschwulsthindernder Fähigkeit entdeckt haben will. Werden nun im Ringsystem einzelne Ringe ersetzt, so resultiert unter anderen auch ein *2-(4-Dimethylamino)-styrylchinolin*, welches zugleich krebsinhibitorische Fähigkeiten besitzt und von dem angenommen wird, daß es auch für die cancerogene Eigenschaft des Styryl 430 (s. Strukturformel S. 285) verantwortlich ist.

4-Dimethylaminostilben   2-(4-Dimethylamino)-styrylchinolin

Von hohem krebstheoretischem, aber auch therapeutischem Interesse ist der Carbaminsäureäthylester, das als Schlafmittel bekannte *Urethan*. Dieses Mittel ist nach jahrzehntelangem Dornröschenschlaf plötzlich in den Mittelpunkt des Interesses, und zwar sowohl bei den Experimentatoren, wie bei den Klinikern getreten, seit bekannt wurde, a) daß es mitosehemmend, b) daß es carcinogen wirkt, c) daß es therapeutisch im Tierexperiment krebshemmend und d) daß es beim Menschen gegen Leukämien verwendbar ist. In diesem Zusammenhang interessiert zunächst nur die carcinogene Wirkung. NETTLESHIP und HENSHAW (1943) zeigten, daß sich nach Urethangaben die Zahl der Lungentumoren bei Mäusen stark erhöht. JAFFE (1944) wies nach, daß in einem normalerweise krebsrefraktären Stamm alle Tiere 157 Tage nach der ersten aus einer Serie von 15 Injektionen von Urethan oder 119 seit der Beimischung von 0,2% Urethan zur Nahrung Lungentumoren bekamen. Was das neue carcinogene Mittel so wichtig macht, ist also zugleich eine hohe elektive Affinität zum Lungenparenchym. Wie ausgesprochen sie ist, geht nicht nur daraus hervor, daß Methylcholanthren, der stärkst carcinogene Kohlenwasserstoff, beim gleichen Stamm nur 8% Lungentumoren induzierte, sondern auch, daß es bei annähernd 100% der überlebenden Tiere nur Lungen- und keine anderen Tumoren induzierte. Soweit bis jetzt zu übersehen, scheint die Wirkung vorläufig in der Hauptsache

auf den Carbaminsäureäthylester beschränkt zu sein und anderen Abkömmlingen
zu fehlen (LARSEN und HESTON 1945).

$$\langle\!\!\!\langle\ \rangle\!\!\!\rangle\text{---NH} \cdot \text{CO} \cdot \text{O} \cdot \text{C}_2\text{H}_5$$

Äthyl-phenylcarbamat = Phenyl-urethan

Es gibt nun noch eine ganze Reihe von Beobachtungen, nach denen sonst
gut vertragene Stoffe carcinogen wirken, sobald sie unphysiologisch auf die
Körpergewebe einwirken. So sah HEIDE-JORGENSEN (1939) bei einer 4 Monate
alten Maus durch subcutane *Transplantation laktierenden Mammagewebes* unter
die Halshaut ein medulläres Carcinom mit Lungenmetastasen sich entwickeln.
Es wäre gut, wenn die bis jetzt singuläre Beobachtung nachgeprüft würde.

NISHIYAMA (1935, 1938) spritzte bei Ratten, die mit o-Amido-azotoluol behandelt
wurden, gleichzeitig, später auch allein, täglich 4 ccm *Glucoselösung* subcutan.
Nach über 200 Tagen kam es an den Injektionsstellen zu polymorphzelligen
Sarkomen. Die Häufigkeit nahm mit steigender Konzentration zu. TAKAZAWA
und NONAKA (1938) erhielten das gleiche bei Ratten und bei Mäusen, wenn sie
20—25 %ige Glucose immer wieder subcutan spritzten. CAPPELLATO (1940, 1941)
erhielt gleichfalls bei Injektion von Glucose ohne weitere sonstige Behandlung bei
einer von 3 Ratten ein, dann auch auf andere Ratten überpflanzbares Sarkom. Die
Konzentration betrug 50, 25 und 5 %. SCHINZ (1943) ließ die Glucoseexperimente
wiederholen (bis zu fast 400 Injektionen). Nie kam es an der Injektionsstelle
zu einem Sarkom. Die extrem hohe Konzentration von über 50 %, die NISHIYAMA
verwandte, setzt Gewebsnekrosen, Infiltrationen und führt zu Ulcerationen.
Chemisch reine Glucose in einer nicht zu Ulcerationen führenden Konzentration
macht auch bei großen Zahlen von Injektionen keine Tumoren. SCHINZ vermutet
bei NISHIYAMA Verunreinigung der Glucose, so daß sie als „Schlepper einer
carcinogenen Substanz funktionierte".

TOKORO (1940) sah nach täglicher subcutaner Injektion einer 5—25 %igen
Kochsalzlösung bei einer Ratte ein Retikulosarkom nach 97 und ein Spindelzellsarkom nach 82 Injektionen entstehen.

Nach diesen Erfahrungen mit hypertonischen Lösungen von Glucose und
Kochsalz ist es klar, auch das Unverdächtigste wird verdächtig, sobald es unphysiologisch und immer von neuem in die Gewebe eingebracht wird.

Einen völlig neuen Gesichtspunkt hat LEUPOLD (1945) in die Frage der
Geschwulstentstehung gebracht. Er geht davon aus, daß man bei der *Bedeutung
der anorganischen Salze für die Geschwulstgenese* nicht die Salze als Moleküle in
Rechnung stellen dürfe, vielmehr müsse man, da in einer Lösung eine Dissoziation
der Kat- und Anionen stattfindet, die Wirkung der Salze nicht an das Molekül,
sondern an die abdissoziierten Ionen gebunden sehen. Bei wesentlichen Veränderungen in der Zusammensetzung des Ionengemisches käme es zur Bildung
mesodermaler und epithelialer Geschwülste, wenn folgende Bedingungen erfüllt
seien:

a) die physiologischen Mengenverhältnisse der einzelnen Kationen müssen
verändert sein,

b) die Beziehungen der Anionen zu den Kationen müssen derart sein, daß
das physiologische Mengenverhältnis zwischen den Kat- und Anionen verschoben ist,

c) eine Vermehrung der Kationen allein genügt zur Erzeugung von Gewächsen
nicht, sondern erst ihre mengenmäßigen Beziehungen zu den Anionen ermöglichen
die pathologischen Zellneubildungen.

Ferner sei die Geschwulstbildung noch von der Wasserstoffionenkonzentration und den Konzentrationen aller wirksamen Stoffwechselkörper abhängig. LEUPOLD bekam z. B. in einer Versuchsreihe, in der Magnesiumchlorid, Kaliumchlorid und Calciumchlorid um das Zehnfache ihrer physiologischen Konzentration erhöht waren, bei drei Tieren miliare Infiltrate in der Leber, bei zwei weiteren Tieren ebenfalls stärkere mesodermale Proliferationen und bei einem Tier ein heterotopes Lungensarkom. Bei anderen Versuchsanordnungen wurden Sarkome der Nieren, der Lungen, ferner auch Adenome der Leber, epitheliale Lungentumoren, kavernöse Lymphangiome, Mediastinalsarkome, Leukämien, Retothelsarkome usw. erhalten.

Ob es sich bei diesen Tumoren wirklich um echte Blastome und nicht etwa doch nur um reaktive Zellwucherungen handelt, muß der Diskussion unter den Pathologen selbst überlassen bleiben. Jedenfalls fällt auf, daß ein sehr ansehnlicher Teil der Geschwülste nicht am Ort der Einwirkung der verwandten Lösungen, sondern fernab und dann nur in bestimmten Organen und hier wieder oft in ganz auffallend kurzer Zeit (in der Leber z. B. nach nur 3—5, manchmal sogar schon nach 2 Tagen!) entstanden war. Auch die Tatsache, daß sich die Haut als refraktär gegen die gleichen Lösungen erwies, daß die Tumoren nicht metastasierten, mahnt zunächst zu vorsichtiger Skepsis, mindestens hinsichtlich der Deutung, womit allerdings die Fragestellung als solche und die Methodik ausdrücklich als verdienstvoll anerkannt werden muß.

Sicher können auch mit *Säuren* und *Laugen* Krebse erzeugt werden. Den Klinikern und Pathologen sind Krebse besonders der Speiseröhre und des Magens nach Verätzungen schon immer bekannt. Ein eindrucksvolles Beispiel stammt von FISCHER-WASELS (1927): Ausgedehnte Verätzung des Gesichts mit Kalilauge. Alle Wunden heilen bis auf eine an der Unterlippe (Pfeifenraucher!), 5 Monate nach der Verätzung: Lippencarcinom. JOANNOVIC (1923) referiert über die Erzeugung von Bronchialkrebs durch Verätzung der Luftwege mit Salzsäure. NARAT (1925) erzielte mit ständig wiederholten Ätzungen mit 3—5%igen Lösungen Hautschädigungen, die schließlich bei 15 von 94 Mäusen zu Carcinomen führten. Ähnliche Ergebnisse erzielten SUNTZEFF, BABCOCK und LOEB (1940) mit 0,5%iger gepufferter Salzsäurelösung. Von 8 Mäusen bekamen 4 Sarkome an der Injektionsstelle 10—16 Monate nach Beginn des Versuches. NARAT (1925) erzielte auch mit Kalilauge (3—6%) unter 81 Mäusen 12mal ein Carcinom. Schließlich sah MICHALOWSKY (zit. nach COOK und Mitarb. 1936) Hodenteratome nach intratestikulärer Injektion von *Zinkchlorid* beim Hahn. BAGG (1936) hat die carcinogene Wirkung von Zinkchlorid ($ZnCl_2$) bestätigt. Es handelt sich um ein Ätzmittel mit starker lokaler Wirkung.

M. B. SCHMIDT (1938) berichtet über einen Fall von Hautkrebs der Wange 4 Monate, nachdem *Krystallsoda* durch Unfall in die Wange eingedrungen war und ein nichtheilendes Geschwür erzeugte. Soda in Krystallform ist eine stark ätzende Base.

Die klinische Kasuistik registriert noch weitere, experimentell bis jetzt noch nicht nachgeprüfte Beispiele einer Krebsentstehung nach Einwirkung ätzender Substanzen. FISCHER-WASELS (1927) referiert über ein Carcinom des unteren Augenlids 4 Monate nach einer Verätzung mit roher *Carbolsäure*. ZURHELLE zitiert einen Fall von Epitheliom der Wange bei einer 40jährigen innerhalb eines Jahres nach Aufspritzen eines Tropfens von *Schwefelkohlenstoff* (CS_2), einem besonders in der Kautschukindustrie vielverwendeten Lösungsmittel.

Es ist einleuchtend, daß diese Liste weder vollständig, noch endgültig sein wird und andererseits, daß alle diese Stoffe etwas Gemeinsames haben müssen.

Für eine Reihe dieser Substanzen hat ZURHELLE (1939) ihre *„eiweißkoagulierende"* *Wirkung* dargetan. Es handelt sich neben Einwirkungen auf die Parenchymzellen um eine kolloidchemisch bedingte Störung im Bau des Mesenchyms, wodurch dieses „eine Umwandlung in der Richtung vom Sol- in den Gelzustand erleidet und so dem Alterszustand ähnlich wird".

Es gibt also über das Thema der Cancerisierung viele chemische Variationen. Wie ZURHELLE sagt, hängt die Umwandlung in Krebs wesentlich ab von „dem nicht zu starken und nicht zu schwachen Grade der physikalischen bzw. chemischen Einwirkung — zu starke Einwirkungen töten die Körperzellen, zu schwache Einwirkungen beeinflussen sie nicht genügend — andererseits von der vorhandenen Reaktionsbereitschaft des Zelleiweißes". Mit anderen Worten: es wird noch viele solcher Stoffe mit krebserzeugender Wirkung geben.

Es ergibt sich noch die Frage: Soll und kann man die cancerogenen Stoffe irgendwie noch besonders rubrizieren? Was sie zusammenhält, ist die allen gemeinsame Eigenschaft, Körperzellen in Krebszellen umzuwandeln. Die Klassifizierung erfolgt also nach dem biologischen Effekt. Gibt es nun vielleicht noch eine umfassendere Gruppe von Stoffen, innerhalb welcher die cancerogenen Stoffe nur eine Unterabteilung ausmachen würden. LETTRÉ (1948) macht den Versuch, *die krebserzeugenden Faktoren* zusammen mit den Mitosegiften (s. S. 455) „an die Forschungsrichtungen der Antikatalysatoren, Antifermente, Antiwirkstoffe, Antivitamine" also an die allgemeinen *Antibiotica* anzuschließen.

Das für die Medizin nächstliegende Beispiel ist der von R. KUHN und Mitarbeitern (1943) aufgedeckte Antagonismus der p-Aminobenzolsulfonamide gegen den Wuchsstoff p-Aminobenzoesäure. Die Wirkung der Sulfonamide beruht darnach darauf, daß sie den Wirkstoff verdrängen und die Bakterien dadurch der Phagocytose leichter zugänglich machen. LETTRÉ bringt acht solcher Beispiele, bei denen einem bestimmten Wuchsstoff ein entsprechender Hemmstoff gegenübersteht. Auf die Deutung der Mitosegifte als Antibiotica kann in unserem Zusammenhang nicht eingegangen werden.

Für die Auffassung der cancerogenen Stoffe als Antibiotica zieht LETTRÉ die Erscheinungen der Anpassung heran. Nach den Untersuchungen an Bakterien könne durch äußere Bedingungen ein Abbau oder eine Vermehrung von Fermenten eintreten. Die Krebszelle würde „in Analogie zu den Erscheinungen bei den Bakterien als eine Ausweichform der normalen Zelle angesehen, in welche diese übergeht, wenn wir im Organismus durch Einbringung der cancerogenen Faktoren ‚abnorme Züchtungsbedingungen' schaffen". Die Ausweichform der Krebszelle wäre darnach nicht resistent gegen den krebserzeugenden Faktor, wie die resistenten Formen der Bakterien. Sie stelle eine Möglichkeit von vielleicht mehreren einer noch lebensfähigen Zellform dar, in der die normale Zelle dem Zelltod ausweichen könne. Die cancerogenen Stoffe würden damit in die Klasse der Antiwirkstoffe oder Antikatalysatoren einrücken. Gemeinsam wäre ihnen der Abbau von Fermentsystemen (Cytochrom, s. 4. Kapitel, S. 120). Dafür, daß krebserzeugende Noxen fermentschädigend wirken, liegen eine Reihe von Beobachtungen vor. In der Betrachtungsweise von LETTRÉ erscheinen die carcinogenen Faktoren als Fermentgifte, die „bei langdauernder Einwirkung auf normale Zellen eine Adaption dieser Zelle auf einem Niveau herbeiführen, das zwischen dem der normalen Zellen und dem der nicht mehr lebensfähigen Zelle liegt". Der Hauptvorteil dieser Betrachtungsweise läge, sofern sie sich als schlüssig erweist, darin, daß die carcinogenen Faktoren als Antibiotica in eine Forschungsrichtung eingegliedert würden, die sich in der Biochemie als erfolgreich bereits erwiesen hat.

5. Zusammenhänge zwischen chemisch-cancerogenen Stoffen und Viren.

Wer die These vertritt, daß allen Geschwülsten, so groß auch ihre Zahl und die Variation ihrer Erscheinungsformen ist, schließlich etwas Gemeinsames und Einheitliches zugrunde liegt, wird sich natürlich fragen müssen, ob irgendwie *Verkettungen* zwischen den großen Gruppen der krebserzeugenden Stoffe bestehen. Sicherlich ist schon ein gewisser Anfang damit gemacht, daß mit dem 3:4:5.:6-Dibenzcarbazol (s. S. 272) zwischen Kohlenwasserstoffen und Azostoffen Brücken aufgezeigt werden konnten. Es bleibt aber die Frage, ob auch *Beziehungen* zwischen den leblosen, chemisch relativ einfachen *carcinogenen Substanzen* und den hochmolekularen „lebenden" *Viren* bestehen oder nicht. Was sie zunächst scheinbar allein verbindet, ist nur der Effekt: beide erzwingen die Krebsumwandlung von Körperzellen. Das sind natürlich ebensowenig innere Beziehungen als zwischen einem Eisenbahnunglück einmal infolge falscher Weichenstellung, Brückeneinsturz, Zugsattentat oder sonstigen äußeren Ursachen oder infolge eines zugsinneren Unglücks, z. B. durch den Schlaganfall des Lokomotivführers.

Von inneren Beziehungen könnte man nur dann sprechen, wenn sich klare chemische oder biologische Brücken schlagen ließen. Dies ist nun überraschenderweise bezüglich *krebsauslösender Viren und krebserzeugender Kohlenwasserstoffe* behauptet worden.

An sich scheinen beide unvereinbar getrennt. Die *Viren* sind hochmolekulare, äußerst labile Eiweißkörper, erzeugen immer nur wieder denselben Tumor, dem sie selbst entstammen, haben Affinität nur zu einem bestimmten Organ oder Gewebe, sie sind der Inbegriff streng spezifischer Wirkung. Zugleich haben sie die Fähigkeit der Vervielfachung ihrer selbst. Demgegenüber sind die *carcinogenen Kohlenwasserstoffe* strukturell relativ einfach gebaut, ungemein stabil, nicht aus sich selbst heraus vermehrungsfähig, unspezifisch bezüglich der Gewebe und für die Fortentwicklung einer einmal entstandenen Geschwulst nicht mehr erforderlich. Es sind also wirklich zwei verschiedene Welten und theoretisch spricht alles dafür, daß sie keine Beziehung zueinander haben.

Nun behauptet aber die Virustheorie für die Entstehung aller Geschwülste, die Krebszelle entstünde, welches auch die auslösenden Faktoren seien, immer dann, wenn ein latentes ubiquitäres Virus in die Zelle eindringt, und dies sei auch der Fall bei der Krebserzeugung durch cancerogene Stoffe. Die Kernfrage geht also dahin: Können durch cancerogene Kohlenwasserstoffe echte Virussarkome und damit Tumorviren hervorgerufen werden?

Zunächst die *Versuche* selbst: Den ersten Versuch, der einen Zusammenhang zwischen cancerogenen Stoffen und Viren aufzudecken schien, machte McIntosh (1933). Er spritzte Hühnern Teer in den M. pectoralis. Von den vielen Tumoren, die er erhielt, waren 4 weiterverimpfbar und dann wieder 3 nach mehreren Passagen auch durch zellfreie Filtrate. Darnach würde also Teer die Bildung von filtrierbaren, also virusartigen Stoffen hervorgerufen haben. Der naheliegende Gedanke, daß Spuren von Teerstoffen das Filter passiert hatten, ist durch die Fortzüchtung über mehrere Generationen entkräftet. Die Ergebnisse konnten jedoch von Peacock (1933, 1935) nicht bestätigt werden. Er erhielt zwar auch Teersarkome, sie waren jedoch nicht transplantabel und verhielten sich ihrem biologischen Charakter nach anders als die Rous-Sarkome. Überhaupt ist bis jetzt bei den durch cancerogene Stoffe induzierten Hühnersarkomen eine zellfreie Weiterimpfung sonst noch nicht geglückt.

Der grundlegende Versuch, der das Problem *cancerogener Kohlenwasserstoffe und Viren* aufrollte, stammt von Kidd und Rous (1936). Sie pinselten die Ohren von Hauskaninchen mit Teer und erhielten nach 2—3 Monaten die üblichen Teerpapillome. Nun gaben sie den Tieren das Virus der Cottontails (s. S. 222) intravenös. Drei Wochen darnach traten an den geteerten Stellen und nur an diesen schnell wachsende Carcinome auf. Die nur geteerten Kontrolltiere zeigten keinen (oder richtiger noch keinen) Krebs. LACASSAGNE und NYKA (1937) wiederholten den Versuch mit Benzpyren mit dem gleichen Ergebnis.

In einer späteren Arbeit ziehen ROUS und KIDD (1939) einen *Vergleich* zwischen den virusinduzierten und den Teertumoren bei Kaninchen. Verwandt wurden Aguti- und Holländerkaninchen an Stelle von Baumwollschwänzchen (den natürlichen Viruswirten), um jede Möglichkeit auszuschalten, daß Teergeschwülste latentem Virus zuzuschreiben seien. Für Hauskaninchen ist das Virus völlig fremd und kann auch für gewöhnlich aus den Geschwülsten nicht wiedergewonnen werden. Die Autoren bringen folgende (gekürzte) *Gegenüberstellung:*

Teertumoren:	*Virustumoren:*
Teerung ruft Geschwülste hervor.	Teerung führt zur Lokalisation eines zirkulierenden Virus: sie befähigt latentes Virus, Geschwülste zu produzieren.
Die Geschwülste erscheinen auf der geteerten Haut in unregelmäßigen Intervallen.	Nach einer einzigen intravenösen Virusinjektion erscheinen alle Geschwülste innerhalb einiger Wochen.
Starke Abhängigkeit von weiterer Teerung.	Geschwulstentstehung ohne Teerung, nur Unterstützung durch diese und andere chronische Gewebsveränderungen.
Proliferation individuell sehr verschieden.	Proliferation gewöhnlich sehr rasch.
Implantation an anderer Stelle des Wirtes stets erfolglos.	Implantation stets erfolgreich.
Die Teernoxen verlangen für ihre Wirkung besondere Zellbedingungen, üben aber nur einen geringen Zwang aus.	Das Virus wirkt zwangsläufig und hat keine besondere Hilfe nötig.
Gelegentliche Krebsumwandlung nach vielen Monaten.	Häufige Krebsumwandlung nach einigen Monaten.

Die Verfasser kommen zu dem Schluß, daß das Virus mit der Teernoxe nicht antigen verwandt ist. Die Unterschiede in den von ihnen induzierten Neoplasmen sind nur quantitativ. Macht man die Annahme, daß die Teerpapillome von einem Virus, das durch die Teerung pathogen gemacht würde, verursacht würden, so folge daraus nicht, daß die Teertumoren einem Virus zugeschrieben werden müßten.

1940 ergänzten ROUS und KIDD ihren Grundversuch noch dahin, daß sie Stücke von Teerpapillomen dem Virus in vitro aussetzen und dann dem Wirtstier wieder einpflanzten. Bei den Hauskaninchen gingen die überpflanzten Teerpapillome jedoch nicht an. Der Viruseffekt ist also an die intravenöse Einverleibung des Virus gebunden, wenn er Teerpapillome cancerisieren soll. Kommt es bei den geteerten Tieren neben den Teerpapillomen auch zur Ausbildung von Viruspapillomen, so wächst das neue Viruspapillomgewebe stets schneller als das Teertumorgewebe. Bei den Baumwollschwänzchen ist die stimulierende Wirkung des Virus auf Teerpapillome am deutlichsten bei langsam wachsenden Geschwülsten. Überhaupt liegt der beste Beweis für die Anwesenheit des Virus immer in dem veränderten Charakter der Krebse. Die Wirkung des Virus auf präexistente Teerpapillome ist also immer eine mehrfache: a) in vielen Fällen werden aus den Teerpapillomen Virustumoren, b) in anderen Fällen kam es zur Bildung von Geschwülsten gemischten Charakters, c) das Virus läßt vorher gutartige Teerpapillome zu Carcinomen umschlagen. Das wiedergewonnene Virus ließ nur Viruspapillome entstehen, es war also kein direkt carcinogenes Virus geworden. Die Autoren kommen zu dem Schluß, daß das Virus auf Zellen, die durch andere Mittel neoplastisch wurden, antreibend und formativ wirken können. Solche neoplastische Viren sind ausgesprochen selektiv: jedes ist nur für Arten pathogen, die mit der Art, von der sie stammen, nahe verwandt sind. Jedes Virus läßt nur Zellen einer Organismenart zu Tumorzellen werden.

Rous und Friedewald (1941) machten auch den umgekehrten Versuch: sie ließen auf die *primär mit Papillomvirus* behandelten Stellen *sekundär Teer und Methylcholanthren* einwirken. Aus den Viruspapillomen und auch auf den lediglich mit den Lösungsmitteln des Methylcholanthrens behandelten Stellen entwickelte sich nie ein Carcinom, dagegen traten bei den mit Methylcholanthren behandelten Viruspapillomen Carcinome regelmäßig und mit nie dagewesener Geschwindigkeit auf. Virusinfizierte Zellen sind also ohne weiteres der Teer-cancerisierung fähig und die Krebsentwicklung ist stürmischer als je sonst. In einer späteren Arbeit kommen Rous und Friedewald (1944) nochmals auf die Wirkung chemischer Carcinogene auf virusinduzierte Kaninchenpapillome zurück. Sie ventilieren die theoretische Annahme, daß es im tierischen Körper Agentien wie die Viren gäbe, die keinen Schaden anrichten, wenn nicht in ihrem Zellmilieu pathologische Veränderungen eintreten oder erzeugt werden, wie z. B. durch die Wirkung carcinogener Agentien. Dann machten sie eine „Variation" durch und würden zu Tumorviren. Sie kommen jedoch zu dem Schluß, daß man kaum annehmen könne, daß das Virus, dieses ungemein stabile Agens, eine Variation durchgemacht haben könnte. Die vernünftigste Deutung ginge dahin, daß die Teertumorzellen nach der Infektion mit dem Virus unter dem Zwang von zwei verschiedenen neoplastischen Einflüssen stehen, die unter gewöhnlichen Bedingungen sich verschieden ausdrücken, die aber, wenn sie zusammenwirken, Geschwülste entstehen lassen, die keines getrennt hervorbringen könnte, Geschwülste, die sich unterschieden, je nachdem, ob der Einfluß des Virus oder des carcinogenen Agens dominiere. Bei der sekundären Cancerisierung der Viruspapillome wirken die carcinogenen Stoffe, wie Methylcholanthren in ihrer spezifischen Eigenschaft als carcinogene Noxen, nicht etwa nur als Zellstimulantien. Die cancerisierten Zellen sind eben nicht gewöhnliche Körperzellen, sondern virusinfizierte Zellen, die als solche allerdings schneller maligne werden als intakte Körperzellen.

Rous (1943) unterscheidet hinsichtlich des Geschwulstwachstums *drei Arten von Viruswirkung*, die *provokative*, wie im Falle der bei Kaninchen aus Papillomen und aus Condylomen beim Menschen entstehenden Carcinome, ferner die *determinierende*, wenn z. B. das Papillomvirus Veränderungen im Verlaufe von Teerkrebsen hervorbringt und endlich die *verursachende* (actuating) im Falle der Kaninchenpapillome und einer großen Zahl von Hühnertumoren.

Die Versuche von Rous und Kidd haben sehr verschiedene Deutungen erfahren. Unbestreitbar besagt er folgendes: Verwandt wurde eine chemisch eindeutig cancerogene Noxe (Teer), die allein auch zum Krebs geführt hätte. Dieser für später sichere Krebs trat aber früher und maligner auf, als in die teerpräcancerösen Partien ein Agens eintrat, welches für sich allein keinen Krebs, aber eine andersartige Präcancerose (Papillome) bedingt. Man kann nicht sagen, das Virus habe die Epithelzellen cancerisiert, denn die Zellen befanden sich ja schon in statu canceris nascendi. Man kann nur sagen, die Cancerisierung wurde beschleunigt und die Differenzierung war unreifer. Der Versuch ist also für sich allein nur in dem Sinn zu verwerten, daß bei der endgültigen Cancerisierung zusätzlich Faktoren mitwirken können. Neu ist nur das Experimentelle und hier das Nacheinander von lebloser chemischer Noxe und „Infektion" mit einem „lebenden" Erreger. Die Bedeutung des Experimentes liegt darin, daß es sich in diesem speziellen Falle bei der Präcancerose und Cancerisierung um wohlbekannte, aber differente Noxen handelt und daß für die Cancerisierungsnoxe die Affinität zum Epithel der Haut wesentlich mitwirkt.

Für das Krebsproblem im ganzen, insbesondere für den menschlichen Krebs braucht mit der Möglichkeit einer sekundären Virusinfektion als einer Ursache für ein beschleunigtes Tumorwachstum nicht gerechnet zu werden. Der Grundversuch von Rous und Kidd hat also nur die Bedeutung eines unter natürlichen Bedingungen nicht vorkommenden Experimentes mit zwei verschiedenen Krebsnoxen, er hat aber keine unmittelbare Beziehung zum Krebs beim Menschen. Auch Rous und Kidd (1940) selbst sehen im Virus bei der Cancerisierung von Teerpapillomen nicht mehr als nur einen Hilfseinfluß.

Faßt man all diese Versuche zusammen, so kommt man zu dem *Ergebnis*, daß es sich bei der sekundären Virusinfektion primär erzeugter Teerpapillome und der sekundären Teerung primärer Virusgeschwülste um das Zusammentreffen und Zusammenwirken zweier carcinogener Noxen handelt, um einen speziellen Fall also von Syncarcinogenese, auf die wir im nächsten Kapitel (S. 351) noch besonders zurückkommen. Hier kann jedoch schon vorweggenommen werden, daß die Kombinationsversuche von Viren und carcinogenen Substanzen darauf hinauslaufen, daß Tumorviren auch chemisch induzierte Tumoren zu infizieren und umgekehrt chemische Carcinogene gutartige Viruspapillome zur Malignität zu zwingen vermögen. In jedem Falle ist *das zweite carcinogene Agens ein* wesentlich mitbestimmender *zusätzlicher Faktor* für die Krebsentstehung als Folge der ersten blastogenen Substanz.

Des Ligneris (1936) setzte Hühnerfibroblasten in der Gewebskultur Dibenzanthracen zu und erhielt bei der Überimpfung solcher Fibroblasten auf Hühner Sarkome, die sich weiterhin als durch Filtrat übertragbar und dem Fujinami-Sarkom sehr ähnlich erwiesen.

Foulds (1937) erzeugte beim Huhn gleichfalls mit Dibenzanthracen ein Sarkom und spritzte mit einem Extrakt desselben Kaninchen. Diese bildeten Antikörper, die ihrerseits wiederum in der Lage waren, Filtrate des Rous-Sarkom zu neutralisieren. Der Dibenzanthracentumor selbst war jedoch durch Filtrate nicht übertragbar. Er schließt auf die Anwesenheit eines Virus in dem mit Dibenzanthracen erzeugten Tumor (vgl. auch Foulds und Dmochowski (1939).

Haagen (1937) führt noch die immunbiologische Beobachtung an, wonach ein durch Teer erzeugtes Hühnersarkom nach Übertragung auf Fasanen in letzteren Antikörper auszulösen vermag, welche ihrerseits nun wiederum die Eigenschaft haben, das Rous-Virus zu neutralisieren.

McIntosh und Selbie (1939) konnten durch intramuskulär gespritzten Teer Geflügelsarkome erzeugen und diese nach anfangs cellulärer Fortzüchtung schließlich durch zellfreies Filtrat weiter übertragen. Aus dem Filtrat konnte in der Ultrazentrifuge ein dem Rous-Virus ähnliches Agens abzentrifugiert werden.

Ist nun mit diesen Versuchen bewiesen, daß cancerogene Kohlenwasserstoffe, so wie es die Virustheorie behauptet, Tumorviren hervorrufen oder aus der Latenz herausnötigen? Die Versuche beweisen, daß Teer und Teerprodukte Tumoren zu induzieren vermögen, deren Filtrate entweder zellfrei weitere Tumoren auslösten oder serologisch die Bildung von Antikörpern hervorriefen, die bekannte Tumorfiltrate neutralisieren.

Sieht man vom Versuch von Rous und Kidd, der ja schon diskutiert ist, ab, so ist zunächst festzustellen, daß die positiven Versuche nur beim Huhn und bei

Hühnerzellen Ergebnisse zeitigten. Es besteht aber Einigkeit darüber, daß die Hühnersarkome allein die Viruserzeugung durch cancerogene Kohlenwasserstoffe als allgemeines Prinzip nicht zu beweisen vermögen. Es müßte dann, wenn man ein ubiquitäres latentes Virus annimmt, auch bei anderen Tierarten solche Erzeugung aus Viren erweisbar sein.

Auch die serologischen Beweise durch den Nachweis von Antikörpern sind noch nicht voll schlüssig, denn wenn die cancerogenen Stoffe bei ihrem fluorescenzmikroskopisch nachgewiesenen Eindringen in die Zellen in deren Kernen z. B. abnorme Nucleoproteide erzeugen würden, so würden diese im Filtrat als Eiweißstoffe Abwehrfermente und Antikörperbildung auslösen müssen, ohne daß es Viren zu sein brauchten.

Tabelle 53. *Unterschiede zwischen carcinogenen Teerderivaten und Tumorviren.*

	Carcinogene Stoffe	Tumorviren
Chemisch	einfach strukturierte Kohlen-wasserstoffe	hochmolekulare Nucleo-proteide
Vermehrungsfähigkeit . . .	nicht vermehrungsfähig	außerordentlich vermehrungs-fähig
Gehalt an blastogener Sub-stanz	nicht vorhanden	angereichert
Zeitlich	lange Latenzzeit	keine Latenz
Geschwindigkeit der Tumo-entwicklung	langsam	stürmisch
Vorstadien	stets Präblastomatosen	nie Präblastomatosen
Gewebsaffinität	für *alle* Zellarten blastogen	nur für eine Zellart blastogen
Histogenese	variable Tumoren	stets gleiche Tumoren
Immunbiologisch	keine Antikörper	Antikörperbildung
Serologisch	durch Sera nicht neutralisier-bar	durch Sera neutralisierbar

Der Beweis dafür, daß cancerogene Teerstoffe Viren erzeugen, wäre erst dann erbracht, wenn nicht nur bei Hühnervögeln, sondern auch bei Säugetieren aus Teertumoren Viren durch zellfreie Erzeugung biologisch immer gleicher Geschwülste mit sofortigem Angehen, ohne Präblastomatosen und stets Antikörper bildend erzeugt würden. Das erscheint möglich, erwiesen ist es jedoch noch nicht.

Bis dahin scheint es, zunächst wenigstens, geboten, die Unterschiede (s. Tabelle 53) im Auge zu behalten, die die Stoffklasse chemisch relativ einfacher cancerogener Stoffe von der Klasse der hochmolekularen Tumorproteine trennen.

Wer es sich zum Prinzip macht, Sonderprobleme der Geschwulstforschung immer in die entsprechende Größenrelation zum Krebsproblem des Menschen zu bringen, kann diese krebstheoretisch wichtige Frage nach den Zusammenhängen zwischen carcinogenen Stoffen und Viren nur mit der Feststellung *abschließen,* daß *beim Menschen* — mit Ausnahme der Teerkrebse — die *carcinogenen Kohlenwasserstoffe* praktisch *nur eine geringe* und die *Tumorviren so gut wie überhaupt keine Rolle spielen* Es erscheint daher sehr einseitig und wenig sinnvoll, wenn die Ätiologie der Tumoren überwiegend nach diesen beiden Stoffklassen carcinogener Noxen ausgerichtet wird. Der Prüfstein ist immer wieder der Mensch, der krebskranke Mensch. Es kann eine Krebstheorie nur dann einige Aussicht auf Gültigkeit haben, wenn sie alle Krebse bei Mensch und Tier und nicht bloß eine oder zwei Stoffklassen carcinogener Noxen berücksichtigt. Alle menschlichen Erfahrungen weisen, schon allein statistisch, auf den Magen-Darmkanal, den Geschlechtsapparat und auf den Respirationstrakt und damit sehr wesentlich auf die Nahrungs-, Genuß- und „Heilmittel" und durch diese allenfalls zugeführten carcinogenen Stoffe hin.

6. Chemische Krebsnoxen in Nahrungs-, Genuß- und Heilmitteln.

Die Erfahrungen mit einigen chemischen Krebsnoxen („Buttergelb", Tabakteer, Arsen usw.) nötigen dazu, zu prüfen, ob bei der Krebsentstehung auch die menschliche Nahrung krebserzeugende oder wenigstens krebsbegünstigende Noxen enthalten könnte. Schon die klinische Tatsache, daß ein Drittel aller Krebse beim Mann Magenkrebse und über die Hälfte aller Krebse solche des Verdauungskanals sind, machen diese Frage der Zufuhr krebserzeugender Stoffe durch die Nahrung schon zahlenmäßig zu einer grundlegend wichtigen. Jedenfalls beweist diese einzigartig dastehende Zahl (Magenkrebs über 50% aller Krebse bei Männern über 20 Jahren!), daß der Magenkrebs durch spezifisch dem Menschen allein zugehörige Gewohnheiten ausgelöst sein muß.

Die Frage wird um so mehr nahegelegt, als z. B. Magenkrebs bei anderen Völkern, die sich in ihrer Kostform völlig von der Ernährung im Bereich der abendländischen Zivilisation unterscheiden, so gut wie unbekannt oder jedenfalls sehr selten ist. Das wiederum beweist, daß es nicht nur spezifisch menschliche, sondern spezifisch „abendländische" Sondernoxen sein müssen, die das größte unter den Krebsproblemen bedingen. Auch die Tatsache, daß umgekehrt bei Völkern westlicher Kultur primärer Leberkrebs ungemein selten ist, dagegen bei anderen Völkern, besonders Negern, Malaien, mit die häufigste Krebsform darstellt, läßt gleichfalls an Ernährungseinflüsse denken, besonders seitdem wir wissen, daß bestimmte, mit der Nahrung zugeführte chemische Stoffe Krebsgeschwülste so gut wie ausschließlich in der Leber hervorrufen.

Unwillkürlich denkt man zuerst an die *Azofarbstoffe*. Es sei nur an den Farbstoff „Buttergelb" erinnert, der von der Nahrungsmittelindustrie künstlichen Fetten, Margarine, ja sogar der guten Winterbutter zugefügt wird, nur um sie „buttergelb" zu machen. Von diesem Stoff steht fest, daß er, in genügender Menge zugeführt, Leberkrebs zu erzeugen vermag. Andererseits steht von ihm fest, daß bestimmte Kostformen diese Leberkrebsform zu verzögern bzw. sogar zu verhindern vermögen. Nach REDING (1939) sind einige dreißig solcher Farbstoffe geeignet, blastogen zu wirken. Unter diesen Stoffen sind manche, bei denen schon die Namen wie Buttergelb, Schokoladenbraun, Erdbeerrot, Mandelgelb, Kirschrot usw. zeigen, für was für Nahrungsstoffe sie gedacht sind, lediglich um ihnen ein „natürlicheres" Aussehen zu geben. Außerdem wird eine Fülle solcher und anderer Farbstoffe für Parfümöle, Limonaden, Liköre, Zuckerwaren, Fischereierzeugnisse, Teigwaren, Konserven, Marmeladen verwendet. Einen besonders geharnischten Vorstoß machte neuerdings KRETZ (1944).

Es ist natürlich sehr schwer, die Größe einer möglichen Gefahr zu berechnen. Immerhin gibt es zu denken, daß laut einer amtlichen Mitteilung so gut wie alle Teigwaren künstlich gefärbt sind. Beim Buttergelb werden (oder wurden?) 30 kg Butter 5 g Farbstoff zugesetzt (KRETZ). Das bedeutet bei einer Buttermenge von 125 g je Woche mehr als 20 mg Buttergelb je Woche per os.

Nun ist es natürlich ein rein experimenteller Zufall, daß die epithelproliferierende Wirkung der Azofarbstoffe beim Scharlachrot durch B. FISCHER (1906) entdeckt wurde. Die Azostoffe sind ja die einzigen cancerogenen Stoffe, auf die keine menschlichen Krebse, insbesondere keine Berufskrebse hingewiesen hatten. Es ist zu erwarten, daß noch andere ähnliche Noxen in die menschliche Nahrung gelangen, ohne daß sie bis jetzt als carcinogen erkannt wurden.

KUBO und FUJIMOTO (1940) beobachteten bei Verfütterung von Nahrungsmitteln aus *Buchweizen* bei Laboratoriumstieren Lebercirrhose und Lebertumoren. Buchweizen (Fagopyrum, ein Knöterichgewächs) hat als Früchte kleine dreieckige, braune Nüßchen, die den Bucheckern ähnlich sind (daher der Name).

Der Buchweizen wächst auch auf magersten Sandböden. Die Früchte werden
zu Schaf-, Schweine- und Geflügelfütterung verwandt. Bekannt ist der Ausschlag, der nach Verfütterung von Buchweizen an den Stellen der Besonnung
auf der Haut entsteht. Die schädliche Substanz, die für die Lebertumoren verantwortlich ist, scheint noch nicht bekannt zu sein.

1937 teilten ROWNTREE und Mitarbeiter mit, daß sie bei Albinoratten nach
Fütterung mit Ätherextrakten aus rohem *Weizenkeimöl* (täglich je 1 ccm zur
Nahrung) nach 116 Tagen Sarkome in der Bauchhöhle erhalten hätten. DORRANCE
und CICCONE (1937) bestätigten die Beobachtung. Sie erhielten die weiter transplantablen Spindelzellsarkome schon nach 60 Tagen. HADDOW und RUSSELL
(1937) sahen beim Zusatz von Weizenkeimöl zur Nahrung von benzpyren-
gepinselten Mäusen keinen Einfluß auf die Entwicklung der Tumoren, wie dies
DAVIDSON (1934, 1935) für die hemmende Wirkung des Öles auf das Teercarcinom
behauptet hatte. DEMOLE (1939) prüfte wegen des großen Reichtums des Weizen-
keimöls an E-Vitamin (α-Tocopherol) mit großen Dosen des reinen Vitamins
(dl-α-Tocopherol) an Ratten und Mäusen die Ergebnisse von ROWNTREE usw.
nach. Die unter mannigfacher Variation der Versuchsbedingungen durchgeführten Experimente ergaben zweifelsfrei, daß die nach Verabreichung von
rohem Weizenkeimöl beschriebenen Tumoren nicht auf das im Weizenkeimöl
enthaltene Vitamin E zurückgeführt werden dürfen. Spätere Nachprüfungen
von SANNIÉ und TRUHAUT (1939), DITTMAR und BURSCHKIES (1940), RUSCH
und Mitarbeiter ergaben keine Bestätigung für die behauptete carcinogene Wirkung des Weizenkeimöles.

Eine gewisse Richtung für neue Nachprüfungen zeichnet sich ab durch die
statistische Feststellung, daß zwischen Nahrung und Krebs sich dadurch Beziehungen andeuten, daß Berufe, die ihre Nahrungsmittel in besonders einseitiger
Weise zubereitet erhalten, eine besonders *hohe Krebshäufigkeit* ganz allgemein
und speziell eine solche des Magens aufweisen, das sind die *Gaststättenberufe*
(Gastwirte, Kellner). Nach einer englischen Berufsstatistik kamen nach JÖTTEN
und REPLOH (1927) im Alter von 65—70 Jahren auf eine Krebssterblichkeit
von 843 Menschen je 100000 Lebende bei Kellnern eine um 84,2% höhere,
nämlich 1553 Todesfälle.

Selbstverständlich wird man gerade bei Gaststättenberufen neben der Art
der Nahrungsmittel (viele Konserven!), der Art ihrer Zubereitung (viele Gewürze!, viel Gebratenes, Geröstetes usw.) auch an den Alkohol und die sonstigen
Genußmittel denken, auf die auch noch eingegangen werden wird. Zunächst
aber sei einmal die Frage der *Zubereitungsmittel* und der Art der Zubereitung
diskutiert. In erster Linie muß man an die Öle, Schmalz und Fette denken,
sind sie ja alle zugleich die viel verwandten Lösungsmittel für carcinogene Kohlenwasserstoffe. BURROWS, HIEGER und KENNAWAY (1932) prüften *Schmalz* und
Olivenöl auf ihre krebserzeugende Wirkung. Sie erhielten bei subcutaner Anwendung bei Mäusen keine, bei Ratten dagegen bei 8 von 193 Tieren Spindelzellsarkome. Bei intraperitonealer Injektion erhielten sie bei 3 unter 140 Tieren
(Mäusen und Ratten) Tumoren. Auch DOMAGK (1937, 1939) hat bei Mäusen das
sonst zur Lösung der carcinogenen Stoffe verwandte Öl selbst eingespritzt und
bei 2 unter 30 allein mit Öl gespritzten Tieren bösartige Tumoren erzielt.

Selbstverständlich beweist das natürlich noch nicht, daß Schmalz und Olivenöl
auch für den Menschen krebserzeugend sind. Sie werden ja beim Menschen
nicht injiziert, sondern peroral zugeführt. Man muß aber, da ja die carcinogenen
Stoffe selten wasserlöslich, aber immer lipoidlöslich sind, daran denken, ob nicht
irgendwelche Substanzen, die zugleich tumorerzeugend sind, den Nahrungsfetten,
und besonders ihren Ersatzstoffen beigemischt sein könnten. Bei der Frage der

Syncarcinogenese wird (8. Kapitel, S. 351) berichtet werden, daß eine Reihe von Autoren übereinstimmend fanden, daß alle Kostformen mit hohem Fettangebot eindeutig krebsfördernd sind.

Besonders WATERMANN (1937, 1940) hat sich viel mit der Rolle der Ernährung bei der Verursachung des Magen- und Darmkrebses beschäftigt. Er hatte früher schon gefunden, daß bei Mäusen die Beigabe von Cholesterinestern zur Nahrung einen beschleunigenden Einfluß auf den Verlauf der Teerkrebse hatte (frühzeitiger Beginn, schnellere Entwicklung, mehr Metastasen). Auch die Papillome und Carcinome des Magens treten sehr bald nach dem Beginn der Teerung auf. Bei 40 Mäusen, die peroral während ungefähr 3 Monaten Cholesterinester erhalten hatten, beobachtete er im Magen 14mal Papillome (2 davon schon nach 28 und 62 Tagen Teerung) und 2mal Carcinome (nach 111 bzw. 210 Tagen). In anderen Versuchen gab WATERMANN 3mal wöchentlich Cholesterinoleat, das er auf etwa 180° erhitzt hatte. Alle Tiere (Zahl nicht angegeben) bekamen nach 300 bis 450 Tagen Versuchsdauer verhornende spinocelluläre Carcinome des Vormagens und einmal auch ein Adenocarcinom. Daraufhin hat WATERMANN eine Mischung von Butter und Rindfleisch für 6 Stunden auf 180° erhitzt. Die Versuchstiere (Zahl nicht angegeben) bekamen einige Milligramm je Tag peroral. Die ersten 5 Tiere, die verstarben, hatten bei der Autopsie „Papillome mit Ulceration". WATERMANN schließt aus seinen Versuchen, daß unsere *Nahrungsfette* mit einem hohen Grad von Wahrscheinlichkeit *nach zu langer Erhitzung* für den Magen *carcinogen* werden können. Auch DOMAGK (1939) hat Versuche mit Verfütterung verschiedener Fette angestellt und neben präcancerösen Veränderungen bei einer mit Olivenöl gefütterten Maus ein Adenocarcinom des Magens, in einem 2. Fall mit einer Lungenmetastase beobachtet. Immerhin bleibt auch da noch die Frage offen, ob die Fette unbekannte carcinogene Substanzen beigemengt enthalten, oder ob sie selbst krebserzeugend sind, oder ob „in der Ernährung physiologisch verwendete Substanzen bei zu reichlicher Zufuhr Entstehungsursache bösartiger Tumoren werden können", wie DOMAGK (1939) sagt. Letzterer weist in diesem Zusammenhang auch auf die große Häufigkeit des Krebses des Verdauungstraktes in den nordischen Ländern hin und darauf, daß in diesen Ländern „sehr viele Fischkonserven in Öl sowie fettreiche Mayonnaisen gegessen werden". DOMAGK sagt weiter: „Die Annahme, daß Öle und Fette, und zwar nicht nur tierische, sondern auch pflanzliche, eine Bedeutung als Krebsursachen haben können, würde auch erklären, warum Magen- und Darmkrebse in Europa auch bei reichlich Öl verwendenden Vegetariern keine Seltenheit sind, was viele bisher davon abhielt, die Bedeutung der Ernährung für die Entstehung der Magen- und Darmtumoren anzuerkennen."

Immer wird man sich darüber klar bleiben, daß bei der Vielgestaltigkeit der Nahrung, dem Unbemerktbleiben einer Beimischung carcinogener Stoffe, bei der meist langen Latenz die krebserzeugende Noxe immer nur ausnahmsweise zu erkennen sein wird. Vielleicht aber bringt das unfreiwillige Massenexperiment des Krieges mit dem extremen Mangel an tierischen und pflanzlichen Fetten und Ölen seit dem berüchtigten „Kanonen statt Butter" später statistisch die Entscheidung, ob der weitgehende Entzug von Ölen und Fetten über bis jetzt fast 10 Jahre eine Änderung der Magen-Darmkrebssterblichkeit in Deutschland bewirkt.

Vielfach wird auch behauptet, daß die „*Zubereitung der Nahrung*" krebsfördernde Wirkung habe. Oft wird angegeben, daß Überhitzen von Fetten auf 350° oder von Fleisch, Butter, Kaffee auf 275° krebserzeugende Stoffe auslöse (vgl. ROFFO 1940, MORTON 1941). BURROWS, HIEGER und KENNAWAY (1936) prüften verschiedene Fette, vor allem aber Schmalz, welches sie auf 340—360°

erhitzt hatten. Sie erhielten aber nur bei einer von 9 Ratten nach 608 Tagen einen Spindelzelltumor. 7 Mäuse wiesen keine Geschwülste auf. Mit nicht erhitztem Schmalz kam es bei 8 unter 193 Ratten zu Spindelzellsarkomen an der Injektionsstelle. Die Versuche sind aber nicht ohne weiteres auf menschliche Verhältnisse übertragbar, da ja die Substanzen subcutan injiziert wurden, während es beim Problem der Krebsentstehung hier auf die Nahrungszufuhr ankommt. ROFFO (1939) gab weißen Ratten zu ihrem gewöhnlichen Futter cholesterinhaltige, durch Erhitzen bei 350⁰ oxydierte Fette. Es entstanden in durchschnittlich 22 Monaten Veränderungen im Magen, Blinddarm, Leber. Im Magen entwickelten sich Adenocarcinome auf dem Boden vorausgehender runder Geschwüre, in der Leber Spindelzellsarkome. ROFFO schreibt dies der Umwandlung des Cholesterins bei der Erhitzung der Fette zu. In einer späteren Arbeit berichtete ROFFO (1943) über Magencarcinome, die nach der Zufuhr überhitzten Olivenöls und 1946 über Magengeschwüre, Geschwürs- carcinome und Carcinome des Magens, die bei Ratten nach täglicher Fütterung von 1 ccm Sonnenblumenöl, welches 1 Stunde lang auf 350⁰ erhitzt war, auf- traten. Die Wirkung setzte nach 6 Monaten ein, bei der Sektion wiesen 60 von 100 Tieren Magenveränderungen auf, von denen nach der Tabelle 9 Tumoren waren.

Neuerdings unterzieht PEACOCK (1947) die *krebserzeugende Fähigkeit über- hitzter Fette* und Lipoide einer Prüfung. Schon 1933 hatte er mit überhitztem Schmalz (140⁰) unter 30 Hühnern 3mal Sarkome bekommen. Da aber bei den gleichen Tieren auf der anderen Brustseite Dibenzanthracen gespritzt war, war das Ergebnis nicht voll schlüssig. Tatsächlich konnten mit Fetten und mit Cholesterol allein Sarkome erzeugt werden, wenn sie auf 270⁰ und mehr, und damit auf Temperaturen erhitzt waren, die auch beim Braten auf offener Pfanne vorkommen. Diese Sarkome waren aber nur bei subcutaner Injektion, nicht bei Fütterung erzielt worden.

Wenn im Experiment noch keine Magenkrebse entsprechend der Häufigkeit, wie sie beim Menschen vorkommen, erzeugt worden sind, so dürfte dies vielleicht damit zusammenhängen, daß der menschliche *Magen* nicht nur mit Nahrungs-, sondern auch mit Genußmitteln, und Medikamenten carcinogenen Schädigungen ausgesetzt ist. Daran muß schon deswegen erinnert werden, als ja der Mensch seine Nahrung weitgehend mit dem Hunde teilt. Letzterer bekommt aber nur 0,3% Magenkrebs (DOBBERSTEIN 1937). Der Hund bekommt wohl die meisten Brocken, die von seines Herren Tische fallen, aber nicht die Braten und nicht die Genußmittel (Alkohol! Tabak! kandierten Ingwer u. dgl.) und keine Medi- kamente. Auch pflegt er nichts Heißes anzurühren. So wird wahrscheinlich das Problem erst weiter vorankommen, wenn die Methoden der Syncarcinogenese (s. S. 356) noch weiter entwickelt sein werden. Neben den erwähnten muß beim Menschen gerade beim Magen neben chemischen ja auch noch mit physikalischen Noxen (s. S. 318) gerechnet werden.

Man muß befürchten, daß unter dem großen Mangel an Speisefetten und -ölen gegen Ende des Krieges und besonders nachher manche ungereinigte oder zum mindesten ungenügend gereinigte Öle, oft dazu recht zweifelhafter Herkunft, auch bei der Nahrungszubereitung Verwendung gefunden haben.

Es ist beklagenswert genug, daß auf einem so bedeutungsvollen Gebiet, wie der Frage der Krebsnoxen in der Nahrung, noch so wenig oder eigentlich über- haupt keine gesicherten Tatsachen vorliegen. Das ändert aber nichts daran, daß mit solchen Noxen gerechnet werden muß, denn irgendwelche Ursachen müssen ja, da eine Vererbbarkeit des Magenkrebses durch die Zwillingsmethode widerlegt ist, vorhanden sein, die die höchste Krebsquote des Magens bedingen.

Solange es nicht widerlegt ist, muß man den Anteil des Magens an der Krebssterblichkeit mit über 30% auf den Umstand zurückführen, daß *der Magen* wahrscheinlich *das durch exogene Krebsnoxen am meisten geschädigte Organ des menschlichen Körpers* darstellt.

Bei der überragenden Bedeutung der Krebse des Verdauungskanals (50% aller Krebse!) nimmt es nicht wunder, daß auch **Genußmittel** in den Verdacht kommen, Krebs zu begünstigen. Dem *Alkohol*, dem ältesten und verbreitetsten Genußmittel, wird viel zur Last gelegt. Die erste Beschuldigung ist, er erhöhe die Krebsgefahr ganz allgemein. Sehr zuverlässig sind im allgemeinen die Statistiken der Lebensversicherungen. FREUDENBERG (1932) hält es für ziemlich sicher, daß die Krebssterblichkeit in Berufen mit reichlichem Alkoholgenuß wesentlich über der durchschnittlichen liegt. JÖTTEN und REPLOH (1932) berechnen nach einer englischen Berufsstatistik die Krebssterblichkeit der Bierbrauer zwischen 55 und 65 Jahren um 82,8% gegenüber dem allgemeinen Durchschnitt erhöht.

Schon bei der Frage der sozialen Krebsverbreitung wurde tabellarisches Material angeführt (S. 58/59), welches dartat, daß der wesentlich *höhere Krebsbefall bei den sog. alkoholischen Berufen* (Schankwirte, Kellner, Kellermeister, Brauer) ganz ausgesprochen diejenigen Organe betrifft, die den Schädigungen von Speis und Trank besonders ausgesetzt sind, vor allem die Zunge, Speiseröhre und den Magen. Schankwirte z. B. haben fast 25mal so häufig Speiseröhren- und 29mal so häufig Zungenkrebs als vergleichsweise Geistliche (Näheres bei KENNAWAY und KENNAWAY 1937).

Besonders der Speiseröhrenkrebs wird oft mit starkem Alkoholgenuß in Zusammenhang gebracht. Schon das starke Überwiegen der Männer (95 ♂ : 5 ♀) spricht dafür. Aber auch die anamnestische Statistik der Kliniker ist in die gleiche Richtung weisend. PIQUET und TISON (1937) fanden unter 110 Ösophaguscarcinomen 93% Trinker. Fast stets war der Krebs im oberen Teil der Speiseröhre lokalisiert. Man darf aber nicht vergessen, daß Alkoholiker oft gleichzeitig starke Esser, Liebhaber scharfer Gewürze und oft auch starke Raucher sind. Eine Kombination von krebsbegünstigenden Schädigungen wird oft gegeben sein.

Daß das alkoholische Getränk gelegentlich einmal das Lösungsmittel für eine carcinogene Substanz sein kann, zeigt eine Beobachtung von BOHNENKAMP (1938), der in 2 Fällen eine chronische Arsenvergiftung bei Winzern entstehen sah durch Genuß von Most mit Tresterrückständen, die bei der Schädlingsbekämpfung im Weinberg mit Arsenpräparaten arsenhaltig geworden waren.

Eine heftige Diskussion ist um den *Tabak* und seine krebsbegünstigende Wirkung entbrannt. Zunächst seien alle *Belastungsmomente* zusammengestellt. Ein gewichtiges Argument ist 1. die Tatsache (ROFFO), daß *Krebse* der oberen Speise- und Luftwege, *der „Rauchstraße", bei Rauchern sehr viel häufiger* sind als bei Nichtrauchern (Abb. 50).

Speziell für den Lungenkrebs haben LICKINT (1935), MÜLLER (1939), WEGELIN (1942), SCHAIRER und SCHÖNIGER (1944) schlüssiges Zahlenmaterial dafür beigebracht, daß tatsächlich Raucher sehr viel häufiger betroffen sind als die übrige Bevölkerung gleicher Altersstufen. Von den Lungenkrebsfällen der Letztgenannten waren 3 Nichtraucher, 11 mäßige, 31 mittlere, 19 starke und 29 sehr starke Raucher. Danach ist klar: nicht jeder starke Raucher bekommt Lungenkrebs, aber jeder Lungenkrebs kommt in den Verdacht, daß sein Träger ein starker Raucher ist.

Wenn beim Hautkrebs und Darmkrebs die Nichtraucher etwas überwiegen, so hängt dies natürlich wesentlich damit zusammen, daß die Nichtraucher in der Bevölkerung, besonders beim weiblichen Geschlecht, häufiger sind. Daß dies wesentlich mit ins Gewicht fällt, beweisen die Zahlenproportionen beim Gebärmutterkrebs und Brustkrebs. Ausschlaggebend ist die beim weiblichen Geschlecht stark überwiegende Nichtraucherzahl.

Das 2. Argument ist die unbestreitbare *Zunahme des Lungenkrebses* parallel zur Zunahme des Tabakverbrauches, insbesondere des Zigarettenkonsums. Im

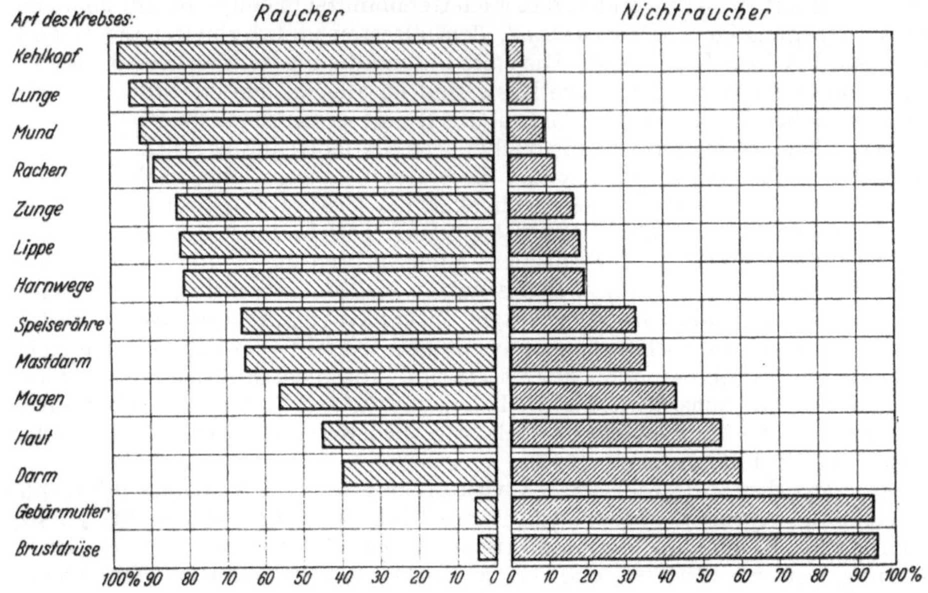

Abb. 50. Krebs der oberen Speise- und Luftwege bei Rauchern und Nichtrauchern. (Nach Roffo.)

Jenaer Material (Schairer und Schöniger 1944) stieg in 30 Jahren je Jahrfünft die Zahl

der Krebsfälle von 363 auf 734, also auf das Doppelte,
der Lungenkrebsfälle von 8 auf 88, also auf das Elffache.

Nach H. Müller (1939) stellen jetzt bei Männern über 20 Jahren der primäre Lungen- und Bronchialkrebs 23,03% (!) aller Krebssektionen. Er wird damit hinter dem Magencarcinom (58,56% !) die zweithäufigste Form aller männlichen Organkrebse. Diese Zunahme geht parallel mit dem Tabakverbrauch berechnet nach den Tabaksteuereinnahmen. Diese betrugen[1] pro Kopf der Bevölkerung:

1933/34 . . . . 13,86 RM
1937/38 . . . . 16,08 RM
1939/40 . . . . 61,60 RM

Aus der Steuereinnahme des Staates kann man die Tabakausgaben des einzelnen erschließen. Es handelt sich um riesige Summen, betrugen ja 1939/40 die Einnahmen des Staates aus der Tabaksteuer nicht weniger als 1 728 000 000 RM.

Ein weiteres statistisches Beweismittel ist zu erwarten, sobald eine vergleichende Krebspathologie nachprüft, ob die Häufigkeit des Lungenkrebses in einzelnen Ländern deren Tabakkonsum entspricht. In der oben erwähnten Statistik findet sich folgender Zigarettenverbrauch pro Kopf und Jahr angegeben:

Schweden . . . . 232 Zigaretten		Deutschland . . . . 372 Zigaretten
Frankreich . . . . 248 ,,		England . . . . 820 ,,
Italien . . . . 342 ,,		USA . . . . 1100 ,,

---

[1] Siehe Münch. med. Wschr. **1942**. 808.

3. An der Zunahme des Lungenkrebses ist das männliche Geschlecht im Verhältnis (5 ♂ : 1 ♀ bis 13 ♂ : 1 ♀) (LICKINT 1935), also ungefähr seinem stärkeren Tabakkonsum entsprechend beteiligt.

4. Auch die *pathologische Anatomie* (vgl. WEGELIN 1942) liefert belastende Anhaltspunkte: der Lungenkrebs geht fast in allen Fällen vom Haupt- oder von einem sekundären großen Bronchus und dort vom Oberflächenepithel, also von den den Rauchnoxen am meisten und zuerst ausgesetzten Partien aus.

5. Es gibt auch eindrucksvolle Beiträge der *Kasuistik.* HEERMANN (1941) beobachtete eineiige Zwillinge, beides Schlossermeister, der eine durfte in seinem Betrieb rauchen, der zweite, da er in einem Bergwerk war, durfte nicht rauchen. Der erste war sehr starker Raucher, inhalierte auch gewohnheitsmäßig und bekam ein Stimmbandcarcinom, welches auch sonst fast nur bei starken Rauchern angetroffen wird. Der andere blieb trotz gleicher Erbmasse verschont. Es ist unbestreitbar, daß diese Beobachtung für den Tabak als maßgebende Noxe spricht.

6. Hierzu kommen *Experimente mit Tabakprodukten,* die seine potentiell carcinogene Wirkung unter Beweis stellen.

Beim Tabak ist nicht das Nicotin, sondern der *Tabakteer* oder irgendein sonstiges Verbrennungsprodukt (vgl. MERTENS 1941) als carcinogen zu beschuldigen. 1000 g Tabak (Monatsverbrauch eines durchschnittlichen Rauchers) liefern 70 g Tabakteer (ROFFO 1938).

Im Tabak wird die Höhe des Teergehaltes hauptsächlich auf die verholzten Teile, besonders der Blattrippen (zit. nach H. MÜLLER 1939) bezogen. Die Beimengung von Rippen habe sogar so zugenommen, daß die Tabakindustrie (anderwärts ausrangierte?) Tabakrippen importierte, um die Vorräte zu strecken.

Tabakteer selbst ist sicher carcinogen (CHIKAMATSU 1931, SCHÜRCH und WINTERSTEIN 1935, ROFFO 1938). Nach TEUTSCHLÄNDER (1943) nehmen Raucher an Tabakteer der Menge nach ein Vielfaches von dem auf, was im Tierexperiment zur Hervorrufung eines Hautcarcinoms genügt. CHIKAMATSU (1931) erhielt beim Kaninchen mit Tabakteer 225 Tage nach Beginn der Pinselung ein Medullarcarcinom des Magens und ein Cancroid am Ohr. SCHÜRCH und WINTERSTEIN erzielten gleichfalls Teerwarzen und Carcinome, aber nur bei zuvor geteerten Tieren. Allerdings gelang es ihnen nicht, polycyclische Kohlenwasserstoffe aus dem Tabakteer zu gewinnen. Auch CAMPBELL (1936) fand im Tabakteer seiner Versuche kein Benzpyren. Dagegen behauptet ROFFO (1938), aus mehreren Tabaken Benzpyren extrahiert zu haben.

CAMPBELL machte auch Versuche mit Tabakrauch. Er ermittelte die Menge an Teersubstanzen im Tabakrauch mit 4 mg je Maus und Monat. Das Allgemeinbefinden der Mäuse blieb ungestört, die Zahl der Lungentumoren stieg in geringem Maße an. Über den Tabakrauch als solchen, seine Entstehung, Beschaffenheit und Zusammensetzung unterrichtet eine „im Auftrage der Internationalen Tabakwissenschaftlichen Gesellschaft e. V. zu Bremen" verlegte kleine Monographie von WENUSCH (1939). Sie geht jedoch auf die Kernfrage, den Gehalt des Tabaks an carcinogenen Kohlenwasserstoffen, nicht ein.

ROFFO (1938, 1939, 1940) hat viel Mühe auf die Aufklärung der Tabakwirkung verwandt. 1932 erzielte er bei Ratten durch Einbringung von Tabakprodukten in die Blase auch Blasentumoren. 1938 teilte er Untersuchungen über den Teer des hellen Tabaks mit, den er als viel giftiger als den des schwarzen Tabaks bezeichnet. Er erzielte in 80—90% der behandelten Tiere Krebs. Er fand spektrographisch Absorptionsstreifen entsprechend dem Absorptionsspektrum der carcinogenen Kohlenwasserstoffe. Auch die Fluorescenz stimmte mit derjenigen dieser Stoffe überein. Die Teere von 9 Tabaksorten der verschiedenen Tabakländer waren verschieden hinsichtlich der carcinogenen Intensität (Roffo 1938). Am stärksten wirkte türkischer Tabak. Von drei verschiedenen Fraktionen des Tabakteers war die über 350⁰ destillierte die wirksamste (Roffo 1940). 1939 teilte Roffo mit, daß es ihm gelungen sei, aus dem Tabakteer ein Produkt mit den spektrographischen Eigenschaften und der Fluorescenz des Benzpyrens — er nennt es direkt „Tabakbenzpyren" — gewonnen zu haben. Mit dem Destillationsprodukt treten die Krebse frühzeitiger auf als mit dem Tabakteer selbst. Es muß jedoch bemerkt werden, daß das „Tabakbenzpyren" chemisch noch nicht isoliert und bestätigt ist.

Nimmt man alles in allem, so kann man sagen, der Tabakteer ist hinreichend verdächtig, bei der Entstehung mancher Krebse, speziell des Lungenkrebses, maßgebend mitzuwirken. Es ist aber nötig, daß die präzisen Angaben Roffos erst noch nach verschiedenen Richtungen nachgeprüft werden.

Selbstverständlich ist für die Zunahme der Lungenkrebse nicht der Tabak allein verantwortlich zu machen. Sichere carcinogene Wirkungen auf die Lungen sind außerdem vom Eisenoxydstaub, vom Asbeststaub, von Chromaten, von Radiumemanation, von Kampfgasen bekannt. Alle diese Formen sind jedoch, bezogen auf die Gesamtbevölkerung, viel zu selten, um die gewaltige Zunahme des Lungenkrebses auch in nichtindustriellen Gegenden zu erklären. Auch die Teerung der Straßen hat man angeschuldigt. Roussy und Oberling (1938) lehnen aber aus anderen Gründen einen kausalen Zusammenhang zwischen Teerstraßenstaub und Lungenkrebs ab.

Gerade beim Lungenkrebs darf nicht übersehen werden, daß es schon genügen würde — und das tut er wohl sicher —, wenn der Tabak eine Präcancerose in den Bronchien schaffte. Die endgültige Cancerisierung können auch ganz andere Reize — deren ja eine ganze Reihe bekannt ist — auslösen.

Beim Tabak und seinen Verbrennungsprodukten muß auch daran gedacht werden, daß er für die große Häufigkeit des Magenkrebses mit verantwortlich ist. Es ist einleuchtend, daß die Tabakteerstoffe nicht nur „inhaliert" in die Atemluft, sondern auch mit dem Speichel verschluckt in den Ösophagus und Magen gelangen und dort die schon nicht geringe Zahl von chemischen Schädigungen noch um eine weitere vermehren. Dafür spricht auch die sehr verdächtige *Rolle des Kautabaks* bei Krebsen der Mundhöhle und der Speiseröhre. Friedell und Rosenthal (1941) teilen 8 Fälle von Mundkrebs mit, bei denen sich der Krebs stets an der Stelle entwickelte, wo der Kautabak im Munde gehalten zu werden pflegt. Der Verfasser kennt gleichfalls 2 Fälle von Speiseröhrenkrebs bei Männern, die jahrzehntelang dem Kautabak frönten.

Hierher gehören auch die *Tumoren infolge von Betelnußkauen.* Die Sitte oder richtiger Unsitte des Betelkauens (vgl. Schneider 1941) ist unter den Völkern Südostasiens und Polynesiens, vor allem bei Frauen, aber auch Jugendlichen sehr verbreitet. Es kommt zu vielfachen Reizerscheinungen der Schleimhäute in der Mundhöhle, die später zu Rissigwerden, Geschwürsbildung und weiterhin zu verschiedenartigen gut- und bösartigen Geschwülsten, besonders an der Unterlippe, aber auch am Zahnfleisch, der Schleimhaut der Wangen, Zunge usw. führen und schließlich zu Warzenbildung, zu Cancroiden und zu Plattenepithelcarcinomen Anlaß geben. So häufig diese „Beteltumoren" sind, über die in den Betelnüssen enthaltene carcinogene Substanz ist noch nichts bekannt. Untersuchungen darüber wären vom Standpunkt der Erforschung weiterer carcinogener Stoffe sehr zu wünschen.

Dagegen hat sich die Angabe von Roffo (1939), daß er *durch Kaffeeteer Krebs* erzeugt habe, in Untersuchungen von Eichler und Vollmer nicht bestätigen lassen. Diese letzteren Autoren wiederholten die Versuche von ROFFO und erweiterten sie noch nach der Richtung, daß sie auch die Zahl der Kaffeearten — ROFFO hatte Santos verwandt — vermehrten und außer einer mäßigen Santoslage auch einen Columbia und einen sauren guten Costarica und zum Vergleich auch einen ungebrannten Malzkaffee in die Versuche einbezogen.

Diese Rohprodukte wurden in einem elektrischen Muffelofen stets einer genau definierten Hitze ausgesetzt. Die Temperaturen lasteten stets 2—3 Stunden auf dem Röstgut, und zwar 220⁰ (übliche Rösttemperatur) oder 400⁰ (die Temperatur, bei der nach ROFFO die carcinogenen Substanzen übergehen sollen) oder 600⁰, einer Temperatur, bei der die Cellulose weitgehend verkokt wird. Die anfallenden Substanzen wurden teils durch Destillation, teils durch Äther am Soxleth extrahiert.

Mit den erhaltenen Materialien wurden 60 Kaninchen und 300 Mäuse zweimal wöchentlich 1 Jahr lang gepinselt und die Tiere dann mehrere Jahre weiter beobachtet. Es kam in keinem Falle zu einer Carcinombildung.

Es gibt aber nicht nur eine Krebsbegünstigung durch Nahrung- und Genußmittel, auch **Krebs durch Heilmittel** ausgelöst kommt gelegentlich vor. Was liegt in diesen drei Worten für eine ärztliche Tragik eingeschlossen, daß der Arzt im guten Glauben, zu helfen und zu heilen, selbst zum carcinogenetischen Faktor wird, indem er therapeutisch etwas verordnet, was nicht nur nicht heilt, sondern zur Causa efficiens canceris wird.

Vom Musterbeispiel eines „iatrogenen Carcinoms", vom medikamentösen *Arsenkrebs*, war bereits zu Beginn dieses Kapitels (S. 236) die Rede. Seit 1896 ist er bereits bekannt. Wie die Veröffentlichungen neuer Fälle auch aus den letzten Jahren (s. S. 237) zeigen, muß immer wieder vor langdauerndem Arsengebrauch, sei es medikamentös, kosmetisch oder gewerblich, dringend gewarnt werden.

Ein anderes Beispiel völlig unnötiger therapeutischer Exposition gegenüber carcinogenen Substanzen ist die Verwendung von *Teer und Teerabkömmlingen* in *Salben* (10—30%!), in *Ölen*, „*Zugpflaster*", *Alkohol* (5—50%!) usw. Wenn auch solche Arzneimittel nur kurzfristig verordnet zu werden pflegen, so werden sie aber doch von Kranken gelegentlich langfristig verwendet, zudem meist bei Hautkrankheiten, die an sich schon eine gewisse Krebsgefährdung bedeuten. So kann solchen Teersalben usw. durchaus eine syncarcinogene Bedeutung (Näheres s. S. 356) zukommen. Von Teerderivaten ist besonders das *Kreosot* zu nennen. Es ist ein Destillat aus Birken- oder Buchenholzteer und enthält demzufolge ein ganzes Gemisch von Phenolderivaten. In Form von Kreosotpillen wird es oft über lange Zeit genommen z. B. bei Lungentuberkulosen. Tierexperimente sind dringend erforderlich. Wenn der Pharmakologe DRUCKREY (1939) in einer Polemik gegen den Warner REDING von den Teersalben sagt, „die übliche kurzdauernde Anwendung kann als ungefährlich bezeichnet werden, und hat auch . . . bisher noch nie zu Krebs geführt", so kann der Kliniker nur sagen: wenn sie zu Krebs geführt hat, so ist noch lange nicht gesagt, daß der eventuelle ätiologische Zusammenhang auch erkannt worden ist. Der Verfasser hat kurz hintereinander drei tiefgelegene Röntgencarcinome gesehen, bei denen nicht einmal die Ärzte, geschweige gar die Patienten an den Zusammenhang mit der früheren Röntgenbestrahlung gedacht haben, obgleich die darüberliegende äußere Haut in jedem Falle alle Kennzeichen der „Röntgenschädigung" aufwies. Es ist jedenfalls nötig, daß die Ärzte immer wieder an die bloße Möglichkeit erinnert werden, denn die Prophylaxe gegenüber solchen „iatrogenen" Carcinomen liegt nur beim ἰατρός, dem Arzt. Im Prinzip kann also den vor möglichen carcinogenen

Noxen warnenden Ärzten wie REDING (1939), SCHOCH (1943), KRETZ (1944) nur beigestimmt werden. Den erkannten und mitgeteilten Fällen stehen ja im Verhältnis sehr viel mehr nicht als medikamentös erkannte Fälle gegenüber.

Vielfach (z. B. von REDING 1939) wird warnend auf medikamentös verwendete *Petroleumderivate*, vor allem auf *Paraffin* und *Paraffinöle* verwiesen. Vom Berufskrebs der Paraffinarbeiter und den experimentellen Paraffinkrebsen (LEITCH und KENNAWAY 1922) war schon die Rede. Von subcutanen Paraffininjektionen (meist aus kosmetischen Anlässen) ist es bekannt, daß solche „Paraffinome" später gelegentlich zu Sarkomen werden. Hier sei darauf hingewiesen, daß bei Obstipation Paraffinöle oft jahrelang unregelmäßig eingenommen werden. Dies mag ungefährlich sein, wenn die Paraffinöle entsprechend raffiniert sind. Die Kontrolle ihrer Handelspräparate auf Beimengung carcinogener Stoffe sollte unbedingt von den Firmen gefordert werden.

Bei den Medikamenten muß man sich auch des Azofarbstoffes o-Amidoazotoluol erinnern (s. S. 244). Er hat früher als „*Scharlachrotsalbe*" zur Anregung der Epithelisierung granulierender Wunden Verwendung gefunden, wird heute allerdings wohl kaum mehr angewandt und durch das durch Acetylierung weniger giftig gemachte Pellidol ersetzt. Auch „*Kongorot*" (in 1%iger Lösung) intravenös als Blutstillungsmittel vor allem bei Lungenblutungen verwendet, gehört hierher. Die Gefahr dürfte sehr gering sein, da es ja nur wenige Male beim gleichen Kranken benutzt werden dürfte.

Bei den Genitalcarcinomen der Frau wird man auch an den ja oft jahrelangen *Gebrauch antikonzeptioneller Mittel*, die ja durchweg chemisch recht differenter Natur zu sein pflegen, denken müssen. Der gegenüber dem Corpuscarcinom sehr viel häufigere Krebs der allen vaginalen Insulten ausgesetzten Cervix uteri spricht jedenfalls eher für als gegen äußere Schäden. Selbstverständlich kommen auch andere chemische Einwirkungen chronisch schädigender Art, z. B. bei der Fluorbehandlung, in Betracht. Es sind uns aber systematische Erhebungen bei Frauen mit Genitalcarcinomen nicht bekannt geworden.

1936 teilte BUSSE einen Fall eines Plattenepithelcarcinoms an der Kleinzehe mit, das bei einem 40jährigen Manne im Anschluß an die Behandlung eines Clavus (Hühnerauges) mit *Kukirol* entstanden war. Der Verfasser kann die Angabe bestätigen an Hand eines tragischen Falles bei einer Frau, welche nach Behandlung einer Warze am Daumen mit Kukirol gleichfalls ein Hautcarcinom bekam, welches durch ausgedehnte Metastasierung zum Tode führte. Da Material dieses seinerzeit mit unerhörter Reklame angepriesenen Hühneraugenmittels nicht mehr erhältlich war, konnte die Natur der Krebsnoxe nicht ermittelt werden.

Auch Kosmetika und sonstige Dinge des täglichen Gebrauchs können Bedenken begegnen. So ist *Vaseline*, unnötig viel oder unnötig lange verwandt, verdächtig. DOMAGK (1939) bildet eine Maus ab, die nach peroraler Verabreichung von Vaseline, zugesetzt der Reisnahrung, nach 7 Tagen „einen ganz hochgradigen Haarausfall" bekam. Nach Aussetzen der Kost trat erneut Haarwachstum auf. Ganz ähnlich wirkte Paraffinöl. Die Entstehung von Carcinom aus „Vaselinewarzen" wurde von OPPENHEIM beschrieben (zit. nach SCHOCH 1943). Aus Vaseline und halbfesten Mineralölen besteht die viel zum Frisieren benutzte „*Brillantine*". Diese zusammen mit *Stangenpomade* (hauptsächlich aus Paraffin bestehend) beschuldigt SCHOCH nach 13jährigem Gebrauch für das Auftreten vielfacher „epithelialer Wucherungen" an verschiedenen Stellen des Körpers, darunter eines Papilloms der Nasenscheidewand. Nach Absetzen der Mittel bildeten sich sämtliche Geschwülste nach 3—4 Wochen völlig zurück.

Zusammenfassung und Schlußfolgerungen: 1. Unter den Noxen, denen der Mensch seine hohe Krebshäufigkeit verdankt, spielen *chemische Stoffe*, soweit bis heute erkennbar, die *größte Rolle*.

2. Wegweiser für die Erkennung und Erforschung chemischer Krebsnoxen ist die klinische Beobachtung über *Berufskrebse*.

3. Bei den chemisch induzierten Berufskrebsen handelt es sich um eine *Fülle chemisch genau definierter Stoffe*, die auf natürliche Weise nie und beim modernen Menschen nur *auf unnatürliche Weise in den Organismus gelangen*, ohne dort auf natürliche Abwehr- oder Anpassungsreaktionen zu stoßen.

4. Die Muttersubstanzen der krebserzeugenden Stoffe enthalten in den ursprünglichen Naturprodukten (z. B. in der Steinkohle oder in den Schieferölen) keine carcinogenen Stoffe. Die krebserzeugenden Stoffe entstehen meist erst als *Kunstprodukt bei der technischen Umwandlung* (z. B. bei der unter hohen Temperaturen stattfindenden gewaltsamen Destillation zu Teer oder Mineralölen, oder durch ausschließliche *Laboratoriumssynthese*, wie z. B. bei den Azofarbstoffen, die überhaupt keine Beziehung zu irgendwelchen Stoffen der lebenden Materie besitzen.

5. Alle diese Noxen haben eine jeweils charakteristische durchschnittliche *Latenzzeit* und führen erst auf dem Umwege über typische *Präcancerosen* schließlich zu *Krebs*.

6. In der Mehrzahl der Fälle ist der Berufskrebs der Modellkrebsversuch am Menschen, den das *Tierexperiment* nachahmt und dabei den Kausalnexus erweist und in weiteren Einzelheiten aufklärt.

7. Bei allen chemisch induzierten Krebsen spielt hinsichtlich der Tumorrate, der Art des Krebses und des Zeitpunktes seines Auftretens die *genetische Konstitution* eine wesentlich *mitbestimmende Rolle*. Die exogene Noxe bleibt aber immer die conditio sine qua non, gerade für die Aufdeckung der genetisch verschiedenen Empfänglichkeit.

8. Gegenüber der großen Fülle künstlich carcinogener Stoffe sind *körpereigene krebserzeugende Stoffe* noch nicht sicher erwiesen, wenn sie auch höchstwahrscheinlich als vorhanden anzunehmen sind.

9. Lediglich vom *Methylcholanthren* ist es erwiesen, daß es *aus körpereigenen Substanzen* hervorgehen kann. Doch ist auch dieser Übergang nur *in vitro*, nicht in vivo nachgewiesen. Ein zweiter, aus körpereigenen Substanzen darstellbarer carcinogener Stoff ist bis jetzt noch nicht gefunden.

10. *Tumorviren* (Kapitel 6) *können* auch *chemisch induzierte Krebse befallen* und umgekehrt: *chemische Carcinogene können gutartige Virustumoren zu Malignität zwingen*. Weitergehende Beziehungen zwischen Viren und carcinogenen Stoffen sind bis jetzt nicht erwiesen.

11. Das Schwergewicht des Problems „Krebs durch chemische Stoffe" liegt bei der Frage der *Zufuhr krebserzeugender Noxen durch Nahrungs- und Genußmittel*. Es liegen hier eine Fülle schwerwiegender Belastungsmomente vor, doch stehen schlüssige Beweise immer noch aus. Hier liegen für die Zukunft die großen Aufgaben der ätiologischen Forschung: in der Aufklärung der großen Häufigkeit des Magenkrebses (mehr als ein Drittel aller Krebse!) und des Krebses des Magen-Darmkanals, der über die Hälfte aller Krebstodesfälle bedingt.

12. Auch der *medikamentöse Krebs* verlangt, auch wenn er zahlenmäßig nicht viel Opfer fordern dürfte, weitere Aufklärung zum Zwecke seiner endgültigen Verhütung.

Die weitgehende Aufklärung der Krebserzeugung durch chemische Stoffe läßt aber noch viele andere Probleme der Krebsentstehung offen. Unwillkürlich fragt man sich noch nach den *Schädigungen,* die aus ähnlich unnatürlichen Änderungen unserer Umweltsfaktoren *auf physikalischem Gebiete* (strahlende Energien usw.) krebserregend auf den menschlichen und tierischen Organismus einzuwirken vermöchten nach dem Zusammen- und Gegeneinanderwirken krebsbegünstigender Faktoren und nach der Kernfrage der ganzen Geschwulstätiologie, der Frage nach dem Übergang einer Körper- in eine Krebszelle. Davon werden die letzten beiden Kapitel, die sich mit der Krebsentstehung befassen, handeln.

Literatur.

ADAM, C. u. AULER: Neuere Ergebnisse auf dem Gebiete der Krebskrankheiten. Leipzig 1937. — ALIFERIS: Arch. Derm. (D.) **147,** 349 (1924). — ALWENS, W., E. BAUKE u. W. JONAS: Münch. med. Wschr. **1936,** 485. — AMIES, C., J. ÇARR and W. PURDY: Amer. J. Canc. **35,** 72 (1939). — ANDERVONT, H. B.: Publ. Health Rep. (Am.) **49** (1934); **50** (1935); **52,** 212, 304, 637 (1937); 54, 1512 (1939). — ANDERVONT, H. B. and E. LORENZ: Publ. Health Rep. (Am.) **52,** 1 (1937). — ASKANAZY, A.: Dtsch. med. Wschr. **1923,** Nr 49. — Schweiz. med. Wschr. **1931,** 289.

BAADER, E. W.: In ADAM-AULER, S. 104. 1937. — BABES, A.: Bull. Assoc. franç. Étude Canc. **20,** 420 (1931). — BADILE, P. u. E. MAURIZIO: Monit. ostetr.-ginec. **2,** 486 (1930). — BAGG, H. J.: Amer. J. Canc. **26,** 69 (1936). — BANG, F.: Bull. Assoc. franç. Étude Canc. **16** (1927). — BARNEWITZ, J.: Derm. Z. **54** (1928). — BARRY, G., J. W. COOK, G. HASLWOOD, C. HEWETT, J. HIEGER and E. KENNAWAY: Proc. roy. Soc., Lond. **117,** 318 (1935). — BAUCH, R.: Naturw. **30,** 263, 420 (1942). — BAUER, K. H.: Arch. klin. Chir. **189,** 123 (1937). — Verh. dtsch. path. Ges. **30,** 239 (1937). — BAUER, K. H., B. RARAI u. H. GUMMEL: Arch. klin. Chir. **193,** 499 (1938). — BECKER, J.: Strahlenther. **72,** 351 (1943). — BELTRANI, W.: Tumori **2,** 537 (1935). — BERENBLUM, I.: Nature (Brit.) **156,** 601 (1945). — Canc. Res. **5,** 561 (1945). — BERENBLUM, J. and L. P. KENDAL: Brit. J. exper. Path. **15,** 366 (1934). — Biochem. J. (Brit.) **30,** 429 (1936). — BERENBLUM, I. and G. M. BONSER: J. industr. Hyg. a. Toxicol. (Am.) **19,** 86 (1937). — BERENBLUM, I. and R. SCHÖNTAL: Biochem. J. (Brit.) **36,** 86, 92 (1942). — Brit. J. exper. Path. **24,** 232 (1943); **25,** 95 (1944). — Canc. Res. **3,** 145, 686 (1943); **6,** 699 (1946). — Brit. J. Canc. **1,** 157 (1947). — BERENBLUM, I., D. CROWFOOT, F. R. HOLIDAY and R. SCHOENTAL: Canc.Res. **3,** 151 (1943). — BERENBLUM, J., E. R. HIDOLAY and E. M. JOPE: Brit. med, Bull. **4,** 326 (1947). — BERNHARD: Arch. klin. Chir. **189,** 17 (1937). — BERNHARD, F. u. E. FENSTER: Dtsch. Z. Chir. **247,** 145 (1936). — BIELSCHOWSKY, F.: Brit. J. exper. Path. **25,** 1 (1944). — Brit. med. Bull. **4,** 382 (1947). — BIELSCHOWSKY, F. and H. N. GREEN: Nature (Brit.) **149,** 526 (1942). — BISCEGLIE, V. u. A. DI GRAZIA: Acta cancrol. (Ung.) **2,** 417 (1936). — Boll. Soc. med.-chir. Catania **5,** 10, 24, 34 (1937). — BLOCH, B. u. W. DREIFUSS: Schweiz. med. Wschr. **1921** 1035. — BÖTTIGER, W. F.: Arch. klin. Chir. **1938,** 146. — BOHNENKAMP: Ber. 8. internat. Kongr. Unfallmed. **2,** 1069 (1938). — BONNE, C.: Z. Krebsforsch. **25,** 1 (1927). — BONSER, G.. Lancet **1,** 775 (1932). — BORST, M.: Münch. med. Wschr. **1923,** 1070. — BOYLAND, E. and A. M: BRUES: Proc. roy. Soc., Lond. **122,** 429 (1937). — BOYLAND, E. and F. L. WARREN: J. Path. a. Bacter. **45,** 171 (1937). — BRENNER: Z. Krebsforsch. **31,** 478 (1930). — BROCK, N.. H. DRUCKREY u. H. HAMPERL: Naunyn-Schmiedebergs Arch. **189,** 709 (1938). — Z. Krebsforsch. **50,** 471 (1940). — BROWNING, C. H.: 3. internat. Cancer Kongr. 1939, S. 135. — BROWNING, C. H., J. B. COHEN, K. F. COOPER, S. FELLINGWORTH and R. GULBRANSEN: Proc. roy. Soc., Lond. B **113,** 300 (1933). — BROWNING, C. H., R. GULBRANSEN and J. S. F. NIVEN: J. Path. a. Bacter. **42,** 155 (1936). — BRUNSCHWIG, A. and D. TSCHETTER: Proc. Soc. exper. Biol. a. Med. (Am.) **36,** 439 (1937). — BÜNGELER, W.: Klin. Wschr. **1932,** 1977. — BÜTTNER, W.: Z. Krebsforsch. **34,** 605 (1931). — BULLOCK, F. D., M. R. CURTIS and W. F. DUNNING: Amer. J. Canc. **30,** 355 (1937). — BURROWS, H.: Proc. roy. Soc., Lond. **3,** 238 (1932). — Amer. J. Canc. **17,** 1 (1933). — BURROWS, H., J. HIEGER u. E. KENNAWAY: Amer. J.Canc. **16,** 57 (1932). — BURROWS, H., I. HIEGER and F. L. KENNAWAY: J. Path. **43,** 419 (1936). — BURROWS, H. and E. S. HORNING: Brit. med. Bull. **4,** 367 (1947). — BUSSE, A.: Münch. med. Wschr. **1936,** 1269. — BUTENANDT, A.: In ADAM-AULER, S. 75. 1937. — Arch. exper. Path. (D.) **190,** 74 (1938). — Akad. ärztl. Fortbild. **2,** 45 (1939). — In Chemie und Krebs, S. 27. Berlin 1940. — Pharmaz. Ind. **1941,** H. 3, 1. — Naturw. **1942,** 1. — BUTENANDT, A. u. H. DANNENBERG: Naturw. **1942,** 1.

CALIGARIS, E.: Cancro **2,** 327 (1931). — CAMERON, A. T. and S. MELTZER: Amer. J. Canc. **30,** 70 (1937). — CAMPBELL, J.: Brit. J. exper. Path. **17,** 146 (1936). — Brit. med. J. **1940,**

275. — CAPPELLATO, M.: Atti Soc. med.-chir. Padova 2, 273 (1940). — Boll. Soc. ital. Biol. sper. 16, 54 (1941). — CARREL, A.: C. r. Soc. Biol. 93, 1083 (1925); 96, 1121 (1927). — CARREL, A.: Der Mensch, das unbekannte Wesen, S. 39. (Man — the unknown. Deutsche Übersetzung von W. E. SÜSKIND.) Stuttgart u. Berlin — CHAHOVTCH, X. M., J. IGNJATCHEV: Ref. Z. Krebsforsch. 46, 155 (1937). — CHIKAMATSU, T.: Trans. jap. path. Soc. 21, 244 (1931). — CHOLEWA, J.: Z. Krebsforsch. 41, 497 (1934). — CIRIO, L. e G. BALLESTRA: Pathologica (It.) 23, 755 (1931). — CLAR, E.: Ber. dtsch. chem. Ges. 62, 350 (1929). — Aromatische Kohlenwasserstoffe. Berlin 1941. — COOK, J. W.: Proc. roy. Soc., Lond. 3, 485 (1932). — Ber. dtsch. chem. Ges. 69, 38 (1936). — COOK, J. W. u. E. DODDS: Nature (Brit.) 1, 205 (1933). — COOK, J. W. and G. A. D. HASLEWOOD: Chem. a. Ind. 38, 758 (1933). — COOK, J. W., G. HASLEWOOD, C. HEWETT, J. HIEGER, E. KENNAWAY and W. MAYNEORD: II. Intern. Congr. against Cancer 1, 1 (1936). — COOK, J. W., C. HEWETT and J. HIEGER: Nature (Brit.) 2, 926 (1932). — J. chem. Soc. 1933, 395. — COOK, J. W., J. HIEGER, E. KENNAWAY and W. MAYNEORD: Proc. roy. Soc., Lond. 3, 455 (1932). — COOK, J. W. and E. L. KENNAWAY: Amer. J. Canc. 33, 50 (1938). — COOK, J. W., E. L. KENNAWAY and N. M. KENNAWAY: Nature 1940, 627. — CURRIE, A. N.: Brit. med. Bull. 4, 402 (1947).

DAVIDSON, J. R.: Canadian med. Assoc. J. 31, 486 (1934); 32, 364 (1935). — DEMOLE, V.: Z. Vitaminforsch. 8, H. 4 (1938/39). — DITTMAR, C.: Z. Krebsforsch. 52, 17 (1942). — DITTMAR u. BURSCHKIES: Z. Krebsforsch. 49, 379 (1940). — DOBROVOLŚKAJA, N. u. F. SIMISILEVICH: Ref. Z. Krebsforsch. 46, 155 (1937). — DOBROVOLSKAJA-ZAVADSKA, N.: C. r. Soc. Biol. 121, 1268 (1936). — DOBROVOLSKAJA-ZAVADSKAJA, N. et F. GARRIDO: C. r. Soc. Biol. 122, 509 (1936). — DOBROVOLSKAJA-ZAVADSKAJA, N. et J. OLCH: C. r. Soc. Biol. 115, 273 (1934). — DOLJANSKI, L. and L. HALBERSTAEDTER: Amer. J. Canc. 29, 285 (1937). — DOMAGK, G.: Z. Krebsforsch. 44, 160 (1936); 48, 283 (1939). — Med. u. Chem. 3, 1 (1936). — Verh. dtsch. path. Ges. 1937, 289. — Verh. Ges. Verdgskrkh. 14, 121 (1939). — O'DONOVAN, W. J.: J. State Med. 36 (1928). — DORRANCE, G. M. and E. F. CICCONE: Proc. Soc. exper. Biol. a. Med. (Am.) 36, 426 (1937). — DREYFUS, J.: Z. klin. Med. 130, 256 (1936). — DRUCKREY, H.: Münch. med. Wschr. 1939, 378. — Klin. Wschr. 1942, 559. — Naturw. 30 (1942). — DRUCKREY, H., R. RICHTER, u. R. VIERTHALER: Klin. Wschr. 1941, Nr 31, 781. — Naturw. 29 (1941). — DÜTSCHKE: Z. Krebsforsch. 34, 159 (1931). — DUNNING, W. F., M. R. CURTIS and F. D. BULLOCK: Amer. J. Canc. 28, 681 (1936).

EICHLER, O. u. H. VOLLMER: Versuche zum Nachweis carcinogener Substanzen, die beim Kaffeeröstprozeß auftreten könnten. (Unveröffentlichte persönliche Mitteilung von O. EICHLER.) — ESMARCH, O.: Ugekr. Laeg. (Dän.) 1941, 1179. — Biol. Medd. danske Vidensk. Selsk. 16, 1 (1941). — Acta path. et microbiol. scand. (Dän.) 19, 79, 100 (1942).

FASSRAINER, S.: Zbl. Chir. 1936, 23. — FENSTER, E.: Bruns' Beitr. 167, 13 (1938). — FERGUSON, G. S.: J. Ur. (Am.) 31, 122 (1934). — FIESER, L. F.: Amer. Assoc. Advanc. Sci. 1937, 51. — Production of Cancer by polynuclear hydrocarbons. University of Pennsylvania Bicentennial Conference. 1941. — A. A. A. S. Research Conference on Cancer 1945, S. 10. — FIESER, L. F. and W. P. CAMPBELL: J. amer. chem. Soc. 60, 1142 (1938). — FIESER, L. F., M. FIESER and E. B. HERSHBERG: J. amer. chem. Soc. 58, 1463 (1936). — FIESER, L. F., M. FIESER, E. B. HERSHBERG, M. S. NEWMAN, A. M. SELIGMAN and M. J. SHEAR: Amer. J. Canc. 29, 23 (1937). — FIESER, L. F. and E. B. HERSHBERG: J. amer. Chem. Soc. 59, 394, 2502 (1937); 60, 940, 1893, 2542 (1938); 61, 1565 (1939). — FIESER, L. F., E. B. HERSHBERG, L. LONG, u. M. S. NEWMAN: Ref. Z. Krebsforsch. 46, 152 (1937). — FIESER, L. u. M. NEWMAN: J. amer. chem. Soc. 57, 1602 (1935). — FISCHER, A.: Zbl. Bakter. usw. 104, 31 (1927). — FISCHER, B.: Münch. med. Wschr. 1906, 2041. — FISCHER-WASELS, B.: Allgemeine Geschwulstlehre. In Handbuch der normalen und pathologischen Physiologie Bd. 14, 2. Hälfte. Berlin 1927. — Münch. med. Wschr. 1928, 73. — FOULDS, L.: Amer. J. Canc. 31, 404 (1937). — Brit. J. Canc. 1, 172 (1947). — FOULDS, L. and L. DMOCHOWSKI: Brit. J. exper. Path. 20, 458 (1939). — FRIEDELL, H. L. end L. M. ROSENTHAL: J. amer. med. Assoc. 116, 2130 (1941). — FRIEDEWALD, W. F. and P. ROUS: J. exper. Med. (Am.) 80, 101, 127 (1944). — FRIEDRICH-FRESKA, H.: Münch. med. Wschr. 1939, 895. — Ber. Gynäk. 40, 225 (1940). — Biol. Zbl. 60, 498 (1940). — Z. Geburtsh. 1941, 199. — FRIEDRICH, W. u. N. KOVENUMA: Naturw. 1942, 145. — FROMMER, B.: Przegl. derm. 29, (Pol.) 266 (1934).

DE GAETANI, G. F.: Acta cancrol. (Ung.) 2, 355 (1936). — GANDOLFI, C. e B. TANZI: Ann. Ottalm. 69, 298 (1941). — GLOYNE, S. R.: Tubercle 14, 550 (1933). — GOERNER, A. and M.: J. Nutrit. (Am.) 18, 441 (1939). — GRAFFI, A.: Z. Krebsforsch. 52, 165, 234, 254 (1941). — GÜNTHER, W.: Z. Krebsforsch. 52 (1942). — GUMMEL, H.: Klin. Wschr. 1941, 448. — GUTHMANN, H.: Z. Krebsforsch. 51, 39 (1941). — GYE, W. E.: Verh. dtsch. pharm. Ges. 14, 1 (1938).

HAAGEN: In ADAM-AULER. 1937. — HAAGENSEN, D. CUHSMANN and O. KREHBIEL: Amer. J. Canc. 26, 368 (1936). — HABS, H. u. H. DIETEL: Klin. Wschr. 1941, 8. — HADDOW, A.:

Nature (Brit.) **1935**, 868. — J. Path. a. Bacteriol. **57**, 567, 581 (1938). — Brit. med. Bull. **4**, 314, 331 (1947). — HADDOW, A., R. J. C. HARRIS and G. A. R. KON: Biochem. J. **39**, 11 (1945). — HADDOW, A. and A. M. ROBINSON: Proc. roy. Soc., Lond. **122**, 442 (1937). — HADDOW, A. and H. RUSSEL: Amer. J. Canc. **29**, 363 (1937). — HADDOW, A., C. M. SCOTT, and J. D. SCOTT: Proc. roy. Soc., Lond. **122**, 477 (1937). — HAETMANN, H.: Bull. Acad. Med. Paris **3**, 390 (1940). — HAKAHARA, W. u. F. TADASHI: Gann (Jap.) **31**, 79 (1937). — HALBERSTAEDTER, L.: Amer. J. Canc. **38**, 351 (1940). — HAMPERL, H.: Dtsch. med. Wschr. **1941**, 890. — HAMPERL, H. u. A. GRAFFI: Z. Krebsforsch. **52**, 185 (1941). — HARTWELL, J. L.: Survey of compounds-carcinogenic activity. Washington 1941. — HASHIDA, M.: Gann (Jap.) **31**, 245 (1937). — HASHIMOTO, T.: Gann (Jap.) **29**, 306 (1935). — HAYWARD: Münch. med. Wschr. **1909**, 1836. — HEERMANN, H.: Z. Hals- usw. Hk. **48**, 70 (1941). — HENRY, S. A.: Brit. med. Bull. **4**, 389 (1947). — HEWETT, C. L.: Curr. Sci. **5**, 527 (1937). — HIEGER, I.: Am. J. Canc. **29**, 705 (1937). — HOHMANN, W.: Ndld. Tschr. Geneesk. **1942**, 1408. — HORNING and L. DMOCHOWSKI: Brit. J. Cancer **1**, 59 (1947).

ILFELD, F.: Amer. J. Canc. **26**, 743 (1936). — IRVINE, E. D.: Brit. med. J. **1935**, 996.

JAFFÉ, W.: Rev. Policlin. Caracas **13**, 445 (1944). — Zit. nach A. HADDOW, Brit. med. Bull. **4**, 326 (1947). — JIKUBO, T.: Gann (Jap.) **29**, 79 (1935); **30**, 157 (1936). — JÖTTEN u. REPLOH: Zbl. Gewerbehyg. **19**, 50 (1932).

KAUFMANN, C.: Z. Geburtsh. **114**, 382 (1937). — KAWAHATA, K.: Gann (Jap.) **30**, 341 (1936). — KENNAWAY, E.: Brit. Med. J. **1**, 564 (1924). — Biochem. J. (Brit.) **24**, 497 (1930). — KENNAWAY, F. L. and I. HIEGER: Brit. Med. J. **1**, 1044 (1930). — KENNAWAY, F. L. u. N. M. KENNAWAY: Acta internat. Un. Canc. **2**, 101 (1937). — KENNETH, W. A. P.: Thorax **2**, 91 (1947). — KENSLER, C. J., K. SUGIURA and C. P. RHOADS: Science (N. Y.) **91**, 623 (1940). — KENSLER, C. J., K. SUGIURA, N. F. YOUNG, C. V. HALTER and C. P. RHOADS: Science (N. Y.) **93**, 308 (1941). — KENSLER, C. J., S. O. DEXTER and C. P. RHOADS: Canc. Res. **2**, 1 (1942). — KENSLER, C. J. and C. P. RHOADS: A.A.A.S. Res. Confer. Cancer Washington 1945, S. 170. — KIDD, J. G. and P. ROUS: J. exper. Med. **68**, 529 (1938). — KINOSITA, R.: Trans. Soc. Path. jap. **27**, 665 (1937). — KIRBY, A. H. M.: Brit. J. Canc. **1**, 68 (1947). — KISSER, J. u. L. LINDENBERG: Jb. Bot. **89**, 89 (1940). — KLEINENBERG, H.: Amer. J. Canc. **40**, 4 (1940). — KLEINENBERG, H. E., S. A. NEUFACH and L. M. SHABAD: Amer. J. Canc. **39**, 463 (1940). — Canc. Res. **1**, 853 (1941). — KLINKE, J.: Z. Krebsforsch. **46**, 334 (1934); **47**, 341, 348 (1938). — KOELSCH, F.: Handbuch der Berufskrankheiten: Erdöl. — Handbuch der Berufskrankheiten: Rußerzeugung. — Handbuch der Berufskrankheiten: Braunkohlenschwelereien und Braunkohlendestillation. — KORTEWEG, R:. Z. Krebsforsch. **29**, 455 (1921). — Verh. internat. Kongr. Kampf Krebs **2**, 742 (1933). — KRETZ, J.: Hippokrates (D.) **1944**, 127. — KUBO, H. u. H. FUJIMOTO: Trans. Soc. path. jap. **30**, 195 (1940). — KUHN, R., C. WEYGAND u. F. F. MÖLLER: Ber. dtsch. chem. Ges. **76**, 1044 (1943). — KUHN, R. u. H. BEINERT: Ber. dtsch. chem. Ges. **76**, 904 (1943); **77**, 606 (1944). — KURODA, S. u. K. KAWAHATA: Z. Krebsforsch. **45**, 36 (1936).

LABORDE, S., R. HUGUENIN et BONCABEILLE: Bull. Assoc. franç. Étude Canc. **24**, 400 (1935). — LACASSAGNE, A.: C. r. Acad. Sci., Paris **195**, 630 (1932). — C. r. Soc. Biol. **114**, 660 (1933); **120**, 685 (1935); **121**, 607 (1936); **122**, 1060 (1936). — Extr. de Par. Med. **1935**. — Las Ciencias **1936**. — Amer. J. Canc. **27**, 217 (1936); **28**, 735 (1936). — Étude de la Cancerisation par les substances chimiques exogenes. Paris 1947. — LACASSAGNE, A. u. W. NYKA: Bull. Assoc. franç. Étude Canc. **26**, 1 (1937). — LANGER, E.: Z. Krebsforsch. **52**, 443 (1942). — LARSEN, C. D. and W. E. HESTON: Canc. Res. **5**, 592 (1945). — LASER, H.: Klin. Wschr. **1927**, 698. — LAW, L. W.: Amer. J. Path. **17**, 827 (1941). — LEITCH, A. and E. I. KENNAWAY: Brit. med. J. **2**, 1107 (1922). — LETTRÉ, H.: Z. physiol. Chem. **280**, 28 (1944). — Z. Krebsforsch. **1948** (Korrekturen, vom Autor freundlichst überlassen). — LEUPOLD, E.: Der Zell- und Gewebsstoffwechsel als innere Krankheitsbedingung. Leipzig 1945. — LEWIS, M.: Amer. J. Canc. **25**, 305 (1935); **29**, 510 (1937). — LIBERTI, V.: Clin. chir. (It.) **14**, 541 (1938). — DES LIGNERIS, K.: C. r. Soc. Biol. **121**, 1579 (1936). — LICKINT, F.: Münch. med. Wschr. **1935**, 1232. — LÖWENTHAL, K.: Klin. Wschr. **1925**, 1455. — LORENZ, E. and H. B. ANDERVONT: Amer. J. Canc. **26**, 783 (1936). — LORENZ, E. and SHEAR: Amer. J. Canc. **26**, 333 (1936). — LYNCH, C.: Proc. Soc. exp. Biol. a. Med. (Am.) **33**, 401 (1935). — Amer. J. chir. Path. **6**, 293 (1936).

MAISIN, J. et P. SIÉGEOIS: C. r. Soc. Biol. **114**, 536 (1933); **115**, 733 (1934). — MAUER, G.: Arch. exp. Zellforsch. **21**, 191 (1938). — McINTOSH, J.: Brit. J. exper. Path. **14**, 422 (1933). — McINTOSH, J. and F. R. SELBIE: Brit. J. exper. Path. **20**, 49 (1939). — MENETRIER, P. et M. DERVILLE: Bull. Assoc. franç. Étude Canc. **13**, 616 (1924). — MERTENS, V.: Z. Krebsforsch. **51** (1941). — MIDER, G. BURROUGHS and J. MORTON: Proc. Soc. exper. Biol. a. Med. (Am.) **42**, 583 (1939). — MIESCHER, G.: Bull. schweiz. Ver.igg Krebsbekpf. **2**, 225 (1935). — MIESCHER, G., F. ALMASY u. K. KLÄNI: Biochem. Z. **287**, 287 (1936). — MIESCHER, G., F. ALMASY u. F. ZEHENDER: Schweiz. med. Wschr. **1941**, 1002. — MIESCHER, G. u. F. SCHWARZ: Schweiz. med. Wschr. **1942**, 1081. — MIURA, K.: Bull.

Assoc. franç. Étude Canc. **24**, 534 (1935). — MIYAJI, S.: Zbl. Chir. **1935**, 2063. — MÖLLENDORFF, W. v.: Schweiz. med. Wschr. **1941**, 309. — Z. Zellforsch. **32**, 35 (1942). — MORELLI, E.: Tumori **2**, 487 (1940). — MORI, K.: Gann (Jap.) **35**, 106 (1941). — MORIGAMI, S.: Gann (Jap.) **33** (1939). — MORIGAMI, S. u. N. KASIWABARA: Gann (Jap.) **35**, 65 (1941). — MORIGAMI, S. u. I. NISIMURA: Gann (Jap.) **34**, 146 (1940). — MORTON, J.: Surg. etc. **72**, 345 (1941). — MÜLLER, A.: Schweiz. med. Wschr. **1933**, 951. — MÜLLER, H.: Z. Krebsforsch. **49** (1939). — MURPHY, J. B. and E. STURM: J. exper. Med. **42**, 693 (1925).

NARAT, J. K.: J. Canc. Res. (Am.) **9**, 135 (1925). — NASSAUER, M.: Münch. med. Wschr. **1919**, 1451. — Frankf. Z. Path. **22**, 353 (1919/20). — NETTLESHIP, A. and P. S. Y. HENSHAW: J. nat. Canc. Inst. **4**, 309 (1943). — NISHIYAMA, Y.: Gann (Jap.) **29**, 285 (1935); **32**, 85 (1938).— NORDMANN, M.: Ber. 8. internat. Kongr. Unfallmed. u. Berufskrkh. **2**, 983 (1939). — NORDMANN, M. u. A. SORGE: Z. Krebsforsch. **51**, 168 (1941).

OBERLING, CH., CH. SANNIÉ, M. GUÉRIN et P. GUÉRIN: Bull. Assoc. franç. Étude Canc. **25**, 156 (1936). — OPPENHEIMER, R.: Münch. med. Wschr. **1920**, 12. — ORR, W.: Ref. Z. Krebsforsch. **46**, 152 (1937).

PARSON, L. D.: J. Path. a. Bacter. **43**, 1 (1936). — PASSEY: Brit. med. J. **2**, 1112 (1922). — PEACOCK, P. R.: J. Path. a. Bacter. **36**, 141 (1933). — Amer. J. Canc. **25**, 39 (1935). — Brit. med. Bull. **4**, 364 (1947). — PEIN, H. v.: Dtsch. med. Wschr. **1938**, 565. — PERLMANN, S. u. W. STAEHLER: Z. ur. Chir. **36**, 139 (1932). — Klin. Wschr. **1935**, 1955. — PFEIL, E.: Dtsch. med. Wschr. **1935**, 1197. — PIERSON, H.: Z. Krebsforsch. **45**, 1 (1936). — PIQUET, J. u. TISON: Bronchoskopie **2**, 137 (1937). — POTT, P.: Chirurgical Observations Relative to the Cancer of the Scrotum. London 1775.

RAGLIONI, T.: Tumori **1942**, 402. — RAPETTI, L.: Biochem. e Ter. sper. **29**, 11 (1942). — REDING, R.: Acta Un. internat. contra Canc. **4**, 735 (1939). — Münch. med. Wschr. **1939**, 41, 1457. — REHN, L.: Arch. klin. Chir. **50**, 588 (1895). — Verh. dtsch. Ges. Chir. **1905**, 220. — REIMANN, S. P.: Ann. int. Med. (Am.) **8**, 504 (1934). — RICHTER, L. J.: Z. Krebsforsch. **31**, 565 (1930). — ROESCH, H.: Virchows Arch. **245**, 1 (1923). — ROFFO, A. H.: Boll. Inst. Med. exper. Cánc., B. Air. **8**, 277 (1932); **15**, 741 (1939); **16**, 77 (1939). — Acta Un. internat. contra Canc. **4**, 755 (1939). — Bull. Assoc. franç. Étude Canc. **28**, 556 (1939). — Z. Krebsforsch. **49**, 341 (1940). — Mschr. Krebsbekpf. **1940**, 96. — Bol. Inst. Med. exper. **1943**, No 62, 471. — Amer. J. digest. Dis. a. Nutrit. **13**, 33 (1946). — RONDONI, P.: Z. Krebsforsch. **47**, 59 (1937). — ROUS, P.: Amer. J. Canc. **39**, 565 (1940). — Viruses and tumors, S. 147. In: Virus Diseases. New York 1943. — ROUS, P. and W. F. FRIEDEWALD: Science (N. Y.) **94**, 495 (1941). — J. exper. Med. (Am.) **79**, 511 (1944). — ROUS, P. and J. G. KIDD: Science (N. Y.) **1936**, 83. — J. exper. Med. **67**, 399 (1938); **68**, 529 (1938); **69**, 399 (1939); **71**, 787 (1940); **73**, 365 (1941). — ROUS, P. and W. E. SMITH: J. exper. Med. (Am.) **81**, 597 (1945). — ROUSSY, G., P. GUÉRIN et M. GUÉRIN: Bull. Acad. Méd. Par. **3**, 989 (1940). — C. r. Soc. Biol. **136**, 380 (1942). — ROUSSY, G. et CH. OBERLING: Bull. Acad. Méd., Par. **3**, 181 (1938). — ROWNTREE, L. G., J. LANSBURY, A. STEINBERG: Proc. Soc. exper. Biol. Med. (Am.) **36**, 424 (1937). — RUFFILLI, D.: Ric. Sci. progr. tecn. econom। naz. **2**, 508 (1936). — RUSCH, H. P., C. A. BAUMANN u. G. L. MAISON: Arch. Path. (D.) **29**, 8 (1940).

SANDIN, R. B., R. KITCHEN and L. F. FIESER: J. amer. chem. Soc. **65**, 2018 (1943). — SANNIÉ, OBERLING, M. GUÉRIN et P. GUÉRIN: C. r. Soc. Biol. **120**, 1196 (1935). — SANNIÉ, C. et R. TRUHAUT: C. r. Soc. Biol. **131**, 600 (1939). — SANNIÉ, CH., R. TRUHAUT, P. GUÉRIN et M. GUÉRIN: C. r. Acad. Sci. Par. **211**, 365 (1940). — Bull. Assoc. franç. Étude Canc. **29**, 106 (1941). — SASAKI, T. u. T. YOSHIDA: Virchows Arch. **295**, 175 (1935). — SAUERBRUCH, F. u. E. KNAKE: Z. Krebsforsch. **44**, 223 (1936). — SCHÄR, W.: Dtsch. Z. Chir. **226**, 81 (1930). — SCHAIRER, E.: Z. Krebsforsch. **45**, 279 (1937). — SCHAIRER, E. u. E. SCHÖNIGER: Z. Krebsforsch. **54**, 261 (1944). — SCHARRER, K.: Biochemie der Spurenelemente. Berlin 1941. — SCHINZ, H. R.: Strahlenther. **72**, 441 (1943). — SCHINZ, H. R. u. E. UEHLINGER: Z. Krebsforsch. **52**, 425 (1942). — SCHMEIDER, O.: Schweiz. med. Wschr. **1941**, 1552. — SCHMIDT, M. B.: Virchows Arch. **253**, 432 (1924). — Z. Krebsforsch. **47**, 91 (1938). — SCHMIDT, O.: Naturw. **1941**, 146. — SCHOCH, E. O.: Mschr. Krebsbekpf. **11**, 31 (1943). — SCHNEIDER, P.: Arch. klin. Chir. **260**, 523 (1948). — SCHÜRCH, O.: Dtsch. med. Wschr. **1931**, 139. — SCHÜRCH, O. u. A. WINTERSTEIN: Hoppe-Seylers Z. **236**, 79 (1935). — Z. Krebsforsch. **42**, 76 (1935). — SCHWARZ, R.: Ärztl. Wschr. **1947**, H. 47/48, 743. — SEGALE, G. C. et L. LACROIX: Pathologica (It.) **32**, 473 (1940). — SHABAD, L. M.: Z. Krebsforsch. **42**, 295 (1935); **46**, 152 (1937). — Acta cancrol. (Ung.) **1**, 335 (1935). — C. r. Soc. Biol. **124**, 213 (1937). — Bull. Biol. et Méd. exper. URSS. **5**, 3 (1938). — SHAMBAUGH, PH.: J. amer. med. Assoc. **104**, 2326 (1935). — SHEAR, M. J.: Amer. J. Canc. **26**, 322 (1936); **29**, 269 (1937). — SHIMKIN, M. and H. GRADY: Proc. Soc. exper. Biol. a. Med. (Am.) **45**, 246 (1940). — SIMON, L.: Arch. klin. Chir. **173**, 1708 (1932). — SMITH, W. E.: J. exper. Med. (Am.) **85**, 459 (1947). — SPINELLI, A.: Tumori **2**, 367 (1941). — STEINER, P. E.: Amer. J. Path. **17**, 667 (1941). — STERNBERG, A.: Z. Krebsforsch. **20**, 422 (1923). — STEWART, H.: Amer. J. Path. **15**, 707 (1939). — STRONG, L. C.:

Amer. J. Canc. **39**, 347 (1940). — Yale J. Biol. a. Med. (Am.) **17**, 289 (1944). — Amer. Naturaliste **81**, 50 (1947). — SUGIURA, K. and C. P. ROADS: Canc. Res. **1**, 3 (1941). — SUNTZEFF, Y., R. S. BABCOCK and L. LOEB: Amer. J. Canc. **39**, 56 (1940). — SUPNIEWSKI, J. W., E. TASCHNER u. J. HANO: Bull. internat. Acad. pol. Sci. **1936**, 343.

TADAKI, Y.: Mitt. med. Akad. Kyoto **6**, 139, 171 (1932). — TAKAZAWA, N. u. I. NONAKA: Gann (Jap.) **32**, 236 (1938). — TASCHNER, E., M. SPRITZER, G. GOTTLIEB u. D. LAZAR: Ref. Z. Krebsforsch. **46**, 194 (1937). — TEUTSCHLAENDER: Z. Krebsforsch. **28**, 282 (1929); **30**, 573 (1930); K in. Wschr. **1937**, 1284. — Med. Welt **1943**, 262. — THOMAS, J.: C. Soc Biol. **126**, 1176 (1937). — TOKORO, V.: Gann (Jap.) **34**, 149 (1940). — TURNER, F.: Publ. Health Rep. **1939**, 1603. — TWORT, C. and D. FULTON: J. Path. a. Bacter. **32**, 149 (1929); **33**, 119 (1930). — TWORT, C. u. H. IEEG: Z. Krebsforsch. **27**, 308 (1928). — Lancet **214**, 752 (1928). — TWORT, C. u. R. SYTH: J. Hyg. (Brit.) **33**, 464 (1933). — TWORT, C. A. and J. M. TWORT: S. ind. Hyg. **13**, 204 (1931). — Lancet **1935**, 1226. — J. Path. a. Bacter. **42**, 303 (1936). — TWORT, C. C.: Z. Krebsforsch. **27**, 308 (1928). — TWORT, C. C. and J. M. TWORT: J. ind. Ayg. **13**, 204 (1931). — J. Hyg. (Brit.) **32**, 557 (1932). — Lancet **1935**, 226.

ULLMANN, K.: Handbuch der Haut- und Geschlechtskrankheiten, Bd. 12, Teil 3. — UNO, SH.: Trans. jap. path. Soc. **21**, 711 (1931).

VALADE, P.: Ref. Z. Krebsforsch. **46**, 154 (1937). — VOLKMANN, R.: Über Teer-, Paraffin- und Rußkrebs (Schornsteinfegerkrebs), S. 370. In Beiträge zur Chirurgie. Leipzig 1875. — VOSS, F.: Strahlenther. **66**, 155 (1939).

WARREN, CHIELDS and O. GATES: Canc. Res. **1** (1941). — WATERMAN, N.: Acta cancrol. (Ung.) **2**, 1 (1936); **3**, 3 (1937). — Ndld. Tschr. Geneesk. **81**, 1273 (1937). — Ned. Ver.igg Physiol. u. Pharm. **7**, 1 (1937). — Verh. Leeuwenhoek-Ver.igg **1937**, 83. — Acta Un. internat. contra Canc. **4**, 764 (1939). — Bull. Assoc. franç. Étude Canc. **29** 70 (1940). — WEDLER, H. W.: Dtsch. Arch. klin. Med. **191**, 189 (1943). — Dtsch. med. Wschr. **1943**, 575. — WEGELIN, C.: Schweiz. med. Wschr. **1942** II. — WEISS, M.: Bruns' Beitr. **154**, 153 (1931). — WELZ, A.: Zbl. Chir. **72**, 811 (1947). — WENUSCH, A.: Der Tabakrauch. Seine Entstehung, Beschaffenheit und Zusammensetzung. Bremen 1939. — WIELAND, H. u. E. DANE: Z. physiol. Chem. **219**, 240 (1933). — WILSON, R. W., F. DE EDS u. A. J. COX: Canc. Res. **1**, 595 (1941). — WINTERSTEIN, A.: Verh. schweiz. naturf. Ges. **1935**, 314. — Festschr. Emil Bare l, S. 310. 1936. — Chimie et Industr., 18. Congr. i. Nancy 1938, S. 1. — WINTERSTEIN, A. u. H. VETTER: Z. physiol. Chem. **230**, 170 (1934). — WOGLOM, W.: Amer. J. Canc. **40**, 429 (1940). — WOOD, H.: J. Canc. Res. (Am.) **13** (1929). — WOOD, J. L. and L. F. FIESER: J. amer. chem Soc. **62**, 2674 (1940); **63**, 2323 (1941). — WÜSTNER: Diss. Jena 1940.

YAMAGIWA, K. and K. ITSCHIKAWA: J. Canc. Res. (Am.) **3**, 1 (1918). — YOSHIDA, T.: Trans. jap. path. Soc. **22**, 934 (1932); **24**, 523 (1934). — Gann (Jap.) **28**, 454 (1935); **29**, 295 (1935).

ZENKER, R.: Z. Krebsforsch. **28**, 121 (1929). — ZURHELLE, E.: Arch. Derm. (D.) **179**, 543 (1939).

Achtes Kapitel.

Krebs durch physikalische Einwirkungen.

> Die lebende Materie birgt — während sie den bis jetzt aufgestellten „physikalischen Gesetzen" nicht ausweicht — wahrscheinlich bisher unbekannte „andere physikalische Gesetze" in sich, welche jedoch, wenn sie einmal offenbar geworden sind, einen ebenso integrierenden Teil dieser Wissenschaft bilden werden wie die ersteren.
>
> ERWIN SCHRÖDINGER, What is Life?
> Deutsche Übersetzung von L. MAZURCZAK, Bern 1946.

In der Frage nach der Krebsentstehung hat die Übersicht über chemisch induzierte Krebse gezeigt, daß es auf recht verschiedene Weise zu Krebs kommt. Nirgends ist die Zahl der Berufskrebse, mit denen die moderne Technik den Menschen heutiger Zivilisation bedroht, größer als bei den chemischen Noxen. Ja, selbst Nahrungsstoffe, Genuß- und Heilmittel werden zu krebsbedingenden Schädigungen. Vor allem hat die chemische Aufklärung über Natur, Struktur und Herkunft vieler solcher Stoffe wahrscheinlich gemacht, daß die Zahl derartiger Substanzen voraussichtlich Legion sein wird. Unter diesen Stoffen gibt es viele, die ihrer chemischen Struktur nach nichts miteinander gemein zu haben scheinen.

Die Variabilität der Krebsursachen wird jedoch noch wesentlich größer, wenn man auch die Geschehnisse der Außenwelt, soweit sie physikalisch, wie Mechanik, Wärme, strahlende Energien, auf den Organismus wirken, mitberücksichtigt. Die Physik bringt uns aber nicht nur neue Erkenntnis, sondern auch neues Rüstzeug für die Beherrschung der Natur und im speziellen Falle Krebs mit der Erkenntnis der Entstehung zugleich neue Wege der Verhütung und auch der Heilung.

1. „Trauma" und Krebs.

Daß grobmechanische Einwirkungen zu einem mitwirkenden Faktor bei der Geschwulstentstehung werden können, ist nach dem, was über die chemische Krebsauslösung gesagt wurde, überraschend. Es sei auch gleich vorweggenommen, daß es zwingend bewiesene Fälle rein traumatisch bedingter Geschwülste nicht gibt. Andererseits liegen aber doch Beobachtungen vor, bei denen eine gewisse Wahrscheinlichkeit einer traumatisch mitbestimmten Genese nur schwer bestritten werden kann, Fälle, bei denen es also gilt, auch die naturwissenschaftlich ausreichende Begründung zu liefern.

Da Betriebsunfälle, Kriegs- und Sportverletzungen bei entsprechender Schwere der Folgen Entschädigungen zu bedingen pflegen, so sind die meisten Fälle von unfallmedizinischer Seite veröffentlicht. Größere Zusammenstellungen stammen von SEIFFERT (1927), ISELIN (1930), FISCHER-WASELS (1931), M. B. SCHMIDT (1937, 80 Fälle!), FENSTER (1937) und HELLNER (1939).

Das unfreiwillige Massenexperiment liefern die großen „traumatischen Epidemien" der Kriege. Würde wirklich das Trauma allein eine nennenswerte Rolle spielen, so hätte schon die Zeit nach dem ersten Weltkrieg eine einwandfreie Steigerung solcher posttraumatischer Geschwülste bringen müssen. Sieht man aber die die Frage *Krebs als Kriegsfolge* betreffenden Arbeiten z. B. von DIETRICH (1942), GRUBER (1942), KÖRBLER (1942, 1944) durch, so ist man überrascht, wie wenig einigermaßen zuverlässige Fälle posttraumatischer Krebse veröffentlicht worden sind. Wenn DIETRICH bis 1942 bei 3,7 Millionen Schußverletzungen nur 40 Fälle ermitteln konnte, so beweist diese im Verhältnis zur Millionenzahl von Kriegsverletzungen so überaus niedrige Zahl, daß praktisch einer Verletzung nur in seltenen Fällen einmal eine auslösende Rolle zugesprochen werden kann. Einen gewissen zahlenmäßigen Hinweis geben die 14 400 Schwerhirnverletzten, die von 8 Hirngeschwülsten (alles Gliome mit 6—22 Jahren Latenzzeit) gefolgt waren (OSTERTAG und BUSCHMANN 1941).

Der Verfasser hatte kurz hintereinander 3 Fälle von *Sarkom nach Kriegsverwundung* zu beobachten Gelegenheit. Die Fälle werden von FREY und KNAUER (1948) veröffentlicht.

Fall 1. W. M., 32 Jahre alt, erlitt 1945 einen Durchschuß durch den re. Oberschenkel mit Infraktion des Femur. Die Wundeiterung dauerte 8 Wochen. 25 Monate nach der Verwundung Schmerzen im Verletzungsbereich, 31 Monate nach der Verletzung Kliniksaufnahme mit knapp faustgroßem Oberschenkeltumor mit starker Osteolyse des Knochens. Mikroskopisch (SCHMINCKE): EWINGsches *Retothelsarkom* — das erste, soweit wir übersehen, *nach Kriegstrauma!* Auf Röntgenbestrahlung erhebliche Besserung, Rückgang des Tumors und weitgehende Rekonstruktion der Knochensubstanz. Endresultat wegen Kürze der Beobachtungszeit noch nicht angebbar.

Fall 2. H. S., 20 Jahre alt, Trümmerschußbruch des li. Oberschenkels, Amputation wegen Gasbrandes. 3 Jahre nach der Verwundung mächtiger Tumor des Hüftbereiches mit ausgedehnten osteolytischen Zerstörungsprozessen im Bereich der li. Beckenschaufel, des Scham-, Sitzbeines und Hüftkopfes. Die Knochensubstanz erscheint wie ausradiert.

Operation (Operateur: K. H. BAUER): atypische Exarticulatio interileoabdominalis unter Mitwegnahme von Darmbein (größtenteils), Sitz- und Schambein samt Oberschenkelstumpf. Mikroskopisch (DÖRR): *Chondroblastisches Sarkom.* Bis jetzt rezidivfrei.

Fall 3. F. A., 24 Jahre alt, J.-Nr. 5289/1947: Januar 1941 *Oberschenkelsteckschuß* im unteren Drittel. März 1941 Entfernung des Steckgeschosses. Trotzdem noch 4 Monate Wundeiterung. Nach Abschluß der Wundheilung ständige Beschwerden, daher mehrfache Röntgenuntersuchungen und wiederholte Lazarettaufenthalte. Von Mai bis Juni 1947 Röntgentiefentherapie. Bei der Aufnahme (20. 10. 47) reizlose Narbe, darunter hühnereigroße Geschwulst an der Außenseite des Femurs dicht oberhalb des Kniegelenkes. Im Röntgenbild ausgezeichnet strukturierte periostale Knochengeschwulst mit gut verkalkten, zur Corticalis radiär gestellten Knochenbälkchen. Unter dem Verdacht eines osteoblastischen Sarkoms wird der Tumor mit seinem Geschwulstbett im Bereich der Corticalis abgemeißelt. Die BKS hatte nur 2/6 betragen. Histologische Diagnose (SCHMINCKE): „Unter Reizwirkung entstandener Knochenneubildungsprozeß ... auf ostitischer Grundlage ...". Es kam jedoch bald zu einem örtlichen Rezidiv, welches zur Amputation (auswärts) und zur späteren histologischen *Diagnose eines Osteosarkoms* führte. Bemerkenswert erscheint die kurze Latenzzeit von höchstens 5 Jahren und die Überbrückung durch ständige Beschwerden. Eine Fraktur hatte sicher nicht vorgelegen, doch ist ein Knochenstreifschuß wahrscheinlich.

Daß unter den als posttraumatisch beschuldigten Friedenssarkomen die Knochensarkome der langen Röhrenknochen (vgl. TROELL 1930) besonders häufig sind, nimmt nicht wunder. Sie sind einerseits am häufigsten verletzt und andererseits der Hauptsitz der Knochensarkome. Schon nach den Zufallsgesetzen ist eine häufige Beschuldigung des Traumas als Sarkomursache verständlich. Betrachtet man aber *Einzelbeispiele* solch seltener Fälle genauer, so kommt man zu dem Ergebnis, daß es mindestens für den begutachtenden Arzt, der alles pro und contra abzuwägen hat, Fälle gibt, bei denen er die überwiegende Wahrscheinlichkeit des ursächlichen Zusammenhangs schwer verneinen kann. Selbstverständlich ist das kein wissenschaftlicher Beweis, aber der im tätigen Leben stehende Arzt muß ja auch dort Entscheidungen treffen, wo die wissenschaftliche Erkenntnis noch nachhinkt.

Kasuistische Beispiele. 1. M. B. SCHMIDT (1938, Fall 57): Haut der Wange durch ein Stück Krystallsoda in ihrer ganzen Dicke verätzt. Wunde heilt nicht. 5 Monate nach dem Trauma Wangencarcinom.

2. FENSTER (1938): 58j. ♂. 1918 Überfahrung beider Beine durch 200 Zentner schweren Mörser. Ausgedehnte Quetschungen, Muskelzerreißungen, Splitterbruch des re. Femur. 22 Wochen Lazarettbehandlung. Nach 18 Jahren im Bereich des alten Knochenbruches und der ausgedehnten Narben ein erster und dicht oberhalb derselben ein zweiter Tumor: fibroblastisches Sarkom. Später Lungenmetastasen.

3. M. B. SCHMIDT (1938): Zertrümmerung des Beins. Oberschenkelamputation. Prothese. Entzündliche Reizung. 11 Jahre nach dem Unfall Sarkom im Stumpf.

4. FENSTER (1935): 77j. ♂. Seit 14 Jahren Bruchband wegen eines Leistenbruches. 1922 bereits pfenniggroße Erosion, ärztliche Behandlung. 1930 „Affektion" erneut aufgetreten, Herd 1,5 × 3 cm groß. 1934 „Geschwulst", die seit 2 Jahren „wesentlich an Größe zugenommen" hat und „seit dieser Zeit oberflächlich ulceriert". Jetzt (1934) genau an der Stelle des Bruchbandsitzes etwa kastaniengroße, ulcerierte Geschwulst: Hautcarcinom. (Nur 1,9% der Hautkrebse haben ihren Sitz am Rumpf!)

5. FISCHER-WASELS (1927): 30j. ♂. 1916 schwere Hirnschußverletzung durch Granatsplitter mit Halbseitenparese. 9 Jahre später Hirntumorsymptome. Bei der Obduktion großes *Gliom*. Die Lage entspricht „ganz der in großer Ausdehnung vernarbten alten Trepanationsstelle der li. Parietalgegend, in deren Bereich die Dura mit Knochen und Gehirn ausgedehnt verwachsen ist".

6. M. B. SCHMIDT (1938, Fall 59): Femurfraktur nach einwandfreiem Unfall, „welcher eine Spontanfraktur ausschließt". Nach 5 Monaten Sarkom an der Bruchstelle.

7. HELLNER (1936, 1939): 42j. ♂. 1918 Schußverletzung, Nahschuß beim Revolverreinigen (Bauch, Wirbelsäule), weitgehende Lähmung des Rückenmarks. 1920 Fistel an der Ausschußnarbe (Gesäß), später Decubitalgeschwür. 1934 schnelle Vergrößerung des bis dahin nicht geheilten Geschwürs: Fistelcarcinom (weiterer Fall 1939 erwähnt).

8. MAY (1937). 40j. ♂. 1918 schwere Granatsplitterverletzung li. Unterarm (Zertrümmerung der Elle). 2 Granatstecksplitter. 18 Jahre später im Bereich der alten Schußverletzung kleinapfelgroßer Tumor: Sarkom mit Metastasen in der Achselhöhle und der unteren Schlüsselbeingrube.

9. SCHAIRER (1942): Rupturaneurysma der A. femoralis. 26 Jahre nachher an der gleichen Stelle malignes Hämangioendotheliom(!), also eine Geschwulst, die auch histogenetisch ihren Zusammenhang mit dem primär verletzten Gewebe demonstrierte.

10. PULVERMACHER (1947): 45jähriger Mann, Granatsplitterverletzung, vordere Bauchwand, nach 8 Wochen geheilt. 16 Monate nach der Verwundung Verdickung der Narbe, später Ulceration derselben. Excision ergab hochdifferenziertes fibroblastisches Sarkom der Cutis und Subcutis.

11. KLEINSCHMIDT (1947): 35jähriger Lackierer, 1918 durch Gewehrschuß durch beide Wangen verwundet. 1932 Geschwulst der Zunge, nach den Narben genau im Schußkanal entwickelt: Fibrosarkom. Später Rezidiv. Tod 1935.

Diesen Beispielen ist gemeinsam: 1. das gesicherte einmalige Trauma, 2. eine mit sonstigen Krebserfahrungen in Einklang stehende längere Latenzzeit von 5 Monaten bis zu 26 Jahren, 3. die Übereinstimmung von Ort der Gewalteinwirkung und Ort der Krebsentstehung, 4. ein gewisses Maß innerer Wahrscheinlichkeit dafür, daß das Trauma aus dem späteren Geschwulstgeschehen schwer wegdenkbar ist.

Tatsächlich sind dies zugleich die Voraussetzungen für die *Anerkennung des Zusammenhanges zwischen Unfall und Krebs*. Im einzelnen ist z. B. die traumatische Einbringung ausgesprochener gewebsverätzender Krystallsoda (Natriumcarbonat Na_2CO_3) in eine offene Wunde (Beispiel 1) als durchaus vergleichbar der Krebserzeugung durch Einspritzung von 10—25% Kochsalz- oder Glucoselösung oder der cancerogenen Ätzwirkung von Salzsäure (s. S. 288). Bei dem Weichteilsarkom nach alter *Kriegsverletzung mit Stecksplittern* denkt man vielleicht an den „Metallkrebs“ (7. Kapitel, S. 240). KALBFLEISCH (1941) z. B. beschreibt ein Lungencarcinom in der Schußnarbe, 25 Jahre nach einem Lungendurchschuß, bei dem sich feine Metall- und Knochensplitter unter beiden Hautnarben und im pleuralen Schwielengewebe fanden. Sicher spielt mancher, lange Zeit in den Geweben liegende *Fremdkörper* eine wichtige Rolle bei der Krebsentstehung. GESENIUS (1935) z. B. beschreibt einen Fall einer 44jährigen Ehefrau, die sich 2 Jahre zuvor zur Schwangerschaftsverhütung von einem „Händler“ ein Intrauterinpessar hatte einlegen lassen. Das Pessar ließ sich nur mit Mühe entfernen. Histologisch fand sich ein nicht verhornendes Plattenepithelcarcinom der Portio. HOSHIYA (1935) berichtet über ein primäres Epiglottiscarcinom, welches 3 Jahre nach dem Verschlucken einer Fischgräte, die erst einige Monate später aus dem Kehldeckel entfernt worden war, an der Verletzungsstelle entstanden war. Auch in einem unserer Fälle waren Fremdkörper (Schwarzpulver) Jahrzehnte (s. S. 351/352) in den Geweben gelegen. Diese und andere Beispiele wären dann also weiter nichts als Sonderbeispiele chemisch induzierter Krebse, bei denen die einmalige Einbringung der chemischen Noxen im planmäßigen Experiment gewissermaßen ersetzt ist durch eine unfreiwillige Einbringung der Noxe durch ein einmaliges Trauma (s. auch S. 304).

Wie steht es nun aber mit den posttraumatischen *Krebsfällen nach inneren Verletzungen*, z. B. nach geschlossenen Frakturen, Fälle, bei denen unmöglich eine „Krebsnoxe“ in die Gewebe eingebracht worden sein kann? Man muß in diesen Fällen zur Erklärung auch an die gewaltsame Gewebsverlagerung, an die chronisch gestörte Regeneration u. dgl. denken. Es möchte scheinen, daß man in solchen Fällen auch an die bei solchen Unfällen, besonders bei den Knochenbrüchen, häufig vorgenommenen Röntgenuntersuchungen als möglicherweise krebsinduzierende Noxe denken sollte. Das wird im ersten Augenblick angesichts der Millionen von Röntgenuntersuchungen, die nicht von Krebs gefolgt sind, vielleicht noch als unwahrscheinlich angesehen werden. Später wird jedoch gezeigt werden, a) daß Röntgenstrahlen carcinogen wirken können (s. S. 327), b) daß schon eine kurze Ionisation der Gewebe die

Krebsumwandlung veranlassen kann (9. Kapitel, S. 387), c) endlich, daß dieses Ereignis bei kleiner „r"-Dosis sehr, sehr selten sein wird, aber schließlich dann und wann einmal eintreten *muß*. Es ist also zuzugeben, daß in seltenen Fällen Krebs einmal traumabedingt sein kann, doch was sind solche — im Einzelfall eindrucksvollen — Fälle gegenüber dem großen Heer gleicher Unfälle und gleichartiger mechanischer Schäden, die nicht von Krebs gefolgt sind.

Wie verhalten sich nun gegenüber diesen Einzelunfällen *chronische Traumen*, besonders solche sich immer wieder wiederholender, vor allem beruflicher Art? So fand SACHS (1940) unter 205 Fällen von männlichem Brustkrebs vielfach Berufe, bei denen, wie bei Schuhmachern, Briefträgern, die Brustgegend häufig Schlägen oder Druck ausgesetzt ist. Besonders sind es hier natürlich die Hände, die immer wiederkehrende gleichartige Traumen erleiden. So hat man den Gärtnerfinger-, den Schuster- und Schneiderdaumenkrebs (vgl. STAHR 1925) als besondere Berufskrebsarten aufgestellt. Wohl kommt in solchen Fällen die besondere berufsmäßig mechanische Irritation und die immer wieder neue Wiederholung kleiner Verletzungen in Betracht. Hinzu kommt aber, zum mindesten beim Schusterdaumenkrebs, die Möglichkeit einer Einmassierung von Schusterpech oder anderen chemischen krebserzeugenden Noxen in die unvermeidbaren Stich- und sonstigen kleinen Wunden.

Tabelle 54. *Experimentelle Präcancerosen durch carcinogene Noxen. Geschwulstauslösung durch einmalige Traumen.*

Autor	Carcinogene Noxe	Zusätzlicher traumatischer Reiz
DEELMANN (1922)	Teer	Scarifikationen
ROUS und KIDD (1941) .	Teer	Stanzverletzung
McKENZIE und ROUS (1941)	Teer	Stanzverletzung
FRITZSCHE (1943)	Teer	Stanzverletzung
v. MEYENBURG (1943) . .	Teer	Stanzverletzung

Von diesen chronisch-remittierenden Traumen unterscheiden sich die *Dauertraumen* durch kaum aussetzende, ständige, mechanische Einwirkung, vor allem von Druck (z. B. Hautkrebs bei chronischer Hautreizung durch ein 14 Jahre lang täglich getragenes Bruchband). Ferner sei an die Krebse auf dem Boden von Druckstellen durch Prothesen, Pessare usw. erinnert, wobei oft auch noch die Einmassierung von Fremdkörpermaterial hinzukommt.

Experimentell hat man gelegentlich äußere Verletzungen, Verbrennungen usw. gesetzt, um bei vorhandener Präcancerose die Krebsmanifestation zu beschleunigen bzw. zu erzwingen.

Aus den Ergebnissen der in Tabelle 54 genannten Versuche geht hervor. daß es bei den geläufigen experimentellen Präcancerosen gelingt, durch Verletzungen und Verbrennungen die endgültige Cancerisierung zu beschleunigen oder den Sitz der Geschwulstentstehung zu bestimmen.

Erstaunlich bleibt es, daß man experimentell wenig zu körperinneren Verletzungen gegriffen hat, um das Problem Trauma und Krebs zu fördern. Einige Versuche stammen von PENTIMALLI und HELLNER. PENTIMALLI (1930) spritzte ROUS-Virus intravenös und sah die Tumoren elektiv an den Stellen entstehen, wo das Gewebe infolge von Läsionen verändert war. Er schließt daraus, daß das Agens Zellen im Zellvermehrungsprozeß bevorzugt. HELLNER (1939) erzielte durch Radiumbestrahlung der Kniegegend (Gesamtdosis 2500 mgh) unter 5 Kaninchen 3mal nach 2 Jahren osteogene Sarkome. Er setzte bei 3 Tieren, die nach 2 Jahren noch kein Sarkom aufwiesen, in der Nähe der Bestrahlungsstellen eine Fraktur. Eines der Tiere bekam außer einer ganz ungewöhnlich ausgedehnten Metastasierung ein Sarkom an der Bestrahlungsstelle innerhalb von 2 Monaten nach der Fraktur. HELLNER schließt auf ein beschleunigtes Geschwulstwachstum im Sinne einer Verschlimmerung durch das Trauma.

Es ist wohl kein Zweifel, daß die Zahl der Krebse, die unter „Trauma und Krebs" registriert zu werden pflegen, in dem Maße kleiner werden wird, je mehr solcher Krebse nach genauer ätiologischer Klärung in das Gebiet der chemischen oder strahlenphysikalischen Krebse oder zum Fragenkomplex der Syncarcinogenese (s. S. 353) abwandern. Andererseits wird man unfallmedizinisch die Folgerung ziehen und einem einwandfreien Trauma, wenn es ein sicher präblastomatös verändertes Gebiet trifft und später von einer Geschwulst an der Stelle des Traumas gefolgt ist, mit überwiegender Wahrscheinlichkeit die Geschwulstauslösung zubilligen.

2. Allgemeines über Krebs durch elektromagnetische Strahlungen.

Wie das 7. Kapitel gezeigt hat, ist der Mensch fortgesetzt chemisch-cancerogenen Schädigungen ausgesetzt, vor allem auf dem Wege über die Haut, über die Atemwege und insbesondere über den Verdauungstrakt. Besonders die carcinogenen Kohlenwasserstoffe haben uns zum Bewußtsein gebracht, daß es — im Gegensatz zu den Vitaminen, die unter allen Umständen in den Körper gelangen *müssen* — Stoffe gibt, die in gleicher Größenordnung wirksam in den Organismus *unter keinen Umständen hineingelangen dürfen*, soll nicht Krebs resultieren.

Aber auch physikalisch sind wir, freiwillig und unfreiwillig, Umwelteinflüssen ausgesetzt, die Krebs hervorzurufen vermögen. Bringen wir alles auf einen Generalnenner, so sind es elektromagnetische *Strahlungen* der verschiedensten Art, die Krebs induzieren.

Die Absorption elektromagnetischer Wellen im Organismus. Die klimatische Umwelt des Menschen (vgl. MISSENARD) ist voller physikalischer Einwirkungen: Kälte, Wärme, atmosphärischer Feuchtigkeitsgehalt der Luft, atmosphärischer Druck, Sonnenstrahlen, das Erdkraftfeld, die elektrische Leitfähigkeit und Ionisation der Luft, Luftbeimengungen, Wind und Wetter und schließlich die kosmische Strahlung wirken ununterbrochen auf den Organismus ein. Unter diesen Faktoren spielen *die elektromagnetischen Wellen* für die Carcinogenese eine wesentliche Rolle. Ihr Wellenbereich[1] ist ungeheuer: von Wellenlängen von Hunderten von Kilometern (aber extrem schwacher Energie von der Größenordnung von Milliardstel Volt) bis zu den glücklicherweise seltenen mit einer Wellenlänge von ungefähr hundertmilliardstel Millimeter (deren Absorption eine Energie, die Milliarden von Volt entsprechen, freimachen können), gibt es — wir folgen darin LACASSAGNE (1945) — alle Übergänge (vgl. Abb. 51).

In der Mitte dieser Strahlungen liegt die schmale Zone der Wellenlängen, die der Mensch unter der Empfindung „Licht" als sichtbare Lichtstrahlen und unter der Empfindung „Wärme" als Infrarot- und Kurzwellen wahrnehmen kann. Für alle anderen Strahlen fehlen adäquate Sinnesorgane. Sie dringen also unbemerkt und unbemerkbar in den Organismus ein und verraten sich — später! — als Folge ihrer Energieabsorption in den lebenden Geweben und Organen nur durch ihre biologische Wirkung.

LACASSAGNE unterscheidet je nach dem Vermögen, in die Gewebe einzudringen, *3 Zonen* (vgl. Abb. 51). Sie sind begrenzt durch die beiden Regionen, in denen die Strahlen notwendigerweise ohne Effekt bleiben, da die Hornschicht

---

[1] $^1/_{1000}$ mm = 1 (μ) Mikron = 1000 Millimikra (mμ) = 10000 Ångström-Einheiten (Å). 1 Å ist der 10^{10}te Teil eines Meters, also = 0,0000000001 m.

der Epidermis sie völlig aufhält. Es sind dies das Infrarot nach der einen und das
Ultraviolett nach der anderen Seite. Diese beiden Zonen umfassen *a) die nicht
eingedrungenen Strahlen.* Davon unterscheidet LACASSAGNE *b) die nichtabsor-
bierten Strahlen.* Der menschliche Organismus wird ohne Absorption und damit
ohne biologischen Effekt durchquert einerseits von der Mehrzahl der HERTZschen
Wellen bis zu einer Wellenlänge von ungefähr 1 m, andererseits von Strahlen

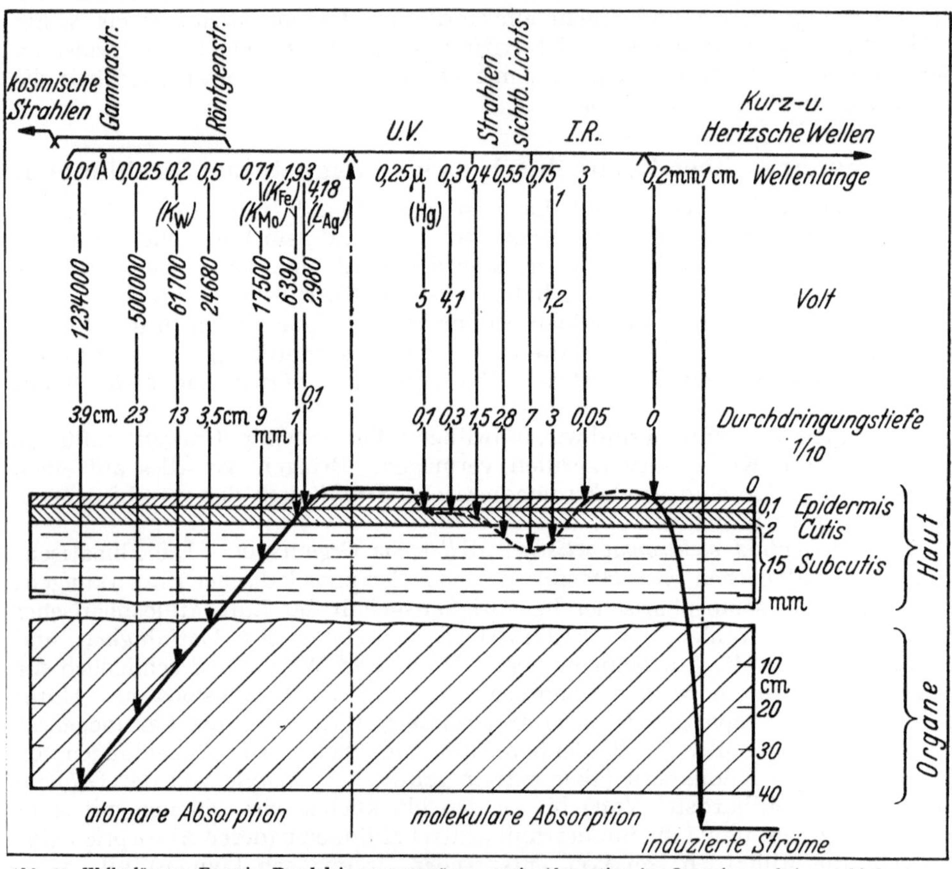

Abb. 51. Wellenlängen, Energie, Durchdringungsvermögen, sowie Absorption im Organismus bei verschiedenen
elektromagnetischen Strahlungen. (Nach LACASSAGNE 1945.)

sehr hoher Frequenz (γ- und sehr harte kosmische Strahlen), von denen ein
beträchtlicher Teil den ganzen menschlichen Körper durcheilen kann, ohne
absorbiert zu werden.

Die für unser Problem wichtigsten Strahlen sind *c) die absorbierten Strahlen.*
Sie entsprechen (vgl. Abb. 51) den 3 Zonen biologischer Wirksamkeit, deren
Begrenzung aus den Absorptionsgrenzen der Abb. 51 erkennbar ist. Sie umfassen
eine Zone HERTZscher Wellen, die Zone des Sonnenlichtes und die angrenzenden
Spektralbereiche (Infrarot und Ultraviolett) und die Zone der Röntgen- und
γ-Strahlen.

Will man den *Absorptionsmodus* dieser Strahlen verstehen, so muß man von
der Struktur der lebenden Materie ausgehen. Im Zellprotoplasma finden sich
nach LACASSAGNE 80—85% Wasser, 1—2% Ionen von Mineralien und 15—18%

organische Moleküle. Die Mehrzahl der Elemente haben eine relativ niedrige Atomzahl. Die Chlor-, Calcium-, Natrium- usw. Ionen haben einen Durchmesser von nur 1—2 Å, die Moleküle der Kohlehydrate und Lipoide in Form lineärer Ketten einen solchen von 10—30 Å, die großen Proteinmoleküle können von 40—150 Å und mehr variieren. Wenn die Lichtquanten lebende Materie durcheilen, so wird je nach der Wellenlänge der Strahlung der Durchgang leicht, verzögert oder unmöglich sein und je nach der Energie wird ihre Absorption, sofern eine solche stattfindet, von sehr verschiedenen Reaktionen gefolgt sein.

Bei der Krebserzeugung interessiert der Effekt. Langwellige Strahlungen, wie die Radiowellen, durchqueren zwar den Organismus, ihre Energie ist jedoch zu schwach, um selbst im Falle der Absorption eine biologische Wirkung zu hinterlassen. Hochfrequenzströme und Kurzwellen, wie sie in der Therapie (Diathermie! Kurzwellenbehandlung!) Verwendung finden, modifizieren nur zeitweise den elektrischen Zustand des Protoplasmas durch die Wärmeentwicklung. Die Strahlen des Sonnenspektrums erzeugen durch molekulare Absorption einen thermischen Effekt bei den infraroten Strahlen und einen photochemischen bei den Strahlen des sichtbaren und ultravioletten Lichtes.

Wir werden auf den Absorptionsmodus der verschiedenen Strahlenarten in den einzelnen Abschnitten jeweils gesondert zurückkommen.

3. Krebs durch thermische Noxen.

Daß thermische Noxen Krebs erzeugen können, ist bekannt. In erster Linie wird hier immer der *Kangrikrebs* in Tibet aufgeführt. Er entsteht dadurch, daß besonders die Männer im Winter auf dem Leib kleine irdene Töpfe („Kangri" genannt) tragen, die sie mit glühender Holzkohle erhitzen. Es kommt zu örtlichen Verbrennungen, Geschwürsbildungen, zu Narben und schließlich zum „*Brandnarbenkrebs*". NEVE (1923) sah unter 2491 in Kaschmir ausgeführten Tumoroperationen 84% Kangrikrebse.

Auch die relative Häufigkeit der *Krebse in alten Verbrennungsnarben* darf hier herangezogen werden. Die Kasuistik solcher Brandnarbenkrebse ist reichlich. Einer der eindrucksvollsten Fälle, ein symmetrisches Brandnarbencarcinom an beiden Unterschenkeln, entstanden 41 Jahre nach der Verbrennung, ist von ARNDT (1933) beschrieben (dort weitere Kasuistik über 99 Fälle).

Von diesen einmaligen Verbrennungen sind jene *Hitzeeinwirkungen* zu trennen, bei denen es vor allem bei der Berufsausübung zu immer wiederkehrenden langdauernden und intensiven Einwirkungen strahlender Wärmeenergien kommt.

Nicht selten werden Hautkrebse bei Feuer- und Ofenarbeitern, bei Schlossern, Plätterinnen, Köchinnen usw. genau entsprechend den Stellen direkter Hitzeeinwirkung beobachtet. Der Schienbeinkrebs beim Lokomotivpersonal dürfte das Musterbeispiel dieser Kategorie thermischer Berufskrebse sein. Ausführlich beschreibt STAHR (1925) einen einschlägigen Fall eines Werftarbeiters, der jahrelang gegenüber einem hitzeausstrahlenden Kessel arbeitete und an dem dem Kessel zugewandten Unterarm an dessen Außenfläche, an einer Stelle, wo sonst Hautcarcinome sehr selten sind, zunächst ein nichtheilendes Ekzem als Präcancerose und schließlich schon mit 45 Jahren ein Plattenepithelcarcinom als „*Hitzekrebs*" bekam.

Nicht selten mag bei den Verbrennungen eine gleichzeitige *Imprägnierung mit Fremdkörpermaterial* eine Rolle spielen. So sah der Verfasser kürzlich multiple Gesichtscarcinome (histologisch gesichert), die auf dem Boden einer Schwarzpulverexplosion bei einem Feuerwerk entstanden waren. Das Gesicht zeigte nicht nur, ebenso wie die Hände, alle Erscheinungen einer alten Verbrennung, sondern es war noch 30 Jahre nach der Explosion mit intracutanen Pulverkörnern wie übersät. Auch im Falle von HELLNER (s. S. 312, Nr. 7) hatte es sich um einen Nahschuß gehandelt, bei dem mit Einbringung von Pulverrückständen in den Schußkanal gerechnet werden muß.

Die Hitze spielt in der Krebspathologie eine besondere Rolle insofern, als *nach* hoher einmaliger *Hitzeeinwirkung Krebs* gelegentlich *besonders schnell* folgt. In einer Zusammenstellung von 100 Fällen (ARNDT 1933) finden sich 18 Fälle, bei denen sich die Krebsbildung ohne längeres Intervall alsbald an die Verbrennung anschloß, meist ohne daß sie überhaupt zur völligen Vernarbung gekommen war.

Tabelle 55. *Hitzekrebs mit kurzem Intervall.*

Anlässe	Zahl	Intervall
Verbrennung durch brennende Pfeife bzw. Zigarre . . .	4	$^3/_4$—2 Jahre
Verbrennung durch glühende Kohle	2	5—9 Monate
Verbrennung durch siedendes Schmalz, Fett	2	3—7 Wochen
Verbrennung durch brennendes Asphalt	1	3 Monate
Verbrennung durch Siegellack	1	$1^1/_2$ Jahre
Verbrennung durch Spritzer glühenden Metalls	2	„wenige Wochen bis mehrere Monate"

Im 1. Kapitel (S. 8) wurden zwei weitere Fälle von „akutem" Krebs, das eine Mal 3 Wochen, das andere Mal 30 Tage nach einer Verbrennung beschrieben. wobei im Falle von ASKANAZY die Verbrennung eine präcanceröse Haut traf, Ein spinocelluläres Carcinom auf einer Brandwunde, welches 4 Monate nach der Verbrennung Nußgröße erreicht hatte, beschreiben NUYTTEN und DRIESSENS (1936). (Weitere Fälle s. dieses Kapitel, S. 354.)

Man erkennt sofort, daß die schnell entstandenen Brandnarbencarcinome meist keine gewöhnlichen, nur Sekunden dauernde Verbrennungen (heißes oder kochendes Wasser, ·Dampf, Flammenwirkung od. dgl.) sondern Verbrennungen zum Anlaß hatten, die a) länger nachwirkten und b) schädigendes metallisches oder sogar carcinogenes Fremdkörpermaterial in die Verbrennungswunden einbrachten. Die Hitze wirkt in solchen Fällen nicht für sich allein, sondern im Verein mit chemischen Substanzen (heißer Teer, glühende Metallspritzer, heiße Lauge od. dgl.). Solche „Kombinationsschäden" spielen oft eine wesentliche Rolle (s. S. 351). In anderen Fällen, meist gewöhnlicher Verbrennungen, ist die *Latenzzeit* fast stets sehr viel länger. Bei 5 Beobachtungen des Institut du Radium in Paris schwankte die Zeit zwischen 23 und 51 Jahren. LACASSAGNE (1945) schätzt die mittlere Latenzzeit für solche Fälle auf durchschnittlich 30 Jahre.

Ist die Rolle von äußeren Verbrennungen offenkundig, so ist die *innerer Verbrennungen* vielleicht nicht geringer, aber schwerer erweisbar. Selbstverständlich scheiden Flammenwirkung, Berührung mit glühenden Gegenständen und manch andere einmalige Anlässe für äußere Verbrennungen aus. Es bleibt aber die Frage innerer, immer wiederkehrender Verbrennungen durch zu *heiße Speisen und Getränke.* Während das Tier jedes „heiß" meidet, geht der Mensch, vor allem bei Genußmitteln, in dem Maße wie sie heiß genossen besser schmecken, oft bis an die Grenze des Erträglichen. Wenn auch Temperaturmessungen nicht vorliegen, so kann doch kein Zweifel sein, daß „kochend heiß" genossene Speisen thermisch schädigend auf die Oberflächenepithelien wirken. In der Zusammenstellung von

ARNDT findet sich ein Fall, bei dem sich am harten Gaumen ein Carcinom 8 Wochen nach einer Verbrennung des Mundes mit heißem Kaffee anschloß. Bedenkt man die Häufigkeit von Lippen-, Zungen-, Wangen-, Schlund-, Speiseröhren- und Magenkrebsen, so kann es nicht wundernehmen, daß man zur Erklärung ihrer Häufigkeit auch an thermische Noxen gedacht hat. W. FISCHER führt z. B. den in China (auch bei uns!) bei Männern sehr viel häufigeren Speiseröhrenkrebs mit darauf zurück, daß dort die Männer vor den Frauen essen, also die Speisen heiß erhalten und außerdem heißen Reisschnaps trinken. Auch DOMAGK (1936) zitiert diese Hinweise in zustimmendem Sinne. Auch im Magen kann bei hastig heruntergeschlungenen heißen Bissen die Hitze lange nachwirken, bis sie auf Körpertemperatur abgekühlt sind. Diese Behauptungen sind natürlich nicht schlüssig, sie bekommen aber eine gewisse Beweiskraft durch die Häufigkeit der Krebse der oberen Speisewege, durch die Erfahrungen mit äußeren thermischen Noxen und durch weitere Erfahrungen, wonach Temperaturunterschiede starke intracelluläre Wirkungen bedingen können.

Bei den thermischen Einflüssen muß man nicht nur an Verbrennungen denken. Auch *unphysiologisch hohe Körpertemperaturen* könnten, sofern sie lange oder dauernd einwirken, geschwulstbegünstigende Bedeutung haben. Die Frage wird durch die klinische Erfahrung nahegelegt, nachdem unphysiologisch gelagerte *Hoden*, also Leisten- und Bauchhoden, sehr viel häufiger maligne Tumoren aufweisen als die Hoden im Scrotum. DOMRICH (1940) beschreibt eineiige Zwillinge, die beide Leistenhodencarcinom bekamen. Während, wie bei Rekrutenuntersuchungen leicht feststellbar, nur 0,2% der männlichen Bevölkerung Kryptorchismus aufweist, stellen die Kryptorchen 12—15% der Hodentumoren. Nach DE BARY (1933) betrafen von 935 Hodentumoren 107 Fälle = 11,4% Leistenhoden. Nach DOMRICH soll jeder 13. Leistenhodenträger ein Hodencarcinom bekommen. Er hält die Aussicht auf maligne Degeneration bei einem erwachsenen Leistenhodenträger für 100mal größer als bei einem normalen Mann. Das könnte — bewiesen ist es nicht — damit zusammenhängen, daß die Leisten- und Bauchhoden der um 4—5% höheren Körpertemperatur ausgesetzt sind gegenüber den Hoden im Scrotum, dessen physiologische Einrichtungen ja bekanntlich für eine ständige Untertemperatur sorgen. Daß das biologisch nicht gleichgültig ist, geht daraus hervor, daß der Hoden unter den unphysiologisch hohen Temperaturen außerhalb des Scrotums keine Spermiogenese zeigt, sie jedoch sofort erwirbt, sobald er ins Scrotum hinabsteigt bzw. operativ dorthin verlagert wird. Daß die unphysiologisch hohe Temperatur biologisch wirksam ist, geht auch daraus hervor, daß der Genetiker mit Temperatureinwirkungen Änderungen der Erbmasse, also recht wichtige biologische Veränderungen, erzeugt (vgl. darüber STUBBE 1937, TIMOFÉEFF-RESSOVSKY 1937, s. auch S. 391). Diese Mutationsversuche sind um so wichtiger, als sie sich ja durchweg innerhalb normaler Temperaturgrenzen bewegen. Es wären also Experimente darüber, ob hohe Temperaturen z. B. die Krebsquote bekannter Tumorstämme erhöhen, erwünscht. Bis jetzt fehlen diese oder ähnliche Versuche noch völlig.

Bei der Frage nach dem *Wirkungsmechanismus* der Hitze muß man nach LACASSAGNE (1945) unterscheiden zwischen der Absorption einer intensiven Infrarotstrahlung (Distanzwirkung) und der Kontaktwirkung bei der Berührung mit einem heißen Körper, mag er nun gasförmig, flüssig oder fest sein. Im ersten Falle der Infrarotstrahlung kann die strahlende Energie in den Zellen direkt selektiv absorbiert werden. Im zweiten Falle wird die eingefangene Energie über eine oder mehrere Zwischenstufen durch Fortleitung den lebenden Geweben zugeführt. In beiden Fällen bildet sich schließlich in den Zellen eine angrenzende thermische Unruhe, die von der selektiven Absorption bis zur Molekularzerstörung und zum Zelltod viele Zwischenstufen der Wirkung kennt. In jedem Falle variieren die Hautveränderungen je nach der Quantität der absorbierten Strahlung und der Zeit der Exposition. Wärme bedeutet eben physikalisch nichts anderes als Steigerung der kinetischen Energie, also der Geschwindigkeit der Moleküle. Wärmestrahlen sind elektromagnetische Wellen von $^1/_{10}$—$^1/_{1000}$ mm Wellenlänge. Dieser Charakter strahlender Energie wird besonders bei Infrarotaufnahmen heißer Gegenstände, z. B. Bügeleisen, Ofen u. dgl. sinnfällig gemacht. Es kommt also bei Verbrennungen, wenn sie sofort Krebs auslösen (manifester Krebs schon nach Wochen!) zur Vernichtung lebenden Gewebes und zur Hitzeausfällung von Eiweißstoffen. Je mehr nun Wärmeenergie freigesetzt wird, je länger ihre Einwirkungsdauer und je größer die Flächenausdehnung ist, je mehr noch chemische Agentien (Fremdkörper!) mitwirken, desto kürzer dürfte ceteris paribus die Latenzzeit sein. Schließlich kommt die sofortige Auslösung von reparativen Zellteilungen im Übergangsgebiet, der fortbestehende Reiz durch die offene Wunde und dann oft genug die Schädigung durch Arzneimittel (Vaseline! s. S. 304, Zinkpuder u. dgl.) noch hinzu.

Experimentell ist mit Hitze als alleiniger Krebsnoxe noch nicht viel gearbeitet worden. BURCKHARDT und MÜLLER (1924) stellten ausgedehnte Versuche zur Krebserzeugung durch lange fortgesetzte äußere Einwirkung auf das Gewebe, darunter auch durch Hitzeeinwirkung von 80—100° an, erhielten aber bei 103 Mäusen, selbst bei mehr als 100 Applikationen, keinen Krebs. Ähnlich erging es DEROM (1924) mit ähnlicher Versuchsanordnung. Nur BANG (1925) berichtet nach einmaliger Verbrennung mit einem glühenden Glasstab bzw. mit dem Thermokauter einmal unter 22 Mäusen 22 Monate nach der Verbrennung ein beginnendes und in einer zweiten Serie von 4 Tieren ein spinocelluläres Carcinom erhalten zu haben. Krebserzeugung durch Infrarotbestrahlung allein ist bis jetzt offenbar noch nicht versucht worden.

Im übrigen wurden Verbrennungen vielfach angewandt, um bei sonstwie (Teerung, Arsenvergiftung, Viren usw.) erzeugten Präcancerosen die Carcinomentstehung zu beschleunigen oder auf den Ort ihrer Ausprägung Einfluß zu gewinnen. Die Frage wird ausführlicher bei der Syncarcinogenese (s. S. 351) behandelt werden.

Umgekehrt bedeutet Kälte Minderung der kinetischen Energie. So ist es nicht verwunderlich, daß *Kälteschäden* keine Krebsentstehung auslösen. Soweit Krebs nach Erfrierung mitgeteilt wird, ist nicht der Kälteschaden selbst die entscheidende Krebsursache. FISCHER-WASELS (1927) erwähnt z. B. eine Beobachtung von VERSÉ, wonach sich Krebs in einem Fußgeschwür entwickelte, das vor 50 Jahren (!) durch Erfrierung entstanden, aber nie ganz ausgeheilt war. HASCHE-KLÜNDER (1944) beschreibt einen ähnlichen Fall einer Erfrierung III. Grades, bei der es nach 25 Jahren auf dem Boden eines trophischen Geschwürs zum Carcinom kam. Ätiologisch gehören solche Fälle in das Gebiet chronischer, nie heilender Geschwüre, bei denen schließlich die primäre Ursache selbst nicht mehr als entscheidend carcinogen angesehen werden kann. Was wird nicht alles in 25 und 50 Jahren auf solch ein Geschwür, das nicht heilt, aufgetragen — von Salben mit Azofarbstoffen, Teersalben, Salben mit ätzenden Bestandteilen, von den mechanischen und entzündlichen Irritationen ganz zu schweigen. Daß Kälteschäden nicht direkt cancerogen sind, hat auch ZURHELLE (1939) gezeigt. Die bei anderen zur Krebsbildung führenden Noxen kennzeichnende Faserbildung als kolloidchemische Veränderung der extracellulären Bindegewebsmasse war nach Kälteeinwirkungen selbst hohen Grades nicht festzustellen.

4. Ultraviolette Strahlenwirkung und Krebs.

Wenn die Berufskrebse ungewollte, aber tatsächliche Massenexperimente gewissermaßen mit dem Menschen als Versuchsobjekt sind, so ist zweifellos der *„Lichtkrebs"* der Ackerbauer und Seefahrer der älteste, durch die Besonderheiten der Erwerbsarbeit bedingte Berufskrebs. Seine Entstehung ausschließlich an lichtexponierten Stellen, das häufigere und frühere Auftreten in den sonnendurchglühten Gegenden des Orients, das seltenere Auftreten bei starker Hautpigmentierung, besonders bei Negern, die Lichtveränderungen der „Landmanns-", „Seemanns-" und der „Farmerhaut" mit ihren charakteristischen Veränderungen (Pigmentierungen, Atrophie, Hyperkeratosen, Warzenbildungen), die Lokalisation von 80—95% aller Hautkrebse im Gesicht, von 90—98% im Bereich der nichtbekleideten Körperteile, die größere Häufigkeit bei Hellhaarigen und Hellhäutigen: alle diese Indizien lassen an der Bedeutung des Lichtes als einer komplexen Krebsursache keinen Zweifel (UNNA 1894, DUBREUILH 1896).

Nun bereitet es dem Verständnis von vornherein große Schwierigkeiten, sich vorzustellen, daß das zum Sehen und Leben schlechthin unentbehrliche Licht auch zur Krebsursache werden könne. Man könnte daran denken, daß das sichtbare Licht dann zu einem mitbestimmenden Faktor werden würde, wenn, wie bei den genannten Berufen, ein Übermaß an Einstrahlung, dazu über sehr lange Zeiträume und über die Gewöhnungs- bzw. Anpassungsgrenze hinaus, zur Wirkung kommt, vor allem wenn auch zusätzliche Schäden (Wind, Wetter, Schwitzen, Staub, Schmutz, kleine Verletzungen u. dgl.) noch hinzukommen. Es spricht aber vieles dafür, daß der „Lichtkrebs" weniger ein Krebs durch Strahlen aus dem Wellenbereich des sichtbaren Lichtes, sondern ein Krebs vor allem durch *ultraviolette Strahlen* ist. ·

Tatsächlich ist ja die Zone des Sonnenlichtes der einzige Strahlenbereich, der für das Leben schlechthin unentbehrlich ist und für den der Mensch innerhalb sehr großer Dosisunterschiede — man denke an das Auge! — alle Abwehr- und Anpassungsreaktionen entwickelt hat. Nach dem Schema von LACASSAGNE (s. S. 316) erstreckt sich der Spektralbereich, den die Atmosphäre auf die Erde durchläßt, ungefähr von 5 μ bis 2900 Å. Die strahlenden Energien dieses Bereiches werden zu 1% von den UV-Strahlen, zu 40% von den sichtbaren Licht- und zu 59% von den Infrarotstrahlen gebildet. Als kürzeste Wellenlänge des Sonnenlichtes sind in Arosa 2863 Å ermittelt (GÖTZ 1931).

Die verschiedenen Strahlungen werden nun in den einzelnen Schichten der Haut in ganz verschiedener Weise reflektiert, absorbiert oder durchgelassen (s. Tabelle 56). Aus der Tabelle geht hervor, daß nur die Infrarotstrahlen das Subcutangewebe erreichen, während die UV-Strahlen in den kürzeren Wellenlängen bereits in der Hornschicht oder Epidermis absorbiert werden, in den längeren Wellenlängen jedoch bis in die Cutis zu dringen vermögen.

Daß die *UV-Strahlen* unter bestimmten Voraussetzungen *cancerogen* wirken können, wurde zunächst klinisch an Kranken mit *Xeroderma pigmentosum* bewiesen. Bei dieser Erbkrankheit (vgl. S. 190) handelt es sich um eine erbkonstitutionelle Überempfindlichkeit der Haut gegen Licht. Die Betreffenden bekommen schon als Kinder oder Jugendliche all die präcancerösen Veränderungen, die sonst bei der „Seemanns- und Landmannshaut" erst bei Erwachsenen oder sogar meist erst bei alten Leuten angetroffen werden. Die meisten Kranken gehen schon in jungen Jahren an ihren oft multiplen Hautkrebsen zugrunde. Bei der Prüfung ihrer Hautempfindlichkeit hat sich bei solchen Kranken zeigen lassen (MARTENSTEIN), daß für die Hautüberempfindlichkeit nicht das sichtbare

Tabelle 56. *Die verschiedenen Strahlenarten und ihr Eindringungsvermögen in die einzelnen Schichten der Haut.* (Nach BACHEM und REED 1931, modifiziert von LACASSAGNE 1945.)

Hautschichten	Dicke in mm	Wellenlänge in $m\mu$									
		200	250	280	300	400	550	750	1000	1400	
		Absorbierter oder durchgelassener Strahlenanteil									
		100	100	100	100	100	100	100	100	100	Einfallende Strahlung
Hornschicht . . .	0,03	100	81	85	66	20	13	22	29	56	absorbiert und reflektiert
		0	19	15	34	80	87	78	71	44	durchgelassen
Epidermis	0,05	0	8	6	18	23	10	13	6	16	absorbiert
		0	11	9	16	57	77	65	65	28	durchgelassen
Epidermis u. Cutis	2	0	11	9	16	56	72	44	48	20	absorbiert
		0	0	0	0	1	5	21	17	8	durchgelassen
Haut im ganzen .	25	0	0	0	0	1	5	20	17	8	absorbiert
		0	0	0	0	0	0	1	0	0	durchgelassen
		UV-C	UV-B	UV-A	Sichtbares Licht		Infrarot				
Absorption:		totale in der Hornschicht	fast totale in der Epidermis	bedeutende in der Cutis	maximale in der Cutis		beträcht-liche im Subcutangewebe				
Das Subcutangewebe:		wird nicht erreicht			wird erreicht						

Licht, sondern nur der ultraviolette Wellenbereich verantwortlich ist, während chemische Hautreize (Canthariden, Terpentin usw.) eher eine Unterempfindlichkeit ergaben.

Experimentell ist in der Folge viel mit „Licht" als Krebsnoxe gearbeitet worden. Schon 1924 zeigte DE COULON, daß die Zahl der Spontankrebse bei der Maus zunimmt, sobald man die Käfige dem Sonnenlicht aussetzte (9%!) gegenüber nur 1,6%, sobald die Käfige dem Sonnenlicht abgewendet wurden. Die ersten sicheren experimentellen Nachweise, daß innerhalb des Sonnenlichtes die UV-Strahlen krebserregend wirken, stammen von FINDLAY (1928) und unabhängig von ihm von HOLTZ und PUTSCHAR (1930). FINDLAY erzielte mit Höhensonnenbestrahlung unter 9 genügend lange lebenden Mäusen 3 Papillome und 4 Carcinome. HOLTZ und PUTSCHAR haben gezeigt, daß es bei Ratten durch Dauerbestrahlungen mit der Quarzlampe gelingt, nach 27—36 Wochen in 39% und jenseits der 37. Woche schließlich in 100% (6 Tiere), besonders an den Ohren, seltener auf der Rückenhaut (Strahlenschutz des Pelzes!) Krebs zu erzielen. In den Versuchen von RUSCH und Mitarbeiter (1941) schwankten die Latenzzeiten zwischen 135 und 260 Tagen.

Eine wichtige Rolle spielt die Gewöhnung, d. h. also die Frage, ob die Anpassungs- und Abwehrreaktionen Schritt mit der Schädigung zu halten vermögen. MIESCHER (1939) wies an Mäusen bei Quarzlampenbestrahlung nach, daß vom

Lichtkrebs nur die Mäuse verschont bleiben, bei denen eine *Gewöhnung* an die Bestrahlung möglich war.

Interessant ist die Bedeutung der *Haar- und Hautfarbe*. Klinisch ist schon lange bekannt, daß die Pigmentverhältnisse bei der Entstehung des Hautkrebses von erheblicher Bedeutung sind. PUTSCHAR und HOLTZ (1930) referieren über klinische Feststellungen, wonach unter den Hautkrebskranken 63% blond, 31% dunkelhaarig und hellhäutig und nur 7% dunkelhaarig und dunkelhäutig sind. Dies wurde auch experimentell bestätigt. Während bei den jeglichen Pigmentschutzes entbehrenden und daher extrem lichtempfindlichen Albinoratten und -mäusen eine tägliche UV-Bestrahlung von 5—10 Min. ausreichte, brauchte man bei grauen Ratten 4—6 Stunden (HOLTZ und PUTSCHAR 1936). Auch RUSCH und BAUMANN (1939) bestätigen, daß es bei schwarzen Mäusen viel länger dauert,

bis sich Tumoren entwickeln, als bei Albinos. Meerschweinchen sind überhaupt resistent (HOLTZ 1939).

In einem Teil der Fälle wurde die Bestrahlung nach dem Auftreten des ersten kleinen Knötchens am Ohr abgebrochen. Wohl ließ die Bestrahlungsentzündung nach, das progressiv maligne Wachstum aber ging genàu so weiter wie bei den weiter bestrahlten Tieren. Es gilt also auch hier der Satz: cessante causa non cessat cancer.

Tabelle 57.

Strahlenquelle	Strahlenart	Tumoren
Sonne	infrarote Licht- und aktinische Strahlen	70%
Sonne, filtriert durch Glas	Lichtstrahlen	0
Quecksilberlampe/Quarz	UV-Strahlen	100%
Quecksilberlampe/Glas	Lichtstrahlen	0
Neongaslampen	Lichtstrahlen	0
Ultrakurzwellen 0,30—20 m	elektromagnetische Strahlen	0
Fadenlampen 2000 Kerzen	infrarote und Lichtstrahlen	0

Immer aber bestand noch die Möglichkeit, daß neben den UV-Strahlen auch noch Strahlen anderer Wellenlänge Krebs erzeugen könnten. Hier hat nun vor allem ROFFO (1934/35) ausgedehnte Experimente angestellt. Er setzte 700 weiße Ratten teils vollem Sonnenlicht, teils Lichtstrahlen ohne Ultraviolett, teils nur UV-Licht aus. Dabei zeigte sich, daß Lichtstrahlen ohne UV-Licht völlig wirkungslos sind. Im vollen Sonnenlicht bekamen die Tiere nach 10—11 Monaten in 52% Carcinome oder Spindelzellensarkome, zum Teil von großer Malignität. Bei ausschließlich UV-Lichtbestrahlung traten die Krebse nach kürzerer Zeit und in 100% der Tiere auf. Ein hoher Prozentsatz der Krebsgeschwülste erwies sich als verimpfbar. Die Angaben ROFFOs über das Vorkommen von echten Carcinosarkomen und Sarkomen nach langdauernder UV-Bestrahlung wurden später auch von PUTSCHAR und HOLTZ (1935) sowie von RUSCH und BAUMANN (1939) bestätigt.

Danach und auch nach Untersuchungen z. B. von HERLITZ, JUNDELL und WAHLGREN (1931), HULDSCHINSKY (1933) u. a. ist es heute sicher: beim Lichtkrebs handelt es sich um Krebs durch UV-Strahlen, und zwar ist nur die Strahlung zwischen 280 und 334 mμ — damit also auch das Sonnenlicht allein — imstande, den Lichtkrebs auszulösen (RUSCH und Mitarb. 1941).

ROFFO (1935) hat Kontrollversuche mit den verschiedensten Strahlen angestellt (Tabelle 57).

Diese Übersicht über die Strahlenarten und die damit erzielten Resultate beweist eindeutig, daß nur die UV-Strahlen Krebse induzieren.

Es wird später davon die Rede sein, wo und wie die UV-Strahlen in den Zellen und Geweben angreifen. Vorläufig sei nur folgendes festgehalten:

1. Kurzwellige, für das menschliche Auge unsichtbare UV-Strahlen können krebserzeugend wirken, und zwar sowohl auf epitheliale, wie mesenchymale Gewebe.

2. Es sind das die gleichen Strahlen, die zugleich — z. B. beim Vitamin D — in geringer Dosis unter Auslösung chemischer Reaktionen für unsere Gesundheit physiologisch bedeutsam sind.

3. Zugleich haben diese Strahlen in höherer Dosis — Hochgebirgskuren, Quarzlampenbestrahlungen — vor allem bei Rachitis eine große Heilwirkung.

4. Diese physiologisch notwendigen und therapeutisch wirksamen Strahlen sind bei sehr hoher Dosis — schon bei 10facher der therapeutisch üblichen (HULDSCHINSKY)! — und bei entsprechender Zeit der Einwirkung schließlich 100% krebserregend.

Es sei jedoch vermerkt, daß bei der üblichen UV-Therapie (Höhensonnen-bestrahlungen) im allgemeinen mit einer Krebsgefahr wohl nicht gerechnet zu werden braucht, da bei der therapeutischen Anwendung mit langsam „sich ein-schleichenden" Dosen gearbeitet zu werden pflegt, so daß der Organismus mit dem Lichtschutz der Pigmentierung und anderen Anpassungsreaktionen zu reagieren Zeit hat.

Unbedingt aber wird sich der Arzt gegen unnötigen und übermäßigen Gebrauch der Höhensonne wenden — wie nebenbei bemerkt auch gegen das unsinnige Übermaß direkter Besonnung! — weiß man ja über einen unteren Schwellenwert nichts oder noch nichts Exaktes. Oder anders ausgedrückt, es können auch geringe Strahlenquantitäten einmal carcinogen wirken, wenn auch die Wahrscheinlichkeit äußerst gering sein wird.

Wie steht es nun mit der Biophysik und *Biochemie* der krebsinduzierenden Wirkung der UV-Strahlen? ROFFO (1935) behauptet, unter der Einwirkung der Sonnen- und besonders der UV-Strahlen käme es zu einer lokalen *Erhöhung des Cholesteringehaltes* der Haut. Dieser wirke photoaktiv, indem er die ab-sorbierte Energie wieder abgäbe und so Hautkrebs induziere. 1936 erweiterte ROFFO diese These noch dahin, daß das Cholesterin durch Einwirkung von UV-Licht in carcinogene Stoffe überführt würde. In Untersuchungen mit CORREA bestrahlte ROFFO (1938) 200 g Cholesterin 3 Monate lang mit UV-Licht. Es wird die Entstehung einer dadurch entstandenen Substanz behauptet, die sich im Fluorescenzspektrum wie Benzpyren verhalte, während bestrahltes Cholesterin völlig abweichende Absorptionsverhältnisse ergeben habe. Diese Angaben waren Anlaß für Untersuchungen im Institut von WINDAUS, BUTENANDT und BERGMANN. WINDAUS, BURSIAN und RIEMANN (1941) erhielten bei der Bestrahlung von Cholesterin mit UV-Licht keinen aromatischen Kohlenwasser-stoff vom Phenanthrentyp, wie ROFFO behauptet hatte, aber es entstanden Reaktionsprodukte, vor allem Oxycholesterine, die ihrerseits in Organen nicht vorkommen. In den Untersuchungen im Institut BUTENANDTs zeigte es sich, daß normalerweise im Organismus vorkommende Steroide und Steroidderivate tatsächlich verändert und in gut krystallisierende, schwer lösliche bimolekulare Umwandlungsprodukte überführt werden. Dabei geht die spezifische Wirkung, besonders die der Keimdrüsenhormone, verloren (BUTENANDT und WOLF 1939, WOLFF 1939, BUTENANDT und POSCHMANN 1940). Cancerogene Stoffe entstanden jedenfalls auch hier nicht. Immerhin wurde unter anderem auch gezeigt, daß das Follikelhormon Östron unter der Einwirkung ultravioletten Lichtes durch sterische Umlagerung an einem Kohlenstoffatom sich in Lumiöstron umwandelt und daß dieser photochemische Übergang einem Einquantenprozeß entspricht, sofern man die Reaktion bei streng monochromatischer Strahlung untersucht (BUTENANDT, FRIEDRICH und POSCHMANN 1942). Solche Untersuchungen sind biophysikalisch auch für das Verständnis der Strahlenwirkung bei der Cancerisierung von Bedeutung (s. 9. Kapitel, S. 388). Daß in dem ultraviolettbestrahlten Cholesterin Veränderungen vor sich gehen, scheint zweifelsfrei. Seine photoaktive Wirkung auf die Haut wird allerdings von STAVEY und BERGMANN (1937) heftig bestritten. BERGMANN und Mitarbeiter pinselten mit ultraviolettbestrahltem Cholesterin, in Benzol gelöst, die Haut von Mäusen oder injizierten, in Öl gelöst, subcutan. Sie erhielten hiermit keine Tumoren.

Zu einem der ROFFOSchen These ungünstigen Ergebnis gelangten auch BAUMANN und RUSCH (1939). Sie studierten die Wirkung der Diät auf die Erzeugung von UV-Tumoren und dabei auch die Rolle des Cholesterins bei der Tumorbildung. Albinomäuse, täglich 1 Stunde mit UV-Licht bestrahlt, entwickelten bei Cholesterindiät die Tumoren im gleichen Maße, wie bei der Kontrolldiät. Wohl war der Cholesteringehalt der Ohren (Hauptsitz der Carcinome) höher als z. B. der der Leber oder der Haut, aber er war bei nichtbestrahlten (15,0 mg) sogar höher als bei bestrahlten (14,5 mg). Es wurde auch im Laufe der Versuche klar, daß fortdauernde Bestrahlung den Cholesteringehalt der Ohren nicht erhöhte, etwas was in direktem Gegensatz zu den Ergebnissen ROFFOS steht, der den „Heliotropismus" des Cholesterins betont hatte. Die Autoren haben die Versuche ROFFOS deswegen nochmals wiederholt und fanden nur bei Ratten eine Erhöhung des Cholesteringehaltes der Haut nach der Bestrahlung, nicht aber bei Mäusen und nicht bei Meerschweinchen. Aber bei der Ratte betraf die Erhöhung auch die nicht exponierte Haut des Bauches.

Der bei der Ratte und nur bei ihr erhöhte Cholesteringehalt rührt also eher von einer allgemein-somatischen Reaktion als vom „Heliotropismus" her. Auch die Geschwindigkeit der Tumorerzeugung wurde durch Cholesterindiät nicht beeinflußt. Endlich hätte man erwarten sollen, daß die Ratte dank ihrem erhöhten Cholesteringehalt der Haut für UV-Tumoren empfänglicher als die Maus sein sollte. Es traf aber genau das Gegenteil zu: um in Ratten Tumoren zu erzeugen, war sehr viel mehr UV-Licht nötig als bei Mäusen. Es ist klar, daß diese Ergebnisse die Hypothese, daß Cholesterin ein primärer Faktor bei der Erzeugung von Tumoren sei, nicht zu stützen vermögen. RUSCH, BAUMANN und KLINE (1939) zeigten, daß gewisse Öle, z. B. Mineralöle, aber auch Baumwollsamen- und Olivenöl die Geschwindigkeit der Tumorerzeugung mit UV-Strahlen beschleunigen können. Wahrscheinlich kommen die Strahlen in den „geölten" Geweben stärker und schneller zur Absorption.

Vielleicht schlägt eine andere Frage, die der sog. *Lichtsensibilisatoren*, eine Brücke zwischen Biochemie der UV-Strahlung und Lichtkrebsgenese. Schon lange ist bekannt, daß die UV-Strahlenempfindlichkeit durch „photodynamische Farbstoffe", z. B. Eosin, Trypaflavin u. a. gesteigert werden kann. Unter diesen Lichtsensibilisatoren spielt beim Menschen wahrscheinlich das Hämatoporphyrin eine Rolle (HAUSMANN 1911). Klinisch ist schon länger bekannt (vgl. BÜNGELER 1937), daß bei Kranken mit Gesichtskrebs häufig Hämatoporphyrin im Urin ausgeschieden wird, während dies bei Kranken mit anderen Krebsen nicht vorkommt. Man hat daher die Krebsentstehung im Gesicht auf die Anhäufung von Hämatoporphyrin und die dort dann sensibilisierte alternde Haut bezogen. BÜNGELER (1937) hat die Frage experimentell geprüft, 900 weiße Mäuse (Albinos?) in 3 Gruppen zu je 240 (Rest: Kontrolltiere) mit Hämatoporphyrin, Eosin und einem dünnflüssigen Teer photosensibilisiert und gleichzeitig der Sonnenbestrahlung ausgesetzt. Er erhielt vom 4. Monat an Carcinome und Sarkome, deren Häufigkeit im Verlauf des 4.—7. Monats auf 72,5% anstieg, während die Kontrollversuche („*nur* Sonnenbestrahlung *ohne* Photosensibilisation") 0% maligne Geschwülste ergaben. Letzteres ist auffällig beim Vergleich mit den Angaben ROFFOS. Nach den Ergebnissen der Versuchsbeendigung am 210. Tag darf ein zusätzlicher Einfluß photosensibilisierender Substanzen wohl als sicher angesehen werden. Es erscheint jedenfalls verständlich, daß die Haut, wenn sie lichtempfindlicher geworden ist, auf Lichteinwirkung in größerer Häufigkeit mit Lichtkrebs reagieren wird. Daß aber solche Lichtsensibilisatoren eine conditio sine qua non wären, ist nicht erwiesen.

Vom Standpunkt des Krebsgeschehens aus ist ferner die *Biophysik* der UV-Strahlen von Interesse. Im einzelnen sei bezüglich der Erzeugung und Messung von UV-Strahlen auf das Werk von MEYER und SEITZ (1942) verwiesen. Nach RUSCH, KLINE und BAUMANN (1941) liegen die carcinogenen Wellenlängen des Sonnenspektrums zwischen 2900 und 3341 Å. Wellenlängen von 2537 Å und darunter oder 3341 Å und darüber seien nicht carcinogen. Für das Verständnis des Wirkungsmechanismus in lebendem Gewebe ist davon auszugehen, daß die jeweilige Wirkung ausschließlich bedingt ist von der Anzahl der UV-Quanten, soweit sie in einem bestimmten strahlenempfindlichen Bezirk zur aktiven Absorption und damit zur photochemischen Wirkung gelangen. Diese auch für die Lichtkrebsgenese grundlegende Erkenntnis ist vor allem bei der Abtötung von Bakterien durch UV-Strahlen gewonnen worden (vgl. auch 9. Kapitel, S. 387).

Die Einwirkung von UV-Strahlen auf Bakterien ist, wenn man so will, der einfachste Modellversuch der Einwirkung auf Zellen. Mindestens die statistischen Ergebnisse haben weitgehende Gültigkeit. Die Zahl der getöteten Bakterien nimmt mit steigender Dosis zu. Die 10—20fache Dosis für eine 10%ige Abtötung tötet die Bakterien fast zu 100%. Einen Schwellenwert besitzt die Bakterientötung nicht, vielmehr kann zufallsmäßig schon die kleinste Dosis einzelne Bakterien töten, während umgekehrt bei noch so großer Dosis wieder zufallsmäßig einige überleben.

Es hat sich gezeigt, daß zur Abtötung eines Bact. coli 1 Lichtquant ausreicht. Das bedeutet energetisch gesehen: die UV-Strahlung ist nicht allein als Wellenerscheinung zu betrachten, sondern auch unter dem Gesichtspunkt der Strahlungsenergie. Diese letztere besteht aus „Energieatomen" oder „Lichtquanten". Das einzelne Lichtquant besitzt um so mehr (zahlenmäßig berechenbare) Energie, je kleiner die Wellenlänge der Schwingung ist.

Die Wirkung der UV-Strahlung auf lebendes Gewebe ist entweder eine zellschädigende oder zellabtötende oder — was für die Carcinogenese entscheidend ist — eine photochemische. Für die molekulare Absorption der UV-Strahlung ist es erforderlich, daß das Lichtquant auf anregbare Moleküle trifft. Nach LACASSAGNE (1946) heißt das, daß sie auf Moleküle treffen muß, deren Elektronen und Atome eine solche Disposition besitzen, daß die für die Verlagerung, vor allem eines Elektrons, erforderliche Energie dem für diese Strahlung charakteristischen Energiequantum entspricht. Für gewöhnlich sind die Protoplasmamoleküle für sichtbare Strahlungen nicht direkt empfänglich (Pigment!). Wenn jedoch das UV-Gebiet erreicht wird, dann werden die Übereinstimmungen zwischen Strahlungen und Protoplasmamolekülen, welche spezifische Absorptionen erlauben, immer zahlreicher. Die hauptsächliche Absorptionsbande für Eiweißsubstanzen findet sich gegen 2750 Å, d. h. nahe bei der Grenze, bei der Strahlen in die Epidermis eindringen. Das Maximum der Absorption durch die Moleküle der lebenden Materie liegt in der Umgebung von 2000 Å und besonders darunter, d. h. in einer Zone des Spektrums, die in dem auf die Erde dringenden Sonnenlicht nicht mehr enthalten ist.

Wir erinnern in diesem Zusammenhange an die Untersuchungen von CASPERSON und Mitarbeiter (s. S. 135), sowie an die von KNAPP und Mitarbeiter (1939), deren Ergebnisse darauf hinauslaufen, daß vor allem die in der Chromatinsubstanz der Zellkerne gelegenen Nucleoproteide einen Angriffspunkt für die UV-Strahlen darstellen (KNAPP, HEUSS, RISSE und SCHREIBER 1939). Die Eiweißkörper haben ihr Maximum der Absorption in einem Wellenbereich, der sich mit dem für die Krebserzeugung überschneidet, insbesondere liegt die Absorption der Thymonucleinsäure im gleichen Bereich wie die der UV-Krebserzeugung.

Die krebsinduzierende Fähigkeit ultravioletter Strahlen muß danach auch für die Theorie vom Krebs (s. S. 385) eine große Rolle spielen, handelt es sich ja hier zum ersten Male um eine Noxe, die in physikalisch exakt festlegbarer Form ohne jeden schädigenden Eingriff, zudem nach Zeit und Intensität dosierbar, mit bestimmter Wellenlänge, also energiemäßig meßbar, Krebs erzeugt.

5. Röntgenstrahlen und Krebs.

Mit den Röntgenstrahlen treffen wir physikalisch und biologisch auf etwas grundsätzlich Neues. Es handelt sich um *Strahlen, die in der freien Natur überhaupt nicht vorkommen*, die einzig·dem physikalischen Laboratorium und der Technik ihre Entstehung verdanken und für die der menschliche (und tierische) Organismus *keinerlei Anpassungs- und Abwehrmechanismen* besitzt. Mit dem Kürzerwerden der Wellenlängen (vgl. Abb. 51, S. 316) vermögen die Strahlen immer tiefer in die Gewebe einzudringen und schon von 400 Å an kommen die Strahlen nicht mehr zur molekularen, sondern zur *atomaren Absorption*. Ionisationen in der Tiefe der Gewebe vermögen zu mancherlei molekularen Umkonstruktionen und als Folge davon, wie sich alsbald nach der Entdeckung der Röntgenstrahlen gezeigt hat, zur Cancerinduktion Anlaß zu geben.

1895 entdeckte W. C. ROENTGEN die nach ihm benannten Strahlen. 1902 teilte FRIEBEN in Hamburg den ersten *Röntgenberufskrebs* mit bei einem 33jährigen Röntgentechniker, der 4 Jahre hindurch seine Hände als Test benutzte, zugleich ein erster Hinweis auf die Latenzzeit (7 Jahre). Einen 2. Fall teilte SICK (1903) mit. Eine Übersicht über die ältesten Fälle gibt WYSS (1908). Ausführliche Darstellungen stammen von HESSE (1911, 94 Fälle) — von ihm stammt auch die Bezeichnung „Röntgencarcinom"—, HALBERSTAEDTER (1923), HOLTHUSEN und ENGELMANN (1931), GRÜTZMACHER (1943).

Die Zahl der Röntgenberufskrebse ist größer, als es den Zusammenstellungen und Statistiken nach erscheint. Viele Röntgenkrebse werden ja gerade bei Ärzten im frühesten Stadium erkannt und z. B. durch Excision und Transplantation von Epidermis geheilt, ohne je in die Sammelstatistiken zu gelangen.

Wohl spielen bei der Entstehung des Röntgenberufskrebses individuelle Momente eine Rolle, schließlich aber gibt es Dosen, die wohl bei jedem und auch in jedem Alter (vgl. BICHLER) Krebse entstehen lassen. Seine Entwicklung erfolgt nie auf gesunder Haut, sondern ausnahmslos auf dem Boden wohlcharakterisierter Röntgenpräcancerosen (Hautatrophie, Rhagaden, Pigmentierung, Depigmentierung, Teleangiektasien, Hyperkeratosen). Der Röntgenkrebs entsteht oft primär multipel im Gegensatz zu den nach therapeutischer Bestrahlung entstehenden meist solitären Röntgenkrebsen. 94% der Röntgenberufskrebse betreffen Heilpersonal, nur 6% Röntgenarbeiter (KOELSCH).

Nicht selten wirken bei der Entstehung vorbereitende Schäden, sog. „Kombinationsschäden" (BAADER) mit. So sind bei den Chirurgen, die gleichzeitig röntgen, die vielen Schädigungen der Haut der Hände bei der täglich vielfachen Desinfektion, besonders früher mit Sublimat oder mit vergälltem Alkohol, sicher mit prädisponierend für die frühere Entstehung oder den schnelleren Verlauf. Auch bei Arsenschädigungen der Haut (Arsenmedikation! Salvarsan!), bei

Jodgebrauch, Sublimatwirkung usw., bei vorherigem Lupus (vgl. HALBERSTAEDTER 1923), Psoriasis (vgl. GOODMANN und PRICE 1930) usw. ist an eine vorbereitende Schädigung zu denken.

Der Röntgenberufskrebs, histologisch meist ein verhornendes Plattenepithelcarcinom, ist in der großen Mehrzahl der Fälle ein Hautkrebs, vor allem der Hände. Es gibt wahrscheinlich aber auch einen *Röntgenberufskrebs innerer Organe*. Dafür nur ein, aber dafür nahezu experimentell beweiskräftiges Beispiel:

1914 teilte FRANGENHEIM einen Fall von doppelseitigem Mammacarcinom bei einer Röntgenschwester mit. DEPENTHAL (1919), der den Fall nach dem Tode der Patientin 1919 ausführlicher mitteilte, berichtet, daß die Kranke seit Einführung des Röntgenbetriebes, etwa 18 Jahre im Röntgeninstitut tätig war. Sie bekam 1907 ein Röntgencarcinom des rechten und linken Daumens sowie des 2. und 3. Fingers der linken Hand. Es folgte der Exartikulation der Finger die Amputation des Unterarmes, dann des Oberarmes. Ein Rezidiv hierselbst folgte nicht. Die Mammacarcinome entwickelten sich gleichzeitig in beiden Brüsten. Sie wiesen einen ganz verschiedenen Bau auf, desgleichen die jeweils zugehörigen Metastasen.

Bedenkt man die lange Schädigung von 18 Jahren, noch dazu aus der Anfangszeit der Röntgenstrahlen (kein genügender Strahlenschutz!), die sicheren Berufskrebse an beiden oberen Extremitäten, deren Multiplizität, sodann das gleichzeitige Auftreten in beiden Brüsten, dazu den histologisch ganz verschiedenen Bau und nimmt man hierzu die relative Seltenheit des Mammacarcinoms bei Nulliparen und die große Seltenheit des primär doppelseitigen Mammacarcinoms überhaupt, und bedenkt man endlich, daß auch von VIGDORDTSCHICK (1932) ein analoger Fall eines gleichfalls doppelseitigen Mammacarcinoms bei einer Ärztin, die 8 Jahre im Röntgendienst tätig war, mitgeteilt ist, so wird man die Möglichkeit eines Röntgenberufskrebses innerer Organe zugeben müssen.

Im Gegensatz zu den zahlreichen Röntgenberufscarcinomen sind *Röntgenberufssarkome* offenbar etwas Seltenes.

Im Falle von PORTER und WOLBACH (zit. nach HALBERSTAEDTER) handelte es sich um einen 48jährigen Röntgentechniker, der auf einer 10 Jahre bestehenden Röntgendermatitis zunächst multiple Carcinome und außerdem noch ein Spindelzellensarkom bekam. Der Fall von ALIUS (1928) betraf einen Krankenwärter, der seit dem 6. Lebensjahr einen Lupus hatte, der mit Pyrogallus und Kauterisation behandelt wurde. Nach 14jährigem Bestehen des Leidens folgten Quarzlicht- und Röntgenbestrahlungen. Während dieser Zeit besorgte der Wärter die gesamte Röntgentherapie. Er bekam später ein Röntgensarkom mit Metastasierung, dem der Kranke erlag. Fraglos ist der Lupus eine wichtige Vorerkrankung, die Hauptursache des Sarkoms dürfte aber doch der viele Jahre bestehende Röntgendienst sein.

Eine besondere Bedeutung kommt der Frage zu, ob *Leukämie* und *perniziöse Anämie* bei Röntgenologen und Röntgenpersonal als „*Röntgenberufssarkome*" zu werten sind. Diese Frage hat ihre Aktualität behalten, seit als erste JAGIÉ und Mitarbeiter (1911) auf 3 Fälle von lymphatischer Leukämie, davon 2 bei Röntgenologen hinwiesen. 1914 veröffentlichten GAVAZZENI und MINELLI eine perniziöse Anämie bei einem Strahlentherapeuten, der seit 14 Jahren beruflich in der Bestrahlungstherapie tätig war. 1931 berichtete AUBERTIN über eine myeloische Leukämie bei einem Röntgenologen und WEITZ 1938 bei einer Röntgenlaborantin. (Seiner Deutung als strahleninduzierten Berufskrebs widerspricht allerdings v. SPINDLER 1939). Auch HADEN (1946) gibt der Überzeugung Ausdruck, daß die Leukämien bei Strahlentherapeuten häufiger sind, als dem Bevölkerungsdurchschnitt entspricht. Wir kommen auf die Frage auch beim Berufskrebs durch Radium noch einmal zurück (s. S. 333).

Vom Röntgenberufskrebs, entstanden durch jahrelange Arbeit im Röntgenmilieu, ist scharf zu trennen der *Röntgenkrebs nach* kurzdauernder *diagnostischer oder therapeutischer Anwendung von Röntgenstrahlen*. Die große Mehrzahl dieser Fälle sind Hautcarcinome. Ihre Lokalisation im Bereich der „Röntgenschädigung" der Haut, die genaue Kenntnis der Grundkrankheit als Anlaß für die Röntgenbestrahlung, die langdauernden präcancerösen Veränderungen sorgen dafür, daß fast alle diese strahlentherapeutisch bedingten Hautkrebse als solche diagnostiziert werden. Sie geben auch fast immer Anlaß zu gerichtlichen Auseinandersetzungen. Es sind Röntgenkrebse schon nach einmaliger (!) Durchleuchtung, z. B. wegen eines Fremdkörpers (POHL 1941) beschrieben, die Mehrzahl betrifft therapeutische Anlässe. Es liegt in der durchschnittlich längeren Überlebenszeit, daß solche therapeutisch ausgelöste Röntgencarcinome häufiger nach Bestrahlungen wegen nichtkrebsiger, sehr oft tuberkulöser oder dermatologischer Erkrankungen auftreten, als nach Bestrahlungen wegen Krebs, bei denen ja oft der vielleicht fällige Röntgenkrebs nicht mehr erlebt wird. Meist sind es auch viele, in einem Fall von LÜDIN (1943) waren es in 18 Monaten 28 Sitzungen von insgesamt $11^1/_2$ Stunden Bestrahlungsdauer, in einem Falle von MÜLLER (1935) etwa 200 Bestrahlungen gewesen, die schließlich zum Krebs führten. Wir werden noch sehen, daß Krebse, die traditionell unter anderer Flagge, z. B. der des *Lupuskrebses* gehen, in einem hohen Prozentsatz Röntgenkrebse sind, da die therapeutischen Bestrahlungen sehr wesentlich bei der Cancerisierung mitspielen (s. S. 352).

Über therapeutisch meist nach Bestrahlung wegen Knochen- oder Gelenktuberkulose entstandene *Röntgensarkome* gibt es eine größere Literatur (PERTHES 1904, BECK 1922, MARSCH 1922, SAUERBRUCH 1923, PFÖRRINGER 1927, GRIEP 1929, KÜTTNER 1931, HELLNER 1937).

Auffällig ist, daß *Röntgenkrebse innerer Organe* selten beschrieben sind. Fraglos hängt das damit zusammen, daß der Patient nicht an einen Zusammenhang denkt — und der Arzt meist auch nicht. BUMM (1923), WERNER (1925), VOGT (1926, 1941) teilten eine ganze Reihe von Fällen mit, bei denen viele Jahre nach Bestrahlungen wegen bösartiger Geschwülste oder nach Verabfolgung einer Kastrationsdosis wegen gutartiger Blutungen Uteruscarcinome auftraten. Daß solche Fälle nicht so selten sein können, beweist, daß der Verfasser in der Breslauer Klinik in kurzer Zeit hintereinander zwei einwandfreie Fälle beobachtete, die sein Mitarbeiter KINDLER (1944) veröffentlichte. Von 2 Röntgenberufskrebsen innerer Organe (bei einer Schwester und einer Ärztin) ist bereits berichtet.

Beispiele. Den ersten Fall eines Krebses eines tiefgelegenen Organs nach Bestrahlung der Haut teilte v. EICKEN (zit. nach KINDLER) mit. Ein Kranker mit Sycosis parasitaria war von 1918 bis 1921 86mal röntgenbestrahlt worden. 9 Jahre später bekam er einen Kehlkopfkrebs.

KRUCHEN (1937) berichtet über eine 65j. Frau. Vor 20 Jahren mehrfache Röntgenbestrahlungen der Schilddrüse. Nach einigen Jahren „Röntgenhaut" mit Teleangiektasien, oberflächlichen Ulcerationen usw. Später Schlundkrebs am Übergang zur Speiseröhre.

KINDLER (1942): 30j. ♂. 1918/19 18 Röntgenbestrahlungen wegen doppelseitiger tuberkulöser Halslymphome in je 4—6wöchentlichen Zwischenräumen. Heilung der Grundkrankheit. Nach 23 Jahren sehr schnelles Dickerwerden des Halses, Atembeschwerden, charakteristische „Röntgenhaut": großalveoläres Carcinom der Schilddrüse.

KINDLER (1942): 59j ♀. 1920/22 wegen „Schilddrüsenvergrößerung" röntgenbestrahlt. 5 Jahre lang „Eiterung" im Bereich der bestrahlten Halspartie (Röntgenulcus). Langsame Abheilung. 18 Jahre nach Abschluß der Bestrahlung Schluckbeschwerden, starker Gewichtsverlust. Röntgengeschädigte Haut. Stark stenosierender Krebs am Übergang vom Pharynx zum Ösophagus. Gastrostomie. Später wegen drohender Erstickung Tracheotomie.

Die Zahl der veröffentlichten Röntgencarcinome nach Bestrahlung gibt GRÜTZMACHER (1942) mit 148 an. Die wirkliche Zahl beträgt ein Vielfaches davon, werden ja nur die wenigsten Fälle veröffentlicht.

Charakteristisch für Röntgenkrebs ist die unter bestimmten Bedingungen vorkommende *Multiplizität der Carcinome.* Es leuchtet ein, daß berufsmäßig strahlengeschädigte Personen, besonders aus der Zeit vor der Durchführung des „Strahlenschutzes", vor allem an den Händen und Vorderarmen so ausgedehnt röntgengeschädigt waren, daß es nicht wundernimmt, daß der Vorgang der Cancerisierung an mehreren Stellen zugleich oder nacheinander eintrat. Bekannt sind ja jene tragischen Fälle von Röntgenpionieren, bei denen ein Carcinom nach dem anderen eine Amputation nach der anderen auslöste, bis schließlich die Metastasierung das Leben forderte.

Aber auch bei therapeutischen Anlässen ist Multiplizität der Carcinome dann gegeben, wenn die Multiziplität der Krankheitsherde gleichzeitige Bestrahlungen an mehreren Körperstellen veranlaßte. Berichtet sind hier z. B. die Fälle von Psoriasis mit ausgebreiteten Herden an verschiedenen Körperstellen. Komplizierend kommt hinzu, daß diese Krankheit häufig Rückfälle aufweist, und wenn dann die Rezidive immer wieder bestrahlt werden, dann sind bald die Voraussetzungen für Röntgencarcinome auf einer sowieso schon kranken und dann noch strahlengeschädigten Haut gegeben. Eindrucksvolle derartige Fälle sind z. B. von GOODMANN und PRICE (1930) mitgeteilt. Die klinische Folgerung ist, daß bei solch rezidivierenden Erkrankungen, noch dazu auf einer konstitutionell empfindlichen Haut, bei der Röntgentherapie nur zu größter Vorsicht geraten werden kann.

Die Röntgencarcinome entwickeln sich nie auf heiler Haut, sondern nur auf dem abgegrenzten Bereich einer charakteristischen *Röntgenpräcancerose*: die Haut wird trocken, glatt, wie gespannt, dünn und wenig verschieblich, die Haare fallen aus. Die Zone der „Spätschädigung" verrät ihre Herkunft durch ihre meist viereckige Begrenzung entsprechend der Feldgröße. Charakteristisch sind ferner Pigmentverschiebungen (depigmentierte und hyperpigmentierte Flecken), Teleangiektasien, schließlich ganz flache Ulcera neben Abschilferungen, Hyperkeratosen u. dgl. und schließlich die therapeutische Unbeeinflußbarkeit.

Ein anderes Problem, das die Röntgencarcinome aufwerfen, ist das der *Latenz*, d. h. der Zeit zwischen Abschluß der Strahlenwirkung und dem ersten sicheren Anzeichen des malignen Blastoms. Sie schwankt je nach Dosierung, Alter des Kranken, Anlaß, Zustand der Haut usw. zwischen 4 (Fall HELLNER 1937) und 34 Jahren (Fall LACASSAGNE 1945). Die Durchschnittszeit beträgs 17 Jahre (GRÜTZMACHER 1943). Auf einen wichtigen Unterschied in der Latenzzeit weist LACASSAGNE (1945) hin. Von 12 Fällen des Institut du Radium betrafen 6 Fälle Strahlentherapeuten und 6 Fälle Bestrahlungspatienten. Bei den 6 Fällen von Röntgenberufskrebs betrug die Latenzzeit im Durchschnitt 26 Jahre, bei den strahlentherapeutisch induzierten Fällen im Mittel 14 Jahre. Der Unterschied ist vor allem durch die verschiedene Intensität der Strahlenwirkung bedingt: die Kranken erhalten für gewöhnlich eine stärkere Totaldosis, die dazu noch im Gewebe in einer viel kürzeren Zeit absorbiert wird.

Wie wenig noch biophysikalisches Denken Platz gegriffen hat, geht daraut hervor, daß man für die Behandlung der Röntgenkrebse Röntgenbestrahlungen noch immer empfiehlt, also die Behandlung des Carcinoms mit der cancerogenen Noxe, die das Carcinom hervorgerufen hat, noch dazu in einem Gebiet, das ringsum sich im Zustand der Präcancerose befindet. Wichtig ist, daß die „Röntgenhaut" bis in alle Einzelheiten hinein der Haut bei Kranken mit Xerodermapigmentosum und weitgehend der „Landmannshaut" entspricht. Die Veränderungen sind also für kurzwellige Strahlung schlechthin, aber nicht für Bestrahlung ganz bestimmter Wellenbereiche charakteristisch. Entscheidend ist in jedem Falle die Strahlendosis. Sie ist nur beim Xeroderma sehr viel niedriger, da es sich hier um angeborene Strahlenüberempfindlichkeit handelt. Sonst bestehen nur noch Altersunterschiede: das Xeroderma ist an das Jugend-, die „Landmannshaut" an das Greisenalter, das Röntgencarcinom dagegen ist an kein Alter gebunden.

Der Röntgenberufskrebs ist der Wegweiser für den *experimentellen Röntgenkrebs* geworden. Als erste hatten sich MARIE, CLUNET und RAULOT-LAPOINTE (1910, 1912) die Aufgabe gestellt, mit Röntgenstrahlen maligne Tumoren zu erzeugen und sie auch wirklich erhalten. Sie bestrahlten Ratten und applizierten in 18 Wochen 13000 r. Bei einem Tier erhielten sie ein „fusicelluläres" Sarkom. Das gleiche entstand nach einer Latenzzeit von 20 Monaten bei einer weißen Ratte, die in 7 Sitzungen 6500 r in 12 Monaten erhalten hat. Der erste, dem es gelang, bei gesunden Kaninchen Röntgenkrebs zu erzeugen, war BLOCH (1924). Er bestrahlte 5 Tiere 3 Jahre lang zweimal wöchentlich. 4 Tiere starben, als sie bereits eine schwerste Röntgendermatitis hatten, das 5. Tier bekam sein Röntgencarcinom ungefähr 4 Jahre nach Beginn der Bestrahlungen. Als es schließlich getötet wurde, hatte es neben einem ausgedehnten Primärcarcinom vielfache Metastasen in den Lungen, Lymphdrüsen usw. In einem späteren 2. Falle war das Carcinom nach 22 Monaten bei einer Dosis von 2000 X aufgetreten. BLOCH hat mit diesen Untersuchungen gezeigt, daß die Entstehung des Röntgenkrebses weniger von der einzelnen Dosis, auch nicht von der Strahlenqualität, ob hart oder weich, auch nicht von der Dauer oder Zeitfolge der Bestrahlungen, als vielmehr praktisch ausschließlich von der Größe der gesamten *Strahlenquantität* abhängt: eine gewisse Strahlenmenge verträgt der Organismus meist anstandslos, bis 1200 X gibt es nur Papillome, jenseits 2000 X gibt es bereits akute Hautnekrosen, während die „Carcinomdosis" selbst zwischen 1200 und 2000 X der damaligen Strahlenmessungen gelegen ist. BLOCH zog auch sogleich die Folgerung, daß seine Versuche mit der parasitären Theorie ebenso aufräumen wie mit der Lehre von den embryonalen Keimen.

SCHÜRCH (1930) gab in 5 Monaten 1020 X in kleinsten Dosen (102 Sitzungen!). Er erhielt in 3 von 20 Kaninchen nach typischen Zwischenveränderungen Krebs, genau wie BLOCH auch noch nach Abbruch der Bestrahlungen und auch noch nach einer Latenzzeit bis zu 2 Jahren. Über Röntgencarcinome und -sarkome bei Mäusen berichten JONKHOFF (1928) und SEDGINIDSE (1933).

Wenn man weiß, daß auch die kleinste Röntgendosis krebsinduzierend sein kann, so ändert das aber nichts an dem praktisch wichtigen Versuch, bei den Röntgenstrahlen — in „r"-Einheiten ausgedrückt —, den Gefahrenbereich physikalisch einigermaßen abzugrenzen. Für Röntgenberufe hat die Gewerbehygiene in der Schriftenreihe „Arbeit und Gesundheit", H. 29, in den Erläuterungen zur 3. Verordnung über Ausdehnung der Unfallversicherung auf Berufskrankheiten (S. 305) als „*Toleranzgrenze*" für die 48stündige Arbeitswoche 0,6 r, für die Arbeitsstunde 0,025 r angegeben.

Daß Röntgenstrahlen nicht nur Carcinome der Haut, sondern auch Sarkome tiefer gelegener Gewebe erzeugen, ist klinisch bereits bekannt (BECK). Experimentell ist das gleiche von LÜDIN (1930) bestätigt, der beim Kaninchen durch Röntgen (40 Dosen zu 200 r in 5tägigen Intervallen, Gesamtdosis 8000 r) innerhalb $6^{1}/_{2}$ Monaten ein Chondrosarkom der Tibia zu erzielen vermochte.

LACASSAGNE und VINCENT (1929, 1933) sahen bei 27 überlebenden Kaninchen, die wegen experimentell-entzündlicher Herde röntgenbestrahlt wurden, nach durchschnittlich $1^{1}/_{2}$ Jahren 5 Sarkome (= 18%), darunter ein Osteo-, ein Myxo- und ein Fibrosarkom. Er spricht der künstlichen Infektion die vorbereitende, den Röntgenstrahlen die auslösende Wirkung zu. Ganz auffallend niedrig waren die erforderlichen Dosen. In 3 von 7 Fällen hat eine einzige Bestrahlung von 8 Min. (610 r!) genügt. Zu ähnlichen Ergebnissen gelangten BURROWS und Mitarbeiter (1937). Sie erzeugten eine aseptische Entzündung durch Injektion von Olivenöl, vermischt mit Suspensionen von Kieselgur, Kaolin usw. 5 Tage nach der Einspritzung gaben sie eine einzige Röntgendosis von 600 r. Von 12 Kaninchen starben 3 vorzeitig, 3 blieben frei von Tumoren, aber 6 bekamen zwischen 22 und 38 Monaten nach der Bestrahlung spindel- bzw. polymorphzellige Sarkome im Bereich der früheren Entzündung. Man wird dies klinisch als *Warnung vor hohen Röntgendosen bei entzündlichen Herden* werten.

Auch die „Kombinationsschäden" sind experimentell geprüft. SEDGINIDSE (1933) hat die kombinierte Wirkung zweier Krebsnoxen nachgeahmt und bei weißen Mäusen mit Röntgenlicht und Teerpinselung Krebs erzeugt, wobei bemerkenswerterweise die Mäuse mit kombiniert erzeugten Krebsen länger lebten als die gewöhnlichen Teerkrebsmäuse. Wir kommen auf die Frage der Kombination carcinogener Noxen nochmals (S. 351) zurück.

6. Radioaktivität und Krebs.

Unter Radioaktivität versteht man alle Vorgänge, die mit der natürlichen und künstlichen *Atomumwandlung* zusammenhängen und vor allem durch die Aussendung energiereicher „radioaktiver" Strahlen charakterisiert sind. Mit der Entdeckung der Atomzertrümmerung ist dieses neueste Gebiet moderner Physik auch für die Krebsforschung aktuell geworden und es ist schon heute kein Zweifel, daß sowohl das Krebsexperiment, als auch die Krebstherapie großen Nutzen aus den neuen Entdeckungen ziehen wird.

Radioaktiv sind bekanntlich die schwersten chemischen Elemente wie Uran, Thorium, Actinium, die wegen ihrer bei der chemischen Umsetzung erfolgenden Strahlenemission auch Radioelemente genannt werden. Seit 1934 ist es möglich, Radioaktivität auch künstlich zu erzeugen (J. CURIE und JOLIOT). Von weitaus den meisten Elementen lassen sich durch sog. Kernreaktionen radioaktive Isotope — bis jetzt an die 400 — gewinnen, eine neue Möglichkeit, die für die experimentelle Krebsforschung von größter Bedeutung sein wird.

Medizinisch und biologisch interessiert zunächst am meisten das *Radium*, ein Metall, welches besonders in seinen Salzen Radiumchlorid und Radiumbromid Verwendung findet. Das biologisch Entscheidende sind die *radioaktiven Strahlungen* und ihre Eigenschaften. Die von einem Gemisch radioaktiver Substanzen ausgesandten Strahlungen lassen nach MINDER (1941), dessen Darstellung hier weitgehend gefolgt wird, drei Komponenten erkennen:

1. Die α-*Teilchen:* sie sind positiv elektrisch geladen und führen fast die ganze Energie der Strahlung mit sich, es sind beim Atomzerfall entstehende zweifach positiv geladene *Heliumkerne*.

2. Die β-*Strahlen* sind negativ geladen, ihre Energie ist geringer, ihre Durchdringungsfähigkeit dagegen größer, sie sind identisch mit Kathodenstrahlen und stellen sehr rasch bewegte *freie Elektronen* dar.

3. Die γ-*Strahlen* besitzen eine außerordentliche Durchdringungsfähigkeit, sie verhalten sich auch sonst ähnlich wie Röntgenstrahlen. Sie sind Lichtstrahlen sehr kleiner Wellenlänge bzw. sehr hoher Frequenz, ebenfalls der Kernumwandlung entstammend.

Radium sendet je Sekunde $3{,}72 \cdot 10^{10}$ α-Teilchen (Heliumkerne) aus. Neben dem Helium entsteht ein zweites Gas, das Edelgas „*Emanation*", welches selbst auch wieder unter Freigabe von Energiemengen α-Strahlen aussendet. Ein solcher Zerfall radioaktiver Atomkerne bedingt eine bestimmte Lebensdauer des radioaktiven Elementes. Die *mittlere Lebensdauer* des Radiums beträgt 2280 Jahre. Da die in der Zeiteinheit zerfallenden Atome zu jedem Zeitpunkt der Zahl der noch nicht zerfallenen Atome proportional sind, läßt sich auch die *Halbwertzeit*, d. h. die Zeit, nach der die Hälfte der Substanz zerfallen ist, berechnen. Sie beträgt für das Radium 1580 Jahre. Die weiter entstehenden

Zerfallsprodukte sind wieder radioaktiv und zerfallen weiter (s. bei Emanation!). Erst am Schluß der langen Zerfallsreihe steht als stabiles Element Blei, welches dann selbst nicht mehr radioaktiv ist.

Die *Wirkung der Radiumstrahlen* beruht darauf, daß beim Durchgang der Strahlung durch ein Medium in diesem ein Anteil der Strahlung zurückgehalten wird (*Schwächungsvorgang* der Strahlung in dem betreffenden Medium). α-Strahlen haben bestimmte Geschwindigkeiten und charakteristische Reichweiten. Im lebenden Gewebe beträgt die Reichweite der α-Strahlen nur 30—70 μ, sie durchfliegen also etwa 10 Zellen. Daraus geht hervor, daß eine Wirkung nur zu erwarten ist, wenn die α-strahlende Substanz dem zu bestrahlenden Gewebe direkt einverleibt wird, wie dies mit der Emanation, die sich in Trägerflüssigkeiten oder in aktiver Kohle aufnehmen läßt, möglich ist.

β-Strahlen haben als schnelle Elektronen hohe Ladung und geringe Masse, bei ihrer Schwächung handelt es sich um Vorgänge, bei denen elektrische Kräfte eine Rolle spielen. Bei *γ-Strahlen* gelten, entsprechend ihrer Wellennatur und ihrer qualitativen Übereinstimmung mit Röntgenstrahlen, deren Schwächungsgesetze. Bei allen Wirkungen der Radiumstrahlen stellt die Ionisation den primären Vorgang dar. Beim Durchgang der α- und β-Strahlen durch die Atome werden Elektronen frei gemacht und das betreffende Atom dadurch ionisiert. Die freigemachten Elektronen ionisieren wiederum weitere Atome. Im lebenden Gewebe vermögen die Ionen chemische Reaktionen auszulösen.

Radioaktive Präparate senden meist — so sehr auch eine Strahlenart im Vordergrunde steht — alle drei Strahlenarten aus und enthalten die jeweiligen Zwischenstufen der betreffenden Zerfallsreihe. Entscheidend für den biologischen Effekt sind aber immer die Sekundärstrahlungen.

a) Radium und Krebs. Radium (Ra) sendet α-, β- und γ-Strahlen aus und zerfällt dabei in die α-strahlende Emanation. Für die Therapie ist die γ-Strahlung entscheidend. Die γ-Strahlung nimmt je Jahr nur etwa um $^1/_2\%$ ab. Die Radiumwirkung ist, was die γ-Strahlen anlangt, der Wirkung der Röntgenstrahlen physikalisch nahe verwandt. Die Wellenlänge der γ-Strahlen ist lediglich kürzer als die der kürzesten Röntgenstrahlen und bewegt sich in der Größenordnung zwischen 10^{-7} und 10^{-11} cm. Wie die Röntgen-, so üben auch die γ-Strahlen im Gewebe eine Ionisation aus, d. h. bei der Spaltung elektrisch neutraler Bestandteile der Materie kommt es zur Abspaltung negativ geladener Elektronen.

Die *strahlenbiologische Wirkung* der Radiumstrahlen wurde bereits früh entdeckt. Schon 1900 berichteten WALKOFF und GIESEL über Selbstbeobachtungen bzw. Selbstversuche mit Radiumsalzen und deren Wirkung auf die eigene Haut. 1 Jahr später haben auch die berühmten Entdecker der Radioaktivität, BECQUEREL und P. CURIE (1901) über die „physiologische" Wirkung der Radiumstrahlen berichtet, BECQUEREL, der selbst eine Radiodermatitis bekommen hatte, als er Radium in seiner Rocktasche transportierte, und P. CURIE, der die Wirkung bestätigte, nachdem er sich im Selbstversuch Radium auf den Arm aufgelegt hatte.

Wie die Röntgen-, so führen auch die Radiumstrahlen zu Krebsbildung. Die ersten Beobachtungen von *Radiumkrebs* betrafen gleichfalls Berufskrebse. Bei der großen Ähnlichkeit zwischen Radium- und Röntgenstrahlen ist der weitgehende Parallelismus der Röntgen- und Radiumberufskrebse der äußeren Haut, soweit er durch äußere Strahlenwirkung entsteht, ohne weiteres verständlich. Doch ist der *Radiumberufskrebs* bei Strahlentherapeuten wesentlich seltener als der Röntgenkrebs. Es ist das ohne weiteres erklärlich, war ja zu der Zeit, als das Radium in die Medizin eingeführt wurde, die Strahlenschädigung schon längst bekannt. Außerdem wird ja Radium nur therapeutisch, aber nicht diagnostisch verwandt. Trotzdem sind Radiumberufskrebse vorgekommen. EMILE-WEIL und LACASSAGNE (1925) beschrieben das tragische Schicksal zweier Ingenieur-Chemiker, die in denselben Laboratorien derselben Fabriken mit denselben radioaktiven Stoffen arbeiteten und im Zeitabstand von 5 Tagen starben, der eine im Alter von 34 Jahren an einer myeloischen Leukämie, der andere mit 40 Jahren an perniziöser Anämie. WAKELEY (1927) beschrieb ein Radiumcarcinom am Daumen bei einem Radiumtherapeuten, der seit 20 Jahren mit Radium arbeitete, HAAGENSEN (1931) ein Epitheliom am Mittelfinger bei einem Chemiker. Ferner berichtet DROSCHL (1933) über einen Arzt, der seit 1911 etwa 41000 Radiumbestrahlungen durchführte und 1928 einen ersten Radiumberufskrebs am rechten Zeigefinger und dann einen zweiten am rechten Daumen und dann einen dritten am rechten Ringfinger bekam. Er starb 54 Jahre alt 1932 interkurrent an schwerer aplastischer Anämie. Weitere Fälle hat BORDIER (1933) zusammengestellt. Bei einem Strahlentherapeuten, den LACAS-SAGNE (1945) beobachtete, betrug die Latenzzeit 38 Jahre. Sie scheint bei den Radiumkrebsen durchweg länger zu sein als bei den Röntgencarcinomen. Histologisch hat es sich stets um spinocelluläre Carcinome gehandelt.

Radiumkrebs nach therapeutischer Radiumanwendung ist mehrfach beobachtet:

Fall WAGNER (1928): Im Anschluß an wiederholte Radiumbestrahlungen eines Plattenepithelcarcinoms Spindelzellsarkom der Wange.

Fall LABORDE (1931): Eine Frau, die seit dem 15. Lebensjahr wegen eines Angioms im Gesicht im Abstand von je 2 Jahren 10 Radiumapplikationen erhalten hatte, bekam 21 Jahre später im Strahlenbereich ein spinocelluläres Carcinom.

Fall ROSS (1932): Bei einer Patientin mit Mammacarcinom geriet bei einer Radiumspickung versehentlich eine Radiumnadel durch die Brustwand und setzte sich im Septum interventriculare des Herzens fest, wo sie 3 Jahre liegen blieb und bei einem Radiumgehalt der Platinnadel von 2 mg Radium eine Bestrahlungsdosis von 52000 mgh aussandte. Es kam zu einer relativen Lymphopenie und auf der der Nadel benachbarten Oberfläche der Leber zu einem Hämangioendotheliom mit Metastasierung in die Lungen und ins Knochensystem.

Fall SCHWARZWALD (1934): 62jährige Frau, vor 6 Jahren Lupus am Hals. 4 Jahre lang Röntgenbestrahlungen. Später durch Röntgenstrahlen induziertes „Lupuscarcinom". Histologisch Plattenepithelkrebs. Nach Radiumbestrahlung desselben Spindelzellensarkom.

Fall UEHLINGER (1937): Mit 28 Jahren Akromegalie. Bestrahlung der Hypophyse mit 40 mg Radiumelement (36 Stunden). Mit 32 Jahren Rezidiv. Röntgenbestrahlung. Strahlenschädigung der Schleimhäute im Bereich der Nase und ihrer Nebenhöhlen. 18 Jahre nach der Radium-, 14 Jahre nach der Röntgenbehandlung osteogenes Siebbeinsarkom.

Fall TYRONE und WEED (1941): 1928 Radiumbestrahlung des Uterus wegen eines Cervixcarcinoms. Gesamtdosis 3600 mgh. 1940 großer Bauchtumor: Im rechten Ovar a) ein Granulosazelltumor und b) ein papilläres Cystadenom.

HATSCHER (1945) stellt 6 Fälle von Knochensarkom nach Radiumbestrahlung zusammen und fügt 3 eigene Fälle hinzu, bei denen der Tumor an einem bisher normalen Knochen, der jedoch in einem Bestrahlungsfeld gelegen war, entstanden war. Die Zwischenzeit betrug im Mittel 6 Jahre.

Vor *Injektion von Radiumsalzen* kann nur gewarnt werden. Sie sind, einmal einverleibt, Dauerstrahler, die bis zum Lebensende fortwirken und nicht mehr entfernt werden können. Über ein abschreckendes Beispiel berichtet NORGAARD (1940):

Eine Kranke, die 8—10 Jahre zuvor wegen Arthritis(I) Einspritzungen von *Radiumchlorid* ins rechte Schulter-, zweimal ins rechte Kniegelenk erhalten, bekam ein *Fibrosarkom der Tibia*, welches zur Amputation zwang. Das Radium konnte im amputierten Knochen nachgewiesen werden.

Experimentell haben DAELS und BILTRIS (vgl. Tabelle 58) mit Radiumsalzen verschiedener Konzentration und verschiedener Applikation 19 Krebse verschiedener Lokalisation, auch innerer Organe, erzielt. In Fortsetzung dieser

Versuche erhielt BILTRIS beim Meerschweinchen 11 weitere Krebsbildungen: ein Nierensarkom, ein Sarkom der Meningen, eins der hinteren Bauchwand, 6 Gallengangskrebse (einen mit Metastasen) und 2 Milztumoren, die beide metastasierten. Letzteres ist besonders bemerkenswert, da die Milz spontan außerordentlich selten an Krebs erkrankt, noch dazu beim Meerschweinchen, welches das tumorresistenteste Versuchstier, das man bis jetzt kennt, darstellt. Eines der Radiumsarkome von DAELS und BILTRIS erwies sich als sehr gut transplantabel. Es geht in 70—100% (Durchschnitt 80%) an (WATSON 1936). Damit war auch für das Meerschweinchen ein Impftumor gewonnen.

PETROV und KROTKINA (1933) erzielten lediglich durch Einführung radiumhaltiger Glasröhrchen (0,4—1,8 μg) in die Gallenblase von Meerschweinchen nach 34 bzw. 45 Monaten bei 2 von 8 überlebenden Tieren cholangiocelluläre Leberkrebse bei gleichzeitigen präcancerösen Veränderungen in der Gallenblase. Es ist jedoch zu beachten, daß von 7 Kontrolltieren mit den gleichen Glasröhrchen, aber ohne Radium, zwei Meerschweinchen gleichfalls Carcinome bekamen, und zwar schon nach $16\frac{1}{2}$ bzw. 31 Monaten.

Die Erzeugung von Hauttumoren begegnet bei den Versuchstieren natürlich wegen der

Tabelle 58. *Radiumkrebs.* (Nach DAELS und BILTRIS.)

10 Sarkome des Unterhautzellgewebes	. . weiße Ratten
3 Sarkome des Unterhautzellgewebes	. . weiße Mäuse
1 Cancroid	. . . weiße Maus
1 Adenocarcinom	. . . weiße Maus
2 Sarkome der Meningen	. . . Meerschweinchen
1 Gallengangscarcinom	. . . Meerschweinchen
1 Nierensarkom	. Meerschweinchen

19 Radiumsarkome und Radiumcarcinome.

Applikation erheblichen Schwierigkeiten. MOTTRAM (1931) erhielt bei 2 von 5 (unter 8) überlebenden Tieren Sarkome, in einem Falle nach einer Bestrahlungszeit von 6 Stunden 15 Min., 8 Monate nach der Bestrahlung, das andere Mal nach 13 Monaten bei einer Bestrahlungsdauer von 8 Stunden 45 Min. Die Radiummenge betrug 60 mg.

Im Anschluß an das Krebsreferat des Verfassers auf dem Chirurgenkongreß 1937 hat HELLNER über ein osteogenes Sarkom mit Lungenmetastasen berichtet, welches er durch fraktionierte Bestrahlung mit Radium (im ganzen 2480 mgh) erzielt hatte. Später teilte er mit, von 5 von außen her bestrahlten Tieren 3 Sarkome, darunter das eine nach sekundär gesetzter Fraktur (s. oben) erhalten zu haben. Alle 3 Tiere hatten Metastasen.

b) Radiumemanation und Krebs. Die Radiumemanation entsteht beim Zerfall des Radiums. Sie hat eine Halbwertzeit von nur 3,825 Tagen! Sie zerfällt weiter in das α- und schwach β-strahlende Element Ra A (Halbwertzeit 3,05 Min.). Dieses wiederum zerfällt in den β- und γ-Strahler Ra B (Halbwertzeit 28,6 Min.) und dieser in den α-, β- und γ-Strahler Ra C usw. Radiumemanation kann gewonnen werden aus Radiumlösungen. Sie kommt in Quellwässern und in der Bergwerksluft von Radiumgruben vor. In den Organismus gelangt sie durch die Atmung. Sie würde als Gas wieder ausgeschieden werden, wenn sie sich nicht — entsprechend der kurzen Halbwertszeit — rasch in Wismut- und Bleiisotope umsetzen würde. Diese ihrerseits werden abgelagert und bleiben im Körper liegen.

Als *Berufskrankheit durch Radiumemanation* gilt der *Schneeberger und Joachimsthaler Lungenkrebs*, aber doch nicht ohne Widerspruch. Der *Schneeberger Lungenkrebs* ist als „Bergkrankheit" schon im 17. Jahrhundert bekannt. In der Zeit von 1879—1915 starben allein 140 Bergleute an Lungenkrebs (UHLIG 1921), wobei klar ist, daß dies Minimalzahlen sind. ROSTOSKI, SAUPE und

SCHMORL fanden bei 362 Schneeberger Nichtbergleuten keinen Lungenkrebs, während von 154 Bergleuten in $3^3/_4$ Jahren sicher 62%, wahrscheinlich sogar 71% der Verstorbenen an einem Lungenkrebs gestorben waren, wobei besonders bemerkenswert ist, daß zwei von ihnen den Bergbau bereits vor 15 bzw. 22 Jahren verlassen hatten. Die Krankheit führt in 2—3 Jahren nach Beginn der Symptome zum Tode. Histologisch fanden sich Lymphosarkome (UHLIG) und vor allem Endothelcarcinome, meist ausgehend von den Bronchialdrüsen. In etwa 25% fanden sich primäre Doppelcarcinome (ROSTOSKI, SAUPE und SCHMORL).

Für die Bergarbeiter von Joachimsthal ist der zuerst von LÖWY nachgewiesene Lungenkrebs als Grundlage der „Bergmannskrankheit" von Joachimsthal erneut bestätigt worden. PIRCHAN und SIKL, sowie SIKL berichten über 18 autoptisch sichergestellte Fälle. Unter den 1929—1938 ausgeführten 63 Obduktionen hatten 45,4% Lungenkrebs, 1,5% Gesichtskrebs, 1,5% Femursarkom, 1,5% Pleuracarcinom, 30,9% Lungentuberkulose und 8,9% Pneumokoniose (BEHOUNEK und FORT 1941). Die Lebensdauer der Bergarbeiter beträgt durchschnittlich nur 42 Jahre gegenüber dem Bevölkerungsdurchschnitt von Joachimsthal mit 59 Jahren. Bei SIKLS Fällen betrug die in Bergwerken verbrachte Zeit durchschnittlich 17 Jahre. In Joachimsthal steigt die Sterblichkeit stets einige Jahre nach Erschließung einer neuen, reichen Uraniumader besonders an (PIRCHAN und SIKL).

Ausführlichere klinische und röntgenologische Schilderungen stammen von BENTEL und WOLDRICH aus der Klinik NONNENBRUCH. Der Hauptunterschied gegenüber dem Schneeberger Lungenkrebs ist die relative Seltenheit von Pneumokoniosen (LÖWY, SIKL, BENTEL und WOLDRICH), dafür verdecken nicht selten sekundäre Pneumonien röntgenologisch längere Zeit das dahinter steckende Bronchialcarcinom.

Wie SCHMORL für den Schneeberger, so haben PIRCHAN und SIKL auch für den Joachimsthaler Lungenkrebs in einem ihrer 8 obduzierten Fälle primäre Duplizität des Krebses mit ganz verschiedener Struktur derselben gefunden.

Als Ursache des Schneeberger und Joachimsthaler Lungenkrebses kommt neben der Radiumemanation als Krebsnoxe noch die Lungenverstaubung und das Arsen in Betracht.

Was die *Lungenverstaubung* anlangt, so ist sicher, daß der Gesteinsstaub als solcher allein einen Lungenkrebs nicht auslöst, gibt es ja zahlreiche andere Betriebe mit häufiger Staubkrankheit, aber ohne Lungenkrebs. SCHMIDTMANN (1930) hat mit emanationsfreiem Schneeberger Gesteinsstaub ausgedehnte Versuche angestellt. Trotz 2jähriger Versuchsdauer konnte weder die charakteristische Schneeberger Staublunge noch Lungenkrebs erzeugt werden. Lediglich im Bronchialepithel entwickelte sich Tiefenwachstum, wie es aber auch bei unwirksamem Gesteinsmehl oder Straßenstaub entstand, sobald das ihnen fehlende Arsen mit der Nahrung zugeführt wurde. Aber auch damit wurde nie Lungenkrebs erzielt. Vor allem hat sich aber besonders in Joachimsthal gezeigt, daß die „Lungenverstaubung" keineswegs das für das betreffende Alter übliche Maß überschreitet (SIKL). Aber auch bei den Schneeberger Fällen fand sich nicht in allen Krebsfällen eine besonders starke Anthracocalicose, und wo sich die letztere fand, war durchaus nicht immer Krebs entstanden (ROSTOSKI, SAUPE und SCHMORL).

Dem Gesteinsstaub muß natürlich die Wirkung eines zusätzlichen Reizes, aber keine spezifische, d. h. direkt krebserregende Wirkung zugesprochen werden.

Ähnlich verhält es sich mit dem *Arsen*. Gegen das Arsen als ausschlaggebende Ursache des Schneeberger und Joachimsthaler Lungenkrebses ist einzuwenden, daß der typische Arsenkrebs auch bei innerer Intoxikation nicht ein Lungen-, sondern ein Hautkrebs zu sein pflegt, ferner daß bei den Schneeberger und Joachimsthaler Arbeitern die sonstigen Arsenveränderungen der Haut usw. fehlen und endlich, daß in anderen Arsengruben der Lungenkrebs als Berufskrankheit unbekannt ist. Dem Arsen kann also auch nur die Bedeutung einer zusätzlichen Allgemeinschädigung, aber nicht die Rolle *der* Schneeberger Lungenkrebsursache zugebilligt werden.

Um so weniger ist heute an der ausschlaggebenden Bedeutung der *Radiumemanation* zu zweifeln. Die Bedeutung der Emanation wird vor allem nahegelegt durch den Nachweis, daß die Grubenluft bis nahe an 50 Macheeinheiten Radiumemanation im Kubikmeter enthält. Neuere Untersuchungen von NEITZEL an Ort und Stelle ergaben an der Arbeitsstelle der Hauer bis zu 46,5 und im Tropfwasser bis zu 221 Macheeinheiten je Liter. Die toxische Dosis liegt bereits bei durchschnittlich 15 Macheeinheiten bei einer Einatmungsdauer von 10^4 Stunden (BEHONNEK und FORT 1941). Und daß die Emanation nicht nur da ist, sondern auch zur Resorption kommt, geht daraus hervor, daß im Urin von Hauern bis 29,4 Macheeinheiten in 1 Liter Urin nachgewiesen wurden, während bei den im gleichen Bergbau, aber fernab von den Erzadern beschäftigten Arbeitern, wie bei einem Zimmermann und Maschinisten, keine Emanation im Harn nachweisbar war. Auch sonst zeigte sich, daß die Emanation am stärksten an der Stelle der Erzgewinnung wird und daß sie mit der Entfernung von ihr schnell abnimmt.

Die Bedeutung der Radiumemanation für die Entstehung des Lungenkrebses wird besonders unterstrichen durch die Tatsache, daß beide, Schneeberg und Joachimsthal, mit dem gleichen Gehalt an Radiumemanation an der Stelle der Erzgewinnung den gleichen Lungenkrebs liefern und daß andere Arsenbergwerke ohne Radiumemanation den gleichen Lungenkrebs nicht kennen.

Eine weitere Beweisquelle für die Bedeutung der Radiumemanation liefern die *Radiumlaboratorien*. NEITZEL berichtet über 8 Fälle, von denen mehrere an Lungenfibrose, andere an Lungenkrebs zugrunde gingen. In einem obduzierten Fall konnte auf mindestens 6,75 µg Radiumemanation im Körper geschlossen werden.

Das alles zusammen spricht dafür, daß bei diesen Berufskrebsen in Schneeberg und Joachimsthal die *Radiumemanation* die ausschlaggebende Rolle als Krebsnoxe spielt. Die Schneeberger Lungenkrankheit im Erzbergbau des Erzgebirges ist dann auch unter Nr. 21 in der Liste der entschädigungspflichtigen Berufskrankheiten aufgeführt.

HUECK konnte (1937) zeigen, daß Laboratoriumstiere, direkt an den Arbeitsstellen in den Schneeberger Gruben aufgestellt, erhöht Geschwülste bekamen. Von 28 untersuchten Mäusen hatten 7 bereits makroskopisch erkennbare Geschwülste (2 Hämangiome in Lymphknoten, 1 Schilddrüsenadenom, 2 Lungenadenome, 2 Meristome der Lungenwurzel mit Absiedelungen in inneren Organen).

Den experimentellen Beweis für die Radiumemanation als carcinogene Noxe erbrachten RAJEWSKI, SCHRAUB und KAHLAU (1943). Sie setzten je 12 Versuchstiere einer Dauerwirkung von $1-2 \cdot 10^{-8}$ Curie je Kubikzentimeter aus. Die Tiere nahmen rasch an Gewicht ab und starben nach 60—100 Tagen. Sie zeigten eine Atypie des Bronchialepithels. Mit $1{,}16 \cdot 10^{-9}$ Curie/ccm (3200 Macheeinheiten) lebten die Tiere 161—453, im Durchschnitt 286 Tage, während von den Kontrolltieren nach Versuchsende noch 75% lebten. Es fanden sich außer starken Atypien des Bronchialepithels 10 Adenome, 1 Adenocarcinom und 1 kleinzelliges malignes Blastom der Lunge. Die Verfasser halten die Tumorerzeugung durch die Emanation für gesichert, nachdem bei den Kontrollen nur ein Adenom beobachtet wurde.

c) Mesothor und Krebs. Bei der Radioaktivität unterscheidet man drei Zerfallsreihen: die Uran-, die Thorium- und die Actiniumreihe. Unter den Zerfallsprodukten der Thoriumreihe steht das *Mesothor* (M Th) mit einer Halbwertzeit von 6,7 Jahren in der medizinisch-praktischen Bedeutung an erster Stelle. Mesothor ist ein β-Strahler, sein Zerfallsprodukt M Th$_2$ ein β- und γ-Strahler und geht mit einer Halbwertzeit von 6,2 Stunden über in das Thor-Isotop Radiothor (R Th). Dieses und die weiteren Zerfallsprodukte sind α-Strahler. Die meisten Mesothorpräparate enthalten noch 25—30% Radium. Nach 20 Jahren sinkt die γ-Strahlung auf 65%, nach 30 Jahren auf 45% und von da an langsam auf den Grundwert der γ-Strahlung des Radiums allein (30%).

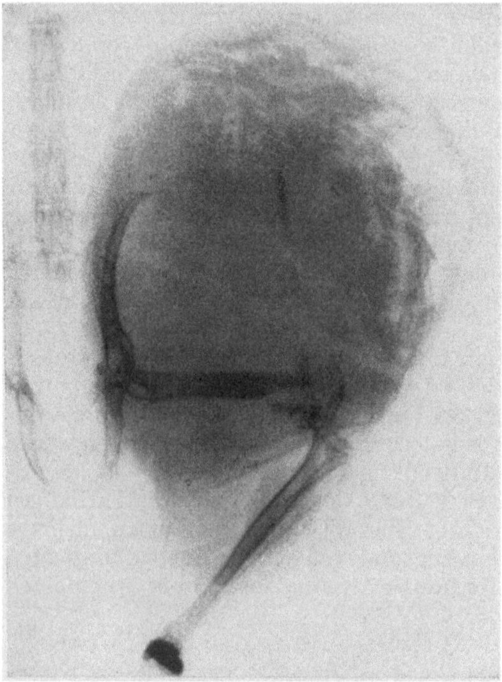

Schürch und Ühlinger erhielten 19 Monate nach Einlegung von Mesothorium in die Femurmarkhöhle des Kaninchens ein Osteosarkom, welches nach 2 Monaten unter Metastasierung in fast alle Organe zum Tode führte.

Verfasser selbst konnten beim Meerschweinchen durch Einbringung eines Mesothoriumröhrchens in die Femurmarkhöhle ein Spindelzellensarkom (Abb. 52) 2 Jahre nach der Einpflanzung erzielen (K. H. Bauer 1937).

Daels und Biltris erhielten beim Meerschweinchen auf gleiche Weise auch ein transplantables Sarkom, welches nach Untersuchungen von Watson im Mittel in 80% angeht, stark wächst, häufig metastasiert und nur selten Regression aufweist.

Abb. 52. Spindelzellensarkom des Femur bei einem Meerschweinchen 2 Jahre nach Implantaticn von 0,5 mg Mesothor in die Markhöhle des Oberschenkelknochens.

Sabin und Mitarbeiter (1932) beschrieben das Auftreten von Knochensarkomen bei 2 von 7 Kaninchen, die 11 bzw. 19 Monate die intravenöse Injektion von Radiumchlorid und Mesothorium überlebt hatten.

Eine große Versuchsserie stammt von Ühlinger und Schürch (1938). Eine Dauerbestrahlung mit 0,0001—0,0005 mg Mesothor (bzw. Radium vermischt mit 0,2 g Vaseline und eingebracht in die verschiedensten Organe) ergab viele wichtige Aufschlüsse. Die minimale Lebenszeit betrug für Knochensarkome 18 Monate. Bei 18 von 56 Kaninchen, die die präsarkomatöse Periode überlebten, kam es zu metastasierenden Geschwülsten: 14 Knochen-, 2 Milz-, 1 Leber- und 1 Magenwandsarkom (30% Gesamtsarkomausbeute). Bei 2 Geschwulsttieren hatte die Mesothormenge nur 0,0001 mg betragen. Die höchste Sarkomausbeute liefert die Skeletbestrahlung (57—66%). Mesothor wirkt in der Hauptsache auf die Stützgewebe. Histologisch entsprachen die Strahlensarkome Spindelzellen- und Osteosarkomen, im Skelet gelegentlich auch Ewing-Sarkomen. Die Verfasser schließen daraus, daß es ein strahlenspezifisches Sarkom nicht gibt. Die experimentellen Sarkome entsprechen völlig den „Spontan"-Geschwülsten beim Menschen. Im Experiment sind sie der Effekt einer kollektiven Strahlenwirkung, vielleicht mit entscheidender Bedeutung der β- oder γ-Strahlen. Wegen der Zunahme der Strahlenbehandlung bösartiger Geschwülste rechnen die Verfasser in Zukunft auch mit der Zunahme von Sarkomen als Folge von Bestrahlungen.

d) Thorium X und Krebs. Thorium X (Th X) ist ein Zerfallsprodukt des Radiothor, von dem beim Mesothor schon die Rede war. Thorium X selbst ist ein α-Strahler und hat eine Halbwertzeit von 3,64 Tagen, seine Zerfallsprodukte senden auch β- und γ-Strahlen aus. Thorium X ist ein fester Stoff, bildet leicht Salze und gibt mit Wasser, Alkohol usw. Lösungen jeder Konzentration. 1 ccm Thorium X in alkoholischer oder sonstiger Lösung gibt in 1 Sek. etwa 14 Millionen α-Teilchen ab.

Thorium X-Präparate spielen in der praktischen Medizin eine große Rolle, einmal als Röntgenkontrastmittel (Umbrathor, Thorotrast) und als Präparate zur Strahlenbehandlung von Hautkrankheiten.

Das Thoriumkontrastmittel *Umbrathor* ist ein Thoriumdioxyd-Sol mit 25% ThO_2. Es findet eine nicht sehr ausgedehnte Verwendung bei der Röntgendarstellung von Hohlorganen (Magen, Darm, Blase, Uterus) und von Höhlen und Nebenhöhlen des Gesichtsschädels. Es flockt bei der Berührung mit Schleimhautsekreten aus und eignet sich daher für die Schleimhautdarstellung. Doch sind nicht radioaktive Präparate bei entsprechender Technik in der Lage, dasselbe zu leisten.

Eine heftige Diskussion ist entbrannt um das Präparat *Thorotrast*. Seine Einführung in die Röntgendiagnostik geht auf BLÜHBAUM, FRIK und KALKBRENNER (1928) zurück. Es ist gleichfalls ein 25% Thoriumdioxydsol. RULAND zitiert folgende Angaben von HECHT 1939: Die γ-Strahlung von 100 g Thorotrast ist gleich $1{,}24 \cdot 10^{-6}$ mg Radium. Die Strahlenaktivität von 25 ccm ist äquivalent der Wirkung von 1 Mikrogramm Radium. Thorotrast hat eine Halbwertzeit von 25000 Millionen Jahren und gibt je Gramm und Sekunde 4390 bis 26340 α-Partikelchen ab.

Aus Anlaß eines von WACHSMUTH (1948) beschriebenen Falles von paravasalem Thorotrastdepot am Hals hat der Physiker KULENKAMPFF Messungen an thorotrastgeschädigten Geweben angestellt. Nach KULENKAMPFF beruht die Wirkung des Thoriums und seiner Derivate im wesentlichen auf der α-Strahlung, der gegenüber die β-Strahlung etwa 10mal schwächer sei, während die γ-Strahlung vernachlässigt werden könne. Näheres über die Methodik und Berechnung findet sich bei WACHSMUTH. Im Endergebnis und auf „r" umgerechnet läuft die Feststellung des Physikers darauf hinaus, daß das umgebende Gewebe einer radioaktiven Dauerbestrahlung unterliege, die die zulässige Dosis nach den allgemeinen Strahlenschutzvorschriften etwa um das 10fache überträfe.

Wie bei anderen Kontrastmitteln (Jod, Barium) darf auch bei der Thoriumverbindung Thorotrast die *Sekundärstrahlung* bei den vielerlei Röntgenuntersuchungen nicht außer acht gelassen werden. JAKOB und WACHSMANN (1948) untersuchten mittels einer eigens dafür konstruierten Meßkammer unter anderem auch Thorotrast und fanden, daß die Sekundärstrahlung, sofern das betreffende Gewebe allseitig von Kontrastmittel umgeben ist, etwa *das sechsfache der primären Strahlung* beträgt. Die von einem solchen Kontrastmittel ausgehende Dosiserhöhung im Gewebe kann schon bei diagnostischen Röntgenuntersuchungen — und wie oft werden Thorotrastfälle geröntgt! — *Organdosen von 300 und 500 r* bei einer Untersuchung liefern. Bei fraktionierter therapeutischer Bestrahlung können nach JAKOB und WACHSMANN bei Thorotrast *Herddosen bis zu 50000 r* (!) auftreten. Es ist dies eine nicht übersehbare Warnung vor „therapeutischer" Bestrahlung von Thorotrastinfiltraten und vor unnötigen Röntgenuntersuchungen. Die Cancerisierungsgefahr wird dadurch unbestreitbar noch weiter gesteigert.

Seine ausgedehnte Verwendung verdankt Thorotrast dem Umstand, daß es stabilisiert ist, nicht ausflockt und sich mit Blut, Liquor, Harn usw. mischen läßt. Es dient zu jeglicher nur ausdenkbaren Form von Röntgenographie, angefangen von der Arteriographie bis zur Mammo-, Neuro-, Aorto- und Kardiographie.

Um eine kleine Vorstellung über die große Verwendung des Thorotrasts zu vermitteln, seien alle die ,, ... graphien" aufgeführt, für die es nach dem Schrifttum Verwendung fand:

Arteriographie	Encephalographie	Tonsillographie
Cystographie	Mammographie	Vaso-Epidymo-Vesiculographie
Urethrographie	Neurographie	Fistulographie
Pulmoradiographie	Lymphographie	Hepatographie
Aortographie	Myelographie	Lienographie
Angiokardiographie	Cholangiographie	Spermatographie.

Neuerdings empfiehlt STÄHLER (1943, 1944, 1947) „im Rahmen" der von ihm „systematisch durchgeführten Untersuchungen über die Kontrastdarstellung der Samenwege im Röntgenbild (Spermatographie, Vesiculographie)" das Thorotrast als Kontrastmittel. Es ist wohl kaum zu erwarten, daß das Mittel auch nach Jahr und Tag gänzlich aus den Samenwegen wieder verschwindet, andererseits aber ist zu fürchten, daß die Spermien, sofern noch solche passieren können (Verdachtsfälle!), radioaktiv geschädigt werden können.

Auch die von KATZ (1947) propagierte Neurographie mit Thorotrast begegnet ernsten Bedenken.

Ja, man hat sich nicht gescheut, das Mittel „grundsätzlich in tiefer Narkose" zur Kontrastdarstellung des Herzens und der Arteria pulmonalis am lebenden Menschen von einer Arm- oder Halsvene aus durch eine bis ins Herz geführte Sonde direkt ins Herz zu injizieren. „Dabei starben innerhalb der ersten 24 Stunden 4 Patienten. Doch stand der Tod nicht ursächlich in Zusammenhang mit der Lungenarteriographie." Man fragt sich, ja warum denn bei unmittelbar Lebensbedrohten noch eine Lungenarteriographie?

Es erhebt sich die Frage, ob nicht doch öfters die Grenzen des Zulässigen überschritten werden. Thorotrast gibt besonders kontrastreiche Bilder, wird unmittelbar bei der Anwendung vom Kranken gut vertragen und wird daher von Ärzten, die nur den momentanen Effekt sehen, viel verwandt. Was den Kampf gegen dieses Mittel entfesselt hat, ist der Umstand, daß das radioaktive Salz bis ans Lebensende des Kranken unausgeschieden und unausscheidbar im Organismus — gespeichert in Leber, Milz und dem übrigen retikuloendothelialen System — verbleibt und ohne jede Unterbrechung seine radioaktive Strahlung fortsetzt zum dauernden Schaden der Gewebe, in die es einverleibt wurde. Die sekundäre Verlagerung des in der Leber und Milz gespeicherten Thoriums geht auf dem Lymphwege vonstatten. Diese verfallen nach den Untersuchungen von NÄGELI und LAUCHE bei starker Speicherung der Nekrose. Verfasser kennt bereits einen Fall, bei dem nach einer ausgiebigen mehrmaligen Arteriographie mit Thorotrast bei intensiver Verschattung von Leber und Milz („Hepatolienographie" genannt!) nach dem Urteil der Heidelberger Medizinischen Klinik bereits eine Lebercirrhose sich in Entwicklung befindet.

Auch sonst sind *Thorotrastschäden* schon in größerer Zahl beschrieben. So bleiben in den Kieferhöhlen Thoriumkontrastmittel, wie Mitteilungen von TOBECK (1940) und THEISSING (1942) ausweisen, über Jahre unverändert retiniert liegen. WALTHARD (1946) sah nach einer Thorotrastpyelographie, die gewagt wurde, obgleich die andere Seite keinen Urin ausschied, eine langdauernde Hämaturie und 5 Jahre nachher noch Thorotrastschatten im Bereich des Nierenbeckens und seiner Umgebung Der Verfasser besitzt aus dem Nachlaß von SEBENING Diapositive, die gleichfalls die Retention von Thorotrast im Nierenbecken (über 3 Jahre nachgewiesen, damit wohl für immer) beweisen. Auch FONIO (1947) hat solche „Thorotrastnieren", Lebercirrhosen usw. beschrieben.

Der Verfasser selbst konnte in der Heidelberger Klinik aus der Zeit von 1939—1946 33 Fälle schwerer Thorotrastschäden beobachten, und zwar 25 Fälle ausgedehnter paravasaler Thorotrastgranulome nach Vasographie, 5 Fälle von Thorotrastretention nach Fistelfüllung, 2 Fälle von Lebercirrhose und einen Fall von Thrombose der A. carotis mit nachfolgender cerebraler Embolie, Fälle, über die der Mitarbeiter des Verfassers, KARCHER (1949), berichtet.

BIRKNER vom ROBERT-KOCH-Krankenhaus in Berlin stellte dem Verfasser eine Beobachtung zur Verfügung, die die sekundär vielfachen Schädigungen durch Thorotrast besonders deutlich aufzeigt. Es handelt sich um eine 39jährige Frau, die 1931 wegen einer ersten und 1938 wegen einer zweiten Echinococcus-cyste der Leber operiert worden war. Beiden Operationen waren intravenöse Thorotrastinjektionen vorausgegangen. Nach der 2. Operation wurde in die ausgeräumte Cyste Thorotrast direkt injiziert. Jetzt findet sich neben der Ab-lagerung von Thorotrast in der Leber, Milz und Lymphknoten eine große kompakte Thorotrastmenge in der Mitte des Oberbauches. An Schädigungen wurden folgende nachgewiesen: schwere Schädigung des retikuloendothelialen Systems, eine Leukopenie von 2300, Lebercirrhose, ovarielle Ausfallserschei-nungen, sowie negative Cholecysto- und Pyelographie.

Jedenfalls zeigen die Thorotrastdepots im Gewebe alle Kennzeichen einer Präsarkomatose. Es entstehen entzündliche, stark verbackene, hochgradig hyperämische, operativ nicht radikal entfernbare Granulationstumoren — man hat sie „Thorotrastome" (ein unglückliches Wort!) genannt —, die mikroskopisch aus allen histiocytären Elementen zusammengesetzt, ununterbrochenen Zell-untergang, neue Phagocytose der radioaktiven Metallteilchen, zahlreiche Mitosen und Mitosestörungen aufweisen, kurzum alle Zeichen, daß die mesenchymalen Gewebe nicht zur Ruhe kommen und kommen können.

Zu fürchten sind besonders die versehentlich paraarteriellen Thorotrast-depots (Abb. 53), die sich auf 20 und mehr Zentimeter Länge zu erstrecken ver-mögen und operativ (vgl. Abb. 48) unmöglich radikal entfernbar sind. Ja, die bloßen Versuche einer Exstirpation führen zusätzlich noch die Gefahr nicht-heilender Fistelwunden herauf. Aber damit nicht genug, die Strahlung, Jahr für Jahr dauernd, *muß* natürlich nach allem, was wir über Strahlenwirkungen wissen, eines Tages zu Krebs führen. Es ist ein unsachliches Argument, wenn den Warnern gesagt wird, man habe „nichts Schädliches davon gesehen". Es handelt sich ja nicht um die sofortigen, sondern um die Spätfolgen. Als ob man heute noch wie anno 1895, als man die Gefahr des Röntgencarcinoms noch nicht kannte, drauf-losröntgen dürfte. 'Seitdem ist eben erwiesen, daß *alle* kurzwelligen Strahlen ohne jede Ausnahme carcinogen wirken, sofern Dosis und Zeit ausreichen. Wohl ist die Strahlung quantitativ sehr gering, dafür wirkt sie aber nicht wie dia-gnostische oder therapeutische Strahlenanwendungen Minuten oder Sekunden, sondern Tage, Wochen, Monate, Jahre und, sofern es der Betreffende erlebt, Jahrzehnte.

Der einzige Einwand wäre die allenfallsige Sarkomresistenz des Menschen gegenüber Thorium X. Diese Hoffnung ist mehr als vage, denn sonst ist der Mensch für alle Noxen, die im Experiment als carcinogen erwiesen sind, emp-fänglich und in bezug auf radioaktive Noxen hat er sich als voll empfänglich erwiesen.

Es gehörte also keine Prophetengabe dazu, vorauszusagen, daß Thorotrastsarkome kommen werden, wenn die Latenzzeit vorbei ist. Es ist auch irrig,
anzunehmen, daß es sich hier nur um einen vielleicht trügerischen Analogieschluß handelt. Es handelt sich um eine naturwissenschaftliche Vorhersage,
die so begründet ist wie die Voraussage der Pla-
netoiden, bevor sie nach-
gewiesen waren.

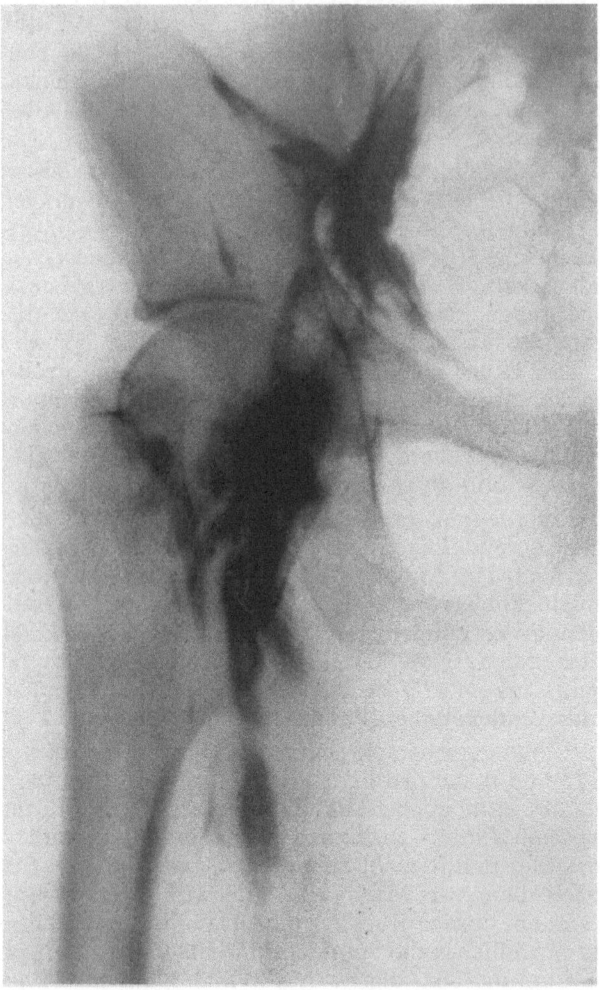

NÄGELI und LAUCHE
(1936) fanden bei einem
5 Jahre nach der Thoro-
trasteinverleibung getö-
teten Hund „Leberzell-
adenome", die sie aber
nur als Folge der Leber-
schädigung auffaßten. Sie
enthielten nur ganz wenig
Thorium, was eine Ent-
stehung erst nach der
Thoriumspeicherung
wahrscheinlich macht.
Auch 2 Gallengangsade-
nome wurden als Gewebs-
mißbildungen aufgefaßt,
die nach Ansicht der
Autoren „mit der Tho-
riumspeicherung nichts
zu tun haben" und als
„ein zufälliges Zusam-
mentreffen angesehen
wurden". Als erste haben
ROUSSY, OBERLING und
GUÉRIN (1936, b, c) vom
Krebsinstitut Paris den
Beweis von der carcino-
genen Wirkung des Thoro-
trasts experimentell er-
bracht. Sie erzielten be-
sonders bei Ratten bei
subcutaner Injektion Sar-
kome, zum Teil mit Me-
tastasierung, bei intra-

Abb. 53. Ausgedehntes Thorotrastdepot nach paraarterieller Injektion aus
Anlaß einer mißglückten Arteriographie. (Beobachtung des Verfassers.)

peritonealer Einverleibung diffuse Sarkomatose des Peritoneums. Bei 2,5 ccm
war die Ausbeute 65%, bei 5 ccm 100%. Die Sarkome folgten bei der Ratte
nach 9—14 Monaten.

SELBIE (1936, 1938) bestätigte die eben geschilderten Ergebnisse auch bei
Mäusen. Er verwandte sehr viel kleinere Dosen und erhielt von den innerhalb
der tumorfähigen Zeit noch lebenden Ratten 58% Geschwulstträger. Er wies
noch besonders auf die Mitwirkung des an der Einbringungsstelle entstehenden
und dank der α-Strahlung nie zur Ruhe kommenden Entzündungsherdes hin.

In einer späteren Arbeit bestätigten ROUSSY und GUÉRIN (1941) nochmals
ihre ersten Beobachtungen und ergänzten sie noch dahin, daß nicht nur

hinsichtlich der Tumorquote, sondern auch hinsichtlich der Latenzzeit eine ausgesprochene Dosisabhängigkeit besteht.

Bei 5 ccm bekamen von ·10 Ratten 10 ihre Sarkome zwischen dem 9. und 13. Monat
„ 2 „   „   „ 17 „   11 „   „   „   „ 12. „ 17. „
„ 0,5 „   „   „ 10 „   4 „   „   „   „ 14. „ 24. „

Mäuse, die bei Sterzi (1941) nicht reagiert hatten, bekamen Geschwülste nicht am Ort der Injektion, aber in 16% Lungentumoren.

Selbst das relativ krebsresistente Meerschweinchen bekommt nach Thorotrastinjektionen Carcinome und Sarkome (Warren, Chields und Gates 1941), was auch Lavedan und Courtial (1942) bestätigen und das gleiche auch für Mäuse, Ratten und Kaninchen erweisen.

Foulds (1939, zit. nach Oberling) injizierte Thorotrast in die Mamma von 9 Meerschweinchen, 4 von ihnen zeigten nach 37 Monaten maligne Tumoren, von denen ein Carcinom sich als leicht verimpfbar erwies.

In einer neueren Arbeit weist Oberling (1942) auf zwei Besonderheiten hin: a) Hasen und Hühner scheinen thorotrastrefraktär, b) bei den empfänglichen Tierarten bleibt die cancerogene Wirkung auf die Fibroblasten des Bindegewebes beschränkt, während die retikuloendothelialen Zellen, obgleich sie vollgepfropft sind mit dem Metall, nicht maligne zu entarten scheinen.

Wenn Ruland (1947) nach intravasaler Einbringung von Thorotrast bei Meerschweinchen und Ratten, auch bei direkter Schädigung von Knochenmetaphysen bei Ende des Versuchs nach 26 Monaten keine Thorotrastsarkome entstehen sah, so ist dazu zu sagen, a) daß die Versuchsdauer für Meerschweinchen, gemessen an deren Lebensdauer, zu kurz war, und b) daß schon nach den Untersuchungen von Oberling Sarkome kaum zu erwarten waren, wenn sich die Resistenz der Retikuloendothelien bestätigen sollte.

1943 hat K. H. Bauer auf Grund der Latenzzeiten bei Rattenthorotrastsarkomen, bezogen auf deren durchschnittliche Lebenszeit, die *Latenzzeit beim Menschen* für Thorotrastsarkome auf *12—18 Jahre* veranschlagt. Das *erste Thorotrastsarkom beim Menschen* trat 12 Jahre nach der Thorotrastinjektion ein (MacMahon u. Mitarb. 1947). Es handelte sich um eine Patientin, bei der dreimal je 25 ccm Thorotrastlösung intravenös im Alter von 58 Jahren wegen Verdachtes eines Lebergummas injiziert worden waren. 12 Jahre später kam sie an einer inneren Blutung ad exitum. Bei der Obduktion fand sich als Blutungsquelle ein *Endothelsarkom der Leber*, welches an der Stelle der größten Konzentration von Thorotrast im Körper entstanden war. Das Sarkom hatte zu einer ausgedehnten Metastasierung in die übrige Leber, in die Lungen usw. geführt. Die Tumorzellen ahmten die Funktion der Kupfferschen Sternzellen und Sinusendothelien nach, enthielten Thorotrast, infiltrierten die Trabeculae, wuchsen in die Lumina der Pfortaderäste und erzeugten Blutungen infolge Durchbrechung der normalen Endothelschranken. Letzten Endes war dies auch die Ursache der tödlichen Blutung.

Was nun den Fall auch sonst noch so wichtig macht, ist der pathologischanatomische Nachweis auch sonstiger zahlreicher *Thorotrastschäden*, ist es ja wohl überhaupt der erste Fall, der zur Obduktion und eingehenden Untersuchung gekommen ist. Im Vordergrund stehen zunächst die sonstigen Leberveränderungen. Kein Teil der Leber war frei von Thorotrastablagerungen. Stellenweise war die Leberstruktur gänzlich verloren gegangen. In der Milz fehlten polymorphkernige Leukocyten vollständig, in den Lymphknoten waren die Lymphocyten stark vermindert. Im Knochenmark fand sich eine sehr deutliche Verminderung des hämopoetischen Gewebes, Eosinophile fehlten völlig. Die Knochen wiesen eine hochgradige Osteoporose auf.

Zu diesen lokalen Wirkungen kamen noch schwere Gefäßveränderungen, wie Degeneration und Schwund der glatten Muskelfasern sowohl der Venen-, wie der Arterienwände, ferner Degeneration und Unterbrechung der Elastica in den Wänden kleinerer Arterien und endlich Neigung der Arteriolen und Capillaren zu Erweiterungen und Blutungen (klinisch bestand in den letzten Lebensjahren ständig niedriger Blutdruck).

Es ist bei dieser Sachlage schwer verständlich, daß auch neuerdings noch KUHLENDAHL (1948) aus der Düsseldorfer Chirurgischen Klinik es für „notwendig" bezeichnet, „eine Lanze für das heute noch nicht ersetzbare Thorotrast zu brechen" und vom Standpunkt der Neurochirurgie aus Fälle angibt, für die man die Thorotrastanwendung „als unbedingt gerechtfertigt ansehen" müsse. Wir selbst stehen, wie in anderen ähnlichen ärztlichen Situationen auf dem Standpunkt, wie er sich schon in der Bibel (Tobias 4,16) aufgezeichnet findet.

e) Radiothor, Thorium B und Polonium. Unter den Zerfallsprodukten der Thoriumreihe spielt das aus dem Mesothor stammende *Radiothor* (R Th) eine Rolle. Seine Halbwertzeit beträgt 1,9 Jahre Es sendet α-Strahlen aus und liefert die weiteren gleichfalls α-strahlenden Zerfallsprodukte Thorium X, von dem schon die Rede war, Thorium-Emanation (Th Em) und Thorium A (Th A). Nun folgen *Thorium B* (Th B) (Halbwertzeit 10,6 Stunden) mit β- und γ-Strahlen, Thorium C (Th C), Thorium C (Th C) und Thorium C (Th C).

Polonium (Po) wurde 1898 von P. und M. CURIE in Uranmineralien (neben Radium) als neues radioaktives Element entdeckt. Seine Halbwertzeit ist 139,5 Tage. Es ist ein α-Strahler, der in inaktives Blei übergeht. Es wird experimentell besonders dort verwendet, wo es auf eine reine α-Strahlung ankommt.

Das Polonium verdient nach zwei Richtungen das besondere Interesse der Cancerologie: a) es liefert eine „*Autohistoradiographie*" der verschiedenen Organe (LACASSAGNE und LATTÈS 1924, 1927, LACASSAGNE 1945), welche die Verteilung des Radioelementes im Innern der Organe, ja sogar in kleinen Bruchstücken und Mikrotomschnitten derselben bei Auflegen auf die photographische Platte mit großer Genauigkeit wiedergibt, b) weil das Polonium als einziges radioaktives Element nicht carcinogen ist. Es kommt dies daher, daß das Polonium so stark toxisch wirkt, daß vorläufig die notwendige Latenzzeit von den Versuchstieren nicht überlebt wird. Auch bei minimalen Dosen von Polonium lebten von 66 Ratten nach 100 Tagen nur noch 5 und nur ein Tier erreichte 217 Tage Lebenszeit (LACASSAGNE 1945).

Während Radium seine cancerogene Wirkung bei der Bestrahlung von außen oder bei Einbringung in Hohlorgane oder Gewebe entfaltet, während Radium-Emanation inhaliert wird, gibt es gerade bei Radiothorsalzen auch noch die *Aufnahme radioaktiver Salze per os*. Auch dafür gibt es ein Beispiel eines Berufskrebses, den *Knochenkrebs bei Leuchtzifferblattmalerinnen*. In Amerika wurden von MARTLAND (1929, 1931) u. a. Fälle mitgeteilt, wo jugendliche Arbeiterinnen, die Leuchtzifferblätter bemalten, in einer eigenartigen Form an Knochenkrebs zugrunde gingen. Bis 1933 waren schon 23 solche Kranke verstorben. Die Leuchtmasse wird gewöhnlich aus einem Gemisch, welches einerseits Zinksulfid und andererseits Radium- oder Mesothorium- oder Radiothorsalze enthält, hergestellt. Die Intoxikation erfolgt in solchen Fällen durch verspritzte Leuchtfarbmasse, die auf die Haut der Finger und Hände kommt oder dadurch, daß die Arbeiterinnen die mit der Farbe benetzten Pinsel mit den Lippen anfeuchten und sie dabei zuspitzen. Das Speicherorgan für peroral aufgenommene Radiumsalze ist das Knochensystem. Viel zitiert ist der Fall des amerikanischen Stahlmagnaten BYERS, welcher nach täglichem Genuß eines Wassers, welches je Dosis 1 μg Radium und 1 μg Mesothorium enthielt, nach 2 Jahren an Anämie und Knochennekrose verstarb.

Auch 2 Fälle akuter und chronischer *Strahlenschädigung durch Thoriumsalze*, die HAMPERL mitteilt, weisen auf schwere Knochenmarkschädigung hin:

Im 1. Falle nahm ein 26jähriges Mädchen in selbstmörderischer Absicht 40000 elektrostatische Einheiten Thorium X ein, sie bekam einen am 2. Tag einsetzenden und durch kein Mittel aufhaltbaren Leukocytensturz praktisch bis auf Null.

Im 2. Falle eines 35jährigen Röntgenologen kam es bei dauernder Strahlenschädigung zu einer schweren aplastischen Anämie und Sepsis und etwa 1 Monat vor dem Tod noch zu einem fast völligen Schwund der Granulocyten.

Auch bei den Leuchtzifferblattmalerinnen entsteht durch die Knochenmarkschädigung eine schwere Anämie, weiter kommt es zu einer Atrophie und Nekrose der Knochen, besonders der Kiefer und schließlich dann zu Spontanfrakturen, Infektion, Sepsis usw. In anderen Fällen kommt es bei massiver Intoxikation zu der von MARTLAND beschriebenen Form der Knochensarkome.

In Deutschland ist bis jetzt von Berufskrebsen durch Leuchtfarbe noch nichts bekannt geworden, doch sind auch bei uns durch Untersuchungen der Luft in solchen Betrieben einwandfrei geringe Mengen von Radiumemanation festgestellt worden (NEITZEL 1935).

Exakte Untersuchungen über die verschiedenen Salze stammen von P. M. WOLF und N. NIEHL. Diese ergaben, daß Radiumleuchtfarben etwa 30% der Emanation in die Außenluft abgeben, also Mengen, die durchaus schädigend zu wirken vermögen, daß aber Radiothorleuchtfarben von Emanationsabgabe frei sind.

Ähnlich wie mit chemisch-carcinogenen (s. S. 303) wird auch mit radioaktiven Stoffen durch deren Einbringung in Gebrauchsartikel des täglichen Lebens mancher Unfug getrieben. Es sei nur an die „radioaktive Wäsche" und an die „radioaktive Zahnpaste" erinnert. Man gibt vor: „die Zellen werden mit neuer Lebensenergie geladen"(!). Difficile est . . .

f) Künstlich radioaktive Isotope. Bei den Röntgen- und γ-Strahlen der natürlichen Radioaktivität handelt es sich letzten Endes immer um Krebse, die durch γ-Strahlen, also durch freie Elektronen induziert sind. Werden jedoch Atome, z. B. ein N-Atom gewissermaßen als Zielscheibe (vgl. Abb. 54) durch Geschosse sehr großer Energie, z. B. durch Heliumkerne beschossen, so kommt es mit dem Eindringen der Heliumkerne in den Atomkern des Stickstoffatoms zu einer Atomumwandlung, und zwar entsteht als Zwischenprodukt zunächst Fluor, dessen Kern jedoch erst wieder stabil wird, wenn, wie z. B. in der Abb. 54, ein Wasserstoffkern abgegeben und als neues radioaktives Produkt O^{17} gebildet wird, welches dann seinerseits wieder weitere radioaktive Produkte liefert, bis schließlich wieder ein endgültig stabiles Atom zustande gekommen ist.

Die Möglichkeit, auf diese und ähnliche Weise Atome vieler Elemente in *künstlich radioaktive Formen* umzuwandeln, eröffnet völlig neue Perspektiven. Auch die dem Radium bei der Bestrahlung von Geschwülsten entnommene Energie ist im Grunde genommen Atomenergie, welche durch Umwandlung eines Bruchteiles der Kernmasse in kinetische Energie der Zerfallsstrahlung frei wird. Die Atomphysik liefert eine Fülle von Isotopen, d. h. Atome mit gleicher Kernladung, aber mit verschiedenem Atomgewicht. Die erste Beziehung zur Krebsentstehung ergab sich bei der *Krebserzeugung* durch Bestrahlung *mit Neutronen* (LACASSAGNE und JOLIOT 1944). Die Neutronen, 1932 von CHADWICK als Baustein der Materie (vgl. Abb. 54) entdeckt, dringen, da elektrisch neutral (daher ihr Name), leicht in die Atomkerne ein und spielen infolgedessen bei der Atomumwandlung eine große Rolle. Die erste Mitteilung von LACASSAGNE und JOLIOT (1944) betraf einen Leberkrebs, der bei einem Kaninchen nach Bestrahlung mit Neutronen entstanden war. Seit (J. CURIE und JOLIOT 1934) die künstliche Erzeugung radioaktiver Isotopen durch Kernreaktionen, die durch α-Strahlen ausgelöst worden waren, entdeckt wurde, ist inzwischen erwiesen, daß radioaktive Isotope auch von Elementen, die physiologisch und biologisch eine große Rolle spielen, beispielsweise von Kohlenstoff, Phosphor, Schwefel, Eisen, Strontium, Jod usw. erzeugt werden können. Es ist auf diese Weise mit den feinen

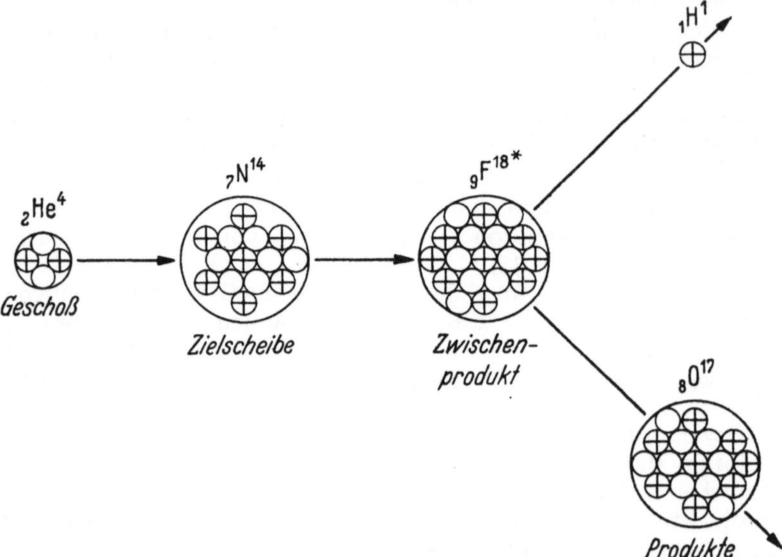

Abb. 54. Erzeugung von O^{17} und H^1 durch Beschuß von N^{14} mit Helium (He^4). Zwischenprodukt Fluor (F^{18}). Offene Kreise = Neutronen, Kreise mit +-Zeichen = Protonen. Bei höheren Energien zerfällt der angeregte Fluorkern in zweierlei Weise: 1. wie in der Abbildung angegeben und 2. indem er ein Neutron und ein positives Elektron an Stelle eines Protons (= H^1) ergibt. (Nach HARKINS 1946.)

Methoden der Atomphysik möglich geworden, bestimmte Atome genau zu verfolgen und im Gewebe nachzuweisen (*Methode der künstlich radioaktiven Indicatoren*, vgl. z. B. SCHUBERT 1947). Der erste uns bekannt gewordene, die *Krebsforschung* betreffende Versuch dieser Art stammt von JONES, CHAIKOFF und LAWRENCE (1939). Sie spritzten bei Mäusen aus Inzuchtstämmen intravenös eine Lösung von Na_2HPO_4 mit isotopem radioaktivem Phosphor (3 mg P^{32} je Kubikzentimeter) ein, um das Verhalten der Phosphatide im Gewebe vier verschiedener Impftumoren zu verfolgen. Aus der Radioaktivität der Tumor-Lipoidextrakte und dem Vergleich mit der von Organextrakten ließ sich der Lipoidphosphorumsatz zeitlich und quantitativ genau verfolgen, da sich der radioaktive Phosphor als solcher exakt ermitteln läßt. Von den Versuchen von v. EULER und v. HEVESY (1942), künstlich radioaktiven Phosphor zur Umsatzermittlung der Nucleinsäure im Tumorgewebe zu benutzen, war schon im 4. Kapitel (S. 135) die Rede. Eine Übersicht über Isotope beim Studium des Krebses stammt von MEDES (1945).

Vielleicht gelingt es in absehbarer Zeit, auch *Tumorviren radioaktiv* zu machen, nachdem das Tabakmosaikvirus künstlich radioaktiv gemacht worden ist. LIBBY und MADISON (1947) gingen so vor, daß sie mit Virus infizierte Pflanzen in Nährlösungen züchteten, die radioaktiven Phosphor enthielten. Die Lebensfähigkeit des extrahierten Virus wurde durch die Infektion normaler Pflanzen und die Radioaktivität des Virus durch seine Konstanz bei Umkrystallisation desselben nachgewiesen. Durch Übertragung des radioaktiven Virus auf Mäuse ließ sich durch Radioautogramme der verschiedenen Organe zeigen, daß der größte Teil des radioaktiven Virus (und zwar 63 %) in der Leber abgefangen und dort für den Abtransport, seinen Umbau und seine Ausscheidung umgesetzt wird.

Das Schicksal solcher künstlich radioaktiver Isotope hängt nun ab von ihrer Zerfallsgeschwindigkeit, ausgedrückt in ihrer Halbwertzeit (s. S. 332). Es wird also für die experimentelle Krebsforschung in Zukunft möglich sein, chemische Elemente, die spezifische Affinitäten zu ganz bestimmten Organen oder Geweben haben, wie z. B. Jod (Schilddrüse), Phosphor (Knochen, Blut), Eisen (Blut) usw. in künstlich radioaktiver Form dem Körper einzuverleiben, sie in bestimmten Organen zur radioaktiven Wirkung zu bringen und zugleich physikalisch zu kontrollieren. Schon kommen die ersten Mitteilungen darüber aus Amerika. HERTZ und ROBERT (1946) z. B. berichten über Studien zur Schilddrüsenphysiologie und CHAPMANN und EVANS (1946) über die Behandlung des Hyperthyreoidismus mit radioaktivem Jod. Letzteres wird durch Kernbeschuß metallischen Telluriums im Cyclotron hergestellt. Jodisotopen mit Halbwertzeiten von 12,6 Stunden und 8 Tagen. Das peroral gegebene Jod wird in der Schilddrüse konzentriert und entwickelt dort — und praktisch nur dort — eine organinterne Bestrahlung, wobei 14 Milicurie (1 Milicurie entspricht dem Zerfall von 37 Millionen Atomen je Sekunde) ungefähr 3490 r entsprechen. Wenn auf diese Weise die Strahlung ohne Eingriff von außen und ohne Mitschädigung bedeckender Gewebe in sonst physiologisch adäquater Form in die Gewebe gelangt, so eröffnen sich für alle experimentellen und für alle *therapeutischen Strahlungen* völlig neue Möglichkeiten. So wird es wahrscheinlich möglich sein, einerseits mit entsprechender Dosis eines radioaktiven Isotops des Jod in der Schilddrüse, die ja nahezu alles Jod an sich reißt, eine Cancerisierung durch das radioaktive Jod zu erzielen, wie es ebenso wahrscheinlich ist, daß es mit entsprechend geänderter Dosis — analog der Tatsache: Röntgen erzeugt, Röntgen heilt Krebs! — durch radioaktives Jod Schilddrüsenkrebs therapeutisch zu beeinflussen, ohne daß alle anderen Gebilde des Halses mitbestrahlt zu werden brauchen. Das krebsige Organ als alleiniger Sitz des Strahlentherapeuticums, das ist natürlich eine völlig neue Perspektive! Auch auf dem Gebiete der malignen Bluterkrankungen (Leukämie usw.) ergeben sich neue Möglichkeiten über die jetzige, grundsätzlich ja nur örtlich beschränkte Strahlentherapie hinaus.

Auf der anderen Seite muß jedoch damit gerechnet werden, daß Leuten, die mit solchen radioaktiven Isotopen, insbesondere bei ihrer Herstellung z. B. am Cyclotron arbeiten, *strahleninduzierte Krebse* drohen. Die Gefährdung selbst wird als millionenfach höher angesehen, als bei den sonst in der Radiumindustrie Tätigen. Allerdings ist die Halbwertzeit vieler dieser radioaktiven Produkte nur sehr kurz. Bestimmte Isotope jedoch, wie z. B. Strontium, Yttrium, Plutonium usw., haben ein so langes Leben, daß die Gefährdung doch groß ist, zumal sich diese Elemente im Knochensystem ablagern und dort nur sehr langsam eliminiert werden. Dabei folgt Strontium, wie Radioautogramme zeigen, dem Weg des Calciumstoffwechsels, während Yttrium, Plutonium usw. in der nicht verkalkenden organischen Matrix des Knochens abgelagert zu werden scheinen (Näheres bei CURTIS 1946, HAMILTON u. Mitarb. 1947). Nach MITCHELL (1947) sind mit Radiostrontium und Plutonium bereits Knochensarkome erzeugt worden. Auch ist es wohl sicher, daß Menschen, soweit sie Atombombenabwurf überlebten oder überleben, auf Grund der bei ihnen bereits festgestellten schwersten Strahlenschädigungen (vgl. KELLER 1946) später in vermehrtem Maße Krebs bekommen werden. Für den Atombombenabwurf auf Nagasaki gab LASKIN (1946) die Strahlenstärke noch in einer Entfernung von 1250 m mit 473 r an. Erst nach 3 Jahren gab, Zeitungsmeldungen zufolge (Le Figaro vom 27. 3. 1948), OWEN, der Leiter der Untersuchungskommission für die Opfer der Atombombe, an, daß in Hiroshima keine weitere Radioaktivität mehr nachweisbar sei. Das Ausmaß der Strahlenschädigungen in der Zwischenzeit wird auch hinsichtlich der Krebsgefahr erst später erkennbar werden.

Wir werden im Abschnitt Strahlentherapie der bösartigen Geschwülste ausführlicher auf die neuesten Fortschritte der künstlichen Atomumwandlung und die bei dieser freiwerdenden Neutronen zurückkommen. Hier nur so viel, daß diese (in der freien Natur nicht vorkommenden!!) Kernteilchen beim Durchgang durch Materie und Einstrahlung in lebendes Gewebe gleichfalls Krebs zu induzieren vermögen, wie erstmals von LACASSAGNE und JOLIOT (1944) an Lebercarcinom eines mit Neutronen bestrahlten Kaninchens gezeigt wurde.

g) Kosmische Strahlen und Krebse. All die Strahlenarten, von denen bisher die Rede war, sind Strahlen, denen der Mensch auf Grund meist irgendeiner medizinischen Indikation sich freiwillig aussetzt Wie aber steht es mit Strahlen, denen jeder Mensch unfreiwillig, aber tatsächlich, noch dazu ununterbrochen, ausgesetzt ist, wie steht es mit den „kosmischen Strahlen"?

Nach der Darstellung von HESS (1940), des Entdeckers der kosmischen Strahlung, beginnt die Geschichte der Entdeckung der „Weltraumstrahlung" damit, daß man nachwies, daß auch völlig abgeschlossene Luft noch eine kleine restliche Ionisation besitzt. Man schloß auf eine von außen her jede Gefäßwand durchdringende ionisierende Strahlung, die man zunächst auf die atmosphärische Luft und auf die Erdoberfläche bezog.

HESS hat den Beweis geführt, daß diese restliche Ionisation nicht von radioaktiven Zerfallsprodukten der Atmosphäre herrührt, da sie ja sonst in wenigen 100 m über dem Boden praktisch unmerklich sein müßte. Vielmehr wurde auf Ballonfahrten bis zur Höhe von 5350 m von ihm eine Zunahme der Strahlung mit der Höhe festgestellt. Er schloß auf eine von außen in die Erdatmosphäre eindringende Strahlung von einem wesentlich höheren Durchdringungsvermögen als sie selbst γ-Strahlen besitzen. Später wurde durch Stratosphärenflüge bis 24000 m Höhe die Entdeckung von HESS bestätigt und gezeigt, daß die Intensität der kosmischen Strahlen von Meereshöhe (Mitteleuropa) in 5000 m auf das über 10fache, in 10000 m auf das über 60- und in 15000 m Höhe auf das 150fache steigt. HESS findet es angesichts der bis auf die Erdoberfläche durchdringenden ionisierenden Strahlen „nur natürlich, daß man nun auch die Frage stellt, ob nicht auch biologische Wirkungen der kosmischen Strahlen nachweisbar sind", denn, so stellt er weiter fest: „die ganze belebte und unbelebte Materie an der Oberfläche der Erde ist seit undenkbaren Zeiten dem Bombardement dieser Energieteilchenstrahlung ausgesetzt".

Die Deutung der biologischen Wirkung der kosmischen Strahlen geht davon aus, daß nur absorbierte Strahlung eine biochemische Wirkung haben kann. Um eine solche nachzuweisen, hat man ausgedehnte Versuche vor allem mit den bekannten Objekten der experimentellen Mutationsforschung, insbesondere mit Drosophila, angestellt. EUGSTER (1940), der diese Versuche zusammenstellte, kommt zu dem Ergebnis: daß von der großen Mehrzahl der Untersucher ein positives Ergebnis im Sinne einer Wachstumshemmung und Vergrößerung der Mutationsrate als Effekt der kosmischen Strahlen festgestellt worden ist.

Im Vergleich mit den Röntgenstrahlen ist die Wirkung der primären kosmischen Strahlen eine verschwindend kleine: nur rund 1 r je Jahr. Von einer solch kleinen Strahlung wäre eine biologische Wirkung nicht zu erwarten. Entscheidend kommt es jedoch nicht auf die Primärstrahlung, sondern auf die „großen Schauer" an, von denen angenommen wird, daß 6 große Schauer je Stunde auf die Körperoberfläche treffen. Das würde je Tag etwa 150 große Schauer und, wenn 1000 große Schauer etwa 1 r entsprächen, je Jahr rund 55 r kosmische Strahlung bedeuten, wobei die kleinen und mittleren Schauer nicht mit eingerechnet wären. In der neuesten Arbeit über die kosmischen Strahlenschauer von DEUTSCHMANN (1947), der mit einer großen WILSON-Kammer von nahezu 100 Liter Inhalt arbeitete, wird die Zahl der großen Schauer mit nur 2—3 je Stunde angegeben.

Nun wird man sagen, gegenüber dem UV-Licht, gegenüber Röntgen- und Radiumstrahlen ist die carcinogene Potenz der kosmischen Strahlen noch recht problematisch. Das ist sie auch, man darf aber an dieser Fragestellung nicht vorbeigehen, denn EUGSTER und HESS (1940) berichten bereits über erste Versuche einer *Krebsbeeinflussung durch kosmische Strahlen.* Sie arbeiteten an reingezüchteten, insbesondere an Stämmen mit spontanem Brustkrebs, der bei einem Stamm stark metastasierte. Als Ausgangsmaterial diente a) ein Stamm mit einer positiven Carcinomlinie, der in einem strahlenfreien Milieu gehalten wurde (119 Tiere), b) ein zweiter Stamm mit geringer Carcinomanfälligkeit, der unter Blei, also unter Sekundärwirkung der kosmischen Strahlen gesetzt wurde (390 Tiere).

Das Ergebnis dieser Versuche war folgendes: a) die krebsbelasteten Stämme gingen in strahlenfreier Umgebung in ihrer Carcinomanfälligkeit außerordentlich stark zurück, b) die unter Sekundärwirkung gehaltenen Tiere erkrankten umgekehrt mit großer Regelmäßigkeit an Krebs.

Von den an Carcinom gestorbenen Mäusen waren 91% unter Schauerwirkung gehalten und 9% unabgeschirmt. Auf sämtliche Mäuse berechnet wurde die biologische Wirkung zusammenfassend dahin festgestellt: das Verhältnis der Carcinomanfälligkeit war 4·1 zugunsten der unter Schauerwirkung gehaltenen Versuchstiere.

Selbstverständlich bedürfen solche grundlegend wichtigen Versuche einer Nachprüfung auf noch breiterer Basis und unter Variation der Versuchstechnik. Aber schon diese erste Versuchsreihe zeigt, daß mit einer carcinogenen Wirkung kosmischer Strahlen gerechnet werden muß. Auch die Tatsache, daß alle kurzwelligen Strahlen mindestens jenseits der UV-Strahlen ausnahmslos carcinogen sind, läßt eine krebsauslösende Wirkung für nicht ausgeschlossen erachten.

Wenn sich dies endgültig bestätigen sollte, so wäre es nicht unmöglich, daß die kosmischen Strahlen eine entscheidende Rolle bei der Entstehung der Sarkome spielen könnten. Es war im 2. Kapitel (S. 59) die Rede davon, daß die Sarkome ein Sonderproblem des Krebsproblems darstellen. Sie sind über die Altersklassen fast gleichmäßig verteilt, steigen also nicht mit dem Alter sprunghaft an. Sie entstammen den mesenchymalen Geweben, die weder den bedeckenden äußeren, noch den auskleidenden Innenflächen des Organismus zugehören und so weder direkten äußeren noch direkten inneren Schädigungen zugänglich sind. Die einzigen exogenen Schädigungen, denen auch sie ausgesetzt sind, sind die alles durchdringenden Röntgen-, Radium- und kosmischen Strahlen. Die Röntgen- und Radiumsarkome sind erwähnt. Aber wie relativ wenig Menschen werden mit Röntgen- und Radiumstrahlen durchstrahlt. Dagegen sind alle Menschen ohne Unterlaß kosmischen Strahlen ausgesetzt. Wird also die carcinogene Wirkung kosmischer Strahlen zugegeben — wer könnte sie auch bestreiten oder gar widerlegen? — so wäre damit zugleich eine hypothetische Erklärung für die Entstehung und Sonderstellung der Sarkome gegeben.

Zusammenfassung. Überblickt man das über *physikalische Einwirkungen* Gesagte, so kommt man zu wichtigen Feststellungen.

a) Alle *physikalisch induzierten Krebse* verdanken ihre Entstehung *Strahlenwirkungen*.

b) Von den elektromagnetischen Strahlungen, deren Bereich Wellenlängen von Hunderten Kilometern bis zu Bruchteilen von 1 Milliardstel Millimeter umfaßt, wird ein Teil von der lebenden Materie nicht absorbiert. Umgekehrt sind *alle Strahlungen, die im Organismus zur Absorption gelangen* — entsprechende Intensität vorausgesetzt — *ausnahmslos carcinogen*.

c) Die zur Absorption gelangenden Strahlungen umfassen die *Infrarotstrahlen,* die *Strahlen des sichtbaren Lichtes, die UV-, die Röntgen-, die γ-* und wahrscheinlich auch die *kosmischen Strahlen*. Sie sind alle potentiell carcinogen.

d) Die *Absorption* dieser strahlenden Energien ist eine *molekulare* und von Wellenlängen von 400 Å an eine *atomare*. Die Infrarotstrahlen gelangen in beträchtlichem Maße in der Subcutis, die Strahlen des sichtbaren Lichtes in der Cutis, die UV-Strahlen längerer Wellenlänge in der Cutis und die kürzerer in der Epidermis und in der Hornschicht zur Absorption.

e) Gegenüber der Absorption dieser Strahlungen — es sind ja die für das Leben auf dieser Erde schlechthin lebensentscheidenden Strahlungen! — besitzt der Organismus eine Fülle von Aufnahme- und, bei größerer Intensität, von Anpassungs- und Abwehrreaktionen. Diese Strahlungen wirken daher erst *carcinogen, wenn diese Abwehrmechanismen* durch fortgesetzte Schädigungen *ausgeschaltet* sind.

f) Im Bereich der in der freien Natur nicht vorkommenden *Röntgen- und* γ-*Strahlen* besitzt der *Organismus keinerlei Abwehrmöglichkeiten*. Ihre krebsinduzierende Wirkung hängt daher nur von der *Strahlenquantität* ab. Sie dringen, je kürzer ihre Wellenlängen sind, um so mehr in die Tiefe.

g) Die Kenntnis aller strahleninduzierten Krebse geht auf die *klinische Erfahrung* an „physikalischen Berufskrebsen" (Hitzekrebs, Lichtkrebs der Ackerbauer und Seefahrer, Röntgen- und Radiumberufskrebs, Berufskrebs bei den mit radioaktiven Stoffen, z. B. Leuchtfarben Arbeitenden usw.), ferner auf iatrogene Krebse (Röntgenkrebs nach diagnostischer und Röntgen- und Radiumkrebs nach therapeutischer Verwendung dieser Strahlen, Thorotrastsarkome usw.) zurück.

h) Das *Experiment* hat diese zunächst unfreiwilligen Krebsexperimente beim Menschen in zahlreichen Variationen am Tier nachgeahmt, die *klinischen Erfahrungen bestätigt* und in Einzelheiten *ausgebaut*.

i) Die Wirkung der carcinogenen Strahlungen läuft darauf hinaus, daß ihre zur Absorption gelangenden Energien durch Ionisation von Atomen und Molekülen, ohne die Zellen zu töten und ohne ihre Teilungsfähigkeit zu vernichten, eine *Umkonstruktion von Molekülen der lebenden Substanz* bewerkstelligen, die den Zellen neue Eigenschaften (s. 9. Kapitel, S. 387) verleiht.

k) Dieser Cancerisierungseffekt hängt jeweils wesentlich von der *Strahlenquantität* ab.

l) Zwischen der physikalischen Einwirkung und der Krebsmanifestation liegt stets eine längere *Latenzzeit* und jedesmal geht dem Krebs ein *präcanceröses Stadium* voraus.

m) Die verschiedenen Strahlenarten erzeugen keine jeweils nur ihnen allein zugehörigen, also *keine strahlenspezifischen Tumoren*, vielmehr *entsprechen* die strahleninduzierten Krebse völlig *den beim Menschen „spontan" entstehenden Geschwülsten*.

7. Kombination verschiedener Krebsnoxen (Syncarcinogenese).

Das Experiment als „spezifische Methode, um kausale Beziehungen zu ermitteln" (SPEMANN 1936), arbeitet bei Versuchen über Krebsentstehung tunlichst nur mit *einem* carcinogenen Faktor, um auf einfache Weise die Vielheit seiner Wirkungen zu beobachten und aus *einer* Ursache die Schlußfolgerungen für das Krebsgeschehen im ganzen zu ziehen.

Die *Beobachtung am krebskranken Menschen* lehrt jedoch, daß beim Menschen oft *mehrere, ja viele Noxen bei der Krebsentstehung zusammenwirken,* ohne daß im allgemeinen gesagt werden kann, welche Noxe schließlich endgültig den Krebs verursachte. Diese krebsbegünstigenden Schädigungen können zu gleicher Zeit zusammenwirken oder einander folgen, sie können nur Präblastomatosen auslösen oder unmittelbar und spezifisch carcinogen wirken, sie können den Krebsausbruch beschleunigen oder für den Sitz der Krebserkrankung maßgebend sein. Beim Pechkrebs z. B. ist den Ärzten schon immer aufgefallen (vgl. BARNEWITZ 1928), daß die typischen Spätveränderungen der Haut durch Pech ausschließlich an den der Belichtung ausgesetzten Körperteilen sich finden und daß die Pecharbeiter sehr empfindlich gegen Sonnenlicht sind und sich mit allen Mitteln dagegen zu schützen versuchen. Nach Wegfall der Pechnoxe bilden sich die Spätveränderungen an der Haut zurück, bleiben aber an den belichteten Körperstellen fortbestehen. Zum chemischen Faktor Pech kommt die physikalische Noxe Licht und zu beiden stets noch der traumatische, veranlaßt ja der Juckreiz ständig Kratzeffekte. So kommt wirklich „eins zum anderen". Jedenfalls ist klinisch oft eine *Kombination von Schäden,* die dem Krebsbeginn vorausgeht, festzustellen. Weitere Beispiele folgen alsbald.

Man hat natürlich diesen am Menschen offenkundigen Tatbestand auch experimentell nachgeahmt. DEELMANN kommt das Verdienst zu, 1922 mit der Kombination Teerung plus Scarifikation der Haut dem Krebsexperiment neue und wesentliche Möglichkeiten eröffnet zu haben. Später hat SHEAR (1938) für dieses Zusammenwirken verschiedener Krebsnoxen den Begriff der Co-Carcinogenese geprägt. Von den Begründern (vgl. BERENBLUM 1947) war der Ausdruck zunächst reserviert für die Fälle, bei denen die Steigerung der Carcinogenese durch einen nicht carcinomerzeugenden Faktor erfolgte, wie z. B. Crotonöl und besonders Crotonharz die carcinogene Wirkung einer 0,05%igen Benzpyrenlösung erheblich zu erhöhen vermag (BERENBLUM 1941). Der Ausdruck „Co-Carcinogenese ist jedoch sprachlich nicht gut, a) da er zwei griechische Sprachwurzeln (Carcinom und Genesis) mit der lateinischen Präposition cum zu einem Wort zusammenfügt, b) weil der gegensätzliche Ausdruck Anticarcinogenese die griechische Vorsilbe benutzt. Man sollte daher besser von *Syncarcinogenese* sprechen und den Begriff vor allem vom klinischen Standpunkt dahin erweitern, daß man immer dann von Syncarcinogenese spricht, wenn mehrere oder gar viele Faktoren für die schließliche Entstehung eines malignen Tumors verantwortlich zu machen sind (K. H. BAUER 1948).

Bevor der Ausdruck definiert wird, ist es vielleicht besser, erst an zwei klinischen Fällen zu erläutern, was er besagt.

Der Verfasser beobachtete einen 43jährigen Mann (J. O., J.-Nr. 3303/1947), der innerhalb weniger Jahre mehrfache Gesichts- und Lippencarcinome bekam. Vor Jahren wurde bereits „ein kleines Knötchen" am Nasenrücken, 1942 eine „kleine Geschwulst" vor dem rechten Ohr entfernt. Am 10. 7. 1947 wurden zwei Plattenepithelcarcinome, das eine unterm rechten Unterlid, das zweite von der linken Wange entfernt. Später (Januar 1948) Unterlippencarcinom.

Unwillkürlich fragt man: Warum Lippen- und Gesichtscarcinome schon Ende der 30er und Anfang der 40er Jahre? Und warum gleich multipel? Antwort: Der Kranke erlitt mit 13 Jahren anläßlich des Feuerwerkes bei einer Hochzeit durch eine Schwarzpulverexplosion Verbrennungen im Gesicht und an den Händen. Daß Verbrennungen Krebs induzieren, davon war oben (S. 317) ausführlich die Rede. Die zweite carcinogene Noxe ist dem Kranken ins Gesicht geschrieben: es ist geradezu tätowiert durch zahlreiche Fremdkörperimprägnierungen. Die dritte Noxe ist die für die bereits photosensibilisierte Haut doppelt schädliche Exposition gegenüber dem Ultraviolett des Sonnenlichtes. Die vierte syncarcinogene Noxe sind die Infrarotstrahlen in Form strahlender Hitze: der Kranke arbeitet als Schlosser oft am offenen Feuer.

Ein noch sinnfälligeres Beispiel stammt von ALIUS (1928):

Ein 6jähriger Junge bekommt einen Lupus vulgaris am Hals. Der *Lupus* „allein" führt nicht ganz selten — (5,3% unter 2597 Kranken einer Lupusheilstätte: KREINER, 1940) — durch infektiös-toxische Noxen zum Krebs: „Lupuskrebs". Zunächst länger dauernde Behandlung mit *Pyrogallol* (2. Noxe). Pyrogallol = 1:2:3-Trioxybenzol besitzt hohe Giftigkeit und ruft starke Ätzwirkung und heftige Entzündung hervor. Außer Pyrogallolbehandlung *Kauterisation* (3. Noxe). Daß thermische Schäden Krebs begünstigen, davon war oben (S. 317) die Rede. Keine Heilung, daher nach 14jährigem Bestehen Behandlung mit *Quarzlampe* (4. Noxe), also mit UV-Strahlen auf einem bereits stark geschädigten Hautgebiet. Später „zahlreiche *Röntgenbestrahlungen*" (5. Noxe). Nun kommt eine 6. Noxe, die nur aus der Tatsache, daß in einer Klinik ein solcher Dauerpatient, der sonst gesund ist, beschäftigt werden muß, erklärt werden kann: der Kranke besorgte als Krankenpfleger einer Hautklinik 6 Jahre lang „die gesamte *Röntgentherapie*" (6. Noxe). Er „saß dabei viele Stunden am Tag am Schalttisch; er war an seinem Platz von der Röhre nur durch Holzwand ohne Bleischutz getrennt"! In den nächsten 5 Jahren „nur noch vorübergehend im Röntgenbetrieb beschäftigt", mußte er wegen erneuten Fortschreitens des Lupus *erneut* und wiederholt *röntgenbestrahlt* werden (7. Noxe). Dann kam eine Operation, also ein im chronisch geschädigten, bereits krebsverdächtigen Gewebe schweres *Trauma* (8. Noxe), und schließlich wurde eine *Höhensonnenbehandlung im Hochgebirge*, also mit UV-Strahlen (9. Noxe) durchgeführt. Dann nochmalige Operation in dem auf die allerverschiedenste Weise geschädigten Gewebe, also neues *Trauma im längst krebsgefährdeten Gebiet* (10. Noxe). Die Liste ist wahrscheinlich noch gar nicht vollständig, aber schließlich ist „nichts mehr von Tuberkulose nachzuweisen", dafür ein *Spindelzellsarkom* mit tödlichem Ausgang durch Metastasen.

Dieses experimentum in homine ist ebenso betrüblich wie lehrreich. Nicht nur, daß es ad oculos -demonstriert, was der Begriff „syncarcinogene Noxen" bedeutet, sondern es zeigt auch, wie wenig die Ärzte noch vor 25 und 30 Jahren krebsprophylaktisch dachten.

War das nun ein Lupuskrebs oder ein Röntgen- oder Licht- oder Anilin- oder Hitzekrebs? Niemand kann sagen, welche Noxe die endgültige Cancerisierung ausgelöst hat und wo der Krebs zu rubrizieren ist, sicher aber scheint es, daß eine Reihe anerkannter Krebsnoxen nacheinander eingewirkt und die Krebswahrscheinlichkeit schließlich bis zur Krebsgewißheit gesteigert hat. Daß das aber nicht bloß Dinge sind, die die theoretische Cancerologie interessieren, sondern daß sie große Bedeutung für das medizinische Denken und für das praktische Handeln des Arztes haben, wird dadurch schlagend bewiesen, daß der Lupuskrebs, der im Finseninstitut in Kopenhagen nur 0,5% der Lupuskranken befällt, im Material von 2597 Lupuskranken von KREINER (1940) von den 136 Lupuskranken, die mit Röntgen und Radium behandelt waren, 84 = 61,7% dieser bestrahlten Fälle ein Lupuscarcinom erhielten. In einem Falle von SCHWARZWALD (1934) wurde ein Lupus am Halse zuerst mit Röntgenstrahlen behandelt. Es entwickelte sich ein Plattenepithelcarcinom. Dieses wurde dann mit Radium bestrahlt. Nun entwickelte sich auf dem Boden des gleichen Lupus ein Spindelzellensarkom. Röntgen- und Radiumtherapie des Lupus ist nicht Therapie, sondern experimentelle Carcinogenese.

Es ist kein Zweifel, daß vor allem bei den sog. Reizkrebsen oft mehrere Noxen mitbeteiligt sind. Gerade bei den chronischen, nicht heilenden Geschwüren, Hautaffektionen, Fisteln usw. sind neben der bakteriell-toxischen Noxe die chronisch-traumatische, die chronisch-medikamentöse Irritation, die häufige „Strahlenbehandlung", die berühmte „Röntgenreizdosis", die häufige diagnostische Röntgenuntersuchung eine Kette gewebsschädigender Faktoren. Die vielen, oft erst nach Jahrzehnten entstehenden Fistelcarcinome, Brandnarbenkrebse, Carcinome auf dem Boden von Krampfadergeschwüren u. dgl. gehören hierher. Ja, man kann ruhig sagen, bestehen erst Präcancerosen, so ist die Mitwirkung zusätzlicher Schädigungen geradezu die Regel.

Oft liegt die Wirkung solcher „Kombinationsschäden", wie sie früher z. B. schon BAADER genannt hatte, in der Hauptsache darin, daß die auch sonst fällige Krebsentstehung wesentlich beschleunigt wird, so daß mancher alternde Mensch den Krebs noch erlebt, den er sonst infolge Todes an anderer Alterskrankheit nicht erlebt haben würde *(Vorverlegung des Krebsbeginns)*. In anderen Fällen wird durch vielfache Noxen die Krebsquote gesteigert. Beim „Schneeberger Lungenkrebs" z. B. ist es sicher das Zusammenwirken a) des Gesteinsstaubs als Fremdkörper, b) des Arsengehaltes desselben als chemischer und c) der Radiumemanation als physikalischer Noxe, die synchron wirkend das einmal gereizte Lungengewebe nie mehr zur Ruhe kommen lassen und dann Krebs so häufig induzieren, daß von 154 Männern in $3^3/_4$ Jahren sicher 62%, wahrscheinlich 71% der verstorbenen Bergleute an Lungenkrebs gestorben waren. In solchen Fällen handelt es sich jedoch meist um chronische und nacheinanderfolgende Kombinationsschäden. *Metachrone Syncarcinogenese* könnte man sie nennen.

Auch bei manchen *Geschwülsten nach alten Kriegsverletzungen* muß man an die Aufeinanderfolge verschiedener krebsbegünstigender Faktoren denken. Beispielhaft ist eine Beobachtung von THIES (1936): 1915 Schußfraktur des 3. Metakarpalknochens (1. Noxe), dann 1 Jahr langdauernde Eiterung (2. Noxe), massenhafte „Bleisplitter" im Schußkanal (3. Noxe), ohne weiteres anzunehmende vielfache Röntgenuntersuchungen (4. Noxe), 1934 Entfernung von 3 Geschoßsplittern aus dem Daumenballen (5. Noxe), nach 19 Jahren nach der Verwundung Spindelzellensarkom. In der unmittelbaren Nachbarschaft des Tumors findet sich ein „Bleisplitter". Wir erinnern daran, daß solche Metallsplitter bei den vielen Röntgenaufnahmen auch zu entsprechend starker Sekundärstrahlung Anlaß geben.

Es gibt aber auch eine den experimentellen Bedingungen sehr nahekommende *synchrone Syncarcinogenese*. Eine gleichzeitige Wirkung mehrerer Krebsnoxen kommt vor allem bei Berufskrebsen in Betracht. SHAMBAUGH (1935) beschrieb das Vorkommen von Teerkrebsen der Lippe unter den Fischern im Staate Massachusetts. Die Lippen kommen mit dem Gaswerksteer häufig in Berührung, da die Fischer beim Ausbessern der Netze die mit Teer stark verschmierten Nadeln im Munde zu halten pflegen. Außer dem Teer kommen als weitere Noxen häufige Verletzungen und Risse in den Lippen, ferner die auf dem Wasser doppelt wirksame Sonnenbestrahlung und die bei den Fischern beliebte Tabakspfeife in Betracht. Bei den Generatorgasarbeitern handelt es sich um das Zusammentreffen von Hitze, Staub und Inhalation von Teer-, Pech- und Kohlepartikelchen. Manchmal treffen auch „akut", besonders bei den Verbrennungen mit carcinogenen Substanzen, mehrere Noxen zusammen: Spritzer heißen Teers, erhitzten Asphalts, Spritzer glühenden Metalls. Es sind das die Fälle, in denen auch die Krebsentstehung unverhältnismäßig schnell — „ohne Intervall" — einzusetzen pflegt (s. S. 318).

Weitere *Kasuistik*. 1. BÜNGELER (1934). 1. Noxe: Verbrennung (Metall!). — 2. Noxe: mehrfache Wundsetzung. — 3. Noxe: Teerprodukt. 43j. ♂. Verbrennung IV. Grades durch weißglühendes Kupferrohr (Handrücken). Mehrmaliges Aufscheuern der Narbe. Täglich Verband mit technischem, mit Teerzusatz hergestelltem Isolierband. Reinigung der Haut mit Benzin (was den Teerstoffen das Eindringen in die Haut erleichtert!) — 4 Monate nach der Verbrennung Plattenepithelcarcinom.

2. FISCHER-WASELS (1927). 1. Noxe: Verätzung mit cancerogener Substanz. — 2. Noxe: offene Wunde. — 3. Noxe: Einbringung von Tabakprodukten. 43j. ♂. Verätzung des Gesichts mit Kalilauge. Alle Wunden heilen bis auf die Wunde der Unterlippe. Salbenbehandlung. Pfeifenraucher. Nach 5 Monaten verhornendes Plattenepithelcarcinom.

Oben war schon die Rede davon (S. 313), daß nicht selten *Fremdkörper* (Metallsplitter, Fischgräte, Pessare usw.) bei der Krebsentstehung eine Rolle spielen. Syncarcinogenetisch wirken dabei chronische Entzündungen, Röntgenuntersuchungen usw. mit. Es kommt aber vor, daß noch *weitere Noxen* unmittelbar erkennbar sind.

GATÉ (1934) sah einen Gesichtskrebs bei einer 60jährigen Frau sich auf der Wange im unmittelbaren Anschluß an eine Brandwunde entwickeln, die durch *Abspringen* eines *Phosphorfragmentes* beim Anzünden eines Streichholzes entstanden war.

In einem Falle eines 44jährigen Blecharbeiters entwickelte sich ein spinocelluläres Hautcarcinom, nachdem er sich bei der Reparatur eines Automobils verletzt hatte. Nach 2 Monaten wurde ein kleiner *Fremdkörper (Cellulose ack?)* entfernt, weitere 2 Monate später war schon das Carcinom voll entwickelt. Möglicherweise war die Wunde auch mit *Teer* verunreinigt (DUVOIR und ABECASSIS 1934).

Im Falle von HÖLTKEMEIER (1934) war eine *Holzsplitterverletzung* der Hand unter der irrigen Annahme einer tiefen Trichophytie mit *Teersalben* behandelt worden. Das verhornende Plattenepithelcarcinom hatte schon nach 10 Wochen die Größe eines Fünfmarkstückes erreicht.

Auch bei der schon nach 6 Wochen zum Hautcarcinom führenden Verletzung an der Schulter bei einem 31jährigen Schornsteinfeger (KORENYI 1935) muß man an die ausschlaggebende *Mitwirkung von Ruß*, eingebracht in eine Wunde, denken.

Im Falle von GOUGEROT und MEYER (1935) entwickelte sich ein Hautcarcinom bei einem 61jährigen Manne etwa 15 Tage nach einer Stichverletzung des stark mit *Maschinenöl* verschmutzten Handrückens durch einen 1 Stunde später entfernten *Bronzesplitter*. Die Verletzungsstelle war Sitz einer alten Narbe, die von der Beseitigung einer Tätowierung vor 44 Jahren und von einer Verbrennung mit kochendem Harz vor 42 Jahren herrührte.

Im Falle von TORCHI (1939) endlich entwickelte sich ein Hautkrebs bei einem 43jährigen Bauer, der 1918 Verbrennungen der Gesichtshaut durch *Gelbkreuz* erlitten und 1 Jahr später einen *Gesichtslupus* bekommen hatte. 1937 verletzte er sich mit einem *Holzspl.tter* an der Kinngegend. Die Verletzung war dann, ohne vorher zu verheilen, der Ausgangspunkt des Carcinoms.

Es dürfte kaum einem Zweifel unterliegen, daß analog diesem Modell einer metachronen Syncarcinogenese auch viele, viele „innere" Krebse entstehen dürften. Das nächstliegende Beispiel ist der häufigste Krebs, der *Magenkrebs*. Gerade beim Magen muß mit solchen aufeinanderfolgenden Noxen, von denen jede der nächsten den Boden weiter zubereitet, gerechnet werden.

Die Lehre KONJETZNYs setzt voraus, daß dem Ausbruch des Magenkrebsleidens eine Gastriszeit vorausgehe. Man hat ihr daher den Satz LEUBEs entgegengehalten, wonach man „alle Veranlassung zur Annahme eines Magenkrebses habe, „wenn die fragliche Magenkrankheit einen Menschen betrifft, welcher 50 oder 60 Jahre lang einen guten Magen hatte, der nicht geschont wurde und alles vertrug" — und demzufolge, wie der Verfasser hinzufügen möchte, deswegen malträtiert wurde wie kein anderes Organ des menschlichen Körpers, denn das ist klar, daß es doch irgendeinen Grund haben muß, wenn der Magen, dem Gewicht und der Größe nach noch nicht $^1/_{500}$ des Körpers ausmachend, bis zu 40% der Krebse liefert. Sind die oberen Wege des Verdauungskanals nur ganz kurze Zeit den allenfalls mit der Nahrung *und* mit Genußmitteln zugeführten

Noxen ausgesetzt, so muß der Magen immer wieder und jedesmal über Stunden alles ertragen und alles verarbeiten. Da man eine erbliche Krebsdisposition des Magens längst bewiesen hätte, wenn es eine gäbe, so beweisen die Häufigkeit seines Befallenseins und die Verweildauer seines Inhalts, daß er, sofern es Krebsnoxen überhaupt gibt, das am meisten exponierte Organ hinsichtlich der Krebsgefährdung ist. Dafür spricht auch, daß nach Jötten und Reploh die inneren Organe und der Verdauungsapparat jenseits des Pylorus bei arm und reich gleich häufig vom Krebs betroffen sind: „am Pylorus hören die Klassenunterschiede auf". Dafür, daß die hochgradige Exposition für Noxen an der größten Häufigkeit des Magenkrebses schuld ist, spricht auch der Umstand, daß durch den Krebs des oberen Verdauungsapparates die Alkoholberufe (Gastwirte, Kellner usw.) am meisten gefährdet sind. Dafür zwei Zahlen (zit. nach Staemmler 1937). Berechnet man im Durchschnitt aller Berufe die Krebssterblichkeit auf je 100000 Lebende, so ist sie

> im Alter von 55—65 Jahren im Durchschnitt 494, bei Brauern 903
>   „   „   65—70 „   „   „ 843, „ Kellnern 1553!

Tatsächlich kommt beim Magen alles zusammen, was an peroralen Krebsnoxen bekannt ist: Alkohol, Üppigkeit der Nahrung, reichlich Gewürze, Konserven (mit künstlichen Farbstoffen), Tabakteerstoffe usw., Hitzeschäden durch „kochend heiße" Speisen und Getränke — und schließlich noch die radiumhaltige (warum Radium?) Zahnpaste oder das jahrelang als Abführmittel gebrauchte Paraffinöl oder überhitzte Fette und Öle oder der Saft vom Kautabak oder kandierter Ingwer und was es schließlich noch an peroralen Gaben gibt, die der Magen ertragen muß. Die Magenkrebszellen beweisen es, daß mit dem Magenkrebs der Mensch den größten Tribut für so viele „Errungenschaften" der Nahrungsmittelindustrie usw. zahlen muß. Aber zurück zum Thema: es spricht sehr viel dafür, daß der Magenkrebs seine Häufigkeit der aufeinanderfolgenden großen Zahl sich kombinierender und kumulierender Krebsnoxen verdankt.

Die *experimentelle Krebsforschung* hat bereits wichtige Beiträge zu der Frage der Syncarcinogenese geliefert. Es sei dabei noch kurz darauf verwiesen, daß dabei nicht die gleichzeitige Erzeugung verschiedener Krebse im gleichen Organ oder in verschiedenen Organen mit Hilfe verschiedener Krebsnoxen gemeint ist, sondern das Zusammenwirken verschiedener Krebsnoxen am Zustandekommen eines und des gleichen Krebses.

Vor allem muß hier noch der syncarcinogenen Wirkung gewisser *Kostformen* gedacht werden. Übereinstimmend wird von Helmer und Clowes (1937), Baumann und Rusch (1939), Jacobi und Baumann (1940), Maison und Mitarbeiter (1941) mitgeteilt, daß alle Kostformen mit hohem Fettangebot eindeutig krebsfördernd wirken, gleichgültig, ob es sich dabei um Rattenimpftumoren, Teercarcinome, UV-Krebse oder Krebse durch carcinogene Kohlenwasserstoffe handelt.

Wenig grundsätzliche Bedeutung haben die Fälle, bei denen additiv eine Krebsnoxe gewissermaßen auf eine andere daraufgesetzt wird. Sie ergeben das a priori zu erwartende Resultat, daß die Tumorentstehung häufiger und oft auch früher erfolgt. Hierher gehören vor allem die zahlreichen Beobachtungen, nach denen *bei „krebsbelasteten" Tierstämmen zusätzlich Krebsnoxen* eindeutig die Krebsmanifestation begünstigten. Boyland und Warren (1937) injizierten 1 mg Methylcholanthren (in Schmalz gelöst) einerseits bei Mäusen vom Simpson-Stamm mit hoher Krebsanfälligkeit und andererseits bei solchen vom CBA-Stamm mit niedriger Krebsquote. Das Ergebnis war ein höherer und zugleich früherer Krebsbefall beim Simpson-Stamm:

Tabelle 59.
Das Auftreten von Methylcholanthrentumoren bei zwei verschiedenen Mäusestämmen.

	Tumorquote %	Durchschnittszeit Tage
CBA-Stamm (33 Tumoren bei 88 Mäusen).	41	128
SIMPSON-Stamm (46 Tumoren bei 65 Mäusen)	71	72
Zusammen: 79 Tumoren bei 146 Mäusen	54	96

ENGELBRETH-HOLM (1941) z. B. erzielte bei dem Mammakrebsstamm Dilute brown durch Methylcholanthrenpinselung der Haut ein früheres und häufiger multiples Auftreten der Mammatumoren. Auch starben die Tumortiere bereits zwischen dem 8. und 10. Monat im Gegensatz zu den Kontrollen, die erst zwischen dem 13. und 15. Monat verstarben. KIRSCHBAUM und STRONG (1942) pinselten Methylcholanthren, Benzpyren und Dibenzanthracen (in Benzol gelöst!) bei einem Mäusestamm mit hoher Leukämiequote. Methylcholanthren und Benzpyren bewirkten eine wesentliche Verkürzung der präleukämischen Latenzzeit, gleichviel ob die Behandlung gleich bei der Geburt oder erst mit 35 Tagen einsetzte. Die beschleunigende Wirkung stand in direkter Beziehung zur Potenz der carcinogenen Stoffe, andere Tumoren, z. B. solche der Haut zu erzeugen.

Tabelle 60.

Autor	1. Noxe	2. Noxe	Wirkung
EIKEN (1920)	Cysticercusinfektion, Leber	Spiroptereninfektion, Magen	zu gleicher Zeit beim gleichen Tier Sarkom der Leber und Carcinom des Magens
FINDLAY (1928)	Teer	UV-Strahlen	frühere Entstehung der Tumoren
SEDGINIDSE (1932)	Teer	Röntgen	Hautkrebs früher und häufiger
YOSHIDA	Cysticercusinfektion, Leber	o-Amidoazotoluol	Cysticercus-Sarkom und Hepatom im gleichen Organ
MAYNEORD und PARSONS	Dibenzanthracen-präparat (subcutan)	Röntgenbestrahlung (500—550 r)	Sarkome früher und häufiger
TASCHNER und Mitarbeiter (1937)	Röntgenbestrahlung a) 650 r b) 150 r c) Kontrollen	Methylcholanthren	nach 22 Wochen: a) 80% Ca b) 10% Ca c) 30% Ca
FRIEDRICH-FREKSA (1940)	Benzpyren	Methylcholanthren	additiv, als ob gleiche Menge von einem Stoff gegeben wäre
GUMMEL (1943)	Desoxycholsäure	UV-Bestrahlung	Sarkome häufiger und früher

Einem Breslauer Mitarbeiter des Verfassers, GUMMEL (1942) fiel auf, daß bei Mäusen nach Benzpyren- und Methylcholanthrenpinselungen hinsichtlich der Latenzzeit Unterschiede zu bestehen schienen, je nachdem, ob die Versuche im Sommer oder Winter angestellt oder ob die Tiere im Hellen oder Dunkeln gehalten wurden. Bei Bestrahlung mit UV-Strahlen zeigte sich bei der Pinselung mit 0,3%iger Methylcholanthrenlösung folgendes: a) bei UV-Tieren begannen die Hautveränderungen schon in der 3., die präcanceröse Warzenbildung schon in der 4. Woche, während bei den Dunkeltieren die Hautveränderungen erst in der 7. Woche und die präcancerösen Warzen erst in der 15. Woche begannen, b) die Tumorausbeute war bei den UV- und bei den Helltieren wesentlich höher als bei den Dunkeltieren.

In Verfolg dieser Beobachtungen hat GUMMEL die Frage des Übergangs physiologischer Stoffe in cancerogene Substanzen neu aufgegriffen. Es war schon (S. 277) die Rede davon, daß es COOK gelang, die physiologische Desoxycholsäure in vitro in das hochcancerogene Methylcholanthren überzuführen, und daß BUTENANDT diese Überführbarkeit auch in vivo für durchaus möglich hielt. GUMMEL (unveröffentlicht) hat in 2 Serien Ratten in 2 Dosen insgesamt 100 mg Desoxycholsäure injiziert und die eine Serie steigend bis maximal 2mal täglich 10 Min. mit Höhensonne bestrahlt. Von den 10 nichtbestrahlten Tieren haben 3 im 7. und 8. Monat, von den 10 bestrahlten 6 Tiere im 6.—8. Monat Krebs bekommen. Vorbehaltlich weiterer Nachprüfung schien vorläufig wahrscheinlich gemacht zu sein, daß tatsächlich Desoxycholsäure cancerogen zu wirken vermag, vielleicht unter Mitwirkung des Lichtes.

Überblickt man die Fülle des Materials, so ergibt sich eine natürliche *Klassifizierung*. Die erste Gruppe umfaßt Versuche, bei denen die Versuchstiere gewissermaßen die endogene Krebsbereitschaft („1. Noxe") bereits mitbringen und bei denen eine exogene 2. Noxe den Effekt hat, entweder die Tumorquote zu erhöhen oder den Tumorbeginn vorzuverlegen oder eine besondere Organauffälligkeit unter Beweis zu stellen. Das Musterbeispiel beim Menschen hierfür ist das Xeroderma pigmentosum. Die Kranken bringen erblich bedingt eine weitgehende Schutzlosigkeit der Haut gegenüber dem Sonnenlicht mit auf die Welt. Es muß aber die Noxe UV-Strahlen hinzukommen, wenn der multiple und frühzeitige Hautkrebs resultieren soll. Die Abb. 43 (S. 198) bringt graphisch einen hier einschlägigen Versuch von LYNCH. Als Ausgangsmaterial dienten zwei rein gezüchtete Tumorstämme der Maus. Stamm 1194 hatte in 6,7% Lungentumoren, Stamm Bagg-Albino in 37,0%. Durch die exogene Noxe „Teerung" konnte sie beim Stamm 1194 die Häufigkeit von 6,7 auf 22,4% und beim Stamm Bagg-Albino von 37 auf 85,4% hinauftreiben und durch Kreuzungen und Rückkreuzungen auch die Zwischenstufen 18, 22,4, 31,5, 40, 48, und 81,1% erzielen.

Dieser Versuch ist der dem Xerodermabeispiel beim Menschen vergleichbare experimentelle Modellversuch, der auf die theoretisch einfachste Weise die Syncarcinogenese von Anlage und Umwelt demonstriert und an der *Steigerung der Tumorquote* je nach dem genetischen Material die Wirkung zweier Faktoren zahlenmäßig beispielhaft dartut.

Eine zweite Variante des Effektes beim Zusammenwirken endogener Krebsbereitschaft und exogener Krebsinduktion ist die Aufklärung über gewebsspezifische Resistenz bzw. Disposition. LYNCH teerte vier verschiedene Stämme weißer Mäuse und erhielt 4 Varianten des Erfolges:

Stamm Hairless.	73,6%	Hauttumoren	73,8%	Lungentumoren
„ 1194	42,1%	„	16,2%	„
„ Bagg a	34,2%	„	81,5%	„
„ Bagg b	0,0%	„	80,0%	„

Beim 1. Stamm verhielten sich Haut- und Lungentumoren gleich, der 2. Stamm hatte $2^1/_2$ mal so viel Haut- wie Lungentumoren, der 3. Stamm hatte doppelt so viel Lungen- wie Hauttumoren, der 4. Stamm hatte nur Lungen- und keine Hauttumoren.

RUSCH und BAUMANN berichten Ähnliches. Sie bestrahlten Tiere von 2 Albinostämmen. Bei dem einen waren die Weibchen für Brustkrebs empfänglich, im anderen nicht. Bei der UV-Bestrahlung ergaben sich keine Unterschiede. Die Autoren sahen das als Beweis dafür an, daß die Empfänglichkeit eines Organs für Tumorbildung nicht eine solche auch anderer Gewebe in sich schließt.

Der exogene — und *erst* der exogene Faktor bringt die *gewebsverschiedene Induzierbarkeit* zutage, zahlenmäßig ausgedrückt in Prozent des Befalls bei Teerung.

Die zweite Gruppe umfaßt Fälle von experimenteller Syncarcinogenese, bei denen die 1. Noxe eine Präneoplasie und später die 2. Noxe die Cancerisierung, die sonst vielleicht nicht oder sehr viel später oder an anderen Stellen erfolgt wäre, entscheidend mitbestimmt.

Tabelle 61. *Metachrone Syncarcinogenese.*

Autor	1. Noxe	2. Noxe	Wirkung	Tierart
FISCHER-WASELS (1928)	Arsen (Liqu. kalii arsen.)	Scharlachrot (injiziert)	Mammacarcinom	Maus
LACASSAGNE und VINZENT (1929)	Streptobacillus-Infektion	Röntgenbestrah-lung des Herdes	Sarkome ver-schiedener Art	Kaninchen
KIDD und ROUS (1938)	Teerung	SHOPE-Virus	sofortiges Carci-nom	Kaninchen
BELTRAMI (1940)	Benzpyren	Pyocyanin	Ca-Entstehung begünstigt	Maus
ROUS und FRIEDE-WALD (1941)	SHOPE-Virus	Methylcholanthren und Teer	bei Teer Krebs-bildung, bei Methylcholan-thren Auftreten von Krebs regel-mäßig und „mit nie dagewesener Geschwindig-keit"	

Von besonderer, auch klinischer Bedeutung sind in diesem Zusammenhang die Ergebnisse von LACASSAGNE (1929, 1933) bei der *Sarkomentwicklung im An-schluß an die Röntgenbestrahlung entzündlicher Herde.* LACASSAGNE und VINZENT (1929) erhielten bei Kaninchen, die nach Infektion mit Streptobacillus caviae Hüftabscesse bekommen hatten, nach Röntgenbestrahlung derselben im Be-strahlungsbereich 3mal Sarkome, und zwar ein osteogenetisches, ein Fibro- und ein polymorphzelliges Sarkom. LACASSAGNE (1933) setzte die Untersuchungen später fort. Nach der gleichen Technik mit der gleichen Dosis in der gleichen Gegend bestrahlte normale Versuchstiere bekamen ebensowenig Sarkome wie Tiere mit Streptobacillenabscessen ohne Bestrahlung. Damit war die Not-wendigkeit der Kombination beider Noxen erwiesen. Versuche mit tuberkulösen, mit Terpentinabscessen u. dgl. blieben erfolglos. Nur nach Injektion von steriler Kieselgur plus Bestrahlung entwickelten sich wieder zwei Tumoren im Bereich des Fremdkörpers. Dieses Ergebnis wurde dahin gedeutet, daß es offenbar nur auf die Entzündung als solche ankommt, gleichviel, ob sie „infektiös" oder „aseptisch" verläuft. Später entwickelten sich bei den überlebenden Kaninchen des ersten Versuches zwei weitere Sarkome. Im ganzen war die Tumorausbeute bei den Infektfällen 18%. Die Latenz betrug $^1/_2$—3 Jahre. In 3 von 7 Fällen hatte — und das ist von großer praktischer Bedeutung — eine einzige Bestrahlung von 8 Min. Dauer mit 610 r ausgereicht, ein bedeutsamer Hinweis darauf, daß auch schon kleine Dosen Röntgenstrahlen cancerogen sein können, besonders wenn sie auf ein in reparativer Entzündung befindliches, zellteilungsreiches Gewebe treffen. Also auch die bei entzündlichen Affektionen vielfach so beliebten „Reizbestrahlungen" sind nicht ohne Gefahr. Grundsätzlich unterstrichen auch diese Versuche die im Krebsgeschehen so bedeutsamen unspezifischen chronisch-reparativen Entzündungsprozesse.

Die dritte wichtige Gruppe betrifft Fälle, bei denen die 1. (carcinogene) Noxe eine Präneoplasie erzeugte, während die 2. (nichtcarcinogene) Noxe die Krebsentstehung, die sonst erst sehr viel später oder überhaupt nicht gekommen wäre, nachweisbar auslöste. Das klinische Vorbild sind jene Fälle von Ostitis deformans Paget, bei denen die latente Präsarkomatose, die diese Krankheit bedeutet (s. 3. Kapitel, S. 87), durch eine Spontanfraktur zur manifesten Sarkombildung im Bereich der Fraktur führt.

Tabelle 62.

Autor	1. Noxe	2. Noxe	Wirkung	Tierart
DEELMANN (1922)	Teerung	Scarifikation	Ca-Entstehung beschleunigt und Lokalisierung am Ort der 2. Noxe	
FISCHER-WASELS und BÜNGELER (1928, 1932)	Teerung	Verbrennung	Auslösung der Ca-Entwicklung	Maus
RONDONI und CORBELLINI (1936)	Dibenzacridin	Verbrennungen	Beschleunigung der Ca-Entstehung und Steigerung der Tumorquote	Mäuse
HELLNER (1938)	Radiumbestrahlung	Künstliche Fraktur im Bestrahlungsgebiet	Sofortiges Sarkom bei 1 Tier, bei dem 3¹/₄ Jahre kein Sarkom entstanden war	Kaninchen
TUNODA (1939)	Buttergelb	Follikelhormon	Präblastomatose der Leber beschleunigt	Ratte
POLETTINI (1941)	Benzpyren	punktförmige Verbrennungen	Lokalisation der Benzpyrentumoren an den Stellen der Verbrennungen	Ratten
MACKENZIE und ROUS (1941)	Teerung	Stanzverletzung	Ca-Auslösung durch nichtcarcinogenen Reiz	Kaninchen
FRITZSCHE und v. MEYENBURG (1943/44)	Teerung	Stanzverletzung	Ca-Auslösung durch nichtcarcinogenen Reiz	Kaninchen

Eine Unterform von Syncarcinogenese besteht darin, daß man carcinogenen Stoffen oder Strahlen gewissermaßen den Weg bahnt durch *Öle*, die, ohne allein krebserzeugend zu sein, selbst ein starkes *Reizmittel* darstellen. Hierher gehören die Vorbehandlung mit Ölsäure vor der Teerung (TWORT und TWORT 1936), ferner trocknende Öle, auch Mineralöl (RUSCH u. Mitarb. 1939), Kreosot-, Crotonöl, Crotonharz (vgl. darüber BERENBLUM 1947), α-Dinitrophenol (GILIBERTI 1940), Stoffe, die als Mittel zur Erzeugung einer „aseptischen Entzündung" bekannt sind, also Stoffe, die reparative Vorgänge hervorrufen.

Experimentell analog und zugleich repräsentativ für diese durch die PAGET-Fraktur als Auslösung des PAGET-Sarkoms verdeutlichte Gruppe ist ein Osteosarkom, welches HELLNER (1938) bei einem Kaninchen erhielt, welches er 3¹/₄ Jahre mit Radiumbestrahlung (Gesamtdosis 2510 mgh) im Versuch hatte, ohne daß es bis dahin·ein Sarkom bekommen hatte. Auf die im Januar 1938 künstlich gesetzte Fraktur im Bestrahlungsgebiet bekam es dortselbst so schnell ein Sarkom mit ausgedehnter Metastasierung in Leber, Lungen und Nieren, daß es bereits im Mai 1938 erlag.

Die erste systematische Methode, mit einem nichtcancerogenen Reiz eine latente Präcancerose zum Cancer zu bringen, verdankt die Krebsforschung DEELMANN (1924), der durch Scarifizierung geteerter Haut eine zwar primitive, aber voll wirksame Form der Krebsauslösung fand, von der zugleich angenommen werden muß, daß sie auch für manchen klinischen Fall von Präcancerose den Übergang in Krebs nach irgendeiner traumatischen Einwirkung erklärt.

Eine Variante dazu bildet das Vorgehen von FISCHER-WASELS und BÜNGELER, die gleichfalls nach Teerung durch künstliche Verbrennungen latente Präneoplasien zur Krebsbildung brachten. Sie hat nur gegenüber der Methode DEELMANNs den Nachteil, daß die Verbrennung selbst als cancerogene Noxe auftreten kann.

Gegenüber diesen Methoden von DEELMANN, FISCHER-WASELS-BÜNGELER und HELLNER hat das Vorgehen von ROUS und KIDD, bzw. MACKENZIE und ROUS, nachgeprüft, bestätigt und fortgeführt von v. MEYENBURG und seinen Schülern FRITZSCHE und WASER (1945), den Vorteil, daß die Stanzung von Löchern in die geteerten Kaninchenohren auch noch genaue Zahlenangaben hinsichtlich Zahl, Zeitpunkt und Lokalisation zu machen gestattet.

Bei den Stanzverletzungen geteerter Kaninchenohren heilen die Löcher von außen nach innen wie eine Scheibe. Es leuchtet ein, daß die an der Wundheilung beteiligten Zellen, sofern sie neoplastische Potenz besitzen, diese auch auf ihre Tochterzellen übertragen müssen. Bei dem Fortschreiten der Wundheilung von außen nach innen steht nun zu erwarten, daß die Tumoren, ausgehend von latent neoplastischen Zellen, sich entlang eines Radius oder mehrerer Radien entwickeln, während die Durchschneidung eines Teerpapilloms bei Anlegung des Stanzloches Segmenttumoren liefern müßte. Tatsächlich erhielten MACKENZIE und ROUS (1941) Radialtumoren, aber nur wenn die Ohren geteert worden waren, bevor die Löcher ausgestanzt wurden. Es folgt daraus, daß in der Epidermis nur wenige Zellen mit der Disposition, Tumorzellen zu werden, vorhanden waren. Nach Abschluß der Wundheilung rief eine weitere Teerung eine viel größere Zahl von Tumoren hervor, besonders häufig auf dem neuen Epithel.

Im Prinzip laufen alle diese Methoden darauf hinaus, eine carcinogen ausgelöste latente Präblastomatose durch einen nichtcarcinogenen Regenerations- und damit Zellteilungsreiz zur Cancerisierung zu bringen, oder kürzer ausgedrückt, die Carcinomlatenz in Carcinomevidenz zu überführen.

Im Lichte dieser Experimente bekommt auch das Problem der *Latenz*, eines der schwierigsten der Krebspathologie, neue Aspekte. Die Klinik lehrt an vielen eindringlichen Beispielen, daß zwischen Einwirkung der Krebsnoxen und Krebsbeginn oft Jahrzehnte dazwischen liegen. Die Experimente, von denen eben die Rede war, haben gezeigt, daß die endgültige Krebsumwandlung, wenn auch nur einer einzigen Zelle, dann erfolgt oder (vorsichtiger ausgedrückt) erfolgen kann, wenn plötzlich eine massive Zellvermehrung, also eine Flut von Zellteilungen im Dienste der Wundheilung und Gewebsreparation erzwungen wird. Man kann sich die Latenz wohl nur so vorstellen, daß die Cancerisierung erst in Erscheinung tritt, wenn die erste Zellteilung die Teilung ohne Ende und damit das autonome Wachstum auslöst. Erst die Zellteilung setzt gewissermaßen das von nun an nicht mehr zur Ruhe kommende Perpendikel in Bewegung. Wie eine Uhr, die aufgezogen, aber noch nicht angelassen worden ist, so ist die Cancerisierung eine potentielle Energie, die erst mit der Zellteilung in Gang gesetzt wird.

Damit bekommen auch die Spätrezidive und solitären Spätmetastasen, die klinisch unbestreitbar das latente Dasein echter Krebszellen und ihre Latenz über 10 und 20 Jahre beweisen (s. 1. Kapitel, S. 13 u. 16), ihre Deutung. Daß es Krebszellen sind, die sie bedingen, ist beweisbar an der völligen Übereinstimmung zwischen Erstgeschwulst und Rezidivgeschwulst. Der Gedanke, es könnten neu entstandene Krebszellen sein, wird ad absurdum geführt durch Spätmetastasen inmitten mesenchymaler Gewebe (z. B. Knochen), wo eine Neuentstehung epithelialer Krebse ausgeschlossen ist.

Es können also nur ruhende, um nicht zu sagen schlummernde Krebszellen sein, die solche Spätrezidive und Spätmetastasen — jeder Chirurg und Gynäkologe kennt sie — bedingen. Sicher gehen viele von ihnen noch zugrunde oder schlummern weiter. Sobald aber irgendein Zellteilungsreiz sie trifft, treten sie wie eine Uhr, die angelassen wird, in die Zellteilung ein, und dann ist der Zellteilung kein Ende, bis die Uhr abgelaufen, d. h. der Organismus vernichtet ist.

Es bekommen damit aber auch *unfallmedizinisch* jene Fälle ihre neuartige und befriedigende Deutung, bei denen ein Krebs sich an ein Trauma anschloß. Man wird in Zukunft, so wie es v. MEYENBURG (1944) fordert, bei Traumen, die ein irgendwie präneoplastisch verändertes Gewebe treffen, den Unfallzusammenhang mit überwiegender Wahrscheinlichkeit dann bejahen, wenn die Präneoplasie erweisbar ist und der Ort der Gewalteinwirkung mit dem Ort der Geschwulstentstehung zusammenfällt und die Geschwulstentwicklung dem Trauma alsbald folgt.

Mit besonderer Eindringlichkeit aber lehren diese Experimente im Zusammenklang mit den klinischen Erfahrungen, daß *Ursache des Präcancers* durchaus *nicht* die *Ursache des Cancers* zu sein braucht, ja daß sogar oft genug als letzter Reiz ein nichtcarcinogener die Cancerisierung zu manifestieren vermag.

Nun ist wohl auch der Begriff der Syncarcinogenese leichter zu definieren. Versteht man unter *carcinogen* jede Einwirkung auf den Organismus, die vorher gesunde Körperzellen zu Krebszellen umzuwandeln vermag, so spricht man von *Syncarcinogenese* dann, wenn bei dieser Cancerisierung zwei oder mehrere Faktoren so zusammenwirken, daß sie die Geschwülste häufiger, schneller oder an vorbestimmter Stelle zur Entwicklung bringen.

Angesichts der großen Variabilität im Zusammenwirken carcinogener und nichtcarcinogener Reize wird natürlich das Bedürfnis, den Vorgang kennenzulernen, der schließlich die Cancerisierung vollbringt, immer größer. Denn irgend etwas muß ja wohl allen Krebsen gemeinsam sein, da sie sich von jeder anderen Krankheit grundsätzlich unterscheiden und allesamt in wesentlichen Punkten einheitlich sind. So variabel kausal die Noxen, so einheitlich schließlich der Endeffekt Krebs. *Welcher Natur ist* nun aber der *Vorgang*, der unter Einwirkung dieser oder jener aus der Fülle der Krebsnoxen schließlich eine *Körperzelle zwingt, sich in eine Krebszelle umzuwandeln?*

Bevor diese Kernfrage des ganzen Krebsproblems beantwortet werden soll, erscheint es angezeigt, nochmals zusammenfassend alles das Revue passieren zu lassen, was in den 4 Kapiteln des II. Hauptteils über Krebsentstehung Wesentliches aufgezeigt zu werden vermochte.

Krebsentstehung.

Rückblick, Zusammenfassung und Ausblick.

Die Krebsentstehung rührt an die Grundlagen des Lebensgeschehens. Alles Lebensgeschehen ist an Zellen gebunden und alles celluläre Geschehen steht unter dem Gesetz der Unterordnung aller Zellen unter die Bedürfnisse des Organismus. Die Krebszellen wachsen ohne Rücksicht auf den Organismus, dem sie entstammen. Dadurch, daß sie schrankenlos wuchern und wachsen, vernichten sie ihren Wirtskörper selbst. Darin liegt selbstmörderische Unnatur. Alle Krebszellen verlieren bei ihrer Entstehung an Höhe der Differenzierung, aber was sie verlieren, gewinnen sie zugleich an Energie des Wachstums. So vermehren sie sich fortgesetzt durch Teilung ohne Ende. Kein Zweifel, sie haben die Fähigkeit der Anpassung, die Grundvoraussetzung der Harmonie im Zellenstaat, verloren.

Sie wachsen auf eigene Faust, nach eigenem Gesetz und ihr Egoismus findet keine Grenze in der Rücksicht auf den Organismus. Krebsgeschehen ist darum nicht Krieg, sondern Revolution, und nicht Kampf, sondern Anarchie.

Wie alles Lebensgeschehen untersteht auch das Krebsgeschehen dem ständigen Wechselspiel zwischen Anlage und Umwelt. Während aber normalerweise der Organismus auf Umweltsänderungen mit rückbildungsfähigen Modifikationen seiner Zellelemente reagiert, handelt es sich bei dem Krebsgeschehen stets um eine irreversible Änderung des Zellcharakters selbst. Wohl bleiben gewisse Anpassungsreaktionen erhalten: die Grundeigenschaft der Zellen, sich altruistisch in das Ganze einzufügen, haben die Krebszellen jedoch verloren. Von diesen Folgen der Cancerisierung handelte der I. Hauptteil dieses Buches.

Der II. Hauptteil brachte eine Übersicht über die Ursachen für die Cancerisierung. An den Anfang gehört der Satz: Alle Kenntnisse über *Krebsverursachung* haben ihre *Quelle in klinischen Beobachtungen* am krebskranken Menschen. Die ärztliche Erfahrung an den vielerlei Formen von Berufskrebsen, medikamentös induzierten Tumoren, geographischen und sozialen Verschiedenheiten usw. haben die empirischen Grundtatsachen geliefert und zugleich den Fragestellungen für die experimentelle Forschung den Weg der Untersuchung gewiesen.

Die *Kernfrage* geht dahin: *Ist der Krebs erblich bedingt* und damit unentrinnbares Fatum? oder aber: Ist *Krebs* überwiegend die *Folge von exogenen Schädigungen*, die nach langer Dauer schließlich von Krebs gefolgt — und damit vielleicht wenigstens teilweise vermeidbar sind? Ein Blick zurück erinnert daran, daß die *Krebskrankheit in keiner Form vererbt* wird. Sie hat also ihre Ursachen keinesfalls in Abänderungen einzelner mendelnder Gene, die von Generation zu Generation immer wieder neu die Krankheit übertrügen.

Das einzige, was als vererbbar erweisbar ist, ist an einigen wenigen Beispielen die Fähigkeit bzw. Neigung bestimmter Organe und Gewebe, beim Hinzutreten bestimmter äußerer Einwirkungen mit Krebsentstehung zu reagieren. Aber selbst in diesen wenigen Fällen wird nicht die fertige Eigenschaft Krebs, sondern nur eine erhöhte reaktive Potenz, auf äußere Einflüsse mit Krebs zu reagieren, weiter übertragen.

Von vornherein spricht gegen eine wesentliche Bedeutung der Vererbung die Tatsache, daß die Krebstodesziffer zwischen 45 und 60 Jahren beim weiblichen (mit 68,9%) über doppelt so hoch ist wie beim männlichen Geschlecht (31,1%). Diese fast ausschließlich zu Lasten der weiblichen Geschlechtsorgane gehende große Differenz und die *hohe Geschlechtsdifferenz in der Krebshäufigkeit von Organen mit gleicher Funktion bei Mann und Frau* sind unmöglich mit Vererbungseinflüssen erklärbar.

Auch die klinische Tatsache, daß beim Menschen die *Sarkome* — sie entstammen nur Geweben, die direkten chemischen und physikalischen Einflüssen entzogen sind — nur 5—8% der bösartigen Geschwülste liefern, während die Masse ihrer Muttergewebe 92—95% der Körpergewebe ausmachen, spricht ebenfalls dafür, daß exogene Schäden, aber nicht Erbeinflüsse ausschlaggebend sind.

Des ferneren ist die klinisch-statistische Feststellung, daß *zwei Viertel* aller Krebse auf den *Verdauungskanal*, das dritte Viertel auf die *Geschlechtsorgane* kommen, nur sehr schwer mit einer so hohen Krebsveranlagung nur dieser Organe erklärbar, während es andererseits sicher ist, daß diese Organe *exogenen Schädigungen* mehr ausgesetzt sind, als alle anderen Organe zusammen.

Auch ist die Tatsache, daß bei *Krebs beider Eltern Krebs bei den Nachkommen nicht häufiger* ist, als dem allgemeinen Bevölkerungsdurchschnitt entspricht, gegen eine entscheidende Rolle der Vererbung ins Feld zu führen.

Ein schlüssiges Beweismaterial liefert die klinische Medizin mit der Auswertung der Erfahrungen bei der operativen *Beseitigung von Krebsen an einem von zwei paarigen Organen.* Alle bilateral-symmetrischen Organe sind beim gleichen Individuum natürlich genotypisch identisch. Wäre Krebs erblich, so müßte nach der Heilung des Krebses auf der einen Seite die erbliche Veranlagung alsbald auch auf der anderen Seite Krebs auslösen. Gerade die Erfahrungen an dem in einem hohen Prozentsatz heilbaren Krebs der Brust (s. S. 625) zeigen, daß ein selbständig *neuer Krebs der anderen Seite* bei einer primär brustkrebsgeheilten Frau *etwas extrem Seltenes* ist. Diesem klinischen Beobachtungsgut kommt die volle Beweiskraft eines Massenexperimentes zu und es spricht wiederum gegen die Erbbedingtheit dieses so häufigen menschlichen Krebses.

Vollends widerlegt wird die These des Krebses als Erbkrankheit durch das *Naturexperiment des Krebses bei erbgleichen eineiigen und erbverschiedenen zweieiigen Zwillingen.* Wäre das Erbgut für die Krebsentstehung entscheidend, so müßten die erbidentischen Zwillinge in einem hohen Prozentsatz übereinstimmenden Krebs aufweisen, wenn der eine Zwilling krebskrank wird, insbesondere aber müßten sich zahlenmäßig sehr starke Abweichungen gegenüber den erbverschiedenen Zwillingen zeigen. Große auslesefreie Zwillingsserien aber ergaben so gut wie *keinerlei Differenzen beim Krebsbefall der beiden Arten von Zwillingen.*

Krebs ist sonach nicht die Auswirkung einer erbgenetischen Disposition, sondern zufälliger Exposition gegenüber exogenen Krebsnoxen.

Wenn nun aber die Krankheit als solche nicht vererbt wird, so darf man daraus nicht umgekehrt den Fehlschluß ziehen, als wäre die Erbmasse ohne Bedeutung. Die Vererbungslehre lehrt, und zwar eindringlich genug, daß die Fähigkeit, auf Außenfaktoren mit Krebs zu reagieren, von Tierart zu Tierart, von Rasse zu Rasse, von Individuum zu Individuum, ja sogar noch nach Gewebe und Organen variiert.

Woran die celluläre Eigenschaft, auf cancerogene Noxen mit Krebsumwandlung zu reagieren oder alternativ nicht zu reagieren, gebunden ist, das weiß heute noch niemand. Daß es einfache mendelnde *Gene des Zellkerns* sind, die diese Eigenschaft der Zellen bestimmen, ist möglich. Man muß grundsätzlich aber auch an das *Zellplasma,* den anderen Teil des Gesamterbgutes, denken, denn, wenn sich etwas mendelistisch nicht vererbt, so kann es trotzdem mit Vererbung zu tun haben. Das Plasma ist eben nicht nach Einzelelementen analysierbar. Es ist aber durchaus möglich, daß die Grundeigenschaft einer Zelle, cancerisierbar zu sein, auch an das Cytoplasma gebunden sein könnte. Schließlich muß ein cancerisierendes Agens ja auch, wenn es eine intranucleare Veränderung auslösen soll, durch das Cytoplasma hindurch, wenn es an den Kern gelangen will.

Grundsätzlich aber ist daran festzuhalten: das verschiedene Reagieren verschiedener Tierarten, Tierrassen usw. wird erst erkennbar, wenn Krebsnoxen einwirken und die Induzierbarkeit offenbaren. Eine Krebsentstehung nur aus der Erbmasse heraus gibt es nicht, sondern nur eine Krebsentstehung durch Außenfaktoren. Diesen allerdings macht es die Erbmasse ihrerseits bald leichter, bald schwerer, die Krebsumwandlung der Körperzellen zu bewerkstelligen.

Dieses Verhalten des erblich determinierten Organismus als re-agens gegenüber dem exogenen agens studiert die *experimentell-genetische Cancerologie an Krebsstämmen* bei Versuchstieren. Es steht aber heute fest, daß daraus für den Menschen viele irreführende Schlußfolgerungen gezogen worden sind. Wohl ist es gelungen, Stämme mit hoher Krebsanfälligkeit, bestimmter Krebslokalisation, fester Tumorrate und typischem Krebsbeginn zu züchten, aber lediglich durch scharfe

Auslese und extreme Inzucht, also nur unter Voraussetzungen, die niemals auf den Menschen übertragbar sind.

Schließlich aber hat sich herausgestellt, daß auch dies nur bei bestimmten Tumoren und nur bei bestimmten Tierarten gelingt und daß manche solcher Tumorstämme (z. B. Mäusebrustkrebs) nur dadurch zustande kommen, daß in solchen erbreinen Stämmen ein auf die Nachkommen übertragenes exogenes agens („Milchfaktor") eine *Vererbung vortäuscht*, während es sich nur um die gleiche Exposition gegenüber der gleichen exogenen Krebsnoxe handelt.

Selbstverständlich setzt die Krebsentstehung einen reagierenden Organismus voraus und wohl variieren hierin die Organismen und Organe und Gewebe je nach ihrer genetischen Konstitution erheblich, immer aber ist die *Krebsumwandlung zugleich abhängig von der Auslösung durch irgendwelche Noxen der Umwelt* oder *Noxen der Inwelt*.

Was aber kann nun eine Körperzelle, die ihre Fähigkeiten des Reagierens, der Anpassung usw. erblich überkommen hat, zwingen, in eine Krebszelle umzuschlagen? Die drei letzten Kapitel über die Krebsverursachung ließen erkennen, daß eine *Vielheit exogener Noxen*, seien es chemische Produkte lebender Krankheitserreger, chemische Noxen oder physikalische Einwirkungen, Körperzellen in Krebszellen zu verwandeln vermögen. Vom einfachen körperfremden chemischen Element (z. B. Kobalt) angefangen, bis zum Virusnucleoproteid mit einem Atomgewicht von 20 Millionen, von plötzlicher hoher Hitze bis zum Lichtquant ultravioletten Lichtes, vom zweifach positiv geladenen Heliumkern bis zu den vielleicht von Supernovae herstammenden Weltraumstrahlen extremer Durchschlagskraft sind es hunderte von Einwirkungen, die schließlich Krebs auslösen. Alle diese Faktoren entstammen der *Umwelt* im weitesten Sinne, in die der Mensch durch sein Erdendasein, seine Umgebung und durch die Faktoren der Zivilisation, Technik und Kultur hineingestellt ist.

Nicht minder überraschend als die Vielheit exogener Faktoren ist die *Variabilität des Zeitfaktors:* Es entsprechen nachstehenden carcinogenen Noxen die danebenstehenden Zeiträume ihrer Entstehung.

Tabelle 63.

Carcinogene Noxe	Zeitdauer der Carcinogenese
Virusinfektion . . .	Bruchteile von Sekunden
Hitzewirkung . . .	Sekunden
Röntgenstrahlen . .	Minuten
Radiumstrahlen . .	Stunden
Methylcholanthren .	Tage
Scharlachrot	Wochen
Ferrum	Monate
UV-Strahlen	Jahre
Gewebsalterung . .	Jahrzehnte

Die Latenz von der Einwirkung bis zur Manifestation zeigt also eine enorme Breite der Variationen. Sicher ist es — und wir werden später (s. S. 649) noch ein ausführliches Beispiel dafür kennenlernen —, daß mancher *Krebs schon in der Jugend induziert* und erst im Alter am Ende einer sehr langen Latenzzeit manifest wird, wie ja überhaupt die typische *Alterskurve des Krebses* (vgl. Abb. 21, S. 54) ganz wesentlich mit darauf zurückzuführen ist, daß erst mit dem zunehmenden Alter immer mehr Endpunkte von Latenzzeiten des Krebses erreicht werden.

Überblickt man die Krebsnoxen im ganzen und sucht man nach anderen Klassen, als sie von den biochemischen, chemischen und physikalischen Schädigungen gekennzeichnet werden, so kommt man zur Aufstellung dreier großer Klassen:

a) *Krebsnoxen*, denen der Mensch durch sein bloßes Dasein auf der Welt *aus natürlichen Gründen* ausgesetzt ist: UV-Gehalt des Sonnenlichtes, kosmische Strahlen, Traumen, Altern der Gewebe, körpereigene carcinogene Stoffe, Viren.

b) *Krebsnoxen*, die auf den Menschen dank der *Schäden moderner Technik und Zivilisation*, sei es im Beruf oder in seinem sozialen Milieu, sei es bei der

Krankheitserkennung und Krankheitsbekämpfung, oder auf dem Weg über die Ernährung einwirken: Berufsnoxen wie Teer, Anilin, Mineralöle usw., thermische Noxen, künstliche Farbstoffe in Nahrungsmitteln, carcinogene Stoffe bei der Nahrungsmittelzubereitung, gewisse Medikamente, Röntgen- und Radiumstrahlen bei der Krankheitsbetreuung.

c) *Noxen*, die nur im Experiment und nur durch die Forschung bei der Neuherstellung chemischer Substanzen bekannt geworden sind und die unter natürlichen Verhältnissen nie mit dem menschlichen Organismus in Berührung kommen.

Wie wir aber auch die carcinogenen Noxen klassifizieren, man ist immer wieder überrascht von der verwirrend großen Zahl von Noxen, die mit Sicherheit Krebs bewirken. Heute schon sind an die 300 „Krebsschäden" bekannt.

Aber wie auch die Noxen im einzelnen beschaffen sein mögen, *carcinogen* wird eine *Noxe erst dann*, wenn sie a) eine *intracelluläre Einwirkung* zu entfalten vermag, wenn sie b) bei dieser intracellulären Einwirkung *molekulare Umkonstruktionen* bestimmter Zellstrukturen (s. S. 389) bewerkstelligt, wenn c) diese Umkonstruktion solcherart ist, daß sie auch *auf die weiteren Zellnachkommen übertragbar* ist und wenn endlich d) das *Leben der Zelle* und insbesondere auch ihre *Teilungsfähigkeit nicht geschädigt* wird.

So ist ganz allgemein für eine Fülle von Krebsen hinsichtlich ihrer Genese viel an Erkenntnissen gewonnen. Fragen wir aber im konkreten Krankheitsfalle: „Was hat nun diesen speziellen Krebs hervorgerufen?", so müssen wir sehr oft die Antwort schuldig bleiben. Und warum? Die Kliniker haben sich zu sehr daran gewöhnt, vom Laboratoriumsexperiment mit einem Kausalfaktor auf den Menschen zurückzuschließen und den Krebs als Folge nur einer Ursache anzusehen. Die klinische Wirklichkeit sieht aber anders aus: *Der menschliche Krebs* verdankt sehr oft seine Entstehung einer *Syncarcinogenese*, d. h. der Wirkung mehrerer oder gar vieler krebsbegünstigender Faktoren. Krebs entsteht eben meistens nicht aus heiler Haut. Krebs ist nicht wie der Blitz aus heiterem Himmel eine plötzliche Katastrophe, sondern sehr oft nur das schließliche Ende eines langen plurikausalen Geschehens. Oft ist es erst die Kombination mehrerer Krebsschäden, die die Krebsentstehung bestimmt, und oft lösen nichtkrebsspezifische Anlässe, wie z. B. Verletzungen im präcarcinogenen Gewebe neue Zellteilungen und inmitten gestörter Regeneration die endgültige Cancerisierung aus. Vor allem kann eine zweite blastomatöse Noxe, aufgepfropft auf eine erste, zu einem jähen Umschlag, zur Krebsentwicklung führen, wobei die *Ursache der endgültigen Cancerisierung mit der Ursache des Präcancer* durchaus *nicht identisch* zu sein braucht.

Zieht man das *Fazit*, so wird klar: Der Mensch verdankt den Krebs 1. seiner heute sehr viel längeren *Lebensdauer*, also der durchschnittlichen Erreichung des siebenten Lebensjahrzehntes. Damit erlebt der Mensch den Abschluß der Latenzzeiten vieler Krebsnoxen, den in früheren Zeiten die jünger Verstorbenen meist nicht erlebten. Der Mensch verdankt den Krebs 2. *Krebsnoxen* der verschiedensten Art, noch unbewiesenen, aber anzunehmenden körpereigenen inneren, besonders aber exogenen äußeren Noxen.

Was aber ist ihnen allen gemeinsam? Gleichviel, ob es sich um Ruß, Teer, Pech, Anthrazit, Paraffin, Mineralöle, Radium, Röntgenstrahlen oder um radioaktive Salze handelt, alles sind *Noxen*, die *körperfremd und gewaltsam umweltändernd* sind, Noxen, die der Mensch Kräften verdankt, die er selbst entfesselte, Kräfte aus dem Schoße der Erde, Kräfte aus Strahlen, die in der Natur nicht vorkommen, Kräfte aus Stoffen, die er selbst synthetisierte, alles Noxen, für die der Mensch in seiner jahrmillionenlangen Entwicklung *keine Anpassungs- und Abwehrreaktionen* auszubilden Gelegenheit hatte. So ist die *Krebsentstehung* des

Menschen im wesentlichen ein *Tribut an die ganz erhebliche Lebensverlängerung* und ein *Tribut an die umweltändernde Technik und Zivilisation.*

So ist die Krebsentstehung letzten Endes „dem Prinzip nach vergleichbar der Resultante eines Kräfteparallelogramms, dessen einen Schenkel äußere, dessen anderen Schenkel innere Wirkungsfaktoren ausmachen. An beiden Schenkeln können Kräfte ganz verschiedener Art ansetzen und wirken, beide Schenkel können jeweils ganz verschieden stark sein" (K. H. BAUER 1928). Was aber seit dieser Formulierung neu hinzugekommen ist, ist die grundlegende Tatsache, daß heute Krebs a) als „*Spontankrebs*" bei Tieren durch Anwendung moderner genetischer Methoden *ebenso sicher erzielt* werden kann, wie *Krebs* b) *exogen* durch eine ganze Fülle von chemischen und physikalischen Methoden *nach Belieben erzeugt* werden kann.

Diese *planmäßige Erzeugung von Tierkrebsen* jeglicher Art und jeglicher Lokalisation ist heute *ein weitgehend gelöstes Problem.* Damit ist zugleich aber auch außer Zweifel gestellt, daß die moderne Krebsforschung der Lösung des Krebsrätsels ein gut Stück nähergekommen ist.

Offen ist jedoch noch die Frage nach dem Punkt, in dem sich die exogenen und erbgenetischen Kräfte der Krebsverursachung begegnen, um die Krebsentstehung erstmals in Gang zu setzen. Unwillkürlich fragt man noch: *Was ist denn biologisch allen Krebsen gemeinsam*, was sie bei aller Variabilität der Krebsformen doch noch von allem anderen Krankheitsgeschehen unterscheidet? Was ist das Einheitliche, das alle Geschwülste trotz ihrer Verschiedenheit doch innerlich zusammenhält? *Welcher Natur ist der Vorgang, der* unter Einwirkung all jener carcinogenen Noxen schließlich *eine Körperzelle zwingt, sich in eine Krebszelle umzuwandeln?*

Mit dieser Frage sind wir an dem Punkt angelangt, an dem wir das Bedürfnis nach einer *Krebstheorie* empfinden, einer Theorie, die das allen Krebsformen Gemeinsame auf einen Generalnenner bringt und zugleich alle Grundtatsachen, von denen wir gehört haben, befriedigend erklärt.

Literatur.

ALIUS, H. J.: Beitr. klin. Chir. **143**, 567 (1928). — ARNDT, G.: Beitr. klin. Chir. **157**, 305 (1933). — AUBERTIN, CH.: Bull. Soc. franç. Electrothér. et Radiol. **40**, 218 (1931).

BACHEM, A. and C. I. REED: Amer. J. Physiol. **97**, 86 (1931). — BANG, F.: Bull. Assoc. franç. Étude Canc. **14**, 203 (1924). — BARBAGLIA, V.: Ref. Z. org. Chir. **45**, 556 (1929). — BARNEWITZ, J.: Derm. Z. **54**, 382 (1928). — DE BARY: Frankf. Z. Path. **45**, 556 (1933). — BAUER, K. H.: Verh. dtsch. path. Ges. **1937**, 239. — Chirurg **15**, 204 (1943); **19**, 387 (1948). — Universitas **3**, 57 (1948). — BAUMANN, C. A. u. H. P. RUSCH: Amer. J. Canc. **35**, 213 (1939). — BECK, A.: Arch. klin. Chir. **133**, 191. — Münch. med. Wschr. **1922**, 69, 623. — BECKER, F.: Dtsch. Z. Chir. **248**, 11 (1936). — BECQUEREL, H. et P. CURIE: C. r. Acad. Sci. **132**, 1289 (1901). — BEHAN, R. J.: Relation of trauma to New Groths. Medico-Legal Aspects. Pittsburgh 1939. — BEHOUNEK, F. u. M. FORT: Čas. Lék. česk. **1941**, 693. — Arch. Path. (Am.) **38**, 233 (1944). — BERENBLUM, L.: Canc. Res. **1**, 44, 807 (1941). — Brit. med. Bull. **4**, 343 (1947). — BESSEMANS, A. et J. MAISIN: Bull. Assoc. franç. Étude Canc. **29**, 275—282 (1941). — BEUTEL, A. u. A. WOLDRICH: Z. Krebsforsch. **34**, 109 (1931). — BICHLER, H.: Wien. klin. Wschr. **1941** I, 934. — BILTRIS, R.: Bull. Assoc. franç. Étude Canc. **22**, 438 (1933). — BIRKNER, R.: Briefliche Mitteilung. Arbeit erscheint in Strahlentherapie 1948. — BLOCH, BR.: Congr. Canc. Strasbourg **2**, 31 (1923). — Schweiz. med. Wschr. **1924** I, 1; **1924** II, 857. — BLÜHBAUM, T., K. FRICK u. H. KALKBRENNER: Fschr. Röntgenstr. **37**, 18 (1928). — BOYLAND, E. and F. L. WARREN: J. Path. a. Bacter. **45**, 171 (1937). — BORDIER, H.: Par. méd. **1933**, 109. — BÜNGELER, W.: Münch. med. Wschr. **1934** II, 1619. — Klin. Wschr. **1937** II, 1012, 1617. — Z. Krebsforsch. **46**, 1 30 (1937). — BULLOCK, F. D., M. R. CURTIS and W. F. DUNNING: Amer. J. Canc. **30**, No 2 (1937). — BUMM: Z. Geburtsh. **86**, 445 (1923). — BURCKHARDT, H. u. W. MÜLLER: Beitr. klin. Chir. **130**, 364 (1924). — BURROWS, H., W. V. MAYNEORD and I. E. ROBERTS: Proc. roy. Soc., Lond. B **123**, 213 (1937). — BUTENANDT, A., W. FRIEDRICH u. L. POSCHMANN: Ber. dtsch. chem. Ges. **75**, 1931 (1942). — BUTENANDT, A. u.

L. Poschmann: Ber. dtsch. chem. Ges. **73**, 893 (1940). — Butenandt, A. u. A. Wolff: Ber. dtsch. chem. Ges. **72**, 1121 (1939).

Chapmann and Evans: J. amer. med. Assoc. **131**, 86 (1946). — Cirio, L. u. G. Ballestra: Pathologica (Genova) **23**, 755 (1931). — de Coulon, A.: C. r. Soc. Biol. **91**, 280 (1924). — Curtis, H. jr.: Chemie and engeneering News 10. 4. 1946. S. 897.

Daels, F.: Strahlenther. **25**, 675 (1927). — Daels, F. et R. Biltris: Bull. Assoc. franç. Étude Canc. **15**, 162 (1926); **16**, 772 (1927); **20**, 32 (1931); **26**, 587 (1937). — Deelmann, H. T.: Klin. Wschr. **1922**, 1455. — Bull. Canc. **12**, 24 (1923). — Z. Krebsforsch. **19**, 125 (1922); **21**, 220 (1924). — Deelmann, H. T. u. van J. P. Erp: Z. Krebsforsch. **24**, 86 (1926). — Depenthal: Münch. med. Wschr. **1919**, 354. — Derom, F.: Bull. Assoc. franç. Étude Canc. **13**, 422 (1924). — Deutschmann, M.: Z. Naturf. **2a**, 61 (1947). — Dietrich, A.: Z. Krebsforsch **52**, 91 (1942); **54**, 196 (1943). — Domagk, G.: Z. Krebsforsch. **44**, 160 (1936). — Domrich, H.: Arch. klin. Chir. **197**, 848 (1940). — Droschl, H.: Z. Krebsforsch. **31**, 274 (1933). — Dubreuilh, W.: Ann. Derm. (Fr.) **7**, 1158 (1896). — Duvoir, M. et J. Abecassis: Presse méd. **1934**, 1195.

Emile-Weil, P. et A. Lacassagne: Bull. Acad. Med., Par. **93**, 237 (1925). — Engelbreth-Holm: J. Canc. Res. (Am.) **1**, 109 (1941). — Eugster, J. u. V. F. Hess: Die Weltraumstrahlung und ihre biologische Wirkung. Zürich 1940. — Euler, H. v. u. v. Hevesy: Danske Vidensk. Selsk. Biol. Medd. **17**, 1 (1942).

Fenster, E.: Frankf. Z. Path. **48**, 128 (1935). — Vortr. prakt. Chir. **1937**, H. 14, 7. — Mschr. Unfallhk. **45**, 657 (1938). — Findlay, G. M.: Lancet **215**, 1070 (1928); **218**, 1229 (1930). — Fischer-Wasels, B.: Handbuch der normalen und pathologischen Physiologie, Bd. 14, S. 15. 1927. — Münch. med. Wschr. **1928**, 73. — Mschr. Unfallhk. **39**, 489 (1932). — Klin. Wschr. **1932**, 1937, 1977. — Fonio, A.: Helvet. med. Acta **14**, 3 (1947). — Frey, R. u. W. Knauer: Z. Krebsforsch. **1948** (Manuskript). — Frieben: Dtsch. med. Wschr. **1902**, 335. — Friedrich-Freska, H.: Biol. Zbl. **60**, 498 (1940). — Fritzsche, H.: Z. Krebsforsch. **54**, 77 (1943). — Diss. Zürich 1943. — Schweiz. Z. Path. u. Bakter. **9**, 129 (1946).

Gatè, J.: Bull. Soc. franç. Derm. **7**, 1432 (1934). — Gavazzeni, S. u. S. Minelli: Strahlenther. **5**, 309 (1914). — Gesenius, H.: Med. Welt **1935**, 697. — Giesel, F.: Ber. dtsch. chem. Ges. **33**, 3569 (1900). — Giliberti, P.: Tumori **14**, 222 (1940). — Götz, F. W. P.: Strahlenther. **40**, 690 (1931). — Goodman, H. and Ch. W. Price: Arch. physic. Ther. (Am.) **11**, 209 (1930). — Gougerot, H. et J. Meyer: Bull. Soc. franç. Derm. **1935**, 278. — Griep, K.: Zbl. Chir. **1929**, Nr 47, 2947. — Gross, E.: Chemie und Krebs. Berlin 1940. — Gruber, G. B.: Z. Krebsforsch. **55**, 1 (1944). — Grützmacher, K. Th.: Strahlenther. **72**, 330 (1943).

Haagensen, C. D.: Amer. J. Canc. **15**, 641 (1931). — Haden, R.: Amer. J. Roentgenol. **55**, 387 (1946). — Halberstaedter, L.: Z. Krebsforsch. **19**, 105 (1923). — Hamilton, J. G., D. H. Copp and D. J. Axelrod: Amer. J. Roentgenol. **58**, 10 (1947). — Hamperl, H.: Virchows Arch. **298**, 376 (1937). — Harkins, W. D.: Science (N. Y.) **103**, 289 (1946). — Hasche-Klünder, G.: Z. Krebsforsch. **54**, 435 (1944). — Hatscher, C. H.: J. Bone Surg. (Am.) **27**, 179 (1945). — Hecht, G.: Handbuch der experimentellen Pharmakologie, Bd. 8, S. 79. 1939. — Hellner, H.: Münch. med. Wschr. **1936**, 689; **1937**, 980. — Arch. klin. Chir. **189**, 705 (1937). — Beitr. klin. Chir. **168**, 538 (1938). — Hefte z. Unfallhk. **1939**, H. 25, 3. — Helmer, O. and G. Clowes: Amer. J. Canc. **30**, 553 (1937). — Herlitz, C., J. Jundell u. F. Wahlgren: Acta paediatr. (Schwd.) **10**, 321 (1931). — Hertz and Robert: J. amer. med. Assoc. **131**, 81 (1946). — Hesse, O.: Fschr. Röntgenstr. **17**, 82 (1911). — Höltkemeyer, H.: Med. Klin. **1934**, 88. — Holthusen, H.: Radiology, Diagnostic and Therapeutic. Fiat Review of German Science 1939—1946. Wiesbaden 1947. — Holthusen, H. u. K. Engelmann: Strahlenther. **42**, 514 (1931). — Holtz, F.: Strahlenther. **66**, 328 (1939). — Holtz, F. u. W. Putschar: Münch. med. Wschr. **1930**, 1039. — Internat. Kongr. Lichtforsch. Wiesbaden 1936. — Hoshiya, H.: Otologia etc. (l.; Jap.) **8**, 140 (1935). — Hueck: Verh. dtsch. path. Ges. **1937**, 286. — Huldschinsky, K.: Dtsch. med. Wschr. **1933**, 530.

Iselin, H.: Schweiz. med. Wschr. **1930**, 141, 165.

Jacobi, H. and C. Baumann: Amer. J. Canc. **39**, 338 (1940). — Jagié, V. N., G. Schwarz u. L. Siebenrock: Berl. klin. Wschr. **1911**, 1220. — Jakob, A. u. F. Wachsmann: Klin. Wschr. **26**, 20 (1948). — Jones, Chaikoff and Lawrence: J. of biol. Chem. **28**, 631 (1939). — Jonkhoff, A. R.: Z. Krebsforsch. **26**, 32 (1928). — Jordan, P.: Die Physik und das Geheimnis des organischen Lebens, 5. Aufl. Braunschweig 1947.

Kalbfleisch, H. H.: Frankf. Z. Path. **55**, 220 (1941). — Karcher, H.: Arch. klin. Chir. **261** (1949). — Katz, K.: Chirurg **17/18**, 349 (1947). — Keller, P.: J. amer. med. Assoc. **131**, 504 (1946). — Kidd, J. G. and P. Rous: J. exper. Med. **68**, 529 (1938). — Kindler, K.: Z. Kresbforsch. **54**, 153 (1942). — Kirschbaum, A. and L. C. Strong: Canc. Res. **2**, 841 (1942). — Kleinschmidt, K.: Zbl. Chir. **72**, 654 (1947). — Knapp, E., A. Reuss, O. Risse u. H. Schreiber: Naturw. **27**, 304 (1939). — Körbler, J.: Mschr. Krebsbekpf. **1942**, H. 12, 215. — Med. Z. **1944**, Nr 2, 50. — Korényi, A.: Frankf. Z. Path. **48**, 314 (1935). — Krause, P.: Strahlenther. **35**, 210 (1930). — Kreiner, A.: Med. Welt **14**, 604 (1940). — Kruchen:

Strahlenther. **60**, 466 (1937). — KÜTTNER, H.: Arch. klin. Chir. **164**, 5 (1931). — KUHLEN-DAHL, H.: Chirurg **1948**, 396.

LABORDE, S.: Bull. Assoc. franç. Étude Canc. **20**, 129 (1931). — LACASSAGNE, A.: C. r. Soc. Biol. **100**, 249 (1929); **112**, 562 (1933). — C. r. Acad. Sci. **196**, 69 (1933). — Les cancers produits par les rayonnements electromagnétiques Actualités scientifiques et industrielles, 975. Paris 1945. — Les cancers produits par les rayonnements corpusculaires. Actualités scientifiques et industrielles, 981. Paris 1945. — LACASSAGNE, A. et F. JOLIOT: C. r. Soc. Biol. **1944**. — LACASSAGNE, A. et J. LATTES: C. r. Soc. Biol. **90**, 485, 487 (1924); **97**, 697 (1927). — LACASSAGNE, A. et J. S. LATTES: C. r. Acad. Sci. **178**, 488 (1924). — LASKIN, J. C.: Amer. J. Roentgenol. **55**, 525 (1946). — LAVEDAN, J. et J. COURTIAL: Par. méd. **1942**. — LIBBY, R. L. and C. R. MADISON: J. Immunol. (Am.) **55**, 15 (1947). — LÜDIN, M.: Schweiz. med. Wschr. **60**, 162 (1930); **1943**, 109.

MACMAHON, H. E., A. S. MURPHY and M. I. BATES: Amer. J. Path. **23**, 585 (1947). — MACKENZIE, J. and P. ROUS: J. exp. Med. **73**, 391 (1941). — MAISIN, J., Y. POURBAIC u. G. CEULEMANNS: Act. biol. belg. **1**, 322 (1941). — MARIE, P., J. CLUNET et G. RAULOT-LAPOINTE: Bull. Assoc. franç. Étude Canc. **3**, 404 (1910); **5**, 125 (1912). — MARCH, E.: Zbl. Chir. **49**, 1057 (1922). — MARTENSTEIN: Klin. Wschr. **1924** I, 1196. — MARTLAND, H. S.: J. Amer. med. Assoc. **92**, 466, 552 (1929). — Amer. J. Canc. **15**, 2435 (1931). — MARTLAND, H. S. and R. E. HUMPHRIES: Arch. Path. J. **7**, 406 (1929). — MAY, O.: Zbl. Chir. **1937**, Nr 32, 1889. — MAYNEORD, W. V. and L. D. PARSONS: J. Path. a. Bacter. **45**, 35 (1937). — MEDES, G.: Clinics **4**, 128 (1945). — MEYER, A. E. H. u. E. D. SEITZ: Ultraviolette Strahlen. Berlin 1942. — MEYENBURG, H. v.: Schweiz. med. Wschr. **1943**, 201. — Z. Unfallmed. **37** (1944). — MIESCHER, G.: Acta Un. internat. Canc. **4**, 586 (1939). — MINDER, W.: Radium-dosimetrie. Wien 1941. — MISSENARD, A.: Der Mensch und seine klimatische Umwelt. (L'home et le climat.) Deutsche Übersetzung. Stuttgart-Berlin. — MITCHELL, J .S.: Brit. J. Canc. **1**, 1 (1947). — MORTON, J., LUCE-CLAUSEN and E. MAHONEY: Amer. J. Roentgenol. **43**, 896 (1940). — MOTTRAM, J. C.: Brit. J. exper. Path. **12**, 378 (1931).

NÄGELI, TH. u. A. LAUCHE: Klin. Wschr. **1936** I, 436. — NEITZEL, E.: Berufsschädigungen durch radioaktive Substanzen. Leipzig 1935. — NEVE, E. F.: Brit. med. J. **2**, 1255 (1923). — NORGARD, F.: Ugeskr. Laeg. (Dän.) **1940**, 158. — NUYTTEN, J. et J. DRIESSENS: Presse méd. **1936**, 95.

OBERLING, CH.: Le problème du cancer, 2. Aufl. L'Arbe-Montreal 1942. — OSTERTAG, B. u. H. BUSCHMANN: Med. Klin. **1941**, Nr 15.

PENTIMALLI: Z. Krebsforsch. **32**, 682 (1930). — PERTHES, G.: Arch. klin. Chir. **74**, 400 (1904). — PETROV, N. u. N. KROTKINA: Z. Krebsforsch. **38**, 249 (1933). — PFÖRRINGER, S.: Strahlenther. **26**, 610 (1927). — PIERSON, H.: Z. Krebsforsch. **45**, 1 (1936). — PIRCHAN, A. and H. SIKL: Amer. J. Canc. **16**, 681 (1932). — POHL, W.: Beitr. klin. Chir. **171**, 195 (1947). — POLETTINI, B.: Med. sper. archiv. ital. **8**, 65 (1941). — Ref. Z. Krebsforsch. **52**, 84 (1942). — PULVERMACHER, E.: Med. Klin. **42**, 857 (1947). — PUTSCHAR, W. u. F. HOLTZ: Las Ciencas 1935. — Z. Krebsforsch. **33**, 219 (1930).

RAJEWSKY, B., A. SCHRAUB u. G. KAHLAU: Naturw. **31**, 170 (1943). — ROENTGEN, W. C.: Sber. physik.-med. Ges. Würzbg **1895**. — ROFFO, A. H.: Bol. Inst. Med. exper. Estud. Canc. **38**, 329 (1931); **10**, 417 (1933). — Bull. Assoc. franç. Étude Canc. **23**, 590 (1934). — Z. Krebsforsch. **41**, 448 (1934); **45**, 97 (1936); **48**, 6 (1938). — Bol. Inst. Med. exper. Canc., B. Air. **1935**, Nr 40; **12**, 281 (1935). — Lancet **1936**, 472. — Univ. Inst. Krebsforsch., Festschr. Nocht, S. 517. 1937. — ROFFO, A. H. u. L. M. CORREA: Bol. Inst. Med. exper. Canc., B. Air. **14**, 681 (1938). — RONDONI u. CORBELLINI: Tumori **10**, 106 (1936). — ROSS, J. M.: J. Path. a. Bacter. **35**, 899 (1932). — ROSTOSKI, SAUPE u. SCHMORL: Z. Krebsforsch. **23**, 360 (1926). — ROUS, P. and W. F. FRIEDEWALD: Science (N. Y.) **94**, 495 (1941). — J. exper. Med. (Am.) **79**, 511 (1944). — ROUS, P. and J. G. KIDD: J. exper. Med. (Am.) **73**, 365 (1941). — ROUSSY, G. et M. GUÉRIN: Presse méd. **2**, 761 (1941). — ROUSSY, G., CH. OBERLING et M. GUÉRIN: Bull. Acad. de Méd., Par. **112**, 809 (1934). — Bull. Assoc. franç. Étude Canc. **25**, 716 (1936). — Strahlenther. **56**, 160 (1936). — RULAND, L.: Chirurg **17/18**, 540 (1947). — RUSCH, H. P. and C. A. BAUMANN: Amer. J. Canc. **35**, 55 (1939). — RUSCH, H. P., C. BAUMANN and B. KLINE: Proc. Soc. exp. Biol. a. Med. (Am.) **42**, 507 (1939). — Arch. Path. (Am.) **31**, 135 (1941).

SABIN, F. R., C. A. DOAN and C. E. FORKNER: J. exper. Med. (Am.) **56**, 267 (1932). — SACHS, M. D.: Radiology **37**, 458 (1941). — SAUERBRUCH, F.: Fschr. Röntgenstr. **91**, 317 (1923). — SCHAIRER, E.: Z. Krebsforsch. **53**, 78 (1942). — SCHINZ, H. R.: Strahlenther. **72**, 441 (1943). — SCHMIDT, M. B.: Z. Krebsforsch. **47**, 91 (1937). — SCHMIDTMANN: Z. Krebs-forsch. **32**, 677 (1930). — SCHUBERT, G.: Kernphysik und Medizin. Gö tingen. 1947. — Strahlenther. **76**, 389 (1947). — SCHÜRCH, O.: Z. Krebsforsch. **33**, 449 (1930). — Dtsch. Z. Chir. **252**, 277 (1939). — SCHÜRCH, O. u. E. UEHLINGER: Z. Krebsforsch. **33**, 476 (1931); **45**, 240 (1936). — Arch. klin. Chir. **183**, 704 (1935). — SCHWARZWALD, M.: Acta derm.-vener. (Schwd.) **15**, 365 (1934). — SEDGINIDSE, G. A.: Z. Krebsforsch. **37**, 195 (1932); **38**, 21 (1933). —

SEIFFERT, J.: Dtsch. Z. Chir. **205**, 145 (1927). — SELBIE, F. R.: Lancet **1936**, 847. — Brit. J. exper. Path. **19**, 100 (1938). — SHAMBAUGH, PH.: J. amer. med. Assoc. **104**, 2326 (1935). — SHEAR, M. J.: Amer. J. Canc. **33**, 499 (1938). — SICK: Münch. med. Wschr. **1903**, Nr 33. — SIKL, H.: Z. Krebsforsch. **32**, 609 (1930). — SPINDLER, H. v.: Klin. Wschr. **1939** II, 1211. — STÄHLER, W.: Z. Ur. **37**, 389 (1943); **38**, 72, 93 (1944); **40**, 161 (1947). — STAHR: Dtsch med. Wschr. **1921**, 1454. — STAHR, H.: Z. Krebsforsch. **22**, 379 (1925). — STAVEY, H. E and W. BERGMANN: Amer. J. Canc. **30**, 749 (1937). — STERZI, G.: Atti Soc. Derm. e Sifilogr **3**, 797 (1941). — STUBBE, H.: Spontane und strahleninduzierte Mutabilität. Leipzig 1937
TASCHNER, E., G. GOTTLIEB et M. SPRITZER: C. r. Soc. Biol. **124**, 955 (1937). — TAUSSIG, J., K. ZOLA, COOPER and M. SEELIG: Surg. etc. **66**, 989 (1938). — THEISSING, G.: Arch. Ohr- usw. Hk. **151**, 356 (1942). — THIES, O.: Zbl. Chir. **63**, 1763 (1936). — TOBECK, A.: Arch. Ohr- usw. Hk. **147**, 154 (1940). — TORCHI, M.: Dermosifilografo (It.) **1939**, 545. — TROELL, A.: Arch. klin. Chir. **163**, 14 (1930). — TRUFFI, M. e P. CERUTTI: Atti Soc. med.-chir. Padova **14**, 401 (1936). — TUNODA, K.: Mitt. jap. Ges. Gynäk. **34**, H. 8 (1939). Ref. Z. Krebsforsch. **52**, 9 (1942). — TWORT, J. M. and C. C. TWORT: J. Path. a. Bacter. **42**, 303 (1936). — TYRONE, C. and J. WEED: Amer. J. Obstetr. **42**, 147 (1941).
UEHLINGER, E.: Schweiz. med. Wschr. **1937**, 214. — UEHLINGER, E. u. O. SCHÜRCH: Dtsch. Z. Chir. **251**, 12 (1938). — UHLIG, M.: Virchows Arch. **230**, 76 (1921). — UNNA, P. G.: Histopathologie der Hautkrankheiten, S. 719. Berlin 1894.
VIGDORTSCHICK: Zbl. Gewerbehyg. **1932**, 221. — VOGT, E.: Strahlenther. **23**, 639 (1926); **69**, 349 (1941).
WACHSMUTH, W.: Chirurg **1948**, 390. — WAGNER, A.: Acta radiol. **9**, 370 (1928). — WAHLGREEN, F.: Zbl. Path. **60**, 102 (1934). — Verh. dtsch. path. Ges. **27**, 102 (1934). — WAKELEY, G. P. G.: Brit. J. Surg. **14**, 677 (1927). — WALKOFF: Photogr. Rdsch. **1900**. — WALTHARD, H.: Schweiz. Ver.igg Urol. Ref. Chirurg **18** (1947). — WARREN, CHIELDS and O. GATES: Ref. Z. Krebsforsch. **54**, 208 (1944). — WASER, P. G.: Diss. Zürich 1945. — WATSON, A. F.: Brit. J. exper. Path. **17**, 122 (1936). — WEITZ, W.: Klin. Wschr. **1938**, 1579. — WERNER, P.: Wien. klin. Wschr. **1925**, 105. — WINDAUS, A., K. BURSIAN u. U. RIEMANN: Z. physiol. Chem. **271**, 177 (1941). — WOLF, P. M. u. N. NIEHL: Z. techn. Phys. **1931**, Nr 41. — WOLFF, A.: Referat über Arbeiten aus dem Kaiser-Wilhelm-Institut für Biochemie. Berlin 1939. — WYSS, O.: Dtsch. Z. Chir. **93**, 537 (1908).
ZURHELLE, E.: Arch. Derm. (D.) **179**, 543 (1939).

Neuntes Kapitel.

Die Mutationstheorie der Krebsentstehung.

> Si l'on admet — et tout ce que nous savons permet d'y souscrire — que le cancer est la conséquence finale de modifications dans la constitution d'une cellule, doit-on envisager un mécanisme spécial pour chacun des facteurs disparates énumérés, aboutissant néanmoins à produire la même variation cytologique? Peut-on au contraire, rechercher — ce qui serait plus satisfaisant pour l'esprit — *un mécanisme univoque*, suscité par les differents agents, et capable de changer l'équili re intracellulaire par l'apport, en certains points déterminés, d'une quantité d'énergie étrangère?
>
> Wenn man annimmt — und alles, was wir wissen, gestattet es zu unterschreiben, — daß der Krebs die schließliche Folge von Abänderungen in der Konstitution einer Zelle darstellt, muß man dann für jeden der aufgezählten, ungleichartigen Faktoren einen speziellen Mechanismus ins Auge fassen, einen Mechanismus, der dennoch darauf hinausläuft, die gleiche cytologische Abweichung hervorzurufen? Oder kann man umgekehrt — was für den Verstand befriedigender wäre — einen übereinstimmenden Mechanismus suchen, einen Mechanismus, in Gang gesetzt durch die verschiedenen Agenzien und befähigt, das intracelluläre Gleichgewicht durch die Einbringung einer Quantität von außen kommender Energien an gewissen entscheidenden Punkten abzuändern?
>
> ANTOINE LACASSAGNE (1945).

Die drei Kapitel über Geschwulstentstehung haben dargetan: Krebs entsteht auf ganz verschiedene Weise und kann insbesondere mit der vollen Sicherheit eines naturwissenschaftlichen Experimentes erzeugt werden. Das Bemerkenswerte dabei ist, daß vor allem die chemischen Krebsnoxen ganz verschiedenen Stoffklassen angehören, die chemisch und strukturell nicht das geringste miteinander zu tun haben. Auch die strahlenden Energien gehören ganz verschiedenen Wellenlängen an und gelangen bald zur molekularen, bald zur atomaren Absorption.

Trotzdem führen sie immer wieder zum gleichen Effekt der Cancerisierung, gleichviel welcher Tierart, gleichviel welcher Gewebe und Organe. So variabel also kausal die Krebsnoxen auch sind, so *einheitlich ist formal der Endeffekt Krebs.*

Es ist klar, „damit eine Wissenschaft von der Stelle rückt, sind wohl Hypothesen so gut wie Beobachtungen und Erfahrungen nötig" (GOETHE)[1], Hypothesen, die das, was schließlich eben doch allen Krebsformen gemeinsam ist, auf einen Generalnenner zu bringen und den *Grundvorgang, der Körperzellen in Krebszellen verwandelt,* einheitlich und bündig zu *erklären* in der Lage sind. Wie es beispielsweise eine selbständige experimentelle und eine gesonderte theoretische Physik gibt, so wird es neben einer experimentellen stets auch eine *theoretische Cancerologie* geben mit dem Inhalt und Zweck, das ganze analytisch gewonnene Untersuchungsmaterial einheitlich zu ordnen, neue Fragestellungen aufzuzeigen und insbesondere neue Experimente, sei es zur Widerlegung, sei es zur Bestätigung der Theorie anzuregen. „Jede Eigenschaft eines Körpers gibt unter Umständen einen Schlüssel ab, um eine verschlossene Tür zu öffnen, aber die Theorie ist der Hauptschlüssel, womit sich alle Türen öffnen" (JUSTUS VON LIEBIG 1874).

Wir haben an den einschlägigen Stellen bereits eine Reihe von *Krebstheorien* kennengelernt. Es hat sich gezeigt, jede enthält einen unbestreitbar wahren Tatbestand. Die einen scheitern daran, daß sie Folgen der Krebsumwandlung irrtümlich als deren Ursache betrachten, andere verallgemeinern eine nur für eine ganz kleine Gruppe zutreffende Krebsursache als Ursache aller Krebse und viele geben nur eine Teilerklärung, lassen die Fülle anderer Erscheinungen jedoch unberücksichtigt und sind so als Theorie jeglicher Krebsgenese leicht widerlegbar. Jedenfalls bringt keine den Übergang von Körperzelle in Krebszelle in befriedigenden Einklang mit bereits bekannten Naturvorgängen, so daß ein lückenloses Verständnis möglich wäre. Wie wir zeigen zu können hoffen, liegt das *Scheitern* bzw. die nicht ausreichende Erklärungskraft der bisherigen Krebstheorien daran, daß sie eng und *zu eng spezialistisch an einer,* im ganzen gesehen kleinen, sei es morphologischen, sei es biochemischen oder sonstigen *Teilfrage hängen bleibend* andere große Tatsachenkomplexe des Krebsgeschehens und insbesondere gewisse Grundtatsachen der Krebsentstehung beim Menschen unberücksichtigt ließen.

Im nachstehenden soll die unbestreitbar *heute dominierende Theorie* weiterentwickelt werden, die der Verfasser in ersten Ansätzen 1924, 1926 ausgesprochen, 1928 als erster in einer selbständigen Monographie mit allem damaligen Beweismaterial aus der Klinik, Pathologie und Genetik dargestellt und in der Folge auf einer ganzen Reihe von Tagungen, darunter 1928 und 1937 auf dem deutschen Chirurgenkongreß, 1936 auf dem internationalen Fortbildungskurs auf dem Gebiet der Krebsforschung in Berlin, 1937 auf der deutschen Pathologentagung vorgetragen, immer weiter ausgebaut und 1943 nochmals auf dem Referierabend des Heidelberger Kaiser-Wilhelm-Instituts für medizinische Forschung und 1948 in einem Übersichtsaufsatz im Lichte ihrer chemischen und physikalischen Beweismittel dargestellt hat.

Diese Theorie soll im folgenden weiter fortentwickelt und zu einem vorläufigen Abschluß gebracht werden. Wenn der Verfasser überzeugt ist, daß diese Theorie eine unserem heutigen Wissen adäquate Interpretation allen Krebsgeschehens ist, so deswegen, weil ihm in den 20 Jahren seit der Aufstellung dieser Theorie keine naturwissenschaftliche Tatsache bekannt geworden ist, die diese Theorie zu erschüttern vermöchte und insbesondere weil sie ihm in einer umfassenden *Synthese* auf die *Grundgesetze des Naturgeschehens* zurückzugehen scheint.

---

[1] Goethe, zitiert nach A. KÜHN: Goethe und die Naturforschung. Nachr. Ges. Wiss. Göttingen **1932/33.**

1. Krebsentstehung als Problem der Biologie.

Leiten wir zuerst das Besondere des Krebsgeschehens von dem Allgemeinen des Naturgeschehens ab, gehen wir den Weg analytischer Deduktion, d. h. gehen wir etappenweise von unbestrittenen und unbestreitbaren allgemeinen, man könnte auch sagen axiomatischen Voraussetzungen zu den in ihnen enthaltenen, immer engeren Begriffen.

Den ersten Wegweiser gibt uns die Beantwortung der Frage: Welchem Naturgeschehen ist die Krebsentstehung zuzuordnen? Die erste Antwort ist völlig eindeutig: Krebsgeschehen ist Lebensgeschehen, vom Standpunkt individueller Lebenserhaltung aus vielleicht naturwidriges, aber doch vitales Geschehen mit all seinen Attributen der Zellteilung, des Wachstums, des Stoffwechsels usw. Schon dieses, besonders aber der Umstand, daß Geschwülste bei allen Wirbeltieren ohne Ausnahme, ja sogar herunter bis zu den Insekten, vorkommen und dort alle Gewebe und Organe betreffen, berechtigt zur ersten These: *das Krebsproblem* ist über alle Pathologie und Klinik, über Physik und Chemie hinaus im Grunde *ein Problem der allgemeinen Biologie*, eine These, die der Verfasser von allem Anfang an (1924, 1926, 1928, 1931 usw.) und in USA. in vielen Variationen vor allem REIMANN (1940, 1945, 1947) vertreten hat.

Nun umfaßt aber die Biologie alles Lebensgeschehen überhaupt. Es ist klar. wir müssen, um einen festen Ausgangspunkt zu gewinnen, die Frage enger fassen. Wir fragen: in welches Teilkapitel der Biologie gehört das Geschwulstproblem? Allen Krebsgeschwülsten, gleichviel welcher Noxe sie ihre Entstehung verdanken, ist folgendes gemeinsam: der Aufbau jeder Geschwulst aus Zellen, die Entstehung aus körpereigenen Zellen und die Verankerung des Wesens der Krebskrankheit in der Krebszelle. Diese Grundtatsachen rechtfertigen die zweite These: *das Geschwulstproblem* ist im weitesten Sinne des Wortes ein *zellbiologisches Problem*.

Eine Krebstheorie muß also nicht nur eine allgemeinbiologische, sondern auch eine celluläre Theorie[1] sein. Sie muß unbedingt die Kernfrage des Krebsproblems — den Übergang der letzten Körperzelle in die erste Krebszelle — erklären, aber nicht bloß philosophisch-begrifflich, sondern naturwissenschaftlich erklären: *welcher Vorgang wandelt die Körperzelle in eine Krebszelle um* und welcher Kategorie von Naturvorgängen ist jener Uranfang allen Krebsgeschehens zuzuordnen? Dieser Naturvorgang muß solcher Art sein, daß er a) die Körperzelle nicht abtötet, b) auch ihren Teilungsmechanismus nicht schädigt, c) ihr aber zugleich abgeänderte Eigenschaften verleiht und d) diese Abänderung muß von der Krebsumwandlung an völlig stabil auf ihre weiteren Zellnachkommen übertragen werden.

Wieder engt sich die Frage weiter ein, wenn wir entsprechend den Ergebnissen der Histologie, Cytologie, Gewebezüchtung und der Biochemie feststellen: die Krebszellen sind gegenüber ihren Mutterzellen *wesensverschieden*. Sie haben neben vielen alten Eigenschaften einige fundamental neue, so daß HAUSER schon 1903 eine „neue Zellrasse" postulierte. Drücken wir dies jedoch nicht begrifflich-symbolisch, sondern in der Terminologie der Biologie aus, so besagt das: die *Krebszelle ist gegenüber der Ausgangszelle eine Variante*, eine Zellvariante, die sich von ihrer Mutterzelle durch ihre niedrigere Differenzierung, ihr schrankenloses Wachstum und durch ihren veränderten Zellstoffwechsel unterscheidet.

---

[1] Vgl. BORSTS Forderung 1924 (S. 52): „Alle ätiologischen Geschwulsttheorien werden mit der sicheren Tatsache zu rechnen haben, daß die Geschwülste ihren Ausgang von den Zellen unseres Körpers nehmen, und daß sich die vollentwickelten Geschwülste in allen ihren Teilen aus körpereigenen Zellen zusammensetzen. Insofern müssen *alle* Geschwulsttheorien *celluläre* Theorien sein."

Die Richtung unserer Fragestellung geht also von der allgemeinen Biologie über die Zellbiologie zu der engeren Frage nach den Formen und Ursachen cellulärer Variation. Wir gelangen so deduktiv zur dritten These: das Krebsproblem ist biologisch gesehen ein *Sonderfall der Biologie cellulärer Variation* (K. H. BAUER 1928, 1931, HADDOW 1936, 1938), und zwar übereinstimmend mit den Ergebnissen des Variierens von Einzellern (LACASSAGNE 1936).

Das Krebsproblem drängt jedoch zu einer weiteren Einengung unserer Fragestellung. Die Biologie lehrt drei und nur *drei* Formen cellulärer Variation: die Modifikation, die Bastardierung und die Mutation. Alle drei wurden Ausgangspunkt für Krebshypothesen. Beispiele von *Zellmodifikation* als Ausdruck dafür, daß Tochterzellen von ihren Mutterzellen unterschieden sind, sind in der Pathologie in vielfacher Form geläufig. Bei der Wundheilung, Frakturkonsolidation, Hyperplasie, Regeneration und vor allem bei den reparativen Vorgängen der Infektionsabwehr sehen wir, als Ausdruck ihrer Anpassung an veränderte Bedingungen, wie Gewebszellen völlig andere Formen annehmen und sich auch in der Funktion von den Mutterzellen unterscheiden. In fließenden Übergängen erfahren z. B. junge Bindegewebszellen, Gefäßendothelien, Blut- und Knochenmarkszellen erhebliche Veränderungen. Was aber *gegenüber den Krebszellen* der entscheidende *Unterschied* ist: alle *diese Zellen kehren*, sobald sie ihre Aufgabe erfüllt haben, *wieder in ihre Ausgangsformen zurück* und sind auch später in nichts mehr von den ursprünglichen Mutterzellen unterscheidbar. Ihre innere Konstitution ist also unberührt geblieben. Es ist kein Zweifel, mit dieser Form „fluktuierender Modifikabilität" hat die Krebsgenese nichts zu tun.

Eher schon müßte man an eine *Dauermodifikation* denken. Man versteht darunter jene Form des Variierens, bei der äußere Einwirkungen Formveränderungen über mehrere oder sogar viele Zellgenerationen bedingen. Sie spielt besonders bei Einzellern eine Rolle, könnte aber vielleicht auch bei Krebszellen in Betracht zu ziehen sein, da ja bekanntlich Krebszellen aus Körperzellen oft erst lange Zeit nach der Einwirkung von Schädlichkeiten entstehen. Man müßte dann annehmen, daß krebserzeugende Noxen, auch wenn sie selbst nicht mehr anwesend sind, doch auf weitere Zellgenerationen fortwirken können. Krebszellen wären dann dauermodifizierte Körperzellen (vgl. neuerdings DANNEEL 1946). Auch diese Deutung hält der Kritik nicht stand, denn bei Krebszellen ist noch nie — was bei Dauermodifikationen meist der Fall ist — ein späteres Wiederabklingen, noch nie ein Wiedernormalwerden von Zellen beobachtet worden, obwohl das Fortleben von Krebszellen vor allem bei Spätmetastasen und Spätrezidiven über 10, 15 und mehr Jahre sichergestellt ist. Aus einer Krebszelle kann nie wieder eine Körperzelle werden, wie dies auch die Gewebezüchtung ausgewiesen hat. Die Abänderung zur Krebszelle ist auch bei Fortfall der auslösenden Ursache dauernd und irreversibel, während die Dauermodifikation schließlich doch wieder rückbildungsfähig ist. Die Tumorentstehung dagegen ist scharf gekennzeichnet: es gibt weder fließende Übergänge, noch einen Rückschlag auf Ausgangsformen, vielmehr handelt es sich um eine innere Wesensänderung.

Auch an die zweite Ursache cellulärer Variation, an ein Abweichen der Nachkommenzellen als Folge einer *Verschmelzung zweier verschiedener Zellen* hat man bei der Geschwulstentstehung wiederholt (KLEBS 1890, AICHEL 1911, SCHLEICH, GRAIL, JOSEPH 1915 u. a.) gedacht und die „Bastardierung" einer Körperzelle, z. B. mit einem Leukocyten, also eine Art „illegale Zellbefruchtung" als Ursache der Geschwulstentstehung angesehen. Tatsächliche Unterlagen für eine solche abnorme Zellverschmelzung sind bis jetzt noch nicht beigebracht. Weder hat jemand eine solche Zellverschmelzung verschieden differenzierter Zellen gesehen, noch ist sie je in der Gewebezüchtung gelungen. Es handelt sich bei der Behauptung einer Zellbastardierung lediglich um eine gedankliche Konstruktion ohne innere naturwissenschaftliche Begründung, geschweige denn um einen cytologischen oder sonstigen biologischen Nachweis.

So bleibt, wenn wir den Weg der systematischen Einengung der biologischen Möglichkeiten weitergehen, allein schon per exclusionem nur noch die dritte Form cellulärer Variation, *die Mutation.* Die Biologie versteht seit DE VRIES (1901, 1912, 1916) unter Mutation *jede plötzlich auftretende, dann aber konstant weiter übertragbare und irreversible Änderung im Erbgut der Organismen.*

Mit der Mutation bekommen wir wiederum Anschluß an die die Biologie dieses Jahrhunderts beherrschende *Genetik* und deren Grundgesetze des Lebensgeschehens. GREGOR MENDEL (1866) lehrte die *Zusammensetzung des Erbgutes* der Organismen *aus* lauter letzten, *unteilbaren Erbeinheiten,* Erbanlagen oder *Genen* auf Grund der von ihm entdeckten Gesetze der Erbanlagenverteilung (wiederentdeckt 1900 durch CORRENS, TSCHERMAK und DE VRIES).

Wir erinnern nochmals an die Ausführungen auf S. 131 ff. und die dortigen Abb. 35 und 36, denen zu entnehmen war, daß die mendelnden Erbfaktoren in den Zellkernen und in diesen in den Chromosomen gelegen sind und daß die *Topik der Gene* so weit geklärt ist, daß in den Chromosomen die Gene lineär angeordnet und in den an Nucleoproteiden besonders reichen querscheibenartigen Bezirken untergebracht sind. Nach Ermittelungen an Chromosomen aus Speicheldrüsenzellen schätzt man die *Zahl der Gene* in einem Chromosom auf zwei oder mehr Tausend. Als *maximale Größe* für das Volumen eines Gens schließt man auf einen *Würfel von* 300 Å *Seitenlänge.* Ein solcher Rauminhalt würde in einer Flüssigkeit oder in einem festen Körper ungefähr 100—150 Atomdistanzen entsprechen, woraus man weiter schließt, daß *ein Gen* sicher nicht mehr als eine oder einige *wenige Millionen von Atomen* enthielte. *Chemisch* hält man ein *Gen* für „*ein großes Proteinmolekül,* in dem jedes Atom, jedes Radikal und jeder heterocyclische Ring eine individuelle, von derjenigen jedes anderen gleichen Atoms, Radikals oder Rings mehr oder weniger verschiedene Rolle spielt" (SCHRÖDINGER 1943).

Diese mendelnden Erbeinheiten oder Gene sind aber nur zu erkennen aus Erbanlagenunterschieden zwischen den sich kreuzenden Individuen. Erbanlagenunterschiede ihrerseits wiederum setzen voraus, daß Erbanlage nicht unabänderlich, sondern der „spontanen" oder künstlichen Abänderung — *Mutation* — fähig sind. Die Mutationstheorie von DE VRIES ist für die Biologie ebenso revolutionär wie es die zu gleicher Zeit aufgestellte Quantentheorie von PLANCK für die Physik und Chemie geworden ist. Was aber das Entscheidende ist, diese beiden umwälzenden Theorien führen — worauf als erster P. JORDAN und seit 1932 immer wieder hinwies — zu einer grandiosen Synthese, seit es H. J. MÜLLER-Texas (1922) gelungen ist, die Mutationshäufigkeit experimentell durch Röntgenstrahlen um ein Gewaltiges zu steigern. Die daraus resultierende Strahlengenetik (vgl. besonders TIMOFÉEFF-RESSOVSKY, ZIMMER und DELBRÜCK 1935) hat nicht nur den Vorteil, daß der Effekt auf die Mutationsrate immer wieder gleich sicher und exakt reproduzierbar, sondern auch auf das genaueste dosierbar ist.

Im ganzen sind die spontanen Mutationen etwas sehr Seltenes. Bei Drosophila bewegt sich die *Mutationsrate* verschiedener Erbanlagen im allgemeinen zwischen 0,00005 und 0,005%. Sie kann durch exogene Einflüsse, beispielsweise durch Erhöhung der Zuchttemperatur um 10° auf das 3—5fache und durch Röntgenstrahlen, wie schon erwähnt, bis auf über 50% der Keimzellen, also bis auf das Vieltausendfache gesteigert werden. Solche Untersuchungen haben einen tiefen

Einblick in das Wesen dieses Naturvorganges und in die Natur der Gene und der Mutation vermittelt.

Timoféeff-Ressovsky, Zimmer und Delbrück (1935) entwickeln folgende *Vorstellung vom Mutationsvorgang:* Die Mutation wird durch Zufuhr der Energie von außen oder durch Schwankung der Temperaturenergie, die unvermeidlich mit der statistisch-kinetischen Natur der Wärme verbunden ist, erzeugt.

Die Mutation besteht in einer Umlagerung der Atome in eine andere Gleichgewichtslage innerhalb des Atomverbandes [1].

Die „spontanen" Mutationen werden durch zufällige Temperaturschwankungen erzeugt. Dabei ist die Wahrscheinlichkeit für das Überschreiten der Schwelle, nach der die Reaktion eintreten kann, von der Struktur des betreffenden Atomverbandes abhängig. Darauf beruht die Verschiedenheit der spontanen Raten verschiedener einzelner Gene.

Bei strahleninduzierten Mutationen wird die zusätzliche Energie durch die Strahlenquanten hinzugebracht. Aus der Analyse solcher Versuche mit verschiedenen Dosen, verschiedenen Wellenlängen und verschiedener zeitlicher Verteilung der Dosen ergibt sich, daß als mutationsauslösender „Treffer" eine *Ionisation* oder eine *Atomanregung* anzusehen ist.

Es ist hier nicht der Ort, auf die außerordentliche biologische Bedeutung der Mutationen für die Lebensgeschichte der Organismen, für die Entstehung neuer Arten und Rassen, für die Züchtung unserer Haustiere und unserer Nutzpflanzen, besonders aber für die Evolution einzugehen. Ich verweise in dieser Hinsicht auf die Lehrbücher der Vererbungsbiologie und auf die diesbezüglichen Referate auf dem deutschen Vererbungskongreß 1923 von Goldschmidt und als Maßstab des Fortschritts auf die von Timoféeff, Reinig und Melchers (1938).

2. Krebs als Mutation somatischer Zellen.

Wohl verstand man unter Mutation zunächst Änderungen in der Erbmasse der Keimzellen, die sich dann in der Folge der Generationen weitervererben und so zur Bildung neuer Rassen Anlaß geben. Inzwischen ist aber der Begriff von den Keimzellen längst auch auf die Einzeller und auch auf die Körperzellen übergegangen. Wir wissen heute aus einem kaum übersehbaren Erfahrungsgut, die Mutationen treten nicht nur in Keimzellen, sondern von der befruchteten Eizelle an auch in Körperzellen, und zwar in allen Entwicklungsstadien, in allen Gewebsarten und zu jedem Zeitpunkt auf. Man nennt solche Mutationen im Zellerbgut von Körperzellen *somatische Mutationen.*

Die Auswirkung solcher somatischer Mutationen hängt nun sehr wesentlich von dem *Zeitpunkt ihres Auftretens* ab. Tritt eine solche somatische Mutation nach der ersten Zellteilung der befruchteten Eizelle in einer der beiden Tochterzellen (Fall a der Abb. 55) des Zweizellenstadiums ein, so entsteht eine Halbseitenstörung, bei der die eine Körperhälfte normal, die andere somatischmutativ verändert ist. Die Klinik kennt solche Beispiele sonst erblicher Störungen, die gelegentlich (vgl. Abb. 56) nur streng halbseitig auftreten (Fälle von halbseitiger Chondrodystrophie, halbseitige multiple Exostosen, halbseitige Chondromatose u. dgl.).

Tritt eine solche somatische Mutation jedoch erst später auf (Fall b, Abb. 55), so beschränkt sich ihre Auswirkung z. B. nur auf einen Gliedmaßenabschnitt.

---

[1] Als Atomverband wird eine Struktur definiert, in der bestimmte Atome in bestimmter Lage stabil angeordnet sind.

Hierher gehören Fälle von isolierter Chondromatose einer Hand. Der Verfasser hat einen Fall einer all ihre Knochen gleichmäßig betreffenden Ostitis fibrosa nur eines Unterarmes samt zugehöriger Hand beobachtet.

Tritt jedoch eine somatische Mutation ganz spät auf (Fall c der Abb. 55), so entsteht z. B. eine solitäre Exostose, ein isoliertes Muttermal, eine einzelne Knochencyste od. dgl.

Solche somatischen Mutationen sind bei genetisch weitgehend analysierten Objekten, wie vor allem bei Antirrhinum und Drosophila, in großer Zahl bekannt. Ein auch histologisch untersuchtes Beispiel einer solchen Mutation ist die white-

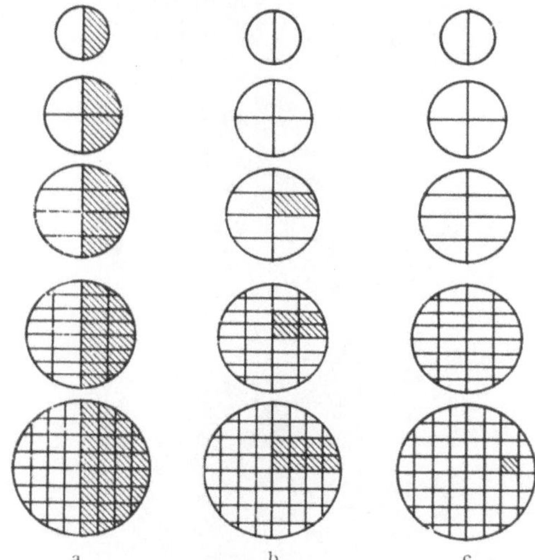

Abb. 55 a—c. Die Auswirkung somatischer Mutationen in ihrer Verschiedenheit je nach dem Zeitpunkt ihres Auftretens. (Nach TIMOFÉEFF-RESSOVSKY 1937.

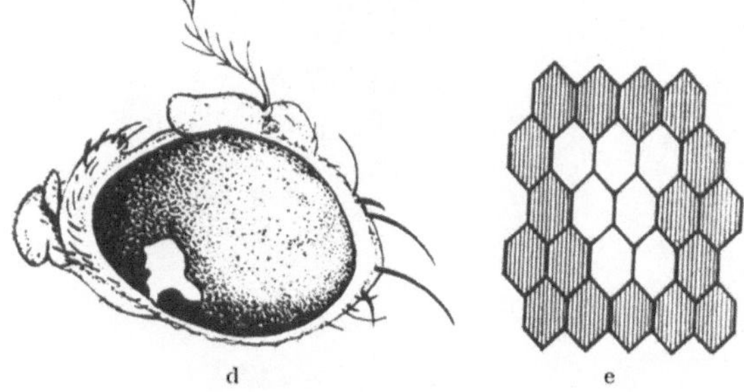

Abb. 55 d u. e. Somatische white-Mutation (weiße Augenflecken) von Drosophila melanogaster (s. Text). (Nach J. T. PATTERSON 1929.)

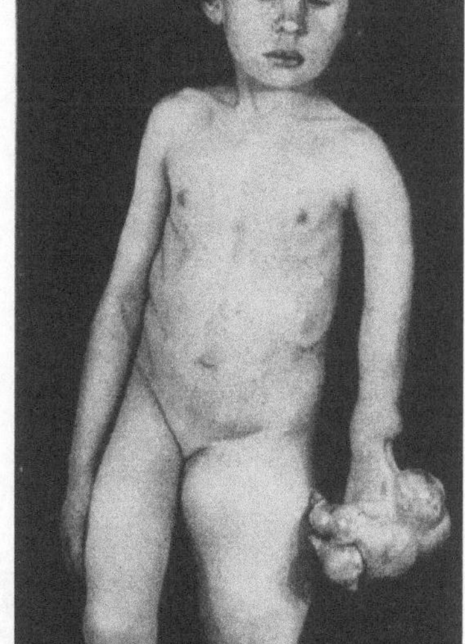

Abb. 56. Halbseitige Chondromatose. (Beobachtung des Verfassers.)

Mutation bei Drosophila melanogaster. Die Gen-Mutation „white" bedingt weiße Augenfarbe. J. T. PATTERSON (1929) hat durch Bestrahlung von befruchteten Eiern und von Larven somatische white-Mutationen erzeugt. Je nach dem Alter des bestrahlten Entwicklungsstadiums entstanden verschieden große, weiße, scharf begrenzte Augenflecke, und zwar um so kleinere, je älter die bestrahlten Larven waren. Die Augenflecke bestehen aus Facetten, die von der ursprünglich mutierten Urfacettenzelle abstammen (vgl. histologische Untersuchungen von CASTEEL 1929). Die Zahl der Facetten in dem somatisch mutierten Gebiet schwankt zwischen 1 und über 500. Die Abb. 55 e zeigt mikroskopisch einen derartigen Fleck, bestehend aus 7 weißen Facetten inmitten nicht mutierter normaler Zellen.

Das Beispiel und die Abbildung machen sinnfällig klar, das im Gegensatz zu den Somazellen, die von der befruchteten Eizelle her samt und sonders erbgleich sind, die somatisch mutierten Zellen zwar unter sich auch erbgleich, aber gegenüber ihren Mutterzellen als erbverschieden zu betrachten sind.

Dies nur ein Beispiel als Beleg dafür, daß in jeder Gewebsart, in jedem Organ und in jedem Entwicklungsstadium somatische Mutationen auftreten. Sie haben

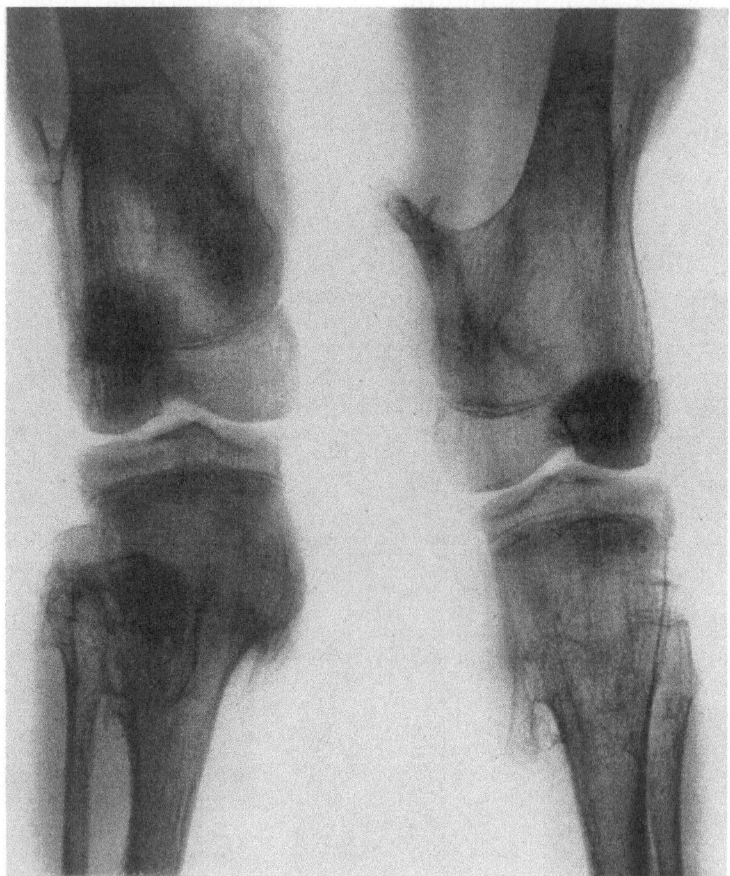

Abb. 57. Multiple Exostosen als Beispiel einer multiple Geschwülste bedingenden Keimzellmutation, zugleich als Gegenstück zu den als somatische Mutation auftretenden immer nur solitären Exostosen.

stets den gleichen Effekt, daß sich, von einer ersten somatischen Zelle abstammend, abweichende Gewebsbezirke aus Zellen mit abgeändertem Zellerbgut entwickeln.

Bezüglich sonstiger Beispiele somatischer Mutationen in der experimentellen Genetik sei auf HANSON (1928) (Drosophila), EMMERSON (1929) (Untersuchungen an Mais), STUBBE (1939) und TIMOFÉEFF (1937) verwiesen.

Auch *beim Menschen* sind solche *somatischen Mutationen,* darunter auch geschwulstbedingende Mutationen, in großer Zahl bekannt. Schon 1923 hat Verfasser wohl als erster darauf hingewiesen — KRÖNING (1935) erkennt dies ausdrücklich an —, daß mit solchen somatischen Mutationen und nur durch sie beim

Menschen die vielen Fälle von örtlichen Mißbildungen, Gewebsanomalien, Cysten, Geschwülsten usw. erklärt werden können, bei denen der angeborene Charakter eine spätere äußere Verursachung ausschließt. Besonders sinnfällige Beispiele liefert die menschliche Pathologie bei denjenigen Anomalien, die bald erblich als systematisierte Gewebsstörung, bald bei gleichem morphologischen Bild nichterblich als Solitärherd auftreten. So gibt es z. B. einerseits einen universellen Albinismus, eine allgemeine Neurofibromatose, eine Polyposis intestini, ferner multiple Exostosen, generalisierte Chondrome, multiple symmetrische Lipome, polycystische Abartungen innerer Organe, alles Beispiele ausgesprochen monohybrid erblicher Erkrankungen, die also mit Sicherheit durch Mutation eines einzigen Gens in den Keimzellen bedingt sind und zugleich sich systematisiert auswirken. Andererseits gibt es von den gleichen Anomalien sog. *lokalisierte Formen*, z. B. einen örtlichen Albinismus (weiße Stirnlocke!), einzelne • Neurofibrome und Lipome, solitäre Exostosen, Chondrome, Polypen, Organcysten usw., alles lokalisierte Formen, die 1. niemals erblich, 2. stets solitär und 3. morphologisch mit jenen generalisierten Formen identisch sind. Nachdem nun bei den systematisierten Formen Mutationen in den Keimzellen erwiesen und nachdem die solitären Formen morphologisch identisch sind, so ist der Schluß zwingend, daß es sich um Mutationen des gleichen Gens, einmal in Keimzellen, das andere Mal in Körperzellen handelt. Eine solche Mutation in Körperzellen kann natürlich nie erblich sein, sie kann nur solitär auftreten und muß morphologisch ein identisches Produkt liefern. Es gibt also *auch beim Menschen* — warum sollte er auch eine Ausnahme machen? — *somatische Mutationen* sogar geschwulstbedingender Art (vgl. Abb. 57).

Wenn man die Gesamtrate aller spontanen Mutationen auf 2—3% schätzt und die Häufigkeit der spontanen Mutationen eines einzelnen Gens mit Grenzwerten von 1:20000 bis 1:20 Millionen, durchschnittlich mit 1:200000 angibt (TIMOFÉEFF-RESSOVSKY 1937), so wird man bei einer Zahl von schätzungsweise Billionen Körperzellen sich nicht wundern, daß gesundheitlich belanglose Auswirkungen somatischer Mutationen, besonders auch angeborene, an jedem Körper in Form von Muttermalen, Warzen, Fibromen, Hämangiomen, örtlichen Pigmentanomalien bis zu Lipomen, Dermoiden usw. relativ häufig sind.

Wenn es nun Mutationen in Körperzellen gibt, wenn solche somatische Mutationen sogar Geschwülste bedingen können, so liegt es nahe — zunächst rein *arbeitshypothetisch* — die *Frage* zu stellen: *ist vielleicht die Krebszelle eine Krebsmutante?* oder anders ausgedrückt: *sind Krebszellen* als „neue Zellrasse" gegenüber ihren Ausgangszellen eine *Mutationsrasse?* oder wieder anders formuliert: *ist der Uranfang der Krebsgenese* vielleicht eine *somatische Mutation?* Eine Änderung also im Erbgut von Körperzellen? Eine Änderung vielleicht ganz bestimmter Gene? oder eine Erbänderung im Cytoplasma?

Eine solche *Mutationstheorie der Geschwulstentstehung* sieht darnach in mutierten — und wie wir später sehen werden — in ganz bestimmten mutierten Erbträgern die letzten stofflichen Träger der Geschwulsteigenschaften und in der *Mutation bestimmter Erbstoffe somatischer Zellen* denjenigen biologischen Vorgang, der die Umwandlung von Körperzellen in Krebszellen verständlich zu machen in der Lage wäre. Selbstverständlich ist das zunächst nur eine Arbeitshypothese. Sie würde aber zu einer naturwissenschaftlichen Theorie, sobald sich alle Phänomene des Krebsgeschehens lückenlos erklären ließen, wenn keine Tatsachen ihr widersprächen und wenn sie zugleich konkrete Voraussagen gestattete.

Was gibt es nun für *Beweismittel?* Die erste Beweisserie liefert die völlige *Parallelität zwischen Eigenschaften der Mutationserzeugung und Eigenschaften der Krebsentstehung.*

Was 1928 für den Verfasser für den Ausbau und die Begründung der Mutationstheorie am meisten bestimmend war, das war vor allem folgende Parallelität: Röntgenstrahlen erzeugen in Keimzellen Mutationen, Röntgenstrahlen erzeugen in Körperzellen Krebs. Inzwischen ist aber noch eine weitere Zahl wichtiger *Analogien zwischen dem Mutationsvorgang und dem Vorgang der Krebsgenese* hinzugekommen (Tabelle 64).

Es wird wohl niemand sich der mindestens suggestiven Wirkung dieser Parallelitäten entziehen und die Notwendigkeit einer genauen Prüfung dieser Frage bestreiten können. Man bleibe sich aber klar, es handelt sich zunächst nur um Indizienbeweise, die durch Analogieschlüsse gewonnen sind. Sie sind wichtig, aber allein noch nicht ausreichend.

Tabelle 64. *Parallelitäten zwischen Mutation und Carcinogenese.*

Mutation	Carcinogenese
1. plötzliche Entstehung	1. sprunghafter Übergang
2. Entstehung alternativ (Alles- oder Nichts-Reaktion)	2. alternativ: Krebs oder Nichtkrebs (keine Übergänge!)
3. irreversibel	3. irreversibel
4. neue Eigenschaften unter Erhaltung alter	4. neue Eigenschaften unter Beibehaltung alter
5. Folge: Defekteigenschaften	5. Folge: Zellenzymdefekte und Defekte der Differenzierung
6. Hauptursache: Umweltfaktoren	6. Hauptursache: Exogene Krebsnoxen

3. Beweismittel aus Chemogenetik und Biophysik.

Bei der weitgehenden Parallelität zwischen Kennzeichen der Mutationserzeugung und Eigentümlichkeiten der Krebsentstehung wäre es natürlich von hoher Beweiskraft, wenn die gleichen chemischen und physikalischen Noxen, die im genetischen Experiment Mutationen erzeugen, im Krebsexperiment Krebs erzeugen würden. Wir stellen die Beweismittel der *Chemogenetik* an den Anfang. Von vornherein ist klar, daß die chemische Krebserzeugung unter ungleich günstigeren Bedingungen arbeitet als die chemische Mutationsauslösung. Für die Krebserzeugung liegen die Körperzellen allen chemischen Noxen offen dargeboten dar, bei der chemischen Mutationserzeugung dagegen besteht zunächst die Schwierigkeit, die Stoffe isoliert an die Keimdrüsen und dort, ohne sie zu schädigen, an die Keimzellen heran und in den Keimzellen an die Bestandteile des Cytoplasmas oder an den Zellkern und im Zellkern ohne Mitbeschädigung oder Zerstörung anderer Gene an einzelne Gene zur wirksamen Absorption zu bringen. So ist es bei diesen großen Nachteilen gegenüber den großen Vorteilen der physikalischen Strahlenwirkung kein Wunder, daß die Mutationsauslösung mit chemischen Substanzen noch in den Anfängen steckt und sehr viel später zu ihren ersten positiven Beweisen gelangt ist.

a) Mutationsauslösung und Krebserzeugung durch gleiche chemische Mittel. Ausgedehnte Versuche, mit ganz verschiedenen chemischen Mitteln Mutationen zu erzeugen, stammen von HARISON und GARRET (1926), von E. BAUR (1932) und seiner Schule, besonders von STUBBE (1930). Unter den Mitteln sind die wegen ihrer Affinität zur Chromatinsubstanz bekannten Farbstoffe (E. BAUR 1932) wie Fuchsin, Eosin, Methylenblau, Methylgrün, Methylviolett bemerkenswert. Soweit ich übersehe, war STUBBE in Müncheberg der erste, dem es 1930 gelang, *Mutationen chemisch durch Arsensalze* auszulösen und damit die ersten Grundlagen zu einer neben der Strahlengenetik selbständig neuen *Chemogenetik* zu legen. Es gelang ihm, durch Behandlung der Elternpflanzen mit Arsenjodid eine schmalblätterige Mutation zu erzeugen, die sich als sicher recessiv vererbbare Gen-Mutation erwies.

Eine geschichtliche Darstellung dieser Versuche, auch der negativ verlaufenen, findet sich bei STUBBE in einem Übersichtsaufsatz in der „Angewandte Chemie" (1937) [1].

Wir registrieren sofort, daß Arsensalze auch in der Krebserzeugung eine wichtige Rolle spielen. Es sei an die Arsenberufskrebse, den medikamentösen Arsenkrebs, das Arsen in seiner Bedeutung bei der „Reichensteiner Krankheit" (Krebshäufung durch arsenhaltiges Trinkwasser), an die Krebserzeugung in vitro durch Einbringung von Arsensalzen in Gewebskulturen normaler embryonaler Zellen erinnert. *Arsen, eines der ältesten Mittel, welches, auf Körperzellen angewandt, Krebs erzeugt, erzeugt* zugleich also, *auf Keimzellen angewandt, Mutationen!*

Als weiteres Beispiel einer chemisch ausgelösten Mutation (vgl. Tabelle 65) sei ein Versuch von STUBBE (1934) angeführt. Er behandelte Samen der Antirrhinumsippe 2232 mit ganz schwachen Konzentrationen verschiedener chemischer Substanzen und erhielt bei ihr — allerdings nur bei ihr — eine bis zu 28% Häufigkeit über 5 Generationen verfolgte Mutation, die sich in einer Blattdeformität (Schrumpfung der Lamina) äußerte. Eine ganze Reihe anderer chemischer Stoffe lieferte bei gleicher Behandlung keine Mutation, während dieselbe Mutation auch mit Röntgenbestrahlung der Samen erzielt wurde.

Tabelle 65. *Die Erzeugung einer sippenspezifischen Mutation durch Chemikalieneinwirkung auf Samen der Sippe 2232 von Antirrhinum majus.* (Behandlungsdauer 72 Stunden in 50 ccm-Lösung.) (Nach STUBBE 1934.)

Chemikal 1/400 g Mol	Behandelter Samen	Gekeimt	Beobachtet	Normal	%	Leicht geschrumpft	%	Mittel geschrumpft	%
Chloralhydrat	300	233	217	152	70,04	61	28,11	4	1,85
Ätznatron	300	148	140	100	71,42	38	27,13	2	1,45
Kalibichromat.	300	175	169	139	82,24	28	16,56	2	1,20
10% Alkohol	300	114	109	90	82,56	18	16,51	1	0,93
Kupferchlorid	300	159	152	130	85,52	20	13,15	2	1,33
Uranylnitrat	300	135	111	108	97,29	3	2,71	—	—
Pyridin	300	155	99	97	97,97	2	2,03	—	—
Trional	300	110	99	98	98,98	1	1,02	—	—
Leitungswasser	900	396	344	343	99,70	1	0,30	—	—
Aqua destillata	600	375	344	344	100,00	—	—	—	—

Von großer Bedeutung sind die Versuche von AUERBACH (1943, 1946), der es gelang, mit *Senfgas* bei Drosophila Mutationen in Keimzellen und bei Behandlung von Drosophilaembryonen durch Induktion somatischer Mutationen Mosaikindividuen zu erzeugen. Senfgas, der als „Gelbkreuz" bekannte Kampfstoff des 1. Weltkrieges (auch Yperit genannt) hat eine elektive Affinität zu teilungsbereiten Zellen. Aus den Untersuchungen, über die AUERBACH zusammen mit ROBSON und CARR (1947) berichtete, geht hervor, daß Senfgas ähnlich wie Röntgenstrahlen in den Zellkernen zu Chromosomenbrüchen und -neuanordnungen führt. Die mutationsauslösende Wirkung ging zunächst einmal aus der

---

[1] Siehe Nachtrag S. 693.

hohen (7% !) Rate letaler Mutationen bei Drosophila (ClB-Test), die in anderen Tests bis zu 24% gesteigert werden konnte, hervor. Während nach Röntgenbestrahlung von Drosophilamännchen die meisten Tiere die induzierte Abnormalität am ganzen Körper und nur in 15 % bloß an einem Teil des Körpers zeigen (sog. Mosaiktiere), machen bei den Nachkommen der mit Senfgas behandelten Männchen die Mosaiktiere 30—50% aller mutierten Tiere aus. Die Senfgasmutationen sind um so bedeutungsvoller, als die Kampfgase ja auch für die Entstehung von Lungencarcinomen verantwortlich gemacht werden und Senfgas, wie wir sehen werden, auch für die Krebstherapie wichtig geworden ist (s. S. 587).

Inzwischen ist es gelungen, auch das *Benzpyren* in den Bereich der mutationsauslösenden chemischen *Mittel* zu ziehen. 1940 konnte MOTTRAM an *Paramaecien* durch Benzpyrenzusatz zum Kulturmedium Formabweichungen erzielen, die sich anschließend in vielen Generationen rein erhielten. In jüngster Zeit hat BAUCH-Rostock (1942) über die Wirkung cancerogener Substanzen auf *Hefe* berichtet. Es gelang ihm, konstant bleibende veränderte Rassen zu erzielen, und zwar erhielt er sowohl mit Styryl 430, wie mit Methylcholanthren, als auch mit Benzpyren Gigasformen und durch erneute Benzpyrenbehandlung eines Gigasstammes sogar einen erblich konstanten (wahrscheinlich polyploiden) Supergigasstamm. DRUCKREY (1942) beobachtete die Entwicklung von Seeigeleiern unter dem Einfluß von Benzpyren in der „Konzentration" von 10^{-5} bis 10^{-7} und weniger. Er erhielt Seeigelkeime, die sich von den anderen „durch eine geradezu riesenhafte Größe" bei sonstiger Wohlgebildetheit unterschieden.

Schon 1934 hat der Verfasser auf Grund der Mutationstheorie einen führenden Genetiker angeregt, den Versuch zu machen, mit cancerogenen Kohlenwasserstoffen Mutationen zu erzeugen. Die Versuche verliefen damals negativ. Inzwischen hat STRONG (1945, 1947) mit Methylcholanthren Mutationen bei Mäusen erzielt. Er arbeitete mit Tieren aus einer den menschlichen Verhältnissen ähnlichen Population. Bei etwa 210000 Mäusen waren in 27 Jahren 8 spontane Mutationen aufgetreten, was einer Mutationsrate von 1:26250 entspricht. Bei seinen Versuchen erhielten die Mäuse, sobald sie 60 Tage alt waren, 1 mg Methylcholanthren in 0,1 cbm Sesamöl gelöst subcutan in die Flanke injiziert. STRONG erhielt eine um fast 50mal größere Mutationsrate von 1:557. Die Keimzellenmutationen äußerten sich in erblichen Veränderungen des Haarkleides, der Augenfarbe und des Verteilungsmusters der Pigmentierung. Die Mutationen als solche sind durch genetische Untersuchungen an den Nachkommen gesichert. Interessant ist, daß STRONG neben den Keimzellenmutationen als Folge der Methylcholanthrenbehandlung auch nichterbliche embryologische Veränderungen wie Situs inversus, Dextrokardie, identische Zwillingsbildung, Riesen-, Zwergwuchs und ähnliche Mißbildungen erhielt. Nebenbei bemerkt, hat STRONG auch durch Schwefel-Senfgas und Stickstoff-Senfgas Mutationen erhalten. Mit diesen auf breitester Basis durchgeführten Versuchen von STRONG darf der Beweis dafür, daß Methylcholanthren in Körperzellen Krebs und in Keimzellen Mutationen erzeugt, als endgültig erbracht angesehen werden.

Angeregt durch die Experimente mit Methylcholanthren von STRONG machte CARR (1947) gleichartige Versuche *mit 1:2:5:6-Dibenzanthracen*, allerdings an sehr viel kleinerem Versuchsmaterial. 1 ccm einer gesättigten öligen Lösung wurde Mäusen im Alter von 5—8 Wochen injiziert. In F_3 und F_4 wurden bei 83 Tieren 7 recessiv vererbbare *Genmutationen* erzielt. Der Verfasser schneidet aus Anlaß dieser Versuche die Frage an, ob nicht vielleicht auch bei beruflich durch chemisch-carcinogene Noxen gefährdeten Personen schädliche Keimzellmutationen auftreten könnten und schätzt diese Gefahr für höher ein, als bei den nach seiner Ansicht mehr zufällig auf den Menschen einwirkenden Röntgenstrahlen.

Wir sehen an diesen Beispielen aus der Chemogenetik, daß tatsächlich *Stoffe, die auf Körperzellen cancerogen wirken, auch befähigt sind, Mutationen in Keimzellen zu erzeugen*, und wir schließen daraus, daß chemisch eine experimentelle Parallelität zwischen Mutationserzeugung und Cancerisierung besteht.

Des weiteren schlagen die *Virusgeschwülste* eine Brücke zwischen Mutationsforschung und chemischer Krebsinduktion. Tatsächlich hat sich eine völlig neue, doppelte Beziehung zwischen Chemie und Krebs einerseits und *Chemie und Genetik* andererseits aufgetan, als es gelang, das ROUS-Sarkom beim Huhn (und später auch andere Impfgeschwülste) biochemisch aufzuklären und zu zeigen, daß das filtrierbare Agens des ROUS-Sarkoms den zuerst durch STANLEY chemisch erforschten *Virusarten* zugehört. Erinnern wir uns in diesem Zusammenhang, daß es CARREL geglückt war, in der Gewebekultur normale Monocyten des Huhnes durch Zusatz von ROUS-Filtrat in vitro in Sarkomzellen zu verwandeln, die ihrerseits aufs Huhn verpflanzt Sarkom induzierten.

Wenn auch das ROUS-Virus noch nicht krystallin rein vorliegt, so ist es aber doch chemisch-physikalisch scharf charakterisiert. Es handelt sich um ein hochmolekulares Protein vom Typ der Nucleoproteide, also um einen jener Eiweißstoffe, an die Nucleinsäuren als charakteristische Gruppe gebunden sind und stofflich, wie schon der Name „Nucleoproteide" besagt, engste Beziehungen zu chemischen Substanzen des Zellkerns besitzen.

Die Virusgeschwülste und Virusproteine erhalten wichtige Beziehungen zur Biologie (vgl. BUTENANDT) und zur Mutationstheorie insofern, als *Viren und Gene* beide als lebende Eiweißmoleküle, beide als Nucleoproteide in Bau und Größe einander weitgehend entsprechen (vgl. BUTENANDT, STUBBE, V. EULER und SKARZYNSKI 1942). Beide, Gene und Viren, sind in Gegenwart lebender Zellen und nur in Gegenwart solcher zur Vermehrung auf dem Wege der identischen Reproduktion ihrer selbst befähigt, dadurch daß sie die Bausteine lebender Zellen zum Aufbau des eigenen Moleküls benutzen, sie nach ihrem eigenen Bauplan ordnen und synthetisieren. Beide, Gene und Viren, sind gleichartige chemische „Wirkstoffe" von besonderem Charakter und „Merkmalspräger" in ihren Zellen. Beide sind der mutativen Änderung ihres riesigen Eiweißmoleküls befähigt. So werden die heute chemisch leicht zugänglichen Viren geradezu zum Modell für die chemisch schwer zugänglichen Gene und der nicht so seltene spontane Übergang eines Virus in ein anderes mit nunmehr neuer Merkmalsprägung wird zum *Strukturmodell einer Mutation!*

v. EULER und SKARZYNSKI führen Beweismaterial dafür an, daß die Virusstoffe aus normalen Zellbestandteilen durch Mutationen entstehen können und daß die Mutationsrate durch Strahlen oder chemische Stoffe erhöht werden kann. Diese Autoren nehmen sogar an, daß das von außen her in den Wirtsorganismus eingeführte Virusmolekül, welches ja Stoffe des Wirtsorganismus zu seiner Vermehrung braucht, vielleicht sogar ein inaktives Vorstadium des geschwulsterzeugenden Virus besitzt, „welches durch Mutationen oder andere Einflüsse in die pathogene Form übergeht". KAUSCHE und STUBBE (1939) haben an Viren durch Bestrahlung Änderungen erzielt, die sie selbst als Mutation der Viren deuten. Kein Zweifel, alle Fortschritte der Strukturanalyse der Virusmoleküle kommen der Kenntnis vom Bau der Gene und dem Wesen der Mutation, kommen unserer Kenntnis von der Fähigkeit der Erbmasse, sich sprunghaft in eine neue, von da ab wieder stabile Erbmasse zu verwandeln, zugute.

Schnell stellte sich die Verbindung zwischen chemischer Krebserzeugung und der Bildung von Tumorviren her. 1939 gelang es MACINTOSH, *zwischen* dem cancerogenen *Benzpyren* und dem cancerogenen ROUS-*Virus* eine *kausale Beziehung* zu knüpfen. Es gelang MACINTOSH, mit Benzpyren beim Huhn Sarkom zu erzeugen. Nun, das allein wäre nichts Besonderes. Es gelang aber weiter, dieses Benzpyrensarkom beim Huhn durch zellfreie Filtrate weiter zu verimpfen und zugleich zu zeigen, daß das Agens des Filtrates identisch ist mit dem Virus des ROUS-Sarkoms. Mit anderen Worten: das Teerderivat Benzpyren erzeugte beim Huhn im lebenden Gewebe desselben ein Virus-Nucleoproteid, welches seinerseits Krebs erzeugt, einen Krebs, der über zahlreiche Generationen weiter verimpfbar ist, längst, nachdem von dem verursachenden Benzpyren auch kein Gamma mehr vorhanden war. Oder kurz formuliert: das cancerogene Teerprodukt Benzpyren induzierte ein Sarkom auf dem Wege über ein Virus!

Ebenso bedeutsam sind Versuche von KIDD und ROUS (1938, 1940, 1941). Sie erzeugten beim Kaninchen durch Teerung Papillome der Haut. Als sie die Papillome extrahierten, erhielten sie ein Virus und dieses Virus intravenös eingespritzt rief in 2 Wochen an allen geteerten Stellen eine so „fulminante Carcinose" hervor, wie sie weder vom Teer, noch vom Virus allein bekannt ist. Wir schließen daraus: Teer hat im Vorstadium der Cancerisierung der Haut in Zellen derselben chemische Stoffe dieser Zellen zu einem neuen Stoff umgewandelt, der sich als ein Tumorvirus, also als geschwulsterzeugendes Nucleoproteid erwies.

Die Versuche von MACINTOSH einerseits und von KIDD und ROUS (1938) andererseits zeigen, daß cancerogene Teerprodukte bei der Cancerisierung von Somazellen in diesen vorhandene Zellproteine in Virusproteine zu transformieren vermögen. Was liegt da näher, als biologisch zu sagen: die cancerogenen Stoffe haben bei der Krebserzeugung somatische Gen-Nucleoproteide zu Virus-Nucleoproteiden mutiert! Nicht daß wir damit behaupten wollen, daß jede Krebserzeugung identisch wäre mit der somatisch-mutativen Änderung eines Gens zu einem Tumorvirus, aber die erwähnten Beobachtungen scheinen uns zu zeigen, daß dies zwar nicht in jedem Fall so sein *muß*, aber in einzelnen Fällen so sein *kann*.

Worauf es in diesem Zusammenhang vorläufig allein ankommt, ist darzutun, daß die Induktion eines Tumorvirus durch einen cancerogenen Stoff als chemisches Modell einer Krebsmutation somatischer Zellen angesehen werden darf. Die Krebsmutation wird sich darnach nur im Bereich eines, wenn auch sehr großen, so aber doch eines einzelnen Eiweißmoleküls abspielen und würde auf eine mutative Umkonstruktion eines präexistenten Nucleoproteids hinauslaufen.

Wir fassen das über Chemogenetik und chemische Krebsinduktion Gesagte zusammen: die gleichen Mittel, die wie Arsen, Teer, Benzpyren in Körperzellen Krebs erzeugen, erzeugen bei Einzellern und in Keimzellen auch Mutationen. Diese krebserzeugenden Mittel lösen in einzelnen (besonderen?) Fällen in Körperzellen Agentien aus, die sich als Tumorviren erweisen. Die Viren selbst sind Genen wesensverwandt und beide sind mutativer Änderungen ihrer Rieseneiweißmoleküle befähigt. Dies alles gibt der Mutationstheorie der Geschwulstentstehung neues Beweismaterial.

b) Parallelität mutationsauslösender und krebserzeugender Strahlung. Zur Biochemie gehört korrelativ die *Biophysik*. Diese letztere, eine der jüngsten Töchter der Naturwissenschaften, sieht ihre Aufgabe „in der Klärung der physikalischen Mechanismen biologischer Elementarvorgänge und in der Analyse der physikalisch-chemischen Struktur biologischer Elementareinheiten" (RIEHL, TIMOFÉEFF-RESSOVSKY und ZIMMER 1941). Die Hauptdomäne der Biophysik ist die *Strahlenbiologie*. Prüfen wir nun, bevor wir unsere Theorie vorläufig abschließend formulieren, die seit 1928 noch hinzugekommenen *Beweismittel aus* *der Biophysik.* Das eindrucksvollste Beweismittel für die Schlüssigkeit der Mutationstheorie der Krebsentstehung ist die *völlige Parallelität mutations-auslösender und krebsinduzierender Strahlen.* Bleiben wir uns bewußt, daß die Strahlengenetik seit H. J. MULLERs grundlegender Entdeckung 1927 — Steigerung der Mutationshäufigkeit durch Röntgenstrahlen um 75000%! — eine der erfolgreichsten Spezialwissenschaften mit Wirkungen weit über die Genetik und Biologie hinaus geworden ist (vgl. P. JORDAN 1939, 1948, HEISENBERG 1942, SCHRÖDINGER 1944).

Diese Serie mutationsauslösender Energien wurde jüngst in eindrucksvoller Form noch ergänzt durch die *mutations- und krebserzeugende Wirkung der Neutronen.* Diese letzteren entstehen bei der künstlichen Atomumwandlung (Näheres bei SCHUBERT 1947). Das Neutron besitzt keine elektrische Ladung, verhält sich also elektrisch neutral (daher sein Name), wirkt also auch nicht ionisierend, es gehört zu den elementaren Bestandteilen des Atomkernes. Das Neutron kommt als solches nicht frei in der Natur vor, wird aber frei, wenn Atomkerne, z. B. Beryllium oder Lithium, beispielsweise mit Deuteronen, den Kernen des „schweren Wassers", beschossen werden. Was in unserem

Tabelle 66. *Mutationserzeugende Strahlen.*
(Nach TIMOFÉEFF-RESSOVSKY.)

Art der Strahlen	Autor
Röntgenstrahlen . . .	H. J. MULLER (1927, 1930)
Kathodenstrahlen . .	HANSON und HEYS (1929)
Radium-γ-Strahlen . .	HANSON und HEYS (1929)
Radium-β-Strahlen . .	HANSON und HEYS (1929), MacDOUGALL (1929)
Ultraviolette Strahlen .	ALTENBURG (1934)
Grenzstrahlen	TIMOFÉEFF und ZIMMER (1935)
Radium-α-Teilchen . .	TIMOFÉEFF und ZIMMER (1936)
Radium-Emanation . .	TIMOFÉEFF und ZIMMER (1936)

Zusammenhang hier interessiert, ist der von TIMOFÉEFF und ZIMMER (1938) geführte Nachweis, daß Neutronenbestrahlung bei Drosophila Mutationen auslöst, wieder die gleiche Neutronenbestrahlung, mit der LACASSAGNE und JOLIOT (1944) Lebercarcinom beim Kaninchen induzierten (s. S. 345).

Wir gehen aus von der Frage: was löst denn im Experiment die Mutation am sichersten aus? Und wie steht es mit diesen mutationsauslösenden Reizen bei der Krebserzeugung? Betrachten wir als neue Beweisgruppe die Tabelle mutationserzeugender Strahlen (Tabelle 66), so stellen wir mit einem Blick fest: diejenigen *Strahlen,* die experimentell am einfachsten und sichersten *Mutationen in Keimzellen erzeugen, diese selben Strahlen erzeugen auf Körperzellen angewandt Krebs* und umgekehrt: *alle Strahlen, die Krebs erzeugen, erzeugen auf Keimzellen angewandt, Mutationen.* Es ist klar, das kann nicht Zufall sein. Das muß etwas mit dem inneren Wesen der Strahlenwirkung zu tun haben. Das kann um so weniger Zufall sein, als auch die Gegenprobe nicht fehlt: Strahlen größerer Wellenlänge, wie z. B. Strahlen des sichtbaren Lichtes oder Radiowellen (LUERS 1936), erzeugen keinen Krebs, sie erzeugen aber auch keine Mutationen. Es ist klar, daß die Tatsache, daß alle strahlenden Energien, die Mutationen erzeugen, auch Krebs erzeugen, ein starkes Argument dafür ist, daß die *Krebserzeugung,* wie wir es chemogenetisch schon sahen, auch strahlengenetisch *einem Mutationsvorgang in Somazellen entspricht.*

Noch einen weiteren Beweis liefert die Biophysik. Wir erfuhren im 8. Kapitel, daß es z. B. bei Köchinnen, Büglerinnen, in alten Brandnarben od. dgl. einen sog. *Hitzekrebs* gibt. Auch in der Mutationserzeugung ist *Hitze als mutationsauslösender Faktor* erwiesen. Die Temperaturabhängigkeit der spontanen Mutationsrate ist erstmals von MULLER und ALTENBURG (1919), MULLER (1928), später auch von TIMOFÉEFF-RESSOVSKY (1935) nachgewiesen worden. Mit einer

Erhöhung um 10° steigt die Mutationsrate um das 3—5fache an, wenn die Temperatur innerhalb der Toleranzgrenze liegt. Greift man zu 12—24stündigen „Temperaturschocks" in Form von Hitzeanwendung, so steigt die Rate um das 2—2$^1/_2$fache (Zusammenstellung bei STUBBE 1930 und bei TIMOFÉEFF-RESSOVSKY 1937).

Der *Hitzeeinwirkung bei der Mutationserzeugung entspricht der Hitzekrebs beim Menschen.* Es sei als Beispiele noch einmal an den Kangrikrebs der Tibetane und an den Schienbeinkrebs der Lokomotivheizer erinnert.

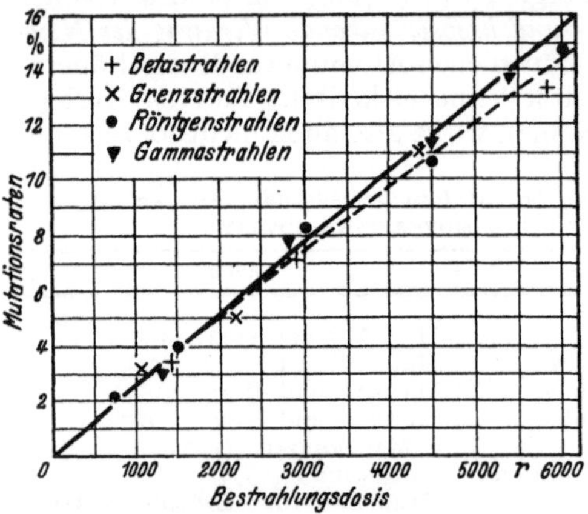

Abb. 58. Abhängigkeit der Mutationsrate (in Prozent) von der Bestrahlungsdosis (in „r") bei verschiedenen Strahlenarten. (Nach TIMOFÉEFF-RESSOVSKY 1937.)

Den besten Beweis für die völlige Parallelität zwischen mutationsauslösenden Strahlen einerseits und krebsinduzierenden Strahlen andererseits liefert die Berufskrebse durch strahlende Energien (vgl. darüber das Referat des Verfassers über „Berufsschäden und Krebs" auf dem Pathologenkongreß 1937). Als Beispiele seien erwähnt der *Röntgenkrebs* der alten Röntgenärzte als Gegenstück zu den *Röntgenmutationen*, der *Radiumkrebs* der Leuchtzifferblattmalerinnen als Pendant zu der *Mutationserzeugung durch β- und γ-Strahlen*, den Schneeberger und Joachimsthaler *Lungenkrebs* bei den Bergleuten, die in den Radiumgruben der *Radiumemanation* ausgesetzt sind, als Analogon zu der *Mutationserzeugung durch Radiumemanation* (vgl. Tabelle 66). Auf den Lichtkrebs durch UV-Strahlen bei Farmern und Seeleuten und seine Parallele der Mutationserzeugung durch UV-Strahlen kommen wir, der besonderen Bedeutung wegen, noch an späterer Stelle zurück.

Zusammenfassend registrieren wir: *alle strahlenden Energien, die in Keimzellen Mutationen erzeugen, induzieren zugleich auch in Körperzellen Krebs.* Diese Tatsache ist ein sehr starkes Argument dafür, daß die Krebsentstehung biologisch einem Mutationsvorgang in Somazellen entspricht.

Einen weiteren Beweis für die Mutationstheorie liefert die Tatsache, daß sowohl das *Mutieren von Keimzellen*, als auch die *Cancerisierung von Körperzellen wellenlängenunabhängig* ist. Ob man bei der Mutationserzeugung „Grenzstrahlen", d. h. ganz weiche oder ob man harte Röntgenstrahlen, ob man längerwellige UV-Strahlen oder extrem kurzwellige γ-Strahlen verwendet, ist ganz gleich: die Mutationserzeugung ist von der Wellenlänge völlig unabhängig. Desgleichen erhält man strahleninduzierte Krebse gleichfalls völlig unabhängig davon, ob man UV-Strahlen oder weiche oder harte Röntgenstrahlen oder Radium-γ-Strahlen appliziert. Es besteht also auch hier eine vollkommene Parallelität.

Umgekehrt besteht *sowohl bei der Mutationserzeugung, wie bei der Krebserzeugung* eine *direkte Proportion zur Strahlendosis*, also zu der je Volumeneinheit absorbierten Energie. Schon bei der Krebserzeugung von BLOCH war gegenüber der Unabhängigkeit von der Wellenlänge die Abhängigkeit der Krebserzeugung von der Röntgendosis erwiesen. Auch bei der Mutationserzeugung läuft die Mutationsquote (HANSON und Mitarb. 1931), gleichviel, ob man β- oder γ-Strahlen, „Grenzstrahlen" oder Röntgenstrahlen verwendet (vgl. Abb. 58) der

Bestrahlungsdosis in „r" direkt proportional. Das gleiche ist von HASKINS (1935) auch für die somatische white-Mutation an Augen der Drosophila (vgl. Abb. 56, S. 375) nachgewiesen worden.

Diese Dosisabhängigkeit bei gleichzeitiger Wellenlängenunabhängigkeit ist sicher auch für die Krebshäufigkeit strahleninduzierter Krebse wichtig. Die Untersuchungen der Strahlengenetiker haben, wie TIMOFÉEFF es ausdrückt, gezeigt, daß „keine minimale oder ‚unterschwellige' Bestrahlungsdosis zu erwarten ist und daß die Proportionalitätskurve in der gleichen Form nach unten bis zum Nullpunkt extrapoliert werden darf". Bei der Entstehung strahlen-induzierter Krebse bedeutet das, daß ihre Häufigkeit, wie ja experimentell erwiesen, mit der Dosis in „r" zu-nimmt, daß aber andererseits *auch bei niedrigen Dosen Krebsgefahr* besteht, wenn auch die Krebsrate sehr gering sein wird. Wenn aber wie z. B. im Kriege Röntgenaufnahmen in der Größenordnung von Hunderten von Millionen gemacht werden und wenn diese zugleich sehr oft Gewebe im Stadium entzündlicher Gewebsprolife-ration (s. S. 358) oder gar noch unter gleichzeitiger Sekundärstrahlung (Steckgeschosse!) treffen, so müssen tatsächlich *nach Kriegstraumen* vor allem *Sarkome* erwartet werden, so selten sie auch de facto vorkommen mögen (vgl. auch S. 59).

Noch eine 6. Parallelität sei kurz gestreift: die strahleninduzierten Keim-zellenmutationen sind so gut wie immer *Defektmutationen*, d. h. ihre Träger sind irgendwie schlechter angepaßt als die

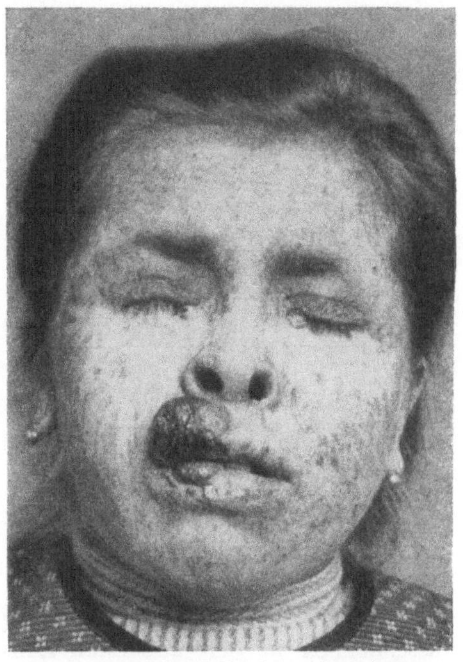

Abb. 59. Hautkrebs bei Xeroderma pigmentosum.

Ausgangsindividuen. Auch bei den strahleninduzierten Krebsen erreichen die Krebszellen nie die volle Differenzierungshöhe der Mutterzellen. Gemessen an ihrer Differenzierung oder an ihrem Stoffwechsel sind sie immer irgendwie defekte Zellen.

Man könnte diese Serie von Parallelitäten, so groß sie auch bereits ist, noch weiter fortsetzen, aber schon jetzt ist klar, daß mit der Zahl und mit dem Gewicht solcher Parallelitäten die Sicherheit der Schlußfolgerung schnell steigt: daß nämlich die *der Mutationsentstehung in Keimzellen und der der Cancerisierung in Körperzellen zugrunde liegende Vorgänge wesensidentisch* sein müssen, daß also die Cancerisierung eine Mutation somatischer Zellen darstellt.

Nun ist aber, wie vom Verfasser schon 1928 dargetan, natürlich nicht jede Mutation somatischer Zellen eine Krebsmutation. Die weitere Einengung auf dem Wege unserer analytischen Deduktion bringt uns der Vergleich zwischen der *Mutations- und Krebserzeugung durch UV-Strahlen*. Er verdient und verlangt gesonderte Behandlung, nicht nur weil UV-Strahlen nur eine Oberflächenwirkung haben, sondern auch weil UV-Strahlen in Beziehung zu physiologisch notwendigen photochemischen Reaktionen stehen.

Wie aus der Tabelle 66 (S. 383) mutationserzeugender Strahlen ersichtlich, können auch mit UV-Licht Mutationen erzeugt werden. Es ist dies auffällig und bemerkenswert, sind ja UV-Strahlen — man denke an ihre photochemische Mitwirkung bei der Bildung des Vitamin D — physiologisch wirksame, ja sogar lebensnotwendige Strahlen.

Da UV-Strahlen nur in geringe Tiefen der Gewebe eindringen, bedurfte es besonderer Methoden, um die Strahlen für die Zwecke der Mutationserzeugung zur wirksamen Resorption zu bringen. MacDougall (1929) verwandte Infusorien, Altenburg (1931, 1933, 1934, 1936) abgelegte Drosophilaeier, Geigy (1931) bestrahlte die die Urgeschlechtszellen enthaltenden Germinalpole der Eier, Reuss (1935) junge, noch nicht auspigmentierte Drosophilamännchen von der Bauchseite her, Noethling und Stubbe (1934) Pollenzellen von Pflanzen; dies sind alles spezielle Versuchsanordnungen, die der geringen Tiefenwirkung des UV-Lichtes Rechnung tragen. Sie alle erhielten auf solche Weise Mutationen in vielfach erhöhten Raten.

Auch bei der Krebsentstehung durch UV-Licht gibt es im Gegensatz z. B. zu tiefgelegenen Röntgenkrebsen nur dort Krebs, wo UV-Strahlen an den Oberflächen zur wirksamen Resorption gelangen. Sowohl der Lichtkrebs der Seeleute und Ackerbauer wie der beim Xeroderma pigmentosum (Abb. 59) entsteht nur im Bereich der Haut und dort natürlich nur im Bereich der lichtexponierten Stellen (Gesicht, Hände, Unterarme) und auch

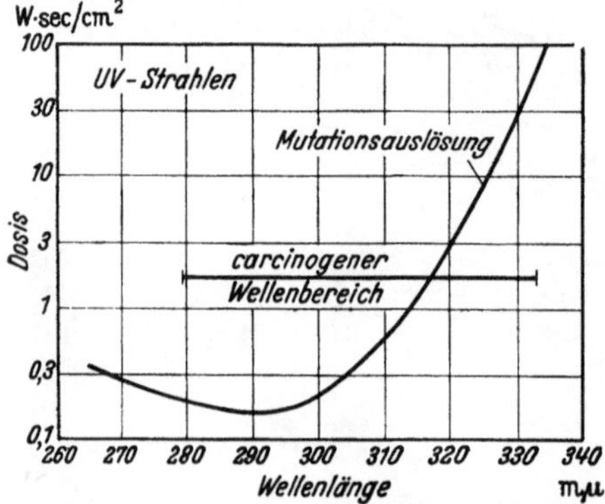

Abb. 60. Wellenbereich für Mutationsauslösung im Vergleich mit Wellenbereich für Krebserzeugung, beide durch UV-Strahlen, zugleich Abhängigkeit der (zum Erreichen einer Mutationsrate von %) nötigen Bestrahlungsdosis von der Wellenlänge (s. Text). (Nach Meyer-Seitz.)

im Tierexperiment sind die mit UV-Licht erzeugten Krebse ausschließlich oberflächliche Hautkrebse. Die Parallelität ist erklärt durch die Absorption ausschließlich in den äußersten Zellschichten.

Es findet sich dabei für Mutationserzeugung und Krebserzeugung ein *identischer Wellenbereich*. Die Zahlen für Mutationserzeugung stammen von Noethling und Stubbe (1938), die für Krebserzeugung von Rusch, Kline und Baumann (1941):

Wellenbereich für *Mutationserzeugung* . . . . . . 265—334 mµ
Wellenbereich für *Krebserzeugung* . . . . 280—334 mµ

Aus der Abb. 60 geht hervor, daß für die Mutationserzeugung der wirkungsvollste Wellenbereich zwischen 275 und 297 mµ liegt, d. h. dort braucht zum Erreichen einer Mutationsrate von 3% nur die geringste Dosis eingestrahlt zu werden. Aber auch mit höheren Wellenlängen ist Mutationsauslösung möglich, nur steigt dann die erforderliche Dosis schnell an. Die Abbildung zeigt aber zugleich: bei Lichtstrahlen ist die Mutationsauslösung wellenlängenabhängig und der Wellenbereich der Mutations- und der Krebserzeugung decken sich.

Knapp und Mitarbeiter (1939, Knapp 1944) wählten für die Aufstellung eines „Wirkungsspektrums" bezüglich der Mutationsauslösung das Lebermoos Sphaero carpus. Sie erhielten je nach Wellenlänge folgende Mutationshäufigkeiten (s. Tabelle 67).

Es resultierte also ein Maximum bei 265 mµ und ein Abfall nach beiden Seiten des Spektrums.

Bei der Analyse der mutationsauslösenden *Wirkung des UV-Lichtes* haben KNAPP, REUSS, RISSE und SCHREIBER (1939) mit ihrer photobiologischen Methode, aus dem „Wirkungsspektrum" auf die chemische Natur einer wirksamen Substanz zu schließen, sich das Ziel gesetzt, die Natur der genetisch bedeutsamen Substanz in den Chromosomen zu klären. Sie haben gefunden, daß für die von ihnen untersuchten Wellenlängen ein Maximum der Wirkung in dem Wellengebiet sich zeigte, in dem das Absorptionsmaximum der von CASPERSSON in den Chromomeren nachgewiesenen Thymonucleinsäure gefunden wurde. Der Absorption durch die Thymonucleinsäure ist eine Hauptbedeutung bei der mutationsauslösenden Wirkung des UV-Lichtes zuzuschreiben, ferner ist zu schließen, daß die Gene tatsächlich ihren Sitz in den Chromomeren haben. Nach diesen Autoren vertritt JORDAN (1947) die Auffassung, daß die mutationsauslösende Wirksamkeit der UV-Strahlen in ihrer Wellenlängenabhängigkeit parallel geht mit der noch zu besprechenden (s. S. 388) tötenden Wirksamkeit des UV-Lichtes auf Bakterien usw. und daß für die durch UV-Strahlenenergie hervorgerufene Tötung von Einzellern (s. unten), die Absorption in der Thymonucleinsäure verantwortlich sei.

Tabelle 67.

Wellenlänge in mμ	Häufigkeit der Mutationen in %
254	28
265	42
280	22
215	5,8
302	5,9
313	0,0

Ganz kurz sei an dieser Stelle noch darauf hingewiesen, daß man bei der experimentellen Mutationserzeugung die Mutationsrate auch durch Kombination von physikalischen und chemischen Einwirkungen z. B. von Röntgenstrahlen und Schwermetallsalzen zu erhöhen versucht hat[1].

c) Die biophysikalische Treffertheorie. Die Mutations- und Krebserzeugung durch UV-Strahlen vermittelt die Verbindung zu der Frage, ob die Mutation somatischer Zellen irgend beliebige oder bestimmte Bezirke betreffen wird, sofern sie die Cancerisierung auslösen soll. Diese Frage bekommt einen völlig neuen Aspekt, wenn man die *Hilfsmittel der theoretischen Physik* heranzieht.

Fraglos gehört die *Krebsentstehung* zu denjenigen Lebensvorgängen, die in der Sprache der Biologie dem *Alles-oder-Nichts-Gesetz* unterliegen, d. h. die (wie z. B. eine Muskelkontraktion) entweder eintreten oder nicht eintreten. In der Terminologie der Physik nennt man diese auch bei gleichmäßiger Einwirkung nicht immer oder ungleichmäßig eintretenden Vorgänge — im Gegensatz zu „stetigen", d. h. bei entsprechender Ursache stets eintretenden Wirkungen — „unstetige Vorgänge". Das Eintreten solcher unstetiger Vorgänge unterliegt nicht den bei stetigen Vorgängen gültigen Kausalgesetzen, sondern nur statistischen, d. h. immer nur mit einer gewissen Wahrscheinlichkeit eintretenden Gesetzen.

Das Musterbeispiel hierfür ist die *Abtötung von Bakterien durch UV-Licht.* Dabei kommt es nicht auf die spezielle Wellenlänge, nicht auf die Zeit, nicht auf die Temperatur, sondern nur auf die Strahlendosis an. Die Abtötung ist also eine Funktion der Dosis und als solche durch mathematische Formeln ausdrückbar. Bei einer solchen Bestrahlung werden die einen Bakterien abgetötet, die anderen bleiben leben und verhalten sich, als ob sie überhaupt nicht bestrahlt worden wären. Die theoretische Physik hat nun gezeigt — und berechnet! —, daß die Tötung nicht als Wirkung einer allmählichen Summierung eintritt, sondern den Effekt eines plötzlichen einzigen Treffers auf einen ganz bestimmten kleinen Bezirk des Bakterienleibes darstellt.

---

[1] Näheres bei STUBBE, Angew. Chem. **1937.**

Bauer, Krebsproblem. 25a

Ein Vergleich macht dies verständlich: es kommt auf die Abtötung der Bakterien wie beim Schießen auf eine Scheibe nicht auf die mehr oder minder zahlreichen Schüsse auf die ganze Scheibe, sondern nur auf den Schuß, der „ins Schwarze" trifft, an. Sein Eintreten ist nicht kausal voraussagbar, aber massenstatistisch — je nach der Größe des Scheibenzentrums — der Wahrscheinlichkeit nach vorausberechenbar.

Nach diesem Vergleich nennt man die auf solche Vorgänge zutreffende Hypothese die *biophysikalische Treffertheorie* (DESSAUER 1922, 1933, MAYNEORD 1934, RAJEWSKI 1934, P. JORDAN 1939, 1947, RIEHL, TIMOFÉEFF-RESSOVSKY und ZIMMER 1941). Die letztgenannten Autoren formulieren das Trefferprinzip folgendermaßen: „Wird eine Anzahl N_0 von untereinander möglichst gleichartigen biologischen Einheiten durch eine makrophysikalisch homogene Strahlung bestrahlt, die irgendwelche mikrophysikalischen Ereignisse („*Treffer*", z. B. Ionisationen) erzeugt, so kann man erwarten, daß in einer biologischen Einheit vom Volumen V ccm nach einer Bestrahlung mit der Dosis D (gemessen in Treffern je ccm) $V \cdot D$ „Treffer stattfinden". Es folgen dann Trefferkurven, je nach Ein-, Zwei- oder Dreitreffervorgang.

Hinsichtlich seiner physikalischen Natur wird als *Treffer* eine „primäre Ionisation, wie sie von schnellen Teilchen (Photo- und COMPTON-Elektronen, α-Teilchen, Rückstoßprotonen) ausgelöst wird, einschließlich des sekundär erzeugten Ionenhäufchens" angenommen (RIEHL und Mitarb. 1941).

Im speziellen Beispiel der Bakterientötung durch UV-Licht genügt nach JORDAN unter einer Unzahl unschädlicher „Geschosse" ein einzelner Lichtquant, um — sofern er die empfindliche Stelle *(„Steuerungszentrum")* trifft — das Bacterium zu töten. Die Größe des Bezirks (vergleichbar dem „Schwarzen" auf der Scheibe oder dem „Blattschuß" des Jägers), den der Lichtquant treffen muß, um das Bacterium zu töten, wird von TIMOFÉEFF-RESSOVSKY auf den Raum von 100—1500 Atomen und von JORDAN auf die Größe eines Virusmoleküls geschätzt. Dortselbst bewirkt das eine tödlich treffende Lichtquant nicht mehr, als lediglich die Abänderung eines einzigen Moleküls.

Nun, diese Theorie wird für uns bedeutsam, seit vor allem TIMOFÉEFF-RESSOVSKY, ZIMMER gezeigt und JORDAN anerkannt hat, daß die *Mutationserzeugung durch strahlende Energien* den statistischen *Gesetzen der biophysikalischen Treffertherorie unterliegt*. Nach ZIMMER (1935) darf die Treffertheorie als die bisher erfolgreichste Theorie der biologischen Strahlenwirkung überhaupt angesehen werden[1]. Wie beim Bacterium ein einziger Ionisierungsakt die Tötung herbeiführen kann, so kann auch bei der Mutationsauslösung eine einzige Ionisierung ausreichen, um in einem Gen jene molekulare Umkonstruktion zu bewirken, die von nun an ein verändertes Gen, also eine Mutation liefert. Auch bezüglich der Inaktivierung von Viren ist es gesichert, daß es sich hierbei um Eintreffervorgänge handelt (RIEHL und Mitarb. 1941).

Für diese Mikropunktauslösung von Mutationen spricht auch die Tatsache, daß von je zwei homologen, direkt nebeneinander gelegenen Allelen immer nur eines (kenntlich am heterozygoten Auftreten) zu mutieren pflegt.

Damit kommen wir zu dem, was die Mutationsauslösung und die Krebserzeugung bei der Einwirkung kurzwelliger Strahlen verbindet. Bei der Bestrahlung von Geweben und Zellen läuft die biologische Wirkung kurzwelliger Strahlen nach TIMOFÉEFF-RESSOVSKY (1937) darauf hinaus, daß die eingestrahlten Energien durch ihre Einheiten, die „Quanten", aus den Atomen, auf die sie aufprallen, Elektronen herausschleudern, die beim Zusammenprall mit weiteren

---

[1] Eine kurze Zusammenfassung über die „Treffertheorie in der Mutationsforschung" findet sich bei HOLTHUSEN 1947.

Atomen auch aus diesen weitere Elektronen ausstoßen. Diese Sekundärelektronen geben ihre Energie allmählich in Form von sog. Anregungen (Hebung eines Elektrons auf eine höhere Bahn) oder Ionisation (Herausstoßen eines Elektrons aus einem Atom) ab. Die Häufigkeit der durch ein Sekundärelektron ausgelösten Ionisationen hängt jedoch nicht vom Bau der Moleküle, sondern nur von ihrem Atomgewicht ab. Dagegen wird bei der nichtionisierenden Lichtstrahlung der wirksame Treffer durch die direkte Absorption eines Energiequants dargestellt. Diese Absorption ist abhängig vom chemischen Bau des absorbierenden Moleküls (vgl. darüber KNAPP 1944).

Bei der Mutationsauslösung besteht nach TIMOFÉEFF-RESSOVSKY der physikalische Mechanismus der biologischen Strahlenwirkung darin, daß „ein bestimmter Bereich getroffen" wird. Von der Zahl der benötigten Treffer hängt die Art der Beziehungen zwischen Mutationsrate und Dosis ab. Auf Grund der Formeln der Treffertheorie kommt TIMOFÉEFF-RESSOVSKY zu dem Ergebnis, daß zur Erzeugung einer Mutation „ein und nur ein Treffer erforderlich ist". Als Art eines Treffers wird eine einzelne Ionisation angesehen und den Trefferbereich bei einer Mutation berechnet TIMOFÉEFF-RESSOVSKY mit dem Bezirk, wie ihn 100—1500 Atome umfassen, d. h. also die Energie eines Treffers muß, um eine Mutation auszulösen, „irgendwo in einem im Durchschnitt ein paar hundert Atome enthaltenen Volumen oder Treffbereich, in dem sich die zu verändernde Stelle befindet, absorbiert werden".

Vom Ort der Absorption im Treffbereich muß es noch zu einer *Energiewanderung* hin zum Ort der Reaktion kommen. Die Energie muß also irgendwie über eine große Zahl von Atomen hinweg wandern, wofür es jedoch schlüssige Beispiele gibt (vgl. RIEHL und Mitarb.). Auch bei der molekularphysikalischen Betrachtungsweise der Wirkung cancerogener Kohlenwasserstoffe (s. S. 394) spielt der Mechanismus der Energiewanderung ungekoppelter Elektronen eine Rolle.

Darnach würde also bei der Bestrahlung von Keimzellen — wie zur Abtötung eines Bacteriums ein Lichtquant — eine einzige Ionisierung ausreichen, um in einem scharf begrenzten Bezirk jene molekulare Umkonstruktion eines Nucleoproteids zu bewirken, die ein von nun an ein verändertes Erbmolekül oder, wie wir sagen, eine Mutation liefert.

Eine *Mutation* wäre sonach *eine durch Energiezufuhr von außen eingeleitete und durch eine intracelluläre Ionisation ausgelöste, plötzliche monomolekulare Änderung eines kleinen Zellbereiches,* deren Eintritt statistischen Gesetzen gehorcht. Erinnern wir uns in diesem Zusammenhang an die Definition der Mutation, wie sie DE VRIES bereits 1901 als „sprunghafte Änderung stabiler Atomverbände" bezeichnete und die „plötzliche Umänderung" der Mutation „mit einer chemischen Substitution" verglich.

Es erhebt sich die *Frage: trifft* entsprechend ihrer Gültigkeit für die Mutationsauslösung die biophysikalische *Treffertheorie auch für die Krebsentstehung,* z. B. für die Krebserzeugung durch Röntgenstrahlen, zu? Zunächst ist klar, die Krebsentstehung unterliegt dem Alles-oder-Nichts-Gesetz. Bei der Bestrahlung bleiben die Körperzellen des Bestrahlungsbereiches entweder Körperzellen, als ob sie überhaupt nicht bestrahlt wären, oder aber es erfolgt der Umschlag in Krebszellen.

Das zweite, was für die Anwendbarkeit der Treffertheorie spricht, ist die relativ große Seltenheit der Cancerisierung, d. h. die zahlenmäßig geringe Wahrscheinlichkeit des Auftretens einer Krebsmutation analog der geringen Wahrscheinlichkeit des Auftretens einer Keimzellmutation. Es ist klar: wenn nach einer Bestrahlung z. B. mit 2000 r Krebs auftritt, so werden Millionen von Zellen getroffen, aber nur eine Zelle cancerisiert. Dies hat eine Parallele in der an sich geringen Wahrscheinlichkeit des Auftretens einer bestimmten Mutation nach Bestrahlung mit 1 r. Für die Mutation w—w_e gibt TIMOFÉEFF die „Mutationskonstante" mit $0,3 \cdot 10^{-8}$, also 1 Mutation auf 333,3 Millionen Keimzellen an. Dementsprechend wird unter Millionen eben nur die eine Zelle cancerisiert, bei der die Ionisierung eine Umlagerung und damit Abänderung eines Atomverbandes der wachtumsregulierenden Erbstruktur bewirkt hat.

Weiterhin erfolgt die Krebserzeugung wie die Mutationsauslösung in strenger und direkter Abhängigkeit von der Dosis der krebsinduzierenden Agenzien.

Nach der großen Zahl paralleler Vorgänge ist es wohl sicher, daß die biophysikalische Treffertheorie auch auf die Krebsentstehung zutrifft. Das würde bedeuten, daß der Cancereffekt dann eintritt, wenn die Ionisierung eine ganz bestimmte Stelle, ein ganz bestimmtes Molekül oder eine Molekülgruppe in einem bestimmten Bereich der Chromosomen oder des Cytoplasmas trifft. Die Krebsentstehung wäre dann nicht als Wirkung einer Summation von Reizen, sondern als *Effekt eines einzelnen Vorganges* aufzufassen, *der schließlich alternativ eintritt oder nicht eintritt.* Für dieses Eintreten selbst sind *Einwirkungen von außen nötig,* Einwirkungen, deren „*Treffwirkung" statistischen Gesetzen* gehorcht.

Dabei kann die Frage offenbleiben, ob es sich um eine somatische Mutation eines Gens des Zellkerns oder um eine Mutation irgendeiner gen-ähnlichen Struktur im Cytoplasma handelt. Vielleicht ist diese, im Prinzip sekundäre Frage, entscheidbar, wenn ausgesprochene Kerngifte ausgesprochenen Plasmagiften bei der Cancerisierung gegenübergestellt werden.

JORDAN (1947) zögert nicht, die *Treffertheorie* auch auf *chemische Noxen* zu übertragen. Bei dem Beispiel der Bakterienabtötung macht es nach seiner Ansicht keinen grundsätzlichen Unterschied aus, ob das lebenswichtige Gebiet durch ein Lichtquant oder durch ein Molekül eines chemischen Giftes getroffen und ausgeschaltet wird. Werden beispielsweise Colibakterien von Phenolmolekülen überschwemmt und durchsetzt, so „schadet das zunächst gar nichts: sie (die Durchsetzung) schafft lediglich die Möglichkeit dafür, daß gelegentlich *ein einzelnes* der Phenolmoleküle eine chemische Reaktion ausführen kann, durch die es plötzlich die Zelle tötet" (P. JORDAN 1947). Auch für gewisse andere Gifte kann nach P. JORDAN „heute an der ‚treffermäßigen‘ Wirkungsweise ... kein Zweifel mehr bestehen". Auch hier sei es so, daß alle anderen Moleküle keinen und nur das die Regulationszone treffende Molekül die entscheidende Wirkung habe. P. JORDAN zieht auch die Virusinfektion als Beispiel heran, bei der die Injektion sehr kleiner Mengen die Infektion nur mit einer gewissen Wahrscheinlichkeit auslöse, während bei günstiger Konstellation der Bedingungen, die eine identische Reproduktion seiner selbst erlaube, ein einziges Molekül zu seiner Verdoppelung, Vervielfachung usw. und damit zur Infektion genüge.

Auch v. EULER und SKARZYNSKI (1940), die ja die Mutationstheorie völlig übernommen haben, stehen nicht an, Gedankengänge zu entwickeln, die eine Übertragung chemischer Vorstellungen auf die Treffertheorie ohne weiteres gestatten. Sie schreiben (1940): Die „Gene sehen wir ... als makromolekulare Biokatalysatoren an, die aus Apo-Enzymen und den zugehörigen Co-Enzymen (Wirkstoffen, Ergonen) bestehen. Unter diesen als Co-Enzyme fungierenden Ergonen kann man auch solche von Wuchsstoffcharakter vermuten. Unterliegt ein Gen ... einer Mutation etwa unter dem Einfluß einer Bestrahlung, so kann es sich um einen einfachen chemischen Vorgang, etwa um eine sterische Umlagerung handeln, die am Proteinmaterial (Apo-Enzym) oder an einem der zugehörigen Co-Enzyme eintritt. In Betracht zu ziehen sind aber auch Dissoziationsvorgänge, welche zur Abspaltung einer prosthetischen Gruppe vom Proteinmolekül führen, wodurch die sterische Spezifität der letzteren geändert wird."

d) Atom- und molekularphysikalische Betrachtungsweise. Es handelt sich nun darum, den *Generalnenner* zu finden, auf den die physikalischen und die chemischen Faktoren zugleich gebracht werden können, denn irgend etwas muß all diesen Faktoren, nachdem sie den biologisch einheitlichen Effekt der Mutations- und Krebsauslösung gemeinsam haben, auch energetisch gemeinsam zugrunde liegen. Das Verständnis vermittelt die Denkweise der modernen *Atom- und Molekularphysik* bzw. die Quantenmechanik in ihrer Anwendung auf strahlenbiologische und chemische Probleme.

Es kann nicht die Aufgabe des vorliegenden Buches sein, in dieser Frage weit auszuholen. Es sei nur auf die Autoren verwiesen, deren Theorien in Hinblick auf die Mutationstheorie der Krebsentstehung entscheidende Vorstufen darzustellen scheinen, vor allem auf HÜCKEL (1931, 1940, 1941), TIMOFÉEFF-RESSOVSKY, ZIMMER und DELBRÜCK (1935), SCHMIDT (1939, 1941), P. JORDAN (1947), SCHRÖDINGER (1944, 1946) u. a.

An erster Stelle muß auf DELBRÜCKs *,,atomphysikalisches Modell der Genmutation"* (1935) verwiesen werden. DELBRÜCK geht davon aus, daß die verfeinerte Analyse von Drosophila zu *Gengrößen* geführt habe, die mit den größten, uns bekannten, *spezifisch strukturierten Molekülen vergleichbar* sind. Viele Forscher sähen daher in den Genen überhaupt nichts anderes als eine besondere Art von Molekülen, deren Struktur im einzelnen nur noch nicht bekannt sei. Zur chemischen Definition des Moleküls liege aber hier ein wesentlicher Unterschied vor: ,,In der Chemie reden wir von einer bestimmten Molekülart, wenn wir eine Substanz vor uns haben, die sich einheitlich gegenüber chemischen Reizen verhält. In der Genetik haben wir dagegen definitionsgemäß in jedem Lebewesen von dem betreffenden ,Genmolekül' nur einen einzigen Vertreter vor uns, in einer chemisch denkbar heterogenen Umgebung und wir ermitteln seine Identität mit einem Gen eines anderen Individuums nur auf Grund des gleichartigen entwicklungsbestimmenden Einflusses." Die Stabilität der Gene müsse mit der Stabilität der Moleküle zusammenhängen. Die Identität zweier Gene liege darin, daß in ihnen die gleichen Atome in der gleichen unveränderlichen Weise stabil angeordnet seien. Die Stabilität der Konfiguration müsse also gegenüber den normalerweise vorkommenden Reizen in der lebenden Zelle besonders groß sein. Die Gene dürften am allgemeinen Stoffwechsel nur katalytisch teilnehmen. Die Fundamentaleigenschaft der Gene, sich in der Mitose identisch zu verdoppeln, sei nicht nur eine Eigenschaft des Gens, sondern eine gemeinsame Leistung des Gens *und* der umgebenden Substanz.

DELBRÜCK nimmt für sein *Genmodell* an, daß die *Atome* im Verband ,,*bestimmte Mittellagen* haben und daß die *Elektronenzustände bestimmte* sind". Veränderungen des Modells könnten daher nur sprungweise erfolgen. Sie müßten sich also aus Schritten von Elementarprozessen zusammensetzen. Solch ein wohldefinierter Atomverband sei folgender *Veränderungen* durch Elementarprozesse fähig

a) *Änderungen des. Schwingungszustandes* — bei normaler Temperatur ungeheuer häufig. Da der chemische Charakter sich dadurch nicht ändert, scheiden sie für die Vorstellung der Mutationsmodelle aus.

b) *Änderungen des Elektronenzustandes* durch Anregung eines oder mehrerer Elektronen. Diese muß nicht, aber kann führen

c) zu einer *Umlagerung der Atome in eine andere Gleichgewichtslage* durch Schwankung der Temperaturenergie.

Eine solche Umlagerung kann dann eintreten, wenn durch zufällige Schwankung der Energie der Temperaturbewegung eine Schwingungsform des Atomverbandes eine so hohe Amplitude bekommt, daß die Stabilitätsgrenze überschritten wird und die Atome nicht mehr zur ursprünglichen Mittellage zurückkehren.

Die zur Überschreitung der Stabilitätsgrenze nötige Energie, die sog. Aktivierungsenergie hat schon bei sehr geringen Änderungen ganz gewaltige *Änderungen der Reaktionsgeschwindigkeit* im Gefolge. Da dies sicherlich für die Latenzzeit der Krebsentstehung — eine der schwierigsten Fragen der ganzen Krebsbiologie — von Bedeutung ist, sei näher auf diese Ableitungen DELBRÜCKs eingegangen. Bezeichnet man die Aktivierungsenergie mit U, die mittlere Energie der Temperaturbewegung je Freiheitsgrad, die der absoluten Temperatur T proportional ist, mit kT[1], so nimmt die Wahrscheinlichkeit W, daß ein Freiheitsgrad bei der Temperatur T in einem bestimmten Augenblick eine Energie U hat, exponentiell mit dem Verhältnis zwischen U und kT ab:

$$W = Z e^{-U/kT}$$

Zwischen der Reaktionsgeschwindigkeit und dem Verhältnis von Aktivierungsenergie zur mittleren Energie der Temperaturbewegung je Freiheitsgrad $U:kT$, den Absolutwerten von U bei Zimmertemperatur (U in eV) und dem Temperaturquotienten für 10^0 ergibt sich dann nach DELBRÜCK folgender Zusammenhang:

Tabelle 68. (Nach DELBRÜCK s. Text).

$\dfrac{U}{kT}$	W in sec^{-1}	$\dfrac{1}{W}$	U in eV	$\dfrac{W_T + 10}{W_T}$
10	$4,5 \times 19^{9-}$	2×10^{-10} sec	0,3	1,4
20	$2,1 \times 10^{5}$	5×10^{-6} sec	0,6	1,9
30	9,3	0,1 sec	0,9	2,7
40	$4,2 \times 10^{-4}$	33 min	1,2	3,8
50	$1,9 \times 10^{-8}$	16 Monate	1,5	5,3
60	$8,7 \times 10^{-13}$	30 000 Jahre	1,8	7,4

Diese *Zeitdauerberechnung* erstreckt sich auf die mittlere Lebensdauer des Genmoleküls bezüglich der Art seiner Instabilität. Sie läuft letzten Endes darauf hinaus, daß *hinsichtlich der Zeitdauer alles auf die Aktivierungsenergie* ankommt, daß andererseits aber nur sehr geringe Änderungen dieser Energie gewaltige Änderungen der Reaktionsgeschwindigkeit nach sich ziehen.

Die für die Carcinogenese entscheidende Tatsache liegt darin, daß die *Energielieferung* durch *Schwankungen der Temperaturenergie* und durch *Zufuhr der Energie von außen*, z. B. durch *Strahlung, Elektronenstoß* oder *energieliefernde chemische Reaktionen* aufgebracht werden wird.

Mit dieser atomphysikalischen Betrachtungsweise, wie sie von DELBRÜCK inauguriert, von SCHMIDT fortgesponnen und von namhaften Physikern, wie P. JORDAN, SCHRÖDINGER — des letzteren vielbesprochenes Buch "What is Life?" hat DELBRÜCKs Theorie zum wesentlichen Inhalt! — übernommen worden ist, ist auch für die Cancerisierung der lebenden Körperzelle die entscheidende biophysikalische Basis gefunden.

Bevor wir auf die Nutzanwendung für die Carcinogenese eingehen, sei kurz noch auf SCHRÖDINGER (1944, 1946) Bezug genommen. In seinem Buche "What is Life?" spielen die Mutationen, insbesondere die durch Röntgenstrahlen induzierten, eine große Rolle. Er bezeichnet selbst DELBRÜCKs

---

[1] K ist die zahlenmäßig bekannte sog. BOLTZMANNsche Konstante ($= 3,2983 . 10^{-24}$ cal./^{0}C) $3/2\,kT$ ist gleich der mittleren kinetischen Energie eines Gasatoms bei der Temperatur T. (Zit. nach SCHRÖDINGER.)

„atomphysikalisches Modell der Genmutation" als hauptsächliche Quelle seiner biophysikalischen Darlegungen.

SCHRÖDINGER geht aus von TIMOFÉEFFs Nachweis, daß die Zunahme der Mutationen der Dosierung der Strahlen genau proportional ist und kommt zur Schlußfolgerung, daß die *Mutation* nicht eine Sammelwirkung darstelle, welche durch aufeinanderfolgende, sich gegenseitig verstärkende kleine Strahlenanteile hervorgebracht würde, sondern daß sie *in irgendeinem einzelnen Ereignis bestünde*, welches während der Bestrahlung in einem Chromosom vor sich ginge. Das die Mutation verursachende Einzelereignis sei eine *Ionisierung* (oder ein ähnlicher Prozeß) innerhalb eines „kritischen" Volumens der Zelle. Dieses Volumen entspräche nach DELBRÜCK ungefähr 10 Atomdistanzen hoch drei,

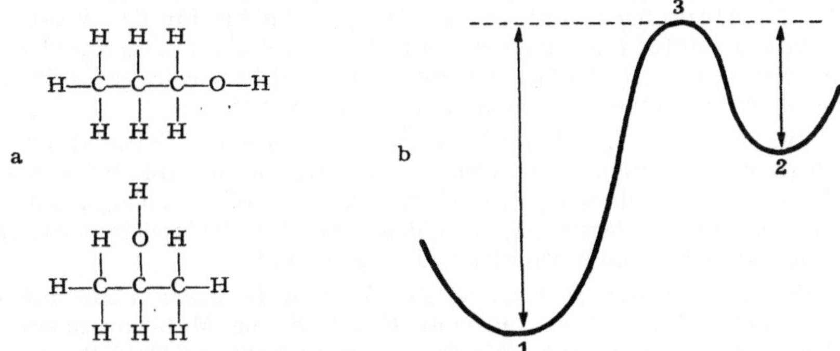

Abb. 61. a Die zwei Isomere des Propylalkohols; b Energieschwelle zwischen den isomeren Stufen (1) und (2). Die Pfeile bezeichnen die für den Übergang notwendigen Energien. (Nach SCHRÖDINGER 1944.)

enthalte also ungefähr 1000 Atome oder wahrscheinlich noch viel weniger. Eine Änderung in der Stabilität der Genmoleküle, ein Übergang aus einem Energieniveau in ein anderes ist nur möglich, wenn dem System mindestens die Differenz zwischen den beiden *Energien von außen* zugeführt wird.

SCLRÖDINGER geht in diesem Zusammenhang auf die „*Wartezeit*" (time of expectation) ein, wie sie von POLANYI und WIGNER (1928, vgl. auch DELBRÜCK) abgeleitet worden ist. Die einfachste Energielieferung von außen ist die Erhöhung der umgebenden Temperatur. Die Chance für einen „Hub", d. h. die Hebung auf ein höheres Energieniveau, nimmt mit der Temperatur der Umgebung zu. Diese Chance drückt sich in der „Wartezeit", der Zeit bis zu einer Mutation von der Schwellenergie W aus. Die Chance, den Hub zu bewirken, ist kleiner — und die „Wartezeit" demzufolge länger! — je höher der „Hub" selber (verglichen mit der mittleren Wärmeenergie), also je größer das Verhältnis $W : kT$ (s. Tabelle 68) ist. Wie stark die Wartezeit von kleinen Änderungen des Verhältnisses $W : kT$ abhängt, wurde in der Tabelle 68 bereits demonstriert.

Der „*Hub*" führt bei der Mutation eines Genmoleküls zu einer von nun an erheblich *verschiedenen Anordnung der gleichen Atome*. Als Beispiel eines solchen isomeren, d. h. aus den gleichen Atomen, aber in verschiedener Anordnung zusammengesetzten Moleküls bringt SCHRÖDINGER die beiden Arten Propylalkohol. Beide bestehen zwar aus den gleichen Atomen, das Sauerstoffatom befindet sich jedoch an verschiedener Stelle. Beide Arten sind chemisch und physikalisch verschieden, ihre Energien sind verschieden, sie stellen verschiedene Energieniveaus dar, aber beide sind vollständig stabil. Spontane Übergänge aus einem in den anderen Zustand kommen nicht vor. Soll der Sauerstoff aus einer Lage in eine andere disloziert werden, so braucht es dazu den Umweg über Konfigurationen von bedeutend höherer Energie. Die Abb. 61 stellt schematisch

a) die beiden Isomere des Propylalkohols und b) die Energieschwelle (3) zwischen den beiden Isomeren (1 und 2) dar, während die beiden Pfeile den „Hub" markieren, d. h. den Energiezuschuß angeben, welcher notwendig ist, um den Übergang aus einem Zustand (1) in einen anderen Zustand (2) zu ermöglichen.

Ist für $W = 30$mal kT, die Wartezeit $^1/_{10}$ Sek. so steigt sie auf 16 Monate, wenn $W = 50$mal kT und auf 30000 Jahre, wenn $W = 60$mal kT ist. Dem würden bei Zimmertemperatur

Schwellenwerte von 0,9, 1,5 und 1,8 Elektronvolt

entsprechen. Die Zahl von 1,8 Elektronvolt würde bedeuten, daß *ein durch eine Spannung von etwa 2 Volt beschleunigtes Elektron gerade genügend Energie* erhalten hätte, um durch Stoß den *Übergang* (s. Abb. 61) zu bewirken (SCHRÖDINGER 1946). Solche Ableitungen sind von großer Wichtigkeit für das Verständnis a) daß Mutationen unter gewöhnlichen Bedingungen ein überaus seltenes Ereignis darstellen, und b) daß die Mutationen plötzliche und sprungartige Änderungen ohne jede Zwischenstufen darstellen (SCHRÖDINGER 1946).

Es ist für das ganze Verständnis der biophysikalischen Betrachtungsweise wesentlich, daß Übergänge solch isomerer Art, wie sie in Abb. 61 dargestellt sind und wie sie den Übergang aus einer relativ stabilen molekularen Konfiguration in eine andere darstellen, ausschlaggebend für alle Modellvorstellungen auch der Krebsgenese durch strahlende Energien sind.

Die große Frage ist nun, ob sich auch *für chemische Krebsnoxen* eine adäquate Betrachtungsweise durchführen und mit Erfolg in die Mutationstheorie der Krebsentstehung einbauen läßt. Als erster hat O. SCHMIDT-Heidelberg (1939, 1941) die Zusammenhänge zwischen der Konstitution organisch-chemischer Krebsnoxen und ihren physikalischen Eigenschaften, sowie zwischen Konstitution und carcinogener Reaktionsgeschwindigkeit klar zu stellen und damit den *Mechanismus* auch *der chemisch induzierten Krebsentstehung atomphysikalisch zu erklären* versucht. Als Modell dienen die carcinogenen Kohlenwasserstoffe. Nach HÜCKEL teilt SCHMIDT die Valenzelektronen der Aromaten in zwei Gruppen ein: in die in einfachen Bindungen unterzubringenden „A-Elektronen" und in die nicht in einfachen Bindungen unterzubringenden „B-Elektronen". Von letzteren ist pro aromatischem Kohlenstoffatom je eines, im Benzol sind also deren sechs vorhanden. Bei den cancerogenen Kohlenwasserstoffen kommt es entscheidend auf die Dichteverteilung der B-Elektronen an. SCHMIDT (1939) hat nun in der beträchtlichen Dichte der nur locker gebundenen B-Elektronen an bestimmten Stellen des Moleküls das Hauptmerkmal der cancerogenen Kohlenwasserstoffe gefunden. Daß diese locker gebundenen Elektronen für die Cancerogenität verantwortlich sind, geht daraus hervor, daß diese letzteren Eigenschaften durch Hydrieren mit den B-Elektronen verschwinden. Die aktiven Stellen des cancerogenen Kohlenwasserstoffs sind dadurch gekennzeichnet, daß eine Zweiergruppe von B-Elektronen vorliegt, die auch chemisch durch große Reaktionsfähigkeit ausgezeichnet ist. Ihre Dichte ist bereits im Anthracen beträchtlich. Mit der Dichteerhöhung geht nun wieder die Steigerung der Nullpunktenergie Hand in Hand. Damit wiederum ist bei den cancerogenen Kohlenwasserstoffen eine Erniedrigung der Anregungsenergie verbunden. Letztere äußert sich in einer Verringerung der Aktivierungswärme und in den UV-Spektren der Kohlenwasserstoffe in einer großen Rotverschiebung der UV-Bänder, letztere am stärksten bei den stärkst wirksamen Methylcholanthren, Benzpyren usw. Gegenüber den nichtcancerogenen Kohlenwasserstoffen sind die Energiedifferenzen allerdings klein. Bei der stärksten Rotverschiebung von 95 Å zwischen dem nichtcancerogenen 1.2-Benzanthracen und seinem cancerogenen 9.10-Dimethylderivat beträgt die Differenz der Anregungsenergien nur 3155 cal. Diese kleine Differenz kann jedoch bei den Aktivierungswärmen die Reaktionsgeschwindigkeit langsam verlaufender Prozesse, wozu die Cancerogenese gehört, entscheidend beeinflussen. Als Gegenbeispiel dient der Hautkrebs durch Tageslicht. Sein violettes Spektrum endet bei etwa 3900 Å, also gerade da, wo das Absorptionsspektrum der cancerogenen Kohlenwasserstoffe beginnt. Dem größten Teil des Wellenbereiches des Tageslichtes entspricht also

Benzol   Naphthalin   Anthracen   1.2.5.6-Dibenzanthracen

eine wesentlich kleinere Energie. Auf diese Weise kommt der wichtige Zeitfaktor mit in die Rechnung. Denn auf diese sehr viel kleinere Energie des Tageslichtes ist es nach SCHMIDT zurückzuführen, daß die Latenzzeit beim Lichtkrebs (Jahre!) sehr viel länger ist als bei den krebserzeugenden Kohlenwasserstoffen (Wochen). Bei den kondensierten Aromaten sei die Möglichkeit vorhanden, daß manche Verbindungen bloß deshalb nichtcancerogen erscheinen, weil die Latenzzeit größer ist als die Lebensdauer der Versuchstiere. SCHMIDT führt am Beispiel eines inaktiven Kohlenwasserstoffs und seines aktiven Derivats die Berechnung der Reaktionsgeschwindigkeit mit Hilfe der Differenzen der Aktivierungswärmen durch und erhält für die cancerogene Verbindung eine 162mal größere Reaktionsgeschwindigkeit, der dann eine um so kürzere Latenzzeit entsprechen würde. Bei einer Rotverschiebung von nur 45 Å (Hälfte!) wäre beim 10-Methyl-1.2-benzanthracen die Reaktionsgeschwindigkeit immer noch größer als die des Grundkörpers.

Neben der Erniedrigung der Anregungsenergie (Rotverschiebung als Maßstab) ist für die Frage cancerogen oder nichtcancerogen jedoch noch eine zweite Eigenschaft maßgebend. Es ist — wiederum nach SCHMIDT — notwendig, daß die aktiven Stellen der Kohlenwasserstoffe auch nahe an die umzuwandelnden Substanzen herankommen, da die zwischenmolekularen Kräfte rasch mit der Entfernung abnehmen. Die Cancerogenität kann durch „sterische Hinderung" verringert oder aufgehoben werden.

Damit ist der Punkt erreicht, an dem wieder auf HÜCKEL zurückgegriffen werden muß. Bei seiner quantenmechanischen Betrachtungsweise werden die 3×6 Elektronen des Benzols, die nach der Herstellung von 6 C-H-Bindungen noch übrig sind, zunächst 6 in einfachen Bindungen untergebracht, 6 Elektronen bleiben übrig, beim Naphthalin eine Zehnergruppe. Nach SCHMIDT läßt sich das 1.2.3.4-Dibenzanthracen nur in eine Zehner- und 2 Sechsergruppen aufteilen. Es ist nicht cancerogen. Dagegen ist das 1.2.5.6-Dibenzanthracen, welches aus 2 Zehner-

1.2.3.4-Dibenz-   1.2.5.6-Dibenz-
anthracen   anthracen

und *einer* Zweiergruppe besteht, carcinogen. Die *Zweiergruppe* ist die reaktivste und *für die Cancerogenität entscheidend.* Alle wirksamen Kohlenwasserstoffe enthalten Zweiergruppen, die meisten nur eine, Benzpyren deren zwei. Fehlt die Zweiergruppe, so sind die Kohlenwasserstoffe nicht carcinogen.

Darnach wären *die krebserzeugenden Kohlenwasserstoffe* im wesentlichen *durch ihre relativ leichte Anregbarkeit charakterisiert.* Die niedrigste benötigte Energie entspräche einem Wellenbereich um etwa 3900 Å, läge also um 3,2 eV. Da im angeregten Zustand ungekoppelte Valenzelektronen vorhanden sind, die ihrerseits Elektronenaffinität besitzen, so beruht nach der Definition von SCHMIDT „die Wirksamkeit der cancerogenen Kohlenwasserstoffe auf der Elektronenaffinität seines relativ leicht herstellbaren angeregten Zustandes, der den Quantensprung im Nachbarmolekül erniedrigt". Der niedrigste Quantensprung z. B. in einem Eiweißmolekül ist der eines B-Elektrons einer Doppelbindung, beispielsweise zwischen Kohlenstoff und Sauerstoff. Der angeregte Kohlenwasserstoff übertrüge hiernach seine Anregung auf die eines B-Elektrons einer CO-Gruppe einer Eiweißkette, woraus dann Reaktionsfolgen verschiedener Art in Gang gesetzt werden können. Solche Reaktionsfolgen sind bei den carcinogenen Kohlenwasserstoffen nicht gesteuert. SCHMIDT sieht darin ihre Gefahr für den Organismus: „So können neue virulente krebserzeugende Eiweißverbindungen (Virusarten) entstehen, wie das Virus des ROUS-Sarkoms, oder es zerfällt das Zelleiweiß unter Bildung nekrotischen Gewebes." Nach SCHMIDT[1] enthalten auch die anderen cancerogenen Stoffe, wie Arsenverbindungen usw., elektronenaffine Gruppen.

Das Entscheidende für die Mutationstheorie aber ist, daß in gleicher Weise wie die elektronenaffinen Gruppen und Atome auch die physikalischen strahlenden Energien, wie Röntgen-, Radium- usw. Strahlen „Quantensprünge von Valenzelektronen bewirken oder erleichtern", und SCHMIDT fährt fort: „Die Frage, die K. H. BAUER ungefähr folgendermaßen formuliert hat: ,*Wie sind alle diese exogenen Faktoren bei der Geschwulstbildung auf einen Generalnenner zu bringen?*', läßt sich also dahin *beantworten,* daß sie *alle einen angeregten Zustand in der Zelle erzeugen, der ihre Mutation zur Krebszelle erleichtert*"[2].

Die *Krebsentstehung* wäre also *nach der Treffertheorie* nicht die Folge einer Summierung von Reizen, sondern der *Effekt eines einzelnen Vorganges,* der entweder eintritt oder nicht eintritt. Für das Eintreten des cancerisierenden Ereignisses sind Energiezufuhren von außen erforderlich. Die Aktivierungsenergie kann sowohl durch strahlende Energien, als auch durch energieliefernde chemische Reaktionen geliefert werden. Speziell für die carcinogenen Kohlenwasserstoffe ist soeben molekularphysikalisch gezeigt worden, daß das Hauptmerkmal der krebserzeugenden chemischen Stoffe in der beträchtlichen Dichte der nur locker gebundenen, nicht in einfachen Bindungen unterzubringenden Elektronen zu suchen ist. Die *quantenmechanische Betrachtungsweise* gestattet also, *chemische und physikalische Noxen energetisch auf den gleichen Nenner* zu bringen.

So wird mancher nicht ohne Überraschung, aber mit Befriedigung konstatieren, daß auch der Vorgang der Krebsentstehung bei der Zurückverfolgung der physikalischen und chemischen Krebsnoxen auf die letzten Wurzeln ihrer Wirkung auf lebende Gewebe zurückführt auf die *Quanten- und* auf die *Mutationstheorie,* wie sie gleich nach der Jahrhundertwende entstanden. Was aber neu ist, ist deren *Synthese,* wie sie die neue Atomphysik ermöglicht, eine Synthese, die 1932 zuerst in der „*Quantenbiologie*" von P. JORDAN und neuerdings in den Betrachtungsweisen von TIMOFÉEFF, ZIMMER und DELBRÜCK (1935), sowie von HEISENBERG (1942), und von SCHRÖDINGER ihren Ausdruck findet.

Mit dieser quantenmechanischen Betrachtungsweise wäre sonach die Carcinogenese durch chemische und durch physikalische Mittel einheitlich erklärt und das Einheitliche aller Geschwülste molekularphysikalisch verständlich gemacht.

---

[1] Siehe Nachtrag S. 693.
[2] Im Original nicht hervorgehoben!

e) Die Cancerisierung als Mutation wachstumsregulatorischer Erbstrukturen somatischer Zellen. Es braucht wohl nicht noch einmal auseinandergesetzt zu werden, daß der Vorgang der Krebsumwandlung an nichts anderes gebunden denkbar erscheint, als an die Erbsubstanz und daß, wie SCHRÖDINGER sagt, mit Sicherheit „neben der molekularen Erklärung der Erbsubstanz eine andere Alternative nicht besteht". Wenn nun aber die Krebsentstehung einer Mutation von Erbstrukturen somatischer Zellen entspricht, so ergibt sich die weitere Frage: *was für Erbstrukturen somatischer Zellen sind es, die bei ihrer Mutation den Krebscharakter bedingen?*

Daß es nicht etwa größere Chromosomenstücke oder ganze Chromosomen oder gar die ganze Chromosomengarnitur sein wird, die mutiert, geht schon aus der im Verhältnis zu den eingestrahlten Energiequanten extrem seltenen Krebsauslösung hervor. Die sehr geringe Wahrscheinlichkeit des Auftretens der Cancerisierung im Verhältnis zur ungeheuren Dosis an Quanten läßt von vornherein auf einen Bezirk von nur molekularer Größe schließen.

So sicher es erscheint, daß jede Krebsumwandlung eine Mutation darstellt, ebenso sicher ist es natürlich andererseits, daß *nicht jede somatische Mutation Krebs induziert.* Von vornherein scheiden als carcinogen alle jene somatischen Mutationen aus, die letale oder subletale Wirkung haben. Die Cancerisierung ist ja ein Vorgang, der unter allen Umständen nicht nur die Zelle selbst am Leben, sondern auch ihren Teilungsapparat und ihre Fähigkeit der identischen Reproduktion intakt läßt und intakt lassen muß. Auf der anderen Seite ist klar, daß die Mutation der Cancerisierung an Erbstrukturen, die cellulär fundamental wichtige Funktionen regulieren, angreifen muß. Wenn wir von der Cancermutation etwas aussagen können, so bestimmt dies eine, daß sie die grundlegend wichtige Ein- und Unterordnung der Zelle unter die Gesetze des Zellenstaates, also den Altruismus der Körperzellen, aufhebt und dem Egoismus einer neuen Zellrasse freie Bahn verschafft. Das Ordnungsprinzip im vielzelligen Organismus ist sicher phylogenetisch mit der älteste Besitz der Organismen. Wir dürfen unterstellen, daß es daher auch besonders stabil und nur schwer beeinflußbar sein wird.

Bereits 1928 hat der damalige Tübinger Chirurg PERTHES, *ohne die* Mutationsbiologie zu kennen, rein empirisch:deduktiv die Krebsheilung und die Krebserzeugung durch Röntgenstrahlen damit erklärt, „daß bei diesem Vorgang ein das Zelleben und das Tempo der Zellteilung regelnder Faktor ausgeschaltet wird". Auch nach den Erfahrungen an Gewebezellen in vitro kommt A. FISCHER (1931) zu dem Ergebnis, daß die strahlenden Energien in erster Linie nicht auf die Zellen im ganzen, sondern bei ihrer Wirkung „in erster Linie auf ein bestimmtes System in der Zelle *(Zellteilungsauslösungsapparat)*" einwirken, und an anderer Stelle sieht er den Angriffspunkt der Strahlen, gleichviel ob sich die Zellen teilen oder nicht, in dem Apparat, „auf den die Proliferationskatalysatoren einwirken". Ferner hat Verfasser (1931) in seiner Arbeit über die Bedeutung der Vererbungslehre für das Geschwulstproblem postuliert, daß die cancerisierende Mutation Erbeinheiten betreffen müsse, „die normalerweise die gegenseitige Wachstumskurve mit den Geschwisterzellen regulieren". Daß es in den Zellen solche zellteilungs- und wachstumsregulatorische Wirkstoffe gibt, darf man vielleicht auch daraus schließen, daß wir auch antagonistisch wirkende Substanzen kennen, die, wie z. B. die Mitosegifte (s. S. 455), die Zellteilung und damit das celluläre Wachstum lähmen oder aufheben.

Daß es solche, die Ordnung im Zellenstaat garantierende Moleküle oder Molekülgruppen geben muß, ist nun bemerkenswerterweise nicht nur ein Postulat

der Biologen und Krebsforscher, sondern auch der *Physiker*. So schließt P. JOR-
DAN (1947) aus der Tatsache (s. S. 388), daß ein einziger Lichtquant, der einen
Bakterienleib trifft, ein Bacterium zu töten vermag, umgekehrt auf das Vorhandensein „positiver, lebensnotwendiger Struktur- und Funktionsverhältnisse".
Er folgert, „daß im Leben der Zelle eine *Steuerung* besteht, welche die Gesamt-
reaktionen der Zelle weitgehend abhängig macht vom Arbeiten eines hochempfindlichen *Steuerungszentrums*, das seinerseits ein *mikrophysikalisches Gebilde* ist". ERWIN SCHRÖDINGER geht in seiner Schrift: "What is Life?" (1946)
von der Vorstellung aus, es „spielen unglaublich kleine ... Atomgruppen eine
beherrschende Rolle in den so sehr geordneten und so gesetzmäßigen Vorgängen
innerhalb eines lebenden Organismus. Sie kontrollieren die beobachtbaren großmaßstäblichen Merkmale, welche der Organismus im Laufe seiner Entwicklung
erwirbt. Sie bestimmen wichtige charakteristische Eigenschaften seiner Funk-
tionsweise". Und an anderer Stelle sagt er: wir schließen „aus der Auffassung,
welche wir uns vom Mechanismus der Mutation gebildet haben, daß die Verschiebung nur gerade einiger weniger Atome in der Keimzelle — ähnliches gilt
für die Körperzelle! Der Verf. — innerhalb der Gruppe der ‚regierenden
Atome' genügt, um eine gut definierte Veränderung der großmaßstäblichen
Erbmerkmale des Organismus zu verursachen."

Die Mutationstheorie bekommt also einen wesentlich klareren Inhalt, wenn
wir annehmen, daß es in normalen Zellen Zellstrukturen gibt, die das Zellwachstum, die Differenzierung und die Einordnung ins Gefüge des Organismus
regulieren und kontrollieren, Regulationsfaktoren also, deren Mutation wie fast
alle Mutationen einen Defekt, und zwar einen Defekt hinsichtlich der cellulären
Einordnung in den Zellenstaat bedingen würde. Darnach wäre dann die *Krebsentstehung* eine *Mutation, auslösbar durch alle mutationserzeugenden chemischen
und physikalischen Noxen*, eine *Mutation von Erbstrukturen somatischer Zellen,*
aber nicht eine Mutation irgend beliebiger Erbsubstanzen, sondern eine *gerichtete*
Mutation, d. h. eine *Mutation derjenigen Erbsubstanzen*, die sonst in Körperzellen
Wachstum, Differenzierung und Einordnung in den Gesamtplan regulieren, eine
Defektmutation, die zu Enthemmung des Wachstums, Steigerung der Wachstumsgeschwindigkeit und Störung der Differenzierung führt. Die *Geschwulstentstehung*
überhaupt wäre also ein *Übergang von Körperzellen in Geschwulstzellen durch
mutative Änderung der wachstumssteuernden Erbstrukturen somatischer Zellen.*

Ob diese *Änderungen im Gengut der Zellkerne oder im Zellplasma* oder durch
Beeinflussung des einen durch das andere vor sich gehen, ist vorläufig noch nicht
zu entscheiden. Wenn vom Verfasser zunächst (1924, 1928) die Genänderung
in den Vordergrund gestellt worden ist, so hat dies seinen Grund darin, daß
zu dem damaligen Zeitpunkt von Kerngenänderungen bereits sehr viel, von
Änderungen im Erbgut des Plasmas bei Warmblütern so gut wie nichts bekannt
gewesen ist.

Was vorläufig für eine *Änderung in den Kerngenen* am meisten zu sprechen
scheint, ist der Umstand, daß die besonders von TIMOFÉEFF-RESSOVSKY, ZIMMER
und DELBRÜCK (1935) durch Mutationsauslösung mit Hilfe von strahlenden
Energien erarbeiteten Vorstellungen über das Wesen des Mutationsvorganges
und über die Natur von Erbstrukturen mit denen über strahleninduzierte Tumoren
so gut wie völlig zur Deckung gebracht werden können. Diese Modellvorstellungen
wurden jedoch an Kerngenen erbracht. Natürlich ist diese Parallelität kein
schlüssiger Beweis, es ist aber andererseits sicher, daß andere Vorstellungen die
Schlüssigkeit ihrer Deduktionen erst noch ebenso zwingend zu begründen haben.
Die Mutationstheorie bleibt dabei selbstverständlich völlig unvoreingenommen.
Sie umfaßt mit der Vorstellung von der Cancerisierung als Mutation wachstums-

regulatorischer Erbstrukturen somatischer Zellen das Zellerbgut als solches, also die Erbanlagen von Zellkern und Zellplasma in gleicher Weise und überläßt es den weiteren Fortschritten der Biologie, Biochemie und Biophysik zu ergründen, an welcher Stelle innerhalb der Zelle der entscheidende Angriffspunkt für die Cancerisierung gelegen ist. Die Mutationstheorie schließt also die *Plasmabeschaffenheit* als Teil des Erbgutes von vornherein mit ein. Für die Leistungen der somatischen und damit auch für die der von ihnen abstammenden Geschwulstzellen ist das Plasma sicher von wesentlicher Bedeutung. Die Frage ist nur: steht dieser Bildungsstoff bei der Krebsumwandlung unter der Herrschaft übergeordneter Kerngene oder ist er auch für sich, gewissermaßen unabhängig von diesen, zur Cancerisierung befähigt.

In jüngster Zeit hat NOTHDURFT (1948) eine *„Plasmamutationstheorie"* der von ihm etwas willkürlich so genannten Kernmutationstheorie gegenübergestellt. Es ist aber von vornherein klar, daß dies nicht eine neue Theorie darstellt, denn wenn auch nach dem damaligen Stande des Wissens die „Genänderung" in den Vordergrund gestellt wurde, so ist klar, daß dies rein historisch gesehen, nur darauf zurückzuführen ist, daß damals von Erbänderungen im Bereich des Plasmons noch nichts bekannt war. Es ist ja auch heute noch sehr wenig erforscht. Im Prinzip umfaßt die Mutationstheorie natürlich das gesamte artgenetische System. NOTHDURFT nimmt als Grundlage der Cancerisierung „Mutationen an autoreproduktiven Komponenten des somatischen Plasmas" (sog. Plasmamutationen) an. Als Argument für diese Arbeitshypothese dient ihm ein „im Experiment neu gefundener Analogievorgang". Er fand, daß cancerogene Stoffe durch Reize, die auf den Vegetationspunkt von Tomatensetzlingen einwirken, dort „plasmatisch vererbte Merkmale hervorrufen". Diese stets gleichen erblichen Merkmale treten bei 8% aller behandelten Individuen auf, bleiben aber „nur bei Selbstbefruchtung der veränderten Pflanzen generativ stabil", jedoch nicht bei „Einmischung eines unveränderten Plasmas". Solche, bisher sonst noch nicht beschriebene Plasmaänderungen sind für NOTHDURFT der Ausgangspunkt für folgende Vorstellung von der Cancerisierung: aus einer (oder auch mehreren) Normalzellen entstünden allmählich und schrittweise über prädisponierte Zellen und eventuell an mehreren Stellen eines umschriebenen Gewebsbezirkes nahezu gleichzeitig neue Zellen, welche die in Übergängen erreichte Normabweichung zumindest an die Mehrzahl der Tochterzellen nunmehr weitgehend unveränderlich weitergeben. Nach dieser Anschauung liefe der Entwicklungsgang auch nach Beendigung des tumorbildenden Reizes noch weiter, unspezifische Reize würden die Tumorausbeute noch erhöhen.

Kritisch ist vorläufig zu dieser „Plasmamutationshypothese" folgendes zu sagen: sie ist schon definitionsgemäß eine Mutationstheorie. Sie würde, auch wenn sie sich als beweiskräftig erweisen sollte, nur einen Teil der Rahmentheorie der Geschwulstentstehung „als Mutation wachstumsregulatorischer Erbstrukturen somatischer Zellen" (s. S. 397) darstellen. Vorläufig stützt sie sich aber nur auf einen einzigen experimentellen „Analogievorgang", nämlich auf die Merkmalsveränderungen nach Einwirkung carcinogener Stoffe auf die Vegetationspunkte von Pflanzen. Wenn nun aber tatsächlich durch cancerogene Kohlenwasserstoffe an Pflanzenzellen Plasmamutationen erzeugt werden, so scheint uns das nicht zu beweisen, daß auch tierische Zellen mit ähnlichen Veränderungen reagieren und vor allem noch nichts zu beweisen, daß die Cancerisierung somatischer Zellen identisch mit einer Plasmamutation sein müsse. Ferner ist die Annahme einer „Vielzahl identischer autoreproduktiver Plasmapartikel" auch in der normalen tierischen Zelle vorläufig nur ein Postulat, noch ohne gesicherte Grundlage. Auch der hohe Prozentsatz von 8% solcher „Plasmamutationen" erscheint gegenüber der — bezogen auf die große, große Zahl carcinogen beeinflußter Zellen — so enorm hoch, daß Krebs, sollte er auf einen gleichen oder ähnlichen Mechanismus zurückgehen, noch sehr viel häufiger sein müßte, als er es de facto ist. Auch die Tatsache, daß die an den Tomatensetzlingen erzielten Veränderungen nur bei Selbstbefruchtung der veränderten Pflanzen generativ stabil blieben, löst Zweifel aus, ob die als Plasmonmutation gedeuteten Veränderungen den Vorgang darstellen, den wir als Cancerisierung bezeichnen. So spricht vorläufig mancherlei dafür, daß es sich bei der als Plasmatheorie bezeichneten Analogisierung um eine Verallgemeinerung eines an sich bedeutungsvollen experimentellen Einzelbefundes handelt.

Im Schrifttum liegt bis jetzt nur eine Stellungnahme zu NOTHDURFTs Deduktionen vor[1]. MICHAELIS (1948), der selbst ausgedehnte und verdienstvolle Untersuchungen über *Abänderungen des plasmatischen Erbgutes,* vor allem an reziprok verschiedenen Epilobium-Hirsutum-Bastarden (1947, 1948) angestellt hat, sieht in NOTHDURFTs Variante der Mutationstheorie keinen Widerspruch mit der Plasmagenetik. MICHAELIS hat selbst im Zellplasma von höheren Pflanzen extranucleäre Erbträger nachgewiesen und Abänderungen des Plasmontypus untersucht. Gerade die Experimente von MICHAELIS sind ein besonders eindrucksvoller Hinweis auf die vielfachen Wechselwirkungen zwischen plasmatischen und nucleären Erbträgern. Nach MICHAELIS treten Plasmaabänderungen in bestimmten Kernplasmakombinationen in großer Häufigkeit auf. Dabei spielen die Umweltbedingungen im Laufe der somatischen Entwicklung eine wesentliche Rolle. Sie sind insoferne gerichtet, als sie meist an wachstumsgeschädigten Geweben entstehen und zu einer Beseitigung dieser Wachstumshemmung führen. Diese Plasmaabänderungen können schlagartig, aber auch völlig gleitend über zahlreiche Zwischenformen entstehen. Bald besitzen sie eine absolute erbliche Stabilität, bald klingen sie im Sinne einer Dauermodifikation ab. MICHAELIS läßt die Frage, ob man diese an Pflanzen gefundenen Ergebnisse und ihre Deutungen auf den tierischen und menschlichen Organismus übertragen darf, offen. Er sieht unter dem Blickwinkel der Korrelation zwischen Kern und Plasma beim Krebsproblem keine Gegensätzlichkeit zwischen einer „Kernmutationstheorie" (die es ja nicht gibt) und einer Plasmamutationstheorie, vielmehr könnte nach der Ansicht von MICHAELIS die entscheidende Krebsumwandlung einer somatischen Zelle sowohl auf dem Wege einer Gen- oder Chromosomen-, wie über eine Plasmamutation erfolgen, bei letzterer mit dem daran anschließenden Effekt einer Plasmaentmischung. Auch MICHAELIS scheint die *Abänderung des genetischen Gesamtsystems* ausschlaggebend zu sein. Eine solche Betrachtungsweise erlaube es sogar, auch die Virustumoren mit einzubeziehen. Die in die lebenden Zellen eindringenden und sich dort vermehrenden Viren könnten das genetische Gesamtsystem auf die gleiche Weise abändern, wie mutierte, arteigene genetische Komponenten.

Es erscheint ohne weiteres klar, daß die wichtige Frage plasmatischer Veränderungen in ihrer Abhängigkeit oder in ihrem Einfluß hinsichtlich des Kernapparates sich schnell dann weiter entwickeln wird, wenn erst das *Plasmon* auch bei höheren Tieren und beim Menschen genauer erforscht sein wird. Sicher ist letzteres von großer Bedeutung, aber ebenso sicher erscheint es uns, daß es keine gegensätzliche Kern- oder Plasma-, sondern nur eine Mutationstheorie der Geschwulstentstehung geben wird, wird ja, wie auch der Mechanismus im einzelnen sein mag, immer von einem Punkte aus das gesamte celluläre Reaktionssystem der krebsmutierten Zelle miterfaßt.

So liegt denn den ganzen weiteren Ausführungen die oben entwickelte Vorstellung zugrunde, wonach die Geschwulstentstehung überhaupt als *Mutation*

---

[1] Siehe Nachtrag S. 694.

im erbgenetischen Apparat der Somazelle zu betrachten ist, und zwar als Mutation, die durch ganz verschiedene, auch in Keimzellen Mutationen auslösende Noxen chemischer und physikalischer Natur induziert werden kann, damit zugleich als Mutationsvorgang, der sich letzten Endes an denjenigen *Erbstrukturen* auswirkt, die normalerweise das *Wachstum*, die *Differenzierung* und das *altruistische Verhalten* der Zellen bestimmen. Ob diese Erbstrukturen im Kern oder im Plasma lokalisiert sind, ist vorläufig noch nicht entscheidbar, entscheidend ist der Umstand, daß die Mutationstheorie schon jetzt alle Tatsachen des Krebsgeschehens befriedigend zu erklären vermag, wenn man die *Geschwulstentstehung* als *Übergang von Körperzellen in Geschwulstzellen durch mutative Änderung der wachstumssteuernden Erbstrukturen somatischer Zellen* auffaßt.

4. Die Mutationstheorie und ihre Erklärungskraft.

Biologisch formuliert und medizinisch interpretiert besagt die *Mutationstheorie* der Geschwulstentstehung folgendes:

1. *Krebs ist ein primär celluläres Problem,*

d. h. das Wesen der Krebskrankheit ist in den Krebszellen verkörpert.

2. *Alle Somazellen sind carcinopotent, variieren in ihrer Empfindlichkeit jedoch stark je nach Geweben und Organen,*

d. h. von der befruchteten Eizelle an kann sich jede noch teilungsfähige Körperzelle in eine Krebszelle verwandeln. Die einzelnen Gewebe und Organe verhalten sich jedoch sehr verschieden.

3. *Die Cancerisierung ist genetisch eine irreversible Mutation somatischer Zellen,*

d. h. der Übergang einer Körperzelle in eine Krebszelle erfolgt durch eine von nun an konstant weitergegebene Änderung im Zellerbgut von Körperzellen.

4. *Die somatische Krebsmutabilität variiert je nach Genotypus und exogener bzw. endogener Beeinflussung,*

d. h. die Wahrscheinlichkeit der Krebsumwandlung von Körperzellen ist verschieden je nach der erbkonstitutionellen Disposition zu somatischen Mutationen und je nach der Einwirkung äußerer oder körpereigener innerer Noxen.

5. *Exogene Faktoren wirken cancerisierend nur insoweit sie somatische Mutationen induzieren,*

d. h. die Krebserzeugung ist auf die äußeren Schädigungen beschränkt, die (ohne Körperzellen zu zerstören) eine Abänderung von Erbstrukturen der Zellen zu bewirken vermögen.

6. *Der Eintritt der Cancerisierung folgt den Gesetzen der biophysikalischen Treffertheorie,*

d. h. die Krebsumwandlung von Körperzellen folgt nicht dem Kausalgesetz im Sinn von Ursache und stets notwendiger Wirkung, sondern statistischen, d. h. Wahrscheinlichkeitsgesetzen, wie sie mathematisch aus gegebenen biologischen Tatbeständen abgeleitet werden können.

7. *Die somatische Krebsmutation ist eine gerichtete Mutation,*

d. h. sie betrifft nicht beliebige, sondern wachstumsregulatorische Erbsubstanzen.

8. *Die Mutation zellregulatorischer Erbstrukturen ist die Grundlage der Malignität,*

d. h. während normal die Erbgleichheit aller Körperzellen den Altruismus der Zellen als Grundlage der inneren Harmonie gewährleistet, macht die Mutation die Tochterzellen gegenüber ihren Mutterzellen hinsichtlich der Wachstumsregulation erbungleich, so daß sie nun egoistisch „auf eigene Faust" wachsen und sich nicht mehr in die innere Harmonie des Organismus einfügen.

Was am meisten für diese Theorie wirbt, ist ihre lückenlose *Erklärungskraft* aller Erscheinungen und Beobachtungen. „Werden solche (d. h. gesicherte) Tatsachen nicht wahllos, sondern in folgerichtigem Fortschreiten gewonnen, so fügen sie sich hernach von selbst zu einem sinnvollen Ganzen, zu einer echten Theorie, einer Gesamtschau alles in der Erfahrung Gegebenen zusammen" (SPEMANN, S. 275). Einen Nachteil freilich hat diese Gesamtschau der Mutationstheorie: sie ist wenig anschaulich, vor allem für Ärzte aus der vormendelistischen Zeit, aber „der Wert eines Gedankens hängt nicht davon ab, ob er anschaulich ist, sondern davon, was er leistet" (PLANCK 1938).

Mit der Erklärung der Cancerisierung als Mutationsvorgang wird 1. das Unvermittelte und *Plötzliche* des Umschlags der Körperzellen in Krebszellen verständlich. Es findet in der wie durch einen „Schuß ins Schwarze" kurzen, einmaligen Umkonstruktion eines bestimmten Gens seine zwanglose Erklärung.

Die Theorie erklärt 2. die *Irreversibilität* der Krebsentstehung, d. h. die Tatsache, daß auch bei Fortfall der krebserzeugenden Ursachen aus einer Geschwulstzelle nie wieder eine normale Körperzelle wird. Diese Tatsache findet in der Konstanz der einmal entstandenen Mutation ihr Analogon. Im Gegensatz zur Modifikation und Dauermodifikation, ja im Gegensatz zu vielen anderen biologischen Reaktionen ist der Mutationsvorgang ein, wie TIMOFÉEFF u. Mitarb. (1935) es ausdrückt, „nicht restituierbarer, bei dem die Gene aus einem stabilen Zustand in einen anderen ebenso stabilen Zustand übergehen". In gleicher Weise ist die Cancerisierung ein niemals restituierbarer Vorgang. Man könnte allerdings einwenden, „Rückmutationen" seien in der Strahlengenetik zwar selten genug, aber doch einwandfrei beobachtet (vgl. STUBBE 1937, TIMOFÉEFF-RESSOVSKY 1937), ja es sind sogar somatisch rückmutierende Gene beobachtet und untersucht (STUBBE 1933). Aber auch wenn einmal eine Rückmutation einer Krebszelle in eine Körperzelle vorkäme, so würde das nichts an der Irreversibilität der Krebsentwicklung ändern, denn selbst wenn einmal eine Krebszelle zurückmutieren würde, so würden trotzdem die Geschwisterkrebszellen weiter Krebszellen bleiben und weiter wuchern.

Die Theorie erklärt 3. die *Seltenheit* der Cancerisierung im Verhältnis zu der riesigen Zahl der von cancerogenen Noxen getroffenen Geschwisterzellen: nur die Zellen werden Krebszellen, deren Steuerungsorgan ohne sonstige Zellschädigung getroffen, in seinem maßgebenden Molekülkomplex abgeändert ist. Nach der nur sehr geringen Wahrscheinlichkeit einer Mutation einer bestimmten Erbguteinheit ist dies nur sehr selten zu erwarten.

Die Theorie erklärt 4. die *Malignität*, also das autonome Wachstum, welches die natürlichen Wachstumsgesetze durchbricht und ein Wachstum „auf eigene Faust" ermöglicht. Die Ganzheit eines Organismus und die spätere Harmonie im Zellenstaat ist prästabilisiert in den strukturellen Elementen der befruchteten Eizelle, vor allem im System ihrer Gene und ihrer Wechselwirkung mit dem Plasma. Die Ganzheit jedes individuellen Organismus, das Zusammenklingen aller Teile bis hinunter in die Billionen von Körperzellen wird dadurch gewährleistet, daß von der befruchteten Eizelle an — unbeschadet aller Differenzierung im einzelnen — allen Zellen des Organismus das gleiche Erbgut der befruchteten Eizelle zuerteilt werden, so daß alle Zellen eines Zellenstaates unter den gleichen Gesetzen der gleichen Erbsubstanzen stehen und so einerseits die Individualität, andererseits die Ganzheit repräsentieren.

Kommt es nun an irgendeiner Stelle des Zellenstaates zu einer Mutation einer Körperzelle in einer die Wachstumsregulation kontrollierenden Erbstruktur, so bekommt die Zelle schlagartig *andere zellregulatorische Gesetze*. Sie verhält sich nicht mehr wie eine erbanlagen-identische Geschwisterzelle, sondern bekommt als erbverschiedene neue Zelle neue Gesetze, die sie nach eigenen Gesetzen — „autonom" — weiterzuwachsen und so die Gesetze der sonst einheitlichen Harmonie zu durchbrechen zwingt. Mutierte Zellen verhalten sich wie aus dem Gewebsverband losgelöste und damit ihrer Gewebsschranken beraubte Zellen. Sie erhalten, da die Wachstumsbegrenzung durch die gen-gleichen Geschwisterzellen wegfällt, „unbegrenzte" Vermehrungs- und damit Wucherungsfähigkeit.

Die Mutationstheorie ist unseres Erachtens die erste und einzige Krebstheorie, die das Problem der Malignität befriedigend zu erklären vermag.

Die Theorie erklärt 5. die Entstehung jeder Geschwulst aus einer ersten *Urtumorzelle* als der mutierten Körperzelle des betreffenden Individuums. Die Urtumorzelle unterscheidet sich von der Körpermutterzelle durch den abgeänderten Erbgutanteil für die altruistische Zellregulation. Aus ihrer Verdoppelung, Vervierfachung usw. entsteht der Geschwulstkeim und aus diesem durch das weitere Wachstum die fortschreitend sich vergrößernde Geschwulst.

Die Theorie erklärt 6., daß Geschwulstzellen neben ihren neuen Eigenschaften, vor allem den des schrankenlosen Wachstums, noch zahlreiche *Charaktere ihrer Mutterzellen beibehalten.* So zeigen z. B. epitheliale Krebse oft noch einen ganz ausgesprochenen epithelialen Ordnungssinn und Sarkome noch Stützgewebscharakter. Von der äußeren Haut ausgehende Krebse zeigen auch in der Tiefe noch die Fähigkeit zur Verhornung (Hornperlen). Knochenkrebse bilden noch Knochen, Schilddrüsenkrebse liefern noch Schilddrüsensekret usw. Dieser Fortbestand alter, wenn auch oft pathologisch verzerrter Funktionen erklärt sich nach der Theorie daraus, daß nicht das ganze Erbgut, sondern nur der wachstumsregulatorische Anteil mutiert.

Diese Theorie erklärt 7., daß die einmal entstandenen Krebszellen den durch den Mutationsvorgang eingeleiteten veränderten *Zellcharakter* von nun an unverändert weiter beibehalten, auch wenn sie an ganz andere Körperstellen, in andere Organe und Gewebe verschleppt werden.

Die Mutationstheorie macht 8. ohne weiteres mit der Änderung der Gene die *Änderung des inneren Zellcharakters* beim Übergang einer Körperzelle in eine Blastomzelle verständlich, denn die Geschwulstzelle ist danach eine Zelle mit anderem Zellerbgut und damit mit anderen, neuen Eigenschaften. Die Mutation und nur diese macht uns verständlich, was die alten Pathologen symbolisch mit „Anaplasie" (von HANSEMANN) oder mit „neuer Zellrasse" (HAUSER 1903) empirisch postulierten.

Auch ist 9. die *Metastasenbildung* nur eine natürliche Konsequenz der einmal eingetretenen Mutation; denn ist eist einmal eine Körperzelle in eine Blastomzelle mutiert, so muß auch die verschleppte Blastomzelle ihre Mutation weitergeben und so wiederum im Anfange einer neuen Geschwulstentwicklung stehen. Die verschleppte Zelle trägt die Gesetze ihres Wachstums in ihrem veränderten Erbgut, nach dessen Impulsen sie sich entwickeln muß, in sich. Daß bei einer allgemeinen Überschwemmung des Organismus mit Geschwulstzellen die verschleppten Zellen oft bestimmte Gewebe und Organe bevorzugen, besagt dagegen nichts, es beweist das nur, daß es, wie bei jeder Aussaat, so auch hier, nicht nur auf den ausgesäten Samen, sondern auch auf den Boden und seine Empfänglichkeit ankommt.

Endlich ist 10. auch die *Rezidivbildung* eine natürliche Konsequenz der Mutationstheorie. Bleiben bei einer Operation Zellen mit verändertem Zellerbgut zurück, so können diese gar nicht anders, als sich nach den neuen Gesetzen ihrer veränderten Erbsubstanz entwickeln, da ja die zurückgebliebenen Zellen im Gegensatz zur bloßen Zellmodifikation immer wieder Zellen der gleichen Art und der gleichen Funktion hervorbringen können.

Natürlich ist mit diesen 10 Hauptkennzeichen bösartiger Geschwülste die Erklärungskraft der Theorie nicht erschöpft. Gewissermaßen anhangsweise sei noch darauf hingewiesen, daß die Theorie auch die durch alle weiteren Zellgenerationen unverändert weitergegebene streng spezifische *Individualität der Krebszellen* besonders gut erklärt. Man hat Krebszellen von Impfgeschwülsten jahrelang in der Gewebekultur außerhalb des Organismus weitergezüchtet. Nach

Hunderten von Umsetzungen in 10 Jahren und länger auf die gleiche Tierart rückverpflanzt, ergaben die Zellen stets wieder genau den gleichen Krebs. Das einmal abgeänderte Zellerbgut wird mit jeder ihrer Zellteilungen unverändert den Tochterzellen weitergegeben und damit die Beibehaltung der Individualität der betreffenden Krebszellart gewährleistet.

Die Mutationstheorie erklärt die unverrückbare *Stabilität der neuen Eigenschaften* in sämtlichen, der ersten Krebszelle folgenden Zellgenerationen. Genau wie aus einem bisher stabilen Atom beim Atomzerfall nunmehr ein von da an wieder stabiles neues Atom mit neuen Eigenschaften entstanden ist, so bedeutet auch die Mutation, daß die stabile bisherige Erbmasse durch die mutative Abänderung z. B. durch Zerfall irgendeiner Molekularstruktur in eine von da an gleichfalls wieder stabile neue Erbmasse mit neuen Eigenschaften verwandelt ist.

Die Theorie erklärt auch die Tatsache, daß die Carcinogenese der Regel nach *unicellulär* erfolgt. Bei der Seltenheit des Mutationsvorganges ist es natürlich statistisch sehr unwahrscheinlich, daß der gleiche Mutationsvorgang zwei- oder dreimal erfolgt. Der Regel nach erfolgt er nur einmal. Wenn er aber schon als Ausnahme mehrmals zugleich oder nacheinander erfolgt, so nur, wenn wie bei Berufskrebsen die Einwirkung flächenhaft sehr groß und sehr langdauernd ist.

Endlich erklärt die Theorie etwas, was durch keine andere Theorie erklärbar bzw. mit anderen biologischen Feststellungen in Einklang zu bringen ist, die Tatsache nämlich, daß gelegentlich schon bestehende *Krebsgeschwülste* unvermittelt ihren bisherigen *Verlaufscharakter ändern* und plötzlich sehr viel bösartiger verlaufen als bisher. Jeder Kliniker kennt solche Fälle, bei denen bislang relativ harmlos verlaufende Krebsgeschwülste oft von einer bestimmten Stelle ausgehend, manchmal sogar nach exogenen (therapeutischen!) Einwirkungen, plötzlich anfangen, rapide zu wachsen. Nach unserer Theorie erklärt sich dies zwanglos dadurch, daß dann in der betreffenden Geschwulst an umschriebener Stelle eine erneute Mutation einer Krebszelle eingetreten ist, die dann durch die plötzliche Wachstumsbeschleunigung das frühere Krebsgeschwulstwachstum gewissermaßen überholt und so dem Verlauf eine Wendung zum schnelleren Ablauf gibt. Wie die meisten Mutationen, so tritt auch die Krebsmutation in quantitativ verschiedenen Abstufungen auf, d. h. die gleiche Mutation wirkt sich hinsichtlich des Reifegrades der Differenzierung, der Zellvitalität, Wachstumsenergie usw. in verschiedenen Abstufungen aus.

Den wichtigsten krebsexperimentellen Beitrag zu dieser Frage erbrachte STRONG (1926). Bei Untersuchungen über die Vererbbarkeit der Empfänglichkeit für einen Impftumor trat bei einem zu 100% für Tumorimpfung empfänglichen Mäusestamm (d Br C) plötzlich ein besonders schnell wachsender Tumor auf, der auch bei der Weiterverimpfung ein rapides Wachstum beibehielt und etwa 12mal so schwere Tumoren wie bei dem ursprünglichen Stamm hervorbrachte. Der Tumor ging auch bei anderen Mäusestämmen an. Später wurden zwei weitere derartige Beobachtungen gemacht. STRONG schließt auf „eine Änderung in der genetischen Struktur des Tumors" also auf eine somatische Mutation, die möglicherweise in einer einzigen Zelle des ursprünglichen Tumorgewebes eingetreten ist.

Eine solche Deutung findet in mehrfacher Hinsicht ihr Analogon in der Mutationsforschung. Succedane Mutationen desselben Gens sind in der experimentellen Genetik vor allem von den sog. Rückmutationen in ein normales Gen und von den „Hin- und Rückmutationen" (also Mutationen in entgegengesetzter Richtung) sowie von den somatischen Rückmutationen bekannt (vgl. TIMOFÉEFF-RESSOVSKY 1937).

Die Theorie macht weiterhin die Tatsache verständlich, daß sich die Geschwülste des gleichen Muttergewebes hinsichtlich der Differenzierungs*höhe* — die Differenzierungs*richtung* wird durch die nicht mutierte sonstige Erbmasse bestimmt! — sehr stark unterscheiden: ganz unreife, differenzierte, weit ausgereifte und reife Geschwülste. Es findet dies in den quantitativen Abstufungen der multiplen Allele eines Gens, durch verschiedene Mutationsschritte desselben hervorgerufen, ein adäquates Analogon.

Tabelle 69.

	Normalserum		α-Plasmocytom		β-Plasmocytom		γ-Plasmocytom	
	rel. %	abs. %	rel. %	abs. %	rel. %	abs. %	rel. %	abs. %
Albumine	70,0	4,99	55,8	3,01	30,05	2,62	24,5	2,57
α-Globulin	5,0	0,47	23,3	1,26	4,74	0,41	7,6	0,80
β-Globulin	9,0	0,81	12,1	0,65	57,36	4,99	6,1	0,64
γ-Globulin	16,0	1,03	8,8	0,48	7,85	0,68	61,8	6,49
Gesamteiweiß . .		7,30		5,4		8,70		10,50

Ein gutes *Beispiel* hierfür scheint mir das *Plasmocytom* zu sein. Dieses führt zu *Störungen in der Zusammensetzung der Bluteiweißkörper* des Menschen. Unter Heranziehung mehrfacher neuer Methoden, vor allem der Elektrophorese, haben

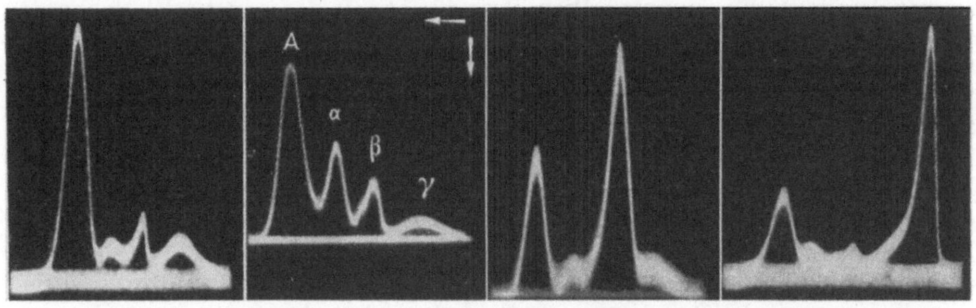

Abb. 62. Elektrophoresediagramme beim α-, β- und γ-Globulinplasmocytom im Vergleich zum Normalserum. [Nach WUHRMANN, WUNDERLY und WIEDEMANN (1948).] (Näheres s. Text.)

vor allem WUHRMANN und WUNDERLY (1947) gezeigt, daß es, serologisch gesehen, verschiedene Formen des Plasmocytoms gibt und daß sich diese nach den Globulinunterfraktionen gut unterscheiden lassen. Die drei Haupttypen der α-, β- und γ-Globulinplasmocytome unterscheiden sich — neben sonstigen Differenzen — vor allem durch einen veränderten Serumeiweißgehalt, Verminderung der Albumine und insbesondere durch *exzessive Zunahmen spezieller Globulinunterfraktionen* (vgl. Tabelle 69).

Besonders sinnfällig treten diese Mutanten in Erscheinung, wenn man ihre *Elektrophoresediagramme* einander gegenüberstellt (Abb. 62).

Es ist kaum ein Zweifel möglich, daß es sich bei diesen serologischen Unterformen *biologisch* um *verschiedene Mutanten* der gleichen Erbstruktur in den somatischen Plasmazellen handelt. Jeder normalen Globulinkomponente der Plasmazelle steht eine Plasmocytomvariante mit Überproduktion dieser Komponente gegenüber. Gemeinsam ist den verschiedenen Mutationen der gleichen Erbstruktur der Plasmazellen die Abänderung in der Produktion von Eiweißkörpern des menschlichen Serums, verschieden ist die Störung in der Höhe der biochemischen Differenzierung der einzelnen Globulinunterfraktionen. Es ist zugleich aber wahrscheinlich, daß aus der Tatsache dieser verschiedenen Mutanten umgekehrt darauf geschlossen werden darf, daß auch normalerweise die menschliche Plasmazelle die Bildungsstätte für Eiweißkörper des Blutserums darstellt.

Von besonderer Beweiskraft sind Feststellungen an spontan entstandenen Krebsen bei der Maus, für die STRONG (1929) und BITTNER (1935) die erbgenetischen Bedingungen ihrer Verimpfbarkeit untersucht und gezeigt haben, daß ihr Angehen von mehreren (bis zu 13) Erbfaktoren des Wirtsorganismus abhängt. Bei solchen Untersuchungen zeigte sich, daß plötzlich nur 4 oder 5 Faktoren nötig waren und BITTNER (1935) schloß daraus, daß beide Tumoren nochmals mutiert hatten. Man hat diese Feststellung geradezu als Experimentalbeweis für die Krebsgenese als Mutation angesehen. Sie beweisen natürlich nur die spätere mutative Änderung, aber nicht die primär mutative Entstehung, so gewichtig die Feststellungen STRONGs auch sind.

Auch die Frage der *Vererbbarkeit des Krebses* bekommt im Lichte der Mutationstheorie neue Aspekte. Es war im 5. Kapitel ausführlich die Rede davon, daß gerade vom Standpunkt der menschlichen Krebserkrankungen sehr viel gegen eine Überschätzung der Vererbung spricht. Seit sich der „Milchfaktor" bei den Mäusestämmen als wahrscheinlich virusähnlich erwiesen hat, sind ja auch die auf den Brustkrebsstämmen aufgebauten Schlußfolgerungen als im Wesentlichen hinfällig erwiesen. Was übrig bleibt, ist der genetische Nachweis, daß sich Tierarten, Tierrassen und Einzelindividuen hinsichtlich der Induzierbarkeit exogener Tumoren verschieden verhalten. In der Sprache der Mutationstheorie würde man sagen, hinsichtlich ihrer somatischen Krebsmutabilität variieren die Organismen in Abhängigkeit von ihrer genetischen Konstitution.

Die Mutationstheorie steht auch nicht im Gegensatz zu bisherigen Krebstheorien, soweit sie Einzelphänomene des Krebses zum Ausgangspunkt haben und diese erklären, insbesondere baut sie als die wesentlich umfassendere Theorie z. B. die *Regenerationstheorie* (s. 3. Kapitel, S. 85) ohne weiteres als Teilerklärung besonderer Fälle in ihren Gesamtrahmen mit ein. Versteht man unter Regeneration die Fähigkeit des Organismus, geschädigte oder verlorengegangene Gewebsteile wieder zu ersetzen, so ergeben sich Beziehungen vor allem zu den Präcancerosen. Jede Regeneration nimmt von einem Keimgewebe zunächst undifferenzierter Zellen ihren Ausgangspunkt, bleibt aber stets in Korrelation zu den Bedürfnissen des Ganzen. Die Regeneration benötigt Zellteilungen, aber sie ist darin nicht unerschöpflich. Wenn gleiche oder wesensähnliche Schädigungen die Regeneration immer wieder erregen, sie aber zugleich immer wieder stören, so muß es unvermeidbar zu einem vorzeitigen Altern der Gewebe und wie bei alternden Keimzellen zu einer erhöhten somatischen Mutabilität kommen. Es ist nicht nötig, dafür eine (nebenbei nie bewiesene) Allgemeinumdisposition für Geschwulsterkrankungen anzunehmen. Auch beim Teer und carcinogenen Teerstoffen kommt es, wie auch DORIS DIETRICH (1938) gezeigt hat, nicht zu einer allgemeinen Umstimmung. Es genügt ein neuer Regenerationsreiz (Probeexcision, Scarifikation, Verbrennung od. dgl.), um die Mutationsbereitschaft und damit die Wahrscheinlichkeit der Cancerisierung zu erhöhen und damit die Krebsentstehung vorzuverlegen. Neben der vorzeitigen Alterung der Gewebe durch immer wieder gestörte Regeneration wird man auch an den in präcancerosen Geweben geänderten kolloidchemischen Zustand denken dürfen. KNAPP hat gezeigt (1944), daß z. B. mehrstündige Quellung von Samen die Mutationshäufigkeit eindeutig erhöht. Jedenfalls dürfen wir annehmen, daß alles, was im Gewebe zu Störungen der Regeneration führt, die somatische Mutabilität der Zellen erhöht. Störungen der Regeneration sind die Brücke vom Präcancer zum Cancer.

Wir sehen also, daß die Mutationstheorie ganz abgesehen von der Beweiskraft der zahlreichen Parallelitäten zwischen Mutationsvorgang und Cancerisierung, auch in der vielgestaltigen Erklärungskraft hinsichtlich der rein biologischen Eigentümlichkeiten der Krebszellen eine starke Stütze findet. Es scheint damit der Zeitpunkt gekommen zu sein, um sich — bei welcher Theorie wäre dies nicht der Fall? — der Vorläufer und der früheren Ansätze zu einer derartigen Theorie zu erinnern!

5. Ansätze zu einer Mutationstheorie der Geschwulstentstehung im früheren Schrifttum.

Die Vorstellung von den Krebszellen als „einer neuen Zellrasse" (HAUSER 1903) und alles, was wir heute an Beobachtungen und Tatsacheninhalten mit dem Begriff Mutation verbinden, hat gedanklich-begrifflich die Krebsforscher, und zwar Pathologen wie Kliniker, wie Biologen begreiflicherweise schon beschäftigt, noch bevor es eine experimentelle Mutationsforschung gegeben hat.

Die historische Gerechtigkeit gebietet, an dieser Stelle der Ansätze zu einer Mutationstheorie der Geschwulstentstehung im früheren Schrifttum zu gedenken, jener Vorläufer, die auf Grund eines jeweils verschieden gearteten Erfahrungsgutes intuitiv in einer den Wesenskern der Theorie scharf formulierenden Konzeption das vorwegnahmen, was wir heute mit einem vielseitigen Beweismaterial auszustatten vermögen.

Schon 1897 hat v. HANSEMANN die innere Wesensänderung der Tumorzelle zum Ausgangspunkt seiner *Theorie von der „Anaplasie" der Krebszellen* gemacht. Er stellt den „Veränderungen der Tierrassen bei der Domestizierung" vergleichbaren „Variationen" der Zellen die „Anaplasie" der Krebszellen gegenüber, die er im Gegensatz zu den Anpassungsformen als „eine Artveränderung der Zellen" ... die über die Variationen hinausgeht" definiert. Diese Artveränderung „sei nicht so zu denken, daß aus Zellen andere normale schon vorhandene Zellen werden könnten, etwa aus Bindegewebe Drüsenzellen oder aus Epidermis Bindegewebe ..., sondern die Zellen verändern ihren Charakter in jeder Beziehung, morphologisch und physiologisch zu neuen Arten". Es ist darnach kein Zweifel, daß der Pathologe v. HANSEMANN als erster schon 1897 das konzipiert hatte, was wir heute als Mutationstheorie mit einem reichen Begriffs- und Tatsacheninhalt zu versehen in der Lage sind.

Zu den Vorläufern unserer heutigen Theorie zählt ferner BOVERI (1902, 1914). BOVERI ging als Zellforscher von der Tatsache aus, daß das Geschwulstproblem ein Zellproblem ist, und war daher der Ansicht, daß gerade ein Biologe auf Eigenschaften geführt werden könnte, „die aus dem Studium der Tumoren selbst nicht entnommen werden können und doch deren Wesen ausmachen". BOVERI sah in der Krebszelle „eine in bestimmter Hinsicht defekte Zelle" und baute seine Theorie auf der Annahme auf, daß der Zelle des malignen Tumors Teile der normalen Zelle fehlen. Durch physikalische und chemische Einwirkungen ließen sich „vielleicht gewisse Bestandteile einer Zelle zerstören, ohne daß die Lebensfähigkeit beeinträchtigt" würde. Als Beweis dafür führt er Ergebnisse der experimentellen Cytologie an, wonach es auf dem Umweg über abnorme Mitosen möglich sei, „etwas entsprechendes", was sich sonst ohne anderweitige Schädigung der Zelle kaum erreichen läßt, festzustellen, nämlich Kerne, denen einzelne Teile fehlen. Würden aber erst mal einzelne Chromosomen oder nur Stücke derselben fehlen, so könnten diese nicht mehr ersetzt werden, vielmehr müßte die Chromosomenabnormität sich auf alle Tochterzellen fortvererben unter der Voraussetzung, daß alle folgenden Mitosen zweipolig seien. Darnach wäre nach BOVERI die Krebszelle „eine Zelle mit einem bestimmten abnormen Chromatinbestand". BOVERI erklärt damit die Entstehung einer Geschwulst aus einer einzigen Zelle, die bevorzugte Entstehung an den Stellen chronischer Schädigungen, die Stoffwechselabweichungen und vor allem auch die Tatsache, daß aus dem gleichen Gewebe verschiedene Geschwülste hervorgehen können.

Bedenkt man, daß die Theorie zu einer Zeit aufgestellt wurde, in der es noch keine Kenntnisse über die Gene, noch keine Chromosomenkarten und noch keine Möglichkeit der experimentellen Mutationserzeugung gab, so kann man diese zellbiologische Vorwegnahme dessen, was man später als Mutation bezeichnete, nur bewundern. Es ist kein Zweifel, daß die BOVERIsche Theorie bis zu einem gewissen Grad eine Vorwegnahme der späteren Mutationstheorie darstellt (vgl. auch KÖHLER 1935).

Im Gedankengang den BOVERIschen nahe verwandt sind „Gedanken zum Krebsproblem", die der früh verstorbene Tübinger Chirurg PERTHES 1928 kurz vor seinem Tode niederschrieb. PERTHES ging davon aus, daß gerade für den Chirurgen Gründe genug vorliegen, „von der Auffassung des Krebses als einer örtlichen Erkrankung vorerst nicht abzugehen". Er sagt: „Die Betrachtung der örtlich bedingten Krebsentstehung bildet bis heute noch die Voraussetzung aller operativen Krebsbehandlung." Wie BOVERI, so hält auch PERTHES bei der Suche nach einer einheitlichen Erklärung bei aller Verschiedenheit der krebserzeugenden Faktoren es für erforderlich, „sich auch ihre biologische Grundlage anzusehen". Er geht davon aus, daß allen Zellen im Organismus der natürliche Boden nach einer bestimmten verschiedenartigen Lebensbetätigung und Lebensdauer vorbestimmt sei. Von der Regel, daß alle Zellen nach einer gewissen Frist einem natürlichen physiologischen Tode unterliegen, macht nur die Krebszelle eine Ausnahme. „Zellen parasitärer Tumoren sind Zellen, die schrankenlos sich weiter teilen, die eine gesetzmäßig begrenzte, physiologische Lebensdauer nicht zu kennen scheinen und die Fähigkeit zu natürlichem Tode wenigstens im Prinzip verloren haben." Der natürliche Tod der normalen Zellen sei an einen Regulationsmechanismus, der der Zelle erblich übertragen wird und der den Lebensgang der Zelle ergibt und ihre Lebensdauer beschränkt, gebunden. Der Krebszelle fehle dieser physiologische Regulierungsmechanismus. Unter bestimmten Bedingungen könne er in der Zelle selbst zerstört werden, dadurch würde die normale, in ihrem Lebensablauf fest bestimmte Zelle zur Krebszelle mit regelloser Teilung und unbeschränktem Wachstum. „Die Umwandlung muß unter dem Einfluß jener Kräfte zustande kommen, die wir als die bekannten krebserzeugenden Ursachen kennen". Diese Umwandlung erklärt sich PERTHES so, „daß bei diesem Vorgang ein das Zelleben und das Tempo der Zellteilung regelnder Faktor ausgeschaltet ist". Auch bei PERTHES liegt das Schwergewicht seiner Anschauung in der Umwandlung der Körperzelle in die Krebszelle unter Annahme des Angriffspunktes in den WEISSMANNschen Zelldeterminanten. Seine Anschauung gilt dem Streben, „für alle Entstehungsursachen der bösartigen Geschwülste" eine einheitliche Auffassung zu gewinnen.

Wir haben zunächst die drei Autoren erwähnt, die alle ohne Kenntnis der biologischen Tatbestände der Mutation gedanklich-konstruktiv dem Wesen der Mutation als Grundlage der Krebsentstehung besonders nahegekommen und daher wesentlich mit als geistige Väter zu betrachten sind.

Der erste, der in der Zeit nach der DE VRIESschen Mutationstheorie den Krebs unter Bezugnahme auf v. HANSEMANNs Theorie von der Anaplasie der Krebszellen die Krebsentstehung geradezu als eine somatische Mutation bezeichnete, war WHITMAN (1919). Er geht aus von HANSEMANNs Erklärung der Anaplasie durch asymmetrische Mitosen, die den Krebszellen zu wenig Chromosomen erteile. WHITMAN sieht umgekehrt nach den Vorstellungen HANSEMANNs in der Krebszelle eine Somazelle, die eine Häufung, ja Verdoppelung an Chromosomensubstanz aufweise. WHITMANs Ausführungen laufen schließlich darauf hinaus, daß somatische Mutationen besonders bei rassisch sehr stark gemischten Nachkommen häufiger auftreten. Krebs sei demzufolge bei eingeborenen Rassen weniger häufig als bei zivilisierten und stark gemischten Rassen. Die Häufigkeit an Krebs steige mit dem Grad der Vermischung. LEVY (1921) nimmt die BOVERIsche Theorie als Ausgangspunkt, nennt die Tumorzelle direkt eine „Krebsmutation" und versteht darunter eine „in ihrer Erbmasse veränderte Epithel-Bindegewebs- usw. Zelle". GADE (1921) wies auf den „beträchtlichen Parallelismus" zwischen einer Mutation und den Erscheinungen beim Übergang einer normalen Zelle in eine Krebszelle hin. Besonderen Nachdruck legte er darauf, daß die mutierten Zellen ebenso wie die Krebszellen ihre neu erworbenen Eigenschaften auf ihre Nachkommen übertrügen. Wenn damit auch das Rätsel des Krebses noch nicht geklärt sei, so bedeute es aber einen erheblichen Fortschritt, wenn das Krebsproblem auf die gleiche Linie mit anderen biologischen Erscheinungen, welche auf breiter Basis untersucht und studiert werden könnten, gebracht würde.

2 Jahre nach WHITMAN und im gleichen Jahre wie LEVY und GLADE (1921) vergleicht LENZ den Krebs mit einer Knospenmutation bei Pflanzen und sieht das „Wesen des Krebses" darin bestehen, daß das „Idioplasma einer Zelle" eine „solche Änderung erleidet, daß die Zelle in schrankenloses, die Nachbarzellen zerstörendes Wachstum gerät". Verfasser selbst hat 1923 darauf hingewiesen, daß auch noch „während der Entwicklung und im späteren fertigen Organismus Mutationen von Genen in den somatischen Zellen auftreten, eine Erfahrung, die vielleicht auch für das Krebsproblem von erheblicher, noch nicht abzusehender Bedeutung zu werden verspricht". Auch E. SCHWARZ bezeichnete 1923 das Wesen der Tumorgenese als eine Mutation im Sinne von DE VRIES. Er sagt: „Tumorzellen entstehen entweder als Mutationen unter dem Einfluß eines Reizes aus normalen Körperzellen oder sie werden als solche vererbt." Auch bei der Lektüre der Arbeit von O. STRAUSS glaubt man einen Augenblick, er greife die Mutation von Genen auf, wenn er sagt, er glaube, „daß man bis an die Erbträger herangehen muß, wenn man die Krebsentstehung sich erklären will". Er schwört jedoch den Genen schnell ab und sagt: „Die Gene sind eine hypothetische Annahme." Vielmehr neigt STRAUSS zu einer überwiegend konstitutionellen Deutung, es müßten zwei Voraussetzungen erfüllt sein, eine erblich begründete „Verstärkung des formativen Wachstumstriebes" und eine „Abschwächung hormonaler Hemmungseinwirkungen".

Der Verfasser hat schon lange vor Veröffentlichung seiner Monographie über die Mutationstheorie der Geschwulstentstehung den Grundgedanken derselben in Wort und Schrift vertreten. Bereits 1923 schrieb er: „Tatsache ist in jedem Falle, daß alle Gene, wenn auch nicht in allen Zellen wirksam, so doch in allen Zellen des Organismus vorhanden sind; können ja sogar noch während der Entwicklung und im späteren fertigen Organismus Mutationen von Genen in den somatischen Zellen auftreten, eine Erfahrung, die vielleicht auch für das Krebsproblem von erheblicher, noch nicht abzuschätzender Bedeutung zu werden verspricht." In der gleichen Arbeit wurde auch bei der Frage einer Sarkomumwandlung von Exostosen auf „Zusammenhänge zwischen Genmutation und Tumorbildung" hingewiesen. Ferner wurde 1926 vom Verfasser dargetan, „daß *eine Mutation* im Chromosomenbestand einer Zelle auch noch jederzeit im werdenden, ja fertigen Organismus *noch* bei jeder *Zellteilung* eintreten kann, ja beim Krebsproblem läßt sich sehr viel zu der Ansicht anbringen, als sei *der erste Krebsanfang eine Zellmutation,* besonders gerne auftretend bei irgendwelchen dauernden oder sich wiederholenden äußeren ‚krebserzeugenden' Noxen".

Auch G. SCHWARZ (1924) hat das Grundlegende der Mutationslehre für das Geschwulstproblem erfaßt, wenn er schreibt: ,,Wenn ich von einer . . . sprunghaft auftretenden neuen Zellart beim Entstehen des (Röntgen-, Teer-, Arsen-, Spiropteren-) Carcinoms . . . von der Vererbbarkeit einer neuen Eigenschaft gesprochen habe, so habe ich mit voller Absicht — das Prinzip der *Mutation* (DE VRIES) . . . zur Anwendung gebracht." Auch STRONG (1926) greift zur somatischen Mutation als Erklärungsprinzip, jedoch zunächst (1926) nicht im Sinne der primären Blastogenese, sondern, wie schon erwähnt, als Erklärung für die von ihm bei einem Mäuseimpftumor beobachtete plötzliche Änderung des Tumorcharakters und als Folge davon eine Änderung in der Empfänglichkeit verschiedener Stämme für diesen mutativ abgeänderten Impftumor.

Am nächsten reicht an die biologisch-cytologische Definition der Mutation im Zusammenhang mit der Geschwulstgenese COENEN (1928) heran. Bei der Besprechung der verschiedenen Möglichkeiten erwähnt er neben anderen auch ,,eine fehlerhafte Konstitution der Chromosomengarnitur in ihren kleinsten Teilen, den Chromomeren".

Jedenfalls geht aus dieser wahrscheinlich noch unvollständigen Übersicht über Vorläufer der Theorie hervor, daß auf die Zusammenhänge zwischen Änderung der Erbmasse und Krebsentstehung — ob ein wenig früher oder ein wenig später ist dabei gleichgültig — eine ganze Reihe von Autoren teilweise unabhängig voneinander hingewiesen haben.

Wie sehr die Mutationstheorie den Gedankengängen der Biologen entspricht, dafür seien neben BOVERI noch MORGAN, MULLER und STOMPS angeführt. MORGAN (1922) hatte selbst bei Drosophila eine Mutationsrasse erhalten, bei der alle männlichen Larven mit der betreffenden Mutation einen Tumor entwickelten, der die Larven zum Untergang brachte. MORGAN überträgt im Zusammenhang damit die Mutation somatischer Zellen auf das Geschwulstproblem beim Menschen. Und auch MULLER (l. c.) zieht in seinem zusammenfassenden Bericht über die künstliche Erzeugung von Mutationen gleichfalls ausdrücklich die Konsequenz, daß es sich bei den Krebszellen nur um eine Mutation somatischer Zellen handle. STOMPS (1913) stellt sich geradezu begeistert auf den Standpunkt BOVERIs und kann den Skeptizismus der Ärzte seiner Theorie gegenüber nicht verstehen. Von jüngeren Zoologen hat sich besonders KRÖNING wiederholt (1935, 1940) mit der Mutationstheorie auseinandergesetzt. 1935 schrieb er: ,,Krebs ist als somatische Mutation einer Körperzelle aufzufassen". 1940 widmet er in seinem Handbuchbeitrag ,,Die Genetik der Krebsgeschwülste der Tiere" dem ,,Krebs als somatische Mutation" einen eigenen Abschnitt. Es muß jedenfalls als eine wichtige Tatsache gebucht werden, daß Biologen von so überragender Bedeutung, wie BOVERI, MORGAN, MULLER, STRONG und STOMPF, GOLDSCHMIT, E. BAUR in gleicher Weise für die Deutung der Geschwulstgenese als Mutation eintreten.

Von medizinischen Autoren haben A. BLUHM, FORSTER, FRITZ LEVY, ORTIZ PICON, WERTHMANN, SIEMENS u. a. den Grundgedanken teils in Kritiken, teils in Veröffentlichungen zugestimmt, während andere, wie BORST, BLUMENTHAL, KOOSE, STAHNKE, Graf PANCSOVA u. a. wohlwollend den Inhalt zur prüfenden Diskussion stellen.

Zusammenfassend kann über die früheren Ansätze zu biologischen Theorien der Geschwülste gesagt werden, daß in ihnen in vielgestaltiger Form das Suchen nach dem zum Ausdruck kommt, was wir heute mit dem Erfahrungsinhalt der Mutationen bezeichnen, ja daß mehrfach — meist allerdings unter Beschränkung auf die bloße exogene Erzeugung oder bloß auf die bösartigen Geschwülste — bereits die Geschwulstentstehung als Mutation gedeutet wurde. Man wird aber zugeben müssen, daß von einem systematischen Ausbau einer solchen Theorie und einer Prüfung am ganzen Tatsachengebiet der Geschwulstlehre noch keine Rede war, geschweige daß sich eine solche Theorie die wissenschaftliche Anerkennung erkämpft hätte. Der Verfasser nimmt es jedoch durchaus für sich in Anspruch, 1928 als erster in einer monographischen Darstellung alles bis dahin vorliegende Beweismaterial der Pathologie, Cytologie, Genetik usw. zusammengefaßt und zu einer in sich geschlossenen *Mutationstheorie der Geschwulstentstehung* ausgebaut zu haben. Diese Theorie wurde fortan (1928, 1931, 1937, 1943) immer weiter ausgebaut und auf den verschiedensten Tagungen und Kongressen zur Diskussion gestellt.

6. Mutationstheorie im neueren Schrifttum.

Es ist nun vielleicht aufschlußreich, zu hören, wieweit sich Krebsforscher und Biologen mit der Theorie auseinandergesetzt haben, ohne daß dabei auf Vollständigkeit Anspruch erhoben werden kann. Die Monographie des Verfassers hat, als sie 1928 erschien, in Deutschland viel Kritik, vor allem von seiten der Pathologen erfahren. In der angelsächsischen, vor allem amerikanischen Literatur[1] fand sie, obgleich WHITMAN als erster 1919 den Grundgedanken ausgesprochen hatte, von allem Anfang Eingang meist in dem Sinn, wie es HELLNER (1938) formuliert hat, daß der Verfasser die Theorie „in allen Einzelheiten am ganzen Tatsachengebiet der gesamten Geschwulstlehre . . . ausgebaut" habe.

Wie nicht anders zu erwarten, haben viele *Genetiker* zu der Theorie Stellung genommen. A. BLUHM (1928) übte zwar Kritik (inzwischen allgemein als ungerechtfertigt abgetan) an der Übertragung des Mutationsbegriffes auf somatische Zellen, gab aber andererseits zu: „Zweifellos hat die Annahme, die Entstehung der Geschwülste beruhe auf einer plötzlichen . . . Änderung der chromosomalen Kernsubstanz . . . viel für sich. Ich glaube, daß ihr die Zukunft gehört."

1929 entwickelte JAKOBY vom entwicklungsmechanischen und cytologischen Standpunkt aus eine Auffassung der „heterotyp-genmutativen Geschwulstentstehung", die im Grunde auf den gleichen Grundgedanken hinausläuft. JAKOBY hat immer wieder (1941, 1942, 1943) die weiteren Fortschritte der Cytologie und die Ergebnisse seiner eigenen Untersuchungen über das Zellwachstum für den Ausbau der Theorie herangezogen.

Gleichfalls vom Standpunkt der Cytologie bekannte sich 1930 O. WINGE zu der Anschauung, daß „Krebs aus Abkömmlingszellen von einer oder mehreren Zellen besteht", die durch eine „lokale Reizung einen abnormen Chromosomenbestand bekommen haben, . . . was eine vergrößerte Avidität der Nahrung gegenüber und eine vergrößerte Wachstumsintensität und im übrigen einen gestörten Metabolismus mit sich führen kann". Diese Betrachtungsweise läuft auf die Theorie der chromosomalen Mutation als Grundlage der Krebsentstehung hinaus.

1931 widmet MOTTRAM der „Somatic Mutation Hypothesis" eine experimentelle Studie, welche ganz im Sinne der Theorie angepackt und durchgeführt ist. Er arbeitete mit CO_2 und β-Strahlung, ließ beide Noxen auf Hoden, Niere, Milz und embryonale Haut in vitro wirken und implantierte dann die so vorbehandelten Gewebe bei Ratten. Er erhielt zwar nur einen Tumor, ist sich aber

---

[1] Vgl. Surgery etc. Febr. **1929**. — Brit. J. Surg. **1928**. — J. amer. med. Assoc. 25. 8. 28. — Quart. Rev. Biol. **4**, 121 (1929). — Schweiz. med. Wschr. **1928**, Nr 50.

auch klar darüber, daß daran wesentlich seine Versuchsanordnung schuld ist, bleiben ja bei einer Zellemulsion nur wenige Zellen lebensfähig, so daß die Chance, durch Bestrahlung einer Zellemulsion einen Tumor zu erzeugen, sehr viel kleiner ist als die Chance, in in vivo bestrahlten Keim- oder Somazellen erkennbare Mutationen zu erzielen. MOTTRAM weist dabei auf einige wichtige Grundtatsachen der Mutationstheorie hin, so auf die Notwendigkeit, daß immer eine sehr große Zahl von Zellen bestrahlt werden müsse, wenn anders die Aussicht, eine Mutation zu bekommen, realisiert werden solle. Auch könne sich eine Mutation erst manifestieren, wenn sich eine Zelle geteilt hat. Aus einer Mutation als solcher folgere noch nicht, daß diese Mutation einen Tumor hervorbringe. Eine einen Tumor hervorbringende Mutation müsse notwendigerweise immer etwas sehr Seltenes darstellen.

1932 stellt sich der pathologische Anatom HENSCHEN-Stockholm bei der Behandlung der Frage, ob Krebs eine Zellmutation ist, auf den Standpunkt, wie er vom Verfasser entwickelt worden ist. 1932 ging sogar durch die Tagespresse die Mitteilung, daß LOCKHARDT-MUMMERY eine Genmutationstheorie aufgestellt habe. Aus einer Arbeit (1938) geht hervor, daß er die Mutationstheorie in unserem Sinn vertritt. Wiederum vom Standpunkt der Cytologie aus hat 1932 ANDRES aus dem Institut von GOLDSCHMIDT anläßlich von Zellstudien am Menschenkrebs zu der Theorie Stellung genommen und ausdrücklich zugegeben, daß es „recht gut denkbar" ist, daß „die Krebszelle durch eine Mutation entsteht". Eine ausdrückliche Anerkennung findet sich auch bei den Cytologen HUSKINS und D'HEARNE (1936).

Von besonderer Bedeutung wegen ihrer außerordentlichen Erfahrungen auf dem Gebiete parasitärer Krebsgeschwülste ist die Stellungnahme von CURTIS, DUNNING und BULLOCK (1933 a, b). Sie diskutieren in zwei Arbeiten das Beispiel des Xeroderma pigmentosum und die dabei vom Verfasser auf Grund der Mutationstheorie gegebenen Deutung, der sie sich anschließen mit der Verallgemeinerung nach der Richtung, daß die Cancerisierung ganz allgemein „durch einen Prozeß analog den somatischen Mutationen zustande kommt".

1935 und 1936 hat der Königsberger Zoologe KÖHLER die Mutationstheorie des Krebses erneut diskutiert, sie „als für einen Sonderfall für experimentell bewiesen" bezeichnet und dabei selbst der Verdienste von BOVERI als des „geistigen Vaters dieser Betrachtungsweise der bösartigen Geschwülste" gedacht. Als Experimentalbeweis, daß die Urkrebszelle durch somatische Mutation entsteht, sieht KÖHLER die Arbeiten von STRONG und BITTNER an.

1936 nahmen DUNNING, CURTIS und BULLOCK erneut zur Frage der somatischen Mutation bei der Entstehung der Malignität Stellung.

Eine besondere Bedeutung kommt zwei Arbeiten von FEDERLEY-Helsingfors (1935, 1936) zu. Er beschrieb in dieser Arbeit einen an anderer Stelle (S. 193) beschriebenen Fall von geschlechtsbegrenzt vererbbarem Krebs bei Schmetterlingspuppen und kommt bei der Analyse des Erbganges zu der Deutung, daß es sich um eine krebsbedingende Mutation im Y-Chromosom handelt. Bei dieser Gelegenheit schließt er sich der Mutationstheorie der Geschwulstentstehung ausdrücklich an.

1937 geht DUNNING erneut auf die Frage der Entstehung der Malignität auf Grund somatischer Mutationen ein und schließt sich ausdrücklich der Theorie auch in den Unterthesen an, daß Krebs durch die verschiedene Mutation eines Gens oder durch spezielle Mutation verschiedener Gene entsteht. Diese Stellungnahme ist um so bemerkenswerter, als DUNNING mit zu den erfolgreichen Krebsexperimentatoren (Lebersarkom bei Ratten nach Cysticercusinfektion, s. S. 210) gehört und ihr Urteil sich auch auf große genetische Erfahrungen (über 52000 Versuchstiere, 8 Rattenstämme) stützt.

Von genetischer Seite nimmt 1937 DÖRING aus dem Müncheberger Institut für Züchtungsforschung in einer Arbeit über ,,Wachstum, Alterung und Mutation" auch Stellung zur Mutationstheorie der Geschwulstentstehung, die er bei der Frage unverhältnismäßig viel häufigerer Mutationen im Alter ohne weiteres im Sinne unserer Theorie auf das menschliche Carcinom überträgt.

Auch SUTTON-Kansas-City (1938) tritt für die ,,somatische Mutation einer Zelle oder einer kleinen Zellgruppe", die sich von Anfang an durch die Wachstumsbeschleunigung unterscheiden, ein, in ähnlicher Form auch RONDONI-Mailand (1937).

Von Bedeutung ist die Stellungnahme des Zoologen und Genetikers KRÖNING (1937, 1940). Seine Arbeit über das Krebsrezidiv ist von Anfang bis Ende im Geiste der Mutationstheorie geschrieben. Die an anderer Stelle (S. 406) erwähnten Experimente von STRONG, BITTNER u. a. führt er als Hauptargument an in dem Sinne, es ,,müssen die Krebszellen durch *Mutation* aus einer Gewebszelle entstanden sein. Die Beweise hierfür sind zwingend. Es ist bislang kein Einwand vorgebracht, der sie erschüttern könnte". Er widmet ferner in seinem Beitrag über die ,,Genetik der Krebsgeschwülste der Tiere (1940) der Frage ,,Krebs als somatische Mutation" ein besonderes Kapitel und kommt zu dem Schluß, daß man berechtigt sei, ,,den *Übergang einer Normalzelle zu einer Geschwulstzelle als Mutation* hinzustellen". Auch die Krebsarbeiten von KONSULOFF (z. B. 1940) basieren auf der Grundvoraussetzung, daß eine Mutation somatischer Zellen zum primären Krebsherd führt. Nach der mehr oder minder weitgehenden, zum Teil uneingeschränkten Zustimmung der Biologen ist die jüngste Kritik von DANNEEL (1946) um so auffälliger. Seine Anschauung wurde bereits diskutiert (S. 372).

Besondere Vorbehalte machten von Anfang an die *pathologischen Anatomen*. Es ist dies verständlich, da der Mutationsvorgang als materielles Substrat des Übergangs einer Körperzelle in eine Krebszelle ja niemals durch das Mikroskop erfaßbar ist. Auch hat sich ja überhaupt die Mutationsforschung in der Pathologie erst sehr lange nach der Klinik den Eingang erzwungen. Wie fremd diese Welt den Pathologen und gerade auch den Krebspathologen blieb, zeigt nichts deutlicher als STERNBERGs Kritik der Mutationstheorie [1], in der er der Formulierung des Verfassers, ,,mutierte Gene somatischer Zellen" seien die letzten Träger der Geschwulsteigenschaften, entgegenhielt, damit sei ,,herzlich wenig gewonnen", da wir ja von den Genen kaum viel mehr kennen als ihren Namen" (!).

Dabei ist es allerdings völlig eindeutig, daß auch vor allem ältere Pathologen wie BORST (1941), wenn sie die somatische Mutation diskutieren, ausweisen, daß das genetische biophysikalische Wissen sich der älteren Generation nicht immer voll erschlossen hat. BORST weist vor allem als Gegeneinwand auf die oft lange Latenz hin, ein Einwand, mit dem wir uns später (S. 421) auseinandersetzen werden. Er sieht in der Mutationstheorie ,,nur eine andere Fassung des Problems" und ruft aus (1938): ,,Ist Mutation etwas anderes als ein neuer Ausdruck für jene fundamentale Änderung des Zellcharakters beim Krebs, von der die Pathologen schon immer gesprochen haben?" Tatsächlich liegt hier der entscheidende Punkt. Viele Pathologen übersehen eben unseres Erachtens ganz, daß diese ,,andere Fassung" in ein völlig neues, in der Krebspathologie bislang völlig übersehenes Reich, allerdings ultramikroskopischer Art, führt und daß die ,,andere Fassung" alle Erscheinungen des Krebsgeschehens, die die Morphologie nicht zu erklären vermochte, voll befriedigend zu deuten vermag. Es gibt

---

[1] STERNBERG: Zbl. Path. **43** (1928).

eben Dinge, die der Morphologe mit seinen Methoden nicht zu erkennen vermag und die doch das Wesen der Geschwülste ausmachen. An anderer Stelle sagt BORST (1938b), mit der somatischen Mutation „hätte das Krebsrätsel ... nur einen neuen Namen bekommen". Als Pathologe reklamiert er alles für die Pathologen: „daß beim Krebs eine Umwandlung des Wesens und Charakters der normalen Zelle von Grund aus stattfindet, das haben die Pathologen seit Jahrzehnten behauptet". Wieder übersieht BORST, daß es eben nicht auf den Begriff, sondern auf den Begriffs-*Inhalt* ankommt. Zum Beispiel mit dem Begriff „fundamentale Wesensänderung" (BORST 1924) ist eben nur ein Rätsel bezeichnet, mit dem Begriff „Mutation" ein biologischer Vorgang höchster Wertigkeit, ein Wirkungsprinzip, welches in der Natur (Evolution!) die größte Rolle spielt, ein naturwissenschaftlicher Erfahrungsinhalt, der uns unser Wissen neu zu ordnen und in einen viel umfassenderen Rahmen zu stellen gestattet. Die „Anaplasie" bedeutet den resignierten Endpunkt, die „somatische Mutation" den Anfang einer neueren Betrachtungsweise. Das Krebsproblem hat eben seinen Schwerpunkt von der Morphologie auf den Stoffwechsel und vom Stoffwechsel zur Zeit auf Biochemie und Biophysik verlagert. Von den jüngeren Pathologen haben HAMPERL (1940) und SIEGMUND (1941) anerkannt, daß „vieles für das Vorliegen einer somatischen Mutation spricht" (HAMPERL 1940). ASCHOFF hat schon 1934 den Standpunkt eingenommen, „daß bei der Krebszellenbildung eine Art Mutation somatischer Zellen vorliegt".

Von den Pathologen nimmt vor allem FISCHERS-WASELS wiederholt ausführlich Stellung zur „Theorie der somatischen Mutation". Im Gegensatz zu früheren Veröffentlichungen erkennt er später (1938) die Theorie unter Hinweis auf noch offene Fragen im Prinzip an und bestätigt auch, daß die in Deutschland vom Verfasser „seit Jahren verfochtene" Theorie „auch im Ausland immer mehr vertreten wird". Dagegen schränkt RÖSSLE (1939), der die Erklärungskraft „in bezug auf die Pathogenese der malignen Zellen" anerkennt, ihre Gültigkeit „in bezug auf ihre pathologische Physiologie" ein mit der Begründung, sie gebe „keine Erklärung für ihr bösartiges Verhalten". Dieser Einwand dürfte durch die Fortentwicklung unserer Einsichten in vital-zellregulatorische Strukturbezirke, deren Mutation den Altruismus des Zellwachstums aufhebt, überholt sein. Auch HÜBSCHMANN (1937) sieht in der Übereinstimmung carcinogener und mutationserzeugender Strahlen eine starke Stütze dafür, „daß die Krebszelle durch Mutation entsteht". Des weiteren bestätigt er, daß für die Theorie „sehr vieles spricht". DIETRICH (1940) erwähnt die Theorie im Zuge seiner Ausführungen ohne kritische Stellungnahme. Schließlich hat auch der Pathologe HAMPERL (zusammen mit BROCK und DRUCKREY 1940) die Mutationstheorie bejaht. Beim experimentellen Leberkrebs durch den Azofarbstoff „Buttergelb" (KINOZITA) sind die ersten histologisch faßbaren Leberveränderungen Kernänderungen (Kernwandhyperchromatose, Karyorhexis, Änderungen in der Färbbarkeit des Chromatingerüstes, Kernpyknose). Die diese Veränderungen bestätigenden Autoren schreiben hierzu: „Der Kern als erster gestaltlich faßbarer Angriffspunkt der cancerogenen Stoffe läßt sich mit derjenigen ‚Krebstheorie' am besten in Einklang bringen, die die Geschwülste auf eine Änderung im Chromosomensatz der Normalzelle etwa im Sinne einer Mutation zurückführt." SIEGMUND (1941) weist besonders auf die vom Verfasser hervorgehobene Parallelität der mutations- und krebsauslösenden Strahlen hin und sieht darin einen wichtigen Anhaltspunkt dafür, daß die Wirkung der Strahlen „ihren Angriff am Zellkern, und zwar den Chromosomen findet" und daß „die durch diese Eingriffe am Chromosomenbestand hervorgerufenen Übergänge von Körperzellen in Krebszellen etwas mit dem Mutationsvorgang zu tun haben müssen". Er kommt zu dem Schluß: „An der Richtigkeit der Auffassung, daß die Krebszelle gegenüber der normalen eine Mutation ... mit anderen, den gewöhnlichen Zellen nicht zukommenden Eigenschaften, die bei den Teilungsvorgängen auf die Zellnachkommenschaft übertragen werden, bedeutet, kann eigentlich kein Zweifel bestehen."

Uneingeschränkt stellt sich der Biochemiker v. EULER-Stockholm (1938) auf den Boden der Theorie: „Wir halten an der vielfach betonten Annahme fest, daß der *Übergang einer normalen Zelle in eine Krebszelle* auf eine *Mutation zurückgeführt* werden kann, und zwar sowohl auf eine Mutation von *Keimzellen* als von *Körperzellen.*" Auch in einer späteren Arbeit (1940) bejaht v. EULER die Mutationstheorie und vertritt die Ansicht, daß es sich „bei der Genmutation oft um eine verhältnismäßig einfache chemische Reaktion, etwa eine Umlagerung einzelner Atomgruppen zu handeln" scheint.

Im Zusammenhang einer Übersicht über alle Geschwulsttheorien bringt HENSCHKE (1942) eine Würdigung der Mutationstheorie, bringt allerdings dabei in seinem Überblick über die bisher gegebenen Geschwulsttheorien die „spontane Mutation der Körperzellen mit seiner Autorschaft" in Zusammenhang.

HINSBERG (1941), der sich vor allem auf dem Gebiet der Biochemie der Geschwülste betätigt hat, schließt aus der Tatsache, daß man mit den verschiedensten Mitteln Krebs erzeugen kann, „daß alle diese Stoffe eine Mutation der Gene hervorrufen, die ihrerseits zu der malignen Entartung, d. h. zu Änderungen des Stoffwechsels der befallenen Zellen Veranlassung geben".

Einer kurzen Antikritik bedarf die 1938 geäußerte Ansicht von GYE-London, der die Theorie „auch nur als ein Wortspiel" bezeichnete und behauptet, die Theorie hätte „keine tatsächlichen Grundlagen", sie vernachlässige „viele wohlbegründete Tatsachen" (welche? das wird nicht gesagt). Man sei zu ihr „auf dem gefährlichen Wege der Analogieschlüsse gekommen", sie sei „weder Beweisen, noch Gegenbeweisen zugänglich", ja sogar als Arbeitshypothese sei sie schlecht, da sie „keine Möglichkeiten für eine Fortentwicklung unserer gegenwärtigen Kenntnisse" biete usw.

Antikritisch ist zu sagen, daß schon seine lange Serie von Tautologien besagt, daß der Kritiker ja außer der Behauptung, daß die Theorie nichts taugt, nichts Substantielles, insbesondere keine Tatsachen, die die Theorie widerlegen, vorbringt. Wenn er die Heranziehung der Mutation als Wortspiel abtun zu können glaubt, so zeigt er selbst, daß er sich noch keine Gedanken darüber gemacht hat, daß der Mutationsvorgang eines der bedeutungsvollsten Wirkungsprinzipien der Natur ist. Er ist jedenfalls alles — nur kein Wortspiel! Auch ein anderer Verfechter der Virustheorie der Geschwulstentstehung, nämlich P. ROUS (1943), kritisiert die Mutationstheorie dahin, daß eine Notwendigkeit, Krebszellen als Folge „einer erblichen fundamentalen Zellveränderung" anzusehen, nicht bestehe, obgleich dies eine beliebte Annahme sei.

In einer Übersicht über die Hypothesen zur Krebsentstehung vertritt auch REGAUD (1941) die Ansicht, daß Krebs durch Zellmutation hervorgerufen wird. Eine weitere französische Würdigung der Mutationstheorie stammt von LABORDE (1942). Der Cytologe LUDFORD (1930) sieht eine Bestätigung der Theorie vor allem auch darin, daß sie die Tatsache erklärt, daß man Geschwulstzellen in Kulturen sehr lange Zeit — er selbst hat einen Mäusetumor über 20 Jahre — in ihrer Art unverändert erhalten kann. Er sieht lediglich in den Virustumoren eine Schwierigkeit. Er selbst neigt dazu, anzunehmen, daß durch die zellfreien Filtrate die Körperzellen zu genau der gleichen Mutation angeregt würden.

Von *Klinikern*, die die Mutationstheorie übernahmen, seien vor allem HELLNER (1938), HENSCHKE (1942?), CRAMER (1941), E. HOFFMANN (1938), ZURHELLE

(1939) genannt. Besonders HELLNER hat sich um die Beibringung weiteren Beweismaterials (s. S. 335) verdient gemacht.

Nach alledem kann kein Zweifel sein, daß sich die Mutationstheorie immer mehr das Feld erobert und behauptet hat. Immer mehr hat sie sich in der Erfahrung neu bewährt, nicht mehr als eine Arbeitshypothese, sondern als eine echte Theorie, d. h. als eine Betrachtungsweise, die die ganzen gegebenen Tatsachengebiete richtig zu ordnen, zu vereinheitlichen und zu beherrschen geeignet ist. v. EULER-Stockholm steht jedenfalls (1942) nicht an, zu sagen: „Die Einsicht, daß die *Krebszelle eine mutierte Zelle* ist, gehört zweifellos zu den grundlegenden Fortschritten auf dem Gebiet der Tumorforschung."

7. Die Bewährung der Mutationstheorie gegenüber den Grundtatsachen der Krebsstatistik und Krebsklinik.

Nachdem die Theorie ihre Erklärungskraft gegenüber den der Mutationsforschung nahestehenden biologischen Grundtatsachen erwiesen hat, ergibt sich die Frage, inwieweit sie grundlegende Probleme der Krebsstatistik usw. erklären und fördern kann.

Im 2. Kapitel über „Krebsstatistik" wurde dargetan, daß die Krebshäufigkeit von Jahrzehnt zu Jahrzehnt, vom 45. Lebensjahr an jedoch steil ansteigend (s. Abb. 21, S. 54) zunimmt. Bisher hat keine Krebstheorie dieses Grundphänomen des Krebses befriedigend gedeutet. Es gilt, den *Einfluß des Alters* zu erklären. Sicher spielt beim menschlichen Krebs das Abnutzungsalter der Organzellen eine Rolle. Ein 50jähriger kann einen weit über sein Alter hinaus gealterten Magen haben. Hier kommen wohl drei Dinge zusammen:

Tabelle 70. *Samenalter und Genmutabilität bei Antirrhinum majus.* (Nach STUBBE 1935.)

Samenalter Jahre	Geprüfte F_1-Pflanzen	Recessive Genmutationen F_2	%	D/m
10	114	16	14,03 ± 3,25	
9	628	38	6,05 ± 0,95	
8	1477	60	4,06 ± 0,51	1,86
7	1160	61	5,25 ± 0,65	1,45
6	473	14	2,96 ± 0,77	2,29
5	266	4	1,50 ± 0,74	1,37
	4118	193		

a) statistisch: die somatische Krebsmutabilität könnte in lineärer Beziehung zur Zeit stehen. Ein 60jähriger hätte eine dreifach höhere Aussicht, einen Krebs zu bekommen, als ein 20jähriger. Die Addition der Lebensjahre würde aber nur den treppenförmigen, aber nicht den Steilanstieg vom 5. Jahrzehnt erklären.

b) biologisch: Die Mutationsforschung lehrt uns, daß zwischen Samenalter und Mutabilität eine Beziehung besteht (Näheres bei STUBBE 1934, DÖRING 1937). Bei einer sonst mit etwa 1% mutierenden Sippe von Antirrhinum majus erhielt STUBBE (1935) ein Resultat (vgl. Tabelle 70), aus dem hervorgeht, daß in Pflanzen aus 10jährigem Samen — länger ist er nicht keimfähig! — die Mutationsrate mit 14,03% sehr stark gesteigert ist.

Es besteht also keine einfach lineare Beziehung zwischen Samenalter und Mutabilität. STUBBE denkt infolgedessen eher daran, daß das Alter des Samens die „Voraussetzung für den Ablauf von Stoffwechselvorgängen" schafft, „deren Produkte eine Erhöhung des Mutationskoeffizienten bewirken". Auch bei Drosophila haben die alten Männchen im Vergleich zu den frisch aus den Puppen schlüpfenden und sofort gepaarten Männchen eine doppelt so hohe Mutationsrate (TIMOFÉEFF-RESSOVSKY 1935). Der Autor nimmt an, daß die Wahrscheinlichkeit des Mutierens zeitproportional ist.

Wenn auch die direkte Übertragung der Verhältnisse an alten Samenzellen auf Somazellen Bedenken begegnet, so wird man immerhin die Frage solcher „im Inneren der Organismen ablaufenden Prozesse", die Mutationen veranlassen können, im Auge behalten. „Daß es solche Prozesse gibt, steht nach den Versuchen über Samenalter und Mutabilität außer Zweifel, denn es müssen hier in der alternden Zelle Vorgänge stattfinden, die zur Auslösung der Mutation führen (STUBBE 1934).

c) altersphysiologisch: Im Gegensatz zur evolutiven Lebensperiode des noch wachsenden Organismus lassen Vitalität, Gefahrenabwehr, Regenerationskräfte usw. in der Zeit der Involution nach. Eine erhöhte Mutabilität des Zellerbgutes wäre vor allem ausgangs und jenseits der Periode geschlechtlicher Reife ohne weiteres verständlich. DÖRING vom Müncheberger Institut greift den Gedanken direkt vom Standpunkt der Mutationstheorie der Geschwulstentstehung aus auf. Er sagt: „Wenn Mutationen im Alter unverhältnismäßig viel häufiger sind, als nach der Additionsregel zu erwarten, so wird man sie auf das Konto der Altersphysiologie zu setzen haben. Dies würde z. B. für das Carcinom gelten."

Wie bei allem Lebensgeschehen muß man wohl Erbanlagen *und* Umwelt zusammen in Rechnung stellen. Von seiten der Erbanlagen kann nach den Beobachtungen der experimentellen Mutationsforschung ohne weiteres mit einer erhöhten somatischen Mutabilität im Alter gerechnet werden. Sicher kommt aber weiter noch hinzu, daß bei der Vielheit der *Krebsnoxen*, denen der Mensch im Laufe seines Lebens ausgesetzt ist, das *Ende ihrer jeweiligen Latenzzeiten* und damit die Krebsmanifestation nur erreicht wird, wenn der Betreffende eben genügend alt wird. So kommt es auch, daß primär multiple Krebse fast nur im hohen Alter beobachtet werden. Jünger Sterbende erleben eben das Ende jener Anlaufzeit ihrer exogenen Carcinome nicht. Da der Mensch während seines Lebens sicher vielen Krebsnoxen ausgesetzt ist, so laufen meist die Latenzzeiten mehrerer „Krebsschäden" zu gleicher Zeit nebeneinander. Wenn der Mensch gleich dem ersten Krebs erliegt, so bleiben die anderen Krebsnoxen nicht realisierbar. Wird jedoch der erste und vielleicht auch der zweite Krebs geheilt, so kommt es, ohne daß damit eine Geschwulstdisposition bewiesen ist, dann auch noch zum Ablauf der Latenzperioden einer dritten und vierten Krebsnoxe und damit zu weiteren Krebsen. HANHART (1943) z. B. beschreibt den Fall eines Mannes, der mit 86 Jahren von einem Cancroid der Stirne operativ geheilt wurde. Als er dann mit 89 Jahren starb, fand sich als zweiter noch erlebter Krebs ein malignes Hypernephrom, als dritter ein Bronchialcarcinom und als vierte Geschwulst ein Lungenosteochondrom. Es ist wohl außer Zweifel, daß der *Steilanstieg der Krebskurve im Alter* (s. Abb. 21, S. 54) neben den oben angegebenen Gründen sehr wesentlich darauf zurückzuführen ist, daß mit dem zunehmenden Alter *immer häufiger das Ende von Latenzperioden zahlreicher Krebsnoxen der früheren Lebenszeit* bis zurück in die Jugend (s. S. 57) erlebt und dadurch die Wahrscheinlichkeit, an Krebs zu erkranken, im Alter schnell gesteigert wird. Die Zunahme im Alter ist also dem Zusammenwirken der im Alter höheren Mutabilität und der Anlaufzeit der exogenen Krebsnoxen zuzuschreiben.

Sodann bestehen große *Unterschiede* in der Krebshäufigkeit bezüglich *des Geschlechts.* Von den Krebstodesfällen 1936 entfielen 45,5 auf das männliche und 54,7 auf das weibliche Geschlecht. Der Einwand, daß eine mutative Krebsentstehung beide Geschlechter 50 zu 50 treffen müßte, erscheint nicht stichhaltig. Wir haben schon gesehen, daß das Krebsgeschehen von den Keimdrüsenhormonen her ganz ausgesprochen beeinflußbar ist. Es ist außerdem statistisch erweisbar, daß das Plus beim weiblichen Geschlecht bedingt ist durch den Krebs der

Geschlechtsorgane. Jenseits der Geschlechtsreife sind beide Geschlechter ungefähr
wieder gleich häufig betroffen. Die Frage läuft also nicht auf das Geschlecht
als solches hinaus, sondern auf die Unterschiede in der Häufigkeit des Krebses
der Geschlechtsorgane. Und hier ist es kein Zweifel, daß die funktionell größte
Beanspruchung der weiblichen Geschlechtsorgane, ihre frühere Abnützung und
damit frühere Alterung entscheidend in die Waagschale fallen. Die Frage ist also
eine Teilfrage des Fragenkomplexes der Organverteilung der einzelnen Krebsformen.

Wie ist nun die ganz *verschiedene Krebshäufigkeit der verschiedenen Organsysteme* durch die Theorie zu erklären? Wir hörten (s. S. 38), daß man über-
schlägig sagen kann, die Hälfte aller Krebse komme auf den Verdauungstrakt,
ein Viertel auf die Geschlechtsorgane und alle übrigen Krebsformen machen erst
das letzte Viertel aus. Der Gedanke, die Häufigkeit wäre eine Funktion der
Zahl ihrer somatischen Zellen, wird sofort widerlegt durch die Tatsache, daß die
Muskulatur, die Blutgefäße, das Fettgewebe, die doch einen hohen Prozentsatz
der Körpermasse ausmachen, von Krebsgeschwülsten so gut wie verschont sind. Soll

Tabelle 71. *Sterblichkeit an Magenkrebs im Verhältnis zur
allgemeinen Krebssterblichkeit.*
(Nach CRAMER, zitiert nach E. L. KENNAWAY und
N. M. KENNAWAY 1937.)

Land	Krebssterblichkeit je 100000 Männer	Sterblichkeit an Magenkrebs (in % der allgemeinen Krebssterblichkeit)
England . . .	118	22,2
Holland . . .	118	55,5
Bayern	115	55,8
Norwegen . .	123	56,6
Schweden . .	120	60,5

man für diese Gewebe, deren Zellen die gleichen Gene beherbergen, eine
Resistenz gegenüber somatischen Mutationen annehmen?

Es ist umgekehrt zu prüfen, ob nicht die verschiedene Organverteilung die
verschieden häufige Einwirkung krebserzeugender Noxen widerspiegelt. Wird
man wie wir aus guten Gründen den Einfluß der Vererbung als gering erachten,
so wird man diese Frage um so genauer analysieren müssen. Wir behaupten
zunächst also rein arbeitshypothetisch, die Häufigkeit der Organe ist ein Ausdruck
für die Häufigkeit krebserzeugender Schädigungen. Die Tatsache, daß der
Magen mit 30%, in anderen Statistiken mit 40% mit größtem Abstand an der
Spitze aller Krebserkrankungen liegt, spricht jedenfalls mit großer Entschieden-
heit für eine solche Annahme, denn bei keinem anderen Organ hat sich der Mensch
bei dessen Inanspruchnahme von den ursprünglichen Bedingungen der freien
Natur weiter entfernt, als beim Magen. Dem Magen wird nicht nur durch Jahrzehnte eine buchstäblich denaturierte Nahrung zugeführt, die Nahrung wird
außerdem noch bei mancherlei Zubereitung Temperaturen ausgesetzt, deren
Gefährlichkeit besonders bei Fetten und Ölen erwiesen ist. Aber damit nicht
genug, der Magen bekommt, denken wir nur an die Beispiele des Buttergelbs
oder der radiumhaltigen Zahnpaste, oft genug direkt cancerogene Substanzen
zugeführt. Außerdem wird er oft ein ganzes Leben lang weit über die physiologischen Bedürfnisse des Organismus hinaus nur um des leiblichen Genusses
willen überbeansprucht. Auch die Tatsache, daß in den nordischen Ländern
mit ihrer bekanntlich dauernd schweren, überreichlichen und einseitig fettreichen
Kost der Magenkrebs die höchsten Ziffern erreicht, ist statistisch ebenso
unbestreitbar (Tabelle 71), wie umgekehrt die Tatsache, daß bei manchen vornehmlich reisverzehrenden Völkern Magenkrebs fast unbekannt ist.

Wir behaupten also, die verschiedene Häufigkeit verschiedener Organe ist
ein Maßstab ihrer Exposition gegenüber der Einwirkung cancerogener Substanzen.

Als Beweis dafür dient ferner die in den letzten Jahrzehnten allerorts sprunghafte *Zunahme des Lungenkrebses*. Man hat die verschiedensten Ursachen analysiert, es wird aber immer deutlicher, daß die Zunahme mit der Zunahme des Rauchens, besonders des Zigarettenrauchens, parallel geht. Nicht in dem Sinne, daß die steigende Nicotinzufuhr entscheidend wäre — ihre cancerisierende Wirkung hat sich nicht erweisen lassen —, sondern im Sinne einer Steigerung der Zufuhr von Derivaten des Tabakteers, die mit zur Inhalation und dadurch zur Resorption durch die Bronchialschleimhaut gelangen.

Bei der Häufigkeit des Krebses im Bereich der Geschlechtsorgane wird man vielleicht auch an körpereigene cancerogene Substanzen denken müssen. Nicht, daß die Geschlechtshormone selbst cancerogen wären, das ist wohl längst widerlegt. Die Geschlechtshormone stehen aber andererseits cancerogenen Substanzen aus der Reihe des Methylcholanthrens chemisch so nahe, daß, wenn irgendwo, so hier an ihre Umwandlung in cancerogene Substanzen unter dem Einfluß von Stoffwechsel- oder Entzündungsvorgängen u. dgl. gedacht werden muß.

Wie dem schließlich aber auch sei, man kommt um die Tatsache nicht herum, daß $^3/_4$ aller Krebse den Verdauungstrakt und den Geschlechtsapparat betreffen, wenigstens bei den Völkern der westlichen Zivilisation. Es möchte durchaus möglich erscheinen, daß hier Zivilisationseinflüsse entscheidend sind. Betrachtet man mit SCHOPENHAUER „die Aktion des Leibes" als den „objektivierten d. h. den in die Anschauung getretenen Akt des Willens" und sieht, daß die „Teile des Leibes den Hauptbegehrungen, durch welche der Wille sich manifestiert, vollkommen entspricht und betrachtet man mit SCHOPENHAUER den Verdauungstrakt als den „objektivierten Hunger" und den Geschlechtsapparat als den „objektivierten Geschlechtstrieb", so kommt man nicht darum herum, daß die Begierden des Menschen und ihre Erfüllung nirgends weiter von der Natur abgerückt sind, als in der Stillung des Hungers und der Liebe als der Erhalter des Lebensgetriebes. Wir rufen deswegen nicht gleich: „Zurück zur Natur" — dieser Ruf wurde nie befolgt! —, sondern nur zur Untersuchung, Auffindung und Vermeidung der Schädigungen durch cancerogene Noxen.

Die Mutationstheorie erklärt, soweit wir übersehen, als einzige Theorie die eigenartige *Relation zwischen Carcinom und Sarkom* (s. S. 59). Statistisch machen die Sarkome etwa 5% der malignen Tumoren aus. Diese rohe Zahl bekommt ätiologisch aber erst einen konkreten Untergrund, wenn man sie zur Masse der Ausgangsgewebe, nach ihrem Gewicht berechnet, in Beziehung setzt. Nach VIERORDT (1908) machen die mesenchymalen Gewebe 82,5%, die ekto- und entodermalen Organe und Gewebe 17,5% der Körpermasse aus. Es müßten also, gleiche Carcinopotenz und gleiche Exposition vorausgesetzt, die Sarkome fast 5mal so häufig sein als die Carcinome. Da aber die Carcinome 20mal so häufig sind als die Sarkome, kommt es also, auf die gleiche Gewebsmasse berechnet, etwa 100mal so häufig zu einer Carcinommutation als zu einer Sarkommutation oder anders ausgedrückt: auf gleiche Gewebsmasse umgerechnet führt *erst jede 100. neoplastische Körperzellmutation zu einem Sarkom*.

Die Mutationstheorie erklärt das dahin, daß die ekto- und entodermale Haut, Schleimhäute und Innenauskleidungen der Organe allen exogenen Schädigungen preisgegeben und die mesenchymalen Gewebe eben durch die Außen- und Innenauskleidungen gegen Noxen weitgehend geschützt sind.

Soweit überhaupt heute unter den gewöhnlichen Lebens- und Berufsbedingungen des Menschen sarkomerzeugende Noxen bekannt sind, so sind es Sarkome durch Strahlenschäden (Röntgen, Radium), die auch mesenchymale Gewebe, diese ionisierend, durchdringen oder durch radioaktive Salze, die in ihnen gespeichert werden.

Gerade weil ionisierende Strahlen als Sarkomnoxen bekannt sind, wird man nicht zuletzt in Hinblick auf die relativ große Seltenheit der Sarkome (immer bezogen auf die Masse der Ausgangsgewebe) neben sonstigen kurzwelligen auch an kosmische Strahlen als Ursache von Sarkomen denken müssen. Wenn H. J. MULLER (1930) in seiner Arbeit Radiation and Genetics bei Keimzellen nur jede 1000. Mutation durch kosmische Strahlung motiviert sieht, so würde das der Größenordnung nach noch in den Bereich der diskutablen Möglichkeiten fallen. Jedenfalls sind in dieser Hinsicht über die im 8. Kapitel (S. 348) erwähnten Versuche von EUGSTER und HESS (1940), mit kosmischen Strahlen Mutationen und Krebs zu erzeugen, hinausgehende Experimente zur weiteren Klärung des Sarkomproblems dringend erwünscht.

Einer Erklärung bedarf auch das zu 98—99% *solitäre* und nur ganz selten *primär multiple Auftreten* des Krebses. Das solitäre Auftreten macht dem Verständnis nach dem soeben Gesagten keine Schwierigkeiten. Somatische Mutationen sind schon sowieso selten. Von der somatischen Krebsmutation hörten wir soeben, daß sie, bezogen auf die Milliardenzahl von Somazellen, gleichfalls unverhältnismäßig selten ist. Nimmt man hiezu noch die besondere Stabilität der phylogenetisch sicher sehr alten, das Wachstum regulierenden Erbstrukturen, so wird man verstehen, daß das Ereignis nur ganz selten mehr als einmal an einer Zelle im Zellstaat auftreten wird.

Wenn aber umgekehrt z. B. beim experimentellen Röntgenkrebs oder spontan beim Xeroderma pigmentosum oder bei den oft Tausenden von Polypen im Darmtrakt oder auf der strahlengeschädigten Haut von Strahlentherapeuten oder beim Schneeberger Lungenkrebs oder beim Scharlachrotkrebs der Leber erwiesenermaßen cancerogene Schädigungen über lange Zeit und in dieser Zeit dauernd auf weite Gewebsstrecken einwirken, oder wenn die Zahl der cancerogenen Giftmoleküle eine extrem hohe ist, dann wird es wiederum dem Verständnis keine Schwierigkeiten bereiten, anzunehmen, daß unter ganz besonderen Bedingungen die entscheidende Situation ungefähr gleichzeitig oder kurz hintereinander an mehreren Stellen auftreten muß. Hierher gehören wahrscheinlich Beobachtungen wie z. B. die von ROESCH (1923): Ein 72jähriger Mann hatte 12 Jahre lang in einer Paraffinfabrik gearbeitet — Paraffin gehört zu den carcinogenen Substanzen (s. S. 251) —, bekam zuerst (7 Jahre vor seinem Tode) ein Basalzellencarcinom am Oberarm (wo es sonst kaum vorkommt!), dann ein Plattenepithelcarcinom im Hauptbronchus und einen Zylinderzellkrebs des Magens. Man kann nicht ohne Berechtigung unterstellen, daß in einem solchen Falle das vierte oder fünfte Carcinom nur deswegen nicht erlebt wurde, weil das dritte Carcinom die Latenzzeit für das vierte abschnitt, ebenso wie man annehmen darf, daß die carcinogene Noxe Paraffin bei dieser Multiplizität wesentlich mitgewirkt haben wird.

Die Pathologen unterscheiden zwischen der primären und sekundären, d. h. im Laufe der Zeit nacheinander entstehenden Multiplizität von Krebsgeschwülsten. Bei der Multiplizität handelt es sich unserer Theorie nach um eine durch langdauernde Einwirkung cancerogener Noxen erworbene Mutabilitätssteigerung innerhalb der geschädigten Gewebe. Ich würde daher vorschlagen, daß man statt primärer und sekundärer Multiplizität besser eine *simultane und succedane Multiplizität* unterscheiden würde.

Gut erklärt die Mutationstheorie auch die Tatsachen der *Syncarcinogenese* (s. S. 351) als Ausdruck der Tatsache, daß das Zusammentreffen oder die Aufeinanderfolge mehrerer oder gar vieler Noxen die Krebsrate steigert oder den Zeitpunkt der Krebsentstehung vorverlegt. Auch die Strahlengenetik hat gezeigt, daß sich durch die Kombination von Bestrahlung und chemischen Reizen die Mutationsquote erhöhen läßt. So hat z. B. die Imprägnierung von Pflanzensamen mit Schwermetallsalzen, die für sich allein keine mutationsauslösende Wirkung haben, den Mutationseffekt erhöht (stärkere Absorption der Strahlung). Das gleiche wurde auch bei Drosophila gefunden (vgl. STUBBE 1937).

Fassen wir das über die Erklärungskraft der Theorie Gesagte zusammen, so können wir sagen, daß der Plötzlichkeit der Entstehung, der Entstehung neuer Zellrassen, dem Problem der Malignität, der Metastasen und Rezidivbildung, der inneren Wesensänderung der Körperzellen beim Übergang in Krebszellen, die verschiedene Krebsbildung je nach Alter, Geschlecht und Organen und schließlich das der Regel nach solitäre und sehr selten multiple Auftreten der Krebsgeschwülste, durch die Theorie seine Erklärung findet, so daß sich alle Beobachtungen und Erfahrungen mühelos zu einer widerspruchslosen Gesamtschau vereinigen lassen. Es ist klar, die in allem befriedigende Erklärung aller Phänomene erhöht die Gewähr für die Richtigkeit der Theorie außerordentlich. Sind auch manche Beweise nur Indizienbeweise, so reichen aber Indizienbeweise in der Rechtsprechung auch aus zu einem Todesurteil. Wenn auch Analogieschlüsse nicht die beste Beweismethode darstellen, so steigt aber doch mit der Zahl solcher Beweise die Beweiskraft im ganzen, wenn zugleich umgekehrt keine Tatsachen bekannt sind, die der Theorie widersprechen oder sie sogar widerlegen.

8. Einwände gegen die Mutationstheorie der Geschwulstentstehung.

Es scheint daher an der Zeit, nunmehr die *Einwände* gegen die Theorie zu prüfen. Eine gewisse Schwierigkeit bereitet — nebenbei gesagt für alle Krebstheorien! — die oft lange *Latenz*, d. h. die gelegentlich ganz unverhältnismäßig lange Zwischenzeit zwischen der Einwirkung der Krebsnoxe und der ersten Krebsmanifestation. Vor allem bei den Berufskrebsen, z. B. beim Röntgenkrebs der Röntgenärzte, beim Paraffin-, „Arsen-", beim Blasenkrebs der Anilinarbeiter, gelegentlich auch beim Schneeberger Lungenkrebs, kennt man glaubhafte Beispiele von 20jähriger und noch längerer Zwischenzeit zwischen der Beschäftigung mit den carcinogenen Substanzen und den ersten Krankheitssymptomen. Auch im Tierexperiment ist für manche Noxe eine lange Latenz bekannt.

Es gibt eine Reihe von Gesichtspunkten, die zur Erklärung herangezogen werden können. Zunächst einmal könnte es sein, daß die krebsmutierten Zellen längere Zeit mehr oder minder unverändert, d. h. ohne zu schneller Teilung zu schreiten, liegen bleiben, setzt ja das Eigenwachstum einer Geschwulst nicht mit der Mutation selbst, sondern erst mit der ersten Zellteilung der krebsmutierten Zelle ein. Entsteht nun die Urtumorzelle in einem Gewebe, das an sich nur ganz langsame Zellteilung aufweist, so kann von der Mutation bis zur ersten Zellteilung und dann von der ersten Zellteilung bis zur klinischen Manifestation eine lange Zeit vergehen. Die Kliniker kennen viele Geschwülste, zu deren Eigenart es geradezu gehört, daß sie nur sehr langsam wachsen, Fälle, bei denen zwischen den ersten Symptomen und der dann folgenden operativen Entfernung oft Jahre dazwischen liegen. Es ist dann wohl verständlich, daß Jahre zwischen der ersten Zelle und den ersten Symptomen liegen können.

Wenn KRÖNING (1937) dafür, daß es „keine Latenzzeit für eine Tumorzelle" gäbe, die Impftumoren und Transplantationen von Spontantumoren bei erbgleichen Stämmen anführt, so kann das nicht anerkannt werden, da die Impfgeschwülste ihre Ausnahmestellung ja selbst dadurch beweisen, daß unter 100 Geschwülsten höchstens erst einer sich verimpfen läßt und auch die Transplantationen bei erbgleichen Stämmen sind nur sehr bedingt heranzuziehen, da hier die Impfung, wenn sie bei einem Tier gelingt, nicht bei allen Tieren gelingen *muß*. Es haben aber nur sofort angehende Transplantationen eine Aussicht, experimentell verwendet zu werden.

Von grundlegender Bedeutung für die Frage der Latenzzeit sind die Untersuchungen von A. FISCHER (1931) mit Mesothoriumbestrahlung von Gewebszellen in vitro. Versuchsobjekte waren Reinkulturen von Osteoblasten und Herzfibroblasten vom Huhn. Schon immer war bekannt, daß die Wirkung von Röntgen- und Radiumstrahlen immer erst nach Ablauf einer gewissen Zeit sichtbar wird. Wird nun eine Gewebskultur in der Mitte durchschnitten, so wachsen bei identischen Kulturbedingungen beide Hälften gleich. Wird aber eine Kulturhälfte bestrahlt, so gehen die Wachstumskurven von einem bestimmten Zeitpunkt an auseinander. FISCHER bezeichnet nun mit Latenzzeit die Periode vom Aufhören der Bestrahlung bis zur Divergenz der Kurven. Die *Latenzzeit* wird z. B. durch Verwundung der Kulturen und damit *durch Ansprüche an die Regeneration verkürzt*. Die Wirkung der Strahlen wird also nach einer Periode der Latenz erst dann manifest, wenn die Zellen zur Proliferation gezwungen werden. Man kann also eine Wirkung von Carcinogenen nicht erwarten, wenn kein Wachstum vorhanden ist. Bei diesen Versuchen

Tabelle 72.

Krebs-lokalisation	Zahl der Fälle	Spätrezidive bzw. Spät-metastasen	Längstes Intervall
Brust. . . .	793	21	25
Gebärmutter.	663	10	22
Unterlippe .	148	6	14
Zunge . . .	138	5	15
Haut	786	4	9
Knochen . .	105	2	8

hat sich die Dauer der Latenzzeit als ausgesprochen von der Strahlungsintensität abhängig erwiesen. Innerhalb eines gewissen Bereiches der Strahlungsintensitäten wird offenbar in allen Zellen etwas gestört, was mit dem Ruheleben der Zellen einigermaßen vereinbar, was aber für die Vervielfältigung der Zellen verhängnisvoll ist. Es zeigen also auch diese Versuche an Zellen in vitro, daß die *Latenz mit dem Ruheleben der Zellen eng verknüpft* ist und daß sie durch alle Vorgänge der Regeneration, soweit sie mit einem Zwang zur Zellproliferation einhergehen, abgekürzt oder abgeschlossen werden kann.

Bei Teerkrebsen findet MOTTRAM (1935) die Latenzperiode ohne weiteres erklärt, wenn man den Ursprung der Teerwarze in einer einzelnen Zelle sieht. Die lange Latenzzeit ist nötig, wenn die Zelle zur sichtbaren Warze heranwachsen soll. Die Wachstumszeit stimmt rechnerisch mit der Latenzzeit überein.

Klinisch und pathologisch-anatomisch sind auch *beim Menschen* lange, *sehr lange Latenzzeiten von Krebszellen* einwandfrei erwiesen. Ich erinnere an die einwandfrei erwiesenen Fälle von RIEDER (1925), bei denen noch nach 10 bzw. 23 Jahren Spätmetastasen auftreten (s. 1. Kapitel, S. 13).

Neuerdings hat BADE (1947) bei 4769 Geschwulstkranken Ermittelungen über Spätrezidive und Spätmetastasen angestellt (Tabelle 72).

Insgesamt wurden 58 Fälle ermittelt, bei denen die Rezidive oder Metastasen erst 5 Jahre oder später in Erscheinung traten, das längste Intervall betrug 25 Jahre.

Am eindrucksvollsten sind jene Fälle von *Chorionepitheliom*, bei denen zwischen der letzten Schwangerschaft und dem Geschwulstbeginn 10 und mehr Jahre liegen. Da das Chorionepitheliom, wie der Name sagt, von den in die mütterliche Decidua einwachsenden Chorionepithelien und damit nicht von der Mutter, sondern vom Fetus abstammen, so ist eine Neuentstehung undenkbar und die tatsächlich lange Latenz der betreffenden Geschwulstzellen mit der vollen Sicherheit eines Experimentes bewiesen.

Gerade die klinischen Erfahrungen mit Spätrezidiven (oft 5 Jahre und später nach operativer Entfernung) und mit Spätmetastasen sprechen entschieden dafür, daß selbst im Alter zurückgebliebene oder abgesiedelte Geschwulstkeime viele Jahre unbemerkt und ohne Symptome liegenbleiben können, und bei wie vielen Metastasen sieht der Kliniker nur ganz langsames Wachstum. Es kommt eben nicht nur auf die „Erbkonstitution" der Geschwulst, sondern auch auf die Erbkonstitution des Kranken mit an.

Es mag ferner sein, daß auch bei später schnell wachsenden Geschwülsten gerade die Zeit nach der Krebsmutation relativ lang ist. Manchmal mögen auch Kern und Protoplasma durch die Unzahl von Ionisationen so weit geschädigt sein, daß es sehr lange dauert, bis die Urtumorzelle zur ersten Zellteilung und damit zur ersten identischen Reproduktion ihrer selbst schreitet. Eine cancerisierte Zelle ist eben noch kein Cancer. Zum Cancer wird sie erst, wenn sie zur Teilung gezwungen wird und auch dann kann das Tempo der weiteren Zellteilungen und damit das Wachstum ein sehr langsames sein, so daß also längere Zwischenzeiten resultieren können.

Es war der Physiker SCHRÖDINGER (1946), der die Biologen auf die wohl zu wenig beachtete Tatsache verwies, „daß im Mittel bereits 50 oder 60 aufeinanderfolgende Teilungen genügen, um die Zahl der Zellen — sehr ungefähr 100 oder 1000 Milliarden — in einem erwachsenen Menschen zu erreichen oder sagen wir das Zehnfache, wenn wir den Wechsel der Zellen während des ganzen Lebens in Betracht ziehen. Damit ist also eine meiner Körperzellen im Durchschnitt erst der 50. oder 60. ‚Nachkomme' des Eies, das ich war".

Auch experimentell zeigen besonders die chemisch induzierten Krebse fast stets eine längere Latenzperiode, und zwar für alle cancerogenen Stoffe. SCHABAD (1941) schätzt sie, einerlei um welche Organismenart es sich handelt, auf $^1/_5$—$^1/_7$ der Lebensdauer. Er bezieht die Latenzperiode auf die Verwandlungen, die die cancerogenen Stoffe im Organismus durchmachen. Diese Umwandlungen sind uns aber meist noch unbekannt. Jedenfalls spricht die Latenz als solche nie gegen eine Mutation, deren zeitlicher Eintritt ja gerade bei den chemischen Noxen vorläufig noch nicht anzugeben ist.

Man muß ferner daran denken, daß möglicherweise zwischen dem Moment des Treffers und dem Moment der endgültigen Mutation eine gewisse Zeit verstreicht, wie dies TIMOFÉEFF-RESSOVSKY in einer Arbeit (1937) über die Frage über einen direkten oder indirekten Einfluß der Bestrahlung auf den Mutationsvorgang überhaupt diskutiert. Auch an eine Art von länger dauernden Kettenreaktionen wäre zu denken. Manchmal auch mag ein langdauernder Reiz erst dann, wenn die Abwehrmaßnahmen des Organismus versagt haben, zur Wirkung zu gelangen (OESTERLIN 1936).

Speziell für das Benzpyren weisen BROCK und Mitarbeiter (1938) darauf hin, daß es noch 9 Monate nach der Applikation im Gewebe haften kann, eine Tatsache, die es erklärt, „daß selbst eine einmalige Benzpyrendosis trotz der langen Latenz von mehr als einem halben Jahr mit großer Sicherheit zum Krebs führt."

Jedenfalls ist die Mutationstheorie die einzige Krebstheorie, die es uns verständlich macht, daß dann, wenn z. B. Benzpyren erst einmal eine Mutation ausgelöst hat, fortan für das Geschwulstwachstum auch nicht ein Molekül Benzpyren mehr nötig ist. Niemand wird behaupten, daß in Benzpyrentumoren, wenn sie über 10 Generationen weiter verimpft sind, auch nur 1γ Substanz noch vorhanden wäre. Jedenfalls können wir nicht entdecken, inwiefern — unbeschadet des plötzlichen Eintritts einer Mutation — eine lange Latenz der Theorie ernsthafte Schwierigkeiten bereiten oder sie gar widerlegen könnte.

Einen anderen Einwand gegen die Theorie leitet man von den *Präcancerosen* (s. S. 26 u. 83) ab. Wir wollen uns nicht darauf zurückziehen, daß manche Pathologen die Berechtigung, überhaupt von Präcancerosen zu sprechen, einfach bestreiten. Denn was auch sie nicht bestreiten können, ist die Tatsache, daß oft, in manchen Fällen sogar in besonders charakteristischer Form, zwischen der Einwirkung der cancerogenen Noxe und dem manifesten Krebs ein Zwischenstadium sich findet, welches, ohne Krebs zu sein, Krebs jedoch mit bedeutend erhöhter Wahrscheinlichkeit nach sich zieht, einer Wahrscheinlichkeit, deren Größe gegenüber der Alternative „Nichtkrebs" statistisch berechnet werden kann.

Diese Tatsachen scheinen auf den ersten Blick dem „Alles-oder-Nichts-Gesetz" der Krebsentstehung zu widersprechen, denn zwischen Krebs oder Nichtkrebs wäre hier noch eine Art von Zwischenglied effektiven Nichtkrebses, aber erhöhter Krebswahrscheinlichkeit vorhanden, ein Zwischenglied, welches sich auch makroskopisch und mikroskopisch kennzeichnen läßt.

Vom Standpunkt der Theorie ist auch im Stadium der Präcancerosen die somatische Mutation noch nicht erfolgt. Wir kommen aber nicht daran vorbei, anzunehmen, daß sie ihren Eintritt vorbereitet und begünstigt. Unwillkürlich fragt man sich, was ist denn allen Präcancerosen cytologisch gemeinsam? Es sind Gewebe mit Steigerungen und Störungen der Kernteilung. Gesteigerte Abnutzung, gesteigerte Regeneration inmitten chronischer Reizzustände führen immer wieder zu Zellkernveränderungen (Kernpyknose, Kernzertrümmerung, abnorme Mitosen, abnorme Chromosomenzahlen usw.), also Veränderungen am Chromosomen- und Gen-Apparat, sicher aber auch am Cytoplasma. Bei chemisch ausgelösten Präcancerosen sind es Zellwucherungen, Gewebswucherungen wie Polypen, und Adenombildungen, die die Wahrscheinlichkeit der endgültigen Krebsmutation bis zur Gewißheit erhöhen. So erklärt sich einerseits die Tatsache, daß Krebs gegenüber Vergleichsgeweben mit vielfach größerer Wahrscheinlichkeit nachfolgt.

Damit ist zugleich verständlich, daß die Präcancerosen des Klinikers und Histologen biologisch veränderte Gewebe sind, „deren Zellen", wie KRÖNING (1937) es formuliert, „besonders leicht zur Entstehung von Krebsmutationen neigen".

In jüngster Zeit stellt FRIEDRICH-FREKSA (1940) der Mutation somatischer Zellen eine *Determinationstheorie der Krebsentstehung* gegenüber. Nach der Mutationstheorie könnten „nur einige oder wenige Zellen der Ausgangspunkt der Geschwulstentstehung sein", während nach der Determinationstheorie „*ein ganzer Zellbereich gleichzeitig determiniert* werden kann". Diese Hypothese wird entwickelt auf Grund von Versuchen mit carcinogenen Kohlenwasserstoffen und zur Stützung der These wird darauf hingewiesen, „daß die bei der Pinselung auftretenden Warzen alle mit einer gewissen Minimalgröße angelegt werden", so daß sie als „einheitlich organisierte Fehlbildungen" erschienen. Die eigenen Befunde bei den Untersuchungen mit Benzpyren und Methylcholanthren werden dahin gedeutet, daß die erste Wirkung der Cancerogene in einer Schädigung der Capillaren bestünde, die ihrerseits eine gesteigerte Durchlässigkeit zur Folge habe. Ein längeres Bestehen dieser Anfangsreaktion (zusätzlich mit Infiltration und Reizung der Epidermis zu Wachstum und Verhornung) führe „zur Determination einer Warzenbildung der Epidermis. Hierbei wird ein gewisser Minimalbereich von Zellen gleichzeitig determiniert. Diese Warzenzellen sind bereits latente Krebszellen. Diese Anlage kann aber als Krebs nur realisiert werden, wenn eine Schädigung des Bindegewebes hinzukommt, die ein Wachstum in die Tiefe ermöglicht."

Später hat RIES (1942) den Gedanken der Determination erneut aufgegriffen: Seine „neue ‚Zauberformel' lautet: Entartung der Krebszelle beruht auf einem zusätzlichen und verspäteten, pathologischen Determinationsvorgang". Für die Bezeichnung der „Entartungsdetermination . . . als zusätzliche" wird folgendes Argument angegeben: „Die embryonale Determination stimmt mit der Entartungsdetermination in der Schaffung neuer, konstanter Zellenstämme und in der Irreversibilität überein".

Nach SPEMANN (1936) geht der *Begriff Determination* auf HEIDER (1900) und ROUX (1912) zurück und man bezeichnet damit „jetzt . . . allgemein die Bestimmung — und zwar sowohl das Bestimmtwerden wie das Bestimmtsein — eines Keimteiles zu seinem späteren Schicksal". Aus den ganzen weiteren Ausführungen SPEMANNS geht hervor, daß der Begriff Determination, so vielgestaltig die Begriffsinhalte im einzelnen auch waren, doch immer nur im Umkreis des Keimgeschehens gebraucht worden ist. Ob es glücklich und zulässig ist, diesen Begriff der reinen Entwicklungsphysiologie nach Abschluß allen Entwicklungsgeschehens auch auf Vorgänge an endgültig ausdifferenzierten Körperzellen anzuwenden, muß den Entwicklungsphysiologen selbst überlassen werden. Vom Standpunkt der theoretischen Cancerologie aus scheint uns Neues an Erkenntnissen oder Fragestellungen nicht gewonnen zu sein.

Einen gewichtigen *Einwand* gegen die Mutations- aber auch gegen die Virustheorie leitet BORST *aus den Mischgeschwülsten* ab. Er sagt, für das Gros der Mischgeschwülste greifen wir auf embryonale Keimanlagen zurück, die zu irgendeiner Zeit der fetalen Entwicklung entstanden sind. Aus solchen Keimanlagen entstünden nicht immer echte Geschwülste, und wenn dies geschähe, seien sie nicht immer bösartig. Wenn es aber zu malignem Wachstum käme, so ginge dies von einem oder anderen oder von allen Gewebsanteilen zugleich aus. Der Mutationstheorie hält BORST entgegen, daß dann, wenn das bösartige Wachstum der ursprünglich eiwertigen Keimanlage auf Grund einer Mutation erfolge, dann müßten die späteren malignen Abartungen einzelner Komponenten auf neue Mutationen zurückgeführt werden. Der Einwand BORSTs ist nicht stichhaltig, denn es ist klar, daß eine Mutation in jedem Stadium der Entwicklung auftreten, also auch eiwertige Geschwülste zeitigen kann. Wenn dann *bei* primär gutartigen *Mischgeschwülsten* später nur *ein Gewebsanteil maligne* wird, so ist dies am ehesten durch nachträgliche somatische Mutationen erklärbar. Es sei in diesem Zusammenhang daran erinnert, daß z. B. in hypernephroiden Geschwülsten echte Sarkome ihren Ausgangspunkt nehmen können. Die dann oft rein sarkomatöse Metastasierung beweist in solchen Fällen, daß die entscheidende Mutation nur in einem Gewebsanteil des Tumors erfolgt ist. Einschlägige Fälle sind von SCHMINCKE, LUBARSCH, SCHWAIGER (1938) mitgeteilt worden. Im Falle SCHWAIGERs z. B. war das Hypernephroid nur kirschgroß, die sarkomatöse Entartung hatte jedoch zu einer ausgedehnten, rein sarkomatösen Metastasierung in beide Lungen, Schilddrüsen, Leber, Netz, Lymphknoten, Knochen, Herzmuskel usw. geführt. Die Metastasen waren vom Typ eines großzelligen Spindelzellensarkoms, zum Teil auch fibrosarkomatösen Charakters. Es kann kaum eine andere Deutung plausibel erscheinen, als daß es sich um eine isolierte Blastogenese des Stromas handelt, bei der das spezifische Geschwulstparenchym unverändert bleibt.

Ein weiterer Einwand gegen die Deutung des Krebses als somatische Mutation ist die *Vererblichkeit gewisser Krebsformen* und eine oft behauptete, nie sicher erwiesene, aber doch zu diskutierende Allgemeindisposition zum Krebs. Beide Fragen gehören innerlich zusammen. Wir haben im Kapitel „Krebs und Vererbung" und auch in diesem Kapitel gesehen, daß es tatsächlich Genmutationen in Keimzellen gibt, die bei den Trägern zu bestimmten Geschwulstformen, ja sogar zu Krebs führen können. Es handelt sich aber bei allen einschlägigen Beispielen (Xeroderma pigmentosum, Polypenbildung des Magen-Darmkanals u. dgl.) und auch beim Neuroblastom der Netzhaut nicht direkt um eine Vererbung des Krebses schlechthin, sondern um eine Vererbung von Gewebsstörungen, die später krebsauslösenden Faktoren die Induktion der Krebsmutation außerordentlich erleichtern. Bei diesen bei Menschen erblichen Krebsen handelt es sich immer nur um eine ererbte Schutzlosigkeit bestimmter Organe und Gewebe. So muß z. B. bei der Schutzlosigkeit gegenüber dem ultravioletten Licht erst das Sonnenlicht zum cancerogenen Faktor werden, um Krebs zu erzeugen. Es muß also der exogene cancerogene Faktor noch hinzukommen, wenn anders Krebs noch entstehen soll. Aber es ist kein Zweifel, es gibt eine *erhöhte Mutabilität somatischer Zellen* ganz bestimmter Organe und Gewebe auf erblicher Basis, und das ist das, was man auch als erbkonstitutionelle Disposition zum Krebs bezeichnen kann.

Umgekehrt gibt es bei der Einwirkung sicherer Krebsnoxen von der Erbkonstitution her auch einen gewissen Schutz gegen die Krebserkrankung. Wenn z. B. bei den Berufskrebsen z. B. bei Anilinarbeitern, Bergwerkleuten in den Radiumgruben von den der gleichen Noxe Exponierten, also von den Gefährdeten, nur ein relativ kleiner Prozentsatz erkrankt, so könnte man daran denken, daß für die Betroffenen sehr wohl die Noxe, für die Nichtbetroffenen die Erbkonstitution ausschlaggebend ist.

Darüber muß man sich immer klar bleiben, Krebsgeschehen ist Lebensgeschehen und gehört als solches in das große Gebiet der Wechselwirkung von Organismus und Umwelt. Die Umwelt ist das *agens* mit seinen hunderten von carcinogenen Agentien, der Organismus ist *re-agens*. Nur darf man beim Krebsgeschehen, wenn auf bestimmte Agentien jede Organismenart, jeder Stamm, jedes Individuum, jedes Gewebe, jedes Organ, jede Zelle reagiert, den Krebs nicht als „variables Erbmerkmal", wie das Genetiker getan haben, auffassen wollen, sondern die Erbkonstitution nur insoweit heranziehen, als sie den Agentien gegenüber den Krebs abwehrt oder ihn begünstigt.

Wenn aus der Tatsache, daß bei Einwirkung cancerogener Substanzen, wie Anilinstoffen, nur ein Teil der Gefährdeten erkrankt, bindend geschlossen wird, daß bei den nicht erkrankten Gefährdeten ihre Erbkonstitution im Sinne einer Art von genotypischer Resistenz sie von der Erkrankung bewahrt hätte, so ist das allerdings zum mindesten nicht erwiesen. Zunächst einmal genügt die Erklärung nach der Treffertheorie, wonach eben von vornherein nur mit einer gewissen Wahrscheinlichkeit die Krebsmutation erwartet werden kann. Die Noxe wirkt nicht rein nach dem Kausalprinzip, wonach gemäß Ursache (carcinogene Substanz) stets die Wirkung Cancerisierung eintreten müsse, sondern nach dem Alles-oder-Nichts-Gesetz, wonach auch bei Einwirken der Noxe in einem hohen Prozentsatz eben „Nichts" erfolgt, d. h. ein Carcinom nicht entsteht. Der direkte Rückschluß: „Gefährdung und Nichterkrankung beweist genotypisch Nichtdisposition bzw. Resistenz", ist also ein Trugschluß.

Es fragt sich nun noch, gibt es nicht nur bloß eine örtliche oder gewebsspezifische, sondern auch eine *Allgemeindisposition zum Krebs* oder in der Sprache unserer Theorie, gibt es eine *erbgenetisch bedingte erhöhte Mutabilität somatischer Zellen* vieler Gewebe oder Organe oder vielleicht sogar aller? Den Pathologen ist schon immer aufgefallen, daß es wahre „Geschwulstmenschen" gibt, Menschen, bei denen besonders im hohen Alter eine ganze Fülle von Geschwülsten ganz verschiedener Art aufgedeckt werden. In diesem Zusammenhang sei auch daran erinnert, daß im Gegensatz zu vielen cancerogenen Stoffen, die elektiv nur auf ein bestimmtes Gewebe einwirken (Histotropismus z. B. beim Scharlachrot, Buttergelb, Cysticercustoxin usw.) auch andere krebserzeugende Stoffe bekannt sind, die wie z. B. das 4-Dimethylaminostilben (s. 7. Kapitel, S. 286) durch eine große Variabilität der Krebsformen der verschiedensten Organe ausgestattet sind. Ebenso ist es beim Methylcholanthren bemerkenswert, daß es gelingt, Tumoren auch fernab der Einbringung zu erzeugen. STRONG (1945) sah bei 75 von 125 weiblichen Mäusen des NHO-Stammes, denen im Alter von 60 Tagen 1 mg Methylcholanthren subcutan injiziert wurde, Mammacarcinome sich entwickeln. Dieser hohe Prozentsatz wurde möglich durch die Unterdrückung der Tumorentstehung am Ort der Injektion und diese wiederum wurde durch genetische Auslese hinsichtlich einer „Resistenz" gegen solche Tumoren erzielt. In einem solchen Falle sieht es so aus, als ob eine exogene Noxe die spontane genetische Empfänglichkeit zu ersetzen vermöchte. Nebenbei waren diese Mammacarcinome bei Mäusen denen beim Menschen sehr ähnlich. So metastasierten sie z. B. auch in das Knochensystem.

Für *menschliche Geschwulstkrankheiten* hat GROHMANN für Fälle von *Neurofibromatose* eine *erhöhte somatische Mutabilität* angenommen. Anläßlich des ersten völlig gesicherten Falles bei einem eineiigen Zwilling erörtert GROHMANN die Frage, ob das die Erkrankung bedingende Gen alle Einzelheiten des Krankheitsbildes bestimmt oder ob auch andere Einflüsse Bedeutung haben könnten. Er kommt zur Deutung, daß die einzelnen Geschwülste selbst nicht erbbedingt, sondern durch somatische Mutationen bedingt sind, und diese lassen sich durch eine erbbedingte, extrem hohe somatische Mutabilität erklären, eine Deutung, die GROHMANN auch auf die *tuberöse Sklerose* mit ihrer ganz eigenartigen ungeheuren Multiplizität von Tumoren ausdehnt.

Ein drittes Beispiel scheint uns die mit der *Acanthosis nigricans* vergesellschaftete hohe Krebsanfälligkeit zu sein. Aus einer Zusammenstellung von CURTH (1943) über die bis dahin bekannten 395 Fälle von Acanthosis nigricans geht hervor, daß *50% aller Fälle mit Krebs kombiniert* sind. Wenn dabei der Magenkrebs überwiegt, so liegt dies sicher an seiner auch sonst größten Häufigkeit. Auch Sarkome kommen vor, bemerkenswerterweise aber bei dieser „Hautkrankheit" nie Hautkrebs. Das allein schon zeigt, daß die Hautveränderungen nur das Stigma einer universellen biochemischen Abartung, aber nicht die Wesensgrundlage dieser hohen Krebsanfälligkeit sind. Auf eine erhöhte somatische Mutabilität scheint uns auch der Umstand hinzuweisen, daß allen Tumoren bei Acanthosis nigricans eine besonders hohe Malignität nachgesagt wird (vgl. CURTH 1943). Meist geht die Acanthosis der Krebserkrankung voran — bis zu 18 Jahren Zwischenzeit sind beobachtet worden —, oft treten die Hauterscheinungen und der Krebs aber auch gleichzeitig auf.

Es scheint kaum einem Zweifel mehr zu unterliegen, daß die Menschen, wie in allen sonstigen Eigenschaften, so auch in der Neigung zu Geschwulsterkrankungen variieren in dem Sinne, daß von dem einen Extrem einer gewissen Resistenz gegen somatische Mutationen überhaupt und gegen Krebsmutationen speziell und dem anderen soeben geschilderten Extrem einer ausgesprochenen Geschwulstmutabilität alle Übergänge sich finden, die es uns auch verständlich machen, daß die einen Menschen trotz reichlicher Exposition gegenüber carcinogenen Schädigungen wie immun erscheinen, während andere Menschen succedan eine ganze Reihe von Geschwülsten bekommen.

Selbstverständlich ist das Krebsproblem mit der Mutationstheorie nicht gelöst. Das Problem ist jedoch ein erhebliches Stück weiter gerückt und auf die Geleise gebracht, auf denen weitere Fortschritte zu erwarten sind. Aller Voraussicht nach dürften diese auf den Grenzgebieten zwischen Biologie einerseits und Chemie und Physik andererseits, vielleicht im Rahmen molekularphysikalischer Forschungen, zu erwarten sein.

Wir haben erfahren, daß es eine große und im Laufe der Zeit immer größer werdende Zahl von Parallelen zwischen der experimentellen Mutationsauslösung und der experimentellen Krebserzeugung gibt und daß diese Theorie eine lückenlose Beweiskraft für alle Einzelfragen des Krebsgeschehens besitzt. Insbesondere ist auch bis jetzt kein Einwand, kein Befund und keine experimentelle Beobachtung bekannt geworden, die der Theorie widerspricht oder sie gar in Frage stellt.

So glauben wir denn, sagen zu dürfen, daß die Theorie die unserem heutigen Wissen entsprechende, zugleich umfassendste und einfachste Erklärung darstellt für den Vorgang, der der Entstehung aller Geschwülste zugrunde liegt.

So variabel auch die Kausalnoxen sind, krebserzeugend ist eine Schädigung erst dann, wenn sie, ohne die Zellen abzutöten, im genetischen Apparat der Somazellen zur wirksamen Absorption gelangt und dort ganz bestimmte Zellbezirke, die der Wachstumsregulation dienen, chemisch-physikalisch abzuändern in der Lage ist.

Zusammenfassung. Die *Mutationstheorie* sucht Antwort zu geben auf die Frage: *was* ist unbeschadet aller Variabilität der Krebsursachen und Krebsformen schließlich *allen Krebsen gemeinsam?* Was unterscheidet sie zugleich von allen anderen Krankheiten und Lebensvorgängen? *Was* ist der *Generalnenner*, auf den bei aller Variabilität der kausalen Faktoren der schließlich formal einheitliche Effekt Krebs zu bringen ist? *Welcher Naturvorgang* ist es, der unter der Einwirkung äußerer oder körpereigener innerer Noxen eine Körperzelle zwingt, sich in eine Krebszelle umzuwandeln?

Es hat sich gezeigt, das Krebsproblem ist ein *Problem der allgemeinen Biologie.* Welcher Noxe sie auch ihre Entstehung verdanken, allen Geschwülsten ist gemeinsam: ihr Aufbau aus Zellen, die Entstehung aus körpereigenen Zellen und die Verankerung des Wesens der Krebskrankheit in der Krebszelle selbst. Das Krebsproblem ist also unbestreitbar ein *zellbiologisches Problem.*

Gegenüber ihrer Mutterzelle ist die Krebszelle eine Variante, eine Zellvariante. Sie unterscheidet sich phänotypisch von der Mutterzelle stets durch eine niedrigere Differenzierung, durch gesteigertes Wachstum und durch einen irgendwie veränderten Zellstoffwechsel. Man wird allen Tatsachen der Geschwulstbiologie am besten gerecht, wenn man die *Krebsumwandlung* als ein *Beispiel cellulärer Variation* auffaßt. Diese Betrachtungsweise läuft darauf hinaus, daß sich die auch die Körperzellen determinierende *Zellerbmasse* beim Übergang von der letzten Körperzelle in die erste Krebszelle in spezifischer Weise *abändert.* Eine solche Änderung im Zellerbgut somatischer Zellen bezeichnet die Biologie als *somatische Mutation.* Somatisch mutierte Zellen sind zwar unter sich dann auch erbgleich, sie sind aber gegenüber ihrer Mutterzellen erbverschieden. Während sonst die Gleichheit des Erbgutes aller Körperzellen eines Organismus für gleiches, gewissermaßen zwillingsgeschwisterliches Verhalten aller Körperzellen und damit für den Altruismus und für die Ordnung und für die innere Harmonie im Zellenstaat sorgt, so unterscheiden sich die von einer mutierten Ausgangszelle abstammenden Körperzellen von nun an durch neue Eigenschaften von ihren bisherigen Geschwisterzellen. Natürlich liefert nicht jede somatische Mutation eine Krebszelle. Betrifft aber eine somatische Mutation diejenigen Erbstrukturen, die die Zelldifferenzierung und das mit ihr gekoppelte Zellwachstum determinieren, so ist damit der *Uranfang der Krebsgenese* durch *Änderung cellulärer Erbanlagen, die die Zellausprägung und das Wachstumstempo regulieren,* verständlich gemacht.

Danach wirken äußere und innere Noxen krebserzeugend nur dann, wenn sie — ohne die Zelle zu töten — ihren Regulationsmechanismus der Zelldifferenzierung und des Zellwachstums abzuändern in der Lage sind. Die letzten *stofflichen Träger der Geschwulsteigenschaften* sind nach der Mutationstheorie also *mutierte Erbanlagen der Zelldifferenzierung* und in Abhängigkeit davon des Zellwachstums. Die entsprechende somatische Mutation wachstumsregulierendei Erbstrukturen ist der biologische Vorgang, der es uns verständlich macht, daß Krebszellen eine neue Zellerbmasse darstellen, die sich von den Mutterzellen genetisch unterscheiden, unter sich selbst aber gleich sind, sich jedoch nicht wieder in die Ordnung einfügen, sondern egoistisch und damit gewebszerstörend wachsen und wuchern.

Für die Richtigkeit dieser Mutationstheorie der Geschwulstentstehung gibt es eine *Fülle von Indizienbeweisen.* Am bedeutungsvollsten sind die *Parallelitäten zwischen den Möglichkeiten der Geschwulsterzeugung und den Möglichkeiten der Mutationsauslösung.* Es hat sich gezeigt, daß alle Mittel, die auf Keimzellen angewandt Keimzellmutationen erzeugen, auf Körperzellen angewandt krebserzeugend wirken. Umgekehrt haben sich aber ebenso chemische und physikalische Noxen, die auf Körperzellen krebserzeugend wirken, auf Keimzellen angewandt als mutationserzeugend erwiesen, darunter unter anderen auch das stärkst carcinogene Methylcholanthren, das Dibenzanthracen und das Senfgas. Auch physikalisch ist die Summe der mutationserzeugenden kurzwelligen Strahlen wie Ultraviolett-, Röntgen- und Radiumstrahlen identisch mit der Summe der Strahlen, mit denen Krebs provoziert werden kann.

Es fehlt aber auch nicht der Gegenbeweis: Strahlen längerer Wellenlängen wie solche des sichtbaren Lichtes oder die Radiowellen erzeugen keine Mutationen, sie erzeugen auch keinen Krebs. Jenseits des sichtbaren Lichtes jedoch sind die Mutationserzeugung und die Cancerisierung in gleicher Weise unabhängig von der Wellenlänge. Dagegen besteht bei beiden, also sowohl bei der Mutationsauslösung wie bei der Krebserzeugung, eine einfache und direkte Proportionalität zur Dosis.

Diese und viele andere Parallelitäten rechtfertigen den Schluß, daß der der Mutationsauslösung in Keimzellen und der der Cancerisierung in Körperzellen zugrunde liegende Vorgang wesensidentisch sein muß, daß also die *Carcinogenese zellbiologisch eine Mutation somatischer Zellen im Bereich der wachstumsregulierenden Erbstrukturen* darstellt.

Auch die *theoretische Physik* gewinnt dem Krebsproblem neue Seiten ab. Die Krebsentstehung gehört, ähnlich wie die Mutationserzeugung, zu denjenigen Lebensvorgängen, die in der Sprache der Biologie dem „Alles-oder-Nichts-Gesetz" unterliegen, d. h. entweder ganz oder gar nicht eintreten. In der Sprache der Physik nennt man diese bei gleichmäßiger Einwirkung nicht immer oder ungleichmäßig zustande kommenden Vorgänge im Gegensatz zu den stetigen — d. h. bei gleicher Ursache stets eintretenden Wirkungen — unstetige Vorgänge. Solche unstetigen Vorgänge gehorchen nun nicht den bei stetigen Vorgängen gültigen Kausalgesetzen, sondern nur statistischen, d. h. immer nur mit einer gewissen Wahrscheinlichkeit eintretenden Gesetzen. Das Musterbeispiel dafür ist die Abtötung von Bakterien z. B. durch ultraviolettes Licht. Dabei werden die einen Bakterien getötet, die anderen bleiben leben und verhalten sich, als ob sie nicht bestrahlt worden wären. Die Bakterientötung tritt nicht ein als die Wirkung einer Summierung, sondern sie ist der Effekt eines einzigen „Treffers" — es genügt ein einziger Lichtquant! — auf einen kleinen Bezirk, nämlich auf das „Steuerungszentrum" des Bakterienleibes.

Es ist heute allgemein anerkannt, daß die Mutationserzeugung in Keimzellen mit Hilfe von strahlenden Energien den statistischen Gesetzen der „biophysikalischen Treffertheorie" unterliegt. Es kann wohl keinem Zweifel unterliegen, daß diese *biophysikalische Treffertheorie* auch *für die Krebsentstehung,* z. B. durch Röntgenstrahlen, *zutrifft.* Auch bei der Krebsinduktion durch Bestrahlung von Körpergewebe läuft der biologische Mechanismus darauf hinaus, daß die eingestrahlten Energien durch ihre Energieeinheiten, die Quanten, atomphysikalisch eine Anregung oder Ionisierung und dadurch eine molekulare Umkonstruktion cellulärer Erbstrukturen bewirken. Auch die physikalische Krebsinduktion unterliegt dem „Alles-oder-Nichts-Gesetz", denn auch die Körperzellen verhalten sich im Strahlungsbereich alternativ, d. h. entweder so, als ob sie nicht bestrahlt wären, oder aber es erfolgt der Umschlag in Krebszellen. Auch die Seltenheit des Treffereignisses ist der der Seltenheit der Mutationsauslösung analog. Auch bei der Krebsinduktion werden Millionen von Zellen bestrahlt, aber nur eine Zelle wird cancerisiert, eben diejenige, bei der ohne sonstige Zellschädigung die Ionisierung eine Umlagerung und damit eine Abänderung eines Atomverbandes im Bereich wachstumsregulierender Erbstrukturen bewirkt hat. Endlich erfolgt die Wahrscheinlichkeit der Krebserzeugung in strenger Abhängigkeit von der Dosis.

Die *Krebsentstehung* wäre also nach der Mutationstheorie nicht die Folge einer Summierung der Reize, sondern der *Effekt eines einzelnen Vorganges*, der entweder eintritt oder nicht eintritt, und zwar *nach* den *statistischen Gesetzen*, wie sie die Treffertheorie aufgestellt hat. Für den Eintritt einer Abänderung im Bereich wachstumsregulierender Erbstrukturen sind *Energiezufuhren von außen* erforderlich. Die Aktivierungsenergie kann aber nicht nur durch strahlende Energien, sondern auch durch energieliefernde chemische Reaktionen geliefert werden. Speziell für die carcinogenen Kohlenwasserstoffe ist molekularphysikalisch wahrscheinlich gemacht worden, daß das Hauptmerkmal der krebserzeugenden Stoffe chemisch in der beträchtlichen Dichte der nur locker gebundenen, nicht in einfachen Bindungen unterzubringenden Elektronen zu suchen ist. Die quantenmechanische Betrachtungsweise gestattet also, die chemischen und physikalischen Noxen energetisch auf den gleichen Nenner zu bringen.

Die Theorie einer solchen Mutation wachstumsregulatorischer Erbstrukturen somatischer Zellen hat eine große *Erklärungskraft*. Die Plötzlichkeit des Auftretens, die Irreversibilität des Vorganges, die Metastasenbildung durch verschleppte, die Rezidivbildung durch zurückgelassene Krebszellen, die Krebsentstehung durch mutationserzeugende Ursachen und vieles andere erklärt sich ohne weiteres aus der Abänderung wachstumsregulatorischer Erbstrukturen in den Somazellen. Vor allem aber erklärt die Theorie die Malignität: die Mutation wachstumsregulatorischer Erbstrukturen macht die Tochterzellen erbverschieden gegenüber den Mutterzellen, und zwar erbungleich hinsichtlich der Differenzierungshöhe und gekoppelt damit des Wachstums. Solche in ihren zellregulatorischen Erbstrukturen mutierten Zellen geraten in Konflikt mit der sonst durch die Erbgleichheit aller Körperzellen gewährleisteten wechselseitigen inneren Harmonie. Sie wachsen also nach neuen und eigenen Wachstumsimpulsen, was im Endeffekt auf eine Zerstörung der erbgleichen Zell- und Gewebsverbände hinausläuft.

Die Mutationstheorie bewährt sich aber besonders auch gegenüber den Grundtatsachen der Krebsstatistik. Sie erklärt z. B. als einzige Theorie den *Einfluß des Alters* in befriedigender Weise dahin, daß mit dem höheren Zellalter eine erhöhte Zellmutabilität Hand in Hand geht. Vor allem erklärt sie auch den Steilanstieg der Krebskurve im Alter, der darauf zurückgeführt wird, daß mit zunehmendem Alter immer häufiger das Ende von Latenzperioden zahlreicher Krebsnoxen der früheren Lebenszeit bis zurück in die Jugend erlebt und dadurch die Wahrscheinlichkeit, an Krebs zu erkranken, im Alter schnell gesteigert wird. Auch für die Latenzzeit der Krebsentstehung bringt die Mutationstheorie biophysikalische Erklärungsgründe bei.

So wird die Mutationstheorie der Geschwulstentstehung zu einer den klinischen, morphologischen, biochemischen und biophysikalischen Tatsachen adäquaten Interpretation aller Phänomene des Krebsgeschehens. Sie basiert letzten Endes einerseits *biologisch* auf der *Mutationstheorie von* DE VRIES und *molekularphysikalisch* auf der *Quantentheorie von* PLANCK. Es sind bis heute keine Tatsachen bekannt geworden, die ihr widersprechen. Andererseits liefert sie klare Voraussagen und insbesondere gibt sie zu vielfachen neuen Fragestellungen Anlaß. So erscheint sie uns denn heute das gegebene Rüstzeug einer umfassenden theoretischen Cancerologie geworden zu sein.

Literatur.

AICHEL, O.: Vorträge und Aufsätze, Entwicklungsmechanik, S. 1. 1911. — ANDRES, A. H.: Z. Zellforsch. 16, 88 (1932). — APITZ, K.: Virchows Arch. 306, 631 (1940). — ASCHOFF, L.: Med. Klin. 1934, 899. — AUERBACH, CH.: Drosophila Inform. Serv. 17, 48 (1943). — Proc. roy. Soc. Edinb. Sect. B. 62, 211 (1946). — AUERBACH, C., J. M. ROBSON and J. G. CARR: Science (N. Y.) 105, 243 (1947).

BADE, H.: Strahlenther. 76, 449 (1947). — BAUCH, R.: Naturw. 1942, 263. — BAUER, H.: Ber. dtsch. Ges. Vererb.wiss. 1939, 309. — BAUER, K. H.: In KIRSCHNER-NORDMANN, Die Chirurgie, Bd. I, S. 297. 1924. — In BRUGSCH-LEVY, Biologie der Person, Bd. 3, S. 223. 1926. — Mutationstheorie der Geschwulstenstehung. Berlin 1928. — Arch. klin. Chir. 152, 278 (1928); 189, 123 (1937). — Strahlenther. 42, 939 (1931). — Verh. dtsch. path. Ges. 30, 239 (1937). — Die Mutationstheorie der Geschwulstentstehung. In ADAM-AULER, Neuere Ergebnisse auf dem Gebiet der Krebskrankheiten, S. 33. Leipzig 1937. — Handbuch der Erbbiologie des Menschen, Bd. IV, Teil 2, S. 1122. Berlin 1940. — Münch. med. Wschr. 1940, 474; 1943, 681. — Universitas 3, 57 (1948). — BAUR, E.: Bibl. Gen. 4 (1924). — Z. Abstamm.lehre 60, 467 (1932). — BITTNER, J. J.: J. Genet. 31 (1935). — BLUHM, A.: Biol. Zbl. 48, 641 (1928). — BORST, M.: Allgemeine Pathologie der malignen Geschwülste. Leipzig 1924. — Dtsch. med. Wschr. 1937, 1249. — Schweiz. med. Wschr. 1938, 811. — Orvosképzés (Ung.) 1938, 145; 1941, 129, 569. — Streiflichter über das Krebsproblem. München 1941. — BOVERI, TH.: Zur Frage der Entstehung maligner Tumoren. Jena 1914. — BROCK, N., H. DRUCKREY u. H. HAMPERL: Arch. exper. Path. (D.) 189, 709 (1938). — BULLOCK, F. D.: Z. Krebsforsch. 46, 94 (1937).

CARR, J. G.: Brit. J. Canc. 1, 152 (1947). — CASTEEL, D. B.: J. exper. Zool. 53, 373 (1929). — COENEN, H.: In KIRSCHNER-NORDMANN, Die Chirurgie, Bd. II, Teil 1, S. 1. 1928. — CRAMER, H.: Hippokrates (D.) 1941, 805, 838. — CURTH, H. O.: Arch. Surg. (Am.) 47, 517 (1943). — CURTIS, M. R.: Amer. J. Canc. 28, 681 (1936). — CURTIS, M. R., W. F. DUNNING and F. D. BULLOCK: Science (N. Y.) 77, 175 (1933).

DANNEEL, R.: Dtsch. med. Wschr. 1946, 52. — DECKNER, K.: Z. Krebsforsch. 48, 129 (1938). — Arch. klin. Chir. 193, 549 (1938). — DESSAUER, F.: Z. Physik 12 (1922); 84 (1933). — DIETRICH, D.: Z. Krebsforsch. 48, 187 (1938). — DRUCKREY, H.: Z. Krebsforsch. 44, 188 (1936). — Klin. Wschr. 1936, 401, 433. — Naturw. 30, H. 48/49 (1942). — DUNNING, W. F.: Amer. J. Canc. 28, 681 (1936). — Med. Worman's J. 1937.

EMERSON, R. A.: Genetics (Am.) 14, 488 (1929). — ENGSTER, J. u. V. F. HESS: Die Weltraumstrahlung und ihre biologische Wirkung. Zürich 1940. — EULER, H. v.: Dtsch. med. Wschr. 1938, Nr 48/49, 1712. — EULER, H. v. u. B. SKARZYNSKI: Biochemie der Tumoren. Stuttgart 1942. — Z. physiol. Chem. 265, 133 (1940).

FEDERLEY, H.: Finska Läk.sällsk. Hdl. 78, 241 (1935). — Hereditas (Schwd.) 22, 193 (1936). — Soc. Scient. fennica 163, 1 (1938). — FISCHER, A.: Strahlenther. 40, 54 (1931). — FISCHER-WASELS, B.: Fschr. Erbpath. usw. 2, 221 (1938). — Kolloid-Z. 89, 302 (1939). — FRIEDRICH-FREKSA, H.: Biol. Zbl. 60, 498 (1940).

GADE, F. G.: J. Canc. Res. (Am.) 6, 357 (1921). — GOLDSCHMIDT, R.: Z. Abstamm.lehre 30 (1923). — GROHMANN, H.: Erbarzt 1939, 20.

HADDOW, A.: Brit. Empire Canc. Camp. 1936. — J. Path. a. Bacter. 47, 553 (1938). — Acta internat. Union Canc. 3, 342 (1938). — HAMPERL, H.: Klin. Wschr. 1940, 929. — HANSEMANN, D. v.: Virchows Arch. 123, 356 (1891). — Studien über die Spezifität, den Altruismus und die Anaplasie der Zellen. Berlin 1893. — Die mikroskopische Diagnose der bösartigen Geschwülste. Berlin 1897. — HANHART, E.: Schweiz. med. Wschr. 1943, 446. — HANSON, F. B.: Science (N. Y.) 67, 562 (1928). — HANSON, F. B., F. HEYS and E. STANTON: Amer. Naturalist 65, 134 (1931). — HARISON, J. W. and F. C. GARRET: Proc. roy. Soc., Lond. 99, 241 (1926). — HASKINS, C. P.: Proc. nat. Acad. Sci. USA. 21 (1935). — HAUSER, G.: Beitr. path. Anat. 33, 1 (1903). — HEIBERG,. V. A.: Weiteres über Geschwülste. Kopenhagen 1938. — HEISENBERG, W.: Wandlungen in den Grundlagen der Naturwissenschaft, 3. Aufl. Leipzig 1942. — HEITZ, E.: Dtsch. Ges. Vererb.wiss., Kongr.-Ber. 1935, 58. — HELLNER, H.: Beitr. klin. Chir. 168, 538 (1938). — HENSCHKE, U.: Z. Krebsforsch. 54, 11 (1942). — HINSBERG, K.: Zbl. Chir. 1941, 1611. — HOFFMANN, E.: Wien. klin. Wschr. 1938, Nr 1. — HOLTHUSEN, H.: Fiat Review of German Science 1939—1946, S. 35. Radiology Wiesbaden 1947. — HÜBSCHMANN: Verh. dtsch. path. Ges. 1937, 288. — HUECKEL, W.: Z. Physik 70,

204 (1931). — Theoretische Grundlagen der organischen Chemie, 3. Aufl. 1940/41. — HUSKINS, C. L. and E. M. HEARNE: Canad. J. Res. **14**, 39 (1936).

JACOBJ, W.: Arch. Entw.mechan. **120**, 56 (1929); **141**, 584 (1942); **142**, 311 (1943). — JORDAN, P.: Quantenbiologie. 1939. — Die Physik und das Geheimnis des organischen Lebens. Die Wissenschaft, 5. Aufl., Bd. 95. Braunschweig 1947. — JOSEPH, H.: Verh. zool. bot. Ges. Wien **65**, 70 (1915).

KAUSCHE, G. A. u. H. STUBBE: Naturw. **27**, 501 (1939). — KENNAWAY, E. L. and N. M. KENNAWAY: Acta internat. Union against Canc. **2**, 101 (1937). — KIDD, J. G. and P. ROUS: J. exper. Med. **68**, 529 (1938). — KLEBS: Dtsch. med. Wschr. **1890**, 517. — KNAPP, E.: Naturw. **32**, 139 (1944). — KNAPP, E., A. REUSS, O. RISSE u. H. SCHREIBER: Naturw. **27**, 304 (1939). — KOEHLER, O.: Dtsch. med. Wschr. **1935**, 1791. — Z. Krebsforsch. **44**, 161 (1936). — Forsch. u. Fschr. **12**, 68 (1936). — KONSULOFF, ST.: Ann. Univ. Sofia, Fac. Phys. Math. **36**, 147 (1940). — KRÖNING, FR.: Med. Welt **1935**, Nr 43. — Z. menschl. Vererb. u. Konstit.-lehre **21**, 266 (1937). — Genetik der Krebsgeschwülste der Tiere. In G. JUST: Handbuch der Erbbiologie des Menschen, Bd. IV/2, S. 1079. 1940.

LABORDE, S.: Presse méd. **1942**, 79. — LACASSAGNE, A.: Amer. J. Canc. **27**, 217 (1936). — Les cancers produits par les rayonnements électromagnétiques, S. 3/4. Paris 1945. — LEVY, F.: Berl. klin. Wschr. **1921**, 989. — LIEBIG, J. v.: Über das Studium der Naturwissenschaften. Reden und Abhandlungen. 1874. — LUBARSCH: Zit. nach SCHWAIGER 1938. — LUDFORD, J. R.: Ninth scientific report on the Investig. imper. canc. res. fund. **9**, 121 (1930). — LÜERS, H.: Dtsch. med. Wschr. **1936**, 1330.

MAYNEORD, W. V.: Proc. roy. Soc., Lond., A. **146** (1934). — MCINTOSH, J.: Brit. J. exper. Path. **14**, 422 (1933). — MCINTOSH, J. and F. R. SELBIE: Brit. J. exper. Path. **18**, 162 (1937). — MELCHERS, G.: B.r. dtsch. Ges. Vererb.wiss. **1939**, 229. — MICHAELIS, P.: Naturwiss. **34**, 18 (1947); **1948** (Fahnenkorrekturen). — Planta (Berl.) **1948** (Fahnenkorrekturen). — Z. Abstamm.lehre **82**, 197 (1948). — Z. Naturforsch. **1948** (Manuskript). — Z. Krebsforsch. **1948** (Manuskript). — MOTTRAM, J. C.: Brit. J. exper. Path. **12**, 378 (1931). — J. Path. a. Bacter. **40**, 407 (1935). — MULLER, H. J.: Science (N. Y.) **66**, 84 (1927). — 5. internat. Kongr. Vererb.wiss. Berlin **1927**. — Genetics (Am.) **13**, 279 (1928). — Proc. nat. Acad. Sci. USA. **14**, 714 (1928). — Sci. Monthly **29**, 481 (1929). — Smithsonian Report for 1929, S. 345. Washington 1930. — J. Genetics **22**, 299 (1930). — Amer. Naturalist **64**, 220 (1930). — MULLER, H. J. and ALTENBURG: Proc. Soc. exper. Biol. Med. **17** (1919).

NOETHLING, W. u. H. STUBBE: Z. Abstamm.lehre **67**, 152 (1934). — Strahlenther. **61**, 622 (1938). — NOTHDURFT, H.: Experimentelle Erzeugung plasmatisch vererbter Tomaten-merkmale. Zur Theorie der Dauermodifizierung (Manuskript) **1948**. — Die Deutung der Geschwulstzellmerkmale als plasmatisch übertragene Eigenschaften (Plasmamutationshypo-these der Tumorentstehung) (Manuskript) **1948**.

OESTERLIN, M.: Klin. Wschr. **15**, 1719 (1936).

PASTEUR: Die Alkoholgärung, 2. Aufl. Stuttgart 1878. — Zit. nach WINDISCH. — PATTERSON, J. T.: J. Hered. (Am.) **20**, 260 (1929). — J. exper. Zool. **53**, 327 (1929). — PATTERSON, J. T. and H. J. MULLER: Genetics (Am.) **15**, 495 (1930). — PERTHES, G.: Zbl. Chir. **1928**, 1538. — PICÓN, J. M. O.: Arch. españ. oncol. **1**, 277 (1930). — Rev. españ. Biol. **3**, 157 (1934). — PLANCK, M.: Determinismus oder Indeterminismus. Leipzig 1938.

RAPAPORT, J. A.: Bull. Biol. et Med. exper. URSS. **6**, 725 (1938). — RAJEWSKI, B.: Frankf. Wiss. Woche **2** (1934). — REGAUD, CL.: Par. méd. **1941**, 125. — REIMANN, S. P.: Amer. J. Roentgenol. **43**, 275 (1940). — Trans. Studie Coll. Physicians Philadelphia **13**, 10 (1945). — Annual Rev. Physiol. **9**, 1 (1947). — Ohio med. J. **43**, 375 (1947). — J. Amer. med. Assoc. **135**, 87 (1947). — REINIG, W. F.: Ber. dtsch. Ges. Vererb.wiss. **1938**, 260. — REUSS, A.: Dtsch. Ges. Vererb.wiss., Kongr.ber. **1935**, 179. — RIEHL, N., N. W. TIMOFÉEFF-RESSOVSKY u. K. G. ZIMMER: Naturw. **29**, 625 (1941). — RIES, E.: Forsch. u. Fschr. **18**, 237 (1942). — ROESCH, H.: Virchows Arch. **245**, 1 (1923). — RÖSSLE, R.: Rel. IV Congr. Intern. Patol. Compar. **1**, 265 (1939). — RONDONI, P.: Z. Krebsforsch. **47**, 59 (1937). — ROUS, P.: J. amer. med. Assoc. **122**, 573 (1943). — RUSCH, H. P., B. E. KLINE and C. A. BAUMANN: Arch. Path. **31**, 135 (1941).

SALZER, H.: Klin. Wschr. **1934**, 119. — SCHABAD, L. M.: Arch. biol. Nauk. **61**, 179 (1941). — SCHINZ, H. R.: Strahlenther. **72**, 441 (1943). — SCHMIDT, O.: Z. physik. Chem. B. **42**, 83 (1939). — Ber. dtsch. chem. Ges. A **73**, 97 (1940). — Naturw. **29**, 146 (1941). — SCHMINCKE: Zit. nach SCHWAIGER 1938. — SCHRÖDINGER, E.: What is Life? The Physical Aspect of the Living Cell. Cambridge 1944. Deutsche Übersetzung von L. MAZURCZAK. Bern 1946. — SCHWAIGER, M.: Frankf. Z. Path. **52**, 500 (1938). — SCHWARZ, E.: Z. Krebsforsch. **19**, 171 (1922). — SCHWARZ, G.: Strahlenther. **16**, 394 (1924). — SIEGMUND, H.: Wien. med. Wschr. **1941**, Nr 52. — SPEMANN, H.: Experimentelle Beiträge zu einer Theorie der Entwicklung. Berlin 1936. — STANLEY, W. M.: Handbuch der Virusforschung, Bd. 1, S. 447. 1938. — STRONG, L. C.: Genetics (Am.) **11**, 294 (1926). — J. Canc. Res. **13** (1929). — Proc. nat. Acad. Sci. (Am.) **31**, 290 (1945). — Proc. Soc. exper. Biol. a. Med. (Am.) **59**, 217 (1945). —

Amer. Naturalist 81, 50 (1947). — Mod. med. 15 (1947). — STUBBE, H.: Strahlenther. 37, 124 (1930). — Z. Abstamm.lehre 56, 202 (1930); 60, 474 (1932). — Bibliogr. Genetica 10, 299 (1933). — Med. Welt 2 (1934). — Wiss. Woche Frankf. 1, 71 (1934). — Naturwiss. 22, 781 (1934). — Dtsch. Ges. Vererb.wiss. Kongr.ber. 1935, 189. — Biol. Zbl. 55, 209 (1935). — Angew. Chem. 50, 241 (1937). — SUTTON, R. L.: Arch. Derm. (D.) 37, 737 (1938).

TIMOFÉEFF-RESSOVSKY: Amer. Naturalist 63, 118 (1929). — Strahlenther. 49, 463 (1934). Z. Abstamms lehre 70 (1935). — Experimentelle Mutationsforschung in der Vererbungslehre. Dresden u. Leipzig 1937. — Biol. Zbl. 57, 233 (1937). —- Ber. dtsch. Ges. Vererb.wiss. 1939, 158. — TIMOFÉEFF-RESSOVSKY, N. W., K. G. ZIMMER u. M. DELBRÜCK: Nachr. biol. Ges. Wiss. Göttingen 1, 189 (1935). — TIMOFÉEFF-RESSOVSKY, N. W. u. K. G. ZIMMER: Naturw. 26, 362 (1938).

DE VRIES, H.: Die Mutationstheorie. Leipzig 1901 u. 1903. — Die Mutationen in der Erblichkeitslehre. Berlin 1912. — Naturw. 41, 598 (1916).

WHITMAN, R. C.: J. Canc. Res. 4, 181 (1919). — WINDISCH, F.: Naturwiss. 34, 190 (1947). — WINGE, O.: Z. Zellforsch. 10, 683 (1930). — WUHRMANN, F. u. CH. WUNDERLY: Die Bluteiweißkörper des Menschen. Basel 1947. — WUHRMANN, F., CH. WUNDERLY u. E. WIEDEMANN: Schweiz. med. Wschr. 1948, 180.

ZIMMER, K. G.: Strahlenther. 59, 130 (1937). — ZURHELLE, E.: Arch. Derm. (D.) 179, 543 (1939).

III. Krebsbekämpfung.

»La science ne consiste pas en faits, mais dans les conséquences que l'on en tire.« CLAUDE BERNARD.

Im II. Hauptteil ist gezeigt worden, daß die Entstehung zahlreicher Geschwulstformen ätiologisch weitgehend übersehbar geworden ist und daß es auf sehr verschiedene Weise gelingt, Krebs experimentell mit Sicherheit zu erzeugen. Von allem Anfang an war die Krebsforschung zugleich bestrebt, das, was man jetzt selbst zu erzeugen vermochte, auch planmäßig zu bekämpfen. Wie alle Krebsforschung am krebskranken Menschen in der Klinik beginnt, so ist auch das Endziel aller Krebsforschung ein klinisches, dem krebskranken Menschen zu helfen, ihn zu heilen und die Krebskrankheit selbst, wenn möglich, zu verhüten.

Es erscheint richtig und nützlich, an den Anfang des der Krebsbekämpfung gewidmeten III. Hauptabschnittes den Satz zu stellen: bislang ist *alle wirkliche Krebsheilung von der Klinik geleistet* worden. Trotz der Tausende von Versuchen hat die experimentelle Krebsforschung noch kein Mittel gefunden, welches nachweisbar einem Dutzend Menschen ihr vom Krebs bedrohtes Leben gerettet hätte. Aber trotz dieser harten Feststellung bezüglich der Vergangenheit ist doch alles Vertrauen auf die *Krebsbeeinflussung im Experiment* zu konzentrieren, denn darüber ist kein Zweifel, daß das Experiment die ersten Breschen in die Festung „Krebsrätsel" zu schlagen beginnt.

Aber auch die *Krebsdiagnostik* als Voraussetzung rationeller Krebstherapie hat viel Nutzen aus der experimentellen Krebsforschung gezogen, sie hat manche diagnostische Reaktionen gefunden, und überall ist man auf der Suche nach einem Universaltest, der „krebskrank" oder „nichtkrebskrank" frühzeitig anzeigt.

In der *Krebstherapie* stehen wir mitten im Beginn einer Chemotherapie des Krebses und vor allem darf von den Fortschritten der Atomphysik erhofft werden, daß sie mit künstlich radioaktiven Isotopen die Einbringung strahlender Energien in die Krebsgeschwülste selbst lehren und so die Strahlentherapie auf eine völlig neue und breitere, d. h. radiochemische Basis stellen wird.

Zugleich aber ist jedem Einsichtigen klar, daß das Krebsproblem sich unmöglich mit der Behandlung der an Krebs Erkrankten erschöpfen darf. Bei der Millionenzahl von Krebskranken liegt das Kernproblem in der *Krebsverhütung*. Wäre allein der Magenkrebs vermeidbar, so wäre das Krebsproblem quantitativ zu mehr als einem Drittel, und wäre der Krebs des Magendarmkanals verhütbar, so wäre es zur guten Hälfte gelöst. Die ersten Erkenntnisse liegen vor, aber wir stehen hier erst in den Anfängen der Forschung.

Zehntes Kapitel.

Krebsbeeinflussung im Experiment.

„Es gibt keine Methode und keine Richtung medizinischer Forschung, die nicht an der Krebsfrage versucht worden wäre." A. DIETRICH (1931).

Die Lösung des Krebsproblems, die Krebsheilung und Krebsverhütung, darf als die größte Aufgabe für die zeitgenössische Medizin bezeichnet werden. Welch ungeheure Arbeit wurde bereits der Frage Krebsbeeinflussung und Krebsheilung im Experiment gewidmet! Man kann ruhig sagen, es ist kaum ein pharmakologischer, chemischer oder physikalischer Eingriff ausdenkbar, der nicht erprobt worden wäre. Das Kernproblem selbst aber ist bis heute ungelöst geblieben.

Viele Vorschläge sind in Vergessenheit geraten, viele erscheinen schon nach· den Vorstellungen, aus denen heraus sie entwickelt werden, aussichtslos. Es kann sich hier also nur darum handeln, diejenigen Versuche zu würdigen, die neue Ausblicke zu eröffnen scheinen.

Freilich sind die *Schwierigkeiten* für die Würdigung experimenteller Krebsbeeinflussung sehr groß. Direkt vergleichbare Resultate liegen kaum vor. Es werden ja nicht nur die allerverschiedensten Reagentien erprobt, sondern zugleich auch unter sehr verschiedenen Bedingungen und an ganz verschiedenen Versuchsobjekten. Viele Experimentatoren arbeiten mit irgendeinem beliebigen Tiermaterial. Solche Arbeiten sind von vornherein vorbelastet durch den Fehler, daß die großen genetischen Verschiedenheiten der Rassen, Stämme und Individuen nicht in Rechnung gestellt sind. Wie oft wird ein Erfolg auf ein angewandtes Mittel bezogen, wo es sich nur um Zufälligkeiten des Tiermaterials handelt, reagieren ja bei der gleichen Tierart verschiedene Stämme oft ganz verschieden.

Dazu kommt eine zweite Schwierigkeit: viele *Ergebnisse* werden *an Impfgeschwülsten* erzielt. Die Impfgeschwülste haben aber eine ausgesprochene Sonderstellung. Viele, wie das EHRLICH-Carcinom, das JENSEN-Sarkom und der FLEXNER-JOBLING-Tumor sind relativ gutartig. Sie wachsen in der Hauptsache expansiv, nicht gewebszerstörend und metastasieren nur selten. Experimentelle Ergebnisse dürfen durchaus nicht ·auf die ganz andersartigen menschlichen Carcinome übertragen werden. Wenn im BROWN-PEARCE-Tumor ein überaus bösartiger Tumor vorliegt, so ist aber auch letzterer mit menschlichen Krebsformen kaum zu vergleichen. Schon allein seine Verbreitungsgeschwindigkeit kommt bei menschlichen Tumoren extrem selten, wenn überhaupt vor. Und dann gilt stets der Einwand, daß diese Impfgeschwülste ja durch Zellen fremder Tiere eingeimpft, aber nicht aus Körperzellen des kranken Tieres selbst entstanden sind. Hier spielen die biochemischen Verschiedenheiten des Zelleiweißes, der Zellflüssigkeit usw. eine wichtige Rolle. Allein schon die Immunisierungsmöglichkeit (s. S. 437), etwas, was es beim Menschen überhaupt nicht gibt, mahnt zur Vorsicht in der Übertragung der Resultate. Demjenigen, der trotzdem den Wert therapeutischer Experimente an solchen Impftumoren hoch einschätzt, muß man außerdem entgegenhalten, daß tatsächlich bei solchen Impfgeschwülsten auf mancherlei Weise Heilung möglich ·ist. Sie bilden sich ja oft genug spontan zurück. Kein einziges dort wirksames Mittel hat beim Menschen seine krebsheilende Wirkung erwiesen. Nicht nur, weil der Mensch anders reagiert, sondern weil es vergleichbare Impfgeschwülste beim Menschen nicht gibt und wohl auch nie geben wird. Erfolg- und Heilziffern bei Impftumoren können nicht per analogiam auf den menschlichen Krebs angewandt werden. Was einen Impfkrebs heilt, heilt noch lange keinen Krebs beim Menschen.

Noch weniger besagen Erfolge etwas, wenn es sich um *Virustumoren* handelt. Bei ihnen sind die carcinogenen Noxen hochmolekulare Eiweißkörper. Die Beeinflussung derselben interessiert vom Standpunkt dieser speziellen Geschwulstart aus außerordentlich. Für den Menschen dagegen würden therapeutische Erfolge nichts besagen, spielt ja diese ganze Geschwulstklasse beim Menschen kaum eine Rolle.

Auch gegenüber der dritten Quelle krebskranker Tiere, den *Tumorerbstämmen*, bestehen krebstherapeutisch große Vorbehalte. Im Prinzip wären diese Tumoren geeignet, da sie aus körpereigenen Zellen entstehen. Aber es darf nicht übersehen werden, daß sie nur unter ganz extremen Bedingungen, durch extreme

Auslese und durch extreme Inzucht gewonnen sind, was einen unmittelbaren Vergleich mit dem Menschen hinfällig sein läßt. Zudem muß damit gerechnet werden, daß die hohe Tumorquote nicht immer auf Erblichkeit von Krebsanlagen, sondern oft lediglich auf die Auslösung durch die gleiche übertragbare exogene Noxe (Virus?) zurückzuführen ist. Daraus ergibt sich wiederum ein großes neues Fragezeichen: warum resultiert denn dann trotz genetisch einheitlichem Tiermaterial immer nur ein Prozentsatz von 50 oder 60% krebskranker Tiere? Besonders problematisch sind Beeinflussungsversuche bei den Mammatumoren. Es ist deren Prozentsatz nur dann konstant, wenn alle äußeren Bedingungen völlig konstant sind. Es braucht nur daran erinnert zu werden, daß allein die Wegnahme der Frischgeborenen an Ammen anderer Stämme sofort völlig geänderte Zahlen, also eine starke Krebsbeeinflussung ergibt, noch bevor irgendein chemisches Mittel eingesetzt ist.

So halten eigentlich nur die Beeinflussungsversuche bei den durch carcinogene Stoffe und durch Strahlenwirkung erzeugten Krebsen einer ernsten Kritik stand. Aber gerade *„provozierte Krebse"* sind bei den Experimentatoren unbeliebt, obgleich hier erzielte Erfolge wahrscheinlich auch auf den Menschen übertragbar wären. Der Grund dafür ist klar. Es dauert erst lange Monate, bis durch solche Mittel Krebs erzielt wird. Der Prozentsatz ist schwankend, und wenn dann erst Krebs erzeugt ist, sind die Tiere sehr anfällig und haben nur noch eine kurze Lebenszeit. So kommt es, daß die anderen drei Hauptarten meist den Vorzug erhalten. Sie haben eben den Vorteil, daß der Tumor gewissermaßen sofort oder schon nach ganz kurzer Zeit entsteht, langsam wächst, eine lange Zeit für weitere Experimente verbürgt und die Vitalität des Tieres erst später schädigt.

Es sind also sehr gewichtige Vorbehalte, die gemacht werden müssen. Insbesondere kann nicht genug betont werden, daß alle irgendwie erzielten günstigen Beeinflussungen nur für die betreffende Tumorform und nur für die betreffende Tierart und nur für die gleichen Versuchsbedingungen gelten, daß bei einer Verallgemeinerung immer die Gefahr von Trugschlüssen entstehen würde. Die ersten Autoren, die diesen Gesichtspunkten voll Rechnung getragen und alle experimentellen Ergebnisse für den Menschen, für Spontan-, Reiz- und Impftumoren gesondert gewürdigt haben, sind HINSBERG und seine Mitarbeiter (1942) in ihrem Buch über das Geschwulstproblem in Chemie und Physiologie. Insbesondere muß gesagt werden, daß analogisierende Übertragungen von Tiergeschwülsten auf den menschlichen Krebs in der weit überwiegenden Mehrzahl der Fälle von vornherein utopisch sind.

Noch ein Gesichtspunkt muß berücksichtigt werden. Krebsgeschehen ist Lebensgeschehen. Es ist klar, daß alle Einflüsse, die das Lebensgeschehen stark verändern, auch das Krebsgeschehen ändern. Es gehört deshalb viel Kritik dazu, den *Allgemeineffekt* von dem *Tumoreffekt* zu trennen. Wachstumsänderungen am Tumor, die nur Wachstumsänderungen am ganzen Organismus parallel gehen, beweisen nichts und Ergebnisse an speziellen Tiergeschwülsten dürfen nicht als Bürgschaft für Erfolge beim Menschen gewertet werden. Noch immer liegt der Beweis nur beim Menschen und die Schlußurteile werden nur in der Klinik gefällt. Bis jetzt sind ja auch alle wirklichen Krebsbeeinflussungen in der Klinik gefunden und von der Klinik aus nach allen Richtungen des Indikationsbereiches und der Technik ausgebaut worden. Es muß deshalb noch einmal betont werden: Wohl wird experimentell viel Krebs zur Heilung gebracht, jedoch sind mit einer ausschließlich tierexperimentell gefundenen Methode bis jetzt, bis auf ganz wenige Ausnahmen an günstigst gelegenen Krebsen, die dazu die klinische Medizin leichter und sicherer heilt, wirklich auf die Dauer *geschwulstheilende Methoden im Tierexperiment noch nicht gefunden.* Es ist eben ein weiter Weg z. B. von einem bei einem künstlichen Impfkrebs erfolgreichen Mittel bis zur Heilung eines „spontan" entstandenen Krebses beim Menschen. Der letzte Prüfstein ist immer erst der krebskranke Mensch.

Selbstverständlich soll damit die Berechtigung und die Tragweite des Experimentes nicht verkleinert werden. Wenn wir also feststellen, daß bis jetzt nur das therapeutische Experiment am Menschen wirklich große Fortschritte für die Krebsheilung gebracht hat, so ändert das nichts an der Hoffnung der klinischen Medizin, daß der experimentellen Forschung die entscheidende Tat gelingen möchte, Krebs mit Mitteln zu heilen, die von den Körperzellen noch vertragen, von den Krebszellen aber nicht mehr vertragen werden.

Man hat begonnen (Näheres siehe bei KINOSITA 1937, BEERENBLUM 1944, GRABTREE 1947, K. H. BAUER 1948), alle Einwirkungen, die eine im Entstehen begriffene Geschwulstbildung hemmen, unterdrücken oder verhüten, unter dem Begriff *Anticarcinogenese* zusammenzufassen. Selbstverständlich wird damit etwas nur in einem Begriff zusammengefaßt, was dem Begriffsinhalt nach dem Kliniker immer schon geläufig war (vgl. K. H. BAUER 1948). Das größte Massenexperiment einer, wenn man so will, operativen Anticarcinogenese ist die rituelle Beschneidung mit ihrer hohen Bedeutung für die Verhütung des Peniscarcinoms, besonders im nahen und mittleren Orient. Davon wird im Abschnitt über Krebsverhütung ausführlich die Rede sein (s. S. 648). Vor allem aber gehören hierher alle ärztlichen Bemühungen, einen Präcancer an seiner Umwandlung in einen Cancer zu hindern. Die Heilung so ausgesprochen präcanceröser Zustände, wie die von alten Krampfadergeschwüren, von Röntgenulcera, die Ektomie von Prostataadenomen (etwa 15% Krebsgefahr!), von Mastdarmpolypen, Blasenpapillomen, die Heilung jahrelang bestehender, später in 8—10% in Krebs übergehender callöser Magengeschwüre, die Beseitigung der Gallensteinkrankheit (mit 4% Krebswahrscheinlichkeit) und vieles andere mehr sind Beispiele einer praktisch-chirurgischen Anticarcinogenese (s. auch S. 660). Der Ausdruck stellt die Antithese dar zum Begriff der Syncarcinogenese (s. 8. Kapitel, S. 351), mit dem man alle diejenigen Einflüsse erfassen will, die in gleichzeitiger oder aufeinanderfolgender Wechselwirkung die Entstehung eines Tumors begünstigen oder bedingen. Dem Wortbegriff nach sollte der Ausdruck eigentlich auf die Einflüsse beschränkt bleiben, die sich gegen die primäre Entstehung einer Geschwulst richten, sich also als *Krebsprophylaxe* auswirken. Im Sprachgebrauch hat sich aber bereits der erweiterte Begriff auch im Sinne der Einflüsse gegen die bereits entstandene Geschwulst eingebürgert. Bis zu einem sehr erheblichen Grade sind die Ausführungen dieses Kapitels der Anticarcinogenese gewidmet, sind ja die meisten Versuche einer Krebsbeeinflussung in der Erwartung angestellt, den entstandenen Krebs zu hemmen oder ihn überhaupt an seiner Entstehung zu hindern. Das sinnfälligste Beispiel einer Anticarcinogenese im strengen Sinne des Wortes ist die Immunisierung zur Verhütung der Geschwulstentstehung überhaupt.

1. Die Immunisierung gegen Impfgeschwülste.

Schon seit langem ist bekannt, daß sonst für Impfgeschwülste empfängliche Tierarten durch irgendwelche Vorbehandlung mit Tumormaterial gegen eine spätere Geschwulstübertragung unempfänglich gemacht werden können (UHLENHUTH 1910). Eine volle Resistenz gegen Impftumoren läßt sich auf verschiedene Weise durch *aktive Immunisierung* erreichen. Impft man Mäuse oder Kaninchen, erstere z. B. mit dem EHRLICHschen Mäusecarcinom, letztere mit dem BROWN-PEARCE-Tumor intradermal, so bilden sich 90% dieser Carcinome wieder zurück. Es bleibt dann bei diesen Tieren eine Resistenz für spätere Tumorimpfung zurück (BESREDKA u. Mitarb. 1935, CHEEVER und JANEWAY 1941).

Aber nicht nur mit Geschwulstzellmaterial, auch mit zellfreien Extrakten läßt sich eine aktive Immunisierung erzielen. Nur sind dabei eine Reihe besonderer Vorsichtsmaßregeln erforderlich (DOMAGK und HACKMANN 1935, DOMAGK 1948). Diese Autoren fanden, daß Preßsäfte und Extrakte schon bei Zimmer- bzw. Brutschranktemperatur ihre Wirkung rasch einbüßen. Die neue Methodik läuft darauf hinaus, durch Gefrieren und Wiederauftauen der Tumoren eine bessere Aufschließung des Gewebes zu ermöglichen, dann zu zentrifugieren und den Extrakt durch Entkeimungsfilter zu filtrieren. Es gelang aber nicht allein mit zellfreien Extrakten, sondern auch mit Eiweißfällungen, die aus den Extrakten durch Einleiten von Kohlensäure hergestellt waren, die Resistenz gegen spätere Geschwulstüberimpfung zu erzeugen. Damit war erwiesen, daß die Erzeugung einer Immunität nicht von der Verimpfung lebender Zellen abhängig ist, andererseits aber auch, daß die zellfreien Extrakte nicht selbst Tumoren erzeugen.

Die Breslauer Mitarbeiter des Verfassers BLÜMEL (1938) und FUHRMANN (1936) zeigten, daß beim BROWN-PEARCE-Tumor des Kaninchens die *strahlentherapeutische Heilung* eines zunächst angegangenen Tumors stets eine *Immunität* gegen eine erneute Impfung mit dem gleichen Impftumor hinterläßt.

Sind solche Tiere dann erst immunisiert, dann ist es wenigstens beim BROWN-PEARCE-Tumor gelungen, auch eine *passive Immunisierung* durch Blutübertragung von immunisierten Tieren auf andere Tiere zu bewerkstelligen (HACKMANN 1944, KIDD 1944). Nach eingehenden Untersuchungen ist KIDD (1944) der Ansicht, daß das Wachstum des BROWN-PEARCE-Tumors durch einen spezifischen Antikörper, der mit einem auch in zellfreie Tumorextrakte übergehenden Bestandteil der Tumorenzellen reagiert, unterdrückt werden kann. Darüber hinaus ist sogar mitgeteilt worden (KLEIN und KLINKE 1936), daß durch Überimpfung von Mäusesarkom auf Ratten, also auch durch heterologe Transplantation ein fast völliger Impfschutz der Ratten zu erzielen sei.

Statt der vollen Immunität gibt es aber auch eine *Resistenzsteigerung*. Der Breslauer Mitarbeiter des Verfassers BLÜMEL (1938) hat an 139 röntgenbestrahlten und 156 Kontrolltieren beim BROWN-PEARCE-Tumor gezeigt, daß eine Heilziffer von 34,3% Dauerheilung bei diesen sonst in 4—6 Wochen zum Tode führenden Carcinomen zu erzielen ist, aber auch daß durch örtliche Vorbestrahlungen und durch kleine Raumdosen und schließlich auch durch schwache Ganzbestrahlung die Resistenz der Tiere sich um 13 bzw. 35 und 40% erhöhen ließ. Gleichfalls am BROWN-PEARCE-Tumor hat der damalige Breslauer Mitarbeiter des Verfassers MALLUCHE (1938) gezeigt, daß sich durch wiederholte Vorimpfung mit verdünntem zellfreiem Filtrat, gemessen an der Lebensdauer, eine Resistenzerhöhung von 40,6 (±8,7)% gegenüber den Kontrollen erreichen ließ. FISCHER-WASELS (1939) erzielte die Immunität gegen den BROWN-PEARCE-Tumor durch intracutane Injektion von Geschwulstmaterial oder durch subcutane Injektion einer Aufschwemmung von Geschwulstgewebe in Salz-Kaolinlösungen.

Es wird sogar über eine *unspezifische Immunität* berichtet. TEUTSCHLÄNDER (1929, 1934) teilt mit, es gelänge, experimentell durch Fütterungsinfektion mit tuberkulöser Leber gut angegangene ROUS-Tumoren zur Rückbildung zu bringen und zu heilen. Der Antagonismus zwischen ROUS- und Tuberkuloseinfektion sei aber einseitig, denn es liege nur eine immunisierende Wirkung der Tuberkulose gegen das ROUS-Sarkom vor, nicht aber umgekehrt. Die tuberkulöse Infektion wirke indirekt über den Organismus im Sinne einer erworbenen unspezifischen Immunität (Reizkörperwirkung). Es muß die Einschränkung gemacht werden, daß es sich hier um einen Virustumor handelt.

Comsia (1928) beobachtete eine Verlängerung der Inkubationszeit, Verzögerung der Tumorentwicklung, sogar Verhinderung des Angehens der Tumoren bei Ehrlich-Carcinommäusen, die vorher mit *Recurrensspirochäten* infiziert worden waren. Auch Novicki und Lenartowicz (1934) hatten bei Jensen-Sarkomratten, denen *Syphilisspirochäten* eingebracht waren, in 28% der Tiere eine Wachstumshemmung bis zum völligen Schwinden der Tumoren behauptet und daraus gefolgert, daß die Syphilis die Entwicklung maligner Tumoren nicht begünstigt und daß die Haut- und Schleimhautkrebse bei Syphilitikern in keiner Weise in Beziehung zur Syphilis stünden. Es wird dies besonders von Dermatologen, die ja nur ein einseitiges Material, nämlich zumeist das ihrer alten Syphilitiker, sehen, behauptet. Samssonow (1935) im Pasteur-Laboratorium des Pariser Radiuminstitutes hat die Frage aufgegriffen und die Tumorentwicklung 7, 14 und 18 Tage nach der Impfung mit Jensen-Sarkommaterial geprüft und keinerlei Differenzen zwischen den syphilisinfizierten und den Kontrollratten feststellen können. Er erklärt die Ergebnisse der oben genannten Autoren mit der Variabilität in der Schnelligkeit der Tumorentwicklung, die denen, die sich mit Geschwulstimpfung beschäftigen, gut bekannt sei, ebenso wie die Tatsache, daß solche Jensen-Sarkome oft spontan eine völlige Rückbildung zeigen.

Schairer (1937) spricht sogar von einer erworbenen *Resistenz eines einzelnen Organs* gegen Metastasen eines Impftumors. Während der Entwicklung eines Jensen-Sarkoms in der Haut der Ratte entsteht eine Resistenz gegen diesen Tumor in der Lunge, weshalb es nicht zum Auftreten von Lungenmetastasen kommt. Diese Resistenz ist beim normalen Tier nicht vorhanden. Schairer erklärt auf diese Weise das Fehlen von Lungenmetastasen trotz Einschwemmung von Tumorteilchen in die Lunge. Das histologische Bild der Lungen, in die Tumorpartikel eingeschwemmt sind, ähnelt den Bildern, wie sie vom Abbau von Tumorzellen auch in menschlichen Lungen bekannt sind. Die Resistenz ist in der Lunge verankert und verschwindet nicht sofort nach Entfernung des Hauttumors. Sie kann überwunden werden, aber nur durch massive, in Schüben erfolgende Tumoreinschwemmung.

Das Wesen der auf so verschiedene Weise erzielten *Immunität* wird sehr verschieden gedeutet. Schon 1925 haben Uhlenhuth und Seiffert darauf hingewiesen, daß eine serologische Tumorimmunität nicht in Frage kommt, sondern daß die Abwehr eine Zellreaktion darstellt. Besredka und Gross (1938) stehen bei der gegen das Rous-Sarkom gerichteten Immunität auf dem Standpunkt, daß die Hühner ebensowenig wie die gegen den Brown-Pearce-Tumor immunisierten Kaninchen in ihrem Serum einen schützenden oder heilenden Antikörper haben. Auch sie treten für die Auffassung von der rein cellulären Natur der Antisarkomimmunität beim Huhn ein. Auch der wachstumshemmende Faktor im Walker-Sarkom der Ratte (einem in fast 100% angehenden Sarkom das sich selten zurückbildet und in 6—7 Wochen zum Tode führt) wirkt nicht auf den Gesamtorganismus, sondern auf die Tumorzelle selbst (v. d. Schmeren 1935). Wylegschanin (1933) stellt fest, daß Ehrlich-Mäusecarcinom- und Jensen-Sarkomzellen, wenn sie mit Organstückchen von immunen Tieren gezüchtet wurden, gut wuchsen und ohne Hemmung in die Organe der immunen Tiere eindrangen. Die Annahme, daß im Blutplasma oder in den Organen und Geweben immunisierter Tiere Stoffe enthalten sind, die unmittelbar toxisch auf die Geschwulstzelle einwirken, wäre danach nicht zutreffend.

Eine gegenteilige Meinung vertritt RUNOVA (1941). Er stellte an 168 Ratten mit KRITSCHEWSKI-SINELNIKOW-Carcinom Immunitätsversuche an und stellte im Blut der immunisierten Tiere Antikörper fest, was durch die positive Reaktion der Komplementablenkung und durch Präcipitation beweisbar ist. Auch NATTAN-LARRIER und L. GRIMARD (1935) wiesen bei Hodenimpfungen von Kaninchen mit BROWN-PEARCE-Tumor im Serum dieser Tiere bis in hohe Verdünnungen Antikörper gegen das injizierte Tumorantigen nach (vgl. auch KIDD 1944).

Eine wesentliche Klärung der Frage der Tumorimmunität brachten die Versuche von Z. ZAKRZEWSKI (1937). Er erzeugte durch Vorbehandlung mit Tumormaterial bei JENSEN-Sarkomratten eine *Immunität*, die nicht nur gegen die Tumorzelle, sondern *auch gegen das Normalgewebe gerichtet* ist. Er schließt daraus, daß die im Transplantationsversuch erreichte Immunität keine Geschwulst-, sondern eine Transplantationsimmunität ist, wobei das Wesentliche die Körperfremdheit des Transplantats, nicht seine Malignität wäre. Darnach hätte, zum mindesten in einzelnen Fällen, diese „Immunität" gar nichts zu tun mit einer spezifischen Immunität, wie man sie gegen Bakterientoxine erwirbt. Schließlich darf nicht außer acht gelassen werden, daß es ja bei allen Tierarten immer wieder Tiere gibt, die eine *natürliche Resistenz* gegen Geschwulstverimpfung besitzen, ohne daß gesagt werden kann, worauf sie beruht. Ja, es gibt sogar Impftumoren, wie z. B. das Rattenepitheliom von GUÉRIN, bei dem alle Versuche, die Versuchstiere resistent zu machen, fehlgeschlagen sind. Die Hoffnung, daß man mit der Immunisierung gegen alle ihre Impftumoren eine Tierart gegen Krebs überhaupt immun machen, also eine Art von *Panimmunität* erzeugen könne, hat sich als trügerisch erwiesen. Es hat sich z. B. gezeigt, daß Kaninchen, die gegen den SHOPE-Tumor immunisiert waren, auf Teerpinselung ohne weiteres mit Teercarcinomen antworteten (PEYRON u. Mitarb. 1937), und daß Mäuse, die gegen alle Impftumoren refraktär waren, doch noch an einem spontanen Krebs zugrunde gingen (OBERLING 1942).

Schon diese kleine Auswahl verschiedener Methoden und verschiedener Deutungen zeigt, wie komplex die Frage der Immunisierung ist. Sie ist in der Hauptsache ein Sonderproblem der Serologie. *Vom Standpunkt der menschlichen Krebspathologie* spielt die *Frage der Resistenz* bzw. der aktiven und passiven Immunisierung *keine Rolle*, denn bei den Impftumoren handelt es sich um eine Kategorie von Geschwülsten, die es beim Menschen überhaupt nicht gibt und der ganzen Sachlage nach voraussichtlich auch nie geben wird. Denn wie sollte je die Situation entstehen, daß spontan entstandene Geschwülste von einem krebskranken Menschen auf andere Menschen übertragen würden? Wohl sind Übertragungen z. B. durch Benutzung gleicher Tabakpfeifen behauptet, aber nie bewiesen worden. Der an sich denkbare Fall, daß ungewollt bei Operationen an krebskranken Menschen durch eine Verletzung einem der an der Operation Beteiligten Geschwulstpartikel homoioplastisch überimpft würden, ist abgesehen davon, daß schon die Geschwulstverimpfung am gleichen Kranken („Impfmetastasen" s. 3. Kapitel, S. 78) etwas sehr Seltenes ist, äußerst unwahrscheinlich. Die Wahrscheinlichkeit, daß eine solche Geschwulstinokulation angeht, würde noch nicht 1:1000 sein. Aber auch tierexperimentell ist daran festzuhalten, daß die erzielte Immunität sich nicht gegen Geschwulstverimpfung ganz allgemein, sondern nur gegen die spezielle Geschwulst richtet, deren Zell- oder Extraktmaterial zur Behandlung benutzt worden ist. Also selbst experimentell kommt ihr — immer vom cancerologischen Standpunkt aus gesehen! — eine krebstherapeutische Konsequenz nicht zu.

Es scheint uns von grundsätzlicher Bedeutung zu sein, daß *noch nie* erfolgreiche *Immunisierungen bei Spontantumoren und* noch nie bei *provozierten Krebsen* mitgeteilt worden sind. Auch DOMAGK bestätigt neuerdings (1948), daß es ihm bei „spontan entstandenen Tumoren, z. B. bei den erblichen Mammatumoren der Mäuse ... bisher noch nicht gelungen ist, durch Vorbehandlung einen sicheren Schutz zu erzielen".

Man hat *Immunisierungsversuche* auch *am Menschen* unternommen. KURTZAHN (1926) hat drei Übertragungen von frischem menschlichem Carcinomgewebe auf sich selbst subcutan ausgeführt. Die Geschwulstprobe verfiel der Nekrose und Resorption und die Übertragung von Serum (5—10 ccm) auf Krebskranke blieb ohne Effekt. Anders ging der Pariser Chirurg MARTEL (zit. nach OBERLING 1942) vor. Er hat bei Brustkrebskranken Geschwulststücke entnommen, sie an anderer Stelle in die Haut verpflanzt und dort strahlentherapeutisch zum Verschwinden gebracht. Die Ergebnisse hinsichtlich der erwarteten Immunisierung waren völlig negativ. Auch alle Versuche, *Immunsera gegen Krebs* zu erzeugen, sind gescheitert. Heute weiß man, sie mußten scheitern, weil es — außer bei den Virustumoren — krebsspezifische Proteinkörper, gegen die man Antikörper provozieren könnte, nicht gibt. Mit dieser Feststellung der Biochemie sind Hunderte von Versuchen ad absurdum geführt worden. Man kann eben nur serotoxische, aber keine cytotoxischen Sera erzeugen. Wohl gibt es krebsspezifische Zellen, aber keine krebsspezifischen Proteine. Wenigstens sind bis heute keine bekannt. Man soll aber in den Wissenschaften nie ein „Nie!" aussprechen. Nach dem jetzigen Stande des Wissens erscheinen Krebssera ausgeschlossen, aber das Problem ist nicht tot. Es ruht, bis vielleicht grundsätzliche Fortschritte der Serologie es in neuer Form wieder aufrollen.

2. Ernährungseinflüsse.

Vom Standpunkt der Mutationstheorie aus wird man fragen: sind denn überhaupt Ernährungseinflüsse, die bis an die Erbstrukturen der Zellen herankommen, möglich bzw. erwiesen? An sich ist es erstaunlich, daß die Frage, ob die *Ernährung* die Häufigkeit und die Art der *Mutationen beeinflußt*, von der experimentellen Genetik noch wenig geprüft ist. Die ersten großzügigeren Versuche an Antirohinum majus sind von STUBBE angeregt und von DÖRING (1937) in Müncheberg durchgeführt. Sie ergeben unter verschiedenen Ernährungseinflüssen (Mangel notwendiger Elemente, p_H-Störungen) eine durchschnittlich 3fache Erhöhung der Mutationsquote. Neuerdings wurde auf dem 8. Internationalen Vererbungskongreß in Stockholm über Mutationsversuche an Bakterien und an Drosophila berichtet, die die Ernährungsbedürfnisse der betreffenden Versuchsobjekte bei verschiedenen Mutanten zum Gegenstand hatten. Wenn man hört, daß z. B. gewisse Salmonellamutanten die Fähigkeit, bestimmte Aminosäuren, wie Cystin, Tryptophan selbst zu synthetisieren — was die Ursprungsrassen noch konnten — verloren haben und infolgedessen auf die Zufuhr dieser Aminosäuren mit der Nahrung angewiesen sind (PLOUGH und GRIMM 1948) und daß das gleiche Tryptophan auch bei Drosophilamutanten (RUDKIN und SCHULTZ 1948) eine wichtige Rolle bei ihrer Ernährung spielt, so wird klar, daß Ernährungseinflüsse bei der Mutationsentstehung eine große, in der freien Natur vielleicht sogar eine ausschlaggebende Rolle spielen.

Zusammenhänge zwischen Krebsentstehung und Ernährung müssen nach den *Erfahrungen der menschlichen Krebspathologie* von vornherein als sicher bestehend angenommen werden. Wie wollte man sonst z. B. die Häufigkeit des Magenkrebses bei den Völkern westlicher Zivilisation und die Seltenheit desselben im fernen Orient erklären? Auch die große Häufigkeit der Krebse des Verdauungskanals bei den Berufen der Hotellerie, wie die hohe Häufigkeit des Krebs-

vorkommens im Magen-Darmkanal überhaupt weist nachdrücklich auf Ernährungseinflüsse hin.

Im *Experiment* liegen Versuchsreihen großen Ausmaßes vor. Der über die
Jahre von 1921—1937 sich erstreckende Grundversuch stammt ·von STRONG
(1937). Er baute seinen A-Stamm mit Mäusebrustkrebs seit 1921 in verschiedenen
Städten auf. In Ann Arbor und Bar Harbor zeigten die Mäuse bei gemischter
Hafermehldiät eine streng eingipfelige Kurve der Altersverteilung. Nach dem
Umzug STRONGs nach New Haven ergab sich eine mehrgipfelige Kurve als
sicheres Zeichen dafür, daß Individuen von mehr als einer Klasse zusammen-
gruppiert waren. Bei der Absonderung der Weibchen je nach ihrer *Diät* zeigte
sich, daß die mehrgipfelige Kurve den Klassen der Diät, unter denen die Tiere
gehalten wurden, entsprach, woraus zum ersten Male der bindende Schluß zu
ziehen war, daß bei genetisch einheitlichem Material die Altersverteilungskurve
von der Kost abhängt. Für Handelsdiät betrug das Durchschnittsalter für die
Brustkrebse 338,8 Tage, für A_2-Mäuse auf gemischter Hafermehldiät 355,8 Tage
für A-Mäuse bei gleicher Kost 415 Tage und für Mäuse mit Zusatz von Wintergrünöl (s. unten) zu ihrer gemischten Hafermehldiät 437 Tage. Jede dieser
4 Tierklassen hatte nun wieder eine glatte, eingipfelige Kurve. Damit war in
einem langdauernden Versuch großen Stiles erwiesen, daß die Ernährung in
bezug auf das Alter, in dem bei Mäuseweibchen eines Inzuchtstammes Brustkrebs auftritt, eine bedeutsame Rolle spielen. Auch bei einem relativ krebsarmen
Stamm, bei Mäusen des CBA-Stammes, war das Auftreten von Spontantumoren
nach Diätänderung verschieden häufig (STRONG 1937, 1938). Spontantumoren
verschiedener Lokalisation traten bei Haferdiätmäusen in 5,6%, bei Handels-
diätmäusen in 12,7% der Tiere auf. In einem weiteren Versuch von STRONG
(1940) entwickelten die Mäuse des CBA-Stammes bei Hafermehldiät weniger
als 4% Spontantumoren, bei „Handelsdiät" (Diät A) 75—80%. STRONG setzte
nun 896 weibliche Mäuse dieses Stammes in verschiedenem Alter von einer Diät
auf eine andere. Je nach dem Zeitpunkt des Diätwechsels erhielt er 8 Klassen.
Es zeigte sich, daß die Altersverteilung des Krebses bei diesem Stamm mit
großer Leichtigkeit durch die Diät beeinflußt werden kann. STRONG schließt
daraus, daß die Krebsempfänglichkeit und Krebsresistenz nicht ausschließlich
genetisch determiniert sein kann, daß Krebs vielmehr eine Resultante vieler Fak
toren darstelle, unter denen Einflüsse der Ernährung eine sinnfällige Rolle spielen.

Solche Beobachtungen waren für STRONG der Anlaß zu ausgedehnten Ver-
suchen (1934, 1935, 1937, 1938, 1941, 1942, 1946) mit dem *Ziel*, das *Auftreten von
Brustkrebs bei Mäusen* systematisch *durch Diät zu verzögern* und zu beeinflussen.
Die ausgedehntesten Versuche betrafen das soeben schon erwähnte *Wintergrün-
(Gaultheria)-Öl*. Nach täglicher Verabfolgung kleiner Mengen desselben als
Zusatz zur regulären Kost war der Grad der Differenz zwischen Kontroll- und
Versuchstieren hinsichtlich des Auftretens von Brustkrebs nach 54 Wochen
6,24mal so groß wie der mögliche Irrtum. Bei der Zugabe von *Gewürzmyrtenöl*
(oil of Allspice) zu der gewöhnlichen Hafermehldiät (1935) resultierten weniger
Carcinome (16,2% gegenüber 39,95% bei den Kontrollen) und traten später
(nach 440,3 gegenüber 368,2 Tagen) auf.

In einer zweiten Arbeit wurde die *Überlebenszeit* nach Gaultheria-Zusatz
untersucht (1935). An sich bekamen alle Tiere der Versuchs- und Kontroll-
gruppen „spontane" Brustkrebse. Die Mäuse, die täglich kleine Mengen natürlichen Wintergrünöls bekommen hatten, lebten jedoch nach der Entwicklung
ihres Brustkrebses länger als die Kontrollen. Wintergrünöl besteht zu mehr
als 95% aus Methylsalicylat. Da redestilliertes synthetisches Methylsalicylat
keine Wirkung auf das Tumorwachstum hatte, wurden zur Prüfung, ob vielleicht

eine im natürlichen Öl vorhandene Verunreinigung des tumorhemmenden Agens ist, fraktionierte Destillate des natürlichen Öles hergestellt (1938). Die „Hochfraktion" erwies sich als wirkungslos, die „Niedrigfraktion" verursachte Verlangsamung des Tumorwachstums mit vollkommener Rückbildung der Tumoren bei 4 von 34 Tieren, Erhöhung der Überlebenszeit nach Auftreten der Tumoren und grobe histologische Veränderungen im Tumorgewebe selbst. Als wirksames Prinzip der „low-boiling-point fraction" des natürlichen Wintergrünöls wird von STRONG (1939) das *Heptylaldehyd* (Siedepunkt von 152,2—153,2⁰ C) angesprochen. STRONG kommt zu der Schlußfolgerung, daß durch die Einbringung von Heptaldehyd in den Organismus durch die Kost oder durch subcutane Injektion eine ausgedehnte Verflüssigung „spontaner" Brusttumoren erzielt werden kann. STRONG (1938) hat Heptaldehyd auch bei 10 Hunden mit Spontantumoren angewandt und subcutan meist fernab vom Tumor injiziert. Bei fast allen Tieren kam es zu einem Weichwerden und bei einigen zu einer völligen Rückbildung der Tumoren, zu gleicher Zeit zu Gewichtszunahme, besserem Aussehen und zu größerer Lebendigkeit. Nun zeigte sich aber, daß das chemisch reine Heptaldehyd allein nicht so wirksam ist wie die „low-boiling-point fraction" des echten Gaultheria-Öles. STRONG (1939) untersuchte nun die Wirkung einer *Mischung von Heptaldehyd und Methylsalicylat.* 50 Mäuse des A-Stammes mit Brusttumoren erhielten zu einer Mischdiät die beiden Stoffe im Verhältnis 3:1. 44,4% der Tumormäuse zeigten einen Rückgang in der Größe der Tumoren, 26,6% der Tumoren verschwanden und von diesen Mäusen lebten 75% ohne Rezidiv weiter. STRONG schreibt das erzielte Ergebnis einer kumulativen Wirkung beider Chemikalien zu, wobei das Heptaldehyd als das die Rückbildung bedingende Agens angesehen wird.

Später verwandte STRONG (1941) ein additives Präparat, das *Heptaldehydnatriumbisulfit*, welches ungefähr zu 51% Heptaldehyd und zu 49% Natriumbisulfit enthält. Es ergab sich eine Abhängigkeit der Wirkung von der Menge der täglichen Dosis. Die stärkste Tumorhemmung fand sich bei 6 mg je Tag. Die Zahl und Größe der Lungenmetastasen war der verabreichten Dosis indirekt proportional. Die längste Überlebenszeit einer Maus war 439 Tage (bei einem Alter von 710 Tagen). Zur Zeit der Veröffentlichung lebten noch 2 Mäuse frei von Brusttumor 309 und 218 Tage nach Rückgang der Spontantumoren. STRONG selbst zieht aus diesen Versuchen Schlußfolgerungen nur für die Mäusebrusttumoren. Einer Verallgemeinerung dürfte vor allem der Umstand im Wege stehen, daß es sich bei seinen Brustkrebsen wahrscheinlich um „Milchfaktor"-Geschwülste, alsowohl virusinduzierte Tumoren handelt. Eine Tumorbeeinflussung dieser Kategorie durch Wintergrünöl bzw. Heptaldehyd dürfte allerdings erwiesen sein.

Ernährungseinflüsse auf die primäre Krebsentstehung wurden vor allem auch bei der Erzeugung von *Lebertumoren durch Scharlachrot und Buttergelb* festgestellt. Als erster fand OKADA (1938), daß gleichzeitige Verabreichung von Reiskleieöl, Hefe und getrockneter Rinderleber die Buttergelbhepatome verhütet. MORI (1941) fand das gleiche bei Leber und etwas weniger ausgeprägt auch bei Niere. MORIGAMI und KASIWABARA (1941) bestätigten dies auch für Hirse, später kam auch der Nachweis für Hefe, Reiskleieöl und andere Nahrungsmittel noch hinzu. Auch MAISIN (1939) berichtet über die Verhütung des Scharlachrot-Leberkrebses der Ratte durch Ernährung mit Brei aus Roggenvollkornmehl, dazu gekeimten Roggenkörnern und gehacktem Rindfleisch. Auch bei Buttergelbversuchen zeigte sich, daß im Vollkornmehl des Roggens eine Substanz anzunehmen ist, die diese durch Azofarbstoffe hervorgerufenen Tumoren verhindert.

Bei der Frage, welche Stoffe in diesen Nahrungsmitteln die Krebsentwicklung verhindern, fanden SUGIURA und RHOADS (1941) zunächst negativ, daß Vitamin A (in Mohrrüben) die Carcinomentstehung nicht zu unterdrücken vermag. Wichtige Hinweise gab die Bierhefe. 6% Bierhefe hatten noch kaum eine krebsverhütende Wirkung. Mit 15% Bierhefe in der sonst krebserzeugenden Nahrung entstand zwischen 164 und 284 Tagen kein Lebertumor. In den Hefeextrakten, mit denen Krebs verhütet wurde, waren 14,5 mg *Riboflavin* enthalten, die als das entscheidende, anticarcinogene Agens angesehen wurden. Auch MAISIN und Mitarbeiter fanden bei Fütterung von Mäusen mit Leberextrakten (1935) oder Extrakten aus Hirn, Thymus, Knochenmark und Lymphknoten (MAISIN und POURBAIX 1935), ferner bei einem Zusatz von Hefe (erhitzt auf 80⁰) (1938) eine erhebliche Minderung der Tumorquote (beim Teer- bzw. Benzpyrenhautkrebs bei Mäusen). Nach einer Mitteilung von KENSLER, SUGIURA und Mitarbeiter (1941) bilden Riboflavin plus Casein den stärksten, wenn auch nicht absoluten Schutz gegen die Hepatombildung durch Buttergelb (vgl. auch KENSLER und RHOADS 1945). Auch KONSULOFF (1944) sah die Krebsentwicklung um 57% zurückbleiben, wenn Labcasein gegeben wurde. Versuchstiere waren Mäuse mit EHRLICH-Carcinom. HADDOW (1947) sieht bei den Hefe- und Leberextrakten das Entscheidende in der Zufuhr von Aminosäuren. Diese Untersuchungen sind nach zwei Richtungen bedeutsam. Sie zeigen, daß schon bei der primären Entstehung von Hepatomen die einseitige Ernährung der Tiere mit geschältem, aber unpoliertem und ungewaschenem Reis eine Rolle spielt und daß bei Ausschaltung eines Mangels am B_2-Faktor und an Proteinen Krebs, wenigstens diese eine spezielle Form experimentellen Krebses, verhütet werden kann.

Von Wichtigkeit und nachprüfenswert sind Mitteilungen von MAISIN und Mitarbeiter (1938, 1939). Sie fanden in mehreren Organen, vor allem im Gehirn, aber auch in Bierhefe, antiblastische Substanzen, die bei oraler Darreichung die Entstehung von Benzpyrentumoren verhinderten. Später (1941) wurde gezeigt, daß auch die Verabfolgung von frischem Herzfleisch die Entstehung des Methylcholanthrenkrebses verhütet. Die angenommenen antiblastischen Stoffe gehen auch bei Erhitzung im Wasserbad (24 Stunden 70—90⁰) nicht zugrunde. Bei Ultraviolettumoren sahen BAUMANN und RUSCH (1939) in ausgedehnten Untersuchungen über den Einfluß der Kost auf die Entstehung der Hautcarcinome gleichfalls, daß Hirnfraktion und Leber die Tumorentstehung verzögerten.

Wie vorsichtig man jedoch mit der Verallgemeinerung von Ergebnissen bei einer Art der Tumorerzeugung sein muß, zeigen Versuche von STRONG und FIGGE (1946), die die *Methylcholanthren-Carcinogenese* bei Darreichung von reichlich Milch, Leber, Riboflavin und Xanthin untersuchten und dabei fanden, daß eine solche *Kost keinen Einfluß* auf die Latenzperiode und auf das Wachstum von Tumoren hatte, die in C3H-Stämmen durch subcutane Injektion von 1 mg Methylcholanthren induziert wurden. Was also z. B. für Buttergelbtumoren gilt, gilt noch nicht für Methylcholanthrengeschwülste. Andererseits wiederum konnte BIELSCHOWSKY (1947) durch einen über 25 Wochen fortgesetzten Zusatz von Trockenhefe (15%) zur täglichen Nahrung die Entwicklung von Acetylaminofluoren-Tumoren bei 60 Ratten erheblich verzögern.

Es mag sein, daß unter die krebshemmende Wirkung von Proteinen auch der Einfluß der *Milz* fällt, von der oft eine hemmende Wirkung behauptet worden ist. Die Arbeiten darüber sind überaus zahlreich. Man muß auch hierbei streng zwischen den einzelnen experimentellen Tumorformen unterscheiden. Bei Impfgeschwülsten haben FISCHER-WASELS und SUGIURA gezeigt, daß Milzextrakte das Angehen von Impftumoren erschweren, das Geschwulstwachstum hemmen und schon entstandene Geschwülste zum Zurückgehen bringen. LEWISOHN und

Mitarbeiter (1941) ist es gelungen, nicht nur bereits entwickelte Impfgeschwülste zum Verschwinden zu bringen, sondern auch bei spontan entstandenen Brustdrüsengeschwülsten von Mäusen Heilung zu erzielen. Der Nachweis, daß die Widerstandsfähigkeit eines Tierorganismus gegen das Angehen von Impfgeschwülsten durch operative Milzentfernung vermindert wird, geht bereits auf das Jahr 1911 zurück (APOLANT 1913). Im weiteren Ausbau dieser Versuche fand BRAUNSTEIN (1926, 1929) bei Tieren mit Impftumoren, denen die Milz entfernt wurde, daß z. B. schon pflaumengroße Impfgeschwülste bei Ratten vollkommen zum Verschwinden gebracht werden konnten. Was für Impftumoren vielleicht gilt, beweist noch nichts für spontane oder induzierte Geschwülste. Es ist jedenfalls auffällig, daß in dieser seit fast 40 Jahren bearbeiteten Frage noch keinerlei schlüssiger Beweis vorliegt, weder für die krebsbegünstigende Wirkung der Milzentfernung, noch für die krebshemmende Wirkung. der Milzüberpflanzung, Milzfütterung, Zufuhr von Milzextrakten u. dgl. Neuerdings hat DRUCKREY (1938), der die Frage vom Standpunkt der experimentellen Krebstherapie aus betrachtet, Milzfütterung und Milzextrakte an Ratten mit JENSEN-Sarkom und FLEXNER-JOBLING-Carcinom erprobt, aber trotz sehr langer Versuchsdauer „nicht die geringste Wirkung auf das Angehen oder Wachstum der Geschwulst festzustellen" vermocht. Er fügt hinzu: „Das Gleiche gilt von der Exstirpation der Milz". Auch eine Blockade des retikuloendothelialen Systems ist wirkungslos.

· Es sieht fast so aus, als wirke bei all diesen Milzversuchen die Anschauung fort, als müßte die Milz besondere antiblastische Fähigkeiten besitzen, da sie angeblich weitgehend resistent gegen Metastasen sei. Aber diese Ansicht ist durch WALTHER als irrig erwiesen (s. 3. Kapitel, S. 79).

Wichtig erscheinen die Versuche von MAISIN und POURBAIX (1940) mit verschiedenen *Mehlsorten*. Mit Methylcholanthren gepinselte Mäuse wurden in 4 Gruppen mit Roggen-, Weizen-, Gersten- und Hafermehl ernährt. Bei den ersten drei Mehlsorten betrug die Krebsausbeute 55—60%, bei Hafermehl nur 16%. Wurde mit Roggen- und Gerstenmehl angerührtes Wasser auf 100—110^0 erhitzt, so steigerte sich die antiblastische Wirkung dieser Mehlsorten auf das 3—5fache. Die Autoren schließen auf das Vorhandensein von antiblastischen Stoffen im Hafermehl und insbesondere auf die Freimachung einer stark hemmenden Substanz aus einer im Mehl vorhandenen Vorstufe auf dem Wege über die Erhitzung. MAISIN und POURBAIX (1941) haben das große Problem antiblastischer Faktoren alimentären Ursprunges auch auf viele Organe ausgedehnt und glauben vor allem im Hirn, Knochenmark, der Thymus, den Nieren, dem Herzmuskel usw. krebshemmende Stoffe nachgewiesen zu haben, während in der Leber und im Pankreas krebsfördernde Stoffe überwiegen sollen.

Aus der Übersicht, die HINSBERG (1942) über die Beeinflußbarkeit des Geschwulstwachstums durch *Nucleinsäuren*, Nucleoproteidfraktionen aus Tumoren und normalen Geweben oder mit Purinderivaten gibt, geht hervor, daß sonst bis jetzt allgemein verwertbare Ergebnisse noch nicht vorliegen. Die Untersuchungen gelangen je nach Material noch zu sehr widerspruchsvollen Ergebnissen.

Auch von den Kohlehydraten (vgl. z. B. KOCH 1942) ist eine sichere Krebsbeeinflussung im Experiment nicht bekannt geworden. HINSBERG (1942) hat die einschlägige Literatur zusammengestellt auch über den Einfluß von Cholesterin und von Phosphatiden, von Fettsäuren, tierischen und pflanzlichen Fetten sowie Lipoiden, alles getrennt nach Impftumoren, Reiztumoren, durch Virus und Strahlen erzeugte und spontane Tumoren. Er kommt zu dem Ergebnis, daß bei strenger Sichtung der Untersuchungen die Resultate der verschiedenen Forscher sehr erhebliche Unterschiede aufweisen. Daß Cholesterinzufuhren einen fördernden Einfluß auf das Geschwulstwachstum ausüben, ist nach den Ergebnissen einiger gründlicher Arbeiten der letzten Zeit weder erwiesen, noch anzunehmen. Nur bezüglich der *Lecithinzufuhren* herrscht eine gewisse Einheitlichkeit im Sinne des Nachweises einer Hemmung des Geschwulstwachstums (BERNSTEIN und ELIAS 1928, RONDONI 1930, 1932, TESANRO 1932).

Mit allem Vorbehalt schalten wir an dieser Stelle die *Stoffklasse der Pterine* ein. Es handelt sich um Substanzen, die zunächst von WIELAND und SCHÖPF (zit. nach LETTRÉ 1948) als Leukopterin und Xanthopterin in Schmetterlingsflügeln als Pigment nachgewiesen worden sind. Das Xanthopterin wirkt nach LETTRÉ mit 80 γ/ccm als Mitosegift (s. unten). Mögliche Beziehungen zum Geschwulstproblem leiten sich jedoch nicht nur von dieser Eigenschaft ab.

Eine zunehmende Bedeutung hat ein anderer Pterinkörper, die *Folinsäure*, erlangt. Sie spielt eine wichtige Rolle bei der Regeneration des Hämoglobins nach Blutungen (vgl. SCOTT u. Mitarb. 1946), bei der Granulocytopenie bei Ratten, die bei einer Kost mit niedrigem Caseingehalt gehalten wurden (s. bei KORNBERG u. Mitarb. 1946), ferner bei der Behandlung der menschlichen Megaloblastenämie. Sie stellt eine Verbindung dar aus einer Pteringruppe, aus der p-Aminobenzoesäure und der Glutaminsäure.

Leukopterin   Xanthopterin

Folinsäure

Die synthetische Folinsäure wird mit einer Gruppe verwandter Substanzen aus Leber, Hefe und anderen Quellen, die Wuchsstoffe für den Lactobacillus casei enthalten, gewonnen. Die synthetische Folinsäure ist mit dem *L. casei-Faktor* aus der Leber identisch. Bezüglich der Struktur und Synthese des Leber-L. casei-Faktors sei auf die Gemeinschaftsarbeit von ANGIER und Mitarbeiter (1946) verwiesen. Das Molekül enthält eine Glutaminsäurewurzel. Eine andere, als „Fermentations-L. casei-Faktor" bekannte Form unterscheidet sich von der synthetischen Folinsäure nur durch ihren Gehalt an 3 Glutaminsäurewurzeln, die durch γ-C-Atome verbunden sind. Diese Pteroyltriglutaminsäure wird unter dem Namen *Teropterin* in den Handel gebracht.

Das Teropterin geht auf Untersuchungen von LEUCHTENBERGER und Mitarbeiter (1944, 1945) und LEWISOHN und Mitarbeiter (1947) zurück. Sie fanden eine ausgesprochen therapeutische Wirkung auf das Mäusesarkom 180 (Impftumor), auf den Brustkrebs bei Mäusen. Nach täglicher intravenöser Injektion von 5 μg L. casei-Faktor schwanden die Tumoren in 43 %, bei den Kontrollen in 0 %. Während einer Beobachtungszeit von 2—10 Monaten wurden bei den geheilten Tieren weder lokale Rezidive, noch neue Tumoren beobachtet. Eine ausführliche Zusammenstellung aller einschlägigen Versuche bringen LEWISOHN und Mitarbeiter (1947) in den Approaches to Tumor Chemotherapy. Die Diskussion zeigt, daß hier noch sehr viel problematisch ist. SUGIURA (1947) konnte die Ergebnisse von LEWISOHN und Mitarbeiter bei intravenöser Injektion von Hefe- und Gerstenextrakten und des L. casei-Faktors auf spontane Mammacarcinome der Maus nicht bestätigen. Auf die Versuche von FARBER und Mitarbeiter (1947) kommen wir im 12. Kapitel bei der Teropterinbehandlung krebskranker Menschen zurück.

Die Frage der Beeinflussung durch Ernährung hat, nachdem weder von Eiweißkörpern, noch Kohlehydraten, noch Fetten und Lipoiden ein spezifisch hemmender Erfolg nachweisbar ist, auch noch Beziehungen zu der Frage der *Vitamine* (Lit. bei HINSBERG 1942). Es darf nicht wundernehmen, daß vor allem in der Anfangszeit, als die Vitamine alles Denken in den Dingen des Wachstums und Stoffwechsels beherrschten, alle Versuchsvariationen durchgeprobt wurden, um zu sehen, ob Krebs auf irgendeine Avitaminose zurückzuführen oder sein Wachstum durch Vitaminsperre oder Vitaminzufuhr zu drosseln sei. Die einschlägigen Arbeiten, besonders aus den 20er und 30er Jahren, gehen in die Hunderte.

Es ist nicht verwunderlich, daß tatsächlich scharfe Eingriffe in den Vitaminhaushalt des Körpers, wenn sie schon den ganzen Organismus schwer in Mitleidenschaft ziehen, auch im tumorkranken Organismus das Geschwulstwachstum mitbetreffen. Wie aber wollte man einen krebskranken Menschen mit seinem schon gestörten Stoffwechsel noch zu vitaminfreier oder vitaminarmer Kost zwingen, wenn der Gewinn an Wachstumshemmung ausgeglichen würde durch den Verlust an Abwehrkraft infolge des Vitaminschadens? Für die B-Vitamingruppe zeigen die wenigen Ergebnisse „einstweilen nur, daß der Krebs durch einen Vitaminmangel nicht zu heilen ist, da eher der gesamte Organismus zugrunde geht, bevor die Geschwulst durch Vitaminmangel abgetötet werden kann" (HINSBERG 1942). Eine gewisse Rolle spielt das Vitamin C, aber weniger für die Krebsbeeinflussung oder Krebsheilung, als für die Behandlung des Allgemeinzustandes von Krebskranken (s. 12. Kapitel, S. 607). Für die Krebshemmung ist Mangel an Vitamin C ohne Belang.

Nur kurz sei darauf hingewiesen, daß von verschiedenen Autoren auch *Fütterungsversuche* großen Stils durchgeführt wurden. Da eine Fütterung nur mit einem Nahrungsstoff nicht in Frage kommt, so laufen diese Versuche alle darauf hinaus, daß zu irgendeinem Grundfutter, meist zu einer Mischkost, irgendein bestimmter Stoff als beherrschend hinzugegeben wird. Groß angelegte Versuche solcher Art stammen z. B. von CASPARI und Mitarbeitern (1929) (Vitaminversuche mit kohlehydratfreier Grunddiät und einseitigen Diätformen), GAETANI (1935) (Mäuse mit EHRLICH-Carcinom, verschiedene Diäten, fett- und vitaminreiche und -arme Kost, Hunger- und Dursttage usw.), von KREYBERG (1938) (Butterkost, Zucker, frische Ochsenleber und Vollweizen, getrocknete Schilddrüsensubstanz usw.), von DAVIDSON (1938) (Teermäuse, vitaminreich und vitaminarm ernährt), von BAUMANN und RUSCH (1939) u. a. Die Ergebnisse dieser Versuche sind praktisch im Prinzip immer gleich. Es gelingt, mit stärkeren Änderungen der Kost und der Vitaminzufuhr starke Stoffwechseländerungen herbeizuführen, die sich dann in der Tumorquote, im Tempo der Entwicklung, gelegentlich auch in einer gewissen Rückbildung äußern. Da das Geschwulstwachstum wesentlich vom Stoffwechsel abhängt und da die Vitamine in den Stoffwechsel über Enzymvorgänge eingreifen, so sind diese Versuche wichtig, aber nicht ohne weiteres auf den Menschen übertragbar, denn, wie schon erwähnt, würde eine hemmende Wirkung auf den Tumor stets eine noch stärkere Beeinträchtigung des Allgemeinzustandes zur Voraussetzung haben. So läuft die ganze Vitaminbeeinflussung darauf hinaus, daß man dem Krebskranken sein charakteristisches C-Vitamindefizit ausgleicht und die Entstehung von Absiedelungen durch B_2-Vitamine zu hemmen versucht.

Die Ernährungsexperimente sind immer nur mit vielen Vorbehalten annehmbar. Reine Versuchsbedingungen mit dem Zwang zu alternativer Beantwortung der Fragestellung herzustellen, ist äußerst schwierig. So hatte man z. B. eine Verhinderung des Teerkrebses bei der Maus bei reichlicher Ernährung mit Vitamin B_1, B_2 und E gefunden. CAMERON und MELTZER (1937) bestätigten dies, fanden aber, daß die Diätform und ihre Kontrolldiät sich zugleich wesentlich auch im Eiweiß- und Salzgehalt und vor allem im Gehalt an ungesättigten Fettsäuren unterschieden.

Wie große Vorsicht mit den Schlußfolgerungen bei „Fütterungsversuchen" geboten ist, haben in letzter Zeit die Erfahrungen mit dem „*Milchfaktor*" (BITTNER 1936, 1942) erneut erwiesen. Während man lange Zeit beim Brustkrebs der Maus an eine Vererbung von Krebsanlagen glaubte, ja sogar eine Vererbbarkeit der Lokalisation, des Zeitpunktes der Manifestation und der Tumorquote behauptete, hat sich gezeigt, daß die Vererbung mit vorgetäuscht war durch eine mit der Milch übertragene Infektion, wahrscheinlich mit einem Virus. Die familiäre Belastung, die sippenmäßigen Erkrankungen und die Anfälligkeit bzw. Resistenz von erbreinen Stämmen ist also weitgehend vom endogenen auf das exogene Ursachengebiet verschoben. Und auch die Fütterung ist nicht entscheidend, sondern nur die Übertragung einer Infektion auf dem Wege über die Säugung. Ebenso wie der durch die Milch übertragene „Milchfaktor" entscheidend ist für das in den Inzuchtstämmen auftretende Mammacarcinom der Maus, so ist die Ernährung mit der diesen „Milchfaktor" nicht enthaltenden Milch von Ammen aus einem anderen Stamm entscheidend für die Nicht- oder sehr viel seltenere Entstehung des Mammacarcinoms bei Tieren des gleichen erbgenetisch einheitlichen Stammes. Auch bei der Mäuseleukämie ist ein allerdings weniger ausgeprägter „Milcheinfluß" nachweisbar (vgl. KIRSCHBAUM und STRONG 1942).

Faßt man alles über *Nahrungseinflüsse* bekannt gewordene zusammen, so kann an der grundsätzlichen Bedeutung derselben kein Zweifel sein. Schon die Tatsache, daß beim Menschen bei der hohen Krebshäufigkeit im Bereich des Magen-Darmkanals (über 50 % !) mit Krebsnoxen, die mit der Nahrung zugeführt werden, gerechnet werden muß, zeigt die *große Bedeutung für die Krebsentstehung* an. Umgekehrt ist der Nachweis, daß bestimmte experimentelle Krebse durch bestimmte Bestandteile der Nahrung verhütet werden können, ein erster Hinweis dafür, daß auf diesem Gebiete ganz wichtige krebsprophylaktische Möglichkeiten liegen, aber wir stehen noch in den allerersten Anfängen der Erkenntnis.

Dabei liegen spontane *Massenexperimente am Menschen* durchaus vor. Es ist noch nicht ausreichend untersucht, ob z. B. ganze Bevölkerungsgruppen, wie die Vegetarier, oder Berufsgruppen wie Mönchsorden mit strengen Kostformen oder andere wie Metzger mit vielem Genuß von Fleisch (auch rohem) häufiger oder seltener oder an bestimmten Krebsformen erkranken, ganz zu schweigen von systematischen Untersuchungen im Sinne einer geographischen Krebspathologie mit besonderer Berücksichtigung der Ernährungsweisen der verschiedenen Völker und Rassen. Hier ergäbe sich für die UNESCO ein reiches Gebiet internationaler Betätigung.

3. Experimentell-hormonale Krebsbeeinflussung.

Im Zusammenhang mit der Frage nach körpereigenen carcinogenen Substanzen war schon (S. 141 ff. und 282) die Rede davon, daß Keimdrüsenhormone unter natürlichen Bedingungen nicht carcinogen sind und daß sie Einfluß auf die Krebsentstehung jedoch dort gewinnen, wo sie, wie z. B. bei der Follikelhormoneinbringung in Männchen brustkrebsbelasteter Mäusestämme, ein hormonell abhängiges, sonst aber indifferentes Gewebe wie das Brustdrüsengewebe der Männchen zu übermäßiger Gewebsproliferation bringen (vgl. S. 144). In diesem Abschnitt soll darüber berichtet werden, inwieweit umgekehrt Hormone Krebsentstehung verhüten oder Krebswachstum hemmen (Lit. bei RODEWALD 1942, STERN und WILLHEIM 1943).

Der hormonale Grundversuch ist die *Kastration.* Ihre pathologisch-physiologische Auswirkung ist bekannt: der Kastratentyp des Kapauns, des Ochsen, des Wallachs usw. läßt ohne weiteres das Absinken des Stoffwechsels, die Anhäufung von Fett usw. erkennen. Es ist merkwürdig, daß einwandfreie veterinärmedizinische Statistiken darüber, ob die Frühkastration — ein seit Jahrtausenden geübter Eingriff — die Geschwulstentstehung verhütet oder hemmt, nicht existieren. DOBBERSTEIN (1937) gibt zwar Zahlen aus dem Pariser Pferdeschlachthof an — danach fand sich Krebs am häufigsten bei Hengsten (1,55%), in zweiter Linie bei Stuten (0,43%) und am seltensten bei Kastraten (0,26%) —, solche Zahlen sind jedoch nur von Wert, wenn auch die Altersverteilung bekannt ist. Es ist zu hoffen, daß diese empfindliche Lücke bald geschlossen wird, denn tatsächlich handelt es sich hier um ein vom Menschen durchgeführtes Massenexperiment größten Stils.

Die Wirkung der Kastration ist im ganzen bei verschiedenen Tierarten und verschiedenen Tumorformen ziemlich gleichartig (Tabelle 73).

Tabelle 73.

Autor	Tierart	Tumorform	Wirkung der Kastration
NITTA 1936 . .	Ratte	FLEXNER-JOBLING-Carcinom	Erhebliche Wachstumsbeschränkung
PRIBRAM 1935 .	Maus	EHRLICH-Carcinom	Vor der Transplantation: herabgesetztes Angehen; bei der Transplantation: Wachstumsverzögerung; nach der Transplantation: kein Effekt
TAVARES und MORAIS 1937.	Kaninchen	Teerkrebs	Wachstumshemmung
NITTA 1936 . .	Ratte	FUJINAMA-Sarkom	Erhebliche Wachstumsbeschränkung, gleichviel ob Kastration vor oder nach der Pubertät
TORTORO 1937.	Huhn	ROUS-Sarkom	Lebensverlängernd
LATHROP und LOEB 1916 .	Maus	Mammacarcinom (Tumorstamm mit 60—70% Tumorhäufigkeit)	Tumorquote um 7% herabgesetzt, Tumormanifestation verzögert, Spätkastration ohne Einfluß
KATZ 1937 . .	Mäuse	Teerkrebs	Hemmung von über 40%
FURUKOWA . .	Ratten	Hepatom nach o-Amino-azotoluol	Geschwulstbildung frühzeitiger und maligner

Vorstehende Tabelle läßt erkennen, daß die Kastration im allgemeinen eine erhebliche Wachstumsbeschränkung schon bestehender Geschwülste hervorruft. Einzelne Angaben machen den Effekt allerdings vom Zeitpunkt der Kastration abhängig. Je früher sie erfolgt, desto eindeutiger der Effekt. Bemerkenswert ist die entgegengesetzte Wirkung bei den Scharlachrotgeschwülsten der Leber.

Diese Ergebnisse stehen in einem gewissen Widerspruch zur Beobachtung von SAUERBRUCH und KNAKE (1936, 1937). Sie arbeiteten mit Ratten, setzten Entzündungen (Injektion von Rattenembryonalbrei, von Cholesterin, gelöst in gallensauren Salzen, von Milchsäure), hielten Hautwunde durch 1—2mal wöchentliches Kratzen mit dem scharfen Löffel und Betupfen mit Argentum nitricum offen und erzeugten Sexualstörungen durch Kastration bzw. durch Parabiosierung. Das Ergebnis war: bei 5 kastrierten Einzeltieren und 2 kastrierten Parabiosepaaren bildeten sich bösartige Tumoren, bei den nichtkastrierten Kontrolltieren nur einer. Man muß bei diesen Versuchen, da sie in Widerspruch zu anderen Experimenten stehen, auch daran denken, daß sich die zur Lösung des Cholesterins mitbenutzte Desoxycholsäure COOK und dem Mitarbeiter des Verfassers GUMMEL bei Injektion als carcinogen erwiesen hat.

Am sinnfälligsten kommt die Wirkung der Kastration zum Ausdruck bei einem Mäusestamm mit Mammacarcinom, den MURRAY (1936) bearbeitet hat. Aus den Abb. 44 u. 45, S. 200 geht hervor, daß bei genetisch gleichen Weibchen mit Neigung zum Brustkrebs dann, wenn man im Alter von 8 Monaten die einen kastriert, die anderen durch Trennung von den Männchen von der Fortpflanzung ausschaltet und die dritten zur Zucht verwendet, die Krebserwartung bei den Zuchtweibchen bis zum Alter von 20 Monaten steil, bei den Nichtzuchtweibchen dagegen bis zum 25. Monat, aber schon wesentlich weniger steil, zunimmt, während bei den kastrierten Weibchen die Krebserwartung von 8—30 Monaten praktisch konstant niedrig bleibt. Die Kastration hat aber nicht nur den Effekt einer wesentlich geringeren Tumorquote und Verlängerung des Manifestationstermins, sondern auch einer erheblichen Verlängerung der mittleren Lebensdauer (35 Monate bei den kastrierten gegenüber 21 Monaten bei den Zuchtweibchen).

Es muß jedoch ausdrücklich betont werden, daß diese Wirkung auf die Brustkrebse keinesfalls verallgemeinert werden darf. Mamma und Ovarien stehen in einem funktionellen Zusammenhang. Die Keimdrüsenhormone haben eine ausgesprochen proliferative Wirkung auf die Brustdrüsen. Was also für diese Tumorform gilt, gilt damit noch nicht für andere. Im 12. Kapitel (S. 571) wird gezeigt werden, daß die Frage auch für den Menschen bedeutungsvoll ist.

Zusammenfassend läßt sich also sagen: 1. Die *Kastration* wirkt sich ziemlich eindeutig aus bei der Entstehung sonst sicher entstehender Krebsgeschwülste, vor allem an den Organen, die funktionell mit den Keimdrüsen in Zusammenhang stehen, im Experiment also bei der Mamma (beim Menschen beim Mamma- und Prostatacarcinom). 2. Die frühzeitige Kastration wirkt stark hemmend auf spontane Tumoren, verschiebt deren Manifestation und bedingt gleichzeitig dadurch eine ganz erhebliche Lebensverlängerung der Kastraten. Je später die Kastration erfolgt, um so geringer ist der Erfolg. Es ist aber auch nicht angängig, die Altersinvolution der Keimdrüsen mit der Wirkung der Kastration zu vergleichen und den Altersanstieg des Krebses mit dem Klimakterium gleichzusetzen. Beim Einfluß des Alters auf die Krebsentstehung spielen andere Faktoren eine wesentlich größere Rolle (vgl. 9. Kapitel, S. 416).

Es wäre daher wünschenswert, wenn die Kastration auch bei Stämmen mit spontanen Lungentumoren durchgeführt würde, um ein Vergleichsmaterial gegenüber den MURRAYschen Untersuchungen zu gewinnen. Ein solcher Versuch wäre grundsätzlich wichtig zur Entscheidung der Frage, ob die Kastration nur einen Effekt bei den Organen, die mit den Keimdrüsen funktionell in Verbindung stehen, oder auch bei sonstigen Krebsen hat. Nach Analogie der Erfahrung beim Menschen wären ferner Versuche, Prostatacarcinome zu erzeugen und bei diesen die experimentelle Wirkung der Kastration zu verfolgen, wünschenswert.

Bei anderen Tumoren sind eindeutige Beweise für eine wirklich durchschlagende Wirkung der Kastration noch nicht erbracht. Ja, bei Krebsen durch carcinogene Stoffe wird fast durchweg weder eine Krebsverhütung, noch eine Krebshemmung, sondern im Gegenteil sogar eine Steigerung der Krebshäufigkeit und Malignität beschrieben (s. bei HINSBERG 1942).

Der der Kastration entgegengesetzte Versuch ist die Beeinflussung bestehender Tumoren durch einen Überschuß von *Keimdrüsenhormon*. Im Prinzip war von solchen Versuchen schon die Rede bei der Frage, ob Follikelhormon carcinogen wirkte. Hier kommt es in der Hauptsache auf die Frage der hormonalen Beeinflussung schon bestehender Geschwülste an. Es ist wichtig, daß sich die verschiedenen Geschwulstkategorien ganz verschieden verhalten. Impfgeschwülste, z. B. BROWN-PEARCE-Tumoren, werden gehemmt (MURLIN u. Mitarb. 1939), Virustumoren, besonders die ROUS-Sarkome, gesteigert (DURAN-REYNALS 1934), chemisch induzierte Krebse bleiben praktisch unbeeinflußt (MAISIN u. Mitarb. 1939). Dagegen findet sich stets eine charakteristische Beeinflussung, wenn es sich um Tumoren in Organen handelt, die unter hormonellem Keimdrüseneinfluß stehen. Hier ist nun bemerkenswert, daß männliches Keimdrüsenhormon bei brustkrebsbelasteten Mäuseweibchen krebshemmend wirkt und die Tumorquote herabsetzt (LACASSAGNE 1939), wie ja umgekehrt beim Prostatakrebs des Mannes östrogene Substanzen einen ausgesprochen krebshemmenden Effekt aufweisen (s. 12. Kapitel, S. 573). Es ist damit erwiesen, daß es möglich ist, hormonal in das Krebsgeschehen einzugreifen, wenn auch bisher nur bei Krebsformen, deren hormonale Abhängigkeit eindeutig feststeht, und hier in der Hauptsache durch Geschlechtshormone des entgegengesetzten Geschlechtes. LACASSAGNE (1939) erklärt den Effekt männlichen Keimdrüsenhormons auf weibliches Brustkrebsgewebe nicht mit einer direkten Wirkung männlichen Hormons auf das Mammagewebe selbst, sondern nur durch die Wirkung auf dem Umweg über die Atrophie der Ovarien. Eine wirklich heilende Wirkung von Keimdrüsenhormonen bei bereits bestehendem Krebs ist jedoch bis jetzt bei keiner Tierart und keiner Tumorform beschrieben worden.

In dieser Frage der *Krebsbeeinflussung durch Sexualhormone* herrscht noch große Verwirrung, demzufolge mangelhafte Übersicht und grober Empirismus. Woher kommt das? Es hängt das damit zusammen, a) daß es zahlreiche Sexualhormone gibt, b) daß sich gerade in sexualibus der Mensch und die gebräuchlichen Versuchstiere (meist Nagetiere) sehr verschieden verhalten, insbesondere aber c) daß auch Derivate carcinogener Stoffe zum Teil östrogen wirksam sind und endlich d) daß es vor allem brunsterregende natürliche und synthetische Stoffe gibt, die oestruserregend sind, ohne daß sie chemisch das geringste mit Hormonen zu tun haben.

Vom Standpunkt der Krebstherapie spielen die Hauptrolle die männlichen Keimdrüsenhormone und die den Brunstzyklus auslösenden sog. östrogenen Hormone.

Bei den männlichen Keimdrüsenhormonen werden angewandt das aus dem Harn gewonnene *Androsteron* und das aus den Hoden selbst gewonnene, sehr viel stärker wirksame *Testosteron*. Sie finden Verwendung bei Tumoren, deren Muttergewebe unter dem Einfluß der gegengeschlechtlichen, also weiblichen Sexualhormone stehen, vor allem beim Mammacarcinom (s. 12. Kapitel, S. 576).

Mit zur Prüfung der Frage, ob man die Prostatahypertrophie beim Menschen (Adenombildung der periurethralen Drüsen) ohne Gefahr der Krebserzeugung mit Testosteron (wie dies sehr häufig geschieht) behandeln dürfe, stellten MAISIN, POURBAIX und RIJCKAERT (1939) Versuche über den Einfluß des Testosteronpropionats *(Perandren)* auf die *Entwicklung des Benzpyrenkrebses* bei der Maus an. Die Untersucher erhielten weder Tumoren an der Injektionsstelle des Perandrens, noch eine Wachstumsanregung der Benzpyrentumoren. Ob allerdings die Schlußfolgerung der Autoren, daß die Behandlung der sog. Prostatahypertrophie mit männlichem Keimdrüsenhormon gerechtfertigt ist, zutrifft, scheint uns zweifelhaft, besteht ja zwischen einem Krebs in einem endokrin abhängigen Organ wie der Prostata und einem Krebs durch einen carcinogenen Kohlenwasserstoff ein sehr wesentlicher Unterschied. Es wird dies auch deutlich bei den Versuchen von LIPSCHÜTZ und Mitarbeiter (1939, 1941). LIPSCHÜTZ induzierte durch Östradiolbenzoat bei kastrierten Meerschweinchen Fibrome des Uterus. Bei gleichzeitiger Gabe von Östradiolbenzoat *und* Testosteron kam es (bei einem Mengenverhältnis von 1:22 und mehr) nicht mehr zur Ausbildung der Uterusfibrome. LIPSCHÜTZ und Mitarbeiter führen das darauf zurück, daß das Testosteron das durch das Östradiol bewirkte atypische Wachstum des Endometriums und seiner Drüsen verhindert.

Komplizierter liegen die Verhältnisse beim *weiblichen Sexualhormon*, nicht nur weil es hier zwischen Follikel- und Corpus luteum-Hormonen zu unterscheiden gilt, sondern weil hier vor allem ganz verschiedene Stoffe oestruserregend wirken. Versteht man unter Oestrus den Brunstzyklus vor allem bei Nagetieren, so hat sich gezeigt, daß derselbe bei kastrierten Mäuseweibchen durch ganz verschiedene Einwirkungen wieder ausgelöst werden kann. Was die östrogenen Stoffe vorläufig noch schwer übersehbar macht, ist der Umstand, daß sie nicht nur im weiblichen und nicht nur im männlichen Organismus, sondern sogar bei Pflanzen, Bakterien, ja auch in leblosen, aber Pflanzen- und Tierreste enthaltenden Stoffen, wie im Teer, in Braunkohle und in bituminösen Gesteinsarten vorkommen. Geradezu verwirrend aber wird das Problem durch Stoffe, die ihrer Herkunft nach und strukturell überhaupt nichts mit tierischen oder pflanzlichen Stoffen zu tun zu haben scheinen, und trotzdem östrogen wirken, wie z. B. das Diäthylstilböstrol (s. 4. Kapitel, S. 145). Da Stilböstrole auch cancerogen und cancerinhibitorisch wirken, wird in anderem Zusammenhang darauf zurückzukommen sein (s. dieses Kapitel, S. 466). Die krebshemmende Wirkung ist vor allem beim menschlichen Prostatakrebs nachgewiesen worden. Es soll daher an dieser Stelle nur grundsätzlich darauf hingewiesen, näher aber erst bei der hormonellen Krebstherapie beim Menschen (s. 12. Kapitel, S. 573) darauf eingegangen werden.

Mit dem Corpus luteum-Hormon, dem *Progesteron,* sind nur wenige Versuche angestellt worden. Eine krebsbegünstigende Wirkung ist nirgends berichtet, dagegen wurde von FORNERO (1927) eine hemmende Wirkung behauptet, weshalb man es sogar beim Menschen angewandt hat (MARINUCCI 1933). NOBEL und COLLIN (1941) erzeugten bei weiblichen Ratten durch subcutane Einpflanzung von Östrontabletten Mammatumoren. Bei 4 bereits tumortragenden Ratten bewirkte Progesteron eine vollständige Rückbildung der Geschwülste. LIPSCHÜTZ und VARGAS (1941) fanden, daß durch Progesteron das Wachstum der beim kastrierten Meerschweinchenweibchen durch Östradiolbenzoat induzierten uterinen und extrauterinen Fibrome verhindert werden kann.

Es liegt nun nahe, daß man bei dem in gewissen Fällen hemmenden Effekt der Kastration auf das Tumorwachstum das auch den Keimdrüsen übergeordnete Zentralorgan aller endogenen Drüsen, die *Hypophyse,* mit in den Bereich der Versuche gezogen hat. Von der Klinik her gibt es keine Anhaltspunkte, daß primäre Hypophysenstörungen Geschwulstentstehung induzierten. Bei den engen Beziehungen der Hypophyse zum Stoffwechsel, zum Wachstum und insbesondere zu allen übrigen endokrinen Drüsen (vor allem Schilddrüse, Keimdrüsen und Nebennieren) ist andererseits aber mit einer hypophysären Wirkung auf das Wachstum sonst entstandener Geschwülste zu rechnen. Auch die Tatsache, daß bei der Obduktion von Krebskranken häufig Vergrößerung des Hypophysenvorderlappens gefunden wird, läßt vermuten, daß das Krebsgeschehen hormonale Rückwirkungen hat und umgekehrt von der Hypophyse aus beeinflußbar ist. Bekanntlich führt die Hypophysenentfernung zum Wachstumsstillstand. Die Frage geht dahin, ob Krebsgeschwülste über den Wachstumsstillstand hinaus sich zurückbilden.

LACASSAGNE (1937) hat gezeigt, daß nach der *Hypophysenentfernung* die Versuchstiere nicht nur später und seltener Teer- und Benzpyrencarcinome bekommen, sondern auch, daß bereits entstandene sich wieder zurückbilden. Auch andere Autoren, die wie BALL und SAMUELS (1932, 1936, 1938) beim transplantierten Mammacarcinom der weißen Ratte, ferner bei spontanen Tumoren und beim WALKER-Tumor 256 die Hypophyse erst nach der Tumorentstehung exstirpierten, sahen, daß bereits angegangene Tumoren mit sofortiger Wachstumsverzögerung reagierten, wenn auch das Wachstum nicht völlig unterdrückt werden konnte. Beim JENSEN-Sarkom der Ratte (vgl. auch DRUCKREY 1936, 1938) beschrieben REISS, DRUCKREY und HOCHWALD (1933) einen Rückgang von Tumoren nach der Hypophysektomie. Das gleiche berichtet NISHIDA (1935) für KATOs Kaninchensarkom. Wichtiger sind die Untersuchungen bei Benzpyren- und Teergeschwülsten. Hier fanden LACASSAGNE und NYKA (1936, 1937) nach Hypophysenausschaltung durch Radium, daß nur noch wenige Tiere mit Papillombildung reagierten, daß diese Papillome um mehrere Monate später als bei den Kontrollen auftraten, dann aber häufig und schnell sich wieder zurückbildeten. Interessant ist, daß die gleichen Autoren (1936) mit der gleichen Technik bei der gleichen Tierart mit dem BROWN-PEARCE-Tumor des Kaninchens keine Hemmung des Wachstums erzielten. GARDNER (1942) hat bei Tieren aus den STRONGschen Brustkrebsstämmen A, C_3H und C_{22} die Hypophyse während der letzten Hälfte der Schwangerschaft oder nach der Geburt entfernt. Das fortschreitende Wachstum der Adenocarcinome der Mamma wurde bei den hypophysektomierten Tieren nicht behindert und häufig erschienen auch neue Tumoren. Auch mikroskopisch waren die Carcinome und die präcancerösen hyperplastischen Geschwulstknoten bei den operierten und bei den Kontrolltieren gleich. Dies alles ist zugleich ein Beweis, wie vorsichtig man sein muß, Ergebnisse der einen Tumorart auf andere Geschwulstformen zu übertragen.

Den umgekehrten Versuch mit *Zufuhr von Hypophyseninkreten* hat man in allen Variationen sowohl mit gonadotropen, als mit thyreotropen, mit Wachstumshormonen usw. durchgeführt. Einigermaßen gleichmäßige Resultate sind bis jetzt jedoch nicht erkennbar, vor allem nicht bei bereits bestehenden und im Wachstum fortschreitenden Krebsgeschwülsten.

Wegen der diagnostischen und therapeutischen Bedeutung für den Menschen interessiert am meisten die Zufuhr von gonadotropem Hormon. Die Versuche werden durchweg mit *Prolan* durchgeführt. Während die Ergebnisse bei den Mammatumoren der Mäuse und bei induzierten Geschwülsten widersprechend sind, wird besonders bei Impfcarcinomen allgemein ein hemmender Einfluß angegeben (ZONDEK und Mitarbeiter 1932, RODEWALD 1942). Am deutlichsten scheint die hemmende Wirkung beim SHOPE-Papillom der Kaninchen zu sein. CROUVEILHIER und Mitarbeiter (1938) melden alsbaldigen Wachstumsstillstand und später völligen Rückgang der Viruspapillome.

MURPHY und STURM (1944) erzielten mit *adenotropem Hypophysenhormon* bei der transplantablen Mäuseleukämie 75% Überlebende (gegenüber nur 10% bei den Kontrollen) und 40% von der Krankheit Freibleibende. Es ist jedoch nicht erlaubt, alle diese an Virustumoren erzielten Resultate auf induzierte oder „spontane" Tumoren zu übertragen.

Ein neuer Gesichtspunkt kommt in die Frage der Geschwulstbeeinflussung im Experiment durch das *Problem der Antihormone.* JUNOD (1947) z. B. behandelte Tumormäuse täglich mit 2—10 E Prolan. Das Tumorwachstum nahm geringgradig zu. Bei 200 E täglich nahm es dagegen erheblich ab. JUNOD schließt auf die Bildung eines gonadotropen Antihormons, welches er für die Tumorhemmung verantwortlich macht. Den Beweis für die tatsächliche Bildung eines derartigen Antihormons sieht er darin, daß Kaninchen auf die Prolaninjektion hin einen Stoff bilden, der die ASCHHEIM-ZONDEKsche Reaktion hemmt. Das Serum solcher Kaninchen bewirkt bei Tumormäusen Geschwulsthemmung, was das Serum unbehandelter Kaninchen nicht tut. Es düfte wohl kein Zweifel sein, daß die Frage der Antihormone auch für das Geschwulstproblem neue Ausblicke eröffnet.

Unstreitig ist es, daß Kropfkranke sehr viel häufiger Schilddrüsenkrebs bekommen als kropffreie Individuen. Man hat aber auch behauptet, daß Kropfkranke auch andere Krebse häufiger bekommen. Die Frage, ob von der *Schilddrüse* her eine Krebsbeeinflussung möglich ist, ist damit gestellt und auch vielfach bearbeitet worden. Die Schilddrüsenexstirpation, eine schwer in die Physiologie aller Organe, Gewebe und Zellen eingreifende Operation, hat zur Folge, daß Krebse bei carcinogenen Einwirkungen schwerer und wenn überhaupt, dann später entstehen (KARNICKI 1931), bei schon entstandenen chemogenetischen Krebsen dagegen ist die Thyreoidektomie entweder ohne Einfluß oder bei Mäuseimpftumoren sogar von wachstumsfördernder Wirkung (KORENTSCHEWSKY 1920). Doch hat es den Anschein, daß sich die Versuchstiere hierin nicht gleichartig verhalten. Bei Ratten wird für Impfgeschwülste vielfach Wachstumsstillstand angegeben. Im ganzen dürften jedoch nur Werte bei gleichen Tumoren und gleichen Tierarten vergleichbare Resultate liefern. MORIMOTO (1932) prüfte den Einfluß der Schilddrüsenexstirpation auf Teercarcinome. Die fortschreitende Entwicklung ließ sich jedoch nicht aufhalten. Bei krebstherapeutischen Versuchen am Menschen wird nichts Positives berichtet. Technisch einfacher sind die Versuche, umgekehrt mit Thyroxin in den Krebsablauf einzugreifen. Aber die Ergebnisse bei den verschiedenen Tumorarten sind zu verschieden, als daß man zuverlässige Schlüsse ziehen könnte. Beim Menschen wurde die Thyroxinbehandlung mehrfach erprobt (s. HINSBERG 1942).

Bei der *Thymus* ist der Rückschluß, daß die Krebshäufigkeit beim Menschen umgekehrt proportional zur Rückbildung der Thymen sei, zu primitiv, um wahr zu sein. Denn bei der Altersdisposition zum Krebs spielen viele Faktoren herein, von denen die Thymusinvolution höchstens einer, sicher aber kein entscheidender ist. Maligne Tumoren kommen, wenn auch seltener, so aber doch auch zur Zeit der höchsten Thymusausprägung vor. Die einzigen Versuche, das Krebswachstum durch Thymusexstirpation zu beeinflussen, stammen von KARNICKI (1932). Er berichtet über eine starke Förderung der Wachstumsrate von Teercarcinomen. Zu diesem Ergebnis würde passen, daß mit Extrakten aus kindlicher Thymus bei Mäusecarcinomen Wachstumsstillstand erzielt wurde. Das gleiche sah MURRAY (1939) bei Ratten mit WOODs Mammacarcinom nach Thymusüberpflanzung vom Hund bzw. Ratte (zit. nach RODEWALD 1942). Auch beim Menschen wurden Versuche, mit Thymusextrakten Carcinome zu beeinflussen, gemacht.

4. Experimentelle Chemotherapie.

Die Chemotherapie des Krebses ist eine große Hoffnung. Wer wäre nicht suggestiv beeinflußt von den großen Erfolgen der Chemotherapie der parasitären und bakteriellen Infektion, zumal seit den Erfolgen des Salvarsans, Germanins, Atebrins, der Sulfonamide und der Penicillinstoffe? Aber welch große Unterschiede! Bei der Infektion körperfremde und biochemisch völlig andersartige Einzeller, beim Krebs biochemisch weitgehend übereinstimmende körpereigene Zellen. Und doch sind die Krebszellen von den Körperzellen verschieden, vielleicht nur in einem einzigen großen Molekül, aber sie sind verschieden, sie verhalten sich biochemisch verschieden, sie folgen biologisch anderen Wachstumsgesetzen. Sie sind labiler. Darauf gründen sich alle Erwartungen.

Wenn gesteigertes Wachstum ein besonderes Kennzeichen der Krebsgeschwülste ist, dann liegt es nahe, alle Stoffe gegen den Krebs einzusetzen, die irgendwie als wachstumshemmend bekannt sind. Da aber schließlich fast jede körperfremde Substanz zellschädigend wirkt, so läuft alle nichtoperative Krebstherapie darauf hinaus, Einwirkungen zu finden, die ohne allzu starke Schädigung der Körpergewebe das Wachstum der Krebszellen mehr oder minder spezifisch hemmen oder unterdrücken. Die Zahl der Stoffe, welche die experimentelle Krebstherapie eingesetzt hat, ist ganz ungeheuer, gibt es ja kaum etwas, was nicht krebstherapeutisch versucht worden wäre. Nach einer Notiz in The Lancet Nr. 6475 vom 4. Oktober 1947 wurden allein im National Cancer Institute in Washington von 1936—1944 977 Substanzen und Mixturen an 18395 tumortragenden Mäusen auf ihre chemotherapeutische Wirkung auf den Krebs ausgetestet. Es kann sich in diesem Zusammenhang aber nicht darum handeln, alle längst verschwundenen Vorschläge wieder neu zu beleben, sondern vor allem darum, die Methoden aufzuzeigen, die nach dem jetzigen Stande der Forschung in irgendeiner Form erfolgversprechend zu sein scheinen. An erster Stelle seien Stoffe besprochen, welche die Zellteilung — ohne Zellteilung kein Krebswachstum! — stoppen.

a) Mitosegifte. Die Mutationstheorie der Geschwulstentstehung geht davon aus, daß es erbgenetisch bedingte zellteilungsregulatorische Wirkstoffe gibt, deren Mutation eine Beeinträchtigung hinsichtlich der Differenzierungshöhe und zugleich einen Zuwachs an Wachstumsenergie auslöst. Das würde krebstherapeutisch bedeuten, daß es diesen normalen oder mutierten wachstumsregulatorischen Wirkstoffen gegenüber vielleicht Hemmstoffe gibt, die die Zellteilung überhaupt und insbesondere die Zellteilung als Grundvoraussetzung des Wachsens und Wucherns von Krebsgeschwülsten unterdrücken. Es ist das Verdienst von Dustin (1907, 1934, 1936, 1938), in systematischen Untersuchungen, ausgehend von der Pathophysiologie der Thymus, eine Reihe exogener Gifte aufgezeigt zu haben, welche Störungen der Mitose zu verursachen in der Lage sind. Dustin bezeichnete als „karyoklasische Substanzen" solche, die, in entsprechender Dosis einverleibt, in den folgenden 4—24 Stunden eine intensive Störung des Zellteilungsvorganges hervorrufen. Diese Wirkung ist eine elektive. Sie zeigt sich nur in den Zellen, die sich zu teilen im Begriff sind. Die mit Mitosegiften sich beschäftigende Arbeitsrichtung (Dustin 1907 bis 1938, Lettré 1942ff., Brodersen 1943 u. a.) geht davon aus (s. bei Lettré 1942, 1948), daß das Prinzip des funktionellen Antagonismus nicht etwa nur im Muskel- oder autonomen Nervensystem, sondern auch bei den Wirkstoffen der Vitamine, Hormone und Fermente anzutreffen ist. Man fand z. B. auch beim bakteriellen Wachstum, daß bestimmte Stoffe, wie z. B. die Sulfonamide, antagonistisch zu dem unentbehrlichen Wirkstoff p-Aminobenzoesäure wirken (R. KUHN 1942). Solche antagonistischen Stoffe vermögen sich wechselseitig chemisch zu verdrängen, und die bakteriostatische Wirkung der Sulfonamide z. B. beruht wesentlich darauf, daß sie sich an die Stelle der für das Bakterienwachstum lebensnotwendigen p-Aminobenzoesäure zu setzen und dadurch das bakterielle Wachstum zu hemmen oder zu unterdrücken vermögen. Andere ähnliche Beispiele führen zu der Schlußfolgerung, daß im Prinzip für jeden lebensnotwendigen Wirkstoff ein entsprechender Hemmstoff denkbar und in vielen Fällen auffindbar sein muß.

DUSTIN unterscheidet zwei große Gruppen von Mitosegiften: den (auch von anderen Farbstoffen vertretenen) Trypaflavintyp, bei dem der Einbringung des Stoffes unmittelbar ein Absinken der Zellteilung bis fast auf Null folgt, und eine zweite Gruppe, der viele Arsenderivate und besonders Alkaloide, in erster Linie das Alkaloid der Herbstzeitlose, das Colchicin, zugehören. Hier kommt es zunächst zu einem jähen Anstieg der Zellteilungszahlen als Ausdruck der Blockade der Zellteilung bei den Zellen, die unmittelbar vor Beginn der Teilung stehen. Alle diese Stoffe sind zum Teil auch in der Gewebskultur wirksam und studierbar (LUDFORD 1936). Diese spezifische Zellkernwirkung (im Gegensatz zu Stoffen, wie z. B. Veratrin, die fast ausschließlich aufs Cytoplasma wirken) (vgl. BROCK u. Mitarb. 1939) kommt besonders sinnfällig an Pflanzen zum Ausdruck, wo Colchicin polyploidisierend wirkt (BLAKESLEE 1939). Bemerkenswert in diesem Zusammenhang ist auch der von HALL 1946) erbrachte Nachweis, daß Spermien, die 3 Stunden lang einer 6,04%igen Colchicinlösung ausgesetzt wurden, nach der Befruchtung zu verschiedenartigen Entwicklungsstörungen (Pigmentanomalien, Mikrocephalie, Spina bifida usw.) Anlaß gaben.

DUSTIN selbst wies bereits auf die zu erwartende *Hemmung des Tumorwachstums* als möglichen krebstherapeutischen Effekt der Mitosegifte hin. Der erste, der Colchicin zur Behandlung maligner Tumoren anwandte, war AMOROSO (1935). Er erzielte bei Mäusekrebsen Rückgang bis Heilung. In der Folge brachten PEYRON und Mitarbeiter (1936, 1937) den SHOPE-Tumor beim Kaninchen mit Colchicininjektionen und Colchicinsalben zur Rückbildung. Die Tiere waren dann in der Zukunft gegen neues SHOPE-Virus immun. Allgemein krebspathologisch sei nebenbei bemerkt, daß die Geschwulstimmunität gegen das Tumorvirus keinen Schutz gegen den Teerkrebs bedingt. Die Autoren brachten insbesondere einen schlüssigen Beweis für die rein lokale Wirkung des Colchicins, indem sie bei einer Reihe von Kaninchen die Tumorverpflanzung rechts und links am Körper vornahmen, aber nur auf einer Seite mit Colchicin behandelten. Der behandelte Tumor ging stets zurück, der nicht behandelte blieb meist gleichgroß und wuchs auch manchmal weiter. Nur in wenigen Fällen gingen die Tumoren auch der nichtbehandelten Seite zurück, was die Autoren auf resorptiv in den Kreislauf gelangtes Colchicin beziehen.

Nicht mit lokaler Anwendung, sondern mit Fernwirkung arbeitete CLEARKIN (1937). Er gab zunächst Colchicin subcutan, überpflanzte dann Mäusen das Impfsarkom S 37 und spritzte Colchicin weiterhin jeden 2. Tag. Er konnte jedoch keinen wesentlichen Unterschied zwischen den Versuchs- und den Kontrolltieren feststellen. In einer zweiten Versuchsserie wurde das Sarkom von einer Maus überpflanzt, die vor der Verimpfung zweimal Colchicin bekommen hatte. Auch hier ergab sich kein Unterschied gegenüber den Kontrollen, jedoch wuchsen Zellkulturen aus den Tumoren der Colchicinmäuse schlecht, bei den Kontrolltieren dagegen gut. In einer 3. Serie bekamen die Sarkommäuse jeden 2. Tag Colchicin, ohne daß ein Unterschied gegenüber den Kontrollen festzustellen war. Es möchte aber sehr wohl scheinen, daß nach den Ergebnissen anderer Autoren die Dosierung, vielleicht ihre Verabfolgung erst jeden 2. Tag, mit schuld ist an den von den anderen Autoren abweichenden Ergebnissen.

RUFFILLI (1942) arbeitete mit Mäusen, denen Paraffinkügelchen mit und ohne Methylcholanthren, ferner mit dem nicht-cancerogenen Benzanthracen, eingeimpft wurden. Nach 35 Tagen begann die Colchicinbehandlung, die vom 2. Monat an bei einigen Tieren zur Ausstoßung der Methylcholanthrenkügelchen führte (bei 9 von 12 überlebenden Tieren). Ein Tumor war nur in einem Falle entstanden.

NICOD und REGAMERY (1942) behandelten Spontantumoren und Benzpyrencarcinome u. a. mit Colchicin und konnten in 23 bzw. 28% Besserungen, aber keine Verlängerung der Lebenszeit erzielen.

Weiter zeigten DUSTIN (1934) und ICKOWICZ (1935) an Stoffen aus der Metallreihe (Arsen, Zinn, Kobalt, Antimon, Nickel, Blei, Wismut usw.), daß Salze dieser *Metalle* eine typische *Karyoklasie* hervorrufen können, jedoch nur mit Dosen, die nahe der Letaldosis gelegen sind.

Eine größere Zusammenstellung über Mitosegifte brachte RIES (1939). Nach ihm rangieren hinter dem Colchicin hinsichtlich der Brauchbarkeit die *Kakodylate*, also die Salze der arsenhaltigen Kakodylsäure. Für das Schicksal der durch Mitosegifte geschädigten Zellen ist wichtig, daß der Pyknosewelle, d. h. dem Stadium der in der Pro- oder frühen Metaphase stehenbleibenden Mitose mit den Verklumpungen der Chromosomen, der Zelluntergang durch Autolyse oder Phagocytose folgt. Werden die Zellen nicht schwer geschädigt, so kann eine neue Mitosewelle folgen. Auch RIES widmet der therapeutischen Anwendbarkeit der Mitosegifte bei Krebsgeschwülsten längere Ausführungen, kommt jedoch zu dem Ergebnis, daß die Schädigungen des Krebsgewebes doch nicht so spezifisch und tiefgreifend sind, daß damit Krebs vernichtet werden könnte, ohne die übrigen noch teilungsfähigen Gewebe nachteilig zu beeinflussen.

Eine wichtige *Methode* zur Prüfung von Substanzen hinsichtlich ihres Einflusses auf den Mitosenablauf und auf die Tellteilungsrate liefert die *Gewebezüchtung*. Vor allem ist es v. MÖLLENDORF (1941), der die Beziehungen zwischen Mitosenschädigungen und Geschwulstproblem an Hand seiner Gewebskulturen von Kaninchenfibrocyten geprüft und z. B. festgestellt hat, daß gewisse Geschlechtshormone (Östron, Testosteron) mit den carcinogenen Kohlenwasserstoffen wie Benzpyren und Methylcholanthren eine charakteristische Form der Mitosenstörung gemeinsam haben. v. MÖLLENDORF dehnte seine Untersuchungen auch auf Gewebskulturen des BROWN-PEARCE-Tumors beim Kaninchen, auf Scharlachrot, Arsenik, auf Progesteron, Desoxycorticosteron, Diäthylstilböstrol u. a. aus (s. auch S. 466).

Die *Gewebekultur* ist auch wichtig als *Nachweismethode* des Colchicins. Da Colchicin sehr giftig ist und kleinen Tieren nur in Dosen von 100 γ zugeführt werden kann, muß die Nachweismethode noch Bruchteile von 1 γ festzustellen gestatten. Dafür ist die biologisch wichtigste Eigenschaft des Colchicins, seine Mitosegiftwirkung, durch welche man in der Gewebekultur noch 0,01—0,04 γ/ccm nachweisen kann (LETTRÉ und LUTZE 1944), am besten geeignet.

Eine andere mittelbare Beziehung zum Krebsproblem eröffnet sich bei den hormonell angeregten Organen. Bekanntlich bringen besonders die Geschlechtshormone geschlechtsabhängige Drüsen, wie die Mamma oder Prostata zur Proliferation ihrer spezifischen Drüsenelemente. FLEISCHMANN und KANN (1938, zit. nach RIES 1939) benutzten *Colchicin* als *Hilfsmittel beim Studium* derartiger *hormonell bedingter Wachstumsvorgänge*, indem sie die Mitosen in den nach Hormoninjektion angeregten Geweben durch Colchicin stoppten, um sie später in den Schnitten auszählen zu können. Auf diese Weise ließ sich z. B. noch die

Wirkung von 50 γ Testosteronpropionat an den Samenblasen kastrierter Mäusemännchen nachweisen. Noch empfindlicher reagierte das Epithel der Prostata.
Es leuchtet ein, daß diese Verwendung von Mitosegiften auch für die Kontrolle
des therapeutischen Erfolges bei der Behandlung von Geschwülsten endokrin
gesteuerter Organe mit Keimdrüsenhormonen (s. S. 571) mit herangegogen
werden kann.

Die Methodik der Mitosegifte bekam neuen Antrieb, als es BRODERSEN (1943)
gelang, den Mäuseascitestumor (EHRLICH-Carcinom) als Test in den Dienst der
Krebsforschung zu stellen. Dieser Impftumor zeigt im Punktat eine konstante
Zahl von Kernteilungen, so daß jede Änderung der Kernteilungszahl auf chemische
Einwirkungen hin genau prozentual und zeitlich registriert werden kann. Die
Methode gestattet vor allem auch die zeitlich verschiedene Änderung der Zahl
der Mitosen, z. B. nach Colchicin, Trypaflavin, im Vergleich beispielsweise mit
Röntgenstrahlen kurvenmäßig festzulegen und so die antimitotische Wirkung
von Substanzen auszutesten. Die Methode ist vor allem von LETTRÉ (1946) aus-
giebig verwendet worden.

Unter Ausnutzung dieser Tests versuchte BRODERSEN (1943), die Wirkung
der Mitosegifte und die ionisierenden Strahlen zu kombinieren, um auf diese
Weise eine Potenzierung der Wirkung zu erzielen. Letzteres trat jedoch nicht ein.
Und doch ist die Arbeit für das Problem besonders wichtig, vor allem wegen des
Ausbaus des Tests mit dem Mäuseascitestumor und der Anwendung von Colchicin
auf menschliche Carcinome (s. 12. Kapitel, S. 582) durch Applikation mit Hilfe
der Iontophorese.

In einer zusammenfassenden Arbeit gibt LETTRÉ (1946) eine Übersicht über
den neuesten Stand unserer Kenntnisse über die Mitosegifte. Es geht daraus
hervor, daß Colchicin hinsichtlich der Hemmung der Zellteilung mit Abstand
an der Spitze der mitosehemmenden Stoffe steht. Die Arbeit befaßt sich vor
allem mit der weitgehenden Aufklärung des Zusammenhanges zwischen chemischer
Konstitution und Mitosegiftwirkung. Für die mitosehemmenden Metalle (Blei,
Wismut, Arsen, Antimon, Zinn) wird dargetan, daß diejenigen metallorganischen
Verbindungen, die gleichzeitig organische Reste und Anionen an Metall besitzen,
die Mitosegiftwirkung zeigen. Das Entscheidende im Verhalten der Metalle wird
darin erblickt, daß die Mitosegiftwirkung in einer Umsetzung mit Nucleinsäuren
und Nucleoproteiden als Bestandteilen der Chromosomensubstanz ihre Ursache
hat. Die Nucleinsäure und die Nucleoproteide bilden mit Schwermetallen schwer
lösliche Produkte, die auch mit den metallorganischen Verbindungen durch
Salzbildung, Komplexbildung oder Reaktion mit SH-Gruppen innerhalb der
Zelle entstehen können. LETTRÉ hat ferner Derivate des Colchicins beschrieben,
die durch Abbau des Moleküls entstehen, und andere Derivate, die eine stärkere
Wirksamkeit aufweisen als das Colchicin selbst. Es gelangte dabei zu einem
einfachen Mitosegift, dem β-Phenyläthylamin, und zeigte, daß für die Mitosegifte
vom Colchicintyp die sympathicomimetische Gruppierung Benzolkern—C—C—N
notwendig ist (LETTRÉ und ALBRECHT 1941, 1943). Diese Gruppierung ist unter
anderem auch dem Sympatol und Veritol eigen. Des ferneren hat er sich mit
Mitosegiften aus dem Pflanzen- und Tierreich befaßt und vor allem auf das im
Schöllkraut vorhandene Alkaloid Chelidonin, welches ähnlich dem Colchicin als
Mitosegift wirkt, hingewiesen.

Untersuchungen über die *geschwulsthemmende Wirkung des Colchicins* stellten
LITS, KIRSCHBAUM und STRONG (1938) an dem STRONGschen C₃H-Mäusestamm
an. Entsprechend der besonderen Empfindlichkeit aller lymphatischen Gewebe
für Colchicin testeten die Autoren das Colchicin an einem transplantablen
Lymphosarkom. Implantiert man ein Stück leukämischen Lymphgewebes den

Mäusen in die Axilla, so bildet sich dort vor dem Auftreten einer Systemleukämie eine in 14 Tagen bereits bohnengroße Geschwulst. Wird zu dieser Zeit Colchicin ($^1/_{40}$ mg) jeden dritten Tag fernab vom Tumor subcutan gespritzt, so verschwindet die örtliche Geschwulst und die Überlebenszeit der mit Colchicin behandelten Tiere ist auf 50,5 Tage (gegenüber 31,5 Tagen bei den Kontrollen) verlängert. Eine Maus lebte sogar noch 101 Tage. Bemerkenswert ist das histologische Verhalten: Während schon nach der dritten Injektion fast alle lymphoiden Zellen des Tumors pyknotisch wurden und abstarben, blieben die Retikulumzellen des Lymphosarkoms erhalten. Stets blieben aber auch Inseln resistenter Tumorzellen am Leben. Daraus erklärt es sich, daß ein völliger Rückgang der Tumoren ohne Rezidiv nicht beobachtet wurde. Maligne entartete Lymphocyten erwiesen sich als empfindlicher für das Colchicin, als normale Lymphocyten der Milz und der Lymphknoten.

Inzwischen hat H. H. MÜLLER (1946) im *Diphenylarsinchlorid* das nach seinen Untersuchungen stärkst wirksame Mitosegift gefunden, welches noch in einer Grenzkonzentration von 1:1 Milliarde an Salamander- und Tritonlarven nach 16—20stündiger Einwirkung eine 40—60%ige Vermehrung der Cornea-mitosen bewirkt. Die Teilungsbilder nach stärkeren Konzentrationen zeigen Absprengungen einzelner oder mehrerer Chromosomen aus dem metaphasischen Verband und in anderen Fällen darüber hinaus völlige Auflösung dieses Verbandes, so daß die Chromosomen frei über das Cytoplasma verstreut liegen.

Zellphysiologisch ist es bedeutsam, daß im Sinne der einleitenden Bemerkungen über den *Antagonismus* zwischen Wirkstoff und Hemmstoff sowohl gegenüber Colchicin, wie Trypaflavin inzwischen Hemmstoffe bekannt geworden sind. So wies R. BAUCH (1946) nach, daß die polyploidisierende Wirkung des Colchicins auf Pflanzenzellen durch Sulfonamide aufgehoben werden kann. H. und R. LETTRÉ (1946) zeigten jedoch, daß an Herzfibroblasten keine Aufhebung der Mitosewirkung des Colchicins auftritt, so daß es den Anschein hat, als sei die antagonistische Sulfonamidwirkung auf Pflanzenzellen beschränkt. Die Mitosegiftwirkung des Trypaflavins wird durch Hefenucleinsäure aufgehoben (H. und R. LETTRÉ 1946).

Wichtig erscheint in diesem Zusammenhang, daß auch carcinogene Kohlenwasserstoffe, wie 1,2,5,6-Dibenzanthracen, 3,4-Benzpyren und Methylcholanthren pathologische Mitoseformen erzeugen, während nichtcarcinogene Kohlenwasserstoffe, wie Pyren, Methylbenzpyren, 1,2-Benzanthracen ohne Wirkung sind (LETTRÉ 1948).

In seiner neuesten Arbeit bemüht sich LETTRÉ (1948) auf breiter Basis das Gebiet der Mitosegifte an die modernen Forschungsrichtungen der Antikatalysatoren, Antifermente, Antiwirkstoffe, Antivitamine oder ganz allgemein an die Antibiotica anzuschließen, wenn auch zunächst großenteils noch in Form eines Programmes. Dabei werden auch *die cancerogenen Stoffe als Antibiotica*[1] gedeutet. Nach dieser Auffassung würde die Krebszelle „in Analogie zu den Erscheinungen bei den Bakterien als eine Ausweichform der normalen Zelle angesehen, in welche diese übergeht, wenn wir im Organismus durch Einbringung der cancerogenen Faktoren ‚abnorme Züchtungsbedingungen‘ schaffen." Eine solche Ausweichform stelle „eine Möglichkeit (von vielleicht mehreren) einer noch lebensfähigen Zellform dar, in der die normale Zelle dem Zelltod ausweichen" könne. Nach dieser Betrachtungsweise wären die cancerogenen Faktoren Fermentgifte, „die bei langdaurender Einwirkung auf normale Zellen eine Adaptation dieser Zelle auf einem Niveau herbeiführen, das zwischen dem der normalen Zellen und dem der nicht mehr lebensfähigen Zelle liegt." Danach wären

---

[1] Der Begriff *Antibiose* wird auch von COWDRY (1948) im Zusammenhang mit dem *Krebsproblem*, wenn auch in einem etwas anderen Sinne, gebraucht. COWDRY geht aus von der Symbiose der normalen Körperzellen und spricht von Antibiotica in den Geweben, die am wenigsten von Metastasen befallen werden. Er denkt sogar an die therapeutische Verwendbarkeit von Extrakten solcher Gewebe.

die cancerogenen Stoffe Plasmagifte. Lettré läßt jedoch die Frage, ob eine Veränderung der Fermentsysteme des Plasmas ausreiche, „um die Änderung des Baustoffwechsels der Krebszelle in die Richtung der Wachstumstendenz zu erklären", noch völlig offen. Neben der Wirkung auf die Fermente des Zellplasmas, die den Betriebsstoffwechsel durchführen, käme nach Lettré „auch eine direkte Wirkung auf Fermentsysteme der Synthese der Kernbestandteile und des Teilungsapparates" in Betracht. Bei den Tumorviren könnte man „eine fermentblockierende Wirkung" annehmen, aus der „eine Zelle mit dem Fermentsystem der Krebszelle" resultiere: „die Analogie, daß eine normale Zelle durch Faktoren wie den Bittner-Faktor oder das Agens des Hühnersarkoms, in ähnlicher Weise eine Mutation erleidet, die zu Umwandlung oder Ausfall von Fermenten führt, ist naheliegend."

Abschließend ist von den Mitosegiften zu sagen, daß sie vorläufig als nur lokal wirksam angesehen werden müssen und daß ihrer innerlichen Anwendung, wenigstens bei ausreichenden Dosen, und somit auch einer Anwendung bei inneren Tumoren zunächst noch ihre schwertoxische Allgemeinwirkung hinderlich im Wege steht. Es ist aber zu erwarten, daß die an sich schon große Zahl solcher Stoffe sich schnell weiter noch vergrößern wird, zumal ja auch Beziehungen zu den carcinogenen (s. S. 466) und krebstherapeutischen Stoffen z. B. zu bestimmten Hormonen (s. S. 475) und zum Urethan usw. bestehen. Wahrscheinlich würden sich aber nur solche Substanzen durchsetzen können, die nur die Zellteilung bei malignen Tumoren, aber nicht — oder wenigstens nicht nennenswert — auch die physiologisch unentbehrliche Zellteilung aller zur Hämatopoese unentbehrlichen Zellelemente unterdrücken. Wir werden im 12. Kapitel (S. 582) bei ihrer Anwendung auf menschliche Carcinome nochmals auf die Mitosegifte zurückkommen.

b) Die Behandlung von Krebsgewebe mit mutativ wirkenden Stoffen (*mutative Carcinokolyse* K. H. Bauer 1931, 1937, 1948). Schon 1928 hat K. H. Bauer in seiner Monographie über die „Mutationstheorie der Geschwulstentstehung" bei der Frage der Heilbarkeit von Geschwülsten darauf hingewiesen, „daß das wirksamste unblutige Heilmittel, das Röntgen- und Radiumlicht, dadurch, daß es in *einer* Anwendungsform Mutationen in Keimzellen und in Körperzellen Krebs erzeugt und in anderer Form Krebs heilt", seine besondere Affinität zum „Zellgeschehen der Tumoren dargetan hat".

1931 hat dann K. H. Bauer unter der Überschrift „Neue Fragestellungen" diesen Gedanken weiter ausgebaut und festgestellt, „daß diesen drei verschiedenen Wirkungen der Röntgenstrahlen eben doch eines *gemeinsam* ist: *der Angriffspunkt an der Chromosomensubstanz*" — oder wie wir heute sagen würden, an den wachstumsregulatorischen Erbstrukturen der Zellen. Die Röntgenstrahlen „wirken sich verschieden nur deshalb aus, weil jedesmal das Zellenmaterial ein verschiedenes ist: einmal handelt es sich um Keim-, das andere Mal um Körper- und das dritte Mal um Geschwulstzellen". Und K. H. Bauer (1931) fährt fort: „Wenn wir schon wissen, daß ein solches Mittel, welches in Keimzellen Mutationen, in Körperzellen Krebs, in Krebszellen Krebsuntergang erzeugt, . . . so werden wir jedes *neue Mittel, mit dem der Biologe Mutationen erzeugt, darauf zu prüfen haben, ob nicht das gleiche Mittel*, auf Krebszellen angewandt, *auch Krebs zerstört.*" Es ist das (1928 und 1931) der *Grundgedanke der Chemotherapie des Krebses durch mutative Stoffe*, wie er von K. H. Bauer seitdem dann etappenweise weiter entwickelt worden ist.

Ebenso eindeutig hat K. H. Bauer damals (1931) die Biologen auf die carcinogenen Substanzen als vermutlich mutationsauslösende Stoffe hingewiesen: „Es erscheint jedenfalls sehr wohl möglich, daß solche *Mittel*, die bei ihrer Einwirkung auf die Körperzellen *Krebs erzeugen*, bei ihrer Einwirkung auf Keimzellen sich *als neue mutationserzeugende Mittel erweisen lassen* könnten."

Das war 1931. Der Verfasser hat denn auch direkt bei einem führenden deutschen Biologen und Genetiker angeregt, solche Mutationsversuche mit carcinogenen Kohlenwasserstoffen auszuführen. Es blieb aber erst STRONG (1945, 1947) vorbehalten, diesen Beweis für die cancerogenen Kohlenwasserstoffe zu liefern, indem er (s. S. 380) durch Methylcholanthren die Mutationsrate bei seiner Mäusepopulation auf das fast 50fache steigerte und Mutationen erzielte, wie sie „spontan" nur mit einer Häufigkeit von 1 : 26250 auftreten. Damit war die Voraussage von K. H. BAUER aus dem Jahre 1931, wonach krebserzeugende Mittel sich als „neue mutationserzeugende Mittel erweisen lassen könnten", durch das Massenexperiment des Genetikers STRONG zur Erfüllung gebracht.

K. H. BAUER selbst hat die Frage der Chemotherapie des Krebses durch mutativ wirkende Stoffe entsprechend den Gedankengängen der Mutationstheorie weiter verfolgt. In Ausführung der 1928 und 1931 geäußerten Überlegungen hat er 1934, wie auf dem deutschen Chirurgenkongreß 1937 und 1938 und auf dem Pathologenkongreß 1937 berichtet, auf Grund der Mutationstheorie angesichts der krebserzeugenden Wirkung bestimmter Kohlenwasserstoffe die Frage untersucht, was diese krebserregenden und, wie inzwischen bestätigt, mutativen Stoffe vollbringen, wenn man sie statt auf gesundes Körpergewebe auf irgend sonstwie entstandenes Krebsgewebe selbst einwirken läßt. Es ist klar, daß diese Stoffe, wenn sie schon Mutationen erzeugen (s. 9. Kapitel, S. 380) und wenn sie somatisch-mutativ gesunde Körperzellen in Krebszellen zu verwandeln in der Lage sind, auch irgendeine Wirkung auf das kranke und empfindlichere Krebsgewebe selbst haben müssen. Es wurde als sicher angesehen, daß die Stoffe in den Krebszellen auf deren Zellerbmasse einwirken würden, und es schien zum mindesten möglich, daß *die Krebszellen* auf die gleiche mutative Einwirkung nicht mit einer neuen „Krebsmutation", sondern *mit einer letalmutativen Reaktion antworten* würden. Denn das ist sicher: Krebszellen sind weniger anpassungsfähig und wesentlich empfindlicher. Die Gedankengänge, die für diese Überlegung maßgebend waren, sind wiederholt in Aufsätzen (1928, 1931, 1937, 1943) niedergelegt worden. Sie lassen sich am Beispiel der Röntgenstrahlen auf folgende kurze Formel bringen:

Röntgenstrahlen wirken auf Keimzellen mutativ,
„   „   „   Körperzellen carcinogen,
„   „   „   Krebszellen mutativ letal.

Letale Mutationen in Krebszellen würden aber Krebshemmung bedeuten. Die ganze Bestrahlungstherapie beruht ja darauf.

Was aber den Röntgen- und Radiumstrahlen recht ist, das schien auch den chemischen Krebsnoxen billig. So hat denn der Verfasser, nicht zuletzt nach der Analogie: Röntgen erzeugt Mutationen, Röntgen erzeugt Krebs, Röntgen heilt Krebs, als Modellversuch den stärkst krebserzeugenden und inzwischen von DEMEREC (1948) an Drosophila als mutativ erwiesenen Stoff, das *3:4-Benzpyren* (nach Vorversuchen an moribunden Krebskranken und selbstverständlich unter allen Vorsichtsmaßregeln gegenüber den gesunden Geweben) — erstmals am 4. Juli 1934 — daraufhin untersucht, was es denn ausrichtet, wenn man ihn, den in Körperzellen somatisch-mutativ krebserzeugenden Stoff, isoliert auf spontan entstandenes Krebsgewebe selbst einwirken läßt.

Wie auf dem Chirurgenkongreß 1937 gezeigt, gelang es nach entsprechenden Vorversuchen mit Benzpyren in 0,5%iger ätherischer Lösung unter 22 teilweise weit fortgeschrittenen Fällen 7 Fälle günstigst gelegener Hautkrebse zur klinischen Heilung zu bringen, und zwar mit vorsichtigster und minimaler intratumoraler

Injektion oder besonders bei flachen, krebsigen Geschwüren mit bloßen Aufträufelungen der $^1/_2$%igen Lösung. Von den 7 Fällen sind 5 Fälle in je 3 Abbildungen in dem Kongreßbericht auf Tafel I—III abgebildet. Nach $3^3/_4$jähriger Beobachtungszeit wurde 1938 erneut — sie waren geheilt geblieben — und abschließend berichtet.

Es zeigte sich also, daß unter günstigsten Bedingungen spontan entstandenes Krebsgewebe auf Stoffe mit chemisch „cancerogener" Wirkung für Körpergewebe

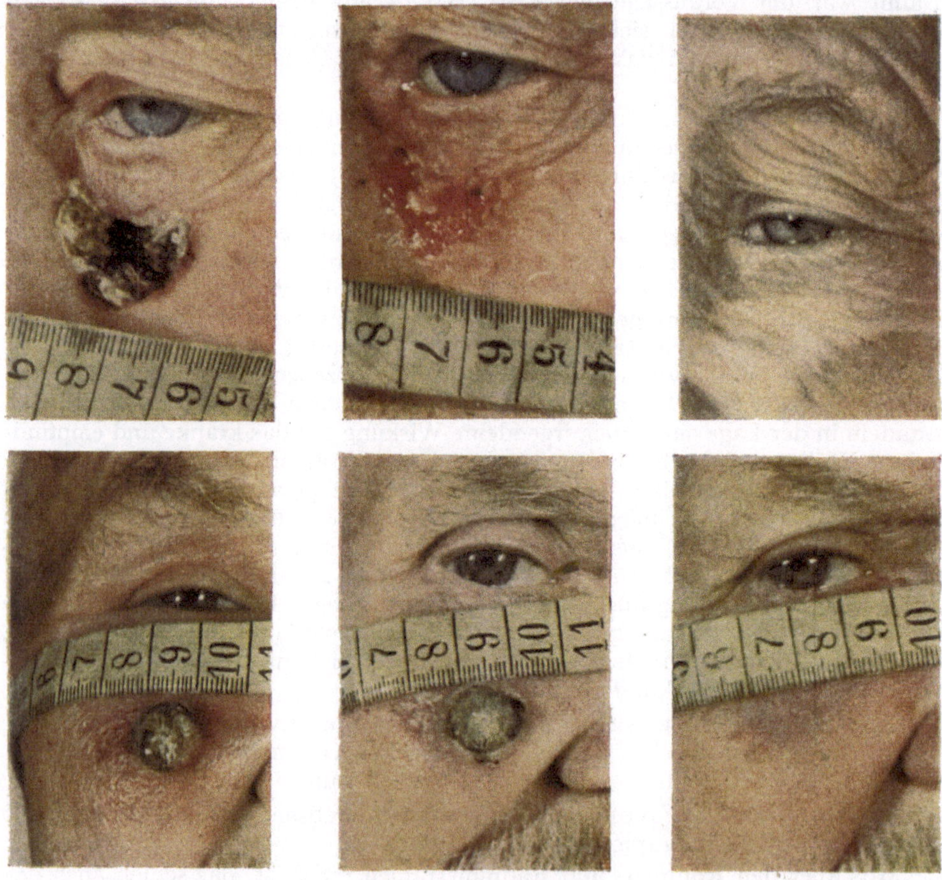

Abb. 63. Zwei Gesichtscarcinome behandelt mit Benzpyren (s. Text).
(Oben: Fall F. J., 66 Jahre alt. 1. Bild vom 7. 10. 1934, 2. Bild vom 15. 12. 1934, 3. Bild vom 13. 8. 1936.
Unten· Fall W. P., 70 Jahre alt. 1. Bild vom 19. 10. 1934, 2. Bild vom 17. 11. 1934, 3. Bild vom 19. 1. 1935.

genau so reagieren kann wie auf die physikalisch „cancerogene" Einwirkung der Röntgenstrahlen: ein Teil der Geschwülste ist schwer beeinflußbar, ein anderer Teil verträgt aber den für Körperzellen mutativen Stoff nicht und bildet sich so weit zurück, daß klinisch Heilung entsteht.

Da gleichartige oberflächliche Hautkrebse mit operativer oder Strahlenbehandlung einfacher und sicherer geheilt werden, so wurden, nachdem die Fragestellung selbst positiv entschieden war, diese Versuche eingestellt, zumal die Gefahr einer sekundären Krebserzeugung nicht sicher genug ausgeschaltet werden kann. Mit diesen Fällen aus dem Jahre 1934 war erstmals erwiesen, daß neben den physikalisch auf Keimzellen mutativ, auf Körperzellen carcinogen und auf Krebszellen krebsheilend wirkende Röntgen- und Radiumstrahlen *auch chemische Stoffe*, die, wie inzwischen erwiesen, auf *Keimzellen* gleichfalls *mutativ* und für *Körperzellen carcino-gen* sind, auf *Krebszellen carcino-kolytisch*[1] (d. h. krebshemmend) wirken oder wenigstens wirken können.

Mit diesem ersten *Nachweis einer chemisch-mutativen Carcinokolyse* ist erneut die erstmals 1928 und besonders 1931 ausgesprochene *Frage nach der krebshemmenden Wirkung aller chemischen Mutagene* erneut zur Diskussion und Nachprüfung gestellt. Es wird sich zeigen, daß schon heute für eine ganze Reihe von chemischen Substanzen — für physikalische kurzwellige Strahlungen ist es ja schon durchweg erwiesen! — ihre zugleich germinativ-mutative, somatisch mutative und carcinogene und carcinokolytische Wirkung dargetan werden kann.

Die Mitteilungen K. H. BAUERs (1937) waren Gegenstand einer heftigen Kritik[2] (BROCK, DRUCKREY und HAMPERL 1938, 1939). Zunächst wurde von dem benutzten Benzpyren gesagt: „Die Substanz wirkt fast wie eine ‚Ätzpaste'. Dies könnte sich nur auf das Lösungsmittel Äther beziehen, denn von der Substanz selbst stellen die gleichen Autoren in der gleichen Arbeit fest, daß sie „im akuten pharmakologischen Versuch wirkungslos ist, was durchaus seiner relativen chemischen Indifferenz entspricht."

Die Verfasser schreiben weiter: „HADDOW habe durch die lokale Anwendung von Benzpyren an Impfgeschwülsten ein Kleinerwerden der Tumoren" beobachtet und „nach (!) den Mitteilungen HADDOWs wendete dann (!!) BAUER ·Benzpyren als „Krebsheilmittel" bei Menschen an und berichtete auch über große Erfolge".

Dazu ist zu sagen: 1. HADDOW wendete Benzpyren nicht lokal an, sondern, wie es in dem Kongreßbericht von K. H. BAUER heißt, „fernab vom Tumor *intraperitoneal*". In der Originalarbeit von HADDOW heißt es: „in most experiments the animals received daily intraperitoneal injections of such preparations". Von lokaler Anwendung also keine Rede. Dieser Unterschied ist aber wesentlich, denn bei der Frage ihrer Einwirkung kommt natürlich sehr viel darauf an, daß die Substanz auch wirklich an die Krebszellen selbst herankommt. Das ist bei lokaler Anwendung (K. H. BAUER) sicher, bei der Einbringung fernab vom Tumor (HADDOW) zum mindesten fraglich.

2. ist zu sagen: BAUER wendete Benzpyren nicht „*nach* den Mitteilungen HADDOWs an, sondern, wie es in der aufgegriffenen Arbeit ausdrücklich heißt, „zum erstenmal am 4. 7. 34", während die Arbeit HADDOWs erst 1936 herauskam.

3. hat BAUER Benzpyren nicht als neues „Krebsheilmittel" bei Menschen angewandt, vielmehr sagte er wörtlich: „Ich komme . . . zu einer *Fragestellung* — ich sage ausdrücklich Fragestellung! — für die weitere Forschung". Die Anwendung als „Krebsheilmittel" wurde expressis verbis abgelehnt. Andererseits wurde 1938 mitgeteilt, „daß die Fälle bei der Einwirkung einer krebserzeugenden Substanz auf das Krebsgewebe" — also noch nach $3^3/_4$ Jahren! — „auch im Bereich der gesunden Körpergewebe der Umgebung frei von Krebs geblieben sind".

Schließlich polemisieren BROCK und Mitarbeiter (1939) gegen die „von BAUER als Lösungsmittel für das zu injizierende Benzpyren" verwandte Cholestenonsulfosäure. Diese Substanz bewirke Hämolyse, örtliche Nekrose usw. Sie fahren fort: „Wenn also BAUER auch nach Injektion einer Lösung von Benzpyren in Cholestenonsulfosäure Gewebszerstörung und Schwund von Geschwulstgewebe hat auftreten sehen, so dürfte dies weniger auf das in der Lösung enthaltene Benzpyren, als vielmehr auf das Lösungsmittel, nämlich die Cholestenonsulfosäure zurückzuführen sein."

Dazu ist zu bemerken: 1. bei den Gesichtscarcinomen wurde Benzpyren in Äther, nicht in Cholestenonsulfosäure gelöst verwandt (Kongreßbericht!). Was nun die nur im Tierversuch verwendete Cholestenonsulfosäure anlangt, so ist zu der am 15. 7. 38 bei der Schriftleitung eingegangenen Arbeit selbst zu sagen, 2. daß BAUER von BROCK usw. bereits am 21. 4. 38 auf dem Chirurgenkongreß berichtet hatte, daß das „Lösungsmittel, nämlich die Cholestenonsulfosäure, stärkere toxische Eigenschaften hat als die wirksame Substanz Benzpyren selbst. Besonders die Tatsache, daß es noch bis zu 1:10000 totale Hämolyse macht, läßt seine intravenöse Darreichung und damit z. B. die Behandlung multipler Metastasen auf dem Blutwege ausgeschlossen erscheinen". Über die von BROCK usw. mitgeteilte Hämolyse in Bd. 194 war also von BAUER selbst bereits in Bd. 193 der gleichen Zeitschrift berichtet gewesen.

---

[1] Von $\varkappa\omega\lambda\acute{\upsilon}\omega$ = hemmen (Wortschöpfung von O. REGENBOGEN, Professor der klassischen Philologie an der Universität Heidelberg).

[2] Ich würde darauf gar nicht eingegangen sein, wenn nicht in ausländischen Arbeiten darauf Bezug genommen worden wäre.

Schließlich aber haben BROCK und Mitarbeiter BAUER auch noch eine Ausgangsüberlegung „etwa im Sinne der ARNDT-SCHULTZschen Hypothese" unterschoben, also gegen etwas polemisiert, was BAUER nie behauptet hatte. Im Gegenteil, BAUER hatte ausdrücklich völlig andere „maßgebende Überlegungen" im Sinne der „Mutationstheorie der Geschwulstentstehung" dargelegt, nämlich die „Fragestellung für die weitere Forschung" — etwas anderes war ausdrücklich abgelehnt worden! —, die Fragestellung, die in der Korrelation liegt: *für Keimzellen mutativ, für Körperzellen carcino-gen, für Krebszellen carcino-kolytisch.*

Die Frage nach Substanzen, vielleicht den cancerogenen Kohlenwasserstoffen verwandt, möglichst nicht mehr carcino-gen, aber noch carcino-kolytisch, hat eine Reihe von Untersuchungen ausgelöst. Wenn sie auch heute weitgehend überholt sein dürften, so soll aber doch kurz auf den Entwicklungsgang weiter eingegangen werden. HADDOW (1936) hat zunächst bei Ratten mit JENSEN-Sarkom fernab vom Tumor vier carcinogene Kohlenwasserstoffe, darunter auch Benzpyren und zwei nicht-carcinogene, aber chemisch nahe verwandte Kohlenwasserstoffe intraperitoneal injiziert. Bei Herausnahme nach 21 Tagen blieben die mit cancerogenen Stoffen behandelten Tumoren um 75% gegenüber den Kontrollen zurück.

Später hat HADDOW seine Versuche zusammen mit ROBINSON (1937) fortgesetzt und noch das WALKER-Carcinom hinzugezogen und außerdem die Reihe der Substanzen erweitert. Spritzte er z. B. das dem 3:4-Benzpyren nahe verwandte, gleichfalls tetracyclische Pyren, so war nach 21 Tagen beim WALKER-Carcinom das Tumorgewicht mit 32,0 g sogar etwas größer als bei den Kontrolltieren mit 30,9 g. Spritzte er dagegen den cancerogenen Stoff 1:2:5:6-Dibenzanthracen, so war wiederum beim gleichen WALKER-Carcinom wieder nach 21 Tagen das Tumorgewicht bei den Kontrolltieren 30,9 g, bei den behandelten Tieren nur der 30. Teil davon, nur 1,05 g.

Inzwischen haben nun über diese Versuche an Impftumoren hinaus PYBUS und MILLER (1937) vom Krebsinstitut Paris auch bei spontanen Krebsgeschwülsten, und zwar beim SIMPSON-Mäusestamm, bei dem Brustkrebs praktisch zu 100% auftritt, den gleichen Versuch ausgeführt. Sie sahen bei oralen Gaben von 1:2:5:6-Dibenzanthracen keinerlei Einfluß, dagegen erhielten sie bei intraperitonealen Injektionen kolloidaler Lösungen in der Hälfte der Fälle eine wesentliche Wachstumshemmung und in 3 Fällen gelang die Heilung der vorher vorhandenen Krebsgeschwülste, ohne daß bis zum Tode ein Rezidiv auftrat.

In späteren Untersuchungen mit parenteraler Zufuhr von 1:2:5:6-Dibenzanthracen bei Mäusen mit spontanem Brustkrebs sah HADDOW (1938) länger anhaltende Wachstumsverzögerung, manchmal sogar Rückbildung und gänzliches Verschwinden der Geschwülste. Ähnlich wie Dibenzanthracen wirkten auch 1:2:5:6-Dibenzacridin und Styryl 430 (s. 7. Kapitel, S. 285). Nicht-carcinogene Kohlenwasserstoffe (Pyren und 1:2:3:4-Dibenzanthracen) führten zu keiner oder höchstens zu einer nur vorübergehenden Wachstumsbeeinflussung. Wieder andere nicht-carcinogene Stoffe, wie Acenaphthanthracen und 1:2:5:6-Dibenzphenacin erzeugten eine Wachstumsverzögerung, nicht verschieden von der durch carcinogene Substanzen. Kurz darauf (1938) erschien vom gleichen Autor eine zweite Arbeit, in der von einer ganzen Reihe carcinogener Kohlenwasserstoffe (1:2:5:6-Dibenzanthracen, 1:2:5:6-Dibenzacridin, 3:4-Benzpyren, Methylcholanthren, 6:7-Dimethyl-1:2-benzanthracen, 10-Methyl-1:2-benzanthracen, 1:2:5:6-Dibenzphenacin oder Styryl 430) berichtet wird, die alle wachstumshindernde Wirkung zeigten, wenn sie an „spontanen" Mäuse- und Rattenimpftumoren geprüft wurden. Dagegen ergab sich, daß chemisch (durch 1:2:5:6-Dibenzanthracen, Na-1:2:5:6-Dibenzanthracen-9:10-endo-α.β-succinat, 3:4-Benzpyren Cholanthren und Methylcholanthren) erzeugte Krebse deutlich weniger

reagierten. HADDOW schloß damals daraus, daß primär chemisch (durch carcinogene Kohlenwasserstoffe) induzierte Sarkome als Klasse gesehen, dazu neigen,
beträchtlich weniger empfänglich gegenüber der hemmenden Wirkung von carcinogenen Substanzen zu sein, als spontane oder transplantierte Tumoren. Diese
relative Resistenz wird nicht als spezifisch angesehen, da die chemisch erzeugten Krebse bedeutend widerstandsfähiger sind gegenüber der hemmenden
Wirkung der gleichen Verbindung als gegenüber der von anderen carcinogenen
Substanzen.

Nach solchen Ergebnissen schien es fast, als ob die carcinogenen Kohlenwasserstoffe spezifisch tumorwachstumshemmend wirkten. HADDOW, SCOTT und
SCOTT (1937) haben etwa 55 Tage alte Ratten intraperitoneal mit verschiedenen
Kohlenwasserstoffen behandelt. Während nicht-cancerogene Stoffe, wie z. B.
Pyren usw., ohne Einfluß auf das Körpergewebe blieben, führte die gleiche Menge
1:2:5:6-Dibenzanthracen, 1:2:5:6-Dibenzacridin und Benzpyren sofort zu einer
erheblichen, konstanten und langanhaltenden Reduktion in der Wachstumsrate junger Ratten. Die nicht-carcinogenen Stoffe (Pyren, Fluoranthen und
Dodeka-1:2-benzanthracen) ließen diesen hemmenden Einfluß auf das Wachstum nicht erkennen. Auch die Breslauer Mitarbeiter des Verfassers RAREI
und GUMMEL (1939) haben bei Impftumoren bei verschiedenen Anwendungsformen Wachstumshemmung der Tiere, aber keine auf die Tumoren selbst
beschränkte, also *keine krebsspezifische Wachstumshemmung* nachweisen können.
Neuerdings führen ELSON und WARREN (1947), sowie ELSON und HADDOW (1947)
die Wachstumshemmung bei Ratten mit dem WALKER-Carcinom nach Injektion
von 1:2:5:6-Dibenzanthracen direkt auf die Menge des Proteins in der Nahrung
zurück. Bei 20%iger Proteinzufuhr sei die Wirkung auf das Wachstum für
ungefähr 14 Tage gering, darnach aber verlören die Ratten rasch an Gewicht und
gingen zugrunde, während es bei einer 10%igen Eiweißernährung zu einer sofortigen
Wachstumshemmung komme. ELSON und HADDOW ziehen die Schlußfolgerung,
daß die wachstumshemmende Wirkung des Carcinogens auf den Impftumor
möglicherweise gleich sei der wachstumshemmenden Wirkung auf den Gesamt-
körper, wie es auch schon die Mitarbeiter des Verfassers RAREI und GUMMEL
angenommen hatten.

Trotz dieser und ähnlicher Feststellungen einer allgemeinen Wachstumshemmung ist der Gedanke, daß Kohlenwasserstoffe antiblastisch wirken könnten,
nicht zur Ruhe gekommen. ALAPY (1938) unternahm den Versuch, durch
eine Vorbehandlung mit sehr geringen Gaben carcinogener Kohlenwasserstoffe
einen Schutz gegen Impfgeschwülste zu erzielen. Ein endgültig wirksamer
Schutz wurde jedoch nicht erreicht. MORELLI und DANSI (1939) wiesen auf die
Bedeutung des Lösungsmittels für die wachstumshemmende Wirkung hin. Bei
Benzpyren und Dibenzanthracen hemmte die Lösung in Schweineschmalz am
stärksten, während andere Anwendungsformen geringere oder gar keine Wirkung
zeigten.

Aus einer kurzen Arbeit von BADGER (1941) geht hervor, daß im Londoner
Krebsforschungsinstitut die Synthesen polycyclischer Kohlenwasserstoffe fortgesetzt wurden in der Hoffnung, chemotherapeutisch wirksame krebshemmende
Substanzen zu finden. Es wird eine Reihe von Abkömmlingen, die als wachstumshemmend erprobt wurden, mitgeteilt. Am Kopenhagener Krebsforschungsinstitut wurde zur Prüfung der Wirkung carcinogener Kohlenwasserstoffe auf
Tiertumoren das carcinogene *9:10-Dimethyl-1:2-benzanthracen* an einem transplantablen Mäusemammacarcinom und am CROCKER-Sarkom 180, später auch
an anderen Tierstämmen ausprobiert (STAMER 1941, 1943). Bei ersterem ergab
sich keine, bei letzterem eine deutliche Hemmung, jedoch erst bei bereits toxisch

wirkenden Dosen. Später gelang es STAMER und ENGELBRETH-HOLM (1943), mit dem gleichen Kohlenwasserstoff transplantierte Mäuseleukämie durch intravenöse Anwendung wäßriger 5⁰/₀₀iger Suspensionen zu heilen. Noch im gleichen Jahr (1943) hat STAMER in einer Monographie die Ergebnisse der Versuche, die nach jeder Richtung erweitert waren, mitgeteilt. Sie gipfeln in der Schlußfolgerung, daß eine echte Hemmung des Tumorwachstums nicht stattfindet. Wo eine solche angenommen worden ist, wäre sie auf die toxische Hemmung des Gesamtkörperwachstums zurückzuführen. Dagegen hat sich die Heilung der transplantierten Mäuseleukämie erneut bestätigt, und zwar wurden alle Tiere von ihrer Leukämie geheilt (intravenöse Injektion einer wäßrigen Suspension, Gesamtdosis 7,5 mg).

Im Gedankengang der Mutationstheorie ist dieses Junktim: für Körperzellen carcino-gen, für Krebszellen carcino-kolytisch nicht verwunderlich. Denn wenn die betreffenden Kohlenwasserstoffe auf gesunde, resistente Körperzellen cancerogen wirken, so auf dem Wege über eine somatische Mutation zellregulatorischer Erbstrukturen. Wenn die gleichen Stoffe auf Krebszellen treffen, treffen sie auf weniger differenzierte, zugleich labilere Zellen. Die cancerogenen Substanzen erzeugen gewissermaßen wieder somatische Mutationen, nur sind diese dann häufig oder meist nicht mehr mit dem Zelleben vereinbar, sie wirken also letal. Es ist also im Gedankengang der Mutationstheorie geradezu zu erwarten, daß eine Substanz, die für Körperzellen carcinogen ist, aus dieser ihrer somatisch mutierenden Kraft heraus für Krebszellen wachstumshemmend sein muß, da sie erneut Mutationen an den wachstumsregulatorischen Erbstrukturen erzeugen wird, aber an sehr viel labileren Zellen, also sehr viel häufiger als in Körperzellen und meist mit dem Leben der Zelle weiterhin unvereinbar. Die Mutationstheorie fordert also arbeitshypothetisch für alle keimzell-mutativen und für alle körperzell-cancerogenen Stoffe, daß sie zugleich krebszellhemmend wirken müssen. Es ist dies ja auch bei den Röntgenstrahlen so, die Strahlen, die durch Ionisationen der Körperzellen die Krebsmutation induzieren, ionisieren in gleicher Weise Krebszellen, deren zellregulatorischen Bezirk dann oft genug endgültig vernichtend.

Unwillkürlich wird man nun nach Methoden fragen, die solche mutativ wirkenden Stoffe veranlassen, ihre zellbiologische Wirkung irgendwie zu verraten und sichtbar werden zu lassen. Ein gutes Hilfsmittel liefern hiefür *Mitoseuntersuchungen* in der Gewebekultur *bei Zusatz mutativ wirkender Substanzen*. Worauf es uns in diesem Zusammenhang ankommt, ist das Verhalten der Mitosen bei *Einbringung carcinogener Stoffe und tumorbeeinflussender Hormone* (s. Tab. 74). Nach v. MÖLLENDORF (1941) besteht im Mitosenverhalten zwischen diesen beiden Stoffklassen eine ganz auffällige Ähnlichkeit, die sich vor allem auf einen charakteristischen Prozentsatz pathologischer Mitosen und auf ähnliche ungehemmte Teilungsraten erstreckt. Über diese Wirkungen einer Reihe von carcinogenen Stoffen im Vergleich zu Steroiden zu gewissen Hormonen gibt die nachstehende Tabelle 74 nach v. MÖLLENDORF Auskunft.

Die Tabelle läßt erkennen, a) daß *alle carcinogenen Stoffe*, gleichviel ob Arsen-, Azo- oder Kohlenwasserstoffe die *gleiche Mitosenstörung* aufweisen, während die *nicht-carcinogenen Kohlenwasserstoffe*, wie Pyren und die physiologischen Steroide, eine umgekehrt gleichartige *Störung vermissen* lassen.

Sie läßt b) erkennen, daß diejenigen *Geschlechtshormone* und *Östrogene*, die sich im Tierexperiment als potentiell carcinogen und in der Therapie unter gewissen Voraussetzungen (s. S. 573 ff.) als carcinokolytisch erwiesen haben, *mit den carcinogenen chemischen Stoffen* in der Art der Mitosenstörung *übereinstimmen*.

Tabelle 74.

Substanz	Äquatorialplatten mit abgesprengten Chromosomen (in %)	Wachstumshemmung bei der Konzentration	Chromosomenabsprengung bei ungehemmtem Wachstum
Scharlachrot	29—33	—	+++
Arsenik	29—33	1/5 000 000	+++
Benzpyren	18—23	1/100 000	+++
Methylcholanthren	18—21	1/50 000	+++
Dibenzanthracen	24	1/50 000	++
Methylbenzpyren	—	1/10 000	—
Pyren	—	1/10 000	—
Cholesterin	—	1/10 000	—
Desoxycorticosteron	11—26	1/20 000	+
Progesteron	12,5—16,7	1/10 000	+
Östron	20—39	1/10 000	++
Östradiol	39	1/150 000	+++
Testosteron	15—21	1/50 000	++
Methyltestosteron	42	1/80 000	+++
Diäthylstilböstrol	15—50	1/400 000	++

Man wird den Schluß ziehen dürfen, daß die ähnliche Mitosenmanifestation auf ähnliche zellbiologische Wirkung hinweist.

Wir sind uns dabei aber klar, daß die Mitosenstörungen eine wegen der zahlenmäßigen Erfaßbarkeit zwar sehr willkommene Manifestation der Wirkung, zugleich aber nur eine sekundäre Folge darstellen. Die *Ursache* der Mitosenstörungen liegt in dem durch die carcinogenen Stoffe bzw. durch die Östrogene hervorgerufenen *Mutationsvorgang* in den Zellen der Gewebekultur.

Daß es eine Krebsmutation in Zellen von Gewebekulturen gibt, ist zwar immer wieder bestritten worden, zu den früher schon mitgeteilten Beispielen ist inzwischen aber noch ein neues hinzugekommen: nach LETTRÉ (1948) ist neuerdings EARLE (1943) die Umwandlung von Mäusefibroblasten in Sarkomzellen durch Züchtung in vitro bei Gegenwart von Methylcholanthren gelungen. Bezüglich früherer Beispiele verweise ich auf das auf S. 108/109 Gesagte.

Ein weiteres Beispiel zugleich mutationsauslösender, zugleich krebserzeugender und krebshemmender Stoffe ist das **Senfgas** (Schwefellost) samt gewissen Derivaten. Es handelt sich bei diesem $\beta \cdot \beta'$-Dichlordiäthylsulfid $(ClCH_2 \cdot CH_2)_2S$ und verwandten Stoffen um Gifte, die vor allem im letzten Krieg als Kampfstoffe (Gelbkreuz, Yperit) Verwendung fanden. Ihre spezifische Affinität zu den Kernsubstanzen und zu Geweben mit aktiver Proliferation haben sie in vielfacher Form (vgl. GILMAN 1946, HADDOW 1947) erwiesen. Die Beziehungen zwischen chemischer Struktur und biologischer Wirkung sind infolgedessen gut bekannt (vgl. z. B. GILMAN und PHILIPS 1946). Am stärksten ist die zellschädigende Wirkung bei den Zellelementen des Magen-Darmkanals und der Blutbildung. Lympho-, Granulo- und Thrombocytopenie sind daher die gegebenen Tests gegenüber der Überdosierung. Cytologisch finden sich alle Kennzeichen schwerer Mitosestörungen (Kernpyknose, Kernfragmentation, Störungen der Chromosomenverteilung, Chromosomenbrüche usw.). Die Mitosenhemmung wird bereits mit so kleinen Dosen erreicht, daß sonst keine Zeichen einer Schädigung nachweisbar sind (FRIEDENWALD u. Mitarb. 1947). Die Dauer der Hemmung steigt mit der Dosis und kann durch wiederholte Applikationen über Wochen erhalten werden. Die in Gang befindliche Mitose läuft an sich noch ab, sogar mit fast normaler Geschwindigkeit, doch scheint es, als ob die prämitotischen

Zellen durch das Senfgas gehindert werden, in die Mitose einzutreten (FRIEDEN-
WALD u. Mitarb. 1947).

In unserem Zusammenhang interessiert zunächst am meisten ihre *muta-
tionsauslösende Wirkung*, die zuerst von AUERBACH (1943, 1946) und AUERBACH
und ROBSON (1944, 1946) bei Drosophila nachgewiesen wurde. Es kommt zu
Mutationen, Chromosomenbrüchen, Chromosomenaberrationen usw. und bei
Drosophilalarven zu Mosaiktieren, Gynandromorphismus, also zu gleichen
Folgeerscheinungen, wie sie auch nach Bestrahlung bekannt sind.

In ihrem Bericht auf dem 8. Internationalen Genetikerkongreß in Stockholm
(1948) sagt AUERBACH geradezu, daß der Ausgangspunkt für ihre genetischen
Untersuchungen mit Senfgas die Ähnlichkeit zwischen den Senfgas- und den
Röntgenverbrennungen gewesen sei. Dies habe ihr den Gedanken an die Möglichkeit einer Wirkung von Senfgas auf den Zellkern eingegeben. Die Senfgasmutationen als das erste systematisch untersuchte Beispiel einer rein chemischen
Mutationserzeugung sind den Röntgenmutationen in vielem vergleichbar. Der
gleich hohe Grad mutativer Wirkung findet sich auch bei einigen anderen Senf-
gasen vom Schwefel- und vom Stickstofftyp. Eine schwach positive Wirkung
hat das Allyl-isothiocyanat (AUERBACH und ROBSON 1944) und wahrscheinlich
das Chloraceton und Dichloraceton. AUERBACH steht nicht an in Übereinstimmung
mit CARR, das *Senfgas als „Treffergift"* im Sinne JORDANs anzusprechen, indem
es seine Reaktionsenergie auf die Gen-Loci in den Chromosomen übertrage.
Diese Hypothese würde fortgeführt dadurch, daß lokalisierte Unstabilitäten
entstünden, wenn die übertragene Aktivierungsenergie nur dazu ausreiche, um
das Gen von seinem stabilen normalen Zustand in einen unstabilen Zustand
als Zwischenstufe zwischen dem alten Allelomorph und einem neuen stabilen
Gen zu überführen. Diese Anschauung trifft sich völlig mit den Genmodell-
vorstellungen, wie sie von TIMOFÉEFF, ZIMMER und DELBRÜCK (s. S. 391) entwickelt worden sind.

Registrieren wir jedoch noch, daß der Escherichia-Coli-Stamm B Mutanten
(genannt B/r) erzeugt, die gegen Röntgen- und Ultraviolettstrahlen resistent
sind (CAVALLI 1948). Diese *B/r-Mutanten* sind zugleich *gegen Stickstoff-Senfgas
resistenter* als der B-Stamm und umgekehrt können, wenn man Stickstoff-Senfgas
als selektives Agens benutzt, resistente Mutanten (B/Ny) isoliert werden, die
praktisch nicht von B/r zu unterscheiden sind.

Dieselben Senfgase (vgl. HADDOW 1947) haben auf Geschwulstzellen eine
cyto- und nucleotoxische Wirkung, wie sie überhaupt die Zentren der Proliferation selektiv angreifen. So werden bei Zellen im Ruhestadium die Mitosen
aufgehalten und bei stärkeren Dosen die Kerne ähnlich wie bei Röntgenstrahlen und UV-Licht zur Fragmentation gebracht (vgl auch. PHILIPS und
GILMAN 1947).

Berichte über *Tierversuche* liegen mehrfach vor. KARNOFSKY und Mitarbeiter
(1947) experimentierten mit Senfgas an leukämischen Mäusen, ferner an Mäusen
mit dem Sarkom 180, an normalen und neoplastischen Gewebekulturen usw.
JOHNSON (1948) stellte Versuche an Kücken an, die im Alter von 1—2 Wochen
mit dem Leukosevirus (BELTSVILLEscher Stamm „A") infiziert worden waren.
4—6 Wochen später entwickelt sich die akute Form der erythro-granuloblastischen
Leukose oder später eine chronisch-viscerale Lymphomatose. Die Wirkung der
Senfgase war je nach Präparat und individuell sehr verschieden. Es wurden
aber gute Erfolge im Sinne einer Erholung für 3—6 Monate und in 3 Fällen bei
Leukose, 6mal bei Neurolymphomatose und 2mal bei visceraler Lymphomatose
Heilungen erzielt. Mit Übertragung von Blut `behandelter Tiere konnte die
Viruskrankheit nicht weiter übertragen werden. Von 7 Fällen „spontaner"

Hühnerleukosis erholte sich nur 1 Kücken für 8 Monate völlig, 2 nur kurzdauernd und die übrigen erwiesen sich als resistent gegen Senfgas. Dabei spielt das Stadium der Erkrankung die entscheidende Rolle. Senfgas ist inzwischen auch bei menschlichen Geschwulsterkrankungen, besonders bei der Lymphogranulomatose, therapeutisch in Anwendung gebracht worden (vgl. 12. Kapitel, S. 587).

Ein weiteres Beispiel einer zugleich keimzell-mutativ, körperzell-carcinogen und carcinokolytisch wirksamen Substanz liefert das **Arsen**. Von seiner mutationserzeugenden Wirkung war bereits im 9. Kapitel (S. 379) die Rede. Im 7. Kapitel war ausführlich dargetan worden, daß Arsen bei genügend langer Einwirkung zu den ausgesprochen krebserzeugenden Substanzen gehört. Es sei nur nochmals an den medikamentösen Arsenkrebs bei jahrelangem Mißbrauch von Arsenpräparaten, an den Arsenberufskrebs in Arsenbetrieben bei Verarbeitung arsenhaltiger Farben, bei der Schädlingsbekämpfung und an den experimentellen Arsenkrebs erinnert. Das gleiche mutationsauslösende und krebserzeugende Arsen ist zugleich ein altes Krebsheilmittel. Schon 1865 hat LISSAUER Arsen in Form FOWLERscher Lösung zur Behandlung der Leukämie beim Menschen angegeben, von den vielen Arsenpasten des Altertums und Mittelalters, die bei Krebsgeschwüren verwendet wurden, ganz zu schweigen. 1900 berichtete TRUNCZEK und 1905 LASSAR über vollständige Krebsheilungen bei Hautkrebs, letzterer, sofern noch vor Ablauf von 6 Monaten mit der As_2O_3-Behandlung begonnen wurde. 1926 teilte SCHILLER mit, daß sich Teerkrebs bei Mäusen durch intraperitoneale Injektion von As_2O_3 verhüten lasse. Bis heute hat sich die Arsentherapie bei der Hauptkrebserkrankung der blutbildenden Zellelemente, bei den Leukämien gehalten.

Arsenderivate fanden auch in Form von *Salvarsanpräparaten* Anwendung. TANAKA und Mitarbeiter (1933, 1934, 1935) sahen bei Kaninchen mit KATO-Sarkom die Tumoren langsamer wachsen und Lungenmetastasen ausbleiben. Die Sarkomzellen ließen Pyknose, Karyolyse und Zellnekrose erkennen. Beim FUJINAMI-Hühnersarkom ließ sich bei sofortiger Behandlung mit Myosalvarsan in 60%, beim OSHIMA-Sarkom in 70%, bei späterer Behandlung in 30% oder 40% Heilung erzielen. Bei Verabfolgung vor der Impfung stieg die Heilziffer bei beiden Stämmen auf 80%, bei erneuter Transplantation primär geheilter Tiere erfolgte Heilung sogar in 100%. Spätere Untersuchungen erstreckten sich auf das FLEXNER-Ratten- und BASHFORD-Mäusecarcinom. Auch da kam es zu 45 bzw. 52% Heilung bei nachfolgender, zu 70 bzw. 80% bei gleichzeitiger und zu 90% bei vorheriger Sarvarsaninjektion. Bei primärer Heilung durch Salvarsan wurde das sekundär implantierte Carcinom gleichfalls in 100% geheilt.

Das Prinzip, daß für Keimzellen mutative, für Körperzellen krebserregende, also somatisch-mutative Stoffe auf Krebszellen krebshemmend wirken, hat sich auch in jüngster Zeit erneut bei dem Carbaminsäureäthylester, dem seit SCHMIEDEBERG (1885) als Schlaf- und Narkosemittel bekannten **Urethan** bestätigt. Dieser Stoff hat eine ausgesprochen wachstumshemmende Wirkung auf Bakterien, Protozoen, Seeigeleier, sowie pflanzliche und tierische Zellen erwiesen. Er wirkt auch mitosehemmend (LEFÈVRE 1939, BROCK u. Mitarb. 1939, LETTRÉ 1946, KÜSTER 1947, DUSTIN 1947).

Diese Mitosehemmung des Urethans war Gegenstand einer eingehenden Untersuchung von DUSTIN jr. (1947) an normalen und leukämischen Mäusen und Kaninchen. Sie war am deutlichsten an den LIEBERKÜHNschen Krypten im Darm der Maus. Nach 1 g Urethan je Kilogramm Körpergewicht fiel die Zahl der Mitosen je Krypte von 1,5 auf 0,5. Es traten pyknotische und sonstwie veränderte Kerne in großer Zahl auf, so stark der Röntgenwirkung ähnelnd, daß Dustin den Ausdruck „radiomimetisch" für diese Wirkung des Urethans vorschlägt. In anderen Organen konnten jedoch vergleichbare Veränderungen nicht erzielt werden. Nur die Zahl der Retikulocyten im Blut sank. Außerdem kam es zu einer relativen Lymphopenie und zu einer Atrophie der lymphatischen Gewebe und der Thymus. Auf das Fortschreiten einer akuten Leukämie im Mäusestamm C 57 hatte das Urethan eine stark hemmende Wirkung. Methylcarbamat war unwirksam, β-Chloräthylcarbamat beeinflußte die Mitosen im Darm ebenso wie das Urethan, dagegen werden Milz und Thymus nicht beeinflußt, Äthyl-Phenylcarbamat ist weniger wasserlöslich, toxischer und weniger wirksam. Das Hauptergebnis der Untersuchungen war Nachweis der Mitosegiftwirkung auf die Lieberkühschen Krypten im Darm der Maus.

Diese *mitosehemmende Wirkung* des Urethans ist aber sicher *nicht das Primäre* und Entscheidende! Bock (1948) hat sich schon aus Anlaß seiner Beobachtungen bei der Urethanbehandlung nicht-leukämischer Erkrankungen, insbesondere der Lymphogranulomatose (Genaueres s. Kapitel 12, S. 587) dagegen ausgesprochen, das Urethan nur als Mitosegift im engeren Sinne anzusprechen, es sei „nicht einmal vorzugsweise ein solches", es habe vielmehr als „Proliferationsgift" „hauptsächlich Kernangriffspunkte", daneben sicher aber auch Plasmawirkungen. Ein wichtiges Argument dafür ist für Bock die Tatsache, daß Urethan völlig protoplasmaverschiedene Zellarten, wie z. B. Myeloblasten, Promyelocyten, Erythroblasten, Megaloblasten usw., ja selbst Leuko- und Lymphocyten beeinflußt. Daraus könne man schließen, daß „die entscheidenden Wirkungen keine Plasma-, sondern Kernwirkungen sind".

Diese Auffassung hat in jüngster Zeit von genetischer Seite insofern eine starke Stütze erhalten, als nach Vorträgen auf dem 8. Internationalen Genetikerkongreß in Stockholm (1948) Koller und Oehlkers über *Keimzellmutationen,* ausgelöst *durch Urethan,* berichtet und damit die direkte nucleare und mutative Wirkung des Urethans erwiesen haben. Interessant ist dabei die Tatsache, daß Oehlkers nachwies, daß die durch Urethan ausgelösten Mutationen qualitativ denen durch Röntgenstrahlen völlig gleichen. Der gleiche Effekt wie durch 150 r wurde chemisch nach Einwirkung von 1/20 M Äthylurethan + 1/200 M KCl erzielt.

Darüber hinaus fand aber Oehlkers noch wichtige Unterschiede zwischen den Röntgen- und Urethanmutationen, die sich nur durch gleichzeitige Plasmaeinwirkung erklären lassen. Es kam nämlich bei der Kreuzung zwischen Oenothera Hookeri und Oenothera suaveolens hinsichtlich der mutativ ausgelösten Zahl von Chromosomentranslokationen zu einer Differenz zwischen den beiden reziproken Kreuzungen[1], und zwar fand Oehlkers bei den hybriden Pflanzen mit dem Cytoplasma von Oenothera suaveolens doppelt soviel Chromosomenaberrationen als bei den hybriden Pflanzen mit dem Cytoplasma von Oenothera Hookeri. Ein solcher Unterschied in der Mutabilität der Chromosomen wurde bei Röntgenbestrahlung nicht gefunden. Diese reziproken Unterschiede zwischen den beiden Kreuzungen werden von Oehlkers als spezifische Reaktion auf das Urethan aufgefaßt. Sie können nur als *differente Plasmawirkungen* gedeutet werden. Damit ist zugleich neben der entscheidenden mutativen Kernwirkung genetisch auch eine Plasmawirkung des Urethans nachgewiesen.

Die *mutative Wirkung* der Carbamate ist *auch an Bakterien* nachgewiesen. Bryson (1948) setzte normale phagusempfindliche Kulturen von Escherichia

---

[1] Reziprok verschiedene Bastarde beweisen im allgemeinen die plasmatische Bedingtheit der Differenz, da ja das Plasma (mit der Eizelle) immer nur von dem mütterlichen Organismus stammt. Der hybride Kern befindet sich bei solchen reziproken Kreuzungen einmal im Plasma der einen, das andere Mal im Plasma der anderen Elternrasse.

Coli wechselnden Konzentrationen verschiedener Carbamate (Methyl-, Äthyl-, Propyl- und Butylcarbamat) aus und erzielte auf diese Weise phagusresistente Mutanten, ein neuer Beweis von der biologisch besonders starken Wirksamkeit der Urethane.

Ist damit seine mutative Wirkung erwiesen, so ist auch seine *Carcinogenität* sichergestellt. Im 7. Kapitel (S. 286) war die Rede davon, daß Urethan zu den potentiell carcinogenen Substanzen zu zählen ist, und zwar erhöht es die Zahl spontaner Lungentumoren (NETTLESHIP und HENSHAW 1943) bzw. es induziert elektiv Lungentumoren. JAFFÉ (1944), fand, daß alle Tiere in einem Stamm der spontan keine Lungentumoren zeigte, Lungenadenome bekamen, und zwar 157 Tage nach der ersten von 15 Injektionen einer 10%igen Lösung oder nach 119 Tagen bei einer Kost, die 0,2% Urethan enthielt. In demselben Stamm, hatte Methylcholanthren nur 8% Lungenadenome induziert. Das gleiche car-cino-gene Urethan ist für Tumorzellen carcino-kolytisch. HADDOW und SEXTON (1946) haben an experimentellen Tiertumoren die cancer-inhibitorische Wirkung des Urethans nachgewiesen. Sie verwendeten Phenylurethan (Strukturformel S. 287) beim spontanen Mammakrebs der Mäuse. Es wirkte ausgesprochen wachstumshemmend, jedoch nur solange, als die Injektionen fortgesetzt wurden. Beim WALKER-Rattencarcinom 256 bewirkten Urethan, Äthyl- und Isopropylphenylcarbonat eine ähnliche Wachstumsverlangsamung. Das Tumorgewicht der behandelten Tiere — am wirksamsten war Urethan selbst — betrug nach 16 Tagen durchschnittlich 4 g, das der Kontrolltiere 30 g. Histologisch kommt es in den Tumoren zur Vermehrung des Stromas. Auf Grund dieser Beobachtungen wurde das Mittel seit 1943 auch bei menschlichen Tumoren angewandt.

Beim Menschen gibt es heute (s. 12. Kapitel, S. 589) schon eine ganze Literatur darüber, daß Urethan vor allem bei Leukämien hemmend auf die wenig differenzierten unreifen Vorstufen der weißen Blutzellen und damit therapeutisch aktiv wirkt. Es handelt sich dabei um eine neue Bestätigung des Prinzips ,,für Körperzellen carcino-gen, für Krebszellen carcino-kolytisch'' für ein neues Beispiel mit dem zusätzlichen Nachweis, daß der elektiv carcinogenen Wirkung auf bestimmte Körperzellen eine elektiv inhibitorische Wirkung auf Krebszellen anderer Herkunft gegenüberstehen kann.

Ein weiteres Beispiel einer einerseits carcinogenen, andererseits carcinokolytischen Substanz ist das *Benzol*. Verschiedene Autoren (DELORÉ und BERGOMANO 1928, HAMILTON 1932, WEIL 1932, HEUPER 1942) berichteten über *Leukämien bei Menschen nach Benzolvergiftung*. Die tatsächlich carcinogene Wirkung des Benzols ist *im Tierexperiment* vielfach erwiesen. LIGNAC (1928, 1932, 1933) gelang es in einer Serie von 54 Mäusen, von denen 9 durch Infektion und 12 an Intoxikationsfolgen ausschieden, unter den restlichen 33 Mäusen durch Injektion von 0,001 ccm thiophenfreiem Benzol, in 0,1 ccm Olivenöl gelöst je Woche, in 8 Fällen eine ,,*Benzolleukämie*'' vom Typ der Lymphoblasten-, der Mastzellen-, der myeloischen Leukämie oder der Lymphosarkomatose u. dgl. zu erzeugen.

Die isolierte Prüfung des Benzols auf seine Carcinogenität erscheint auch deswegen wichtig, weil ja viele Versuche mit carcinogenen Kohlenwasserstoffen mit *Benzol als Lösungsmittel der Carcinogene* angestellt worden sind. BURDETTE und STRONG (1941) verglichen Methylsalicylat und Benzol als Lösungsmittel für Methylcholanthren an 8 Inzuchtstämmen. Mit beiden Lösungsmitteln wurde die gleiche Zahl von Tumoren Methylcholanthrentumoren erzielt. Auch die zeitlichen Kurven für das Auftreten von Papillomen und malignen Tumoren entsprachen einander völlig.

KIRSCHBAUM und STRONG (1942) stellten nun auch Versuche an STRONGschen F-Stamm mit hoher Leukämieempfänglichkeit an, um den Einfluß der Carcinogene auf den Zeitpunkt des Auftretens der Leukämie zu untersuchen. Sie verwendeten dabei gleichfalls Benzol, und zwar entweder als Lösungsmittel für 3 carcinogene Kohlenwasserstoffe, oder *Benzol percutan* oder Benzol in Sesamöl subcutan. Da von 212 unbehandelten Kontrollmäusen 108 (!) Leukämie bekamen (Virusinfektion?), scheidet der Leukämieprozentsatz als Kriterium aus. Die Untersucher prüften das Alter beim Auftreten der Leukämie als Test. Sie kommen für das hier interessierende Benzol zu folgendem Ergebnis: während die percutane Anwendung von Benzol das Auftreten von Leukämie bei F-Mäusen nicht bedeutend veränderte, war es augenscheinlich, daß Benzol als Vehikel für die Carcinogene die präleukämische Latenzperiode verkürzen und das Auftreten von Leukämie im dba-Stamm vermehren könne, wenngleich nicht im gleichen Maße wie z. B. Benzpyren. Früher schon hatten MORTON und MIDER (1941) gefunden, daß die cancerogenen Kohlenwasserstoffe stärker wirkten, wenn sie in Benzol gelöst, als wenn sie in Aceton gelöst waren. Auch in Sesamöl gelöstes und subcutan injiziertes Benzol beschleunigt offenbar das Auftreten von Leukämie.

Dieses gleiche, nach den Erfahrungen am Menschen und nach den Versuchen von LIGNAC carcinogene *Benzol* hat sich nun bei spontan entstandener Leukämie des Menschen als *carcinokolytisch* erwiesen. Nachdem SELLING (1911) bei Arbeiterinnen mit Benzolvergiftung unter anderem eine hochgradige Verringerung der Leukocyten festgestellt hatte, empfahl KORⲀNYI (1912) Benzol zur Behandlung der menschlichen Leukämie und es kann kein Zweifel sein, daß es Ähnliches leistet wie das Urethan und wie die Röntgentherapie. Wir kommen bei der Chemotherapie des Krebses beim Menschen (s. 12. Kapitel, S. 587) nochmals auf diese Frage zurück.

Im Tierexperiment prüften FLORY und Mitarbeiter (1943, 1945) die *Wirkung des Benzols auf Mäuse mit* verimpfter *Leukämie*. Die Tiere erhielten meist 5 mg Benzol, gelöst in cotton-seed- oder in Olivenöl, 6mal wöchentlich oral, beginnend am Tage nach der intravenösen Inokulation der leukämischen Zellen. Die verschiedenen Stämme verhielten sich sehr verschieden. Während der Stamm 1394 nicht reagierte, wurde beim Stamm 106 (myeloische Leukämie) die Überlebenszeit verlängert. Ein dritter Stamm (myeloische Chloroleukämie 1394) war hochempfindlich für Benzol. Die behandelten Tiere überlebten 2—6mal so lange wie die unbehandelten. Bei einigen Tieren entwickelte sich die Krankheit überhaupt nicht. Benzol erwies sich als das erfolgreichste Mittel bei der Behandlung dieser Form der Leukämie. Andere Benzolderivate waren nicht so wirksam, wie Benzol selbst.

Das Thema: für Körperzellen carcinogen, für Krebszellen carcinokolytisch erschöpft sich mit jenen eigentlich mutativen Substanzen nicht. Nach den zwar bis jetzt noch spärlichen Erfahrungen mit den sog. Metallkrebsen (7. Kapitel, S. 240) erscheint es notwendig, auch *metallorganische Verbindungen* mit in den Bereich dieses Abschnittes zu ziehen, zumal Schwermetallsalze sowohl bei der Mutationsauslösung, als auch bei der Krebserzeugung, wie bei der Krebstherapie herangezogen worden sind. Zwar erhöht die Imprägnierung mit Schwermetallsalzen allein die Mutationsrate nicht, aber in Kombination mit Röntgenstrahlen wird sie gegenüber Röntgenstrahlen allein erheblich erhöht. STADLER (1928) bestrahlte Gerstensamen, die vorher mit Barium-, Blei- und Uransalzen imprägniert waren. Gleichsinnige Versuche an Drosophilamännchen, die vorher mit Bleisalzen gefüttert oder injiziert waren, stammen von MEDVEDEO (1933).

BUCHMANN und HOTH (1937) haben durch vorherige *Imprägnation* der zu bestrahlenden Drosophilamännchen mit Eisen (in Form von Ferrum oxydatum saccharatum) eine *Steigerung der mutationserzeugenden Wirkung der Röntgenbestrahlung* nachgewiesen und die zusätzliche Wirkung physikalisch durch die Absorption der Strahlen im Gewebe durch die Atome der Schwermetallsalze erklärt. Weitere gleichsinnige Ergebnisse mit Uranylacetat (BUCHMANN und SYDOW 1940) ergaben eine Steigerung der Mutationsrate von 8,83% ± 1,10 auf 14,87% + 1,01, was einer zusätzlichen Bestrahlungsdoses von 2000—2300 r entspräche. Man denkt unwillkürlich an die beim Menschen nach Einatmung von Eisenoxydstaub beobachteten Lungencarcinome (s. S. 240) und die beim Tier von CAMPBELL experimentell erzeugten Tumoren. Wenn auch dort eine Bestrahlungsnoxe nicht erkennbar ist, so ist doch an der Steigerung der somatischen Mutabilität durch Eisenoxyd wohl kaum zu zweifeln.

Die ersten Angaben, daß *Blei* bei bösartigen Tumoren sich als günstig erwiese, stammen von W. B. BELL (zusammenfassende Arbeit 1930). KOCHMANN (1928) stellte an Mäusen mit einem schnell wachsenden bösartigen Tumor Versuche mit Bleipräparaten, Zinkoxyd, Quecksilbercyanid, arseniger Säure und kolloidalem Gold an. Von Bleipräparaten wurde das Bleiacetat, metallisches Blei, das Bleisulfid in kolloidaler Form, sowie eine ,,Komplexverbindung mit schwer abspaltbarem Blei" verwendet. In einzelnen Fällen (3% !) verschwanden im Gegensatz zu den Kontrollen Tumoren von fast 10 mm Durchmesser. Sehr kleine Beigaben ($^1/_{100}$—$^1/_{1000}$ mg je Gramm Tier) riefen eine Beschleunigung des Tumorwachstums hervor. Nach COLLIER (1929) versagen beim EHRLICH-Carcinom der Maus lösliche Bleiverbindungen völlig, von metallorganischen Bleiverbindungen erwiesen sich Tri-n-prophylbleifluorid, Tri-i-butylbleibromid, Bleitetraphenyl und Tricyclohexylblei als wirksam. Wurde die erstgenannte Substanz einige Stunden nach der an anderer Körperstelle vorgenommenen Transplantation verabfolgt, so blieb in der Hälfte der Fälle die Tumorentwicklung ganz aus oder der sich entwickelnde Tumor verschwand wieder, während die Kontrollen sämtlich an Carcinom verstarben. 1930 berichtete COLLIER über 15 Bleipräparate, mit denen bis dahin 35,3% Tumorheilungen erzielt wurden. Später haben COLLIER und KRAUSS (1931) die Untersuchungen auch noch auf andere Schwermetalle — nämlich Kupfer-, Eisen-, Kobalt-, Rhodium-, Osmium-, Chrom-, Ruthenium- und Manganverbindungen — ausgedehnt. 1932 teilte COLLIER Versuche am BROWN-PEARCE-Kaninchentumor mit, bei denen ,,R 232" (plumbo-dithiopyridincarbonsaures Kalium) mit 42,4% Bleigehalt verwendet wurde. Die Ergebnisse waren bei dieser überaus malignen Geschwulstform auffallend günstig. Bei drei Tieren waren die Primärtumoren der Hoden ,,resorbiert", in anderen Fällen ohne weitere Wachstumstendenz. Besonders gelang es, ,,bei geeigneter Dosierung die Ausbildung von Metastasen im Körper zu verhindern". Das Mittel wurde auch beim Menschen angewandt, ohne daß jedoch Ergebnisse mitgeteilt wurden. Experimente mit Bleiverbindungen großen Stils stellten DATNOW und Mitarbeiter (1935) an. Sie prüften 27 Bleipräparate meist am BROWN-PEARCE-Tumor. Am günstigsten erwies sich das Bleibenzolsulfoglycinat, besonders unter Beimischung von Natriumthiosulfat.

Weiterhin spielt das *Wismut* im Experiment eine Rolle. HEVESY und WAGNER (1930) gaben an, daß bei Mäusen nach subcutaner Injektion von 0,25 mg Wismut 42 Stunden später die in den Tumoren enthaltene Wismutmenge 18mal so groß sei als in den gesunden Geweben. KAHN (1930) spritzte Wismut mit seinem Isotop Radium E vergesellschaftet und bestimmte die Wismutaffinität der Organe nach dem Verhältnis des Radiums, gemessen an der Radioaktivität ihrer Asche. Darnach entspräche das in allen normalen Geweben zurückgehaltene Wismut nur $^1/_3$ oder $^1/_5$ des im Tumor befindlichen. LACASSAGNE und LOISELEUR (1931) kamen mit „Bi-diasporal 360 radioactif“ zu entgegengesetztem Resultat. Bei Mäusen mit spontanem Brustkrebs und BROWN-PEARCE-Kaninchen war das Radium E in der Nierenrinde, Leber usw. in wesentlich größerer Menge als im Tumorgewebe retiniert. Mit dieser Technik, die noch 0,0005 mg Bi exakt zu bestimmen gestattet, konnte nachgewiesen werden, daß das Krebsgewebe nur eine relativ kleine Menge und gegenüber Niere und Leber sehr viel niedrigere Mengen des Präparates zurückhält. Die Autoren kamen zu der Schlußfolgerung, daß das Wismut keinen elektiven Chemotropismus für die Krebszellen besitzt. Immerhin mögen die verschiedenen Ergebnisse auch mit der Anwendung bei ganz verschiedenen Tumor- und Tierarten zusammenhängen. Jedenfalls hat auch KIKUCHI (1935) mit kolloidalen Wismutpräparaten beim KATO-Sarkom des Kaninchens Wachstumshemmungen beobachtet.

An sonstigen Metallen wurden auf ihre Krebsbeeinflussung untersucht Blei-Titanverbindungen, ferner Kupfer, kolloidales Tellur (v. PASTINSKY und OTTEN-STEIN 1935). ROFFO (1939) stellt für Kupfer und Nickel in Gewebskulturen an embryonalen Herzfibroblasten und Zellen eines Fibrosarkoms die stark hemmende Wirkung besonders von Nickel (am wenigsten bei Eisen) fest.

LETTRÉ (1946), der sich besonders mit der Mitosegiftwirkung metallorganischer Verbindungen befaßt hat, glaubt nicht, daß die Bedeutung dieser Stoffe in der therapeutischen Anwendung bei Tumoren gelegen ist, vor allem deswegen nicht, weil therapeutische Effekte erst mit Dosen erzielt werden, die den toxischen entsprechen. Trotzdem wird man diese Stoffgruppe im Auge behalten müssen, allein schon wegen ihrer Kombinierbarkeit mit der Strahlenwirkung, die fraglos erhöht wird, so daß also auch mit kleineren Dosen entsprechende Wirkungen erzielt werden können. Außerdem ist über die reine Mitosenwirkung hinaus auch noch ein direkter Einfluß auf die Kernsubstanzen denkbar.

Eine andere Variante zum Thema: für Körperzellen cancerogen, für Krebs-zellen carcinokolytisch liefern das *Stilböstrol* und seine Derivate. Ihre biolo-gische Aktivität haben diese Substanzen dadurch erwiesen, daß sie, ohne strukturell mit den Sexualhormonen verwandt zu sein, östrogen wirken. Damit aber nicht genug, sie induzieren bei Mäusen ähnlich wie Östron, Equilin und Equilenin (LACASSAGNE 1936) Adenocarcinome der Mamma bei subcutaner und peroraler Zufuhr und Hodentumoren bei intratestikulärer Einbringung (SHIMKIN und GRADY 1941), entwickeln also eine krebserzeugende Wirkung, die auch von DODDS und Mitarbeitern (1941) und DODDS (1947) nachgewiesen wurde. Diese selben für Körperzellen indirekt krebserregenden Stoffe zeigen einen krebshemmenden Effekt, sobald sie auf Krebsgewebe sexualhormonal ab-hängiger Organe wie der Prostata einwirken. Diese carcinokolytische Wirkung ist in der Hauptsache am Menschen erwiesen (s. 12. Kapitel, S. 573). In diesem Zusammenhang sei nur kurz dargetan, daß auch bei den auf den hormonalen Apparat einwirkenden Substanzen, die selbst keine Hormone darstellen, der biologische Effekt der für Körperzellen krebserregenden und für Krebszellen krebshemmenden Wirkung erweisbar ist.

Ja, selbst physiologische Hormone können, wenn sie in großem Übermaß oder in unphysiologischer Applikation gegeben werden, in hormonell beeinfluß-baren Organen Krebs auslösen oder wenigstens seine Entstehung entscheidend fördern, die gleichen Hormone, die, besonders bei gegengeschlechtlicher, also wieder bei unphysiologischer Anwendung, Krebs in endokrin abhängigen Organen hemmen, wenn nicht heilen. Darüber Näheres bei der Chemotherapie des Krebses beim Menschen.

Fassen wir das alles *zusammen*, so kann wohl kaum mehr ein Zweifel darüber bestehen, daß die molekularphysikalische Einwirkung von Stoffen, die Mutationen auslösen oder Krebs induzieren, von Krebszellen oft genug nicht mehr vertragen, d. h. letal-mutativ beantwortet wird. Freilich sieht es so aus, als ob nicht jeder solche Stoff in jedem Krebs seinen gleichen biochemischen Angriffspunkt findet, sondern daß die krebstherapeutische Beeinflussungsmöglichkeit davon abhängt, ob der betreffende Krebs dem chemischen Agens eine Verankerungsmöglichkeit bietet, ohne daß die anderen Körperzellen ihre Anpassungsfähigkeit und Widerstandskraft verlieren.

Sicher aber scheint: die *Vorhersage* des Verfassers (1931), daß wir „jedes neue Mittel, mit dem der Biologe Mutationen erzeugt, darauf zu prüfen haben, ob nicht das gleiche Mittel, auf Krebszellen angewandt, auch Krebs zerstört", hat heute bereits eine weitgehende *Bestätigung* erhalten. Wenn wir in nachstehender Tabelle diejenigen Einwirkungen, auf die die Korrelation

für Keimzellen . . . . . mutativ
für Körperzellen . . . . carcino-gen .
für Krebszellen . . . . . carcino-kolytisch

zutrifft, überblicken, so wird man zu der Auffassung gedrängt, daß wir es hier mit einem *allgemeinen Prinzip biologischer Wirkung* zu tun haben, welches insbesondere, wenn es sich als endgültig zutreffend erweist, den Vorteil besitzt, ein wichtiges Hilfsmittel bei der weiteren Suche nach solchen krebshemmenden Stoffen zu sein.

Es darf aber weiter wohl sicher vorausgesagt werden, daß nach dem weitgehenden Abschluß der Strahlengenetik nunmehr die Fortschritte der Chemogenetik, die ja noch in den ersten Anfängen steckt, der chemotherapeutischen Geschwulstbeeinflussung zugute kommen werden. Der 8. Internationale Vererbungskongreß in Stockholm hat gerade hierin große neue Hoffnungen erweckt.

Die Chemotherapie des Krebses beim Menschen wird zu dem bisher Gebrachten noch weitere neue Gesichtspunkte hinzufügen.

Tabelle 75.

	Keimzell-mutativ	Körperzell-carcinogen	Krebszell-carcino-kolytisch
Röntgenstrahlen	+	+	+
Radium	+	+	+
Neutronen	+	+	+
Arsen	+	+	+
Benzol.	?	+	+
Senfgas	+	+	+
Urethan	+	+	+
Diäthylstilböstrol	?	+	+
Benzpyren	+	+	+
9:10 - Dimethyl - 1:2-benz-anthracen	?	+	+
Methylcholanthren . . .	+	+	?

c) Krebsbeeinflussung durch parasitäre, bakterielle und durch sonstige tierische Giftstoffe. Durch den Bilharziakrebs beim Menschen, das Spiroptercarcinom und Cysticercussarkom der Ratte ist es erwiesen, daß *parasitäre Giftstoffe*, vorläufig noch unbekannter chemischer Natur, Krebs zu induzieren vermögen. Die Frage liegt nahe, ob parasitäre Stoffe auch krebshemmend wirken. Diese Frage wird auch klinisch nahegelegt durch die immer wiederkehrenden Behauptungen, daß durchgemachte Infektionskrankheiten überhaupt, speziell aber eine überstandene Malaria (vgl. BRAUNSTEIN 1929) weitgehend gegen Krebs schütze, z. B. sei in Malariagegenden Krebs sehr viel seltener. Wenn man auch zunächst sehr viel eher an die in solchen wenig sanierten Gegenden durchschnittlich niedrigere Lebensdauer als ersten Erklärungsgrund denken muß, so ist aber doch das Problem unter verschiedenen Aspekten mehrfach bearbeitet worden.

Marsh (1929) sah bei einer Serie von Mäusen mit Adenocarcinom der Mamma 10% der Tumoren bei Tieren, die Darmparasiten enthielten, zurückgehen, während Mäuse ohne Parasiten einen wesentlich höheren Prozentsatz sich rückbildender Tumoren aufwiesen. Das würde für das spezielle Beispiel eher eine Störung der Rückbildung bedeuten. Bei künstlicher Trypanosomeninfektion wurde von Karczag und Mitarbeiter (1931) eine verlängerte Inkubationszeit bei Mäuseimpftumoren, aber keine Tumorhemmung beobachtet. Cohn und Collier (1933) sahen beim Kaninchencarcinom nach Infektion mit Trypanosoma brucei keine Änderung der Krebsentwicklung. Dagegen teilen Roskin und Mitarbeiter (1935, 1936, 1938) mit, daß sie bei Mäuseimpftumoren nach *Infektion mit Schizotrypanum cruzi* Tumorrückgang beobachtet hätten, und zwar würden sich die Trypanosomen fast ausnahmslos im Krebsgewebe ansammeln, in dessen Zellen eindringen und sie zerstören. Roskin (1937) infizierte später zunächst die Mäuse und implantierte dann das Ehrlich-Carcinom. In $^2/_3$ der Fälle verschwand der Tumor, beim restlichen Drittel trat Wachstumsverzögerung ein, während alle nichtinfizierten Kontrolltiere der Impfgeschwulst erlagen. Auch bei nachträglicher Trypanosomeninfektion wurden ähnliche Ergebnisse erzielt. Dieselbe Wirkung hätten die Endotoxine dieser — aber nur dieser Trypanosomenart, ja es sei sogar eine prophylaktische Endotoxinbehandlung gegen Impftumoren möglich. Das Endotoxin erwies sich Roskin auch beim Flexner-Jobling-Carcinom der Ratte als wirksam, dagegen nicht beim Kritchevsky-Sinelnikov-Sarkom der Ratte (Roskin und Romanova 1938). Eine neuere Nachprüfung stammt von Malisoff (1947). Er verwandte ein Extrakt von gelösten Zellen von Trypanosoma cruzi und nahm seine Versuche an Mäusen mit Mammacarcinom und mit Sarkom 180 vor. Die täglichen Injektionen begannen, sobald die Tumoren gut entwickelt waren. Nach Malisoff kann mit einem wirksamen KR-Präparat schon nach 10 Injektionen in 100% eine Remission der Tumoren ohne Schädigung eines anderen Organes erzielt werden. Bei den Mammacarcinomen waren die Resultate nicht so konstant, doch trat auch da Rückbildung bis zu 83% ein. Man wird jedoch diesen an Impf- und Virustumoren erzielten Resultaten so lange skeptisch gegenüberstehen müssen, solange nicht auch Nachprüfungen an induzierten Tumoren vorliegen. Wir kommen bei der Krebstherapie beim Menschen auf die Arbeiten nochmals zurück (s. S. 596).

Unter den Dingen, die sich mit Beharrlichkeit von Lehrbuch zu Lehrbuch fortpflanzen, spielt die angeblich *krebsheilende Wirkung schwerer bakterieller Infektionen* eine Rolle. Vor allem wird seit Fehleisen (1882), dem Entdecker des Streptococcus, dem Erysipel eine solche Bedeutung zugemessen, ja man hat sogar aus therapeutischer Indikation Wundrose bei Tumorkranken künstlich erzeugt (vgl. Lassar 1891, Spronck 1892, Wolffheim 1921). Die Mitteilungen leiden unter den Nachteilen der offenkundigen „Interessantheitsauslese", neuere und insbesondere beweiskräftige Beobachtungen fehlen. Man darf dabei nicht vergessen, daß es gar nicht die Streptokokken oder ihre Toxine zu sein brauchen, die jene Einzelfälle erklären, es ist möglich, daß der bei Erysipel oft längere Zeit dauernde hyperpyretische Zustand allein die Geschwulstrückbildung erklärt.

Der Gedanke, daß man den Teufel Krebs mit dem Belzebub Streptokokken austreiben könnte, war zu verheißend, als daß die Frage mit dem Fehlen weiterer und zahlreicher positiver Fälle erledigt gewesen wäre. Die Versuche, mit Bakterienprodukten Krebs zu beeinflussen, fanden ihre Fortsetzung durch Coley (1891, 1933), der zur Vermeidung der Gefahren künstlicher Wundrosen eine Toxinmischung, gewonnen aus dem Bac. streptococcus erysipelatos und Bac. prodigiosus verwandte und besonders bei der Behandlung von Knochensarkomen über gute Resultate berichtete (Lit. bei COLEY-NAUTS und COLEY 1947). Bei der Nachprüfung an Ratten mit Benzpyren- und Methylcholanthrensarkomen konnte jedoch mit dem COLEY-Präparat eine Beeinträchtigung des Geschwulstwachstums nicht erzielt werden (BRUNSCHWIG 1939).

Die Frage ist in ein neues Stadium getreten, als es SHEAR (zit. nach COLEY-NAUTS und COLEY 1947) gelang, aus den Toxinen des Bac. prodigiosus eine aktive Fraktion (ein Polysaccharid) mit angeblich 1300fach stärkerer Wirkung, als sie das COLEY-Präparat hatte, zu isolieren. Nach DILLER (1947) ruft dieses *Prodigiosus-Polysaccharid* schon nach wenigen Stunden schwere Kernveränderungen in den Tumorzellen hervor, die zu einem beträchtlichen Prozentsatz irreversible Zellschädigungen darstellen. Weitere Arbeiten stammen von BECK (1947) und von McCOMELL (1947). Das Mittel wurde auch beim Menschen angewandt.

Im Zusammenhang mit solchen Versuchen entdeckte SHWARTZMAN (1932, 1935, 1936) das nach ihm benannte Phänomen: intratumorale Hämorrhagien als Vorstadium der Geschwulsthemmung im Anschluß an die Injektion bakterieller Toxine (Meningokokken, Bact. coli, typhi, Bac. enteridis usw.). Im übrigen Körper fehlten entsprechende Veränderungen (Näheres darüber s. bei GRATIA und LINZ 1931 und bei DURAN-REYNALDS 1933). Über ähnliche Versuche berichtet FOGG (1936). Er erzielte mit hitzegetöteten Kulturen oder alkoholunlöslichen Fraktionen eines der Proteusgruppe zugehörigen, gramnegativen Bacillus nach Injektion in Mäuse mit Impfsarkom eine hämorrhagische Reaktion mit nachfolgender Zerstörung der Tumorzellen, die häufig einen völligen Tumorrückgang im Gefolge hatte. Ein ähnlicher Effekt wurde auch mit alkoholunlöslichen Fraktionen von Typhus- und Colibacillen erzielt. Wie so oft bei scheinbar verheißungsvollen Ansätzen erwies sich auch diese Therapie als lediglich auf Virus- und Impftumoren (vgl. auch JACOBI 1936) beschränkt, aber nicht als wirksam auf provozierte Tumoren (TULASNE 1939). ANDERVONT (1936) allerdings gibt auch bei Dibenzanthracentumoren Blutungen und Rückgang nach Colifiltraten an.

Alle diese und andere Versuche, mit bacillären Giften die Krebszellen zum Untergang zu bringen, beruhen auf der Suggestion, daß der Abwehrkampf gegen Bakterien den Abwehrkampf gegen Krebszellen unterstützen müsse. Es sind aber bislang überzeugende Beweise dafür, daß ein durch überstandene Infektionskrankheiten aktivierter Abwehrapparat dem Abwehrkampf gegen Krebszellen zugute käme, nicht erbracht. Im übrigen ist bereits im 6. Kapitel (S. 208) ausführlich dargetan, welch ein wirklich grundsätzlicher Unterschied zwischen Infektion und Krebsgeschehen besteht.

Aus anderen, den Stoffwechsel der Tumoren betreffenden Gründen hat man sogar *lebende Mikroorganismen,* vor allem Milchsäurebakterien und Hefepilze, eingebracht, um den abgeänderten Kohlehydratstoffwechsel der Tumorzellen umzustimmen (BACKOFEN und IKEDA 1923, JACUBSON 1927). Bauen alle diese Spekulationen auf Endotoxine von Protozoen, Parasiten und Bakterien, so greifen andere Versuche auf *exkretorische tierische Gifte,* insbesondere *Schlangen- und Insektengifte* zurück. Die Frage hat vielfache Ausblicke eröffnet (Näheres bei KLOBUSITZKY-São Paulo 1937), doch sei in dieser Hinsicht vor allem auf die symptomatische Behandlung inoperabler menschlicher Carcinome auf Kapitel 12 (S. 610) verwiesen. Hier interessiert zunächst nur die experimentelle Krebsbeeinflussung. Als erste haben MORELLI und DANSI (1939) Teercarcinome der Maus mit dem Gift der Bothrops jararaca und ESSEX und PRIESTLEY (1931) Ratten mit dem FLEXNER-JOBLING-Carcinom mit negativem Erfolg durch

Injektion mit dem Gift einer Klapperschlange behandelt. Dann sahen CAL-
METTE und Mitarbeiter (1933) bei Mäusecarcinomen nach intratumoraler Injektion von Kobragift Geschwulstrückgang. Doch ist bei dieser Anwendung
die unmittelbare cytotoxische Wirkung zu bedenken. Weitere Versuche mit
verschiedenen Giften und bei verschiedenen Impf- und bei Virustumoren (vgl.
KLOBUSITZKY) ergaben gleichfalls nur bei intratumoraler Injektion Rückgang,
jedoch bei Fernwirkung keine Beeinflussung. Auch in Gewebekulturen erwiesen
sich Schlangengifte als unwirksam (LUSTIG und WEBER 1936), entscheidend
sind jedoch immer erst Erfahrungen an Spontan- oder an provozierten Krebsen.
JULIUS (1935) sah bei Teerkrebsen der Maus keinen Einfluß des Kobragiftes
im Vergleich mit den Kontrolltieren, bei denen die Tumoren mit Kochsalzlösung umspritzt worden waren. Ähnliches berichtet BOBEAU (1936). MICHEEL
und EMDE (1941) wollen allerdings bei Mäusen nach Behandlung mit Schlangen-
gift (Naja tripudiens) eine deutliche Schutzwirkung gegen die carcinogene Wirkung
des Benzpyrins gesehen haben.

Auch vom *Bienengift* ist eine gewisse Hemmung beim Teerkrebs der Kaninchen
behauptet worden (JOANNOVICS und CHAHOVITSCH 1932). Man wird dabei an
die angebliche Tumorresistenz der Imker erinnert, die auf die zahlreichen Bienenstiche bezogen wird, doch sind auch da statistisch gesicherte Erhebungen noch
nicht gemacht worden. Wir kommen bei der Krebstherapie beim Menschen
(12. Kapitel, S. 610) darauf zurück.

Abschließend sei noch kurz erwähnt, daß auch *Penicillin* auf seine krebshemmende Wirkung erprobt wurde und bei Impftumoren (LEWIS 1944), sowie bei
menschlichen und tierischen Tumorzellen in vitro sich als nicht antiblastisch
erwies (GEY u. Mitarb. 1945).

5. Physikalisch-experimentelle Krebsbeeinflussung.

Die Mutationstheorie der Geschwulstentstehung stützt sich ganz wesentlich
auf die Fortschritte der Genetik, soweit sie die Auslösung von Mutationen durch
kurzwellige Strahlung und andere physikalische Einwirkungen betreffen. Die
ersten Röntgenmutationen durch H. J. MULLER (1927) haben wie sonst, so auch
in der Frage der *Strahlenwirkung auf Tumoren* umwälzend gewirkt. Während
die frühere Forschung ganz im Banne des Mikroskops und der Morphologie die
Klärung bald von der Histologie und Cytologie bestrahlter Gewebe, bald vom
Nachweis einer Abwehrsteigerung im Organismus, bald von der Reizwirkung
auf das retikuloendotheliale System, bald von Variationen der physikalischen
Technik erhoffte, hat die Strahlengenetik d. h. die Wissenschaft von der Induktion
von Mutationen durch kurzwellige Strahlung auch die Strahlenwirkung auf die
Tumoren in ein völlig neues Licht gerückt und in vieler Hinsicht geklärt.

Einen grundsätzlich wichtigen Beitrag lieferte A. FISCHER (1931) durch seine
Versuche mit Mesothoriumbestrahlung von Osteoblasten und Herzfibroblasten
in vitro. Insbesondere hat er viel Aufklärung über die *Latenzperiode der Strahlenwirkung* gebracht. Sie läßt sich, wie er zeigte, nur innerhalb enger Grenzen
beeinflussen. Besonders bedeutsam ist seine Entdeckung, daß die Latenz durch-
brochen und die Strahlenwirkung zur Manifestation gezwungen werden kann,
sobald Ansprüche an die Regeneration gestellt werden, ein Gesichtspunkt, der
für die Syncarcinogenese ebenso bedeutsam ist wie für den Übergang einer
Präcancerose in den endgültigen Cancer. Auch zeigte sich eine größere Hemmung
des Wachstums bei kleinen Intensitäten und langen Bestrahlungszeiten. Auch die
Nachwirkung der Bestrahlung wurde offenbar: je nach Dosis können sich Zellen
noch einige Male weiter teilen und hören dann damit auf. A. FISCHER fand

weiter, daß zusätzliche Reize, die normalerweise Zellteilungen auslösen, statt dessen Zelluntergang bedeuten können. Als Angriffspunkt vermutet A. FISCHER den „Zellteilungsauslösungsapparat" oder, wie es an anderer Stelle heißt, den „Apparat, auf den die Proliferationskatalysatoren einwirken".

PERTHES (1904) bestrahlte befruchtete Ascaris-Eier mit Röntgen- und Radiumstrahlen und sah eine der Strahlendosis parallel gehende Verlangsamung der Zellteilung, Veränderungen an den Chromosomen und die Entstehung abnormer Entwicklungsprodukte. Auch stellte er bereits 1904 fest, daß es ohne Einfluß ist, ob die Zelle während der Teilung oder in Ruhe getroffen wird. Das Wesen der Strahlenwirkung sah er in der Erzeugung chemischer Stoffe, „welche ihrerseits wieder das Chromatin des Kernes schädigen". In den Versuchen von ALBERTI und POLITZER zeigte sich, daß (gemessen am Hornhautepithel von Urodelenlarven) die Zahl der Mitosen nach der Röntgenbestrahlung unter Auftreten von abnormen Karyokinesen rasch abnimmt („Primäreffekt") und daß nach einer mitosefreien Zwischenzeit auch die späteren Mitosen abnorm verlaufen („Sekundäreffekt"). Das Auftreten von Pyknose, multipolaren Kernteilungen, Teilkernbildungen, Chromosomenbruchstücken und -aberrationen und abnormen Chromosomenzahlen wurde in beiden Phasen beobachtet.

Heute wissen wir, daß es sich hierbei nur um die groben sekundären Folgen, aber nicht um die primäre Strahlenwirkung auf die Zelle handelt. Die primäre Wirkung ist eine molekularphysikalische, sie ist daher morphologisch und cytologisch nicht unmittelbar faßbar und nur aus jenen Folgen an den Zellen und am Kernapparat indirekt erschließbar. Diese Folgen selbst sind aber nicht strahlenspezifisch, sondern charakteristisch für jede Form von Zellschädigung, die am Zellkern anzugreifen vermag. Die tatsächlich primäre Strahlenwirkung ist eine submikroskopische, rein biophysikalische und ableitbar aus den mutativen Wirkungen, wie sie die Strahlengenetik erwiesen hat. Die Hauptetappen dieses Weges sind durch die Arbeiten von PERTHES (1903, 1904), P. HERTWIG (1911), ALBERTI und POLITZER (1924), A. FISCHER (1931), DELBRÜCK (1935), TIMOFÉEFF-RESSOVSKY und ZIMMER (1937) u. a. gekennzeichnet.

Die *Hauptergebnisse* sind, kurz zusammengefaßt, folgende: Die mutative Wirkung erstreckt sich auf alle Organismen, alle Gewebe und alle Zellarten, soweit die Zellen noch teilungsfähig sind. Sie wird ausgelöst durch alle kurzwelligen Strahlen vom Bereich der ultravioletten bis zu den kosmischen Strahlen. Die Wirkung kommt während oder (bei Kettenreaktionen) alsbald nach der Bestrahlung zustande. Mag auch sonst eine Zelle vor, während und direkt nach der Zellteilung empfindlicher sein, die mutative Strahlenwirkung selbst ist nicht an ein bestimmtes Stadium gebunden. Soweit eingebrachte chemische Mittel, wie z. B. Schwermetallsalze, die Wirkung der Strahlenbehandlung erhöhen, so nur insoweit, als sie die Absorption der Strahlung im Gewebe steigern. Die mutative Wirkung ist direkt proportional zur Strahlendosis, aber unabhängig von der Wellenlänge und unabhängig von der Zeitspanne und Zeitfolge, in der jene Dosis eingestrahlt wird.

Die Wirkung selbst ist am besten zu verstehen, wenn man nach dem Vorgang von DELBRÜCK (1935), SCHRÖDINGER (1946) u. a. die Mutationstheorie in Verbindung bringt mit der Quantentheorie. Darnach ist die strahleninduzierte Mutationsauslösung ein physikalischer Vorgang, der sich im Bereich des riesigen Proteinmoleküls eines einzelnen Gens, also in der Darstellung von SCHRÖDINGER in dem Raum eines Würfels von ungefähr 300 Ångström-Einheiten Seitenlänge, welcher „sicher nicht mehr als eine oder einige wenige Millionen von Atomen" enthält, abspielt. Das Plötzliche und Sprunghafte im Auftreten strahleninduzierter Mutationen erklärt sich dann durch den Quantensprung im Gen-Molekül, also im plötzlichen Übergang von einem Energieniveau in ein anderes, ausgelöst·durch das Einzelereignis einer Ionisierung innerhalb des Molekülbereiches. Den dafür notwendigen Energiezuschuß liefert die Bestrahlung. Nach SCHRÖDINGER hätte ein durch eine Spannung von 2 Volt beschleunigtes Elektron genügend Energie erhalten, um durch Stoß den Übergang zu bewerkstelligen. Der Effekt des Quantensprungs ist schließlich gleichbedeutend mit dem Übergang des Gen-Moleküls aus einer relativ stabilen Konfiguration in eine neue und andere mit neuen und anderen biochemischen Auswirkungen.

Von der Bedeutung dieser molekularphysikalischen Betrachtungsweise für den somatisch-mutativen Vorgang der Krebsentstehung war schon im 9. Kapitel (S. 388) die Rede.

Es fragt sich nun, ob diese Betrachtungsweise auch auf die *krebstherapeutische Strahlenwirkung* übertragbar ist und sich auch dort als fruchtbar erweist. Man wird davon ausgehen dürfen, daß Krebszellen ceteris paribus labiler und empfindlicher sind (vgl. VOLLMER 1939) als Körperzellen und daß die molekularphysikalischen Vorgänge bei der Strahlenwirkung auf Krebsgewebe von der physikalischen Seite her keine anderen sein können als bei anderen Zellenarten auch. Folgen wir wieder SCHRÖDINGER, so hängt die mutative Wirkung z. B. der Röntgenstrahlen ab von der Energiezufuhr, die sie ins Gewebe einbringen. Die Energie zum Überspringen der Schwelle muß durch den explosionsartigen Vorgang der Ionisierung oder Anregung geliefert werden. Die dabei entstehende Energie hat den vergleichsweise riesigen Wert von 30 Elektronvolt. An ihrem Entladungspunkt verwandelt sie sich in eine gewaltig vergrößerte Wärmebewegung, also in eine Welle intensiver Oszillationen der Atome. Die Wirkung der Explosion ist nun aber natürlich nicht immer ein glatter Übergang von einer Konfiguration eines Gen-Moleküls in eine andere, sondern oft genug (vielleicht sogar sehr viel häufiger?) eine so schwere Störung, daß sie mit dem Zelleben nicht mehr vereinbar, also zelltötend ist. Auf die Möglichkeit, ja hohe Wahrscheinlichkeit einer *letal-mutativen Wirkung* weisen die sog. Letalfaktoren der Genetik hin. Sie besagen letzten Endes nichts anderes, als daß es Gene gibt, deren mutative Störung sofort tödlich wirkt, wenn es sich um dominante Faktoren handelt, die aber auch bei recessiven Faktoren letale Wirkung besitzen, sobald zwei recessive Letalfaktoren zusammentreffen. Es ist nun ohne weiteres verständlich, daß die gleichen Röntgenstrahlen, die in Keimzellen Letalmutationen induzieren, in Krebszellen sehr viel leichter und infolgedessen häufiger letale und damit krebstherapeutisch gesehen krebsheilende Wirkung haben müssen, sind ja Krebszellen gegenüber Außeneinflüssen stets wesentlich weniger anpassungsfähig und damit leichter tödlich treffbar. Daß die Häufigkeit einer solchen letal-mutativen Wirkung stark variiert, nimmt nicht wunder, sind ja die Krebszellen verschiedener Krebsformen ganz verschieden hoch differenziert und in Abhängigkeit davon mit ganz verschiedener Wachstumsenergie ausgestattet.

Inwiefern stimmen nun die *Erfahrungen bei experimentellen Bestrahlungen von Körper- und von Krebszellen* mit dieser letal-mutativen Deutung der Strahlenwirkung überein bzw. ergänzen oder widerlegen sie? Es ist strahlenbiologisch davon auszugehen, daß schon die ersten Arbeiten über den Einfluß der Röntgenstrahlen auf die Gewebe (PERTHES 1903, 1904, ALBERTI und POLITZER 1927) auf die Kernstrukturen als Hauptangriffspunkte der Strahlenwirkung hinweisen. Selbstverständlich schließt das nicht aus, daß sich primäre Kernschädigungen sekundär auch im Zellplasma auswirken und umgekehrt. Jedenfalls sind auch die immer wieder — auch bei chemischen und thermischen Einwirkungen — beschriebenen Störungen der Kernteilung, Entstehung von abnormen, besonders auch multipolaren Kernteilungsfiguren, Kernfragmentation, Chromosomen-brüche, Riesenkernbildung usw. Ausdruck der bereits stattgehabten Strahlen-wirkung.

Die ersten Versuche, Impftumoren durch Bestrahlung zu heilen, stammen aus dem Institut von PAUL EHRLICH. 1904 bereits teilte APOLANT Bestrahlungs-ergebnisse mit Radium bei Mäusen mit dem EHRLICH-Carcinom mit. Von 19 Tumoren konnten 11 geheilt und beim Rest starke Reduktion erzielt werden.

Die Röntgenbestrahlung experimenteller Tumoren wurde vielfach mit dem Ziel ausgeführt, Klarheit darüber zu schaffen, ob eine *lokale oder* eine *Allgemein-wirkung* der Strahlen im Vordergrund ihres Wirkungsmechanismus steht. Die Frage darf heute dahin entschieden gelten, daß die Strahlen nur dort wirken, wo sie zur Absorption ihrer Energie gelangen, also nur lokal. So erzielte z. B. SEDGIMIDSE (1932) die beste Heilwirkung bei Mäusen mit Teerkrebs durch Röntgenlokalbestrahlung der Geschwülste. Bei Allgemeinbestrahlung mit großen Dosen gingen die Tiere sofort zugrunde, kleine Dosen waren wirkungslos.

Auch BADE (1947) konnte bei seinen Versuchen mit dem EHRLICHschen Mäusecarcinom keine Steigerung der Resistenz gegen das Angehen der Impf-geschwülste nach Ganzbestrahlungen nachweisen. Auch eine Lebensverlängerung der nach der Impfung vorbestrahlten Tiere trat nicht ein. Desgleichen konnte eine Aktivierung des retikuloendothelialen Systems mit kleinen Röntgendosen nicht erzielt werden, größere Dosen (Ganzbestrahlung mit 300 r) führten um-gekehrt zu einer Schädigung desselben.

Vielfach hat man eine wesentliche Wirkung der Röntgenstrahlen in einer Steigerung der Abwehrkräfte des Tumororganismus sehen wollen und dafür vor allem eine Beteiligung des RES. als wesentlich angesehen. CALÒ (1933) z. B. beschrieb als Zeichen einer erhöhten Funktion des RES. bei weißen Mäusen mit Impfgeschwülsten: die Bildung von histiocytären Herden in der Leber, eine diffuse Hyperplasie der KUPFFERschen Sternzellen, sowie des RES. in der Milz und ähnliche Veränderungen in Lunge und Niere. Ähnliches sah VORLÄNDER (1924) bei der Spontanrückbildung von Tumoren und nach Röntgenbestrahlung beim EHRLICHschen Mäusecarcinom. Auch die Versuche von P. BLÜMEL, einem Breslauer Mitarbeiter des Verfassers, haben gezèigt (1936), daß bei der Bestrahlung des BROWN-PEARCE-Tumors neben der örtlichen Beeinflussung der Tumorzellen auch eine Allgemeinwirkung im Sinne der Abwehrsteigerung in Rechnung gestellt werden muß. Die Bekämpfung von Metastasen gelingt ebenfalls mit Erfolg beim Impfcarcinom der Ratte, wie B. P. BARDEN an 36 Ratten bewiesen hat, indem er mit mittleren Dosen von 300—900 r die Lungenmetastasen kleiner werden sah.

Diese Versuche beweisen eine Allgemeinwirkung scheinbar, aber nur scheinbar, denn es handelt sich stets um Experimente an Impfgeschwülsten. Bei diesen sind es jedoch körperfremde Zellen, die überimpft werden und daher wegen ihres differenten Zelleiweißes Abwehrfermentreaktionen auslösen, die durch Bestrah-lung noch vermehrt werden. Bei Impfgeschwülsten gibt es ja auch eine Immu-nisierung (s. oben S. 437), kein Wunder, daß das RES. reagiert. Auf Krebs-geschwülste, die aus eigenen Körperzellen entstanden sind, können jene Ergeb-nisse daher nicht übertragen werden. Sie erschüttern also die These nicht, wonach Röntgenstrahlen nur dort krebsheilend wirken, wo ihre Energien auch wirklich zur Absorption gelangen, also nur lokal.

Was die experimentelle Forschung erwiesen hat, ist die ganz verschiedene Strahlenempfindlichkeit verschiedener Organismen und innerhalb gleicher Orga-nismen ihrer verschiedenen Gewebe und Organe. Parallel damit geht auch die verschiedene Empfindlichkeit der von diesen ausgehenden Geschwülste. Am stärksten reagieren Lymphgewebe, dann die Keimdrüsen, am wenigsten Knorpel-Knochengewebe und schließlich Ganglienzellen und Nerven. Zwischen diesen beiden Extremen liegen die übrigen Gewebe und Organe, je mit einer charakteristischen Empfindlichkeit. Auch innerhalb gleichartiger Geschwulstformen gibt es noch weitere Unterschiede. Im allgemeinen reagieren hochdifferenzierte Tumoren weniger als unausdifferenzierte unreife Geschwülste.

Im 9. Kapitel (S. 389) war die Rede davon, daß die Krebsentstehung durch Strahlungsnoxen den statistischen Gesetzen der biophysikalischen Treffertheorie folgt, d. h. daß die Wahrscheinlichkeit der primären Umwandlung einer Körperzelle in eine erbstrukturell von ihr verschiedene Krebszelle abhängt von dem Getroffen- und Abgeändertwerden der für die Wachstumsregulation der Zelle maßgebenden Erbstrukturen. Ist nach den Vorstellungen der Mutationstheorie die Abtötung der Krebszellen als Voraussetzung der Krebsheilung abhängig von der Zerstörung sonst lebenswichtiger Erbstrukturen, so müßte, da es nach SCHRÖDINGER „neben der molekularen Erklärung der Erbsubstanz keine Alternative" gibt, auch die *strahlentherapeutische Abtötung der Krebszellen* den gleichen *Gesetzen der biophysikalischen Treffertheorie* gehorchen. Es ist ja bei der Strahlenwirkung bei der Mutations- und Krebserzeugung und bei der Krebsheilung nur die Zellart verschieden, das physikalische Agens aber ist immer das gleiche. Es ist in diesem Zusammenhang daher aufschlußreich, daß der aus der Strahlengenetik hervorgegangene und durch die Kernphysik hindurchgegangene Strahlentherapeut SCHUBERT (1947) die Abtötung von Krebszellen ausdrücklich auf das „Eintreten mehrerer, nacheinanderfolgender Treffer" zurückführt und dies in Parallele „zu dem strahleninduzierten Verhalten von Chromosomenmutationen" setzt. Neuere Darstellungen über die Treffertheorie, ihre theoretischen Unterlagen und Auswirkungen für unser Verständnis der therapeutischen Strahlenwirkung stammen von ZIMMER (1943), SOMMERMEYER (1940/41), HOLTHUSEN (1947) u. a.

Von großer Bedeutung ist der von uns immer wieder betonte Gedanke des Wettlaufs zwischen der *Regeneration der Gewebe* und der Störung der Regeneration durch chemisch gleichmäßige oder chemisch remittierende Krebsnoxen. Es war die Rede davon, daß manche Krebsnoxe — als Beispiel sei an den „Lichtkrebs" erinnert — Krebs erst manifest auslöst, wenn sie in dem klinisch so wichtigen Stadium der Präcancerose die heilende Regeneration immer wieder stört, bis schließlich die Regenerationskraft des Gewebes weitgehend erschöpft ist. Es ist klar, daß der Gesichtspunkt der Erholungsfähigkeit der Gewebe dann eine besondere Rolle spielen muß, wenn Krebsgewebe vorhanden und unter Berücksichtigung der normalen Gewebe strahlentherapeutisch zerstört werden soll. Zwischen der Scilla der nicht abgetöteten Krebszellen und der Charybdis der strahleninduzierten Cancerisierung der Nachbargewebe hilft nur die schmale Fahrrinne, die uns die weitgehendere Regenerationsfähigkeit der normalen und die wesentlich geringere Regenerationsfähigkeit der Krebsgewebe offenhält. Das bedeutet vom Standpunkt der Mutationstheorie aus gesehen, daß eine Strahleneinwirkung, da es auf die Dosis in „r" entscheidend ankommt, auf die Krebszellen um so wirksamer sein wird, je größer ihre Gesamtdosis ist, und zugleich für die Körperzelle um so tragbarer, je öfter sie dazwischen wieder Zeit für die Erholung, Anpassung und Reparation hat. Die Nachbargewebe, besonders die darüber gelegene Haut, vertragen bei „fraktionierter" und „protrahierter" Bestrahlung eine größere Dosis, die der Krebszellabtötung zugute kommt.

Jedenfalls erscheint es sicher, daß die These gerechtfertigt ist, wonach die Strahlenwirkung im Prinzip immer die gleiche ist, daß sie sich effektmäßig durch Ionisation und Anregung umsetzt und daß die Verschiedenheit der Manifestation nur auf die Verschiedenheit der bestrahlten Zellen, ob Keim-, ob Körper- oder Krebszellen, zurückzuführen ist. In allen drei Fällen gehorchen die Auswirkungen den statistischen Gesetzen der biophysikalischen Treffertheorie.

Auch bei der Bestrahlung stellen die *Impfgeschwülste* ihre Sonderklasse unter Beweis. Die Breslauer Mitarbeiterin des Verfassers IRRGANG (1936) hat Mäusen mit dem EHRLICHschen Carcinom die Tumoren mit Mesothoriumnadeln zu 0,1 mg gespickt bzw. mit Nadeln von 1,0—2,2 mg/h Mesothorium bepackt. Es wurden Dosen bis zu 400 mg/h gegeben. Bis zu 200 mg/h war die Wirkung nur eine oberflächliche, erst von der beträchtlichen Dosis von 300 mg/h an gingen die Tumoren zurück. Diese Dosis war aber durch die Allgemeinschädigung bereits alsbald tödlich. Eine eigentliche Tumorheilung, bei der also die Geschwülste endgültig verschwanden und bei der dann das Tier gesund weiterlebte, war also selbst mit subletalen Dosen nicht möglich.

Zu einem ähnlichen Ergebnis kam LUTHER (1940) mit Röntgenstrahlen, gleichfalls beim Mäusecarcinom. Erst bei 11 000 r heilten 25 % der Geschwülste ab. LUTHER untersuchte in den Schnitten die Häufigkeit und das Verhalten der Mitosen. In den ersten 2—4 Tagen nach der Bestrahlung kam es zu schweren Chromosomenschäden. Heilte der Tumor ab, so sank die Mitosenzahl am 9. Tag bis auf Null. Bei den übrigen Tieren begann die Geschwulst nach 8—10 Tagen wieder zu wachsen. Vom 15.—20. Tag an waren dann die Mitosen wieder normal. Selbst nach 20 000 r war das Verhalten alternativ: entweder zeigten die Zellen die volle Schädigung oder sie verhielten sich, als sei nichts geschehen.

Interessant sind *Bestrahlungsversuche an strahleninduzierten Tumoren*, wie sie von SCHÜRCH und UEHLINGER (1947) ausgeführt worden sind. Sie hatten beim Kaninchen durch eine Mesothoriumeinlage (5 mg) in die Femurmarkhöhle Knochensarkome erzeugt und bestrahlten diese strahleninduzierten Tumoren mit Röntgendosen bis zu 3240 r. Aus dem Vergleich von histologischen Präparaten unbestrahlter und bestrahlter Geschwülste, von Schnitten vor und während der Bestrahlung, sowie von unbestrahlten Metastasen ließ sich *keinerlei Bestrahlungseffekt* nachweisen.

Beim chemisch induzierten Krebs dagegen kann die Strahlenwirkung, wie STOEL (1928) beim Teerkrebs an Mäusen gezeigt hat, erfolgreich sein.

Krebstheoretisch von Bedeutung ist das Verhalten von *Virustumoren* gegenüber der Strahlenwirkung. SYVERTON und Mitarbeiter (1941) bestrahlten 62 mit SHOPE-Papillomvirus geimpfte Hauskaninchen 29—192 Tage nach der Impfung mit Röntgendosen von 250—6000 r. Heilung wurde von 2000 r an erzielt. 3500 r waren nötig, um einen 100%igen Rückgang der Papillome zu erreichen.

Experimentell ist vielfach auch mit der *Kombination verschiedener Einwirkungen* gearbeitet worden. So wurde von H. und M. LANGENDORFF (1939 und 1942) beim EHRLICH-Carcinom der Maus die Kombination von *Röntgenstrahlen* und *Ultrakurzwellen* angewandt. Eine der Röntgenbestrahlung unmittelbar vorausgehende Ultrakurzwellendurchflutung bedingt eine Erhöhung der Heilungsquote, dagegen ist eine an die Röntgenbestrahlung anschließende Ultrakurzwellendurchflutung ohne Wirkung. Bei alleiniger Behandlung von EHRLICHschem Mäusecarcinom mit Ultrakurzwellen fanden HASCHÉ und COLLIER (1934) keine Beeinflussung der Tumoren und dies weder bei Allgemeinbestrahlung noch bei Lokalbestrahlung. Bei der Kombination von *Röntgenstrahlen* und *Wärme* fanden K. OVERGAARD und H. OKKELS (1940) bei weißen Mäusen, deren Schwanz mit WOODS-Sarkom geimpft worden war, daß die erzielten Heilungsziffern größer sind als bei alleiniger Behandlung mit Wärme, bei der mittels Diathermie-, Kurzwellen- und Ultrakurzwellenapparates Wärmegrade zwischen 42 und 46° von 5—60 Min. Dauer erzeugt wurden. Dabei kam es zur Zerstörung der

Geschwulst ohne Schädigung des umgebenden Gewebes. Die bisherigen Mißerfolge bei der Wärmeröntgenbehandlung des menschlichen Carcinoms führen die Verfasser auf zu geringe Wärmeintensität am Herd zurück.

EICHHOLTZ und KANDERER (1935) berichten über die Kombination von Röntgenbestrahlung mit der Vorbehandlung durch *Calciumsalze* und Magnesiumverbindungen. Bei Ratten mit multiplen Impfsarkomen konnte durch Calcium 15 Min. vor der Bestrahlung eine Wachstumshemmung von 52% (nach 1 Stunde abklingend auf 19%) erzielt werden. Demgegenüber konnte mit Magnesiumsalzen eine Erhöhung der Strahlenempfindlichkeit nicht erreicht werden (letzteres im Gegensatz zu MARKUSE und SOSINSKY 1936).

GUYER und CLAUS (1939) kombinierten beim Rattencarcinom die Röntgenbestrahlung mit Colchicininjektionen und sahen eine deutlich erhöhte Wirkung der Kombination gegenüber den Kontrollen.

Schon 1931 haben LACASSAGNE und NYKA an Mäusen mit Spontantumoren gezeigt, daß *radioaktive Substanzen* (Polonium, Radium E zusammen mit Wismut) in Milz, Leber, Nieren usw. aber *nicht in den Krebszellen gespeichert* werden, also dort auch keine direkte Strahlenwirkung vollführen können. Dementsprechend kam es auch zu keiner Schädigung der Tumoren.

Der Verfasser ließ durch seinen Mitarbeiter BROUWER (1938) an Kaninchen mit dem BROWN-PEARCE-Tumor die Frage prüfen, inwieweit die Blockade des retikuloendothelialen Systems durch Thorotrast das Geschwulstwachstum beeinflussen könne. Bei hoher Dosis (9 ccm je Tier) war die Thorotrastspeicherung ohne nachweisbare Einwirkung auf die Widerstandsminderung gegen das Geschwulstwachstum. Bei den niedriggespeicherten Tieren (1 ccm je Tier) ließ sich eine den zweifachen mittleren Fehler weit übersteigende Wachstumsbeschleunigung der Geschwülste feststellen. Bei 10 gegen den Impftumor resistenten Tieren ließ sich die Widerstandskraft auch durch unverhältnismäßig hohe Dosen von Thorotrast (9—15 ccm je Tier) nicht durchbrechen.

An Impftumoren prüfte DITTMAR (1939) die Frage der Verteilung radioaktiver Substanzen im Körper nach *Injektion von Thorium-B-haltiger Lösung*. Da eine Anreicherung der Substanz in den Tumoren, wie EHRENBERG schon 1932 festgestellt hatte, nicht möglich ist und vor allem eine Ablagerung in Niere, Leber, Milz und Knochen stattfindet, sind Thorium-B-haltige Präparate nach seiner Ansicht bei der Behandlung des menschlichen Carcinoms nicht anwendbar.

Über günstige Ergebnisse bei der Einwirkung von *Thoriumemanation* auf krebskranke weiße Mäuse berichtet H. LEDERER (1939). Emanationsmengen von 360 und 2026 Macheeinheiten bewirkten manchmal schon nach einer Woche die Abheilung von spontanen Tumoren durch Nekrose des Tumorgewebes. Die Wirkung des *Thoriumnitrats* auf weiße EHRLICH-Carcinommäuse untersuchte M. MONTANARI-REGGIANI (1933), indem er täglich oder jeden 2. Tag 0,5 ccm einer 2%igen Thoriumnitratlösung subcutan injizierte und ein deutlich gehemmtes Wachstum der Impftumoren erzielte. Um eine Steigerung der Röntgenstrahlenempfindlichkeit eines rasch wachsenden Rattensarkoms zu erzielen, nahmen S. RUSS und G. SCOTT (1936) subcutane und intratumorale Injektionen von vitalen *Farbstoffen und Thorotrast* vor. Trypanblau bewirkte eine offensichtliche Steigerung der Strahlenempfindlichkeit, so daß Krebszellen bei Strahlendosen, die sonst nur in 8% Tumorrückgang bewirken, nach Trypanblauinjektionen so stark röntgensensibel wurden, daß sie in 65% Rückgang zeigten. Thorotrast (0,1—0,3 ccm bei einem Tumor von 20 mm Größe) wirkte ähnlich, während Isaminblau keinen Einfluß hatte.

Alle diese Versuche an Impftumoren haben nur geringe Beweiskraft, da Impfgeschwülste auf die verschiedensten Eingriffe in den Organismus des Wirtstieres mit Hemmung oder Rückbildung reagieren.

Über den Einfluß unipolar negativ *hochionisierter Luft* auf Impf- und Spontantumoren bei Ratten und Mäusen berichten KÜSTER und DITTMAR (1940). Es wird eine Verlängerung der Lebenszeit, Hemmung des Tumorwachstums und bei einigen Tieren das Verschwinden großer Tumoren erzielt. Eine besonders starke prophylaktische Wirkung der Ionisierung fiel auf, es wurde in vielen Fällen bei Mäusen das Auftreten von Sarkom nach Benzpyreninjektionen verhindert. Die Autoren vermuten, daß die Ionisierung therapeutischen Nutzen bei der Nachbehandlung nach Operationen zur Vermeidung von Rezidiven und als unterstützende Behandlung bei Nachbestrahlungen erlangen könnte.

Eine neue Quelle experimenteller Krebsbeeinflussung eröffnet sich durch die *künstliche Radioaktivität.* Wir werden auf ihre vielfachen Vorteile bei der Behandlung menschlicher Krebsgeschwülste (12. Kapitel, S. 567) ausführlicher zurückkommen. An dieser Stelle seien nur einige beispielhafte experimentelle Arbeiten referiert, zunächst ein Beispiel dafür, inwieweit radioaktive Isotope in den Dienst der Krebsforschung und Krebstherapie gestellt werden können. v. EULER und v. HEVESY (1942) untersuchten die Bildung von Nucleinsäure im JENSEN-Sarkom der Ratte vor und nach der Röntgenbestrahlung mit Hilfe radioaktiver Indikatoren (Näheres über diese Methode bei SCHUBERT 1947), um auf diese Weise vor Beginn des Versuches gebildete und somit inaktive Nucleinsäuremoleküle von den nach Beginn gebildeten radioaktiven Phosphor enthaltenden unterscheiden zu können. Injiziert man der Sarkomratte Natriumphosphat, das durch Beimischung von radioaktivem Phosphor ($^{32}_{15}$ P) gekennzeichnet ist, so treten diese radioaktiven Phosphationen in die Sarkomzellen mit derselben Wahrscheinlichkeit ein, wie die übrigen Phosphationen. Auf diese Weise werden neuaufgebaute Nucleinsäuremoleküle radioaktiv gekennzeichnet. 2 Stunden nach der Injektion wurden die Ratten getötet, die Nucleinsäure des Sarkoms isoliert und die Aktivität mit dem GEIGER-MÜLLERschen Zählrohr gemessen. Es zeigte sich, daß die im Laufe von 2 Stunden gebildeten Nucleinsäuremoleküle 2—3% des gesamten Nucleinsäuregehaltes ausmachen. Nach der Bestrahlung der Sarkome mit 1000 r erfolgte in fast 90% der Fälle ein Rückgang der Nucleinsäurebildung auf durchschnittlich $^1/_2$—$^1/_3$ der bei unbestrahlten Sarkomen gefundenen Werte. Auf diese Weise ließ sich die Wirkung der Röntgenstrahlen auf Sarkomgewebe unmittelbar nach der Bestrahlung auf chemischem Wege nachweisen. Das Experiment ist aber nicht nur deswegen bedeutungsvoll, sondern auch als eines der ersten Krebsexperimente mit Hilfe der radioaktiven Indikatoren. Endlich hat es gezeigt, daß in den Geschwülsten im Laufe von 2 Stunden fast alle Moleküle der säurelöslichen Phosphorverbindungen des Sarkoms erneuert wurden. Daran ändern auch die 2000 r nichts.

Das erste *Beispiel eines radioaktiven Geschlechtshormons* lieferte TURNER (1947) durch die Darstellung eines 3-Radiotestosterons.

Zur Stützung der These, daß künstlich radioaktive Elemente am Ort ihrer Speicherung selektiv strahlenbedingte Wirkungen hervorrufen können, führten SCHUBERT und RIEZLER (1947) eigene Versuche mit Radiokupfer an, die eine spezifische Affinität zur Blutbildung (Leukocyten) zeigten. MITCHELL (1947) berichtet über die Verwendung von Radiostrontium, Plutonium, Radiokobalt, Radiotantal usw., alles radioaktive Isotopen, die sowohl als Spurensucher, wie als carcinogene Strahlenquellen — Radiostrontium z. B. induziert Tumoren des Knochens und des lymphatischen Gewebes! — als auch zur Therapie beim Menschen (s. S. 567) Verwendung finden. Dabei handelt es sich bei den in den sog. Kettenreaktionsanlagen („Piles") um Strahlenquellen, die Energien wie sie 50—100 kg Radium entsprechen, liefern können. Wir kommen bei der Krebstherapie am Menschen auf die Behandlung mit radioaktiven Isotopen zurück.

Eine völlig neue, auch für die Mutationstheorie bedeutungsvolle Energiequelle liefern *schnelle und langsame Neutronen* (vgl. SCHUBERT 1942, 1947). Die Neutronen, 1932 entdeckt, stellen neben den Protonen und Elektronen einen, elektrisch ·neutralen elementaren Baustein der Materie, einen Bestandteil des Atomkerns dar. Da sie keine elektrische Bedeutung besitzen, sind sie auch nicht befähigt, eine ionisierende Wirkung zu entfalten. Wenn die Neutronen aber trotzdem eine große Bedeutung für die Strahlentherapie zu gewinnen im Begriffe sind, so deswegen, weil sie, bei der Atomumwandlung frei werdend und die Materie ohne Energieverlust durchdringend, dabei beim Aufprall auf Atomkerne diesen ihre Energie ganz oder teilweise zu übertragen vermögen. Vor allem beim Zusammenprall mit einem Proton erfolgt dieser mit der ganzen Energie des Neutrons, das Proton erleidet dadurch einen Rückstoß mit der einen Hälfte und das Neutron eine Ablenkung mit der anderen Hälfte der ursprünglichen Energie. Diese Rückstoßprotonen ihrerseits sind aber der Ionisierung befähigt. Die Neutronen wirken also doch im Gewebe, und zwar sehr stark und räumlich dicht ionisierend, wenn auch erst auf dem Umweg über jene Rückstoßprotonen vor allem der leichten Kerne der Wasserstoffatome, die ja in den Geweben in vielen biochemischen Verbindungen reichlichst vorhanden sind.

Was die Neutronen auszeichnet, ist ihre außerordentliche Bewegungsenergie (bis zu mehreren Millionen Elektronenvolt) und die gegenüber Röntgenstrahlen größere Ionisationsdichte der von ihnen energisierten ,,Rückstoßprotonen". Freie Neutronen kommen in der freien Natur nicht vor. Ihre isolierten Energien sind eine erst durch den Menschen entfesselte Macht. Es ist somit nicht zu erwarten, daß die Organismen Abwehrreaktionen gegen ihre Aktion besitzen. Man darf also a priori abändernde Wirkung auf die Erbstrukturen erwarten. Nachdem alsbald die biologische Strahlenwirkung (vgl. ZIMMER 1938, 1940) an den üblichen Tests der Hautpigmentierung, Epilatien, Wachstumshemmung von Keimlingen, Mitosehemmung in Gewebskulturen, Mitosenverhinderung, Sterilisierung usw. erwiesen war, wurde auch die mutative Wirkung von Neutronen unter Beweis gestellt. Dem Nachweis von Chromosomenbrüchen und sonstigen -schädigungen folgte die Auslösung von Genmutationen durch Neutronen in Experimenten an Drosophila (ZIMMER und TIMOFÉEFF 1938).

Damit war der Vorhersage Raum gegeben, daß *Neutronen* auf Körperzellen auch *carcinogen* wirken werden. Tatsächlich haben, wie schon erwähnt, LACASSAGNE und JOLIOT (1944) über einen Leberkrebs bei einem Kaninchen, das mit Neutronen bestrahlt war, berichtet. Auch ist bei Einwirkung auf Krebszellen der Beweis für ihre krebshemmende und *krebsheilende Wirkung* bereits erbracht. Schon 1936, also erst 4 Jahre nach der Entdeckung der Neutronen, haben LAWRENCE und Mitarbeiter am Mäusesarkom 180, aber auch bei Mammacarcinomen und Lymphosarkomen von Maus und Ratte, sowie MARSHAK (1939) am Mäusesarkom CR 180 die krebshemmende und zum Teil krebsheilende Wirkung erwiesen und zwar mit durchschnittlich sehr viel geringeren Dosen als bei der Röntgenbestrahlung. Wir kommen bei der Therapie des menschlichen Krebses nochmals auf die Bestrahlung mit Neutronen zurück (12. Kapitel, S. 565).

Beim BROWN-PEARCE-Tumor legten jahreszeitliche Schwankungen den Gedanken nahe, daß diese in einer *Abhängigkeit vom Sonnenlicht* stehen. Versuche, bei denen Kaninchen mit BROWN-PEARCE-Tumor unter Belichtung, andere in Dunkelheit, eine dritte Gruppe in gewöhnlichem Tageslicht gehalten wurden, hatten bei PEARCE und VAN ALLEN (1927) das Ergebnis, daß die größte Malignität der Tumoren bei den Sonnenlichttieren, etwas geringere bei den Dunkeltieren, die geringste bei den Tageslichttieren auftrat. Auch die Wirkung der *ultra-*

violetten Strahlen auf das Tumorwachstum wurde untersucht. So fand MORIMOTO (1934) nach Einwirkung von ultravioletten Strahlen auf das Wachstum eines transplantablen Rattensarkoms eine deutliche Wachstumshemmung. Dies wurde sowohl an der Gewebskultur als auch am Tier beobachtet.

Vom Standpunkt der Mutationstheorie ist es wichtig, daß *Ultrakurzwellen* keine Mutationen erzeugen, sie erzeugen keinen Krebs, sie sind auch, wie HASCHE und COLLIER (1934) mit Wellenlängen von 3,5 m zeigten, auf Tumorgewebe (EHRLICH-Mäusecarcinom) ohne Einfluß.

Umgekehrt stellen CAMERMAN (1943) und SINTINI (1933) eine Unabhängigkeit des Tumorwachstums von der Belichtung fest. Der letztere Autor vermutet einen Einfluß der Temperatur, da im Sommer größere Impfausbeute und schnelleres Wachstum als im Winter beobachtet wurde. Schon Temperaturerhöhungen von 4—5⁰ ergaben ein deutlich beschleunigtes Tumorwachstum.

Es ist verständlich, daß man das Tumorwachstum auch durch *Temperatureinwirkung* zu beeinflussen versuchte. CHRANOVA (1942) berichtet über Versuche an EHRLICH-Carcinommäusen, bei denen durch hohe und niedrige Temperaturen in unmittelbarem Wechsel Tumorheilung erzielt wurde. SUGIURA (1941) erzeugte bei bestrahltem Mäusesarkom 180 durch *Ultrakurzwellen* hohe Körpertemperaturen und kam zu dem Ergebnis, daß bei Anwendung von Ultrakurzwellen und Röntgenstrahlen bis zu 75% Tumorrückbildung erreicht wurde, gegenüber 50% bei alleiniger Röntgenbehandlung und 10% Spontanheilungen. Dagegen wurde nach Einwirkung tiefer Temperaturen im Eisschrank auf röntgenbestrahlte Mäuse viel seltener Tumorrückbildung erreicht als bei Röntgenbestrahlung allein. 1948 berichtet CHRANOVA über eine rezidivfreie Zerstörung von Carcinomzellen durch Ultrakurzwellen. Sie behandelte mit dem EHRLICHschen Carcinom geimpfte Mäuse 7—11 Tage nach der Impfung mit Ultrakurzwellen (Wellenlänge 6,10 m) und gleichzeitig mit Vitamin A. In der einen Versuchsgruppe (150 Watt und 19 Volt Heizspannung) war das Tumorwachstum um 50% verlangsamt, bei der zweiten Gruppe (300 Watt) zeigten alle überlebenden Tiere eine vollkommene Zerstörung aller Carcinome. Vitamin A erwies sich dabei als wichtiger Schutzfaktor für den Tierkörper gegenüber der Ultrakurzwellenbehandlung.

Mit *Überwärmung* als Mittel der Tumorhemmung arbeiteten VOLLMAR und LAMPERT (1941). Ausgehend von der an Gewebekulturen ermittelten Tatsache, daß Tumorgewebe bei 40—42⁰ „fast keine Lebensäußerung" mehr aufweist, während Normalgewebe noch über 43⁰ verträgt, setzten sie Mäuse mit dem EHRLICHschen Carcinom und solche mit Impfsarkomen durch Wasserbäder Körpertemperaturen bis zu 41,5⁰ aus. Die Entwicklung der Tumoren blieb hinter den Kontrollen zurück, manche Tumoren überschritten die Größe, die sie zu Beginn der Wasserbäder hatten, überhaupt nicht, andere nahmen nur ganz wenig an Größe zu. Versuche an geschwulstkranken Menschen wurden von LAMPERT begonnen. Endgültige Ergebnisse sind nicht bekannt geworden.

HARTMANN (1947) machte ähnliche Versuche, jedoch mit Benzpyren- und Methylcholanthrentumoren bei Kaninchen, Ratten und Mäusen. Bei 8 Ratten gingen die Tumoren nach Temperaturen von 41—42⁰ (8 Tage lang 3—4 Stunden) zurück, 17 starben, 5 blieben ohne Wirkung. Bei Ratten mit Methylcholanthrensarkomen blieben Temperaturen von 42—43⁰ bei einer Einwirkungsdauer von 15—37 Min. wirkungslos, bei 40—47 Min. geringer Rückgang und bei 50 bis 63 Min. völliges Verschwinden.

Andere Autoren dagegen schreiben auch *tiefen Körpertemperaturen* eine wachstumshemmende Wirkung zu.

Vom Standpunkt der Mutationstheorie aus wäre es aufschlußreich, zu wissen, inwieweit *tiefe Temperaturen Einfluß auf strahleninduzierte Mutationsraten* ausüben. Diesbezügliche Untersuchungen stammen von KAPLAN (1947). Er benutzte ruhende Gerstenkörner, die sehr tiefe Temperaturen ohne Schaden vertragen und andererseits genetisch relativ leicht analysierbar sind. Die Bestrahlung mit Röntgen erfolgte, nachdem sie vorher auf —65° C abgekühlt worden waren. Es ergab sich *kein Unterschied* gegenüber den Vergleichsversuchen bei Zimmertemperatur.

BISCHOFF und LONG (1941) untersuchten den Einfluß der B-Avitaminose, die in ihrem Endstadium mit Abfall der Körpertemperatur einhergeht. Bei B-avitaminotischen Tieren des MARSH-BUFFALO-Stammes wurde eine Herabsetzung der Hauttemperatur um 2,5—16° für 60 bis 98 Stunden erzielt und dabei das Wachstum des implantierten Sarkoms 180 verlangsamt oder gar zum Stillstand gebracht. Ebenfalls an Mäusen mit Sarkom 180 machte GOLDFEDER (1941) Experimente, indem sie die weißen Mäuse im Eisschrank bei 5—7° hielt und von 95 Tieren bei 5 einen vollständigen Tumorschwund, in anderen Fällen Wachstumsstillstand erreichte. Sobald die Kältebehandlung abgesetzt wurde, ging das Tumorwachstum jedoch weiter. Sie kommt zu dem Schluß, daß die hohe Mortalität und der geringe Erfolg bei dieser Methode sie für die menschliche Behandlung nicht brauchbar macht. BISCHOFF und Mitarbeiter (1940) gingen noch weiter. Sie lösten beim Mäusesarkom 180 durch plötzliche Temperaturen von —2 bis —5°, bei denen die Tiere 2 Stunden gehalten wurden, Winterschlaf aus. Es kam lediglich zu einer vorübergehenden Wachstumshemmung, ein dauernder Einfluß wurde auf das Geschwulstwachstum nicht erzielt. Daß tierische Tumorzellen an sich durch Kälteeinwirkung nicht abgetötet werden und meist nur eine Verzögerung des Geschwulstanganges erfahren, beweisen die Versuche von KLINKE (1937, 1938), der Tumormaterial von einer ganzen Reihe von Impfgeschwülsten flüssigem Stickstoff von —196° teilweise bis zu 47 Stunden aussetzte, ohne daß die Verimpfbarkeit verloren ging (s. auch 3. Kapitel, S. 107). Auch die mehrmalige Einfrierung hob die Verimpfbarkeit nicht auf. Kurzdauernd eingefrorenes Sarkomgewebe ließ sich noch nach 2 Wochen langem Aufenthalt bei —20° in aufgetautem Zustand erfolgreich weiterimpfen. Endlich hat KLINKE für das Überleben von Tumorzellen nach der Einfrierung in flüssigem Stickstoff den direkten Nachweis dadurch erbracht, daß er nach dem Auftauen Explantate in ein Medium brachte, dem Neutralrot zugesetzt war. Der Speichereffekt dieses Vitalfarbstoffes zeigt die Lebensfähigkeit auch bei Einfrieren unter Temperaturen bis —196° an. Man wird also darnach nicht annehmen, daß Unterkühlungen um wenige Grad der Körperwärme einen krebsheilenden Effekt haben werden. Geschwulstgewebe, welches in vitro nur noch geringe Lebensäußerung zeigt, ist in vivo noch einer völligen Erholung fähig (KLINKE 1938). HARTMANN (1947), der mit Überwärmung (s. oben) teilweise Erfolge gehabt hatte, sah bei Mäusen nach Methylcholanthren verschiedene maligne Tumoren sich entwickeln. Temperaturen von 5—9° C, 15 bis 60 Min. einwirkend, blieben ohne Wirkung.

6. Experimentell-operative Geschwulstbeeinflussung.

So sehr wir uns auch mit den Neutronen, Rückstoßprotonen, der künstlichen Radioaktivität auf dem Boden der modernen Fortschritte der Naturwissenschaften bewegen, so darf doch nicht übersehen werden, daß trotz all jener großen Fortschritte das Schwergewicht der tatsächlichen Krebsheilung beim Menschen immer noch auf dem Gebiete der operativen Krebsentfernung gelegen ist. Es wird deshalb, so einfach und primitiv die Methodik, die operative Krebsbeeinflussung auch im Experiment zunächst ihr Recht behaupten.

Schon UHLENHUTH machte die Erfahrung, daß sich durch operative Entfernung von Impfgeschwülsten eine Krebsresistenz gegen die gleiche Impfgeschwulst beim operierten Tier erzielen läßt. Auch BACKOFEN und IKEDA (1933) sahen nach operativer Entfernung erbs- bis bohnengroßer EHRLICH-Carcinome bei 90 Mäusen nach Wiederimpfung rezidivfrei operierter Tiere ein selteneres Angehen der zweiten Impfung. Immerhin betrug die Impfausbeute noch 59,5% gegenüber 74,8% bei den erstmalig geimpften Kontrolltieren. Andererseits haben ROUSSY und Mitarbeiter (1936) gezeigt, daß die operative Entfernung von Impftumoren bei anderen Impftumoren das Auftreten von Metastasen geradezu einleiten und vermehren kann. Auch von Krebsgeschwülsten beim Menschen ist bekannt, daß Eingriffe die Metastasierung auslösen. Im 1. Kapitel (S. 15) wurden diesbezügliche Beobachtungen erwähnt. Beim FLEXNER-JOBLING-Carcinom haben AULER und SCHILLING (1937) vor der subcutanen Impfung die Achsel- und Leistenlymphdrüsen operativ entfernt. Es zeigte sich, daß dadurch die Metastasierung des später geimpften FLEXNER-Carcinoms erheblich gesteigert wird. DRUCKREY und Mitarbeiter (1939) haben bei Versuchen mit dem JENSEN-Rattensarkom beobachtet, daß solche Tiere nach operativer Entfernung des Sarkoms sich entweder als „absolut resistent" erwiesen oder in anderen Fällen Metastasen bekamen, die sonst beim JENSEN-Sarkom nie auftreten. Sie führten diese Untersuchungen erneut durch und zeigten, daß bei 53 von 54 überlebenden Ratten durch die Exstirpation des JENSEN-Sarkoms „eine absolute und anhaltende ‚Resistenz' gegen diese Geschwulst" erzeugt war. Bei der Wiederholung des gleichen Versuchs mit dem FLEXNER-JOBLING-Carcinom führte die Operation unter 24 überlebenden Tieren 7mal = 29% zu einer Resistenz, in 17 Fällen = 71% lösten sie eine Metastasierung aus. Bei beiden Tumorarten handelt es sich also um die gleiche Alternative: entweder Resistenz oder Metastasierung. Völlig verschieden ist dagegen das quantitative Verhalten. Während beim JENSEN-Sarkom bis auf 1 Tier alle völlig geheilt und resistent wurden und nur 1 Tier eine ausgedehnte Metastasierung bekam, war das quantitative Zahlenverhältnis beim FLEXNER-JOBLING-Carcinom ungefähr $^1/_4$ Resistenz zu $^3/_4$ Metastasierung. Die Verfasser deuten das quantitativ verschiedene Verhalten dahin, daß beim FLEXNER-JOBLING-Carcinom trotz des gleichen, abgekapselten Wachstums „reaktiv leicht Zellen auf dem Lymphwege verschleppt wurden, beim JENSENschen Sarkom dagegen nicht".

Um die Rolle einiger Organe für die Carcinomresistenz zu klären, nahmen die Untersucher auch Exstirpationen von Milz, Nebenniere, Keimdrüsen und eine Blockade des RES. vor, ohne daß jedoch ein Einfluß auf die Resistenz erkennbar war.

Die Hauptrolle bei der experimentell-operativen Krebsbeeinflussung spielt die *Organentfernung* und *Organüberpflanzung*. Schon immer ist es aufgefallen, daß gewisse Organe und Gewebe gegen Krebsentstehung und Krebsmetastasierung refraktär erscheinen. Sicher trifft dies zu für die große Masse des Muskelsystems, behauptet wird es auch für die Milz. So nimmt es nicht wunder, daß man den Schluß gezogen hat, die Milz enthalte antiblastische Substanzen. Eine Bestätigung schien darin zu liegen, daß die *Milzentfernung* das Wachstum von Impfgeschwülsten fördert (APOLANT 1911). In der Zwischenzeit wurde häufig bestätigt, daß die Milzexstirpation das Geschwulstwachstum schon bestehender Impfgeschwülste fördert, daß sonst nicht erfolgreiche Geschwulstimpfungen überhaupt erst nach Milzentfernung oder dann in einem höheren Prozentsatz angehen, ja die Milzexstirpation ist mit ein Mittel geworden, um auch homoio- und heteroplastische Geschwulstverimpfungen zu ermöglichen. Nach Untersuchungen von EBERT (1941) verlieren Ratten mit sonst konstanter Immunität gegenüber dem

KRICHEVSKI-SINELNIKOW-Sarkom diese nach Milzexstirpation. Die einschlägigen
Experimente (vgl. auch MATSUOKA 1934) scheinen den Schluß zu rechtfertigen,
daß die Milzexstirpation die Haftfähigkeit von Transplantaten und das Tumor-
wachstum fördert (Näheres bei KLINKE). Allen diesen Versuchen ist jedoch
entgegenzuhalten, daß sie nur Impfgeschwülste betreffen, die aus körperfremden
Zellen hervorgegangen sind. Wenn sich bei ihnen die Milz an der Abwehr von
Proteinen körperfremder Zellen beteiligt, so beweist das noch nicht, daß die
Milz bei der Krebsabwehr selbst eine Rolle spielt. Das wäre erst bewiesen, wenn
bei Krebsen, die aus körpereigenen Zellen entstanden sind, die Milzentfernung
Krebshemmung oder Krebsheilung gebracht hätte. Versuche, chemisch erzeugte
Krebse in ihrem Krebsablauf durch Milzexstirpation zu beeinflussen, sind aber
unseres Wissens noch wenig gemacht. Nur OIKE (1931) fand bei milzexstirpierten
Ratten nach Teerpinselungen ein früheres Auftreten von Teercarcinomen.

Auch DOBROVOLSKAIA-ZAVADSKAIA und ZEPHIROFF (1936) prüften die Frage.
Sie verwendeten einen Mäusestamm mit 71% Brustkrebs der Weibchen, denen
sie ein Trockenpräparat aus Milzgewebe („Splendothelen") verfütterten. Sie
sahen keinerlei Heileffekt und auch vorbeugend war die Wirkung gering, um
außerdem bei Absetzen sofort wieder zu schwinden.

Die (irrige) Annahme (vgl. WALTHER, s. 3. Kapitel, S. 79), die Milz werde
selten von Metastasen befallen, hat auch zum entgegengesetzten Versuch, Krebsgeschwülste durch *Milzüberpflanzung* oder Extrakte von Milzgewebe zu beeinflussen, geführt. Diese Frage hat in den Anfängen der Organotherapie eine große
Rolle gespielt. Nach CHALEZKAYA (1936) hemmt die vorherige oder gleichzeitige
Injektion von Milzbrei bei Mäusen mit EHRLICHs Adenocarcinom das Angehen
des Tumors, während bei bereits vorhandenem Tumor diese Wirkung nicht
eintritt. YAMAGIVA (1929) erzielte ebenfalls eine wachstumshemmende Wirkung
nach intravenöser Zufuhr von Milzextrakt beim Impftumor der Maus, in manchen
Fällen sogar Rückbildung eines vorhandenen Tumors. Die Tatsache, daß die
Frage in der letzten Zeit wenig Bearbeiter gefunden hat, spricht dafür, daß sich
überzeugende Erfolge mit Milzüberpflanzung und Milzextrakten nicht haben
erzielen lassen. Über die Experimente im einzelnen berichtet zusammenfassend
KLINKE (1942). Er bringt eine Reihe von Untersuchungen, aus denen hervorgeht, daß bereits entstandene Carcinome durch Organpräparate der Milz oder
durch andere Organe nicht beeinflußt werden. Es muß heute angenommen
werden, daß auch sonst die Hoffnung auf Krebsheilmittel auf organotherapeuti-
scher Basis nicht weiter gerechtfertigt erscheint.

Nur nebenbei sei erwähnt, daß auch die so vielfach geübte Blockade des
retikuloendothelialen Systems sich bei Nachprüfungen für die Tumorentwicklung
als belanglos und für die Krebstherapie als nutzlos erwiesen hat (STERNBERG
1929, vgl. auch DRUCKREY u. Mitarb. 1939).

Zusammenfassung. In einer Zeit, in der die großen wissenschaftlichen
Probleme experimentell angegangen zu werden pflegen, ist auf dem Gebiete
der Krebsbeeinflussung tierexperimentell Ungeheueres geleistet worden. Wenn
bisher nur Teilerfolge erzielt worden sind, so liegt das nicht zuletzt an den hier
besonders großen *Schwierigkeiten,* die sowohl der Durchführung, wie der
Würdigung solcher Experimente entgegenstehen. Die grundsätzlichen Verschiedenheiten der großen Klassen geschwulstkrank gemachter Tiere (Tumorstämme, Impfgeschwülste, Virustumoren, provozierte Krebse), die selten erfüllte
Forderung genetisch einheitlichen Materials, der große Einfluß der Ernährungs-
und Haltungsbedingungen, die Unzahl der Methoden, die Schwierigkeiten,
zwischen Allgemeineffekt und Tumoreffekt zu unterscheiden und vieles andere

mehr machen die Auswertung von Tierversuchen in Fragen der Krebsbeeinflussung sehr schwierig. Die meisten Versuche laufen auf eine *Anticarcinogenese* hinaus, d. h. sie wollen den sonst sicher drohenden Krebs an seiner Entstehung hindern oder den entstandenen hemmen oder zum endgültigen Rückgang zwingen. Sehr, sehr viele Experimente haben Positives geleistet, ohne daß jedoch die Ergebnisse auf den menschlichen Krebs übertragen werden dürften.

So gibt es eine *Immunisierung gegen Krebs*, die bei Impf- und Virustumoren der Tiere eine große, beim Menschen jedoch überhaupt keine Rolle spielt. Sicher werden auch beim Menschen dann und wann einmal solche Geschwülste aufgetreten sein, es fehlt aber beim Menschen die Möglichkeit der direkten Überimpfung, die für beide Geschwulstgruppen Voraussetzung ist. So ist die vielfach gelungene Immunisierung gegen bestimmte Geschwülste ein Laboratoriumsprodukt und ein Laboratoriumsproblem geblieben. Wenn aber schon die Immunisierung beim Tier gelingt, so immer nur gegen eine bestimmte Geschwulst. Die immunisierten Tiere bleiben für alle anderen Geschwülste empfänglich. Eine Panimmunität gibt es nicht.

Das dunkelste Kapitel ist das der Krebsbeeinflussung durch Faktoren der *Ernährung*. Es ist das um so mehr zu bedauern, als Ernährungsnoxen beim menschlichen Krebs wahrscheinlich die größte Bedeutung zukommt, betreffen ja mehr als 50% der Krebse des Menschen den Verdauungskanal. Auf dem Gebiete der Ernährungsexperimente sind jedoch alternativ entscheidende Versuche fast ausgeschlossen. Es ist aber wichtig, daß wenigstens für eine Krebsform, für die Tumoren durch Azofarbstoffe, die Geschwulstverhütung durch bestimmte natürliche Nährstoffe gelungen ist. Freilich kommt die betreffende Krebsform beim Menschen nicht vor. Aber es ist wenigstens ein Anfang gemacht. Sicherlich spielen — das haben Ernährungsexperimente großen Stiles gezeigt — bei der Häufigkeit bestimmter Tumoren Faktoren der Kost und der Lebenshaltung eine wichtige Rolle.

Hormonell ist das Krebsgeschehen vielfach beeinflußbar, vor allem in Organen und Geweben, die wie die Mamma, die Prostata, der Uterus, die periurethralen und die Präputialdrüsen des Mannes, die Vagina, Vulva usw. schon normalerweise unter endokriner Kontrolle stehen. Der hormonelle Grundversuch der Kastration lehrt, daß menschliche und tierische Krebse bestimmter Organe und bestimmter Histogenese durch die Keimdrüsenentfernung nach Häufigkeit, Verlauf, Lebensdauer und Geschwulstverhalten stark beeinflußbar sind. Auch vom Zentralorgan des endokrinen Systems kann sicher gesagt werden, daß die Hypophysenentfernung oder -ausschaltung das Geschwulstgeschehen hemmt. Umgekehrt hat auch die Zufuhr von Hormonen, vor allem von gegengeschlechtlichen, ihre tumorhemmende Wirkung für manche Krebse endokrin beherrschter Organe erwiesen. Schließlich hat auch die Kombination von Drüsenausschaltung einerseits und Zufuhr gegengeschlechtlicher Hormone oder östrogener Stoffe andererseits ihre anticarcinogenetische Wirkung unter Beweis gestellt. Es ist kein Zweifel mehr möglich, daß Hormone, besonders unter unphysiologischen Bedingungen, sowohl bei der Krebsentstehung, als auch bei der Krebshemmung eine wichtige Rolle spielen.

Man kann diese hormonelle Krebsbeeinflussung eine Biochemotherapie bestimmter Krebse nennen. Die eigentliche *Chemotherapie der Tumoren* hat ihren Ausgangspunkt von Giften genommen, die wie das der Herbstzeitlose, das Colchicin, spezifisch hemmend auf die Zellteilung — ohne Zellteilung kein Geschwulstwachstum! — wirken. Tatsächlich haben diese *Mitosegifte* ihre wachstumshemmende Wirkung auch an Tumoren unter Beweis gestellt und es sind viele wichtige Erkenntnisse auf diesem Gebiete errungen worden. Vor allem kann manche Zelleinwirkung krebsbeeinflussender Stoffe in der Gewebekultur oder am kranken Versuchstier nach der Richtung der Wachstumshemmung ausgetestet werden. Ihrer Anwendung bei inneren Krebsgeschwülsten steht aber vorläufig noch ihre bei den notwendigen Dosen schwertoxische Wirkung auf den Allgemeinorganismus hinderlich im Wege. So spielen sie vorläufig ihre Hauptrolle bei der Krebsbeeinflussung nur in der Kombination mit anderen hemmenden Einwirkungen.

Größere Hoffnungen dürfen sich vielleicht an die chemischen Stoffe knüpfen, die ihre starke zellbiologische Wirkung bereits durch ihre mutationsauslösende Kraft in Keimzellen unter Beweis gestellt haben, also an die *mutativ wirkenden Stoffe*, die sog. Mutagene. Schon 1931 hat der Verfasser das Augenmerk auf diese mutationserzeugenden Mittel gelenkt in der Erwartung, daß die gleichen Mittel, auf Krebs angewandt, auch Krebs zerstören könnten, ganz in Analogie zu den Röntgenstrahlen, die auf Keimzellen mutativ, auf Körperzellen somatisch-mutativ d. h. carcinogen und auf Krebszellen mutativ letal *(„carcinokolytisch")* wirken. Nachdem erstmals die krebshemmende Wirkung carcinogener, d. h. somatisch-mutativ wirkender Stoffe mit der Heilung von Geschlechtscarcinomen durch Benzpyren gezeigt war, hat sich inzwischen an einer ganzen Fülle von Stoffen die *innere Korrelation von Mutagenese, Carcinogenese und Carcinokolyse* dartun lassen. Sowohl für strahlende Energien der verschiedensten Art, wie für Arsen, Benzol, Senfgas, Urethan, Diäthylstilböstrol und carcinogene Kohlenwasserstoffe ist diese krebshemmende Wirkung erwiesen worden. Auch an den Mitosenstörungen in der Gewebskultur hat sich eine innere Beziehung solcher carcinogener Stoffe und tumorbeeinflussender Hormone dartun lassen. Die jetzt erst aufgekommene Chemogenetik läßt hier schnell weitere Fortschritte erhoffen.

Auf dem Gebiete der Krebsbeeinflussung durch *parasitäre, bakterielle* und sonstige *tierische Giftstoffe* sind bis jetzt nur symptomatische und palliative Einwirkungen bekannt geworden. Man wird dieser an sich unerschöpflichen Stoffklasse so lange mit Skepsis gegenüberstehen, solange die Ergebnisse an Impf- und Virustumoren nicht auch an provozierten Krebsen sichergestellt sind.

Dagegen eröffnet die *physikalisch-experimentelle Krebsbeeinflussung* große Aussichten. Die bisher schon großen Erfolge mit allen Variationen der Strahlentherapie und ihre befriedigende Interpretation mit der biophysikalischen Treffertheorie werden nach den bisher vorliegenden Versuchen wirksam ergänzt werden, sobald die *Fortschritte der Atomphysik* die biochemische Verankerung wirksamer Stoffe mit der Strahlenwirkung von radioaktiven Isotopen, die in jene Stoffe mit eingebaut sind, kombinierbar geworden sein wird. Die ersten Ansätze nach dieser Richtung zeichnen sich bereits ab.

Zieht man das *Gesamtfacit* der Krebsbeeinflussung im Experiment, so kommt man zu dem Ergebnis, daß eine unendliche Arbeitsfülle bis jetzt noch nicht zu einer entscheidend wirkenden Chemo- oder Radiochemotherapie des Krebses geführt hat, daß andererseits aber so viele neue Arbeitsrichtungen sich abzuzeichnen beginnen, daß nach den bisherigen Teilerfolgen bald mit einer weiteren Annäherung an die Ziele einer wirksamen Anticarcinogenese gerechnet werden darf.

Literatur.

ALAPY, H.: Z. Krebsforsch. **48**, 32 (1938). — ALBERTI, W. u. G. POLITZER: Arch. mikrosk. Anat. u. Entw.mechan. **100**, 83; **103**, 284 (1924). — AMOROSO, E. C.: Nature (Brit.) **135**, 266 (1935). — ANARDI, T.: Med. sper. Arch. ital. **8**, 181 (1941). — ANDERVONT, H. B.: Amer. J.Canc. **27**, 77 (1936).—ANGIER, R. B., J. H. BOOTHE, B. L. HUTCHINGS, J. H. MOWAT, J. SEMB, E. L. R. STOKSTAD, Y. SUBBAROW, C. W. WALLER, D. B. COSULICH, M. J. FAHREN-

BACH, M. E. HULTQUIST, E. KUH, E. H. NORTHEY, D. R. SEEGER, J. P. SICKELS and J. M. SMITH jr.: Science (N.Y.) **103**, 667 (1947). — APOLANT, H.: Dtsch. med. Wschr. **30**, 454 (1904). — Z. Immunitforsch. **10**, 103, 159 (1911). — APPEL, M., A. A. STRAUSS, G. KOLISCHER and H. NECHELES: Amer. J. Canc. **33**, 239 (1938). — Z. Immunit.forsch. **17**, 219 (1913). — AUERBACH, CH.: Drosophila Inform. Serv. **17**, 48 (1943). — Proc. roy. Soc. Edinbg B **62** II, 211 (1946). — 8. Internat. Genetikerkongreß Stockholm 1948. Abstract book, S. 4. — AUERBACH, CH. and J. M. ROBSON: Nature (Brit.) **154**, 81 (1944); **157**, 302 (1946). — AULER, H. u. W. SCHILLING: Z. Krebsforsch. **46**, 241 (1937).

BACKOFEN, O. u. S. IKEDA: Z. Krebsforsch. **39**, 308 (1933). — BADE, H.: Strahlenther. **67**, 353 (1940). — BADGER, G. M.: J. chem. Soc., Lond. **535** (1941). — BALL, H. A. u. L. T. SAMUELS: Amer. J. Canc. **16**, 351 (1932); **26**, 547 (1936); **32**, 50 (1938). — BARDEN, B. P.: Radiology (Am.) **37** (1941). — BAUCH, R.: Naturw. **33**, 25 (1946). — BAUER, K. H.: Mutationstheorie der Geschwulstentstehung. Berlin 1928. — Strahlenther. **42**, 939 (1931). — Arch. klin. Chir. **189**, 123 (1937). — Verh. dtsch. path. Ges. **30**, 239 (1937). — Münch. med. Wschr. **1943**, 681. — BAUER, K. H. u. KL. DECKNER: Beitr. klin. Chir. **162**, 513 (1935). — BAUER, K. H., B. RAREI u. H. GUMMEL: Arch. klin. Chir. **193**, 499 (1938). — BAUMANN, C. A. u. H. P. RUSCH: Amer. J. Canc. **35**, 213 (1939). — BEARD, H. H.: A. A. A. S. S. Res. Conf. on Canc. **1945**, 330. — BECK, L. V.: Approaches to Tumor Chemotherapy, S. 265. Washington 1947. — BEERENBLUM, J.: Arch. Path. (Am.) **38**, 233 (1944). — BELL, W. B.: Some aspects of the cancer problem. London 1930. — BERNSTEIN, S. u. H. ELIAS: Z. Krebsforsch. **26** (1928). — BESREDKA, A. u. L. GROSS: Wien. med. Wschr. **1935** I, 369. — Acta cancrol. (Ung.) **1**, 503 (1935). — Ann. Inst. Pasteur, Par. **55**, 491 (1935). — C. r. Soc. Biol. **129**, 142 (1938). — BESREDKA, A., J. MAGAT et P. BESNARD: C. r. Acad. Sci. Par. **201**, 303 (1935). — BIELSCHOWSKY, F.: Brit. J. Canc. **1**, 146 (1947). — BISCEGLIE, V.: Z. Krebsforsch. **35** (1932). — BISCHOFF, F. and M. L. LONG: Canc. Res. **1**, 217 (1941). — BISCHOFF, F., M. LONG and J. RUPP: Amer. J. Canc. **39**, 241 (1940). — BITTNER, J. J.: Science (N.Y.) **84**, 162 (1936); **95**, 462 (1942). — BLAKESLEE: J. Hered. (Am.) **28**, 393 (1937). — BLÜMEL, P.: Beitr. klin. Chir. **167** (1938). — BOBEAU, G.: Rev. Path. comp. et Hyg. gén. **36**, 1017 (1936). — BRAUNSTEIN, A.: Z. Krebsforsch. **24**, 325 (1926); **29**, 330, 486 (1929). — BROCK, DRUCKREY u. HERKEN: Arch. exper. Path. (D.) **193**, 679 (1939). — BROCK, N., H. DRUCKREY u. H. HAMPERL: Arch. exper. Path. (D.) **189**, 209 (1938). — Arch. klin. Chir. **194**, 250 (1939). — BRODERSEN, H.: Strahlenther. **73**, 196 (1943). — BROUWER, P.: Bruns' Beitr. **168**, 616 (1938). — BRUNSSCHWIG, A.: Ann. Surg. **109**, 109 (1939). — BRYSON, V.: 8. Internat. Genetikerkongreß Stockholm 1948. Abstract book, S. 16. — BUCHMANN, W. u. G. SYDOW: Biol. Zbl. **60**, 137 (1940). — BURDETTE, W. J. and L. C. STRONG: Canc. Res. **1**, 939 (1941).

CALMETTE, A.: Bull. Acad. de med. Paris **109**, 375 (1933). — CALMETTE, A., A. SAENZ et L. COSTIL: C. r. Acad. Sci. Par. **197**, 205 (1933). — CALÒ, A.: Strahlenther. **46**, 529 (1933). — CAMERON, A. and S. MELTZER: Amer. J. Canc. **30**, 55 (1937). — CASPARI, OTTENSOOSER, FANSER u. BLOTHNER: Z. Krebsforsch. **29** (1929). — CAVALLI, L. L.: 8. Internat. Genetikerkongreß Stockholm 1948. Abstract book, S. 23. — CHALETZKAYA, F.: Ref. Z. Krebsforsch. **44**, 56 (1936). — CHEEVER, F. S. and C. A. JANEWAY: Cancer Res. **1**, 23 (1941). — CHRANOVA, A.: Z. Krebsforsch. **53**, 208 (1942); **56**, 80 (1948). — CLEARKIN, P. A.: J. Path. a. Bacter. **44**, 469 (1937). — COHN, A. u. W. A. COLLIER: Z. Krebsforsch. **38** (1933). — COLEY, W. B.: Ann. Surg. **14**, 199 (1891); **97**, 438 (1933). — Amer. J. med. Sci. **131**, 375 (1906). — COLEY NAUTS, H. and B. L. COLEY: Approaches to Tumor Chemotherapy, S. 217. Washington 1947. — COLLIER, W. A.: Z. Hyg. **110** (1929). — Z. Krebsforsch. **35** (1931). — Klin. Wschr. **1932**, 235. — COMSIA, O.: C. r. Soc. Biol. **99** (1928). — COWDRY, E. V.: Science (N.Y.) **107**, 101 (1948). — CRUVEILHIER, L., J. HAGUENAU, G. THIENLIN et C. VIALA: C. r. Soc. Biol. **127**, 485 (1938).

DATNOR, M., B. BEILENSOHN, G. F. HOVARD, J. M. HEILBRONN, T. N. A. JEFFCOATE and W. J. DILLING: Amer. J. Canc. **24**, 531 (1935). — DAVIDSON, J. R.: Canad. med. Assoc. J. **38**, 529 (1938). — DEMEREC, M.: 8. Internat. Genetikerkongreß. Stockholm 1948. Abstract book, S. 30. — DIETRICH, A.: Strahlenther. **40**, 1 (1931). — DITTMAR, C.: Z. Krebsforsch. **48**, 121 (1939). — DILLER, I. C.: Approaches to Tumor Chemotherapy, S. 260. Washington 1947. — DOBBERSTEIN, H.: Der Krebs der Haussäugetiere. Neuere Erg. Geb. Krebskrankheiten. Leipzig 1937. — DOBROVOLSKAIA-ZAVADSKAIA, N. et P. ZEPHIROFF: C. r. Soc. Biol. **121**, 1051 (1936). — DODDS, E. C.: Brit. med. Bull. **4**, 378 (1947). — DODDS, E. C., W. LAWSON and P. C. WILLIAMS: Nature (Brit.) **148**, 14 (1941). — DÖRING, H.: Ber. dtsch. bot. Ges. **55**, 167 (1937). — DOMAGK, G.: Z. Krebsforsch. **56** (1948) (STRONG-Heft, in Druck). — DOMAGK, G. u. HACKMANN: Z. Krebsforsch. **42**, 192 (1935). — Zbl. Path. **63**, Erg.-H. 116 (1935). — DRUCKREY, H.: Naunyn-Schmiedebergs Arch. **180**, 367 (1936). — Z. Krebsforsch. **47**, 112 (1938). — DRUCKREY, H., H. HAMPERL, H. HARKEN u. B. RAREI: Z. Krebsforsch. **48**, 451 (1939). — DURAN-REYNALS, E.: Proc. Soc. exper. Biol. a. Med. (Am.) **31**, 341 (1933); **32**, 67 (1934). — DUSTIN, A. P.: Cancer **4**, 117

(1927). — Bull. Acad. Méd., Belg. Brux. **14**, 487 (1934). — Sang **12**, 677 (1938). — Arch. exper. Zellforsch. **22**, 395 (1939).

EARLE, W. R.: J. nat. Canc. Inst. (Am.) **4** (1943). — EBERT, M.: Z. Mikrobiol. **4**, 69 (1941). — EHRENBERG, R.: Z. Krebsforsch. **35** (1932). — EICHHOLTZ, F. u. W. KAUDERER: Biochem. Z. **276**, 326 (1935). — ELSON, L. A. and A. HADDOW: Brit. J. Canc. **1**, 97 (1947). — ELSON, L. A. and F. L. WARREN: Brit. J. Canc. **1**, 86 (1947). — ESSEX, H. E. and J. T. PRIESTLEY: Proc. Soc. exper. Biol. a. Med. (Am.) **28**, 550 (1931). — EULER, H. v. u. G. v. HEVESY: Danske Videnskab. Selskab Biol. Medd. **17**, 3 (1942).

FARBER, S., E. C. CUTLER, J. W. HAWKINS, J. H. HARRISON, E. C. PIERCE and G. G. LENZ: Science (N.Y.) **106**, 619 (197). — FEHLEISEN: Dtsch. med. Wschr. **8**, 553 (1882). — FISCHER, A.: Strahlenther. **40**, 54 (1931). — FISCHER-WASELS: Acta Un. internat. contra Canc. **4**, 693 (1939). — FLORY, C. M.: A. A. A. S. Res. Conf. on Canc. **1945**, 291. — FLORY, C. M., J. FURTH, J. A. SAXTON jr. and L. REINER: Canc. Res. **3**, 729 (1943). — FOGG, L. C.: Publ. Health Rep. (Am.) **61**, 56 (1936). — FORD, C. E.: 8. Internat. Genetikerkongreß Stockholm 1948. Abstract book, S. 40. — FRIEDENWALD, J. S., W. BUSCHKE, R. O. SCHOLZ and S. G. MOSES: Approaches to Tumor Chemotherapy, S. 358. Washington 1947. — FORNERO, A.: Tumori **1**, 255 (1927). — FUHRMANN, F.: Diss. Breslau 1936.

DE GAÈTANI, F.: Boll. Soc. ital. Biol. sper. **10**, 908 (1935). — GARDNER, W. U.: Canc. Res. **2**, 476 (1942). — GEY, G. O., M. K. GEY, F. JNUI and H. VEDDER: A. A. A. S. Res. Conf. on Canc. **1945**, 321. — GILMAN, A.: Science (N.Y.) **103**, 409 (1946). — GILMAN, A. and F. S. PHILIPS: Science (N.Y.) **103**, 409 (1946). — GOLDFEDER, A.: Canc. Res. **1**, 220 (1941). — GRATIA, A. and R. LINZ: C. r. Soc. Biol. **108**, 427 (1931). — GUYER, M. F. and P. E. CLAUS: Proc. Soc. exper. Biol. a. Med. (Am.) **42** (1939).

HACKMANN, CHR.: Z. Krebsforsch. **54**, 132 (1944). — HADDOW, A.: Nature (Brit.) **136**, 868 (1936). — J. Path. a. Bacter. **47**, 567, 581 (1938). — Brit. Empire Cancer Campaign Report 1938. — Brit. med. Bull. **4**, 331, 417 (1947). — HADDOW, A., C. M. SCOTT and J. D. SCOTT: Proc. roy. Soc., Lond. Ser. B, No. 829 **122**, 477 (1937). — HADDOW, A. and W. A. SEXTON: Nature (Brit.) **157**, 500 (1946). — HADORN, E., S. ROSIN u. G. BERTANI: 8. Internat. Genetikerkongreß Stockholm 1948. Abstract book, S. 53. — HALL, T. S.: Proc. exper. Biol. a. Med. (Am.) **62**, 193 (1946). — HAMILTON, A.: Arch. Path. (Am.) **11**, 434, 601 (1931.) — HARTMANN, W. T.: Krebsarzt **2**, 496 (1947). — HASCHÉ u. COLLIER: Strahlenther. **51** (1934). — HEILMANN, D. H.: A. A. A. S. Res. Conf. on Canc. **1945**, 329. — HERTWIG, P.: Arch. mikrosk. Anat. **77** (1911). — HEUPER, W. C.: Occupational tumors and allies diseases. Springfield 1942. — HEVESY, G. u. O. H. WAGNER: Arch. exper. Path. (D.) **14**, 336 (1930). — HINSBERG, K.: Das Geschwulstproblem in Chemie und Physiologie. Dresden u. Leipzig 1942. — HOLTHUSEN, H.: Radiologie. Diagnostik und Therapie. Fiat Review, S. 28. 1947.

ICKOWITZ, M.: Ann. Anat. path. méd.-chir. **12**, 501 (1935). — IRRGANG, E.: Diss. Breslau 1936.

JACOBI, M.: Amer. J. Canc. **26**, 770 (1936). — JACUBSON, G. H.: Z. Krebsforsch. **24**, 364 (1927). — JAFFÉ, W.: Rev. Policlin. Caracas **13**, 445 (1944). Zit. nach HADDOW, A.: Brit. med. Bull. **4**, 326 (1947). — JOANNOVICS, G. u. X. CHAHOVITCH: Bull. Acad. Méd., Par. **107**, 892 (1932). — JOHNSON, E. P.: Science (N.Y.) **107**, 40 (1948). — JULIUS, H. W.: Chem. Zbl. **1935**, 2075. — JUNOD, J. M.: Schweiz. med. Wschr. **1947**, 191.

KAPLAN, R.: Naturw. **34**, 316 (1947). — KARCZAG, L., M. CSABA u. L. NEMETH: Z. Krebsforsch. **33** (1931). — KARNIZKI, W.: Z. Krebsforsch. **35**, 523 (1932). — KARNOFSKY, D. A., J. H. BURCHENAL, R. A. ORMSBEE, I. U. CORNMAN and C. P. RHOADS: Approac hesto Tumor Chemotherapy, S. 293. Washington 1947. — KATZ, K.: Z. Krebsforsch. **45**, 139 (1937). — KENSLER, C. J. and C. P. RHOADS: A. A. A. S. Res. Conf. on Canc. **1945**, 170. — KENSLER, C. J., K. SUGIURA, N. F. YOUNG, C. R. HALTER and C. P. RHOADS: Science (N. Y.) **1941**. — KIDD, J. G.: Science (N.Y.) **99**, 348 (1944). — KINOSITA, R.: Trans. Soc. path. Jap. **27**, 665 (1937). — KINUCHI, T.: Jap. J. Obstetr. **18**, 88 (1935). — KIRSCHBAUM, A. and L. C. STRONG: Canc. Res. **2**, 841 (1942). — Proc. Soc. exp. Biol. a. Med. (Am.) **51**, 404 (1942). — KLEIN, G. u. J. KLINKE: Z. Krebsforsch. **44**, 240 (1936). — KLINKE, J.: Z. Krebsforsch. **46**, 436 (1937). — Naturw. **26**, 594 (1938). — Arch. exper. Zellforsch. **22**, 372 (1938). — KLOBUSITZKY, D. v.: Klin. Wschr. **1937**, 569. — KLUVEVA, N. G. u. G. I. ROSKIN: Zit. nach MALISOFF 1947. — KOCH, F.: Z. Krebsforsch. **53**, 331 (1942). — KOCHMANN, M.: Klin. Wschr. **1928**, 1646. — KOLLER, P. C.: 8. Internat. Genetikerkongreß Stockholm 1948. Abstract book, S. 77. — KONSULOFF, ST.: Z. Krebsforsch. **54**, 375 (1944). — KORÁNYI A. v.:, Berl. klin. Wschr. **1912**, 1357. — KORENTSCHEWSKY: C. r. Soc. Biol. **83**, 779 (1920). — KORNBERG, A., F. S. DAFT and W. H. SEBRELL: Science (N.Y.) **103**, 646 (1946). — KREYBERG, L.: Acta path. et microbiol. scand. (Dän.), Suppl. **37**, 317 (1938). — KÜSTER, E. u. K. DITTMAR: Z. Krebsforsch. **50**, 457 (1940). — KÜSTER, F.: Klin. Wschr. **1947**, 664. — KUHN, R.: Chemie **55**, 1 (1942). — KURTZAHN, H.: Arch. klin. Chir. **142**, 520 (1926).

LACASSAGNE, A.: C. r. Soc. Biol. 107, 458 (1931). — 122, 183 (1936). — Amer. J. Canc. 28, 735 (1936). — Canad. med. Assoc. J. 37, 112 (1937). — Bull. Canc. 32, 951 (1939). — Acta Un. internat. contra Canc. 4, 700 (1939). — LACASSAGNE, A. et F. JOLIOT: C. r. Soc. Biol. 22, 1 (1944). — LACASSAGNE, A. et LOISELEUR: C. r. Soc. Biol. 107, 462 (1931). — LACASSAGNE, A. et W. NYKA: Communic. au IIIe Congrès internat. de Radiologie Paris, S. 139. 1931. — Bull. Assoc. franç. Étude Canc. 26, 154 (1937). — C. r. Soc. Biol. 121, 822 (1936); 122, 747 (1936). — LANGENDORFF, H. u. Mitarb.: Strahlenther. 64, 512 (1939); 72, 211 (1942). — LASSAR, O.: Dtsch. med. Wschr. 17, 898 (1891). — Z. Krebsforsch. 3, 516 (1905). — LATHROP u. L. LOEB: J. Canc. Res. 1, 1 (1916). — LAWRENCE, J. H., P. C. AEBARSOLD and E. O. LAWRENCE: Proc. nat. Acad. Sci. U.S.A. 22, 543 (1936). — LEDERER, H.: Helvet. med. Acta 6, 395 (1939). — LEFÈVRE, J.: C. r. Acad. Sci. 208, 301 (1939). — LETTRÉ,, H.: Naturw. 30, 34 (1942); 33, 75, 283 (1946). — Z. Krebsforsch. 56, 5 (1948). — LETTRÉ, H. u. M. ALBRECHT: Z. physiol. Chem. 271, 200 (1941); 278; 201 (1943). — LETTREÉ, H. u. M. LUTZE: Z. physiol. Chem. 281, 58 (1944)l. — LEUCHTENBERGER, C., R. LEWISOHN, D. LASZIO and R. LEUCHTENBERGER: Proc. Soc. exper. Biol. a. Med. (Am.) 55, 204 (1944).— LEUCHTENBERGER, R., C. LEUCHTENBERGER, D. LASZIO and R. LEWISOHN: Science (N.Y.) 101, 46 (1945). — LEVAN, A.: 8. Internat. Genetikerkongreß Stockholm 1948. Abstractbook, S. 82. — LEWIS, M. R.: Science (N.Y.) 100, 314 (1944). — LEWISOHN, R., C. R. LEUCHTENBERGER, D. LASZLO and K. BLOCH: Canc. Res. 1, 799 (1941). — Science (N. Y.) 94, 70 (1941). — LEWISOHN, R., D. LASZLO, C. LEUCHTENBERGER and R. LEUCHTENBERGER: Approaches to Tumor Chemotherapiey, S. 139. Washington 1947. — LIGNAC, G. O. E.: Krankh.forsch. 6, 97 (1928); 9, 403 (1932). — Klin. Wschr. 1933, 109. — LIPSCHÜTZ, A., L. VARGAS jr. and O. RUZ: Lancet 237, 867 (1939). — LIPSCHÜTZ, A. and L. VARGAS jr.: Endocrinology (Am.) 28, 669 (1941). — LISSAUER, H.: Berl. klin. Wschr. 1865, 403. — LITS: C. r. Soc. Biol. 115, 1421 (1934). — LITS, F. J., A. KIRSCHBAUM and L. C. STRONG: Proc. Soc. exper. Biol. a. Med. (Am.) 38, 555 (1938). — LUDFORD: Arch. exper. Zellforsch. 18, 411 (1936). — LUSTIG, B. u. E. WEBER: Z. Krebsforsch. 43, 359 (1936). — LUTHER, W.: Strahlenther. 68, 669 (1940).

MAISIN, J.: Acta Un. internat. contra Canc. 4, 704 (1939). — MAISIN, J., VASSILIADES et A. GODENIR: C. r. Soc. Biol. 120, 259 (1935). — MAISIN, J. et Y. POURBAIX: Amer. J. Canc. 24, 357 (1935). — C. r. Soc. Biol. 134, 209 (1940). — Bull. Assoc. franç. Étude Canc. 29 (1941). — MAISIN, J., Y. POURBAIX et CAEYMAEX: C. r. Soc. Biol. 127, 1477 (1938). — MAISIN, J., Y. POURBAIX et J. CAMERMAN: C. r. Soc. Biol. 128, 806 (1938). — MAISIN, J., Y. POURBAIX u. G. CEULEMANS: Acta biol. belg. 1, 322 (1941). — MAISIN, J., Y. POURBAIX et A. HOLVOE: Acta biol. belg. 1, 137 (1941). — MAISIN, J., Y. POURBAIX et G. RIJEKARDT: C. r. Soc. Biol. 130, 109 (1939). — MALISOFF, W. M.: Science (N.Y.) 106, 591 (1947). — MALLUCHE H.: Beitr. klin. Chir. 167, 5 (1938). — MARIGAMI, S. u. N. KASIWABARA: Gann (Jap.) 35, 65 (1941). — MARINUCCI, P. D.: Verh. internat. Krebskongr. Madrid 1, 472 (1933). — MARKUSE, K. u. D. SOSINSKY: Z. Krebsforsch. 44, 422 (1936). — MARSH, M. C.: J. Canc. Res. 13 (1929). — MARTIN, J. R., C. D. KOCHATKIN, C. L. SPURR u. R. A. HARVEY: Chem. Zbl. 1940 I, 568. — MATSUOKA, H.: Jap. J. Obstetr. 17, 25 (1934). — McCONELL, J. R.: Approaches to Tumor Chemotherapy, S. 271. Washington 1947. — MEDVEDED, N. N.: Zit. nach TIMOFÉEFF 1937. — MERTEN, R. u. P. WEISSMÜLLER: Fermentforsch. 16, 371 (1941). — MEYER, H.: Diss. Breslau 1940. — MICHEEL, F. u. H. EMDE: Z. physiol. Chem. 269, 217 (1941). — MITCHELL, J. S.: Brit. J. Canc. 1, 1 (1947). — MÖLLENDORF, W. V.: Schweiz. med. Wschr. 1941, 329. — MONTANARI-REGGIANI, M.: Arch. ital. Sci. farmacol. 2, 201 (1933). — MORELLI, E. and A. DANSI: Nature (Brit.) 143, 1021, (1939). — MORI, K.: Gann (Jap.) 35, 86 (1941). — MORIGAMI, S. u. N. KASIWABARA: Gann (Jap.) 35, 64 (1941). — MORIMOTO, S.: Acta derm. (Jap.) 19, 185 (1932). Ref. Z. Krebsforsch. 38, 54 (1933). — Acta derm. (Jap.) 21, 126 (1933). — MORTON, J. J. and G. B. MIDER: Canc. Res. 1, 95 (1941). — MÜLLER, H. H.: Naturw. 33, 253 (1946). — MURLIN, J. R., C. D. COCHAKIAN, C. L. SPURR and R. A. HARVEY: Science (N.Y.) 90, 275 (1939). — Arch. Path. (Am.) 28, 277 (1939). — MURPHY, J. B. and E. STURM: Science (N.Y.) 99, 303 (1944). — MURRAY, M.: J. Labor a. chir. Med. (Am.) 24, 1247 (1939). — MURRAY, W.: J. exper. Med. (Am.) 63 (1936).

NATTAN-LARRIER, L. et L. GRIMMARD: C. r. Soc. Biol. 120, 1069 (1935). — NETTLESHIP, A. and P. S. HENSHAW: J. nat. Canc. Inst. 4, 309 (1943). — NICOD, J. L. u. J. REGAMERY: Schweiz. med. Wschr. 1942. — NISHIDA S.: Jap. J. Obstetr. 18, 195 (1935). — NITTA, Y.: Jap. J. Obstetr. 19, 90 (1936). — NOBLE, R. L. and J. B. COLLIN: Canad. med. Assoc. J. 44, 1 (1941). — NOVICKI et LENARTOWICZ: Bull. internat. Acad. pol. Sci., Cracovie, Cl. Méd. 65 (1934).

OBERLING, CH.: La problème du cancer, 2. Aufl. Montreal 1942. — OEHLKERS, F.: 8. Internat. Genetikerkongreß Stockholm 1948. Abstract book, S. 100. — OIKE, M.: Jap. J. Obstetr. 14, 438 (1931). — OKADA, D.: Osaka-Igaku-Zasshi 37, 827 (1938). Zit. nach STERN und WILLHEIM 1943. — OVERGAARD, K. u. H. OKKELS: Strahlenther. 68, 587 (1940).

PASTINSKY, S. v. u. B. OTTENSTEIN: Z. Krebsforsch. **42**, 245 (1935). — PEARCE, L. and VAN ALLEN: J. exper. Med. (Am.) **45** (1927). — PEARCE, L. and W. H. BROWN: J. exper. Med. (Am.) **45** (1927). — PERTHES: Arch. klin. Chir. **71**, 955 (1933). — Dtsch. med. Wschr. **1904**, 632, 668. — PEYRON, A., B. LAFAY et KOBOZIEFF: Bull. Assoc. franç. Étude Canc. **25**, 874 (1936). — PEYRON, A., G. POUMEAU-DELILLE et B. LAFAY: Bull. Assoc. franc. Étude Canc. **26**, 624 (1937). — C. r. Soc. Biol. Paris **126**, 685 (1937). — PHILIPS, F. S. and A. GILMAN: Approaches to Tumor Chemotherapy, S. 285. Washington 1947. — PLOUGH, H. H. u. M. GRIMM: 8. Internat. Genetikerkongreß Stockholm 1948. Abstract book, S. 105. — PRIBRAM, E.: Z. Krebsforsch. **39**, 399 (1933); **42**, 368 (1935). — PYBUS, F. C. and E. W. MILLER: Brit. J. exper. Path. **18**, 126 (1937).

RAREI, B. u. H. GUMMEL: Z. Krebsforsch. **48**, 355 (1939). — REISS, M., H. DRUCKREY u. A. HOCHWALD: Klin. Wschr. **1933**, 1049. — RIES: Naturw. **27**, 505 (1939). — RODEWALD, W.: In K. HINSBERG S. 161—256. 1942. — ROFFO, A. H.: Bol. Inst. Med. exper. Cánc., B. Air. **15**, 855 (1939). — RONDONI, P.: Z. Krebsforsch. **32** (1930). — Boll. Soc. ital. Biol. sper. **7** (1932). — ROSKIN, G. u. K. ROMANOVA: Acta cancrol. (Ung.) **1**, 323 (1935). — Z. Krebsforsch. **44**, 375 (1936). — Arch. internat. Méd. expér. (Belg.) **13**, 379 (1938). — Bull. Biol. Med. exper. UdRSS. **6**, 118 (1938). Ref. Z. Krebsforsch. **48**, 380 (1939). — ROUSSY, G., CH. OBERLING u. M. GUÉRIN: Libro de oro por H. Roffo, S. 1209. 1936. — RUDKIN, G. T. u. J. SCHULTZ: 8. Internat. Genetikerkongreß Stockholm 1948. Abstract book, S. 115. — RUFFILLI, D.: Boll. ital. Biol. sper. **17**, 75 (1942). — RUNOVA, M.: Z. Mikrobiol. **4**, 78 (1941). — RUSS, S. and G. M. SCOTT: Proc. roy. Soc., Lond. Ser. B **118**, 316 (1935). —

SAMSSONOW, N.: C. r. Soc. Biol. **119**, 25 (1935). — SAUERBRUCH, F. u. E. KNAKE: Z. Krebsforsch. **44**, 223 (1936). — Arch. klin. Chir. **187** (1937). — SCHAIRER, E.: Z. Krebsforsch. **46**, 364 (1937). — SCHILLER, W.: Z. Krebsforsch. **23**, 39 (1926). — SCHMEREN, G. V. D.: Proc. Soc. exper. Biol. a. Med. (Am.) **32**, 1514, 1521 (1935). — SCHMIEDEBERG, O.: Arch. exper. Path. (D.) **20**, 203 (1885). — SCHRÖDINGER, E.: What is Life? Cambridge. New York 1946. — SCHUBERT, G.: Strahlenther. **71**, 599 (1942). — Dtsch. med. Wschr. **1946**, 25. — Kernphysik und Medizin. Göttingen 1947. — SCHUBERT, G. u. W. RIEZLER: Strahlenther. **76**, 407 (1947). — SCHÜRCH, O. u. E. UEHLINGER: Schweiz. med. Wschr. **1947**, 181. — SCHULTZ, J. u. G. T. RUDKIN: 8. Internat. Genetikerkongreß Stockholm 1948. Abstract book, S. 118. — SCOTT, M. L., L. C. NORRIS and G. F. HEUSER: Science (N.Y.) **103**, 303 (1946). — SEDGIMIDSE, G. A.: Z. Krebsforsch. **37**, 195 (1932). — SELLING: Zieglers Beitr. path. Anat. **51**, 576 (1911). — SHIMKIN, M. B. and H. G. GRADY: J. nat. Canc. Inst. **2**, 55, 65 (1941). — SHWARTZMAN, G.: Proc. Soc. exper. Biol. a. Med. (Am.) **32**, 1603 (1935). — Arch. Path. (D). **21**, 284, 509 (1936). — SHWARTZMAN, G. and N. MICHAILOWSKY: Proc. Soc. exper. Biol. a. Med. (Am.) **29**, 737 (1932). — SINTINI, A.: Pathologica (It.) **25** (1933). — SOMMERMEYER, K.: Strahlenther. **68**, 645 (1940); **69**, 715 (1941); **70**, 184, 522 (1941). — SONNEBORN, T. M. u. G. H. BEALE: 8. Internat. Genetikerkongreß Stockholm 1948. Abstract book, S. 128. — SPRONCK, C. H. H.: Ann. Inst. Pasteur, Par. **6**, 683 (1892). — STADLER, L. J.: Zit. nach STUBBE 1937. — STAMER, S.: Acta path. et microbiol. (Dän.) **18**, 533 (1941). — Effect of a carcinogenic hydrocarbon on manifest malignant tumors in mice. Eradication of transplanted leukemia in mice and attempts at inhibition of other manifest malignant tumors in mice by treatment with 9:10-dimethyl-1:2-benzanthracene. Kopenhagen und London 1943. — STAMER, S. u. J. ENGELBRETH-HOLM: Acta path. et microbiol. scand .(Dän.) **20**, 360 (1943). — STERN, K. and R. WILLHEIM: The biochemistry of malignant tumors. Brooklyn 1943. — STERNBERG, C.: Münch. med. Wschr. **1929**, 1320. — STOEL, G.: Z. Krebsforsch. **26**, 386 (1928). — STRONG, L. C.: Amer. J. Canc. **20**, 387 (1934); **25**, 607, 797 (1935); **30**, 527 (1937); **31**, 13 (1937); **32**, 80 227 (1938); **35**, 401 (1939). — Science (N.Y.) **88**, 111 (1938). — Yale J. Biol. a. Med. (Am.) **11**, 207 (1939). — J. Hered. (Am.) **31**, 9 (1940). — Cancer Research **1**, 473 (1941). — Proc. nat. Acad. Sci. **31**, 290 (1945). — Amer. Naturalist **81**, 50 (1947). — Internat. Genetikerkongreß Stockholm 1948. Abstract book, S. 131. — STRONG, L. C. and F. H. J. FIGGE: Canc. Res. **6**, 466 (1946). — STUBBE, H.: Spontane und strahleninduzierte Mutabilität. Leipzig 1937. — SUGIURA, K.: Radiology (Am.) **53** (1942). — Approaches to Tumor Chemotherapy, S. 208. Washington 1947. — SUGIURA, K. and C. P. RWOADS: Canc. Res. **1**, 3 (1941). — SYVERTON, J., R. HARBEY, G. BERRY and S. WARREN: J. exper. Med. **73**, 243 (1941).

TANAKA, A.: Mitt. med. Akad. Kyoto **9**, 545 (1933). — Trans. Soc. Path. jap. **25**, 711 (1935). — TANAKA, A., S. YAMAMOTO u. J. OUCHI: Mitt. me d. Akad. Kyoto **11**, 1107 (1934). — TAVARES, A. et E. MORAIS: C. r. Soc. Biol. **125**, 179 (1937). — TEDESCHI, C.: Pathologica (It.) **(24** (1932). — TESANRO, G.: Z. Krebsforsch. **35** (1932). — TEUTSCHLÄNDER, O.: Klin. Wschr. **1929**, 1606. — Carcinom. wiss.sch. Woche **1934**. — TIMOFÉEFF-RESSOVSKY, N. W.: Mutationsforschung in der Vererbungslehre. Dresden u. Leipzig 1937. — TIMOFÉEFF-RESSOVSKY, N. W., K. G. ZIMMER u. M. DELBRÜCK: Nachr. Biol. Ges. Wiss. Göttingen **1**, 189 (1935). — TISCHENDORF, W. u. E. FRITZE: Klin. Wschr. **1948**, 179. — TORTORO, M.: Riv. Pat. sper. **8**, 512 (1937). — TRUNCZEK: Berl. klin. Wschr. **1900**, 741. — TULASNE,

R.: Bull. Assoc. franç. Étude Canc. **28**, 527 (1939). — TURNER, R. B.: Science (N.Y.) **106**, 248 (1947).
UHLENHUTH, HÄNDEL u. STEFFENHAGEN: Z. Immunit.forsch. **6**, 654 (1910). — UHLENHUTH u. SEIFFERT: Med. Klin. **21**, 576, 616 (1925).
VAARAMA, A.: 8. Internat. Genetikerkongreß Stockholm 1948. Abstract book, S. 138. — VAEGTHIN, C.: Surg. etc. **74**, 561 (1942). — VOLLMER, H.: Arch. exper. Zellforsch. **22** (1939). — VOLLMAR, H. u. H. LAMPERT: Z. Krebsforsch. **51**, 322 (1941). — VORLÄNDER, K.: Strahlenther. **18** (1924).
WALTHER, H. E.: Z. Krebsforsch. **46**, 313 (1937); **48**, 468 (1938). — WEIL, P. E.: Bull. Soc. méd. Hôp. Par. **1932**, 193. — WOLFFHEIM: Berl. klin. Wschr. **1921**, 1012. — WYLEGSCHANIN, A. J.: Z. Krebsforsch. **38**, 99 (1933).
YAMAGIWA, K.: Trans. jap. path. Soc. **17** (1929).
ZAKRZEWSKI, Z.: Bull. internat. Acad. pol. Sci., Cracovie, Cl. Méd. **1937**, 167. — ZIMMER, K. G.: Strahlenther. **63**, 517 (1938); **68**, 74 (1940). — Biol. Zbl. **63**, 72 (1943). — ZIMMER, K. G. u. N. W. TIMOFÉEFF-RESSOVSKY: Strahlenther. **63**, 528 (1938). — ZONDEK, H., B. ZONDEK u. W. HARTOCH: Klin. Wschr. **1932**, 1785.

Elftes Kapitel.
Krebsdiagnostik beim Menschen.

Πάντων χρημάτων μέτρον ἄνθρωπος.
(Aller Dinge Maß ist der Mensch.)
PROTAGORAS
(Diogenes Laertios IX 51).

Wir wenden uns wieder dem Menschen selbst zu. Das letzte Kapitel hat gezeigt, daß aller Forscherfleiß und daß all die vielzitierten Hekatomben krebskranker Versuchstiere in der Krebsbeeinflussung einen wirklich befreienden Fortschritt nicht gebracht haben. Aber der Arzt muß handeln, auch wenn die Wissenschaft nachhinkt. Nirgends kommt uns die Zwiespältigkeit des wissenschaftlich strebenden Arztes mehr zum Bewußtsein, als am Krebsproblem. Schon bei ARISTOTELES[1] heißt es: ,,Wenn man zu philosophieren begann, um der Unwissenheit zu entgehen, so ist es klar, daß man das Wissen um des Wissens willen erstrebte und nicht wegen irgendwelcher praktischer Verwertung''. Aber der gleiche ARISTOTELES sagt: ,,Wenn nun jemand zwar die Theorie kennt, aber keine Erfahrung besitzt und die Umstände des einzelnen Falles nicht kennt, so wird er bei der Behandlung oft fehlgreifen; denn zur Behandlung steht der einzelne Fall''. Der einzelne Fall, der Kranke verlangt Behandlung, auch dort, wo die Wissenschaft den Schlüssel zum Schloß noch nicht gefunden hat.

Die Krebsbehandlung beim Menschen beginnt mit der *Krebsdiagnostik*. Hier liegt die Hauptwurzel für die Tragik des Krebses: er ist im Regelfalle im Beginn nicht zu erkennen. Warum? Krebs entstammt primär einer einzigen mutierten Somazelle. Die Geschwulstbildung selbst setzt mit der ersten und den ihr folgenden Zellteilungen ein. Nach 10 Zellteilungsgenerationen sind es bereits über 1000 Krebszellen: dieser ,,Krebskeim'' ist zunächst stets latent und wird früh nur bei äußerlichen Krebsen, nicht bei innerlichen erkennbar. Hier wird er erst feststellbar, wenn er bereits Komplikationen hervorgerufen, also z. B. die Lichtung des Hauptgallenganges verlegt hat (Gelbsucht!) oder ins Nierenbecken eingebrochen ist (Blutung!), oder die Knochenhaut erreicht hat (Schmerzen!). Das bedeutet: in der überwiegenden Mehrzahl der Fälle ist die *Krebsdiagnostik eine Diagnostik seiner Komplikationen*. Darin liegt inbegriffen, daß die ,,therapeutische Stunde'', d. h. die Zeit der Heilbarkeit, dann oft bereits verstrichen ist. Es gibt eben keine sicheren Kennzeichen des frühen Krebses! Darin aber sündigen alle Lehrbücher der klinischen Medizin, daß sie Symptome

---

[1] ARISTOTELES' Hauptwerke. Ausgewählt usw. von W. NESTLE, S. 38, 42. Stuttgart 1942.

des Krebses lehren, wo es sich um Symptome seiner Komplikationen handelt, und den jungen Arzt zu wenig zu dem erziehen, was allein hilft: in unklaren Fällen eine gesunde Dosis von Argwohn und dann Einsatz des ganzen Rüstzeugs!

Aus dieser Situation heraus wird das alte Bestreben verständlich, einen *Allgemeintest* zu finden, der die Alternative „krebskrank" oder „nicht krebskrank" frühzeitig serologisch, biochemisch oder sonstwie entscheidet. In dieser Hinsicht sind alle bisherigen Bestrebungen, so Wichtiges sie auch im einzelnen zutage brachten, letzten Endes gescheitert. Es wird dies verständlich, wenn man bedenkt, daß nach der Mutationstheorie die Krebszellen mit ihren Ausgangszellen in dem ganzen Zellerbgut übereinstimmen und sich lediglich in jenem Teilbestand des Erbgutes, der zugleich Wachstum und Differenzierung determiniert, unterscheiden. Die ganze weit ausgebaute Biochemie der Tumoren hat gezeigt, daß sich die Krebszellen immer nur quantitativ, aber nicht qualitativ, also nicht spezifisch von ihren Mutterzellen unterscheiden. Soweit sie jedoch quantitativ stärker abweichen, wie z. B. im Kohlehydratstoffwechsel, so ist das nur an den Krebszellen selbst, aber nicht am krebsbefallenen Organismus erkennbar. Das Gärungsferment Zymohexase z. B. (vgl. 4. Kapitel, S. 119) ist beim JENSEN-Sarkom der Ratte sehr erheblich vermehrt. Die Vermehrung ist auch im Serum nachweisbar, aber erst wenn das Tumorgewicht 2% des Körpergewichtes — das würde beim Erwachsenen bedeuten: mindestens 1,3 kg Tumorgewicht — erreicht hat. Bei einer solchen Geschwulstgröße braucht es dann natürlich keinen Allgemeintest mehr, um die Diagnose zu stellen. Dieses Beispiel besagt, daß ein Allgemeintest immer erst positiv auf Krebs sein wird, wenn der Tumor eine gewisse Größe erreicht hat. Die Hoffnungen sind also recht vage, besonders solange an den Krebszellen selbst eine streng krebsspezifische Reaktion in qualitativ eindeutig abweichender Form nicht gefunden ist.

Die *Grundlage der Krebsdiagnostik* bleibt zunächst die *lokale Diagnostik*. Es leuchtet ein, daß somit die Krebsdiagnostik prinzipiell eine Organdiagnostik ist, bei der alle anderen Verfahren nur den Charakter zusätzlicher Hilfsmittel haben können. Die endgültige Krebsdiagnose liegt also überwiegend bei dem betreffenden Organspezialisten und seinen speziellen Untersuchungsmethoden. Damit ist zugleich ausgedrückt, daß dieses Buch und dieses Kapitel nicht von der Krebsdiagnostik im einzelnen, sondern nur von den allgemeinen Grundlagen handeln kann.

Bezüglich der allgemeinen und speziellen Diagnostik der bösartigen Geschwülste im einzelnen sei auf die Standardwerke von ZWEIFEL und PAYR (1927), KÖNIG und SEIFERT (1937), AULER und MARTIUS (1941), ACKERMAN und DEL REGATO (1947) verwiesen.

Vom Standpunkt des krebskranken Menschen her gesehen hängt sein Schicksal in erster Linie davon ab, ob die *diagnostische Minute* noch in die therapeutische Stunde fällt oder nicht, ob der Krebs noch 5 Min. vor 12 Uhr festgestellt wird oder ob „die Uhr schon geschlagen hat". Aber das hängt nicht vom Kranken und nicht vom Arzt allein ab, sondern sehr wesentlich von dem, was wir den *biologischen Charakter* einer Geschwulst genannt haben. Es gibt eben, wie wir dem Effekt nach sagen, besonders maligne Geschwülste, deren ganz unreife Zellen eine so hohe Wachstumsenergie besitzen, daß sie schon während der ersten Entwicklungsphase metastasieren, so daß alle unsere, bis jetzt ja grundsätzlich nur lokalen Heilmethoden schon zu spät kommen. Es hat, um im Bilde zu bleiben, schon 12 Uhr geschlagen, wenn die Diagnose gestellt wird. Glücklicherweise ist der biologische Charakter, vor allem das Wachstumstempo der meisten Geschwülste ein der Norm so viel stärker angenähertes, daß die Diagnose noch in die Phase der lokalen Entwicklung fällt.

Die Diagnostik des Arztes erstrebt selbstverständlich die *Frühdiagnose*. Diese ist, da es ein spezifisches Krebssymptom nicht gibt, meist *polysymptomatisch* unterbaut und stützt sich auf allgemeine und spezielle Krankheitserscheinungen.

1. Allgemeine klinische Diagnostik.

Was zunächst als Fortschritt gegenüber jetzt angestrebt werden muß, ist die zunehmende *Einbeziehung auch der Vorkrebssymptome* und die Berücksichtigung der Krebsgefährdung des betreffenden Kranken.

Wie alle Diagnostik beim Menschen, so beginnt auch die Krebsdiagnostik mit der **Anamnese**. Die Erfassung der Vorgeschichte schlägt die Brücke vom allgemeinen Wissen des Arztes zur Persönlichkeit des Kranken und seiner individuellen Lage. Sobald der Arzt die Ausgangsebene „Verdacht auf Krebs" erreicht hat, forscht er nach der *Krebsgefährdung* des Kranken, nach Lebensweise, Genußmitteln, Beruf, Berufsschäden, carcinogenen Noxen und Präcancerosen, eventuell auch nach lange gebrauchten Medikamenten, Cosmetica u. dgl. Ein Arbeiter aus einer Chromatfabrik mit einer längeren Hustenanamnese ist verdächtig auf Lungenkrebs. Ein Kellner aus einem Grill-room, der jahrelang überwiegend stark gewürzte Speisen, Rostbräten, gefärbte Konserven, konzentrierte Alcoholica und vielleicht noch reichlich Rauchwaren „genossen" hat, ist bei Magenschmerzen sogleich auf Magenkrebs verdächtig, auch wenn oder gerade wenn er bis jetzt einen „Magen, der alles vertrug", besessen hat. Ein alter schwerer Raucher ist auf Kehlkopfkrebs suspekt, wenn er „ohne eigentlich erkältet" zu sein, schon seit längerem heiser ist, ohne daß „irgend etwas dagegen geholfen hat". Kurzum, wer Lebensweise und Beruf kennt, wird sie bei der Anamnese verwerten.

Eine weitere Frage besonders bei Männern betrifft allenfallsige *Berufsschäden*, vor allem solche, für die carcinogene Noxen in Frage kommen. Wir erinnern an den Blasenkrebs der Anilinarbeiter, an Röntgen- und Radiumschädigungen, an den Schornsteinfegerkrebs, die Teer-, Pech-, Chromat-, Astbest-, Arsenkrebse usw. bei Arbeitern, die mit den betreffenden Stoffen umgehen.

Auf die *Familienanamnese* legen wir diagnostisch weniger Gewicht. Bei der großen Häufigkeit des Krebses (16,6% der Todesfälle!) besagt mehrfaches Vorkommen von Krebs in der gleichen Familie diagnostisch nur wenig. Eher schon interessiert die familiäre Häufung, wenn bei mehreren Familienmitgliedern gleiche Krebsnoxen in Betracht zu ziehen sind.

Den Hauptwert besitzt die Anamnese hinsichtlich der *Feststellungen, die der Kranke selbst getroffen hat*. Die Angaben über den seit kurzem bemerkten „Knoten in der Brust", über die Unregelmäßigkeit der Menses, über plötzliche schmerzfreie Hämaturie, über zunehmendes „Leibschneiden" verbunden mit „verschlagenen Winden", starkem Kollern im Leib usw. sind immer verdächtig auf Mamma- bzw. Uterus-, Nieren- oder Darmkrebs. Hierzu kommen oft Angaben über Gewichtsabnahme, Appetitlosigkeit, Rückgang der Leistungsfähigkeit, allgemeines Krankheitsgefühl u. dgl. Auch der Schmerz gibt anamnestisch oft wichtige Hinweise auf Lokalisation und Komplikationen (Wirbelmetastasen!). Doch war davon schon im 1. Kapitel (S. 8) die Rede. Die Erhebung der Anamnese hat schon genug geleistet, wenn sie erreicht hat, daß der Arzt überhaupt erst einmal „an Krebs denkt", denn dann läuft, wenigstens beim gewissenhaften Arzt, die Diagnostik sogleich weiter.

Die zweite Stufe der Diagnostik bilden die **Inspektion und Palpation**. Manche Kranke erwecken schon durch ihren reduzierten *Allgemeinzustand* den Verdacht auf eine maligne Neubildung. Ist der Allgemeinzustand bereits ausgesprochen schlecht, die Haut blaß-gelblich, trocken und welk, das Unterhautgewebe geschwunden, der Turgor schlaff und der Gesichtsausdruck apathisch und leidend, so ist allerdings die therapeutische Stunde oft schon vorüber. Fast immer ist dies der Fall, wenn schon Kachexie (s. 1. Kapitel, S. 18) besteht. Ganz verkehrt aber ist es, wenn sich der Arzt von einem ,,blendenden Allgemeinzustand'' blenden läßt. So spricht z. B. beim Portiocarcinom jugendliches Alter und ein gutes Allgemeinbefinden durchaus nicht gegen das Vorhandensein eines Portiocarcinoms (MARTIUS 1935), und beim EWING-Sarkom vermissen wir ebenfalls in vielen Fällen eine Kachexie völlig. Dasselbe gilt oft auch vom Mammacarcinom. Bei einem Fall von Inselzelladenom (s. S. 156) mit vielfachen Metastasen sahen wir eine enorme Fettsucht. Kein Wunder: die Kranke brauchte zur Bekämpfung ihrer schweren hypoglykämischen Anfälle sehr große Mengen Kohlehydrate. Es entwickelte sich eine unfreiwillige Insulinmastfettsucht hohen Grades, das Gegenteil einer Kachexie trotz Krebs und Metastasen.

Vor einigen Jahrzehnten spielten in der Krebsdiagnostik die Beachtung der *Haarfarbe* und des Haarwuchses eine besondere Rolle. Es wurde behauptet (SCHRIDDE 1922, ZÖLLNER 1923), daß für Krebserkrankungen im Alter ein voller Haarwuchs ohne Neigung zum Ergrauen typisch sei. Der Verlust des normalen Haarglanzes und die Neigung zum Nachdunkeln der Haare sowie die Tatsache, daß besonders Dunkelhaarige von einem Krebs befallen schienen, führte dazu, die ,,Krebshaare'' zur Differentialdiagnose mit heranzuziehen. Diese Behauptungen erwiesen sich jedoch nicht als stichhaltig (HEINE 1923).

Umgekehrt spielt die bloße Inspektion diagnostisch eine wichtige Rolle, z. B. bei der *Erkennung von Präcancerosen,* vor allem im Bereich der Haut. Die Präcancerosen der Haut sind ja allesamt leicht erkennbar. Als Beispiele seien genannt Leukodermie, Leukoplakie, Lentigo maligna, Kraurosis vulvae, der Morbus Bowen, Xeroderma pigmentosum (s. Abb. 59, S. 385), chronische Fisteln, das Keratoma senile, Lupus, die ,,Röntgenhaut'', die Arsenhyperkeratose, die ,,Landmanns-, die Seemanns-, Teer-, Pech-, Paraffinhaut'' u. dgl. Wichtig sind auch die angeborenen pigmentierten Naevi. Um die braunen Naevi braucht man sich (nach ADAIR 1936) nicht zu kümmern, um so beachtenswerter sind die schwarzen Naevi, die zu malignen Melanomen Anlaß geben können.

Auch die durch bloße Inspektion feststellbare sog. Neurofibromatose und die Acanthosis nigricans (vgl. CURTH 1943) weisen den Arzt darauf hin, daß er bei den Trägern dieser Krankheiten mit einer besonders hohen Krebsempfänglichkeit zu rechnen hat (s. auch S. 427).

Vielfach gestattet schon die Inspektion die *Krebsdiagnose ,,auf den ersten Blick'':* das ,,nicht heilende Geschwür'' im Gesicht inmitten einer ,,Landmannshaut'' (vgl. Abb. 8, S. 25), die trockene Borke auf einem flachen Geschwür der Unterlippe bei einem alten Pfeifenraucher, die geschrumpfte Brust mit hochstehender und eingezogener Brustwarze (vgl. Abb. 5, S. 10), der schmierige Geschwürskrater inmitten offenkundig strahlengeschädigter Haut, der blauschwarz durchscheinende Geschwulstknoten an der Fußsohle usw. sind Beispiele dafür, daß oft genug nach Sitz und Art des Krebses die Diagnose Haut-, Lippen-, Brust-, Röntgenkrebs bzw. Melanosarkom mit hoher Sicherheit schon nach dem Anblick gestellt werden kann.

Der durch bloße Inspektion frühest feststell- und zugleich am günstigsten beobachtbare Krebs ist wohl das Irissarkom, welches die Ophthalmologen mit der binokularen Lupe von der ersten ,,Stippe'' an Schritt für Schritt verfolgen können.

Auch die bloße *Beobachtung eines Kranken in seinem Verhalten* gibt oft wertvolle Hinweise. Wenn z. B. ein 70jähriger alter Raucher über Schluckbeschwerden klagt, so braucht man nur seinen Schluckakt zu beobachten, wenn er z. B. trocken Brot ißt oder ein Glas Wasser trinkt. Der Kranke mit Speiseröhrenkrebs zerkleinert das Brot schon vor dem Kauen, dann kaut er lange, bedächtig und intensiv, endlich schluckt er, holt aber zugleich tief Luft (bei der Inspiration entfaltet sich der Ösophagus!) oder trinkt Wasser nach. Auch scheut er sich ein Glas Wasser „auf einmal" zu trinken, nur schluckweise abgesetzt und mit langen Pausen nimmt er das Wasser zu sich. Wer einen Kranken mit Speiseröhrenkrebs beim Essen und Trinken beobachtet hat, wird stets die Verdachtsdiagnose stellen.

Oftmals stellt die bloße *Inspektion* bereits *Krebskomplikationen* fest. So sieht man häufig schon von außen regionäre Lymphdrüsenmetastasen als knollige Drüsenpakete, z. B. in der Axilla beim Brustkrebs oder in der Leistenbeuge beim Unterschenkelhautkrebs auf dem Boden eines alten Krampfadergeschwürs. Die Komplikation von Hautmetastasen beim Mammacarcinom, die Lymphangitis carcinomatosa, die Lymphstauung bei Verlegung der Lymphgefäße durch Metastasen, der Einbruch in die Orbita beim Oberkieferkrebs und manche andere Krebskomplikationen sind schon bei bloßer Betrachtung erkennbar.

In den meisten Fällen hilft sodann die äußere oder innere *Palpation* weiter. Sie tastet den Krebs als „Geschwulst", es gibt ja kaum eine Geschwulst, die in ihrer Konsistenz mit der Umgebung oder mit dem Ausgangsgewebe völlig übereinstimmt. So gut wie immer ist sie wesentlich derber als die Umgebung. Diese „Krebshärte", wie KÖNIG (1937) sie nennt, ist ungemein charakteristisch, gleichviel, ob es sich um ein Gesichtscarcinom, um einen Zungen-, Mastdarm-, Schilddrüsen-, Magen-, Ösophagus- oder Brustkrebs oder um Seminom-, Lippenkrebs- oder um Brustkrebsmetastasen handelt. Ist dann noch die Oberfläche uneben oder höckerig und der Tumor gegen die unmittelbare Umgebung nicht verschieblich, sondern mit ihr verbacken, so sind alle palpatorischen Kennzeichen einer bösartigen Geschwulst gegeben. Der Tumor selbst braucht dabei nicht schmerzhaft zu sein, er wird es nur, wenn er sekundäre Entzündungserscheinungen oder Druck auf benachbarte Nerven hervorruft. Ist der Tumor in einem inneren Organ lokalisiert, so kann man oft eine Vorwölbung des betroffenen Organs tasten. Ein Leber- oder Magentumor z. B. ist häufig gut fühlbar. Bei Krebsen mit geschwürigem Zerfall, z. B. beim Gesichts-, Zungen- oder Mastdarmkrebs, ist neben der inspektorisch festgestellten unregelmäßigen Form und dem meist schmierig belegten höckerigen Grund palpatorisch der derbe, wallartige äußere Rand für die Krebsdiagnose entscheidend.

Ist der Verdacht einmal geweckt, so gilt der nächste Griff den regionären *Lymphdrüsen*, die beim metastatischen Befallensein derselben an entsprechender Stelle als derbe Tumoren tastbar sind. Bei fortgeschrittener Metastasierung kann ein Lymphödem durch Stauung und eine Lymphangitis carcinomatosa beobachtet werden.

Zu den wichtigsten klinischen Untersuchungsmethoden gehört die *innere Palpation* in jeglicher Form digitaler Austastung innerer Hohlsysteme. Diese ist möglich und nötig in der Mund- und Rachenhöhle, im kleinen Becken durch rectale und vaginale Untersuchung und in der Bauch- und Brusthöhle, sobald dieselbe aus therapeutischer Indikation eröffnet wird. Es ist ein Kunstfehler, wenn ein Patient z. B. symptomatisch auf Hämorrhoiden oder Colitis behandelt wird, ohne daß vorher durch eine digitale Untersuchung ein Rectumcarcinom ausgeschlossen wurde, oder wenn antirheumatisch behandelt wird, ohne daß durch eine rectale Austastung geklärt wurde, ob nicht die Ursache der „rheumatischen" Beschwerden ein Prostatacarcinom mit Knochenmetastasen ist. Eine ebenso große Bedeutung hat die vaginale Untersuchung bei Patientinnen, die über blutigen Fluor, Metrorrhagien (von der Menstruation unabhängige Blutabgänge) oder Kontaktblutungen klagen. Eine sofortige Untersuchung, die aus einer Betrachtung der Portio im Speculum (s. auch S. 507) und einer digitalen Untersuchung besteht, kann in solchen Fällen häufig zur Entdeckung eines Portiocarcinoms, dessen Heilungschancen bei frühzeitiger Diagnose günstig sind, führen.

Selbstverständlich gehört zur Diagnostik auch das Verhalten der **Körpertemperatur**. GRAFE veröffentlichte 1936 unter dem Titel „Krebs und Fieber" eine Zusammenstellung von 503 Krebspatienten. Nur in 58% der Fälle war die Temperatur normal, 3% hatten Untertemperaturen, 27% Fieber, 1% Schüttelfrost, 11% Fieber mit Komplikationen. GRAFE stellt fest, daß bei starker Ausdehnung der Tumoren und bei schlechtem Befinden des Patienten besonders häufig Fieber auftritt. Aber auch bei nichtulcerierenden Tumoren gelangt pyrogenes Material in den Kreislauf. Die Entscheidung, ob bakterielle oder krebsige Substanzen das Fieber hervorgerufen haben, ist meistens schwierig. Fieber und alle anderen Kachexiesymptome sind Folgen der Schädigung des Organismus durch eine Noxe, die von malignen Tumoren ausgeht. Daß diese Noxe tief in das Stoffwechselgeschehen eingreift, beweist die Grundumsatzsteigerung, die nach GRAFE und WALLERSTEIN (1914) in 50—70% der Tumorpatienten gefunden wird. Die diagnostische Bedeutung des Fiebers ist gering. Nach GRAFE kann jedoch bei Nieren- und Colontumoren das Fieber das erste Symptom sein. Es empfiehlt sich daher bei Fieber, das nicht auf eine Infektion bezogen werden kann, nach einem Tumor zu suchen. Im ganzen ist Fieber als ungünstiges Zeichen aufzufassen.

Neben Fieber als Allgemeinsymptom gibt es auch über tiefer gelegenen Geschwülsten eine „*örtliche Hitze*", d. h. die darüber gelegenen Hautpartien fühlen sich eindeutig wärmer oder „heiß" an. Verhängnisvoll wird diese Hyperthermierung der Haut manchmal *bei Knochensarkomen* Jugendlicher. Wegen der Schmerzen und der „Hitze" wird — oft verhältnismäßig lange — an eine Osteomyelitis gedacht und die Differentialdiagnose „Knochensarkom" überhaupt nicht in Erwägung gezogen.

Auch aus dem Verhalten von **Kreislauf und Blut** ergeben sich oft diagnostische Hinweise, meist allerdings erst in fortgeschrittenerem Stadium. So ist auffällig, daß bei Krebskrankheiten häufiger eine *Hypotonie* auftritt als bei anderen Erkrankungen. FASCHING (1937) berichtet: von 244 Carcinompatienten hatten 9,4% eine Hypertonie, 38,9% eine Hypotonie, der Rest zeigte normale oder gering abweichende Werte. Er folgert daraus, daß sich Krebs und Hypertonie nicht, wie man früher meinte, ausschlössen. Auffallend sei jedoch die Senkung des Blutdrucks bei Patienten, die vorher einen normalen oder erhöhten Blutdruck hatten. Wenn im Kreislauf keine Insuffizienz aus kardialen, renalen oder anderen Gründen vorliege, so müsse man beim Absinken des Blutdrucks an Krebs denken! Umgekehrt muß man sich bewußt bleiben, daß eine Hypertonie mit all ihren Beschwerden einen Krebs verdecken kann. In derselben Richtung sprechen die Beobachtungen von FELDWEG (1934). Der bei Krebskrankheit niedrige Blutdruck steigt nach erfolgreicher Behandlung um durchschnittlich 15 mm an und bleibt erhöht. Prognostisch, wie für die Erkennung eines Rezidivs sei die dauernde Blutdruckkontrolle wichtig. Der Blutdruck bleibt niedrig, wenn das Carcinom weiterwuchert und sinkt dann auch weiterhin noch ab. Von Alter, Klimakterium und Kachexie sei die Beziehung zwischen Krebs und Blutdruck unabhängig.

Besteht umgekehrt bei Krebskranken ausnahmsweise eine *Hypertonie*, so muß man unbedingt an eine Tumorbildung in endokrinen oder wenigstens unter hormoneller Aufsicht stehenden Organen bzw. an eine Metastasierung in dieselben denken. Am eindeutigsten liegen die Verhältnisse bei *Tumoren des chromaffinen Gewebes*, also bei Nebennierenmarktumoren, Hypernephromen und Paragangliomen. Im 4. Kapitel (S. 154/155) sind bereies zwei Beobachtungen des Verfassers mitgeteilt, wo beide Male ein Nebennierenmarktumor (Phaechromocytom) Blutdruckkrisen exzessiven Ausmaßes (gemessen bis 355 mm Hg) unterhielten, die beide Male schlagartig mit der Herausnahme des Tumors schwanden, in einem Falle eines Adenocarcinoms mit der Metastasierung allerdings wiederkamen. Drei neue Fälle stammen von PADIS (1945). Er bringt zugleich eine Übersicht über weitere in USA. veröffentlichte Fälle. Ferner hat LINDER (1947) aus der Klinik des Verfassers 3 Fälle von *Hypernephrom* mitgeteilt, bei denen mit der Nephrektomie der Blutdruck absank und abgesunken blieb. Ähnliche Fälle sind mehrfach beschrieben.

ROHS (1942) untersuchte 763 Krebskranke und fand besonders beim Magen- und Lungencarcinom einen erniedrigten Blutdruck. Bei primärem Pankreas- und Nebennierencarcinom ist der Blutdruck erhöht, so daß man bei diagnostiziertem Magen- oder Lungencarcinom mit erhöhtem Blutdruck an Metastasenbildung in diesen Organen denken muß. STRASSMAN und PHILIPP (1935) fanden auch bei Myompatientinnen durchweg eine Blutdruckerhöhung. Sie beziehen sie auf eine übergeordnete innersekretorische Störung. Auch von seiten der Pathologen wurde die Blutdruckfrage bearbeitet. MEESEN (1935) untersuchte die basophile Einwanderung in die Neurohypophyse, die in manchen Fällen von Krebs und Tuberkulose gefunden wird. Weil klinisch keine Hypertonie vorlag, wie es sonst der basophilen Einwanderung der Hypophyse entspricht, faßt er sie in diesen Fällen als kompensatorischen Vorgang gegen die bei Carcinomkranken häufige Blutdrucksenkung auf.

Ein häufiges allgemeines Tumorsymptom ist die *sekundäre Anämie*. In manchen Fällen erweckt eine hartnäckige Anämie den ersten Verdacht auf Krebs. Es sollte zur Regel gemacht werden, daß jede längere Zeit bestehende und therapeutisch schwer beeinflußbare Anämie solange krebsverdächtig ist, bis eine genaue Untersuchung diesen Verdacht widerlegt und eine andere Ursache aufgedeckt hat. Die sekundäre Anämie bei Tumorkranken hat ebenso wie die Infektanämie in dem Eisenmangel ihre Ursache. Bei dieser hypochromen Anämie verliert das Plasma Eisen, welches ins retikuloendotheliale System abwandert, dort gespeichert wird und als Katalysator im Zellstoffwechsel wichtige Funktionen zu erfüllen hat (HEILMEYER 1938). Zum Teil dient es auch der Entgiftung der Toxine. Daneben können auch echte toxische Einflüsse auf das Knochenmark und eine hämolysierende Wirkung der Toxine eine Rolle spielen. Besonders häufig ist diese hypochrome Anämie beim Magenkrebs. Hier kommt zum Eisenmangel eine Störung der Eisenresorption, sowie eine Störung in der Resorption anderer wichtiger Stoffe (Vitamine) noch hinzu. Weiter spielen die beim Magen- und Darmcarcinom so häufigen okkulten Blutungen eine Rolle. Außerdem ist zu bedenken, daß okkulte Blutungen nur einen schwachen Reiz auf das Knochenmark ausüben und die Blutregeneration lange nicht so anregen, wie es eine einmalige schwere Blutung zu tun pflegt. Wenn der Regenerationsort der Erythrocyten, das Knochenmark selbst, erkrankt ist, kommt es gleichfalls zu sekundärer Anämie, so z. B. bei den multiplen Myelomen (vgl. SPILLER und

REVETAS 1935, JOSAM 1935, BEGEMANN 1948) und bei Metastasierung ins Knochensystem. Leukämische Blutveränderungen bei Knochenmetastasen sind beim Menschen allerdings selten (KUGELMAIER berichtet über 31 Fälle aus der Literatur), bei Mäusen sind sie dagegen häufig.

Aber nicht nur die hypochrome, auch die *hyperchrome perniziöse Anämie* trifft man als Folge des Krebses an. Dabei ist es sicher, daß sowohl das Magencarcinom eine Perniciosa, wie die Perniciosa ein Magencarcinom bedingen kann. Beide Erkrankungen stehen oft miteinander in Differentialdiagnose, sie haben ja eine Anzahl von Symptomen, vor allem die Achylia gastrica, gemeinsam. Im ersten Fall tritt infolge einer Störung der CASTLE-Fermentbildung eine Perniciosa auf. Dabei ist zu beachten, daß beim Vorliegen eines Magencarcinoms die Eisenresorptionsstörung viel häufiger auftritt und es viel leichter zur hypochromen Anämie kommt als zu einer hyperchromen Anämie. Es kann sich aber im Laufe einer Magenkrebserkrankung aus einer sekundären hypochromen eine hyperchrome perniziöse Anämie entwickeln. Daß eine Perniciosa mit ihrer atrophischen Gastritis, dauernden Regenerationsvorgängen in der Schleimhaut schließlich zu einem Magencarcinom führen kann, läßt sich kaum mehr bezweifeln.

Schließlich sei noch angeführt, daß vor einigen Jahren ein hämatologisch-diagnostischer Test eine Rolle für die Krebserkennung spielte. Es handelt sich um die *alimentäre Leukopenie* WIDALS, die für das Vorhandensein eines malignen Neoplasmas als typisch gilt. WIDAL stellte 1920 fest, daß nach Genuß von 200 ccm Milch eine Leukocytose, Steigerung des arteriellen Blutdrucks und Veränderungen des Blutserums im Sinne einer Zunahme des Brechungsindex auftreten. Bei Leber- und angeblich vor allem bei Krebserkrankungen sollte nun keine Leukocytose, sondern eine Leukopenie auftreten. Nachuntersuchungen (z. B. RAUSCHE 1926) ergaben, daß eine alimentäre Leukopenie auch bei anderen Erkrankungen (Fälle von Ovarialkystom, Cholecystitis, Magenulcus usw.) auftritt. Infolgedessen kann dieser Methode eine krebsdiagnostische Bedeutung nicht zugebilligt werden.

Über *Leukocytose* und Fieber bei Carcinom berichtet LESZLER. Von 202 Krebspatienten hatten

	normale Leukocytenzahl	und waren fieberfrei
Magen-Darm-Krebs	58,6%	66,6%
Leber-Gallenweg-Krebs . . .	41,8%	55,5%
Lungenkrebs	50,0%	25,0%

Dabei ist zu beachten, daß Leukocytose und Fieber nicht immer parallel liefen. Ein Fall TSCHERNINGs wird zitiert, in dem Leukocytose und Fieber $1^1/_2$ Jahre einem Coloncarcinom vorausgingen. LESZLER selber berichtet über 2 Fälle, bei denen hohe Leukocytenzahl und Fieber die augenfälligsten Symptome waren, denen erst später die speziellen Symptome eines Lebercarcinoms nachfolgten.

Große diagnostische, aber auch prognostische Bedeutung kommt der *Blutkörperchensenkungsgeschwindigkeit* (BKS.) zu.

Die Schnelligkeit der BKS. ist eine Funktion der elektrischen Ladung der Eiweißhülle der Erythrocyten. Je stärker negativ-elektrisch die Eiweißhüllen aufgeladen sind, desto länger bleiben die Erythrocyten durch gegenseitige Abstoßung in Schwebe, je schwächer die negativ-elektrische Ladung, desto rascher die Sedimentierung der Erythrocyten. Da Albumine stärker negativ-elektrisch als Globuline sind, bedeutet eine erhöhte BKS. nichts anderes als eine Vermehrung der schwach elektrisch geladenen Globuline. Daher auch die bei den meisten Myelom-(Plasmocytom-)Fällen extrem hohen Werte der BKS, steigt diese ja mit dem Ansteigen der grobdispersen Globuline so stark an, daß abnorm starke Senkungsbeschleunigungen bei sonst unklarem Krankheitsbild allein schon den Verdacht auf multiple Myelome erwecken (BEGEMANN 1948). Nun sind die Globuline die Träger der Antikörper. Die BKS. ist daher ein sicheres Maß auch für reaktive Abwehrvorgänge gegen Infektionen aller Art. Erhöhte Senkung heißt daher in erster Linie Abwehrkampf gegen eine im Körper wirksame Infektion, deren Schwere mit der Stärke des Abwehrkampfes oder Höhe der Senkung bis kurz vor dem letalen Erliegen aller Lebensfunktionen parallel geht (STURM).

Technik der Bestimmung der BKS. nach WESTERGREEN: mit einer 2 ccm-Spritze, die 0,4 ccm Na-Citricum enthält, wird durch Venenpunktion das zu untersuchende Blut gewonnen. Das Blut wird in einer Glasröhre von 200 mm Länge und 2,5 mm lichter Weite aufgezogen und die Höhe der durch Senkung der Erythrocyten freigewordenen Plasmaschicht nach 1 und 2 Stunden abgelesen. Normalwerte in der ersten Stunde: 2—5 mm beim Mann, 3—8 mm bei der Frau; in der zweiten Stunde 5—10 bzw. 8—16 mm.

Bezüglich der für die Diagnostik der einzelnen Myelomformen so wichtigen Untersuchung der Bluteiweißkörper sei vor allem auf die *Elektrophorese* mit der Apparatur von SVEDBERG und TISELIUS verwiesen (Näheres bei WUHRMANN u. Mitarb. 1947, BEGEMANN 1948). Die Methode beruht (zit. nach BEGEMANN) auf der Messung der Wanderungsgeschwindigkeit der Kolloide im elektrischen Feld. Sie gestattet aus der Wanderungsgeschwindigkeit Rückschlüsse auf die Größe der vorhandenen kolloidalen Teilchen zu ziehen und charakteristische Elektrophoresediagramme (vgl. Abb. 62, S. 405) zu liefern.

Neuerdings wurden elektrophoretische Untersuchungen auch auf das Magencarcinom (PETERMANN und HOGNESS 1948) und auch auf das Plasma von Kranken mit HODGKINscher Krankheit, Leukämie und Lymphosarkom (PETERMANN, KARNOFSKY und HOGNESS 1948) ausgedehnt und auch dort als aufschlußreich erwiesen.

Die BKS. ist unter verschiedenen Bedingungen erhöht: bei Infektionskrankheiten, in der Gravidität, bei Stoffwechselerkrankungen, nach chirurgischen Eingriffen, bei den meisten Blutkrankheiten und in vielen Fällen von Krebs.

Bei einem Material von über 300 Fällen fand GRAFE die Senkung in 97% aller Krebse erhöht, in 93% ging sie über 10 mm/Std. hinaus. MARTIUS (1935) weist darauf hin, daß bei genitalen Krebsen der Frau die Senkung meist beschleunigt sei, daß die Tatsache jedoch, da es viele Gründe für eine beschleunigte Senkung gibt, weniger für die Diagnostik als für die Nachkontrolle von behandelten Krebspatienten als Hilfsmittel zur Erkennung eines Rezidivs von Bedeutung sei. LICKINT (1928) sah bei 200 Krebsfällen in 10% und KESSLER (1936) bei 100 Fällen in 27% eine normale Senkung bis zu einem Stundenwert von 10 mm. NICOLE (1936) vertritt die Meinung, daß aus der Betrachtung der BKS. nur dann werfvolle Schlüsse zu ziehen seien, wenn die Fragestellung des Untersuchers richtig sei. Die BKS. gäbe keine eindeutige Antwort auf die Frage nach der Diagnose, vielmehr könne man lediglich Schlüsse den Allgemeinzustand des Organismus betreffend daraus ziehen, denn manchmal zeigt eine erhöhte BKS. bereits eine Umstimmung an, wenn noch kein anderes klinisches Symptom vorhanden ist. Nach NICOLE (1935) kommt der BKS. deshalb Bedeutung für die Frühdiagnose zu, da Patienten, die klinisch ein unklares Bild und eine erhöhte BKS. zeigten, später meist eine ernste Erkrankung, vor allem Krebse aufwiesen. Aus diesem Grund empfiehlt es sich, Kranke mit erhöhter BKS. dauernd unter Beobachtung zu halten.

OESER und BÜRGEL (1942) werteten die mehrfach angestellte BKS. bei der Überwachung von 100 operierten und nachbestrahlten Brustkrebskranken aus. Sie sahen in der BKS. zwar ein sehr häufiges Begleitsymptom, doch gehe es nicht mit der Schwere des Leidens parallel. Eine Beschleunigung (mit Werten zwischen 10 und 30 mm in der ersten Stunde) blieben auch bei restloser Entfernung der Geschwulst über Jahre hinaus bestehen, so daß man daraus keine prognostischen Schlüsse ziehen kann. Rezidive und Metastasen seien ebenfalls nicht aus dem Verhalten der BKS. zu erkennen.

Eine differentialdiagnostische Untersuchung über die Frage, ob man die BKS. bei der Entscheidung Magengeschwür oder Magenkrebs verwenden könne, stellt RYDÉN (1942) an. Bei 851 Magengeschwürs- und 311 Magenkrebspatienten kommt er zu dem Ergebnis, daß 73% der Ulcuspatienten eine erhöhte und von den Krebspatienten 55% eine stark erhöhte Senkung, 15% eine etwas erhöhte, jedoch 30% eine normale Senkung haben. Er kommt daher zu dem Schluß, daß man aus der Senkung eine sichere Differentialdiagnose zwischen Ulcus und Carcinom nicht stellen könne. Eine normale Senkung schließe ein Carcinom, selbst ein inoperables, nicht völlig aus. Demgegenüber zeigten nach KUN (1932) von 249 Carcinomen 90% eine Beschleunigung über 10 mm und 9,24% eine geringe Beschleunigung. Er sagt, bei normaler Senkung könne man „einen malignen Vorgang mit großer Wahrscheinlichkeit ausschließen".

Aus alledem geht hervor, daß man die BKS. diagnostisch doch mit einsetzen soll. Allerdings hat sie eine schlüssige Bedeutung nur dann, wenn man sie im Zusammenhang mit allen anderen diagnostischen Hilfsmitteln würdigt. Im allgemeinen kann man sich darauf verlassen, daß eine erhöhte BKS. destruktiv-reparative Vorgänge anzeigt. Nur darf man nicht in den Fehler verfallen, aus einem negativen Ergebnis negativ auf Nichtkrebs zu schließen.

Selbstverständlich werden zur Unterstützung auch die *Körperausscheidungen* (Urin, Faeces) und die *Exkrete und Sekrete* (Magen-, Pankreassaft, Galle) mit herangezogen. Sie liefern jedoch nur indirekte Hinweise, und nur sehr selten den positiven mikroskopischen Geschwulstbeweis. Immerhin ist es z. B. für die Diagnose Magenkrebs wichtig, zu wissen, daß *okkultes Blut* im Stuhl in 95,9% nachweisbar ist, und zwar dauernd (BOES 1905, 1914). Für sonstige Krebse des Verdauungskanals, die ja so gut wie stets ulcerieren, gilt annähernd das gleiche. Auch der regelmäßige Nachweis von Erythrocyten im Urin kann bei Verdacht auf Blasen- und Nierentumor unterstützend mit herangezogen werden. Es sind das aber immer nur indirekt und nur im Zusammenhang mit allen übrigen Symptomen verwertbare Hinweise.

Ein direkter positiver Geschwulstnachweis etwa durch die Untersuchung abgegangener *Gewebsbröckel* oder durch den *Nachweis von Geschwulstzellen* im Sputum, Magensaft, Urin od. dgl. gelingt nur ganz selten. Wenn Bröckel abgehen, werden sie meist nicht bemerkt, wenn sie bemerkt werden, oft nicht untersucht, wenn untersucht, erweisen sie sich meist als nekrotisch und wenn sie nicht nekrotisiert sind, sagt z. B. bei Papillomfetzen aus der Blase das Mikroskop über Benignität oder Malignität nichts aus, da basale Schichten (infiltrierendes Wachstum?) zu fehlen pflegen. So glauben wir, daß Krebs noch nicht 1:1000 auf solche Weise endgültig diagnostiziert wird. Wenn aber ungewollt mit einem Instrument (Magenschlauch, Bronchoskop od. dgl.) Gewebsstücke mit zutage kommen, so gehört das in das Kapitel der unfreiwilligen Probeexcision.

Der immer wieder diskutierte Gedanke, aus *einzelnen Zellen* des Sputums, Urins, Magensaftes, des Vaginalsekrets usw. die Tumordiagnose abzuleiten, erscheint uns abwegig. Man kann nie der einzelnen Zelle ansehen, ob sie sicher — und darauf kommt es an! — eine Geschwulstzelle ist. Dazu bedarf es zum Nachweis des infiltrierenden Wachstums des Gewebsverbandes. Und selbst wenn die Diagnose aus einzelnen Zellen einmal möglich sein sollte, so steht diesem möglichen, aber seltenen Nutzen der häufigere und sichere Schaden von Fehldiagnosen gegenüber. Der Kliniker, besonders der Operateur muß bei seinem Entschluß zu folgenschweren Operationen diagnostisch festen Grund unter den Füßen haben. Neuerdings widmen PAPANICOLAOU und TRAUT (1943) der Diagnostik des Cervix- und Korpuscarcinoms durch cytologische Untersuchungen von Vaginalabstrichen auf Grund von Erfahrungen an 7000—10000 Abstrichen bei 3014 erwachsenen Frauen eine zusammenfassende Studie. In diesem Krankengut fanden sich 179 Frauen mit primärem Uteruscarcinom, aber auch Kranke mit Carcinomen der Ovarien, der Vulva, der Blase und der Urethra. Die Autoren kommen, ohne Zahlen anzugeben, zu dem Ergebnis, daß sich die cytologische Untersuchung von Vaginalabstrichen als wertvolle Methode zum Nachweis eines carcinomatösen Prozesses erwiesen habe. Wir müssen dem von PAPANICOLAOU (1946) vertretenen Standpunkt der Carcinomdiagnose aus Vaginalabstrichen usw. skeptisch gegenüberstehen (vgl. RUST 1947).

Man wird vielleicht fragen: warum ist „die *Konstitution*" nicht in den Bereich diagnostischer Erfassung gezogen worden? In seinen Meldekarten hatte der frühere „Reichsausschuß für Krebsbekämpfung" die Konstitution (Körperbau, Mißbildungen, Hautbeschaffenheit, Behaarung, Haarfarbe, Kontrast zwischen Haut- und Haarfarbe) ausdrücklich aufgenommen (vgl. KÖNIG und SEIFERT 1937). Der Verfasser, der selbst eine „Allgemeine Konstitutionslehre" (1925), ferner eine ganze Reihe von Arbeiten, z. B. über Konstitution und Vererbung (1922), Konstitutionspathologie in der Chirurgie (1921), Konstitutionspathologie der Stützgewebe (1927), eine Erbpathologie der Stützgewebe (1940) und eine Erbbiologie der Geschwülste des Menschen (1940) geschrieben hat, gesteht, daß ihm beim Krebs zwischen ererbter Konstitution und Entstehung des Krebses keine nachweisbare engere Korrelation zu bestehen scheint. Vor allem haben auch die Untersuchungen über Krebs bei ein- und zweieiigen Zwillingen (5. Kapitel, S. 181 ff.) überzeugend dargetan, daß erbgleiche Konstitution durchaus nicht gleichen oder überhaupt nicht Krebs beim anderen erbgleichen Zwilling bedingt.

2. Die Endoskopie als Hilfsmittel der Krebsdiagnostik.

Die bisher geschilderten Diagnostikmethoden der Inspektion, Palpation, der Blut- und Kreislaufuntersuchung reichen für die Mehrzahl der Krebse nicht aus. Sie sind vorausgestellt, weil sie einfach für den Arzt und schonlich für den Kranken sind und daher stets eingreifenderen Methoden vorauszugehen haben. Wo nun das Auge nicht mehr direkt hindringt, da kann doch bei vielen Hohlsystemen, soweit sie durch die äußeren Körperöffnungen (Mund, Nase, Harnröhre, Vagina, Anus) zugänglich sind, durch entsprechende Sehrohre das Innere dem gewissermaßen verlängerten Auge sichtbar gemacht werden. Dieses *Prinzip der Endoskopie* hat viele Variationen: Rhino-, Laryngo-, Tracheo-, Broncho-, Ösophago-, Gastro-, Urethro-, Cysto-, Kolpo-, Recto- und Romanoskopie. Seit man es in zunehmendem Maße gelernt hat, solche Endoskopien innerer Hohlorgane durchzuführen, sind diese Methoden zugleich immer mehr in den Dienst der Krebsdiagnostik gestellt worden. Alle diese Endoskopien gestatten, Krebse der betreffenden Organe relativ früh zu erkennen, zu lokalisieren und ihre Krebsnatur erforderlichenfalls durch eine Probeexcision zu erhärten.

Eine für die Frühdiagnose des so häufigen Gebärmutterkrebses (vgl. MARTIUS 1935, TREITE 1944) wichtige Endoskopie verdanken wir HINSELMANN (1934, 1936). Seine **Kolposkopie** gestattet bei zehnfacher Lupenvergrößerung, die Portio uteri unter günstiger Beleuchtung einer so genauen Beobachtung zu unterziehen, daß die allerersten Krebsanfänge des Collumcarcinoms entdeckt werden können. Welch ein Fleiß auf den Kampf um die Frühdiagnose des Gebärmutterkrebses verwandt wurde, möge man daraus erkennen, daß z. B. LEIP (1944) 1228 Frauen mit dem Kolposkop untersuchte und in 5 Fällen, das ist in 0,41%, einen Krebs feststellte, auf welchen nur die Kolposkopie hinwies. Man kann wohl einerseits sagen, welch ein geringer Prozentsatz — TREITE (1944) gibt etwa 2,5% an —, andererseits aber, welch ein Segen einer Frühdiagnose für die Betroffenen mit einer Heilchance, die ohne Kolposkop unbekannt war (vgl. auch KRANZFELD 1936, BUCHER 1936, KLÜVER 1940, WESPI 1946).

Die Kolposkopie ist zugleich ein gutes Beispiel dafür, daß sich die Endoskopie oft auch zur Kombination mit einer weiteren diagnostischen Methode eignet.

Man kann bei Verdacht auf Portiocarcinom die Kolposkopie gleich zur Vornahme der SCHILLERschen Jodprobe benutzen (vgl. SCHILLER 1934, GALLOWAY 1934). Sie beruht darauf, daß das Carcinomgewebe weniger Glykogen enthält als das gesunde Portiogewebe der Nachbarschaft. Betupft man nun die Portio mit Jod, so färbt sich das glykogenreiche gesunde Gewebe braun, während das Carcinomgewebe hell bleibt.

1938 schlägt HINSELMANN (1938, 1943) zur Erweiterung der kolposkopischen Diagnostik des Collumcarcinoms vor, die verdächtige Portio mit 3%iger Essigsäure- bzw. 5%iger Argentum nitricum-Lösung zu betupfen. Auf diese Weise sei eine genauere Differenzierung der Zylinder- von den Plattenepithelbezirken möglich.

Um die Kolposkopie auch für den Unterricht nutzbar zu machen, hat SIEGERT (1940) einen von Zeiß-Jena konstruierten „*Kolpoprojektor*" empfohlen, der das Bild der Portio auf einen Schirm zu projizieren gestattet, so daß es leicht betrachtet und photographiert werden kann.

Oft genug kann der diagnostischen Endoskopie die therapeutische Maßnahme (z. B. die Elektrokoagulation bei Blasenpapillomen, Exstirpation von Kehlkopfgeschwülsten) sofort im gleichen Akt angeschlossen werden.

Die **Gastroskopie** (v. MIKULICZ 1881, SCHINDLER 1923, HENNING 1935) beansprucht schon deswegen besonderes Interesse, weil der Magenkrebs das weitaus häufigste Carcinom ist, selten früh erkannt und nur 1:20 endgültig geheilt wird. Sie ist in der Hand ihrer Spezialisten eine ungefährliche Methode geworden. Zwar steht sie bei der Diagnose Magenkrebs unter der Konkurrenz der klinischen und röntgenologischen Verfahren, die die große Mehrzahl der Magenkrebse auch ohne Gastroskopie sicher nachweisen, immerhin kann niemand bestreiten, daß das Gastroskop in Zweifelsfällen das Röntgenbild wirksam ergänzt (vgl. auch RODGERS 1947) und insbesondere, daß es Präcancerosen und Frühfälle, besonders Schleimhautcarcinome, manchmal noch bevor die Schleimhautreliefmethode sie nachweist, zu erfassen gestattet.

Ähnlich hat auch die *Ösophagoskopie* wichtigen Anteil an der Diagnose des Speiseröhrenkrebses. Sie bringt ihn zu Gesicht, gibt Auskunft über seine Verschieblichkeit gegenüber der Umgebung, über seine Längenausdehnung, ermöglicht eine Probeexcision, Elektrokoagulation (s. 12. Kapitel, S. 545), Radiumapplikation u. dgl. (Näheres bei KATZSCHMANN 1937).

Während alle sonstigen Endoskopien die Geschwülste dem Auge des Untersuchers direkt zugänglich machen, steht die heute hoch entwickelte *Cystoskopie* in hervorragender Weise im Dienst nicht bloß der Blasen-, sondern vor allem auch der Nierengeschwülste. Wenn die letzteren auch nicht direkt dem Auge zugänglich gemacht werden können, so gibt aber doch die getrennte Beobachtung der beiderseitigen Harnleiterfunktionen (Blutung!), vor allem nach intravenöser Farbstoffinjektion (sog. Chromocystoskopie) ausgezeichnete Hinweise auch für die Nieren. Vor allem erlaubt sie die „retrograde Pyelographie", die die meisten Nierentumoren sicherstellt.

Bei der *Bronchoskopie* endlich ist die Endoskopie sehr oft zugleich der Anlaß und das Mittel, um Kontrastmittel für die Röntgendarstellung des Bronchialsystems einzubringen (Bronchographie) oder um eine Probeexcision auszuführen. Die Bronchoskopie bekommt vor allem wegen der ständigen Zunahme des Bronchialkrebses eine steigende Bedeutung. Wenn auch mit der Bronchoskopie allein nach CATHIE (1945) nur 42%, nach DE GRAAF WOODMAN (1948) 70% der Bronchialcarcinome direkt diagnostizierbar werden, so kann die Diagnose ja durch Bronchographie, Tomogramme (s. S. 513) und sonstige Hilfsmittel wesentlich gefördert werden.

Aber nicht nur schleimhautausgekleidete innere Hohlsysteme, auch seröse Körperhöhlen hat man der Endoskopie zugänglich gemacht. Nur ist in allen diesen Fällen eine vorherige operative Punktion der bedeckenden Körperhüllen erforderlich. So müssen für die *Laparoskopie* und *Thorakoskopie* die Bauch- und Brustwand durch Punktion mit einem dicken Troikart durchbohrt und bei der *Ventrikuloskopie* auch der knöcherne Schädel durch eine kleine Trepanations- öffnung (Bohrloch) eröffnet werden. Doch sind in allen diesen Fällen die dia- gnostischen Möglichkeiten sehr beschränkte, da sich vor allem in der Bauchhöhle nur geringe Teile der direkten Betrachtung zugänglich machen lassen. Für die Geschwulstdiagnostik im Bereich von Organen der großen Körperhöhlen stehen die schonlicheren und zugleich sichereren Verfahren mit Hilfe der röntgenologi- schen Kontrastdarstellung zur Verfügung.

3. Röntgendiagnostik und Krebserkennung.

Im Kampf um die Frühdiagnose des Krebses ist die Röntgendiagnostik das wichtigste Hilfsmittel geworden. Bis auf die Tumoren der äußeren Haut und der dem Auge oder dem tastenden Finger unmittelbar zugänglichen Schleimhäute, bei allen tiefer gelegenen und vor allem bei inneren Krebsen spielt das Röntgen- verfahren eine entscheidende Rolle. Selbstverständlich kann es sich in diesem Buch nur um die *allgemeinen Prinzipien* und ihre Belegung durch wenige Beispiele, aber nicht um die spezielle Röntgendiagnostik aller Tumorformen handeln. Das würde allein ein gleich großes Buch wie dieses ergeben.

Bezüglich der speziellen Röntgendiagnostik der Krebserkrankungen innerer Organe, des Knochensystems usw. sei auf die großen einschlägigen Werke von ASSMANN (1928), ALBRECHT (1931), BERG (1931), KINGREEN (1939), SCHINZ-BAENSCH-FRIEDL (1939), OBERDAHLHOFF (1940), HAENISCH und HOLTHUSEN (1947) verwiesen.

Röntgendiagnostik setzt Unterschiede in der Absorption der Röntgenstrahlen, also Kontraste in der Dichte benachbarter Gewebe voraus. Ein Teil der Krebs- geschwülste liefert gewissermaßen *selbst* das *Kontrastmittel*. So verraten sich primäre Knochensarkome und sekundäre Knochenmetastasen von einer gewissen Größe an im Röntgenbild ohne weiteres dadurch, daß sie meist zu gleicher Zeit einerseits „osteolytisch" Knochen zerstören, andererseits „osteoblastisch" in krankhafter, meist unvollkommener, oft aber auch überschüssiger Form Knochen neu bilden. Wenn es auch hier mancherlei differentialdiagnostische Erwägungen und auch manche Fallstricke gibt, so ist aber doch, genügend Erfahrung voraus- gesetzt, das Röntgenbild, zusammen mit den klinischen Symptomen, meist für die hohe Verdachtsdiagnose ausreichend. HANHART (1923), LEXER (1931), HELLNER (1939) haben den Ursachen der Fehldiagnosen bei Knochengeschwülsten Studien gewidmet, die unter Beibringung eines reichen speziellen Materials darin gipfeln, daß die klinisch-röntgenologische Untersuchung keinesfalls gegenüber der histologischen zurücktreten darf und daß vor allem die Übereinstimmung der klinischen, röntgenologischen und histologischen Befunde die höchste Sicher- heit bietet. Vor allem hat HELLNER (1938) auch die klinisch so wichtige (Ver- meidung unnötiger Amputationen!) Abgrenzung der Riesenzellgeschwülste des Knochens von den Knochensarkomen ausführlich behandelt. Große Schwierig- keiten bereitet immer das von den Retikulumzellen des Knochenmarks aus- gehende EWING-*Sarkom* des Knochens (vgl. HELLNER 1935, W. BRUNNER 1944). Hier ist gelegentlich die Probevorbestrahlung angezeigt. Sie ist, da EWING- Sarkome auf Bestrahlung gut reagieren, zugleich therapeutisch wirksam.

In anderen Fällen verraten sich Geschwülste in sonst unzugänglicher Tiefe, z. B. im Schädelinneren (wie Meningeome usw.), durch abnorme *Verkalkungen*. Der Kalkschatten sichert dann zusammen mit anderen Erscheinungen die

Diagnose und läßt zugleich Größe und genauen Sitz der Geschwulst erkennen. In wieder anderen Fällen sorgt der *Luftgehalt* des betreffenden Binnenraumes für den notwendigen Kontrast gegenüber einem einwuchernden Tumor. Zum Beispiel der Oberkieferkrebs, der fast immer von der Schleimhaut der Oberkiefer-

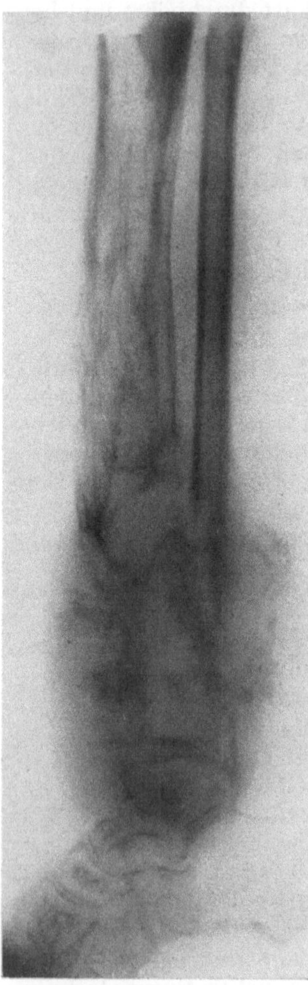

Abb. 64. „PAGET-Sarkom" des Unterschenkels (Fall J. Sch., 64 J., ♂) als Beispiel für die Röntgendiagnostik von Knochensarkomen auf der Grundlage von osteolytischen und ausgesprochen knochenzerstörenden Prozessen. (Zugleich ein Beispiel für einen aus einer Präsarkomatose [Ostitis deformans PAGET] heraus entwickelten malignen Knochentumor.)

höhle seinen Ausgangspunkt nimmt, füllt die Oberkieferhöhle aus, verdrängt deren Luft, so daß die Beschattung den Verdacht auf Krebs auslöst, vor allem wenn zu der Verschattung die Zerstörung der knöchernen Wandungen noch hinzukommt. Die Luft als Kontrastmittel spielt eine besondere Rolle bei der Lunge und der Diagnostik ihrer Tumoren und ihrer Metastasen, die sich meist deutlich als „Verdichtung" gegen das normale Lungengewebe abzeichnen (vgl. Abb. 6 u. 7, S. 11 u. 14). Es soll aber nicht verschwiegen werden, daß (nach WALTHER 1939) von den bei der Obduktion gefundenen Lungenmetastasen mehr als 75% *nicht* diagnostiziert werden. Es hängt dies damit zusammen, daß die Verschattungen erst eine gewisse Größe erreicht haben müssen, bevor sie rein physikalisch sichtbar werden können. Auch der ständig an Häufigkeit zunehmende Bronchialkrebs sorgt auf zweierlei Weise selbst für seine Erkennbarkeit. Er macht langsam, aber ständig an Größe zunehmende Beschattungen im Hilusbereich und bringt oft durch Verlegung der Bronchiallichtung und Absperrung des dahinter gelegenen Lungenbezirks diesen zur Atelektase, die sich wiederum als meist scharf abgegrenzte, intensive Verdichtung verrät.

In einer gewissen Zahl von Fällen kommt ein innerer Krebs beim Röntgenverfahren jedoch erst dann zur Darstellung, wenn *Kontrastmittel künstlich eingebracht* werden. Am harmlosesten als Kontrastmittel ist Luft. Sie wird entweder in nicht lufthaltige Gewebe eingeblasen oder es wird in Hohlsystemen statt der sie füllenden Flüssigkeiten Luft injiziert. Auf diese Weise kann man sonst nicht sichtbare Hohlsysteme, z. B. die Blase (Luftcystogramm), die Harnleiter und Nierenbecken, die Hirnkammern, den Subarachnoidalraum, den Liquorraum des Rückenmarks zur Darstellung bringen. Geschwülste werden nunmehr vor allem durch sog. Füllungsdefekte und Verdrängungserscheinungen nachweisbar. Vor allem ist der Luftfüllung der Hirnkammern *(Ventrikulographie)* nachzurühmen (vgl. HÄUSSLER 1944), daß sie nicht nur die richtige Lokalisation fast aller raumfordernden Prozesse des Schädelinneren, sondern sehr oft auch die Artdiagnose von Tumoren erlaubt. So zeichnen sich natürlich von vornherein alle Geschwülste innerhalb der Ventrikel selbst (Plexuspapillome, Zirbelgeschwülste, Cysten des Foramen Monroi, Epidermoide und Dermoide) auf dem Ventrikulogramm gut ab. Aber auch bei intracerebralen Tumoren kann manchmal, besonders wenn sie mit Cysten oder Nekrosen einhergehen, Luft eindringen und charakteristische fleckige Röntgenbilder ergeben. Schließlich gelingt gelegentlich auch die Luftdarstellung des Raumes zwischen dem Tumor und dem Hirngewebe, so daß die Ventrikulographie durch Lufteinblasung aus der modernen Hirnchirurgie nicht mehr wegzudenken ist.

Am meisten wird Gebrauch gemacht von *stark schattengebenden Kontrastmitteln*. Vor allem spielt das *Wismut* und *Barium* bei der Darstellung des Magen-Darmkanals und das *Jod* bei der Darstellung der Bronchien, der Harnwege, des

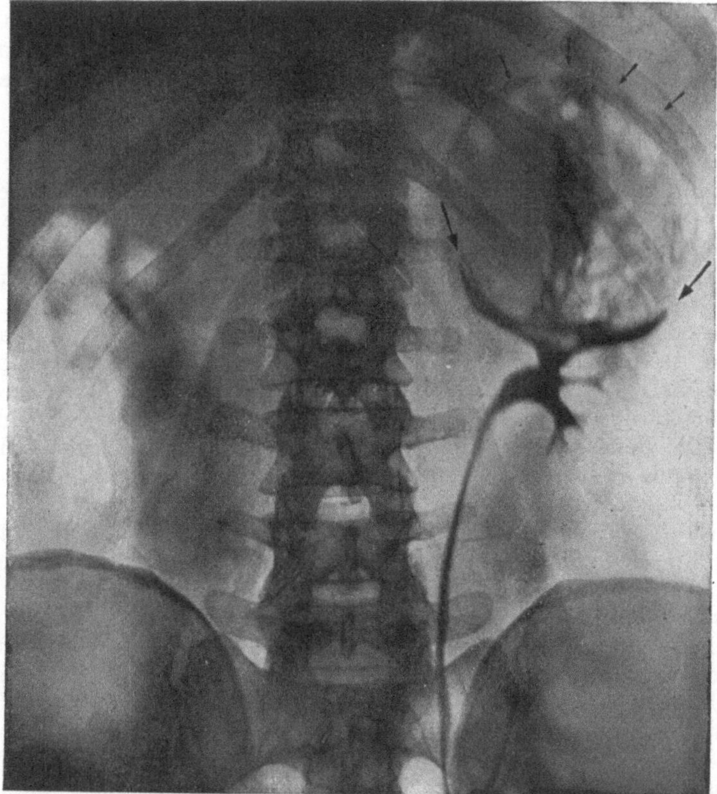

Abb. 65. Retrogrades (Ausscheidungs-)Pyelogramm bei einem Hypernephrom des linken oberen Nierenpoles: Füllungsdefekt der kranialen Kelchgruppe, pokalartige Ausziehung des oberen Nierenbeckenanteiles und Kontrastschatten der Tumorkapsel (Verkalkung?). (Aus GARRÉ-STICH-BAUER: Lehrbuch der Chirurgie, 14. Aufl. 1949.)

Wirbelkanals, der Blutgefäße eine große Rolle. So ist z. B. ein Magenkrebs leicht erkennbar, wenn das gewohnte Füllungsbild des Magens an der Stelle der Krebsgeschwulst einen Füllungsdefekt aufweist. Kommt hiezu dann noch, wie meistens, eine Einengung der Lichtung und die konsekutive Erweiterung des darüber gelegenen Abschnittes des Hohlorgans, wie z. B. die Erweiterung der Speiseröhre oberhalb des Speiseröhrenkrebses, so sind aus der Summe solcher Röntgensymptome Krebsdiagnosen mit hoher Sicherheit abzuleiten. Dadurch, daß man auch durch eine wesentlich verfeinerte Technik, z. B. durch Aufnahme des Schleimhautreliefs und durch gezielte Aufnahmen in verschiedenen Durchleuchtungsrichtungen über vielfache Varianten der Technik verfügt, so können heute oft eben erst beginnende Krebse, z. B. am Abbruch von Schleimhautfalten, oder an dem Nicht-darüber-Hinweggehen der Magen- oder Darmperistaltik über eine starre Partie, mit einer früher kaum vorstellbaren Sicherheit diagnostiziert werden. Welche große Bedeutung die frühzeitige Röntgenuntersuchung des Magens hat, erkennt man aus den Fällen von KONJETZNY (1940), RÖSSLE (1941) u. a., bei denen Carcinome erkannt und erfolgreich behandelt wurden, die erst in der Schleimhaut lokalisiert waren und klinisch noch keine Beschwerden gemacht hatten.

Die dritte Form der Kontrastmitteldarstellung ist die *Röntgenographie durch Ausscheidung* peroral oder intravenös zugeführter Kontrastmittel, vor allem bei der sog. Ausscheidungspyelographie und bei der Cholecystographie. Hier werden jodhaltige Kontrastmittel je nach ihren Begleitsubstanzen durch die Galle in die Gallenwege oder durch die Nieren in die Harnwege ausgeschieden und liefern auf diese Weise sehr charakteristische Röntgendarstellungen der betreffenden Systeme.

Insbesondere hat die Röntgendarstellung der Harnwege große Fortschritte gemacht. Man kann z. B. die ziemlich häufigen Nierentumoren, besonders durch die Kombination mehrfacher Röntgenverfahren (retrograde und Ausscheidungspyelographie) heute leicht diagnostizieren. So sind z. B. Füllungsdefekte einzelner Nierenkelche, Füllungsdefekte des Nierenbeckens, Auseinanderdrängung benachbarter Nierenkelche als Folge dazwischengelagerter Geschwülste, Verdrängung der ganzen Niere oder Ausziehung des ganzen Nierenbeckens durch passive Überdehnung desselben beim Geschwulstwachstum Röntgensymptome (vgl. Abb. 65), die zusammen mit den Funktionsprüfungen und Harnuntersuchungen die Diagnose Nierenkrebs in einem sehr hohen Prozentsatz zu stellen gestatten. So haben wir kürzlich, während sonst die Nierenkrebse im allgemeinen erst von Apfel- oder Faustgröße an diagnostiziert zu werden pflegen, mit Hilfe der Cystoskopie und Pyelographie ein Hypernephrom von noch nicht $1^{1}/_{2}$ cm Durchmesser diagnostizieren und operativ entfernen können.

Neben den Verschattungen und den Füllungsdefekten sind es *Verdrängungserscheinungen im Röntgenbild*, die indirekte Rückschlüsse auf tiefgelegene Krebsgeschwülste gestatten. So sehen wir z. B., wie ein Krebs im Kopf der Bauchspeicheldrüse sich durch den sog. Pelotteneffekt am Zwölffingerdarm durch eine charakteristische Eindellung seines Bulbus verrät. Auch bei dem auf S. 154 beschriebenen Nebennierenmarktumor mit den schweren Blutdruckkrisen war eine Einbuchtung am Duodenum der einzige objektive Anhalt dafür, auf welche Seite der sonst sicher diagnostizierte Tumor gesucht und freigelegt werden müßte. Krebsgeschwülste hinter dem hinteren Bauchfell verraten sich durch charakteristische Verdrängungen sowohl von Magen, wie Dickdarm, wie Nieren. Hirngeschwülste machen sich dadurch bemerkbar, daß bei der Luftfüllung der Hirnkammern Verdrängung derselben nach der der Geschwulst entgegengesetzten Seite erfolgen (s. auch oben S. 510).

Ein weiteres wichtiges, röntgenologisches Hilfsmittel ist der Hinweis auf die *Stenosierung* einer Lichtung *in Kombination mit einer Erweiterung* des darüber gelegenen Hohlsystems. So ist es z. B. für den Speiseröhrenkrebs charakteristisch, daß er einerseits die Lichtung der Speiseröhre auf eine gewisse Strecke bis zu Schnurdicke einengt, andererseits den darüber gelegenen, noch freien Speiseröhrenabschnitt zu einer oft kinderarmdicken Erweiterung zwingt. Besonders sinnfällig ist diese Kombination beim Krebs des Magenausganges, welche einerseits zu einer Pylorusstenose und andererseits, darüber liegend, zu einer hochgradigen Magenerweiterung führt. Bei Dünndarm- und besonders bei Dickdarmkrebsen ist diese Erweiterung der zuführenden Darmschlingen als Folge des nicht überwindbaren Hindernisses so charakteristisch, daß die Ansammlung von Darmgasen einerseits und der Rückstau flüssigen Darminhaltes andererseits zu einem gewissermaßen doppelten Kontrastmittel in der Bauchhöhle ohne künstliche Kontrastmittel führt. Stellt man einen solchen Kranken mit hochgradiger Darmverengerung oder gar schon mit Darmverschluß stehend vor den Röntgenschirm, so zeichnen sich die vielfachen Flüssigkeitsansammlungen nach dem Prinzip der Wasserwaage in vielfach horizontalen *Flüssigkeitsspiegeln* mit darüber gelegenen *Gasblasen* ab. Es ist in solchen Fällen meist leicht, nicht nur den Darmverschluß als solchen, sondern auch den Sitz desselben aus dem Röntgenbild einer solchen „Leeraufnahme im Stehen" zu erschließen.

Über ein völlig neues Prinzip der *Kontrastdarstellung* und Lokalisation von *Hirntumoren* berichtet MOORE (1948). Es wurde beobachtet, daß Hirntumoren eine besondere Affinität für die Absorption von *Fluorescein* haben können. Um das Fluorescein nachweisbar zu machen, wurden *radioaktive Derivate* des Farbstoffes hergestellt. Wegen der kurzen Halbwertszeit wurde das Fluorescein mit 131 synthetisiert. Das verwendete *Dijodfluorescein* wurde ohne toxische Schäden vertragen. Die Lokalisation erfolgt mit dem GEIGER-MÜLLERschen Zählrohr. Das Gebiet über dem Tumor ergibt die höchsten Zählwerte, so daß nach einiger Übung Hirntumoren mit einer einzigen Zählserie lokalisiert werden konnten. Es wird abzuwarten sein, inwieweit dieses Verfahren sich in der klinischen Praxis als brauchbar erweisen wird.

Ausdrücklich sei auch in diesem Zusammenhang noch einmal vor dem radioaktiven Kontrastmittel *Thorotrast* (vgl. 8. Kapitel, S. 339) gewarnt. Es gibt sehr kontrastreiche und damit röntgenologisch ausgezeichnete Bilder. Da es sich aber um eine carcinogene Noxe, deren krebsinduzierende Wirkung inzwischen auch beim Menschen bewiesen ist, handelt, kann seine Anwendung, sofern nicht in kurzer Zeit mit dem Ableben des Kranken gerechnet werden muß, nur selten verantwortet werden. Der Verfasser hat alle Gründe für diese scharfe Ablehnung veröffentlicht (1943, 1948). Eine Arbeit aus der Heidelberger Chirurgischen Klinik über die dort bisher beobachteten Thorotrastschäden ist im Erscheinen (KARCHER 1949).

Gelegentlich kann auch das Röntgenschichtverfahren, die *Tomographie*, für die Geschwulstdiagnostik mit herangezogen werden. Es beruht darauf, daß während der Röntgenaufnahme die Röntgenröhre und der Röntgenfilm wechselseitig gekoppelt, aber in entgegengesetzter Richtung verschoben werden. Auf diese Weise werden alle Punkte in der Schicht der verschieden einstellbaren Drehebene scharf, alle Schichten darunter und darüber unscharf, verwaschen dargestellt. Besonders in Kombination mit anderen Verfahren (gewöhnliche Röntgen-, Kontaktaufnahmen, Stereobilder, Kontrastdarstellungen usw.) leistet das Verfahren auch in der Röntgendiagnostik maligner Tumoren zusätzlich Wichtiges. So bringt es manchen Knochenherd oder zentrale Höhlen inmitten von Verdichtungen, besonders der Lungen, Einengungen der Bronchiallichtung beim Bronchialkrebs oft genug überhaupt erst zur Darstellung (Näheres s. bei JANKER 1938, BEUTIN und WEISSWANGE 1943). Für Kehlkopftumoren behaupten MUNTEAN und KOCH (1940) sogar, daß sie sich durch die Tomographie öfters besser beurteilen lassen als durch die Laryngoskopie. Auch die Frage ihrer Operabilität würde erleichtert.

4. Operativ-diagnostische Methoden
(besonders im Verein mit histologischen Untersuchungen).

Unter den diagnostischen Methoden, die eine, wenn auch nur minimale Verletzung voraussetzen, steht die **Probepunktion** an erster Stelle. Sie wird in vielen Variationen geübt.

Die Sternaltrepanation (SEYFARTH 1923) oder *Sternalpunktion* (ARINKIN 1929, STORTI und BORGHETTI 1931, KIENLE 1943) ergibt diagnostische Aufschlüsse über die Beteiligung des Knochenmarks bei Knochengeschwülsten und Metastasierung von Primärtumoren ins Knochenmark. Aus dem „Myelogramm" (vgl. MALLET 1942) (histologische Darstellung des punktierten Knochenmarkgewebes) läßt sich in manchen Fällen, besonders beim Mammacarcinom, ein metastatisches Befallensein des Sternums feststellen, wenn röntgenologisch noch nichts erkennbar ist. Die Wahrscheinlichkeit oder richtiger Unwahrscheinlichkeit einer positiven Diagnose ergibt sich aus Zahlen des Züricher Pathologischen Instituts (WALTHER 1939). In einer ersten Serie von 2112 Krebssektionen fanden sich 12,5% mit Skeletmetastasen. In einer zweiten speziell auf Metastasen untersuchten auslesefreien Serie von 485 Krebssektionen fanden sich 9,5% Skeletmetastasen, darunter 3,5% Sternummetastasen. Es sind also nur in 3,5% aller Krebsfälle positive Sternalbefunde zu erwarten. Wenn KREYBERG und POPPE (1940) 8% fanden, so liegt das sicher an der Auslese ihrer Fälle. SELBERG (1943) fand in 115 Leichen mit bösartigen Geschwülsten im Sternum nur 13mal Markmetastasen. Am Lebenden und gar in Frühfällen kann daher die „Treffererwartung" nicht groß sein. Stellt man dann noch die Schwierigkeiten der histologischen Diagnostik solcher kleiner Punktate in Rechnung, so kommt man zum Ergebnis, daß die Methode nur dann einen gewissen Sinn hat, wenn schon sichere Knochenmetastasen bestehen. Dann sind 40% Sternummetastasen zu erwarten. Wenn aber die Diagnose „Knochenmetastasen" gesichert ist, dann ist die Sternalpunktion meist überflüssig. Es ist also klinisch für die Tumorzelldiagnostik nicht allzuviel davon zu halten. Anders liegen natürlich die Verhältnisse bei der Diagnostik der „malignen" Blutkrankheiten, der Kontrolle der Hämatopoese, bei der Differentialdiagnose der Anämien, der hämorrhagischen Diathesen usw. (vgl. KIENLE 1943). Hier leistet die Sternalpunktion auch indirekt für Tumordiagnostik und Therapie der Geschwulstkrankheiten Ausgezeichnetes.

Aber nicht nur die celluläre, sondern auch die chemische Zusammensetzung des Knochenmarks liefert in geeigneten Fällen Aufschlüsse über die Veränderungen im krebskranken Organismus. E. PENDL (1946) hat den *Purinstickstoffgehalt des Sternalpunktats* bei malignen Neubildungen untersucht. Er ging aus von der im Tierexperiment erwiesenen Vermehrung der Purinstoffe im Gesamtorganismus und vor allem in der Leber von tumorkranken Tieren. Beim tumorfreien Menschen mittleren Lebensalters fand sich im Sternalpunktat der Mittelwert von 0,102 g-% ($\pm$0,003) Purinstickstoffgehalt. Der Purinquotient $\frac{\text{Purin-N} \cdot 100}{\text{Gesamt-N}}$ ist 3,21 ($\pm$0,11). Bei Carcinompatienten fand sich im Sternalpunktat der erhöhte Wert von 0,256 g-% ($\pm$0,042) Purinstickstoffgehalt, der Purinquotient betrug 8,33 ($\pm$1,54). Im Blut dagegen fand sich nur eine geringe Abweichung. Es kann jedoch nur dann aus der Erhöhung des Purinstickstoffgehaltes ein malignes Neoplasma vermutet werden, wenn Abweichungen der Erythropoese, der Granulocytopoese und das Vorhandensein einer Niereninsuffizienz ausgeschlossen werden können. Wodurch die Vermehrung der Purinstoffe, die bei Metastasierung in stoffwechselaktive Organe besonders stark ist, bedingt ist, läßt sich noch nicht völlig klären. Vielleicht kommt sie durch Speicherung oder durch reaktive Kernstoffwechselsteigerung zustande.

Auch die *Drüsenpunktion* kann im Zweifelsfall zur differentialdiagnostischen Klärung beitragen. Liegt z. B. ein Lymphogranulom vor, so ergibt das Drüsenpunktat Lymphocyten, Lymphoblasten, Retikulumzellen, STERNBERGsche Riesenzellen und Eosinophile (SCHULZ 1942). Beim metastatischen Befallensein einer Drüse findet man im Drüsenpunktat Hinw ise auf die Art der Geschwulst, ihr primärer Sitz kann jedoch meist nicht daraus erkannt werden.

Vielfach wird außer beim Sternum auch sonst die *Knochenpunktion*, zum Teil mit rotierender Kanüle mit anschließender Knochenaspiration ausgeführt.

SNYDER und COLEY (1945) berichten über 567 derartige Aspirationsbiopsien. 82% erbrachten genügend Material für die Diagnose des Tumors. Nur in 14,5% konnte die Typendiagnose nicht gestellt werden.

In manchen Fällen ist zur Sicherung der Diagnose eine *Tumor-* bzw. *Organpunktion* mit nachfolgender cytologischer Untersuchung von Nutzen. TISCHENDORF (1941) bezeichnet die Punktion bei Mediastinal-, Lungen- und Lebertumoren, ferner Knochenmarks- und Drüsenpunktionen als gefahrlos, wenn sie technisch vorsichtig mit der Rekordspritze ausgeführt werden. Bei der histologischen Untersuchung des Punktats ließe sich eine weitgehende Differenzierung der Zellen in carcinomatöse und sarkomatöse Typen vornehmen. Aber meist ist außer der Diagnose Tumorzelle eine nähere Einordnung nicht möglich. Vielfach wird statt der Probepunktion die Probebohrung mit anschließender Aspiration eines Gewebszylinders empfohlen. Im allgemeinen scheint es so, als ob mit diesen Mark-, Drüsen- und Organpunktionen die Internisten (vgl. z. B. FRANCKE 1942) freigebiger sind als die Chirurgen.' Operierende Ärzte halten schon die bloße Möglichkeit einer Krebszellverschleppung in bisher krebszellfreie Gewebe für eine ausreichende Gegenindikation.

Die *Ventrikel-, Suboccipital- und Lumbalpunktion* stellt ein diagnostisches Hilfsmittel dar, wenn ein Tumor im näheren oder weiteren Bereich der Liquorräume vermutet wird. Neben der Untersuchung der cellulären Bestandteile kommt es vor allem auf die Feststellung des Liquordruckes an, der bei Tumoren stark erhöht sein kann. Sowohl die Ventrikel- wie die Suboccipital- und Lumbalpunktion werden dabei oft zugleich dazu benutzt, um durch Lufteinblasung in die Ventrikel eine Ventrikulographie (s. oben S. 510) oder durch Injektion jodhaltiger Kontrastmittel (Lipiodol, Jodipin) eine Myelographie auszuführen.

Als sicherste Bestätigung der Verdachtsdiagnose führt der Chirurg, bevor er eine eingreifende Operation macht, in allen Zweifelsfällen eine **Probeexcision** aus. Er erwartet von ihr die letzte Entscheidung, ob es sich um einen bösartigen Tumor handelt und welcher Art er ist. Dabei ist sich der Operateur im klaren darüber, daß die Diagnostik des Pathologen keine hundertprozentige sein kann, gibt es ja schwierige Grenzfälle, bei denen sich auch mikroskopisch die Malignität nicht sicher entscheiden läßt (HUEBSCHMANN 1947). In solchen seltenen Ausnahmefällen muß das histologische Ergebnis zusammen mit den klinischen Symptomen bewertet werden, um ein möglichst zuverlässiges histologisches Bild zu erhalten. Ja, es gibt Fälle, bei denen von vornherein die klinische und röntgenologische Diagnose sicherer ist als die überaus schwierige histologische Untersuchung, wie dies vor allem beim EWING-Sarkom, bei Seminomen, Lympho- und Retikulosarkomen der Fall sein kann. LEXER (1931) hat eindrucksvolle Beispiele dafür beigebracht, daß besonders bei Knochensarkomen aus histologischen Erkennungsfehlern häufig schwere Folgen (unnötige Amputationen!) entstehen können, und er folgert daraus, daß der klinische Verlauf und häufige Röntgenaufnahmen „stets im Vordergrund zu stehen haben". Speziell für Knochengeschwülste stellt COENEN (1932) einige besondere Forderungen auf: große Stücke, nicht vom Rand (Knochenregenerate!), Mitteilungen an den Pathologen über die Topographie der Stücke usw. COENEN weist besonders darauf hin, daß sich gerade bei den Knochengeschwülsten manche eingreifende Operation z. B. bei Hypernephrommetastasen vermeiden läßt, wenn vorher eine Probeexcision gemacht wird. Auch soll man trotz Probeexcision nach der Radikaloperation das Tumorpräparat zur endgültigen Diagnosestellung dem Pathologen zusenden. Neuerdings geht HELLNER (1948) in seinen Anforderungen an die Probeexcision bei Knochentumoren noch weiter. Er verlangt die Probeexcision „groß, breit und tief genug". An der zusammenhängenden Scheibe solle „außen", „innen", „oben" und „unten" markiert und der Pathologe durch genauen klinischen Bericht umgehend unterrichtet sein.

Bei kleinen, vor allem bei Mamma-, Hodentumoren, kleinen Naevi usw. empfiehlt es sich, von der Herausnahme kleiner Stücke abzusehen und aus der Probeexcision eine totale Excision zu machen. Wir haben es bei Mammacarcinomen mehrfach erlebt, daß im nachher eingesandten Operationspräparat der Radikaloperation nichts mehr von Tumor gefunden wurde. Es bleibt aber in jedem Falle der große Vorteil, daß zwischen Probeexcision und Radikaloperation eine Zellverschleppung sehr viel unwahrscheinlicher geworden ist.

Eine besondere Form der Probeexcision ist die *Probeabrasio*. Sie dient vor allem der Entscheidung, ob ein Uteruscarcinom vorliegt. So fand DOLFF (1936) unter 790 klinisch unverdächtigen Fällen nach Curettage 15mal (= 1,9%) einen Krebs, umgekehrt bei 32 verdächtigen Fällen 27mal (= 84,0%) keinen Krebs. Auch dabei kann es geschehen, daß der diagnostische Eingriff zugleich zum therapeutischen wird, denn es kommt vor, daß ein oberflächlich in der Schleimhaut gelegenes Carcinom dabei völlig ausgeräumt wird (HUEBSCHMANN 1947).

Es hat aber auch an Einschränkungen, ja sogar an *Ablehnung der Probeexcision* nicht gefehlt. Es ist kein Zweifel, die Probeexcision kann schaden. So kann ein „anoperierter" Tumor, z. B. ein Naevus pigmentosus, plötzlich zu wuchern anfangen und zu einem sehr bösartigen Melanom ausarten. Auch bei osteogenen Sarkomen ist Zurückhaltung mit der Probeexcision geboten. Jede Probeexcision setzt eben mit der Wunde zugleich einen Regenerations- und damit Zellteilungsreiz. Außerdem eröffnet sie unvermeidbar Gewebsspalten, Blut- und Lymphgefäße. Sie beschwört damit die Gefahr der Propagierung des Geschwulstwachstums und der Metastasierung herauf. KUETTNER vertrat daher den Standpunkt, daß sogar die kurze Zeit, die zwischen der Probeexcision und der Stellung der Diagnose verstreicht, bereits für das Schicksal des Patienten gefährlich sei (DREYFUS und SCHEIDEGGER 1938). Daß Risiken nicht zu leugnen sind, ergibt sich aus den Untersuchungen von O. SAPHIR (1937). Er machte Abstriche von Messern, die zur Entnahme eines Probeschnittes gebraucht worden waren, und stellte massenhaft Geschwulstzellen fest, die mit Supravitalfärbung als lebend erkannt wurden. Daß diese Gefahren vorhanden sind, ist unbestreitbar, strittig ist nur, wie groß sie sind.

Eine ganze Reihe von Autoren wenden sich gegen die Vorwürfe, die der Probeexcision gemacht werden. So weist ENGELBRETH-HOLM (1942) darauf hin, daß die Radiumstation in Kopenhagen, an der in den letzten Jahren bei 95% der behandelten Geschwulstpatienten eine Probeexcision vorgenommen wurde, nicht mehr Metastasen (Zahlen?) hatte als andere Anstalten, die die Probeexcision selten ausführten. LAUBER und ULLEMEYER (1943) streiten ebenfalls die Gefahr der Wachstumsbeschleunigung und Metastasierung der Geschwülste, hervorgerufen durch die Probeexcision, ab. Natürlich schlägt der Einwand, es seien ja zweifelsfreie Schädigungen noch nie nachgewiesen, nicht durch, denn wer wollte entscheiden, ob eine „Verschlimmerung" Folge der Probeexcision oder Folge der Geschwulstausbreitung sei.

Andere erkennen die Gefahren im Prinzip an, suchen sie aber durch besondere Sicherungen möglichst einzudämmen. DREYFUS und SCHEIDEGGER (1938) fordern die Radikaloperation binnen 24—48 Stunden nach der Probeexcision. Die Autoren warnen zugleich vor einer Überschätzung der sog. Schnellmethode, die nur eine begrenzte Zuverlässigkeit hat. Um die Gefahr der Zellverschleppung möglichst einzuschränken, wird vielfach mit dem elektrischen Messer (s. 12. Kapitel,

S. 546) vorgegangen. Koagulation der Schnittflächen, Verschluß der Lymph-
und Gewebsspalten und Asepsis sind die Vorteile dieser Methode.

Um die Zeit zwischen Excision und anschließender Operation möglichst zu
verkürzen, wurden verschiedene Schnellmethoden (TERRY 1924, SCHULTZ-
BRAUNS 1930, 1932) angegeben. Sie haben den Vorteil, daß die Diagnose gestellt
wird, während der Operateur noch mit der Blutstillung beschäftigt ist, aber den
Nachteil, daß ihr Ergebnis nicht hundertprozentig ist. Für den Wert der Schnell-
methoden sprechen sich aus: CHRISTELLER (1928), SCHERER (1940) (Verfahren
SCHULTZ-BRAUNS). HELLWIG (1942) berichtet von 4326 Biopsien, bei denen die
Schnellmethode (1 Min. Untersuchungszeit) nach TERRY (vgl. auch CHRISTELLER
1928) ausgeführt wurde, wobei sich in 95,4% eine Übereinstimmung zwischen
Schnellmethode und endgültiger Diagnose ergeben hat.

Auch darf nicht vergessen werden, daß gelegentlich — z. B. bei Verdacht auf
Seminom oder Lymphosarkom — eine *Probebestrahlung* besser ist als eine Probeexcision mit unsicherer und schwieriger Diagnose des Pathologen. Die beiden
genannten Tumoren sprechen auf Bestrahlung, wenigstens primär, gut an. Ihr
Rückgang ist auch diagnostisch von Wert.

Schließlich ist auch nicht zu vergessen, daß gelegentlich einmal eine bloße
Probeexcision oder Probeabrasio, besonders bei sekundärem Wundinfekt, erhebliche *Komplikationen* — auch tödliche (Peritonitis und Abrasio) sind beschrieben
— heraufbeschwört.

Der Standpunkt des Verfassers geht dahin, daß in jedem Einzelfall zwischen
dem voraussichtlichen Nutzen und dem möglichen Schaden abgewogen werden
muß. Sicher gibt es Ausnahmefälle, die ohne eine Probeexcision einfach nicht
geklärt werden können. In diesen Fällen ist die Probeexcision im Bereich des
Tumors elektrochirurgisch vorzunehmen, das Material sofort zu untersuchen und
im positiven Falle die Radikaloperation noch in der gleichen Stunde und in der
gleichen Betäubung anzuschließen. Wir sind uns dabei bewußt, daß dieses
Vorgehen größtmöglicher Sicherungen nur im Bereich großer Kliniken mit einem
erfahrenen Pathologen auf dem gleichen Gelände durchführbar ist. Das kann
aber an der Richtigkeit dieses Prinzips nichts ändern.

Die *histologische Untersuchung* probeexcidierten Materials ist heute überall
die Domäne der Pathologen. „Fachpathologe und nicht Gelegenheitsmikro-
skopiker!“, diese Forderung REIMANNs (1930) muß scharf unterstrichen werden.
Die „auswärtigen Einsendungen“ machen einen erheblichen Anteil ihrer In-
stitutsarbeit aus. Auf die speziellen pathologisch-histologischen Methoden, die
Schnellmethoden (s. oben), die Versuche, den Malignitätsgrad zu bestimmen
(vgl. McCARTY 1937, WALTHER 1937, 1939), und andere Hilfsmittel kann in
diesem Buch im einzelnen nicht eingegangen werden. Es wird auf die Spezialwerke von v. HANSEMANN (1897), BORST (1922) usw. verwiesen. Nur wegen
der allgemeinbiologischen Bedeutung sei auf einige weitere Hilfsmethoden verwiesen. SANO und SMITH (1940) z. B. nehmen bei Versagen der histologischen
Diagnostik die Gewebskultur zu Hilfe und konnten so z. B. einen histologisch
amelanotischen Tumor durch den in der Gewebskultur geführten Nachweis stark
pigmentierter Zellen als Melanosarkom identifizieren. In einem zweiten Fall
zeigte das Explantat retikulares Auswachsen der Kultur, so daß die Diagnose
eines retikulären Lymphosarkoms gestellt werden konnte.

Inwieweit das *Elektronenmikroskop* der Krebszelldiagnostik nutzbar gemacht werden
kann, steht noch völlig dahin. GESSLER und GREY (1947) behaupten, gewisse sphärische
Körper nur in Krebsgewebe und niemals in normalen und anderen pathologischen Geweben
haben nachweisen können. Ihr Durchmesser war der von Viren, doch schließen die Untersucher deswegen noch nicht auf eine Beziehung zu denselben.

Wenn alle klinischen Untersuchungsmethoden diagnostisch nicht zum end-gültigen Ziel führen und wenn eine bloße Probeexcision einen großen Eingriff bedeuten würde, so ist der Chirurg in seltenen Fällen einmal zum letzten Hilfs-mittel, zur **Probeoperation** als diagnostischem Eingriff, gezwungen. Das klingt höchst unmodern. Tatsächlich dient heute eine *Laparotomia explorativa* oder eine Probethorakotomie oder Probetrepanation fast immer nur der Frage der Operabilität und nur ganz selten der Diagnose. Die rein diagnostischen Eingriffe kommen an einer mit allen Spezialuntersuchungsmethoden vertrauten modernen Klinik nur noch ganz selten vor. Die Frage der Operabilität freilich ist oft genug buchstäblich erst bei der Autopsia in vivo zu entscheiden und auch da gelegentlich erst im weiteren Verlauf der Operation. Wenn eine als Radikaloperation beab-sichtigte Operation nach Feststellung des genauen. anatomischen Befundes schließlich oft als „Laparotomia explorativa" endigt, so liegt das nicht an der Diagnostik schlechthin, sondern an dem aus anatomischen Gründen verständ-lichen Unvermögen, neben der Grunddiagnose auch den Grad des Übergreifens auf andere Organe oder den Umfang einer regionären Metastasierung im voraus zu bestimmen. In dem Breslauer Krankengut des Verfassers erwiesen sich z. B. von 1281 Magenkrebsfällen 6,9% als von vornherein und weitere 30,7% bei der Operation als inoperabel (vgl. Diss. STANJEK 1936). Es ist klar, das sind Probe-laparotomien nicht der Diagnose wegen, sondern unfreiwillige Probelaparotomien der Inoperabilität wegen. Sicher ist beim Bronchialkrebs der Prozentsatz noch ungünstiger. Aber wer wollte solche Probeoperationen vermeiden, wenn sie die letzte Chance der Heilung bedeuten?

Am Schluß der klinischen Diagnostik wird man fragen, wie hoch ist die *Treffsicherheit der Krebsdiagnose* oder negativ ausgedrückt der Prozentsatz der Fehldiagnosen. Die absolute Ziffer der richtigen Diagnose ist unbekannt. Es hat sich ja auch nie jemand der Mühe unterzogen, sie wenigstens angenähert zu berechnen, obgleich die Ziffer als Maßstab der Leistung und als Motor des Fortschritts sehr wichtig wäre. Der Grund ist klar, die Schwierigkeiten der Ermittelung sind sehr große. Ein Teil der Krebskranken geht unter in dem zwar ständig kleiner werdenden Prozentsatz der Tarnungsgruppen (s. 2. Kapitel, S. 37). Er ist nur bei Sektionen faßbar, aber seziert wird nur ein kleiner, dazu einseitig ausgelesener Hundertsatz, etwa 5—6%. Die Zahlen der Pathologen über „richtige" und „falsche" Diagnosen des Klinikers geben natürlich ein ganz falsches Bild, denn an den Pathologen wird ja vielfach nur das zweifelhafte und diagnostisch unsichere Material eingesandt. Viele Kliniker beschränken die Probeexcision grundsätzlich nur auf unklare Fälle. So bliebe als einzige objektive Kontrolle der Prozentsatz der Fehldiagnosen, wie er bei den Sektionen von Krebskranken ermittelt wird. Er wird verschieden angegeben: LUBARSCH 20%, W. FISCHER 20%. Aber auch dieser scheinbar exakte Prozentsatz ist trügerisch, denn er erfaßt ja die. Geheilten nicht mit, er stellt eine einseitige Auslese von Todesfällen an inneren Organkrebsen — diese suchen ja die großen Kliniken, in denen am meisten obduziert wird, bevorzugt auf — dar. Item, der Prozentsatz ist sicher noch ansehnlich, aber bei den verschiedenen Krebsformen sehr ver-schieden. Das Haut-, Mamma-, Lippen-, Zungen- und Uteruscarcinom wird zwar oft noch verspätet, aber so gut wie immer richtig diagnostiziert. Viele primär falsch beurteilte Krebse werden dann nachher doch noch, wenn auch meist oft zu spät noch richtig erkannt. Am schlechtesten steht es wohl noch mit dem Bronchialcarcinom, welches stets besonders schleichend beginnt und sich so leicht hinter einer Bronchitis, Pneumonie, Absceß, Verdacht auf Lungen-tuberkulose u. ä. versteckt. JEUTHER, KOEPER und PIONTEK (1947), die die

Prager Leichenöffnungen von 1894—1943 bearbeiteten, fanden für das Lungen-carcinom von 1894—1899 100% Fehldiagnosen, für die Zeit von 1940—1943 noch 37%. STAEHELIN (1942) wertete 115 gesicherte Fälle aus, bei denen in 37% eine nicht zutreffende Diagnose gestellt war. DE GRAAF WOODMAN (1948) schätzt sie auf Grund von 116 Fällen heute auf etwa 20%. Immerhin ist es ein hoffnungsvoller Faktor, bestätigt zu sein, daß die Frühdiagnose doch Fortschritte macht. MACCARTY (1939) hat 7179 Resektionspräparate (Magen-, Colon- und Mammacarcinome) aus den Jahren 1918—1930 nach Größe des Tumors und Lymphdrüsenbeteiligung (53, 38 und 62%) durchgemustert und sie in Vergleich gesetzt zu 2155 Krebsen aus den Jahren 1932—1937. Dabei fanden sich relativ viel kleinere Krebse als vor 25 Jahren.

Es soll aber zum Schluß nochmals betont werden: so wichtig allgemeine Prinzipien auch sind, in der Krebsdiagnostik ist die abschließende Diagnostik immer eine spezielle Diagnostik des betreffenden Organs und eine Diagnose des betreffenden Organspezialisten. Aber der Spezialist kann erst diagnostizieren, wenn der Kranke zu ihm kommt bzw. ihm vom Allgemeinpraktiker überwiesen wird. In diesem Punkte liegt eine hohe Gefahrenquelle, das Versäumnis der therapeutischen Stunde. Es bleibt also über alle spezielle Diagnostik, so hoch entwickelt sie auch ist, immer noch das Bedürfnis nach einem irgendwie gearteten *Test*, der auch vom praktischen Arzt etwa durch eine Bluteinsendung in Spezial-laboratorien angestellt werden könnte, um schon bei entferntem Verdacht, ja vielleicht sogar als regelmäßige Kontrolle im „Krebsalter" die Alternative „krebskrank" oder „gesund" zu entscheiden. Seit langem sind alle Blicke auf die Biochemie gerichtet.

5. Biochemische Krebsdiagnostik.

Die bisher besprochene allgemeine Tumordiagnostik reicht so gut wie immer zur endgültigen Diagnose aus. Von den äußeren Krebsen abgesehen, ist diese Diagnostik allerdings meist eine Diagnostik des bereits voll entwickelten, oft sogar fortgeschrittenen Krebses oder gar erst eine Diagnostik seiner Kompli-kationen. Die Sehnsucht geht in Richtung der Frühdiagnose, vor allem des ver-muteten, aber noch verborgenen Krebses. Es ist daher nicht verwunderlich, wenn in einer Zeit, in der z. B. die WASSERMANNsche Reaktion bei der Erkennung der Lues zu großen diagnostischen Fortschritten geführt hat, auch *nach einer spezifischen Krebsreaktion* intensiv *gesucht* worden ist. Tatsächlich hat auch die Biochemie viel Neues zutage gefördert (vgl. HINSBERG 1940, 1941, 1942, v. EULER und SKARZYNSKI 1942, WOODHOUSE 1940, STERN und WILLHEIM 1943). Wenn diese Ergebnisse für die klinische Diagnostik noch nicht viel greifbare Erfolge zeitigten, so liegt dies in der Hauptsache daran, daß dem Kliniker mit einer 90-, ja sogar 95%igen Treffsicherheit noch nicht allzu viel geholfen ist, denn soweit kommt er ja im allgemeinen auch mit seinen primitiveren klinischen Hilfsmitteln. Auch hat er weniger Interesse an Tests, die erst bei fortgeschrittenen Tumoren positiv werden, da er auch hier allein zur Diagnose gelangt. Dagegen hätte er das größte Interesse an einem Test, der frühzeitig, d. h. noch bevor der Tumor überhaupt klinische Erscheinungen macht, 100%ig Krebs oder Nicht-krebs anzeige. Eine solche Methode, die dieser Idealforderung angenäherte Werte ergäbe, ist bis jetzt noch nicht entdeckt. Die allgemein-biologischen Gründe dafür wurden oben (S. 498) auseinandergesetzt.

Speziell biochemisch kommt an Schwierigkeiten noch hinzu, daß im all-gemeinen zuviel rein alternativ gearbeitet wurde, d. h. man hat entweder ganz sicher Krebskranke oder sicher Gesunde zur Austestung herangezogen. Die

Prozentzahlen wurden auf diese Weise relativ günstig. Sobald man aber ein beliebiges Krankengut zur Kontrolle verwandte, zeigte sich sehr oft, daß die angepriesene Reaktion auch bei anderen Krankheitszuständen positiv sein konnte, also nicht krebsspezifisch war. Auch der naheliegende Gedanke, die Resultate durch mehrere gleichzeitige Proben zu verbessern, scheiterte in praxi meist daran, daß schon eine Methode einen großen Aufwand zu erfordern pflegt.

Der Ausgangspunkt der bisherigen biochemischen Krebsdiagnosen ist meist der Eiweiß-, Kohlehydrat- und Fettstoffwechsel des Tumorträgers, vor allem im Bereich der Enzyme und Hormone, die ihn regulieren. Die Substrate, an denen die Untersuchungen angestellt werden, sind Blut, Harn oder Stuhl des zu untersuchenden Patienten.

Unter den *enzymatischen Krebsreaktionen* steht die ABDERHALDENsche **Abwehrproteinasereaktion** an der Spitze. Unter Abwehrfermenten versteht man solche Fermente, die gegen parenteral zugeführtes Protein gerichtet sind. ABDERHALDEN stellte 1907 fest, daß nach parenteraler Zufuhr von Pepton im Serum Fermente zur Wirkung gelangen, die vorher nicht nachweisbar waren. Bereits bei diesen Versuchen war eine große Spezifität der entdeckten Proteinasen auffallend. Man fragte sich, wie ist es denn möglich, daß Abwehrfermente auch gegen körpereigenes Eiweiß gerichtet sein können? Uns scheint, daß dies mit der großen Verschiedenheit der einzelnen Körperzellen nicht erklärt ist, denn schließlich sind ja alle Körperzellen erbgleich, also eiweißchemisch identisch. Nach der Mutationstheorie jedoch ist die Krebszelle eine mutierte, das bedeutet eine erbungleiche und damit sicher eine irgendwie auch eiweißchemisch differente Zelle. Gerät nun eine solche im Protein abweichende Tumorzelle in den Kreislauf, so wirkt sie dort wenigstens in dem abgeänderten Proteinanteil wie fremdes Eiweiß. Auf diese Weise wird es verständlich, daß sie eine Abwehrreaktion auslöst und daß die spezifischen Abwehrproteinasen im Blute nachweisbar werden.

Einen großen Fortschritt bedeutete es, als E. ABDERHALDEN (1930) die Abwehrproteinasen auch im Harn von Krebskranken nachwies. Damit entfiel die sonst häufig nötige Blutentnahme, außerdem stand das zu untersuchende Substrat in großer Menge zur Verfügung. 1941 gelang es MALL und BERSIN, die Abwehrfermente in Krystallform aus dem Harn rein darzustellen. Über den Ort, an dem die Entstehung der Abwehrfermente erfolgt, herrscht noch keine völlige Klarheit. Da pankreaslose Hunde nicht imstande sind, Abwehrfermente zu bilden, vermutet R. ABDERHALDEN (1943), die Abwehrproteine würden in der Bauchspeicheldrüse gebildet.

Für die *Durchführung der Reaktion* (vgl. E. ABDERHALDEN 1944, 1947) wurde zunächst das Verfahren der Dialyse angewandt. Der Stickstoffgehalt des Dialysats wurde nach der Halbmikrokjeldahlmethode bestimmt oder die Eiweißabbauprodukte werden nach RUHEMANN mit Ninhydrin festgestellt. Später wurden verschiedene Abänderungen ausgearbeitet. PREGL arbeitet mit dem Refraktometer, HIRSCH mit dem Interferometer, E. ABDERHALDEN selbst verfolgt den Abbau von Substanzen unter dem Mikroskop.

Der *Arbeitsgang* der heutigen vereinfachten Methode bei Untersuchung des Harns ist (nach E. ABDERHALDEN 1944) etwa folgender: Der Harn wird mit Acetonalkohol gefällt. Der Niederschlag enthält, wenn es sich z. B. um einen Scirrhus des Magens handelt, die spezifisch gegen Magenscirrhus gerichteten Abwehrfermente. Nach Abzentrifugieren wird das Fällungsmittel abgegossen und der Niederschlag gleichmäßig in einer bestimmten Menge von 0,9%iger NaCl-Lösung verteilt. Jetzt wird eine Reihe von Röhrchen mit dem zu untersuchenden Produkt gefüllt. In jedes gibt man ein Eiweißsubstrat hinzu, in diesem Fall getrocknetes Magentumoreiweiß der verschiedenen vorkommenden Typen. Die Röhrchen werden 16 Stunden bei 37° bebrütet, dann zentrifugiert, abfiltriert, es wird Ninhydrin zugesetzt und erwärmt, bis die Violettfärbung eines Röhrchens den positiven Ausfall anzeigt.

Was leistet nun die Reaktion? An 196 Patienten fanden E. ABDERHALDEN und FABIAN (1944) folgendes (s. Tabelle 76).

Wie die Tabelle erkennen läßt, schwankt die Richtigkeit der Diagnose zwischen 78,8 und 86,7%. Zieht man die Fälle von schwerer Kachexie (1. Fehlerquelle) und diejenigen ab, bei denen ein adäquates Substrat fehlt (2. Fehlerquelle), so erhöht sich der Prozentsatz bis auf 92,8%. Nur bei Leber- und Gallenblasencarcinom kam es auf 100%. Für den groben Durchschnitt darf man in der Hand geübter Untersucher mit 80% positiv richtiger Diagnose rechnen.

Dieser Prozentsatz reicht für klinische Zwecke natürlich nicht aus. Man hat daher versucht, die Bildung von Abwehrfermenten durch Reizmittel wie Isaminblau u. dgl. (BECK 1930) oder Röntgenbestrahlung (E. ABDERHALDEN, MARTEN und SPIEGELHOFF 1940) zu provozieren. Wohl gelang es, negative Fälle zu positiver Reaktion zu bringen. Für praktische Zwecke wird aber eine schon unsichere Methode nur noch weiter kompliziert, zumal es sowieso schon erforderlich ist, daß der einsendende Arzt wegen der weitgehenden Spezifität der Abwehrfermente die Lokalisation des Tumors angeben muß. Eine Frühdiagnose eines lokalisatorisch noch unbekannten Tumors ist also von vornherein ausgeschlossen.

Tabelle 76.

Sitz des Carcinoms	Zahl der Fälle	Richtige Diagnose in %	Korrigierte Diagnose in %
Magen	85	78,8	87,0
Darm.	20	85	—
Leber und Gallenblase .	31	100	—
Pankreas . . .	11	81,8	—
Lunge	34	70,6	77,4
Sonstige . . .	15	86,7	92,8

Anhangsweise soll noch die Reaktion nach LEHMANN-FACIUS und WITTING (1934) erwähnt werden. Es handelt sich um eine Ninhydrinreaktion, bei der Patientensera auf ihren Gehalt an Tumoreiweiß geprüft werden, indem man sie mit Normalserum mischt, bei 37° digeriert, danach mit Alkohol enteiweißt und dann im Alkoholfiltrat auf ihren Gehalt an ninhydrin-fähigen Substanzen untersucht. WEISS (1936, 1937) prüfte diese Methode und kam zu dem Ergebnis: 80% der Carcinomseren wurden richtig erkannt (vgl. auch BERNHARD 1939), 88% der klinisch Nichtcarcinomatösen ergaben ein negatives Resultat, 12% waren jedoch positiv. Damit muß auch dieser Methode eine klinische Brauchbarkeit abgesprochen werden.

Eine andere Eiweißmethode ist die BENDIENsche Reaktion (1931), bei der mit Essigsäure-Natriumvanadatgemisch Eiweißkörper des Blutserums ausgeflockt werden. Ihre klinische Verwertbarkeit ist gering (HOGENAUER und GRÖBL 1935, HORVATH 1938).

Die carcinolytische Reaktion von FREUND und KAMINER beruht auf einer Entdeckung, die NEUBERG-Berlin (1910), sowie FREUND und KAMINER-Wien (1910, 1925, 1933) im Jahre 1910 unabhängig voneinander machten. Sie stellten fest, daß das normale Serum des Menschen Carcinomzellen auflöst, dagegen bleiben die Krebszellen erhalten, sofern man sie ins Serum von Krebskranken einbringt. Hierzu kommt noch die Feststellung, daß das Serum Krebskranker die Krebszellen auch gegen die auflösende Fähigkeit normalen Serums schützt. So bleiben Krebszellen in einer Mischung von normalem Serum und Serum Krebskranker unaufgelöst. Die Reaktion macht es auch möglich, zwischen Carcinom und Sarkom zu unterscheiden. Das Serum von Sarkomkranken löst Carcinomzellen auf und umgekehrt.

Diese Feststellung hat eine große Zahl von Untersuchungen darüber ausgelöst, welcher Natur einerseits der Schutz gegen die Auflösung und andererseits welcher Natur das auflösende Agens ist. Die ursprüngliche Annahme von FREUND und KAMINER, daß ungesättigte Dicarboxylsäuren die Krebszellen vor der Wirkung lytischer Faktoren schützten, hat sich später nicht bestätigt. Ohne auf diese noch ungelöste Streitfrage einzugehen, ist vom Standpunkt der praktischen

Brauchbarkeit für die klinische Diagnostik zu sagen, daß auch diese im Prinzip so eindrucksvolle Krebsreaktion in der Praxis der Klinik nicht ausreicht, um die Diagnose Krebs ausreichend zu stützen. Schon die Schwierigkeit in der Grenzziehung zwischen „positiv" und „negativ", die technischen Schwierigkeiten bei der Zubereitung brauchbarer Krebszellaufschwemmungen aus Lebermetastasen, die etwa 15% positiven Resultate beim Freisein von Krebs und umgekehrt die etwa 15% krebsnegativen Resultate bei vorhandenem Krebs lassen, abgesehen von den Schwierigkeiten der Laboratoriumsarbeit, die Resultate für die Klinik zweifelhaft erscheinen. Eine ausführliche, die gesamte Literatur würdigende Darstellung findet sich bei STEIN und WILLHEIM (1943), Autoren, die selbst auf diesem Gebiet viel gearbeitet haben.

Viel Aufhebens entstand in den 30er Jahren um die KLEINsche *Krebsdiagnose* (1934, 1935), die, auf der Entdeckung von FREUND und NEUBERG aufbauend, sogar den „Primärfaktor der Disposition" messen und so zwangsläufig eine Frühdiagnose erzwingen wollte. Es erscheint nicht erforderlich, auf diese auch in die ausländische Literatur übergegangene Reaktion einzugehen, nachdem von BARTHELS (1935, 1936) die Brauchbarkeit der Methodik widerlegt worden ist.

Eine Reaktion, die zeitweise auch praktisch viel geübt wurde (vgl. BERNHARD und KÖHLER 1936, v. FALKENHAUSEN 1933), ist die **proteolytische Reaktion nach FUCHS.** Sie beruht darauf, daß Carcinomserum Fibrin aus normalem Plasma abbaut, nicht aber Fibrin aus Carcinomplasma. Als Substrat wird getrocknetes Eiweiß eines carcinomatösen und eines gesunden Menschen verwendet. Bei Zugabe des zu untersuchenden Serums wird das Carcinomeiweiß nicht abgebaut, wenn das Blut von einem carcinomatösen Patienten stammt, und es wird zu niedermolekularem Eiweiß abgebaut, wenn das Serum von einem nichtkrebskranken Patienten stammt. Nach Mikromethoden werden die kleinen gebildeten Stickstoffmengen bestimmt, außerdem gibt es noch eine Reihe von Modifikationen dieser Methode, die nicht erwähnt werden sollen.

Nach BERNHARD und KÖHLER (1936) hat sich die FUCHSsche Reaktion von allen Carcinomreaktionen am besten bewährt. Die Reaktion ergab bei 247 Kranken mit sichergestellten Carcinomen oder Sarkomen in 129 Fällen = 92,6% ein richtiges carcinompositives Resultat, während bei 164 carcinomfreien Kranken das Resultat in 89,2% carcinomnegativ war. BRANDT (1936) erhielt bei der Untersuchung des Blutes durch FUCHS selbst in 92,5% der Fälle gleichsinnige Ergebnisse. Ein Nachteil ist es, daß bei chronischen Entzündungen und bei präcancerösen Erkrankungen, wie Mastitis chronica, Ulcus ventriculi, Prostatahypertrophie u. dgl. ebenfalls häufig ein positives Ergebnis erzielt wird. Nach einer Zusammenstellung von ROSENTHAL (1939) schwanken bei den verschiedenen Untersuchern die richtigen Diagnosen zwischen 36 und 96%, die unrichtigen zwischen 2 und 46%. Auch ROBINSON und Mitarbeiter (1940), die die Reaktion an 140 Fällen nachprüften, zeigten, daß der Reaktion enge Grenzen gezogen sind. So müsse der Tumor bereits mindestens schon $^{1}/_{2}$ Jahr bestehen, er müsse aktiv fortschreiten, die Kranken dürften weder operiert, noch bestrahlt sein usw. Eine klinische Anerkennung hat sich die Reaktion noch nicht zu erzwingen vermocht.

Die **Bestimmung der Serumlipase nach BERNHARD und KÖHLER** (1936) gestattet gleichfalls die Carcinomdiagnose in einem relativ hohen Prozentsatz. Die Lipasen gehören in die große Gruppe der Hydrolasen und dort wieder zu den Esterasen. Die Lipase des Pankreassekrets spaltet vor allem die Glyceride höherer Fettsäuren und die Ester einwertiger Alkohole. Die Pankreaslipase unterscheidet sich von anderen Lipasen (z. B. der der Leber) durch ihre Resistenz gegen Atoxyl. Während sich die Angaben über Lipasen in Tumorgeweben widersprechen, fand

BERNHARD (1933) die atoxylresistente Lipase im Serum Krebskranker sehr häufig vermehrt. Die Vermehrung geht nach radikaler Entfernung des Tumors zurück und tritt beim Auftreten eines Rezidivs wieder in Erscheinung. Die Lipasevermehrung wird durch das Carcinomgewebe verursacht, das reichlich Lipase enthält und ins Blut abgibt. Bei allen sonstigen Allgemeinschäden nimmt die atoxylresistente Lipase und Gesamtlipase ab. Als Ergebnis der Untersuchungen von 313 sicheren Carcinomfällen wird von BERNHARD und KÖHLER (1936) mitgeteilt, daß in 219 Fällen (= 67,7%) eine Vermehrung, 62mal (= 19,8%) eine Verminderung und 32mal (= 10,2%) normale Werte für die atoxylresistente Lipase gefunden wurde. Der diagnostische Wert für die Erkennung von Haut-, Mamma- und Mastdarmcarcinomen wird betont, beim Magen-, Gallenwegs- und Pankreascarcinom ist das Ergebnis nicht eindeutig. Die Bestimmung fällt auch bei 10% krebsfreien Menschen positiv aus. Bei manchen Zuständen, aus denen unter Umständen ein Krebs entstehen kann, wie Mastopathia chronica cystica, blutende Mamma, Ulcus ventriculi, Gastritis, Stippchengallenblase, Struma, chronische Entzündungen, tritt dieselbe Vermehrung der atoxylresistenten Lipase auf. Die besondere Bedeutung sehen die Autoren in der Hilfe, die ihre Reaktion für die Erkennung eines Rezidivs gibt. Um gerade bei der Beantwortung dieser wichtigen Frage noch eine Unterstützung zu haben, wurde in vielen Fällen außerdem die FUCHSsche Reaktion ausgeführt. Bei gleich positivem Ergebnis beider Reaktionen erwies sich die Sicherung der gewonnenen Diagnose erheblich gesteigert. Auch diese Methode liefert wertvolle Beiträge zur Tumorforschung, ihre klinische Brauchbarkeit scheitert aber, wie bei fast allen Methoden, daran, daß sie auch bei nichtkrebsigen Erkrankungen positiv ausfällt und daß bei 10% der Krebskranken die Reaktion negativ verläuft.

Es lag natürlich nahe, das von der einzelnen Methode nicht Erreichte von der *Kombination mehrerer Methoden* zu erwarten. Der erste, der 5 Reaktionen nebeneinander ausführte, war BERNHARD (1938) (Tabelle 77). Es ließ sich zwar die Treffsicherheit erhöhen, aber trotz des riesigen Aufwandes gelang es auch damit nicht, das Bestehen eines Carcinoms sicher nachzuweisen. Die Hauptfehlerquelle, die krebspositive Reaktion bei krebsnegativen Fällen, konnte auch durch die Kombination von 5 Methoden nur teilweise beseitigt werden. Sie liefert also keine ausschlaggebende Vorteile.

Tabelle 77. *Kombination von 5 Krebsreaktionen.* (Nach BERNHARD 1938.)

Verfahren	Sichere Carcinome			Carcinomfreie Fälle	
	Anzahl	+	—	Anzahl	+
FUCHS	406	89,1%	10,9%	481	25,9%
WALDSCHMIDT-LEITZ	169	87 %	13 %	553	22,5%
LEHMANN-FACIUS	38	71 %	29 %	124	37,9%
FREUND-KAMINER	42	71,2%	28,8%	63	38,1%
BERNHARD	466	84,8%	15,2%	713	30,5%

BERNHARD betont bei dieser Gelegenheit, daß auch diese 5 Methoden das Vorhandensein eines Carcinoms von einem Laboratorium aus festzustellen nicht gestatten. Dagegen haben sie prognostisch eine gewisse Bedeutung. Die Methoden werden nämlich, wenn sie bei einem Carcinomkranken positiv waren, nach Entfernung des Carcinoms in verschieden langer Zeit negativ. Bleiben sie positiv, so kam es „ausnahmslos zu Rezidiven oder Metastasen, wenn auch manchmal erst nach 3 und mehr Jahren".

Wegen ihrer großen Bedeutung für den Phosphatid-, Nucleoproteid- und für zahlreiche sonstige Stoffwechselformen erwartet man besondere Aufschlüsse von *Phosphatasereaktionen* (ALBERS 1938). Im Tumorgewebe selbst wird der Phosphatasegehalt je nach Tumorart sehr verschieden angegeben. Am höchsten scheint er bei osteoblastischen Chondrosarkomen zu sein. Worauf es diagnostisch ankommt, ist die Phosphatase im Serum von Krebskranken. Auch hier sind verständlicherweise die Befunde je nach Art der Geschwulst sehr verschieden. Regelmäßig scheint die Erhöhung beim Prostatakrebs mit Knochenmetastasen zu sein, so daß sie hier bereits für Differentialdiagnose und Prognose mit herangezogen wird (v. EULER und SKARZYNSKI 1942, HINSBERG 1942, STERN und WILLHEIM 1943). Die Methodik der Phosphatasebestimmungen ist inzwischen sehr vereinfacht worden. BESSEY und Mitarbeiter (1946) gaben eine Schnellbestimmung für die alkalische Phosphatase, zu der nur 5 cmm Serum erforderlich sind, an. Später haben HUDSON und Mitarbeiter (1948) auch für die saure Phosphatase eine vereinfachte, die BESSEYsche modifizierende Methode angegeben.

Besondere Hoffnungen werden auf die zu den Phosphatasen gehörenden *Nucleasen* gesetzt. Da die Nucleinsäuren (s. 4. Kapitel, S. 133) zu den hauptsächlichen Bestandteilen der Nucleoproteide gehören, dort für die Gene und Chromosomen die chemisch wichtigste Rolle spielen, so ist zu erwarten, daß auf dem Wege über den enzymatischen Abbau der in Tumoren reichlichen Nucleinsäuren fermentdiagnostische Reaktionen gefunden werden.

Eine den Krebs als Krankheit des Phosphatidstoffwechsels betrachtende krebsdiagnostische Methode stammt von DANNMEYER und Mitarbeiter (1937). Ihre „*Restspannungsmethode*" arbeitet mit alkoholätherextrahiertem Serum, welches mit UV-Licht bestrahlt, dann das Benzolextrakt auf „Restspannung" untersucht wird. Die organischen Phosphatide finden sich im Benzol. Die Phosphorsäure sei der einzige lichtempfindliche Elektrolyt, der in den Benzol übergehe. Es werden sodann erst in Benzol, dann in den Benzol-Serumextrakt zwei Platinelektroden gehängt, von denen die eine mit einem Elektrometer verbunden, die andere geerdet wird. Nach Aufladen bleibt beim Benzol der Elektrometerfaden bei Wegnahme der Spannung (1—1,5 Volt) stehen, beim Benzol-Serumextrakt wandert der Faden nach dem Aufladen nicht bis zu seinem Nullpunkt, sondern bleibt vor demselben stehen. Es wird daraus geschlossen, daß sich im Benzol-Serumextrakt eine Gegenspannung ausgebildet hat, die als „Restspannung" bezeichnet wird. Das Abklingen der Fadenspannung wird mit der Stoppuhr verfolgt, Zeit und Skalenteile werden registriert.

Mit dieser Methode wurden über 700 Seren untersucht. 221 für die Krebsanalyse verwandte Fälle ergaben für krebsfrei und krebskrank jeweils zusammengenommen folgendes Resultat: richtig erkannt 80%, nicht erkannt 14,5%, unentschieden 5,5%. Es kann noch nicht gesagt werden, was von der Methode endgültig zu halten ist, da Nachprüfungen bis jetzt nicht vorliegen.

Von sonstigen Methoden sei vor allem noch die „*polarographische Krebsdiagnostik*" nach WALDSCHMIDT-LEITZ (1938) kurz erwähnt. Sie beruht auf der Anwesenheit eines seiner chemischen Natur nach noch unbekannten Eiweißabbauproduktes, welches im Serum Carcinomkranker vermehrt vorkommt und dort polarographisch kurvenmäßig nachgewiesen werden kann. Auf die Ableitung der Methodik kann hier nicht näher eingegangen werden. Es wird auf die Originalmitteilungen verwiesen. Eine ausführliche Darstellung findet sich außerdem bei v. EULER und SKARZYNSKI (1942). Die Methode wird von BERNHARD (1938) warm empfohlen. Er rühmt vor allem die kurvenmäßig exakte Registrierung, die schnelle Durchführbarkeit der Reaktion (10 Min.) und die 87% (s. Tabelle 77) positiven Resultate. Was aber auch ihrer Einbürgerung entgegensteht, ist die hohe Quote von 22,5% positiven Krebsreaktionen bei sicher krebsnegativen Fällen.

Anderen Methoden, wie der *Glykolyse der Erythrocyten* als Grundlage einer krebsdiagnostischen Methode (ASCOLI und INDOVINA 1934), sowie den *Fällungs-*

und Trübungsreaktionen von BENDIEN (1931) und KAHN (1927) sprechen so erfahrene Biochemiker wie V. EULER und SKARZYNSKI (1942) jeden praktisch-klinischen Wert ab.

Die Liste der Carcinomreaktionen ist damit keineswegs erschöpft. Sie ist ja schier unerschöpflich. Vor allem zwischen 1910 und 1940 erschienen eine Fülle von Arbeiten, die alle den Drang nach einem Universaltest widerspiegeln. Da sich keine einzige dieser Reaktionen durchzusetzen vermocht hat, hat es keinen Sinn, im einzelnen auf sie einzugehen. Sie finden sich bei WILLHEIM und STERN (1943), die selbst beide große Erfahrung auf dem Gebiete der Biochemie der Tumoren besitzen, eingehend gewürdigt. Nur zum Weiterfinden seien die Namen der Autoren, die solche Reaktionen angegeben haben, aufgeführt. Sie beginnen mit der Meiostagminreaktion (ASCOLI 1910) und führen über den DAVIS-Test (1913), die Reaktion von SEHRT (1928), von V. NOËL (1931) von SACHS (1932), von LINKS (1934) bis zum MENDELÈEFF-Test (1938). Erst in jüngster Zeit scheint die Suche abzuebben.

Die WASSERMANN*sche Reaktion* war bei Carcinomen in etwa $^1/_7$ und bei 61 Sarkomen in $^1/_5$ der Fälle positiv (MATSUMURA 1934), doch ließ sich in etwa der Hälfte der positiven Fälle eine Lues klinisch oder bei der Obduktion ausschließen. Die Kasuistik über das Zusammentreffen von Lues und Carcinom ist sehr umfangreich. Man wird aber bei der großen Verbreitung der Lues einerseits und der Häufigkeit des Krebses andererseits an ein ursächliches Zusammentreffen nur dann denken dürfen, wenn das Zusammentreffen häufiger ist, als es nach der statistischen Berechnung zu erwarten ist und wenn metaluetische Erkrankungen eine Präblastomatose bedingen, wie dies bei alten syphilitischen Geschwüren u. dgl. anzunehmen ist.

Was dem Nichtbiochemiker auffällt, ist der Umstand, daß so viel biochemische Krebsreaktionen an 90% Treffsicherheit herankommen, ohne daß eine einzige, auch nicht durch Auslese des Materials, 100% erreicht. FUCHS und KOWARZYK (1936) diskutieren die Frage, ob die Parallelität der Fehldiagnosen bei verschiedenen serologischen Methoden nicht vielleicht auf eine gemeinsame Fehlerquelle schließen läßt. Man müßte daran denken, daß auch bei „denkbar höchster Verfeinerung der Methode ein *biologisch vorgeschriebener Grenzwert der Spezifität*" zukomme, da sich die Krebszelle von der Körperzelle „serologisch nicht scharf genug unterscheidet", so daß der endgültige Erfolg versagt bliebe. Auf Grund serologischer Untersuchungen mit embryonalen, normalen und malignen Zellen kommen die Autoren zu dem Ergebnis, daß die Tumorzelle — und zwar jede! — „als eine Embryonalzelle auf bestimmter ... stofflicher Differenzierungsstufe" mit Abstand sowohl von der ausdifferenzierten Körperzelle, als auch von der Spermazelle anzusehen sei. Die Untersucher kommen also auf rein serologischem Wege zu demselben Ergebnis, zu dem auch Morphologie, Biochemie und alle anderen Wege geführt haben, nämlich zur Feststellung, daß die Tumorzelle nie die volle Differenzierungshöhe der Ausgangskörperzelle erreicht. Uns selbst möchte es daher für durchaus möglich erscheinen, daß die 10—15% Fehldiagnosen auf Konto jener Krebsfälle gehen, die doch noch so hoch differenziert sind, daß sie serologisch bereits der Körperzelle nahe genug stehen, um ein serologisch negatives Resultat zu liefern. Die Frage könnte, so scheint uns, durch eine Analyse der bei der FUCHSschen Reaktion negativen, klinisch aber positiven Krebsfälle geklärt werden. Jedenfalls aber muß damit gerechnet werden, daß weitere Verfeinerungen der Methoden ihre Grenze im biologischen Charakter relativ ausdifferenzierter Tumorzellen finden. Träfe dies zu, so wäre umgekehrt eine negative FUCHS-Reaktion ein prognostisch günstiges Zeichen.

Unbeschadet ihrer in theoretischer Hinsicht hohen wissenschaftlichen Bedeutung haben all diese biochemisch-diagnostischen Methoden des Krebses sich im klinisch-praktischen Sinn für die Früherkennung des Krebses noch nicht durchzusetzen vermocht. Nicht zuletzt liegt das, abgesehen von dem Fehlerquellenversagen, auch daran, daß die Methoden „nicht in jedem beliebigen Laboratorium ausgeführt werden können", daß man sich „nie auf einzelne, nur einmal ausgeführte Reaktionen verlassen" darf und daß zu ihrer Durchführung

„zur Zeit noch ein großer Stab von gut eingearbeiteten Mitarbeitern notwendig" ist, abgesehen von den „methodischen Vorbereitungen, die nur wenigen Laboratorien zur Verfügung stehen" (HINSBERG 1941).

Es erhebt sich natürlich die Frage: Hat es überhaupt einen Sinn, auf biochemisch-fermentative Methoden zu bauen, nachdem keine einzige über 90% positiver Werte hinausgekommen ist? Vom Standpunkt der Mutationstheorie aus muß der Sinn solcher Bemühungen trotz ihres bisherigen Scheiterns unbedingt bejaht werden, denn abgesehen von dem wissenschaftlichen Nutzen, den der Einblick in das Fermentgeschehen der Tumorzellen gebracht hat, muß grundsätzlich mit der Möglichkeit 100% alternativ-sicherer Tests biochemischen Charakters gerechnet werden. Da die Krebszellen als mutierte Zellen in ihrem Zellerbgut irgendwie, wahrscheinlich im Bereich ihrer Kernnucleoproteide, von den Ausgangskörperzellen abweichen, ist gerade im Fermentgeschehen, welches ja allen Zellen gemeinsam ist, auch eine Fermentabweichung überaus wahrscheinlich. Die Frage dürfte nur sein, ob sie auch alternativ biochemisch faßbar sein wird.

Daß Krebszellen wirklich andere und vom Körpereiweiß verschiedene Proteine liefern können, dafür gibt es einen — bis jetzt allerdings nur einen Beweis, das sind der BENCE-JONES*sche Eiweißkörper* und die sonstigen Störungen in der Zusammensetzung der Bluteiweißkörper bei multiplen plasmacellulären Myelomen oder besser gesagt *Plasmocytomen.* Hier handelt es sich um eine alternative Spezifität: alle Plasmocytome produzieren dieses Protein bzw. andere Globulinabweichungen, alle übrigen Gewebe und alle übrigen Geschwülste produzieren sie nicht. Glücklicherweise ist dieses BENCE-JONES-Protein auch eindeutig faßbar: es fällt aus dem sauren Urin schon bei 50—60⁰ aus, um sich bei höherer Temperatur wieder zu lösen. Auch die speziellen Globulinunterfraktionen sind vor allem durch die *Elektrophoresediagramme* (vgl. Abb. 62, S. 405) gut erfaßbar. Diese differenten Proteine sind zugleich der sinnfällige Beweis dafür (vgl. auch 9. Kapitel, S. 405), daß der Vorgang, der die Körperzelle sich zur Krebszelle umzuwandeln zwingt, eine erbstrukturelle Änderung im Zellerbgut gesetzt haben muß, haben ja alle in sich erbgleichen Ausgangszellen diese Proteine nicht, alle von der mutierten Urtumorzelle abstammenden, in sich weiterhin dann wieder erbgleichen Geschwulstzellen diese Eiweißkörper ausnahmslos und irreversibel. Die so gut wie stets vorhandene Hyperproteinämie ist dann eine sekundäre, ebenso wie die klinischen und pathologisch-anatomischen Folgen dieser Paraproteinosen (APITZ 1940).

Dieser BENCE-JONESsche Eiweißkörper, die Globulinabweichungen, die Tatsache der ABDERHALDENschen spezifischen Abwehrproteinasen gegen andersartiges Eiweiß, der vermehrten Lipasen im Serum Krebskranker, der carcinolytischen Eigenschaften, die Tatsache, daß Serum Carcinomkranker Fibrin aus normalem Plasma abbaut (FUCHS), alle diese Tatsachen rechtfertigen, trotz der vorläufigen Unvollkommenheiten ihrer Methoden, das Bestreben, auf fermentativem Wege nach Reaktionen zu suchen, die die Anwesenheit abgeänderter Proteine (als Ausdruck der biologischen Mutation an den Erbstrukturen der Ausgangszellen) auf dem Wege ihres fermentativen Abbaues oder ihrer Abbauprodukte nachweisen können.

Während es bei den fermentativen Reaktionen von vornherein wahrscheinlich ist, daß sie bei der allgemeinen Bedeutung des Enzymstoffwechsels im Prinzip allen Tumorzellen zukommen können, ist die **hormonale Krebsdiagnostik** von vornherein beschränkt auf Geschwülste endokriner Organe und Geschwülste von Organen unter hormoneller Induktion. Bezüglich der Einwirkungen **von**

Hormonen auf Krebsentstehung und Krebswachstum muß auf das 4. Kapitel (S. 140) verwiesen werden. Hier handelt es sich nur darum, inwieweit aus hormonaler Änderung im carcinomkranken Organismus diagnostische Schlüsse gezogen werden können. Man muß daher von vornherein einen Unterschied machen zwischen den Symptomen, die dann entstehen, wenn ein endokrines Organ von einem Tumor ergriffen und dadurch zu hormoneller Dysregulation gezwungen wird, und zwischen Symptomen, die infolge der Anwesenheit einer malignen Neubildung als allgemeine Regulationsstörungen des Stoffwechsels entstehen.

Das Musterbeispiel einer Geschwulst, die sich diagnostisch durch eine hormonelle Reaktion verrät, ist das maligne *Chorionepitheliom* (s. STÖCKL 1935). Bekanntlich vermag Schwangerenharn bei infantilen oder kastrierten Nagetierweibchen den Oestrus zu erregen (ASCHHEIM-ZONDEK*sche Schwangerschaftsreaktion*), (Treffsicherheit 98% !), und zwar genau in gleicher Weise, wie es sonst die Injektion von Prolan, dem gonadotropen Hormon aus dem Hypophysenvorderlappen, bewerkstelligt. Dieselbe Reaktion wird nun auch durch Harn von Kranken ausgelöst, wenn sich bei der Placentabildung von den in die mütterliche Decidua eindringenden fetalen Chorionepithelien der Chorionzotten aus ein gutartiger (die sog. Blasenmole) oder ein bösartiger Tumor (sog. malignes Chorionepitheliom) entwickelt. Diese ASCHHEIM-ZONDEKsche Reaktion wird nach radikaler Entfernung des Chorionepithelioms späterhin negativ, um bei Auftreten eines Rezidivs oder von Metastasen wiederzukehren. Es gibt auch Spätfälle, bei denen zwischen Schwangerschaft und Geschwulstbeginn eine lange Zwischenzeit gelegen ist, ebenso auch Fälle, in denen es sich auf dem Boden von Teratomen (vgl. Fall FENSTER 1934) entwickelt.

Ist die „Schwangerschaftsreaktion" bei einer Geschwulst eines unter der gonadotropen Hormonwirkung stehenden weiblichen Organs, wie des Uterus, verständlich, so ist es auf den ersten Blick erstaunlich, daß es eine positive „Schwangerschaftsreaktion" auch bei Geschwülsten des Mannes gibt. Nun, dieses Paradoxon klärt sich auf, wenn man bedenkt, daß der „Schwangerschaftsreaktion" nicht die Schwangerschaft als solche, sondern die vermehrte Ausschüttung des gonadotropen Hypophysenhormons zugrunde liegt. Dieses den Keimdrüsen übergeordnete gonadotrope Hormon wird auch beim Manne schon physiologisch und vermehrt dann gebildet, wenn Keimdrüsengeschwülste vorhanden sind. Die vermehrte Prolanausscheidung beim Mann wird dadurch umgekehrt zu einem diagnostischen und prognostischen Hilfsmittel vor allem bei genitalen Krebsen des Mannes, vor allem beim *Seminom*, dieser eigenartigen großzelligen, teratomartigen Hodengeschwulst. Insbesondere ist die *Prolanreaktion*, wie man sie zweckdienlicher nennen sollte, für die fortlaufende Kontrolle solcher Kranker nach der Operation von großem Wert als Test für die Heilung bzw. für ein Rezidiv oder Metastasen. BLÜMEL (1935), ein Breslauer Mitarbeiter des Verfassers, hat darüber mehrfach berichtet (vgl. auch OBERNDORFER 1935, GUOIN 1938). Auch Metastasen lösen eine positive Reaktion aus, sie können dann an der Kontrolle der Reaktion erkannt und häufig erfolgreich mit Röntgenstrahlen behandelt werden. Wenn die Reaktion auch bei tuberkulöser Epididymitis und Orchitis bei Mumps, ferner auch in seltenen Fällen von Hirntumoren positiv ausfällt, so bereitet dies doch keine Schwierigkeiten, da die genannten Krankheiten differentialdiagnostisch leicht abgegrenzt werden können.

Am stärksten scheint die Prolanausschüttung beim *Chorionepitheliom des Mannes* zu sein: 35000 Mäuseeinheiten (!), also das über dreifache des Höchstwertes bei Schwangerschaft im Falle von HEIDRICH, FELS und MATTHIAS (1930). Seine hormonale Aktivität geht auch aus der begleitenden Gynäkomastie hervor. Auf den rapiden Verlauf (bis zum Tode $8^{1}/_{2}$ Wochen Krankheitsdauer!) und die im Verhältnis zur Kleinheit des Primärtumors im Hoden (Erbsgröße! grotesk) ausgedehnte Metastasierung wurde bereits im 1. Kapitel (S. 20) unter Erwähnung einer Beobachtung von Jüngling (1937) hingewiesen. Die besonders hohe Prolanausscheidung ist nicht nur beweisend für die biologische Aktivität, auch der Metastasen, sondern auch prognostisch ein Hinweis auf die in kurzer Frist infauste Prognose.

In letzter Zeit schien plötzlich von ganz unerwarteter Seite her eine neuartige Krebsdiagnostik sich zu eröffnen, die sogar Vorkrebsstadien zu erfassen versprach. Unter den Wirkstoffen der Hypophyse spielt neben dem gonadotropen Vorderlappenhormon auch noch das dem Mittellappen zugeschriebene, bei Kaltblütern in den Farbwechsel („Hochzeitskleid" der Ellritze z. B.) eingreifende *Melanophorenhormon* für die Krebsdiagnostik eine gewisse Rolle, seit Rodewald (1938) entdeckte, daß das aktive Hormon in der Hypophyse Krebskranker vermindert und das inaktive vermehrt ist. Beim Menschen spricht einiges dafür, daß es Beziehungen zum Farbstoffwechsel hat. Auf die gelegentlich paradoxe Fettsucht von Krebskranken und ihre Beziehung zur Hypophyse (Matthias 1931) wurde schon im i. Kapitel (S. 20) hingewiesen. Was nun die Brücke zur Krebsdiagnostik zu schlagen schien, war die weitere Behauptung von Rodewald (1936, 1937, 1938), daß sich im Blut von Krebskranken ein *Antihormon gegen das Melanophorenhormon* nachweisen läßt, welches bei Sarkomkranken nicht vorkommt. Dieses im Blute reichlich vorhandene Antihormon würde durch den Urin ausgeschieden (Rodewald 1942). Dasselbe wurde auch für Spontan- und Reiztumoren bei Tieren (Krebs und körpereigenen Zellen!), dagegen nicht bei Impf- und nicht bei Virustumoren (Krebs durch körperfremde Zellen!) angegeben. Bei Spontan- und Reiztumoren von Tieren soll die Antihormonbildung schon im präcancerösen Stadium erfolgen. Diese Befunde wurden im gleichen Institut durch v. Dehn (1944) einer nochmaligen Nachprüfung unterzogen (158 Sera, darunter 2 Sarkom- und 55 Carcinomseren). Sie fand den Hemmstoff bei 22% der Carcinom- und bei 72% der Nichtcarcinomseren. Die Befunde von Rodewald sind also nicht bestätigt worden.

Auch für *das thyreotrope Hormon* wurde berichtet (vgl. Eitel 1938), daß das Blut Stoffe enthalten soll, die seine Wirkung auf die Schilddrüse aufheben. Man nennt diese ihrer chemischen Natur nach unbekannten Stoffe daher *antithyreotrope Stoffe*. Der biologische Test ist die Reaktion der Meerschweinchenschilddrüse (Epithelproliferation und Kolloidschwund) auf die 6tägige intraperitoneale Injektion des zu prüfenden Serums mit zusätzlicher Injektion von je 5 Mäuseeinheiten thyreotropen Hormons am 5. und 6. Tag. Bei 28 Carcinomen fand Eitel die antithyreotrope Reaktion in 75% vorhanden, und zwar in 60,7% stark, in 14,3% mäßig und in 25% nicht vorhanden.

Es war darnach die Frage gegeben, ob bei Krebskranken auch gegen andere Hypophysenhormone Schutzstoffe gebildet werden. Rodewald (1939) prüfte die Frage, ob die Wirkung gonadotropen Hormons des Hypophysenvorderlappens durch Serum Krebskranker gehemmt würde. Sie spritzte infantilen Mäusen das zu untersuchende Serum und dann 1 Einheit gonadotropes Hormon (Preloban Bayer) ein. Getestet wurde das Ovar (Follikel, Blutpunkte, Corpora lutea). An allerdings nur 8 Krebskranken fand sie eine deutliche Hemmung der Hormonreaktion durch das Carcinomserum, während Seren anderer Kranker die Hormonreaktion regelmäßig verstärkten. Rodewald schloß aus ihren Versuchen, daß die Hemmung der Hormonwirkung durch „ein gegen den gonadotropen Faktor gerichtetes Antihormon im Carcinomserum hervorgerufen wird". Für eine antigonadotrope Wirkung von Carcinomserum schienen auch Untersuchungen von Flaks und Ber (1938), von Merten und Schöneck (1942) zu sprechen.

Später hat v. Dehn (1944) die Untersuchungen von Rodewald am gleichen Institut wieder aufgegriffen und, sowohl was die Zahl der Seren von Krebskranken (60 Carcinomseren und 1 Sarkomserum) und Nichtkrebskranken (64) anlangt, als auch hinsichtlich der Testmethoden auf eine breitere Basis gestellt. Verwendet wurden der Corpus luteum-, der Allen-Doisy-Test und die Gewichtszunahme der Ovarien. Zwar hemmten die Carcinomseren in 79% der Fälle die Wirkung des gonadotropen Hormons bezüglich der Corpus luteum-Reaktion und der ovariellen Gewichtszunahme bei unbeeinflußtem Allen-Doisy-Test, doch wurde die gleiche Hemmung in 65% auch bei Nichtcarcinomseren festgestellt. Darnach ist die antigonadotrope Wirkung nicht krebsspezifisch und eine krebsdiagnostische Auswertung damit hinfällig.

Zusammenfassung. In der Krebsbekämpfung kommt der *Krebsdiagnostik* große Bedeutung zu. Die richtige Grund-, Organ- und Stadiendiagnose ist die *Voraussetzung jeder Therapie*. Das Ziel aller Krebsdiagnostik, die *Früherkennung*, ist nur bei den äußerlich erkennbaren und den dem Auge und Tastfinger leicht zugänglich zu machenden inneren Krebsen der oberen Luft- und Speisewege, des Genitaltraktes und des Mastdarmes erreichbar. Bei allen wirklich inneren Krebsen bleibt das Stadium des ersten Krebskeimes so gut wie immer latent und daher diagnostisch schwer erfaßbar.

Die große Mehrzahl der Krebse sind innere Krebse. Ihre ersten Symptome sind fast immer bereits Symptome des Umsichgreifens (Einbruch in die Nachbarschaft, Lichtungsverengerung, Schmerzen durch Infiltration schmerzsensibler Gewebe). So ist nur zu oft die Diagnostik des Krebses bereits eine *Diagnostik seiner Komplikationen*.

Die Krebsdiagnostik wird noch ganz beherrscht von der *allgemein-klinischen Diagnostik* (Erhebung der Vorgeschichte, Inspektion, Palpation, indirekte Laboratoriumstests usw.) und von der speziellen Organdiagnostik, bei der die großen Fortschritte der letzten 50 Jahre hinsichtlich aller Methoden der Endoskopie, der zahllosen Röntgenverfahren nur zum Einsatz gelangen. In einem immer noch beachtlichen Teil der Fälle muß noch zu operativ-diagnostischen Methoden (Punktion, Excision) gegriffen werden, um sodann die histologischen und cytologischen Methoden das entscheidende Wort sprechen zu lassen.

Es ist unbestreitbar, daß die *Trefferzahl richtiger Diagnosen* in ständigem Steigen begriffen ist und daß auch die Frühdiagnose, z. B. bei den praktisch so wichtigen Krebsen des Magens, des Uterus, des Darmkanals usw. erfreuliche Fortschritte aufzuweisen hat. Das Schwergewicht der Bemühungen um weitere und noch frühere Früherfassung wandert immer mehr hin zu den erstuntersuchenden Ärzten, den Praktikern und zur Aufklärung des Publikums über die Frühsymptome der häufigeren Krebserkrankungen (s. S. 638).

Immer aber wird ein Rest des Unbefriedigenden bleiben. So ist die Sehnsucht nach einem irgendwie gearteten *Allgemeintest*, der „krebskrank" oder „krebsfrei" alternativ entscheidet, groß und verständlich. Ein solcher Test würde voraussetzen, daß die Krebszellen irgend etwas Abweichendes produzieren oder etwas Normales nicht produzieren. Da die Krebszellen sehr, sehr viele Funktionen des Organismus „mitmachen", so werden bei der Billionenzahl von Körperzellen abweichend sich verhaltende Zellen erst „auffallen", wenn sie eine gewisse Mindestzahl erreicht haben. Mit anderen Worten, solche Tests werden positiv erst werden, wenn die Geschwulst eine gewisse Größe erreicht haben wird. Tatsächlich werden die beiden bisher besten Krebsproben, die Phosphatasereaktion beim Prostatakrebs und die Elektrophoresediagramme bei den Plasmocytomen, erst verwendbar, wenn das Prostatacarcinom bereits metastasiert und das Plasmocytom systematisiert geworden ist.

Aber auch wenn wir einen serologischen Test z. B. besitzen sollten, der den Krebs schon auf dem Stadium von erst ein paar Hundert Krebszellen diagnostizierbar machte, so bliebe immer noch die das schwierige *Problem der lokalistischen Auffindung* des noch „stummen" Krebsleidens. Jeder erfahrene Kliniker kennt jene Fälle von bestätigten Metastasen, bei denen die Auffindung des Primärtumors manchmal die größten Schwierigkeiten bereitet. So kann der Kliniker angesichts der bisherigen Entwicklung der letzten 30 Jahre und in Hinblick auf die biologischen Voraussetzungen positiver Tests sich einer gewissen Skepsis nicht erwehren.

Soweit bis jetzt Methoden mit einer gewissen Treffsicherheit vorliegen, stützen sie sich alle auf die *Untersuchung von Enzymstörungen*, d. h. auf den Nachweis von Enzymen, die sonst im Blute nicht vorhanden sind oder quantitativ oder qualitativ abweichen. Eine biochemische oder serologische Methode, die mehr als 90% richtige Resultate ergibt, ist bis jetzt nicht gefunden. 90% Treffsicherheit reichen aber für den Kliniker nicht aus, denn so weit kommt er mit seiner bisherigen klinischen Diagnostik auch ohne Allgemeintest. Immerhin wären natürlich 90% einer bestätigenden Probe auch schon sehr nützlich. Was aber all diese Methoden an ihrer Allgemeinverbreitung gehindert hat, ist der Umstand, daß sie immer auch *positive Resultate bei krebsnegativen Fällen* ergeben, also den Arzt auch in die Irre führen können. Es kommt hinzu, daß zur Durchführung all der empfohlenen Methoden ein erfahrener Spezialistenstab, eine einwandfreie Substratgewinnung und große Erfahrung gehören.

Aber trotz aller nur zu verständlichen Skepsis bleibt das Problem einer serologischen, biochemischen oder biophysikalischen Probe auf beginnenden Krebs weiterhin als eine große Aufgabe für Naturwissenschaft und Medizin.

Literatur.

ABDERHALDEN, E.: Abwehrfermente, 7. Aufl. Dresden u. Leipzig 1944. — Schweiz. med. Wschr. **1946**, Nr 3, 47. — ABDERHALDEN, E. u. G. FABIAN: Fermentforsch. **17**, H. 4. (1944). — ABDERHALDEN, R.: Vitamine, Hormone, Fermente. Berlin u. Wien 1943. — ACKERMAN, L. V. and J. A. DEL REGATO: Cancer. Diagnosis, Treatment, Prognosis. St. Louis 1947. — ADAIR, F. E.: Surg. etc. **62**, 406 (1936). — ALBERS, H.: Z. ges. exper. Med. **104**, 146 (1938). — ALBRECHT, H. U.: Die Röntgendiagnostik des Verdauungskanals. Leipzig 1931. — APITZ, K.: Virchows Arch. **306**, 631 (1940). — ARINKIND, M. J.: Fol. haemat. (D.) **38**, 233 (1929). — ASCOLI, M.: Münch. med. Wschr. **1910**, 62. — ASCOLI, M., D'ALESSANDRO u. INDOVINA: Klin. Wschr. **1934**, 703. — ASCOLI, M. u. R. INDOVINA: Klin. Wschr. **1934**, 956. — ASSMANN, H.: Die klinische Röntgendiagnostik der inneren Krankheiten. Leipzig 1928. — AULER, H. u. H. MARTIUS: Diagnostik der bösartigen Geschwülste. München 1941.

BARTHELS, C.: Arch. klin. Chir. **183**, 203 (1935). — Beitr. klin. Chir. **163**, 624 (1936). — BAUER, K. H.: Dtsch. med. Wschr. **1920** I. — Dtsch. Z. Chir. **162** (1921). — In KIRSCHNER-NORDMANN, Chirurgie, Bd. 1. 1925. — In BRUGSCH-LEWY, Biologie der Person, Bd. 3. 1927.— In JUSTS Handbuch der Erbbiologie des Menschen, Bd. 3, S. 105. 1940. Bd. 4, Teil 2, S. 1122. 1940. — Chirurg **15**, 204 (1943). — BECK, ST.: Fermentforsch. **11**, 501 (1930). — BEGEMANN, H.: Ärztl. Forsch. **2**, 146 (1948). — BENDIEN, S. G. T.: Spezifische Veränderungen des Blutserums. Jena 1931. — BERG, H. H.: Die Röntgenuntersuchungen am Innenrelief des Verdauungskanals. Leipzig 1931. — BERNHARD, FR. u. K. KÖHLER: Z. Krebsforsch. **38**, 450 (1933). — Arch. klin. Chir. **193**, 543 (1938). — Dtsch. med. Wschr. **1939**, 1596. — BESSEY, O. A., O. H. LOWRY and M. J. BROCK: J. biol. Chem. (Am.) **164**, 321 (1946). — BEUTIN, H. u. W. M. H. WEISSWANGE: Röntgenprax. **15**, 161 (1943). — BLÜMEL, P.: Zbl. Chir. **62**, 3019 (1935). — Med. Welt **1935**, Nr 51. — BOAS, J.: Mitt. Grenzgeb. Med. u. Chir. **15** (1905). — Die Lehre von den okkulten Blutungen. Leipzig 1914. — BORST, M.: Pathologische Histologie. Leipzig 1922. — BRANDT, E.: Z. Krebsforsch. **43**, 376 (1936).— BROICHER, J. u. A. KOCH: Dtsch. Arch. klin. Med. **191**, 317 (1943). — BRUNNER, W.: Dtsch. Z. Chir. **258**, 540 (1944). — BUCHER, A.: Schweiz. med. Wschr. **1936**, 30.

CATHIE, J. A. B.: Schweiz. med. Wschr. **1945**, 15. — CHRISTELLER, E.: Klin. Wschr. **1928**, 449. — COENEN, H.: Zbl. Chir. **1932**, 66. — CURTH, H. O.: Arch. Surg. (Am.) **47**, 517 (1943).

DANNMEYER, F., J. SCHUBERT, L. TREPLIN u. E. SCHNOHR: Acta path. et microbiol. scand. (Dän.) **14**, 24 (1937). — DANNMEYER, F. u. L. TREPLIN: Z. Krebsforsch. **45**, 319 (1937). — DAVIS, T. G.: Berl. klin. Wschr. **1913**, 1312. — DEHN, M. v.: Z. Krebsforsch. **54**, 39, 51 (1944). — DOLFF, C.: Zbl. Gynäk. **1936**, 1485. — DREYFUSS, J. R. u. S. SCHEID-EGGER: Zbl. Chir. **65**, 1549 (1938).

EITEL, H.: Klin. Wschr **1938**, Nr 42, 1465. — ENGELBRETH-HOLM, J.: Ugeskr. Laeg. (Dän.) **1942**, 1105. — EULER, H. v. u. B. SKARZYNSKI: Biochemie der Tumoren. Stuttgart 1942.

FALKENHAUSEN, v.: Mschr. Krebsbekpf. **1933**, H. 10. — FASCHING, H.: Mschr. Krebsbekpf. **192** (1937). — FLAKS, J. et A. C. BER: Soc. biol. Par. **77**, 1066 (1938). — Bull. Assoc. franç. Étude Canc. **28** (1939). — FELDWEG, P.: Zbl. Gynäk. **58**, 54 (1934). — FENSTER, E.: Frankf. Z. Path. **46**, 403 (1934). — FRANCKE, E.: Mschr. Krebsbekpf. **10**, 171 (1942). — FREUND, E. u. G. KAMINER: Biochem. Z. **26**, 312 (1910). — Wien. klin. Wschr. **34**, 378 (1910); **46**, 1576 (1933). — Die biochemischen Grundlagen der Disposition für Carcinom. Wien 1925. — FUCHS, H. I.: Z. exper. Med. **98**, 70 (1936). — Z. Krebsforsch. **44**, 384 (1936). — FUCHS, H. I. u. H. KOWARZYK: Klin. Wschr. **1936**, 289, 329.

GALLOWAY, CH. E.: Amer. J. Surg. **26**, 281 (1934). — GESSLER, A. E. u. C. E. GREY: Exper. Med. a. Surg. **5**, 307 (1947). — DE GRAAF WOODMAN: J. Med. **48**, 1359 (1948.) — GRAFE, E.: Mschr. Krebsbekpf. **4**, 164 (1936). — GRAFE, E. u. E. WALLERSTEIN: Berl. klin. Wschr. **1914**, 286. — GUOIN, P.: Rev. Méd. **55**, 62 (1938).

HAENISCH, G. F. u. H. HOLTHUSEN: Einführung in die Röntgenologie, 4. Aufl. Stuttgart 1947. — HÄUSSLER, G.: Fschr. Röntgenstr. **70**, 95 (1944). — HANHART, E.: Schweiz. med. Wschr. **1923**, 26. — HANSEMANN, D. v.: Die mikroskopische Diagnose der bösartigen Geschwülste. Berlin 1897. — HEIDRICH, L., E. FELS u. E. MATTHIAS: Beitr. klin. Chir. **150**, 349 (1930). — HEILMEYER, L.: Erg. inn. Med. **55**, 320 (1938). — HEINE, J.: Münch. med. Wschr. **1923**, 1342. — HELLNER, H.: Arch. klin. Chir. **183**, 672 (1935); **193**, 521 (1938). — Beitr. klin. Chir. **169**, 240 (1939). — Chirurg **19** (1948). — HELLWIG, C. A.: Arch. Surg. (Am.) **42**, 688 (1941). Ref. Z. Krebsforsch. **52** (1942). — HENNING: Lehrbuch der Gastroskopie. Leipzig 1935. — HINSBERG, K.: In Chemie und Krebs, S. 62. Berlin 1940. — Angew. Chem. **1940**, 365. — Wien. klin. Wschr. **1941**, 784. — Das Geschwulstproblem in Chemie und Physiologie. Dresden u. Leipzig 1942. — HINSELMANN, H.: Klin. Wschr. **1934**, Nr 44. — Schweiz. med. Wschr. **1936**, 200. — Dtsch. med. Wschr. **1938**, 40. — Ther. Gegenw. **84** (1943). — HOGENAUER, F. u. T. GRÖBL: Wien. klin. Wschr. **48**, 1320 (1935). — HORVATH, J.: Mschr. Krebsbekpf. **6**, 125 (1938).

JANKER, R.: Zbl. Chir. **64**, 826 (1937). — JEUTHER, A. H. KOEPER u. H. PIONTEK: Virchows Arch. **314**, 242 (1947). — JOSAM: Dtsch. med. Wschr. **1935**, 2097. — JÜNGLING, O.: Strahlenther. **60**, 86 (1937).

KAHN, H.: Ergebn. inn. Med. **27**, 365 (1927). — KAMINER, G.: Die Biochemie des Carcinoms. Berlin u. Wien 1926. — KARCHER: Chirurg **1948**. — KATZSCHMANN, E.: Arch. ital. Mal. Trachea ecc. **1937**, Nr 1. — KESSLER, R.: Dtsch. med. Wschr. **1936**, 258. — KIENLE, F.: Die Sternalpunktion in der Diagnostik. Leipzig 1943. — KINGREEN: Röntgendiagnostik des Chirurgen. Leipzig 1939. — KLEIN, G.: Wissensch. Woche Frankf. **2**, 39 (1935). — Arch. klin. Chir. **183**, 194 (1935). — KLUVER, R.: Zbl. Gynäk. **1940**, 1218. — KÖNIG, F. u. E. SEIFERT: Wesen, Erkennung und Behandlung der Krebskrankheit. Stuttgart 1937. — KONJETZNY, G. E.: Chirurg **12**, 192 (1940). — KRANZFELD, M.: Schweiz. med. Wschr. **1936**, 223. — KREYBERG, L. u. E. POPPE: Lancet **1940**, 593. — KUSE: Diss. Würzburg 1932.

LAUBER, H. J. u. K. ULLMEYER: Arch. klin. Chir. **206** (1943). — LEHMANN-FACIUS, H. u. J. WITTING: Dtsch. med. Wschr. **1934**, 1714. — LEIP: Zbl. Gynäk. **1941**, 1306. — LESZLER, A.: Klin. Wschr. **1932**, 506. — LEXER, E.: Zbl. Chir. **1931**, 2941. — LICKINT, F.: Med. Klin. **1928**, Nr 34, 47. — LINDER, F.: Klin. Wschr. **1947**, H. 31/32, 498. — LINKS, R.: Med. Klin. **30**, 165 (1934).

MACCARTY, W. C.: Amer. J. Roentgenol. **37**, 365 (1937). — Amer. J. Canc. **35**, 275 (1939). — MALLET, L.: Paris méd. **1942**. — MARTIUS, H.: Med. Klin. **1935**, 1385. — MATSUMURA, SH.: J. exper. Med. (Am.) **23**, 268 (1934). — MEESEN: Beitr. path. Anat. **95**, 39 (1935). — MENDELÉEFF, P.: Bull. Assoc. franç. Étude Canc. **27**, 807 (1938). — MERTEN, R. u. W. SPIEGELHOFF: Z. klin. Med. **138**, 421 (1940). — MERTENS, V. E.: Vermeidung von Irrtümern bei der Krebserkennung. München 1942. — MIKULICZ, v.: Wien. med. Presse **1881**, 45. — MOORE, G. E.: Science (N.Y.) **107**, 569 (1948). — MUNTEAN, E. u. F. KOCH: Fschr. Röntgenstr. **61**, 323 (1940).

NEUBERG, C.: Biochem. Z. **26**, 344 (1910). — NÍCOLA, R.: Bull. schweiz. Ver.igg Krebsbekpf. **2**, 76 (1935). — NOËL, L. v.: Strahlenther. **42**, 616 (1931).

OBERDAHLHOFF, H.: In KIRSCHNER-NORDMANN, Die Chirurgie, 2. Aufl., Bd. 2, S. 177 Berlin u. Wien 1940. — OBERNDORFER: Schweiz. med. Wschr. **1935**, 204. — OESER, A. u. E. BÜRGEL: Mschr. Krebsbekpf. **1942**, H. 2, 21.

PADIS, N.: Clinics **4**, 87 (1945). — PAPANICOLAOU, G. N.: J. amer. med. Assoc. **131**, 372 (1946). — PAPANICOLAOU, G. N. and H. F. TRAUT: Diagnosis of Uterine Cancer by the Vaginal Smear. New York 1943. — PAYR, E. u. ZWEIFEL: Klinik der bösartigen Geschwülste. Leipzig 1924. — PENDL, E.: Klin. Wschr. **1946**, 128. — PETERMANN, M. L. and K. R. HOGNESS: Cancer **1**, 100 (1948). — PETERMANN, M. L., D. A. KARNOFSKY and K. R. HOGNESS: Cancer **1**, 109 (1948).

RAUSCHE, K.: Münch. med. Wschr. **1926**, 441. — REDING: Münch. med. Wschr. **1939**, 44. — REIMANN, ST. P.: Med. J. a. Rec. (Am.) **1930**. — ROBINSON, C., R. EVERS u. A. TRUEX: Arch. Surg. (Am.) **41**, 730 (1940). — RODEWALD, W.: Dtsch. med. Wschr. **1936**, 726; **1937**, 1271. — Z. Krebsforsch. **47**, 540 (1938); **48**, 161, 165 (1938). — Klin. Wschr. **1939**, 26. — In K. HINSBERG, Das Geschwulstproblem usw., S. 181. 1942. — RODGERS, H. W.: Brit. J. Radiol. **20**, 502 (1947). — ROESSLE, R.: Zbl. Path. **82**, 165 (1944). — ROHS, K.: Z. Kreislaufforsch. **34**, 638 (1942). — ROSENTHAL: Amer. J. Canc. **37**, 566 (1939). — RUST, TH.: Schweiz. med. Wschr. **1947**, 903. — RYDÉN, A.: Nord. med. Arch. **1942**, 1521.

SACHS, H.: Z. Krebsforsch. **35**, 275 (1932). — SANO, M. E. and L. SMITH: Arch. Path. (Am.) **30**, 504 (1940). — SAPHIR, O.: Surg. etc. **63**, 775 (1936). — SCHERER, E.: Zbl. Chir. **1940**, 1477. — SCHILLER: Mschr. Krebsbekpf. **1934**, 7. — SCHINDLER: Gastroskopie. München 1923. — SCHINZ-BAENSCH-FRIEDL: Lehrbuch der Röntgendiagnostik. Leipzig 1939. — SCHOENECK, W. u. R. MERTEN: Z. Krebsforsch. **52**, 37 (1942). — SCHRIDDE, H.: Münch. med. Wschr. **1922**, 1565. — SCHULTZ-BRAUNS: Klin. Wschr. **1930**, 1002; **1931**, 113. — Zbl. Path. **1932**, 225. — SCHULZ, W.: Z. klin. Med. **141**, 10 (1942). — SEHRT, E.: Zbl. Pathol. **43**, 97 (1928). — SELBERG, W.: Dtsch. Arch. klin. Med. **190**, 380 (1943). — SEYFARDT: Dtsch. med. Wschr. **1932**, 180. — SIEGERT, F.: Zbl. Gynäk. **1940**, 41, 1715. — SNYDER and COLEY: Surg. etc. **80**, 517 (1945). — SPILLER, U. u. A. REVETAS: Dtsch. med. Wschr. **1935**, 1305. — STACHELIN, R.: Schweiz. med. Wschr. **1942**. — STANJECK, R. U.: Diss. Breslau 1936. — STERN, K. and R. WILLHEIM: The biochemistry of malignant tumors. Brooklyn 1943. — STOECKL, E.: Mschr. Geburtsh. **100**, 33 (1935). — STORTI, E. u. U. BORGHETTI: Med. Internaz. **1939**, 421. — STRASSMANN, E. u. R. PHILIPP: Arch. Gynäk. **159** (1935).

TERRY: Med. Klin. **1924**, 1179. — TISCHENDORF, W.: Klin. Wschr. **1941**, 398. — TREITE, P.: Die Frühdiagnose des Plattenepithelcarcinoms am Collum uteri. Stuttgart 1944.

WALDSCHMIDT-LEITZ: Angew. Chem. **51**, 224, 916 (1938). — WALTHER, H. E.: Z. Krebsforsch. **48**, 468 (1939). — Radiol. clin. **8**, 69 (1939). — WATERMANN, N.: Der heutige Stand der chemotherapeutischen Carcinomforschung. Berlin u. Wien 1926. — WEISS, O.: Wien. klin. Wschr. **1936**, 493; **1937**, 1416. — WESPI, H. J.: Entstehung und Früherfassung des Portiocarcinoms. Basel 1946. — WILLHEIM, R. and K. STERN: The Biochemistry of Malignant Tumors. Brooklyn 1943. — WOODHOUSE, D. L.: Amer. J. Canc. **40**, 359 (1940). — WUHRMANN, F. CH. WUNDERLEY: Die Bluteiweißkörper des Menschen. Basel 1947.

ZÖLLNER, E. L.: Zbl. Chir. **38**, 1442 (1923).

Zwölftes Kapitel.

Krebsbehandlung. Krebsheilung. Krebsverhütung.

> ʽΟϰόσα φάρμαϰα οὐϰ ἰῆται, σίδηρος ἰῆται, ὅσα σίδηρος οὐϰ ἰῆται, πῦρ ἰῆται, ὅσα πῦρ οὐϰ ἰῆται, ταῦτα χρῆ νομίζειν ἀνίατα.
>
> Was die Arzneimittel nicht heilen, heilt das Eisen; was das Eisen nicht heilt, heilt das Feuer; was das Feuer nicht heilt, das muß als unheilbar angesehen werden.
>
> HIPPOKRATES, Aphorismen.

Man sagt: natura sanat, medicus curat. Beim Krebs gibt es eine natürliche Heilung nicht. Eine Gesundung aus eigenen Abwehrkräften des Organismus, eine sog. *Selbstheilung*, ist zwar immer wieder behauptet (s. dieses Kapitel, S. 612), aber so gut wie *noch nie einwandfrei bewiesen* worden. Aber selbst wenn sie vorkäme, so wäre das angesichts der wenigen Fälle behaupteter Selbstheilung im Vergleich mit den schätzungsweise 2 Millionen Krebskranken je Jahr vielleicht eine Chance von 1:1 Million. Krebs ist eben, wie schon GALEN sagte, ein morbus contra naturam. So gibt es keine sanatio naturalis, sondern nur eine *sanatio curativa medici*.

Die Ausgangsüberlegung aller Krebsbehandlung beruht auf folgender empirischer Tatsache: wohl wird der Organismus mit einzelnen Krebszellen, vielleicht sogar mit kleineren Krebszellverbänden fertig, mit einer Krebsgeschwulst selbst aber so gut wie niemals. Damit ist die *Ausrottung der Krebsgeschwulst die einzige Chance* und zugleich das oberste Gebot. Es muß, um jede gefährliche Illusion — auf dem Krebssektor sind Illusionen lebensgefährlich und lebensgefährdend! — zu zerstören, klar der Satz vorangestellt werden: Nach dem heutigen Stande der Dinge gibt es *eine Krebsheilung* — bis auf ganz wenige Ausnahmefälle — *nur durch Radikaloperation oder strahlentherapeutische Krebsvernichtung*, selbstverständlich auch durch vernünftige Kombination beider. Die Hunderte von Methoden einer Krebsbeeinflussung und Krebsheilung im Tierexperiment und die Unzahl von alten Methoden medikamentöser Krebsbehandlung (Näheres bei WOLFF 1914) haben bis jetzt noch keinem Dutzend innerlich Krebskranker das Leben gerettet. Auch was es an „*unspezifischer Krebstherapie*" gibt, hat, erweisbar wenigstens, noch keinen Krebskranken geheilt. Vieles dort ist sogar Mystik und lebt nur davon, daß es unmöglich ist, die Wirkungslosigkeit zu beweisen.

1. Operative Krebsbehandlung.

Der zureichende Grund, Krebs auf operativem Wege zu entfernen und so die Krebsheilung zu versuchen, liegt in den operativen Heilziffern und in dem auch experimentell geführten Nachweis, daß *Krebs* zum mindesten primär und längere Zeit *als örtliche Erkrankung anzusehen* ist oder negativ ausgedrückt, daß Krebs *keinesfalls ein Allgemeinleiden* darstellt. Würde ein Genetiker auf Grund der Erfahrungen an Tumorstämmen Krebs als unentrinnbares Fatum ansehen, so wäre das vielleicht verständlich. Das Erstaunliche ist, daß Chirurgen selbst diesem Standpunkt huldigten. „Darf der Chirurg den Krebs heute noch als rein örtliche Krankheit ansehen?" So lautete die Frage, die KÖNIG im ersten Vortrag auf dem Chirurgenkongreß 1935 dahin beantwortete: „Die Heilung des Krebses ist kein rein operativ-mechanisches Problem. Gewiß, der örtliche Krebsherd muß ... entfernt werden ... Aber das weitere Ergebnis hängt von dem Allgemeinfaktor ab — ob Krebsbereitschaft bleibt oder wieder auftritt oder ob dauernd die Abwehrkräfte siegen." Auch SAUERBRUCH (1938) hat auf der Tagung der Deutschen Röntgengesellschaft 1938 ausgerufen: „Die Chirurgie weiß heute, daß wir lediglich grob-anatomisch den Geschwulstbezirk aus dem Körper entfernen, ohne dadurch die Krankheit an sich beeinflussen zu können."

Wir selbst stehen mit PERTHES (1928) auf dem Standpunkt: „*Die Bejahung der örtlich bedingten Krebsentstehung bildet bis heute noch die Voraussetzung aller operativen Krebsbehandlung.*" Dafür sprechen sehr viel klinische, morphologische und alle chemischen und physikalischen Erfahrungen mit der Krebserzeugung. Klinisch sehen wir den Krebs immer als ausschließlich örtliches Leiden beginnen. Der Lichtkrebs auf der Landmannshaut, der Lippenkrebs des Pfeifenrauchers, das Fistelcarcinom, wie alle Reizkrebse überhaupt entstehen örtlich im Bereich der schädigenden Einwirkung. Wo es morphologische Vorstadien gibt, wie den Polypen des Mastdarmes, das chronische Ulcus des Magens, den Naevus usw., immer sind es örtliche Anfänge der Krebsbildung. Aber selbst in den wenigen

Beispielen erblicher Präcancerosen bildet sich wie beim Xeroderma pigmentosum der Krebs nur im Bezirk der Belichtung und dort meist am Ort zusätzlicher Schädigungen (Rhagaden der Lippe, Verbrennungen, Verletzungen). Alle Berufskrebse. entstehen im Bereich der Wirksamkeit der Noxe bzw. ihrer Abbauprodukte.

Aber auch rein morphologisch ist der Krebs als eine primär unicelluläre und damit zunächst streng lokalistische Erkrankung aufzufassen. Der bekannte Krebsforscher HADDOW (1947) geht sogar so weit, Krebs biologisch als reines Zellproblem, bei dem der übrige Organismus unwesentlich ist, zu betrachten. Alle Erfahrungen mit Frühcarcinomen im Bereich der Haut, des Magens usw. zeigen die grundsätzliche Abgrenzbarkeit, solange keine Metastasierung vorliegt. Die Metastasierung ist aber nicht der Ausdruck eines „Allgemeinfaktors", sondern nur die Folgerung aus der Tatsache, daß ein umschriebener Bezirk nach dem Prinzip der Koloniengründung einen zweiten, dritten usw. Bezirk rein durch Zellauswanderung geschaffen hat.

Auch experimentell spricht alles für die Entstehung der Tumoren ausschließlich an den Stellen der carcinogenen Einwirkung. Ob es sich um elektromagnetische oder um Corpuscularstrahlungen, um carcinogene Kohlenwasserstoffe oder um parasitäre Gifte handelt, stets ist Krebs die örtliche Folge örtlicher Noxen, lokalistisch faßbar und lokalistisch beeinflußbar. Soweit Krebs ausnahmsweise nicht am Ort der Einbringung selbst, sondern entfernt davon entsteht, wie z. B. beim Scharlachrot-Hepatom oder beim Radiosarkom der Knochen nach oraler Einbringung von Radiumsalzen, handelt es sich immer um Krebsentstehung am Ort der Speicherung (Leber bzw. Knochenmark) oder auf den Wegen der Ausscheidung der Umwandlungsprodukte, wie z. B. beim Blasenkrebs der Anilinarbeiter. Ein experimenteller Krebs, der nicht örtlich, isoliert und circumscript entstanden wäre, ist bis heute unbekannt. Selbst die Virustumoren sind zunächst an die Stelle der Einbringung, auf lateinisch Infektion, gebunden.

Wie endlich wollte man jene Tausende von Fällen (s. dieses Kapitel, S. 634) erklären, die nach der Radikaloperation des Krebses 5, 10 und mehr Jahre geheilt — und gesund geblieben sind, wenn „dadurch die Krankheit" nicht beeinflußt worden wäre?

Wir halten Krebs für eine primär stets örtliche Erkrankung und daher, wo ausführbar, die operative Ausschneidung für eine im Prinzip rationelle Therapie. Daß sie nur in einem beschränkten Prozentsatz zum Ziele führt, hängt sehr wesentlich vom Zeitpunkt der Operation ab, hat also mit der Richtigkeit des Standpunktes selbst nichts zu tun.

Die Krebsoperation unterscheidet sich in vielem von sonst gleichartigen Eingriffen am gleichen Organ aus nicht-malignen Anlässen. Die *Sonderstellung der Krebsoperation* liegt in folgendem:

1. Die Krebsoperationen sind überwiegend Eingriffe an älteren und zugleich geschwächten Kranken. Sie hat daher ein vergleichsweise sehr viel *höheres Risiko*.

Es bedarf daher schon *vor* der Operation einer besonders hohen Sicherheit der Diagnostik (Sitz, Art, Typ und Charakter der Geschwulst) und einer speziellen Operationsvorbereitung. *Bei* der Operation sind hohes technisches Können und große Erfahrung des Operateurs unabdinglich nötig. *Nach* der Operation bedarf es eines vollen Einsatzes rationeller Nachbehandlungsmethoden. Es kann daher niemand bestreiten, daß der Krebskranke im allgemeinen nicht *in die Hände* des chirurgischen Allgemeinpraktikers, sondern in die *eines erfahrenen Spezialisten gehört*.

2. In der Hand des Spezialisten ist ceteris paribus *der ausgedehntere Eingriff immer der bessere.*

Wer z. B. bei Weichteilsarkomen die Geschwulst „vom Nerven abpräpariert", statt ihn zu opfern, wer beim Gesichtscarcinom schon bei der Exstirpation auf die plastische Deckung des Defektes schielt, oder wer beim mittleren Rectumcarcinom der Kontinenz wegen den Sphincter erhält, mindert um den Preis eines temporären Scheinerfolges die Heilchance auf lange Sicht. Nicht das Ziel der Rekonstruktion, sondern *das Ziel der Dauerheilung ist bestimmend!*

3. Es muß *stets normales Gewebe* in großer Ausdehnung *mitgeopfert* werden, da die Geschwulstzellen mikroskopisch sehr viel weiter vorgedrungen zu sein pflegen, als das makroskopisch erkennbare Geschwulstgewebe vermuten läßt.

4. Nirgends hat das Wort „*inoperabel*" die gleiche Schicksalsbedeutung wie beim Krebs.

Fraglos gibt es eine 100%ige „Inoperabilität", aber wie oft ist diese Entscheidung subjektiv und relativ: was der eine noch operiert, ist dem anderen inoperabel, und was für den Magenkrebs gilt, gilt bei gleichem Befund noch nicht für das Colon, Sigma oder Rectum.

5. Das „*Anoperieren*" von Krebsgeschwülsten ist *schlimmer als das Nichtoperieren.*

Das oft gehörte Wort: „Der Hauptteil ist heraus" kann keine Befriedigung auslösen, denn die unvollständige Operation setzt einen Proliferationsreiz und löst damit auf breiter Front Wachstumsenthemmung und damit Wachstumsbeschleunigung aus. Eine Sekundäroperation ist selten noch möglich und noch seltener von Erfolg.

So werden immer *Krebsoperationen* einen *Test für die Leistungshöhe* einer Klinik abgeben, denn die großen Eingriffe wegen Krebserkrankungen innerer Organe sind stets funktionelle Belastungsproben für einen chirurgischen Betrieb.

Da die Alternative des Nicht-Operierens fast immer in absehbarer Zeit eine 100%ige Todeserwartung bedeutet, so wird man nicht viel *Kontraindikationen gegen Krebsoperationen* aufstellen können. Selbstverständlich mahnen nicht völlig kompensierte Herzschäden, Coronarthrombosen, Apoplexien, schwerere Leber- und Nierenstörungen und dergleichen zu entsprechender Reserve. Aber immer, wo es sich um Handeln dreht, kann die Entscheidung nur eine individuelle und internistisch mitbestimmte sein. Als allgemeine Regel kann man vielleicht sagen: eine Krebsoperation ist dann kontraindiziert, wenn die Lebensverkürzung durch die betreffende Operation größer ist als durch den Krebs.

a) Die Radikaloperation.

Im Prinzip ist die Krebsoperation in des Wortes ursprünglicher und etymologischer Bedeutung eine **Radikaloperation**, d. h. die Operation soll die Krebsgeschwulst „mit der Wurzel" (Radix), sowohl nach der Breite und Länge, wie Tiefe, allseits im Gesunden entfernen und damit den Körper wieder krebsfrei machen. Sofern nicht schon vor der Operation eine Metastasierung erfolgt ist, lehrt ja auch die Erfahrung: die *Radikaloperation,* wo sie anatomisch noch möglich ist, ist *gleichbedeutend mit Krebsheilung.* Wäre Krebs eine Allgemeinkrankheit, oder wäre Krebs eine Erbkrankheit, so wäre eine Radikaloperation im Prinzip unmöglich, die operative Ausschneidung wäre nur eine symptomatische und palliative, nie eine „radikale" Therapie. Daß sie aber oft genug „radikal" ist, das beweist die teilweise fast 100% Heilung dort, wo eine Metastasierung noch nicht erfolgt und die anatomischen Grenzen des Primärorgans noch nicht überschritten waren, also bei allen Krebsoperationen im Stadium I, z. B. beim

Haut-, Lippen- und Mammacarcinom oder beim Hypernephrom usw. Die Tatsache, daß solche Krebsheilungen über 10, 20 und 30 Jahre in großer Zahl beschrieben sind (s. dieses Kapitel, S. 613), beweist umgekehrt, daß der hypothetische „Allgemeinfaktor" nicht hoch zu veranschlagen ist, denn sonst müßte vor allem der an einem Krebs eines paarigen Organs radikal Operierte alsbald dem Fatum des Krebses der anderen Seite erliegen. Die von vielen Operateuren erreichte Heilziffer von 100% beim Mammacarcinom im Stadium I ist ein Experimentalbeweis großen Stiles für die Heilbarkeit des Krebses als eines primären und örtlichen Leidens. Wäre „dadurch die Krankheit an sich" nicht beeinflußt, so müßte bei Fortdauer der gleichen Allgemeinkrankheit die andere, erbkonstitutionell gleich veranlagte Brust alsbald auch an Krebs erkranken. Solche Fälle sind aber bislang noch nicht nachgewiesen.

Man sollte sich immer bewußt bleiben, daß der gleiche Kranke in 1—2% der Fälle an *zwei Neoplasmen zugleich* leidet. Vor allem trifft dies zu auf den Verdauungstrakt und hier wiederum besonders auf den Dickdarm. Die alte Chirurgenregel, bei offenem Abdomen die ganze Bauchhöhle abzutasten, findet darin ihren zureichenden Grund. Der Verfasser operierte z. B. ein Sigmacarcinom. Bei seiner Vorlagerung vor die Bauchdecken fand sich gut handbreit abwärts ein hochsitzendes Rectumcarcinom. Beide ließen sich ohne nennenswerte Verlängerung der Operationsdauer zusammen entfernen und der Darm durch End-zu-End-Naht wieder vereinigen. Im Schrifttum gibt es eine große Kasuistik von gleichzeitig oder nacheinander operierten Mehrfachkrebsen beim gleichen Kranken. Neuerdings teilen BRUNSCHWIG und SCHAFER (1947) 9 eigene Fälle mit, bei denen 2mal Mehrfachgeschwülste (gut- und bösartig) im Magen, 3mal im Colon, 1mal im Ösophagus und Magen, 1mal im Magen und Colon pelvinum, 1mal im Larynx und an der Kardia und 1mal an der Papilla Vateri und spätere im Colon ascendens gefunden und operiert wurden.

Die wichtigste Entscheidung, die nach Feststellung einer malignen Neubildung gefällt werden muß, ist die der **Operabilität**. Es kann — im Interesse der Kranken! — gar nicht scharf genug betont werden, daß die Frage der Operabilität nur vom Operateur entschieden werden kann — und nicht vom Arzt und meist auch nicht vom Röntgenologen. Immer wieder trifft der Chirurg auf den völlig unhaltbaren Standpunkt, ein großer Tumor z. B. schlösse seine Operabilität aus. Beim Magenkrebs z. B. ist es sehr oft gerade umgekehrt. Die großen, expansiv wachsenden Tumoren sind meist operabel, gefährlich sind die nicht palpablen, infiltrierenden Formen. Auch der Röntgenologe sollte mit der Feststellung „inoperabel" äußerste Zurückhaltung üben. ARNDT (1939) weist in einer Arbeit über die Frage der Operabilität des Magencarcinoms darauf hin, daß im röntgenologischen Schrifttum häufig die Ansicht vertreten sei, der Röntgenologe könne bei seiner Untersuchung über Operabilität oder Inoperabilität entscheiden. Aus seiner chirurgischen Erfahrung stellt er fest, daß ungünstiger Sitz, große Ausdehnung, Verwachsungen, Verschieblichkeit und Penetration in die Nachbarorgane dem Röntgenologen nicht erlauben, auf Inoperabilität zu schließen. Auf diese Weise würden viele Patienten dem Chirurgen nicht zugeführt. Aus diesem Grunde wurden in der Rostocker Chirurgischen Klinik 95% aller Magenkrebse laparotomiert, davon wurden 50,3% reseziert, 19,2% palliativ versorgt. Ähnliches berichtete WALTERS (1934): Von 126 Magenkrebsen eines Jahres war in 37 Fällen der Krebs röntgenologisch für sicher oder höchstwahrscheinlich inoperabel erklärt worden. Bei der Operation erwiesen sich jedoch 19 (von 37!) als erfolgreich entfernbar. Bis auf Fälle von carcinomatösem Ascites, fühlbaren Lebermetastasen, Knochen- oder Lungenmetastasen kann also die *Frage* *der Operabilität meist nur durch die Operation entschieden* werden. Die Probefreilegung zeitigt oft die größten Überraschungen. Man kann es schwer verantworten, dem Kranken diese Chance vorzuenthalten. Daß der Grad des technischen Könnens des ·betreffenden Operateurs ebenfalls bei Entscheidung der Operabilität wesentlich mitspricht, versteht sich von selbst.

Welch starken *Schwankungen* die *Höhe der Operabilität* unterworfen ist, erkennen wir aus den Veröffentlichungen von SIMON (1936) und von HART (1941). SIMON sah die Operabilität aller Krebsfälle von 49% in den Jahren 1915—1927 auf 22% (1934/35) herabgehen.

Nach HART konnten in der Chirurgischen Klinik Würzburg in den Jahren 1925—1940 von 2088 Krebskranken 844 radikal operiert werden, und zwar 47% der Gesichts-, 66%. der Mamma-, 31% der Magen- und 25% der Dickdarmcarcinome. Auch in dieser Arbeit wurde festgestellt, daß die Operabilitätskurve von 1931—1933 bei hoher Zahl der Zugänge stark absank.

Als Ursache für die erschreckende Abnahme der Operabilität wird Indolenz des Publikums, die fälschliche Meinung über die Unheilbarkeit des Krebses und die Erschwerung der Behandlung durch das Krankenkassenwesen vermutet.

Diesen vereinzelten Angaben stehen andere Aussagen über *Steigung des Prozentsatzes radikaloperierter Fälle* gegenüber. So berichtet SCHINDLER (1936) schon in der Aussprache zu den Ausführungen von SIMON über eine starke Zunahme der radikal operablen Fälle 1932 57,5% und 1935 64,7%. Der Verfasser selbst hat in der Breslauer Klinik (1933—1938) beim Rectumcarcinom den Prozentsatz der Radikaloperierten gegenüber der Zeit von 1922—1932 von damals 42,5% auf 63,9% ansteigen sehen. Wie stark große Kliniken durch Krebsoperationen in Anspruch genommen sind, geht vielleicht daraus hervor, daß in der Breslauer Chirurgischen Klinik während der Amtszeit des Verfassers 24,6%, also fast $^1/_4$ aller operativen Eingriffe solche wegen bösartiger Geschwülste gewesen sind. Aus dieser Zahl ist weiter zu entnehmen, daß das Schwergewicht der Krebsbekämpfung nach wie vor bei der Chirurgie und den anderen ·operierenden Disziplinen gelegen ist.

Operationen wegen Krebs gelten mit Recht als Maßstab für die Leistungen einer Klinik. Sie erfordern nicht nur — man denke an den Mastdarm-, den Bronchial-, den Speiseröhrenkrebs oder an die Hirn- und Rückenmarksgeschwülste — ein hohes Maß an operativer Technik, sondern sie stellen auch an die vorherige Diagnostik, an die Vorbereitung und Nachbehandlung große Anforderungen. Die Krebskranken sind ja meist nicht nur körperlich oft stark heruntergekommen, sondern meist auch noch alte Menschen, bei denen jeder Eingriff ein höheres Risiko bedeutet. Nirgends will Indikation und Kontraindikation (Herz, Kreislauf, Hochdruck, Wasserhaushalt, Leberschäden usw.) vorsichtiger gegeneinander abgewogen sein, als bei Eingriffen wegen maligner Tumoren, besonders im Bereich der drei großen Körperhöhlen. Gilt auch sonst oft genug der Satz: es kommt ebenso auf die Operation, ebenso auf den Operateur an, so gilt er bei Krebsoperationen in besonderem Maße.

Von großer Bedeutung ist die **Operationsvorbereitung.** Dies Thema hat viele Variationen. Angefangen von der Bluttransfusion zur Bekämpfung der Anämie, der Zufuhr von Serum oder Aminosäuren zur Behebung der Hypoproteinämie, der Vitamindarreichung, der Chloranreicherung und nicht zuletzt der Calorienzufuhr — der Amerikaner VARCO (1946) fordert 7000—10000 Kalorien täglich bis zum Ausgleich des Gewichtsverlustes — bis zur Operationsvorbereitung durch entlastende und entgiftende Voroperationen (Coecalfistel bei Colon-, Anus praeter bei Rectumcarcinom) gibt es viele, für den Ausgang der Eingriffe wesentliche Methoden.

Auch die *Betäubung* spielt eine große Rolle. Die Allgemeinbetäubung stellt immer eine zusätzliche Belastung dar! Wo sie vermieden werden kann, bedeutet es bei Krebsoperationen meist einen Gewinn. FINSTERER (1930) z. B. führt seine unerreicht guten Resultate bei der Magenkrebsoperation (s. dieses Kapitel, S. 615) auf die von ihm immer angestrebte örtliche Betäubung zurück. Auch die Spinalanästhesie hat bei den ja meist alten Leuten große Vorteile. Oft genügt aber Lokalanästhesie mit nur geringem Zusatz von Evipan intravenös. Bei den Operationen wegen Bronchialkrebs hat sich uns nach den Vorschlägen BRUNNERs (1947) neben der Anästhesierung des Schnittes die subpleurale Anästhesie des Lungenhilus sehr bewährt. Sie bringt nicht nur Schmerzfreiheit, sondern hebt auch die Reflexerregbarkeit (Husten!) völlig auf. Die angelsächsischen Chirurgen ihrerseits wenden fast ausschließlich die intratracheale Intubationsnarkose an, die für die intrathorakalen Ösophagusresektionen (s. S. 549) schlechthin unentbehrlich ist.

Die *operative Behandlung* der Krebskrankheiten beruht auf dem *Prinzip*, den noch örtlich beschränkten Krebs sowohl nach der Breiten-, wie Tiefenausdehnung rings im Gesunden buchstäblich aus dem Körper auszuschneiden. Selbstverständlich ist die praktische Durchführung dieses Prinzips der Radikaloperation je nach dem Organ und je nach der Art und Größenausdehnung der Geschwulst sehr verschieden. Jede Krebsoperation setzt beim Operateur genaueste Kenntnis der Besonderheiten des speziellen Carcinoms, seiner besonderen Geschwulstform, seiner Ausbreitungseigentümlichkeiten usw. voraus. Die Krebsoperation verlangt Spezialisten. Nichts ist schlimmer, als das „Anoperieren" von malignen Tumoren und das „Nichtfertigwerden" mit der Situation. Die moderne Chirurgie der Krebskrankheiten stellt eine kaum übersehbare Zahl von operativen Variationen an allen speziellen Organen auf das gleiche Grundmotiv der Exstirpation einer Krebsgeschwulst im Gesunden dar. Selbstverständlich macht es einen großen Unterschied aus, ob man z. B. einen Hautkrebs oder Krebs der Unterlippe oder der Zunge durch Umschneidung im Gesunden einfach gewissermaßen aus den Geweben herausheben und den Defekt durch direkte Naht verschließen kann oder ob z. B. bei einem fortgeschrittenen Magenkrebs die Excision im Gesunden nicht nur die Entfernung von $^2/_3$ des Magens erfordert, sondern auch anschließend einen noch größeren zweiten Operationsakt nötig macht, um die Kontinuität des Verdauungskanals wiederherzustellen.

Selbstverständlich kann in einem Buch, welches das Krebsproblem im ganzen zum Gegenstand hat, nicht auf die speziellen Operationsmethoden selbst eingegangen werden. Es muß in dieser Hinsicht, abgesehen von den Werken der einzelnen Sonderdisziplinen, auf die großen Operationslehren von BIER-BRAUN-KÜMMEL, letzte 6. Auflage herausgegeben von SAUERBRUCH und SCHMIEDEN (1933), auf KIRSCHNER (1927, 1940), KLEINSCHMIDT (1948) und ferner auf HANDFIELD-JONES (1948), CUTLER und ZOLLINGER (1947), für die gynäkologischen Operationen auf MARTIUS (1937), TE LINDE (1947), CROSSEN und CROSSEN (1948) und bezüglich Diagnostik, Behandlung und Prognose der Krebsleiden auf PAYR-ZWEIFEL (1924), PACK und LIVINGSTON (1940) und ACKERMAN und LEGATO (1947) hingewiesen werden.

Auch im *2. Stadium*, bei dem bereits die Komplikation der regionären **Metastasierung** vorliegt, spricht man noch von Radikaloperation, wenn, wie z. B. beim Brustkrebs der Frau oder bei zahlreichen Mastdarmkrebsen, vielfach auch noch beim Magenkrebs, die *Herausnahme der Krebsgeschwulst mitsamt den Drüsenabsiedelungen* gewissermaßen *in einem Stück* technisch noch möglich ist. Es bedeutet einen Triumph anatomisch-präparatorischen Operierens, daß die Krebsheilziffern über 5 Jahre hinaus beweisen, daß es erfahrener chirurgischer Kunst gelingt, auch in diesen fortgeschrittenen Stadien noch dem Kranken eine hohe Heilchance zu gewähren.

Es erscheint bemerkenswert, daß man in England bei der Operation wegen Mammacarcinom die Mitentfernung der Metastasen auch auf solche des vorderen Mediastinums auszudehnen versucht hat. TAYLER (1947), sowie HANDLEY und THAKRAY (1947) resezieren den 2. und 3. Rippenknorpel und entfernen eine allenfalls vorhandene Drüsenkette zusammen mit dem Gefäßstrang der A. mammaria interna (5 Fälle).

Gegenüber dieser Erweiterung des Vorgehens muß es um so mehr auffallen, daß umgekehrt McWHIRTHER (1947) auf der gleichen Tagung dafür eintrat, nur die einfache Ablatio mammae auszuführen und die Röntgenbestrahlung der Axilla nachfolgen zu lassen, mit der Begründung, da bei der axillaren Drüsenausräumung eröffnete Lymphbahnen eine Krebsaussaat vor der Bestrahlung begünstigen könnten. GREENWOOD (1947) bezeichnete dieses Vorgehen als Rückschritt und es ist zu hoffen, daß es keine Nachahmung findet. Eine kleine Behandlungsserie beweist in solchen Fällen nichts.

Nun ist es manchmal, z. B. beim Zungenkrebs, nicht möglich, die primäre Krebsgeschwulst und die regionäre Drüsenabsiedlung in einem Stück geschlossen herauszupräparieren, vielmehr verlangt die anatomische Rücksicht, Primärtumor und Drüsenmetastasen getrennt zu entfernen. Die dazwischen gelegenen Lymphbahnen bleiben dann natürlich zurück. Es ist klar, daß es sich hier bereits um eine ungünstigere Situation handelt, insofern, als gewissermaßen auf den Zwischenbahnen auf der Wanderung begriffene Krebszellen unausgerottet bleiben. Die Erfahrung — sie ist ja allein entscheidend — zeigt jedoch, daß auch in solchen Fällen die Heilchance nicht ungünstig ist, da der Organismus offenbar nach der Entfernung der Hauptgeschwulst und Entfernung der gesamten Drüsenmetastasen mit einer gewissen Menge von Zellmaterial in den Zwischenstationen fertig zu werden vermag.

Gelegentlich fällt auch die **Rezidivoperation** noch unter den Begriff einer Radikaloperation. Im allgemeinen gibt man einen Kranken, bei dem ein Krebs nach seiner Entfernung rückfällig wurde, verloren. Für die große Mehrzahl der Fälle ist das auch richtig. Es gibt aber Fälle, bei denen die meist sehr viel schwierigere zweite Radikaloperation doch noch das Schicksal meistert. Vor allem trifft dies zu bei den Fällen, bei denen der Operateur zunächst noch vor einem sehr großen Eingriff zurückschreckt und sich dann erst beim Rezidiv zu der großen Radikaloperation entschließt.

Beispiel: Bei einem 71jährigen Kranken (TH.) mußte wegen eines Mundbodenkrebses ein großer Teil des Mundbodens und der Zunge geopfert werden. Das Carcinom reichte bis an die Mandibula, die aber geschont wurde. Alsbald kam ein Rezidiv. Bei der Rezidivoperation mußte, sofern noch Aussicht auf Erfolg bestehen sollte, außer der beiderseitigen Drüsenausräumung die Herausnahme des ganzen Mittelstückes des Unterkiefers und eines großen Teiles des Mundbodens vorgenommen werden. Der Kranke war zunächst über die um den Preis des Lebens unvermeidbare Verstümmelung hinsichtlich Sprech- und Kaufunktion so niedergeschlagen, daß er längere Zeit wegen Selbstmordgefahr Tag und Nacht überwacht werden mußte. Nachdem aber die Heilung eingetreten war, wurde dieser Kranke im vollen Bewußtsein des Schicksals, dem er entgangen, nicht bloß einer der dankbarsten Kranken, sondern ein in jeder Hinsicht lebensbejahender und lebensfroher Mensch. Die Heilung nach der Rezidivoperation ist über 6 Jahre gesichert.

Daß es lohnen kann, auch Rezidive, wenn nötig mehrmals zu entfernen, lehrt eine Beobachtung von HOFFMANN (1894). Er entfernte im Anschluß an eine Ablatio mammae wegen eines faustgroßen Fibrosarkoms hintereinander 12 Rezidive mit dem Erfolg, daß die Kranke nach der Exstirpation des 12. Rezidivs nahezu 4 Jahre rezidivfrei blieb, um dann erst einer allgemeinen Metastasierung zu erliegen. Über einen ähnlichen Fall berichten TOD und DAWSON (1936): 1910 Radikaloperation wegen Scirrhus mammae, 1922 Excision zweier

Narbenrezidive, 1931 Drüsenmetastasen in der anderen Axilla und 3 Narben-
rezidive, Radiumapplikation, später (1931) Achseldrüsenausräumung der anderen
Mamma. Seitdem vollkommen gesund geblieben (noch 5 Jahre beobachtet).
Also trotz mehrfacher Rezidive und Metastasen 26jährige Überlebensdauer.

Auch die **Entfernung von Solitärmetastasen** kommt gelegentlich noch einer
Radikaloperation gleich. Wenn, wie in dem im 1. Kapitel (S. 13) erwähnten
Beispiel eine Hypernephrommetastase in der Lunge erst 9 Jahre nach der
Nephrektomie auftritt, so ist man ziemlich sicher, daß die Metastase wirklich
die einzige ist, da sich weitere Metastasen längst schon hätten bemerkbar machen
müssen. In jenem Falle wurde die Metastase im rechten Unterlappen durch
Lungenlappenexstirpation gleichfalls entfernt und der Kranke auf diese Weise
zum zweiten Male von einem Krebs befreit.

In einem anderen Falle hat der Verfasser eine Frau behandelt, bei der ein
Eierstockskrebs entfernt worden war. Es fand sich später eine faustgroße
Metastase im Bereich des großen Netzes. Diese wurde operativ angegangen und
radikal im Gesunden entfernt. Die Revision der Bauchhöhle bei dieser Operation
ergab keine weitere Krebsabsiedlung. Aus Anlaß einer späteren Gallenstein-
operation ergab sich erneut Gelegenheit, die Bauchhöhle in allen Winkeln zu
revidieren, wobei die Bauchhöhle wieder frei von Metastasen befunden wurde.
Die erste Operation liegt 6, die Operation der Solitärmetastase nunmehr 5 Jahre
zurück. SCHÖNBAUER (1936) beschrieb ein Mammacarcinom, bei dem sich eine
Metastase in der linken Kleinhirnhemisphäre entwickelte, welches nur durch
Morcellement entfernt werden konnte, da schon Bewußtlosigkeit eingetreten
war. Trotzdem lebte die Kranke 4 Jahre völlig symptomfrei, bis ein kleines
Rezidiv auftrat, welches aber wieder mit Erfolg entfernt wurde. Auch PETIT-
DUTAILLIS (1942) entfernte 5 Jahre nach einer Mammaoperation eine cerebrale
Solitärmetastase mit Erfolg.

Ein typisches Beispiel für eine gelegentlich lange Zeit solitäre Metastasierung ist das Auftreten der sog. KRUKENBERG-Metastasen der Ovarien meist
bei primärem Magencarcinom. Die meisten Chirurgen und Frauenärzte, auf
Grund von 44 Fällen auch die MAYO-Klinik (LEFFEL u. Mitarb. 1941), treten
für die Exstirpation dieser Metastasen ein. Wesentliche Lebensverlängerung
(vgl. KONJETZNY 1938) und sogar Heilung dieser Metastasen durch Operation
sind beschrieben (TURUNEN 1943). Auch eine Leberresektion wegen Carcinom-
metastase nach rezidivierendem Ovarialtumor wurde mit Erfolg durchgeführt
(MÖLLER 1935).

Wie in dem oben erwähnten Falle in die Lunge, so metastasiert das Hypernephrom nicht selten solitär ins Knochensystem. Dafür und für die Einzel-
metastasen einer metastasierenden Struma läßt auch HELLNER (1948) den Versuch der Radikaloperation gelten. Er empfiehlt endlich als Palliativmaßnahme
lediglich zur statischen Festigung und Schmerzerleichterung die Schenkelhals-
nagelung bei einer Metastase im Schenkelhalsgebiet, sofern noch ausreichend
Trochantermassiv vorhanden ist.

b) Palliativ- und symptomatische Operationen.

Ist wegen zu großer Ausdehnung oder wegen Fernmetastasen eine Radikaloperation nicht mehr möglich, so kann eine **Palliativoperation**, d. h. die unradikale
Entfernung der primären Krebsgeschwulst noch segensreich wirken. So finden
sich im Schrifttum zahlreiche Mitteilungen, in denen immer wieder behauptet
wird, daß Drüsenmetastasen nach der Entfernung der Hauptgeschwulst spontan
zurückgingen. Manchmal sprechen sie auf Bestrahlungen an, und wenn beides

nicht eintritt, so ist die Palliativoperation oft genug von erheblich lebens-verlängernder Wirkung.

Eine wichtige Rolle, vor allem in der Chirurgie der Krebse des Verdauungs-kanals, spielen die sog. Palliativresektionen. Man versteht darunter eine Heraus-schneidung des krebsig veränderten Teiles des Magens aus seiner Kontinuität auch in den Fällen, bei denen man durch den Nachweis von Fernmetastasen sicher ist, daß die Operation nicht radikal ist. Es wirkt aber in solchen Fällen die Palliativresektion ausgesprochen lebensverlängernd.

So lebten im Breslauer Magenkrebsmaterial des Verfassers (vgl. Diss. STANJEK 1936) die Fälle, bei denen nur ein neuer Magenausgang angelegt, aber an der Krebsgeschwulst nichts gemacht worden war, länger als 1 Jahr 13,4%, diejenigen aber, bei denen eine nicht radikale Palliativresektion ausgeführt wurde, 62,5%. Also auch der aus anatomischen Gründen unvollkommene Eingriff vermag noch eine gewisse Hilfe, d. h. Lebensverlängerung zu bringen.

Außerdem macht es einen großen Unterschied aus, ob jemand direkt an den Folgen seines Magenkrebses unter schweren Krankheitserscheinungen stirbt, oder ob er langsam ohne nennenswerte Erscheinungen an Fernmetastasen, z. B. der Leber oder des Bauchfells verlöscht. Es wird eben in solchen Fällen mit der Palliativresektion all die Fülle der Krankheitserscheinungen beseitigt, die durch die Verlegung der Lichtung des Hohlorgans oder durch Blutung nach innen usw. ausgelöst wurden.

Bei inoperablen Krebsen treten als symptomatische Eingriffe zur subjektiven Linderung oft sog. *Ausschaltungsoperationen* in ihr Recht, z. B. eine Gastrostomie beim Ösophagus- oder Kardiacarcinom, eine Gastroenterostomie bei carcino-matöser Pylorusstenose, eine Ileocolostomie beim inoperablem Carcinom des Coecums usw.

Selbstverständlich beeinflussen solche Ausschaltungsoperationen den Verlauf des Krebsleidens an Ort und Stelle nicht mehr entscheidend. Sie nehmen aber oft genug dem Leiden seine schwerste Komplikation, indem sie z. B. beim Dickdarmkrebs den drohenden Darmverschluß verhüten. Diese Operationen sind Samariterdienst am unheilbaren Kranken.

Nur in besonders gelagerten Fällen wird man sich zu künstlicher Ableitung von Stuhl oder Urin nach außen entschließen. Die früher so häufig angelegte Blasenfistel bei Prostatakrebs ist heute fast hinfällig geworden, seitdem man es gelernt hat, durch die Elektroresektion von der die Harnröhre einengenden Krebsgeschwulst so viel abzutragen, bis die Urinentleerung auf normalem Wege möglich ist. Dagegen läßt sich die Anlegung eines Anus praeternaturalis bei Krebsgeschwülsten des Mastdarms häufig nicht umgehen. Sobald ein Mast-darmkrebs inoperabel ist, er andererseits die Stuhlentleerung zunehmend unmög-lich macht, dann ist die einzige Hilfe beim Darmverschluß nur der widernatür-liche After oberhalb der Krebsgeschwulst. Aber auch bei den radikal entfern-baren Mastdarmkrebsen kommt man um die Anlegung eines solchen künstlichen Afters nicht herum, sobald wegen Sitz oder Ausdehnung der Geschwulst der Schließmuskelapparat mitentfernt werden muß.

Kurz sei noch darauf hingewiesen, daß bei allen größeren Radikal- und Palliativoperationen auch der *Nachbehandlung* eine erhebliche Bedeutung zu-kommt. Zwischen der Anästhesie und Krebsoperation einerseits und der Genesung andererseits liegt eine Zwischenzone hoher Gefährdung. Schutz gegen Ab-kühlung, Harnverhaltung, Decubitus sind ebenso nötig wie der Kampf gegen Kreislaufkollaps, gegen Austrocknung der Gewebe (Parotitis!), gegen Anämie, Darmatonie, Hypoproteinämie, Inanition, Vitaminmangel, Pneumonie- und Thrombosegefahr.

Auf die Fürsorge für den entlassenen Kranken, seine *Überwachung* und *Kontrolle*, auf die Frage von Nachbestrahlungen, unspezifischen Nachbehandlungsmethoden usw. kommen wir später an den einschlägigen Stellen eingehend zurück.

Die Feststellung, daß eine Krebsgeschwulst überhaupt nicht mehr operabel ist, bedeutet im allgemeinen für den Kranken auf kürzere oder längere Sicht ein Todesurteil. Trotzdem wird man nicht die Waffen strecken, sind ja auch noch **symptomatische Eingriffe** befähigt, wesentliche Besserungen, insbesondere erhebliche subjektive Erleichterungen und insbesondere beachtliche Lebensverlängerungen zu bringen. Solange der Arzt es als seine Pflicht ansieht, ein Menschenleben zu erhalten, solange es in seiner Macht steht, werden immer Verfahren ausgedacht und erprobt werden, die in solchen verzweifelten Fällen noch eine gewisse Hilfe bringen. Insbesondere vergesse man nicht den hohen psychologischen Wert solcher Maßnahmen. Der Kranke hofft, solange er lebt, und solange er dem Auge des Arztes noch eine Behandlungs- und Heilmöglichkeit absieht, hält er auch zu seinem Arzt als seinem treuen Helfer. Auch wenn keine Heilung eintritt, so bedeutet es oft für den Kranken, aber auch für seine Umgebung einen großen Unterschied, an welcher Todesart schließlich der Kranke stirbt. Es kommt z. B. häufig genug vor, daß rein symptomatische Maßnahmen eine dem Auge des Kranken zugängliche Geschwulst im Zaum halten, fortlaufend bessern oder sogar an Ort und Stelle heilen, während der Kranke seinen, ihm nicht entdeckbaren, inneren Metastasen erliegt. Der Arzt muß eben noch Arzt sein, auch wenn er letzten Endes nicht mehr helfen kann. „Als letzter Arzt der Leiden bleibt der Tod" (SOPHOKLES).

Wenn ein Krebskranker z. B. wegen Knochenmetastasen oder Krebsausmauerung des kleinen Beckens sehr unter Schmerzen leidet, so stehen dem Chirurgen nach Erschöpfung der pharmakologischen Schmerzbekämpfung noch *schmerzbekämpfende Operationen* neurochirurgischer Art zur Verfügung. Neben den Eingriffen an peripheren Nerven, am Plexus brachialis oder sacralis, an den hinteren Wurzeln (FÖRSTERsche Operation) spielen heute vor allem die Durchtrennung des Grenzstranges, damit also die Ausschaltung der sympathischen sensiblen Innervation; die Trigeminusoperationen bei Gesichts- und Kiefertumoren und die Chordotomie eine Rolle.

Die *Chordotomie*, eine Ausschaltung der Vorderseitenstrangbahnen des Rückenmarks, die 1912 von den amerikanischen Autoren SPILLER und MARTIN, unabhängig davon 1912 von FÖRSTER und TITZE auf deutscher Seite angegeben wurde, erreicht (vgl. KIRSCHNER 1930), wenn sie einseitig durchgeführt wird, daß die kontralaterale abhängige Körperpartie weitgehend analgetisch und thermanästhetisch wird, dagegen bleiben Sensibilität für Druck und Berührung erhalten, auf der homolateralen Seite sind Temperatur- und Schmerzempfindung nur alteriert. Die erreichte Analgesie reicht in manchen Fällen nach einseitiger Chordotomie noch nicht aus, darum wird die Operation öfter doppelseitig ausgeführt und dadurch ein gutes Resultat erreicht. Über Chordotomie z. B. bei maligner Struma mit Metastasen berichtet DENZLER (1939). HELLNER (1948) berichtet über 3 Fälle aus Anlaß von malignen Tumoren. GRANT (1941) griff 3mal zur hohen Chordotomie im Bereich des 3. Cervicalsegmentes, jedoch nur einmal mit zufriedenstellender Schmerzausschaltung. Am häufigsten wird sie ausgeführt bei Ausmauerung des kleinen Beckens durch Tumormassen, vor allem bei gynäkologischen Carcinomen.

Die nicht vollständige Schmerzlosigkeit nach Durchtrennung sensibler Nerven und der hinteren Wurzeln führte dazu, daß auch die schmerzleitenden Fasern des Sympathicus berücksichtigt wurden und daß man versuchte, durch *Sympathicusausschaltung* völlige Analgesie zu erreichen. Im Falle einer eigenen Beobachtung des Verfassers litt ein Kranker wegen eines Rezidivs nach Parotismischtumor trotz Durchtrennung des Nervus auriculo-temporalis noch unter starken Schmerzen. Nach thorakaler Durchtrennung des Grenzstranges zwischen Th. 2 und 3 wurde er beschwerdefrei.

BERNHARD (1948) sah bei einem 49jährigen Manne nach einer Magenresektion wegen eines Pyloruscarcinoms nach einem Jahr Schmerzen in der Lenden- und Schulter-Nacken-gegend auftreten, die nach einer Stellatum- bzw. Splanchnicusanästhesie schwanden. Nach Rückkehr der Beschwerden fand sich bei der subdiaphragmalen *Durchschneidung des Nervus splanchnicus major* eine den Nerven komprimierende carcinomatöse Lymphdrüse. Diese wurde mit einem Stück des Nerven und des angrenzenden lumbalen Grenzstrangabschnittes entfernt. Schmerzfreiheit bis zum Tode. BERNHARD empfiehlt die Splanchnicotomie auch beim Pankreas- und Gallenwegscarcinom, soweit sie starke Schmerzen unterhalten.

Bei Armplexusneuralgien infolge Krebsmetastasen mit unerträglichen Schmerzen führte HELLNER (1948) einmal die Durchschneidung der vorderen und hinteren Wurzeln der betreffenden Seite durch. Doch sind dazu immer ausgedehnte Laminektomien nötig.

Als kleinerer Eingriff wurde auch die *intraspinale Alkoholinjektion* nach dem Verfahren von DOGLIOTTI (1931) empfohlen (Näheres bei GREENHILL und SCHMITZ 1935, HODGSON 1940).

Bei nichtoperablen Carcinomen im Bereich des Gesichtes, der Kiefer, aber auch gelegentlich der Mundschleimhaut und Zunge kann die *Ausschaltung des Trigeminus*, sei es durch (die weniger zu empfehlende) Alkoholinjektion oder durch die *Elektrokoagulation des Ganglion Gasseri* nach der von KIRSCHNER mit einem besonderen Apparat oder der vom Verfasser (1947a) angegebenen Methode aus freier Hand angezeigt sein. Manchmal muß auch der Glossopharyngeus durchtrennt werden.

Zur Bekämpfung der Schmerzen bei inoperablen Carcinomen des kleinen Beckens gibt neuerdings KENNY (1948) eine *Sacralanästhesie*, die bis zum Nabel reicht, an. Sie soll, ohne daß es zu Stuhl- oder Harninkontinenz kommt, für lange Zeit Linderung schaffen.

Eine intravenöse Methode zur Schmerzbekämpfung führte THURSZ (1927) in die Therapie der Carcinomschmerzen ein, indem er 33%igen Alkohol (1 ccm Alkohol auf 1 kg Körpergewicht) infundierte. Er beobachtete mehrere Monate andauernde analgetische Wirkung. Den Angriffspunkt sieht er vor allem in der direkten Wirkung des Äthylalkohols auf das Nervensystem. Später (dieses Kapitel, S. 510) kommen wir auch noch auf den Versuch einer zentralen Analgesie durch Schlangengifte zu sprechen.

c) Operationen wegen Sarkom.

Entsprechend der Sonderstellung der Sarkome (s. 2. Kapitel, S. 59) hat auch die **Sarkomoperation** ihre Besonderheiten.

Bei den Sarkomen besteht ein großer Unterschied, je nachdem es sich um Weichteil-, um Organ- oder Knochensarkome handelt. Für die ersten beiden Gruppen gelten die gleichen Prinzipien wie oben für die Carcinome ausgeführt. Bei den größeren Sarkomen der Gliedmaßen kommt neben den nur selten möglichen Excisionen im Gesunden häufig die Gliedabsetzung, sei es in Form von Amputation oder Exartikulation, in Betracht.

Bei *Knochentumoren* ist bei den gutartigen Formen (Herde von Ostitis fibrosa, Cysten, Enchondromen, Riesenzellgeschwülsten usw.) meist die *Excochleation* mit nachfolgender Ausfüllung der Knochenhöhle durch *autoplastische Knochenverpflanzung* — der Verfasser (vgl. KARCHER 1949) bevorzugt zur „Ausmauerung"

Transplantate aus dem Beckenkamm — die gegebene Therapie. In einem Falle (C. N. 17 J.) einer Riesenzellgeschwulst, die das ganze untere Femurende bis auf eine nur kleinfingerdicke Knochenspange zerstört hatte, konnte auf diese Weise die volle Rekonstruktion des knöchernen Gelenkanteils erzielt werden (Beobachtungsdauer 7 Jahre).

In anderen Fällen, bei denen die Geschwülste dem Knochen von außen breit aufsitzen, z. B. bei Exostosen, Ecchondromen, Osteomen kommt die *tangentiale Abmeißelung* im Gesunden in Betracht.

In Fällen von Osteosarkomen tritt die *Kontinuitätsresektion* mit anschließender oder sekundärer Knochentransplantation mit der Amputation oder Exartikulation in Konkurrenz. Man muß sich hüten, aus spiculaeartig in die Weichteile hineinragenden Knochenschatten oder aus der Zerstörung von Corticalis sofort auf Durchbruch in die Weichteile zu schließen und zu amputieren. Es ist immer wieder überraschend, wie häufig Knochentumoren bei der Freilegung sich als scharf gegen die Weichteile abgegrenzt erweisen und auf diese Weise noch ohne Opferung der Gliedmaße durch Kontinuitätsresektion zu heilen sind. Zur Knochenersatzplastik eignen sich die Tibia, der Beckenkamm, Rippen und oft auch die Fibula. Es ist immer wieder erstaunlich, wie hervorragend sich Knochentransplantate ein- und umbauen. In mehreren Fällen haben wir bei großen Knochensarkomoperationen zunächst als Platzhalter und Stabilisator einen Marknagel nach KÜNTSCHER benutzt und dann die Knochenplastik sekundär nachgeholt.

Beispiel (Beobachtung des Verfassers 1943): Bei einem 17jährigen Jungen Sarkom der Tibia, histologisch durch den Pathologen E. KAUFMANN bestätigt. Kontinuitätsresektion eines 17 cm langen Stückes des Schienbeins, Transplantation der Fibula der anderen Seite. Das Wadenbein heilt oben ein, unten entwickelt sich ein auf Rezidiv verdächtiges Gewebe. Dasselbe wird nochmals reseziert: kein Rezidiv, sondern Pseudarthrose, der entstandene Defekt wird diesmal durch Knochen aus dem Beckenkamm ersetzt. Der neue Knochen heilt diesmal distal ein, geht aber proximal keine Verbindung mit dem Wadenbein ein: Pseudarthrose zwischen 2 Transplantaten! Es wird deshalb erneut Knochen frei überpflanzt und zwar werden zwei Rippen, in einzelne Knochenstücke aufgesplittert, eingesetzt. Nunmehr tritt knöcherne Heilung ein. Das neue Schienbein besteht aus 5 verschiedenen Knochen: oben Schienbein, dann Wadenbein, dann Rippen, dann Beckenkamm, dann wieder Schienbein. Unter dem Reiz der Belastung wird der Knochen im Laufe der Zeit so dick wie die normale Tibia. Der Kranke ist wieder voll arbeitsfähig geworden. Resultat über mehr als 20 Jahre geheilt bestätigt.

HELLNER (1948) spricht sich neuerdings wieder mehr für die Gliedabsetzungen aus. Die Frage ist prinzipiell schwer zu entscheiden, da die Einzelfälle sehr verschieden liegen. Der Verfasser verfügt jedoch über eine ganze Reihe von genügend lange geheilten Fällen von Kontinuitätsresektion. Bei einem lokalen Rezidiv kann immer noch amputiert werden, bei Lungenmetastasen erspart sie die Verstümmelung eines dem Tode Geweihten.

Eine wichtige Sarkomgruppe stellen die *Fibrosarkome der Weichteile* dar. CARROL (1947) widmet ihnen auf Grund von 246 Fällen eine besondere Studie. Es geht daraus hervor, daß diese Sarkome trotz ihrer Neigung, eine Pseudokapsel zu bilden, und trotz der Exstirpation „in toto" in mindestens 62% der Fälle rezidivieren. Daß für die Rezidive die operative Tumorzell-Implantation eine Rolle spielt, beweist eine Beobachtung des Autors, der bei der Operation eines Fibrosarkoms der Ferse und dem Versuch einer Stiellappenplastik eine Übertragung des Tumors erlebte. CARROL fordert statt der Ausschälung des scheinbar gut abgekapselten Sarkoms eine Excision „en masse", bei der weit im Gesunden alles benachbarte Gewebe rücksichtslos mitentfernt werden soll. Beim 2. Rezidiv soll die Amputation, wo noch durchführbar, in ihr Recht treten. Sonst sind die Heilchancen zu schlecht (nur 21% Dreijahresheilungen!).

Daß den Krebsoperationen alle *Fortschritte der allgemeinen Chirurgie* (Bluttransfusion, Plasma-, Tutofusininfusionen, schonliche Betäubungsverfahren, Chemotherapie der bakteriellen Infektion, vor allem durch die Sulfonamide und durch die antibiotischen Stoffe, Proteintherapie usw.) zugute kommen, soll nur nebenbei erwähnt, aber nicht des Näheren ausgeführt werden.

d) Elektrochirurgie.

Nur eines Fortschrittes sei besonders gedacht, da er gerade bei Krebsoperationen in mehrfacher Hinsicht besondere Vorteile zeitigt: der **Elektrochirurgie.** Das Verfahren besteht darin, daß man zur Durchtrennung der Gewebe statt scharf schneidender Instrumente, wie Skalpell, Scheere usw., Operationselektroden benutzt, die ihre gewebstrennende Fähigkeit der thermischen Wirkung elektrischen Stromes verdanken. Leitet man hochfrequenten Wechselstrom über zwei ungefähr gleichgroße Elektroden durch einen Körperteil, so entsteht in dem betreffenden Abschnitt wie in jeder Glühbirne u. dgl. die sog. Widerstands- oder JOULEsche Wärme. Die Gewebe werden gleichmäßig durchwärmt (Prinzip der Diathermie). Wählt man jedoch die eine Elektrode groß, die andere klein, so kommt es zu einer Zusammendrängung der Stromlinien unter der kleineren Elektrode und damit bei entsprechender Stromstärke zu einer hochgradigen Steigerung der Widerstandswärme, ausreichend zum Verkochen der Gewebe (Prinzip der sog. *Elektrokoagulation*). Treibt man das Mißverhältnis zwischen der zuführenden „inaktiven" und der kleinen „aktiven" oder Operationselektrode noch weiter und zwingt die Stromlinien gewissermaßen auf den Punkt einer Nadelspitze zusammen, so kann man mit Hilfe der unter dieser Nadel entstehenden starken Hitzeentwicklung die Gewebe durch die Mikro-Wasserdampfexplosionen in den Zellen in der Furche, die die Nadel vorzeichnet, thermisch durchtrennen (sog. *Hochfrequenzschnitt*).

Das thermoelektrische Operieren hat *bei der Krebsbehandlung* (v. CZERNY 1910, CLARK 1911, KEYSSER 1928, DYROFF 1929, HENSCHEN 1929, v. SEEMEN 1929, 1930, WUCHERPFENNIG 1929, 1930, K. H. BAUER 1931, SCHÜRCH 1941) mehrfache *Vorteile:*

a) Die Operationswunde wird durch die Gewebshitze ideal sterilisiert. Diese automatische Asepsis ist bei großen Weichteiloperationen ein Vorteil, besonders aber bei ulcerierten oder gar bei schwerer infizierten Tumoren wird eine *Antiseptik* so weit erreicht, als die Koagulation und die damit verbundene Hyperthermierung der Nachbarschaft reicht. So kann man auch jauchig zerfallene Geschwülste durch ausgiebige Verkochung noch keimfrei machen und sie anschließend exstirpieren und bei günstigen Verhältnissen sogar die Defekte primär decken.

b) Das elektrische Messer sorgt selbst für weitgehende *Blutstillung:* die Thermokoagulation verschließt die Capillaren und kleineren Gefäße automatisch, aber sogar kleine Arterien werden (über den Mechanismus der elektrischen Blutstillung vgl. K. H. BAUER 1931) durch Kontraktion und Retraktion des Gefäßendes und Bildung eines Koagulationssaumes abgedichtet. Bei Operationen wegen Krebs bedeutet das nicht nur Blutsparung, schnelleres Operieren, sondern vor allem auch wesentliche Erleichterung der Operationstechnik. Bei Zungen-, Oberkiefer- oder Gallenblasencarcinomen fällt dies gelegentlich entscheidend ins Gewicht.

c) Ein dritter Vorteil ist der beim elektrischen Vorgehen stets auffallend geringe *Operationsschock:* die koagulierende Abdichtung der Gewebsspalten, Lymphgefäße, Capillaren usw. läßt die sonst für den Schock maßgebende Resorption von toxisch wirkenden Eiweißzerfallsprodukten überhaupt nicht oder jedenfalls sehr viel geringer und später auftreten. Auf diese Weise verlaufen z. B. die sonst mit schwerem Schock belasteten großen Operationen wegen Sarkomen der Extremitäten (Exartikulation im Hüftgelenk, Exarticulatio interthoracoscapularis bzw. interileoabdominalis) erstaunlich reaktionslos. Auch sind die elektrisch gesetzten Operationswunden viel weniger schmerzhaft, da die durchtrennten Nervenenden koaguliert sind.

d) Für die Operationen bei Krebs entscheidend ist aber erst der Vorteil der *Abtötung jeder Geschwulstzelle* auch im weiteren Bereich der thermoelektrischen Einwirkung der Operationselektroden. Während das Skalpell bei Operationen wegen Krebs sich leicht mit Krebszellen belädt (vgl. 1. Kapitel, S. 15) und diese leicht weiter verimpft, vernichtet das elektrische Instrument jede Krebszelle, ja sogar noch solche jenseits der eigentlichen Koagulation in der Zone der angrenzenden Hyperthermierung.

Den großen Vorteilen stehen nur wenig *Nachteile* gegenüber. Eine gewisse Vorsicht und postoperative Überwachung ist geboten in der 1.—2. Woche. Es kann bei Abstoßung der Schorfe bzw. des Koagulationssaumes zu Nachblutungen aus kleineren bis mittleren Gefäßen — die größeren werden ja unterbunden — kommen. Es empfiehlt sich daher sorgfältige Überwachung, Bereitstellung der zur Blutstillung erforderlichen Hilfsmittel, manchmal sogar (Zunge, Oberkiefer!) vorbeugende Unterbindung der zuführenden Arterie. Trotzdem überwiegen die Vorteile der Methode bei weitem.

Aus den großen zum Teil grundsätzlichen Vorteilen zieht die operative Chirurgie bei Krebserkrankungen vielfachen Nutzen: 1. Die elektrische *Probe excision* (s. 11. Kapitel, S. 516) vermeidet die Gefahr der Zellverschleppung; 2. sonst sehr blutungsreiche Operationen, z. B. beim Zungen-, Oberkiefer-, Nasennebenhöhlen-, Gallenblasenkrebs, bei großen Operationen wegen Sarkoms der Gliedmaßen usw. werden abgekürzt, verlaufen ohne Blutverlust und ohne Operationsschock; 3. bei den aus anatomischen Gründen nicht radikal entfernbaren Geschwülsten kann durch ausgiebige *Koagulation des Geschwulstrestes* dieser noch reduziert, geschädigt oder in günstigen Fällen sogar noch vernichtet werden, z. B. bei Rectum-, Vulva-, Blasencarcinomen (vgl. KULENKAMPFF 1931, 1933, 1937, 1938); 4. das elektrische Vorgehen erlaubt als einzige Methode die *Auskolkung der Geschwülste* von innen heraus. Während man sonst bei Tumoren weit im Gesunden operieren muß, kann man unter dem Schutze der Thermokoagulation direkt auf und in die Geschwulst eindringen, sie dank der Gewähr gegen Zellverschleppung von innen verkleinern, aushöhlen und oft sogar dann den letzten Tumorrest, d. h. bei scharf abgegrenzten Tumoren seine äußere Kapsel schonlich herausnehmen. Dieses letztere Verfahren hat vor allem den Operationen wegen *Hirntumoren* ein völlig neues Gesicht (vgl. CUSHING 1927, OLIVECRONA 1930 u. a.) und damit der Hirnchirurgie den letzten entscheidenden Auftrieb gegeben. So ist es sicher, daß das elektrische Vorgehen bei einer ganzen Zahl von Krebserkrankungen die Grenzen unseres therapeutischen Könnens erheblich hinausgerückt hat. Gerade auch bei sonst aussichtslosen Fällen ist damit noch manche neue Möglichkeit aktiven Vorgehens geschaffen.

Ähnlich liegen die Verhältnisse bei der *Kombination von Endoskopie mit Elektrokoagulation.* Vor allem bei der Cystoskopie, aber auch bei der Laryngo-, Ösophago-, Rectoskopie usw. hat die Elektrokoagulation endoskopisch dem Auge zugänglich gemachter Geschwülste vor allem in palliativer und symptomatischer Hinsicht erhebliche Fortschritte gebracht. Entsprechend dem Grundsatz dieses Buches, nur die allgemeine Krebspathologie und Therapie zu behandeln, kann auf die spezielle Therapie der einzelnen Geschwulstlokalisationen nicht im einzelnen eingegangen werden. Nur beispielhaft sei darauf hingewiesen, daß

z. B. der *Prostatakrebs*, eine früher fast aussichtslose Krebsart, dank der endoskopischen transurethralen Elektroresektion heute durch die Abtragung der Abflußsperre der hinteren Harnröhre, was die Blase und Urinentleerung anlangt, weitgehend symptomfrei und durch die (vgl. Blümel 1936, Friedrich 1941, Nesbit 1946) später (S. 573) zu besprechende Hormontherapie auch bezüglich der Metastasen sehr günstig zu beeinflussen ist. Diese kombinierte Therapie hat sich heute überall durchgesetzt. Über das Krankengut der Breslauer und Heidelberger Chirurgischen Klinik haben der frühere Mitarbeiter des Verfassers Blümel (1936) und R. Geissendörfer (1947) ausführlich berichtet.

Auch bei dem relativ häufigen *Rectumcarcinom*, vor allem bei dem mit Tenesmen, blutig-schleimigen Abgängen einhergehenden inoperablen Krebs, aber selbst beim operablen (vgl. Henschen 1921, Kulenkampff 1937, 1938), die beide auch eigene Rectoskope dafür angeben, sind wesentliche Besserungen des für den Kranken so überaus lästigen Zustandes erzielt worden (vgl. auch Fick 1937).

e) Mortalität bei Krebsoperationen.

Jede Operation ist belastet durch ihre **Mortalität**. Sie mag bei vielen Eingriffen sehr gering sein, sie ist aber nie gleich Null. Daher ist, wie es der Verfasser in seiner Breslauer Antrittsvorlesung (1933) formulierte, eine Operation im allgemeinen nur „dann angezeigt, wenn das Risiko der Operation kleiner ist als das Risiko des weiteren Krankheitsverlaufes ohne Operation". Bei den Krebserkrankungen ist die Situation jedoch sehr oft so, daß „die Operation das einzige Mittel, um den sonst sicheren Tod abzuwenden", darstellt. Man muß daher bei der Operation wegen Krebs von vornherein eine höhere Mortalität in Kauf nehmen als bei der vergleichsweise gleichen Operation bei gutartiger Erkrankung. Bei der Magenresektion z. B. hat die gleiche Operation wegen eines Magen- oder Duodenalgeschwürs eine durchschnittliche Mortalität von 3—4%, die wegen Carcinoms aber 15—20%. Die Operationsmortalität allein als Maßstab der operativen Leistung der betreffenden Klinik zu nehmen, wäre aber gänzlich irreführend. Wer nur Fälle ohne größeres Risiko operiert, hat natürlich eine günstigere Operationsmortalität. Man soll daher bei Operationen wegen Krebs immer Skeptiker gegenüber allzu glänzenden Statistiken sein und dann stets darnach fragen, wie viele Fälle nicht operiert wurden. Die Mortalität der nicht operierten Krebsfälle darf meist alsbald = 100% angesetzt werden. Mit anderen Worten: beim Krebs ist die Mortalität sehr wesentlich eine Funktion der krebsspezifischen Operationsbelastung des Organismus, andererseits eine solche der Indikation zur Radikaloperation auch bei fortgeschrittenen Fällen.

Wie schnell die Mortalität bei fortgeschrittenen Krebsfällen mit der Ausdehnung des Eingriffes ansteigt, hat sich dem Verfasser erneut an den Magenkrebsfällen der Breslauer Klinik (vgl. Diss. Stanjek 1936) gezeigt. Bei 1281 histologisch gesicherten Magenkrebsfällen wurden in 51 Fällen weit über die übliche Magenresektion hinausgehende Operationen ausgeführt: schon die Magen-Colonresektion hatte eine Mortalität von 50%, die Magen-Pankreasresektion von 57,1%, die Magen-Leberresektion von 66,7% und die Kardia-Ösophagusresektion von 80%. Alle komplizierten Magenresektionen wegen Krebs zusammen hatten eine primäre Sterblichkeit von 40%. Ähnliche Zahlen stammen von Finsterer (1930): 43,4% und Anschütz (1925): 46%.

Aus diesen Zahlen geht hervor, für die Ausdehnung der Eingriffe sind Grenzen gesetzt. Aber woran soll sich die Indikation halten? Einerseits stirbt der Kranke ohne Operation nach einiger Zeit mit 100% Sicherheit, andererseits stirbt er „an den Folgen der Operation" mit 20—25% Wahrscheinlichkeit sogleich. Es ist klar, die Grenzziehung ist schwierig, hat ja auch der Nichtbehandelte noch eine im allgemeinen viel zu wenig beachtete Überlebensdauer. Hält sich aber der Arzt an den Grundsatz, das Leben der Kranken, soweit es in seinen Kräften steht, zu erhalten und zu verlängern, so ist einleuchtend, daß die zu erwartende *Überlebensdauer* die Richtlinie abgibt. Bleiben wir wieder beim häufigsten Krebs, dem Magencarcinom. In dem bereits erwähnten Breslauer Krankengut des Verfassers lebten die Magenkrebsfälle, die inoperabel waren, durchschnittlich noch 96 Tage. Im einzelnen ergibt sich folgendes Bild (Tabelle 78):

Tabelle 78. *Überlebensdauer von 375 nicht radikaloperierten Magenkrebsfällen.*

	I Operation abgelehnt (64 Fälle)	II Inoperabel (Probelaparotomie) (84 Fälle)	III Inoperabel (Gastrostomie) (70 Fälle)	IV Inoperabel (Gastroenterstomio) (157 Fälle)
Bis zu 3 Monaten .	—	49 = 58,3%	—	—
Bis zu $^1/_2$ Jahr . .	37 = 57,8%	21 = 25,0%	41 = 58,6%	87 = 55,4%
Bis zu 1 Jahr . .	8 = 12,5%	6 = 7,2%	9 = 12,8%	39 = 24,8%
Bis zu $1^1/_2$ Jahr .	4 = 6,3%	2 = 2,4%	—	14 = 8,9%
Bis zu 2 Jahren .	3 = 4,7%	2 = 2,4%	—	4 = 2,6%
Bis zu $2^1/_2$ Jahren.	4 = 6,3%	2 = 2,4%	—	—
Länger	1 = 1,6%	—	3 = 4,3%	3 = 1,9%
Unbekannt . . .	7 = 10,8%	2 = 2,4%	14 = 20,0%	10 = 6,4%
Durchschnittlich .	192 Tage	96 Tage	165 Tage	203 Tage

Aus der Tabelle geht hervor: der nicht radikaloperierte Magenkrebskranke hat, je nachdem überhaupt nichts oder ein Palliativeingriff gemacht wurde, noch eine durchschnittliche Überlebensdauer von 3—6 Monaten. Eine forcierte Radikaloperation bei Einbeziehung benachbarter Organe vernichtet bei 40—50% der Kranken ihre Überlebensdauer. Dieser hohe Preis ließe sich aber nur rechtfertigen, wenn der Kranke, wie dies gelegentlich vorkommt, den radikalen Eingriff „um jeden Preis" fordert, oder wenn die solche große Operationen Überlebenden eine wesentlich höhere Überlebensdauer und eine große Heilziffer hätten. Wir haben die durchschnittliche Überlebensdauer der ungünstigen, aber noch forciert radikaloperierten 74 Fälle nachgeprüft. Sie betrug 571 Tage, also fast 19 Monate. Dieses beachtliche Plus rechtfertigt ultraradikales Vorgehen natürlich nicht ohne weiteres, denn es steht ihm ja das Minus der 40—50% Fälle gegenüber, die ohne Radikaloperation noch 3—6 Monate gelebt haben würden, durch den Tod nach der Operation jedoch um diese Überlebensdauer gebracht worden sind. Die Rechtfertigung forcierter Radikaloperationen liegt also in der Hauptsache in der Heilziffer derer, die ohne solche Eingriffe nach 3—6 Monaten gestorben wären, durch die Operation aber über 3 oder 5 Jahre hinaus geheilt geblieben sind. Davon wird jedoch erst bei den Heilziffern (s. S. 615) die Rede sein. Da diese, wie vorweggenommen sei, beim Magenkrebs recht dürftige sind, ist also bei dieser Krebsart die Berechtigung zu übergroßen Eingriffen nur eine geringe. An seiner Indikationsstellung erkennt man den Chirurgen — so gut wie an seiner Technik.

Immer wieder werden als Mittel zur Senkung der Mortalität bei großen und eingreifenden Krebsoperationen *zwei- und mehrzeitige Verfahren*, vor allem bei Colon-, Rectum- und Pankreascarcinomen empfohlen. Richtunggebend war die Vorlagerung von Colontumoren nach v. MIKULICZ. In der 1. Sitzung wird das Carcinom vorgelagert, in der 2. abgetragen, in der 3. für den Verschluß, sei es durch die „Spornquetsche" oder durch Colon-End-zu-End-Naht gesorgt. Was für dieses Vorgehen wirbt, ist die niedrige Sterblichkeit. GORDON-TAYLER (1930) hatte bei 138 Vorlagerungsresektionen nur 7 Todesfälle (= 5%).

Mit der Unterteilung des Eingriffs in zwei oder mehr Operationen rechnet man mit einer Verteilung des Risikos, einer den Körper entlastenden Entgiftung durch die erste Operation, auf eine Mobilisierung der Abwehrkräfte des Organismus und andere Vorteile mehr. Andererseits hat natürlich jeder Eingriff seine Mortalität, ist ja stets eine zweimalige Betäubung erforderlich. Auch das Psychische darf beim Kranken nicht außer acht gelassen werden.

Entscheidend ist natürlich allein der Erfolg. Speziell beim Rectumcarcinom haben vor allem GOEPEL (1931), GOETZE (1934) und GULEKE (1936, 1941, 1942) sich eingehend mit der Frage auseinandergesetzt. GULEKE kann das gewichtige Argument in die Waagschale werfen: er hat bei 100 zweizeitig operierten Rectumcarcinomen nur 3 Todesfälle zu verzeichnen und von den letzten 77 derart zweizeitig Operierten ist kein einziger gestorben. Es ist dies, so weit wir übersehen, das günstigste Ergebnis im Weltschrifttum.

Bei der Pancreatoduodenectomie wegen Carcinom des Pankreas oder der Papilla Vateri ist der Unterschied nicht so groß. Für die WHIPPLEschen Fälle gibt BRUNSCHWIG (1948) für. das einzeitige Vorgehen 35% und für das zweizeitige 29% postoperativer Mortalität an.

Es fehlt nicht an Stimmen, die behaupten, *bei den Krebsoperationen* sei die *Leistungsgrenze* erreicht. Es ist zuzugeben, daß bei einer großen Zahl von Krebsformen rein operativ in den letzten 10—20 Jahren nichts wesentlich Neues hinzugekommen ist. Wenn sich die Heilziffern fortschreitend bessern (s. dieses Kapitel, S. 637), so geht das mehr auf Konto von Fortschritten der allgemeinen Chirurgie (Elektrochirurgie, Vitamin- und Hormontherapie, Bluttransfusion, Proteinzufuhr, Sulfonamide, Penicillin usw.), als auf rein operative Erfindungen. Es muß aber doch diesem viel betonten Standpunkt gegenüber darauf hingewiesen werden, daß gerade in jüngster Zeit — abgesehen von den Sonderfortschritten der Hirntumorbehandlung — auch rein operativ Krebsheilungen erzielt worden sind bei Geschwulstformen, die früher als chirurgisch unheilbar galten. So sei an gelungene Operationen wegen *Ösophaguscarcinom* (erste erfolgreiche Ösophagusresektion wegen Carcinom im Halsteil durch CZERNY-Heidelberg 1877, erste erfolgreiche intrathorakale Ösophagusresektion mit 13jähriger Überlebensdauer TOREK 1913, ferner A. L. TURNER 1920, TURNER und G. GREY 1933, 1936, A. W. FISCHER 1937, 1940, BERNHARD 1940) erinnert. Diese Fälle wurden nach der Methode von TOREK mit intrathorakaler Ösophagusresektion und späterer antethorakaler Ösophagoplastik oder nach der abdomino-collaren Methode (TURNER, A. W. FISCHER, BERNHARD) operiert. Auch SWEET (1946) operierte zunächst 14 Fälle nach der TOREKschen Methode, doch blieb nur ein Patient über 5 Jahre geheilt. Später gingen dann PHEMISTER (1942), CHURCHILL und SWEET (1942), SWEET (1946) u. a. zur intrathorakalen Ösophagusresektion mit nachfolgender Ösophago-gastro- bzw. Ösophago-jejuno-Anastomose über (Lit. bei OCHSNER und DEBAKEY 1941). Die Mortalität von SWEET beträgt nach dem Bericht von NICOLE (1947) bei 145 Resektionen 3,9% für die Kardia-Ösophagusresektion, 12,5% für die Ösophagusresektion im unteren Drittel, totale Magenexstirpation und Ösophago-jejunostomie, 18,2% für die Resektion im mittleren Ösophagusteil mit Ösophago-gastro-Anastomose und 21,4% für die hohe Resektion und anteaortale Ösophago-gastro-Anastomose. Wenn auch die Überlebensdauer noch nicht übersehbar ist, so ist aber doch an dem grundsätzlichen Fortschritt nicht zu deuten.

Auch die Zahl der seit HALSTEDs (1899) erstem Fall mit Erfolg operierten *Pankreascarcinome* ist im Steigen begriffen (WHIPPEL 1935, 1942, BRUNSCHWIG 1942, 1944, WAUGH 1948). Man hat nicht nur gelernt, den Pankreasgang und das Duodenum zu versorgen, sondern auch mit der Kollapsgefahr und dem postoperativen Diabetes fertig zu werden. Bis 1946 waren nach WHIPPLE (1946) von amerikanischen Chirurgen 14 totale Pankreatektomien ausgeführt worden, und zwar 8 wegen Pankreascarcinom, 2 wegen Inselzelladenom und 4 wegen chronischer Pankreatitis. Von diesen 14 Fällen starben 7 an den Folgen der Operation, 2 später an Metastasen und einer am hypoglykämischen Schock.

Die MAYO-Klinik hat bis 1947 49 Kranke der (modifizierten) WHIPPLEschen Operation zugeführt (WAUGH 1948). Die Operationsmortalität betrug 26%. 43 Fälle betrafen Resektionen des Pankreaskopfes und des Duodenums, 6 Fälle die totale Pankreatektomie. Von den 49 Fällen kamen 11 Fälle auf benigne Anlässe, 38 Fälle auf maligne Tumoren, sei es des Pankreaskopfes (19 Fälle) oder der Papille (16 Fälle) oder des Duodenums und Magens (3 Fälle). Von 24 die partielle Pankreatektomie überlebenden Kranken lebten am 1. 1. 1946 noch 9 mit einer durchschnittlichen Überlebensdauer von 24 Monaten. Bis jetzt ist erst ein Fall mit 6jähriger Überlebensdauer bekannt geworden (WHIPPLE 1948), doch hat auch dieser Kranke jetzt Lebermetastasen.

Wegen der starken Zunahme derselben ist besonders auch die Heilung von *Bronchial- und Lungentumoren* erfreulich. Wenn auch der Prozentsatz der Operabilität vorläufig noch sehr gering ist (15%) (EDWARDS 1946) — die Frühdiagnose ist schwierig und wird noch selten gestellt —, so kann aber doch auch hier der grundsätzliche Fortschritt nicht bezweifelt werden. Der ersten erfolgreichen Exstirpation einer ganzen Lunge wegen eines Bronchialcarcinoms durch GRAHAM (s. GRAHAM und SINGER 1933) sind inzwischen eine ganze Reihe von Operateuren, zum Teil auch mit größeren Serien radikal operierter Fälle (z. B. EDWARDS 1946 in 66 von 1016 aufeinanderfolgenden Fällen, JONES 1947 in 39 von 196 Fällen = 20%, Brompton Hospital London [zit. nach CHURCHILL 1948] in 75 = 7,5% von 996 Fällen) gefolgt. In Europa hat vor allem BRUNNER-Zürich (1947) bahnbrechend gewirkt. Der Verfasser selbst hat inzwischen, abgesehen von einem über faustgroßen Chondrom der Lunge (durch Pneumotomie entfernt), 5 Fälle von Bronchialcarcinom durch Lungenlappenexstirpation, den letzten Fall durch Pneumonektomie (Entfernung der ganzen Lunge) ohne stärkere postoperative Reaktion entfernt.

Die letzte Übersicht stammt von CHURCHILL (1948). Darnach ist die Operationsquote im schnellen Steigen. Im Londoner Brompton Hospital waren von 1937 bis einschließlich 1944 von 996 Fällen nur 75 = 7,5% radikal operabel. Diese Quote stieg aber von 1937—1944 auf 13,5%. Das in 9 Berichten der betreffenden amerikanischen Spezialisten zusammengefaßte Material umfaßt seit 1940 zusammen 1950 klinische Fälle, von denen 432 = 22% der Lungenresektion zugänglich waren. Es wird jedoch nichts über die Zahl der später Überlebenden, soweit sie radikal operiert worden sind, gesagt. Nur von den OCHSNERschen 43 Resektionen (1947), bei denen das Tumorwachstum über die Lungen hinaus sich ausgebreitet hatte, waren nach 3 Jahren noch 5 und von den 18, bei denen die Operation 5 Jahre zurücklag, noch einer am Leben. Man wird wohl alles in allem höchstens mit 4% 5jähriger Überlebensdauer aller behandelten Fälle rechnen dürfen.

Genug mit diesen drei Beispielen! Sie sollten nur besagen, daß auch auf rein operativem Gebiete weitere Fortschritte erzielt worden sind, so richtig es auch ist, daß die hauptsächlichen Ursachen für die wenn auch langsam, so aber doch fortgesetzt ansteigenden Heilziffern in Fortschritten der Früherfassung und Frühdiagnose und in Fortschritten der allgemeinen Chirurgie gelegen sind. Insbesondere darf ohne weiteres von der Ära der Prophylaxe der postoperativen Infektion und der Behandlung derselben durch antibiotische Stoffe auch für die

Krebsoperationen eine weitere Senkung der postoperativen Mortalität, eine Erweiterung der Indikationsstellung und damit eine Besserung der absoluten Heilziffer erwartet werden.

2. Strahlentherapie maligner Tumoren.

Neben der Operation hat bis heute nur die Strahlenbehandlung verbürgte Heilerfolge beim Krebs aufzuweisen. Sie verdient daher das ganze Interesse aller derer, die mit Krebsbekämpfung zu tun haben. Praktisch allerdings liegt die tatsächliche Arbeit in den Händen einer verhältnismäßig kleinen Zahl von Spezialisten, den Strahlentherapeuten unserer Bestrahlungsabteilungen. Dem der Problematik gewidmeten Grundcharakter dieses Buches entsprechend muß daher auf alles rein Spezialistische verzichtet werden, um einiges Grundsätzliche vor allem über das neu Werdende zu bringen. Es bleiben von vornherein die reine Physik, die apparative Technik, die Dosimetrie, alle Fragen der Methodik, vor allem aber alles außer Betracht, was die spezielle Strahlentherapie der verschiedenen Geschwulstformen betrifft. Berücksichtigt sind nur die Fragen, die mit der Biologie der Strahlenwirkung zusammenhängen, alle Fragen der klinischen Krebsbekämpfung und Krebsheilung und vor allem alle Fragen, die wie die radioaktiven Isotopen für die Zukunft der Strahlentherapie verheißungsvoll erscheinen.

Hinsichtlich der technischen und speziellen Probleme der Strahlentherapie sei auf die zusammenfassenden Darstellungen von RAHM (1927), von DU MESNIL DE ROCHEMENT, von H. MEYER, SCHINZ und ZUPPINGER (1937), JÜNGLING (1938), KAPLAN (1947), HAENISCH und HOLTHUSEN (1947) verwiesen.

a) Strahlenbiologie.

Über die **biologische Wirkung strahlender Energien** gibt es eine ungeheure Literatur (Zusammenfassung des deutschen Schrifttums von 1939—1946 bei HOLTHUSEN 1947). Die Frage wurde bald mit physikalischen, bald kolloidchemischen Methoden, experimentell bald an Ascariseiern, Samenzellen, Embryonalgeweben usw., bald an Kleinlebewesen, bald histologisch, mikrochemisch oder in der Gewebskultur nach den verschiedensten Richtungen geprüft mit dem Endeffekt, daß RAHM (1927) resigniert abschließend feststellte, „daß wir über das biologische Geschehen unter dem Einfluß der Röntgenstrahlen so gut wie nichts wissen", ja daß es zweifelhaft erschiene, „ob die Frage nach dem biologischen Geschehen der Röntgenstrahlen überhaupt beantwortet werden kann; denn sie ist ja innig verknüpft mit der Frage nach dem biologischen Geschehen überhaupt, nach der letzten Frage des Lebens".

Tatsächlich hat das Problem der biologischen Wirkung eine befriedigende Lösung erst bekommen, als die Frage von den Grundfragen des Lebens her aufgegriffen, an den ultramikroskopischen Elementen des Lebens, den Erbfaktoren, erprobt und durch die Röntgenmutationen in den Bereich exakter genetischer Experimente gebracht wurde. *Erst die Strahlengenetik liefert den Schlüssel zur biologischen Wirkung unserer therapeutisch verwendeten Strahlenarten.*

Die Entwicklung beginnt mit der Wiederentdeckung (1900) der MENDELschen Vererbungsgesetze einerseits und der Aufstellung der Mutationstheorie von DE VRIES (1901) und der Quantentheorie (PLANCK 1901) andererseits. Sie wird fortgeführt durch die Aufklärung über die cytologischen Grundlagen der Vererbung (MORGAN) und mündet ein in die Röntgenmutationen (H. J. MULLER 1927), um vorläufig mit dem auf der Strahlengenetik einerseits und ihrer physikalischen Interpretation andererseits beruhenden atomphysikalischen Molekularvorstellung einer strahleninduzierten Mutation (DELBRÜCK 1935) zu endigen.

Dies ist zugleich auch der Weg, den SCHRÖDINGER geht, wenn er die in seiner bekannten Schrift im Titel gestellte Frage „Was ist Leben?" im Untertitel dahin beantwortet, daß „die lebende Zelle mit den Augen des Physikers betrachtet" werden müsse. Die Lösung liegt in der *Synthese zwischen der Quantentheorie und Mutationstheorie in ihren heutigen Ergebnissen!*

Was lehrt diese Betrachtungsweise bezüglich der biologischen Wirkung strahlender Energien? Vom Blickwinkel der Mutationstheorie aus registrieren wir zunächst die grundlegende Tatsache: Röntgenstrahlen erzeugen in Keimzellen Mutationen, Röntgenstrahlen induzieren in Körperzellen Krebs, Röntgenstrahlen heilen Krebs. Da die gleichen Röntgenstrahlen in den drei verschiedenen Zellsorten physikalisch gleich wirken, so leuchtet ein: *die Verschiedenheit des Effektes hängt nur ab von der Verschiedenheit des bestrahlten Zellmaterials.* Die Modellvorstellung liefern die strahleninduzierten Mutationen. Was lehren nun TIMOFÉEFF, ZIMMER und DELBRÜCK (1935), diese Synergisten im Ringen um dieses Problem?

Es ist davon auszugehen, daß ausnahmslos alle Strahlenqualitäten von den Ultraviolettstrahlen bis zu den härtesten γ-Strahlen imstande sind, die Mutationsrate in Keimzellen zu erhöhen. Es ist von vornherein anzunehmen, daß auch die strahlentherapeutische Breite dieselben Strahlenqualitäten umfaßt. Von den weichen Röntgen- bis zu den härtesten γ-Strahlen ist dies ja erwiesen. Damit sind zugleich aber auch die Vorteile dieser Krebsbeeinflussung klar: die Bestrahlung ist physikalisch exakt dosierbar und sie gelangt sicher an die zu bestrahlenden *Zell*objekte. Von der Strahlengenetik dürfte auch die alte Streitfrage, ob die Krebszellen im Stadium der Mitose „radiosensibler" sind, dahin entschieden sein, daß, wie bei den Mutationen die Strahlenwirkung nicht an die Zellteilung gebunden, sondern auch an ruhenden Zellen effektiv ist. Bedeutungsvoll ist auch der Nachweis, daß die Strahlenwirkung unabhängig von der Wellenlänge und unabhängig von der Zeit, aber direkt abhängig von der Dosis ist.

Zur Deutung des Vorganges bei der Strahlenwirkung hat man bei der Mutationserzeugung die *biophysikalische Treffertheorie* herangezogen. Im 9. Kapitel (S. 387) wurde dargetan, daß auch die Cancerisierung ihren statistischen Gesetzen folgt. Es ist die Frage, ob man auch die therapeutische Strahlenwirkung nach der Treffertheorie interpretieren darf. Der Strahlentherapeut und Kernphysiker SCHUBERT (1947) trägt keine Bedenken, den „Grundvorgang *jeder* biologischen Strahlenwirkung in dem *Getroffenwerden* des bestrahlten Stoffes durch die Strahlenquanten bzw. deren Sekundärelektronen" zu sehen.

Nach ZIMMER (1935) kann an sich nicht entschieden werden, was schließlich ausschlaggebend für den biologischen Effekt ist, ob als Trefferereignis die Absorption eines eingestrahlten Quants, oder der Durchgang eines von diesen ausgelösten Elektrons durch den empfindlichen Treffbereich oder die Erzeugung eines Ionenpaares bzw. Anregung in einem Treffbereich anzusehen ist. Dagegen wird als sicher angenommen, daß zur strahleninduzierten Mutationsauslösung ein Treffer ausreicht und daß dieser Treffer in der Bildung eines Ionenpaares oder einer Anregung besteht. Der biologische Vorgang liefe sonach auf die Umwandlung eines einzigen Moleküls hinaus. LACASSAGNE und GNICOUROFF (1941) übernehmen ohne weiteres die Treffertheorie für die Strahlenbehandlung der Geschwülste (vgl. auch SCHUBERT 1947).

Für DELBRÜCK (1935) sind die Elektronenzustände bestimmend. Zu Änderungen derselben bedarf es einer Energie, die groß genug ist gegenüber der Energie der Temperaturbewegung. Eine solche Aktivierungsenergie, z. B. zugeführt durch Strahlenwirkung, kann durch Schwankung der Temperaturenergie zu einer Umlegung der Atome in eine andere Gleichgewichtslage führen. Wird dabei ihre Stabilitätsgrenze überschritten, so kehren die Atome nicht mehr zu ihrer ursprünglichen Mittellage zurück. Der Mechanismus der Strahlenwirkung hängt ab vom Mechanismus der Strahlenabsorption. Der Abbau der Strahlenenergie geht schrittweise vor sich. Die Lichtquanten geben, so deduziert DELBRÜCK, zunächst ihre Energie ganz oder zum großen Teil an ein schnelles Sekundärelektron. Dieses gibt seine Energie in vielen kleinen Portionen ab, und zwar durch Ionisation oder Anregung von Atomen. Die einzelnen Ionisationen stellen völlig getrennte Akte dar. Die Mutation selbst wird durch eine einzige Ionisation oder Anregung ausgelöst.

Man kann sich die **krebsheilende Wirkung von Strahlen** so vorstellen, daß auch die Strahlenwirkung auf Geschwulstzellen einen *mutativen Vorgang* in diesen *auslöst*. Dieser hat *krebsheilende Wirkung, sobald er Erbstrukturen trifft, bei denen die molekulare Umkonstruktion nicht mehr mit dem Zelleben vereinbar ist, also letal wirkt.* Daß es solche Vitalfaktoren gibt, daran ist nicht zu zweifeln. Ihre durch Ionisation oder Anregung erzielte Mutation, die dann Lebensunfähigkeit der Zelle bedeutet, wird um so häufiger sein, je größer die Zahl solcher intracellulärer Vitalfaktoren ist, und um so wirksamer, je labiler eine Krebszelle ist. Die Wahrscheinlichkeit einer Krebsheilung bei Anwendung kurzwelliger Strahlen hängt also dann ab von der Zahl der Ionisationen je Raumeinheit, der Ionisationsdichte und von der Labilität der Krebszellen selbst. Die Heilwirkung wäre darnach proportional der Dosis und abhängig von der Labilität.

Diese Vorstellung, sich aufbauend auf dem cellulären-Bild, wie es die Cytologie in Verbindung mit der Genetik geliefert hat, verlagert die Strahlenwirkung von dem „letzten Formelement aller lebendigen Erscheinung", wie VIRCHOW die Zelle auffaßte, hinein in die letzten Lebenseinheiten, in die Gene und Erbstrukturen überhaupt. Es wird darnach klar, warum alle Versuche, die Strahlenwirkung morphologisch oder rein biochemisch zu fassen, scheitern mußten. Es handelt sich um Vorgänge, die an den Zellen nicht erfaßbar sind, sondern nur an den Erbstrukturen und an diesen nur erschlossen werden können aus den Auswirkungen, die mutierte Erbfaktoren bedingen, also im genetischen Experiment. Erst die physikalische Analyse der genetischen Versuchsergebnisse liefert den Schlüssel für die Vorstellung der Strahlenwirkung auf Keim- und von da aus per analogiam auch auf Körper- und auf Krebszellen. Die Frage der Strahlenwirkung ist eben mit der Frage „Was ist Leben?" eng verknüpft. Die Antwort, die SCHRÖDINGER gegeben hat, stützt sich ganz wesentlich auf die biophysikalische Interpretation, die TIMOFÉEFF, ZIMMER und DELBRÜCK den experimentellen Untersuchungen des Mutationsprozesses gegeben haben.

Was die *strahleninduzierte Mutation vitaler Faktoren* bei der Strahlentherapie an *sekundären Ereignissen* in den Krebszellen auslöst (Störungen der Zellteilung, Kernpyknose, Chromosomenabnormitäten, abnorme Chromosomenzahlen usw.), ist meist nur Ausdruck des alsbaldigen Zelltodes, denn wenn wir auch solche Zellen cytologisch noch als lebend ansprechen, so dürften aber die Mehrzahl solcher in ihrem innersten Gefüge schwer erschütterten *Zellen z. B. mit abnormen Zellteilungen*, abnormen Chromosomenzahlen schon bei den nächsten Zellteilungen *nicht mehr lebensfähig* sein.

Abgesehen vom agens der Strahlen, hängt die Wirkung natürlich ebenso ab vom re-agens, den Krebszellen. Es gäbe keine Strahlentherapie, wenn die Tumorzellen nicht strahlenempfindlicher wären als die normalen Gewebe, bewegt sich ja jede Bestrahlungsbehandlung auf der schmalen Grenzzone: noch erträglich für Körper-, nicht mehr erträglich für Krebszellen. Nun sind aber schon die

normalen *Gewebe* ganz *verschieden strahlenempfindlich*. Die stärkste Empfindlichkeit haben Lymphgewebe, Knochenmark, Thymus und Keimdrüsen, und
sodann folgen die Schleimhäute, dann die Speicheldrüsen, ferner die Haut und
ihre Anhangsgebilde. Aber schon die parenchymatösen Organe, vor allem aber
die Stützgewebe sind weitgehend unempfindlich, am meisten refraktär sind
Ganglienzellen und Nerven.

Dieser Skala folgen auch die von diesen Geweben ausgehenden *Geschwülste*.
Bei den Geschwülsten gleicher Herkunft sind im allgemeinen die weniger
ausgereiften Formen wesentlich empfindlicher als die weitgehend ausdifferenzierten und noch organoid wachsenden Geschwülste. Im allgemeinen sind Krebsgewebe um so strahlenempfindlicher, je geringer ihre Differenzierung und je
größer die Wachstumsgeschwindigkeit ist. Beide stehen ja (vgl. 3. Kapitel, S. 82)
in enger Korrelation.

Nicht alle Tumoren sind gleich strahlenempfindlich. J. BORAK (1938) unterscheidet konstitutionell-radiosensitive und konstitutionell-radioresistente Geschwülste. *Strahlenempfindlich* ist das Lymphosarkom, Seminom, Granulosazelltumor, das Basalzellencarcinom usw. *Strahlenresistent* sind fast alle Adenocarcinome, die meisten Sarkome und Gliome. Nach der Methode von COUTARD
(s. S. 557) kann aber auch bei radioresistenten Tumoren oft noch ein beachtlicher
Strahlenerfolg erzielt werden.

Nach der Strahlendosis, die sie erfordern, teilt WARREN (1941) die Tumoren
folgendermaßen ein: 1. Strahlenempfindliche Geschwülste, die mehr oder minder
schlagartig auf eine Gesamtdosis von 2500 r oder weniger bei protrahierter Bestrahlung zurückgehen oder klinisch verschwinden. Dabei wird das Nachbargewebe nicht wesentlich geschädigt. Hierher gehören Lymphome, chronische
Leukämien und das EWING-Knochensarkom (vgl. z. B. W. BRUNNER 1944,
5 Fälle). 2. Geschwülste, die 2500—5000 r erfordern, um in ähnlichem Ausmaß
zurückzugehen. Dabei bleibt das Nachbargewebe ohne starke Dauerschädigung.
Es gehören dazu die Basalzellencarcinome der Haut, das Cervixcarcinom und
Adenocarcinom der Schilddrüse. 3. *Strahlenunempfindliche Geschwülste*, die mehr
als 5000 r brauchen, um anzusprechen. Dabei wird das Nachbargewebe ebenso
stark oder noch mehr geschädigt als die Geschwulst selbst. In diese Gruppe
gehören das Magen- und Mammacarcinom, das maligne Melanom und die osteogenen Sarkome. WARREN weist darauf hin, daß Strahlenempfindlichkeit und
Heilbarkeit durch Strahlen nicht gleichbedeutend sind, denn strahlenempfindliche
Geschwülste können trotz des örtlichen Rückganges den Tod noch durch
Metastasierung herbeiführen. Ferner brauchen viele Geschwülste zur Dauerheilung eine größere Dosis als zum vorübergehenden Verschwinden. Die Strahlenempfindlichkeit ist auch keine unveränderliche Eigenschaft des betreffenden
Gewächses. So können Metastasen beim Mammakrebs gut auf Bestrahlung ansprechen, während bei Rückfällen eine größere Strahlenresistenz besteht, als
die anfängliche Geschwulst hatte. Dies hat vielleicht seine Ursache in dem
Überleben weniger strahlenempfindlicher Zellen und in einer Änderung des
Geschwulstbettes und des Zustandes des Patienten. Bindegewebe oder Muskel
mit normaler Blutversorgung stellen das günstigste Tumorbett für die Bestrahlung
dar; dagegen sind Knochen, Knorpel und Fett ein ungünstiges Gewebslager für
die Bestrahlung von Geschwulstzellen und ebenso das mit Gefäßen schlecht
versorgte und hyalin umgewandelte Geschwulstbett nach vorangegangener
Bestrahlung.

<h3 style="text-align:center">b) Röntgentherapie.</h3>

Die **Strahlentherapie beim Menschen** stützt sich im Prinzip auf alle Strahlen,
die die Mutationsforschung als Strahleninduktoren erprobt hat. Vom Ultraviolett

bis zu den härtesten γ-Strahlen sind alle Strahlenqualitäten imstande, die Mutationsrate stark zu erhöhen, alle diese Strahlen sind prinzipiell als strahlentherapeutisch geeignet anzusehen. Welche Strahlenarten tatsächlich verwendet werden, hängt lediglich ab von den Bedürfnissen der praktischen Anwendung.

Vergessen wir in diesem Zusammenhang nicht, dáß schon die *Lichtstrahlen* nicht nur Krebs erzeugen, sondern auch *Krebs heilen*, natürlich nur dort, wo sie zur Absorption zu gelangen vermögen, also nur im Bereich der Haut. WOLFFS Geschichte der Krebskrankheit (1914) ist zu entnehmen, daß die Lichtbehandlung bis auf den Chirurgen LE COMTE (1776) zurückverfolgt werden kann. LE COMTE selbst hatte diese Methode von einem anderen Chirurgen gelernt, der LE COMTES Vater von einem Lippenkrebs mit Sonnenlicht geheilt hatte. Ein Auszug aus WOLFFS Darstellung läßt erkennen, daß die Entwicklung von dem durch die Linse konzentrierten Sonnenlicht folgerichtig zur Hochgebirgssonne zum FINSEN-Licht geht und schließlich bei den ultravioletten Strahlen endigte. Alle Angaben stimmen darin überein, daß die Heilung von Haut- und Lippencarcinomen sicher gelingt, aber nur bei oberflächlich gelegenen, was jedoch nicht wunder nimmt, dringen ja die mutativ wirkenden Strahlen des Ultravioletts nur bis zur Epidermis und Cutis, wie dies die Abb. 51 (S. 316) und der Tabelle 56 (S. 322) zu entnehmen ist.

Tabelle 79. *Heilung von Lippen- und Hautkrebsen durch Sonnenlicht.*

LE COMTE 1776	Sonnenlicht (Linse)	
V. BIE 1900	„konzentriertes" Licht	16 Fälle, 7 geheilt, 5 wesentlich gebessert
C. WIDMER 1907	Hochgebirgslicht	Handrücken- und Lidcarcinom geheilt
FINSEN 1898	„FINSEN-Licht" (blau, violett, ultraviolett)	16 Hautcarcinome, 7 geheilt
SCHLASBERG 1904	FINSEN-Licht	19 Hautcarcinome, 17 bis zu 2 Jahren geheilt
FORCHHAMMER 1904	Ultraviolettstrahlen	

Daß diese zweifelsfrei wirksame Therapie nach 1905 in Vergessenheit geraten ist, hat seinen einfachen Grund darin, daß zu dieser Zeit in den Röntgen- und Radiumstrahlen eindrucksvollere, besser dosierbare und tiefer reichende Mittel dem Arzt an die Hand gegeben worden sind.

Es ändert dies aber nichts an der allgemein-krebstheoretisch wichtigen Feststellung, daß dieselben mutationsauslösenden und die gleichen krebserzeugenden Ultraviolettstrahlen auch Krebs heilen. Wir stoßen damit in der Krebsbehandlung beim Menschen zum ersten Male auf das alte similia similibus von PARACELSUS, welches, wie wir sehen werden, in dem biologisch abgewandelten Sinne gilt, daß *alles, was Mutationen erzeugt, auch Krebs erzeugt, und alles, was Krebs erzeugt, auch Krebs heilen kann* (K. H. BAUER 1931).

In der modernen Praxis der Krebsbehandlung spielt sich die Strahlentherapie ausschließlich ab in dem Wellenbereich jenseits der ultravioletten Strahlen vor allem dem der *Röntgenstrahlen.*

Die für den Effekt der Röntgenbestrahlung maßgebenden Faktoren sind in der Hauptsache die Strahlendosis und der Zeitfaktor. Die *Strahlendosis* ist genau wie bei der Mutationsauslösung entscheidend. Sie ist das Maß der Energiezufuhr von außen. Ceteris paribus ist die Heilwirkung eine Funktion der Dosis. Wir dürfen annehmen: Die Zahl letaler Zellmutationen steigt mit zunehmender Dosis sie ist der Dosis direkt proportional. Nicht jede Ionisierung ist krebshemmend oder krebsheilend, sondern nur die, die einen vital notwendigen Bezirk außer Funktion setzt.

Was die *Wellenlänge* anlangt, so lehrt die Strahlengenetik (vgl. TIMOFÉEFF-RESSOVSKY 1937) nachdrücklich, daß das Mutieren wellenlängenunabhängig ist (vgl. 9. Kapitel, S. 384). Ob sehr weiche Röntgenstrahlen (10 kV), mittelharte (50—150 kV) oder γ-Strahlen verwendet werden, die Mutationsrate in Prozent verläuft ohne Einfluß der Wellenlänge nur proportional der Bestrahlungsdosis in r (TIMOFÉEFF- RESSOVSKY und ZIMMER 1935). Die Erfahrungen der Strahlentherapeuten scheinen gleichfalls die Wellenlängenunabhängigkeit der Strahlenwirkung darzutun. Es wäre dies zugleich ein weiterer Hinweis auf die Gleichartigkeit der physikalischen Strahlenwirkung, gleichviel ob Keimzellen oder Krebszellen.

Von Bedeutung ist außer der Strahlendosis der *Zeitfaktor*. Die Strahlengenetik lehrt bezüglich der (kürzeren oder längeren) Zeit, in der die gleiche Strahlendosis, z. B. ob in einer Sitzung, protrahiert oder fraktioniert verabreicht wird, daß die zeitliche Verteilung der Strahlung für die Steigerung der Mutationsquote ohne Bedeutung ist. Bei der Krebsentstehung und bei der Krebsheilung muß jedoch noch in Rechnung gestellt werden, daß bei intermittierender Bestrahlung die bestrahlten Gewebe bei der zweiten Bestrahlung nicht mehr genau die gleichen sind wie bei der ersten, da inzwischen vom Organismus Abwehr- und Anpassungsvorgänge in Gang gesetzt wurden. Nicht bloß die Unterteilung der Dosis, auch der Zeitabstand, die Pause zwischen den Bestrahlungen spielt eine gewisse Rolle, denn der reparative Stand der Gewebe ist verschieden, je nach der Länge der Zwischenzeit seit der ersten Bestrahlung. Man hat auf diese Weise gefunden, daß Krebsgewebe, dessen reparative Möglichkeiten ja gering sind, durch fraktionierte Bestrahlung stärker geschädigt werden kann als normale Gewebe.

Generell tritt die *Strahlentherapie* überall dort selbständig in ihr Recht, wo sie bessere oder gleich günstige Resultate wie die *operative Therapie* aufzuweisen hat. *Die Entscheidung liegt bei der Statistik der Heilergebnisse.* Am günstigsten liegen die Verhältnisse für die Strahlentherapie bei den ausgesprochen strahlenempfindlichen Krebsgeschwülsten besonders der Lymphdrüsen, des Knochenmarks, der Thymus, ferner bei allen der Bestrahlung leicht zugänglichen und früh diagnostizierten Fällen, wie dies vor allem bei äußeren Krebsen, besonders der Haut, der Lippen usw. zutrifft. Die Heilerfolge sind hier doppelt erfreulich, da sie kosmetisch mit günstigen Narbenverhältnissen aufzuwarten vermögen. Aber schon wenn Drüsenmetastasen vorhanden sind, wie z. B. bei den Lippenkrebsen, ist die operative Entfernung der Geschwulst und in gleicher Sitzung die der Drüsenmetastasen hinsichtlich der Heilziffern der Strahlentherapie überlegen.

Wenn auch der Effekt der *Nachbestrahlung* nach operativen Ausrottungen zahlenmäßig schwer feststellbar ist, so neigen doch heute die meisten Kliniker dazu, wenigstens eine Anzahl ihrer operierten Krebskranken im Operations- und zugehörigen Drüsengebiet nachzubestrahlen. Besonders beim Brustdrüsenkrebs ist diese Nachbestrahlung heute die Regel. Bei der Magenkrebsoperation dagegen glauben die Kliniker nicht an einen nennenswerten Effekt der Nachbestrahlung. Beim Mastdarmkrebs ist er zum mindesten problematisch.

Wenn auch schon vor und gleich nach Beginn des Jahrhunderts einige Versuche, Krebs durch Röntgenstrahlen zu beeinflussen, gemacht worden sind (z. B. Bestrahlung von Hautkrebs durch SJÖGREN 1899, durch DELPHEY 1902, SUILLY 1903), so geht doch die *Röntgentherapie* der malignen Tumoren erst auf den Tübinger Chirurgen PERTHES (1903, 1904) zurück, der als Erster durch Anwendung von Filtern die hautschädigenden weichen Röntgenstrahlen abzufangen lehrte und damit die *Tiefentherapie* inaugurierte. Die weiteren Fortschritte sind mit den Namen DESSAUER, KRÖNIG, GAUSS, FRIEDRICH, SEITZ und WINTZ, JÜNGLING, HOLTHUSEN, COUTARD, H. MEYER, MARTIUS, CHAOUL u. a. verknüpft.

Die Röntgenstrahlen haben den Vorteil der technisch leichten Erzeug-, sowie Kontrollier- und Dosierbarkeit. Die verschiedenen Methoden streben eine räumlich homogene Durchstrahlung des Krebsgewebes an, vor allem durch Steigerung der Strahlenhärte (höhere Spannung), durch wirksame Filterung, Vergrößerung der Bestrahlungsabstände und Bestrahlung tiefgelegener Geschwülste von mehreren Seiten aus. Vor allem haben die Begriffe der Oberflächen-, Herd- und Raumdosis zu einer Reihe erprobter tiefentherapeutischer Arbeitsmethoden geführt. Der Weg führte schließlich zur einzeitigen hochdosierten Großfelderbestrahlung, beim Uteruscarcinom wegen des großen Eingriffes „Röntgenwertheim" genannt.

Die Methoden der Röntgentiefenbestrahlung (großer Röhrenabstand, möglichst harte Strahlung, große Eintrittsfelder, massive Dosen) haben die möglichst homogene Durchstrahlung großer Geschwulstvolumina zum Ziel. Sie haben aber den großen Nachteil der gleichzeitig intensiven Mitbestrahlung und Schädigung des für die Heilung unentbehrlichen normalen Gewebes der Umgebung. Man hat daher versucht, die Röntgenstrahlen der Radiumwirkung ähnlicher zu machen, zunächst durch *Änderung der zeitlichen Dosisverteilung*, oder wie man zu sagen pflegt, durch Einführung des sog. Zeitfaktors. Früher nahm man an, daß es für die biologische Wirkung praktisch allein auf die Höhe der Dosis ankommt. REGAUD u. a. zeigten, daß die Unterteilung einer Dosis in Teildosen und die Verteilung dieser Teildosen auf längere Zeit (4—16 Tage) gegenüber der einzeitigen Intensivbestrahlung einerseits die Toleranz der Haut vergrößert, andererseits die biologische Wirkung auf die Krebszellen noch erhöht. Aus dieser Erkenntnis heraus entwickelte COUTARD (1934) seine Bestrahlungsmethode im Sinne einer bewußt fraktionierten Dosierung. (Über Prinzip, praktische Anwendung usw. siehe bei NIELSEN 1935). Die Bestrahlung nur mit Teilen der höchsten zulässigen Dosis, verteilt auf viele Tage, erlaubt eine beträchtliche Erhöhung der Gesamtdosis ohne dauernde Hautschädigung zugleich mit besserer biologischer Strahlenwirkung aufs Krebsgewebe. Es werden eben durch die Verteilung der Gesamtdosis auf lange Zeit mehr Krebszellen im Stadium der strahlenempfindlichen Zellteilung getroffen als bei der Einzelbestrahlung mit hoher Dosis. Die COUTARD-Bestrahlung hat sich denn auch bei einer großen Zahl von Krebsarten — ich nenne z. B. nur das Hypopharynxcarcinom (COUTARD 1932) — bewährt und stellt sowohl nach der Seite der theoretischen Physik als auch nach der praktischen Seite einen großen Fortschritt dar.

Bei ausgedehnten Hauterkrankungen (z. B. Gewerbeekzemen, ESSER 1941) oder bei Bluterkrankungen (z. B. Polycythämie vera, SIMON 1939, 13 Fälle) oder auch bei universellen Metastasierungen hat man auch *Ganzbestrahlungen* vorgeschlagen. Es sind ihnen aber wegen der Allgemeinwirkungen (Anämie, aleukämische Myelose, SIMON 1939) enge Grenzen gezogen. GUOIN (1938) rät besonders bei Seminommetastasen (mit Ausnahme der Gliedmaßen) zur Bestrahlung des ganzen übrigen Körpers. Neuerdings hat CRAVER (1947) mittels neuartiger Apparaturen vor allem bei Leukämien über Tag und Nacht fortlaufende Ganzbestrahlung des Kranken im Bett mit entsprechend wenig intensiver Bestrahlung empfohlen.

Aus der Ganzbestrahlung hat sich als Variante die „*Teleröntgentherapie*" (TESCHENDORF 1947) entwickelt. Sie kommt vor allem bei ausgedehnter Metastasierung und bei Geschwülsten, die wie die Lymphogranulomatose und das

Lymphosarkom zur Generalisation neigen, in Betracht. Die an sich geringen Dosen von höchstens 10 r, die bei einer rein lokalen Anwendung kaum eine Wirkung hervorbringen würden, erzielen jedoch bei der Abgabe aus großer Entfernung, vor allem bei der lymphatischen und myeloischen Leukämie, da sie den ganzen Körper erfassen, doch eine Wirkung.

In abgewandelter Form bekennt sich MARTIUS (1947) gleichfalls zum COUTARD-schen Prinzip, er bezeichnet seine Methode als „hochfraktionierte gezielte Klein-raumbestrahlung", die er für gynäkologische Carcinome als die beste Behandlungs-methode erklärt. Es soll dies aber nicht nur für gynäkologische Tumoren, sondern für die gesamte Therapie der bösartigen Tumoren gelten. MARTIUS gibt sogar der Überzeugung Ausdruck, daß bei Anwendung der optimalen Fraktionierung und der gezielten Kleinraumbestrahlung die jetzigen Heilergebnisse der Röntgen-bestrahlung „kaum mehr wesentlich zu übertreffen sein werden".

Früher schon hatten SCHÄFER und WITTE (1929, 1932) mit ihrem *Körper-höhlenrohr*, vor allem bei Gebärmutterkrebsen, versucht, die homogene Durch-strahlung großer Körperteile dadurch zu vermeiden, daß sie die Krebsgewebe möglichst allein in den Strahlenkegel brachten. Es wurde auf diese Weise das mit großer Dosis durchstrahlte Gewebsvolumen bis auf $^1/_{60}$ herabgesetzt und ebenso das gesunde Gewebe der Umgebung wie der Gesamtorganismus wesent-lich geschont. Tatsächlich erzielten SCHÄFER und WITTE mit dem Körper-höhlenrohr Erfolge einer räumlichen Dosisverteilung ähnlich wie bei der Radiumintubation einer Radiumbestrahlung. Voraussetzung für diese veränderte Bestrahlung war die technische Herstellung hochspannungsgesicherter Nah-bestrahlungsröhren.

In Anpassung an die Radiumtherapie (s. S. 561) hat sich seit 1931 wenigstens für eine Reihe von Krebsformen eine gewisse Abkehr von der durch Homo-genisierung der Dosis, hohe Spannung, große Fokus Hautabstände, große Felder usw. gekennzeichneten Röntgentiefentherapie ergeben und im Ausschlag des Pendels nach der anderen Seite die *Nahbestrahlung* (CHAOUL 1933, 1944, dort Literatur) in Gang gesetzt. Sie ist durch eine niedrige Röhrenspannung, kurze („nahe") Fokushautabstände, kleine Feldgrößen, fraktionierte Dosierung, steilen Tiefendosisabfall, aber große Herddosen ausgezeichnet. Die Nahbestrahlung hat ihr Anwendungsgebiet immer mehr verbreitert, besonders seit bestimmte Nahbestrahlungsröhren [Schräganoden-, Spitzanoden-, Larynxröhre, Körper-höhlenrohr von SCHÄFER und WITTE (1929, 1932)] ihre Methodik auszubauen gestatteten.

CHAOUL versuchte, eine Annäherung der Röntgenbestrahlung an jene der Radiumanwendung auch noch durch *Änderung der räumlichen Dosisverteilung* zu erreichen. Dem Ziele, die Strahleneinwirkung auf den Krebs nach Flächen- und Tiefenausdehnung zu begrenzen, suchte er durch Anwendung weicherer Strahlen und durch Verringerung des Fokus-Hautabstandes näherzukommen. Auf diese Weise sollte bei hoher Oberflächenwirkung zugleich eine Schonung der tieferen Schichten erzielt werden. Bei einem Fokus-Hautabstand von nur 4 cm schien ihm eine stärkere, aber gerade noch zulässige Tiefenwirkung bei besserer Homogenisierung im Herd ermöglicht zu werden.

Ein weiterer Gesichtspunkt ist die *Dosishöhe*. Während die Herddosis bei der Radiumbehandlung einer Röntgendosis von 8000 r, also dem ungefähr 10fachen der einzeitig applizierten Massivdosis beim Röntgen entsprach, suchte CHAOUL die verabreichte Dosis auf die gleiche Höhe wie bei der Radiumbehand-lung zu steigern. Mit Hilfe hochspannungsgeschützter Röhren, möglichst kleinem Bestrahlungsfeld, fraktioniert und über Tage sich erstreckender, kleiner Dosis erzielte CHAOUL (1934, 1935, 1944) *Steigerung der Gesamtdosis bis zu 12000 r*, bei Einschaltung von Erholungspausen sogar bis zu 20000 r. Tatsächlich setzt die Rückbildung der Krebsgeschwülste alsbald ein, wenn auch die Behandlungsdauer im allgemeinen viele Wochen, gelegentlich sogar Monate beansprucht. Vor allem sind gerade wegen der Schonung der tiefer gelegenen, gesunden Gewebe die kosmetischen Erfolge günstig. Selbstverständlich eignet sich die Methode nur für unmittelbar dem Bestrahlungsrohr zugängliche Krebse nicht zu großer Ausdehnung. Bei den Krebsen, die zu Lymphdrüsenmetastasen neigen, muß die Methode häufig durch zusätzliche Exstirpation der Lymphdrüsen ergänzt werden.

Die *Nah- bzw. Kurzdistanzbestrahlung* nach CHAOUL (Lit. 1944) findet heute bei all den Krebsformen *Anwendung*, die direkt oder indirekt in nächste Nähe der Spezialröhren gebracht werden können: Haut-, Lippenkrebs (BODE 1937, 1938), bei allen Carcinomen der Mundhöhle und des mittleren Rachenraumes, des Epipharynx, der Oberkieferhöhle, des Rachens und Kehlkopfes (CHAUOL und GREINEDER 1943), sowie des Penis, der Vulva usw. Aber auch bei Krebsen tief gelegener Organe, wie beim Rectum-, Colon- und Magencarcinom hat man die Nahbestrahlung durchzuführen versucht, sei es beim Rectum z. B. durch peranale Nahbestrahlung mit Hilfe besonderer Tubenformen und Röntgenröhren, sei es durch operative Freilegung und Eröffnung des krebstragenden Darm- bzw. Magenabschnittes (CHAOUL und SCHATTER 1943). Bei den Magen- und Darmtumoren (CHAOUL und NEUMANN 1941) hat sich die kombinierte Methode nicht durchzusetzen vermocht. Dagegen hat im Gegensatz zum Korpuscarcinom die Nahbestrahlung beim Collumcarcinom, sei es als primäre intravaginale Nahbestrahlung mit Hilfe des Körperhöhlenrohres von SCHÄFER und WITTE (1929, 1932), sei es als Zusatzbestrahlung (s. MARTIUS 1934, 1942, MARTIUS und KLEPP 1942), sei es als Kontaktbestrahlung (SCHÄFER 1937, 1941) ihre Berechtigung erwiesen.

Besonders bemerkenswert scheint uns die Heilung eines Röntgencarcinoms mit Hilfe der Nahbestrahlung zu sein (LÜDIN 1943), gilt ja für gewöhnlich (s. S. 330) der „Strahlenkrebs" als ein noli me tangere für die „Strahlentherapie". Es hatte sich um ein 20 Jahre nach Abschluß der Bestrahlungsbehandlung (wegen tuberkulöser Halslymphome) entstandenes KROMPECHER-Basalzellencarcinom gehandelt, bei dem die Kranke die Exstirpation und Plastik abgelehnt hatte.

Bemerkenswert sind auch die Erfolge bei dem chirurgisch so besonders undankbaren malignen *Melanom* (CHAOUL und GREINEDER 1936, GREINEDER und NEUMANN 1939, HALTER 1943). Im Material von HALTER (1943) blieben von 25 Fällen bei einer allerdings noch teilweise kurzen Beobachtungszeit (zwischen 5 Monaten und 5 Jahren) 12 Fälle „bisher symptomfrei", darunter 2 Kranke mit bereits vorhandenen Drüsenmetastasen. Allerdings traten bei den hohen Dosen von 12000—20000 r nur langsam heilende Nekrosen auf.

Eine *Modifikation* des CHAOULschen Verfahrens wurde für Hautgeschwülste von VAN DER PLAATS (1938) ausgearbeitet. In meist einer Sitzung verabfolgt PLAATS bei 2 cm Abstand und 50 kV-Röhrenspannung eine Dosisleistung bis zu 8000 r je Minute. Meist genügt bei 4000 r eine einmalige Bestrahlung von $^1/_2$ Min. Dauer. Bei über 100 Fällen trat in 90% primäre Heilung ein. Wegen der kurzen Applikation nennt der Autor sein Verfahren „Röntgenkaustik". GIRAUDEAU (1941) weist aber darauf hin, daß diese Methode nur bei ganz oberflächlichen Herden anwendbar sei. GIRAUDEAU (1941) und CHAOUL (1944) machen eine Reihe von Einwänden und CHAOUL lehnt die Methode ab.

Ein Nahbestrahlungsgerät wurde auch zur intravesicalen Behandlung des Blasencarcinoms angewendet. GOIN und HOFFMANN (1940) berichten über 3 Fälle, bei denen nach Sectio alta das Nahbestrahlungsgerät ·in die Blase eingeführt und durch diese Therapie vollständige Rückbildung der Primärtumoren erreicht wurde.

Bei der *Pendelbestrahlung* (BENDER und KOHLER 1939) wird die Geschwulst, die im Drehpunkt des Systems liegen soll, ständig bestrahlt. Ein Optimum wird erreicht, wenn die Strahlenquelle einen vollen Kreis um die Achse beschreibt. KOHLER (1939) sieht in ihr einen Fortschritt bei der Behandlung inoperabler tiefgelegener Krebse des Verdauungstractus. Mit dieser Methode soll es möglich sein, in beliebiger Körpertiefe Strahlen in genügender Menge zur Wirkung gelangen zu lassen, ohne daß dabei die Oberfläche des Körpers zu stark belastet wird. Der Krankheitsherd muß immer wieder mit Sicherheit getroffen werden, so daß er während der einzelnen Bestrahlung und auch bei den Behandlungen der späteren Tage immer wieder unverschiebbar im Drehpunkt des Strahlensystems festgelegt wird. Bei einem ungünstigen Krankengut sah KOHLER geringe Besserung beim Magenkrebs und beim Ösophaguscarcinom Verlängerung der Überlebensdauer. Die Erfolge beim inoperablen Mastdarmkrebs waren schlecht.

Um eine möglichst allseitig-gleichzeitige Röntgenbestrahlung zu gewährleisten, wurde die *Rotationsbestrahlung* angewandt. Dabei wird das zu behandelnde Areal in die Rotationsachse der Vorrichtung gebracht und der Patient in der entsprechenden Stellung während der Behandlung gedreht (Näheres bei ROCHEMONT 1942, HWALERY 1942).

Manche Strahlentherapeuten (vgl. z. B. SCHUBERT 1946) sehen einen möglichen Weg der Strahlentherapie in der Ausnutzung extrem hoher elektrischer Spannung *(Hochvoltbestrahlung)*. Diese Spannungen gehen weit über die gewöhnlich verwendeten 200 kV hinaus. Von Hochspannungsanlagen können bis zu 1000 kV und darüber hinaus geliefert werden. HOLMES und SCHULZ (1946) arbeiteten 8 Jahre mit 1200 kV und 0,5 mA. Behandelt wurden 1835 Fälle. Beim Vergleich mit den mit 200 kV behandelten Fällen ergab sich keine überzeugende Überlegenheit der Bestrahlung mit überhohen Spannungen. Nur die Hautschädigung ist geringer. Die *Elektronenschleuder*, ein neues Instrument der Kernphysik, („Betatron"), kann sie künstlich erzeugen. Die weitere Entwicklung muß zeigen, ob es mit dieser Methode gelingt, die Absorption einer möglichst großen Strahlendosis in der Tiefe unter Schonung der Haut und des gesunden Gewebes zu erzielen und somit die tiefgelegenen bösartigen Geschwülste günstig zu beeinflussen. Bezüglich der physikalischen Grundlagen dieser mit der Elektronenschleuder erzeugten ultraharten Röntgenstrahlung, ihren Zukunftsaussichten usw. wird auf die Darstellungen von WACHSMANN (1947) und SCHUBERT (1947) verwiesen.

Das erste nur für die Zwecke der Krebsforschung und Krebsbehandlung bestimmte 20000000-Volt-Betatron wurde im Bestrahlungsinstitut der University of Illinois aufgestellt[1]. Es wurde von dem Physiker D. W. KERST gebaut, der für rein physikalische Zwecke ein 300000000-Volt-Batatron zu konstruieren im Begriffe ist.

Wer sich für die weitere Zukunftsentwicklung der amerikanischen Physik in der Richtung immer gewaltigerer Energiequellen interessiert (Synchrotron, 200—300 Millionen Elektronenvolt, Synchro-Cyclotron usw.), sei auf den aufschlußreichen Bericht von ANDRÉ. GEORGE (1947) verwiesen.

Auf den therapeutischen Wert der *Metastasenbestrahlung* hat der frühere Mitarbeiter des Verfassers P. BLÜMEL am Beispiel der Seminome hingewiesen (1934). JANKER (1938) sah bei einem 30jährigen Kranken mit Hodencarcinom neben

---

[1] Science (N. Y.) **107**, 676 (1948).

anderen eine größere Anzahl von Lungenmetastasen, die nach einer Bestrahlung retroperitonealer Drüsen, ohne selbst therapeutisch bestrahlt zu sein, völlig, auch röntgenologisch, zurückgingen. Der Autor bezieht den Rückgang zwar nicht auf eine Strahlenwirkung, sondern nimmt eine Spontanheilung der Metastasen an. Immerhin sind die Lungen diagnostisch anläßlich einer Reihe von Schichtaufnahmen Röntgenstrahlen ausgesetzt gewesen.

Wie wertvoll die Strahlentherapie für die Kranken zur Wiederherstellung ihrer Aktionsfähigkeit bei Fernmetastasen sein kann, zeigen Züricher Ergebnisse (DEUCHER 1940). In den Jahren 1930—1940 wurden 432 Kranke mit Knochen-, Lungen-, Haut- und anderen Metastasen bestrahlt. Der Autor kommt zu folgendem Ergebnis: unbedingt zu bestrahlen sind Lungenmetastasen bei Seminom, Struma maligna, Hilus-, Pleurametastasen bei Primärtumoren aller Art (außer bei Tumoren der Mundhöhle, des Pharynx und Ösophagus), ferner Knochenmetastasen bei Primärtumoren der Struma, Mamma, Hoden, weiblichen Genitalien, endlich Hautmetastasen jeder Art bei Fehlen anderer Fernmetastasen. Aber auch bei solitären Lungenmetastasen, von Tumoren der Haut, des Stützgewebes, der Struma, Mamma, Prostata lohnt sich ein Bestrahlungsversuch, desgleichen bei multiplen Metastasen der Geschwülste von Hoden, Struma, Mamma, bei schmerzhaften Knochenmetastasen aller Geschwülste — auch HELLNER 1940 tritt dafür ein —, bei Hautmetastasen der Mammatumoren, bei sonstigen Metastasen ausnahmsweise beim Bestehen starker Schmerzen. Wegen ihrer vielen interessanten Einzelheiten, Bilder und Tabellen sei auf die Arbeit nachdrücklich hingewiesen. Sie kommt zu dem Ergebnis, daß die *mittlere Lebensdauer* aller bestrahlten Kranken seit dem ersten Auftreten von Fernmetastasen gegenüber den unbestrahlten Vergleichsfällen mit 4,9 Monaten *auf 15,6 Monate verlängert* worden ist.

c) Radiumbestrahlung.

In der Praxis der Krebsbekämpfung spielt nach der Operation und Röntgentherapie die **Radium- und Mesothoriumbestrahlung** die nächstwichtige Rolle. Bezüglich der physikalischen Daten sei auf Kapitel 8, S. 332 verwiesen. Biologisch besteht ein grundsätzlicher Unterschied gegenüber der Wirkung der Röntgenstrahlen nicht. Therapeutisch spielen die Kontakt-, die intracavitäre (Binnenraum-) und die intratumorale Bestrahlung die Hauptrolle. Daneben kommt noch, sofern genügend große Radiummengen zur Verfügung stehen, die Fernbestrahlung mit der „Radiumkanone" in Betracht (SCHREINER u. Mitarb. 1935, MAIER 1941). Bezüglich der Technik sei auf die Spezialwerke von LACASSAGNE und GNICOUROFF (1941), MINDER (1941), SCHUBERT (1947) u. a. verwiesen.

Die Radiumbestrahlung bietet manche *Vorteile:* die Strahlenquelle ist kompendiös, praktisch unerschöpflich, die Technik ist einfach, große Apparaturen sind nicht erforderlich, desgleichen kein besonders geschultes Hilfspersonal. Rein strahlentherapeutisch hat das Radium ferner den Vorteil einer Verteilung der Energiezufuhr auf lange Zeit, der Beschränkung der Strahlen auf die Geschwulst selbst und deren nächste Umgebung, sowie der Schonung der entfernteren, gesunden Gewebe, endlich noch den der genauen Meßbarkeit der tatsächlich zur Wirkung gelangten Strahlenmenge. Das Radium hat weiter den Vorteil, daß es im Tumorgewebe selbst wirkt oder daß seine Strahlenquellen nur wenig entfernt zu sein brauchen. Sowohl bei der Kontaktbestrahlung z. B. mittels Moulagen, wie bei der intracavitären Intubation, wie bei der intratumoralen Radiumspickung kommt es rasch zu einer Abnahme der Strahlenintensität mit dem Quadrat der Entfernung, vor allem bleibt das gesunde, für die Krebsheilung wichtige, normale Gewebe der Umgebung weitgehend verschont.

So ist die Radiumbestrahlung der Röntgenbestrahlung vielfach überlegen, so vor allem beim Krebs der Lippe, der Zunge, der Wangenschleimhaut, des Mundbodens und der weiblichen Geschlechtsorgane, also überall dort, wo die strahlende Energie auf kürzeste Entfernung unmittelbar an oder in das Krebsgewebe gebracht werden kann.

Eine neuzeitliche Variante der Radiumbestrahlung ist die Verwendung des *Radon* genannten, aus Radium hergestellten radioaktiven Gases. Dieses Gas wird in kleine Tuben gefüllt direkt in die Gewebe eingebracht.

Der Radiumbestrahlung sind aber wirtschaftliche Grenzen gezogen. FORSELL hat bei idealer Ausnutzung der Möglichkeiten für 1 Million Einwohner $2^{1}/_{2}$ g Radiumbedarf bei 25 Behandlungsplätzen für die Strahlentherapie errechnet. Es würde das für Deutschland bei 60 Millionen Einwohnern einen Radiumbedarf von 150 g bedeuten, während der tatsächliche Vorrat bis zum Kriegsende noch nicht 20 g betrug. Schließlich fallen auch die Kosten schwer ins Gewicht. Bei einem Preis von 250 000 RM für 1 g Radium vor dem Kriege würde die Deckung des Radiumbedarfs allein 37,5 Millionen RM Kosten verursachen. Es sieht aber so aus, als ob auch darin die Anwendung der Atomenergie gründlich Wandel zu schaffen vermöchte. Die Anwendung der vielfach brauchbaren „Radiumkanonen" scheitert bekanntlich meist daran, daß dazu große Mengen von Radium (mehrere Gramm) benötigt werden. Es ist wahrscheinlich, daß man an Stelle des Radiums künstliche Zerfallsstrahler mit sehr viel geringeren Kosten wird verwenden können. Ferner bestehen Schwierigkeiten in dem bei der Radiumtherapie für Arzt und Schwestern schwer durchzuführenden Strahlenschutz. LACASSAGNE (1938, 1941) erblickt darin den Röntgenstrahlen gegenüber einen Nachteil.

Über die strahlentherapeutische Anwendung von Radium liegt eine große Literatur vor. Die Hauptanwendungsgebiete sind die der Kontaktbehandlung leicht zugänglichen Carcinome der Haut, Lippe, Hautmetastasen bei Brustkrebs usw. Für die intracavitäre Behandlung eignen sich vor allem die Krebse der Kieferhöhle, des Larynx, Ösophagus, zum Teil auch der Blase. Die Radiumspickung als Beispiel der intratumoralen Bestrahlung findet ihre Hauptanwendung beim Zungen-, Tonsillen-, Uterus- und Mastdarmcarcinom. Die Fernbestrahlung hat ihr Anwendungsgebiet bei Krebsen der Luftröhre, des Kehlkopfes, der Schilddrüse usw.

Der Hauptunterschied gegenüber der Röntgenbestrahlung liegt darin, daß diese meist von außen her aus mehreren Richtungen die Krebsgeschwulst konzentrisch durchflutet, während die Radiumbehandlung bei der intracavitären und intratumoralen Behandlungsform gewissermaßen exzentrisch aus dem Mittelpunkt der Geschwulstbildung heraus von innen nach außen wirkt.

Erfahrungs- und Erfolgsberichte liegen unter anderem vor von FRICKE (1935), HINTZE (1941), SOILAND (1941), IMBERT (1941), MAIER (1941).

Über die *Indikation zur Röntgentherapie* besteht ein umfangreiches Schrifttum. LÜDIN (1942) untersucht, wann die Röntgentherapie beim Krebs indiziert und was von ihr zu erwarten ist. LÜDIN hält die Röntgentherapie für angezeigt, wenn eine Operation nicht in Frage kommt, und steht auf dem Standpunkt, daß jedes operable Carcinom (abgesehen vom Hautkrebs) operiert werden soll. Die Röntgenstrahlen kommen zur Anwendung, wenn der Tumor durch seine Lage, wegen seiner Beziehungen zu den Nachbarorganen für die Operation nicht geeignet ist, ferner bei inoperablen Carcinomen und als Vor- und Nachbestrahlung. Es wird eine kurative, palliative, sowie Vor- und Nachbestrahlung unterschieden. Für die kurative Röntgentherapie des Krebses ist nach den großen Statistiken von FORSELL, HOLTHUSEN, EWING u. a. mit einer *Dauerheilung von 12%* zu rechnen.

Bei manchen Krebsen, besonders des Uterus, tritt die *kombinierte Röntgen- und Radiumbehandlung* in ihr Recht. So berichtet Doudovyi (1942) über vergleichende Ergebnisse beim Collumcarcinom. 91 Collumcarcinome wurden mit Röntgenstrahlen allein und 127 Fälle gleichzeitig mit Radium behandelt. Die absolute Heilung betrug in der ersten Gruppe 2,2%, in der zweiten 18,8%. Daraus ist zu folgern, daß beim Collumcarcinom der kombinierten Behandlung unbedingt der Vorzug zu geben ist.

Die *Strahlentherapie der Sarkome* hat ganz verschiedene Ergebnisse je nach Matrix und Differenzierungshöhe der Tumoren und Metastasierung. Im allgemeinen ist die Strahlenempfindlichkeit um so größer, je unreifer das Sarkom und je strahlensensibler das Muttergewebe selbst ist. Immer wieder werden die ausgezeichneten Bestrahlungserfolge der Lymphosarkome, auch die des Knochens gerühmt, auch die Hoden- und Ewing-Sarkome reagieren gut, solange sie nicht schon ausgedehnter metastasiert sind. Bei den Sarkomen der höher differenzierten Stützgewebe, den Fibro-, Chondro- und Osteosarkomen, wird mit „Bestrahlungsversuchen" oft unnötige Zeit für die allein aussichtsreichere Operation nutzlos vertan. Eingehende Auslassungen über die Strahlenbehandlung von Sarkomen finden sich bei Schinz und Zuppinger (1937), Baensch (1934), Dejardins und Williams (1946), Holthusen (1947).

d) Operation oder Bestrahlung.

Die Frage **Operation oder Bestrahlung** ist oft in der Richtung Operation *und* Bestrahlung entschieden. Chirurg und Strahlentherapeut sind heute bemüht, sich in guter Zusammenarbeit über ihr Indikationsgebiet Klarheit zu schaffen. Vor allem ist die prä- und postoperative Bestrahlung bei vielen Krebserkrankungen heute aus der Krebsbekämpfung nicht mehr wegzudenken. Schmieden (1934) teilt seitens der Chirurgie das operationsfähige Krebsmaterial in *drei Gruppen* ein:

1. Carcinome, bei denen auch im operablen Stadium die *Strahlentherapie der Operation überlegen* ist: Carcinome der Haut, des Gesichts und der Kopfschwarte, sowie der Lippen, zum guten Teil auch diejenigen der Mundhöhle, der Schilddrüse und des Ösophagus.

2. Carcinome, bei denen die *Strahlentherapie* nur eine geringe oder *gar keine oder sogar eine schädigende Wirkung* hat, ein Gebiet, auf dem die Chirurgie vollständig das Feld behauptet hat. Hierher gehören sämtliche Krebse im Gebiet der Bauchhöhle und des Retroperitoneums, also alle Krebse des Magens, des Darmes, der Leber, der Nieren, des Pankreas, der Blase, des Rectums und des Peritoneums.

3. Carcinome, welche der *kombinierten Operations- und Bestrahlungsbehandlung* zugeführt werden müssen: Krebse der Mamma, im Kehlkopf, am Kiefer, an der Zunge, alle Drüsencarcinome, sowie die der äußeren Genitalien.

Eine ähnliche Einteilung stammt von Jüngling (1939). Er verweist besonders noch auf die Fälle, bei denen die Bestrahlung die Hauptmethode und die chirurgische Koagulation oder Elektroexstirpation des Resttumors die Zusatzbehandlung liefert. Hierher gehören das Carcinom des Epipharynx, der Maxilla, der Mandibula, das branchiogene Carcinom und das maligne Melanom. In anderen Fällen sei die Bestrahlung als Hilfsmethode chirurgischer Radikaloperation anzusehen, so beim Carcinom der Mamma, bei der malignen Struma, bei Speicheldrüsencarcinomen und Drüsenmetastasen der verschiedenen, sonst nur bestrahlten Tumoren.

Ein gutes Beispiel für sinnvolles Zusammenwirken des Chirurgen und Röntgentherapeuten ist das *Mammacarcinom.* Die radikale Operation, ergänzt durch prä- bzw. postoperative Bestrahlung oder durch beides, hat sich in der Praxis bewährt und zur Folge gehabt, daß die Heilungschance dieses häufigen Krebses angestiegen ist (s. S. 626). Am günstigsten liegen die Verhältnisse bei den gynäkologischen Carcinomen. Dort pflegt die Bestrahlung und Operation in einer Hand zu liegen oder wenigstens unter einem Dach vereinigt zu sein. Auf diese Weise kann an jedem einzelnen Fall die jeweils aussichtsreichste Einzeltherapie oder Kombination angewandt werden (vgl. z.. B. MAYER 1942).

Daß die Bestrahlung einen Tumor operabel macht, wird oft behauptet, JUNGHANNS und WEISSWANGE (1943) haben es in einem konkreten Falle bewiesen: bei einem 31jährigen Kranken erwies sich ein stenosierendes Adenocarcinom des Colon transversum als inoperabel. Anlegung einer Colo-Sigmoideostomie und Röntgenbestrahlung. Nach 4 Monaten erneute Laparotomie und Resektion der jetzt gut beweglichen Darmpartie. Histologisch: narbige Stenose, aber kein Rest mehr von Krebsgewebe! Avis rarissima!

Fragt man nach den *Gesamtleistungen der Strahlentherapie*, so erfährt man, daß bei Männern *nur in 15,5%* und bei Frauen *nur bei 22% aller vorkommenden Krebsfälle* die *Strahlentherapie* die *Methode der Wahl* darstellt (FORSSELL zit. nach HAENISCH und HOLTHUSEN 1947).

e) Strahlenschäden.

Ist die Krebsoperation belastet durch die Operationsmortalität, so die Strahlentherapie durch die vielerlei **Strahlenschäden.** Sehr häufig sind Strahlenschädigungen im Bereich der Bestrahlungsfelder (Teleangiektasien, Röntgendermatitis, -ulcera), aber auch der tiefer gelegenen Gewebe (Knorpelnekrosen, Darmschäden, Blasenreizung, Wachstumsstörungen bei Jugendlichen). und vor allem Störungen der Blutbildung (Leukopenie, Verminderung der Neutrophilen, relative Lymphocytose usw.). Praktisch chirurgisch steht an erster Stelle das *Röntgen- und Radiumcarcinom und -sarkom* auf dem Boden therapeutisch applizierter Strahlen (Näheres 8. Kapitel, S. 328 u. 334). An dieser Stelle nur ein paar Bemerkungen über die Behandlung derselben. Da jede weitere Strahlentherapie ausscheidet, kommt nur die frühzeitige Excision (allenfalls auch Elektrokoagulation) mit nachfolgender Hauttransplantation in Betracht (vgl. auch POHL 1940, PFAEHLER 1941). Bei frühzeitigen Eingriffen sind Rezidive selten.

Aber nicht nur die Haut ist durch die Röntgenbestrahlung krebsgefährdet, auch *an inneren Organen* können *Röntgen- und Radiumkrebse* auftreten. Der Breslauer Mitarbeiter des Verfassers KINDLER (1942) schildert 2 Fälle. Ein Patient erkrankte 24 Jahre nach der Röntgenbestrahlung beider Halsseiten wegen tuberkulöser Halslymphome an einem Schilddrüsencarcinom, eine andere Patientin fast 20 Jahre nach einer Röntgenbestrahlung wegen Schilddrüsenvergrößerung an einem Hypopharynxcarcinom. Auch VOGT (1941) hat 6 Fälle beobachtet, bei denen längere Zeit nach der Röntgen- und Radiumbestrahlung bösartige Geschwülste des Uterus auftraten. Früher schon hat VOGT (1935) über 3 Fälle berichtet, in denen es nach Kastrationsbestrahlung zum Auftreten von bösartigen Tumoren gekommen ist.

In einem Buche, in dem die Strahlengenetik einen so breiten Raum einnimmt, bedarf es keiner langen Worte, daß bei der Strahlentherapie das *Auftreten strahleninduzierter Keimzellmutationen* unter allen Umständen als Bestrahlungsfolge in Rechnung gestellt werden muß. Es gibt über diese Frage eine große Literatur (vgl. NÜRNBERGER 1930, MARTIUS 1934, KRÖNING 1938, MARTIUS und KRÖNING 1938, SCHUBERT und PICKHAN 1939, SCHUBERT 1941). An dem Auftreten von „Röntgenmutationen" nach diagnostischer und therapeutischer Anwendung von Röntgenstrahlen ist nicht zu zweifeln. Die Frage im Zusammenhang mit der Bestrahlungsbehandlung von Geschwülsten ist nur: wie häufig ist sie und was hat sie für eine praktische Bedeutung. Es kann und soll die Frage nur insoweit angeschnitten werden, als sie bei der Bestrahlung wegen maligner Tumoren hereinspielt. Hierbei handelt es sich meist um Menschen jenseits des zeugungsfähigen Alters oder vor allem bei Frauen mit Gebärmutterkrebs um Kranke, bei denen die Krankheit und ihre Heilung eine spätere Schwangerschaft meist ausschließt. In allen Fällen von Strahlentherapie bei Kranken im geschlechtsreifen Alter sind, soweit es die Bestrahlung zuläßt, die Keimdrüsen strahlensicher abzuschirmen.

Über eine eigenartige Strahlenschädigung durch Röntgentherapie berichtet E. G. MAYER (1939, zit. nach HOLTHUSEN 1947). Bei einem Fall von Mammacarcinom traten noch während der fraktionierten Bestrahlung des inoperablen und ulcerierten Tumors, während dieser selbst sich zurückbildete, *multiple* lentikuläre *Hautmetastasen ausschließlich innerhalb der Bestrahlungsfelder* auf.

f) Atomphysik und Krebsbekämpfung.

Die Krebsbekämpfung ist im Begriff, in ein neues Stadium einzutreten, und zwar im Zusammenhang mit den neuesten Fortschritten auf dem Gebiete der Atomphysik.

Wenn man mit den energiereichen Teilen der natürlich-radioaktiven Substanzen Atomkerne verschiedener Elemente beschießt, z. B. Radium-Emanation mit Berylliumpulver mischt, dann werden die Atomkerne des Berylliums durch die auftreffenden α-Teilchen in Kohlenstoffatomkerne umgewandelt. Bei dieser Kernreaktion werden aus den Berylliumkernen Teilchen herausgelöst, die man wegen ihrer elektrischen Neutralität als *Neutronen* bezeichnet. Neutronen kommen nicht frei vor, nur wenn Atomkerne umgewandelt werden, können sie frei werden. Im Neutron entdeckte CHADWICK (1932) zugleich einen neuen Baustein der Materie. Es hat über die Mutationserzeugung schnell Beziehung zum Krebsproblem gewonnen. Die Biophysik der Neutronen (vgl. GERLACH 1938) beginnt mit der Feststellung: das Neutron hat keine Ladung — es kann also keine ionisierende Wirkung ausüben! —, aber eine relativ große Masse, es dringt ohne Behinderung in das Innere der Atome, deren Kernen es einen mechanischen Impuls zu erteilen vermag. Ungeheuer ist sein Durchdringungsvermögen durch die Materie — 10 cm Blei werden noch durchschlagen —, dagegen wird es von Wasser glatt abgebremst: der Grund liegt darin, daß es fast genau dieselbe Masse wie ein Wasserstoffatom hat. Das hat zur Folge, daß das Neutron vom gleich schweren Wasserstoffkern aufgehalten und abgebremst wird. Was für Wasser gilt, gilt nun auch für alle Körpergewebe, die ja sehr viel Wasser enthalten.

Die resultierenden Rückstoßprotonen (s. S. 486) rufen sodann im Gewebe als elektrisch geladene Teilchen Ionisationen anderer Atome hervor. Diese Ionisationen längs der Bahnen dieser Rückstoßteilchen sind räumlich um ein Vielfaches dichter als die Sekundärelektronen der Röntgen- oder γ-Strahlen (vgl. SCHUBERT 1942).

Die Bedeutung des Neutrons liegt in zweierlei Richtung. Trifft ein Neutron auf einen Atomkern, so kann es sich an ihn anlegen, es kann „eingefangen" werden mit dem Erfolg, daß der neue Atomkern eine γ-Strahlung von sehr großer Härte aussendet. Auf solche Weise lassen sich fast alle Atome durch Einfangen von Neutronen in radioaktive Isotope verwandeln, also in Elemente, die dann β-Strahlen über kurze oder längere Zeit aussenden: *künstliche Radioaktivität* (JOLIOT und CURIE).

Diese β-Strahlung setzt uns in den Stand, irgendwelche Elemente, wenn sie künstlich radioaktiv gemacht sind, auf ihrem Weg — auch im Tumorstoffwechsel ist dies bereits oft geschehen (s. S. 135) — zu verfolgen (Indicatormethode). Außerdem aber werden die durch Zusammenstöße mit Wasserstoff abgebremsten schnellen Neutronen umgewandelt in langsame Neutronen, die sich an sehr viele Atome anlegen, wodurch im Körper eine harten Röntgenstrahlen entsprechende Strahlung entsteht, die im Körper je nach Element eine verschieden lange β-Strahlung auslöst. Sie ist die Grundlage der Krebstherapie mit Neutronen.

Zur künstlichen Herstellung von Neutronen werden Apparaturen benutzt, in denen Beryllium oder Lithium mit schnell bewegten Teilchen beschossen werden. Es eignen sich als Geschosse zur Atomumwandlung auch die Protonen, die Kerne des Wasserstoffes, und besonders die Deuteronen, die Kerne des „schweren Wasserstoffes". Neben den natürlichen Neutronenquellen (z. B. Beryllium + Radiumemanation) spielt das Cyclotron, eine mächtigen Apparatur, in der bestimmte Elemente, wie z. B. Lithium oder Beryllium mit künstlich schnell bewegten Deuteronen beschossen werden, die Hauptrolle. Die darin erzeugten Neutronenintensitäten entsprechen je nach Größe der Apparatur bis zu vielen Kilogramm Radium.

Faßt man die aus der Umwandlung der Atomkerne resultierenden und für die Strahlentherapie in Betracht kommenden Strahlungen zusammen, so kann man mit SCHUBERT (1947) 2 Gruppen unterscheiden:

1. In die *Gruppe der energiereichen Corpuscularstrahlungen* gehören die β-Strahlung der künstlichen Radioaktivität, die schnellen Neutronen, die α-Strahlung durch Einwirkung langsamer Neutronen auf Bor und Lithium, die Protonen- und Deuteronenstrahlung und endlich energiereiche Kathodenstrahlen.

2. Die *Gruppe stark durchdringungsfähiger Wellenstrahlungen*. Hierher gehören die extrem harten Röntgenstrahlen, die γ-Strahlung der künstlich radioaktiven Substanzen und die künstliche γ-Strahlung bei der Umwandlung von Lithium durch Protonen.

Bezüglich der speziellen Technik der Neutronenerzeugung und der Erzeugung künstlicher Radioaktivität überhaupt sei auf BOUWERS (1938), SCHUBERT (1946) verwiesen. Bei BOUWERS ist das Cyclotron, der elektrostatische Generator nach VAN DE GRAAF und der Kaskadengenerator beschrieben. Ferner sind die gegen Hochspannung, gegen die γ-Strahlen und gegen die Neutronen erforderlichen Schutzmaßnahmen (vgl auch CURTIS 1946) angegeben.

Die *biologische Wirksamkeit der Neutronen* (Näheres bei MALLET und PROUX 1938, ZIMMER 1938, 1940, 1941, SCHUBERT 1947) wurde durch ihre mutationsauslösende Wirkung bewiesen. Davon war schon im 9. Kapitel (S. 383) die Rede. Nur kurz sei daran erinnert, daß dabei ein Unterschied zwischen den verschiedensten sich gleichartig verhaltenden Strahlenarten und den schnellen Neutronen insofern besteht, als Röntgenstrahlen z. B. relativ wirksamer (2,4:1) als Neutronen sind. Bei anderen biologischen Reaktionen [Pigmentierung, Epilation, Sterilität, Entwicklungshemmung, Blutbildung (YAMASHIDA 1937) usw.] ist die Neutronenwirkung wegen der größeren Ionisationsdichte der Rückstoßprotonen stärker. Es ist wieder von grundsätzlicher Bedeutung (s. S. 383), daß die gleichen Neutronen, die Mutationen hervorrufen, auch Krebs zu induzieren vermögen. Die Ersten, die das erwiesen, waren LACASSAGNE und JOLIOT (1944), die bei einem mit Neutronen bestrahlten Kaninchen ein Carcinom der Leber entstehen sahen. In unserem Zusammenhang interessiert, daß LAWRENCE und Mitarbeiter (1936) beim Sarkom 180 eine 4mal so starke krebsabtötende Wirkung als bei Röntgenstrahlen nachwiesen. 1940 haben STONE, LAWRENCE und AEBERSOLD auch die Behandlung unheilbar Krebskranker mit Hilfe schneller Neutronen in Angriff genommen und über teilweise sehr gute Erfolge berichtet. 1942 kam eine Mitteilung (STONE und LARKIN), die bereits von 92 Krebskranken mit inoperablen Krebsen, die mit Neutronen aus dem Cyclotron bestrahlt wurden, berichtete. Auch hier kam es zu erheblichen Besserungen, Heilungen wurden jedoch nicht erzielt.

Auch mit *Protonen*, den Ionen des Wasserstoffs, und den *Deuteronen*, den Ionen des schweren Wasserstoffs, zeichnen sich therapeutische Anwendungsmöglichkeiten bei oberflächlichen Affektionen, besonders der Haut, ab (SCHUBERT u. Mitarb. 1947).

Besonders zukunftsreich scheint die **Krebsbehandlung mit künstlich radioaktiven Stoffen** (vgl. 8. Kapitel, S. 345 und 10. Kapitel, S. 485). Vor allem haben sich die Kettenreaktionsanlagen als unerschöpfliche Quelle radioaktiver Isotope erwiesen (vgl. ROBERT und STONE 1946). Nach einer Übersicht im J. amer. med. Assoc. **136,** 696 (1948) gibt es heute bereits mehr als 250 Isotope der bekannten 96 Elemente. Die für die Forschung aussichtsreichsten sind P^{32} (Halbwertzeit 14,3 Tage), J^{130} (12,6 Stunden), J^{131} (8 Tage), C^{14} (25000 Jahre) und N_{24} (14,8 Stunden).

Die therapeutische Seite dieser Frage liegt in der Möglichkeit von Ganzbestrahlungen [„innere Methode", z. B. bei Leukämien (CRAVER 1948)] und in der Möglichkeit selektiv gespeicherter radioaktiver Substanzen. Zunächst einmal ist damit zu rechnen, daß das teure Radium bei der Radiotherapie z. B. durch Radiokobalt (Co^{60}, Halbwertzeit 5,3 Jahre) und Radiotantal (Ta^{182}, Halbwertzeit 97 Tage) ersetzt werden kann (vgl. MITCHELL 1947). Die γ-Strahlung des Radiokobalts ist mit 1,2 Million Elektronvolt höher als die des Radiums (0,8 MeV). Strahlenquellen, die 50—100 g Radium äquivalent wären, lägen durchaus im Bereich der physikalischen Möglichkeiten.

Neben diesen neuen, leistungsstärkeren und zugleich billigeren Strahlungsquellen spielt die *Aufnahme künstlich radioaktiver Stoffe durch die Geschwulstzellen selbst* die Hauptrolle. Damit würden die Krebszellen selbst Hauptsitz und Wirkungsort der Strahlenwirkung. Das gegebene Beispiel ist die *maligne Struma* und ihre Behandlung durch selektiv von ihr gespeichertes *radioaktives Jod*. Es wird im Cyclotron z. B. durch Deuteronenkernbeschuß metallischen Telluriums gewonnen. Die Hauptisotopen J^{130} und J^{131} haben eine Halbwertzeit von 12,6 Stunden bzw. 8 Tagen. Wie Kontrollen mit dem GEIGER-MÜLLER-Zählrohr zeigten, werden 80% des zugeführten Radiojods sofort in der Schilddrüse gespeichert. Es wurde daher auch zum Studium der Schilddrüsenphysiologie verwendet (HERTZ und ROBERT 1946). Schon Kröpfe mit Erscheinungen des Hyperthyreoidismus sprechen auf Radiojod gut an (vgl. CHAPMAN und EVANS 1946), doch erscheint diese Therapie wegen der späteren Myxödem- und besonders Krebsgefahr nicht vertretbar. Bei dem Krebs der Schilddrüse hängt der strahlentherapeutische Effekt ganz davon ab, ob das Krebsgewebe so hoch differenziert ist, daß es die Fähigkeit der Jodspeicherung noch besitzt. In diesen (nach MITCHELL allerdings seltenen!) Fällen bringt die Radiojodtherapie offenbar erstaunliche Erfolge. So berichten SEIDLIN und Mitarbeiter (1946) über einen Fall eines metastasierenden Schilddrüsencarcinoms: 1932 war die totale Strumektomie ausgeführt worden, ohne daß Hypothyreoidismus auftrat. 15 Jahre später mußte eine extradurale, histologisch gut ausdifferenzierte Metastase durch Laminektomie entfernt werden. In den beiden folgenden Jahren kam es zu Metastasen in verschiedenen Knochen und beiden Lungen. Röntgentherapie blieb erfolglos. Auf Radiojod (Jod in allen Metastasen röntgenologisch nachweisbar!) anhaltende Besserung, Gewichtszunahme und Umwandlung des Hyperin einen Hypothyreoidismus unter Rückbildung der Metastasen im Röntgenbild.

Keine nachteiligen Folgen! Aus einem solchen Beispiel erhellt der grundsätzliche Vorteil, daß Primär- oder Rezidivtumor *und* Metastasen zu gleicher Zeit angegangen werden.

FOOTE und seine Mitarbeiter (1947) machten bei 19 Fällen von Schilddrüsencarcinom nach oraler Verabfolgung von J^{131} Gewebsschnitte und „Radioautogramme" (Gewebsstücke auf Röntgenfilm aufgelegt). In 10 Fällen (5 metastasierende Strumen und 5 follikuläre Adenocarcinome) waren die Autogramme positiv als Beweis, daß J wirklich gespeichert war. Es zeigte sich auch hier (wie zu erwarten!), daß zwischen der Höhe der Differenzierung und der Speicherung des Jods eine enge Korrelation bestand. FOOTE und seine Mitarbeiter glauben, daß vermutlich nur etwa 15% aller malignen Strumen Radio-Jod speichern werden.

Viel verspricht der *radioaktive Phosphor*. Historisch betrachtet steht er im Beginn der künstlichen Radioaktivität, war es ja (neben Stickstoff) der Phosphor, der als erstes Element aus Aluminium durch Beschuß mit α-Teilchen des Radiums gewonnen wurde (JOLIOT und CURIE 1934). Bei seiner hohen Bedeutung für den Aufbau organischer Stoffe, der Nucleoproteide, der Phosphatide, Phosphoproteide, des Calciumphosphats der Knochen, der Bedeutung für viele Fermente usw. nimmt dies nicht wunder. P^{32} wird als Na_2HPO_4 in die Nucleinsäuren der sich vermehrenden Tumorzellen eingebaut (MITCHELL 1947), was seine besondere Wirkung leicht erklärt. Wie aus der Übersicht bei SCHUBERT (1947) hervorgeht, ist radioaktiver Phosphor am meisten von allen Isotopen als Indikator für die verschiedensten Untersuchungen verwendet worden, darunter unter anderem vielfach auch für Tumorexperimente, z. B. hinsichtlich seiner Absorption in Knochengeschwülsten (WOODARD 1941), in JENSEN-Sarkomen (HEVESY und v. EULER 1942), bei Leukämie, und zwar sowohl bei Tieren (TUTTLE u. Mitarb. 1939) als auch beim Menschen (ERF und LAWRENCE 1941).

Strahlentherapeutisch wichtig ist die selektive Speicherung des Radiophosphors in Knochenmark, Lymphknoten, Leber und Milz. Es nimmt daher nicht wunder, daß er vor allem bei Blutkrankheiten (Polycythaemia vera, myeloische Leukmäie) Verwendung findet. REINHARD und Mitarbeiter (1946) berichten über 155 mit dem radioaktiven P^{32} (Halbwertzeit 14,3 Tage) behandelte Kranke. Sie sahen Gutes bei der Polycythämie (vgl. auch STURGIS 1946) und gelegentlich bei chronischer lymphatischer Leukämie, dagegen hatte P^{32} keine Wirkung bei Monocytenleukämie. Hodgkin, Lymphosarkom, Retikulosarkom und Myelome reagierten, jedoch nicht so günstig wie auf Röntgenstrahlen. Soweit P^{32} wirkt, wird die therapeutische Wirkung darauf bezogen, daß er als Na_2HPO_4 von den Tumorzellen zur Synthese der Nucleinsäuren verwendet wird (vgl. MITCHELL 1947). Bei anderen Tumorformen hat er versagt. Stets muß die schwere Rückwirkung auf das Knochenmark (Thrombocytopenie, Leukopenie, Anämie) berücksichtigt werden, wie dies HEMPELMANN und Mitarbeiter 1944 ausführlich, insbesondere aber auch die Rückbildungsmöglichkeit bei rechtzeitigem Absetzen des Radiophosphors, dargelegt hatten.

Besonders geeignet erscheint der *radioaktive Phosphor* für die Behandlung der chronischen myeloischen *Leukämie*, da nach experimentellen Erfahrungen an Leukämie-Mäusen der Phosphor seine höchste Gewebskonzentration in den leukämisch infiltrierten Partien von Leber, Milz, Knochenmark, Lymphknoten usw. hatte. Es handelte sich sonach um ein besonders günstiges Beispiel einer sog. inneren Bestrahlung mit dem Höchstmaß an Strahlenwirkung (β-Strahlen) im Tumorgewebe selbst. J. H. LAWRENCE und seine Mitarbeiter (1948) behandelten zwischen 1936 und 1947 129 Kranke mit myeloischer Leukämie. Für die Dosierung wurden hauptsächlich die hämatologischen Kriterien herangezogen. Im allgemeinen wurden 1—2 Millicurie ein- oder zweimal wöchentlich gegeben, gelegentlich aber auch 40 Millicurie intravenös auf 72 Tage verteilt. Die Radio-Phosphor-Therapie verläßt sich darauf, daß die Leukämiezellen eine größere Strahlenempfindlichkeit aufweisen. Es werden aber immer auch die Zentren der normalen Blutzellbildung mitbestrahlt und mitgeschädigt. Die Untersucher konnten am Ende der Beobachtungsperiode eine nennenswerte Lebensverlängerung durch die Radio-Phosphor-Therapie gegenüber z. B. der Röntgenbehandlung nicht feststellen. Von den 129 Kranken lebten noch 17 4 und mehr Jahre nach Krankheitsbeginn und 2 Kranke noch 9 Jahre. Von den 110 inzwischen verstorbenen Kranken wurden 36 obduziert. Es ist wichtig, daß weder bei diesen, noch bei den nicht-obduzierten Fällen ein durch den radioaktiven Phosphor induzierter Tumor, etwa des Knochens (elektive Absorption im Knochenmark!), gefunden wurde.

Als äußerlich anwendbares Mittel wurde radioaktiver *Phosphor* auch *bei Basalzellcarcinomen der Haut* verwendet (LOW-BEER 1947). Er ist dafür besonders geeignet, weil die γ-Strahlen nur wenige Millimeter tief eindringen. Die Anwendung von P^{32} geschieht durch Auflegen von Löschpapier (etwas größer als die erkrankte Hautpartie), welches vorher mit Radio-Natriumphosphatlösung getränkt und dann getrocknet wurde (52 Fälle).

Sonst wurden noch radioaktive Isotope von Natrium, Mangan, Magnesium und Gold bei Leukämien verwendet (CRAVER 1947, 1948).

Die meisten Autoren, wie MITCHELL (1947) u. a. nehmen an, daß für die Krebstherapie organische Verbindungen, besonders *radioaktiv gemachte Eiweißkörper* größere Zukunftsaussichten bieten als die jetzt meist verwandten anorganischen Stoffe, wie Radiojod und Radiophosphor. Das erste uns bekannt gewordene Beispiel eines künstlich radioaktiv gemachten Hormonpräparates ist das von TURNER (1947) hergestellte *radioaktive Testosteron*, welches vielleicht in der Behandlung des Mammacarcinoms eine besondere Rolle spielen dürfte. Die Radioaktivität wurde durch Einbau eines radioaktiven Kohlenstoffatoms (C^{14}) in das Steroidskelet des Hormones erzielt. Nach SCHUBERT (1947) wäre auch an einen Einbau radioaktiver Stoffe in metallorganische Verbindungen, soweit sie Mitosegifte darstellen, zu denken. Es ist keine Zweifel, daß wir hier am Anfang einer völlig neuen Entwicklung stehen. Die Stunde der Radiobiochemie hat geschlagen.

Allerdings wird sich auch die Anwendung radioaktiver Isotope als Krebstherapeuticum der *Gefahr der Krebserzeugung* als Spätfolge der Einbringung radioaktiven Materials in den Organismus gegenüber sehen.

3. Chemotherapie.

Wenn man bedenkt, daß bis jetzt nur etwa 17,9% der Krebse endgültig geheilt werden (s. S. 636), so ist es verständlich, daß die Suche nach chemischen Heilmitteln so alt ist (vgl. WOLFF 1914) wie die Geschichte der Krebskrankheit, daß sie nach allen Richtungen variiert wurde und daß sie eine große Sehnsucht der Menschheit in sich schließt. Soweit wir übersehen, ist es zum ersten Male, daß in einem Buche, welches das gesamte Krebsproblem zum Gegenstand hat, mit einer inneren Berechtigung von einer Chemotherapie beim Krebs gesprochen wird.

Auf 272 Seiten behandelt WOLFF (1914) die Geschichte der medikamentösen Behandlung des Krebses. Sie ist ebenso aufschlußreich darüber, wie viele einst mit großer Hoffnung aufgenommene Behandlungsmethoden wieder völlig in Vergessenheit geraten sind, andererseits aber auch, wie so manche hochmodernen

Behandlungsmethoden in alten, oft sogar uralten Verfahren ihre wohlbezeugten Vorläufer haben. Ben Akibas „Alles schon dagewesen" sollte manchen veranlassen, doch auch bei dem großen Kompilator WOLFF Umschau zu halten. Auch SCHÖNBAUER (1940) berichtet in einer Arbeit über die innere Krebsbehandlung über die vielen chemischen Mittel, die zur Krebstherapie herangezogen wurden. Arsen, Ätzmittel, Blei, Antimon, Wismut, Selen, Gold, Eisen, Kobalt, Thallium, Jod, Magnesium und vieles mehr wird aufgezählt. Fast alle Elemente des periodischen Systems wurden zur Krebstherapie herangezogen, überzeugende Resultate wurden jedoch nicht erzielt. Es sei daran erinnert, daß im National Cancer Institute in Washington von 1936—1944 allein 977 Substanzen auf ihre cancertherapeutische Wirkung getestet worden sind[1]. An den Zentren der Krebsforschung und Krebsbekämpfung gehen täglich aus Laienkreisen Vorschläge zur Erprobung neuer Mittel ein: Immer das gleiche Bild: die Krebsforscher sollen eher die absurdesten Ideen nachprüfen, als ihren eigenen Untersuchungen leben.

An neueren Bemühungen seien die von FISCHER-WASELS (1928, 1939) erwähnt, soweit sie, von den WARBURGschen Befunden ausgehend, den Gärungsstoffwechsel der Tumoren zu beeinflussen versuchten und sich das Ziel setzten, die Tumorzelle durch Gasbehandlung zum Atmen zu zwingen. Dieses Ziel wollte er durch Zufuhr von Sauerstoff und Kohlensäure und durch intravenöse Applikation von Eisenkatalysatoren erreichen. Die umfangreichen Arbeiten haben eine praktische Bedeutung für die Therapie menschlicher Tumoren nicht erlangt und spielen heute keine Rolle mehr. Von entgegengesetzten Ideen ging REISS (1937) aus, wenn er über einige bei der Ausarbeitung interner Krebsbehandlungsmethoden in Betracht zu ziehende Kriterien schreibt und dabei besonders darauf hinweist, daß nicht die Normalisierung des Tumorstoffwechsels, also die Veränderung im Sinne des Stoffwechsels normaler Gewebe, sondern nur die Herabsetzung der Oxydationen im Tumorgewebe das Ziel der Behandlung sein könne. Weil der Tumor nach seiner Ansicht einen hohen Sauerstoffverbrauch hat, soll mit Mitteln vorgegangen werden, die die Oxydation schädigen, so z. B. mit arseniger Säure, Unterdruck, Kohlenmonoxyd, Blausäure usw.

Man muß sich zunächst über die biologischen *Voraussetzungen* klar werden. Hat eine Chemotherapie des Krebses überhaupt Aussichten? Wir wiesen schon darauf hin (10. Kapitel, S. 435), daß von der Chemotherapie bei parasitärer und bakterieller Infektion eine Analogisierung auf die Chemotherapie von Krebsgeweben abwegig ist. Parasiten, Bakterien und Viren sind selbständige körperfremde Lebewesen, Krebszellen sind körpereigene Zellen. Die Infektionserreger weichen in allem, ihrem Bau, ihrem Zelleiweiß, ihren biochemischen Funktionen völlig von den Zellen des befallenen Organismus ab, die Krebszellen haben mit den Ausgangskörperzellen noch sehr vieles, sicher das meiste gemeinsam. Es sind zwar „aus der Art geschlagene" Geschwister, aber Geschwister mit weitgehend gleichem Erbgut. So hat die Chemotherapie des Krebses von vornherein eine sehr viel schmalere Angriffsfläche, und die Wahrscheinlichkeit, daß die benachbarten oder biochemisch nahe verwandten Körperzellen erheblich mitgeschädigt werden, ist von vornherein wesentlich größer. Ja, man fragt sich, gibt es theoretisch überhaupt eine Angriffsmöglichkeit?

HADDOW spricht neuerdings (1947) davon, daß eine „ideale" Chemotherapie der Krebszelle soviel Energie (vgl. Abb. 61b, S. 393) zuführen sollte, daß sie wieder den Schritt rückwärts zur normalen Zelle tun könnte. Halten wir uns an unseren Leitfaden durch das Labyrinth der Krebsfragen, so ist dazu vom

---

[1] Lancet **253**, 512 (1947).

Standpunkt der Mutationstheorie aus zu sagen, daß Rückmutationen in Keimzellen etwas Wohlbekanntes sind, ja daß sogar somatische Rückmutationen
beschrieben wurden (TIMOFÉEFF-RESSOVSKY 1928). Aber 1. sind solche Rückmutationen durchaus nicht bei allen Mutationen bekannt, 2. sind sie im ganzen
durchschnittlich selten und 3. hätte eine somatische Rückmutation einer Krebszelle zu einer normalen Zelle nur dann einen Erfolg, wenn sie gleich bei der
ersten Krebszelle erfolgte, denn bei späteren Rückmutationen, selbst sehr vieler
Krebszellen, würde nichts erreicht sein, wenn die anderen Krebszellen weiter
cancer-mutiert blieben. Die „ideale" *Chemotherapie* des Krebses kann also
nicht in der Rückführung in die normale Mutterzelle — was geschähe z. B. in
den Metastasen? — zu suchen sein, sondern in der *Krebszellvernichtung* oder
wenn dies nicht möglich ist in der *Erzielung des Wachstumsstillstandes* mit der
Hoffnung auf schließlichen Alterstod der sich nicht mehr teilenden Krebszelle.

Vom Standpunkt der Mutationstheorie sind die Krebszellen im Bereich der
wachstumsregulierenden Erbstrukturen, also in ihrem Erbgut abgeänderte
Körperzellen. Sie haben mit den Mutter- und Geschwisterzellen das meiste
gemeinsam, aber sie sind stets niedriger differenziert als diese. Dies bedeutet,
daß einige, wahrscheinlich aber nur wenige biochemische Unterschiede und Ab-
wegigkeiten im Stoffwechsel gegenüber den Mutterzellen bestehen werden. Hier
und nur hier liegt die Einwirkungsmöglichkeit für chemische Mittel, denn
beide Eigenschaften, niedrigere Differenzierung und gleichzeitige Wachstumsbeschleunigung, bedeuten immer eine *größere Labilität der Krebszellen im Vergleich
mit den Geschwisterkörperzellen*. Die Chance der Chemotherapie liegt darin, daß
spezifisch differenzierte Zellen eine selektive Absorption für spezifische chemische
Verbindungen besitzen und in der Möglichkeit, das Geschwulstwachstum auf dem
Wege über die Zellteilung und deren Regulation anzugreifen. Vorbedingung ist,
wie bei der Strahlenwirkung, daß die Substanz auch wirklich an die Krebszellen
heran- und in sie hineingebracht werden kann.

Vom Standpunkt der Mutationstheorie aus sehen wir vorläufig hauptsächlich
4 Wege der Krebszellhemmung bzw. -vernichtung:

a) Den Entzug eines für die betreffenden Krebszellen spezifischen Wachstumsimpulses, wie dies *hormonell* bei Krebsen geschlechtshormonell stimulierter
Organe möglich ist (s. S. 449ff.),

b) den Weg chemotherapeutischer Eingriffe in den Zellteilungsmechanismus
(Krebstherapie durch *Mitosegifte*),

c) den Weg der Krebshemmung durch mutativ, d. h. unmittelbar auf die
Erbstrukturen der Krebszellen wirkende Stoffe mit dem Ziel einer letal-mutativen
Wirkung auf die Regulationszentren der Zellen (*mutative Carcinokolyse*, K. H.
BAUER, s. S. 460) und

d) den Weg mehrerer gleichzeitig oder aufeinanderfolgend mutativ und auch
unspezifisch wirkender Schädigungen der Krebszellen (Prinzip der *Syncarcinokolyse*, s. S. 597).

Theoretisch wäre auch noch der Weg über Steigerung der Abwehrkräfte
der Körpergewebe denkbar. Wir kommen bei der Frage einer „Unspezifischen
Therapie" (S. 6C5) noch darauf zurück. Grundsätzlich aber ist klar, daß hier
die Möglichkeiten gering sind, denn bis jetzt ist, wie STRONG (1940) mit Recht
feststellt, noch kein gegen den Krebs gerichteter Abwehrmechanismus im Körper
entdeckt worden.

a) Hormonelle Therapie.

Es wirkt wie ein Paradoxon, es ist aber so: die Chemotherapie des Krebses
hat, geschichtlich betrachtet, von einer Operation, von der Kastration aus

ihren Ausgangspunkt genommen und ist in unseren Tagen bei einzelnen Krebsformen wieder zur **Kastration als Fingriff in den Chemismus des Körpers** zurückgekehrt. Schon 1889 schlug SCHINZINGER vor, Frauen mit Mammacarcinom zu kastrieren. Er wollte ein schnelleres Altern, und auf diese Weise eine rasche Atrophie der Mamma und eine Abkapselung der Krebsknoten erreichen. SCHINZINGER erstrebte also bei manifest Krebskranken mit der beabsichtigten Atrophie des Drüsengewebes den entgegengesetzten Effekt, wie später LACASSAGNE, der mit reichlichen Follikulingaben bei Mäusemännchen eine Proliferaiton des Mammagewebes als morphologische Vorbedingung der Krebsentstehung und bei hohen Dosen auch wirklich Brustkrebs erzielte. Therapeutisch wurde die Kastration zur Verhütung von Rezidiven und Metastasen von BEATSON (1896, 1901) und anderen Operateuren angewandt. Später setzten TAYLOR (1938) u. a. sich für die durch *Röntgenkastration* künstlich herbeigeführte Menopause als Hilfsmittel bei der Behandlung des Brustkrebses ein. Man ging von der Beobachtung aus, daß bei jungen Frauen mit noch regelmäßiger Menstruation das Mammacarcinom oft maligner verläuft und eher zur Metastasierung neigt als bei Frauen in der Menopause, vor allem aber von der Tatsache, daß die Schwangerschaft mit ihrer proliferationssteigernden Wirkung auf das Milchdrüsengewebe sehr oft einen ungünstigen Einfluß auf das Mammacarcinom ausübt. Man mußte daher einerseits von einer gesteigerten Follikelhormonzufuhr eine Steigerung auch in der Proliferation der von den Milchdrüsen ausgehenden Drüsencarcinome und umgekehrt von der Kastration und der dadurch bedingten Drosselung in der Follikelhormonbildung eine Wachstumshemmung der gleichfalls unter dem Imperativ des Follikelhormons stehenden Drüsenkrebszellen erwarten.

Diese These wäre die Folgerung aus der in diesem ganzen Buche vertretenen Lehre (s. S. 82), daß vor allem die einigermaßen differenzierten Krebszellen noch eine Fülle von morphologischen und funktionellen Besonderheiten mit denjenigen Zellen gemeinsam haben, denen sie entstammen.

Die *Kastration* als Eingriff in den Chemismus des Körpers und damit in die Biochemie des Krebsgeschehens liefe also darauf hinaus, daß mit der Ausschaltung des für das Muttergewebe stimulierenden Hormons auch *ein wesentlicher Stimulus für das Wachstum des Tochterkrebsgewebes ausgeschaltet* würde.

Es ist nun sehr merkwürdig, daß sich diese heute als richtig erwiesenen Gedankengänge nicht auf die Dauer durchzusetzen vermochten: die *operative* und auch die *Röntgenkastration verschwand* wieder völlig aus dem therapeutischen Rüstzeug im Kampf gegen den so häufigen Brustkrebs der Frau. Es mag dies wenigstens teilweise damit zusammenhängen, daß die Hormonforschung damals (um die Jahrhundertwende) noch ganz in den Anfängen stand, weiterhin aber damit, daß man sich mit einer so zweifelhaften Begründung — man griff ja den Krebs nicht direkt an! — nur schwer zu dem folgenreichen Eingriff entschloß, schließlich aber vor allem, weil der Satz von dem sehr viel schwereren Verlauf in der Schwangerschaft und dem harmloseren Verlauf nach der Menopause eine Regel mit sehr viel Ausnahmen war. Wir kommen auf diese sehr wichtigen Ausnahmen — Ausnahmen verlangen ja immer einen zureichenden Erklärungsgrund!— später (s. S. 580) besonders zurück.

Jedenfalls steht heute fest, daß die Kastration als chemotherapeutische Maßnahme — deswegen wurde sie auch nicht unter der operativen Krebsbehandlung aufgeführt! — beim Mammacarcinom (relativer Höhepunkt zwischen 40 und 49 Jahren!) erst wieder ausgeführt wurde, als die *Kastration beim Prostatacarcinom* (relativer Höhepunkt erst jenseits des 80. Lebensjahres, ABEL 1948!) ihre stark krebshemmende Wirkung erwiesen hatte.

Aber auch beim Prostatakrebs war es zunächst weniger die Kastration selbst, die die neue Ära der Chemotherapie des Krebses einleitete, sondern erst das, was man (wenig zutreffend!) als *„hormonelle Kastration"* bezeichnet hat.

Die antiandrogene Behandlung des Prostatacarcinoms. Die Frage trat in ein neues Stadium, als die *Chemotherapie mit Sexualhormonen des anderen Geschlechtes* entdeckt wurde. 1941 teilte HERBST mit, daß das *Follikelhormon der Frau beim Prostatakrebs des Mannes* erstaunliche Besserungen erzielt, im gleichen Jahr berichtete HERROLD über auffällig gute Resultate nach Diäthylstilboestrol bei 12 Fällen und wieder im gleichen Jahr zeigten HUGGINS und Mitarbeiter, daß sowohl künstlich oestrogene Stoffe, als auch die Kastration das Prostatacarcinom günstig beeinflussen. Die Erfolge dieser „antiandrogenen" Therapie wurden alsbald von KEARNS (1942), KAHLE und Mitarbeiter (1942), DEAN (1944), NESBIT und Mitarbeiter (1944), WILDBOLZ (1945), STAEHLER (1947), aus der Klinik des Verfassers von R. GEISSENDÖRFER (1947) u. a. bestätigt. Sehr schnell, oft schon in wenigen Tagen, verschwinden die von den so häufigen Knochenmetastasen ausgehenden „rheumatoiden" und ischiasartigen Knochenschmerzen, die Blasenbeschwerden bessern sich, die Kranken nehmen an Gewicht zu, werden wieder leistungs- und oft genug berufsfähig und die lebensverlängernde Wirkung ist bereits sichergestellt. Unter den Oestrogenen, die für die Therapie viel gebraucht werden, befindet sich das *Diäthylstilboestrol*. Es gehört zu den Stilbenabkömmlingen (s. S. 591), die ohne strukturell etwas mit dem Follikelhormon zu tun zu haben, trotzdem Follikelhormonwirkung besitzen. Es handelt sich also nicht um einen natürlichen Stoff, sondern um ein Produkt der Laboratoriumssynthese. Wie der oestrogene Mechanismus dieser Stoffklasse zu deuten ist, ist noch unbekannt. Es ist nun praktisch-klinisch wichtig, zu wissen, daß Steigerung der Dosis über einen gewissen, nur am individuellen Fall zu testenden Wert hinaus keine Steigerung der biologischen Wirkung zu bedeuten scheint. Andererseits ist Steigerung der Dosis bei diesem Kunststoff nicht gleichgültig. Es sind toxische Wirkungen im Experiment (BURROWS und HORNING 1947) und schwere Rückwirkungen bis zu bedrohlicher Hepatitis auch beim Menschen bekannt [Verschwinden der Spermatogenese und Hodendegeneration: (HERROLD 1941), schwere Hypophysenveränderungen nach 3400 mg Stilboestrol oral und 18500 mg parenteral in 5 Monaten (KULLANDER 1948)].

Der *Mechanismus der Wirkung* ist vielleicht dahin zu deuten, daß mit der Ausschaltung des männlichen Keimdrüsenhormons durch die Kastration der stimulierende Einfluß auf die spezifischen Prostatazellelemente und bei schon entstandenem Carcinom auf dessen Zellen in Fortfall kommt und daß oestrogene Stoffe ihrerseits das männliche Hormon neutralisieren und dadurch inaktivierend auf die Krebszellen wirken. Eine andere Deutungsmöglichkeit ist in dem schon mehrfach erwähnten *„Verdrängungsmechanismus"*, wie ihn R. KUHN für die Sulfonamidwirkung (der Sulfonamidkomplex „verdrängt" den für die Bakterien lebensnotwendigen Wuchsstoff p-Aminobenzoesäure und macht sie dadurch phagocytierbar) nachgewiesen hat, zu suchen. Auch HUGGINS (1947) scheint dazu zu neigen.

Selbstverständlich hat eine Hormontherapie, die einen Krebs eines hormonell abhängigen Organs so erheblich bessert, auch ihre Nebenwirkungen. Verständlicherweise kommt es durch die weiblichen Sexualhormone bzw. durch die synthetisch oestrogen wirkenden Substanzen, wie das Diäthylstilboestrol zu einer gewissen Drüsenwucherung in der männlichen Brustdrüse (Gynäkomastie), zu Minderung der Libido, Verkleinerung der Hoden, Fettansammlung an den Hüften usw. Die Veränderungen der männlichen Brustdrüse während der Behandlung von Prostatacarcinomkranken mit Diäthylstilboestrol wurden von

Moore und Mitarbeitern (1945) an Hand von histologischen Schnitten untersucht. Wie zu erwarten, kam es zu einer Vermehrung und Sprossung der Drüsengänge als Ausdruck der hormonellen Proliferation. An sonstigen Nebenwirkungen berichtet Staehler über den Rückgang einer Struma und einer Hydrocele.

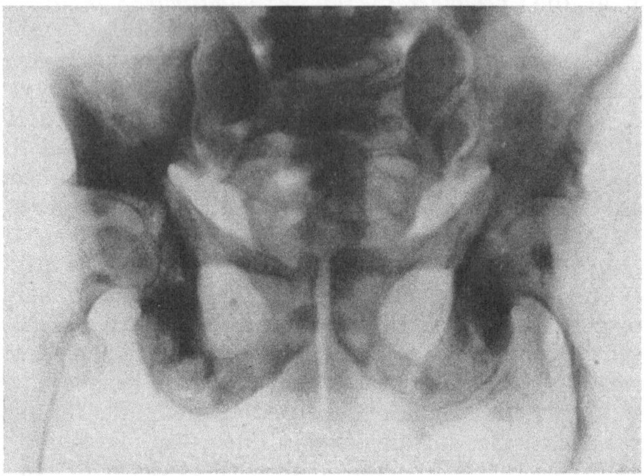

Abb. 66. G. F., 67 Jahre. Knochenmetastasen bei Prostatacarcinom im Röntgenbild (18. 7. 1945).

Die therapeutische Wirkung der oestrogenen Stoffe (Cyren, Ovocyclin usw.) auf das Prostatacarcinom findet ihre Bestätigung im Weicherwerden und schließlich im völligen Rückgang der harten Krebsgeschwulst (rektale Untersuchung!),

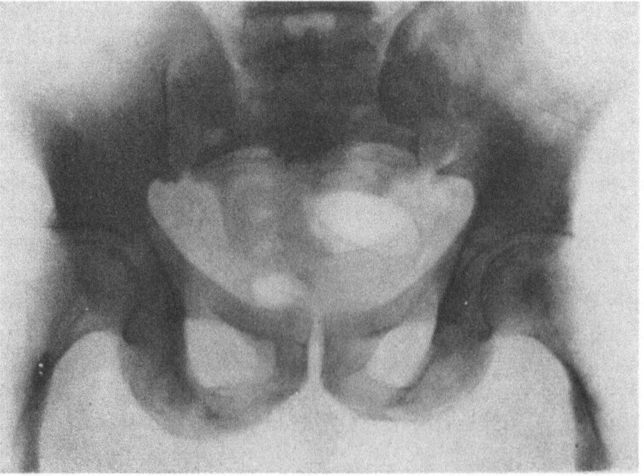

Abb. 67. Röntgenbild des gleichen Kranken wie in Abb. 66 vom 2. 11. 1945 nach insgesamt 32 Injektionen von Cyren B „forte" (25. 7. bis 27. 8. 1945) und Ovocyclin (27. 8. bis 2. 11. 1945). (Beobachtung der Chir. Univ.-Klinik Heidelberg.)

ferner an der Rückbildung von Lymphdrüsenmetastasen und vor allem (dokumentarisch belegbar!) in den Röntgenbildern der Knochenmetastasen (vgl. Abb. 66 und 67). Die durch osteolytische Prozesse wie angenagt bzw. ausradiert erscheinenden Knochenpartien füllen sich wieder mit gut strukturiertem Knochen auf, so daß sich die Bilder weitgehend der Norm annähern. In einem

Falle von MIDDLETON (1944) wurde sogar eine pathologische Femurfraktur (Metastase) nach der Kastration wieder gut und in einem Falle von NESBIT und CUMMINGS (1942) ging sogar eine durch eine Wirbelmetastase bedingte Querschnittslähmung des Rückenmarks nach der Behandlung wieder zurück.

Vielfach hat man aus hormonellen Gedankengängen heraus wieder auf die früher (RANDALL seit 1934, Veröffentlichung 1942) schon geübte *Kastration bei Prostatakrebs* zurückgegriffen (HUGGINS 1941, EMMET und GREEN 1945). Man rechnet (vgl. R. GEISSENDÖRFER 1947) als Folge der Beseitigung der Quelle männlichen Hormons mit einer Verschiebung des Geschlechtshormonquotienten nach der weiblichen Seite, was praktisch einem Follikelhormoneffekt gleichkommen soll.

Die Frage, in welcher *Reihenfolge* Kastration und oestrogene Behandlung einander folgen sollen, ist noch nicht entschieden. Die einen, z. B. HUGGINS, raten zur primären Kastration, sobald die Diagnose feststeht. Es hat dies den Vorteil größter Einfachheit, meist schlagartiger Wirkung und sehr viel besserer Resultate, wenn sie noch vor dem Auftreten von Metastasen ausgeführt wird (NESBIT u. Mitarb. 1944). Die Oestrogentherapie kann dann immer noch angeschlossen werden, wenn die Kastration allein nicht ausreicht oder wenn, besonders bei jüngeren Kranken, das plötzliche Klimakterium zu unangenehmen subjektiven Erscheinungen (Wallungen nach dem Kopf und dergleichen) führt.

Andere fangen umgekehrt mit Stilboestrol an und greifen zu der schwerwiegenden Kastration erst, wenn die Oestrogene versagen. Wieder andere kombinieren von allem Anfang an. Die Frage kann wohl erst mit zunehmender Erfahrung entschieden werden. Vielleicht ist es sogar gleichgültig, in welcher Reihenfolge vorgegangen wird. Vielleicht hängt der verschiedene Effekt von den verschiedenen Typen der Carcinome ab. Daß hier, wie ja auch sonst immer bei den Carcinomen, große Unterschiede bestehen, geht ja aus dem ganz verschiedenem Verlauf der hormonell nicht behandelten Fälle und daraus hervor, daß im ganzen 20% der Fälle (die nicht genügend hoch differenzierten Formen?) nicht anzusprechen scheinen.

Welche Reihenfolge man aber auch anwendet, die Erfolge sind beschränkt auf die wirklichen, d. h. von der eigentlichen Prostatadrüse ausgehenden Carcinome und offenbar unwirksam bei den von den periurethralen Drüsen ausgehenden sog. Prostataadenomen, sofern diese carcinomatös entarten.

Bemerkenswert erscheint es, daß die Behandlung mit oestrogenen Stoffen bei Unterbrechung der Hormonzufuhr und bei Rezidiven zu versagen scheint. Es bleibt dann noch die Hypophysenbestrahlung, um auch die extragenitale Bildung von Sexualhormonen (Nebenniere!) zu hemmen (HERGER und SAUER 1945). Um letztere ganz sicher zu unterbinden, haben HUGGINS und SCOTT (1945) und COX (1947) sogar die doppelseitige Nebennierenexstirpation ausgeführt und den Hormonausfall durch Substitutionstherapie ausgeglichen. Ein Dauereffekt blieb jedoch aus und COX (3 Fälle) rät davon ab.

Es hat den Anschein, als ob die Beeinflussungsmöglichkeit sehr wesentlich von der Differenzierungshöhe des Prostatacarcinoms und damit von seiner androgen-hormonellen Leistungshöhe abhängt. Histologisch zeigt das Prostatacarcinomgewebe nach Diäthylstilboestrolbehandlung eine Verminderung des Cytoplasmas, Verkleinerung und Pyknose der Kerne (MOORE u. Mitarb. 1945),

Außer dem Röntgenbild des Beckens und der Wirbelsäule geben auch die *Serumphosphatasewerte* (GUTMAN 1940, 1942, HUGGINS und HODGES 1941, HERGER und SAUER 1942) einen zuverlässigen Maßstab für den Erfolg der Kastration bzw. Follikelhormontherapie ab. Die Serumphosphatase geht mit dem klinischen

Verlauf parallel (vgl. PECK 1945). Diese Bestimmung ist um so wertvoller, als das Prostatacarcinom mit Knochenmetastasen das einzige Leiden darstellt, welches so hohe Werte erzeugt. Die Reaktion ist also praktisch-klinisch für Prostatametastasen spezifisch.

Über *5-Jahresergebnisse* nach Kastration berichtet HUGGINS (1946). Von seinen 20 Fällen waren 5 Fälle nach über 5 Jahren noch am Leben, obwohl sie alle vor der Kastration bereits Knochenmetastasen und hohe Phosphatasewerte im Serum gehabt hatten. 4 Fälle (= 20%) sieht HUGGINS als klinisch geheilt an.

Diese Therapie des Prostatacarcinoms ist um so erfreulicher, als dieses Leiden *früher* so ganz besonders unerfreulich und schrecklich in seinen Folgen war. Eine Radikaloperation war selten möglich. Der frühzeitige Kapselbruch, das meist sehr hohe Alter, Blaseninfekt und Nierenschädigung verboten fast durchweg den beim Prostatakrebs großen Eingriff. Im Durchschnitt aller Fälle dürften noch keine 3% radikal operiert worden sein. Bei den Operierten war die Mortalität in den Händen der meisten Operateure hoch. Bei den Überlebenden war die Wahrscheinlichkeit alsbaldiger Knochenmetastasen sehr groß. So kam es, daß die meisten Chirurgen die Radikaloperation überhaupt ablehnten. Es blieb nur die im Alter terrible Palliativoperation der Blasenfistel. Dazu die dauernden Schmerzen der Knochenmetastasen besonders des Nachts. Der Ausklang solchen Lebens war ein Martyrium.

Dieses *trübe Bild* hat sich nunmehr völlig *gewandelt*. Die Entleerungsstörungen der Blase, der ständige Harndrang, die Blasentenesmen, der Infekt der Harnwege, der Zwang, den Katheter zu gebrauchen, kurz alle örtlichen Beschwerden lassen sich, wenn sie nicht sofort nach der Kastration schwinden, durch die sehr viel ungefährlichere transurethrale Elektroresektion weitgehend beseitigen und die Allgemeinerscheinungen und Knochenschmerzen durch die Orchiektomie und oestrogene Therapie so weit in Zaum halten, daß die meist sehr alten Männer bei gutem Allgemeinbefinden keine sehr viel geringere Lebenserwartung als ihre Altersgenossen haben.

Es ist von Wichtigkeit, daß auch bei Krebs in dem anderen männlichen Organ, welches von den Keimdrüsen her hormonell beeinflußbar ist, nämlich bei *Krebs der männlichen Brustdrüse* gleichfalls nach Kastration dieselbe Wirkung wie beim Prostatakrebs berichtet wurde (ADAIR und SCHARNAGL 1945). Dagegen war bei einer generalisierten Metastasierung, ausgehend von einem Sarkom des Auges, eine hemmende Wirkung durch die Kastration — wie wohl zu erwarten! — nicht feststellbar (HOWES 1944).

Vielleicht gewinnt die *Oestrogenbehandlung* auch noch auf einzelne *andere Tumorformen* Einfluß. ROBERTS (1946) z. B. teilt mit, daß bei einer 25jährigen Frau, bei der 2 Jahre zuvor ein malignes Endotheliom der Schulter operativ entfernt war, später aufgetretene Lungenmetastasen auf mehrmonatige Stilboestroltherapie klinisch und röntgenologisch völlig zurückgingen. HADDOW (1944) behandelte, abgesehen von Brustkrebsfällen, 33 andere Fälle maligner Tumoren mit oestrogenen Stoffen (Diäthylstilboestrol, Triphenylchloräthylen und Triphenylmethyläthylen), jedoch zeigten nur 2 Fälle eine unzweifelhafte teilweise Rückbildung.

Die antioestrogene Behandlung des Mammacarcinoms. Daß die Ausschaltung der weiblichen Keimdrüsen krebshemmend wirkt, ist seit langem bekannt. Neu ist nur der Vorschlag, zu dieser Ausschaltung wieder auf die schon vor 1900 vorgenommene Eierstocksentfernung zurückzugreifen und insbesondere als eine Art von „Antihormon" das gegengeschlechtliche männliche Keimdrüsenhormon zur Behandlung des weiblichen Brustkrebses zu verwenden.

Wiederholen wir zunächst noch einmal kurz die Haupttatsachen, die auf eine krebsverhütende und *krebshemmende Wirkung des Hormonausfalles der Ovarien* hinweisen. Im 4. Kapitel (S. 142) wurde dargetan, daß in Mäusestämmen mit hoher Brustkrebsquote die kastrierten Weibchen (gegenüber 65—70% bei den Zuchtweibchen) nur höchstens 10% Brustkrebs bekommen.

Beim Menschen spricht der nach der Menopause meist gutartige und langsamere Verlauf des Brustkrebses gleichfalls dafür, daß der Hormonrückgang wachstumsverlangsamend wirkt. Auch die Tatsache, daß späterer Brustkrebs bei früher, aus gleichviel welchem Grunde kastrierten Frauen prozentual nur ein Zehntel so häufig ist, als bei nichtkastrierten, weist in die gleiche Richtung. Schließlich hat die von SCHINZINGER zum ersten Male auf dem deutschen Chirurgenkongreß 1889 vorgeschlagene und in der Folge besonders von den englischen Chirurgen BEATSON (1896, 1901), STANLEY-BOYD (1895, 1899, 1900), THOMSON (1902), HERMANN (1900, 1901), ferner von MICHELS (1905) ausgeführte *doppelseitige Eierstocksentfernung* ganz *auffällige Remissionen* und eine oft lange Überlebensdauer gezeitigt. ·Bis 1905 waren MICHELS 102 solche Kastrationen bei Mammacarcinom bekannt geworden. Für die Zeit nach der Menopause rät MICHELS von der Operation ab.

In der Röntgenära trat an die Stelle der operativen die *Röntgenkastration*. Aus der Zusammenstellung, die der Mitarbeiter des Verfassers LINDER (1948) gibt, geht hervor, daß die Röntgenkastration der operativen gleichwertig zu sein scheint.

Nach den Erfahrungen mit der antiandrogenen Behandlung beim Prostatakrebs des Mannes lag es nun nahe, auch *beim Brustkrebs der Frau männliche Keimdrüsenhormone* anzuwenden. Die ersten, die dies taten, waren LOESER (1939) und ULRICH (1939). Man ging von dem Gedanken aus (LOESER 1939), daß das Cervixcarcinom während der Gravidität, also zur Zeit der relativen Ruhe der Hypophyse, einen Wachstumsstillstand hat und erst nach der Geburt, wenn die Hypophyse stark in Funktion tritt, einen heftigen Wachstumsimpuls erhält. Das männliche Hormon soll zwecks Ruhigstellung der Hypophyse angewendet werden, und zwar in hohen Dosen als Testosteronpropionat (Gesamtdosis 500—1500 mg). Rezidive wurden in 2 Fällen dieser Behandlungsart nicht beobachtet.

Auch ULRICH (1939) wendete in einem Fall von Brustkrebs, als nach der Operation einer Seite ein Tumor auf der zweiten Seite auftrat, an Stelle der 2. Operation hohe Dosen von Testosteronacetat an. Das Resultat war sehr befriedigend, die Geschwulst bildete sich zurück, das Körpergewicht stieg um 13 kg an. In einem zweiten inoperablen Fall (1939) von Brustkrebs wird wegen eines Myoms die Totalexstirpation des Uterus und der Adnexe ausgeführt, dazu Testosteron gegeben, und so eine Rückbildung des Tumors erreicht. Über gute Erfolge bei der Behandlung inoperabler Krebsfälle, bei Fällen mit Metastasen, Rezidiven usw. berichten FARROW und WOODARD (1942), FELS (1944), PRUDENTE (1945), HERMRANN und ADAIR (1946) und EICHLER (1946). In 2 Fällen von HUNT (1940) waren sogar Lungenmetastasen nach Röntgenkastration (1 Fall zusätzlich Tiefenbestrahlung der Lungen) weitgehend zurückgegangen[1].

HALBERSTÄDTER und HOCHMANN (1946) führten in 7 Jahren von 393 Fällen bei 60 Frauen die Röntgenkastration aus, und zwar meist erst beim Erscheinen von Metastasen. Bei 50 Fällen war die Ablatio mammae schon vorausgegangen, 10 Fälle waren inoperabel. In 56% wurde eine temporäre Besserung erzielt, im Durchschnitt für $1/_2$—2 Jahre. Von den Metastasen reagierten am besten die der Knochen, darnach die der Lungen und Pleuren, nur gering oder gar

---

[1] Siehe Nachtrag S. 698.

nicht solche der Haut, der Leber, des Gehirns und der Lymphknoten, sowie die lokalen Rezidive. Testosteron wurde nicht gegeben. Nur mit Testosteron arbeiteten SCHWANDER und MARVIN (1947) (5 Fälle). HERMANN, ADAIR und WOODARD (1947) behandelten mit männlichem Keimdrüsenhormon erst, nachdem wiederholte Röntgenbestrahlungen der Knochenmetastasen keine Besserung der Schmerzen erbracht hatte. In 6 Fällen war die Wiederverkalkung der Knochenherde schon nach 6 Wochen nachweisbar. Gleichzeitig fiel das Calcium im Blut ab und die alkalische Phosphatase stieg an. Es wurde Beschwerdefreiheit bis zu 2 Jahren erreicht.

Daß die Kastration die besten Ergebnisse beim Brustkrebs des Mannes aufweist (ADAIR und SCHARNAGEL 1945), wurde kurz schon erwähnt.

An der Heidelberger Chirurgischen Klinik konnten wir (s. LINDER 1948) an 14 Fällen von weiblichem Brustkrebs mit den dabei so häufigen Knochenmetastasen nach Testosteron gleichfalls, auch röntgenologisch, erhebliche Besserung des Röntgenbefundes, des Allgemeinzustandes und der Knochenschmerzen beobachten.

Von unseren bis dahin (LINDER 1948) behandelten 14 Fälle hatten 8 ihre Metastasen vorwiegend im Knochensystem, 2 jeweils in den Lungen und Pleuren bzw. Lymphknoten und 1mal in der Haut. Verwendet wurde Testosteronproprionat (*,,Perandren CIBA"*), und zwar in öliger Lösung oder als Implantationstabletten oder in Krystallampullen. In 4 Fällen wurde zusätzlich eine *Röntgenkastration* mit 3mal je 300 r für jedes Ovar durchgeführt. Keine sonstigen Röntgenbestrahlungen. Das gleichzeitig mit der Röntgenkastration gegebene Testosteron verhütet die sonst auftretenden klimakterischen Ausfallserscheinungen, wie dies auch vom Follikelhormon bei der Kastration des Mannes wegen Prostatakrebs berichtet werden wird.

Erfreulich war der häufige Rückgang der ,,rheumatoiden" Beschwerden von seiten der Knochenmetastasen. Sonst waren noch Hämoglobinanstieg, Besserung der BKS,, Gewichtszunahmen und Besserungen des Allgemeinzustandes festzustellen. Besonders eindrucksvoll war in Einzelfällen die Rückbildung der Knochenmetastasen und der *Wiederaufbau der Knochenstruktur* im Röntgenbild. Konform damit stieg die basische Phosphatase im Blute wieder an.

Versuchsweise haben wir bei einer 41jährigen Kranken mit einem Adenocarcinom der Mamma und mit Knochenmetastasen das Corpus luteum-Hormon *Progesteron* gegeben. Nach 350 mg Lutocyclin CIBA (in 4 Wochen) kam es zu einer Besserung des Allgemeinzustandes, der Schmerzen und zu einer Zunahme der Kalkeinlagerung in einer Rippenmetastase.

Dagegen ist beim Brustkrebs der Frau *vor der Anwendung von Follikelhormon* direkt zu *warnen*. Es stimulierte normales Brustdrüsengewebe, es stimulierte notwendigerweise auch das von diesem abstammende Krebsgewebe, besonders wenn es noch höher differenziert ist.

Zusammenfassend ist zu sagen: Die ,,antihormonelle" Therapie des Prostata- bzw. Mammacarcinoms hat das Tor zu einer rationellen Chemotherapie des Krebses aufgestoßen. Beide Male handelt es sich um Krebse sekundärer Geschlechtsorgane, deren Entwicklung, Funktion und Morphogenese von den Keimdrüsenhormonen gesteuert wird. Bei der Therapie jener Krebse handelt es sich um einen *Eingriff in die Biochemie* ihrer Zellen auf dem Wege über *Wirkstoffe*, die bereits ihre *Matrix* zu beeinflussen vermögen. Die Wirkung scheint darauf hinauszulaufen: sowohl der Hormonausfall, als auch das *gegengeschlechtliche Hormon entzieht* den betreffenden *Krebszellen* den wichtigsten *Stimulus ihres proliferativen Wachstums*. Die Krebszellen werden nicht einfach durch den Hormonausfall oder durch das ,,Antihormon" abgetötet, vielmehr werden sie ihres Wachstumsimpulses beraubt, sie werden gewissermaßen inaktiviert, sie teilen sich seltener oder nicht mehr und so kommt es mindestens zur Wachstumsverlangsamung, in günstigen Fällen zum Wachstumsstillstand und damit zur weitgehenden *Latenz der Krebskrankheit* selbst, was zwar klinisch keine Heilung, für den Kranken aber ein Schwinden der Krankheitserscheinungen und Lebensverlängerung bedeutet.

Diese Therapie setzt voraus, daß die Krebszellen mit den Mutterzellen die Ansprechbarkeit auf die Geschlechtshormone noch gemeinsam haben. Tatsächlich bestätigt die Erfahrung, daß *zwischen der Reaktion auf die Hormone und der Höhe der Differenzierung* eine enge *Korrelation* besteht: das hochdifferenzierte Adenocarcinom spricht sehr viel günstiger an, als das niedriger differenzierte Carcinoma solidum oder scirrhosum. Von den seltenen Sarkomen kann ohne weiteres vorausgesagt werden, daß sie als nicht von den spezifischen Drüsenelementen abstammend nicht ansprechen werden.

Nun verhalten sich aber die verschiedenen *Metastasen* ganz *verschieden*. Es ist offenkundig, daß die Metastasen dort am günstigsten reagieren, wo sie am häufigsten auftreten, nämlich im Knochensystem. Das muß natürlich einen inneren Grund haben. Die nächstliegende Deutung scheint uns folgende zu sein: eine Geschwulst besteht ja nicht nur aus der Summe der spezifischen Krebszellen, dem Parenchym, sondern auch aus Stroma, welches ja nicht von den Krebszellen selber gebildet, sondern von den Nachbargeweben geliefert wird. Die stromainduzierende Potenz der gleichen Krebszellen findet auf verschiedene Gewebsböden eine ganz verschiedene Bereitschaft und Fähigkeit, auch wirklich Stroma liefern zu können. Die „Knochenmetastasen" sind ja nun nicht Metastasen der Knochensubstanz, sondern solche des Knochenmarks. Werden nun die Krebszellen hormonell inaktiviert, so bedeutet das zugleich eine Minderung der Stromainduktion, eine Änderung im Wechselverhältnis zu den umgebenden Geweben. Werden bildlich gesprochen, die Angreifer gestoppt, so bekommen die Verteidiger die Möglichkeit des Widerstandes und des Gegenangriffs. Nur auf solche oder ähnliche Weise erklärt sich der schnell einsetzende Wiederaufbau der Knochenstruktur im Röntgenbild und im Gewebsschnitt. In der Leber z. B., wo die hormonelle Wirkung auf die Metastasen gering ist, liegen hinsichtlich des Stromas nach Inaktivierung der Krebszellen völlig andere Verhältnisse vor. Vielleicht hat diese Korrelation zwischen hoher Metastasenbereitschaft und hoher Metastasenhemmung eine ganz andere Grundlage. An der Tatsache jedoch, daß bei gleichen Krebszellen und gleicher biochemischer Einwirkung die verschieden lokalisierten Metastasen verschieden reagieren, ist nicht zu zweifeln.

Im Nachweis, daß bestimmte Krebszellen bestimmter Organe biochemisch von ganz bestimmten Wirkstoffen, sofern sie zu unphysiologischer Wirkung gebracht werden, weitgehend gehemmt werden können, liegt — ganz abgesehen von der günstigen Beeinflussung dieser ja sehr häufigen menschlichen Krebse — eine grundsätzliche Bedeutung für das ganze Krebsproblem. So unvollkommen die Heilergebnisse auch noch sind, so ist hier aber doch das *Ideal einer Chemotherapie* im Prinzip wenigstens bereits beispielhaft verwirklicht: 1. wird die Krebsgeschwulst nicht wie bei der Operation und Bestrahlung nur rein lokal angegriffen, sondern es werden alle Krebszellen, wo nur immer sie sich finden, zu gleicher Zeit und allüberall getroffen; 2. das therapeutische Agens wirkt — dank seiner biochemischen Affinität zu ihrer Matrix elektiv auf die Krebszellen, ohne alle anderen Organe und Gewebe zu schädigen.

Zunächst dürften die neuen Erkenntnisse Bedeutung gewinnen für andere Krebse hormonell beeinflußbarer Organe. Immerhin wird der „antihormonelle"

Gesichtspunkt bei anderen Krebsen größeren Schwierigkeiten begegnen, da
der einfache Kunstgriff des gegengeschlechtlichen Hormons bzw. die Exstirpation
eines endokrinen Organes nicht ohne weiteres ein Analogon finden wird. Versuche, z. B. das *Inselzellcarcinom* und seine Metastasen mit Alloxan (hohe Dosen
über 50 Tage!) zu beeinflussen, blieben ohne Ergebnis (CONN und HINERMANN
1948).

Anhangsweise sei an dieser Stelle das Problem **Krebs und Schwangerschaft**
eingeschaltet, vor allem weil es beim Zusammentreffen von Mammacarcinom
und Schwangerschaft mit der antioestrogenen Therapie auch neue Gesichtspunkte heraufführt.

Geht man aus von der großen Häufigkeit der menschlichen Schwangerschaft
einerseits und andererseits von der großen Häufigkeit des Krebses gerade bei
der Frau, so erwartet man ein relativ häufiges *Zusammentreffen beider Ereignisse*.
In Wirklichkeit ist dies jedoch selten. Der Hauptgrund liegt darin, daß die
Altersklassen der Schwangerschaft und die des Krebses bei Frauen ganz verschieden liegen. Nur dort, wo die beiden Kurven sich teilweise überschneiden,
spielt das Zusammentreffen eine gewisse Rolle.

Aus dem Schrifttum zitiert WACHSMUTH (1933) folgende Häufigkeitszahlen
für die hier besonders interessierenden *Mammacarcinome*: SCHWARZKOPF 1,8%
(Schwangere 0,8%, Stillende 1%), SALOMON 2% (Schwangere 0,5%, Stillende
1,5%), HIMMELMANN und LEHMANN 3,4% (1,7% Schwangere und 1,7% Stillende).
Im Material von HARVEY (1948) fanden sich unter 4628 Fällen von radikal-
operiertem Brustkrebs nur 1500 Frauen im noch gebärfähigen Alter, darunter
92 Fälle von Schwangerschaft bzw. Stillperiode zusammen mit Brustkrebs. Das
sind 2% aller Brustkrebsfälle und 6% der Brustkrebsfälle unter 45 Jahren.

Man sollte meinen, das Zusammentreffen zweier so klarer Ereignisse wäre einfach zu
übersehen und zu beurteilen. Dem ist aber nicht so. Es gibt kaum irgendwo auf dem Krebsgebiet so viel *Widersprüche* und so viel — Vorurteile. Die Gründe sind klar: das Material
der einzelnen Kliniken ist nicht groß. Dieses geringe Material muß aber, um Vergleichswerte zu bekommen, noch in Untergruppen unterteilt werden. Dann macht es bei schon
kleinen Zahlen einen Unterschied aus, ob sich der Krebs in einem primären oder in einem
sekundären Geschlechts- oder in einem geschlechtsunabhängigen Organ entwickelt hat,
ob der Krebs das Primäre und die Schwangerschaft das Sekundäre oder umgekehrt ist,
ob die Schwangerschaft in der 1. oder 2. Hälfte sich befindet, ob die Schwangerschaft bei
einem bereits früher Krebskranken und Krebsgeheilten sich entwickelt usw. Dazu kommen
dann noch die großen Unterschiede hinsichtlich des Stadiums des Krebses und seines biologischen Charakters. So wird es verständlich, daß viel Streit besteht, weil die zahlenmäßige
Basis für die Untergruppen zu klein zu sein pflegt. Eine Besserung wäre nur möglich, wenn
große gynäkologische und chirurgische Gesellschaften zu einer gut organisierten Sammelerhebung aller Kliniken eines Landes sich entschließen würden.

Bei dem nachfolgenden Versuch, zu gewissen Richtlinien zu gelangen, wurde neben
sonstiger Literatur eine vom ,,Chirurg" [5. Jahrg., S. 38, 118, 199, 446 (1933)] veranstaltete
Rundfrage bei zahlreichen Gynäkologen und Chirurgen über die Frage Mammacarcinom und
Schwangerschaft, an der sich v. FRANQUÉ, v. JASCHKE, WEIBEL, v. REDWITZ, REICHEL,
ALBRECHT. BLUMENTHAL, DÖDERLEIN, KIRSCHNER und WACHSMUTH (Nachwort) beteiligten,
mit zugrunde gelegt.

Man muß zunächst *unterscheiden*: 1. Krebs und Schwangerschaft a) bei
Genitalcarcinomen, b) beim Mammacarcinom, c) bei Carcinomen geschlecht-
unabhängiger Organe; 2. Krebs und Puerperium bzw. Stillperiode (wieder wie
soeben weiter unterteilt) und 3. Schwangerschaft bei früher Krebskranken und
von ihrem Krebs Geheilten.

In der Frage Krebs und Schwangerschaft der verschiedenen Organe besteht
zunächst einmal Einigkeit darüber, daß beim *Mammacarcinom* die Schwangerschaft nach jeder Hinsicht sich ungünstig auswirkt. Im Material von HARRINGTON
(zit. nach HARVEY 1948) (88 Fälle von Radikaloperation bei Krebs während

Gravidität bzw. Lactation) hatten 85% bereits die Grenze des Organs über-schritten. Dagegen wird beim *Uteruscarcinom* verschiedentlich, so neuerdings z. B. von STUTZER (1947), während der Schwangerschaft eine Wachstums-hemmung angegeben. Bei *sonstigen Krebsen*, z. B. des Magens, Rectums usw., wird mehrfach eine rapide Verschlimmerung (WAGNER 1931, SCHOCKAET 1935), von anderen (wie KATZ 1930, VERNE u. Mitarb. 1939) eine Wachstumshemmung angegeben.

Da in diesem Buche die Fragen der speziellen Organkrebse nicht behandelt werden, so soll beim Uteruscarcinom nur kurz darauf verwiesen werden, daß im allgemeinen bis zum 7. Monat die Uterusexstirpation und später die Sectio caesarea mit nachfolgender WERTHEIMscher Operation empfohlen wird. Immerhin hat NEILL (1935) für die späteren Monate eine einmalige Radiumanwendung 3—3,5 g/h!) empfohlen. Auch EMGE (1934) behandelte 4 Fälle mit Radium, desgleichen v. MIKULICZ (1941) bei 2 Fällen von Collumcarcinom gegen Ende der Gravidität.

Beim *Mammacarcinom* treten alle für die *sofortige Radikaloperation* des Brustkrebses ein, doch gehen in der Frage der *Schwangerschaftsunterbrechung* die Ansichten sehr auseinander. Dafür sprechen sich aus v. REDWITZ, REICHEL, TAYLOR 6 (1934), ENGELSTAD 6 (1942) und besonders WACHSMUTH (1933). Dagegen sprechen vor allem Gynäkologen, so ALBRECHT, v. FRANQUÉ u. a. DÖDERLEIN nimmt eine gewisse Mittelstellung ein. Er ist für die Unterbrechung nur dann, wenn nicht, sei es durch Operation oder Einleitung der Frühgeburt in 4 Wochen ein lebensfähiges Kind zur Welt gebracht werden kann.

Wir selbst möchten in Übereinstimmung mit WACHSMUTH unbedingt für die Unterbrechung plädieren. Die Schwangerschaft übt in jedem Falle auf die normale Mamma einen stark proliferierenden Einfluß aus, sie übt den gleichen Einfluß aus, auf die von den Drüsenepithelien abstammenden Carcinomzellen, solange die Schwangerschaft und die Stillperiode dauert. Die Steigerung ihrer Aktivität erstreckt sich auch auf die Tendenz zur Metastasierung und auf die bereits metastasierten Zellen. Es ist also jeder Tag eine Erhöhung des Risikos. Wir gehen daher sogar noch weiter und fordern auch die Hormonausschaltung durch *Röntgenkastration*. Es wird auf diese Weise der hormonelle Wachstums-impuls für die noch vorhandenen Krebszellen unterdrückt, und auch die allseits als notwendig anerkannte Verhütung weiterer Schwangerschaften (BROMEIS 1933, DÖDERLEIN, KIRSCHNER, NÖLLE 1940 u. a.) gewährleistet.

Ja, die bisherigen Erfahrungen mit der antioestrogenen Therapie des Mamma-carcinoms legen darüber hinaus auch noch die *Testosteronbehandlung* nahe. Das therapeutische Aufgebot mag manchem vielleicht als zu weitgehend erscheinen. Bei der anerkannten Bösartigkeit des Carcinoma mammae intra graviditatem stellt die Reihe: Ablatio mammae mit Drüsenausräumung, Schwangerschafts-unterbrechung bzw. Einleitung der Frühgeburt, Röntgenkastration, Testosteron und Röntgennachbestrahlung die höchste Sicherung dar, die wir heute einer solchen Kranken gewähren können. Demgegenüber schlägt der nahe liegende Einwand, man verhindere weitere Nachkommenschaft, nicht durch, denn darüber sind sich alle einig, daß die ersten 3 Jahre eine Schwangerschaft so wie so ver-hütet werden müsse, außerdem ist die Erwartung, daß eine Frau nach einer erfolgreichen Brustkrebsoperation nochmals gravide wird nur 1 : 25. BROMEIS hat nachgeprüft, wie viele denn von den noch gebärfähigen Radikaloperierten nochmals gravide wurden. Es waren von 162 Frauen nur 6 = etwa 4%!

Das *Puerperium und die Stillperiode* werden allgemein als gefährlich an-gesehen. Auffallend häufig findet sich die Angabe, daß das Mammacarcinom in dieser Zeit die andere Seite ergriffen habe.

Wenn *bei früher Krebskranken und Krebsgeheilten* eine *neue Schwangerschaft* eintritt, so bedeutet dies für latente Krebszellen einen sicheren Proliferationsreiz.

Von den Spätmetastasen und Spätrezidiven wissen wir (vgl. S. 13 und 16)[1], daß Krebszellen über lange Jahre, ja in seltenen Fällen sogar für Jahrzehnte inaktiv liegenbleiben können, bis irgendein neuer Proliferationsreiz, z. B. eine Operation, Entzündung den Anstoß zu neuen Zellteilungen und damit zum neuen Wachstumsbeginn Anlaß gibt.

ROMEIS stellt 14 Fälle früher radikaloperierter Mammacarcinome zusammen. Zwei Kranke hatten bereits ein Rezidiv, eine bekam ein neues, und 5 bekamen ein Carcinom der anderen Brust. Nach TROUT (1922) bekamen von 15 früher radikaloperierten Mammacarcinomen während einer neuen Schwangerschaft 13(!!) ein Carcinom der anderen Seite, dem 12 Frauen erlagen.

Besonders tragisch ist ein *Fall einer zweimaligen Schwangerschaft einer brustkrebskranken Frau* (V. GUSNAR 1941): bei bestehender Schwangerschaft (1. Monat) Mammacarcinom rechts. Sofortige Ablatio: Carcinoma solidum mit Drüsenmetastasen. Röntgennachbestrahlung. Noch während der Schwangerschaft nach $4^1/_2$ Monaten Adenocarcinom der linken Mamma (also Neuentstehung eines 2. Carcinoms). Ablatio der 2. Seite. Röntgennachbestrahlung. 8 Monate nach der 1. und 3 Monate nach der 2. Mammaamputation 1. Spontangeburt. Im darauffolgenden Jahr neue Schwangerschaft bei bereits bestehenden Metastasen und 2. Geburt. Narbenrezidiv links. Tod $1^1/_2$ Jahre später.

Angesichts eines solchen Falles einer zweifachen Schwangerschaft bei zweifachem Mammacarcinom und angesichts der Zahlen von TROUT wird man den Standpunkt derer würdigen, die bei einer neuen Schwangerschaft bei früher brustkrebsoperierten Frauen die *Unterbrechung der Schwangerschaft* DÖDERLEIN, NÖLLE 1940 u. a.) und zusätzlich die *Röntgenkastration* ((WACHSMUTH 1933, SCHOCKAERT 1935) fordern, wobei wir selbst die zugleich therapeutische und prophylaktische *Testosteronbehandlung* noch hinzufügen möchten.

Diese Gedankengänge zeigen zugleich, wie notwendig es sein kann, die verschiedenen Möglichkeiten der Krebsbekämpfung einschließlich der hormonellen beim gleichen Falle einzusetzen, sofern man wenigstens alles getan haben will, was nach dem jetzigen Stande der Dinge dem Arzt zu tun möglich ist.

b) Mitosegifte.

Aus der Überlegung heraus, daß im Krebsgewebe Zellteilungen häufiger als im normalen Gewebe und daß Krebszellen empfindlicher als gesunde Zellen sind, hat man **Mitosegifte**, wie Colchicin und Kampfgase, als krebshemmende Mittel angewandt. Wie schon im 10. Kapitel über Krebsbeeinflussung im Experiment (s. S. 455) dargetan, greifen Mitosegifte wie *Colchicin* in den Mechanismus der Zellteilung ein. Sinnfällig ist dies an pflanzlichen Zellen, wo sie eine Polyploidie (= Vervielfachung des Chromosomensatzes), und an tierischen Zellen, wo sie eine Hemmung der Kernteilung bewirken (vgl. DUSTIN 1939, LETTRÉ 1944). Durch Zeitrafferfilm brachte LETTRÉ die Wirkung des Colchicins auf Hühnerherzfibroblasten in der Gewebskultur zur Darstellung. Je nach Konzentration wird entweder ein sofortiger Tod der Zellen oder ein allmähliches Absterben erzielt. Außer Colchicin, das besonders in seinen basischen Derivaten wie N-Methylcolchicamid wirksam ist (LETTRÉ 1946), wurde *Narcotin*, ein Opiumbestandteil, als Mitosegift entdeckt. Von den synthetischen Produkten haben α-β-Diphenyläthylamin und 3-Phenyl-tetrahydroisochinolin besondere Bedeutung. Inzwischen ist von sehr vielen Substanzen ihre mitosehemmende Wirkung erwiesen (s. 10. Kapitel, S. 455).

Weil die meisten Mitosegifte stark toxisch wirken, sind sie beim Menschen bis jetzt im allgemeinen nur äußerlich angewandt worden. Diese ersten Anwendungen gehen auf OUGHTERSON und Mitarbeiter (1937), SEED und Mitarbeiter (1940), BRODERSEN (1943) zurück. SEED und Mitarbeiter (1940) verwandten

---

[1] Siehe Nachtrag S. 686.

Colchicin bei 4 Kranken mit fortgeschrittenen Carcinomen in toxischen Dosen. 2 Kranke starben an der Colchicinvergiftung unter den Erscheinungen hohen Fiebers, schwerer agranulocytärer Leukopenie und Anämie. Bei den anderen 2 Kranken kam es nach einer primären, durch gute Bilder erwiesenen Regression später zu beschleunigtem Wachstum.

Es kam darauf an, die allgemeintoxische Wirkung zu vermeiden. Seit 1941 erreichte dies BRODERSEN durch Einbringung des Colchicins direkt in den Tumor ohne Belastung des übrigen Organismus, und zwar durch Colchicinsalbenbehandlung und durch Einführung durch die Haut mittels Iontophorese. Bei LETTRÉ (1946) findet sich ein Mammacarcinomrezidiv abgebildet, welches nach Behandlung mit N-Aethylcolchicamid (als Salbe aufgetragen und durch Iontophorese eingeführt), klinisch zur Heilung gebracht wurde. BRODERSEN behandelte beim Menschen Vulvapapillome mit Colchicinsalbe, war aber dabei zur Fortsetzung mit anderen therapeutischen Methoden gezwungen. Von menschlichen Carcinomen behandelte er ein Brustkrebsrezidiv und erzielte dabei eine wesentliche Besserung. Bei einem zweiten Mammacarcinom, bei dem das Colchicin durch Iontophorese eingebracht wurde, wurde soweit Besserung erzielt, daß die Patientin als „nach 3 Monaten symptomfrei" bezeichnet wird, doch ist das Endresultat unbekannt. In einem dritten Fall wurde ein Basalzellencarcinom der Stirn zur vorläufigen symptomfreien Heilung gebracht. Auch hier ist das Endresultat unbekannt. In 2 Fällen wurde die Colchicinsalbe mit Nachbestrahlung kombiniert. Ein Plattenepithelcarcinom nach Ulcus cruris blieb nach Salbenbehandlung durch 3 Wochen unbeeinflußt. Es wurde dann eine Kombination mit Nahbestrahlung (Gesamtdosis 10000 r) durchgeführt, doch erwies sich das Carcinom gegen beide Einwirkungen als refraktär. Dagegen wurde ein Plattenepithelcarcinom des Handrückens durch die Kombination beider Methoden symptomfrei. Auch CRAMER (1946) bildet ein mit Colchicin behandeltes Basalzellencarcinom der Stirngegend, welches $1^1/_2$ Jahre rezidivfrei blieb, dann aber aus der Beobachtung verloren ging, ab.

Ein besonders geeignetes Objekt sind vielleicht *Leukämien*. Darauf wiesen schon Tierversuche hin. LITS, KIRSCHBAUM und STRONG (1938) erzeugten maligne lymphoide Tumoren bei Inzuchtmäusen des C_3H-Stammes durch Einpflanzung eines Tumorstückes in die Achselhöhle. Wurden diese Tiere vor dem Auftreten der systematisierten Leukämie fernab vom Tumor mit $^1/_{40}$ mg Colchicin (in destilliertem Wasser) behandelt, so verschwand die örtliche Geschwulst und die Überlebenszeit stieg auf 50,5 Tage (gegenüber 31,5 Tagen bei den Kontrollen), eine Maus lebte noch 101 Tage nach der Transplantation gegenüber einer längsten Überlebenszeit von 42 Tagen bei der Kontrollgruppe. BRODERSEN (1943) sah Leukämien auf intravenöse Trypaflavin- oder Colchicinbehandlung mit Abfall der Zellproduktion (wenn auch nur vorübergehend) reagieren. KNEEDLER (1945) verwandte Colchicin bei akuter myeloischer Leukämie beim Menschen. Die Behandlung wurde bis zu dem $13^1/_2$ Monate später eintretenden Tode fortgeführt. Es ging zwar 8 Monate lang bergab, doch schloß sich dann eine 3monatige Periode der Erholung mit einer Gewichtszunahme von 7 kg an. Auch waren Bluttransfusionen nicht nötig, obgleich eine Thrombocytopenie bestand. Jedenfalls nahm das Leiden nicht seinen sonstigen rapiden Verlauf. Die oben schon erwähnte Toxizität und daraus bedingte Unmöglichkeit der Allgemeinanwendung hat sich also bestätigt. Da sich nach experimentellen Untersuchungen von DUSTIN nach Colchicininjektionen fast alle Tumorzellen im Teilungsstadium befinden und solche Zellen vielfach als besonders röntgenempfindlich angesprochen werden, behandelten v. BRÜCKE und v. HUEBER (1939) Krebsmetastasen mit Colchicin als Unterstützungsmittel für die Röntgenbestrahlung. Es wurden

Hautmetastasen (eines Magenkrebses) gewählt, da diese den Vergleich mit unbehandelten Tumoren am gleichen Kranken zulassen. Dabei ist von Bedeutung, in welchem zeitlichen Abstand die Röntgenbestrahlung der Colchicininjektion folgt. Es wurde täglich 0,1 mg Colchicin in die Umgebung eines kirschgroßen Hautknotens gespritzt und dann $1^1/_2$ Stunden später mit 200 r röntgenbestrahlt. Auf diese Weise hofften die Autoren, die Tumorzellen gerade im Stadium der „karyoklastischen Krise" zu treffen. Nach 4 Bestrahlungen bildete sich der kombiniert behandelte Knoten vollständig zurück, wogegen eine zweite nur bestrahlte Metastase unbeeinflußt blieb. Auch die Versuche von GUYER und CLAUSS ergaben eine starke Wirkungssteigerung bei der Kombinierung von Colchicin und Röntgenbestrahlung.

Nach einem Pariser Bericht des J. amer. med. Assoc. **128,** 148 (1946) sah MALLET-Paris Carcinome des Pharynx, Larynx und der Tonsillen nach intravenöser Injektion von Colchicin schneller sich zurückbilden als bei ausschließlicher Bestrahlung. Am schnellsten wurden Brustkrebse mit Hautgeneralisation durch die Kombination von Colchicin und Bestrahlung (400 r) zum Verschwinden gebracht. Auch BRODERSEN (1943) machte die Kombination von Mitosegiften mit ionisierender Strahlung zum Gegenstand einer eingehenden Untersuchung. HARTMANN (1945) gibt bei Leukämien Colchicin peroral 3 Stunden vor der Röntgenbestrahlung, um einen Mitosestopp zu erzeugen, und zwar in der Annahme, daß die schnell sich teilenden Zellen während der Mitose besonders empfindlich für Röntgenstrahlen seien. Vielleicht sei dies eine kleine zusätzliche Hilfe bei der schnellen Zerstörung der Tumorzellen durch die Röntgenstrahlen.

So weit sich bis heute übersehen läßt, ist mit Colchicin und anderen Mitosegiften bis jetzt nur bei äußeren Krebsen klinische Rückbildung der Carcinome erzielt worden. Dauerheilergebnisse sind noch nicht mitgeteilt, obgleich die ersten Fälle bald 10 Jahre zurückliegen. Bei inneren Krebsen oder Leukämien scheitert die Anwendung an der Toxizität. Im allgemeinen wird man vorläufig gegenüber der krebsheilenden Wirkung der Mitosegifte skeptisch sein müssen, da diese Stoffe die Mitose, wenigstens in den nicht schwer toxischen Konzentrationen, nur blockieren, die weitere Teilungsfähigkeit der Tumorzellen aber nicht oder jedenfalls nicht bei allen Zellen zu vernichten scheinen. Trotzdem behalten sie wegen ihrer biologischen Wirkung großes Interesse. Es wäre immerhin denkbar, daß sie in Kombination mit anderen Einwirkungen oder durch Einbau radioaktiver Isotope eine krebstherapeutische Bedeutung erlangen könnten.

c) Chemotherapie mit mutativ wirkenden Stoffen (mutative Carcinokolyse).

Wenn die gleichen *Röntgenstrahlen,* auf Keimzellen einwirkend, *Keimzellmutationen,* auf Körperzellen angewandt, *Krebszellumwandlung* und in Krebszellen eingestrahlt Krebshemmung oder sogar *Krebsheilung* bedingen, so wird niemand auf den Gedanken kommen, jedesmal einen physikalisch verschiedenen Wirkungs*mechanismus* anzunehmen. Wenn sie biologisch einen verschiedenen Wirkungs*effekt* haben, so liegt das nicht am Agens, sondern an der Verschiedenheit des Reagens, an der verschiedenen Auswirkung der Bestrahlung.

Was aber ist diesen drei verschiedenen Effekten gemeinsam? Wie schon im 10. Kapitel (S. 460) ausgeführt, ist es die *mutative Wirkung,* die alles auf einen *Generalnenner* bringt: bei den Keimzellen die germinativ-mutative, bei der Carcinogenese der Körperzellen die somatisch-mutative und bei den Krebszellen die letal-mutative. Werden in den Krebszellen deren wachstumsregulierende Erbstrukturen getroffen, so ist der Effekt der der Krebshemmung (s. S. 463). Dieses *Prinzip der mutativen Carcinokolyse* wurde vom Verfasser schon 1931 dahin festgelegt, daß wir *„jedes neue Mittel, mit dem der Biologe Mutationen erzeugt, darauf zu prüfen haben, ob nicht das gleiche Mittel, auf Krebszellen angewandt, auch Krebs zerstört".*

Auf dem Gebiete der Strahlentherapie hat dieses Prinzip der mutativen Carcinokolyse bereits seine volle Gültigkeit bewiesen: von den Lichtstrahlen über die Röntgen- und Radiumstrahlen bis zu den Neutronen erzeugen alle strahlenden Energien Mutationen, erzeugen Krebs und heilen Krebs.

Wie steht es mit den *chemischen Mitteln?* Das älteste Beispiel einer auf chemischem Wege Mutationen erzeugenden Substanz ist das **Arsen.** Es ist das gleiche Mittel, das in den verschiedensten Variationen Krebs erzeugt: Arsenberufskrebs, Arsenkrebs durch Arsennoxen der Nahrung und des Trinkwassers, medikamentöser Arsenkrebs usw. Arsen ist zugleich *das älteste chemische Krebsheilmittel.*

In Wolffs Darstellung (1914) umfaßt die Geschichte der „Arsenikbehandlung des Krebses" allein 67 Seiten. Sie zeigt, daß Arsen, angefangen von den alten Ägyptern und Indern über Hippokrates, Celsus, Galen, Paracelsus bis herauf zu Chelius, Billroth, Czerny niemals aus dem Arzneischatz des Arztes bei der Krebsbehandlung verschwunden ist. In der Unzahl von Geheimmitteln des Altertums, in den Krebspasten des Mittelalters, stets war Arsen das Hauptmittel der meist streng geheimgehaltenen Zusammensetzung. Was für die Lues das Quecksilber, das war das Arsen für den Krebs (Wolff 1914). Wurde es früher in der Hauptsache bei äußeren Krebsen angewandt — die inneren wurden ja selten diagnostiziert —, so trat mit der Erfindung der Sol. kalii arsenicosi Fowleri (1785) auch die innerliche Darreichung auf den Plan. In der Therapie der Leukämie hat sie sich bis auf den heutigen Tag behauptet. Es ist klar, das Mittel würde sich nicht mit solcher Hartnäckigkeit durch die Jahrtausende gehalten haben, wenn nicht „etwas dran" wäre. Was tatsächlich dran ist, das ist seine Fähigkeit, cytotoxisch mutativ zu wirken und daher auch Krebszellen, die ja immer labiler sind, zu schädigen. Wir haben deshalb das Arsen erneut in unsere Chemotherapie des Krebses wiedereingeführt (s. S. 598) in Form der alten Sol. Fowleri.

Die nächste große Gruppe der mutativ wirkenden Substanzen umfaßt den *Ruß, Teer* und ihre Derivate, die *carcinogenen Kohlenwasserstoffe.* Daß sehr viele dieser Substanzen carcinogen sind, davon war im 7. Kapitel ausführlich die Rede. Daß die Hauptrepräsentanten dieser carcinogenen Kohlenwasserstoffe auf Keimzellen mutativ wirken, haben Strong (s. S. 380) am Methylcholanthren und Demerec (1948) am 1:2:5:6-Dibenzanthracen, 20-Methyl cholanthren, am 3:4-Benzpyren und 1:2-Benzanthracen nachgewiesen. Daß Stoffe dieser Klasse auch *krebsheilend* zu wirken vermögen, hat der Verfasser auch am Menschen in einigen ausgesucht günstig gelagerten Fällen dargetan (Abbildungen S. 462).

Auf den ersten Blick erscheint es paradox, daß eine krebserzeugende Substanz auch krebsheilend sein könnte. Aber schon die Röntgenstrahlen sind ein Beispiel einer Beeinflussung, die auf Körperzellen angewandt carcinogen, auf Krebszellen angewandt carcinokolytisch (s. 10. Kapitel, S. 479) wirkt. Es ist einleuchtend, daß auch chemische Stoffe, die auf Somazellen carcinogen wirken, auch auf Tumorzellen irgendeine biologische Wirkung haben müssen, ein Postulat, welches der Verfasser bereits seit 1928 wiederholt ausgesprochen und 1934 zum erstenmal nach Vorversuchen an unheilbaren Krebskranken auch an sonstwie heilbaren Fällen äußerer Krebse in die Tat umgesetzt hat (K. H. Bauer 1937, 1938, 1943). Es war schon im 10. Kapitel (S. 461) ausführlich davon die Rede, daß das carcinogene Benzpyren, auf menschliche Carcinomzellen selbst angewandt, Krebs in 7 Fällen zur klinischen Heilung gebracht hat, eine Heilung, die teilweise bis zu 8 Jahren kontrolliert werden konnte. Selbstverständlich ging es nur um den Nachweis von der Richtigkeit des Prinzips, daß *Stoffe, die für Körperzellen carcinogen* sind, *für Krebszellen carcinokolytisch* sein können. Von den ausgedehnten krebstherapeutischen Versuchen mit carcinogenen Stoffen im Experiment war schon im 10. Kapitel (S. 464) ausführlich die Rede. Man kann ihr Ergebnis dahin zusammenfassen, daß bei diesen Stoffen, vor allem bei Impftumoren, die tumorhemmende Wirkung weitgehend Ausdruck der allgemein wachstumshemmenden Wirkung ist. Daß es aber eine „telemutative" Wirkung gibt, beweisen die Ergebnisse von STRONG und DEMEREC, die ja Keimzellmutationen, also fernab dem Ort der Injektion, erzielten. Die therapeutische Seite des Problems der carcinogen, also somatisch-mutativ wirkenden Kohlenwasserstoffe bleibt also im Prinzip weiter aktuell. Es wäre ja z. B. denkbar, daß weniger stark carcinogen wirkende Stoffe immer noch eine genügend starke carcinokolytische Wirkung haben, um wenigstens besonders ansprechende Krebse zu heilen. Auch könnte es sein, daß die Latenzzeit solcher carcinogenen Stoffe so groß ist, daß die zu erwartende Krebsmanifestation erst jenseits der erwartungsgemäßen Überlebensdauer fiele.

Tatsächlich wurden auch beim Menschen mit einem carcinogenen Kohlenwasserstoff therapeutische Versuche bei der Leukämie unternommen. In Kapitel 10 (S. 466) wurde bereits über Versuche von STAMER und ENGELBRETH-HOLM (1943) berichtet, die bei der Impfleukämie der Maus mit *9 : 10-Dimethyl-1 : 2-benzanthracen* (Strukturformel S. 272) Heilerfolge erzielten. Die beiden Autoren haben nun auch *beim Menschen Leukämie* mit intravenösen Injektionen einer 2,5%igen Suspension behandelt (ENGELBRETH-HOLM und STAMER 1947).

2 Fälle von multiplen Myelomen sprachen nicht an, bekamen aber erhebliche Rückwirkungen auf die Leuko- und Erythropoese. Dagegen erwies sich bei den Leukämien die Fähigkeit des Kohlenwasserstoffs, unreife Blut- und insbesondere leukämische Zellen zu hemmen und zu zerstören, in teilweise eindrucksvoller Form. Bei einem 58jährigen Mann — es war der günstigste Fall — kam es nach einem Absturz des Hämoglobins bis auf 43% und der Leukocyten bis auf 2000 in den nächsten 5 Monaten zu einer endgültigen Erholung des Blutbildes mit normalen Werten und völligem Wohlbefinden noch 18 Monate nach Abschluß der Therapie. Die Fälle von akuter Leukämie kamen alle ad exitum, doch fanden sich bei der Autopsie bei 2 Fällen bemerkenswert wenig leukämische Infiltrationen. Die Autoren sind sich der carcinogenen Eigenschaft des Mittels bewußt, glauben aber, daß der Kohlenwasserstoff bei der intravenösen Einbringung umgewandelt wird und daß eines seiner Oxydationsprodukte nicht carcinogen ist. Es sei aber noch nicht bekannt, ob die bei den Leukämien erzielte Wirkung durch den carcinogenen Ausgangsstoff oder durch sein nichtcarcinogenes Derivat bedingt ist.

Aber — wie es schon Prediger Salomo 1,9 heißt: „. . . . und geschiehet nicht Neues unter der Sonne" — auch die Krebstherapie mit carcinogenen Stoffen wurde schon geübt —, lange bevor sie entdeckt waren. Schon 1784 hat DAVID — wir folgen hierin wieder WOLFF (1914) — bei äußeren Krebsgeschwüren *Teer*, die Muttersubstanz aller carcinogenen Kohlenwasserstoffe, angewandt. Ja, in Algier soll nach Mitteilungen von RECLUS Teer, besonders der vom Wacholder, ein schon seit Jahrhunderten viel gebrauchtes Volksmittel gegen den Krebs gewesen sein. Auch die zum Ätzen von Krebsgeschwüren von dem schwedischen Leibarzt WESTRING (1817) angegebene Goldsalbe enthielt neben den Gallensteinen des indischen Stachelschweines (!) zum größten Teil Teer. In einem Bericht vor der Pariser Académie de Médicine bestätigte LEGRAIN, daß er in Algier selbst Krebsheilungen durch Teer, wie ihn die arabischen Ärzte angewendet hätten, gesehen habe.

Ja, die andere Muttersubstanz carcinogener Stoffe, der *Ruß* — man erinnere sich des Schornsteinfegerkrebses (s. S. 23) — geht als Krebstherapeuticum sogar bis auf GALEN zurück. WOLFF bringt eine ganze Reihe von Belegen aus der ältesten und mittelalterlichen Literatur als Beweis dafür, wie ausgedehnt und vielgepriesen Ruß zur Krebsbehandlung herangezogen wurde. Und WOLFF schließt seine Übersicht über den Ruß mit den Worten: „Wir haben hier denselben Vorgang wie beim Arsen, daß dasselbe Mittel den Krebs hervorrufen und auch heilen kann".

Auch der Grundstoff für Teer und Ruß, die *Kohle*, fand die verschiedenste Verwendung (nach WOLFF 1914), bald als Tierkohle, innerlich z. B. beim Uteruscarcinom, äußerlich zur Desodorierung, bald als wässerige Emulsion zur Injektion, bald als Graphit oder als Fleisch- oder Pflanzenkohle, auch in Kombination mit Radiumsalzen oder Radiumemanation. Bei vielen dieser und anderer Anwendungsformen mag allerdings mehr die physikalisch adsorbierende Wirkung ausschlaggebend gewesen sein.

Ein zugleich krebserzeugendes und krebshemmendes Teerprodukt ist das **Benzol.** An seiner krebsinduzierenden Wirkung ist wohl nicht zu zweifeln, seit Berufskrebse (Leukämien) bei Benzolarbeitern bekanntgeworden sind und seit es gelang, mit Benzol Leukämien zu erzeugen (s. S. 471).

Nun ist das gleiche leukämieinduzierende Benzol 1913 auch zur *Behandlung der* spontan auftretenden *Leukämie beim Menschen* von KORÀNYI empfohlen worden. Es schien dazu besonders geeignet, nachdem man bei Benzolvergiftungen die Leukocyten stark gesenkt sah. Ein Schüler von KORÀNYI hat Benzol auch für die intratumorale Injektion empfohlen (KIRALYFI 1913). Sie setzt jedoch nur Nekrosen und nur so weit als sie reicht, daneben geht jedoch das Geschwulstwachstum weiter. Bei der Leukämie jedoch sind vor allem von KALAPOS (1935) befriedigende Ergebnisse mitgeteilt worden. Ein Kranker wurde über 6 Jahre hin beobachtet, 2 Frauen wurden nach der Benzolbehandlung gravide und konnten ihre Kinder austragen. Auch läßt sich die Benzoltherapie mit der Bestrahlungsbehandlung kombinieren und strahlenrefraktäre Fälle können dem Benzol noch zugänglich sein. Nach der Angabe von KALAPOS ist das Benzol auch bei der Polycythämie wirksam.

Man darf in diesem Zusammenhang auch nicht übersehen, daß unter den früher schon angewandten chemischen Krebsmitteln auch Stoffe sich finden, die wir heute als potentiell carcinogen ansehen. Es sei nur an die Arsen-, Zink-, Eisen-, Kobaltbehandlung früherer Zeiten (vgl. WOLFF 1914) erinnert. In der Zwischenzeit sind mehrere Mittel in die Chemotherapie des Krebses eingeführt, von denen vom Standpunkt der theoretischen Cancerologie aus gesagt werden kann, daß sie — unbeschadet ihrer sonstigen pharmakologischen Wirkungen — als potentiell carcinogen angesehen werden müssen.

Den Reigen dieser Substanzen eröffnet das aus den Weltkriegen als Kampfgas („Gelbkreuz", Yperit, Lost) bekannte **Senfgas** (Dichlordiäthylsulfid). Im 9. Kapitel (S. 379) wurde über seine krebserzeugende und über seine mutationsauslösende und im 10. Kapitel (S. 467) über die krebshemmende Wirkung berichtet.

Damit ist die mutative Wirkung der Senfgase nach jeder Hinsicht gesichert. Die ersten, die diese Stoffe in die Behandlung auch menschlicher Tumoren einführten, waren GILMAN und seine Mitarbeiter (1942). PHILIPS und GILMAN (1947) legten auch den Grund für die so wichtige Pharmakologie und Toxikologie dieser Stoffe und damit zugleich für das Verständnis der Wirkung. Vor allem beeinflussen sie die *proliferierenden Gewebe*, das sind unter physiologischen Bedingungen vor allem die Schleimhäute des Magen-Darmkanals und die Blutbildungsstätten. Bei hohen Dosen kommt es zu erheblichen Veränderungen in den Epithelien der Mucosae (Vacuolisierung, Kernschwellung, Epitheldesquamation, Hämorrhagien usw.). In den blutbildenden Organen stehen die Hemmungen und Störungen der Zellteilung im Vordergrunde. Daß die Senfgaswirkung aber nicht in einer eigentlichen Mitosegiftwirkung zu suchen ist, geht vor allem aus den Kernveränderungen selbst und mit aller Beweiskraft aus den Senfgasmutationen (s. S. 468) hervor. GILMAN und PHILIPS sehen den grundlegenden Mechanismus der cytotoxischen Wirkung in der Reaktion mit einem „noch unbekannten, aber lebenswichtigen Zellbestandteil". Nach den Senfgasmutationen kann es wohl keinem Zweifel unterliegen, daß Moleküle unmittelbar mit Bausteinen der Kerne reagieren.

Im Knochenmark führen die Senfgase zu einem Stopp der mitotischen Aktivität und infolgedessen zu einer fortschreitenden Entleerung des Markes mit schließlich fast völliger Markaplasie.

Inzwischen wurde Senfgas vielfach auch bei *menschlichen Geschwulstkrankheiten* angewandt. So wurden mit *Stickstofflost* bei ausgedehnten Neubildungen, wie Leukämien, Lymphosarkom, Lymphogranulomatose und verschiedenen Carcinomen über einige Monate anhaltende Remissionen erzielt, wie C. D. RHOADS

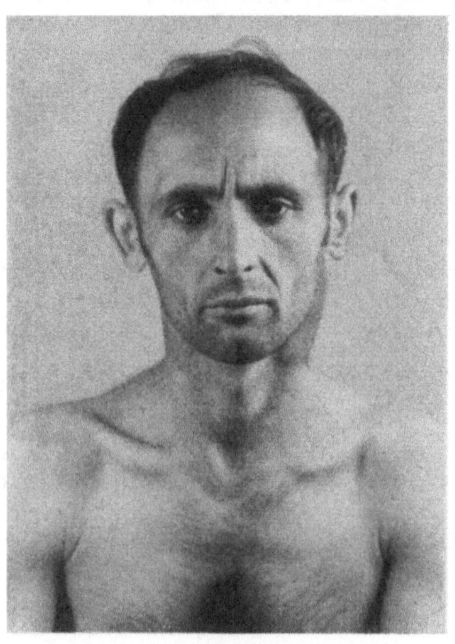
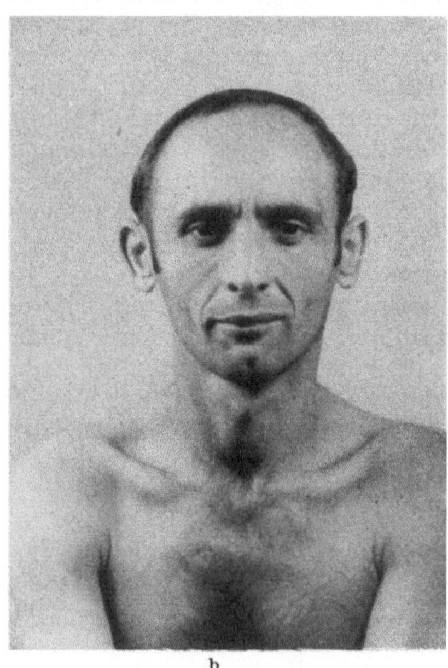

a   b

Abb. 68a u. b. Mit Stickstofflost behandelter Fall von Lymphogranulomatose (J. St., 35 Jahre, ♂, aufgenommen 12. 4. 1948). Diagnose histologisch gesichert. a Aufnahme vom 21. 4. 1948; b vom 4. 6. 1948. (Weiteres über diesen Fall S. 601.)

(1946) berichtet. Es wird in Mengen von 0,1 mg/kg als Tagesdosis und 0,4 mg/kg als Gesamtdosis intravenös verabfolgt. Dabei entsprechen die Allgemeinwirkungen denen der Röntgenstrahlen. Durch die Schädigung des blutbildenden Apparates sind dieser Therapie Grenzen gesetzt. Aus dem Bericht über Neoplasmenbehandlung von C. RHOADS geht hervor, daß 160 Patienten mit Methyl-bis-(β-chloräthyl)-amino-hydrochlorid und mit Tris-(β-chloräthyl)-amino-hydrochlorid behandelt wurden. Es werden vorläufige Ergebnisse über begrenzte Versuche bei Melanosarkom, metastasierendem Cervix- und Mammacarcinom, multiplem Myelom und Sympathicoblastom mitgeteilt, die erfolgversprechend waren (Näheres bei GILMAN 1946, RHOADS 1946, KARNOFSKY u. Mitarb. 1947), GOODMAN u. Mitarb. 1947, TAFFEL 1947, HADDOW 1947). Beachtenswert waren die Erfolge bei der HODGKINschen Krankheit, bei Leukämie (CRAVER 1947, 1948), bei Lungencarcinomen und bei Polycythaemia rubra.

Wir selbst haben Stickstofflost bereits ausgedehnt angewandt. Wir kommen noch mehrmals darauf zurück. An dieser Stelle zunächst nur so viel, daß auch wir den sinnfälligsten Effekt bei der *Lymphogranulomatose* gesehen haben (vgl. Abb. 68).

Bei den oben geschilderten Hauptanwendungsgebieten haben wie sich, alle Beobachter betonen, grundsätzliche Vorteile oder gar Überlegenheiten gegenüber der Röntgentherapie noch nicht herausgestellt, doch bedeutet es einen Fortschritt, daß man die Senfgase mit der Röntgenbehandlung kombinieren kann (KARNOFSKY u. Mitarb. 1947) und insbesondere, daß strahlenresistent gewordene HODGKIN-Fälle nach der Senfgasbehandlung wieder strahlenempfindlich zu werden pflegen (GOODMAN u. Mitarb. 1947), was auch WINTROBE und Mitarbeiter (1947) bestätigen.

Nun gibt es Fälle, bei denen eine anderweitige Behandlung bereits zu einem irreparablen Leukocytensturz geführt haben und bei denen die üblichen Mittel zur Hebung der Leukopoese versagen. Für solche Fälle hat ROSENTHAL (1948) die *Splenektomie* empfohlen. In einem genauer mitgeteilten Fall kam es anschließend schnell zu einem Anstieg auf durchschnittlich 10000, so daß nunmehr die Senfgasbehandlung mit Erfolg angeschlossen werden konnte.

Über Sengaserfahrungen speziell bei Geschwulsterkrankungen der *Haut* berichten OSBORNE und Mitarbeiter (1947) und KIERLAND und Mitarbeiter (1947). Gut reagierten besonders Fälle von Mycosis fungoides, Lupus erythematosus und Lymphosarkom der Haut, dagegen nicht ein mit Hodgkin vergesellschaftetes KAPOSI-Sarkom.

Auch sind sich alle Beobachter darin einig, daß alle akuten Leukämien so gut wie nicht ansprechen (GOODMAN u. Mitarb. 1947, WINTROBE u. Mitarb. 1947 u. a.). Fraglos reagiert die HODGKINsche Krankheit am günstigsten. Doch sind endgültige Heilungen bis jetzt noch nicht beschrieben.

An Gefahren müssen bei der Senfgasbehandlung die Leuko- und Thrombocytopenien, Anämien und Atrophie lymphatischer Organe in Rechnung gestellt werden (Näheres bei PHILIPS und GILMAN 1942, HADDOW 1947).

Eine andere Variante der Krebsbehandlung mit potentiell carcinogenen Stoffen liefert das **Urethan** ($C_2H_5O \cdot CO \cdot NH_2$ = Carbaminsäureäthylester). Dieses bereits 1885 von SCHMIEDEBERG entdeckte und zunächst nur als Schlafmittel und (vor allem bei Tierexperimenten) als Narkoticum benutzte Mittel fand erst spät Eingang in die Krebstherapie, obwohl eine Mitosehemmung schon früher gefunden worden war (WARBURG 1910, LEFÈVRE 1939). HADDOW und SEXTON (1946) fanden eine wachstumshemmende Wirkung bei Tiertumoren zum Teil mit tiefgreifenden Änderungen der histologischen Struktur (Näheres s. 10. Kapitel, S. 469). Auf Grund dieser Ergebnisse wurde das Mittel seit 1943 zunächst bei fortgeschrittenen und inoperablen Tumoren und dann bei Leukämien des Menschen verwandt (PATERSON, HADDOW, THOMAS und WATKINSON 1946). Unter 13 Fällen von ausgedehntem Brustkrebs und 11 Fällen anderweitiger maligner Tumoren kam es bei 3 Brustkrebsen und 4 weiteren Fällen zu einer vorübergehenden Verkleinerung des Tumors bzw. der Geschwürsbildung. Dagegen wurden bei 32 Fällen von Leukämie (19 myeloische und 13 lymphatische) günstige, der Röntgenbestrahlung sehr ähnliche Erfolge erzielt. Insbesondere kam es zu einem Absinken der Leukocytenzahlen bis zur Norm, wie überhaupt zu einer Tendenz zur Normalisierung des Differentialblutbildes, Anstieg des Hämoglobins, Verkleinerung von Milz- und Lymphdrüsentumoren. Schon darnach stand der palliative Wert dieser Chemotherapie fest.

Im deutschsprachigen Schrifttum liegen inzwischen eingehendere Mitteilungen von KARTAGENER (1946), MARINGER (1947), SCHULZE (1947), SCHÖN (1947), HEILMEYER (1947), HAUSMANN (1947), MUNK und BOYENS (1947), BOCK und GROSS (1947) u. a. vor. SCHÖN ließ seit Juni 1946 fast alle Fälle von Leukämie nämlich 13 chronische, 3 akute Myelosen, 5 chronische Lymphadenome, 2 Polycythämien mit Übergang in Myelose und vergleichsweise einen Fall von KAHLERschem Myelom ausschließlich mit Urethan behandeln. Die Behandlungen bestätigen die Ergebnisse von PATERSON und Mitarbeitern. Der Erfolg ging teilweise so weit, daß bei chronischen Myelosen ein völlig ausgereiftes normales Differentialblutbild, aus dem die Diagnose Leukämie nicht mehr zu stellen war, erzielt wurde. Hinzu kam noch eine Besserung der Anämie, Rückgang der Milztumoren, Schwinden der myeloischen extramedullären Metaplasien in Milz und Leber neben erheblicher subjektiver Besserung. Diese Erfolge, so erfreulich sie sind, halten aber nicht auf die Dauer an. Immerhin sprechen auch die Rückfälle noch an, und SCHÖN hatte bis zur Veröffentlichung erst einen Fall nach 2 Jahren Gesamtkrankheitsdauer verloren.

Die Urethanwirkung wird vielfach mit der Röntgenwirkung verglichen. Es bestehen aber doch wichtige Unterschiede. Gegenüber der Röntgentherapie hat das Urethan den Vorteil, daß alle Zellen für das Medikament über den Blutstrom erreichbar sind, während es sich bei der Röntgenbehandlung doch immer mehr oder minder um eine Herdtherapie handelt (BOCK und GROSS 1947). Ein weiterer Vorteil liegt nach den gleichen Autoren darin, daß auch aleukämische Lymphadenosen, thrombopenische und auch strahlenrefraktäre Fälle der Urethanbehandlung noch zugänglich sind.

Ähnlich wie das Senfgas, so ist auch das Urethan gegenüber den akuten und subakuten Leukämien ohne nennenswerten Einfluß. Auch beim Hodgkin pflegt es ohne durchschlagenden Erfolg zu sein (HIRSCHBOECK u. Mitarb. 1948).

Vom Standpunkt der Mutationstheorie aus ist das wichtig, zeigt sich doch am Beispiel des Urethans, daß das, was somatisch cancerogen ist, im Krebsgewebe carcinokolytisch wirkt, gleichviel, ob es sich um eine physikalische (Röntgen) oder um eine chemische (Urethan) Einwirkung handelt. Daran ändert wohl auch der Umstand nichts, daß LUDFORD (1936), LETTRÉ (1946), SCHULZE (1947), KÜSTER u. a. das Urethan den Mitosegiften zurechnen, es kann natürlich eine Substanz ein Mitosegift und zugleich carcinogen sein, haben ja, soweit sie untersucht wurden, carcinogene Stoffe stets Mitoserückwirkungen (vgl. 7. Kapitel, S. 276). SCHULZE und Mitarbeiter (1947) vermuten, daß die Mitosehemmung „primär wie eine Narkose durch Eingriff in das Atmungsfermentsystem der Zelle beginnt, indem das Narkoticum die ruhende Zelle hindert, in die Mitose einzutreten". Dieser an sich zunächst reversible Vorgang führe erst bei längerer Fortsetzung zu Dauerschäden am Chromosomenapparat „als Ausdruck der geschädigten inneren Atmung". LETTERER (1947) bestreitet den Charakter als Mitosegift überhaupt. Von grundsätzlicher Wichtigkeit erscheint die Feststellung von SCHÖN, daß normale jugendliche Blutzellen durch die angewandten Dosen nicht gestört wurden, sondern nur die Leukämiezellen. Das Mittel greift an den wenig differenzierten Vorstufen der weißen Blutzellen an. Darin liegt natürlich eine große Ermutigung in der alten Hoffnung nach Substanzen, die von den Körperzellen eben noch vertragen, von den entsprechenden Krebszellen aber nicht mehr vertragen werden. Auch nach HAUSMANN (1947) schädigt Urethan die Erythropoese nicht, vielmehr schafft es ihr durch Verminderung des leukämischen Wachstums Raum, sich wieder normal zu entwickeln. BOCK (1947) allerdings hält auch das erythropoetische System für empfindlich, wenn auch nur zu etwa der Hälfte gegenüber dem leukocytären. Die Spermiogenese zeigte keine Rückwirkungen. MUNK und BOYENS (1947) allerdings behaupten, daß auch die normalen Blutzellen in gleicher Weise geschädigt würden.

Während seit den Mitteilungen von PATERSON und Mitarbeitern sich die Urethanbehandlung auf die Leukämien beschränkte, behandelte HEILMEYER

(1947) auch einen großen im Retroperitoneum fest verwachsenen Abdominaltumor, den er wegen seines Gehaltes (Tumorpunktat) an großen Retothelzellen als *Retothelsarkom* ansprach, mit Urethan mit dem Erfolg, daß der Tumor von Ende März 1947 bis Anfang Mai klinisch weitgehend zurückging, so daß HEILMEYER den Fall als den „bisher größten Erfolg einer Tumorbehandlung ohne Anwendung von Röntgenbestrahlung oder Radium" in Anspruch nahm. Wie er jedoch auf der Karlsruher Internistentagung (Oktober 1947) mitteilte, rezidivierte der Tumor nach einem halben Jahr.

Bei Hypernephromen und anderen Tumoren wurden mit Urethan keine, dagegen bei Lymphogranulomatose und bei Lymphosarkom gute Erfolge erzielt (BOCK 1947). Daß eine so eingreifende Chemotherapie nicht ohne Gefahren ist, leuchtet ein. Die Hauptgefahren sind die Leukopenien bzw. Agranulocytosen und die sekundäre Krebsgefahr. Die Schädigung des leukocytären Apparates bedeutet eine schwere Gefährdung gegenüber Infektionen. LETTERER sah nach Urethanbehandlung 4 Todesfälle, die durch eine schwere, sich nicht lösende Pneumonie bedingt waren. Diese zeigte ein agranulocytäres Bild. Die Lungenalveolen waren zwar mit Fibrin ausgefüllt, es fehlte aber die zur Lösung der Pneumonie erforderliche Einwanderung von Leukocyten völlig.

Die sekundäre Krebsgefahr (s. 7. Kapitel, S. 286) spielt so lange keine Rolle, als die zur Urethanbehandlung Anlaß gebende Krankheit selbst innerhalb kurzer Zeit zum Tode führt. Man muß aber die Frage im Auge behalten, da ja ein so wirksames Mittel sicher auch bei anderen Krankheiten angewandt werden wird. Wenn auch LINKE und MECHELKE (1947) bei der Nachprüfung der Versuche von NETTLESHIP keine Tumoren erzielten, so schließt das die carcinogene Wirkung noch nicht sicher genug aus, beweist ja der therapeutische Erfolg die hohe biologische Aggressivität des Stoffes zur Genüge.

Zu den krebstherapeutisch verwendeten carcinogenen Stoffen gehören auch gewisse **Stilbenderivate.** Es wurde schon im 7. Kapitel erwähnt, daß es zu den eigentümlichen Erscheinungen gewisser Kohlenwasserstoffe gehört, daß sie ohne irgendeine direkte chemische Verwandtschaft mit Hormonen zugleich oestrogen wirken. Zuerst wiesen dies COOK und DODDS (1933) am 5:6-Cyclopentano-1:2-benzanthracen und 3:4-Benzypren nach. Die klinisch am meisten interessierenden Stoffe sind das Stilboestrol, *Diäthylstiloestrol* und das *Triphenyläthylen*. Letztere wurden von ROBSON und SCHOENBERG (1937) gefunden und zeichnen sich durch eine enorme oestrogene Aktivität und zugleich durch ihre in Keimdrüsen und geschlechtsabhängigen Brustdrüsen stark krebsinduzierende Wirkung aus (für Stilboestrol z. B. durch SHIMKIN und GRADY nachgewiesen 1940). Die höchste bis jetzt gefundene oestrogene Aktivität wurde von HADDOW und BADGER (veröffentlicht bei HADDOW und KON 1947) im 9-Methyl-1:2-benzfluoren entdeckt.

Hochgradig oestrogen wirkende Stoffe *nicht*-hormoneller Herkunft:

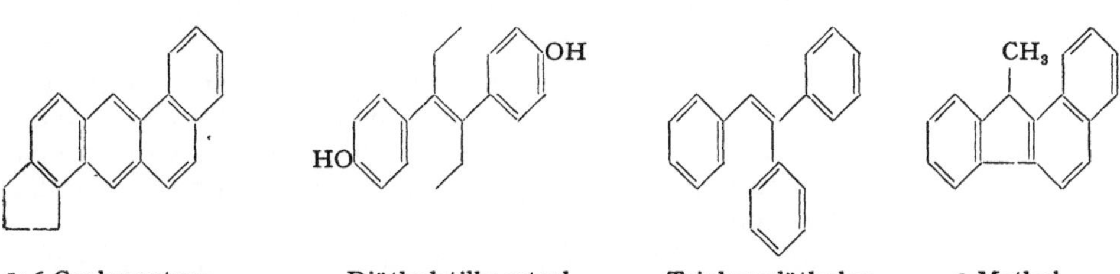

5:6-Cyclopenteno-
1:2-benzanthracen
Diäthylstilboestrol
Triphenyläthylen
9-Methyl-
1:2-benzfluoren

In diesem Zusammenhang sei daran erinnert, daß *Diäthylstilboestrol* in den bereits mehrfach zitierten Versuchen von v. MÖLLENDORFF (s. 10. Kapitel, S. 466) sich unter den Substanzen findet, bei denen er Mitoseschädigungen nachweisen konnte. LETTRÉ (1943) deutete die Wirkung von Diäthylstilboestrol in den Gewebekulturen von Hühnerfibroblasten als *Mitosegiftwirkung* nach Art des Colchicins. LUDFORD und DMOCHOWSKI (1948) widersprechen dem jedoch nachdrücklich. Sie behandelten 10 verschiedene Mäuseimpftumoren (163 Tiere) mit Stilboestrol und sahen davon keine Wirkung auf das Tumorwachstum. Nach Diäthylstilboestrol dagegen war das Geschwulstwachstum deutlich eingeschränkt, jedoch nur in dem Maße, als auch Gewichtsverlust und langsames Dahinsiechen der Tiere damit einherging. Erholten sich die Tiere, so begann auch das Geschwulstwachstum wieder. LUDFORD *bestreitet* auf Grund der cytologischen Befunde bei den sezierten Tieren eine *Ähnlichkeit mit der Colchicinwirkung* und lehnt die Rubrizierung des Stilboestrols als Mitosegift ab. Die Autoren stellen selbst allerdings ausdrücklich fest, daß ihre Untersuchungen, die der Mitosegiftwirkung galten, die Wirkung von Stilboestrol auf den Prostatakrebs selbst nicht aufklären.

Für die Deutung der Wirkung erscheint es wesentlich, daß für das Aminostilben die Auslösung von Chromosomenmutationen nachgewiesen ist (KOLLER 1948).

Was hier interessiert, ist die carcinogene und carcinokolytische Wirkung. Daß *Stilbenderivate carcinogen* sein können, davon war schon beim 4-Dimethylaminostilben (S. 249) die Rede. Zu den dortigen Angaben sei noch nachgetragen, daß schon 1940 SHIMKIN und GRADY mit Stilboestrol oral bei männlichen Mäusen des C_3H-Stammes die gleichen Adenocarcinome der Mamma auslösten, die sonst nur die Weibchen dieses Stammes bekommen. Daß die „oestrogene" Wirkung dabei biochemisch nicht identisch mit der des natürlichen Hormons sein kann, geht daraus hervor, daß BURROWS und HORNING (1947) mit Stilboestrol in der Hypophyse die Bildung acidophiler Zellen anregten, während das natürliche Hormon die basophilen Zellen anzuregen pflegt. In Verbindung mit Thiourea erzeugte Stilboestrol sogar maligne Hypophysentumoren.

Bei reiner Hautpinselung einer 0,3 %igen Acetonlösung von Stilboestrol konnte DODDS (1947) zwar keine Hauttumoren erzeugen, aber doch erwies die Substanz ihre starke Toxizität, waren ja nach 3 Monaten bereits alle gepinselten Tiere verstorben. Wird dagegen Stilboestrol direkt in die Gewebe gebracht, so erzeugt es an den Einstichstellen Tumoren (ŠAVNIK und PREMRU 1941) und BURROWS und HORNING berichten gleichfalls, daß sie durch Injektion subcutane *Sarkome*, aber auch *Knochentumoren* und *Leukämien* damit erzeugen konnten.

Die germinativ-mutativen und cancer-mutativen Stilbenstoffe fanden auch als mutativ wirkende *Krebstherapeutica* ihre Anwendung. Es soll hier nicht nochmals auf die ausgedehnte Verwendung des Diäthylstilboestrols (Cyren B) bei der Behandlung des Prostatacarcinoms eingegangen werden (s. S. 573). Es dient dort als Ersatz für das sehr teuere und vor allem meist nicht zu beschaffende Follikelhormon.

Über eine andere Anwendung berichtet KULLANDER (1948). Er gab bei einem malignen Chorionepitheliom in 5 Monaten 3400 mg Stilboestrol oral und 18500 mg parenteral. Er sah keinen nennenswerten Einfluß. In einem 2. Falle gab er in 24 Tagen 15820 mg Stilboestrol.

HEILMEYER (1948) zitiert (im Zusammenhang mit einem Hinweis auf eine schwerste, mit höchsten Dosen von Progynon erfolgreich behandelte Myeloblastenleukämie) französische Autoren, die bei einer strahlenresistenten myeloischen Leukämie mit Diäthylstilboestrol (10—40 mg täglich) über einen ähnlich guten Effekt berichten konnten.

Schließlich wäre noch die Frage zu würdigen, wie hoch die *Krebsgefahr bei* diesen mutativ wirkenden *Stilbenpräparaten* einzuschätzen ist. An sich möchte man glauben, daß sie besonders bei den ja meist sehr alten Kranken mit Prostatacarcinom keine größere Rolle spielen sollte, da diese die allenfallsige Krebsauslösung im allgemeinen nicht mehr erleben dürften. Aber nach einem Aufsatz von WILDBOLZ (1948) muß man annehmen, daß es sich in den 4 Fällen von „primären Mammacarcinom", von denen er im Zusammenhang mit dem Stilboestrol spricht, um Kranke mit Prostatakrebs gehandelt hat, da der ganze Aufsatz dem Prostatacarcinom gewidmet ist.

Worauf aber ausdrücklich noch hingewiesen werden muß, das ist die in offenbarer Unkenntnis erfolgende Verwendung von Diäthylstilboestrol auch *bei jüngeren Menschen* und besonders bei jungen Frauen als Ersatz für natürliche Hormone und auch bei nicht bösartigen Anlässen. I. S. HENRY (zit. nach AYRE und BAULD 1948) berichtet über 2 Frauen, bei denen die Verabfolgung von Stilboestrol über viele Monate zu malignen Geschwülsten des Uterus geführt hatte.

Ein weiterer, zugleich mutationsauslösender, zugleich carcinogener und carcinokolytischer Stoff ist das zu den Stilbenen gehörige **Stilbamidin.** Vom 4-Aminostilben war schon S. 249 die Rede. Dort wurde auch bereits auf seine stark krebshemmende Wirkung hingewiesen.

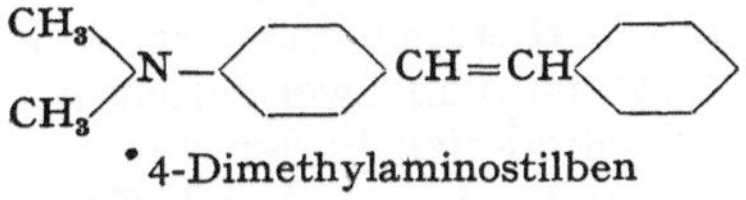

4-Dimethylaminostilben

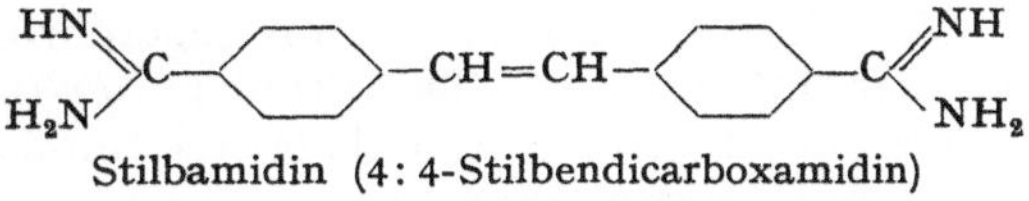

Stilbamidin (4: 4-Stilbendicarboxamidin)

Aminostilben gehört, soweit der kurze Bericht vom 8. Internationalen Vererbungskongreß 1948 ein Urteil zuläßt, zu der Gruppe der carcinogenen Substanzen, die sich nach KOLLER (1948) sowohl im Cytoplasma, wie an den Chromosomen auswirken, jedenfalls aber *Chromosomenmutationen* hervorrufen.

In die *Chemotherapie* maligner Tumoren wurde das Stilbamidin von SNAPPER (1946, 1947, 1948) eingeführt. Entsprechend der günstigen Einwirkung des Stilbamidins auf die Hyperproteinämie bei der Kala-Azar erhoffte sich SNAPPER auch eine gute Rückwirkung auf die *bei multiplen Myelomen* sehr regelmäßige Hyper- und Paraproteinämie (s. S. 127). Seinen ersten Empfehlungen folgten alsbald weitere Berichte von dritter Seite. So berichtete NILS ALWALL (1947) über 1 Fall bisher erfolglos behandelter Myelome, bei denen auch Urethan keine Besserung gebracht hatte. Nach Stilbamidin besserten sich die Knochenschmerzen und schwanden schließlich völlig. Dagegen blieben die Anämie, Hyperglobulinämie und die charakteristische starke Erhöhung der BKS. unbeeinflußt. HEILMEYER (1948) sah bei einem weit vorgeschrittenen Fall, bei dem alle bisherigen Behandlungsversuche vergeblich gewesen waren, nach 15 Injektionen von je 0,1 intravenös eine „schlagartige Besserung" (Schwinden der Schmerzen, Abnahme der Hyperproteinämie und Hebung des Allgemeinzustandes) (verwendet war das zur gleichen Gruppe der Diamidine gehörige Pentamidin).

Inzwischen hat SNAPPER (1948) über seine Erfahrungen bei 35 Kranken mit multiplen Myelomen berichtet. Die Arbeit enthält auch genaue Angaben über Dosierung, Kost usw.). Bei einer an tierischem Eiweiß armen Diät und Stilbamidin intravenös oder intramuskulär sah SNAPPER in 80% seiner Fälle Schmerzerleichterung eintreten. Ein Kranker vom Februar 1945 war ganz ohne Symptome. Allerdings kam es meist innerhalb von Jahresfrist zum Schmerzrückfall. Von den Kranken sind die meisten gestorben, 5 leben 3—$3^1/_2$ Jahre, einer 6 Jahre seit Krankheitsbeginn.

Was die Untersuchungen von SNAPPER so besonders interessant und wichtig macht, sind seine mit den oben erwähnten KOLLERschen Befunden wahrscheinlich auf einer Ebene liegenden *cellulären Befunde.* Er fand in den Myelomzellen basophile *Einschlüsse,* die längere Zeit (bis zu 8 Monaten nach Behandlungsende) erhalten blieben. Diese Zelleinschlüsse enthalten Ribonucleinsäure und Stilbamidin. Auf die interessanten Beweise für die Identität dieser Stoffe (Fluorescenzmikroskopie!) braucht vielleicht in diesem Zusammenhang nicht näher eingegangen werden. Es spricht sehr viel dafür, daß diese Einschlußkörperchen einer Verbindung von cytoplasmatischem Nucleoprotein oder Ribonucleinsäure und Stilbamidin entsprechen. Jedenfalls besteht zwischen der Intensität der Proteinstoffwechselstörung bei den Myelomen und der Bildung jener Niederschläge in den Myelomzellen nach Stilbamidininjektion eine innere Beziehung. Bei Kranken ohne den BENCE-JONESschen Eiweißkörper und ohne Hyperglobulinämie fanden sich keine Einschlußkörper.

Es ist kein Zweifel, daß sich, so gering auch noch die therapeutische Wirkung ist, aus diesen Feststellungen neue Ausblicke eröffnen, zum mindesten für die *Frage cytoplasmatischer Einwirkungsmöglichkeiten,* vielleicht auch für das Verständnis aller Einwirkungen auf maligne Zellen im Knochenmark (Metastasen bei Mamma-, Prostatacarcinom u. dgl.).

Vielleicht ist auch parenteral zugeführtes **Cholin** ein therapeutisch verwendbarer mutativer Stoff. Das Problem *Cholin und Krebs* ist von zwei Seiten her wieder aktuell geworden a) als Mittel, um durch ein Cholindefizit in der Nahrung Krebs zu erzeugen (WEBSTER 1947, ENGEL u. Mitarb. 1947), b) als Mittel, Krebs durch Angebot von Cholin in der Nahrung zu verhüten, c) als Mittel, Krebs zu beeinflussen (WERNER 1904, 1905, 1907, BECKER 1948), ein Vorschlag, der eine lange Heidelberger Vorgeschichte hat.

$$\begin{array}{cc} \mathrm{CH_2OH} & \\ | & \mathrm{CH_2 \cdot N} \overset{(CH_3)_3}{\underset{}{=}} \\ \mathrm{CH_2 \cdot N} \overset{OH}{\underset{(CH_3)_3}{\lessgtr}} & \overset{}{\underset{}{OH}} \\ & | \\ & \mathrm{CH_2O \cdot OC \cdot CH_3} \\ \text{Cholin} & \text{Acetylcholin} \end{array}$$

Cholin spielt physiologisch als Bestandteil des Lecithins und als Muttersubstanz des Acetylcholins eine große Rolle. Cholin ist ein Trimethyl-oxyäthyl-ammoniumhydroxyd, Acetylcholin ist der Essigsäureester des Cholins. Beide Stoffe haben große Wirkungen im Zellstoffwechsel, vor allem bei den Erregungsabläufen im parasympathischen Nervensystem, damit bei der Motorik des Darmes, der Blutdruckregulierung usw.

In den Bannkreis der Krebsbekämpfung geriet das Cholin, als SCHWARZ (1903) die Lehre aufstellte, daß die Röntgenbestrahlung in ihrem biologischen Effekt auf eine Abspaltung des Cholins vom Lecithin hinauslaufe. WERNER aus der Chirurgischen Klinik Heidelberg (1904, 1905) griff dies auf, injizierte bestrahltes Lecithin intracutan und fand, daß dieses eine Dermatitis hervorrief, „welche der durch die Radiumstrahlen erzeugten vollständig gleicht", während unbestrahltes Lecithin reaktionslos vertragen wurde. WERNER nahm an, daß bei der Bestrahlung Cholin frei würde, das seinerseits dann die Strahlenreaktion zu propagieren vermöchte. Diese Beobachtungen (in der Deutung wahrscheinlich irrig!) waren dann für WERNER der Ausgangspunkt für den Versuch, mit Cholin „nicht nur die biologische, sondern auch die therapeutische Wirkung der Strahlen" auf chemischem Wege zu imitieren.

WERNER (1913) dachte bei der Bestrahlung an das Freiwerden von Substanzen, „die ihrerseits die Fähigkeit besitzen, den ganzen Prozeß der radiogenen Gewebsbeeinflussung schon allein auszulösen". Als „Ersatz der Strahlenwirkung" verwendete er statt der leicht zersetzlichen (und in das toxische Neurin übergehenden) Base Cholin deren borsaures Salz („Enzytol") intravenös als

Verstärkung der Strahlenwirkung. Die Berechtigung einer solchen „kombinierten radiochemotherapeutischen Behandlung" leitete WERNER aus der Verbesserung der Wirkung und aus der Möglichkeit, geringere Strahlendosen zu geben, ab. WERNER berichtete über eine ganze Reihe eindrucksvoller Palliativerfolge. Später hat dann RAPP (1914), ein Schüler WERNERs, über 323 Fälle ausführlicher Bericht erstattet: 66 Fälle waren „bedeutend gebessert" (= 20,4%). Unter den Besserungen befanden sich „einige, die augenblicklich das Bild einer klinischen Heilung darbieten". Alle Fälle waren zugleich bestrahlt. Inzwischen waren noch weitere günstige Berichte, so von VERMEULEN (1914) (Enzytolbehandlung ohne Strahlentherapie) und von KLEIN (1914) (faustgroßes Collumcarcinom nach Enzytol- und Mesothoriumbehandlung 4 Wochen später nicht mehr nachweisbar) veröffentlicht worden. Da aber alle Fälle gleichzeitig bestrahlt worden waren und nachdem sich die Ziffern der Besserungen nicht weit entfernt hielten von denjenigen, die auch sonst beobachtet werden, ist es nicht verwunderlich, daß diese Cholintherapie zunächst wieder aus dem Rüstzeug der Krebsbekämpfung verschwand, zumal andere dem Cholin überhaupt eine therapeutische Wirkung absprachen (FRÄNKEL und FÜRER 1916). Man wird daher der Wiedereinführung im Heidelberger CZERNY-Krankenhaus, von dem diese Therapie ausgegangen war, neues Interesse entgegenbringen, nachdem das Cholin nunmehr wieder aus ganz anderen Gründen für die Krebstherapie beim Menschen aktuell geworden ist[1].

Im *Tierversuch* ist das Cholin bereits 1944 auf seine krebshemmende Wirkung geprüft worden. CORNMANN (1944) hatte gefunden, daß Penicillinlösungen für maligne Zellen letal wirken können, während normale Zellen überleben. CORNMANN arbeitet mit einem Penicillinkonzentrat an Zellen in vitro. Alsbald wies LEWIS (1944) nach, daß reines Penicillin nicht die gleiche zell-letale Wirkung wie das CORNMANNsche Penicillinkonzentrat hatte. Letzteres enthält, so nahm man an, neben Penicillin noch Cholin. BEARD (1945) testete nun die Wirkung von Penicillinkonzentrat einerseits und *Cholin* andererseits an von ihm seit 13 Jahren in Versuch befindlichem EMGE-Rattensarkom.

BEARD erzielte das nebenstehende Resultat (Tabelle 80).

Aus den Versuchen geht hervor, daß bei den mit Penicillinkonzentrat und mit Cholin behandelten Tieren die Impftumoren wesentlich seltener angingen und in einem sehr viel höheren Prozentsatz verschwanden. Die Fortführung dieser Versuche an Tieren mit spontanen und mit induzierten Tumoren wäre sehr erwünscht. Reines Penicillin ist nicht krebshemmend.

Tabelle 80. *Einfluß von Penicillinkonzentrat und Cholin auf das EMGE-Sarkom der Ratte.* (Nach BEARD 1945.)

	Kontrollen		Penicillin-konzentrat		Cholin	
	Serie	%	Serie	%	Serie	%
Angehen der Transplantation in %	A	29	A	14	A	5
	B	51	B	16	B	30
	C	36	C	13	C	12
Verschwinden der Tumoren in %	A	0	A	57	A	38
	B	2	B	35	B	35
	C	19	C	72	C	68

LETTRÉ (briefliche Mitteilung 1948) hat das *Cholin* mit seiner schon mehrfach erwähnten Methodik der *Mitoseprüfung* am Mäuseascitescarcinom und an Hühnerherzfibroblasten untersucht. Am Ascitestumor fand sich morphologisch nach der Cholininjektion eine „Umwandlung des mitotischen Vermehrungstyps in einen endomitotischen.... Die in 6 bis 7 Stunden angehäuften (20—30%) Zellen mit Riesenkernen zerfallen in der 7.—8. Stunde ‚explosionsartig‘ über eine Zwischenstufe von polyploiden Riesenzellen. Daneben Zelltypen mit Disharmonie von Chromatin- und Zellteilung. Deutung der Effekte durch Verdrängung

---

[1] Siehe Nachtrag S. 698.

von Calcium, Erhöhung der Permeabilität der Kernmembran, dadurch vermehrte Chromatinsynthese durch beschleunigte Zufuhr von Vorstufen. Platzen des Kernes unter Ausstoßung der vermehrten Chromosomen, Quellung des Plasmas, instabile Riesenzellen, Zerfall! Hühnerherzfibroblasten in vitro: Cholin in hohen Dosen ohne Wirkung. . . . Cholin für Fibroblasten notwendiger Faktor für den normalen Ablauf der Mitose.''

Schon darnach dürfte an der potentiell mutativen Wirkung unphysiologisch eingebrachten Cholins wohl kaum zu zweifeln sein. Auf die in diesem Zusammenhang besonders bedeutsamen Untersuchungen von WEBSTER und ENGEL und seinen Mitarbeitern (1947) kommen wir später (S. 655) bei der Krebsverhütung nochmals zurück.

Anhangsweise sei noch die *Teropterinbehandlung* kurz erwähnt. Sie erregte vor allem durch die Tagespresse großes Aufsehen. Sie geht zurück auf die bereits im 10. Kapitel (S. 446) erwähnten Mitteilungen von R. und C. LEUCHTENBERGER und Mitarbeiter (1944, 1945) und LEWISOHN und Mitarbeiter (1947), die nach Injektion des L. casei-Fermentationsfaktors (Folinsäure) erheblichen Tumorrückgang bei verschiedenen Tumorformen im Experiment sahen.

Der Name des Präparates ,,Teropterin'' rührt daher, daß die Folinsäure sich aus einer Pteringruppe, p-Aminobenzoesäure und Glutaminsäure zusammensetzt. Es wird als Natrium-Pteroyl-Triglutaminsäure deklariert. Die Autoren haben über ihre Untersuchungen 1945 nochmals zusammenfassend berichtet (veröffentlicht 1947). Aber schon in der Diskussion teilten MORRIS und HESSELBACH mit, daß sie hinsichtlich des Tumorrückganges keine Wirkung der Folinsäure gesehen hätten. DUNN machte auf die Typhusinfektion aufmerksam, die bei den Versuchstieren LICHTENBERGERS eine Rolle gespielt habe, und STRONG verwies auf die Wichtigkeit des ,,Stammfaktors'', da zwischen den verschiedenen Stämmen in vielfacher Hinsicht, so auch bezüglich der Wachstumsrate, der Ernährungsbedürfnisse, der Empfänglichkeit für Impf-, Spontan- und induzierte Tumoren bedeutende Unterschiede bestünden. Vor allem aber waren SUGIURAS groß angelegten Nachprüfungen (1947) durchaus ohne Erfolg. Er kommt zu dem Ergebnis, daß die Verwendung von Hefe- und Gersteextrakten und von L. casei-Fermentationsfaktor bei der Behandlung von Mäusen mit Sarkom 180 oder mit spontanem Brustkrebs weder eine hemmende, noch eine heilende Wirkung gehabt hätten. Schließlich konnten auch ZAHL und .HUTNER (1947) die Ergebnisse von LEWISOHN und seinen Mitarbeitern nicht reproduzieren.

Teropterin wurde auch beim Menschen bei verschiedenen Krebsformen vor allem bei Leukämien, HODGKINscher Krankheit usw. angewandt (FARBER u. Mitarb. 1947). Ihre 90 Krebsfälle befanden sich in weit fortgeschrittenen Stadien. Gewisse Besserungen wurden da und dort erzielt. Nach einem Bericht in The Lancet **254**, 184 (1948) deute jedoch noch kein Beweis an, daß diese Substanz in die Therapie für Krebskranke eingeführt werden sollte.

Vielleicht gehört auch die *Krebstherapie mit parasitären Giften* hierher. Wir haben ja im 6. Kapitel (S. 209) gehört, daß die Giftstoffe von Parasiten (Spiroptera neoplastica, Cysticercus fasciolaris, Schistoma haematobium usw.) Krebs zu erzeugen vermögen. Die Frage, ob ähnliche Toxine auf Krebsgewebe einwirkend Krebs hemmen können, ist aktuell geworden, seit ROSKIN und ROMANOWA (1935, 1938) und KLUJEWA und ROSKIN (1947) berichten, daß gewisse Bakterien, sowie z. B. Diphtherietoxine und vor allem Toxine gewisser Parasiten wachstumshemmend auf Geschwulstgewebe wirken. Zwei während der Drucklegung dieses Buches erschienene Arbeiten von HAUSCHKA (1947) und HAUSCHKA und GOODWIN (1948) lassen erkennen, daß bei der Testung mit anderen als den ursprünglich verwendeten Impftumoren (EHRLICHsches Mäusecarcinom und FLEXNER-JOBLING-Carcinom der Ratten) die Ergebnisse mit dem ,,KR-Präparat'' von ROSKIN nicht reproduziert werden konnten. HAUSCHKA und GOODWIN verwendeten 8 verschiedene Stämme von Trypanosoma cruzi gegen 5 verschiedene maligne Tumoren bei über 1300 Versuchsmäusen. Die Parasiten erwiesen sich nicht als ,,positiv tumorotrop''. Sie standen nur selten mit den Krebszellen in Verbindung. Eine spezifische Tumorhemmung wurde nicht festgestellt. Die Untersucher kommen zu dem Ergebnis, daß die Infektion mit der CHAGAS-Krankheit keine klinische Bedeutung für die Behandlung der bösartigen Geschwülste besitzt.

Dem behaupteten Rückgang von 13 Krebsen unter 60 krebskranken Menschen stehen die Autoren skeptisch gegenüber. Das Endotoxin scheint intratumoral gespritzt worden zu sein. Die endgültige Beurteilung dieser Behandlungsart wird wohl in Kürze möglich sein, wenn erst noch mehr Beobachtungen von dritter Seite vorliegen.

Anhangsweise sei noch erwähnt, daß man nicht nur Endotoxine, sondern auch exkretorische tierische Gifte, vor allem *Schlangen- und Insektengifte* zur Krebstherapie herangezogen hat. LAVEDAN (1935) behandelte 41 histologisch gesicherte Fälle mindestens 4 Monate hindurch mit Kobragift. Die Resultate waren sehr unbefriedigend. Auf die Entwicklung der Tumoren war es ohne jeden Einfluß und auch die Rückwirkung auf den Allgemeinzustand brachte keine Erfolge. Dazu ist die Behandlung sehr kostspielig. Bezüglich ihrer Würdigung im einzelnen sei auf die zusammenfassenden Arbeiten von KLOBUSITZKY (1937), sowie von STERN und WILLHEIM (1943) verwiesen. Krebsspezifische Heilwirkung besitzen alle diese tierischen Gifte nicht, doch kommt einigen von ihnen eine zentralanalgetische und daher symptomatische Bedeutung zu. Es soll daher erst bei der zusätzlichen und symptomatischen Therapie bei Krebskranken (s. dieses Kapitel, S. 610) davon die Rede sein.

Auch von pflanzlichen Stoffen *(Mistelextrakten)* wurden krebshemmende Wirkungen behauptet (KOCH 1938, 1939, KRAFT 1940), bis jetzt aber von anderer Seite noch nicht nachgeprüft, geschweige bestätigt.

Schließlich sei auch noch erwähnt, daß auch *Penicillin* bei Krebskranken angewandt wurde, jedoch ohne therapeutischen Erfolg (DOBROVOLSKAJA-ZAVADSKAJA 1947). Vielleicht ist es aber bemerkenswert, daß sich bei der Autopsie einer 10 Wochen lang mit Penicillin behandelten Frau mit fortgeschrittenem Brustkrebs am Rande der Metastasen sog. Penicillinzonen, charakterisiert durch starke Hyperämie und Fehlen von Mitosen, fanden.

d) Das therapeutische Prinzip der Syncarcinokolyse.

Die ganze Lehre von der *Carcinogenese* ist beherrscht von der Aktion des Carcinogens auf der einen und der Reaktion der Gewebe auf der anderen Seite. Zwischen Aktion und Reaktion liegt aber immer eine mehr oder minder lange Latenzzeit. Sie ist der Ausdruck für die Tatsache, daß die Gewebe auf ein Carcinogen nicht schlagartig mit Krebs reagieren, sondern daß es bis zum entscheidenden Ereignis der Cancermutation einer längeren *Vorbereitung* bedarf. Vor allem klinisch sehen wir immer wieder: Krebs entsteht nicht aus heiler Haut, der Cancer bedarf im Regelfall eines Praecancers.

Erst wenn das Gewebe immer wieder geschädigt und Gewöhnungs-, Anpassungs- und Regenerationsvorgänge immer wieder gestört und schließlich überwältigt worden sind, dann erst findet das Ereignis des Umschlagens der Körperzelle in die Krebszelle statt. Wir haben uns nun zu sehr daran gewöhnt, vom Laboratoriumsexperiment mit nur *einem* kausalen Faktor — natürlich muß das Experiment vereinfachen und alles auf die einfachste Alternativentscheidung bringen — auch auf den Menschen zurückschließen und Krebs als Folge nur einer Krebsursache anzusehen.

Die klinische Wirklichkeit sieht aber anders aus: der menschliche Krebs verdankt zumeist seine Entstehung einer *Syncarcinogenese*, d. h. einer Kette von mehreren oder vielen, sich folgenden, immer wieder neu schädigenden und neu krebsbegünstigenden Faktoren (vgl. S. 351). Meist ist es dann unmöglich, zu sagen, welche Noxe die endgültige Cancerisierung hervorgerufen hat, sicher aber ist, daß die Wahrscheinlichkeit, an Krebs zu erkranken, durch die Aufeinanderfolge vieler krebsbegünstigender Faktoren schließlich zur Krebsgewißheit gesteigert werden kann. Krebs ist nicht wie ein Blitz aus heiterem Himmel eine plötzliche Katastrophe, sondern zumeist das späte Ende eines multikausalen Geschehens.

Nun haben wir im vorangehenden Abschnitt an fast einem Dutzend von Beispielen gesehen: *alles, was in Körperzellen Krebs erzeugt, vermag in Krebszellen Krebs zu hemmen* und zu heilen. So hat die Carcinogenese der Körperzellen in der Carcinokolyse[1] der Krebszellen ihr Gegenstück gefunden.

Sollte nun nicht auch der *Syncarcinogenese* als dem Zusammenwirken vieler Faktoren bei der Krebsentstehung auf der anderen Seite eine *Syncarcinokolyse, ein Zusammenwirken mehrerer oder vieler Hemmungs- und Heilfaktoren bei der Krebsheilung entsprechen?* Uns scheint die Überlegung maßgebend, daß ebenso, wie selten nur ein Faktor Krebs erzeugt, aber viele aufeinanderfolgende Faktoren die Krebswahrscheinlichkeit steigern, umgekehrt auch bei der Heilung die Krebszelle erst durch den Angriff bald von der einen, bald von der anderen Seite schließlich für die endgültig letale Mutation, d. h. für die Krebszellvernichtung reif gemacht wird. Dieses Prinzip der allmählichen Krebszellzermürbung auf dem Wege immer neuer mutativer, d. h. an ihren vitalen Erbstrukturen angreifenden Einwirkungen sollte, so glauben wir wenigstens, zur Erprobung gebracht werden.

Die *Testobjekte* dafür schienen uns sonst aussichtslose *Fälle von Leukämie* und solche mit *ausgedehnten Metastasen* zu sein. Bei der Leukämie ist auch ohne Probeexcisionen eine laufende Kontrolle sowohl der antiblastischen Wirkung, wie die einer stärkeren Störung der Hämatopoese möglich. Fälle mit hochgradiger Metastasierung haben den Vorteil einer leichten Registrierbarkeit des Erfolges.

So haben wir denn auf Grund dieser Gedankengänge bei einem 63jährigen Kranken (A O Z., J. Nr. 466/47) und bei einer 50jährigen Krankenschwester (M. Z Z., J. Nr. 499/47), ersterer mit einer chronischen myeloischen, letztere mit einer lymphatischen Leukämie anfangs gleichzeitig, später nacheinander Arsen, Colchicin, Urethan, Senfgas, Röntgenbestrahlungen, Bluttransfusionen usw. gegeben. Die beiden anderen Fälle betrafen a) ausgedehnteste Metastasen am Hals, in beiden Supra- und Infraclaviculargruben, sowie Hautmetastäsen auf der Brust usw. nach einem unbekannten Primärtumor und b) massive Lungen- und Hilusmetastasen nach einem Mammacarcinom.

Fall 1. (A. O., 63 Jahre, ♂, J. Nr. 466/47). Der Kranke leidet seit 3 Jahren an einer chronischen *myeloischen Leukämie.* Er wird in die Klinik aufgenommen (12. 8. 1947) unter der Verdachtsdiagnose einer Appendicitis. Es handelte sich um eine doppelseitige Nephrolithiasis *(Uratsteine),* die rechts (daher die Annahme einer Appendicitis) zu einer Einklemmung eines Nierensteins im Ureter an dessen Abgang vom Nierenbecken und dadurch zu einer völligen rechtsseitigen Anurie geführt hatte. Die Bildung der Uratsteine war im direkten Anschluß an eine Urethanbehandlung wegen seiner Leukämie aufgetreten. Nachdem unter konservativer Behandlung 18 Uratsteine abgegangen waren — der *Harnsäurespiegel* war bis zu 11,2 mg-% angestiegen gewesen! —, wurde die Behandlung mit 3 Mutativa: Arsen, Colchicin und Urethan zugleich eingeleitet und durchgeführt. Die *Leukocyten,* die Werte bis zu *272000* erreicht hatten, gingen unter dieser kombinierten Behandlung bis auf *7200* herunter, während gleichzeitig das Hämoglobin von 50 auf dauernd 90 und darüber heraufging. Der Allgemeinzustand war während der ganzen Zeit unverändert gut, so daß der Kranke am 4. 10. 1947 nach Hause entlassen werden konnte unter Fortdauer der ambulanten Kontrolle.

---

[1] Carcinokolyse von καρκινός (Krebs) und κωλύειν (hemmen) (s. S. 463).

Epikrise. Bei einem Falle von chronischer myeloischer Leukämie konnte im Anschluß an eine rechtsseitige Anurie infolge von Einklemmung von Uratsteinen durch kombinierte Behandlung mit 3 Mutativa (Colchicin, Arsen und Urethan) ein Rückgang der Leukocytenwerte von maximal 272000 auf durchschnittlich wieder normale Werte bei ausgezeichneter Erholung des Allgemeinzustandes und Rückgewinnung der Berufsfähigkeit erzielt werden. Der Kranke ist weiter unter Kontrolle, doch war der zeitliche Zusammenhang der bedeutenden Besserung mit dem Einsetzen der kombinierten Behandlung eindrucksvoll.

Fall 2 (M. E., 50 Jahre, ♀, J. Nr. 499/47). Die Kranke leidet seit 1944 an einer chronisch *lymphatischen Leukämie* mit einer leukämischen Lymphadenose, einem riesigen bis an die Symphyse reichenden Milztumor. Leber derb, handbreit vergrößert, bis zum Nabel reichend. Seit Mai 1947 rapide Verschlechterung und Gewichtssturz bis auf 45,5 kg (—12 kg). Äußerst reduzierter Allgemeinzustand, starke Blässe der Haut und der Schleimhäute, strohgelbe Hautfarbe, fahles Aussehen. RR 100/65. Hämoglobin schwankend, meist zwischen 50 und 70, aber dazwischen auch bis 38 abgesunken. Erythrocytenzahl zwischen 2,7 und 3,7 Mill. schwankend. *Leukocytenzahlen bis 250 000.* Im Differentialblutbild bis zu 97% Lymphocyten. BKS bei der Aufnahme 25/50. Unter vorsichtiger Röntgenbestrahlung der Milz, Urethan-, Colchicin- und Arsenbehandlung geht der Milztumor ein erhebliches Stück zurück, desgleichen die Leberschwellung (nur noch 2 Querfinger verbreitert), der Leib wird wesentlich dünner, insbesondere hebt sich der Allgemeinzustand und die weißen Blutkörperchen halten sich *zwischen 3200 und 8000.* Unter mehrmaligen Bluttransfusionen hebt sich auch das Hämoglobin bis zeitweise 80.

Was aber den Fall besonders bemerkenswert macht, ist das *Anhalten der Besserung auch nach Aussetzen der Behandlung.* Die Patientin war vom 23. 12. 1947 bis zum 4. 6. 1948 entlassen und ohne spezifische Behandlung. Trotzdem blieb der ganze Habitus erstaunlich unverändert. Die BKS, war unverändert 25/50, die Leukocyten waren auf 10000 stehengeblieben (Eosinophile 1, Jugendformen 2, Stabkernige 5, Segmentkernige 15, Lymphocyten 77). Da sich weder Differentialblutbild, noch die Leukocyten verschlechtert haben, wird die Patientin auf ihren Wunsch hin nachhause (bessere Ernährungsbedingungen) entlassen. Fortdauer der Besserung *ohne* Behandlung nunmehr 9 Monate.

Epikrise. Bei einem schwersten Krankheitsbild einer lymphatischen Leukämie mit Leukocytenwerten bis 250000 wird durch die kombinierte Therapie mit 4 verschiedenen Mutativa eine lang anhaltende *Remission* erzielt, die bei fehlender Verschlechterungstendenz des Differentialblutbildes und unverändert niedrigen Leukocytenwerten ein $^3/_4$ Jahr *ohne Behandlung* bleiben kann.

Fall 3 (E. T., 40 Jahre, aufgenommen 2. 1. 1948). Seit 1 Jahr Geschwulst im Halsbereich oberhalb des Schlüsselbeins. Vor 8 Wochen Aufnahme in die Med. Klinik, dort nach einer Punktion Diagnose „Halsdrüsentuberkulose". Nach der Punktion schnelle Zunahme der Geschwulst. Bei der Aufnahme bereits über faustgroße Geschwulst von derebr Konsistenz und noch leidlicher Verschieblichkeit. Keine Schmerzhaftigkeit. BKS 110/150. Leukocyten 10500. Röntgendurchleuchtung ergibt keinen Anhaltspunkt für Lungen-Tbc. Es besteht jedoch eine linksseitige Zwerchfellähmung. Sputum: Tbc. ∅ Röntgenbestrahlung 60 r (in der Annahme einer Drüsen-Tbc.). — 12. 1. 1948: Die Geschwulst nimmt an Größe weiterhin schnell zu. 4. 2. erneute Röntgentiefenbestrahlung. — 14. 2. Geschwulst nimmt weiter an Größe zu. Leukocyten 14200. — 24. 2. Im Punktat keine Tuberkelbacillen, alle Aussaaten steril. Diagnose Tbc. wird fallen lassen, Probeexcision aus einer auf eine Hautmetastase verdächtigen Stelle. *Histologisch* (Prof. SCHMINCKE, Pathol. Institut): „. . . . *diffuse krebsige Infiltration.* Teilweise ist das Krebsgewebe nekrotisch. *Weitgehende Polymorphie der Krebszellen".* Weitere Probeexcision von unterhalb der Mamille: „*Lymphknoten mit krebsiger Infiltration".* 4. 3. Halsumfang 61 cm, Leukocyten 13200. Beginn mit der kombinierten Behandlung Stickstofflost 5 mg i. v. — 6. 3. 2. Lostinjektion, zugleich 4 mg Arsen, 1,5 mg Colchicin und täglich 2 g Urethan. Ab 7. 3. Röntgenbestrahlung. Keinerlei Erfolg. Im Gegenteil weitere Zunahme des Halsumfanges. Gewichtsabnahme, Erscheinungen von Druckgefühl und Atemnot. Kopf sitzt unbeweglich auf den beiderseitigen Tumormassen. Halsumfang 64 cm (24. 3.). Nach weiteren Lostgaben und Fortdauer von Arsen, Colchicin und inzwischen auch Urethan. Zwischen 25. 3. und 1. 4. Umkehr des Krankheitsbildes. Halsumfang hat um 12 cm (!) abgenommen, Rückkehr des Appetits, Gewichtszunahme, Abnahme des Spannungsgefühls. Fortgang der Lostbehandlung bis 14. 5. Leukocyten 5800. Der Kranke hat vom 6. 3.—13. 7. 1948 insgesamt erhalten: Arsen: 2mal 4 mg täglich, zusammen 1308 Tropfen Sol. Fowleri. Stickstofflost: 19 Injektionen zu je 5 mg = 95 mg. Urethan: täglich 2 g. Colchicin: 3mal täglich eine Pille zu 0,5 mg (insgesamt 569 Pillen = 284 mg. Röntgen: 30 Bestrahlungen zu 2 Min. und 2 Bestrahlungen zu je $^1/_2$ Min.

Epikrise. Bei einem Kranken mit histologisch dreimal bestätigtem Carcinommetastasen und ausgedehnten Hautmetastasen der Hals- und Brustgegend tritt nach einer rapiden, klinisch ständig beobachteten Größenzunahme auf die teils gleichzeitige, teils sich folgende Therapie mit nur mutativ wirkenden Stoffen ein so erheblicher Rückgang ein, daß der Halsumfang von 64 cm bis auf die normale 42 cm (normale Kragenweite des Kranken) zurückgeht. Hand in Hand damit gehen Spannungsdruckgefühl, Atemnot gleichmäßig zurück.

Fall 4 (E. B., 39 Jahre, aufgenommen 31. 5. 1948). Im Mai 1944 Ablatio mammae mit Drüsenausräumung der Axilla (auswärts). Histologisch: großalveoläres Carcinom (Prof. LAUCHE-Frankfurt a. M.). Keine Nachbestrahlung. Seit Herbst 1947 einschnürendes Druckgefühl auf der Brust. Bei der Röntgenuntersuchung im Frühjahr 1948 Feststellung ausgedehnter Lungenmetastasen (s. Abb. 70). Sonstige Metastasen zunächst nicht feststellbar.

Lungenübersichtsaufnahme vom 1. 6. 1948: Riesige Lungenmetastase rechts von 10,1 : 7,2 cm Durchmesser, darunter die erstere teilweise überschneidend 2. Metastase von 2,4 : 3,0 cm Größe, 3. Metastase links von 7,0 : 5,9 cm, 4. Metastase hilusnah 3,4 : 2,5 cm, außerdem beiderseitige Hilusdrüsenmetastasen von solcher Ausdehnung, daß die mediastinale Drüsenbeschattung fast die Größe des Herzschattens erreicht.

Am 3. 6. 1948: Operative Kastration (K. H. BAUER), beide Ovarien gleichmäßig vergrößert. Implantation von 50 mg männlichem Keimdrüsenhormon (Perandren Ciba). Beide *Ovarien* histologisch: teils solid, teils adenomatös wachsendes Cylinderzellencarcinom.

Unter kombinierter Behandlung von Perandren, Urethan, Colchicin, Arsen, Stickstofflost, Chinin gingen die Metastasen von einem Röntgenbild zum

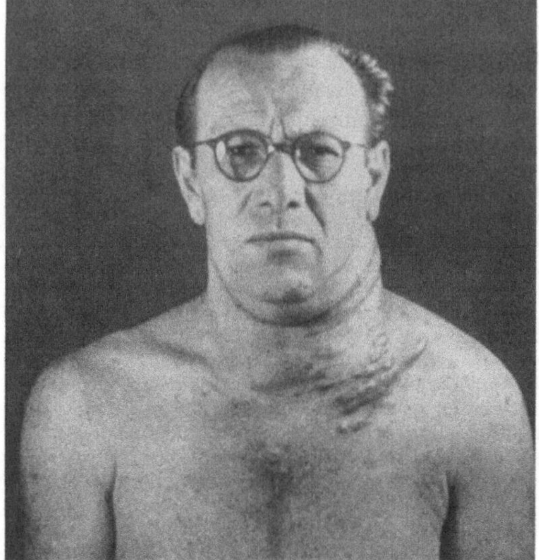

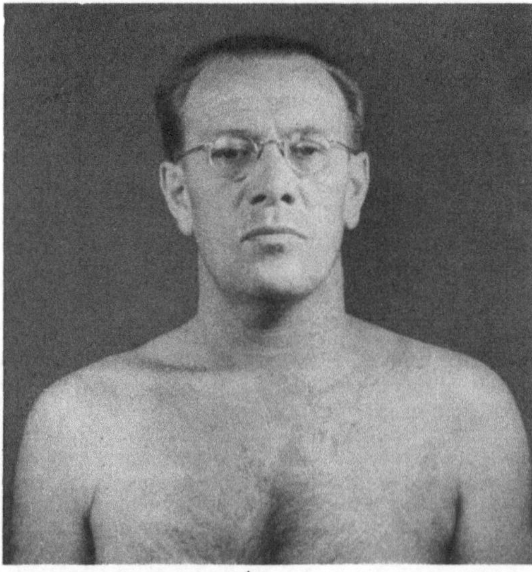

Abb. 69a u. b. 40jähriger Kranker (E. T., aufgenommen 2. 1. 1948) mit ausgedehnten Drüsenmetastasen eines unbekannten Primärcarcinoms sowie mit massigen Hautmetastasen der Brust- und Halshaut. a am 24. 3. 1948 (Halsumfang 64 cm; b am 7. 6. 1948 nach einer intensiven Behandlung mit 6 verschiedenen Mutativa.

anderen zurück. Die Leukocyten fielen dazwischen mehrmals auf sehr niedrige Werte, doch erholte sich die Hämatopoese jedesmal wieder ohne besondere Therapie, nur unter vorübergehender Absetzung jeglicher Zufuhr von Mutativa: Die Leukocytenzahlen waren unter anderem: am 3. 7. 3200, am 13. 7. 1600, am 19. 7. 1800 und am 23. 7. 3700. Die BKS. betrug am 1. 6. 10/29, am 28. 7. 6/14.

Insgesamt erhielt die Kranke in der Zeit vom 1. 6.—15. 8. 1948: Perandren 50 mg implantiert, 600 mg injiziert (in Einzeldosen von 50 mg, ferner 56 g Urethan, 4mal 5 mg = 20 mg Stickstofflost, sowie 1698 Tropfen Sol. Fowleri.

Für die weitere Folge sind noch Überwärmungsbäder und Röntgentiefenbestrahlungen vorgesehen. Letztere wurden bis dahin unterlassen, um dem Einwand zu begegnen, der weitgehende Rückgang der ausgedehnten Metastase sei nur Bestrahlungsfolge.

Das Röntgenbild vom 23. 7. 1948 ergab folgenden *Metastasenrückgang:*

Metastasen:	1. 6. 1948	23. 7. 1948
1. Metastase rechts	10,1 : 7,2 cm	5,5 : 5 cm
2. Metastase rechts	2,4 : 3,0 cm	nicht mehr erkennbar
3. Metastase links	7,0 : 5,9 cm	4,6 : 5,0 cm
4. Metastase links	3,4 : 2,5 cm	nicht mehr erkennbar
Breite des Mediastinalschattens. . . .	9,3 cm	8,0 cm

Parallel mit diesem Rückgang der Metastasen ging die Erholung des Allgemeinzustandes, Rückgang der BKS. usw.

Epikrise. Bei einem *Fall eines* gut ausdifferenzierten (also wahrscheinlich weitgehend strahlenrefraktären) *Mammacarcinoms mit ausgedehnten Lungen- und beiderseitigen Ovarialmetastasen* gehen die Lungenmetastasen und Metastasen im Bereich des Mediastinums unter der antioestrogenen Therapie (durch Kastration und Perandrendarreichung) und gleichzeitiger Behandlung mit 3 verschiedenen Mutativa fortschreitend zurück, ohne daß der Allgemeinzustand auch nur im geringsten nachteilig beeinflußt worden wäre. Auch die Erythro und Leukopoese hielt sich in jederzeit durch vorübergehendes Absetzen der Mittel leicht beeinflußbaren Grenzen der Toleranz.

Fall 5 (J. St. 35 Jahre, ♂, aufgenommen 12. 4. 1948) wurde bereits S. 588 kurz erwähnt und im Zustand vor und nach der Behandlung abgebildet (Abb. 68, S. 588). Es handelt sich um eine *Lymphogranulomatose,* die, seit Januar 1948 bestehend, zu einer Tumorbildung vornehmlich der Lymphdrüsen in der Supraclaviculargrube und vor und hinter dem Musculus sternocleidomastoideus geführt hatte (vgl. Abb. 68). Er erhielt neben Stickstofflost, Arsen, Urethan und Colchicin, keine Röntgenbestrahlungen! Niedrigster Leukocytenwert 3200. Klinisch völliger Rückgang aller Erscheinungen. Hämoglobin (9. 6.) 100, Erythrocyten 4,96 Millionen. BKS. 4/7. Histologisch (12. 6. 1948): in Lymphknoten nichts mehr von Lymphogranulomatcse nachweisbar, nur fibröse Induration.

Um dem Einwand zu begegnen, der schließliche Erfolg sei eben doch nur ein Bestrahlungserfolg, haben wir zunächst das „Carcinokolyticum" *Röntgen* nicht eingesetzt. So wurden z. B. die Fälle 3 und 4 (massige Halsdrüsen mit ausgedehntesten Hautmetastasen und riesige Lungenmetastasen nicht bestrahlt. Wir glauben aber, daß dieser, das physikalisch mutative Agens ausschließende Standpunkt nicht richtig ist, denn der Beweis für die Richtigkeit des Prinzips der Syncarcinokolyse wird ja sowieso nicht am Einzelfalle erbracht werden, sondern nur a) aus der Summe der Fälle mit ihren entsprechenden Ziffern der Überlebensdauer und ihren eventuellen Heilziffern und b) durch Einzelfälle von solcher Schwere, die wie z. B. Fall 3 und 4 nach dem übereinstimmenden Urteil wohl aller Sachverständigen sonst als absolut infaust angesehen werden mußten.

Es erscheint uns also richtig und notwendig, die chemisch mutativ wirkenden Mittel auch durch physikalische zu ergänzen, und zwar in der Erwartung, daß die immer wieder geschädigten Krebszellen in ihrem genetischen Apparat soweit zermürbt werden müssen, bis die schließlich krebsheilende Letalmutation bei allen Zellen eintritt.

Außerdem hat die sukzedane Verabfolgung von mutativ wirkenden Substanzen den Vorteil, daß z. B. die chemische mutative Substanz die vorher schon verlorengegangene Strahlenempfindlichkeit wiederherstellen kann, wie dies bei der Urethanbehandlung der Leukämie wiederholt beobachtet worden ist. Auch das Umgekehrte erscheint ohne weiteres möglich.

Es kommt noch hinzu, daß die Strahlenbehandlung meist den Charakter und den Vorteil der direkten Herdbeeinflussung hat, während die chemischen Mutativa auf dem Wege über die Blutbahn allen Körper- und damit auch den Krebszellen zugeleitet werden oder — bei spezifischer Affinität bestimmter Gewebe zu bestimmten chemischen Agenzien — bevorzugt und „gezielt" an alle Krebszellen, auch an die bereits metastatisch verschleppten, herangelangen.

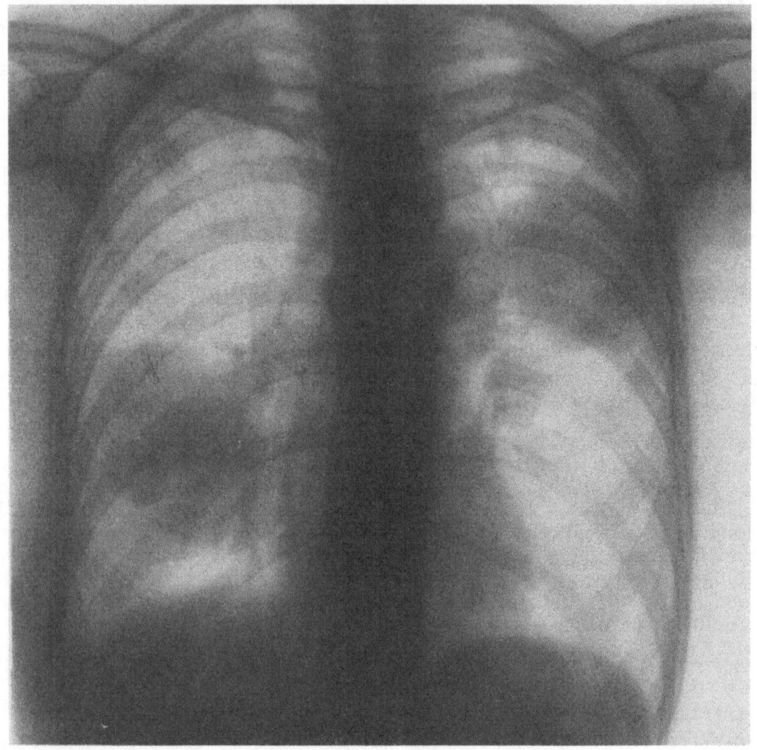

Abb. 70. Ausgedehnte Lungenmetastasen bei einem Falle von Brustkrebs (E. B., 39 Jahre, aufgenommen 31. 5. 1943). Zustand am 1. 6. 1948.

Es mag sein, daß gelegentlich auch die gleichzeitige Verabfolgung zweier oder mehrerer Mutativa in Betracht kommt, in der Regel aber glauben wir, daß wie bei der Carcinogenese auch bei der Syncarcinokolyse das *Nacheinander* das Richtige sein wird. Allein schon die immer notwendige genaue Kontrolle — die verschiedenen Menschen reagieren auf solche Mutativa ja sehr verschieden! — wird das erforderlich machen.

Vielleicht liegt die günstigste Form einer Syncarcinokolyse darin, daß die chemische und die Strahlenwirkung gewissermaßen in das gleiche Molekül verlegt werden, wie dies durch den *Einbau radioaktiver Atome in mutativ wirkende chemische Stoffe* wohl ohne weiteres möglich sein dürfte. So vollbringt z. B. Radiojod beim Schilddrüsenkrebs sowohl durch sein Jodatom (wie bei der PLUMMER-Vorbehandlung der Basedowstruma) eine biochemische, durch die Radioaktivität des Atoms auch noch eine Strahlenwirkung. Aber vom Ideal ist das Radiojod deswegen noch entfernt, da ja die chemische Wirkung des Jods allein keine mutative ist. Wahrscheinlich kommt daher das bereits mehrfach erwähnte (s. S. 485) radioaktive Testosteron jenem Ideal sehr viel näher, da es beim Mammacarcinom auf die Krebszellen nicht nur hormonell hemmend, sondern gleichzeitig auch strahlenschädigend wirkt.

Eine erhöhte Bedeutung bekommen unter dem Aspekt der Syncarcinokolyse auch jene Versuche, die durch *Einbringung schweratomiger Salze* in den Organismus eine *Steigerung der mutativen Wirkung der Röntgenstrahlen* zu erzielen suchen (STADLER 1928, BUCHMANN und HOTH 1937, BUCHMANN und

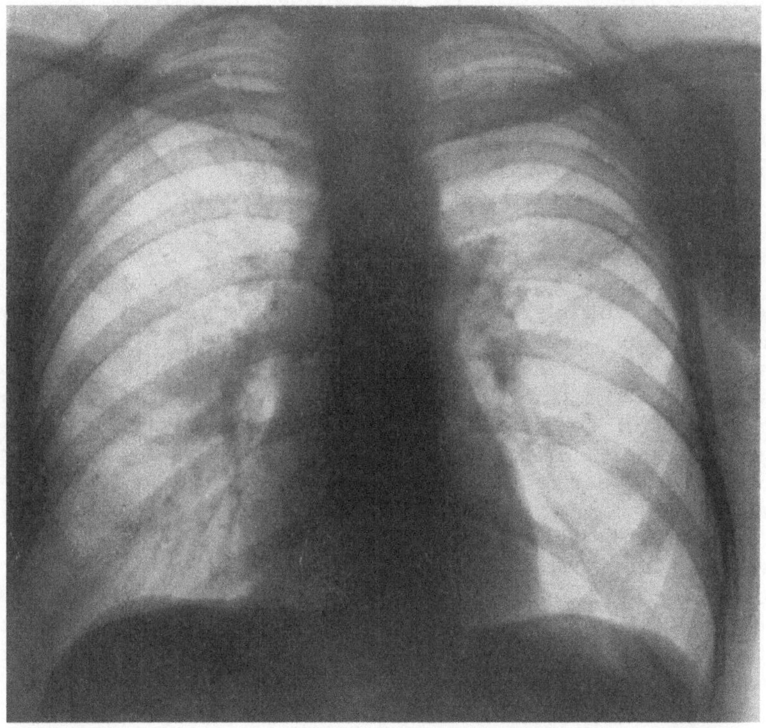

Abb. 71. Die gleiche Kranke wie in Abb. 70. Weitgehender Rückgang der großen Lungenmetastasen nach operativer Kastration (Ovarialmetastasen), Perandrenimplantation (100 mg) bei der Operation und nachfolgender Perandrenbehandlung und gleichzeitiger Therapie mit mutativen Carcinokolytica („Syncarcinokolyse" Text). Zustand vom 15. 11. 1948 (168 Tage nach Beginn der Behandlung).

SYDOW 1939, BUCHMANN und ZIMMER 1940, SCHÜTZE 1943). Es leuchtet ein, daß dort, wo eine spezifische Verankerung chemischer Moleküle in Krebszellen, wie z. B. bei Prostata- und Mammacarcinomen, möglich ist, die mutative Steigerung der Strahlenwirkung eine neue Chance bietet. Auch radioaktives Arsen, wie es von BORN und TIMOFÉEFF-RESSOVSKY (1941) bereits an Mäusen auf seine mutagene Wirkung untersucht wurde, dürfte die chemische Arsenwirkung noch verstärken.

Eine Syncarcinokolyse scheint mir auch noch aus einem weiteren Grunde ein neues Prinzip zu sein. Wir müssen nämlich immer damit rechnen — die Strahlenwirkungen beweisen es ja! —, daß gewisse Krebszellen eine völlige *Resistenz gegen eine mutative Einwirkung* haben, ohne daß diese Resistenz auch gegen eine andere mutative Einwirkung zu bestehen braucht. Ja, es ist manchmal sogar auf ein neues Mutagen hin mit einer Resistenzänderung zu rechnen, wie dies die wiedergewonnene Strahlenempfindlichkeit von Leukämien, die nach Urethanbehandlung wiederzukehren vermag, beweist.

Aber nicht nur mit einer Resistenz genereller Art, also aller Tumorzellen eines Geschwulsttyps, auch mit einer gewissen Resistenz einzelner Zellen, die eine erste mutative Einwirkung überleben, muß gerechnet werden. Bei der HODGKIN-schen Krankheit z. B. ist es sehr häufig oder sogar meist so, daß die Tumorzellen zunächst auf Röntgen ausgezeichnet ansprechen, dann aber mit jeder neuen Bestrahlung strahlenresistenter zu werden pflegen. Aber ganz gleichgültig, wie dieses Phänomen auch zu deuten sein mag, mit dem Überleben einzelner resistenter Zellen oder mit einer Charakteränderung (Mutation?) solcher Zellen muß gerechnet werden. Es erscheint durchaus möglich, daß ein neues Mutagen Zellen schädigt, die gegen ein anderes resistent sind.

Aber nicht nur spezifisch mutativ wirkende Stoffe, auch *unspezifische Einwirkungen* können therapeutisch von Nutzen sein, wie sie ja auch bei der Carcinogenese die Wahrscheinlichkeit der Krebsumwandlung sehr erheblich steigern können. Ich erinnere nur an die Versuche von LACASSAGNE (S. 358), der durch die Erzeugung von Entzündungsherden die krebsinduzierende Wirkung von Röntgenstrahlen ganz erheblich steigern konnte. So wäre es auch umgekehrt denkbar, daß z. B. eine schwere Infektion, einhergehend mit einer länger dauernden Fieberhyperthermierung, die letal-mutative Wirkung von mutativ wirkenden Stoffen zu steigern vermöchte. Auch die sog. Plasmagifte spielen vielleicht eine Art von unspezifischer Rolle. Wenn auch die letalen Mutationen nach den Ergebnissen der Strahlengenetik vielfach Mutationen von Vitalfaktoren der Kerngene sein müssen, so kann doch vielleicht der Eintritt solcher letaler Mutationen durch Plasmaschädigungen vorbereitet werden. Viele Noxen werden ja sowieso irgendwie beide treffen, so daß bei dem wechselseitigen Aufeinanderangewiesensein von Kern und Plasma Schädigungen des einen Rückwirkungen auch am anderen Zellanteil haben dürften.

Man wird natürlich *Einwände* machen und sagen: a) eine Syncarcinokolyse führe notwendigerweise zu einer *Polypragmasie* und b) auch zu einer Gefahr der *Verschleppung operabler Fälle*. Es kann daher von allem Anfang an nicht scharf genug betont werden: ein Programm ist noch kein Beweis. Eine Krebstherapie unter den Gesichtspunkten der Syncarcinokolyse kann natürlich, allein schon wegen der notwendigen Kontrolle, nur klinisch durchgeführt werden. Dabei wäre die Vorenthaltung einer Operation bei einem noch operablen Kranken unter keinen Umständen zu verantworten. Gegen eine Polypragmasie ist dann nichts einzuwenden, wenn sie sachlich begründet, rationell durchgeführt und von Erfolg ist.

Der dritte *Einwand* ist der späterer Krebsgefahr. Selbstverständlich muß eine spätere relative *Krebsgefahr* in Kauf genommen werden. Wir tun dies ja auch längst schon bei jeder Röntgentherapie, ohne freilich uns dessen im allgemeinen noch bewußt zu werden. Wenn es sich jedoch wie beim Krebs um eine Krankheit handelt, die in über 80% zum Tode führt, so dreht es sich nicht um die Gefahr als solche, sondern nur um ihr Ausmaß und um den Zeitpunkt. Niemand wird die Strahlentherapie aufgeben, nur weil im Strahlenbereich später einmal ein Krebs mit der Wahrscheinlichkeit von 1 : 10000 entstehen kann. So wird sich auch niemand zu scheuen brauchen, einem Kranken mit 60 Jahren eine mutativ wirkende Substanz zu geben, wenn er zunächst dadurch gesund wird und wenn das Ende der Latenzzeit eines möglichen Neoplasmas sicher jenseits seiner Lebenserwartungsgrenze fällt. Jeder Kranke wird auch seine Einwilligung geben, sofern er eine Chance auf Genesung von einem Krebsleiden erhält.

Das Prinzip der Syncarcinokolyse eröffnet endlich konkrete Aussichten für die Zukunft. Zunächst erwächst der Mutationsforschung die vom Verfasser schon 1931 aufgezeichnete Aufgabe, alle als carcinogen erwiesenen Stoffe auf ihre mutationsauslösende Wirkung zu prüfen, wie dies jetzt von STRONG, DEMEREC und anderen geschehen ist. Umgekehrt verdienen alle vom Genetiker als mutativ erwiesenen Stoffe, wie vom Verfasser bereits 1931 programmatisch gefordert, die Nachprüfung auf ihre krebstherapeutische Potenz. Der 8. Internationale Vererbungskongreß in Stockholm 1948 hat gezeigt, daß schon eine ganze Reihe von „chemischen Mutagenen" gefunden worden ist.

Da die *mutative Fähigkeit* eine *unter den chemischen Stoffen* sicher *weitverbreitete Eigenschaft* ist, so steht zu erwarten, daß, nachdem jetzt die ersten chemischen Mutationen geglückt sind, sehr bald weitere und neue chemisch mutative Stoffe gefunden werden dürften. So steht zu hoffen, daß unter ihnen bald auch solche ermittelt werden, die für die Krebstherapie des Menschen nutzbar gemacht werden können.

4. Unspezifische Therapie bei Krebskranken.

Die operative und die Strahlentherapie des Krebses richten sich in erster Linie gegen die primäre Krebsgeschwulst und die benachbarten Metastasen. Die Chemotherapie sucht auch die Fernmetastasen zu beeinflussen. Darüber hinaus besteht aber auch noch ein Bedürfnis nach einer unspezifischen Krebstherapie. Denn wenn es auch einen spezifischen Abwehrmechanismus gegen Krebszellen nicht zu geben scheint, so bleibt doch immer noch die Tatsache, daß der Organismus fern von der Primärgeschwulst (und ihrer Präcancerosen!) sicher mit einzelnen Krebszellen wie mit anderem ortsfremden Zellmaterial fertig zu werden vermag (s. S. 612). Es liegt daher nahe, den Organismus durch eine *unspezifische Therapie* so schnell wie möglich wieder gesund, leistungsfähig und allgemein abwehrbereit zu machen.

Unbestritten ist die gute *Wirkung von Bluttransfusionen.* Nicht nur, daß bei den so häufigen sekundären Anämien Blut, soweit es durch Blutungen zu Verlust gegangen ist, ersetzt und der Hämoglobingehalt wieder gehoben, nicht nur, daß die Blutbildung angeregt wird, auch für die Hypoproteinämie, Hormon- und Vitaminzufuhr ist die Bluttransfusion günstig, von der sonstigen Hebung des Allgemeinzustandes und der Stimmung ganz zu schweigen. In der Operationsvorbereitung und -nachbehandlung spielt sie eine nicht mehr wegdenkbare Rolle

Zu den Mitteln, die die Bluttransfusion in ihrer Wirkung unterstützen, gehören alle *Roborantia*, vor allem Eisen-, Arsen- und Leberpräparate. Aber auch Traubenzucker-Insulinkuren zur Anreicherung der Leber mit Glykogen sind zur Hebung des Allgemeinzustandes oft von guter symptomatischer Wirkung, besonders während der Bestrahlungszeit (vgl. NAITO u. Mitarb. 1941). In Deutschland wird man in Zukunft auch der *Proteinkörpertherapie* bei Krebskranken größere Beachtung schenken müssen (Näheres bei STERN und WILLHEIM 1943). Der Verfasser selbst hat mehrmals auffällige Besserungen des Allgemeinzustandes bei älteren Leuten nach *Keimdrüsenhormoneinpflanzung* gesehen.

Man hat viel Aufhebens gemacht mit allen möglichen Formen einer „krebsfeindlichen" Diät. Es hat sich zwar gezeigt, daß es bei bestimmten Krebsnoxen (z. B. beim Buttergelb) möglich ist, auf das Krebsgeschehen im Sinne der Verhinderung der Krebsentstehung Einfluß zu gewinnen. Es muß aber scharf unterschieden werden zwischen Nahrungspflege als Krebsprophylaxe und Diät als Krebstherapie. Hierin ist alles noch grobe Empirie und meist auf unbewiesenen Hypothesen aufgebaut. Manchmal wird man sogar den Eindruck nicht los, als ob die viel verbreitete Krebsfurcht ausgenutzt werden soll, um eine von den betreffenden Verkündern empfohlene, aber physiologisch unzureichend begründete Ernährungsweise zu propagieren.

Aus der Fülle der diätetischen Vorschriften seien nur *einige Vorschläge* erwähnt. In seiner Schrift über die Wege zur Verhütung der Entstehung und Ausbreitung der Krebskrankheit stellt FISCHER-WASELS folgende Gesichtspunkte für die Carcinomdiät heraus: Vermeidung der Überernährung, die Kost soll zucker-, wasser- und kochsalzarm, arm an Vitamin B, an Cholesterin, an Alkalien sein, ein Säureüberschuß soll durch Ergänzung der sauren Nahrung durch direkte Säurezufuhr erreicht werden.

AULER (1937, 1940, 1941) empfiehlt als zusätzliche diätetische Therapie der Carcinom-patienten: keine Schondiät, salz- und gewürzreich, mehrmals wöchentlich Rohfleisch, Frisch-säfte aus Gemüse und Obst, pflanzliche Öle anstatt tierischer Fette, wodurch eine günstige Wirkung der ungesättigten Fettsäuren erzielt würde.

Eine von FREUND und KAMINER ausgehende Diätbewegung wird vor allem von BAYER (1936, 1938) und KRETZ (1939) mit starker Betonung vertreten. Als Zweck der Schutz- und Schondiät zur zusätzlichen Therapie beim Krebs erklärt BAYER: die Nahrungsmittel-auswahl soll nach den Gesichtspunkten einer physiologischen Ernährung zur Verhinderung saurer Gärung stattfinden, tierische Fettstoffe jeglicher Art müssen durch Öl ergänzt werden, um das Wachstum des kranken Bact. coli einzuschränken und die Bildung fehlerhafter Fettsäuren zu verhindern. Die Kohlehydratzufuhr wird eingeschränkt, eine medikamentöse und physikalische Darmdesinfektion kommt hinzu. Auch bei dieser Diät wird eine genaue Vorschrift der erlaubten und nicht erlaubten Nahrungsmittel gegeben. Als Beweis der Not-wendigkeit der FREUNDschen Diät zur Unterstützung der chirurgischen und Strahlentherapie veröffentlicht BAYER (1938) eine Reihe von Zahlen, deren Beweiskraft jedoch einer Kritik nicht standhält.

KRETZ (1939) gab ebenfalls ins einzelne gehende Diätvorschriften in Anlehnung an die FREUNDschen Vorschläge heraus. Sie streben „eine Besserung des Allgemeinbefindens des krebskranken Organismus" an, er sieht in ihnen eine Hilfe zur Beseitigung der „durch Stoff-wechselstörungen bedingten Krebsbereitschaft" und hält sie für ein Mittel „zur Vorbeugung des Geschwulstleidens". So wird die Diät für alle Menschen empfohlen, die „als krebsgefährdet angesehen werden müssen". „Um Mißverständnissen vorzubeugen", wird hervorgehoben, „daß die Eignung der Nahrungsmittel für die krebsfeindliche Diät mit der Güte oder sonstigen Beschaffenheit der Lebensmittel nichts zu tun hat". Seine Vorschriften stießen auf zahl-reichen Widerstand. So wandte sich WEISER (1942) gegen die krebsfeindliche Diät, weil die theoretische Begründung für solche einschneidenden diätetischen Maßnahmen als nicht ausreichend erscheint.

BRÜNINGS empfiehlt kohlehydratarme Kost, gibt Insulin hinzu und glaubt eine Besserung durch die acidotische Wirkung zu erzielen. E. SALZBORN (1940) arbeitete für inoperable Kranke eine Ernährungsform aus, die gerade vor Hunger schützt, aber eine optimale Resorp-tion ermöglicht. Die Kost ist arm an gärungsfähigen und blähungsfördernden Kohlehydraten und enthält wenig Eiweiß und Fett, wenig Vitamine und Mineralstoffe.

Das Buch von HOFFMANN-Philadelphia über Cancer and Diet (1937) stand leider bis zum Abschluß der Drucklegung noch nicht zur Verfügung.

Die von INGEBOS (1942) empfohlene Krebsdiät wurde nach den Grundsätzen des Löwener Krebsinstitutes (MAISIN) ausgearbeitet. Die Grundlage für diese Diät schuf MAISIN (1939) nach experimentellen Studien über die Vorbeugung des Krebses durch bestimmte Kost. In großen Versuchsreihen fütterte er Ratten, und zwar eine Gruppe mit den von ihm als krebsfördernd angesehenen Nahrungsmitteln, eine andere Gruppe mit krebsentwicklungs-hemmenden Nahrungsstoffen. Die erste Gruppe erkrankte in viel höherem Prozentsatz an Krebs als die zweite. Inwieweit man diese Rattenergebnisse auf die Therapie des Krebses beim Menschen übertragen kann, ist natürlich schwer erweisbar.

Die Richtlinien von INGEBOS für eine diätetische Krebsbekämpfung sind folgende: „Über- und Unterernährung sind bedenklich. Zu vermeiden: fettreiche Stoffe (Butter, Vollmilch, Eidotter, Fett), besonders cholesterinhaltige Stoffe (Leber), künstlich gefärbte Speisen und Getränke (Öle, Zucker, Pastetengebäcke). Das Braten des Fleisches ist verboten, gesalzenes, sterilisiertes, gefrorenes, geräuchertes Fleisch, konservierte Gemüse sind untersagt. Erlaubt: stets leicht verdauliche Kost, Fisch (ohne Butter oder Fett), frisches Magerfleisch, Gehirn, Thymus, Muskel, das Kochen ist zugelassen. Alle Gemüse, roh und in Wasser gekocht. Gemüsesuppen mit Weizenmehl oder Hafermehl eingedickt. Pflanzenöl. Obst. Pellkartoffeln. Brot mit leicht gesiebtem Roggen- oder Weizenmehl. Keine alkoholischen Getränke. Kein Pfeffer, Senf oder Paprika. Rauchen ist nicht gestattet. Weiter: Vitamintherapie: B_1-Komplex, rein oder verbunden mit Na-Pyrophosphat. Nichtspezifische Desintoxikations-mittel. Kein übermäßiges Sonnenbaden. Dabei muß unbedingt die Zureichung krebs-erregender Arzneimittel (Kreosot, Teersalben) unterlassen werden."

Es ist dazu folgendes zu sagen: die von INGEBOS u. a. angenommene Allgemein-erkrankung im Sinne einer allgemeinen Neigung zu Krebs ist nicht erwiesen, ja, die Zwillingsuntersuchungen sprechen sogar ausgesprochen gegen dieselbe, ebenso die Krebsheilerfolge über 5, 10 und mehr Jahre, die ja unmöglich wären, wenn der lokale Krebs nur ein lokales Symptom wäre, nach dessen Ausrottung die Allgemeinerkrankung fortbestünde. Auch ist nicht einzusehen, warum gesunde Naturprodukte wie Vollmilch, Butter, Eidotter, unverändert aufgenommen, „bedrohlich" sein sollen. Endlich ist bei den im Prinzip als schädlich erwiesenen Giften (Rauchen, Teersalben) zu bedenken, daß die ganze experimentelle Krebs-forschung *eines* sicher erwiesen hat: die Dosis entscheidet! Man kann in allen diesen Dingen als Arzt weder zuviel verbieten, noch zuviel gestatten, sondern nur eines raten, was Ärzte aller Zeiten auch ohne Krebsdiätetik rieten: ne quid nimis! Nichts im Übermaß!

Wie wenig trotz ihrer ausgedehnten Veröffentlichungen die diätetischen Reformbewegungen zur Therapie des Krebses in der Praxis Anwendung gefunden haben, zeigt das *Ergebnis einer Umfrage* der Monatsschrift für Krebsbekämpfung (Heft 9, S. 257, 1936) über das Thema: „Der behandelte Krebskranke außerhalb des Krankenhauses". Mit Ausnahme von DENK äußern sich 34 Ärzte weitgehend übereinstimmend dahingehend, daß sie einen wesentlichen Erfolg durch irgend-eine Form der diätetischen Krebstherapie nicht gesehen hätten. Die meisten treten für eine möglichst gute Hebung der allgemeinen Körperkräfte ein, sehen Diätvorschriften für wissenschaftlich nicht genügend gestützt oder wenig befolgt an und treiben zumeist auch keine zusätzliche Arzneimittelbehandlung. Soweit bis jetzt ein Urteil möglich ist, liegt das Schwergewicht der Diät beim Krebs-problem weniger in der Diätbehandlung des bereits an Krebs erkrankten Organis-mus, als vielmehr in der Vermeidung von Krebsursachen in der Nahrung und in der Aufnahme von Stoffen, die der Krebsentstehung entgegenzuwirken ver-mögen, also vornehmlich in der Krebsverhütung (s. dieses Kapitel, S. 655).

Selbstverständlich spielen Arzneimittel eine Rolle, aber nicht kurativ, sondern nur palliativ (Eisen-, Arsen-, Drüsenpräparate usw.), nicht zuletzt auch psychisch. Der Kranke und seine Umgebung wollen, „daß etwas geschieht". Schließlich ist auch noch das Hinwegtäuschen über den Zustand, das Verschweigen der Natur des Leidens, mit einem Wort die Unkenntnis „ein wesentlicher Heilfaktor" (STIEDA, Umfrage s. oben).

Wenn man die Arbeiten, vor allem über die Diätetik durchmustert, so kann man sich des Eindrucks eines vielfach ausgesprochen unwissenschaftlichen Charakters und der Sektierertendenz nicht entziehen. Besser ist es in der **Vitamin-therapie** bei Krebskranken. Hier liegen exakte Unterlagen vor. Schon im 1. Kapitel (S. 20) war die Rede davon, daß Krebskrankheit meist zu einem hohen Vitamin-C-Defizit und im Gefolge davon zu einer abnormen Vitamin-A-Ausscheidung führt. E. SCHNEIDER (1937, 1938) hat außerdem auch noch B_1-Hypovitaminose festgestellt. Im 4. Kapitel (S. 138ff.) wurde vor allem auch noch auf die Bedeutung der Vitamine für den Aufbau der Fermente und damit für den Zellstoffwechsel hingewiesen. Therapeutisch steht zunächst die Vitamin-C-Zufuhr im Vordergrunde. Das C-Defizit ist so groß, daß perorale und intra-muskuläre Vitamin-C-Gaben bis zu 300 mg täglich glatt verbraucht werden, ohne daß als Zeichen der Sättigung eine Ausscheidung im Urin auftritt. Erst Gaben bis 1000 mg täglich intravenös vermögen im Beginn der Krebskrankheit die Sättigung herbeizuführen (E. SCHNEIDER 1937, 1938). Auch ALLNER (1944) bestätigt das hohe C-Defizit und weist darauf hin, daß die perorale Zufuhr eine normale Magen-Darmfunktion voraussetzt. Falls diese gestört ist, muß intravenös injiziert werden. Besonders auch bei der Strahlenbehandlung ist C-Zufuhr angezeigt und von guter Wirkung. Schon 1940 hatte DEUCHER auf den günstigen Einfluß hoher Gaben von Vitamin C (bis zu täglich 4 g!) bezüglich der Verträglichkeit von Bestrahlungen und auf die Bedeutung für den Allgemeinzustand hingewiesen. Da es bei C-Defizit — aber nur dabei — besonders bei gleichzeitigen Infektionen (Leberschädigung!) auch zu einer abnormen Vitamin-A-Ausschüttung kommt, sind auch Vitamin-A-Gaben zu erwägen. Das erstmals von E. SCHNEIDER (1938) festgestellte B_1-Defizit fordert schließlich auch B_1-Präparate, sofern sie nicht ausreichend mit der Nahrung (Weizen-, Roggenkeimlinge, Vollkornbrot) zugeführt werden. Bei der hohen Bedeutung der Vitamine für das gesamte Stoffwechselgeschehen wird man daher SCHNEIDER (1938) zustimmen müssen, daß nicht der Vitaminentzug, sondern die Vitaminzufuhr die therapeutische Forderung darstellt. Die Vitamintherapie ist eine unterstützende, symptomatische und zur Hebung des Allgemeinzustandes wichtige „Zusatzbehandlung" Krebskranker. Nur SZENES (1942) äußert Bedenken, weil die C-Zufuhr ein gesteigertes Wachstum der Geschwülste auslösen könnte.

Muß die Vitaminbehandlung als rationelle Therapie angesprochen werden, so sind alle Versuche, das **retikuloendotheliale System** (RES.) im Kampf gegen den Krebs zu „aktivieren", zum mindesten im Erfolg zweifelhaft. Es erscheint ja auch die theoretische Begründung, daß das RES. gewebsmäßig den Abwehrkampf führt (Näheres bei KLINKE 1942), nicht sicher bewiesen. Jedenfalls ist die vielfach verbreitete Neigung, von der Abwehr bakterieller, parasitärer, toxischer und anderer Schädlichkeiten auch auf eine Abwehr von Krebszellen zu schließen, voreilig, denn Krebszellen sind zwar abgeänderte, aber doch letzten Endes körpereigene Zellen ohne Fremdkörpercharakter. Von der dem RES. bei der Vernichtung verschleppter Krebszellen zugesprochenen Leistung ist eher anzunehmen, daß sie weniger eine spezifische Leistung des RES. allein, sondern eine Eigenschaft aller vollgesunden Zellen des Organismus ist. Daß die Zellelemente dieses Systems nicht krebsimmun sind, geht ja auch daraus hervor, daß sie selbst geschwulstmäßig abarten können. Es müßte auch zu denken geben, wenn ein Genetiker und Cancerologe von der Bedeutung STRONGs ausdrücklich daran festhält, daß es einen gegen den Krebs gerichteten spezifischen Abwehrmechanismus nicht gibt, so daß man ihn auch wohl nicht aktivieren kann.

Wir verweisen nochmals auf das im 10. Kapitel (S. 490) Gesagte, aus dem hervorgeht, daß weder mit der Milzexstirpation, als dem sinnfälligsten Eingriff in das RES., noch mit Milz- oder anderen Präparaten aus Geweben des RES, ein experimenteller Einfluß auf die Rückbildung spontaner oder provozierter Tierkrebse nachgewiesen werden konnte.

Auch am Menschen sind bisher alle Versuche, das Krebswachstum vom RES. her zu beeinflussen, gleichviel, ob sie durch Speicherung mit Fremd- oder Farbstoffen, durch Bestrahlung oder künstliche Infektionen oder — wie die „biologische Therapie" von FICHERA (1934) — durch Überpflanzung, durch Extrakte oder durch sonstwie gewonnene Präparate von Organen des RES., ausgeführt wurden, als gescheitert anzusehen.

Soweit nach den bis jetzt vorliegenden Referaten übersehbar ist, ändern daran auch die neuesten Versuche russischer Autoren wohl nichts, die mit Hilfe eines „antiretikulären cytotoxischen Serums" (gewonnen aus Pferdeserum nach Injektion von menschlicher Leber, Milz, Knochenmark usw.) das Bindegewebe in seinem Kampf gegen den Krebs zu reizen versuchen (BOGOMOLETZ 1939). Die Mitteilungen von TEDJUŠIN (1938) über günstige Erfolge bedürfen noch der Nachprüfung, zumal spätere Bestätigungen nicht vorzuliegen scheinen.

Nicht anders steht es um die **Serumtherapie** des Krebses. Es ist richtig, daß als Spezialfall der Abwehr gegenüber fremdartigen Stoffen im Serum von Krebskranken Abwehrfermente gegenüber abweichenden Proteinen auftreten. Damit ist aber noch nicht gesagt, daß die Abwehrfermente auch therapeutisch verwendet werden können. E. ABDERHALDEN (1916) selbst brachte Tieren Krebssubstrat bei, bewirkte so die Bildung entsprechender Abwehrfermente. Die aus dem Serum dieser Tiere gewonnenen Abwehrproteinasen wurden krebskranken Menschen eingespritzt. Eine auf diesem Wege erzielte sichere Krebshemmung, geschweige Krebsheilung ist nicht bekannt geworden. Auch neuere Versuche von R. ABDERHALDEN (1944) haben eine überzeugende Serumtherapie nicht gebracht.

Es ist auch richtig, daß man Tiere gegen Krebs immunisieren kann, aber nur gegen Impf-, also körperfremde Tumoren mit körperfremden Proteinen, Fermenten usw. Es ist damit aber die Möglichkeit einer *Immunisierung gegen Krebs* überhaupt nicht bewiesen. Versuche, den Menschen noch vor der Generalisierung der Krebskrankheit zu immunisieren, sind schon alt. Schon DE MARTEL (zit. nach OBERLING 1944) pflanzte bei brustkrebskranken Frauen Tumorstücke in die Haut, erzielte dann Rückbildung durch Bestrahlung und erhoffte auf solche Weise eine Immunisierung zu erreichen. JAROTZKY (1941) hat das gleiche gemacht, indem er bei zwei Magenkrebskranken intracutane Geschwulstverimpfungen vornahm und sich von der Resorption der Tumorzellen eine Immunität erhoffte. Heilerfolge wurden nicht erzielt.

Vom Standpunkt der Mutationstheorie sind solche Versuche auch wenig aussichtsvoll. Bei den Krebszellen handelt es sich ja nicht um körperfremde Mikroben oder gänzlich heterogene Proteine, sondern um körpereigene Zellen, die mit den gesunden Geschwisterzellen den größten Teil ihrer Proteine gemeinsam haben und sich nur in wenigen chemischen Bausteinen unterscheiden. Aber auch wenn man Antikörper gegen solche abweichenden Proteine erzeugte, so wäre damit noch nicht gesagt, daß sie die Krebszellen vernichten und die Ausgangszellen verschonen würden. Ein Serum z. B. gegen Krebs der Haut wäre wohmnur wirksam, wenn es ein Serum gegen Zellen der Haut wäre. Wir halten daher diese ganze Richtung fast für ein utopisches Beginnen. 50 Jahre Serologie ohne Krebsserum sprechen ja auch nicht gerade für einen aussichtsreichen Charakter solcher Bemühungen.

Einen breiten Raum in der palliativen Behandlung von Krebskranken (ausgezeichnete Übersicht s. DALAND 1948) nimmt die **Schmerzbekämpfung** ein. Der Schmerz gehört nicht zu den eigentlichen Krebssymptomen, um so mehr zu den Symptomen seiner Komplikationen. Vor allem kommt es dazu, sobald Krebsmassen, wie besonders häufig im kleinen Becken, Nerven umklammern oder wie bei Knochenmetastasen eine Reizwirkung auf die Knochenhaut ausüben oder durch Spannungsgefühl gestauter Organe oder durch schmerzhafte Kontraktionen verengter Hohlorgane intermittierende oder dauernde Schmerzzustände unterhalten. Sobald die dann ja meist unheilbare Krebskrankheit dieses Stadium erreicht hat, sind *Analgetica*, meist auch Schlafmittel nicht zu umgehen und in der Dosierung meist fortgesetzt steigerungsbedürftig.

Wegen des häufigen Dauerschmerzes ist man vielfach darüber hinausgegangen und hat insbesondere auch auf die Schmerzzentren einzuwirken versucht. THURSZ (1938) rühmt intravenöse Gaben von $33^1/_3^0/_0$ Äthylalkohol, AULER (1941) rät vor allem gegen die rheumatoiden Schmerzen bei Knochenmetastasen zu Calcium-Sandoz intravenös. IMHÄUSER (1936) erinnert an Gelonida antineuralgica (Morphiumersatz! mit Morphium dessen Wirkung verlängernd)[1]. Im internationalen Schrifttum spielt noch eine besondere Rolle die *Injektion von*

---

[1] Siehe Nachtrag S. 696.

Schlangen- bzw. Insektengiften. Diese auf CALMETTE zurückgehende Schmerztherapie mit Hilfe von Schlangengiften wurde nach der Darstellung von KLOBUSITZKY-São Paolo (1937) erstmals 1933 in Paris am krebskranken Menschen angewandt. Die erste Serie von 20 Fällen (Brillenschlangengift) wurde von LAIGNEL-LAVASTINE und KORESSIOS (1933), die zweite von 115 Fällen von MONACLESSER und TAGUET (1933) mitgeteilt. Die Resultate erschienen sowohl hinsichtlich längerdauernder Schmerzstillung wie der Allgemeinwirkung günstig. Bald kamen Mitteilungen über höchst unerwünschte Nebenwirkungen (Verwirrungszustände, Schüttelfröste) (GESSNER 1943). Die anfänglich hohen Erwartungen hinsichtlich der Krebshemmung haben sich späterhin nicht erfüllt — nach LAVEDAN (1935) wurden auch die Schmerzen nur in $^1/_{10}$ der Fälle gemildert —, dagegen hält KLOBUSITZKY Schlangengifte bei Fällen, bei denen andere Mittel versagen, als ultimum refugium für angezeigt. Dagegen empfiehlt NATALE (1935) Bienen- und Wespengift bei weiblichen Genitalcarcinomen sehr.

Anhangsweise sei noch erwähnt, daß man auch mit physikalischen Mitteln, z. B. mit **Hypo- und Hyperthermierung,** Krebsrückgang erstrebte. Von entsprechenden Tierexperimenten war im 10. Kapitel (S. 487) schon die Rede. So versuchte z. B. GOETZE (1928) die Hyperthermierung bei der Behandlung eines inoperablen Melanosarkoms des Fußes auszunutzen. Er erzeugte hohe Temperaturen im Wasserbad mit Hilfe der Blutleere und brachte so den Tumor zum Schwinden, ohne daß an der der Hyperthermierung ausgesetzten Stelle ein Rezidiv auftrat. Die Metastasen blieben unbeeinflußt. WARREN (1935) unterwarf 32 Kranke mit weit fortgeschrittenen Krebserkrankungen einer Fiebertherapie (41,5⁰) oder einer Kombination von Fieber und Strahlenbehandlung. Meist folgte eine Besserung des Allgemeinzustandes, manchmal auch ein gewisser Tumorrückgang. An Heilung grenzende Besserungen wurden nicht erzielt. Einer Arbeit von VOLLMAR und LAMPERT (1941) über die Bedeutung der Überwärmung für die Tumorentwicklung ist zu entnehmen, daß es LAMPERT bei der Paralysebehandlung mit Überwärmungsbädern gelungen ist, beim Menschen durch einfache heiße Bäder Körpertemperaturen bis 43,2⁰ (!) „ohne jeden Schaden" zu erzielen und daß LAMPERT an seiner Klinik geschwulstkranke Menschen mit Überwärmungsbädern zu behandeln begonnen hatte. HARTMANN (1945) erzeugt bei strahlenresistenten Fällen von Leukämie durch intravenöse Injektion von Typhusvaccine (vorher subcutane Probe!) in steigender Dosis, 6—8mal wiederholt, eine Fieberreaktion, der er vor allem nachrühmt, daß sie die Empfindlichkeit für Röntgenbestrahlung wiederherstellt, wenn diese zuvor verloren gegangen ist. Weitere Versuche am Menschen sind uns nicht bekannt geworden.

Aber auch das Gegenteil, die *Abkühlung,* wurde zur Tumorbeeinflussung im Tierexperiment (s. 10. Kapitel, S. 487) und am krebskranken Menschen versucht. Auf Grund von Experimenten von SMITH (1936, 1939), der an Hühnerembryonen eine Entwicklungsverzögerung nach Abkühlung feststellte, kamen FAY und HENNY (1938) zu dem Ergebnis, daß die Geschwulsthäufigkeit in verschiedenen Körpersegmenten der Hauttemperatur umgekehrt proportional sei. SMITH und FAY (1939, 1940) setzten Krebskranke einer allgemeinen Unterkühlung auf 81—90⁰ F (rectal) bis zu einer Zeitdauer von 3 Tagen aus und sahen in einer Reihe von Fällen Rückgang der Tumorgröße, ja sogar Verschwinden von Tumor und Metastasen. Die Kälte hatte Anämie mit Minderung der Erythrocytenzahl, Leukocytose, Verminderung der Harnstoff- und Blutzuckerwerte zur Folge. Auch bei lokaler, länger andauernder Kälteapplikation (40—50⁰ F) sahen sie bei Krebsen des Menschen Schmerzlinderung und Rückgang der Tumorgröße.

Diese Ergebnisse lösten vor allem in den USA. eine Reihe von Nachprüfungen aus. Andere Autoren, wie z. B. JONES und Mitarbeiter (1941), sowie ELTORN-Kopenhagen (1942), sahen keine überzeugenden Erfolge. Dagegen wird vielfach der lokalen Unterkühlung z. B. bei Genitalkrebsen eine bemerkenswerte Änderung des Tumorgewebes und ein geringer Rückgang, sowie Schmerzlinderung nachgerühmt (GORDON und CRESCI 1941). In 4 Fällen folgte jedoch tödliches Koma. Die Autoren sind der Ansicht, daß die lokale Unterkühlung den Tod beschleunigte. Auch ELTORN (1942) stellt fest, daß gewisse schmerzbehebende Wirkungen zu erzielen sind, die allerdings nicht sehr eindrucksvoll waren. Da 6 Patienten unmittelbar nach der Behandlung an Kreislaufinsuffizienz starben, hält er diese Therapie für zu gewagt und nicht zu verantworten.

Eine oberflächliche Behandlung von Hautkrebsen mit *Kohlensäureschnee* halten MOROZOV und CHUDJAKOV (1929) für eine einfache, ambulant leicht ausführbare Methode, die keine Spätschäden, wie sie nach Strahlentherapie möglich sind, hinterläßt. 15 Patienten mit Hautkrebs wurden behandelt, 13 geheilt, 2 weitgehend gebessert. Die Methode ist alt (vgl. SAUERBRUCH 1909, NYSTRÖM 1912). Noch älter ist die Gefrierung durch Chloräthylspray (HOROWITZ 1902).

Krebsbehandlung durch Ultraschall. Im Bereich der elektromagnetischen Wellen (vgl. Abb. 51 S. 316) registriert das menschliche Ohr den Bereich von 16000—20000 Schwingungen je Sekunde. Darüber hinaus für uns nicht mehr vernehmbar beginnt das Gebiet des Ultraschalls.

Nachdem japanische Forscher schon 1934 den Einfluß von *Ultraschallwellen* auf maligne Tiertumoren festgestellt hatten, zeigten AULER und WOITE (1942), daß Ultraschallwellen (von 1000—1500 kHz-Frequenz) Zellen vom Ascitescarcinom der Maus in vitro zerstören. 1944 beschallte HORVATH bei einem Fall von generalisiertem *Retothelsarkom* Hautmetastasen (Frequenz von 800 kHz und Schalleistung von 15 Watt). Während der Beschallung und im Anschluß daran zeigte der Tumor Hyperämie, Ödem und einige Brandblasen ähnliche Hautveränderungen. Nach 8 Wochen konnte bei der Nachuntersuchung die völlige Abheilung der Metastase unter zarter Narbenbildung festgestellt werden. Die nicht beschallten Hauttumoren zeigten diese Veränderungen nicht, sondern vergrößerten sich weiter. So wurde zum erstenmal der Beweis erbracht, daß Ultraschallwellen einen direkten Einfluß auf menschliche Hauttumoren haben. Nach diesem Erfolg beschallte Verfasser auch unter der Haut gelegene Tumoren, die ebenfalls zur Rückbildung gebracht wurden. Histologisch zeigte sich, daß die Sarkomzellen unter Schonung des umgebenden Körpergewebes selektiv zerstört waren, und zwar durch Zellfragmentierung (DYROFF und HORVATH 1944). 1946 hat dann HORVATH über die Beschallung von *Carcinomen* berichtet. Er behandelte 19 Fälle und führt 3 Beispiele von Basalzellcarcinomen an. Nach ungefähr einem Monat war die Heilung erfolgt. Eine Schädigung der Umgebung erfolgte auch bei diesen Fällen nicht, selbst eine Epilation wurde nicht beobachtet. Von den übrigen 16 Fällen wird jedoch nichts erwähnt.

Später widmete HORVATH (1947) der Verteilung der Ultraschallenergie im Gewebe Untersuchungen. Es ergibt sich daraus — ebenso wie aus den Versuchen mit „gebündeltem Ultraschall" von PAETZOLD und BORN (1947) —, daß sich sofort *große Schwierigkeiten* ergeben, wenn es sich darum handelt, in größere Tiefen vorzudringen, um auch innere Carcinome zu behandeln[1]. Die Methode des gebündelten Ultraschalls hat den Vorteil, daß sich in beliebiger Tiefe der Gewebe ein Temperaturmaximum erzielen läßt. Es entsteht aber die grundsätzliche Schwierigkeit, daß der Organismus „manigfache und unregelmäßige Schichtungen von Geweben verschiedener Schallwiderstände aufweist, die einerseits infolge der Brechung die angestrebte Fokusierung verwaschen,

---

[1] Siehe Nachtrag S. 698.

andererseits durch Reflexion an nicht gewollten Stellen Anlaß zu unerwünschten Energieumsetzungen geben können". Die beiden Untersucher demonstrieren diese besondere Schwierigkeit an einem Muskelstück mit einer quer durchziehenden Sehnenplatte, die Anlaß zu einer Koagulationszone an einer nicht beabsichtigten und vorher berechenbaren Stelle gegeben hatte. Von einer Einstellbarkeit in der Tiefe ist man also noch weit entfernt und bei oberflächlich gelegenen Carcinomen dürfte die Strahlentherapie auch überlegen sein.

5. Krebsheilung — Prognostik.

Die Frage der Krebsheilung hat von der Frage auszugehen, ob die Natur selbst Krebs zu heilen vermag. Eine **Spontanheilung beim Krebs** ist immer wieder behauptet worden. Man muß dabei unterscheiden zwischen der Selbstheilung eines Primärtumors und dem *Untergang metastatisch verschleppter Krebszellen*. Die Pathologen — als erster M. B. SCHMIDT (1897, 1903) — haben tatsächlich gezeigt, daß der Organismus, wenn auch nur in beschränktem Umfang, so aber doch sicher Krebszellen und kleine Krebszellverbände, vor allem bei der Metastasierung in der Lunge, aber auch im Netz (KONJETZNY 1918) und in der Leber (SCHAIRER 1938) abzufangen und zu überwältigen vermag. LUBARSCH glaubt sogar, daß im allgemeinen bei der Metastasierung die Mehrzahl der Krebszellen vernichtet wird. Bei der Metastasierung ist in der Tat eine Selbstheilung leichter verständlich, haben ja die verschleppten Zellen am neuen Ort zunächst kein Stroma und keine Gefäße. Auch sind die Gewebe der Nachbarschaft ja nicht geschädigt und oft genug werden abgesiedelte Krebszellen am neuen Ort gar nicht die Nähr- und Baustoffe, deren sie bedürfen, vorfinden. Daß es an Stellen stets fehlender Metastasen „antiblastische" Stoffe mit der Zielstrebigkeit, Krebszellen zu vernichten, gäbe, ist nie bewiesen worden. Es genügt ja auch, wenn man annimmt, daß Krebszellen, z. B. im Muskelgewebe, einfach nicht alle benötigten Baustoffe antreffen, um sein Freisein von Metastasen zu erklären. Wir glauben also durchaus an den Untergang sehr sehr vieler Krebszellen, sofern sie erst von ihrem Muttergewebe abgewandert sind.

Das eigentliche Problem betrifft auch mehr die Frage einer *Selbstheilung* von Krebsgeschwülsten *am Ort der primären Entstehung* inmitten der mindestens sehr oft geschädigten Umgebung. Aber auch hier ist mit einer gewissen Wahrscheinlichkeit anzunehmen, daß Krebse in ihren Anfangsstadien gelegentlich einmal heilen. Es wären sonst nur sehr schwer diejenigen Fälle zu erklären, bei denen der Pathologe bei der Obduktion wohl Metastasen, aber auch bei genauestem Absuchen des ganzen Körpers keinen Primärtumor mehr findet. Die Frage ist nur, kommt das häufig vor und wie häufig ist dann dieses Ereignis?

ROTHENBURG (1918) und FRAUCHIGER (1929) haben das Weltschrifttum, JANKER (1938) 26 ausgewählte Fälle von Selbstheilung eines Krebses zusammengestellt. ROTHENBURG sammelte 302 Fälle, jedoch war nur in $^1/_3$ der Fälle die Diagnose histologisch gesichert. Damit scheiden $^2/_3$ aus. Aber 100 sichere Fälle wären ja auch noch beachtlich. FRAUCHIGER stellt bis 1929 42 Fälle von Spontanheilungen von Krebs teils ohne jeden Eingriff, teils nach palliativen oder unvollkommenen Eingriffen und 24 Fälle von Rückbildung primärer Carcinome oder von Metastasen zusammen. FRAUCHIGER fordert für die Anerkennung: Übereinstimmung des klinischen und histologischen Befundes, Sicherung des Fernresultates und zum Schluß Sektionsbefund. Bei Anlegung dieses Maßstabes fand sich kein Fall, bei dem ohne jeden Eingriff eine Spontanheilung sichergestellt war. Bei 6 Fällen ohne Eingriff und ohne Sektionsbestätigung war Spontanheilung bei Beobachtungsdauer von längstens 4 Jahren unsicher. Dagegen seien bei nichtradikaler Operation in 26 Fällen, von denen 16 Uteruscarcinome betrafen, nachträgliche Heilungen anzunehmen.

. Seit der großen Zusammenstellung sind noch weitere Fälle von angenommener Spontanheilung von JANKER (1938) (darunter Rückgang von Lungenmetastasen und nach Hodencarcinom) und von LANGE (1940) (weitgehendes Stationärbleiben bei Ovarialcarcinom) mitgeteilt worden. In der Zusammenstellung von JANKER befinden sich mehrere Fälle von Krebsrückgang nach schweren Infektionen und Metastasenrückbildung nach Entfernung des Primärtumors.

Am wenigsten glaubwürdig sind die Mitteilungen von Spontanheilung intraabdomineller Krebse nach bloßer Probelaparotomie. Der Verfasser operierte ein „weit fortgeschrittenes, breit auf das kleine Netz übergreifendes Magencarcinom mit Ascites". Die Bauchhöhle wurde sofort wieder geschlossen. Der Kranke hatte nach der Operation noch mehrfaches Blutbrechen und wurde „in aussichtslosem Zustande" nach Hause abtransportiert. Einige Monate nachher kam ein Dankesbrief für die „ausgezeichnete Hilfe". Die neue Röntgenkontrolle ergab eine — Ulcusnische. Wegen neuer Blutung Magenresektion, histologisch: chronisches Ulcus, kein Carcinom. Oft genug wird es auch anderswo ähnlich sein: der Hauptgrund für die „Selbstheilung" bei einem Krebskranken ist die *Fehldiagnose* bei seinem Arzt.

Eine andere Quelle für die Annahme einer Selbstheilung ist der oft *sehr langsame Verlauf*, so daß bei nachgewiesenem Krebs besonders in der Tiefe Selbstheilung angenommen wird, auch wenn sie nicht besteht. Man vergesse nicht, daß Spätrezidive und Spätmetastasen auch nach 20—40 Jahren noch einwandfrei beobachtet worden sind.

Aber was sind schließlich jene paar Dutzend umstrittener Fälle Spontanheilungen gegenüber den vielen Millionen Krebskranker der gleichen Zeit, Kranker, bei denen nichts variiert als nur die Zeit zwischen der Krebsdiagnose und dem Krebstod! Gibt es also keine sanatio naturalis, so ist jeder Fall, der geheilt wird, zugleich Beweis für die *sanatio curativa*.

Wenn man von therapeutischer **Krebsheilung** spricht, so muß man sich von vornherein klar sein, daß das immer nur relativ sein kann. Es kommen ja (s. 1. Kapitel, S. 13 und 16) noch nach 10 und mehr Jahren Spätrezidive und Spätmetastasen vor. Wenn wir also von Krebsheilung sprechen, so geschieht dies bestenfalls mit an Sicherheit grenzender Wahrscheinlichkeit, nie mit voller Sicherheit. Andererseits kann man nicht jedesmal, wenn man von Heilung spricht, diese Einschränkung erneut wiederholen. Man hat daher mit der Methode des consensus omnium willkürlich zwar, aber praktisch gut brauchbar die *Fünfjahresgrenze* festgesetzt, d. h. man darf, ohne wissenschaftlich auf Kritik zu stoßen, von klinischer Heilung sprechen, wenn ein Krebskranker 5 Jahre nach Abschluß der betreffenden Heilbehandlung ohne nachweisbares Rezidiv und ohne Metastasen geblieben ist. Es gehört nicht viel Klugheit dazu, Kritik an dieser ja künstlich aufgestellten Grenze zu üben. Das allgemein praktische Bedürfnis fordert eine Grenzziehung. Will man ganz streng formulieren, so ist es richtiger, von 5 Jahren krebsfreier Überlebenszeit zu sprechen.

Es ist klar, der Weg zu einem zuverlässigen Urteil kann nur über die Statistik gehen. Einer statistisch exakten Analyse stehen aber noch große Hindernisse im Wege: das Material der Quellen ist uneinheitlich zusammengesetzt und uneinheitlich bearbeitet. Sehr oft werden, besonders bei Chirurgen, die erstmals von WINTER erhobenen Grundforderungen für eine Carcinomstatistik ungenügend berücksichtigt. Mit Recht gab WINTER die Vorschrift, daß der Heilzifferberechnung das ganze Krebsmaterial, gleichviel, ob operabel oder inoperabel oder inkurabel, ob so oder so behandelt oder nicht behandelt, zugrunde gelegt sein müsse. Ferner muß das Material repräsentativ und groß genug sein, um durch die Fehlerberechnung die statistische Schwankungsbreite und die statistische Sicherung zu berechnen. Auch HEIDENHAIN (1931) hat diese alten Forderungen nochmals unterstrichen. Besonders muß gewarnt werden vor den Heilziffern ausschließlich der Behandelten. Wenn einer z. B. beim Mastdarmkrebs nur die günstigsten Fälle operiert und nur für die operierten die Heilziffer berechnet und mitteilt, so kann er eine glänzende Ziffer aufweisen. Es kommt immer als Maßstab der Leistung auch darauf an, wieviel nicht operiert und damit dem sicheren Tode überantwortet worden sind. Ein wirklicher *Heilfortschritt* ist nur dann gegeben und bewiesen, *wenn* zugleich der *Prozentsatz der Behandelten* und *zugleich* der *Prozentsatz der Geheilten steigt.*

Die Erfolge und Mißerfolge der Krebsbekämpfung spiegeln sich in der jeweiligen **Krebsheilziffer** wieder. Der Laie macht sich hier leicht ein unzutreffendes Bild. Er erfährt aus seiner Umgebung jeden Krebstodesfall, er erfährt aber nur selten, wenn ein Krebs geheilt wird, da man ja dem Kranken die Krebsnatur zu verheimlichen pflegt. So weiß der Laie meist nicht, daß *von den der jeweils besten Behandlung noch zugänglichen und geheilt entlassenen Fällen* über 5 Jahre und damit meist endgültig *geheilt* werden:

Beim Magenkrebs 20%
  ,,   Mastdarmkrebs 30%
  ,,   Gebärmutterkrebs. 60%
  ,,   Brustkrebs 65%
  ,,   Brustkrebs im 1. Stadium 98%
  ,,   Hautkrebs . . . . 98%.

Diese Zahlen sind aber nur relativ, da ja ein bei verschiedenen Krebsen wechselnder Prozentsatz der jeweils besten Behandlungsmethode nicht mehr zugänglich ist. Um die tatsächliche Krebsheilung zu ermitteln, muß natürlich *die absolute Zahl* aller in Behandlung gekommener Krebsfälle als Ausgangspunkt genommen werden. Aber auch diese Zahl bleibt hinter der Wirklichkeit zurück, bleiben ja manche Kranke, die unbehandelten oder die ausschließlich vom praktischen Arzt behandelten Fälle, jenseits der statistischen Erfaßbarkeit, wenigstens was die Heilstatistik anlangt. Mit der Einbeziehung aller inoperablen und inkurablen Fälle werden die Heilziffern sofort sehr viel ungünstiger. Es kommen eben viele Kranke erst im fortgeschrittenen Stadium, außerdem erliegen viele solche Kranke den dann am geschwächten und alten Organismus besonders großen Eingriffen oder irgendwelchen aus dem Grundleiden oder der Kachexie sich ergebenden Komplikationen. Es ist darnach klar: den besten Maßstab liefert die absolute *Heilziffer,* d. h. der Prozentsatz aller über 5 Jahre hinaus krebsfrei ermittelten Fälle, bezogen auf die Gesamtzahl aller beobachteten Fälle.

Die Krebsheilziffern zeigen besonders sinnfällig die *Bedeutung des Stadiums.* Beim Lippenkrebs z. B. ist bei der operativen Behandlung die allgemeine Heilziffer 71%. Unterteilt man in Stadien je nach Ausdehnung, so ergeben sich folgende Heilziffern:

Im 1. Stadium (d. h. bis $^1/_3$ der Lippe betroffen) 95%
  ,, 2.   ,,   (mehr als $^1/_3$ befallen). 71%
  ,, 3.   ,,   (Wange und Kiefer mitbetroffen) . . . . 9,9%.

Beim Brustkrebs der Frau sind die durchschnittlichen Heilziffern:

Im 1. Stadium (nur Mamma betroffen) 98%
  ,, 2.   ,,   (Mamma und Achseldrüsen betroffen) . . 45%
  ,, 3.   ,,   (inoperabel) . . . . 5%.

Es leuchtet ohne weiteres ein, daß mit zunehmender lokaler Ausbreitung
und Übergreifen auf weitere Organe die Heilchance sinkt. Eine Reihe weiterer
Beispiele wird die überragende Bedeutung der Krankheitsstadien für die Heilziffer noch weiterhin dartun.

a) Heilziffern beim Magenkrebs.

Gehen wir, um die Hauptmasse der Krebse zu erfassen und um zu allgemeinen
Schlußfolgerungen zu gelangen, von den häufigsten Krebsen (vgl. 2. Kapitel,
S. 39) ihrer Häufigkeit nach (Magen-, Brust-, Gebärmutter- und Mastdarmkrebs) aus und stellen ihnen den therapeutisch günstigsten, den Hautkrebs
gegenüber.

Nehmen wir als erstes Beispiel den **Magenkrebs.** Er ist mit 30% der häufigste,
zugleich praktisch nur operativ heilbare und prognostisch der ungünstigste Krebs.
Er steht somit unter den häufigen Krebsformen mit allem Negativen an der
Spitze. Dies ist um so auffälliger, als die Diagnose Magenkrebs mit sehr hoher
Sicherheit gestellt wird. Im Breslauer Krankengut des Verfassers (s. STANJEK
1936), war bei 1328 Magenkrebsdiagnosen (in $14^3/_4$ Jahren) die Erkrankung nur
47mal, das sind in weniger als 4% fälschlich als Magenkrebs gedeutet worden.
Der Magenkrebs wird aber nicht nur in über 96% richtig, sondern auch, sobald
der Kranke klinisch untersucht wird, auch meist sogleich diagnostiziert. Die
Schwierigkeit liegt darin, daß der Arzt, da die anfänglichen Erscheinungen oft
sehr geringfügig sind, meist erst spät aufgesucht und daß auch beim Arzt oft
noch wertvolle Zeit versäumt wird. In unserem Breslauer Material war die
mittlere präoperative Krankheitsdauer aller 1281 Fälle von Magenkrebs 13,2 Monate. Der Hebelarm zur Besserung hat also seinen Angriffspunkt außerhalb der
Klinik. Not tut, 1. daß folgender, den Argwohn weckender Grundsatz ins Bewußtsein aller Praktiker, Internisten und Chirurgen eingeht: ein bis dahin magen-
gesunder Kranker, besonders jenseits des 40. Lebensjahres, geht, sobald er über
unklare Magenbeschwerden klagt, so lange unter der Diagnose Magencarcinom,
bis sie objektiv widerlegt ist. Not tut 2. Aufklärung in der Öffentlichkeit (davon s.
dieses Kapitel, S. 639).

Wie sieht es nun mit der Heilbarkeit des Magenkrebses aus? Es liegen
darüber viele Berichte vor. Die wichtigsten stammen von ANSCHÜTZ (1936),
FINSTERER (1931), GATEWOOD (1932), STANJEK (1936), KONJETZNY (1938),
WEESE (1940), WALTERS und Mitarbeiter (1942). Es besteht unter den Chirurgen
Einmütigkeit darüber, daß der Magenkrebs ausschließlich strahlentherapeutisch
überhaupt nicht, also nur operativ heilbar ist. Nach feststehender Diagnose
hängt die Heilziffer (ausführliche Tabellen s. bei KONJETZNY 1938) primär ab
von der Operabilität des Magenkrebses.

Wenn auch seine Diagnose heute mit über 96% Sicherheit gestellt werden
kann, so ist aber doch der Zeitpunkt der Diagnose oft schon gleichbedeutend
mit dem Zeitpunkt der Inoperabilität. In unserem Breslauer Material wurden
insgesamt von 1281 Magenkrebsen 11,9% wegen primärer Aussichtslosigkeit
(carcinomatöser Ascites u. dgl.) überhaupt nicht operiert, und es waren nur
34,1% radikal operabel. Im Wiener Material der Klinik v. EISELSBERG-RANZI
war die Resektionsquote 36,7% (v. OPPOLZER 1938). Das Wort inoperabel
bedeutet beim Magenkrebs für fast $^2/_3$ der Fälle zugleich von vornherein unheilbar.
Dabei ist diese Breslauer Zahl trotz der Schwere des schlesischen Materials noch
relativ günstig. In dem großen Material der MAYO-Klinik war der Prozentsatz
der resezierten Fälle zwischen 1907 und 1938 nur 25% (WALTERS u. Mitarb. 1942).

Fragt man nach den Ursachen für diese erschreckende Quote primär unheilbarer Fälle, so ergibt sich zunächst überraschenderweise, daß die *präoperative Krankheitsdauer* keinen Maßstab für die Operabilität angibt.

Tabelle 81.

Durchschnittliche präoperative Krankheitsdauer bei radikal operablen Magenkrebsfällen.

SCHÖNHOLZER	6 Monate
DANEEL	6,5 ,,
FINSTERER	7,7 ,,
GATEWOOD	8,3 ,,
Eigenes Material	17,5 ,,

Die Tabelle zeigt, daß auch bei langer Vorgeschichte Krebse des Magens noch resezierbar sind. Es erscheint dies auf den ersten Augenblick paradox, ist es aber beim näheren Zusehen nicht. Tatsächlich sind eben die Magenkrebse mit längerer Vorgeschichte zugleich die von vornherein relativ gutartig verlaufenden. Die 34,1 % radikal operabler Fälle stellen also eine Auslese der relativ günstig verlaufenden Fälle dar. Auch bei kurzer präoperativer Krankheitsdauer (1—3 Monate) ist — auch nach den Erfahrungen von OPPOLZER (859 Fälle) — die Resektionsquote nicht wesentlich höher.

Auch die *Größe des Krebses* ist für die Frage, ob operabel oder nichtoperabel, nicht direkt entscheidend. Die Praktiker neigen häufig dazu, bei einem großen, tastbaren Magenkrebs Inoperabilität anzunehmen. In Wirklichkeit ist es meist umgekehrt: die großen Krebse, die man gut tasten kann, sind meist die günstigeren; die Magenkrebse, bei denen nichts oder wenig zu palpieren ist, haben eine schlechtere Aussicht. Bei näherem Zusehen ist der Grund ein einleuchtender: Krebse, die expansiv wachsen und große Geschwülste bilden, sind prognostisch günstiger als die Krebse, die von vornherein nur infiltrativ wachsen und auf diese Weise schnell die Grenzen der Operabilität überschreiten, andererseits aber nicht tastbar zu sein pflegen. Auch DE BRUIN (991 Fälle, 1941) bestätigt diese Erfahrung.

Die Gründe für den überall durchschnittlich ähnlich hohen Prozentsatz inoperabler Magenkrebse liegen in der *Symptomarmut des Krankheitsbeginns*, in dem vielfach frühzeitigen Übergreifen auf andere Organe und in der häufigen Härte der Kranken gegen sich selbst. Geringe Beschwerden werden im Alter sehr oft mißdeutet, vor allem auf irgendwelche nicht verträgliche Speisen, aber nicht auf ein so ernstes Leiden bezogen. Fortbildung der Ärzte, Laienaufklärung haben hier kaum etwas gegenüber der Zeit vor 25 Jahren geändert.

Die endgültige Heilziffer wird ferner ungünstig beeinflußt durch die beim Magenkrebs unverhältnismäßig hohe *Operationssterblichkeit*. Sie beträgt nach

WALTERS und Mitarbeiter (1942)	16%
GATEWOOD, SIMON, SCHÖNBAUER	18%
SEIFERT	23%
BIRGFELD und KASPAR	25%
STANJEK (Krankengut der Breslauer Klinik)	26,8%
GULEKE	33%

Die Höhe der Mortalität hängt nicht ab von der Technik der Operation, denn die gleichen Operateure haben in der gleichen Zeit bei der gleichen Operation an Magengeschwürskranken nur eine Mortalität von noch nicht 4% (gegenüber 26,8% bei Krebs), sondern wesentlich vom Alter, Anämie, Hypoproteinämie, mangelnde Säurebildung im Carcinommagen (SEIFERT 1932) und von der Indikation. Wer nur 20—25% der Fälle, also nur die günstigsten operiert, hat natürlich eine geringere Mortalität als derjenige, der auch bei der sonstigen Aussichtslosigkeit des Leidens komplizierte Fälle mit einbezieht.

Teilt man die Operationen in *„einfache"* und in *„komplizierte" Resektionen* (Übergreifen auf Nachbarorgane, Verlötung mit der Umgebung usw.) ein, so ergeben sich folgende Mortalitätszahlen:

FINSTERER . . . einfache Resektionen 6%, komplizierte Resektionen 41%
WEIL . . . . . . ,, ,, 18%, ,, ,, 40%
MÖLLER . . . . . ,, ,, 13%, ,, ,, 33%
K. H. BAUER (1936) ,, ,, 18,2%, ,, ,, 39,1%.

Daraus geht hervor: die Zahl der theoretisch heilbaren (da operablen) Fälle wird durch die im Alter, bei Anämie, Kreislaufschädigung usw. unverhältnismäßig gefährliche Operation erheblich vermindert. Es sind also der Ausdehnung der Operation klare Schranken gesetzt, will man nicht durch eine zu hohe Operationsmortalität, die die sonst noch zu erwartende Lebenszeit vernichtet, die bei den die Operation überlebenden Fällen gewonnene Lebensverlängerung völlig preisgeben.

Die endgültige Heilziffer wird aber nicht nur durch die primär inoperablen Fälle (fast $^2/_3$), nicht nur durch die hohe Operationssterblichkeit, sondern auch noch durch interkurrente Erkrankungen entsprechend der natürlichen Absterbeordnung der Menschen höheren Alters und auch noch durch die bei Magenkrebs häufigen Rezidive und Metastasierungen ungünstig beeinflußt. Man kann alle diese Faktoren zusammenfassen, wenn man die *Überlebensdauer* der nach der Radikaloperation *geheilt Entlassenen* ermittelt. In dem Breslauer Krankengut des Verfassers mit 34,9% radikal Operierten lebten von den geheilt Entlassenen:

Nach 3 Jahren noch 29,1%
,, 5 ,, 20,2%
,, 10 ,, ,, 17,9%.

Im Krankengut der MAYO-Klinik mit 25% radikal Operierten lebten nach 5 Jahren von den geheilt Entlassenen noch 25%. Zu einer noch etwas günstigeren Prognose kommt DE BRUIN (1941). Bei 991 Magenkrebskranken der Jahre 1909—1941 berichtet er über eine Überlebensquote nach 3 Jahren von 40%, nach 5 Jahren von 26,5% und nach 10 Jahren von 22,5%. Aus diesen Zahlen geht hervor, daß die Sterbewahrscheinlichkeit selbst der günstigsten Fälle, nämlich der radikal operablen und die Operation überlebenden Fälle in den nächsten 5 Jahren immer noch 75—80% beträgt. Andererseits aber ergibt die Absterbekurve der Fälle jenseits 5 Jahren einen parallelen Verlauf mit der Absterbekurve der Gleichaltrigen. Das bedeutet, daß ein Kranker, der *5 Jahre nach der Radikaloperation wegen Magenkrebs* noch lebt, *fast die gleiche Lebenserwartung wie seine Altersgenossen* (vgl. auch ANSCHÜTZ 1936) hat. Es geht dies auch daraus hervor, daß der Prozentsatz der Überlebenden zwischen 5 und 10 Jahren nur von 20,6 auf 17,9% in unserem Krankengut absinkt.

Immerhin ist die *Resektion* auch *bei den Nichtgeheilten* nicht ohne Bedeutung, ist ja die *Überlebensdauer* der später noch ihrem Krebs erliegenden im Material des Verfassers *eine wesentlich längere*. Sie betrug bei der Gruppe der gut operablen Fälle durchschnittlich 20 Monate und 29 Tage, also fast *1³/₄ Jahre*, und bei der Gruppe der fortgeschrittenen operablen Fälle noch 18 Monate 23 Tage, also über 1¹/₂ Jahre (gegenüber nur *4 Monate und 11 Tage* Überlebensdauer bei den bloß probelaparotomierten Fällen.

Die 5jährige Überlebenszeit, die so gut wie gleichbedeutend mit Heilung ist, betrifft nun aber bloß die günstigsten Fälle, die radikal operierten, soweit sie die Operation überstanden. Die *absolute Heilziffer* wird natürlich nur ermittelt, wenn man alle in Zugang gekommenen Magenkrebskranken, also auch die nicht mehr operierten, die inoperablen und nur palliativ operierten, mit einbezieht.

Im Krankengut des Verfassers lebten von allen in Zugang gekommenen Magenkrebskranken der Breslauer Klinik

nach 3 Jahren noch 7,42%
„ 5 „ „ 6,52%
„ 10 „ „ 4,07%.

Symptomatische Eingriffe, wie z. B. *Gastroenterostomie* bei der Pylorusstenose durch Krebs haben nur eine Linderung der Krankheitserscheinungen, jedoch *keine nennenswerte Verlängerung der Lebensdauer* zur Folge. Es lebten

bis zu $^{1}/_{2}$ Jahr 55,4%
„ „ 1 Jahr 24,8%
„ „ $1^{1}/_{2}$ Jahren 8,9%
„ „ 2 Jahren . . . . . . 2,6%.

Die *Überlebensdauer* aller mit Gastroenterostomie behandelten Fälle betrug 6 Monate 23 Tage, übersteigt die der bloß Probelaparotomierten (4 Monate 11 Tage) nur um 2 Monate und 12 Tage.

Auf den ersten Blick ist die in den verschiedenen Altersklassen verschiedene Krebsheilziffer auffällig. Man sollte annehmen, daß die Magenresektion bei Magenkrebskranken in jüngeren Jahren wegen der günstigeren Widerstandskraft usw. günstiger und in höherem Alter wegen der Komplikationen der Alterserscheinungen ungünstiger sein würde. In Wirklichkeit ist es jedoch so, daß der *Magenkrebs* in der Summe der Fälle *um so gefährlicher* ist, *je frühzeitiger* er auftritt, lebten ja von Magenkrebskranken bis zu 40 Jahren nur 5%, zwischen 40 und 60 Jahren 18% und bei über 60 Jahren 28% 5 Jahre und länger (ANSCHÜTZ 1936). Die Heilaussichten nehmen also mit dem Alter relativ zu. Selbstverständlich bedeuten diese Prozentzahlen immer Massenzahlen. Es wäre ganz verkehrt, wegen der bei jugendlichen Personen sehr viel schlechteren Prognose von vornherein gar nichts zu unternehmen. Im Schrifttum, auch in unserem Krankengut, finden sich viele Magenkrebse Jugendlicher, die rückfallfrei und voll arbeitsfähig geblieben sind.

Wesentlich hängt, wie immer, die Operationsprognose auch des Magenkrebses ab von seinem *biologischen Charakter*. Auch beim Magenkrebs hat sich gezeigt (SALTZMANN 1913, McLARTY u. Mitarb. 1921, KONJETZNY 1928, TUOMIKOSKI 1936), daß die Heilziffer bei dem am besten ausdifferenzierten Carcinoma adenomatosum am höchsten ist.

So schmerzlich die Zahl der Unheilbaren auch ist, die Chirurgen werden sich immer wieder aufrichten an der Zahl derer, die von diesem schwerstwiegenden aller Krebse geheilt und wieder voll gesund ihr Leben fortführten. Zudem steigt die Resektionsquote so gut wie in allen großen Kliniken ständig an. Obgleich 65% unserer Kranken über 50 Jahre alt waren, so haben wir doch *unter unseren endgültig Geheilten:*

4 Fälle, die länger als 10 Jahre lebten,
3 Fälle, die länger als 11 Jahre lebten,
1 Fall, der länger als 12 Jahre lebte,
3 Fälle, die länger als 13 Jahre lebten,
1 Fall, der länger als 14 Jahre lebte,
2 Fälle, die länger als 15 Jahre lebten,
2 Fälle, die länger als 16 Jahre lebten.

Die Fälle, die über 10 und mehr Jahre geheilt geblieben sind, sind zugleich auch eine sehr weitgehende Widerlegung der Anschauung von der hohen Bedeutung der erblichen Krebsveranlagung. Spielte diese eine so große Rolle, so müßten solche Kranke oft genug neue Krebse auch anderer histologischer Struktur am gleichen oder anderen Organ bekommen.

Die *Röntgenbestrahlung* des Magenkrebses hat — bis auf die seltenen Lymphosarkome (MERRITT 1936) — enttäuscht. Es sind zwar vielfach Heilungen nach bloßer Bestrahlung behauptet worden, aber erfahrene Kliniker bezweifeln dies, soweit die Fälle nicht durch Probeexcision, sehr exakte Röntgenserien und die Heilung selbst über genügend lange Zeit gesichert ist. Was die Nachbestrahlung nach der Radikaloperation anlangt, so lebten in dem Breslauer Material des Verfassers die nachbestrahlten Fälle durchschnittlich 6 Monate und 19 Tage kürzer als die nur operierten Fälle. Das bedeutet natürlich nicht, daß die Bestrahlung sich lebensverkürzend auswirkt, da vornehmlich die ungünstiger resezierten Fälle bestrahlt wurden, aber es beweist mindestens eines, daß die Nachbestrahlung einen greifbaren Effekt nicht besitzt, abgesehen davon, daß sie die Kranken sehr mitnimmt. Auch die Radiumfernbestrahlung (GOSSET u. Mitarb. 1933) und die intracavitäre Radiumbestrahlung (vgl. PACK und SCHARNAGEL 1936) hat, abgesehen von der fehlenden Wirkung auf Metastasen und abgesehen von ihren Gefahren (Perforation, Blutung usw.) positive Erfolge noch nicht aufzuweisen. Ob die Hochvolttherapie oder die Behandlung mit radioaktiven Substanzen eine Änderung bringt, ist schwer vorauszusagen.

b) Heilziffern bei den Genitalkrebsen der Frau.

Während sie beim Magenkrebs keine erweisbare Heilwirkung hat, spielt die Bestrahlungsbehandlung bei vielen anderen Krebserkrankungen eine entscheidende, wesentliche oder eine die operative Behandlung unterstützende Rolle. Beispielhaft läßt sich dies an den **Genitalkrebsen der Frau** (Collum-, Korpus-, Vulva-, Ovarialcarcinom und Chorionepitheliom) dartun. Das Gesamtbild ist wesentlich erfreulicher: die Operabilität ist sehr viel höher, die Bestrahlung hat für sich allein sehr beachtenswerte Resultate und auch die inoperablen Fälle sind nicht völlig aussichtslos. Eine übersichtliche Darstellung ist nicht ganz einfach, da die Therapieformen in verschiedenen Zeiträumen sehr verschieden waren und da auch heute noch an verschiedenen Kliniken noch recht verschieden vorgegangen wird, ja sogar an der gleichen Klinik haben sich die Methoden fortgesetzt geändert. Unverkennbar ist die fortschreitende Besserung der Resultate.

Ein großer Vorteil für die Beurteilung liegt darin, daß sich die Gynäkologen in der Stadieneinteilung und in der Festlegung auf die Begriffe der relativen und absoluten Heilungs- und Leistungsziffer weitgehend geeinigt haben. Unter relativer *Heilungsziffer* verstehen sie die Zahl aller beobachteten, unter relativer Leistungsziffer die Zahl aller behandelten jeweils im Verhältnis zu den geheilten Fällen. Daneben wird vielfach noch die Leistungsziffer berechnet. Man versteht unter absoluter Leistungsziffer die Zahl aller überhaupt beobachteten und unter absoluter Leistungsziffer die Zahl der behandelten jeweils im Verhältnis zu der Zahl der geheilten Kranken. Da bei den gynäkologischen Krebsen die Zahl der beobachteten mit der Zahl der behandelten Fälle weitgehend übereinstimmt, so genügt im allgemeinen die Heilzifferberechnung. Die Leistungsziffer ist meist nur um ein geringes höher, da die Zahl der unbehandelten Fälle gering zu sein pflegt.

Auch in der Gynäkologie hat sich die 5-Jahresheilziffer bewährt. HAMANN und GÖBEL (1938) haben für ein nicht sehr großes Material die 6-Jahresergebnisse ermittelt. Sie bleiben hinter den 5-Jahresziffern jeweils nur wenig zurück, gehen ja geheilte Kranke nach der natürlichen Absterbeordnung auch an anderen Krankheiten zugrunde. Es dürfte sonach kein zwingender Grund vorhanden sein, von der bewährten und im internationalen Schrifttum allgemein eingeführten 5-Jahresheilziffer abzugeben. Die Hauptsache ist ja, sie vermittelt Vergleichswerte.

Was die Behandlungsmethoden anlangt, so hat die *operative Therapie* in der Zeit, in der die Strahlentherapie noch unentwickelt war, ihre Leistungsfähigkeit unter Beweis gestellt. So berichtet AMREICH (1943) über 1505 vaginale Totalexstirpationen wegen Uteruscarcinom. Die Fälle gliederten sich wie folgt:

Das große Material von 1505 Fällen gestattet eine Unterteilung in Zeitperioden:

Tabelle 82.

	Zahl der Fälle	In %	Heilziffer in %
Gruppe I	466	30,8	57,9
,, II	747	49,9	40,3
,, III	223	14,8	24,6
,, IV	69	4,5	11,5
	1505	100	

1901—1906	5-Jahresheilziffer		16,5%
1907—1911		,,	20,9%
1912—1916		,,	22,5%
1917—1920		,,	23,8%
1921—1925		,,	25,4%
1926—1934		,,	25,0%

Einer durchschnittlichen Heilziffer von jetzt 25% steht aber eine erheblich ins Gewicht fallende *Operationsmortalität* gegenüber: auf 1505 Operationen kamen 100 Todesfälle = 6,6%. Die Mortalität ist sehr verschieden je nach Stadium:

im Stadium I Operationsmortalität 3,4%
,,   ,,   II   ,,   15,5%
,,   ,,   III   ,,   12,6%
,,   ,,   IV   ,,   32,1%

Begreiflicherweise hat man daraus die Folgerung gezogen, die Fälle vor allem der Gruppe IV von der Operation auszuschließen und die zu operierenden Fälle bewußt auszuwählen. KNAUS gibt 1942 einen Bericht über 1000 Fälle von Collumcarcinom. Er operierte von den 484 operablen Fällen 266, also nur 26,6% aller Fälle, hatte aber bei diesen ausgewählten Fällen eine bemerkenswert niedrige postoperative Mortalität, nämlich nur 1,46%. Davon kamen 2,65% Mortalität bei der WERTHEIMschen Operation (113 Fälle) und 0,65% bei der SCHAUTAschen Operation (115 Fälle). Die operative Mortalität war nicht höher als die Strahlenmortalität mit 1,12%. Bei einer Gruppe von 98 Frauen (74 operiert, 24 bestrahlt), die zur Gruppe I gehörten, erzielte KNAUS eine 5-Jahresheilung von 75,5%, von 95 Kranken, die 1935/36 operiert wurden, blieben 70,4% dauernd geheilt. Es ist verständlich, daß bei solch ausgezeichneten Resultaten KNAUS der operativen Therapie für die streng ausgewählten Fälle treu bleibt. Es wurden alle Operierten zusätzlich bestrahlt. Einschließlich der bestrahlten Fälle erzielte KNAUS insgesamt eine absolute Heilungsziffer von 35,3%.

Die relative *operative Heilziffer bei den operablen Cervixcarcinomen* ist durchweg hoch:

Tabelle 83.

Autor	Gesamtzahl der Fälle	Operable Fälle	Von den operierten Fällen geheilt	Relative Heilziffer in %	Absolute Heilziffer
DÖDERLEIN	1319	183	92	59,2	15,4
WINTZ	740	108	62	57,4	18,9
FORSSEL-HEYMANN . .	502	145	67	46,2	23,3
LAHM	469	53	24	40,7	23,5
EYMER	203	63	35	55,6	25,1

In der Therapie der Genitalcarcinome war das Jahr 1913 von wesentlicher Bedeutung. Auf dem Gynäkologenkongreß in Halle empfahlen DÖDERLEIN, BUMM, KRÖNIG u. a. die Strahlenbehandlung gynäkologischer Carcinome. DÖDERLEIN und MENGE führten an ihren Kliniken sogar die ausschließliche

Strahlentherapie der Genitalcarcinome ein (Näheres s. EYMER 1936). Am besten spiegelt sich der Wandel der Therapie in einer Tübinger Statistik (REICHEN-MÜLLER 1942) wieder. In den 4 Jahren 1931—1934 kamen 515 Fälle von Gebärmutterkrebs in Behandlung. Davon waren 407 Collumcarcinome und 108 Korpuscarcinome. Bei ungefähr gleichbleibendem Krankengut kann an der gleichen Klinik eine Zeitperiode „rein operativer Behandlung" einer späteren „vorwiegend operativen Behandlung" und in den Berichtsjahren 1931—1934 einer „vorwiegenden Bestrahlungsbehandlung" gegenübergestellt werden.

Für das *Collumcarcinom* ergibt sich für alle beobachteten Fälle eine absolute *Heilziffer* zwischen 18,2 und 32,6%, bei den Operierten zwischen 31,2 und 44,4%.

Tabelle 84. *Operabilitäts- und Heilziffern, sowie Behandlungssterblichkeit der Frauenklinik Tübingen bei 1561 Fällen von Krebs des Gebärmutterhalses in 4 verschiedenen Zeitabschnitten.* (Nach REICHENMILLER 1942.)

	1902—1912 „reine Operation"	1918—1926 „fakultative Vorbestrahlung und Operation"	1927—1930 „obligate Vorbestrahlung und Operation"	1931—1934 „vorwiegende Bestrahlung"
Zahl der Beobachteten	545	351	278	387
Operabilitätsziffer . .	64,8%	52,4%	45,7%	49,9%
5jährige Heilung aller Beobachteten . . . :	19,6%	18,2%	23,7%	32,6%
5jährige Heilung der Operierten	31,2%	37,9%	44,4%	40%
5jährige Heilung der Bestrahlten	—	4,6%	16,6%	32,2%
Behandlungssterblichkeit	19,8%	5,6%	2,2%	2,3%

Aus der Tabelle geht ferner die erfreuliche Tatsache hervor, daß die Behandlungssterblichkeit von 19,8% von 1902—1912 bis 1931—1934 auf 2,3% gesenkt werden konnte. Es ist nur natürlich, daß die Statistik zum Ausgangspunkt der Anzeigenstellung geworden ist und daß die Krebse des Gebärmutterhalses „auch heute noch in der Regel bestrahlt und nur ausnahmsweise operiert" werden.

Damit wird es wohl auch zusammenhängen, daß sich — auf den ersten Blick überraschenderweise — zeigte, daß unter 214 Fällen die unreifen und damit strahlenempfindlicheren Collumcarcinome mit 37,5% eine sehr viel günstigere Heilziffer aufwiesen, als die vorwiegend reifen (und damit meist strahlenresistenteren) Plattenepithelcarcinome mit nur 17,5% Heilziffer (MÖNCKEBERG 1941).

Interessant ist die Gegenüberstellung mit dem *Korpuscarcinom* (Tabelle 85).

Tabelle 85. *Operabilitäts- und Heilziffern, sowie Behandlungssterblichkeit der Frauenklinik Tübingen bei 399 Fällen von Korpuscarcinom in 3 verschiedenen Zeitabschnitten.* (Nach REICHENMILLER 1942.)

	1902—1912 „nur Operation"	1918—1930 „vorwiegend Operation"	1931—1934 „vorwiegend Bestrahlung"
Zahl der Beobachteten .	132	164	103
Operabilitätsziffer. . . .	80,3%	81,1%	83,5%
5jährige Heilung aller Beobachteten	42,4%	36,6%	46,6%
5jährige Heilung der Operierten	54,9%	47,4%	66,0%
5jährige Heilung der Bestrahlten	—	11,1%	32,7%
Behandlungssterblichkeit	7,9%	9,3%	7,1%

Aus der Tabelle 85 geht hervor, daß beim Krebs des Gebärmutterkörpers die absolute und relative Heilung der Operierten die der Bestrahlten weit übertrifft, auch in der neuesten Periode um mehr als das Doppelte. So ist es verständlich, daß die berichtende Klinik selbst den Standpunkt vertritt, „das Korpuscarcinom möglichst sofort zu operieren und erst hinterher zu bestrahlen".

Das ausführlich gebrachte Beispiel zeigt, daß die Entscheidung selbst beim gleichen Organ nicht von grundsätzlichen Einstellungen, sondern nur von der klinischen Erfahrung entschieden werden kann und daß es jeweils hohen Wissens und großer Verantwortlichkeit bedarf, die endgültige Entscheidung zu treffen.

Auch die Göttinger Klinik operiert wahlweise und bestrahlt. Von 394 Collumcarcinomen 1932—1936 wurden 384 behandelt, 54 wurden operiert, 330 bestrahlt. Die Ergebnisse (MARTIUS und KEPP 1942) sind folgende:

```
Gruppe I            21 Fälle, durch Bestrahlung geheilt 14
   ,,   II          61   ,,      ,,         ,,        ,,   29
   ,,   III        191   ,,      ,,         ,,        ,,   60
   ,,   III und IV 248   ,,      ,,         ,,        ,,   70
operiert            54   ,,      ,,     Operation     ,,   37.
```

Von 102 Korpuscarcinomen waren 79 operabel. 30 wurden operiert und bestrahlt, davon 25 geheilt, 49 wurden nur bestrahlt, geheilt wurden 29. Insgesamt wurden von 102 Fällen 59 Fälle geheilt. Von 24 Vulvacarcinomen wurden 2, von 110 Ovarialcarcinomen 19 und von 5 Chorionepitheliomen 2 geheilt.

Die besten Heilziffern beim Collumcarcinom — Operation und Bestrahlung bis auf 2% gleich beteiligt — teilte die Univ.-Frauenklinik Heidelberg (Prof. RUNGE) auf einem Gynäkologentreffen am 22. 8. 1948 in Heidelberg mit. Die absolute Heilziffer liegt mit 44,44% erheblich über dem sonstigen Durchschnitt auch großer Kliniken.

Tabelle 86. *Absolute Heilziffer bei 396 Fällen von Collumcarcinom* (Univ.-Frauenklinik Heidelberg: 1936—1941) (RUNGE 1948).

	Gruppe I		Gruppe II		Gruppe III		Gruppe IV	
1936	9	7	27	13	13	3	3	—
1937	14	10	24	11	11	3	2	—
1938	18	14	25	10	13	4	9	—
1939	19	17	37	11	19	3	4	—
1940	14	11	37	18	13	1	3	—
1941	30	19	34	18	11	3	7	—
	104	78 = 75,0%	184	81 = 44%	80	17 . = 21,3%	28	— = 0%

Gruppe I und II = 288 : 159 = 55,21%   Gruppe III und IV = 108 : 17 = 15,74%

absolute Heilung = 396 : 176 = 44,44%

Mit ausschließlicher Bestrahlung erzielte die Münchener Frauenklinik 1935 bei 232 Collumcarcinomen bei einer primären Mortalität von 0,86% die in Tabelle 87 aufgezeigten *Resultate* (EYMER und RIES 1942).

Die Heilziffer der bestrahlten Operablen (61,64%) reicht nicht ganz an die Heilziffer der Operation bei Gruppe I und II heran, dafür ist die primäre Mortalität mit nur 0,86% sehr niedrig. Beachtlich ist auch die Heilziffer von Gruppe III und IV mit 28,88%!

Tabelle 87. *Behandlungsergebnisse der Münchener Frauenklinik bei ausschließlicher Bestrahlung von 206 Fällen von Collumcarcinom.* (EYMER und RIES 1942.)

	Gruppe I	Gruppe II	Gruppe III	Gruppe IV	Gesamtzahl der Collumcarcinome
Beobachtete Fälle	35	38	71	69	213
Behandelte Fälle .	35	38	71	62	206
Nach 5 Jahren gesund	25	20	24	8	77
Relative Heilungsziffer	71,43%	52,63%	33,8%	11,6%	—
Relative Leistungsziffer	71,43%	52,63%	33,8%	12,9%	—
Heilungsziffer der Operablen . . .	61,64%		—	—	—
Heilungsziffer der Inoperablen . .	—	—	28,8%		—

Absolute Heilungsziffer . . . . . . 36,15% | Absolute Leistungsziffer . . . 37,38%

Beim inoperablen Cervixcarcinom wurden folgende *Heilziffern* erzielt:

REGAUD	unter 129 Fällen	13 Heilungen	= 10%
DÖDERLEIN	,, 543	,, 58	,,	= 10,7%
EYMER	,, 140	,, 16	,,	= 11,4%
WINTZ	,, 632	,, 78	,,	= 12,3%
NAHMMACHER	,, 176	,, 24	,,	= 13,5%
FORSELL-HEYMANN .	,, 357	,, 50	,,	= 14%
LAHM	,, 228	,, 29	,,	= 17,1%
SEISSER und MAU . .	,, 241	,, 44	,,	= 18,2%

Als Vorteil der Strahlenbehandlung erweist sich besonders auch die „primäre Heilungsleistung" in der Gruppe der inoperablen Collumcarcinome. WIMHÖFER (1941) versteht darunter nicht nur die zeitweilige Ausschaltung des Krebsherdes, sondern auch die Hintanhaltung aller mit der Therapie zusammenhängenden Sekundärschäden. Bei inoperablen Kranken konnten in der Heidelberger Frauenklinik fast 30% einjährige und knapp 25% zweijährige „Sterilisation" des Krebsgewebes unter Erlangung der Arbeitsfähigkeit und 15% 5-Jahresheilung erzielt werden.

Für das *Korpuscarcinom* werden folgende Zahlen angegeben:

DÖDERLEIN	relative Heilungsziffer	66%
WINTZ	,,	,,	66,6%
FORSSELL-HEYMANN .	,,	,,	60%.

Beim *inoperablen Korpuscarcinom* werden nur 5—8% Dauerheilungen erzielt. Die Strahlenmortalität beträgt im Durchschnitt 2—3%. Sie ist unbeschadet

Tabelle 88. *5-Jahresheilziffern.*

	Autor	Zeit	Gruppe I %	Gruppe II %	Gruppe III %	Gruppe IV %
Völkerbundsstatistik	HEYMANN 1938	1914—1931	55	36	21	5
Radiuminstitut Paris	REGAUD 1935	1925—1929	76	46	34	?
Marie-Curie-Hospital London	HURDON 1942	1934—1937	—	80	61	7
Radiumhemmet Stockholm	HEYMANN 1938	1931—1938	—	42	20	9
Krebsinstitut Paris	LABORDE 1938	—	57,5	48,9	31,6	4,5
Krankenhaus der Stadt Wien	E. MAIER 1941	—	63	52	25	—

besonderer Spitzenleistungen niedriger als die durchschnittliche operative Mortalität (6—8%).

Für das *Cervixcarcinom* findet sich über *die ausländischen* strahlentherapeutischen *Heilziffern* bei ACKERMANN und REGATO (1947) die S. 623 tabellarisch zusammengezogene und durch die Zahlen des Krebsinstituts Paris ergänzte Statistik (s. Tabelle 88).

Was die *Alternative operabel oder inoperabel* bedeutet, geht deutlich aus einer Gegenüberstellung von WINTZ (1941) hervor. Er berichtet aus der Zeit von 1915—1934 über die Ergebnisse der Behandlung des Uteruscarcinoms 5 Jahre nach Abschluß der Therapie:

1. *Collumcarcinom:*

     1636 Kranke, davon geheilt . . . . 328 = 19,6%
     a) operabel   226 Kranke, davon geheilt 138 = 61,0%
     b) inoperabel 437   ,,   ,,   ,,   190 = 13,2%.

2. *Korpuscarcinom:*

     261 Kranke, davon geheilt . . . . 112 = 42,9%
     a) operabel   127 Kranke, davon geheilt 88 = 69,1%
     b) inoperabel 134   ,,   ,,   ,,   24 = 17,9%.

3. *Adenocarcinom der Cervix uteri:*

     93 Kranke, davon geheilt . . . . 36 = 38,9%
     a) operabel   34 Kranke, davon geheilt 18 = 52,9%
     b) inoperabel 59   ,,   ,,   ,,   18 = 30,5%.

Wie beim Magenkrebs, so beweisen auch beim Uteruscarcinom viele *über lange Jahre geheilte Fälle,* daß die Vererbung nicht ausschlaggebend sein kann, sonst müßten ,,geheilte Fälle" auf Grund ihrer fortbestehenden erblichen Krebsneigung längst einen zweiten oder dritten Krebs bekommen haben. Im Krankengut von WINTZ leben von den Patientinnen mit *Collumcarcinom* gesund und ihrem Alter entsprechend leistungsfähig:

    42 Kranke geheilt seit 12—15 Jahren
    27 ,,   ,,   ,, 15—19   ,,
    21 ,,   ,,   ,, 20—25   ,,

Bei dem ja sehr viel selteneren *Korpuscarcinom* sind gesund und ihrem Alter entsprechend leistungsfähig:

    7 Kranke geheilt seit 12—15 Jahren
    11 ,,   ,,   ,, 16—19   ,,
    6 ,,   ,,   ,, 20—23   ,,

Auch die *Rezidive des Uteruscarcinoms* nach früherer Operation haben noch eine beachtliche *Heilziffer:*

    182 Kranke, davon symptomfrei und arbeitsfähig nach 3 Jahren 18%
    172 ,,   ,,   ,,   ,,   ,,   ,, 5 ,,   12%
    157 ,,   ,,   ,,   ,,   ,,   ,, 8 ,,   8%.

Daß Fortschritte der Technik tatsächlich zu besseren Ergebnissen geführt haben, beweist die *Gegenüberstellung früherer und späterer Zeitabschnitte* (WINTZ):

1. Das operable Collumcarcinom:
        1916—1922 die 5-Jahresheilung = 55%
        1923—1934 ,,   ,,   = 65%.
2. Das inoperable Collumcarcinom:
        1915—1922 die 5-Jahresheilung = 11%
        1923—1934 ,,   ,,   = 14%.
3. Das operable Korpuscarcinom:
        1916—1922 die 5-Jahresheilung = 64%
        1923—1934 ,,   ,,   = 71,5%.
4. Das inoperable Korpuscarcinom:
        1915—1922 die 5-Jahresheilung = 4%
        1923—1934 ,,   ,,   = 24%.

Überblickt man die Heilziffern bei den gynäkologischen Carcinomen, so muß man sagen, hier ist folgerichtige Krebsbekämpfung getrieben worden. Die ständig steigenden Heilziffern berechtigen zu einem gedämpften Optimismus. Der Wettkampf zwischen Operation und Bestrahlung ist weitgehend abgeklärt und der übrigen Krebsbehandlung wurden beispielhafte Richtlinien gegeben. Sobald neue Fortschritte der Krebsbehandlung sich ankündigen, so treffen sie hier auf wohlvorbereiteten Boden. Auch bei der Frage der Früherfassung, Reihenuntersuchungen, Laienaufklärung (s. dieses Kapitel, S. 638) werden wir wegweisende Lehren der Krebsbekämpfung im Bereich der weiblichen Genitalkrebse entnehmen können.

c) Heilziffern beim Brustkrebs.

Beim **Mammacarcinom** liegen die Verhältnisse für die Erfassung der Heilziffern an sich günstiger. Die Sorgfalt der Ermittlungen bleibt jedoch hinter der bei den Genitalkrebsen der Frau zurück. Altbewährt ist die Stadieneinteilung nach STEINTHAL. I. Stadium: Brustdrüse allein befallen (sehr gut operabel). II. Stadium: Axillare Lymphdrüsen mitbefallen, aber noch gut operabel. III. Stadium: inoperabel, sei es wegen Einwachsens in die Brustwand, sei es wegen Fernmetastasen od. dgl.

Die Beurteilung der Heilerfolge darf nicht übersehen, daß der *Brustkrebs* auch *ohne Behandlung* eine sehr viel längere Überlebeñsdauer hat als andere Krebse. In dankenswerter Weise ermittelte DALAND (1927) an 100 unbehandelten Fällen, daß

$$
\begin{aligned}
&\text{nach 3 Jahren noch } 40\% \\
&\quad\text{,, } 5 \quad \text{,,} \qquad \text{,, } 22\% \\
&\quad\text{,, } 7 \quad \text{,,} \qquad \text{,, } 9\% \\
&\quad\text{,, } 10 \quad \text{,,} \qquad \text{,, } 5\%
\end{aligned}
$$

lebten! Die durchschnittliche Lebensdauer betrug noch 40 Monate = $3^1/_3$ Jahre! „Heilziffern", die diese Zahlen nicht übertreffen, sind keine Heilziffern.

Das Breslauer Krankengut des Verfassers und seines Vorgängers umfaßte von 1929—1937 583 Fälle (HANUS 1944), davon waren

255 Erstbehandelte der Klinik,
145 auswärts Operierte (wegen Rezidiven oder Fernmetastasen überwiesen),
183 auswärts Operierte (zur Nachbestrahlung überwiesen).

Das schlesische Krankengut war wie beim Magenkrebs ungünstig und schwer. Als Maßstab dient die *präoperative Krankheitsdauer*. Sie betrug im Durchschnitt 13,7 Monate zwischen der ersten eigenen Feststellung des Kranken bis zur ersten Konsultation. Im einzelnen verteilen sich die Fälle wie unten folgt.

Die Länge der präoperativen Zeit prägt sich objektiv darin aus, daß sich von 12 Monaten an kein Fall mehr im I. Stadium befindet. Die besondere Schwere des fast nur ländlichen Krankengutes geht auch daraus hervor, daß von vornherein 19,6% inoperabel, weitere 9,1% nur palliativ und nur *71,3% radikal operabel* waren, während die meisten Statistiken 90% und mehr radikal operable Fälle aufweisen. Die Operationsmortalität der 186 Radikaloperierten betrug 3 Fälle = 1,6% (Kreislaufinsuffizienz bei einer 84jährigen Kranken, 2 Embolien).

Präoperative Krankheitsdauer	Zahl der Fälle
bis 1 Monat	13
1—3 Monate	30
4—6 ,,	36
7—12 ,,	66
1—2 Jahre	64
2—3 ,,	31
über 3 ,,	15

Vergleichszahlen finden sich bei MEIER (1927): 5,3%, BAATZ (1935): 4,0%, DERRA und BLITTERSDORF (1940): 4,4%. Die Nachuntersuchung erfaßte (bis auf eine ausgewanderte Patientin) alle Kranken. Alle Todesfälle sind als Krebstodesfälle gerechnet. Bei der 5-Jahre-Überlebenszeit wird in rezidivfreie Überlebensdauer und solche mit

Rezidiv unterschieden. Viele Statistiken sind hinsichtlich der Leistung unbrauchbar, wenn bei der 5-Jahres-Überlebensdauer die noch mit Rezidiven lebenden mitgezählt sind. Krebsstatistiken sind nur einwandfrei, wenn sie die mit Krebs noch Lebenden aus der 5-Jahresheilziffer ausscheiden.

Tabelle 89. *Absolute Leistungsziffer aller wegen Mammacarcinom aufgenommenen Kranken der Breslauer Klinik.*

	Zahl der Fälle	In %	Mittlerer Fehler	Nach 5 Jahren überlebend	Rezidivfrei	Mit Rezidiv
Stadium I . .	38	14,9	± 5,81	38 = 100%	37 = 97,4%	1 = 2,6%
„ II . .	99	38,8	± 4,96	54 = 54,5%	42 = 42,4%	12 = 12,1%
„ III. .	118	46,3	± 4,59	6 = 5,1%	5 = 4,2%	1 = 0,9%
	255	100,0	—	98 = 38,4%	84 = 32,9%	14 = 5,5%

Bei der Unterteilung des Krankengutes in 2 Teile 1929—1932 und 1933—1937 mit Stichtag 1. 4. 1933 ergab sich, wie in den meisten Statistiken, für die spätere Zeitperiode eine leichte Besserung der Resultate.

Tabelle 90.

	1. 4. 1929—31. 3. 1933		1. 4. 1933—31. 3. 1937	
	Zahl der Fälle	Überlebensdauer rezidivfrei 5 Jahre in %	Zahl der Fälle	Überlebensdauer rezidivfrei 5 Jahre in %
Stadium I	17	94,1	21	100
„ II . . .	44	34,0	55	49,1
„ III . . .	51	3,9	67	4,5

Die Heilziffer stellt sich natürlich sehr viel günstiger dar, wenn man, wie dies irreführenderweise öfter geschieht, nur die radikal- und palliativ operierten Fälle auswertet. Für das Krankengut des Verfassers (1933—1937) ergibt sich *für die radikal und palliativ operierten und nachbestrahlten Fälle eine Heilziffer von 71,0% 5-Jahres-Überlebensdauer.*

Die deutlichen Fortschritte der letzten 30 Jahre spiegeln sich wieder in einer Zusammenstellung von HARRINGTON (1946) für die radikal operierten Fälle bei dem (prognostisch relativ günstigen) Adenocarcinom der Mamma:

Zeitabschnitt	5 jährige Überlebensdauer in %
1910—1914	39,8
1915—1919	41,7
1920—1924	40,5
1925—1929	48,0
1930—1934	53,5
1935—1938	59,3

Eine *10-Jahres-Überlebensziffer* stammt von GORDON-TAYLER (1947). Von seinen 644 radikal operierten Fällen waren 363 weiter als 10 Jahre zurückliegend. Es lebten noch in Gruppe I: 84,07%, in Gruppe II: 29,4% und in Gruppe III: 6,5%.

Bemerkenswert erscheint, daß der *Brustkrebs bei Männern* nicht die üble Prognose hat, die man ihm gewöhnlich zuspricht. SACHS (1941) ermittelte die Heilziffer von 205 Fällen. Sie betrug für Operation und Bestrahlung 52,2% nach 5 Jahren rezidivfrei Lebende.

Sicherlich ist die Prognose wesentlich mit abhängig vom *biologischen Charakter* der Geschwulst. Nur ist diesem Gesichtspunkt bei uns noch wenig Rechnung getragen. Maßstäbe sind die Verlaufsgeschwindigkeit und der histologische Charakter. Im Breslauer Material des Verfassers (1933—1937) kamen

auf das Carcinoma solidum 28,7%
„ „ „ scirrhosum. 25,2%
„ „ „ adenomatosum 23,5%
„ „ „ medullare 13,9%
„ den PAGET-Krebs 7,8%
„ Mischformen . . . . 7,8%.

Unsere Heilkurve verläuft wie die von DERRA und BLITTERSDORF (1940) vom (seltenen) Gallertcarcinom (am günstigsten) (vgl. auch LEE u. Mitarb. 1934) über das Adeno-, das medulläre und solide Carcinom zum Scirrhus.

Die Wirkung der *Nachbestrahlung* ist statistisch schwer exakt nachweisbar. Der Vergleich zweier Perioden ohne und mit Bestrahlung ist nicht beweisend, wenn nicht die Differenz über die allgemeine Besserung der Resultate (s. vorstehende Tabelle) erheblich hinausgeht und außerdem durch den dreifachen mittleren Fehler statistisch gesichert ist. Auch die Ableitung des Erfolges nur von bestimmten Stadien ist bedenklich. Immerhin wird man nicht daran vorbeikommen, daß viele Autoren, wie ANSCHÜTZ und SIEMENS (1938), HINTZE (1937), GANZ (1936) u. a., Besserungen der Heilziffern berechneten. Ferner ist zu beachten, daß die meisten Strahlentherapeuten eindrucksvolle Einzelfälle ausgeheilter und bildmäßig belegbarer Brustkrebse aufzuweisen haben. Auch die Besserungen bei Bestrahlung der Knochenmetastasen (gelegentlich auch röntgenologisch erweisbar) sprechen dafür, daß man einen Effekt auch sonst zu erwarten hat. Die Entscheidung liefern die Ergebnisse bei Rezidiven und sonstigen Metastasen.

Im Breslauer Krankengut wurden 145 Frauen *wegen Rezidiven und Metastasen* behandelt. Das längste *Intervall* zwischen Operation und Rezidiv betrug 15 Jahre, das kürzeste 4 Wochen, die Durchschnittszeit war *22,3 Monate.* Sie wurden alle nachbestrahlt. Abgesehen von den oft überaus erfreulichen subjektiven Besserungen ergab sich bei den nur bestrahlten Rezidiven eine 5jährige Überlebensdauer von 21,5%. WINTZ (1941) gibt 19% an. GLAUNER (1935) rühmt seine „Bestrahlungsresultate" bei 50 inoperablen Mammacarcinomen: nach 3 Jahren 22%, nach 4 Jahren 10%, nach 5 Jahren 0%. Man darf aber nicht vergessen, daß nach

Tabelle 91. *5jährige Überlebensdauer beim Mammacarcinom.*

	Unter 45 Jahren in %	Über 45 Jahren in %
Stadium I . . .	100	100
,, II . .	44,7	63,4
,, III . .	—	6,8

DALAND (1927) auch von den völlig unbehandelten Brustkrebsfällen nach 3 Jahren noch 40% und nach 5 Jahren noch 22% lebten. So sehr man dazu neigt, „um alles getan zu haben", noch zu bestrahlen, so ist aber doch die Heilwirkung der Bestrahlung in der großen Summe der Fälle noch nicht zweifelsfrei erwiesen. Auch DERRA und BLITTERSDORF (1940) kamen zu dem Ergebnis, daß in keinem Stadium sich durch die Bestrahlung eine sichere Verbesserung der Bestrahlungserfolge hat nachweisen lassen.

Inwieweit die operative oder strahlentherapeutische Kastration oder die Hormontherapie mit Keimdrüsenhormon des anderen Geschlechts („hormonelle Kastration") die Heilziffer bessern wird, ist schwer vorauszusagen. Wahrscheinlich wird sie mindestens palliativ und lebensverlängernd wirken. In unserem Breslauer Material war es jedenfalls bemerkenswert, daß die 5jährige Überlebensdauer vor und nach der Menopause bei den Kranken über 45 Jahren eindeutig günstiger war.

Diese Gegenüberstellung ist vielleicht mit ein Grund für die Hoffnung, daß die die Menopause bewirkende Hormontherapie (gleichviel welcher Art) einen günstigen Einfluß auf die Heilziffer gewinnen könnte.

Nach dem derzeitigen Stand der Dinge geht die tatsächliche Heilziffer, wie beim Magencarcinom, praktisch völlig auf Konto der Radikaloperation. Das Mammacarcinom ist früher zu diagnostizieren, verläuft langsamer, die Heilerfolge haben sich fortlaufend gebessert und ergaben *bei den Radikaloperierten nach 5 Jahren 63,1% rezidivfrei Lebende* und bei allen Behandelten eine *absolute Heilziffer von 33—35%.* Die Radikaloperation schafft also gegenüber den unbehandelten Überlebenden ein Plus von 41,1%. Die Operation, und zwar die Frühoperation (im I. Stadium 100% Heilung!) ist die große und Hauptchance des Brustkrebskranken. Die Bestrahlung allein ist nur bei klarer Kontraindikation gegen eine Radikaloperation und bei Inoperablen, sonst nur als Zusatztherapie zur Operation erlaubt.

d) Heilziffern beim Mastdarmkrebs.

Etwas günstiger als beim Magenkrebs liegen die Verhältnisse beim **Rectumcarcinom.** Die Frühsymptome sind deutlicher, die Operabilität ist höher und die absolute Heilziffer demgemäß besser.

Immer ist es gut, vom *Schicksal der unbehandelten Fälle* auszugehen und dieses als Maßstab zu nehmen. DALAND und Mitarbeiter (1936) prüften 100 unbehandelte Rectumcarcinome nach. Die durchschnittliche Lebensdauer nach Einsetzen der ersten Symptome betrug 14 Monate. Wurde bei sonst fehlender Behandlung eine Colostomie ausgeführt, so wurde dadurch die Lebenszeit so gut wie nicht verlängert.

Im allgemeinen wurden nur 2 Klassen, die operablen und inoperablen Fälle, unterschieden. Zweckdienlich wäre es, wenn man nach GULEKE (1936) 4 oder nach GOETZE (1939) *5 Stadien* unterschiede (Tabelle 92).

Tabelle 92.

	Vorkommen	Dauerheilung der „geheilt Entlassenen"
I. Solitäre Polypen oder Tumoren ohne Metastasen	5%	100%
II. Örtlich eingebrochene Tumoren ohne Metastasen	25%	50%
III. Carcinom mit regionären Metastasen	30%	25%
IV. Carcinome übergreifend auf Nachbarschaft und mit Metastasen	20%	vereinzelt
V. Carcinome mit Nah- und Fernmetastasen. . . .	20%	0%

Das Krankengut der Breslauer Klinik umfaßte von 1921—1937 472 Kranke mit Mastdarmkrebs (SCHMINCKE 1941). Nach der Einteilung von GULEKE entsprachen dem

Stadium I 18,6%
„ II 38,6%
„ III 38,9%
„ IV . . . . . . 3,9%.

Die *präoperative Beschwerdedauer* betrug durchschnittlich 10 Monate. Die *Radikaloperation* wurde in 46,4% [bei GULEKE (1941) in 46,3%] ausgeführt, und zwar in 27,8% als sacrale Amputation, 10,8% sacrale Resektion, 6,4% als abdomino-sacrale oder sacro-abdominelle Rectumexstirpation und in 1,5% als kombinierte Resektion. Das Mastdarmcarcinom ist schwer belastet durch die durchschnittlich noch hohe Mortalität. Sie betrug für alle Operationsverfahren 20,6% und führte bei den „geheilt Entlassenen" zu einer 5jährigen rezidivfreien *Heilziffer von 27,9%.* Im Stadium I war die Mortalität der hauptsächlich ausgeführten sacralen Amputation 13,9% mit einer 5jährigen Heilziffer (wie oben) von *38,5%.* Im günstigen Krankengut der Privatklinik betrug sie sogar 42,9%. Zugleich wurde eine Quote der Radikaloperation von 63,9% erreicht, ähnlich wie GULEKE, der auch auf seiner Privatabteilung 69% erreichte. Im gesamten Krankengut fanden sich 12 Fälle, die bei der Nachprüfung seit der Operation 12 Jahre und länger noch leben.

Die *5jährige Überlebensdauer* bei der sacralen Amputation betrug in verschiedenen Kliniken (Zahlen großenteils nach GULEKE 1942):

Wien (v. EISELSBERG 1930) 16,5%
Wien (FINSTERER 1941) 24,6%
Freiburg (KRASKE, LEXER 1928) 25,0%
Heidelberg (KIRSCHNER 1935) 35,0%
Jena (GULEKE 1936) 38,0%
Breslau (K. H. BAUER 1941) 38,5%
Breslau (Privatklinik K. H. BAUER 1941) . . 42,9%.

Besser noch sind die Resultate bei dem kombiniert abdomino-sacralen Vorgehen. Bei den meisten Operateuren ist dies Verfahren jedoch durch eine höhere Mortalität belastet. Über besonders gute Resultate berichtet GULEKE (1936, 1941, 1942). Er geht zweizeitig vor, legt zunächst einen ein- oder doppelläufigen Anus praeter an, wobei die Bauch- und Beckenhöhle genau untersucht wird, und führt die Radikaloperation erst dann aus, wenn sich der Kranke von dem chronischen Subileus erholt hat, meist nach 8—12 Wochen. GULEKE entfernt den krebsigen Darmabschnitt auch noch bei Lebermetastasen, da Kranke dann oft noch erstaunlich lange leben. Bei einer Mortalität von nur 3% lebten von 57, die vor mehr als 5 Jahren operiert waren, noch 28 (= 49%) und von 30 Kranken, die vor mehr als 10 Jahren operiert wurden, lebten noch 9 (= 30%) in voller Gesundheit 10—18 Jahre nach der Operation. 5 der nach 5 Jahren noch „Geheilten" starben später noch an örtlichem Rezidiv oder an Metastasen, es bleibt aber dann immer noch 40% Dauerheilung der zweizeitig radikal Operierten.

Beim inoperablen Mastdarmkrebs ist wegen zunehmender Ileuserscheinungen meist eine Coeco- oder Colostomie oder ein Anus praeternaturalis notwendig. Die Kranken erholen sich oft erstaunlich und auch die Überlebensdauer ist bei dem häufig sehr langsamen Wachstum der Mastdarmkrebse oft lang. Da im Gegensatz zum Mammacarcinom völlig unbehandelte Fälle selten sind, so fehlt ein direkter Vergleich zwischen der Lebensdauer der Kranken mit Anus praeter und den Kranken ohne jeden Eingriff.

Berücksichtigt man aber alle in Behandlung kommenden Kranken, so ist die absolute Heilziffer beim Mastdarmkrebs vor allem auch wegen der durchschnittlich noch hohen Operationsmortalität heute noch schlecht. Es ist vielleicht bezeichnend, daß die Leistungsziffer der Krebsbekämpfung, deren Feststellung bei den Gynäkologen selbstverständlich ist, beim Mastdarmkrebs noch nicht eingebürgert, geschweige allgemein durchgeführt ist. Man wird auf 10%, höchstens 15% nach 5 Jahren rezidivfrei Überlebende von allen zur Beobachtung gelangenden Mastdarmkrebsfällen rechnen dürfen.

SCHÖNBAUER (1940) bemüht sich um die *Abgrenzung der chirurgischen und strahlentherapeutischen Indikation* bei der Krebsbekämpfung[1]. Er stellt die prozentualen Heilungsergebnisse der Chirurgie und der Strahlentherapie gegenüber. Die an sich sehr dankenswerte Aufstellung krankt jedoch daran, daß bei der operativen Therapie die Heilziffern der Operierten nach Abzug der Operationssterblichkeit genannt zu sein pflegen, während die sonst zugegangenen, aber nicht operierten, und die operablen, aber nach der Operation Verstorbenen, statistisch nicht genug in Erscheinung treten. Überhaupt scheint uns die vielfach diskutierte Abgrenzung, ob Operation oder Bestrahlung, weitgehend problematisch und oft auch überholt zu sein, hat gerade die Gynäkologie gezeigt, daß sehr oft der Weisheit vorläufig letzter Schluß in der Individualisierung der Anzeigenstellung und in der Kombination beider Methoden gelegen ist. Tatsächlich lassen sich die Verfahren nicht klar abgrenzen, denn selbst beim Hautkrebs kommen,

---

[1] SCHÖNBAUER: Z. Krebsforsch. **49** (1940).

vor allem bei größerer Ausdehnung, bei Metastasierung (spinocelluläres Carcinom!) noch in etwa 10—15% der Fälle noch operative Maßnahmen zur Strahlentherapie hinzu. So ist es wohl für die Krebskranken am günstigsten, wenn die beiden Methoden „unter dem gleichen Dach", möglichst sogar noch, wenigstens entscheidungsmäßig, in der gleichen Hand vereinigt sind, wie dies beispielhaft in der Gynäkologie durchgeführt zu sein pflegt.

e) Sonstige Heilziffern.

Mit den Magen-, Mastdarm-, Mamma- und Genitalkrebsen ist das Gros der Krebse erfaßt. Betrachten wir noch einige *kleine Gruppen*. Beim *Ösophaguscarcinom* ist die absolute Heilziffer nach 5 Jahren immer noch praktisch gleich Null. ROOST (1947) gibt zwar aus USA. für die Ösophagusresektion mit nachfolgender Ösophagogastrostomie bei 350 Fällen 8,6% 3-Jahresheilungen an, doch sind diese Fälle, so außerordentlich erfreulich sie sind, vom Standpunkt der Heilziffern aus gesehen — davon handeln wir ja hier! — natürlich nur eine Auslese der Auslese, denn von der Summe der Fälle mit Speiseröhrenkrebs gelangt ja nur ein kleiner Prozentsatz in jene Spezialkliniken, aber auch dort wird von diesem schon kleinen Prozentsatz wieder nur ein kleiner Bruchteil (10—15%) wirklich radikal operiert. Von diesen entfallen für die Heilziffer die postoperativ Verstorbenen. Von den „geheilt Entlassenen" leben nach 3 Jahren noch 8,6% und nach 5 Jahren — wenn wir richtig unterrichtet sind — noch einer. Es wird also noch richtig sein, wenn man die absolute Heilziffer vorläufig noch als „praktisch Null" bezeichnet.

Auch bei dem jetzt so häufig gewordenen *Bronchialkrebs* liegen die Verhältnisse noch sehr ungünstig. Es sind zwar eine ganze Reihe von erfolgreich durch Lob- bzw. Pneumonektomie operierten Fällen mitgeteilt, doch gilt auch hier Ähnliches, wie das über die resezierten Ösophagusfälle Gesagte. Die 5-Jahresheilungen der pneumonektomierten Fälle sind zwar mit 22% hier erfreulich hoch (ROOST 1947), doch ist es ähnlich wie bei den Magencarcinomen: der Heilziffer der Operierten steht eben die hohe Quote der primär nicht Operablen gegenüber. Diese Ziffer ist jedoch beim Bronchialcarcinom auch in der Hand der Geübtesten noch sehr hoch (85—90%), und während beim Magenkrebs immer noch durchschnittlich 85—90% wenigstens zur Probelaparotomie kommen, so dürfte heute für die meisten Länder der Prozentsatz der probethorakotomierten Fälle von Bronchialcarcinom noch sehr gering sein. Man wird also auch hier nicht fehl gehen, wenn man die absolute Heilziffer aller Lungenkrebsfälle auf höchstens 1% schätzt. Möchte dies bald anders sein! Desgleichen sind die endgültigen Heilziffern bei dem bei der Frau häufigeren *Gallenblasencarcinom* nur gering. Für die *Hodentumoren* werden 20% (BLOOM 1936) bzw. 42% 5-Jahresheilung angegeben (PENDERGRAS u. Mitarb. 1946). Bei der *Struma maligna* hat DE QUERVAIN (1941) 200 Fälle der Schweiz erfaßt, davon wurden 185 behandelt (Operation und Nachbestrahlung), von 162 liegen verwertbare Unterlagen vor. Es lebten nach 5 Jahren noch *21,6%*. Dabei macht die histologische Art der Tumoren sehr viel aus. Bei der Gruppe der wuchernden und metastasierenden Adenome usw. war die 5jährige Überlebensquote 29,2%, bei der Gruppe des Carcinoms, Sarkoms, Hämangioendothelioms nur 12,3%. Von 22 Carcinomfällen waren 9, von 32 Sarkom- und Carcinosarkomfällen waren 31 (!) im ersten Jahr gestorben.

Für sonstige, noch nicht berücksichtigte Tumorformen gibt SCHÖNBAUER (1939) je nach Klinik folgende günstigste *Heilungsergebnisse* an, wobei aber meist nur die behandelten und die bei Radikaloperationen überlebenden Fälle berücksichtigt sind:

Mundhöhle	18—20%	Penis	40—74,0%
Kiefer	49,4%	Dünndarm	20,0%
Zunge	24,1—60%	Niere	25—30%
Tonsille	36,4%	Gliedmaßen	9—12%.
Gaumen	72,7%		

Ganz anders wird das Bild, wenn man, wie ABEL (1948), alle Erkrankten (und nicht bloß bei den Operierten die „geheilt Entlassenen") erfaßt. ABEL gibt für die bösartigen Geschwülste nachstehender Organe und Gewebe folgende Zahlen für die *5-jährige symptomfreie Überlebenszeit:*

Lungen	0%	Vagina	19%
Lebcr, Pankreas	0%	Mundhöhle	20%
Blase	3%	Zunge	20%
Magen	4%	Mamma	21%
Prostata	4%	Mesopharynx	21%
„Hirntumoren"	5%	Ovarien	22%
Nierentumoren	5%	Vulva	23%
Nase und Nebenhöhlen	11%	Uterus (Collum)	29%
Rectum	11%	Penis	40%
Epipharynx	15%	Uterus (Korpus)	45%
Colon	15%	Lippe	58%
Hoden	16%	Haut	65%
Kehlkopf	17%		

Demgegenüber muß jedoch darauf hingewiesen werden, daß die Heilziffern bei einzelnen Kliniken bedeutend höher liegen. So haben wir selbst in der Breslauer Klinik beim Mammacarcinom 38,4% 5-Jahresheilung (gegenüber nur 21% in der Berechnung ABELs) und beim Lippencarcinom 71,3% (gegenüber oben 58%) erreicht. RUNGE kommt mit 44,44% beim Collumcarcinom um 15% höher und für die Hautcarcinome hat PELLER für ein sehr großes Material 88,7% (gegenüber 65%) angegeben. Auch die Nierentumoren scheinen sehr ungünstig angesetzt zu sein. Für 76 Hypernephrosen gibt HELLWIG (1948) aus der Jenaer Klinik bei 8% Operationsmortalität 28,1% Dauerheilung der 64 Nephrektomierten an.

Erst nachträglich stellten wir fest, daß schon 1939 W. FISCHER einen ganz ähnlichen Weg wie wir gegangen war und ausgehend von in Mecklenburg ermittelten Erkrankungsfällen (im Vergleich mit den Todesfällen) auf 1000 Fälle 176 nach 5 Jahren Überlebende, also fast genau wie wir 17,6% errechnet hatte.

Erfreulich sind die Heilziffern beim *Lippen- und Hautkrebs.* Aus dem Behandlungsgut des Verfassers (Tabelle 93) geht hervor, daß der Lippenkrebs in fast $^3/_4$ der Fälle, im ersten Stadium sogar fast zu 100%, heilbar ist. Mit späteren Rezidiven oder späteren Todesfällen an Metastasen braucht kaum gerechnet zu werden.

Tabelle 93. *Heilerfolge beim Lippencarcinom* (Chirurgische Universitätsklinik Breslau).
Männer 87%, Frauen 13%.

Gruppe I	kleiner als $^1/_3$ der Lippe		46,4%
„ II	größer als $^1/_3$ der Lippe		42,8%
„ III	auf Wangen und Knochen übergreifend		10,8%

Heilerfolge der nur Operierten (151 Fälle):

Gruppe I	nach 3 Jahren	97,6%,	nach 5 Jahren	96,8%
„ II	„ 3 „	75,6%,	„ 5 „	74,4%
„ III	„ 3 „	9,9%,	„ 5 „	8,5%

Absolute Heilziffer (aller Behandelten):

nach 2 Jahren	71,8%
„ 3 „	71,8%
„ 5 „	71,3%

Diese Heilziffern liegen über den bei SCHÖNBAUER (1939) aus dem Weltschrifttum mitgeteilten Zahlen (zwischen 25% und 68%), vielleicht deswegen, weil Operation und Strahlentherapie in Breslau in der gleichen Klinik vereinigt gewesen sind.

Die günstigsten Resultate aller Krebse finden sich beim *Hautkrebs*. Seine Lokalisation fast nur an belichteten und damit sichtbaren Körperstellen, die früheste aller Krebsfrühdiagnosen, die kosmetische Beeinträchtigung, das Drängen der Angehörigen, die Heilbarkeit ohne Operation nur durch Bestrahlung, alle günstigen Faktoren kommen hier zusammen und gewährleisten sonst nirgends erreichte Heilziffern. Die Hautkrebse liefern daher auch einen wesentlichen Anteil an den Krebsheilungen überhaupt. Besonders deutlich illustrieren die Hautkrebse die These: jede Krebsform hat ihre besondere Therapie und ihre gesonderte Prognose. Das Hauptkontingent der Heilungen liefern die Basalzellcarcinome, während die ja auch klinisch anders verlaufenden Stachelzellkrebse deutlich ungünstiger abschneiden. Im allgemeinen ist, wie wir schon beim Lippenkrebs sahen, auch beim Hautkrebs die 3jährige Heilung eine fast völlige Gewähr für Dauerheilung. Oft ist dabei wegen der häufigen Multiplizität der Hautcarcinome die Zahl der Krebse größer als die Zahl der Kranken. Gezählt wurde immer die Zahl der Kranken, da es sich ja um die Ermittlung der Zahl von Menschen, die vom Krebs befreit sind, handelt.

Tabelle 94. *Heilziffer beim Hautkrebs.*

Anstalt	Autor	5jährige Heilziffer			
		Basalzellcarcinom		Epidermoidcarcinom	
		absolut	in %	absolut	in %
Holt Radium-Institute Manchester	PETERSON u. Mitarb. (1946)	1033	96	511	80
		3jährige Heilziffer			
Ellis Fischel State Cancer Hospital	EBERHARD (1946)	367	87	154	75
Royal Cancer Hospital London	SMITHERS (1946)	174	91	84	80

Dabei ist es sicher, daß die Röntgennahbestrahlung (CHAOUL 1933, 1944, WENDLBERGER 1941) die Resultate weiter noch verbessern wird. MIESCHER (1941) variiert die Bestrahlungstechnik je nach Größe und greift in etwa 10% der Fälle noch zu operativen Maßnahmen, bei ausgedehnten Krebsen zu gleichzeitiger Anwendung von Radium und Elektrokoagulation. Bei 928 Basalzellcarcinomen der Züricher Dermatologischen Klinik betrug die

Heilungsziffer bei einem Durchmesser bis 2 cm 99,8%
  ,,   ,, ,,   ,, von 3—5 cm 87,0%
  ,,   ,, ,,   ,, von mehr als 5 cm . . . . 70,0%.

Beim spinocellulären Carcinom betrug die 5-Jahresheilung

bei einer Größe von 1—2 cm 96,5%
 ,, ,,   ,, ,, 3—5 cm 87,0%
 ,, ,,   ,, ,, mehr als 5 cm . . . . . . 53,0%.

Der bekannte Statistiker S. PELLER (1940) widmet der Lebenserwartung und Sterblichkeit beim Haut- und Lippenkrebs eine Studie. Nach Beginn der Behandlung sind von 695 Kranken

im ersten Jahrfünft 78 Kranke gestorben, 617 = 88,7% blieben überlebend
,, zweiten ,, 53 ,,   ,, 564 = 81,1% ,,   ,,
,, dritten ,, 29 ,,   ,, 535 = 76,9% ,,   ,,

Bei einem *Durchschnittsalter von 58,6 Jahren* zu Beginn der Behandlung betrug die durchschnittliche *Lebenserwartung 11,6 Jahre.*

Wie meist auch sonst, so bietet das **Sarkomproblem** auch hinsichtlich der Heilergebnisse und Prognostik seinen besonderen Aspekt. Ein Teil der Sarkome ist oft schon aus anatomischen Gründen (Wirbelsäule, Schädelbasis, Kreuzbein, Becken) von vornherein nicht operabel, ein anderer großer Teil aus Gründen frühzeitiger Metastasierung, vor allem in die Lungen. Selbst bei den für die Radikaloperation (Amputation, Exartikulation) scheinbar so günstig gelegenen peripheren Gliedmaßensarkomen kommt die Operation meist zu spät. So ist es nicht verwunderlich, daß es Ärzte gegeben hat, die der Behandlung der Sarkome alle Heilwirkung absprachen. Dieser Standpunkt ist jedoch überholt, seit auch histologisch gesicherte Fälle operativ, wie strahlentherapeutisch einwandfrei geheilt worden sind. Der Prozentsatz freilich ist sehr gering.

Bei den operativen Heilungen ist bei älteren Statistiken Vorsicht am Platz, da oft genug irrtümlicherweise Fälle von Ostitis fibrosa als Knochensarkom geführt worden sind. Das Material der Heidelberger Chirurgischen Klinik umfaßt 195 Sarkomfälle. Es verteilt sich wie folgt (FREY 1948):

Tabelle 95.

Nur operiert	Operiert und bestrahlt	Nur bestrahlt	Unbehandelt
64 Fälle = 32,8%	68 Fälle = 34,8%	48 Fälle = 24,6%	15 Fälle = 7,8%
davon geheilt: 10 Fälle = 15,6%	21 Fälle = 30,8%	2 Fälle = 4,1%	0 Fälle = 0%

Darnach ist klar, daß dort, wo es möglich ist, als Therapie die Operation plus Bestrahlung eingesetzt werden sollte. Die absolute *Heilziffer* aller beobachteten Fälle beträgt *16,9%.*

Im Heidelberger CZERNY-Krankenhaus für Strahlenbehandlung wurden 360 Sarkome ausschließlich bestrahlt. Die 5jährige Heilziffer beträgt 9,4%, wobei natürlich gegenüber dem Material der Heidelberger Chirurgischen Klinik bedacht werden muß, daß im CZERNY-Krankenhaus die inoperablen, also schweren Fälle überwiegen.

In dem von SIMON (1928) erfaßten Material Breslauer Kliniken (1900—1922) wurden von 740 Sarkomfällen bei einer Operationsmortalität von 6,5% 22,0% 5-Jahresheilungen erzielt.

Noch höher ist die Heilziffer bei 680 Berliner Sarkomfällen aus den Jahren 1912—1925 (HINTZE 1932, 1937). Er berichtet von 30,3% 5-Jahresheilung bei Knochensarkomen und 31,9% bei Weichteilsarkomen. An der MAYO-Clinic in Rochester (MEYERDING) war die Heilziffer der von 1909—1934 beobachteten Knochensarkome 21,2%.

In einer Zusammenstellung von HINTZE (1937) über die 5jährige Lebensdauer beim Sarkom nach 11· Erfolgsstatistiken der Weltliteratur finden sich bei kombinierter Behandlung Werte zwischen 11,0% und 39,1%. Wir selbst glauben, daß diese letztere Zahl von HINTZE selbst zu hoch sein wird, finden sich in dem 5jährigen Heilziffermaterial ja auch „sarkomverwandt maligne Erkrankungen", wie nur bestrahlte Hirn-, Milz-, Mediastinaltumoren, Lymphogranulomatosefälle u. dgl.

Für die relativ häufigen, anfangs scheinbar gut abgekapselten und deswegen oft nicht radikal genug operierten *Fibrosarkome der Weichteile* gibt CARROL (1947) ·nur 23% 3-Jahresheilungen an.

Für die vorsichtig kritische Beurteilung der Sarkomprognose scheint uns auch das Züricher Material (WALTHER 1939) zu sprechen. Am Züricher Röntgeninstitut wurden von 1919—1936 240 Sarkome behandelt. In 91% der Fälle wurde die Diagnose histologisch sichergestellt. 16% der Fälle wurden kombiniert, 84% ausschließlich mit Strahlen behandelt.

Dauerresultate bei den operablen Fällen, die operiert und nachbestrahlt wurden:

Von den 31 operablen Fällen liegen zurück:

mindestens 1 Jahr 30 Fälle, davon 19 = 63% symptomfrei
    ,,   3 Jahre 25 ,,   ,, 14 = 56%   ,,
    ,,   5 Jahre 20 ,,   ,,   7 = 35%   ,,

Von den 209 zu Beginn der Strahlentherapie inoperablen Fällen liegen seit Abschluß der Behandlung zurück:

mindestens 1 Jahr 205 Fälle, davon waren 48 = 23% symptomfrei
    ,,   3 Jahre 197 ,,   ,,   ,, 29 = 14%   ,,
    ,,   5 Jahre 186 ,,   ,,   ,, 18 = 10%   ,,

Von den 240 Fällen lagen seit Abschluß der Behandlung zurück:

mindestens 1 Jahr 237 Fälle, davon waren 69 = 29% symptomfrei
    ,,   3 Jahre 223 ,,   ,,   ,, 44 = 20%   ,,
    ,,   5 Jahre 201 ,,   ,,   ,, 26 = 13%   ,,

Die besten 5-Jahresresultate wurden erzielt bei den Sarkomen der Augen- und Ohrregion, der Mundhöhle, des Mesopharynx, des Mediastinums und des übrigen Stützgewebes. Die Dauerheilung beträgt hier über 25%. Bei den übrigen Lokalisationen wurden nur wenige oder gar keine Dauerresultate erzielt. Von den 75% Nichtgeheilten, die ihrem Leiden erlegen sind, wurden 62% palliativ günstig beeinflußt. Durchschnittliche Überlebensdauer der am Tumor Gestorbenen betrug 12,2 Monate.

f) Absolute Heilziffern aller Krebserkrankungen.

Nicht nur durch die Heilziffern für alle speziellen Krebsarten, auch durch *Sammelerfassung* hat man sich ein Bild von der Krebsheilung zu machen versucht.

Die beste Übersicht über das gesamte Krebsmaterial einer einzelnen Klinik stammt aus der Chirurgischen Klinik Göttingen. Sie hat bei den in den Jahren 1912—1931 wegen Krebs radikal Operierten folgende Heilungsergebnisse aufzuweisen (FEENDERS 1938):

294 lebten 5 Jahre und länger (= 28,3%!)
124   ,, 10 ,,   ,,   ,,
 55   ,, 15 ,,   ,,   ,,
 17   ,, 20 und 25 Jahre.

Die längste Überlebensdauer (fast 50 Jahre) scheint der von GRASER operierte und jetzt von STELZNER (1948) nachuntersuchte Fall eines Retothelsarkoms des Rectums zu sein (histologisch gesichert).

MENNINGER (1935) hat auf Veranlassung von FRITZ KÖNIG aus dem Material von 17 bayerischen Chirurgen *637 nur operativ behandelte Fälle* zusammengestellt, die *mindestens 5 Jahre geheilt geblieben* sind. Darunter finden sich 461 Fälle von Mamma- und Magenkrebs, 96 Hautkrebse. Eindrucksvoll ist die letzte Aufstellung KÖNIGS (1939). Sie umfaßt *1210 über 5 Jahre hinaus geheilte Fälle*, davon kommen (von der Operation aus gerechnet) auf die

Jahresgruppe . . .	5—8	$8^{1}/_{4}$—10	$10^{1}/_{4}$—15	$15^{1}/_{4}$—20	$20^{1}/_{4}$—25
Fälle	570	216	300	87	27

Eine von der Amerikanischen Chirurgischen Gesellschaft durchgeführte Sammelerhebung ergab *24448 Krebskranke*, die *mehr als 5 Jahre* nach der Behandlung noch *gesund* waren, darunter 6269 Heilungen von Cervix-, 1623 von Korpus-, 805 von Mamma- und 2067 von Colon- und Rectumcarcinomen[1].

So dankens- und bewundernswert solche Sammelerhebungen auch sind, so geben sie doch, da sie immer nur die behandelten Fälle als Grundlage haben, noch keinen ausreichenden Maßstab für die wirkliche Heilleistung. Warum ist es nun so schwer, die *absolute Heilziffer aller Krebse* zu ermitteln? Es wäre selbstverständlich von großer Wichtigkeit, sagen zu können: im Jahre 1900 wurden von 100000 Krebskranken so und so viele endgültig geheilt, 25 Jahre später so viele und heute so und so viele. Die Schwierigkeiten liegen in der mangelnden Zuverlässigkeit der Totenscheine (20% Fehldiagnosen), im Absterben Krebsbehandelter an interkurrenten Erkrankungen vor Sicherung der Krebsheilung, in der Unmöglichkeit, alle behandelten Fälle zu erfassen. Aber auch den bloßen Schätzungen stellen sich Hemmnisse entgegen. Die Erfolgsberichte stammen meist aus Anstalten mit guten Erfolgen, stellen also eine therapeutische Interessantheitsauslese dar und sagen nichts aus über den Querschnitt aller Krankenhäuser. Außerdem sind die Berichte oft aus verschiedenen Zeitperioden mit verschiedenen Behandlungsmethoden, meist geben sie nur Erfolgsziffern der Behandelten und bei der operativen Therapie die der „geheilt Entlassenen", also die Fälle nach Abzug der Operationsmortalität an.

Es bleibt also nur der Weg der Schätzung unter Berücksichtigung der möglichen Fehlerquellen. Als Ziel schwebt vor die *5jährige absolute Heilziffer*, also der Prozentsatz der rezidivfrei nach 5 Jahren Lebenden, bezogen auf die Gesamtzahl aller zur Beobachtung gekommenen Fälle.

Eine Sammelstatistik „bösartige Geschwülste — alle Gruppen" bringt HINTZE (1937). Sie umfaßt bei 4112 behandelten Krebsfällen 1366 mit 5- und mehrjähriger Lebensdauer und damit „Behandlungserfolge" von 33,2%. Diese Heilziffer kann aber der Natur des zugrunde liegenden Materials nach nur als Erfolgsstatistik für ausgelesene Gruppen, aber nicht als repräsentativ für die Erfolge der Krebsbehandlung überhaupt gelten, da sie einmal nur die behandelten Fälle und sodann nur die Haut-, Schleimhaut-, Mammacarcinome und Sarkome, aber z. B. die die Statistik so schwer belastenden und zugleich häufigen Carcinome des Magendarmtraktes und andere ungünstige Tumorformen nicht mitumfaßt. Auch die von RONDONI (1942) mitgeteilten Heilziffern scheinen uns zu optimistisch zu sein, da die in bestimmten Instituten behandelten Fälle ja noch kein zuverlässiger Maßstab aller vorkommenden Fälle überhaupt sind.

Im Krankengut von HAENISCH und HOLTHUSEN (1947) waren im Krankenhaus St. Georg-Hamburg von den 1599 Fällen der Jahre 1935 und 1936 nach 5 Jahren 305 = 19% der Fälle noch symptomfrei. In dem Material waren allerdings verhältnismäßig viele gynäkologische Carcinome, die ja überdurchschnittlich hohe Heilaussichten haben, enthalten. Nach diesen Autoren schätzt FORSSELL die absolute Heilziffer auf 10—12%, EWING auf 14%.

Unsere eigene *Berechnung* nimmt die prozentuale Häufigkeit aller 1% und mehr ausmachenden Krebsformen als Ausgangspunkt, ermittelt deren 5jährige rezidivfreie Überlebensdauer für alle beobachteten Fälle und berechnet deren Zahl, bezogen auf jeweils 10000 Krebskranke (vgl. 2. Kapitel, S. 40). Die Ermittlung stützt sich auf die Erfolgsstatistiken großer Kliniken für die betreffenden Krebsformen. Dabei werden jedoch die Erfolgszahlen erheblich herabgesetzt, da ja die Veröffentlichungen meist auf Spitzen- und nicht auf Durchschnittsleistungen basieren.

---

[1] Siehe Mschr. Krebsbekpf. **9**, 325 (1935).

Das ist natürlich nur eine Schätzung, aber ihre Werte werden von der Wirklichkeit nicht weit entfernt bleiben. Sie werden den Laien vielleicht enttäuschen, können aber den mit den Dingen Vertrauten nicht überraschen, denn dieser weiß, daß in der operativen Behandlung viel zuviel mit der Heilziffer derer, die die Operation überstanden, gearbeitet und die Zahl der Nichtoperablen und die Operationssterblichkeit zu sehr in den Hintergrund gestellt wird. In der Strahlentherapie andererseits wird zu viel paradiert mit den radiosensiblen Tumoren und zu oft vernachlässigt, daß die großen Gruppen der Magen-, Darm-, Leber-, Nieren-, Lungen-, Speiseröhren- usw. Krebse meist überhaupt nicht ansprechen. So liegt immer noch *auf dem Gebiet der Organkrebse* (mit Ausnahme der Genitalkrebse) das *Schwergewicht bei der Operation*, während die *Bestrahlung* ihre *Domäne bei oberflächlichen Haut-* oder *direkt zugänglich zu machenden Schleimhaut-* und bei den *Genitalkrebsen* hat.

Tabelle 96. *Berechnung der absoluten Heilziffer für je 10000 Krebskranke.*

Krebserkrankung	Häufigkeit in %	Von allen beobachteten Krebsfällen 5 Jahre rezidivfrei überlebend in %	Auf beobachtete 10000 Krebskranke treffen geheilte Krebskranke
Magen	30	5	150
Weibl. Geschlechtsorgane	15	30	450
Brustdrüse	8	25	200
Seltene Krebsformen	8	10	80
Lungen	7	0	—
Haut	7	85	595
Mastdarm	6	10	60
Übriger Darm . .	5	15	75
Leber, Gallenwege, Pankreas	4	0	—
Männl. Geschlechtsorgane	4	15	60
Speiseröhre . . .	2	0	—
Mundhöhle	2	15	30
Kehlkopf	1	20	20
Lippe	1	70	70
	100		1790 = 17,9 %

Während des Umbruches der Korrekturfahnen dieses Buches erschien eine Arbeit von ABEL (1948). Er geht von den mutmaßlichen Zahlen der jährlichen Krebserkrankungen (164300) aus und ermittelt, nach den Prozentzahlen der Heilungen die jährlich erzielten Dauerheilungen (Tabelle 97). Bei der Berechnung der Erfolgsziffer kommt ABEL nur auf 14% (bei der Frau 19%, beim Manne 10%). Unter Zugrundelegung der jeweils besten Heilergebnisse kommt ABEL auf *20%* *möglicher Heilziffer*. Bei der starken Differenz zwischen den beiden Geschlechtern als Folge der beiden Weltkriege (s. Abb. 19, S. 52) muß in Deutschland mit einer Krebstodesziffer von 190 Frauen auf 100 Männer (später sogar noch stärker verschoben) gerechnet werden. Es werden sich also bei der so viel größeren Heilziffer bei der Frau die Heilziffern heben, ohne daß dies eine Besserung der tatsächlichen Krebsheilung bedeuten würde.

Spricht man von Krebsheilung insgesamt, so darf man nicht übersehen, daß je 10000 Krebskranke *fast* $^2/_3$ *der Geheilten* immer noch *auf Konto der Haut-, und Genitalcarcinome* kommen. Das wird sich erst ändern, wenn sich auch an die inneren Organe, dank der biochemischen Sonderstellung jedes einzelnen, therapeutische Einwirkungen in spezifischer Weise werden heranbringen lassen, wie sich dies jetzt beim Prostatakrebs mit östrogenen Stoffen, beim Schilddrüsenkrebs mit radioaktivem Jod und bei der Leukämie mit dem Urethan abzuzeichnen beginnt. Es spricht vieles dafür, daß die meisten Krebse, entsprechend ihrer jeweils besonderen pathologischen Physiologie, ihre eigene spezifische Therapie erhalten werden.

Tabelle 97. *Verteilung der jährlichen Krebstodesfälle (138 000) und Krebserkrankungen (164 300) auf die verschiedenen Organsysteme bzw. Organe bei etwa 68 Millionen Einwohnern unter Angabe der heutigen durchschnittlichen Heilungsergebnisse in % und in absoluten Zahlen.* (Nach Abel 1948.)

Organe	Krebstodesfälle	Krebs-erkrankungen	Überlebende nach 5 Jahren	5jährige Symptomfreiheit in %
Mundhöhle und Speiseröhre . .	4 100	4 900	800	16
Magen	52 500	54 700	2 200	4
Übriger Darm	16 600	19 000	2 400	13
Leber, Pankreas, Gallenblase, extrahepatische Gallengänge .	9 700	9 700	0	0
Weibliches Genitale und Brust	22 000	30 100	8 100	27
Männliches Genitale und Prostata	5 500	5 900	400	7
Harnwege	5 500	5 700	200	4
Respirationstrakt	9 700	10 100	400	4
Hirntumoren	6 900	7 300	400	5
Haut	1 400 (4 200)	12 200	8 000	65
Übrige Organe	4 100	4 700	600	. 12
Insgesamt	138 000 (140 800)	164 300	23 500	14

Dafür, daß die *Prognostik* bei bestimmten Krebsen bereits gut fundiert ist, gibt es einen zuverlässigen Beweis: Eine Münchener Versicherungsgesellschaft nimmt Personen, die wegen Krebs operiert worden sind, selbstverständlich unter besonderen Bedingungen, in die Lebensversicherung auf und hat nach Hecker (1939) gute Erfahrungen damit gemacht. Daß der Kampf gegen den Krebs nicht vergeblich geführt wird, beweisen auch die Erfahrungen amerikanischer Lebensversicherungsgesellschaften[1]. Sie stellten für die Dekade 1934—1944 für die lebensversicherten weißen Frauen zwischen 1 und 74 Jahren einen *Rückgang der Krebstodesrate um 20%* fest. In der Saturday Evening Post vom 5. 6. 1948 heißt es, daß die *Krebstodesrate* bei Frauen (bei Berücksichtigung der Alterszusammensetzung) in den letzten 10 Jahren *von 90 auf 79 je 100 000 gefallen* ist, und zwar in Übereinstimmung mit den Berichten der Metropolitan Life Insurance Company bei deren versicherten Industriellen.

Faßt man alles über Krebsheilung Gesagte zusammen, so kommt man doch zu dem *Ergebnis*, daß die *Heilziffern* langsam, aber *ständig steigen* und als Effekt dieser Besserung der therapeutischen Ergebnisse die *Krebstodesziffer endgültig zu sinken begonnen* hat. Aber immer noch muß, wie Abel (1948) es ausdrückt, „festgestellt werden, daß *Chirurgie und Strahlentherapie* auch heute noch, allein oder kombiniert angewandt, *die einzigen Verfahren sind, durch die Krebskranke geheilt werden können*".

g) Versicherungsschutz Krebsgeheilter.

Ist ein Kranker von einem Krebs nun aber wirklich geheilt — auch nach der Überzeugung des ihn behandelnden Facharztes —, so bekommt der *Versicherungsschutz für „Personen mit einer Vorerkrankung an Krebs"* große Bedeutung. Nicht bloß aus sozialen Gründen wegen der Sicherung bei verminderter Lebenserwartung, sondern auch wegen der psychologischen Rückwirkung für Krebsgeheilte. Auch wenn er selbstverständlich eine Sperrfrist abwarten und eine erhöhte Prämie zu zahlen hat, so sieht der Kranke doch in der Tatsache,

---

[1] Siehe J. amer. med. Assoc. **128**, 218 (1945).

daß ihm der Versicherungsschutz gewährt wird, eine Art von Vertrauensbeweis in seine weitere Lebenserwartung.

Auch die Krebsforschung kann nur Nutzen daraus ziehen, denn nirgends wird die Statistik so einwandfrei gehandhabt als bei den Versicherungsgesellschaften, so daß alle Angaben von dieser Seite, z. B. über Änderungen der Sterblichkeitsziffern, von besonderer Beweiskraft sind. Es kommt hinzu, daß niemand so gute Unterlagen über die spezielle Prognostik der einzelnen Krebserkrankungen sich beschaffen wird, wie diese Gesellschaften, muß ja ihren Berechnungen der Risiken von vornherein besondere Schlüssigkeit zugebilligt werden. Auch ihre Erhebungen über die Überlebensdauer ihrer Versicherten sind von ganz anderer Zuverlässigkeit als die klinischen, die ja besonders bei stark wechselnder Bevölkerung immer mit vielen Schwierigkeiten zu rechnen haben.

In Deutschland hat die Münchener Rückversicherungsgesellschaft bis Ende 1937 95 (vgl. FUNK 1938) und bis Ende 1947 weiteren 151 Personen[1], die wegen einer Vorerkrankung an Krebs operiert bzw. bestrahlt oder operiert und bestrahlt worden waren, Versicherungsschutz geboten.

Diese 151 Fälle verteilen sich auf

42 Fälle	mit	früherem	Krebs	der Verdauungsorgane
26 ,,	,,	,,	,,	des Uterus und der Adnexe
25 ,,	,,	,,	,,	der männlichen Geschlechtsorgane
25 ,,	,,	,,	,,	der Haut
15 ,,	,,	,,	,,	der Mamma
8 ,,	,,	,,	,,	der Blase bzw. der Nieren
5 ,,	,,	,,	,,	des Kehlkopfs
5 ,,	,,	,,	,,	seltener Lokalisationen

151 Fälle mit früherem Krebs.

Von diesen 151 Fällen sind, soweit bis jetzt erfaßt, inzwischen verstorben: 6 Fälle, davon 5 an Rezidiv bzw. Metastasen, darunter z. B. ein Fall mit Magenkrebs im 13. Jahr, ein Kranker mit Coloncarcinom im 9. Jahr, ein Mastdarmkrebs im 12. Jahr nach der Radikaloperation usw.

Es ist sehr zu hoffen, daß dieser Versicherungsschutz, wenn sich erst einmal die Erfahrungsbasis noch weiter verbreitert hat, schnell an Umfang zunimmt, nicht zuletzt auch zum Vorteil einer exakteren Krebsstatistik. Auf zwei konkrete Beispiele (Lebenserwartung der Kranken mit Haut- bzw. Lippencarcinom auf S. 632 und Rückgang der Krebssterblichkeit in USA. auf S. 637) sei nochmals hingewiesen.

6. Organisatorische Maßnahmen zur Früherfassung der Krebskranken.

Die Krebsheilung ist an die Kliniken gebunden. Der Kliniker kann jedoch einen Krebskranken erst behandeln, wenn er in die Klinik gekommen ist, und seine Heilungsziffer hängt entscheidend ab vom Krankheitsstadium. Eine Steigerung der Heilziffer ist klinisch-therapeutisch ohne weiteres möglich, aber nur wenn die Krebskranken außerklinisch früher erfaßt werden. Vergessen wir nicht: der so häufige Brustkrebs der Frau ist im I. Stadium zu 100% durch Operation heilbar — aber nur 10% kommen im Stadium I!

Wo liegt nun die *Schuld für die Verschleppung?* Anamnestische Erhebungen ergaben bei verschiedenen Krebsformen sehr variable, im Durchschnitt aber gleichartige Ursachen. Sie liegen zu 20—25% beim Arzt (unzureichende Kenntnis

---

[1] Diese Angaben verdanke ich dem freundlichen Entgegenkommen des Ärztlichen Direktors der Münchener Rückversicherungsgesellschaft, Herrn Dr. med. K. FUNK, dem für seine bereitwillige Hilfe auch an dieser Stelle verbindlichst gedankt sei.

über Frühsymptome, ungenügende Untersuchung, harmlose oder falsche Diagnosen usw.) und zu 75—80% beim Kranken selbst (Indolenz, Fehldeutung, Verwechslung mit gleichgültigen Symptomen, Berufsrücksichten, Scheu usw.).

An den unzureichenden Kenntnissen der Ärzte in der Früherkennung der Krebsleiden tragen fraglos der *Unterricht* und die *Lehrbücher* insofern mit die Schuld, als den Symptomen des fortgeschrittenen Krebses zu viel und denjenigen der Anfangsstadien zu wenig Raum gewidmet wird. Es ist zuzugeben, daß die Anfangserscheinungen sehr oft nur geringe, wenig charakteristische und daher schwer lehrbare sind, aber es kommt wesentlich darauf an, den gesunden *Argwohn*, ohne den es überhaupt keine gute Differentialdiagnostik gibt, zu wecken und zu nähren. Neben dieser Grundforderung an den Unterricht der Studierenden spielt die *Fortbildung der Ärzte* eine große Rolle. Die Praktiker (aber auch viele Fachärzte) neigen vielfach dazu, weitgehend auf dem Stande ihres Wissens zur Zeit ihres Ausbildungsabschlusses stehen zu bleiben. Das im Alter von 20 bis 25 Jahren schulmäßig Erlernte haftet viel fester als das später aus Zeitschriften, Vorträgen, Merkblättern usw. übernommene Wissen. Die Fortbildung über die Fortschritte jeweils der letzten 10—15 Jahre ist eine unbedingte Forderung im Dienste der Früherfassung der Krebskranken.

Das *Schwergewicht organisatorischer Maßnahmen* zur Früherfassung der Krebskranken liegt jedoch beim Wissensgut der breiten Massen. Es ist im allgemeinen zu spät, wenn man an die Krebskranken selbst appelliert, es geht sehr viel mehr darum, die Hellhörigkeit der Laien zu wecken und zu fördern. Man hat daher der **Laienaufklärung** (s. besonders bei WINTER 1938, 1942) viel Gewicht beigemessen und durch allgemeinverständliche Vorträge, durch Presse, Rundfunk, Kurz- und Tonfilme, Theaterstücke, Plakate usw. das allgemeine Wissen über den Krebs, über seine Frühsymptome, über die Heilaussichten in den Frühstadien u. dgl. zu heben versucht. Man muß sich aber klar sein, daß auf jegliche Form einschlägiger Propaganda nur die sowieso geistig ansprechbaren Menschen ansprechen, die indolenten jedoch nicht oder nur kaum.

Der Wert solcher *Propagandafeldzüge* ist schwer objektiv zu ermitteln. Die meisten Erfahrungen haben die Gynäkologen. So führt MARTIUS (1935) den Anstieg der Operabilität des Collumcarcinoms von 17% (1931) auf 22% (1932) und 32% (1933) auf die Aufklärungsarbeit der zuvor gegründeten Arbeitsgemeinschaft für Krebsbekämpfung in der Provinz Hannover zurück. ESCH (1939, 1942, 1947, 1948) berichtet über seine Erfahrungen vor und nach dem Einsetzen der Aufklärungsaktion in Westfalen. Die gesamten Krebszugänge stiegen im Jahre 1938 (im Vergleich zu 1932) bei den operablen Krebsen um 21,6%, bei den inoperablen um 13,8% an. Die Operabilität des Uteruscarcinoms stieg von 22,3% auf 36,3% und die des Brustkrebses von 60,2% auf 76,1%. Man wird aber eine gewisse Skepsis nicht unterdrücken können, solange nicht Vergleichsreihen aus früheren Zeitabschnitten (ohne Propaganda) bei gleichzeitiger Fehlerberechnung untersucht sind. Besonders darf man nicht übersehen, daß ein Propagandafeldzug bei der Frage der Operabilität suggestiv auch auf die Operateure im Sinne stärkerer Krebsbekämpfung, d. h. einer Erweiterung der Operationsindikation zu wirken vermag.

Jedenfalls gibt es zu denken, daß in Ostpreußen, der Provinz der frühesten Krebspropaganda (durch den Gynäkologen WINTER schon vor dem ersten Weltkrieg!), dessen Nachfolger MIKULICZ (1939) feststellte, daß schon 1929—1932 nur 25% der krebskranken Frauen den Arzt rechtzeitig aufsuchten. Auch bei einer späteren Erhebung (1937/38) ergab sich eine Verschleppung durch die Kranken selbst von 79%, so daß MIKULICZ zu dem Ergebnis kommt, „daß die propagandistische Welle, die seit mehreren Jahren über ganz Ostpreußen in

der verschiedensten Form vorgetragen wurde, bezüglich der Belehrung der
Frauenwelt nutzlos gewesen" ist. Ja, es gibt sogar Gegner der Aufklärungsarbeit,
BOKELMANN (1941) z. B. lehnt sie ab. Ein Erfolg sei nicht zu erwarten, nur die
Krebsfurcht wachse an und sie fördere die Vogel-Strauß-Politik.

Sicher ist die Wirkung der Laienaufklärung schwer erweisbar, sicher ist sie
noch nicht erwiesen. Eine auf besondere Krebse besonders gerichtete Propaganda
wird wahrscheinlich immer wenig Erfolg haben, denn die Wahrscheinlichkeit,
daß speziell die betreffenden Kranken selbst erreicht werden, ist ja natürlich
nur gering, noch geringer die Aussicht, die später Erkrankenden gewissermaßen
vorzeitig aufzuklären. Andererseits wird es sich eine Kulturnation nicht nehmen
lassen, ihre Mitglieder ganz allgemein mit dem Wissensgut um den Krebs vertraut
zu machen, insbesondere sie über Fortschritte der Forschungen zu unterrichten.
EWING (1938) tritt auch dafür ein, über krebsbedingende Gewohnheiten, über
präcanceröse Zustände und über das Erkennen von Frühstadien etwas zu sagen.

Die Krebsbekämpfung durch organisatorische Maßnahmen hat aber noch
einer zusätzlichen Tatsache Rechnung zu tragen, daß nämlich oft genug Kranke,
die den Arzt frühzeitig aufsuchen, trotzdem schon inoperabel sind. Man hat
daher die Früherfassung auf noch andere Weise, und zwar dadurch wesentlich
zu fördern versucht, daß man vor allem Frauen schon in der Zeit, in der sie
sich noch gesund fühlen, in regelmäßigen Zeitabständen untersuchte. Solche
Vorsichts- oder Reihenuntersuchungen werden vornehmlich hinsichtlich der
Mamma und des Uterus gefordert und durchgeführt. LÖNNE (1933, 1934, 1942)
veröffentlichte sogar einen Gesetzentwurf, wonach sich jede Frau vom 30. Lebensjahre ab mindestens einmal jährlich auf Erkrankungen der Brust und der
Geschlechtsorgane untersuchen lassen müsse. In Danzig wurde sogar 1939 ein
entsprechendes Gesetz[1] erlassen, welches die Behandlung von Krebserkrankungen
ausschließlich durch Ärzte, die Meldepflicht, die Berechtigung zu kostenloser
Vorsichtsuntersuchung bei Frauen über 30 und Männern über 45 Jahren festlegte
und zugleich Fernbehandlung sowie Fernerteilung von Ratschlägen usw. ge-
setzlich verbot ·(vgl. LÖNNE 1939). Inwieweit das Gesetz dann tatsächlich im
Kriege auch durchgeführt wurde, steht dahin.

Die ausgedehntesten Reihenuntersuchungen wurden in Ostpreußen, und zwar
hinsichtlich der weiblichen Brust von LÄWEN (1934, 1936, 1939) und der weiblichen Geschlechtsorgane von MIKULICZ (1934, 1938, 1939) durchgeführt. Nach
der letzten Mitteilung von LÄWEN (1939) haben in Ostpreußen an insgesamt
19 780 Frauen Reihenuntersuchungen stattgefunden, dabei wurden 45 Krebse
und 105 Krebsverdachtsfälle gemeldet. Im einzelnen wurden von LÄWEN nach
einem Bericht auf dem Chirurgenkongreß 1939 bei 4500 untersuchten Frauen
8 Fälle von Brustkrebs entdeckt. WINTER (1938) zitiert eine Großaktion von
BRANDESS in Plauen. Nach 6wöchentlicher Vorbereitung des Publikums wurden
10 000 Frauen untersucht und 13 Fälle von Brustkrebs (also 1 : 770) entdeckt.
MIKULICZ (1939) fand bei 5282 Untersuchungen 6 Collum- und 1 Rectumcarcinom,
Es kam also 1 entdeckter Gebärmutterkrebs auf 880 untersuchte Frauen. In
USA. untersuchten MACFARLANE und Mitarbeiter (1940) 1000 gesunde Frauen
zweimal und fanden 4 Uteruscarcinome.

Ein wichtiges Hilfsmittel, um bei Vorsichtsuntersuchungen frühzeitig ein
latentes Portiocarcinom zu entdecken, ist die *Kolposkopie* (s. 11. Kapitel, S. 507).
HINSELMANN (1936) hält es für möglich, „daß bei sorgfältig ausgebauter Organisation dieser Bekämpfungseinrichtung eine fast restlose Herabsetzung der Sterb-
lichkeitsziffer erreicht" würde. In seiner Anstalt wurde durch die Kolposkopie

---

[1] Vgl. Mschr. Krebsbekpf. **1939**, 202.

auf 125 gynäkologischen Patientinnen ein latentes Portiocarcinom entdeckt und dieses Ergebnis geht vor allem auf Konto dieser feinen Untersuchungsmethode. Auch viele andere Gynäkologen, wie z. B. LÖNNE (1933, 1934), RUNGE (1941), SEGSCHNEIDER (1942) u. a., setzen sich für diese gerade für die Früherkennung so wichtige Methode ein. 1941 schrieb HINSELMANN: „Das Ziel, alle jetzt dem Tode Verfallenen zu retten, ist erreichbar". Dieser Satz zeigt, wie außerordentlich hoch der Erfinder selbst den Wert seiner Methode für die Vermeidung des Carcinoms am Muttermund einschätzt und wieviel er sich für die Krebsverhütung selbst verspricht.

Eine andere Frage ist die der *Finanzierung* solcher Reihenuntersuchung. Im allgemeinen dürften sie an den hohen Kosten nicht scheitern, da sich die Ärzte wie bei den Reihenuntersuchungen in Ostpreußen wohl meist unentgeltlich und ehrenamtlich zur Verfügung stellen werden. Würde dies nicht der Fall sein, so errechnet LASCH (1938) für eine jährlich zweimalige Untersuchung sämtlicher Frauen mit dem Kolposkop einen Bedarf an 5760 Ärzten und einen Kostenaufwand von 34 560 000 Mark. Eines allerdings darf nicht übersehen werden, solche Reihenuntersuchungen haben nur eine Bedeutung bei denjenigen Krebsformen, bei denen tatsächlich auch eine Frühdiagnose und eine Frühoperation möglich ist. Tatsächlich sind ja auch solche Untersuchungen nur bei Mamma- und Uteruscarcinom und da nur mit einer Treffwahrscheinlichkeit von ungefähr 1:750 bis 1:1000 durchgeführt worden.

Das häufigste Carcinom ist der *Magenkrebs*. In Deutschland sterben jährlich ungefähr 56000 Menschen daran. Bis jetzt ist noch kein Aufklärungsfeldzug gegen den Magenkrebs unternommen worden, ja, er wurde noch nicht einmal vorgeschlagen. Für England hat TAYLOR (1948) die bevorstehende und inzwischen erfolgte Neuorganisation aller ärztlichen Dienstleistungen (BEVERIDGE-Plan) zum Anlaß einer Prüfung der Frage genommen. Er geht davon aus, daß etwa 70% der Magenkrebskranken Kliniken aufsuchen. 5 von 6 dieser Kranken ist bereits nicht mehr zu helfen. Der eine, dessen Geschwulst entfernt werden könnte, gehe ein Risiko von 30% ein, und wenn er es überlebe, so habe er noch die halbe Lebenserwartung seines Alters. Nur 20% der Operierten würden innerhalb der ersten 3 Monate operiert und weniger als die Hälfte innerhalb von 6 Monaten. Von der Laienaufklärung verspricht sich TAYLOR nicht allzuviel, um so mehr von *Röntgenreihenuntersuchungen,* aber — dazu bedürfte es in jedem der 12 Gesundheitsbezirke allein 10 zusätzlicher Röntgenanlagen samt den entsprechenden Röntgenologen, Personal usw., denn, bei 12 Millionen Menschen zwischen 40 und 65 Jahren kämen 1 250 000 Menschen auf einen Bezirk und wenn nur einer von 25 (bei leisestem Verdacht) geröntgt würde, so wären das jährlich schon 50000 Röntgenuntersuchungen mit je mindestens 3 Aufnahmen. Immerhin, es würden, wie TAYLOR meint, statt bis jetzt nur einer von 6, dann 3 von 6 Kranken gerettet werden und das wären immerhin 3000 je Jahr! Wir sind jedoch skeptisch. Wenn man sieht, wie mühsam z. B. beim Mamma- oder Collumcarcinom ein Prozent Steigerung der Heilziffer nach dem anderen errungen werden mußte, wenn man speziell beim Magenkrebs als Operateur immer wieder erlebt, wie gerade die mit langer Vorgeschichte — das sind eben die relativ gutartigen! — günstiger abschneiden, so wird man der Aussicht, die Heilziffer nur durch organisatorische Maßnahmen auf das dreifache steigern zu wollen, sehr argwöhnisch gegenüberstehen. Natürlich wäre ein solcher Versuch von höchstem Interesse.

Bei den über 50% aller Krebse ausmachenden Krebsen des Verdauungskanals, bei den jetzt gleichfalls häufigen Bronchialkrebsen würden solche Reihenuntersuchungen im Effekt weitgehend nutzlos sein. Unseres Erachtens liegt dort das Schwergewicht der Krebsbekämpfung durch organisatorische Maßnahmen in der Aufklärung über gewisse Möglichkeiten der Vermeidung jener Krebse (s. S. 651).

Wegen der Früherkennung noch heilbarer Rezidive und eventuell noch entfernbarer Metastasen ist die **Nachkontrolle der Krebskranken** ein weiteres wichtiges Erfordernis organisierter Krebsbekämpfung. Nebenbei dient sie auch der Erfassung der Spät- und Fernresultate und der Selbstkontrolle. Rein technisch arbeitet sie zweckdienlich mit dem Kartothekverfahren durch Einträge über Lokalbefund, Metastasen, Allgemeinzustand, Körpergewicht, Blutstatus, Blutkörperchensenkungsgeschwindigkeit, Röntgenbefund usw. Meist werden regelmäßige Nachuntersuchungen anfangs alle 2, später alle 3 Monate empfohlen. Die kritische Zeit für das Auftreten von Rezidiven ist bei den verschiedenen Krebsformen verschieden, fällt aber auch, wenn die Zeitspanne vor allem bei primär bösartig verlaufenden Formen kurz ist, in das erste Vierteljahr. Die Nachkontrolle sorgt für den dem Kranken, der Familie und der Allgemeinheit gegenüber wichtigen Kontakt zwischen Krebskranken und Krebsbekämpfung, die nun einmal fast ausschließlich Sache der Krankenhäuser ist. Sie ermöglicht auch die klinische Wiederaufnahme der Kranken und damit die Belassung der Hoffnung auf Heilung, schließlich das Letzte, was wir „hoffnungslos" Kranken geben können.

Die Nachkontrolle der Krebskranken sollte von den staatlichen und fürsorgerischen Stellen gefördert werden, wie dies z. B. in Schweden und in der Schweiz schon vielfach der Fall ist. Noch wichtiger ist es, wenn eigens dafür gegründete Organisationen diese Nachkontrolle fördern. In New York City wurde bereits 1913 eine solche Gesellschaft gegründet, die sich inzwischen als American Society for the Control of Cancer zu einer nationalen Organisation weiterentwickelt hat (Näheres s. CL. C. LITTLE 1940).

Damit ist zugleich der Punkt erreicht, an dem es klar geworden ist, daß die Krebsbekämpfung nicht nur eine individuell ärztliche oder eine Standesfrage, sondern zugleich ein Problem der öffentlichen Gesundheitsfürsorge und staatlichen Hilfeleistung geworden ist.

7. Krebsorganisationen und Krebsinstitute, zentrale Untersuchungsstellen.

Die Krebsbekämpfung und die Krebsprophylaxe ist nicht bloß eine Angelegenheit interessierter Fachleute. Darüber hinaus geht durch die Bestrebungen vieler Länder der Ruf nach einer Organisation und Zentralisierung aller Maßnahmen und dies vor allem aus der Einsicht heraus, daß erst eine sinnvoll geordnete Gemeinschaftsarbeit den Bemühungen aller Beteiligten zu einem maximalen Erfolg verhelfen kann.

In Paris wurde bereits 1892 eine Ligue contre le cancer (mit DUPLAY als Präsident) gegründet. In England liegt das Schwergewicht bei dem British Empire Cancer Campaign, der seine Cancer Control Organizations über die Länder des Empire verteilt hat und besonders an den Universitäten Research Centres unterhält bzw. unterstützt. In USA. wurde 1913 die American Society for the Control of Cancer in New York gegründet und 1929 neu organisiert (s. S. 644). Die zweite große Organisation ist die American Cancer Society (Arbeitsprogramm s. bei OUGHTERSON 1947). In Deutschland (vgl. AULER 1939) gab es ein „Deutsches Zentralkomitee zur Erforschung und Bekämpfung der Krebskrankheit", ab 1930 den *Reichsausschuß für Krebsbekämpfung*, ein gemeinnütziges Unternehmen mit Unterstützung durch den Staat. 1933 wurde

dieser Reichsausschuß in den „Reichsausschuß für Volksgesundheitsdient"
eingegliedert, also „gleichgeschaltet". Später hat man dann noch eine zentrale
„Reichsarbeitsgemeinschaft für Krebsbekämpfung" mit Bezirksarbeitsgemein-
schaften, Landes- und Provinzialausschüssen für Krebsbekämpfung als Unter-
organisationen gegründet. Mit dem Zusammenbruch sind alle diese Organisationen wenigstens vorläufig verschwunden.

De facto geschah im Dritten Reich nicht viel für die Krebsbekämpfung. Es
wurde zwar eine staatliche Gesundheitsverwaltung gegenüber dem schlichten Kreis-
arzt der alten Zeit mit nur je einem Sprech- und Wartezimmer ungeheuer auf-
gebläht [allein für „das Altreich" 739 Gesundheitsämter mit 12300 (!) Ärzten und
Zahnärzten, 860 leitenden Bürobeamten und insgesamt über 23000 (!!) Arbeits-
kräften]. Es ist aber kennzeichnend, daß die nationalsozialistische „Gesundheits-
führung", die „im Vergleich zu vergangenen Zeiten eine ungeheuer verstärkte
Bedeutung erlangt" hatte, in dem zusammenfassenden Werbeartikel einer ihrer
verantwortlichen Leiter das Wort „Krebs" oder „Krebsbekämpfung" nicht
erwähnt (s. CROPP 1940).

Beim Neuaufbau solcher Organisationen in Deutschland wäre vor allem
wichtig: der *Einbau aller praktisch tätigen Ärzte* in das System der Kranken-
erfassung, die Aufstellung zuverlässiger, für die statistische Bearbeitung genormter
Karteien und die *Verbindung mit den Lebensversicherungsgesellschaften*, die ja
über die besten statistischen Methoden und Vergleichswerte für die Krebskranken-
bewegung verfügen.

Ein wichtiges Hilfsmittel für die Auswirkung zentraler Organisationen sind
periphere, praktisch tätige **Krebsberatungsstellen.** Aus Hamburg berichtet
VONESSEN (1941), daß 1939 10254 Krebskranke unter fürsorgerischer Überwachung standen. Im Rahmen von fünf größeren Krankenhäusern waren
„Beratungsstellen bei Krebsverdacht" errichtet. 375 Personen wurden beraten,
dabei fanden sich 38 Krebskranke und 2 Krebsrezidive. Aus Hannover berichtet
W. KÖNIG (1941) über Erfahrungen mit der Beratungsstelle für Geschwulstkranke, deren Funktion sich allein auf Diagnosestellung und Therapievorschlag
erstreckte. 1939 wurden 216, 1940 333 Patienten untersucht, im ersten Jahre
wurden 9 operable und 13 inoperable, 1940 wurden 5 inoperable Carcinome
entdeckt. BIRKENFELD (1941) untersuchte in einer Krebsberatungsstelle in Gotha
324 Fälle in 2$^1/_2$ Jahren. Aus der Zahl geht hervor, daß sich noch gesund fühlende
Menschen die Beratungsmöglichkeit nicht ausnutzen. Aus der Eppendorfer
Klinik von BERG kommt sogar der Vorschlag, für die Früherfassung des Magenkrebses Perniciosaberatungsstellen einzurichten (KADE 1947), um vor allem
Röntgenkontrollen des Magenschleimhautreliefs durchzuführen, sind ja alle
Perniciosakranken im hohen Maße magenkrebsgefährdet. Weitere Beratungs-
stellen sind unter anderem in Aue (LANGE 1942), Mannheim (SPRINGER 1942),
Osnabrück usw. eigerichtet worden.

Ebenso kommen aus England und den USA Berichte über die *Zentralisierung
der Krebsbekämpfung* (A. SOILAND 1935, EWING 1938, McWHIRTER 1941). Über
ganz der Aufklärung dienende Antikrebswochen wird aus USA und Rußland[1]
berichtet. ADAIR, Präsident der amerikanischen Krebsgesellschaft, der führenden
Organisation im Kampf gegen den Krebs, und Vorsitzender des Krebskomitees
des American College of Surgeons, teilt mit, daß in den USA. eine koordinierte
und konzentrierte wissenschaftliche Anstrengung gegen den Krebs unternommen
wird. Die amerikanische Krebsgesellschaft stellte 1945 4 Millionen Dollar für

---

[1] Vgl. Acta Un. internat. contra Canc. 4 (1939).

ein organisiertes Forschungs-, Ausbildungs- und Hilfsprogramm bereit. Das Forschungsprogramm erstreckt sich auf Biologie, Chemie, klinische Forschung und Physik. Sie finanziert ungefähr $^2/_3$ der „Detection Centres", von denen es 1948 185 gab.

Besonders kleinere Länder mit fortgeschrittener Zivilisation verfügen heute über eine gut ausgebaute und organisierte Krebsbekämpfung. So berichtet der Generalsekretär der nationalen Belgischen Liga für Krebsbekämpfung, SCHRAENEN (1938), über die Organisation der Krebsbekämpfung in *Belgien*. Sie erstrebt das Zusammen-, Mit- und Ineinanderwirken von wissenschaftlicher Forschung, ärztlicher Praxis und sozialer Fürsorge. Sie umfaßt demzufolge zunächst die Unterstützung der Krebsforschung, sodann die ärztliche Krebsbekämpfung in Krebszentren bzw. Krebsinstituten und sozialen Fürsorge- und Versicherungs-dienst. In den vier belgischen Universitätsstädten, Brüssel, Gent, Lüttich und Löwen, befindet sich je ein Centre anticancéreux, welches seinerseits wiederum Laboratorien zur Forschung, Sprechstundendienst, eine chirurgische und Strahlenabteilung und Einrichtungen für ärztliche Ausbildung und Fortbildung enthält. Außerdem hat Belgien zwei Centres de dépistage, wo jeder, der sich dort-hin wendet, unentgeltlich untersucht und bei positiver Diagnose zur Behandlung an die Krebszentren bzw. Kliniken weiter überwiesen wird. Die „Ligue Nationale Belge contre le Cancer" bildet das Bindeglied zwischen diesen einzelnenElementen. Die soziale Tätigkeit erstreckt sich auf Fürsorgedienst für die Krebspatienten, Versicherungsdienst, Propaganda und Aufklärung. Neu und beispielhaft an der belgischen Organisation ist der Standpunkt, daß der praktische Arzt in diesem System die Schlüsselstellung innehat, ausgehend von der sicher zutreffenden Überlegung, daß das Ausmaß der „Krebsseuche" wesentlich davon abhängt, mit welcher Sicherheit der praktische Arzt in seiner täglichen Praxis den Krebs diagnostiziert. So sind in Belgien heute praktisch alle Ärzte Mitarbeiter der Krebsbekämpfung. Für ihre dauernde Weiterbildung wird durch Zeitschriften, Bücher, Vorträge, Fortbildungskurse usw. gesorgt.

In der *Schweiz* besteht seit 1910 eine „Schweizerische Vereinigung für Krebs-bekämpfung" (vgl. Bericht HECHT 1936). „Centres anticancéreux" wurden z. B. in Genf, Lausanne gegründet, aber auch in den übrigen Kantonen bestehen entsprechende, hauptsächlich der Krebsnachkontrolle dienende Einrichtungen, wie z. B. die „Berner Vereinigung für Krebsbekämpfung". Zwischen 1933 und 1935 wurde eine groß angelegte Erhebung über maligne Tumoren durchgeführt und von v. FELLENBERG (1940) bearbeitet.

Die *amerikanische Gesellschaft für Krebskontrolle* (1913 gegründet) (vgl. C. C. LITTLE 1940, REIMANN 1942) hat hauptsächlich erzieherische Ziele, basierend auf der Tatsache, daß früh erkannter Krebs prognostisch günstig ist, zu spät erkannter nicht. Es wurde nicht nur versucht, das Publikum aufzuklären, sondern auch die Ärzte wurden beeinflußt und Krebskomitees in allen Staaten gebildet. Der Staat Massachusetts war hierbei führend („Massachusetts Cancer Program", Näheres s. bei LOMBARD 1940). Seit 1936 wurden auch Laien im Aufklärungskampfe eingesetzt, wobei die „Women's Field Army against Cancer" sich als besonders aktiv erwies. Erst handelte es sich um Aufklärung allein, aber bald wurden auch die Möglichkeiten geschaffen, ohne große Kosten zu einer schnellen und einwandfreien Diagnose zu gelangen. Auch hierin ist Massa-chusetts führend durch sein Hospital in Pondville und andere Institutionen.

Es ist klar, daß bei einem solchen System organisierter Krebsbekämpfung das Vertrauen der Bevölkerung wesentlich gehoben wird, wenn sie weiß, daß be-sondere *Krebsforschungsinstitute* in die Organisation eingebaut sind und fortge-setzt für die Anwendung der modernsten Methoden der Krebsbehandlung bürgen.

Die älteste Institution dieser Art ist das 1884 gegründete *Memorial Hospital in New York*. Es folgten 1897 das MOROSOFFsche *Krebsspital in Moskau* und 1901 das *Krebsinstitut in Buffalo*. Eines der ältesten, zugleich der Forschung und der Therapie dienenden Institute ist das von dem Chirurgen CZERNY (1906) gegründete frühere Samariterhaus, jetzt dem Gründer zu Ehren CZERNY-*Kranken-haus für Strahlenbehandlung* genannte Klinik in Heidelberg, der seit 1907 ein „*Institut für experimentelle Krebsforschung*" eingegliedert ist. An ihm haben CZERNY selbst, V. DUNGERN, WERNER, HIRSCHFELD, O. WARBURG, SACHS, TEUTSCHLÄNDER u. a. gewirkt. Inzwischen wurde der Chemiker, Mitosegift- und Krebsforscher LETTRÉ als Leiter berufen. Andere Institute sind in Berlin in der Charité und am VIRCHOW-Krankenhaus usw. gegründet worden.

Das größte Institut dieser Art ist das *National Cancer Institute* bei Bethesda (Maryland) (vgl. L. HEKTOEN 1940). Es dient dem Zweck, das ständige Studium der Ursachen, der Verhütung, der Diagnose und der Behandlung des Krebses zu gewährleisten. Es ist 1937 als eine Abteilung des Public Health Service gegründet worden. Der National Advisory Cancer Council, bestehend aus 6 Mitgliedern, ist eine Art Beirat des Surgeon General of the Public Health Service in allen Fragen, die Krebs betreffen. Die Arbeiten an diesem Institut, an dem etwa 30 Mitarbeiter sind (Physiker, Biochemiker, Biologen, Pharmakologen, Pathologen, Bakteriologen und Statistiker), beschäftigen sich mit den verschiedenen Faktoren, die bei Tieren Krebs hervorrufen, mit krebs-erzeugenden Agenzien, biologischen und biochemischen Studien über die Krebs-zellen im Gegensatz zu normalen und mit experimentell-therapeutischen Studien, z. B. mit Röntgenstrahlen, radioaktiven Isotopen und Neutronen. Das Institut steht mit der Tumor Unit des Marine-Hospital in Baltimore in Kontakt und plant Zusammenarbeit mit anderen Universitätskliniken. Bisher wurden 200000 Dollar allein für Radium ausgegeben. Es handelt sich um $9^{1}/_{2}$ g, die in den ver-schiedensten Instituten angewandt werden. Ferner erfolgt Unterricht in Krebs-behandlung und -diagnose. Es gibt Stipendien für 1—3 Jahre, um junge Ärzte an besonders dafür eingerichteten Krebszentren auszubilden, ferner Stipendien für begabte Forscher, die unter geeigneten Bedingungen in Fellowships Krebsforschung treiben.

Nach einem Bericht im J. amer. med. Assoc. **137**, 466 (1948) ist das Institut im Juli 1947 für die Durchführung eines wesentlich erweiterten Programmes [veröffentlicht in Publ. Health Rep. **63**, 501 (1948)] reorganisiert worden. Die Geldbewilligung für das Etatsjahr 1948 belief sich auf 14 Millionen Dollar. Die Tätigkeit des Instituts wird in 3 Gebiete eingeteilt: wissenschaftliche For-schung innerhalb des Instituts, Forschungsstiftungen an auswärtige Institute und Krebskontrolle. Es wurden Stiftungsgelder an 192 verschiedene Forscher in 88 Laboratorien gegeben. An 40 Medical Schools wurden zur Verbesserung des Unterrichtes bezüglich der Krebskrankheit annähernd 900000 Dollars aus-gezahlt.

Man kann durchaus nicht behaupten, daß die wichtigsten Entdeckungen (von London abgesehen) von den Spezialforschungsinstituten ausgegangen sind. Manche Krebsabteilungen innerhalb großer Kliniken haben Ausgezeichnetes geleistet. Niemand aber kann bestreiten, daß im ganzen genommen jene Forschungsinstitute heute die Hauptträger und Zentren der Forschung ge-worden sind. Die nachstehende Tabelle 98 soll einen Überblick verschaffen, ohne jedoch auf Vollständigkeit Anspruch erheben zu können.

Das neueste Forschungsinstitut der USA. ist das SLOAN-KETTERING *Institute for Cancer Research* in New York. Direktor ist C. P. RHOADS, zugleich Leiter der Abteilung für experimentelle Pathologie. Sonst enthält das Institut mit

Tabelle 98. *Übersicht über Krebsforschungsinstitute und Krebskliniken.*

Land	Stadt	Institut	Leiter
Argentinien	Buenos Aires	Instituto de Med. Exper. para el estudio y tratamiento del cancer	A. H. ROFFO
Belgien	Brüssel	Krebsinstitut Fondation Yvonne Boel	R. REDING
,,	,,	Jules Bordet-Institut du Cancer	
,,	Löwen	Centre anticancéreux	J. H. MAISIN
Brasilien	Rio de Janeiro	Oswaldo Cruz-Institut gegen den Krebs	A. C. FONTES
Deutschland	Berlin	Krebsinstitut der Charité	E. KNAKE
,,	,,	Allgemeines Institut gegen die Geschwulstkrankheiten im Rudolf Virchow-Krankenhaus	H. CRAMER
,,	Hamburg	Krebsinstitut Univ. Krankenhaus Eppendorf	R. BIERICH
,,	Heidelberg	Czerny-Krankenhaus für Bestrahlungsbehandlung. Institut für experimentelle Krebsforschung	H. LETTRÉ
England	London	Chester Beatty Research Institute, The Royal Cancer Hospital (Free), London	HADDOW
,,	Manchester	Radium Institute	
Frankreich	Paris	Institut du Radium	A. LACASSAGNE
,,	Villejuif bei Paris	Institut du Cancer	G. ROUSSY
,,	Montpellier	Clinic Curie	
Italien	Mailand	Krebsinstitut Regina Elena	
,,	Rom	Istituto Vittorio Emmanuele III per lo studio e la cura dei Tumori	P. RONDONI
Niederlande	Amsterdam	Antoni van Leeuwenhoekhuis	WASSINK
Niederländ. Indien	Bandoeng	Julianakrankenhaus-Krebsinstitut	
Schweden	Stockholm	Radiumhemmet	G. FORSELL
USA.	Bethesda, Md.	National CanWer Institute	VOEGTLIN
,,	New York	Rockefeller Institute for Medical Research	P. ROUS
,,	,, ,,	Memorial Hospital	C. P. RHOADS
,,	,, ,,	Sloan-Kettering Institute for Cancer Research	C. P. RHOADS
,,	,, ,,	Strang Cancer Prevention Clinic	E.S.L'ESPERANCE
,,	St. Louis, Mo.	Bernard Free Skin and Cancer Hospital	E. V. COWDRY
,,	Detroit, Mich.	Detroit Institute of Caner Research	R. H. STEVENS
,,	Norfolk, Mass.	Pondville Hospital	
,,	Chicago, Ill.	Nathan Goldblatt Memorial Hospital	
,,	Philadelphia	Lankenan Hospital Research Institute and the Institute for Cancer Research	ST. P. REIMANN
,,	New Haven	Yale-University-Dept. of Anatomy	L. C. STRONG
,,	Madison, Wis.	McArdle Memorial Laboratory for Cancer Research	H. P. RUSCH
	Houston, Texas	Anderson Foundation	

einem großen Mitarbeiterstab ausgerüstete Abteilungen für Sterinstoffwechsel Sterinbiochemie, für Physik und Biophysik, für klinische Untersuchungen, Eiweißchemie und experimentelle Chemotherapie. Das Institut wurde am 16. 4. 1948 eröffnet[1]. Es verdankt seine Gründung einer Stiftung von A. P. SLOAN jr. (General Motors) (über $4^{1}/_{2}$ Millionen Dollar). Das Institut steht mit der ältesten Krebsklinik, dem Memorial Hospital und der Prevention-Detection-Clinic (STRANG) in Verbindung. Für später ist eine solche auch mit dem in Bau befindlichen EWING-City-Cancer-Hospital vorgesehen.

---

[1] Siehe Science (N.Y.) **107**, 467 (1948).

Gegen die Gründung von „*Geschwulstkliniken*" wird vielfach (vgl. z. B. Nordmann 1939) als Hauptbedenken vorgebracht, daß die Isolierung der Krebskranken von anderen Patienten psychisch sehr ungünstig sich auswirke und außerdem noch das einseitige Spezialistentum weiter fördere. Tatsächlich kommt bei der klinischen Krebsbekämpfung, wie Mikulicz (1939) es einmal ausgedrückt hat, alles darauf an, daß, „wenn operiert wird, richtig operiert wird, wenn betrahlt wird, richtig bestrahlt wird". So wird es also für den Krebskranken am günstigsten sein, wenn er inmitten eines großen Clinicums, sobald er operiert werden muß, in den großen Spezialkliniken operiert, und wenn er bestrahlt werden muß, in einem besonderen Bestrahlungsinstitut bestrahlt wird. In letzterem Falle fällt dann auch mit der Hoffnung auf Heilung durch Spezialbehandlung das psychische Bedenken weitgehend weg. Natürlich liegt sehr viel an einer vernünftigen, im besten Sinne des Wortes rivalisierenden Zusammenarbeit zwischen den operierenden Fächern und dem Bestrahlungsinstitut. Das Heidelberger Verfahren, bei dem die Direktoren der Chirurgischen, der Dermatologischen und der Frauenklinik zugleich das Direktorium des Krebskrankenhauses darstellen, bietet die beste Sicherung gegenüber „wilder" Bestrahlung und die beste Gewähr für die kombinierte Zusammenarbeit im Dienste des Kranken.

In USA. gewinnt der Gedanke der „*Tumor Clinics*" (vgl. Reimann 1942, 1943, Kress 1948) immer mehr an Boden. Das American College of Surgeons und die American Cancer Society empfahlen ihre Bildung bereits 1933. Damals entsprachen 140 Kliniken den Anforderungen. Ende 1946 gab es 407 anerkannte Krebskrankenhäuser und -kliniken, davon allein im Staate New York 41, die Stadt New York dabei ausgenommen. Es handelt sich dabei um klinische Abteilungen, die die Voraussetzungen für die Behandlung von Krebskrankungen nach der Zusammensetzung der Ärzte und nach der Art ihrer Einrichtungen erfüllen. Es sollen dort nur Kranke aufgenommen werden, die mindestens krebsverdächtig sind. Im Staate New York gibt es sogar eine Tumor Clinic Association. Zum Unterschied davon ist die Cancer Prevention Clinic für Leute bestimmt, die nicht krank sind, auch noch keine Symptome darbieten, sich aber gründlich untersuchen lassen wollen. Es erscheint einleuchtend, daß in anderen Ländern ohne solche Organisationen vor allem die größeren Krankenhäuser und Kliniken mit ihrem Stab voll ausgebildeter Spezialisten, besonders die oben (S. 643) erwähnten „Krebsberatungsstellen" und „Krebsabteilungen" die gleiche Funktion erfüllen. Immerhin dürfte die dort geforderte 5jährige Nachkontrolle nicht im gleichen Maße gewährleistet sein wie bei einer organisatorischen Erfassung aller Krebskranken durch solche als „Tumor Clinic" geführten Krankenhausabteilungen.

Eine sicher nachahmenswerte Sache ist die in USA. bereits vielfach ausgebaute *Registrierung der bösartigen Geschwülste*[1]. Sie wurde von E. A. Codman-Boston zunächst für die *Knochensarkome* gegründet, aber dann (1921) vom American College of Surgeons übernommen und weitergeführt. Sie umfaßt bereits mehr als 3000 Fälle. Inzwischen wurde das Prinzip auf bis jetzt *15 Tumorformen* übertragen (American Registry of Pathology). Es leuchtet ohne weiteres ein, daß hier noch wirkliche Grundlagenforschung ermöglicht wird.

Ein hervorragendes Mittel organisierter Krebsbekämpfung sind *internationale Kongresse* für Krebsforschung und Krebsbekämpfung. Am 23. 5. 1908 wurde in Berlin die Internationale Vereinigung für Krebsforschung gegründet. Internationale Kongresse für Krebsforschung fanden statt 1910 in Paris, 1913 in Brüssel, 1934 in Madrid, 1936 in Brüssel (vgl. Haubold 1936), 1939 in Atlantic

---

[1] Vgl. J. amer. med. Assoc. **136**, 1063 (1948).

City und 1947 in St. Louis (USA.). Hier kommt es nicht nur zu einem unmittelbaren Nachrichtenaustausch über die neuesten Forschungs- und Behandlungsergebnisse, sondern gewissermaßen zu einer Bestandsaufnahme unseres Krebswissens zu der betreffenden Zeit und zu dem so wichtigen persönlichen Kontakt.

8. Krebsverhütung.

Der Satz: „vorbeugen ist besser als heilen" gilt unbestritten. So brächte erst die Krebsverhütung die endgültige Lösung des Krebsproblems und sie wäre höher zu werten als Krebsheilung. Aber ein namhafter Krebsforscher behauptet, Krebsprophylaxe schlechthin sei ein Phantasiegebilde. Ist das richtig? Nein! Es ist kein Zweifel, daß dem Ausbruch der Krebskrankheit in manchen Fällen vorgebeugt werden kann.

Das Problem, einen sonst sicher entstehenden Krebs zu verhüten, ist experimentell mehrfach (s. 10. Kapitel, S. 442) aufgegriffen und für ein paar Beispiele befriedigend geklärt worden. Das Massenkrebsexperiment aber wurde wiederum mit dem Menschen selbst schon seit Jahrtausenden angestellt. Es gilt, es auszuwerten. Die Krebsprophylaxe hat ihre Wurzel in der Krebsätiologie. Aber so variabel die Krebsursachen, so variabel die Methoden ihrer Verhütung. Nehmen wir gewissermaßen als *Modellversuch der Krebsprophylaxe* den einfachsten, einen menschlichen Alternativfall: *das Peniscarcinom.* Es ist immer ein Carcinom der Glans penis oder des Praeputiums. Daß der Bedingungskomplex im Praeputium und seinen Eigentümlichkeiten (Smegma, Praeputialdrüsen, Balanitis) gelegen ist, beweist die Tatsache, daß die Phimose die Entstehung des Peniskrebses entscheidend begünstigt: KÜTTNER (1900) fand bei 60 Fällen in 54,5%, BARNEY (1907) bei 100 Fällen in 70% eine Phimose. Sicher sind das Mindestzahlen, denn wie oft wird nicht darauf geachtet oder nicht darüber berichtet.

Nun ist aber das Peniscarcinom vor allem bei den Völkern des nahen, mittleren und fernen Orients bei den einen sehr selten, bei den anderen unverhältnismäßig häufig. Das einzig Unterscheidende ist die *rituelle Beschneidung* (vgl. auch PELLER 1931), die bei den Juden am 8. Tag, bei den Mohammedanern zwischen dem 3. und 14. Lebensjahr vorgenommen wird. WOLBARST (1932) sammelte von 1925—1930 aus 179 amerikanischen Hospitälern mit durchschnittlich 4,4% jüdischen Patienten 830 Fälle von Peniscarcinom, alle Fälle betrafen Nichtjuden. Umgekehrt fand sich in 26 jüdischen Krankenhäusern mit durchschnittlich 73% jüdischen Kranken nur ein jüdischer Kranker mit Peniscarcinom — aber bei diesem war die Circumcision nicht ausgeführt gewesen.

Wir haben es hier am Menschen selbst mit dem klarsten Fall der Krebsverhütung zu tun. Entscheidend ist allein die Alternative praesentia aut absentia praeputii. Im Falle des Vorhandenseins des Praeputiums ist für einen (im Orient s. unten) ansehnlichen Prozentsatz der Bedingungskomplex für die Krebsentstehung vorhanden, im anderen Falle nicht vorhanden. Man kann also sagen: in diesem speziellen Falle wirkt eine einfache Operation praktisch mit Sicherheit krebsverhütend.

Es ist nun interessant, daß es, wie so oft bei Operationen, nicht nur auf die Operation als solche ankommt, sondern auch noch auf den *Zeitpunkt* ihrer Durchführung. Auch hierfür gibt es am Menschen ein Krebsexperiment größten Ausmaßes.

Das Peniscarcinom ist vor allem im mittleren und fernen Orient sehr häufig. Alternative Vergleichszahlen größten Stiles liefern vor allem in Indien die

Hindus (keine Beschneidung!) und die Moslems (Beschneidung!). Bei einer Gesamtzahl von 2260 Krebskranken (NATH und GREWAL 1935/36) machte

das Peniscarcinom bei den Hindus 25,6% ihrer Carcinome,
das Peniscarcinom bei den Moslems 2,9% ihrer Carcinome

aus. Der Unterschied ist sinnfällig und beweiskräftig, aber man wird sagen: warum — im Gegensatz zu den Juden — doch noch 2,9% Peniscarcinome bei den doch gleichfalls der Beschneidung unterworfenen Moslems? Der Alternativunterschied ist der Zeitpunkt der Circumcision: bei den Juden am 8. Tage, bei den Moslems zwischen dem 3. und 14. Lebensjahr oder gelegentlich in Einzelfällen noch später,

Bei 7 solcher Spätfälle hat DEAN (1935) wichtige Feststellungen getroffen (Tabelle 99). Sie beweisen, daß die späte Circumcision die Krebsentstehung nicht mehr verhütet, oder anders ausgedrückt, daß die Krebsentstehung bis in die Jugend zurückgehen muß, jedoch durch eine lange Latenzzeit überbrückt werden kann. Bezogen auf die hier interessierende Krebsverhütung ist zu sagen: der Peniskrebs kann durch die operative Entfernung des Präeputiums verhütet werden, aber völlig sicher nur dann, wenn dies frühzeitig, d. h. während der frühen Kinderzeit erfolgt.

Man sieht daraus, daß eine spätere Krebsentstehung bis in die frühe Jugendzeit zurückgehen, andererseits, daß sie in diesem typischen Fall durch eine überaus einfache Maßnahme mit hoher Sicherheit verhütet werden kann. Niemand aber wird sich angesichts eines so klaren Falles der Überlegung verschließen, daß auch sonst, auch wenn wir es nicht oder noch nicht nachweisen können, *die Ursachen späterer Krebse in Schädigungen der Jugendzeit gelegen* sind.

Tabelle 99. *Peniscarcinom bei Moslems in Indien.*

Alter zur Zeit der Circumcision (in Jahren)	Alter zur Zeit der Krebsmanifestation (in Jahren)	Intervall (Jahre)
14	38	24
19	43	24
20	47	27
23	36	13
25	65	40
25	44	19
45	53	8
i. D. 24,4	46,6	22,2

Im Falle des Peniscarcinoms können wir zwar Vermutungen anstellen, die Ursache selbst aber nicht genau angeben. Wahrscheinlich spielen Smegma, bakterielle Zersetzungen desselben, Erosionen, Ekzeme, Balanitiden oder vielleicht die Retention und Zersetzung des Sekretes der von den Geschlechtshormonen abhängigen Praeputialdrüsen die entscheidende Rolle.

Daß eine andere Operation, die *Kastration*, gleichviel aus welcher Indikation sie ausgeführt wurde, gewissermaßen als Nebeneffekt eine weitgehend krebsverhütende Wirkung hat, wurde schon mehrfach (S. 142 und 449) erwähnt. Früher kastrierte Frauen bekommen (s. S. 141) nur $^1/_{10}$mal so häufig Brustkrebs. Von den Eunuchen wird behauptet (vgl. HOVENANIAN und DEMING 1948), daß sie nie an Prostatakrebs erkranken.

Nun kennen wir aber beim Krebs sonst ja sehr genau definierte Krebsursachen. jedenfalls mehr Ursachen als bei jeder anderen Krankheit, die Menschen zu befallen vermag. Wir fragen: gibt es eine *kausale Prophylaxe?* Wieder ist der Mensch das Hauptversuchsobjekt und die inzwischen bekannt gewordenen *carcinogenen Berufsnoxen* sind auch hier der *Wegweiser*, in diesem Falle zur Krebsverhütung.

a) Verhütung von Berufskrebsen durch Vermeidung carcinogener Berufsnoxen.

Der einfachste Fall ist die Ausschaltung der Krebsnoxen durch *Berufsschutz* (vgl. TEUTSCHLÄNDER 1928, 1929, FISCHER-WASELS 1934, BAADER 1937, GROSS

1940). Als weitgehend durchführbar hat sich dies bei dem Röntgenkrebs der Röntgenologen, beim Knochenkrebs der Leuchtzifferblattmaler, beim Blasenkrebs der Anilinarbeiter und beim Pechkrebs der Brikettarbeiter erwiesen. Die Schutzmaßnahmen in Röntgenbetrieben sind bekannt. Die Prophylaxe des Röntgencarcinoms ist eine Prophylaxe der Röntgenschädigung und diese läuft auf einen Schutz gegen Röntgenstrahlen (Bleiwände, Bleischürzen, Bleihandschuhe usw.) hinaus. Die radioaktiven Knochensarkome bei der Arbeit mit Leuchtfarben sind verschwunden, sobald der Kausalzusammenhang erkannt war. Beim Pechkrebs der Brikettarbeiter, den TEUTSCHLÄNDER (1928, 1929) besonders bearbeitet hat, läßt sich das Pech, welches bei der Steinkohlen- (nicht Braunkohlen-)Brikettfabrikation als Bindemittel für den Kohlenschrot gebraucht wird, durch das FOHR-KLEINSCHMIDT-Verfahren, welches den Pechstaub vom Arbeiter maschinell fernhält, weitgehend ausschalten. Beim sog. Anilinkrebs (vgl. SIEBEN 1931) hat sich die Verarbeitung in dichtgeschlossenen Kessel- und Rohrsystemen, Absaugung der bei der Fabrikation entstehenden Dämpfe, Gase und Staubschwaden als entscheidend erwiesen. Wichtig sind ferner die Aufbewahrung der Straßenkleider in Räumen, die frei von Dämpfen sind, Bäder nach der Arbeit zur Entfernung dort haftender Reste, Kleiderwechsel usw.

Von großer Bedeutung sind ferner laufende *Vorsichtsuntersuchungen* der betreffenden Arbeiter (regelmäßige Urinkontrolle auf Erythrocyten, Blutstatus, Wägungen), Maßregeln, die für alle Berufskrebse mit höherer Krebsnoxe erforderlich sind, ist ja oft genug sogar im Zustand des Präcancer der endgültige Cancer therapeutisch noch vermeidbar (s. S. 660). In anderen Fällen gehören regelmäßige Röntgenuntersuchungen der Lungen (bei Asbest-, Chromat- und Radiumgrubenarbeitern) zum Rüstzeug der Reihenuntersuchungen.

Ein anderes, allerdings oft zu spät eingesetztes Mittel ist der *Berufswechsel* (oder sogar die Berufsaufgabe). Man sollte diese Maßnahme bei beginnender Präcancerose frühzeitig ergreifen und immer bedenken, daß die Betreffenden ja auch noch nach Ausscheiden aus dem gefährlichen Betrieb erhöht krebsgefährdet sind. Dem Einwand, der Platzwechsel oder das Ausscheiden komme doch zu spät, ist entgegenzuhalten, daß die Dosis wesentlich ist. Das Ausscheiden schützt nicht völlig sicher, mindert aber die Gefahr.

In anderen Fällen, bei denen ein bestimmter Fabrikationsstoff unvermeidbar ist, besteht der Berufsschutz im *Ersatz der stark schädigenden Substanz* durch eine wesentlich ungefährlichere. Der Krebs der Baumwollspinner (s. 1. Kapitel, S. 23) ist weitgehend verhütet, seit die ursprünglichen unraffinierten, an den Maschinen verwendeten Mineralöle abgeändert und durch (physikalisch kontrolliert) unschädliche Öle ersetzt und die Arbeiter durch Schutzsalben aus Lanolin-Olivenöl gegen die direkte Benetzung weitgehend geschützt worden sind.

Eine große Rolle spielt die *Körperhygiene.* In vielen Fällen läßt sich die Berührung mit schädlichen Stoffen nicht sicher genug vermeiden, sie lassen sich jedoch durch Waschprozeduren wieder beseitigen. Vor allem ist dies bei allen Arbeiten, die mit Ruß, Pech, Teer, Anilinstoffen usw. zu tun haben, von großer Wichtigkeit. Schon bei der ersten Beschreibung des Teer- und Paraffinkrebses weist VOLKMANN (1875) darauf hin, daß „Reinlichkeit und Hautcultur, besonders regelmäßige Waschungen, die Entstehung der schweren Formen fast immer zu verhüten im Stande sind und die erfolgten Eruptionen bis auf leichte Residuen beseitigen". Es klingt banal, aber solche Berufsnoxen beweisen es, Warmwasser, Fettseife, Bürste und fettige Hautschutzmittel haben unter bestimmten Bedingungen eine krebsverhütende Wirkung. Vor allem trifft dies auch zu für die sog. Lichtkrebse der Seeleute und Ackerbauern. Bei ihnen ist zwar das ultraviolette Licht die Hauptnoxe, daneben spielen aber Staub, Schmutz, Fremdkörper eine syncarcinogene Rolle.

Die Tatsache, daß Berufe Krebs fördern, führt zu der Frage, ob *Eigentümlichkeiten des Berufes* umgekehrt vielleicht *Krebs hemmen können*. Wir wollen aber nicht daran vorbeigehen, daß man z. B. bei *Imkern* und *Fleischern* den bei diesen angeblich selteneren Krebs statistisch zu analysieren suchte. Die Fallstricke sind reichlich, sind ja die Zahlen der Berufsgruppen klein, der Bruchteil Krebskranker dadurch natürlich ganz minimal. Immerhin haben ANTON und FORSTER (1941) für die Imker 19 026 Personen erfaßt und darunter jetzt lebende krebskranke und krebsverstorbene Personen festzustellen versucht. Die Methodik mit Fragebögen, beantwortet durch Fachgruppenleiter, gibt natürlich kein ausreichend verwertbares Material. Von 19 026 erfaßten Imkern waren zur Zeit der Erhebung nur 7 krebskrank, was einer Häufigkeit von nur 0,36% gegenüber Landwirten von 2,1 $^0/_{00}$ entspräche. Die Verfasser ziehen aus dieser niedrigen Zahl den statistisch allerdings nicht genügend gesicherten Schluß, daß „*Imker* durch ein geringeres Befallensein von Krebs ausgezeichnet sind". Die Seltenheit des Krebses beziehen sie weniger auf Art des Berufes und der Lebensweise als vielmehr auf die Einwirkung von Bienengift, eingebracht durch die Bienenstiche.

b) Vermeidung carcinogener Stoffe in Nahrungs- und Genußmitteln.

Daß Nahrungs- und Genußmittel, besonders auch Schädlichkeiten ihrer Zubereitung, selbst krebsfördernd wirken können, ist sicher anzunehmen. Die 40% Magenkrebse, 60% Krebse des Verdauungskanals der über 20jährigen, das starke Überwiegen des männlichen Geschlechtes, der fehlende Nachweis erbbedingter Ursachen jener Häufigkeit müssen zur Schlußfolgerung führen, daß unsere Kost und ihre Zubereitung einschließlich aller Genußmittel Träger oder Zubringer carcinogener Noxen ist oder daß sie zum mindesten durch den Mangel an unentbehrlichen Stoffen und die dadurch hervorgerufenen Schädigungen Krebs entscheidend begünstigt. Es ist dies auch immer wieder angenommen und mit guten Gründen gestützt worden.

Die große Schwierigkeit liegt nur darin, daß unser Wissen um den Krebs noch nirgends so dürftig ist wie auf diesem wichtigsten Gebiet. Wenn aber etwas wissenschaftlich noch nicht begründbar ist, so ist es deswegen noch lange nicht unbegründet.

Immerhin gibt es einige erste Anhaltspunkte. Am einfachsten liegt die Krebsverhütung bei dem *Leberkrebs der Haffischer* (s. 6. Kapitel, S. 209). Die mit der Nahrung zugeführte Krebsnoxe, der Leberegel Opisthorchis felineus, läßt sich leicht vernichten, indem das Fleisch der Fische, die ihm als Zwischenwirt dienen, nur gekocht genossen und sonstige Vorsichtshygiene getrieben wird.

Enthält nun unsere Nahrung sonst krebserzeugende Stoffe? Wir kennen, vorläufig wenigstens, keine sicheren. Doch muß sehr damit gerechnet werden, daß *künstliche Farb- und Konservierungsstoffe*, bei der Zubereitung entstehende Umwandlungsprodukte, Genuß- und Arzneimittel besonders *syncarcinogenetische Bedeutung* haben (s. 7. Kapitel, S. 295). Auf Grund der Tierexperimente denkt man natürlich sofort an die von der Nahrungsmittelindustrie viel verwendeten *Azofarbstoffe*. Solche künstlichen Farbstoffe — bezeichnenderweise alle nach ihrem Zweck, nicht nach ihrer chemischen Natur benannt —, wie Butter-, Eier-, Nudel-, Kuchen-, Zuckergelb oder Waffel-, Schokoladebraun oder Fleisch-, Lachs-, Krebs-, Erdbeer-, Himbeerrot usw. werden nur ihres Aussehens wegen den Nahrungsmitteln zugesetzt und treffen im Laufe von Jahrzehnten auf die Organe und Drüsen des Verdauungstraktes, für die sie unter allen Umständen eine immer wiederkehrende gleichartige Schädigung darstellen. Aber nicht nur auf dem Wege über Fischereierzeugnisse, Teigwaren, Konserven, Marmeladen und Zuckerwaren, auch über Parfüms, Limonaden, Liköre, Schminken, Salben, Öle bis zu den Lippenstiften gelangen solche Kunstfarbstoffe irgendwie in den Organismus und belasten als Fremdkörper seine Organe und Gewebe.

Für solche Noxen repräsentativ ist der Fall *Buttergelb*. Seine carcinogene Wirkung auf die Leber ist durch KINOSITA (1937) erwiesen und seitdem immer wieder bestätigt worden (s. 7. Kapitel, S. 295). Dabei ist die Größenordnung der Menge beachtlich: zu 30 kg Butter werden bis zu 5 g Buttergelb zugesetzt, das bedeutet bei einem Butterverbrauch von nur 125 g in der Woche eine Zufuhr von so viel cancerogenem Buttergelb, wie im Tierversuch zur Erzeugung von Leberkrebs ausreicht.

Nun kann man natürlich einwenden, es ist ja gar nicht sicher, daß der Mensch gleichfalls auf Buttergelb reagiert. Es ist richtig, daß dies noch nicht erwiesen ist. Die entscheidende Frage ist nicht die, ob der Mensch reagiert oder nicht, sondern ob die Zufuhr eines bei anderen Lebewesen krebserzeugenden Stoffes nötig ist oder nicht. Jede körperfremde und lebensfremde Substanz ist für den Körper zum mindesten eine Belastung, wenn nicht Gefahr. Der Körper erneuert und wechselt ununterbrochen die Stoffe, aus denen er zusammengesetzt ist — daher das ausgezeichnete deutsche Wort „Stoffwechsel" —, warum ihn erst belasten mit anderweitig krebserregenden Stoffen, wenn er sie überhaupt nicht braucht und sie nur gegen seinen Willen seinen Fetten, Margarinen und seiner Butter künstlich zugesetzt bekommt?

Man wird fragen, warum greift der Gesetzgeber nicht ein? Er pflegt dies erst zu tun, wenn die Nahrungsmittelchemiker die Schädlichkeit bezeugen. Bis heute aber sind die Nahrungsmittelchemiker keine Krebsforscher und bedienen sich — soweit wir aus dem Schrifttum ersehen — noch nicht der für die Krebsforschung spezifischen, d. h. unbedingt langfristigen und bis zum Tode aller Versuchstiere fortgesetzten Versuchsmethoden. Bei der Frage krebsbegünstigender Faktoren der Nahrungsmittelzusätze usw. ist immer noch der Mensch selbst das Haupt-„Versuchsobjekt"! Ein Chemiker und Toxikologe schreibt 1940 (!) wörtlich: „Die ... Entstehung von Leberkrebs durch Azofarbstoffe, wie ... Buttergelb, braucht den Gewerbehygieniker nicht zu beunruhigen (!!). Die Arbeitsverhältnisse bei der Herstellung dieser Körper sind hier so, daß die zur Erzeugung des Krebses notwendigen Mengen von Arbeitern ... nicht aufgenommen werden" — *als ob es neben den Arbeitern nicht auch Konsumenten gäbe und als ob die Arbeiter nicht selbst auch Konsumenten wären*. Der Fall Buttergelb ist typisch für die Sünden einer bürokratischen Nahrungsmittelaufsicht: es ist zwar tierexperimentell die Schädlichkeit erwiesen, aber die Stoffe werden nicht verboten, ihre Schädlichkeit ist ja am Menschen noch nicht erwiesen. Der sture Starrsinn ist um so verwerflicher, als ja heute die deutschen Menschen gerne ungefärbte Butter nähmen, wenn sie sie nur erhielten, weil sie ferner sich nicht gegen den Zusatz zur Wehr setzen können, und dreifach verwerflich, als ja, wenn schon gefärbt werden muß, der natürliche Farbstoff, der der Butter ihre „buttergelbe" Farbe gibt, das Carotin, bekannt und als Vitamin äußerst „gesund" ist.

Es ist heute schon kein Zweifel, daß eine nicht ferne Zukunft diese Generation nicht verstehen wird, warum sich die Menschen Stoffe im buchstäblichen Sinne „einverleibten" und einverleiben *mußten*, obgleich sie „contra naturam hominis" sind — und dies täglich, pünktlich und pausenlos. Hier müssen völlig andere, nach Art der Krebsexperimente auch die Spätwirkung und Latenzzeit berücksichtigende Untersuchungsmethoden gefordert werden, sollen nicht Zusatzstoffe unserer Nahrung die Erbstrukturen der Keimzellen durch Mutationen und die der Körperzellen durch Cancerisierung negativ verändern.

Auch bei den bloß aus Gründen der *Konservierung* den Nahrungsmitteln zugesetzten Stoffen muß mit schädlichen Stoffen gerechnet werden, seitdem wir wissen, wie sehr alle körperfremden Stoffe auf lange Sicht als den Krebsboden vorbereitend zu betrachten sind. Hier liegt ein weites Feld der Betätigung für die Krebsforschung kommender Jahre. Nirgends hat sich der Mensch so weit von der Natur entfernt, wie bei der Gewinnung, Lagerung, Konservierung, „Veredlung", ja sogar rein ästhetischen „Verschönerung" und Zubereitung seiner Nahrungsmittel. Dazu kommen die vielen ausgesprochenen Reizmittel durch Gewürze, künstliche Zusätze, durch unphysiologisch hohe oder niedrige Temperaturen, durch Aufnahme völlig körperfremder Metalle, wie Kupfer, Eisen, Bor, Aluminium, Magnesium, bei der „Präparation" der Nahrungs- und Genußmittel.

Was wird nicht alles für unbedenklich erklärt! Zusätze von Schwefel-, Bor-, Benzoe-, Salicylsäure werden ebenso verwandt wie das antioxydativ wirkende Hydrochinon oder jene Dutzende von künstlichen Farbstoffen, die samt und sonders nie in Pflanze oder Tier entstehen oder natürlicherweise verarbeitet werden. Was gab es nicht bereits große Warner, von den Ernährungsreformern BIRCHER-BENNER, HINDHEDE, KOLLATH bis zu den Krebsspezialisten REDING (1939), KRETZ (1944), WATERMANN u. a. Sie blieben praktisch alle ungehört.

Daß allzu *heiße Speisen* und Getränke Krebs begünstigen, gilt als sicher. Es wird hier immer im Zusammenhang mit dem dort häufigen Speiseröhrenkrebs auf den bei den Chinesen „glühend" heiß getrunkenen Reisschnaps hingewiesen. Viel zitiert ist auch die Angabe, wonach in China auf 1 Ösophaguscarcinom bei der chinesischen Frau 16 Speiseröhrenkrebse beim chinesischen Mann kommen, und es wird dies, außer auf den heißen Reisschnaps, darauf bezogen, daß in China zuerst die Männer so heiß als möglich essen, während die Frauen, die erst, wenn die Männer fertig sind, essen dürfen, nur die kalt gewordenen Speisen verzehren.

Man behauptet auch, daß die *Hitze* nicht nur direkt schädlich für die betroffenen Schleimhäute sei, sondern auch *Nahrungsmittel carcinogen verändern* könnte. So behauptet WATERMANN (1940), daß in der menschlichen Nahrung mit überhitzten Fetten (z. B. im Cocosfett nach Erhitzen auf über 200⁰) regelmäßig cancerogene Substanzen zugeführt würden. Doch war hievon schon auf S. 296ff. ausführlich die Rede.

Es wird später eine interessante Aufgabe sein, festzustellen, inwieweit das unfreiwillige jahrelange Massenexperiment am deutschen Volk, nämlich die unzureichende Eiweißgrundlage, der große Mangel an tierischen Fetten, der völlige Rückgang der Überernährung und die lange Unterernährung eine Änderung der Krebssterblichkeit nach sich ziehen wird. Bei den seit 1939 fehlenden statistischen Unterlagen wird sie freilich schwer exakt auszuweisen sein.

Vielleicht wird auch ein anderes Experiment aufschlußreich, der erhebliche Rückgang im *Tabakkonsum*. Im 7. Kapitel (S. 299) sind alle Belastungsmomente zusammengestellt, die den Tabak verdächtig machen, vor allem bei den Krebsen der „Rauchstraße", vielleicht aber auch im Bereich der Speiseröhre und des Magens, entscheidend mitwirken. Die gegenüber Nichtrauchern sehr viel größere Häufigkeit aller Krebse der oberen Speise- und Luftwege bei starken Rauchern, vor allem beim Kehlkopf- und Lungenkrebs, der starke Anstieg des Lungenkrebses parallel mit dem Zunehmen des Zigarettenkonsums, das 5—13mal stärkere Betroffensein des männlichen Geschlechts, der hohe Gehalt des Tabaks an sicher carcinogenem Tabakteer, Beispiele von Zwillingen u. v. a. mehr machen es sehr wahrscheinlich, daß Tabakeinschränkung oder Nichtrauchen ceteris paribus krebsverhütend sich auswirkt. Die Menschen selbst und ihre „Genußsucht" werden aber dafür sorgen, daß die Frage in etwa 20 Jahren mit experimenteller Sicherheit wird entschieden werden können. Der Zigarettenverbrauch je Kopf der Bevölkerung (s. 7. Kapitel, S. 300) ist in den verschiedenen Ländern so verschieden, daß er sich, sofern Tabak potentiell carcinogen ist, woran wir selbst nicht zweifeln, später in entsprechend verschiedenen Zahlen von Lungenkrebs im Ausmaß seiner Carcinogenetik ausweisen wird.

Daß der *Alkohol* allein für sich bei sehr langer, gleichmäßiger Zufuhr eine carcinogene Bedeutung hat, ist nicht erwiesen. Dagegen ist es sicher (vgl. S. 58/59 und 299), daß Angehörige „alkoholischer" Berufe (Kellner, Kellermeister, Barmixer, Brauer) eine wesentlich höhere Krebsquote haben. In einer Erhebung des Royal Cancer Institute London über 18275 Krebstodesfälle (9472 den Kehlkopf und 8808 die Lungen betreffend) hatten Kellner und Kellermeister von allen 63 geprüften Berufen das höchste Vorkommen von Kehlkopfkrebs (KENNAWAY 1936). Der Krebs der Zunge betrifft Schankwirte 29mal so häufig als Geistliche (KENNAWAY 1937). Es ist dabei aber zu bedenken, daß solche Menschen meist nicht nur Alkohol professionell oder habituell in überdurchschnittlichen Mengen und meist auch in konzentrierter Form verbrauchen, sondern auch mit sehr viel gebratenen, gerösteten Fleischspeisen, künstlich konservierten Gemüsen und Kompotten, dazu noch mit reichlichem Tabakgenuß mehrfachen carcinogenen Noxen ausgesetzt zu sein pflegen. Wenn sie also einen höheren Hundertsatz an Krebs haben, so ist es wahrscheinlich, daß der Alkohol nur syncarcinogenetisch eine Rolle spielt.

Wenn nun, wie anzunehmen, die Kost krebsfördernd wirken kann, so interessiert natürlich die Frage, ob die *Nahrung* auch *krebshemmend* zu wirken vermöchte.

1941 behauptete TRUTTWIN, daß sich der Fleischerberuf durch seltenes Befallensein mit Krebs auszeichnete. Er sah den Grund dafür in der Gewohnheit der Fleischer, häufig *rohes Fleisch* zu sich zu nehmen, und in dem ständigen Hantieren mit rohem Fleisch, wobei Bestandteile des Blutes durch die gequollene Haut aufgenommen würden. MERTENS (1942/43) widerlegte jedoch die Behauptung von der Fleischerprophylaxe sehr bald. Er stellte für das Jahr 1939 alle Krebstodesfälle in Bayern fest und fand darunter 71 Fleischer. Umgerechnet auf die Zahl der Fleischer sind das 25,9 Krebstodesfälle auf 10000 Fleischer bei einer Quote von Todesfällen bei der übrigen Bevölkerung von nur 15,61. Daraus ergibt sich also die Tatsache daß die Fleischer sogar nicht unwesentlich schlechter dastehen als die übrige Bevölkerung.

Das Thema *Nahrung und Krebsverhütung* hat in der jüngsten Zeit drei wichtige neue Varianten bekommen: a) durch den „Fall Buttergelb" und die Verhütung der durch dasselbe hervorgerufenen bösartigen Lebergeschwülste, b) durch die vorbeugende Wirkung von Cholin in der Nahrung, c) durch den Nachweis der krebshemmenden Wirkung von Vitamin B_1.

a) *Buttergelb* macht Krebs bei Ernährung mit poliertem Reis und Karotten, Buttergelb macht keinen Krebs bei Zusatz von Leber oder Hefe oder Riboflavin (Wachstumsvitamin B_2)!

Es ist das für die Krebsverhütung ein grundlegender Versuch. Er zeigt, daß einer bestimmten Krebsnoxe gewissermaßen der Giftzahn (seine Fermentgiftwirkung, s. S. 248) gezogen wird, wenn ein bestimmtes Vitamindefizit verhütet wird. Niemand wird glauben, daß dies das einzige Beispiel sein und bleiben wird. Das Beispiel rechtfertigt aber bereits den Schluß: die Nahrung, gleichviel welch sonstiger Art, kann krebsfördernd sein, wenn ihr längere Zeit ein in unveränderten Lebensmitteln tierischer und pflanzlicher Art vorhandener Wuchs-

und Lebensstoff (*Vit*-amin bedeutet ja ursprünglich, daß ein bestimmter Eiweißkörper — dieses war ein voreiliges Postulat! — lebensnotwendig sei) längere Zeit in der Nahrung fehlt.

Man sieht daraus aber auch die große Bedeutung solcher krebsinduzierender Experimente am Tier, denn erst die krebserzeugende Noxe „Buttergelb" hat es ans Licht gebracht, daß ein bestimmtes *Vitamin als Schutzstoff einen bestimmten Krebs verhütet.* Immerhin könnte man einwenden: hätte man den krebserzeugenden Stoff nicht erst zugeführt, so hätte man vielleicht der schützenden Wirkung des Vitamins B_2 gar nicht bedurft.

Dieser Einwand wird jedoch seiner schon an und für sich schwachen Beweiskraft entkleidet, wenn man b) das *Cholin* heranzieht. Wir sprachen oben bereits vom Cholin als einem für die Physiologie des Organismus lebensnotwendigen Stoff (S. 594). Cholin als Bestandteil des Lecithins und Acetylcholins spielt im Getriebe des autonomen Nervensystems eine wichtige Rolle. Es war auch kurz die Rede davon, daß man Cholin bei parenteraler Zufuhr in Verbindung mit der Strahlenbehandlung als Krebstherapeuticum verwendet hat und wieder verwendet (s. S. 594). Wir erwähnten dabei auch die vorläufigen Ermittlungen von LETTRÉ, die auf eine mutative Wirkung schließen lassen, sofern der Stoff nicht oral, sondern parenteral zugeführt wird.

Etwas ganz anderes aber scheint es nun zu sein, wenn Cholin mit der Nahrung zugeführt oder nicht zugeführt wird. *Bleibt Cholin* längere Zeit *aus der Nahrung* weg, so entsteht dadurch *Lebercirrhose* (ENGEL u. Mitarb. 1947). Lebercirrhose ist aber, — das ist allgemein anerkannt — die Präcancerose zum *Leberkrebs.* Erhielten Ratten über 5—11 Monate eine völlig cholinfreie Nahrung, so entstanden bei 14 von 18 Ratten Neoplasmen einer oder mehrerer Typen. Bei den Kontrollen dagegen *genügten 0,2 g Cholinchlorid* als Zusatz zur Nahrung, *um Krebs zu verhüten*[1].

Es ist dieser Versuch von einer noch nicht abzusehenden Bedeutung, zeigt er ja zum ersten Male in der Geschichte der Krebsforschung, daß ohne alle carcinogenen Einwirkungen allein schon der *Mangel eines lebensnotwendigen Baustoffes* Vorstufen von Krebs und zuletzt *Krebs* selbst *auslösen* kann. Diesen Versuch ist aber nicht nur revolutionär für unsere Vorstellungen von der Krebsentstehung, sondern auch für die von der Krebsverhütung. Noch wissen wir nicht, wie und unter welchen Bedingungen im einzelnen das lebenswichtige Cholin aus der menschlichen Nahrung verschwinden kann, aber es ist bei der Denaturierung unserer Naturnahrung durch alle Arten mechanischer, physikalischer, chemischer, fermentativer Verarbeitung und Zubereitung, vor allem auch durch die vielen Zusätze an konservierenden und präparierenden und verschönernden Kunststoffen ohne weiteres vorstellbar, daß — wie es für Vitamine ja bereits längst erwiesen ist — auch für andere lebensnotwendige Stoffe unsere „Industriekost" ein Defizit in der Nahrung bedingen kann, das sich — man denke an die langen Latenzzeiten! — bei jahrelanger Unterbilanz als Krebsursache und umgekehrt ihre *naturgemäße Zufuhr als Krebsverhütung* auswirken kann. Vergessen wir nicht: $^2/_3$ aller Krebse im erwachsenen Alter betreffen den Weg der Nahrungsverarbeitung, den Magendarmkanal.

Aber ein weiteres Drittel geht zu Lasten der Geschlechtsorgane, besondere bei der Frau. Auch hier eröffnen sich für die Krebsverhütung erste Ausblicke, so jung die Ergebnisse dieses neuen Forschungszweiges auch noch sind. Wir kommen c) zu der *Bedeutung des Mangels an Vitamin B_1* für die Mitwirkung *beim Zustandekommen des Gebärmutterkrebses.* Es hat sich gezeigt — wir folgen hierin AYRE und BAULD (1946) —, daß Frauen mit Uteruscarcinom

---

[1] Siehe Nachtrag S. 698.

auch im Alter von 60 und 70 Jahren cytologisch im Vaginalabstrich eine oestrogen hervorgerufene Verhornung der Epithelien aufweisen, die der von jungen Frauen in der regenerativen Phase eines Zyklus ähnlich ist. Gleichzeitig enthalten die Plattenepithelzellen jener alten Frauen mit Uteruscarcinom Glykogen, von dem bekannt ist, daß es unter oestrogenem Einfluß abgelagert wird, während sonst nach der Menopause das Vaginalepithel großenteils aus glykogenfreien Basalzellen zu bestehen pflegt und zumeist frei von Verhornung ist. Ähnliches gilt für das Endometrium seniler Patientinnen mit Cervixcarcinomen.

Wie aber kann es nun bei alten Frauen nochmals zu einer oestrogen induzierten Änderung des Epithelcharakters der Vagina und des Endometriums kommen? AYRE und BAULD greifen zurück auf den tierexperimentellen Nachweis, daß dafür ein Mangel an Vitamin B_1 (Aneurin, Thiamin) anzuschuldigen sei. Bei weiblichen Ratten geht *bei Mangel an Thiamin die Fähigkeit, das oestrogene Hormon in der Leber zu inaktivieren, verloren,* während der Zusatz von Bierhefe diese Inaktivierung wiederherstellt. An Frauen mit Uteruscarcinom fand sich manchmal ein „dramatisches" Absinken im Verhornungsniveau nach Verabfolgung von B_1.

Auf dem Wege eines chronischen Mangels an B_1, der dadurch bedingten fehlenden Inaktivierung des Oestrogens in der Leber, käme es nach dieser Auffassung von AYRE und BAULD zu einer im Alter unphysiologisch hohen *Oestrogenansammlung im Organismus,* die ihrerseits die im Alter sonst unverständliche Verhornung des Vaginalepithels hervorriefe und allmählich auch in der Cervix oder auch in den Brustdrüsen hormonell Krebs induziere. Fälle von *Uteruscarcinomen nach* monatelanger Darreichung des Oestrogens *Stilboestrol* (s. S. 452) sprächen gleichfalls für die krebsauslösende Bedeutung oestrogener Stoffe im Alter. Auch die Tatsache, daß in der Menopause auftretende Granulosazelltumoren mit ihrem hohen Oestrontiter bei 21% vom Endometrium ausgehende Carcinome des Uterus, in $^1/_3$ der Fälle auch noch metastasierende Mammacarcinome aufweisen (also gleichzeitig Ovarial-, Uterus- und Mammacarcinom!), weist in die gleiche Richtung der hohen *Bedeutung eines abnormen Oestronspiegels für die Carcinogenese nach der Menopause.*

So würde, falls die Reihe der Schlußfolgerungen von AYRE und BAULD zutrifft, ein chronischer Mangel an B_1 mit ein Glied in der Kette der Vorgänge sein, die schließlich im Krebs hormonell induzierter Organe bei der Frau endigen. Es weist also auch diese Reihe plurikausaler Faktoren schließlich zurück in die *Ernährung,* wird ja B_1, da es wenig gespeichert wird, täglich benötigt.

Fassen wir zusammen, so ergibt sich, daß es einmal ein offenbar lebensnotwendiger Phosphatidbaustein und zweimal Vitamine sind, deren langdauernde Abwesenheit Krebs begünstigt und deren Anwesenheit Krebs verhütet. Wieder also handelt es sich um *Wirkstoffe,* die das Krebsgeschehen bestimmen und bei regelrechter Zufuhr durch die Nahrung Krebs verhüten. Bei allen 3 Stoffen ist ein über eine längere Zeit bestehendes Defizit in der Nahrung entscheidend. Fragen wir aber: woher dieses Defizit?, so kommt es jedesmal daher, daß diese Stoffe an sich in den natürlichen Lebensmitteln vorhanden, *in* den irgendwie „denaturierten" Nahrungsmitteln nicht vorhanden* sind oder wenigstens nicht in genügender Menge.

Vom Standpunkt der Krebsverhütung kommt es also *entscheidend* an: a) auf *Zufuhr oder Nichtzufuhr bestimmter Stoffe der Nahrung*: b) auf den *Zeitfaktor* des Defizits und c) auf die *biochemische Affinität* dieser Stoffe zum cellulären Enzymgeschehen bestimmter Organe.

Freilich wird man sich darüber klar bleiben, daß diese Fortschritte natürlich nur einen ersten Anfang darstellen können in dem großen Fragenkomplex

der in dem $^2/_3$-Anteil des Magendarmkanals an der Gesamtheit der Krebse zu
klären ist. Die Tatsache, daß der Magen, in dem die erste chemische Verarbeitung
der Nahrung erfolgt, in dem die Speisen mit ihren Noxen am längsten verweilen,
ferner der Umstand, daß die Unterschiede im Krebsbefall am Pylorus endigen,
dies alles spricht dafür, daß bei den durch die Ernährung zugeführten Krebsnoxen auch unmittelbar örtlich schädigende Stoffe eine wichtige Rolle spielen
müssen, wie er sich aufdrängt, wenn man sich ins Gedächtnis die Statistik Krebs
zurückruft, die $^2/_3$ aller Krebstodesfälle der Erwachsenen dem Magendarmkanal
zuweist.

Wie bei der Frau das Uteruscarcinom, ist der *Magenkrebs* beim Manne der
Prüfstein aller Krebsprobleme: 45% aller Krebstodesfälle beim Manne, 29% bei
der Frau nach der letzten Statistik von ABEL (1948).

Krebsverhütung beim Magenkrebs? Mancher wird sagen: Utopie! Vorläufig
vielleicht, aber in der Zukunft erscheint es uns durchaus denkbar und möglich,
diese entscheidende Krebsziffer zu senken.

Tatsächlich kommt beim Magen alles zusammen, was es an krebsfördernden
Schädigungen gibt: 1. alle chemischen Noxen, die der Nahrung zugesetzt den
Magen zuerst und zumeist treffen, 2. alle chemischen Schädigungen, die aus der
Zubereitung der zunächst einwandfreien Lebensmittel resultieren, 3. der Magen
ist das Organ der ersten chemischen Umsetzung der Stoffe, 4. der Magen ist
das Organ der längsten Verweildauer der Speisen, 5. wie bei den carcinogenen
Einwirkungen auf der Haut kommt es auch auf der Magenschleimhaut zu einer
teilweise direkten Einwirkung auf die Körperzellen, 6. der Magen ist der Ort,
an dem mit den vielfach „denaturierten" Nahrungsmitteln auch die meisten
der Genußmittel, Reizmittel, Medikamente usw. zusammentreffen und 7. endlich kommen im Magen zu den chemischen syncarcinogenetisch auch noch
physikalische Noxen hinzu, angefangen von „eiskalten" und „glühend" heißen
Speisen und Getränken bis zu verschluckten Resten radioaktiver Zahnpasten.

Wie der Krebs der Haut nie auf heiler Haut entsteht, so auch der *Magenkrebs nie auf heiler Schleimhaut* desselben. Die *chronische Gastritis* (neben dem
alten Magengeschwür und neben Polypen) ist die *Präcancerose des Magens* und
zu dieser Präcancerose führen alle Noxen, die der Mensch dem zentralen Organ
der Nahrungsverarbeitung zufügt — und *nur* der Mensch.

„Der Mensch ist das einzige Säugetier, das an Magenkrebs stirbt" (HIND-
HEDE 1936). Man wird vielleicht einwenden, auch die Säugetiere Hund und
Katze teilen mit dem Menschen seine Nahrung und damit auch deren Noxen.
Hier sind 3 Einschränkungen nötig: a) nur ein kleiner Teil dieser Haustiere
erreicht die Altersklassen, die den menschlichen jenseits 50 entsprechen, b) die
„nicht mit Vernunft begabten" Tiere vermeiden alle thermischen Noxen und
c) sie verweigern jede Form von Genußmitteln.

Gibt es denn nun einen *Versuch* oder einen *Anfang einer Verhütung des Magenkrebses?* Ja, in Dänemark. „Kein Land der Welt hat eine so hohe Krebssterblichkeit. In keinem Lande lebt man so fett wie in Dänemark", schrieb HIND-
HEDE 1936. Unter seinem mächtigen Antrieb hat man in Dänemark den Kampf
für einen stärkeren Verbrauch pflanzlicher Nahrungsmittel und gegen die Überernährung, sowie gegen übermäßigen Alkoholgenuß aufgenommen. Eine zuverlässige Statistik über die Todesursachen gibt es in Dänemark erst seit 1921.
HINDHEDE gibt folgende Statistik in Tabelle 100 auf S. 658.

Wenn man unterstellt, daß die Bevölkerungszahl in der Zwischenzeit nicht
abgenommen und die durchschnittliche Lebensdauer eher zugenommen haben
wird, so spräche diese Statistik HINDHEDEs eindeutig für eine reelle Abnahme
des Magenkrebses — der Magen ist ja das Testorgan bei Ernährungseinflüssen! —,

Tabelle 100. *Jährliche Sterbefälle je 100 000 Lebende im Alter von 45—64 Jahren.*
(Nach HINDHEDE 1936.)

	I. Magenkrebs						II. Krebs in allen anderen Organen					
	Kopenhagen		Provinzstädte		Landbezirke		Kopenhagen		Provinzstädte		Landbezirke	
	Männer	Frauen	Männer	Frauen	Männer	Frauen	Männer	Frauen	Männer	Frauen	Männer	Frauen
1921—1923	132	70	150	109	136	88	249	317	168	257	123	196
1932—1934	89	45	97	65	115	75	205	297	151	262	120	222
Differenz	—43	—25	—53	—44	—21	—13	—44	—20	—12	+5	—3	+26
in %:	—33	—36	—35	—44	—15	—15	—17	—6	—7	+2	—2	+13

sie spräche weiterhin dafür, daß solche Reformen bei den Frauen merkbar besser beachtet werden und endlich daß solche Reformen bei den traditionsgebundeneren Leuten auf dem Lande weniger Widerhall finden. HINDHEDE selbst weist darauf hin, daß 1934 auf dem Kopenhagener Gemüsemarkt, auf den einzelnen berechnet, viermal soviel Gemüse verkauft wurde als 1905. „Die dänischen Landleute essen nämlich, so wunderlich das klingt, bei Besitz von Gemüsegärten weit weniger Gemüse als die Städter."

Wie ein roter Faden zieht sich durch das ganze Buch die These, daß die *exogenen Noxen das Krebsgeschehen beherrschen.* Auch hier ist der Magen das Testorgan. Seine Erbfaktoren sind die gleichen wie die der übrigen Organe. Warum nun über 40% Krebsbefall? Mann und Frau haben ceteris paribus rassisch identisches Erbgut. Warum trotz gleichen Baues und gleicher Funktion beim Magenkrebs eine Differenz von $71,4\% \male : 28,6\% \female$ (Breslauer Material des Verfassers von 1281 Fällen)?

Daß der Mann, während die Frau eine absolute 5-Jahres-Heilziffer von 19% erreicht, nur 10% erreicht, liegt, was die negative Bilanz anlangt, daran, daß der Mann fast dreimal so häufig an Magenkrebs stirbt, als die Frau. Es ist einleuchtend: solche Differenzen haben nichts mit endogenen Faktoren, insbesondere nichts mit Erbfaktoren zu tun, sondern praktisch ausschließlich mit exogenen Noxen, denen der Mann zusätzlich zu denen der Frau ausgesetzt ist, und was sollte da anderes anzuschuldigen sein, als die sehr viel stärkere Exposition gegenüber den Noxen der Genußmittel?

Man kann sicher nicht ohne eine gewisse Berechtigung folgendes behaupten: würden die Männer — sie werden es bestimmt nicht tun! — in Nahrungs- und Genußmitteln die Gewohnheiten ihrer Frauen annehmen und einhalten, d. h. die zusätzlichen Noxen auf das Maß ihrer Frauen senken, so würde das allein schon eine Senkung der Magenkrebstodesfälle bei den Männern um 15—20% bedeuten und die Gesamtsterblichkeit an Krebs würde dadurch allein um 7—8% gesenkt werden. Nicht in der immer ausgedehnteren Resektion fortgeschrittener Magencarcinome liegt die Zukunft des Testfalles Magenkrebs — was bei den durch Ultraradikalismus des Eingriffes bei wenigen gewonnen wird, wird bei den die Operation nicht Überlebenden an Restlebenszeit verloren! — sondern in der *Senkung der Erkrankungsziffern durch die Senkung der Noxen.*

So groß auch die entgegenstehenden Schwierigkeiten sind, so können wir aber doch den pessimistischen Standpunkt, Krebsverhütung sei Phantasie, im Prinzip nicht anerkennen. Krebs ist nicht erbbiologisches Fatum, bei dem es für die Menschen auch in der Zukunft kein Entrinnen gäbe, sondern Krebs ist das schließliche Ende eines vielgestaltigen Geschehens, in dessen Ursachen wir aber immer einen tieferen Einblick gewonnen haben. Auf eine Generalformel gebracht, können wir sagen: von der durchschnittlichen Lebensverlängerung

abgesehen verdankt der Mensch den Krebs Noxen der verschiedensten Art,
körpereigenen inneren, besonders aber exogenen Noxen, also Schädigungen der
von dem Menschen selbst so stark veränderten Umwelt. Unter diesen Noxen
spielt die Summe der Schädigungen, die mit der Nahrung zusammenhängen,
die größte Rolle. „*Die Nahrung*" ist eben, wie KOLLATH (1948) treffend sagt
„*der wichtigste beherrschbare Umweltfaktor*". Kein Zweifel, hier liegt der *Hauptschlüssel zur Krebsverhütung*, soweit es überhaupt eine zahlenmäßig wirklich
ins Gewicht fallende dereinst geben wird.

c) Vermeidung carcinogener Noxen in der Therapie.

Das Wichtigste in dieser Hinsicht ist im Abschnitt „Krebs durch Heilmittel"
(7. Kapitel, S. 295ff.) bereits gesagt. Ein vernünftiger Arzt wird Medikamente,
Kosmetika usw. nicht mehr verordnen, sobald er ihre carcinogene Wirkung
kennt. Es wird aber heute noch viel gesündigt.

Ein Musterbeispiel dafür ist der *Lupuskrebs*. Auf 1000 Einwohner kommt
1 Kranker mit Hauttuberkulose (Lupus). Von 1597 Kranken der Lupusheilstätte
Gießen hatten 136 = 5,3% Lupuskrebs (KREINER 1940). Bei 61,7% dieser
136 Lupuskrebskranken waren diejenigen Partien krebsig umgewandelt, die vorher
mit Röntgen- oder Radiumstrahlen behandelt worden waren. Von den Kranken
selbst, die inzwischen verstorben waren, waren 27,4% an Lupuskrebs verstorben.
Aber auch bei den anderen 38,3%, bei denen der Lupuskrebs ohne Röntgen-
einwirkung zustande gekommen war, muß man an die Einwirkung carcinogener
Noxen denken, sind ja in einem ausgesprochen präcancerös veränderten Gewebe
auch thermische Einwirkungen, wie die elektrochirurgische Behandlung oder
sonstige Bestrahlungsbehandlung, wie z. B. mit Ätzmethoden (Pyrogallus,
Höllenstein usw.), gleich bedenklich. KREINER schreibt geradezu, daß es kaum
eine Krankheit gäbe, bei der das erkrankte Organ durch die Behandlung selbst
„so sehr beansprucht — oft geradezu mißhandelt — wird" wie die Haut beim
Lupus. Man darf sich daher nicht wundern, wenn es schließlich in so vielen
Fällen zur Krebsbildung komme, ja, man möchte fast staunen, daß diese nicht
noch häufiger eintritt. Bilde sich auf einem Lupus ein Krebs, so handle es sich
wohl immer um einen Kombinationsschaden (chronisch-entzündliche Reize, Einflüsse der Therapie, Störungen im Epithel und in den Anhangsgebilden der
Haut).

So ist es kein Wunder, wenn sowohl Dermatologen, wie Röntgenologen in
nicht geringer Zahl die Strahlenbehandlung des Lupus überhaupt ablehnen und
auch sonst mit therapeutischer Polypragmasie sich zurückhalten. Ein drastisches
Beispiel eines Lupus, der nach Einwirkung von 10 verschiedenen krebsfördernden
Noxen schließlich in Sarkom überging, wurde im 8. Kapitel (S. 352) geschildert.
Sagten wir dort: Röntgentherapie des Lupus ist nicht Therapie, sondern experimentelle Carcinogenese, so gehört zur Carcinoprophylaxe des Lupus Fernhaltung
jeder carcinogenen Einwirkung.

Aber auch andere therapeutische Mittel dürfen nicht wahllos angewandt
werden, und jeder Arzt ist verpflichtet, die neueren Erkenntnisse über die
cancerogene Wirkung mancher Substanzen zu berücksichtigen. REDING (1939)
weist besonders auf einige grundsätzliche Forderungen in der Verwendung von
carcinogenen Substanzen in der menschlichen Therapie hin. Um *möglichst wenig
Teerderivate* zu verwenden, soll Kreosot durch Guajacol ersetzt werden. Paraffin
darf nur gegeben werden, nachdem es von carcinogenen Substanzen gereinigt
wurde. Besonders sollte *Arsen* nicht über lange Zeit verordnet werden, auch
nicht als FOWLERsche, PEARSONsche oder DONNOWANsche Lösung oder als
asiatische Pillen. *Radioaktive Substanzen* sollten möglichst vermieden werden,

für *Thorotrast* verlangt REDING sogar ein Verbot in der Behandlung. Auch der Verfasser hat 1943 und 1948 vor dem Thorotrast dringend gewarnt. Es ist wirklich im Zeitalter der radioaktiven Substanzen nicht mehr zeitgemäß, zu sagen, man habe von dem Mittel „nichts Schädliches gesehen". Es gibt keine kurzwellige Strahlung, die nicht auf längere Sicht carcinogen wäre. Es ist daher auch nicht zu verantworten, wenn Kranken mit noch entsprechender Lebenserwartung Thorotrast lediglich aus diagnostischen Gründen „einverleibt" wird. Auch der Einwand, man komme bei der Hirntumordiagnostik nicht ohne dieses Mittel aus, ist zu simpel, um wahr zu sein. Alle raumfordernden Prozesse im Schädelinneren werden nicht durch Thorotrast, sondern durch Luftfüllung der Ventrikel nachgewiesen. Im Heidelberger Beobachtungsgut des Verfassers waren alle 34 Fälle selbstbeobachteter „Thorotrastdepots" zugleich schwere und schwerstwiegende Thorotrastschäden (KARCHER 1948), darunter 3 Fälle von ausgedehnten Granulationsgeschwülsten, die als präsarkomatös anzusehen sind.

Da das bei der Darmfäulnis entstehende *Indol* carcinogen ist, soll nach REDING ferner die Darmfäulnis möglichst verhütet werden. Bereits wegen Tumor behandelten Patienten soll das Rauchen verboten werden, ebenso den auf Krebsdisposition Verdächtigen. Wenn eine Patientin bereits an einem Mammacarcinom operiert wurde, sollte auf keinen Fall Follikulin gegeben werden, um nicht die Rezidivbildung zu fördern. Besonders bei der Behandlung präcanceröser Dermatosen ist „dringend davor zu warnen, mit ungeeigneten Methoden (Ätzungen, Kaustik, unrichtig dosierten Röntgen- oder Grenzstrahlen) zu behandeln, da auf diese Weise eine Malignität geradezu provoziert wird" (HAUCK, zit. nach H. WALTHER 1947).

Auch mit der Verordnung von körperfremden, synthetischen, oestrogenen Stoffen, wie *Stilboestrol*[1] und *Diäthylstilboestrol* sollte zum mindesten bei nicht malignen Anlässen *Zurückhaltung* geübt werden. GUSBERG (1948) berichtet über 5 Patientinnen mit Korpuscarcinomen im Anschluß an eine langdauernde Behandlung mit oestrogenen Substanzen und über ein Korpus- und ein Ovarialcarcinom, deren Entwicklung nach seiner Ansicht durch die Verabfolgung von Oestrogenen wahrscheinlich erheblich beschleunigt wurde. AYRE und BAULD (1948) zitieren 2 Fälle von HENRY, bei denen sich Uteruscarcinome alsbald an die über viele Monate sich erstreckende Darreichung von Stilboestrol anschlossen.

d) Vermeidung des Cancer durch Beseitigung seines Präcancer.

Es ist klar, daß der Vermeidung eines Krebses durch Ausheilung seiner Vorstufen grundsätzlich eine große Bedeutung zukommt. Immer ertönen die Schlachtrufe des dreifachen „Früh, Früh, Früh" (Früherfassung, Frühdiagnostik, Frühbehandlung). Hier aber hat man nicht den Früh-, sondern den Vorkrebs direkt vor sich.

Zunächst gibt es unbestreitbar eine *Krebsverhütung durch operative Heilung krebsgefährdeter Leiden*. Der Chirurg treibt mit seiner operativen Therapie in einem sehr viel breiteren Maße Krebsverhütung, als allgemein angenommen oder zugegeben wird. Die Entfernung jahrelang bestehender, sonst zu 8—10% in Krebs übergehender callöser Magengeschwüre, die Heilung von Krampfadergeschwüren, die Excision und plastische Deckung alter Verbrennungsnarben und chronischer Röntgengeschwüre (vgl. POHL 1940, PFÄHLER 1941), die Entfernung steinhaltiger Gallenblasen knotiger Kröpfe, die radikale Ausschälung von Prostataadenomen, Entfernung von Mastdarmpolypen oder Blasenpapillomen, die Entfernung isolierter Leukoplakien der Zunge, von Pigmentnaevi der Haut u. v. a. m.

---

[1] Siehe Nachtrag S. 699.

sind alles Operationen, die in einem zwar nicht immer objektiv angebbaren Hundertsatz, aber doch de facto für eine ganze Anzahl der Operierten die Bewahrung vor späterem Krebs bedeuten. Beim chronisch-callösen Magengeschwür rechnet man in 6—10% der Fälle mit späterer Krebsumwandlung (M. HOFFMANN 1948).

Auch die operative Entfernung der steinhaltigen Gallenblase gehört hierher. Im Weltschrifttum treffen, wenn man vom Gallenblasenkrebs ausgeht, in 65—95,4% dieser Fälle *Gallenblasenkrebs mit Gallensteinen zusammen.* Im Material von STERNBERG (1935), dem diese Angabe entnommen ist, geschah dies in 78,3%. Am ursächlichen Zusammenhang zwischen Gallensteinbildung und Gallenblasenkrebs kann darnach kein Zweifel sein. Die Frage ist nur, *wie groß* ist die *Gefahr,* wenn man umgekehrt von der Summe der Gallensteinträger ausgeht. STERNBERG fand unter 1546 Gallensteinträgern 90 Fälle (= 5,8%) von Gallenblasenkrebs. Es ist darnach klar, daß man — im Gegensatz zu STERNBERG selbst — die Cholelithiasis zu den fakultativen Präcancerosen zählen muß, hat ja jeder *Gallensteinträger* immerhin ein *Risiko von 1 : 17,* einen *Gallenblasenkrebs* zu bekommen. Es ist dieses Risiko wesentlich höher als das Risiko der Operation wegen Gallensteinkrankheit, welches bei unkomplizierter Cholelithiasis nur 1 : 50 beträgt, ganz abgesehen davon, daß die Operation den Kranken ja nicht nur von der Krebsgefahr, sondern auch von seinem oft jahrzehntelangen Leiden und seinen Beschwerden befreit. Außerdem ist noch zu bedenken, daß das Steinleiden, sobald es noch zu Choledochuskomplikationen geführt hat, auch noch (wegen der Leberstörungen) die erhöhte Gefahr von anderen Krebsen besonders des Oberbauches in sich schließt, hat ja BERNHARD (1937) bei 1000 Choledochotomierten nachgewiesen (s. S. 279), daß die später Gestorbenen in 35% der Fälle einen Abdominalkrebs als Todesursache hatten. Wir halten also dafür, daß die Cholelithiasis eine echte fakultative Präcancerose mit dem Krebsrisiko von 1 : 17 darstellt und daß die operative Beseitigung einen Akt operativer Anticarcinogenese darstellt, ist ja die Mortalität bei der operativen Beseitigung der steinhaltigen Gallenblase niedriger als das Risiko der Krebsentwicklung, wenn das Steinleiden belassen bleibt.

Für die Strumen betont DE QUERVAIN (1941), einer der besten Kenner der Kropffrage, die *krebsverhütende Wirkung der Kropfoperation* ausdrücklich. Er schreibt:

„Viele Kröpfe, welche Kandidaten für spätere Bösartigkeit waren, wurden bei uns seit Jahrzehnten von KOCHER und seinen Schülern im Stadium der Gutartigkeit entfernt. Diese Überlegung wird auch durch die Feststellung von WEGELIN unterstützt, nach welcher die bösartigen Kröpfe auch absolut seit 1897 von 1,31% des Autopsiematerials auf 0,63% heruntergegangen sind. Auch im von WEGELIN untersuchten Operationsmaterial sind die bösartigen den gutartigen Strumen gegenüber innerhalb von 10 Jahren von 9% auf 5,7% zurückgegangen."

Bei der Prozentzahl des absoluten Rückganges von 1,31% auf 0,63% muß man bedenken, daß hinter dieser scheinbar kleinen Zahl im Rückgang der Sterbefälle (im Sektionsgut) um fast 50% realiter eben die Tausende von Kropfoperationen der kropfreichen Schweiz stehen, so daß man ohne Übertreibung sagen kann, daß die Kropfoperation zur rechten Zeit Hunderten von Kropfträgern den Kropfkrebs erspart hat.

Dagegen ist bei der *Mastopathia cystica* (vgl. KONJETZNYs ausgezeichnete Monographie 1942) die operative Behandlung und vor allem die Radikaloperation aus rein krebsverhütenden Gründen nicht ohne weiteres vertretbar. Dazu ist der Prozentsatz der malignen Entartung noch zu sehr umstritten (nach KONJETZNY schwanken die Angaben zwischen 0,5 und 62,5%!). Die Frage dürfte wohl erst endgültig entscheidbar sein, wenn erst einmal ein großes Sektionsgut

a) auf die Häufigkeit der Mastopathie überhaupt, b) auf die Häufigkeit von Malignität und c) umgekehrt eine sehr große Zahl von Brustkrebsen auf begleitende oder vorausgegangene Mastopathie untersucht ist. Daß z. B. bei der ja häufig mit der Mastopathie kombinierten sog. *„blutenden Mamma"* Zurückhaltung geboten ist, hat jüngst GULEKE (1948) an seinem Material nachgewiesen. Er sah in 25 Jahren 32 Fälle. Wären alle radikal operiert worden, so wären von 30 Frauen, die keinen Krebs bekamen, 29 unnötigerweise ihrer Brust beraubt worden. Nur bei einer einzigen Frau entwickelte sich nach 8 Jahre lang bestehender „blutender Mamma" ein Carcinom, das jedoch — rechtzeitig operiert — seit 6 Jahren geheilt geblieben ist. Man kann also vorläufig — abgesehen von dem Versuch der heute allgemein empfohlenen hormonellen Therapie — nur eines empfehlen: argwöhnische Wachsamkeit und regelmäßige Kontrollen.

Auch *mit konservativen Methoden* (örtliche Therapie, Bestrahlung, Medikamenten, Hormonpräparaten usw.) können *Präcancerosen geheilt* und dadurch weitgehend am Übergang in Krebs gehindert werden. So können Hyperkeratosen, Naevi, Keratosis senilis, alles typische Präcancerosen, gelegentlich durch dermatologische Maßnahmen geheilt werden. Ebenso müssen Leukoplakien, chronische Nebenhöhlenkatarrhe alter Leute, Cervixerosionen und -fissuren (vgl. LEIP 1942) dringend behandelt werden.

Bis zu einem gewissen Grade treibt man auch eine Art von hormoneller *Krebsprophylaxe,* wenn man bei doppelseitigem Kryptorchismus den Descensus der Hoden auf hormonellem Wege durch das dem Sexualsystem übergeordnete gonadotrope Hormon des Hypophysenvorderlappens anregt, dadurch, daß man längere Zeit Prolan gibt. Die relative Krebsprophylaxe wird darin gesehen, daß der Leistenhoden (s. 8. Kapitel, S. 319) in einem unverhältnismäßig hohen Prozentsatz maligne entartet, während der Hoden im Bereich seiner physiologischen Lage im Scrotum dies sehr viel seltener tut.

e) Eugenische Krebsverhütung.

Ruft man sich die Ergebnisse der Forschung auf dem Gebiete der menschlichen Krebsvererbung (s. 5. Kapitel, S. 202) ins Gedächtnis zurück, so wird schnell klar, daß die Möglichkeiten einer eugenischen Krebsverhütung nur sehr geringe und für das Gros der Krebse überhaupt nicht ins Gewicht fallende sind. Im allgemeinen sind ja Erbanlagen, die Krebs begünstigen könnten, als solche nicht erkennbar. Und wenn sie am Krebs selbst erkannt würden, so würden die Betreffenden meist schon längst ihre Erbanlagen weiter vererbt haben. Lediglich bei den typischen erblichen Präcancerosen, wie Neuroblastoma retinae, Polyposis intestini und dem Xeroderma pigmentosum, pflegt die Anlage in den Familien bekannt zu sein. Selbstverständlich wird man in solchen Fällen z. B. von der Verheiratung abraten. In wenigen Staaten dürften die gesetzlichen Voraussetzungen für ein Eheverbot oder Sterilisierung in solchen Fällen erfüllt sein. Es kann also von einer „Krebsbekämpfung durch Erbpflege", wie sie FISCHER-WASELS (1933, 1934a und b) propagiert hat, praktisch noch kaum die Rede sein.

Eine andere Frage ist, ob sonst *gesetzliche Maßnahmen* zur Krebsbekämpfung möglich und nötig sind. In England ist durch Gesetz die Lehrlingstätigkeit als Climbingboys unter 21 Jahren — früher fingen sie der in England engen Schornsteine wegen mit 5 Jahren an — verboten. Dadurch hat sich die Exposition und entsprechend später das Auftreten des Schornsteinfegerkrebses um durchschnittlich 15 Jahre nach oben verschoben.

In Deutschland — sicher auch in anderen Ländern — sind die Berufskrebse als entschädigungspflichtige Berufskrankheiten anerkannt und ihre Ausschaltung durch gesetzliche, gewerbehygienische Bestimmungen (z. B. in Röntgenbetrieben) in Gang gesetzt. Dringend notwendig wären noch weitgehende gesetzliche Handhaben gegenüber den möglichen Noxen von seiten der menschlichen Nahrung, ihrer Zubereitung und Konservierung.

Überblickt man alles, was über Krebsprophylaxe zu sagen ist, so sind es natürlich hauptsächlich die Krebse, deren Ursachen genau bekannt sind, bei denen mit Ausschaltung dieser Ursachen eine Krebsverhütung mit einer gewissen Aussicht möglich ist. Es sind das also vor allem viele Berufskrebse und unter ihnen wieder viele Hautkrebse. Im ganzen sind es bis heute günstigenfalls 10—12% aller Krebse. Bei Einsicht in die Noxen der Ernährung und der Genußmittel würde allerdings der Prozentsatz schnell steigen. Allein die Prophylaxe des Magenkrebses würde das Krebsproblem zu $^1/_3$ lösen. Der Wert und die Aussichten einer wirksamen Prophylaxe werden sehr verschieden bewertet. Es soll nicht verschwiegen werden, daß CL. L. LITTLE (1944) die Ansicht vertritt, daß von den 160 000 Krebsopfern im Jahr in USA. ungefähr die Hälfte (75 000) durch eine vorbeugende Behandlung in der Clinica preventiva vermieden oder geheilt werden könnten. Aber auch wer diese Prognostik nicht teilt, muß zugeben, daß es rationelle Krebsverhütung gibt. Daß solche Hoffnung nicht utopisch sein kann, dafür noch einen Kronzeugen: HENSCHEN (1940) schließt seinen Bericht über Frequenz und Formen der Geschwülste in Schweden mit dem schlichten, aber inhaltsreichen Satz: ich möchte noch „hervorheben, daß wir in Schweden keine Berufskrebse kennen". Glückliches Land! Solche Feststellungen nähren die Hoffnung, daß der Krebsverhütung die spätere Zukunft gehört.

Literatur.

ABDERHALDEN, E.: Med. Klin. 1914, Nr 5. — Abwehrfermente, 7. Aufl. 1944. — Die Grundlagen unserer Ernährung und unseres Stoffwechsels, 5. Aufl. Bern 1946. — ABDERHALDEN, R.: Fermentforsch. 17, 316 (1944). — ABEL, W.: Z. Krebsforsch. 56, 36 (1948). — ACKERMANN, L. V. and J. A. DEL REGATO: Cancer, Diagnosis, Treatment and Prognosis. St. Louis 1947. — ADAIR, F. E. and SCHARNAGEL: J. amer. med. Assoc. 128, 161 (1945). — ADAM, C. u. AULER: Neuere Ergebnisse auf dem Gebiete der Krebskrankheiten. Leipzig 1937. — ALLNER, E.: Mschr. Krebsbekpf. 12, 77 (1944). — ALWALL, N.: Lancet 1947, 388. — AMREICH, A. J.: Wien. klin. Wschr. 1943, 161. — ANDRÉ, G.: Universitas 2, 563 (1947). — ANSCHÜTZ, W.: Dtsch. Z. Chir. 124 (1925). — Münch. med. Wschr. 1925. — Zbl. Chir. 63, 930 (1936). — Mschr. Krebsbekpf. 4, 161 (1936). — ANSCHÜTZ, W. u. SIEMONS: Zbl. Chir. 1933, 923. — Arch. klin. Chir. 193, 146 (1938). — ANTON, G. u. K. A. FORSTER: Mschr. Krebsbekpf. 9, 50 (1941). — ARNDT, G.: Med. Klin. 1939 I. — AULER, H.: In ADAM u. AULER (l. c.) S. 297. 1937. — Z. Krebsforsch. 47, 126 (1938). — AULER, H. u. H. WOITE: Z. Krebsforsch. 53, 90 (1942). — AYRE, J. E. and W. A. G. BAULD: Science (N. Y.) 103, 441 (1946).

BAADER, E. W.: In C. ADAM u. AULER (l. c.) S. 104. 1937. — BAATZ, H.: Zbl. Chir. 35, 2066 (1935). — BAENSCH, W.: Strahlenther. 50, 278 (1934). — BARNEY: Ann. Surg. 1907. — BARRINGER, B. S.: J. amer. med. Assoc. 135, 616 (1947). — BAUER, K. H.: Arch. klin. Chir. 163, 564 (1931). — Fschr. Ther. 7, 705 (1931). — Beitr. klin. Chir. 158, 83 (1933). — Arch. orthop. u. Unfallchir. 42, 465 (1943). — Chirurg 15, 204 (1943); 16, (1944). — BAYER, R.: Mschr. Krebsbekpf. 4, 134 (1936). — Wien. klin. Wschr. 1938, 506. — Zbl. Gynäk. 48, 2055 (1940). — BEARD, H. H.: A. A. A. S. Res. Conf. on Cancer, p. 330. Washington 1945. — BEATSON: Lancet 1896, 162. — Brit. med. J. 1901, 1145. — BECKER: Z. Krebsforsch. 1948 (Manuskript). — BECKER, J.: Strahlenther. 72, 351 (1943). — BENDER, M. u. A. KOHLER: Strahlenther. 65, 468 (1939). — BERNHARD, F.: Med. Klin. 1948 (Manuskript); 43, 353 (1948). — BERNHARD, FR.: Zbl. Chir. 66, 290 (1939). — Arch. klin. Chir. 200, 597 (1940). — BIE, V.: Derm. Z. 7, 630 (1900). — BIRKENFELD, W.: Chirurg 13, 509 (1941). — BLOOM, W.: Strahlenther. 54, 511 (1936). — BLÜMEL, P.: Bruns' Beitr. 159, 227 (1934). — Med. Klin. 37 (1936). — BOCK: Internistentagung Karlsruhe, Okt. 1947 (noch nicht gedruckt). — BOCK, H. E.: Klin. Wschr. 1948, 390. — BOCK, H. E. u. R. GROSS: Ärztl. Forsch. 1, 369 (1947). — BODE, H. G.: Derm. Z. 75, 313 (1937). — Med. Welt 235 (1938). — BOGOMOLETZ, A.: Acta med. UdRSS. 2, 65 (1939). Ref. Z. Krebsforsch. 50, 433 (1940). —

Bokelmann, O.: Zbl. Gynäk. 1941, 1438. — Borak, J.: Radiology (Am.) 30, 439 (1938). — Born, H. J. u. H. Timoféeff-Ressovsky: Naturw. 29 (1941). — Bouwers, A.: Strahlenther. 63, 537 (1938). — Brodersen, H.: Strahlenther. 73, 196 (1943). — Bromeis, H.: Dtsch. Z. Chir. 252 (1939). — Chirurg 11, 662 (1939). — Brücke, F. Th. v. u. E. F. v. Hueber: Klin. Wschr. 1939, 1160. — Brunner, A.: Schweiz. med. Wschr. 1947, 1064. — Helvet. med. Acta B 14, 386 (1947). — Brunner, W.: Dtsch. Z. Chir. 258, 540 (1944). — Brunschwig, A.: The surgery of Pancreatic Tumors. St. Louis 1942. — J. amer. med.Assoc. 136, 28 (1948). — Brunschwig, A. u. P. W. Schafer: Ann. Surg. 126, 780 (1947). — Buchmann, W. u. G. Sydow: Biol. Zbl. 60, 137 (1940). — Buchmann, W. u. K. G. Zimmer: Z. Abstammlehre 79, 411 (1941). — Burrows, H. and E. S. Horning: Brit. med. Bull. 4, 367 (1947).

Carpenter, MacCarty, W.: Amer. J. Canc. 35, 275 (1939). — Carrol, W. W.: Surg. etc. 84, 703 (1947). — Chadwick, J.: Nature (Brit.) 129, 312 (1932). — Chaoul, H.: Münch. med. Wschr. 1934, 235. — Strahlenther. 53, 1 (1935). — Die Nahbestrahlung. Leipzig 1944. — Chaoul, H. u. K. Greineder: Strahlenther. 56, 40 (1936); 73, 4 (1943). — Chaoul, H. u. T. Schatter: Strahlenther. 73, 554 (1943). — Chaoul, J. u. A. Adam: Strahlenther. 48, 31 (1935). — Chapmann, E. M. and R. D. Evans: J. amer. med. Assoc. 131, 86 (1946). — Churchill, E. D.: J. amer. med. Assoc. 137, 455 (1948). — Churchill, E. D. and R. H. Sweet: Ann. Surg. 115, 897; 116, 566 (1942). — Clark, W. L.: J. advanc. Ther. (Am.) 29, 169 (1911). — Comte, le: Mém. Soc. Roy. Méd. 1, 298 (1776). — Conn u. Hinermann: Amer. J. Path. 24, 429 (1948). — Cook, J. W. and E. Dodds: Nature (Brit.) 1933, 205. — Cornman, F.: Science (N. Y.) 99, 247 (1944). — Coutard, H.: Amer. J. Roentgenol. 28, 313 (1932). — Lancet 2, 1 (1934). — Cox, H. T.: Lancet 1947, 425. — Cramer, H.: Med. Klin. 41, 337 (1946). — Craver, L. F.: Bull. N. Y. Acad. Med. 23, 79 (1947). — J. amer. med. Assoc. 136, 244 (1948). — Cropp: Dtsch. Ärztebl. 35 (1940). — Crossen, H. St. u. R. J. Crossen: Operative Gynecology, 6. Aufl. 1948. — Curtis, H.: J. Chem. a. engineer. News 1946, 897. — Cushing, H.: Lancet 1927, 1327. — The meningiom as arising from the olfactory groove and their removal by the aid of electro-surgery. Glasgow 1927. — Cutler, E. C. u. R. Zollinger: Atlas of Surgical Operations, 15. Aufl. New York 1947. — Czerny, V. v.: Zbl. Chir. 4, 433 (1877). — Dtsch. med. Wschr. 1910, 489.

Daland, E. M.: Surg. etc. 44, 264 (1927). — J. amer. med. Assoc. 136, 391 (1948). — Daland, E. M., C. E. Welch and J. Nathanson: New Engl. J. Med. 214, 451 (1936). — Dean, A. L.: J. Ur. (Am.) 33, 252 (1935). — Surgery (Am.) 16, 169 (1944). — Dejardins and Williams: J. amer. med. Assoc. 130, 207 (1946). — Delbrück, M.: Siehe unter Timoféeff usw. — Delphey: Ann. Gynaec. a. Pediatr. 16 (1903). — Demel, R.: Wien. med. Wschr. 1935, 193. — Denzler, M.: Diss. München 1939. — Derra, E. u. F. Blittersdorf: Arch. klin. Chir. 198, 377 (1940). — Deucher, W.: Strahlenther. 67, 143 (1940). — Deucher, W. G.: Strahlenther. 68, 537 (1940). — Dobrovolskaja-Zavadskaja, N.: C. r. Acad. Sci. 224, 690 (1947). — Dodds, E. C.: Brit. med. Bull. 4, 378 (1947). — Dunn: Disk.-Bem. Approaches to Tumor Chemotherapy, S. 199. Washington 1947. — Dyroff, R.: Z. Geburtsh. 97, 54 (1929). — Münch. med. Wschr. 1929, 1885. — Dyroff, R. u. J. Horvath: Strahlenther. 75, 126 (1944).

Edwards, A. T.: Thorax 1, 1 (1946). — Eichenberg, H. E.: Z. Geburtsh. 108, (1934). — Eltorm, H.: Klin. Wschr. 1942. — Emge, L. A.: Amer. J. Obstetr. 28, 682 (1934). — Emmet, J. L. u. L. F. Green: J. amer. med. Assoc. 127, 63 (1945). — Engel, R. W., D. H. Copeland and W. D. Salmon: Ann. N. Y. Acad. Sci. 44, 49 (1947). Zit. nach Bericht J. amer. med. Assoc. 135, 644 (1947). — Engelbreth-Holm, J. and S. Stamer: Approaches to Tumor Chemotherapy, p. 419, herausgeg. von F. R. Moulton. Washington 1947. — Engelstad, R. B.: Acta chir. scand. (Schwd.) 87 (1942). — Erf, L. A. and F. H. Lawrence: J. clin. Invest. (Am.) 20, 567 (1941). — Esch, P.: Mschr. Krebsbekpf. 7 (1939).; 10, 81 (1942). — Arch. Gynäk. 173 (1942). — Med. Klin. 42, Nr 6 (1947); 43, Nr 5 (1948). — Esser, K.: Strahlenther. 69, 670 (1941). — Ewing, J.: Science (N. Y.) 87, 399 (1938). — Eymer, H.: Mschr. Krebsbekpf. 8, 225 (1936). — Zbl. Gynäk. 1941, 478. — Eymer, H. u. J. Ries: Strahlenther. 69, 12 (1941); 71 (1942).

Farber, S., E. C. Cutler, J. W. Hawkins, J. H. Harrison, E. C. Pierce and G. G. Lenz: Science (N. Y.) 106, 619 (1947). — Farrow and H. Q. Woodard: J. amer. med. Assoc. 118, 339 (1942). — Fay, T. u. G. C. Henny: Surg. etc. 66, 512 (1938). — Fedjusin, M. P.: Nov. chir. Arch. (Russ.) 41, 534 (1938). Ref. Z. Krebsforsch. 51, 255 (1941). — Feenders, H.: Beitr. klin. Chir. 167, 311 (1938). — Fellenberg, R. v.: Bull. eidgen. Gesdh.amt 1940, Nr 35. — Fels: J. Clin. Endocrin. 4, 121 (1944). — Fichera, G.: Endogene Faktoren in der Tumorgenese und der heutige Stand der Versuche einer biologischen Therapie. 1934. — Fick, R.: In Adam u. Auler, Neuere Ergebnisse auf dem Gebiete der Krebskrankheiten. Leipzig 1937. — Finsen: Mitt. Finsens Lichtinst. 1898. — Finsterer: Arch. klin. Chir. 159 (1930). — Fischer, A. W.: Arch. klin. Chir. 189, 498 (1937); 200, 167 (1940). —

FISCHER-WASELS, B.: Münch. med. Wschr. **1928**. — Klin. Wschr. **1928**, 53, 106, 153; **1930**, 1153, 1201. — Dtsch. med. Wschr. **1933**, 1489. — Dtsch. Ärztebl. **1934**, 92. — Wege zur Verhütung der Entstehung und Ausbreitung der Krebskrankheit. Berlin 1934. — J. internat. Chir. (Belg.) **2**, 429 (1937). — FLORY, C. M.: A. A. A. S. Res. Confer. Cancer, p. 291. Washington 1945. — FOOTE, F. W., R. F. HILL, A. F. HOCKER and L. D. MARINELLI: Amer. J. Roentgenol. **58** 17 (1947). — FORCHHAMMER: Dtsch. med. Wschr. **1904**. — FRAENKEL, S. u. E. FÜRER: Wien. klin. Wschr. **1916**, 96. — FRAUCHIGER, R.: Z. Krebsforsch. **29**, 516 (1929). — FREY, R.: Neue Erfahrungen über Sarkome (Manuskript, 1948 in Druck). — FRICKE, R. E.: Surg. Clin. N. Amer. **15**, 1293 (1935). — FRIEDENWALDD, J. S., W. BUSCHKE, R. O. SCHOLZ and S. G. MOSES: Approaches to Tumor Chemotherapy, p. 358. Washington 1947. — FRIEDRICH, H.: Z. Ur. **35**, 333 (1941). — Münch. med. Wschr. **1941**, 391. — FUNK, K.: Bl. Vertrauensärzte **1938**, Nr 3.

GANZ, E.: Strahlenther. **57**, 413 (1936). — GATEWOOD: Ann. Surg. **96** (1932). — GEISSENDÖRFER, R.: Chirurg 17/18, 433 (1947). — GERLACH, W.: Strahlenther. **63**, 506 (1938). — GESSNER, O.: Dtsch. med. Wschr. **1943**, 203. — GEY, G. O., M. K. GEY, F. INUI u. H. VEDDER: A. A. A. S. Res. Confer. Cancer, p. 321. Washington 1945. — GILMAN, A. and F. S. PHILIPS: Science (N. Y.) **103**, 409 (1946). — GIRAUDEAU, R.: Bull. Soc. franç. Derm. **48**, 183 (1941). — GLAUNER, R.: Strahlenther. **54**, 420 (1935). — GOEPEL, R.: Zbl. Chir. **58**, 1234, 3286 (1931). — GOETZE, O.: Arch. klin. Chir. **152**, 49 (1928). — Zbl. Chir. **61**, 796, 1537 (1934); **66**, 66 (1939). — GOIN, L. u. HOFFMANN: Radiology (Am.) **34**, 205 (1940). — GOODMAN, L. S., M. M. WINTROBE, M. T. McLENNAN, W. DAMESHEK, M. J. GOODMAN and M. A. GILMAN: Approaches to Tumor Chemotherapy, p. 338. Washington 1947. — GORDON, C. A. and J. V. CRESCI: Amer. J. Obstetr. **41** (1941). Ref. Z. Krebsforsch. **52**, 288 (1942). — GORDON-TAYLER, G.: Proc. Soc. Med., Lond. **23**, 62 (1930). — GOSSET, A., O. MONOD et C. REGAUD: Bull. Acad. Méd., Par. **1933**. — GRAHAM, E. A. and J. J. SINGER: J. amer. med. Assoc. **101**, 1371 (1933). — GRANT, F.: J. amer. med. Assoc. **116**, 567 (1941). — GREENHILL, J. P. and H. E. SCHMITZ: J. amer. med. Assoc. **105**, 406 (1935). — GREENWOOD: Lancet **1947**, 872. — GREINEDER, K. u. W. NEUMANN: Strahlenther. **66**, 89 (1939). — GROSS, E.: In Chemie und Krebs, S. 100. Berlin 1940. — GULEKE: Arch. klin. Chir. **186**, 475 (1936). — Chirurg **13**, 657 (1941). — Münch. med. Wschr. **1942**, 7. — Chirurgentreffen Jena Okt. 1947. Ber. Chirurg **19** (1948). — GUOIN, P.: Rev. Méd. **55**, 62 (1938). — GUSBERG: Amer. J. Obstetr. **54**, 905 (1947). — GUSNAR, K. v.: Chirurg **13**, 82 (1941). — GUTMAN, A. B.: J. amer. med. Assoc. **120**, 1112 (1942). — GUTMAN, A. B., E. B. GUTMAN and J. M. ROBINSON: Amer. J. Canc. **38**, 103 (1940). — GUYER, M. F. u. P. E. CLAUSS: Ref. Z. Krebsforsch. **52**, 42.

HADDOW, A.: J. amer. med. Assoc. **126**, 1119 (1944). — Brit. med. Bull. **4**, 331 (1947). — Proc. Soc. Med., Lond. **41**, 45 (1948). — HADDOW, A. and W. A. SEXTON: Nature (Brit.) **157**, 500 (1946). — HADDOW, A. and GARKON: Brit. med. Bull. **4**, 314 (1947). — HAENISCH, G. F. u. H. HOLTHUSEN: Einführung in die Röntgenologie, 4. Aufl. Stuttgart 1947. — HALBERSTAEDTER and A. HOCHMANN: J. amer. med. Assoc. **1946**, 810. — HALSTED, W. S.: Bost. med. J. **141**, 645 (1899). — HALTER, K.: Strahlenther. **73**, 619 (1943). — HAMANN, A. u. A. GÖBEL: Strahlenther. **62**, 251 (1938). — HANDLEY, S. R. and A. C. THAKRAY: Brit. J. Canc. **1**, 15 (1947). — HANUS, G.: Diss. Breslau 1944. — HARRINGTON, S. W.: Surgery (Am.) **19**, 154 (1946). — HART, A.: Mschr. Krebsbekpf. **9**, 227 (1941). — HARTMANN, F. L.: Clinics **4**, 81 (1945). — HARVEY, S. C.: J. amer. med. Assoc. **137**, 331 (1948). — HAUBOLD: Z. Krebsforsch. **44**, 528 (1936). — HAUSCHKA, TH.: Approaches to Tumor Chemotherapy, p. 252. Washington 1947. — HAUSCHKA, T. S. and M. B. GOODWIN: Science (N. Y.) **107**, 600 (1948). — HAUSMANN: Klin. Wschr. **1947**, Nr 24/25, 640. — HECKER, R.: Mschr. Krebsbekpf. **1939**, 153. — HEIDENHAIN, L.: Dtsch. Z. Chir. **232**, 92 (1931). — HEILMEYER, L.: Med. Klin. **1947**, 182. — Dtsch. med. Wschr. **1947**, 235. — Klin. Wschr. **1948**, 97. — HEKTOEN, L.: In HOLMES u. Mitarb., Cancer. (l. c,) S. 268. 1940. — HELLNER, H.: Med. Welt **38**, 975 (1940). — Chirurg **19**, 97 (1948). — HELLWIG: Chirurgentreffen Jena Okt. 1947. Ber. Chirurg **1948**. — HEMPELMANN, REINHARD, MOORE and BIERBAUM: J. Labor. a. clin. Med. (Am.) **29**, 1020 (1944). — HENSCHEN: Zbl. Chir. **30**, 1897 (1929). — HENSCHEN, F.: Virchows Arch. **307**, 71 (1940). — HERGER, C. C. u. H. R. SAUER: Canc. Res. **2**, 398 (1942). — HERMANN: Brit. med. J. **1900**; **1901**. — HERREL, W. E.: Amer. J. Canc. **29**, 659 (1937). — HERRMANN, J. B. and F. E. ADAIR: J. clin. Endocrin. **6**, 769 (1946). — HERRMANN, J. B. and H. Q. WOODARD: Surgery (Am.) **22**, 101 (1947). — HERROLD, R. D.: J. Ur. (Am.) **46**, 1016 (1941). — HERTZ and ROBERT: J. amer. med. Assoc. **131**, 81 (1946). — HEVESY, G. u. H. v. EULER: Kgl. Danske Viedenskab. Selskab. Biol. Medd. **17** 1 (1942). — HEYMANN, J.: Acta obstetr. scand. (Schwd.) (Suppl. 2) **18**, 1 (1938). — HINDHEDE, H.: Münch. med. Wschr. **1936**, 852. — HINSBERG, K.: Das Geschwulstproblem in Chemie und Physiologie. Dresden u. Leipzig 1937. — HINSELMANN, H.: Z. Krebsforsch. **44**, 201 (1936). — Mschr. Krebsbekpf. **9**, 201 (1941). — HINTZE, A.: Zbl. Chir. **64**, 968 (1937). — Strahlenther. **69**

(1941). — HIRSCHBOECK, J. S., M. C. F. LINDERT, J. CHASE and TH. L. CALVY: J. amer. med. Assoc. **136**, 90 (1948). — HODGSON, J. S.: In HOLMES, Cancer (l. c.) S. 253. 1940. — HOFFMANN, A.: Arch. klin. Chir. **48**, 93 (1894). — HOFFMANN, F. L.: Cancer and Diet. Baltimore 1937. — HOFFMANN, M.: Arch. klin. Chir. **260** (1948). — HOLMES, G. W., SH. WARREN, E. M. DALANS and CH. C. SIMMONS: Cancer. A. Manual for Practitionners. Boston 1940. — HOLMES, G. W. and M. D. SCHULZ: Amer. J. Roentgenol. **55**, 533 (1946). — HOLT-HUSEN, H.: Radiologie, Diagnostik und Therapie. Fiat-Review. Wiesbaden 1947. — HORO-WITZ: Hosp.tid. (Dän.) **42** (1902). — HORVATH, J.: Strahlenther. **75**, 119 (1944). — Klin. u. Prax. **1**, 10, 108 (1946). — Ärztl. Forsch. **1**, 357 (1947). — HOVENANIAN, M. S. and C. L. DEMING: Surg. etc. **86**, 29 (1948). — HOWES, W. E.: Radiology (Am.) **42**, 272 (1944). — HUGGINS, CH.: J. amer. med. Assoc. **131**, 576 (1946). — HUGGINS and W. W. SCOTT: Ann. Surg. **122**, 1031 (1945). — HUGGINS, CH. and C. V. HODGES: Cancer Res. **1**, 293 (1941). — J. amer. med. Assoc. **131**, 576 (1946). — Surg. etc. **85**, 660 (1947). — HUGGINS, CH., W. W. SCOTT and C. V. HODGES: J. Ur. (Am.) **46**, 997 (1941). — HUNT, M.: Radiology (Am.) **34**, 235 (1940). — HURDON, E.: Cancer of the Uterus. London 1942. — HUSDON, P. B., H. BREND-LER and W. W. SCOTT: J. Ur. (Am.) **58**, 89 (1947). — HWALERY, S. J.: Mod. Hosp. (Am.) **56** (1942).

IMBERT, L.: Rev. Chir. (Fr.) **59** (1941). — IMHÄUSER, W.: Med. Klin. **1936**, 1110. — INGEBOS, P.: Z. Krebsforsch. **52**, 390 (1942).

JANKER, J.: Zbl. Chir. **65**, 1016 (1938). — JAROTZKY, A.: Schweiz. med. Wschr. **1941**, 181. — JONES, J. C.: J. amer. med. Assoc. **134**, 113 (1947). — JONES, A. J., J. GRAHAM and A. MUELLER: Amer. J. Surg. **52**, 14 (1941). — JÜNGLING, O.: Allgemeine Strahlentherapie. Licht, Röntgenstrahlen, Radium. Stuttgart 1938. — JUNGHANNS, H. u. W. M. H. WEISS-WANGE: Röntgenprax. **15**, 168 (1943).

KADE, H.: Med. Klin. **42**, 329 (1947). — KAHLE, P. J., H. D. OGDON and P. L. GETZOFF: J. Ur. (Am.) **48**, 83 (1942). — KALAPOS, J.: Klin. Wschr. **1935**, 864. — KAPLAN, I. I.: Radiation Therapy. New York 1947. — KARCHER, H.: Arch. klin. Chir. **261** (1949). — KAR-NOFSKY, D. A., L. F. CRAVER, C. P. RHOADS and J. C. ABELS: Approaches to Tumor Chemo-therapy, p. 319. Washington 1947. — KARTAGENER, M.: Schweiz. med. Wschr. **1946**, 821. — KATZ, H.: Arch. Gynäk. **143**, 150 (1930). — KEARNS, W. M.: J. Ur. (Am.) **47**, 587 (1942). — KENNAWAY, E. L. and N. M. KENNAWAY: Acta internat. contra Canc. **2**, 101 (1937). — KENNA-WAY, N. M. and E. L. KENNAWAY: J. Hyg. (Brit.) **36**, 236 (1936). — KENNY, M.: Ref. J. amer. med. Assoc. **136**, 792 (1948). — KENSLER, C. J.: Ann. N. Y. Acad. Sci. **44**, 29 (1947). — KEYSSER: Fschr. Ther. **7** (1928). — KIERLAND, R. R., C. H. WATKINS and C. C. SHULLEN-BERGER: J. Invest. Derm. (Am.) **9**, 195 (1947). — KINDLER, K.: Z. Krebsforsch. **54**, 153 (1942). — KIRÁLYFI, G.: Berl. klin. Wschr. **1913**, 1982. — KIRSCHNER, M.: Arch. klin. Chir. **162**, 95 (1930); **177**, 208 (1933); Chirurg **12**, 177 (1940). — Allgemeine und spezielle chir-urgische Operationslehre. Berlin 1940. — KLEIN, G.: Münch. med. Wschr. **1914**, 115. — KLEIN-SCHMIDT, O.: Operative Chirurgie, 3. Aufl. Berlin 1927/1948. — KLINKE, J.: In HINSBERG (l. c.) S. 352. 1942. — KLOBUSITZKY: Klin. Wschr. **1937**, 569. — KLUJEWA, N. G. u. G. J. ROSKIN: Biotherapie bösartiger Geschwülste. Moskau 1947. Ref. Universitas **2**, 846 (1947). — KNAUS, H.: Dtsch. med. Wschr. **1942**, 1041. — Klin. Wschr. **1943**. — KNAUS, H. u. W. WOLFRAM: Strahlenther. **71** (1942). — KNEEDLER, W. H.: J. amer. med. Assoc. **128** (1945). — KOCH, FR. E.: Z. Krebsforsch. **47**, 325 (1938); **48**, 495 (1939). — KÖNIG, FR.: Krebsproblem und praktische Chirurgie. Stuttgart 1935. — Arch. klin. Chir. **183**, 189 (1935). KÖNIG, W.: Chirurg **13**, 385 (1941). — KÖNIG, FR. u. W. MENNINGER: Mschr. Krebsbekpf. **4**, 145 (1935). — KOHLER, A.: Mschr. Krebsbekpf. **7** (1939). — KOLLATH: Lehrbuch der Hygiene. Leipzig 1948. — KOLLER, P. C.: 8. Internat. Genetikerkongr. 1948. Abstract-book S. 77. — KONJETZNY, G. E.: Münch. med. Wschr. **1918**. — Zbl. Chir. **1928**, 2853. — Der Magenkrebs. Stuttgart 1938. — Pathologie, Klinik und Behandlung der Mastopathie. Stuttgart 1942. — KORÁNYI, A. v.: Berl. klin. Wschr. **1912**, 1357. — KRAFT: Münch. med. Wschr. **1940**, 1395. — KREINER, A.: Med. Welt **1940**, 604. — KRESS, L. C.: N. Y. J. Med. **48**, 511 (1948). — KRETZ: Die krebsfeindliche Diät, 3. Aufl. Wien 1939. — Mschr. Krebsbekpf. **9**, 161 (1941). — Dtsch. med. Wschr. **1942**, 1198. — Hippokrates (D.) **1944**, 127. — KRÖNING, FR.: Med. Welt **1938**, Nr 27. — KÜSTER, F.: Klin. Wschr. **1947**, Nr 24/25, 664. — KÜTTNER, H.: Beitr. klin. Chir. **26** (1900). — KULENKAMPFF, D.: Zbl. Chir. **1938**, 943. — KULLANDER, S.: Lancet **1948**, 944.

LABORDE, S.: Strahlenther. **63** (1938). — LACASSAGNE, A.: Canad. med. Assoc. J. **38**, 9 (1938). — LACASSAGNE, A. u. F. GNICOUROFF: Action des radiations sur les tissues. Paris 1941. — LACASSAGNE, A. et F. JOLIOT: C. r. Soc. Biol. **1944**. — LAEWEN, A.: Dtsch. med. Wschr. **1934**, 707. — Münch. med. Wschr. **1936**, 2703. — Arch. klin. Chir. **196**, 139 (1939). — Mschr. Krebsbekpf. **7** (1939). — LAEWEN, A. u. F. v. MIKULICZ: Mschr. Krebs-bekpf. **1934**, 102. — LAIGNEL-LAVASTINE, M. et N. T. KORESSIOS: Bull. Soc. méd. Hop.

Par. **1933**, 274. — Lange, K.: Z. Krebsforsch. **50** (1940). — Mschr. Krebsbekpf. **1942**, H. 10, 179. — Lasch, C. H.: Mschr. Krebsbekpf. **6**, 190 (1938). — Lavedan, J.: Bull. Acad. Méd., Par. **195** (1935). — Lawrence, J. H., P. C. Aebersold and E. O. Lawrence: Proc. nat. Acad. Sci. (Am.) **22**, 543 (1936). — Lawrence, J. H., R. L. Dobson, B. V. A. Low-Beer and B. R. Brown: J. amer. med. Assoc. **136**, 672 (1948). — Lee, B. J., H. Hauser and G. P. Pack: Surg. etc. **59**, 841 (1934). — Lefévre, J.: C. r. Acad. Sci. Paris **208**, 301 (1939). — Leffel, J. M., J. C. Masson and M. B. Dockert: Collect. Papers Mayoclinic **32**, 520 (1941). — Leip: Arch. Gynäk. **173**, 117, 140 (1932). — Lettré, H.: Klin. Wschr. **1944**, Nr 17/20, 186. — Naturw. **33**, 75 (1946). — Leuchtenberger, C., R. Lewisohn, D. Laszlo and R. Leuchtenberger: Proc. Soc. exper. Biol. a. Med. (Am.) **55**, 204 (1944). — Leuchtenberger, R., C. Leuchtenberger, D. Laszlo and Lewisohn: Science (N. Y.) **104**, 46 (1945). — Lewis, M. R.: Science (N. Y.) **100**, 314 (1944). — Lewisohn, R., D. Laszlo, C. Leuchtenberger and R. Leuchtenberger: Approaches to Tumor Chemotherap. S. 139. A. A. A. S. Washington 1947. — Linke u. Meehelke: Internistentagung Karlsruhe Okt. 1947 (Bericht noch nicht gedruckt). — Little, Cl. C.: In G. W. Holmes u. Mitarb. (l. c.) 1940. —- Look 30. 11. 1944. — Loeser, A. A.: Acta internat. contra Canc. **4**, 375 (1939). — Lombard, H. L.: In Holmes u. Mitarb.: Cancer (l. c.) S. 259. 1940. — Lonne, F.: Münch. med. Wschr. **1933**, 1551; **1934**, 253, 1964. — Mschr. Krebsbekpf. **7** (1939). — Arch. Gynäk. **173**, 67 (1942). — Low-Beer, B. V. A.: Amer. J. Roentgenol. **58**, 4 (1947). — Lubarsch, O.: Zit. nach Konjetzny (l. c.) 1938. — Ludford, R. J. and L. Dmochowski: Lancet **1947**, 718. — Lüdin, M.: Schweiz. med. Wschr. **1942**; **1943**, 109. — Lutford, R. J.: Arch. exper Zellforsch. **18**, 411 (1936). — Introduction à la radiotherapie. Paris 1941.

Macfarlane, C., F. Fettermann and M. Turgis: Amer. J. Obstetr. **39**, 983 (1940). — Maier, E.: Wien. klin. Wschr. **1941**, 249. — Maisin, J.: Acta internat. contra Canc. **4** (1939). — Malisoff, W. M.: Science (N. Y.) **106**, 591 (1947). — Mallet, L. et Ch. Proux: Arch. Électr. méd. etc. **46**, 17 (1938). — Mankin, Z. W.: Arch. klin. Chir. **199**, 337 (1940). — Maringer, S.: Schweiz. med. Wschr. **1947**, 114. — Klin. Wschr. **1947**, 191. — Martius, H.: Neue Deutsche Klinik, Erg.-Bd. 2, S. 764. 1934. — Strahlenther. **51**, 477 (1934). — Med. Klin. **1935**. — Die gynäkologischen Operationen. Leipzig 1937. — Röntgenprax. **14**, 68 (1942). — Klin. Wschr. **1947**, Nr 24/25, 287. — Martius, H. u. F. Kröning: Med. Welt **27**, 1 (1938). — Martius, H. u. R. H. Kepp: Strahlenther. **71** (1942). — Mayer, A.: Arch. Gynäk. **173** (1942). — McCarty, W. C., Carpenter and Mahle: J. Labor. a. clin. Med. (Am.) **6** (1921). — McWhirther, R.: Edinbgh med. J. **48** (1941). — Lancet **1947**, 872. — Meier, M.: Beitr. klin. Chir. **140**, 632 (1927). — Menninger, W.: Z. Krebsforsch. **41**, 217 (1935). — Merritt, E. A.: Amer. J. Roentgenol. **36**, 324 (1936). — Mertens, V. E.: Mschr. Krebsbekpf. **1942/43**, 219. — du Mesnil de Rochement, R.: Einführung in die Strahlenheilkunde. — Strahlenter. **71**, 512 (1942). — Meyer, H.: Lehrbuch der Strahlentherapie. — Michel, E.: Münch. med. Wschr. **1905**, 1136. — Middleton, A. W.: Amer. J. Surg. **64**, 144 (1944). — Miescher, G.: Radiologica clin. **10**, 166 (1941). — Mikulicz, F. v.: Münch. med. Wschr. **1938**, 531. — Mschr. Krebsbekpf. **7** (1939). — Zbl. Gynäk. **1938**, 1797. — Mikulicz-Radecki, F. v.: Strahlenther. **69**, 45 (1941). — Minder, W.: Radiumdosimetrie. Wien 1941. — Mitchell, J. S.: Brit. J. Canc. **1**, 1 (1947). — Möllendorf, W. v.: Schweiz. med. Wschr. **71**, 309 (1941). — Moeller, W.: Ref. Mschr. Krebsbekpf. **5.** (1935). — Mönckeberg, A.: Zbl. Gynäk. **1941**, 1373. — Monaclesser et Ch. Taguet: Bull. Acad. Méd., Par. **109**, 371 (1933). — Moore, F., C. A. Waltenberg and D. K. Rose: J. amer. med. Assoc. **127**, 60 (1945). — Morozov, N. u. M. Chudjakov: Vrač. Gaz. **1929**, 2399. Ref. Z.org. Chir. **50**, 179. — Morris: Disk. Bem. Approaches to Tumor Chemotherapy, S. 195. Washington 1947. — Munk, Fr. u. H. Boyens: Ther. Gegenw. **1946/47**, H. 8, 138.

Naito, K., M. Segi, M. Ito u. M. Miyobe: Mschr. Krebsbekpf. **9**, 32 (1941). — Natale, P.: Tumori **1935**, 324. — Nath, V. u. K. S. Grewal: Indian J. med. Res. **23**, 149 (1935/36). — Neill, W. jr.: Amer. J. Obstetr. **30**, 414 (1935). — Nesbit, R. M.: Transurethral Prostatectomy, 2. Aufl. Springfield 1946. — Nesbit, R. M. and R. H. Cummings: J. amer. med. Assoc. **120**, 1109 (1942); **124**, 80 (1944). — Nesbit, R. M., Pazzos and R. H. Cummings: J. Ur. (Am.) **52**, 570 (1944). — Nicole, R.: Schweiz. med. Wschr. **1947**, 756. — Nilesen, J.: Strahlenther. **53**, 25 (1935). — Nölle, H.: Chirurg **12**, 516 (1940). — Nordmann, O.: Arch. klin. Chir. **196**, 147 (1939). — Nürnberger, L.: Klin. Wschr. **1930**, 2233. — Nyström: Hygiea (Schwd.) **25** (1925).

Oberling, Ch.: The riddle of cancer. New Haven 1944. — Ochsner, A. and M. de Bakey: Surg. etc. **68**, 435 (1939). — J. thorac. Surg. (Am.) **10**, 401 (1941). — Ochsner, A., M. de Bakey and J. L. Dixon: J. amer. med. Assoc. **135**, 321 (1947). — Olivecrona, H.: Münch. med. Wschr. **1930**, 232, 280. — Oppolzer, R. v.: Arch. klin. Chir. **192**, 55 (1938). — Osborne, E. D., J. W. Jordon, F. C. Hoak and F. S. Pschierer: J. amer. med. Assoc. **135**, 1123 (1947). — Oughterson, A. W.: Ann. Surg. **126**, 478 (1947). — Oughterson,

A. W., R. Tennant and J. W. Horshfeld: Proc. Soc. exper. Biol. a. Med. (Am.) **36**, 661 (1937).

Pack, G. T. and F. M. Livingston: Treatment of Cancer and Allied Diseases, 3 Bd e New York 1940. — Pack, G. T. and J. M. Scharnagel: Amer. J. Surg. **31** (1936). — Paetzold, J. u. H. Born: Strahlenther. **76**, 486 (1947). — Paterson, E., A. Haddow, J. A. Thomas and J. M. Watkinson: Lancet 1946, 677. — Peck, R.: J. amer. med. Assoc. **127**, 17 (1945). — Peller, S.: Z. Krebsforsch. **34**, 128 (1931). — Amer. J. med. Sci. **199**, 449 (1940). — Pendergras, Chamberlin, Selman and Horn: Amer. J. Roentgenol. **55**, 555 (1946). — Perthes, G.: Arch. klin. Chir. **71**, 955 (1903). — Dtsch. med. Wschr. **1904**, 632. — Zbl. Chir. **25**, 1538 (1928). — Petit-Dutaillis: Presse méd. **1942**, 152. — Pfähler, P.: Radiologica clin. **10**, 188 (1941). — Phemister, D. B.: J. thorac. Surg. (Am.) **11**, 484 (1942). — Philips, F. S. and A. Gilman: Approaches to Tumor Chemotherapy, p. 285. Washington 1947. — Plaats, G. J. van der: Strahlenther. **61**, 84 (1938); **62**, 280 (1938). — Pohl, W.: Beitr. klin. Chir. **171**, 195 (1940).— Prudente: Surg. etc. **80**, 575 (1945).

Quervain, Fr. de: Die Struma maligna. Neue Deutsche Chirurgie, Bd. 64. Stuttgart 1941.

Rahm, H.: Die Röntgentherapie des Chirurgen. Neue Deutsche Chirurgie, Bd. 37. Stuttgart 1927. — Rapp: Münch. med. Wschr. **1914**, 1112. — Reding, R.: Münch. med. Wschr. **1939**, 41. — Acta Un. internat. contra. canc. **4**, 735 (1939). — Regaud, C.: Canc. (Belg.) **12**, 93 (1935). — Reichenmiller: Strahlenther. **71**, 232 (1942). — Reimann, St. P.: Growth **6**, 273 (1942). — Pennsylv. med. J. **1942**. — J. Assoc. amer med. Coll. **1943**. — Reinhard, Moore and Bierbaum: J. Labor. a. clin. Med. (Am.) **31**, 107 (1946). — Reiss, M.: Klin. Wschr. **1937**, 231. — Reynes: Zbl. Chir. **32**, 447 (1905). — Rhoads, C.: J. amer. Med. Assoc. **131**, 656 (1946). — Roberts, J. G.: Brit. med. J. **1946**, Nr 4479. — Roberts and Stone: J. Chem. a. engineer. News **1946**, 482. — Rodewald, W.: Innere Sekretion und Krebs. In Hinsberg (l. c.). 1937. — Rondoni, P.: Schweiz. med. Wschr. **1942**, 1185. — Roost, W.: Schweiz. med. Wschr. **1947**, 1109. — Rosenthal, E.: Lancet **1948**, 408. — Roskin, G. J. u. K. Romanova: Acta cancrol. (Ung.) **1**, 323 (1935). Ref. Z. Krebsforsch. **44**, 375 (1936). — Bull. Biol. et Med. exper. UdRSS. **6**, 118 (1938). Ref. Z. Krebsforsch. **48**, 380 (1939). — Runge. H.: Orvosképzés (Ung.) **1941**, 238. — Briefl. Mitteilung 1948.

Sachs, M. D.: Radiology (Am.) **37**, 458 (1941). — Saltzmann, Fr.: Arb. path. Inst. Univ. Helsingfors (D.) N. F. **1** (1913). — Salzborn, E.: Ist der inoperable Krebs immer unheilbar? Stuttgart 1940. — Sauerbruch, F.: Zbl. Chir. **1** (1909). — Strahlenther. **63**, 256 (1938). — Sauerbruch, F. u. V. Schmieden: Chirurgische Operationslehre von Bier-Braun-Kümmell, 6. Aufl. Leipzig 1933. — Savnik, L. u. V. Premru: Z. Krebsforsch. **51**, 337 (1941). — Schaefer, W.: Strahlenther. **58**, 606 (1937). — Zbl. Gynäk. **1937**, 22. — Die Röntgentherapie des Uteruscarcinoms mit dem Körperhöhlenrohr. Leipzig 1941. — Schaefer, W. u. E. Witte: Strahlenther. **33** (1929); **44**, 283 (1932). — Schairer, E.: Verh. dtsch. pathol. Ges. **31**, 463 (1939). — Schindler, C.: Mschr. Krebsbekpf. **1936**, 244. — Schinz, H. R.: Strahlenther. **53**, 363 (1936). — Schinz, H. R.. u. A. Zuppinger: Siebzehn Jahre Strahlentherapie der Krebse. Leipzig 1937. — Schinzinger: Verh. dtsch. Ges. Chir. **1889**. — Münch. med. Wschr. **1905**, 1724. — Schlasberg, H. J.: Mitt. Finsens Lichtinst. **7** (1904). — Schmidt, M. B.: **1897**, zit. nach Konjetzny (l. c.) 1938. — Die Verbreitungswege der Carcinome. Jena 1903. — Schmiedeberg, O.: Arch. exper. Path. (D.) **20**, 203 (1885). — Schmincke, S.: Beitr. klin. Chir. **172** (1941). — Schneider, E.: Arch. klin. Chir. **190**, 397 (1937); **192**, 462 (1938). — Schockaert, J. A.: Brux. méd. **15**, 1010 (1935). — Schön, R.: Klin. Wschr. **1947**, Nr 24/25, 488. — Schönbauer, L.: Wien. med. Wschr. **1936**, 62, **1940**, 90. — Z. Krebsforsch. **49**; 287 (1940). — Schraenen, W.: Münch. med. Wschr. **1938**, 481. — Schreiner, B. F., M. C. Reinhard and W. H. Wehr: Amer. J. Canc. **24**, 386 (1935). — Schrödinger, E.: What is life? New York 1945. Dtsch. Übersetzung von L. Mazurczek. Bern 1946. — Schubert, G.: Geburtsh. u. Frauenhk. **3**, 508 (1941). — Röntgenprax. **13**, 1 (1941). — Strahlenther. **71**, 599 (1942). — Dtsch. med. Wschr. **1946**, Nr 1/4. — Kernphysik und Medizin. Göttingen 1947. — Ärztl. Forsch. **1**, 207 (1947). — Schubert, G. u. A. Pickhan: Erbschädigungen. Leipzig 1938. — Schubert, G., W. Riezler u. v. Dubranszky: Strahlenther. **76**, 417 (1947). — Schürch, O.: Schweiz. med. Wschr. **1941**, 34. — Schütze, R.: Z. Abstamm.lehre **81**, 484 (1943). — Schulze, E.: Dtsch. med. Wschr. **1947**, 153. — Schulze, E., E. Fritze u. H. H. Müller: Dtsch. med. Wschr. **1947**, 371. — Schwander, H. and H. N. Marvin: J. clin. Endocrin. **7**, 423 (1947). — Schwarz, G.: Pflügers Arch. **100**, 532 (1903). — Seed, L., D. P. Slaughter and L. R. Limarzi: Surgery (Am.) **7**, 696 (1940). — Seemen, v.: Dtsch. Z. Chir. **220**, 109 (1929). — Münch. med. Wschr. **1930**, 675. — Zbl. Chir. **11**, 664 (1930). — Segschneider, P.: Arch. Gynäk. **173**, 132 (1942). — Seidlin, Morinelli and Oshry: J. amer. med. Assoc. **132**, 838 (1946). — Seifert, E.: Zbl. Chir. **40**, 2386 (1932). — Shimkin, M.

and H. Grady: Proc. Soc. Exper. Biol. a. Med. (Am.) **45**, 246 (1940). — Sieben, H.: Med. Klin. **1931**, 587. — Simon, L.: Mschr. Krebsbekpf. **4**, 236 (1936). — Simon, O.: Strahlenther. **65**, 424 (1939). — Smith, L. W.: Arch. Path. (Am.) **28**, 420 (1939). — Smith, L. W. and T. Fay: J. amer. med. Assoc. **113**, 653 (1939). — Amer. J. clin. Path. **10**, 1 (1940). Ref. Z. Krebsforsch. **51** (1941). — Smithers, D. W.: X-Ray treatment of accessible cancer. Baltimore 1946. — Snapper, J.: J. amer. med. Assoc. **133**, 157 (1947); **137**, 513 (1948). — Snapper, J. and B. Schneid: Blood **1**, 534 (1946). — Soiland, A.: Radiology (Am.) **24**, 213 (1935). — Amer. J. Roentgenol. **45** (1941). — Spiller and Martin: J. amer. med. Assoc. **58** (1912). — Springer, E.: Mschr. Krebsbekpf. **10**, 191 (1942). — Spurr, C. L., L. O. Jacobson, T. R. Smith and E. S. Gusman Barron: Approaches to Tumor Chemotherapy, p. 306. Washington 1947. — Staehler, W.: Med. Klin. **42**, 628 (1947). — Stanjek, R. U.: Diss. Breslau 1936. — Stanley-Boyd: Brit. med. J. **1897; 1899; 1900**. — Stelzner: Arch. klin. Chir. **260**, 257 (1948). — Stern, K. and R. Willheim: The Biochemistry of Malignant Tumors. Brooklyn 1943. — Sternberg, C.: Wien. klin. Wschr. **1935**, 795. — Stone, R. S. and J. C. Lakrin: Radiology (Am.) **39**, 608 (1942). — Stone, R. S., J. H. Lawrence and P. C. Aebersold: Radiology (Am.) **35**, 322 (1940). — Strong: Disk.-Bem. Approaches to Tumor Chemotherapy, p. 205. Washington 1947. — Strong, L. C.: Amer. J. Canc. **38**, 243 (1940). — Sturgis: J. maer. med. Assoc. **132**, 963 (1946). — Stutzer, I. M.: Strahlenther. **76**, 361 (1947). — Sugiura, K.: Approaches to Tumor Chemotherapy, p. 208. Washington 1947. — Suilly: N. Y. med. News 1903. — Sweet, R. H.: Ann. Surg. **124**, 653 (1946). — Szenes, T.: Strahlenther. **71**, 3, 463 (1942).

Taffel, M.: Yale J. Biol. a. Med. (Am.) **19**, 971 (1947). — Taylor, G. G.: Lancet **1947**, 872. — Taylor, G. W.: New Engld. J. Med. **211**, 1138 (1934). — Taylor, H.: Lancet **1948**, 581. — Amer. J. Roentgenol. **39**, 419 (1938). — Tedjusin, M. P.: Nov. chir. Arch. (Russ.) **41** (1938). Ref. Z. Krebsforsch. **51**, 225 (1941). — Te Linde, R. W.: Operative Gynecology, 2. Aufl. Philadelphia 1947. — Teschendorf, W.: Chirurg 17/18, 596 (1947). — Teutschländer, O.: Dtsch. med. Wschr. **1928**, Nr 41. — Klin. Wschr. **1929**, 1770. — Z. Krebsforsch. **28**, 283 (1939). — Thiéry: Zbl. Chir. **32**, 447 (1905). — Thomson: Brit. med. J. **1902**. — Thursz, D.: Wien. klin. Wschr. **1938** I/II. — Timoféeff-Ressovsky, H. A.: Arch. Entw.mechan. **113**, (1928). — Timoféeff-Ressovsky, N. W.: Mutationsforschung in der Vererbungslehre. Dresden u. Leipzig 1937. — Timoféeff-Ressovsky, N. W. u. K. G. Zimmer: Strahlenther. **54** (1935). — Timoféeff- Ressovsky, N. W., K. G. Zimmer u. M. Delbrück: Nachr. biol. Ges. Wiss. Göttingen **1**, 189 (1935). — Tod, M. C. and E. K. Dawson: Surg. etc. **62**, 91 (1936). — Torek, Fr.: Surg. etc. **16**, 614 (1913). — Trout: Surg. etc. **24**, 630 (1922). — Truttwin, H.: Mschr. Krebsbekpf. **9**, 57 (1941). — Tuomikowski, V.: Zbl. Chir. **1936**, 2022. — Turner, A. L.: J. Laryng. a. Ot. **35**, 34 (1920). — Turner, G. G.: Lancet **1933**, 1315; **1936**, 67, 130. — Turner, R. B.: Science (N. Y.) **106**, 248 (1947). — Turunen, A.: Acta obstetr. scand. (Schwd.) **1943**. — Tuttle, L. W., L. A. Erf and J. H. Lawrence: J. clin. Invest. (Am.) **20**, 57, 577 (1941).

Ulrich, P.: Acta internat. contra Canc. **4** (1939). — Rev. franç. Gynéc. **34**, 368 (1939).

Varco, R. L.: Surg. etc. **19**, 303 (1946). — Vermeulen, Ch.: Ber. dtsch. med. Wschr. **1914**, 452. — Verne, J., R. Hugueunie et M. Perrot: Bull. franc. Étude Canc. **32**, 56 (1939). — Vogt, E.: Strahlenther. **54**, 570 (1935); **69** (1941). — Volkmann, R.: Beiträge zur Chirurgie, S. 381. Leipzig 1875. — Vollmar, H. u. H. Lampert: Z. Krebsforsch. **51**, 322 (1941). — Vonessen, A.: Strahlenther. **69**, 528 (1941).

Wachsmann, F.: Strahlenther. **76**, 371 (1947). — Wachsmuth, W.: Chirurg **5**, 585 (1933). — Wagner, G. A.: Mschr. Geburtsh. **85**, 1 (1930). — Ther. Gegenw. **1930**, 152. — Z. Geburtsh. **85** (1931). — Walker, J. J.: In Holmes u. Mitarb. (l. c.) S. 108. 1940. — Walters, W.: J. amer. med. Assoc. **103**, 18, 1345 (1934). — Walters, W., H. K. Gray and J. T. Priestley: Carcinoma and other Malignant Lesions of the Stomach. 1942. — Walther, H.: Dtsch. med. Wschr. **1947**, 603. — Walther, O.: Strahlenther. **64**, 59 (1939). — Warburg, O.: Z. physiol. Chem. **66**, 305 (1910). — Warren, S.: Amer. J. Roentgenol. **45**, 641 (1941). — Warren, S. L.: Amer. J. Roentgenol. **33**, 75 (1935). — Watermann, N.: Acta internat. contra Canc. **4**, 764 (1939). — Bull. Assoc. franç. Étude Canc. **29**, 70 (1940). — Waugh, J. M.: J. Amer. Med. Assoc. **137**, 141 (1948). — Webster, J. J.: J. amer. med. Assoc. **135**, 901 (1947). — Weese, K.: Arch. klin. Chir. **198**, 202 (1941). — Weiser, M.: Dtsch. med. Wschr. **1942**, 1199. — Wendlberger, J.: Wien. klin. Wschr. **1941**, 63. — Werner, R.: Zbl. Chir. **1904**, 43. — Dtsch. med. Wschr. **1905**. — Münch. med. Wschr. **1905**, 691; **1913**, 2100. — Bruns' Beitr. **52**, 51 (1907). — Mitt. Grenzgeb. Med. u. Chir. **20**, 172 (1909). — Whipple, A. O.: New Engld J. Med. **226**, 513 (1942). — Ann. Surg. **124**, 991 (1946). — J. amer. med. Assoc. **137**, 144 (1948). Disk-Bemerkung zu Vortrag Waugh. — Whipple, A. O., W. S. Parsons and C. R. Mullins: Ann. Surg. **102**, 763 (1935). —

WIDMER, C.: Münch. med. Wschr. **1907**. — WILDBOLZ, E.: Schweiz. med. Wschr. **1945**, 454. — Dtsch. med. Wschr. **1948**, 303. — WIMHÖFER, H.: Arch. Gnäk. **171**, 40 (1941). — WINTER, G.: Zbl. Gynäk. **62**, 1234 (1938). — Mschr. Krebsbekf. **10**, 1 (1942). — WINTROBE, M. M., M. T. McLENNAN and C. M. HUGULEY: Approaches to Tumor Chemotherapie, p. 347. Washington 1947. — WINTZ, H.: Die Röntgenbehandlung des Mammacarcinoms. Leipzig 1924. — Strahlenther. **69**, 3 (1941). — WOLBARST, A. L.: Lancet **1937**, 150. — WOLFF, J.: Die Lehre von der Krebskrankheit, IV. Teil: Nicht operative Behandlungsmethoden. Jena 1914. — WOODARD, H. Q.: J. applied Physics **12**, 335 (1941). — WUCHERPFENNIG: Chirurg **2**, 300 (1930). — Münch. med. Wschr. **1929**, 786.

YAMASHITA, H.: Gann (Jap.) **31**, 629 (1937).

ZAHL, P. A. u. S. H. HUTNER: Approaches to Tumor Chemotherapy, p. 214. Washington 1947. — ZANGE: Chirurgentreffen Jena Okt. 1947. Ber. Chirurg **1948**. — ZIMMER, K. G.: Strahlenther. **63**, 517 (1938); **68**, 74 (1940). — Fschr. Röntgenstr. **58**, 77 (1938). — Physik. Z. **42**, 360 (1941). — Siehe auch unter TIMOFÉEFF-RESSOVSKY.

Schlußzusammenfassung[1].

> „Die Umwelt, die viel tausend Jahre lang Leib und Seele unserer Vorfahren geprägt hat, ist jetzt durch eine andere ersetzt. Eine stillschweigende Umwälzung ist da geschehen, fast ohne daß wir es bemerkt hätten. Dabei handelt es sich um eines der drastischsten Ereignisse in der Geschichte der Menschheit. Jede Veränderung der Umwelt wirkt ja auf alle Lebewesen unvermeidbar als tiefgreifende Störung."
>
> ALEXIS CARREL: Der Mensch, das unbekannte Wesen.

Anfang und Endziel aller Krebsfragen ist der Mensch. Jeder sechste stirbt an Krebs. So ist das *Krebsproblem* eines der vordringlichsten Probleme der Medizin und Naturwissenschaften, ja es ist ein Anliegen der gesamten Menschheit. Im Naturgeschehen der Organismen stellt der Krebs des Menschen zugleich das größte Krebsexperiment aller tierischen Lebewesen dar. Keine Tierart hat auch nur annähernd die gleiche Häufigkeit wie der Mensch und hier wiederum marschiert der Kulturmensch weitaus an der Spitze. Das Krebsproblem ist somit nicht nur ein Problem des Menschen schlechthin, sondern vor allem ein Problem der modernen Zivilisation und damit auf lange Sicht ein *Problem der Gesundheit des Menschengeschlechtes* überhaupt.

Unsere *Vorstellungen vom Wesen der Krebskrankheit* haben sich in den letzten 30—40 Jahren erheblich gewandelt. Die Ära der Krebsmorphologie — sie hat das Fundament für die Krebsforschung gelegt! — wurde abgelöst oder, richtiger gesagt, fortgeführt durch die Biochemie, die Krebsgenetik und die Biophysik, vor allem aber durch die Epoche des Krebsexperimentes. Wegweisend waren vor allem die menschlichen Berufskrebse: die Ruß-, Pech- und Teerkrebse des Menschen inaugurierten die beim Tier durch Teer und Teerprodukte provozierten Krebse, die Röntgen- und Radiumkrebse beim Menschen förderten die Kenntnis der Strahlenkrebse, der Blasenkrebs der Anilinarbeiter war der Ausgangspunkt der carcinogenen Azostoffe. Kurzum, mit dem den menschlichen Berufskrebs nachahmenden experimentellen Krebs trat die Krebsforschung aus dem Zeitalter der Morphologie und Morphogenese in das der Kausalitätsforschung. Die jetzige Ära der Krebsforschung ist vor allem gekennzeichnet durch die Einbeziehung der Chemie der Wirkstoffe (Enzyme, Hormone, Vitamine, Viren und Gene). Die nächste Zukunft gehört der Chemogenetik und der Biochemie radioaktiver Isotopen.

---

[1] Auszugsweise als Übersichtsaufsatz vom Verfasser in der Universitas **3**, 57 (1948) veröffentlicht.

Ein großer Fortschritt liegt darin, daß das Krebsgeschehen als Sonderform des Lebensgeschehens heute als *Problem der allgemeinen Biologie* erkannt ist. Nichts beweist dieses sinnfälliger als die Tatsache, daß Geschwülste aller Art, von den Wirbellosen aufwärts, bei allen Organismen vorkommen. Und innerhalb aller Lebewesen wiederum ist die Fähigkeit, an Krebs zu erkranken, eine Eigenschaft aller Gewebe und Organe.

Der *Definition* nach ist der Krebs eine Neubildung körpereigener Zellen, die durch eigengesetzliches, schrankenloses Wuchern fortschreitend Organe und Gewebe zerstören, dadurch schwere Krankheitserscheinungen auslösen und schließlich, sofern die Geschwulst nicht ausgerottet oder vernichtet werden kann, den Tod des Individuums herbeiführen.

Jede Krebsgeschwulst besteht also aus Krebszellen. Die Krebszellen sind die Träger der Geschwulsteigenschaften. Sie stammen von Körperzellen ab, erfahren jedoch beim Übergang in Krebszellen eine grundlegende Änderung des Zellcharakters. Diese Änderung bestimmt das Verhalten der betreffenden Krebsgeschwulst vom Augenblick der Entstehung an, bei der weiteren Ausbreitung und bis zum Abschluß des Leidens. Die erste Krebszelle bringt die Wachstumsgesetze für alle weiteren Geschwulstzellen mit. Was die Krebszellen gegenüber den Körperzellen an Höhe der Differenzierung und damit an Leistung verlieren, gewinnen sie an Energie des Wachstums. Die Krebszellen teilen sich fortgesetzt ohne Rücksicht auf die Notwendigkeiten des Ganzen. Sie behalten ihre Eigenschaften bei, wohin sie auch bei der Metastasierung verschleppt werden oder sofern sie, bei Operationen zurückgelassen, eine Rückfallgeschwulst bedingen.

Die *Krebskrankheit* selbst ist in einem hohen Prozentsatz der Fälle ausgezeichnet durch eine meist schon lange vorher bestehende *Präneoplasie*. Der Präcancer ist noch kein Cancer, aber mancher Cancer hat seinen charakteristischen Präcancer. Der präceanceröse Zustand erhöht die Krebsgefahr erheblich. Dabei braucht die Ursache des Vorkrebses nicht die Ursache des endgültigen Krebses zu sein. Der Eintritt der wirklichen Cancerisierung hängt von der Fortdauer alter oder dem Hinzutreten neuer carcinogener, aber auch unspezifischer Faktoren, vor allem aber auch vom Faktor Zeit ab.

Die Krebskrankheit selbst ist durch die meist völlige *Latenz des Anfangsstadiums* charakterisiert, ferner durch das Fehlen eigentlicher krebsspezifischer Symptome. Die meisten Krankheitserscheinungen werden erst durch die Ausbreitung, Verdrängung, Geschwulstbildung, Gewebszerstörung, Metastasierung usw. ausgelöst.

Die *Krebsstatistik* lehrt neben der Häufigkeit des Krebses die Zunahme der Krebskrankheit. Diese letztere findet jedoch in der besseren diagnostischen Erfassung, in der erheblichen Verlängerung der durchschnittlichen Lebensdauer und damit der stärkeren Besetzung der höheren Altersklassen ihre befriedigende Erklärung. Bei Berücksichtigung aller Fehlerquellen ist die Krebshäufigkeit unter sonst gleichen Bedingungen weitgehend als eine Konstante anzusehen. Nach einer Regel mit 98% Sicherheit tritt Krebs in der Einzahl auf. Wenn er in der Mehrzahl vorkommt, so liegen immer besondere Umstände vor.

Die *Krebsmorphologie* dreht sich letzten Endes um Parenchym und Stroma der Krebsgeschwülste. Das erstere ist das Produkt und die Summe der Krebszellen, das Stroma das beim organoiden bzw. histioiden Aufbau der Geschwülste unentbehrliche Stütz- und Gefäßgerüst. Auch die Krebsmorphologie — und sie am meisten — enthüllt und beweist die Zellnatur aller Geschwülste. Die Krebszelle bildet auch morphologisch den Ausgangspunkt, die Einheit und den Wesensträger jeder Krebsgeschwulst. Die Krebspathologie weist den Übergang von Körperzellen in Krebszellen nach, ohne diesen Übergang selbst mit morphologischen Mitteln in seinem Wesen erfassen oder erklären zu können. Das Kernproblem der Krebsgenese, den Übergang der letzten Körperzelle in die erste Krebszelle, die sog. Cancerisierung von Somazellen, vermag die Krebspathologie mit morphologischen Methoden nicht zu lösen.

Dagegen verdankt die Krebsforschung der Krebsmorphologie — abgesehen von den vielgestaltigen Nachweisen der Krebsnatur einer Geschwulst, der Krebsausbreitung usw. — den für die ganze Frage der Krebsheilung grundsätzlich wichtigen Nachweis, daß Krebszellen über Jahre, ja Jahrzehnte, ohne Gewebszerstörung latent am Leben bleiben können, ja daß sie vor allem bei der Metastasierung am neuen Ort, bevor sie Stroma zu induzieren vermögen, unter günstigen Bedingungen zugrunde gehen können.

Wichtige Hilfsmethoden sind die Krebscytologie, die Gewebezüchtung und die Krebszellverimpfung. Die *Krebscytologie* gibt Aufschluß über mancherlei Folgen der Cancerisierung, soweit sie sich in Störungen der Kernteilung, Unregelmäßigkeiten der Chromosomenverteilung, abnormen Chromosomenzahlen, aberrierenden Chromosomen, Chromosomenbrüchen u. dgl. kundtun. In vielen Fällen, besonders bei sehr bösartigen Krebsgeschwülsten, weisen die cytologischen Bilder nachdrücklich darauf hin, daß bei der Cancerisierung vor allem am Zellkern und seinen Bestandteilen etwas Fundamentales sich verändert haben muß. Auch für die Klassifizierung von Geschwülsten, für Schätzungen des Malignitätsgrades, Beeinflussung des Krebsgeschehens durch äußere Mittel, werden cytologische Methoden mit Erfolg herangezogen. Aber das Geheimnis der Cancerisierung gibt auch die Cytologie nicht preis.

Die *Entwicklungsmechanik* hat negativ ergeben, daß Krebszellen durchaus nicht Zellen embryonalen Charakters sind und daß auch mit embryonalen Zellen Krebs nur erzeugt werden kann, wenn krebsauslösende Stoffe mit hinzugenommen werden. Positiv ist zu sagen, daß auch embryonale Zellen der Krebsumwandlung befähigt sind. Der Hauptgewinn liegt in der Erkenntnis, daß in den Krebszellen noch eine bald stärkere, bald schwächere organoide Entwicklungspotenz vorhanden ist, die sich vor allem in der den Krebszellen eigenen Induktion benachbarter mesenchymaler Gewebe zur Bildung und zum Aufbau eines Stütz- und Gefäßgerüstes äußert.

Die *Impfgeschwülste* verdanken ihre Entstehung der Fähigkeit mancher Krebszellen, bei cellulärer Überpflanzung auch auf andere Tiere der gleichen (sehr selten auch verwandter) Art gleiche Geschwülste auszulösen. Sie sind nicht nur eine unerschöpfliche Quelle krebskranker Versuchstiere geworden, sondern sie liefern für eine Unzahl von Krebsbeeinflussungen das vielbenutzte Ausgangsmaterial. Freilich besteht dabei stets die Einschränkung, daß sie ihre Entstehung nicht körpereigenen, sondern nur überpflanzten Zellen verdanken. An Impfgeschwülsten gewonnene Erkenntnisse sind daher nie ohne weiteres auf andere Geschwülste, geschweige auf solche des Menschen, übertragbar. Ihre Sonderstellung geht ja auch daraus hervor, daß es eine angeborene, natürliche, genotypisch bedingte Immunität gegen solche Impfgeschwülste gibt und daß man sie auch künstlich erzeugen kann. Die Impfgeschwülste beweisen jedoch besonders eindrucksvoll die spezifische Individualität einmal entstandener Krebszellen, haben ja viele Impfgeschwülste den Charakter der ersten Geschwulst über lange Jahrzehnte hinweg unverändert beibehalten. Einige der Impfgeschwülste haben sich allerdings später als virusbedingt erwiesen.

Die *Gewebezüchtung*, d. h. die Untersuchung lebenden ausgepflanzten Gewebes in vitro hat auch für das Krebsproblem grundsätzliche Bedeutung erhalten a) wegen der Möglichkeit von Stoffwechseluntersuchungen an Krebszellen außerhalb des krebskranken Organismus, b) wegen der mehrfach gelungenen Cancerisierung von Körperzellen in vitro.

Die *Biochemie* des Krebsgeschehens hat bis heute krebsspezifische qualitative Abweichungen der Krebszellen weder im Gehalt an anorganischen Stoffen, noch in der Zusammensetzung der Kohlenhydrate, Fette, Eiweißkörper usw. aufzuzeigen vermocht. Dagegen sind bei den Wirkstoffen erhebliche Abweichungen gegenüber normalen Geweben gefunden. Vor allem im Enzymstoffwechsel der Krebszellen gibt es mannigfache Defekte (Spaltungs- oder Gärungsstoffwechsel, Defekte im Cytochromsystem) der Krebszellen. Da Vitamine bei der Verhütung gewisser Krebsformen (z. B. bei Buttergelb-Hepatomen) eine Rolle spielen, darf auch sonst, mindestens in besonderen Fällen, auf eine Mitwirkung von Vitamindefekten bei der Auswirkung krebsbegünstigender Faktoren geschlossen werden. Wenn beim Fehlen von Cholin in der Nahrung Krebs stark gehäuft entsteht, so ist auch hier daran zu denken, daß dem Cholin selbst normalerweise bei der Entgiftung von Krebsnoxen (durch Methylierung derselben?) eine protektive Bedeutung zukommt. Denn sinnfälligsten Beweis dafür, daß Krebszellen noch mancherlei biochemische Funktionen und Leistungen mit ihren Muttergeweben gemeinsam haben, liefern die Geschwülste endokriner Organe, die, wenigstens bei genügender Ausdifferenzierung, noch hohe hormonelle Leistungen zu vollbringen vermögen. Die Hauptbedeutung der Biochemie der Wirkstoffe liegt in dem experimentellen Nachweis, daß es möglich ist, Krebse hormonell abhängiger drüsiger Organe (Mamma, Prostata) vom Hormonstoffwechsel aus einerseits proliferativ, andererseits geschwulsthemmend zu beeinflussen. Es ist das der erste Ausgangspunkt einer erfolgreichen Chemotherapie des Krebses auch beim Menschen geworden.

Das *Wesen der Krebskrankheit* ist also bereits in der ersten Krebszelle verankert. Diese stammt stets von Körperzellen ab, sie hat mit den Ausgangszellen noch vielerlei Funktionen gemeinsam, unterscheidet sich aber von ihnen einerseits durch einen plötzlich aufgetretenen Defekt in der Differenzierungshöhe und andererseits durch den Erwerb einer uneingeschränkten Wachstumsenergie. Der Umschlag von Körperzellen in Krebszellen, die Cancerisierung, wird durch langdauernde Störungen und schließliche Erschöpfung der Gewebsregeneration, durch sog. Präneoplasien, entscheidend gefördert. Krebs ist im Beginn immer und meist längere Zeit ein rein örtliches Leiden. In inneren Organen macht es als solches im Beginn oft kaum Erscheinungen. Allen Krebsgeschwülsten ist jedoch das stetige Fortschreiten, die dabei stets erfolgende Zerstörung normaler Gewebe und die Verschleppung an andere Körperstellen gemeinsam. Biochemisch ist die Krebszelle eine vor allem in ihren Zellenzymsystemen defekte Zelle.

Die Lehre von der *Krebsentstehung* forscht nach den Krebsursachen. Die Grundfrage lautet: Ist Krebs im letzten Grunde ein genotypisch-endogenes, also der Anlage nach angeborenes oder ein erst im späteren Leben durch exogene Faktoren erworbenes Leiden? Oder anders ausgedrückt: ist Krebs als erblich bedingte Krankheit unentrinnbares Fatum? Oder ist Krebs überwiegend die Folge von Schädigungen, die nach langer Einwirkungsdauer schließlich von Krebs gefolgt und damit vielleicht teilweise vermeidbar sind?

Unbestritten scheint die *Funktion des Alters*. Von den Menschen über 70 sterben 5mal soviel an Krebs als zwischen 45 und 60, 13mal soviel als zwischen 30 und 45 und 184mal soviel als zwischen 15 und 30 Jahren. Die Krebskurve steigt nicht proportional zur Zahl der durchlebten Jahre stetig, sondern ganz steil an.

Wenn auch der Krebs überwiegend im Alter vorkommt, so ist er aber deswegen kausal durchaus keine eigentliche Alterskrankheit. Die meisten Krebsformen kommen auch in den frühen und frühesten Altersstufen vor. Wenn die Krebshäufigkeit von Jahr zu Jahr ansteigt, so zeigt dies noch nicht an, daß Krebs eine Alterskrankheit schlechthin ist. Vielmehr ist dies nur der zahlenmäßige Ausdruck dafür, daß sich mit der Zahl der durchlebten Jahre äußere Krebsnoxen in immer größerer Zahl und mit immer längerer Zeitdauer auswirken, und daß der Mensch mit zunehmendem Alter immer häufiger das Ende der Latenzzeiten von Geschwülsten erlebt, die der Jüngere noch nicht erleben konnte. Die Alterskurve der Krebshäufigkeit spricht sehr viel mehr für exogene, als für genotypische Bedingtheit des Krebsgeschehens.

Eine zweite Grundtatsache liefern die *Unterschiede der beiden Geschlechter*. Im Alter zwischen 45 und 60 ist die Krebstodesziffer beim weiblichen Geschlecht (mit 68,9%) über doppelt so hoch als beim männlichen Geschlecht (31,1%). Diese große Differenz geht fast ausschließlich zu Lasten der Geschlechtsorgane, die bei der Frau mit 16% aller Krebse das Vierfache an Krebsopfern fordern als beim Mann (4%). Umgekehrt sind — bis auf den Gallenblasenkrebs — in allen anderen Organen mit gleicher Funktion bei Mann und Frau deren Krebse beim Mann sehr viel häufiger: so ist der Mastdarmkrebs 2mal, der des Magens 3mal, der Speiseröhre 7mal, der Bronchien 10mal und des Kehlkopfes 20mal so häufig beim Manne als bei der Frau. Es ist klar, daß das alles kaum mit Vererbungseinflüssen erklärbar ist.

Noch eine andere Tatsachengruppe zwingt zu Zweifeln an der maßgeblichen Erbbedingtheit der Geschwülste beim Menschen. Wir wissen, Geschwülste kommen nicht nur bei allen Tieren vor, sondern die Krebsumwandlung ist zugleich eine Fähigkeit aller Organe und aller Gewebe ohne Ausnahme. Diese „Carcinopotenz" wird jedoch in den verschiedenen Organ- und Gewebssystemen ganz verschieden häufig realisiert. Nehmen wir nur die beiden größten Klassen: die von den epithelialen Organen und Geweben ausgehenden „*Carcinome*" machen 92—95% und die von den mesenchymalen, besonders den Stütz- und Bindegeweben ausgehenden „*Sarkome*" machen nur 5—8% aller bösartigen Geschwülste aus. Mengenmäßig ist jedoch das Verhältnis zwischen mesenchymalen und epithelialen Geweben umgekehrt rund 80:20%!! Die Sarkome müssen also bei gleicher erblicher Potenz $^4/_5$ der bösartigen Geschwülste ausmachen. Die Tatsache, daß ihre Häufigkeit umgekehrt proportional der Masse ihrer Muttergewebe ist, muß eine fundamentale Bedeutung haben: die Muttergewebe, die Carcinome liefern, begrenzen als Haut die Außen- und als Schleimhäute und Organepithelien die Innenflächen des Organismus. Ihnen allen ist die unmittelbare und mittelbare Berührung mit der Außenwelt und ihren Schädigungen gemeinsam. Die Sarkome dagegen entstammen nur Geweben, die mit der Außenwelt und ihren Noxen nirgends direkt in Berührung kommen. Das Verhältnis Carcinom:Sarkom weist also gleichfalls eindeutig in die Richtung äußerer Krebsursachen.

Auch innerhalb der Carcinome selbst zeigt die *verschiedene Häufigkeit der verschiedenen Organe* gleiche Aspekte. Macht man große Gruppen, so kommt gut die Hälfte aller Krebse auf den Verdauungstrakt und das dritte Viertel auf die Geschlechtsorgane. Einflüsse der Ernährung und der Fortpflanzung sind es also, die in den zugehörigen Organen das Gros der Krebse auslösen. Es wäre schwer vorstellbar, daß dies etwas mit erblicher Krebsanfälligkeit jener Organe zu tun hätte. Von vornherein ist es wahrscheinlicher, daß es äußere Noxen sind, welche die einen Organe schädigen, andere Organe verschonen.

Auch die Tatsache, daß bei *Krebs beider Eltern* Krebs bei den Nachkommen nicht häufiger als im allgemeinen Bevölkerungsdurchschnitt auftritt, spricht gegen eine entscheidende Rolle der Vererbung.

Aber auch sonst widerlegt die klinische Medizin die Vererbung als wesentliche Krebsursache. Im menschlichen Körper gibt es eine Reihe paariger Organe,

z. B. die Nieren, Keimdrüsen, Nebennieren und Brustdrüsen. Die *bilateralen Organe* sind erbbiologisch mit identischem Erbgut ausgestattet. Wäre Krebs erblich, so müßte nach der Krebsheilung der einen Seite auf der Grundlage der fortbestehenden erblichen Veranlagung Krebs alsbald auch die andere Seite befallen. Beweisende Zahlen liefert der so häufige Brustkrebs der Frau. Er ist im ersten Stadium in 98%, im zweiten Stadium in 45% heilbar. Jeder erfahrene Chirurg übersieht große Zahlen geheilter Kranker. Ein selbständiger neuer Krebs der anderen Seite bei einer primär brustkrebsgeheilten Frau ist jedoch etwas extrem Seltenes. Das gleiche gilt von anderen paarigen Organen, z. B. den Nieren. Auch dieses Beobachtungsgut spricht gegen die These von der Erbbedingtheit des menschlichen Krebses.

Die ausschlaggebende Bedeutung krebsbedingter Erbanlagen wird vollends widerlegt durch das Naturexperiment der erbgleichen eineiigen und erbverschiedenen zweieiigen *Zwillinge*. Es ist klar, daß bei Erbbedingtheit des Krebses identische Zwillinge in einem hohen Prozentsatz identischen oder wenigstens wesensähnlichen Krebs und erbverschiedene Zwillinge Krebs nur nach dem Durchschnitt der Bevölkerung aufweisen dürften. Eine durch die Interessantheit übereinstimmender Krebse bestimmte Kasuistik nutzt in einer solchen Frage nichts. Beweisend sind nur wirklich auslesefreie Zwillingsreihen. An ihnen hat sich nun folgendes gezeigt: Bei eineiigen Zwillingen waren in 9,7% beide Zwillinge krebskrank, in 90,3% der zweite Zwilling krebsfrei; bei zweieiigen Zwillingen waren in 10,5% beide krebskrank und in 89,5% der zweite Zwilling krebsfrei. Daraus ergibt sich zwingend der Schluß: *die Erbmasse spielt keine ausschlaggebende Rolle.* Wäre das Erbgut für die Krebsentstehung entscheidend, so müßten die identischen Zwillinge in einem sehr hohen Prozentsatz und zugleich sehr viel häufiger übereinstimmenden Krebs als die zweieiigen Zwillinge aufweisen. Dadurch, daß sie beim Krebs genau so häufig differieren wie die zweieiigen Zwillinge, beweisen sie, daß beim Menschen nicht die erblichen Faktoren, sondern daß andere, also *äußere oder körpereigene innere Krebsnoxen entscheiden.*

Nun sind wir aber gewohnt zu sagen: alles biologische Geschehen, also auch das Krebsgeschehen, ist nicht nur vom exogenen agens, sondern auch vom re-agens, dem erblich determinierten Organismus, abhängig. Diese andere Seite des Problems studiert die experimentelle Cancerologie an Krebsstämmen bei Versuchstieren. Diese, sei es tumorempfänglichen, sei es tumorresistenten *Tierstämme* spielen experimentell eine große Rolle, da sie für alle Tierversuche das so dringend gebrauchte genotypisch einheitliche Ausgangs- und Vergleichsmaterial liefern. Es sind daraus jedoch für den Menschen viel irreführende Schlußfolgerungen gezogen worden. Wohl ist es gelungen, Stämme mit hoher Krebsanfälligkeit, bestimmter Krebslokalisation, fester Tumorrate u. s. w. zu züchten, aber lediglich durch scharfe Auslese und extreme Inzucht (Bruder-Schwesternkreuzung durch viele Generationen), also nur unter Voraussetzungen, die niemals auf den Menschen zutreffen. Es war aber nie gelungen, den Erbmodus, die Zahl und Art der beteiligten Erbfaktoren aufzuklären. Schließlich aber hat sich herausgestellt, daß manche solche Tumorstämme (z. B. beim Mäusebrustkrebs) nur zustande kommen durch ein auf alle Abkömmlinge übertragenes exogenes agens („Milchfaktor"), welches wahrscheinlich Viruscharakter trägt. Solche Tumorstämme sind also erbreine Stämme, die einen so hohen Prozentsatz von Krebs nur deswegen aufweisen, weil all ihre Individuen dem gleichen Krebsagens ausgesetzt sind. Wohl setzt Krebsentstehung einen reagierenden Organismus voraus und wohl variieren die Organismen und die Organe und Gewebe je nach ihrer genetischen Konstitution erheblich, immer aber ist die *Krebsumwandlung selbst abhängig von irgendwelchen Noxen der Umwelt oder Noxen der Inwelt.*

Für den Menschen kann man heute sagen: *die Krebskrankheit als solche wird überhaupt nicht vererbt.* Soweit Erbanlagen bei der Krebsentstehung mitwirken, sind es nicht Anlagen „zum Krebs", sondern Anlagen zu irgendwelchen nicht-krebsspezifischen Störungen, z. B. der Gewebsdifferenzierung oder des Stoffwechsels, die sekundär beim Hinzutreten von äußeren Noxen die Krebsentstehung begünstigen. Umgekehrt können irgendwelche Erbanlagen die Carcinogenese hemmen, aber induziert wird Krebsgeschehen beim Menschen stets durch Umweltschäden oder durch körpereigene innere Noxen. Erbanlagen „zum Krebs" schlechthin gibt es nicht.

Damit ist Krebs nicht unentrinnbares Fatum. Um so größer ist dafür die *Bedeutung der Krebsnoxen,* ihrer Erkennung und Vermeidung. Hier sind die Fortschritte gewaltig. Bleiben wir uns bewußt: dasjenige Versuchsobjekt, an dem die Natur — oder der Mensch! — das zahlenmäßig größte Krebsexperiment anstellt, ist der Mensch selbst. Gehen bei Versuchstieren die Zahlen in die Tausende, ja Zehntausende, so gehen sie beim Menschen jahraus jahrein in die Millionen.

So alt wie die Geschichte, so alt ist der durch die Giftstoffe eines parasitären Wurmes hervorgerufene Bilharziakrebs in Ägypten und im nahen Orient. Am Nil gehen 6,5% aller Krebse auf Konto des Bilharziakrebses. Er betrifft die Blase, wie die Harnwege überhaupt, aber auch den Dickdarm. Ein Parasit, die *Spiroptera neoplastica,* war es, mit dem FIBIGER 1913 den ersten Krebs im Vormagen der Ratte experimentell erzeugte und damit die Ära einleitete, in der wir uns heute noch befinden. Andere Beispiele folgten, die zeigten, daß es *tierische Gifte* gibt, die bei Mensch und Tier in einem hohen Prozentsatz Krebs erzeugen, Giftstoffe, die artspezifisch, d. h. nur für eine bestimmte Organismenart, und zugleich organspezifisch, d. h. bei der betreffenden Art nur in einem bestimmten Organ und dies nur nach einer spezifischen Latenzzeit, Krebs hervorrufen. Welcher Art diese parasitären Gifte sind, ist jedoch noch unbekannt.

Dagegen treffen wir wohldefinierte *chemische Gifte* bei den menschlichen Berufskrebsen. Was liegt für eine Tragik schon im Wort „Berufskrebs" als Ausdruck der Tatsache, daß Menschen durch ihre Berufsarbeit Noxen ausgesetzt sind, die in einem wechselnden Prozentsatz Krebs bedingen! Diese Berufskrebse sind ein unfreiwilliges Experiment, welches die moderne Zivilisation mit dem Menschen ungewollt und unbewußt, aber de facto angestellt hat und noch anstellt. Die Berufskrebse sind aber zugleich wie nichts anderes Wegweiser für die weitere Krebsforschung und Krebsverhütung geworden.

Ein Beispiel ist der *Arsenberufskrebs* der Haut bei Arbeitern, die in Arsengruben, mit Arsenfarben, arsenhaltigen Mitteln der Schädlingsbekämpfung usw. arbeiten. Andere Beispiele sind der Blasenkrebs der Anilinarbeiter, soweit sie mit Anilin, Benzidin, β-Naphthylamin usw. zu tun haben. Auch die Azofarbstoffe, wie Scharlachrot, Buttergelb induzieren Krebs, die letzteren beiden in der Leber. *Buttergelb* wird künstlichen Fetten, Margarine und der Winterbutter zugesetzt, um ihnen das Aussehen schöner Butter wie bei der Grünfütterung zu geben. Wir treffen hier auf ein konkretes Beispiel einer — ganz unnötig! — mit der Nahrung zugeführten krebsbegünstigenden Noxe. Wir übersehen zu viel, daß auf lange Sicht alle naturfremden Stoffe dem Körper schaden. Während auch das härteste Baumaterial wie Eisen und Stahl sich abnutzt, hält der aus weichen Stoffen aufgebaute Organismus sehr viel längere Beanspruchungen durch, und zwar in der Hauptsache dadurch, daß er ununterbrochen seine Bausteine erneuert, die Stoffe also wechselt. Im deutschen Wort „Stoffwechsel" liegt die tiefe

Weisheit eingeschlossen, daß man dem Organismus keine Stoffe zuführen sollte, die er nicht gebrauchen kann, die ihm aber schaden, ihn unnötig belasten und vorzeitig abnutzen.

Der Fall „Buttergelb" ist aber auch noch nach anderer Seite interessant: die *Buttergelbgeschwülste* der Leber sind durch eine entsprechende Kost — bestimmte Eiweißkörper und Vitamine — *verhütbar*. Es ist dies das erste Beispiel einer trotz Krebsnoxe verhütbaren Krebsentstehung — mit Hilfe „naturgemäßer" Ernährung!

Geradezu erregend ist der Entwicklungsgang bei den durch Kohle, Ruß, Pech, Teer und Asphalt hervorgerufenen Berufskrebsen. *Alle Teerarten* sind *krebserzeugend*, auch der Tabakteer. Mit Teerpinselung kann man Hautkrebs, mit Teereinspritzung „Teerkrebse" beliebiger innerer Organe erzeugen. Aber Teer ist ein komplexes Stoffgemisch. Es ist ein Verdienst der Forscher am Londoner Krebsinstitut, aus dem Teer eine Fülle von organischen, wie viele unserer Körperbausteine nur aus Kohlenstoff und Wasserstoff aufgebauten Substanzen isoliert und synthetisiert zu haben, hochkondensierte *Kohlenwasserstoffe*, die, wie Benzpyren z. B., durch Bruchteile eines Milligramms in jedem Organ und jedem Gewebe, in die sie eingebracht werden, Krebs erzeugen. Diese Forschungen verdienen das große Aufsehen, das sie erregten, hat sich ja gezeigt, daß sich vor allem einer von ihnen, das Methylcholanthren, den Gallensäuren und Cholesterin chemisch ganz nahe verwandt erwies. Es ergab sich die Frage, ob solche oder ähnliche carcinogene Substanzen auch im Körper selbst aus jenen Stoffen oder ihren Derivaten entstehen könnten. Diese Annahme wurde noch gestützt, als es gelang, Gallensäuren über wenige Zwischenreaktionen im Reagensglas in Methylcholanthren umzuwandeln. Tatsächlich vertreten namhafte Forscher die Anschauung, daß beim Menschen z. B. durch fehlgeleitete Stoffwechselvorgänge im Sterinhaushalt des Körpers, etwa bei Stauung von Exkreten drüsiger Organe, solche krebserzeugende Kohlenwasserstoffe auch im Organismus entstehen können.

Aber nicht nur chemisch — die Zahl solcher Stoffe geht bereits in die vielen Dutzende! — auch durch *physikalische Noxen* kann Krebs erzeugt werden. Vom „Lichtkrebs" auf der Gesichts- und Händehaut der Ackerbauern und Seeleute, hervorgerufen durch lang einwirkende ultraviolette Strahlen, über den Röntgenkrebs der Strahlentherapeuten oder auf dem Boden von Strahlenschädigungen bei bestrahlten Kranken, über den Lungenkrebs der Schneeberger und Joachimsthaler Bergleute infolge von Radiumemanation bis zum Knochenkrebs bei Leuchtzifferblattmalerinnen, die mit radioaktiven Salzen arbeiten, gibt es eine lange Reihe von Krebsen, die auf *strahlende Energien mit Wellenlängen kürzer als das sichtbare Licht* zurückzuführen sind. Heute weiß man, daß alle kurzwelligen Strahlen — auch alle bei der Atomumwandlung freiwerdenden Strahlungen — ausnahmslos krebserzeugend sind und daß sie Krebsarten liefern, die den beim Menschen spontan entstandenen völlig gleichen.

Nimmt man zu den physikalischen noch all die vielen, vielen chemischen Noxen, so ist man überrascht, ja bestürzt über die verwirrend große Zahl von Noxen, die mit Sicherheit Krebs bewirken. Heute schon sind an die 300 „Krebsschäden" bekannt. Dabei ist es sicher, daß wir erst im Anfang unserer Erkenntnisse stehen.

Auf der anderen Seite ist der Endeffekt: Krebs oder Nicht-Krebs? stets alternativ. Bei aller Variabilität der Ursachen und Formen ist schließlich aber doch allen Krebsen etwas gemeinsam, was sie von allen anderen Krankheiten unterscheidet. Was aber ist nun der *Generalnenner*, auf den bei aller Variabilität der kausalen Faktoren der schließlich formal einheitliche Effekt Krebs zu bringen ist? Welcher Naturvorgang ist es, der unter der Einwirkung krebserzeugender Noxen die Körperzelle zwingt, sich in eine Krebszelle umzuwandeln?

Von vornherein ist klar, eine moderne Theorie der Krebsentstehung kann nur eine biologisch-celluläre sein. Schon die Tatsache, daß herunter bis zu den Insekten Geschwülste bei allen Tieren ohne Ausnahme vorkommen, zeigt, daß das Krebsrätsel ein Problem der allgemeinen Biologie ist. Welcher Noxe sie auch ihre Entstehung verdanken, allen Geschwülsten ist gemeinsam: ihr Aufbau aus Zellen, die Entstehung aus körpereigenen Zellen und die Verankerung des Wesens der Krebskrankheit in der Krebszelle selbst. Das Geschwulstproblem ist ein zellbiologisches Problem. Die Krebszelle ist gegenüber der Ausgangszelle eine Variante, eine Zellvariante. Sie unterscheidet sich phänotypisch von der Mutterzelle durch ihre niedrigere Differenzierung, ihr gesteigertes Wachstum und durch einen veränderten Zellstoffwechsel. Man wird allen Tatsachen gerecht, wenn man die *Krebsumwandlung* als einen *Sonderfall cellulärer Variation* auffaßt. Diese Betrachtungsweise läuft darauf hinaus, daß sich die auch die Körperzellen determinierende *Zellerbmasse beim Übergang von der letzten Körperzelle in die erste Krebszelle in spezifischer Weise ändert.* Eine solche Änderung im Zellerbgut somatischer Zellen nennt der Biologe eine *somatische Mutation.*

Was besagt nun die *Mutationstheorie der Geschwulstentstehung?* Sie geht davon aus, daß alle Körperzellen eines Individuums unter sich erbgleich sind. Sie bekommen ja von der befruchteten Eizelle her bei jeder Zellteilung die gleiche Erbmasse zuerteilt. Diese Gleichheit des Erbgutes aller Körperzellen eines Organismus sorgt für gleiches, gewissermaßen zwillingsgeschwisterliches Verhalten aller Körperzellen und damit für den Altruismus, die Ordnung und die innere Harmonie im Zellenstaat.

Tritt jedoch eine somatische Mutation ein, so unterscheiden sich die von der mutierten Ausgangszelle abstammenden Körperzellen sofort durch neue Eigenschaften von ihren bisherigen Geschwisterzellen. Nun liefert natürlich nicht jede somatische Mutation eine Krebszelle. Betrifft aber eine somatische *Mutation* nicht irgendwelche beliebige Zellerbanlagen, sondern diejenigen *Erbstrukturen, die die Zelldifferenzierung und das mit ihr gekoppelte Zellwachstum determinieren,* so ist damit der Uranfang der Krebsgenese durch Änderung cellulärer Erbanlagen, die die Zellausprägung und das Wachstumstempo regulieren, verständlich gemacht. Danach wirken äußere und innere Noxen krebserzeugend nur dann, wenn sie — ohne die Zelle zu töten — ihren Regulationsmechanismus der Zelldifferenzierung und Zellteilung abzuändern in der Lage sind. Die mutierten Erbanlagen der Zelldifferenzierung sind danach die letzten stofflichen Träger der Geschwulsteigenschaften und die entsprechende somatische Mutation ist der biologische Vorgang, der es uns verständlich macht, daß Krebszellen eine „neue Zellrasse" darstellen, die sich von den Mutterzellen genetisch unterscheiden, sich nicht mehr in die Ordnung einfügen, sondern egoistisch und damit zerstörerisch wachsen und wuchern.

Für die Richtigkeit dieser Mutationstheorie der Geschwulstentstehung gibt es eine Fülle von *Indizienbeweisen.* Nur einige wenige seien herausgegriffen: alle Mittel, mit denen der Genetiker — auf Keimzellen einwirkend — Keimzellmutationen erzeugt, die gleichen Mittel wirken, auf Körperzellen angewandt, krebserzeugend. Umgekehrt haben sich in schnell steigender Zahl chemische Noxen, wie z. B. Benzpyren und Methylcholanthren, von denen zunächst nur ihre für Körperzellen krebserzeugende Wirkung bekannt war, auf Keimzellen angewandt, als mutationserzeugend erwiesen. Auch physikalisch ist die Summe der mutationserzeugenden kurzwelligen Strahlen, wie Ultraviolett-, Röntgen-, Radiumstrahlen usw., identisch mit der Summe der Strahlen, mit denen Krebs provoziert werden kann. Umgekehrt erzeugen Strahlen längerer Wellenlänge, wie die Strahlen des sichtbaren Lichtes oder die Radiowellen, keine Mutationen, sie erzeugen auch keinen Krebs. Ferner sind jenseits des sichtbaren Lichtes beide, die Mutationserzeugung und die Cancerisierung, in gleicher Weise völlig unabhängig von der Wellenlänge. Umgekehrt wiederum besteht sowohl bei der Mutationsauslösung, wie bei der Krebserzeugung eine einfache und direkte Proportionalität zur Dosis. Es ist klar: mit der Zahl und dem Gewicht solcher Parallelitäten steigt die Sicherheit der Schlußfolgerung, daß der der Mutationsauslösung in Keim- und der Cancerisierung in Körperzellen zugrunde liegende Vorgang wesensidentisch sein muß, daß also die *Carcinogenese* zellbiologisch eine *Mutation somatischer Zellen im Bereich der wachstumsregulierenden Erbstrukturen* darstellt.

Auch die *theoretische Physik* gewinnt dem Krebsproblem neue Seiten ab. Die Krebsentstehung gehört zu denjenigen Lebensvorgängen, die in der Sprache der Biologie dem „Alles- oder Nichts-Gesetz" unterliegen, d. h. entweder ganz oder gar nicht eintreten. In der Sprache der Physik nennt man diese bei gleichmäßiger Einwirkung nicht immer oder ungleichmäßig zustande kommenden Vorgänge im Gegensatz zu den stetigen (d. h. bei gleicher Ursache stets eintretenden Wirkungen) unstetige Vorgänge. Solche unstetigen Vorgänge gehorchen nun nicht den bei stetigen Vorgängen gültigen Kausal-, sondern nur statistischen, d. h. immer nur mit einer gewissen Wahrscheinlichkeit eintretenden Gesetzen. Bei der Abtötung von Bakterien durch ultraviolettes Licht etwa werden die einen Bakterien getötet, die anderen bleiben leben und verhalten sich, als ob sie nicht bestrahlt wären. Diese Tötung tritt nicht ein als Wirkung einer Summierung, sondern sie ist der Effekt eines einzigen „Treffers" — es genügt ein einzelner Lichtquant! — auf ein kleines Areal, auf das „Steuerungszentrum" des Bakterienleibes.

Es ist heute allgemein anerkannt, daß die Mutationserzeugung durch strahlende Energien den statistischen Gesetzen der „*biophysikalischen Treffertheorie*" unterliegt. Auch bei der Krebserzeugung durch Bestrahlung von Körpergewebe läuft der biologische Mechanismus darauf hinaus, daß die eingestrahlten Energien durch ihre Einheiten, die Quanten, atomphysikalisch eine Anregung oder Ionisierung und dadurch intracellulär eine molekulare Umkonstruktion cellulärer Erbstrukturen bewirken. Es ist wohl kein Zweifel, daß — entsprechend ihrer Gültigkeit für die Mutationsauslösung — diese *biophysikalische Treffertheorie auch für die Krebsentstehung*, z. B. durch Röntgenstrahlen, zutrifft, denn auch diese physikalische Krebsinduktion unterliegt dem Alles- oder Nichts-Gesetz: a) Die Körperzellen im Strahlungsbereich verhalten sich biologisch entweder, als ob sie nicht bestrahlt wären; oder es erfolgt der Umschlag in Krebszellen. b) Auch die Seltenheit des Trefferereignisses ist analog: es werden Millionen Zellen bestrahlt; aber nur eine Zelle wird cancerisiert, eben diejenige, bei der die Ionisierung eine Umlagerung und damit Abänderung eines Atomverbandes der wachstumsregulierenden Erbstruktur bewirkt hat. c) Desgleichen erfolgt die Wahrscheinlichkeit der Krebserzeugung in Abhängigkeit von der Dosis.

Die Krebsentstehung wäre also nicht die direkte Folge einer Summierung der Reize, sondern schließlich der Effekt eines einzelnen Vorganges, der entweder eintritt oder nicht eintritt. Für dieses Eintreten sind Energiezufuhren von außen nötig. Die *Aktivierungsenergie* kann aber nicht nur durch Strahlungsenergie, sondern auch durch energieliefernde chemische Reaktionen geleistet werden. Speziell für die carcinogenen Kohlenwasserstoffe ist molekularphysikalisch gezeigt worden, daß das Hauptmerkmal der krebserzeugenden chemischen Stoffe in der beträchtlichen Dichte der nur locker gebundenen, nicht in einfachen Bindungen unterzubringenden Elektronen zu suchen ist. Die quantenmechanische Betrachtungsweise gestattet also, chemische und physikalische Noxen energetisch auf den gleichen Nenner zu bringen.

Die Theorie einer solchen Mutation zellregulatorischer Erbstrukturen somatischer Zellen als Grundlage der Krebsentstehung hat eine große *Erklärungskraft*. Die Plötzlichkeit des Auftretens, die Irreversibilität, die Metastasenbildung durch verschleppte, die Rezidivbildung durch zurückgelassene Krebszellen, die Krebsentstehung durch mutationserzeugende Ursachen u. v. a. erklärt sich ohne weiteres aus dem Erwerb und Besitz abgeänderter wachstumsregulatorischer Erbfaktoren der Zellen. Vor allem erklärt sich die Malignität: die Mutation macht die Tochterzellen erbverschieden gegenüber den Mutterzellen, und zwar erbungleich hinsichtlich der Differenzierungshöhe und des Wachstums. Solche in den zellregulatorischen Erbstrukturen mutierten Zellen geraten in Konflikt mit der sonst durch die Erbgleichheit aller Körperzellen gewährleisteten wechselseitigen inneren Harmonie, sie wachsen nach eigenen, neuen Wachstumsimpulsen, was im Endeffekt auf eine Zerstörung der erbgleichen Zell- und Gewebsverbände hinauslaufen muß.

So wird die Mutationstheorie der Geschwulstentstehung zu einer den klinischen, morphologischen, biochemischen und insbesondere genetischen Tatsachen adäquaten Interpretation aller Phänomene des Krebsgeschehens. Sie basiert letzten Endes einerseits biologisch auf der Mutationstheorie von DE VRIES und molekularphysikalisch auf der Quantentheorie von PLANCK. Es sind bis heute keine Tatsachen bekannt geworden, die ihr widersprechen. Andererseits liefert sie klare Voraussagen und insbesondere gibt sie zu vielfachen neuen Fragestellungen Anlaß. Sie ist heute das gegebene Rüstzeug einer umfassenden theoretischen Cancerologie geworden.

Zieht man aus allem, was man heute über Krebsentstehung weiß, das *Fazit*, so wird klar: der Mensch verdankt den Krebs: 1. seiner heute sehr viel längeren Lebensdauer und damit der durchschnittlichen Erreichung des 7. Lebensjahrzehnts. Damit erleben heute sehr viel mehr Menschen den Abschluß der Latenzzeiten vieler Krebsnoxen, den in früheren Zeiten die jünger Verstorbenen meist nicht erlebten. Der Mensch verdankt den Krebs: 2. Krebsnoxen der verschiedensten Art, noch unbewiesenen, aber anzunehmenden körpereigenen inneren, besonders aber exogenen Noxen. Was aber ist ihnen allen gemeinsam? Gleichviel, ob es sich um Kohle, Teer, Pech, Radium, Röntgen oder radioaktive Salze handelt, alles sind Noxen, die körperfremd und gewaltsam umweltändernd sind, Noxen, die der Mensch Kräften verdankt, die er selbst entfesselte, Kräften aus dem Schoße der Erde, Kräften aus Strahlen, die in der Natur nicht vorkommen, Kräften aus Stoffen, die er selbst synthetisierte, Noxen, für die der Mensch in seiner jahrmillionenlangen natürlichen Entwicklung keine Anpassungs- und keine Abwehrreaktionen auszubilden Gelegenheit hatte. So ist der *Krebs* im wesentlichen ein *Tribut an die ganz erhebliche Lebensverlängerung* und ein *Tribut an die umweltverändernde und dadurch Krebsnoxen heraufbeschwörende Technik und Zivilisation!*

Niemand kann die große Warnung überhören, die darin liegt, daß die gleichen Noxen, die im Zeitalter der Atomenergie die Menschheit auf dem Wege über strahleninduzierte und sonstwie ausgelöste Keimzellmutationen mit dem „genetischen Tod", d. h. der Zeugungsunfähigkeit durch recessive Letalfaktoren bedrohen, daß die gleichen Noxen durch Körperzellmutationen auf dem Wege strahlen- oder chemoinduzierter Krebse für die Menschen todbringend zu sein vermögen. Ist das Licht ein Umweltfaktor, den der Mensch zum Leben braucht, so sind alle künstlichen kurzwelligen Strahlen für Keim- und Körperzellen gleich gefährlich, und sind natürliche Nährstoffe und Vitamine Bausteine, deren die Organismen nicht zu entraten vermögen, so sind umgekehrt z. B. die carcinogenen Kohlenwasserstoffe künstliche organische Verbindungen, die unter keinen Umständen in den Körper gelangen dürfen, soll nicht der Körper durch die Cancermutation mit Untergang bedroht werden.

Die *Krebsbekämpfung* beginnt mit der Krebserkennung. Die *Diagnostik* der Krebserkrankungen steht nach wie vor im Zeichen der tragischen Feststellung, daß der Krebs, vor allem in inneren Organen, in der Regel im Beginn keine oder nur ganz uncharakteristische Erscheinungen macht und deshalb meist noch gar nicht Gegenstand ärztlicher Diagnostik wird. So ist die letztere vielfach erst eine solche des bereits weiter fortgeschrittenen Krebses. Sie stützt sich immer noch auf all die Methoden der allgemein-klinischen Diagnostik, auf die vielfachen Formen und Möglichkeiten der Endoskopien und vor allem bei inneren Krebsen auf die hochentwickelte Röntgendiagnostik und deren Hilfsmethoden. Alle Fortschritte der speziellen Organdiagnostik kommen auch der Krebsdiagnostik der betreffenden Organe zugute. So ist im gleichen Maße, wie die Verdachtsdiagnose Sache des Praktikers ist, die endgültige Krebsdiagnose zumeist die Domäne der Spezialisten. Aber auch sie bedürfen vor allem in Zweifelsfällen noch häufig der operativ-diagnostischen Methoden, insbesondere der Probepunktionen und Probeexcisionen. Und so kommt es, daß manchmal in der Differentialdiagnostik erst der Pathologe das letzte Wort zu sprechen hat. Die Treffsicherheit der Diagnostik ist je nach Form und Sitz der Geschwulst noch sehr verschieden hoch. Es ist aber kein Zweifel, daß die Treffsicherheit der Diagnose Schritt für Schritt Terrain gewinnt, besonders auch hinsichtlich der Frühdiagnose.

In der Diagnostik eines vermuteten oder befürchteten, aber noch verborgenen oder noch kleinen Krebses hat die *biochemische Krebsdiagnostik* immer wieder neue Hoffnungen auf einen Allgemeintest „krebskrank“ oder „nichtkrank“ erweckt, aber auch immer wieder enttäuscht. Wohl gibt es wenige gute Proben (z. B. bei den Plasmocytomen, Prostatacarcinomen, Hodentumoren, Chorionepitheliomen), doch sind auch sie nur für spezielle Geschwulstformen verwertbar, aber auch dabei erst in späten Stadien positiv. Alle allgemeinen serologischen und biochemischen Proben bringen es auf maximal 85—90% positive Resultate, dies aber fast immer erst in fortgeschrittenen Fällen, wo die Diagnose auch schon klinisch feststeht. Ihre praktische Verwertbarkeit wird aber dadurch sehr stark herabgemindert, daß alle jene Proben zugleich auch einen wechselnden Prozentsatz krebspositiver Ergebnisse bei krebsnegativen Fällen ergeben, also direkt irreführend sich auswirken können. Da sie außerdem noch stets an besonders eingespielte Laboratorien gebunden sind, hat sich keine dieser Methoden bis jetzt durchzusetzen vermocht.

Die *Krebsbehandlung* stützt sich auch heute noch vornehmlich auf die Radikaloperation und auf die Strahlenbehandlung. Beide haben einerseits ihre gesonderten Anwendungsgebiete, andererseits ergänzen sie sich wechselseitig in vielgestaltiger Form. Die *Radikaloperation* beruht auf der Tatsache, daß Krebs im Beginn stets ein rein örtliches und oft auch über lange Zeit ein lokal bleibendes Leiden darstellt. Wo die Ausschneidung noch „radikal“, d. h. „mit der Wurzel“, also anatomisch im Gesunden möglich ist, ist sie so gut wie immer gleichbedeutend mit Krebsheilung. Wenn auch bereits in wesentlich niedrigeren Prozentzahlen, so können auch noch Krebsoperationen bei Mitentfernung regionärer Metastasen, möglichst „in einem Stück“, ja selbst noch Rezidivoperationen und solche bei solitären Fernmetastasen gelegentlich noch Radikaloperationen darstellen.

Im Prinzip ist die weitaus größte Mehrzahl der Krebsgeschwülste der operativen Entfernung zugänglich. Und für die weitaus meisten Krebse sind — unbeschadet weiterer Fortschritte im einzelnen — die Probleme der operativen Technik gelöst. In jüngster Zeit sind auch einige der letzten Krebsformen, die wegen ihrer schwer zugänglichen Topographie oder wegen der Unentbehrlichkeit ihres Ausgangsorgans „dem Operationsmesser trotzten", wie z. B. die Carcinome des Ösophagus, der Bronchien und des Pankreas, in einem kleinen Prozentsatz günstiger Fälle durch sehr große Eingriffe im technischen Sinne operierbar geworden. Nur der (bei uns sehr seltene) primäre Leberkrebs gilt — nicht aus technischen Gründen, sondern wegen der Unersetzbarkeit lebensnotwendiger Funktionen der Leber — weiterhin a priori und im Prinzip für unheilbar. Sehr viele Krebsoperationen stellen hohe und höchste Anforderungen an den Operateur und an die Leistungen der Klinik. Dabei kommen alle Fortschritte der allgemeinen Chirurgie (Narkose, Bluttransfusion, Schockbekämpfung, Chemotherapie der bakteriellen Infektion durch Sulfonamide, Penicillin usw.) stets auch den Krebsoperationen und vor allem der Senkung ihrer oft hohen Mortalität zugute. Wenn trotzdem die Gesamtergebnisse nach wie vor unbefriedigend sind, so liegt das — leicht erweisbar! — nicht an dem Stande der operativen Technik, also nicht an der Operation und dem Operateur, sondern an der zu späten Operation. Die Schuld für die versäumte therapeutische Stunde liegt in schätzungsweise $^1/_3$ der Fälle beim Kranken, der trotz deutlicher Krankheitserscheinungen aus den verschiedensten Gründen den Arzt nicht aufsucht, in einem weiteren Drittel der Fälle trifft die Versäumnisschuld den Arzt, der geringe Symptome nicht ernst genug nahm, „nicht Lunte roch" und so rechtzeitige Spezialuntersuchungen zu veranlassen unterließ. Immer aber bleibt ein Rest von heimtückischen Fällen sehr schnell oder ganz verborgen sich entwickelnder Krebse, bei denen die Geschwulst zum Zeitpunkt der ersten Erscheinungen schon prinzipiell inoperabel ist.

Weitere Fortschritte in der operativen Krebsheilung sind nach den Erfahrungen der Vergangenheit noch sicher zu erwarten. Gerade der Chirurg muß aber zugeben, daß sich diese Fortschritte in der absoluten Heilziffer aller Krebse nur in der Größenordnung von einigen wenigen Prozenten bewegen werden. So unbestritten es ist, daß die operative Chirurgie immer noch den Hauptanteil tatsächlicher Krebsheilungen liefert, so sicher ist es, daß immer mindestens 70—80% der Krebsfälle auf die Dauer chirurgisch unheilbar bleiben werden.

So gilt das grundsätzlich gleich große Interesse der *Strahlentherapie*. Sie basiert darauf, daß Krebszellen im allgemeinen empfindlicher sind als Körperzellen, und daher zum Teil mit Dosen, die von den Körperzellen noch vertragen werden, zum Untergang gebracht zu werden vermögen. Den Hauptfortschritt für das Verständnis der biologischen Wirkung strahlender Energien brachte die Strahlengenetik. Insbesondere vermittelt die biophysikalische Treffertheorie auch hier oder gerade hier ein einheitliches Verständnis, eine mathematische Fundierung und eine theoretisch-physikalische Voraussage neu zu erwartender Heilmöglichkeiten.

Der langjährige Streit, ob Operation oder Bestrahlung, ist heute weitgehend dahin entschieden, daß beide Methoden meist ihr klar gesondertes Anwendungsgebiet haben und daß für viele Anlässe die Kombination beider die Erfolge erhöht. Radikaloperation und Strahlentherapie sind bis heute die alleinigen Grundlagen tatsächlicher *Krebsheilung*. Die Ergebnisse sind nach Geschwulstart und -lokalisation noch sehr verschieden. Von praktisch 0% Heilung beim

Leberkrebs und bei Geschwülsten der eigentlichen Hirnsubstanz bis zu fast 100% Heilungen bei Krebsen im 1. Stadium, z. B. im Bereich der Haut, der Brustdrüsen usw. gibt es alle Zwischenwerte von Heilziffern. $^2/_3$ aller geheilten Fälle kommen auf die Carcinome der Haut und des weiblichen Genitaltraktes. Daher kommt es, daß die Krebsheilziffern der Frau um ein wesentliches (etwa 8—9%) höher liegen als beim Mann. Daß die Krebstodesrate als Folge der Krebsheilungen zu fallen begonnen hat, beweisen schlüssige Zahlen großer Lebensversicherungsgesellschaften. Für alle Krebse überhaupt beträgt die *absolute Heilziffer* (5jährige krebsfreie Überlebenszeit) nach unserer Berechnung 17,9%.

Angesichts 80% Nichtheilung wird die Aussicht auf Besserung der Bestrahlungsresultate durch die *Fortschritte der modernen Atomphysik* viele neue Hoffnungen erwecken. Die Umwandlung von Atomkernen liefert nicht nur neue Möglichkeiten (und Gefahren!) der Mutationserzeugung, nicht nur neue Gefahren der Krebserzeugung, auch beim Menschen (Atombomben! kernphysikalisches Arbeiten!), sie liefert auch neue Möglichkeiten der *Krebstherapie*. Jetzt bereits stehen an den Brennpunkten der medizinischen Auswertung der Atomenergien neue und besonders energiereiche Corpuscularstrahlungen (z. B. β-Strahlung der künstlichen Radioaktivität, schnelle Neutronen usw.), sowie stark durchdringungsfähige Wellenstrahlungen (extrem harte Röntgenstrahlen, γ-Strahlung der künstlich radioaktiven Substanzen usw.) zur Verfügung. Nicht nur, daß das seltene und dadurch so teure Radium durch sehr viel billigere radioaktive Elemente, wie Radiokobalt, Radiotantal, ersetzt werden kann, auch selektiv gespeicherte radioaktive Substanzen stehen schon vielfach im Versuch. Der Gedanke, daß, wie z. B. beim Radiojod in der Behandlung des Schilddrüsenkrebses, die Krebszellen selbst Sitz und Wirkungsort einer Strahlenwirkung beschränkter Dauer und dosierbarer Höhe sein könnten, hat etwas Umwälzendes an sich. Vor allem eröffnet der Einbau radioaktiver Atome in Wirkstoffe, wie Hormone (z. B. radioaktives Testosteron), Vitamine oder in sonstige physiologisch elektiv wirkende Verbindungen, völlig neue Aussichten, mindestens für die Krebse, deren Zellen noch hoch genug differenziert sind, um solche Stoffe in spezifischen Reaktionen in sich aufzunehmen. Kurzum, die Radiobiochemie bietet hoffnungsvolle Aspekte gerade für die Krebstherapie.

Dabei soll allerdings nicht außer acht bleiben, daß zunächst die Hauptmöglichkeiten vor allem bei den biochemisch sich scharf von den übrigen abzeichnenden Krebsen endokriner oder endokrin gesteuerter Organe, aber nicht sogleich beim Gros der Krebse gegeben sein dürften. Auch wird dabei die Rücksicht auf die Schädigungen der blutbildenden Zellelemente und die spätere Gefahr strahleninduzierter Krebse gewisse Grenzen diktieren.

So wird immer die uralte Sehnsucht nach einem Kräutlein, das für den Krebs gewachsen ist, bleiben. Die *Chemotherapie des Krebses* steht jedoch vor ungleich größeren Schwierigkeiten, wie die Chemotherapie der parasitären oder bakteriellen Infektion, sind ja die Krebszellen keine fremdartigen Parasiten oder Bacillen mit völlig anderem Chemismus und Stoffwechsel als Angriffspunkt, sondern körpereigene Zellen, die mit ihren Ausgangs- und Geschwisterzellen die weitaus größte Zahl von Bausteinen, Enzymen, Funktionen usw. gemeinsam haben, also nur minimale und schwer aufspürbare Angriffsflächen darbieten. Die Hauptzielscheibe dürfte die stets größere Labilität der Krebszellen abgeben.

Die moderne Chemotherapie des Krebses wurde eingeleitet durch die *antihormonelle Therapie von Krebsen sekundärer Geschlechtsorgane* (Prostata, Mamma). Es zeigte sich, daß die Hormonausschaltung durch Kastration und die Darreichung gegengeschlechtlicher Hormone den Krebszellen jener drüsigen Organe den wichtigsten Stimulus ihres proliferativen Wachstums entzieht, sie inaktiviert, damit an der weiteren Ausbreitung hindert, sie zum Wachstumsstillstand und schließlich zum Absterben der sich nicht mehr weiter teilenden Krebszellen bringt, so daß ein der klinischen Heilung stark angenähertes Resultat entsteht. Diese Wirkung kann sich auch auf Metastasen, besonders im Bereich des Knochensystems, erstrecken. Diese Therapie kommt also dort, wo die Carcinome auf den Hormonausfall und auf das entgegengesetzte Hormon gut „ansprechen", dem Ideal einer Chemotherapie sehr nahe, werden ja elektiv alle Krebszellen, wo nur immer sie sich finden, zu gleicher Zeit, in gleicher Weise und allüberall angegriffen und in ihrer Kardinaleigenschaft, dem schrankenlosen Wachstum, gestoppt, ohne daß andere Organe oder Gewebe geschädigt werden. Ob die Krebszellen „ansprechen" oder nicht, hängt offenkundig vor allem von ihrer Differenzierungshöhe und damit von der Möglichkeit, mit dem Agens des Hormons reagieren zu können, ab.

Von allem Anfang an erhoffte man, daß die *Mitosegifte* mit ihrer Hemmung der Zellteilung auch das Krebswachstum hemmen würden. Tatsächlich werden auch vereinzelte Krebsheilungen beschrieben, jedoch nur bei solchen Krebsen, deren Lokalisation eine direkte Einbringung der Mitosegifte in den Tumor gestattet. Eine Fernbehandlung tiefgelegener Geschwülste oder eine solche von Metastasen scheitert bis jetzt an der Toxizität der für eine Allgemeinbehandlung nötigen Dosen.

Noch von einer ganz anderen Seite hat das Problem der Chemotherapie des Krebses Auftrieb erhalten. Es besteht die auf den ersten Blick paradoxe Erscheinung, daß die gleichen Röntgenstrahlen, die in Keimzellen Mutationen auslösen und die in Körperzellen Krebs erzeugen, auf Krebszellen appliziert, Krebs heilen. Im Rahmen der Mutationstheorie ist das nicht verwunderlich: die Röntgenstrahlen haben biophysikalisch immer die gleiche intracellulär ionisierende Wirkung. Diese Wirkung ist im Effekt nur deswegen verschieden, weil das reagierende Zellmaterial verschieden ist: bei Keimzellen bewirkt die molekulare Umkonstruktion von Erbfaktoren Keimzellmutationen, bei Körperzellen als somatische Mutation zellregulatorischer Erbstrukturen die Cancerisierung, bei Krebszellen kann sie letale Mutationen erzeugen, und das bedeutet die Möglichkeit der Krebsheilung.

Es war die Frage, ob sich auch chemische Agentien, wie die krebserzeugenden Kohlenwasserstoffe, ähnlich verhalten. Wir hörten, Benzpyren bewirkt Keimzellmutationen, Benzpyren bewirkt somatische Krebsmutation. Es fragt sich, was bewirkt es, wenn es direkt auf Krebszellen einwirkt. Der Verfasser hat 1934 diesen Versuch ausgeführt und die ausgesprochen krebshemmende Wirkung von Benzpyren bei Einwirkung auf Krebsgewebe nachgewiesen. Seitdem ist das *Prinzip der chemisch-mutativen Carcinokolyse* zur Erprobung gestellt. Es besagt: *was für Keimzellen mutativ, was für Körperzellen carcinogen ist, ist für Krebszellen carcinokolytisch.* Soweit bis heute übersehbar, trifft die mutative *Trias*: „keimzellmutativ — körperzellcarcinogen — krebszellcarcinokolytisch" *für folgende Mutagene* zu: Röntgen-, Radiumstrahlen, Neutronen, Arsen, Benzol, Senfgas, Urethan, Diäthylstilboestrol, Benzpyren und 9:10-Dimethyl-1:2-benzanthracen. Da sich die Zahl der chemischen Mutagene schnell vergrößert, ist mit einer schnellen Zunahme solcher chemisch-mutativer Carcinokolytica zu rechnen.

Vielleicht eröffnet auch noch das therapeutische *Prinzip der Syncarcinokolyse* weitere Aussichten. Es handelt sich dabei um die planmäßige Anwendung mehrerer oder gar vieler chemisch und physikalisch mutativer Einwirkungen, sei es gleichzeitig, sei es nacheinander. Es liegt der Gedanke nahe, daß Krebszellen durch mutative Gifte verschiedener Art in verschiedener Weise immer mehr geschädigt und dadurch schließlich für die endgültige letalmutative Krebszellvernichtung reif gemacht werden könnten. Eine solche allmähliche Krebszellzermürbung auf dem Wege immer neuer, an seinen Erbstrukturen angreifender Einwirkungen scheint zum mindesten der Erprobung an sonst in kurzer Zeit aussichtslosen Krebsfällen wert zu sein. Vielleicht läßt sich auch die Strahlenempfindlichkeit erhöhen oder eine verlorengegangene wieder erzielen. Die Einfügung radioaktiver Atome in solche ohemisch-mutative Substanzen würde sogar die Aussicht auf eine gleichzeitig chemische und gleichzeitig strahlentherapeutische Wirkung eröffnen.

Selbstverständlich besteht dabei immer eine relative *Gefahr der sekundären Krebsinduktion.* Beim Stilboestrol und Diäthylstilboestrol ist sie sogar bereits erwiesen! Eine solche besteht ja auch bei jeder Röntgen- und Radiumtherapie. Es kommt daher nicht auf die Gefahr als solche, sondern nur auf das Ausmaß derselben an. Bei Beschränkung der mutativen Syncarcinokolyse auf sonst aussichtslose Fälle fällt die Gefahr nicht stark ins Gewicht; denn in solchen Fällen wird ja stets die Latenzzeit der Carcinogenese sehr viel größer sein als die Lebenswartung des Kranken. Alles in allem ist es jedenfalls keine Utopie mehr, wenn man heute von den Möglichkeiten einer Chemotherapie spricht.

Aber zahlenmäßig noch wirksamer als alle Krebstherapie wäre die *Verhütung des Krebses* durch Vermeidung von Krebsnoxen. Bei Lokalisation von über 50% aller Krebse im Bereich des Verdauungskanals liegt das Schwergewicht in der Vermeidung krebserzeugender Stoffe in Nahrungs- und Genußmitteln. Was wir allein unserem Organismus mit unserer „denaturierten" Nahrung, all ihren künstlichen Zusatz- und Konservierungsstoffen, sonstigen Chemikalien, Genußmitteln, kosmetischen und Arzneistoffen usw. Natur- und Körperfremdes und potentiell Carcinogenes zuführen, darüber gibt es bereits vielfache Hinweise, sicher aber stehen wir hier erst am Anfang der Erkenntnis. Tatsachen der vergleichenden Krebspathologie, z. B. die Seltenheit des Magenkrebses bei den reisverzehrenden Völkern gegenüber mehr als einem Drittel der Krebstodesfälle an Magenkrebs bei uns, weisen hier in die Richtung dringend notwendiger Reformen.

Daß eine Krebsverhütung im Prinzip möglich ist, wird bestritten. Sie ist aber unbestreitbar. So verhütet z. B. die rituelle Beschneidung alsbald nach der Geburt das Peniscarcinom so gut wie absolut. Auch ist die Vermeidbarkeit vieler industrieller Berufskrebse durch Ausschaltung krebserzeugender Noxen, z. B. für den Blasenkrebs der Anilinarbeiter, für den Hautkrebs der Baumwollspinner und für viele andere solche professionelle Krebse bereits vielfach beispielhaft bewiesen. Auch gibt es viele Möglichkeiten, einen Cancer durch Beseitigung seines Präcancers zu vermeiden.

Wohl ist das *Krebsrätsel* im letzten Grunde noch *ungelöst,* aber daran ist kein Zweifel: die ersten 40 Jahre exakter Krebsforschung haben mehr Erkenntnisse gebracht, als die letzten 4000 Jahre Medizin zusammen zuvor. Niemand kann bestreiten, daß wir der Lösung nähergekommen sind. Große Fortschritte rechtfertigen die *Hoffnung,* daß es — wenigstens für einen gegenüber heute vergleichsweise hohen Anteil der Krebserkrankungen — *dereinst gelöst* werden wird.

Es kann kein Zweifel sein: nachdem der Mensch die großen Seuchen weitgehend ausgerottet, die gefährlichen Infektionskrankheiten in weitem Umfange zu beherrschen gelernt und so seine Lebenserwartung von über 60 Jahren erkämpft hat, sind heute nur noch seine Lebensgewohnheiten, die naturfremde Umgestaltung seiner Umwelt, die Zerstörung seiner natürlichen Lebensbedingungen durch die moderne Technik und Zivilisation und die Summe ihrer Schäden der Hauptgegner im Kampf um die Erreichung des physiologischen

Lebensendes. Oder kurz ausgedrückt: *seine unnatürliche Lebensweise ist des modernen Menschen größter Gesundheitsfeind geworden.* Die bisherigen Triumphe seiner fortschreitenden Lebensverlängerung verdankt der Mensch stets besserer Einsicht, neuen Entdeckungen und dadurch der Abwendung der großen, das Menschengeschlecht bedrohenden Gefahren! *Not tut* also eine *durchgreifende Reform alteingespielter Lebensgewohnheiten, Aufrüttelung der Öffentlichkeit und Organisation der Krebsbekämpfung* mit Instituten für Krebsforschung als dem natürlichen Rückgrat in einem wirklichen *Kampf gegen den Krebs.*

Nachträge.

Zu Kap. 1, S. 13 und 16:

Die umfassendste Erhebung über *Spätrezidive und Spätmetastasen* verdanken wir BADE (1948). Der Untersuchung liegen 4769 Geschwulstkranke, deren Behandlung 5 Jahre und länger zurückliegt, zugrunde. Die Hauptbeispiele seien nebenstehend aufgeführt. Insgesamt wurden 58 Fälle ermittelt, bei denen es sich 55 mal mit größter Wahrscheinlichkeit um ein echtes Rezidiv und nicht um einen neuen Tumor handelte. Die Prognose der Spätrückfälle erscheint günstiger als die der Frührezidive und Frühmetastasen.

Krebsart	Zahl der Fälle	Zahl der Spätrezidive und -metastasen	Längstes Intervall Jahre
Brustkrebs	793	21	25
Uteruscarcinom . . .	663	10	22
Unterlippenkrebs. . .	148	6	14
Zungenkrebs.	138	5	15
Hautkrebse	768	4	9

Zu Kap. 1, S. 20:

Den schwersten Fall von *Mastfettsucht* beobachteten wir bei der auf S. 156 geschilderten Kranken mit einem *Inselzellcarcinom* mit ausgedehntesten, Insulin ausschüttenden *Metastasen.* Sie bekam einen hypoglykämischen Kollapszustand nach dem anderen, die immer wieder Kohlenhydrat-, insbesondere Traubenzuckerzufuhr erforderlich machten. Auf diese Weise entwickelte sich — das Gegenstück einer Krebskachexie! — eine schwere Fettsucht. Die Kranke wiegt jetzt (6. 11. 1948) 72,1 kg bei einer Körpergröße von etwa 160 cm, zeigt ausgesprochene Adipositas und das über 1 Jahr, nachdem am 14. 10. 1947 bei der Probelaparotomie eine ausgedehnte Metastasierung festgestellt worden war. Daß die Patientin überhaupt den Jahrestag ihrer Operation erlebte, ist bemerkenswert, daß sie dies im Zustand der Mastfettsucht tut, verdankt sie ausschließlich der hormonalen Leistung ihrer Carcinomzellen und der zur Abwehr der Insulinausschüttung notwendigen hochgradigen Kohlenhydratzufuhr. Das Ganze ein hormonaler Stoffwechselversuch großer Zeitdauer und großen Ausmaßes!

Zu Kap. 3, S. 72 und Kap. 9, S. 374/75:

Der Verfasser hatte einen *Fall von multiplen Glomustumoren,* die jedoch auf den Vorderarm, die Hand und die Finger des gleichen Armes beschränkt waren, zu beobachten Gelegenheit. Was die Deutung ihrer Entstehung anlangt, so denkt man unwillkürlich an ähnlich gelagerte Fälle von Angiomen, Chondromen, Naevis usw., die oft nur einen Gliedmaßenabschnitt oder ein ganz bestimmtes Dermatom betreffen. Vom Standpunkt der Mutationstheorie ist die Geschwulstmutation (vgl. Abb. 54b, S. 375) in solchen Fällen auf den frühembryonalen Zeitpunkt der Bildung der Extremitätenknospe zu verlegen.

Zu Kap. 3, S. 87:

Man wird die *Ostitis deformans Paget* wohl unbedingt zu den Präsarkomatosen rechnen müssen. Die später sich entwickelnden Tumoren sind meist Spindelzell- oder Osteochondrosarkome (s. S. 87). Der Verfasser beobachtete bei einem Falle eines 68jährigen Mannes (G. N., Nr. 15731/1943) nach einer viele Jahre bestehenden Paget-Erkrankung des Beckens das *Auftreten multipler Plasmocytome*, zunächst im Bereich des Beckens, der Clavicula, später aber auch am Kiefer usw. Er ging später an Urämie infolge schwerster Nephrohydrose als Effekt seiner Paraproteinurie zugrunde. Es erscheint durchaus möglich, ja wahrscheinlich, daß die Ostitis deformans der primäre Ausgangspunkt der Myelombildung gewesen ist. Jedenfalls sollte man in Zukunft bei Myelomen an Paget-Erkrankung und umgekehrt denken.

Zu Kap. 3, S. 90, Kap. 5, S. 189 und Kap. 10, S. 427:

In einer neuen Arbeit erweitert HELEN O. CURTH (1948) ihr bisheriges Material von *Acanthosis nigricans* von 395 auf 480 Fälle. Davon trat in 30 Fällen Krebs auf, ehe die Acanthosis nigricans sichtbar wurde, in 88 Fällen erschienen beide etwa gleichzeitig und in 25 Fällen ging die Acanthosis dem Krebs — oft lange Jahre — voraus. Die Zahl von 50% für das Auftreten mit Krebs fand sich auch weiterhin bestätigt.

Zu Kap. 3, S. 109:

Eine Abart der Gewebezüchtung ist die sog. *heterologe Transplantation von Geschwulstmaterial*. Dabei pflegt von vornherein nur embryonales und Krebsgewebe anzugehen. GREENE (1948) berichtet über die *Verpflanzung* von menschlichem Krebsgewebe *in die vordere Augenkammer* von Meerschweinchen. Das Material wird nach 10 Tagen histologisch untersucht. Zunächst ist schon das Angehen ein Beweis für die Malignität. Außerdem aber kann die Methode zur Identifizierung und Klassifizierung von malignen Geweben herangezogen werden, kommt es ja unter den Bedingungen der Explantation in die Augenkammer oft zu einer besseren Differenzierung und höheren Organisation der Krebszellen gegenüber dem Ausgangsmaterial. Der Autor beschreibt 3 Fälle ausführlich, in denen ein vorher ungeklärtes Gewebe sich nunmehr histologisch einwandfrei als melanotisches Melanom, als Chordom und als Chondrosarkom identifizieren ließ.

Zu Kap. 3, S. 109:

Eine Zusammenstellung der theoretisch so wichtigen *Cancerisierung in vitro* gibt EARLE (1945). Er berichtet über 2 Untersuchungsreihen des National Cancer Institute. Geprüft wurde Methylcholanthren in seiner Wirkung auf Fibroblasten vom Subcutanbindegewebe der Maus und aus der Bauchmuskelwand von C3H-Mäusen. Das Carcinogen wurde in den Dosen von 100, 20, 2 und 0,2 γ je Kubikzentimeter Kulturflüssigkeit gegeben. Nach 116 Tagen wurden die Kulturen dem carcinogenen Stoff entzogen und dann fast 1 Jahr weitergezüchtet. Die Zellen waren nie wieder normal geworden, andererseits waren aber auch keine Tumoren durch Injektionen mit ihnen erzielt worden. In einer zweiten Versuchsserie mit Methylcholanthren (1 γ/ccm) wurden später die Kulturen gleichfalls ohne das Agens weiter gezüchtet. 4 Jahre nach dem Versuchsbeginn und 2 Jahre nach Entfernung der Kulturen vom Carcinogen führten Injektionen von Kulturen bei C3H-Mäusen stets zu Tumoren an der Injektionsstelle, und zwar bei der ersten Serie in 84%, bei der zweiten in 100%. Die Tumoren erwiesen sich zum Teil auch als weiter verimpfbar.

Zu Kap. 4, S. 144 und Kap. 12, S. 576:

Die *krebsinduzierende Wirkung von Follikelhormon* bei Männchen in Mäusestämmen mit „spontanem" Brustkrebs findet beim Menschen ihr Analogon bei
Männern mit Prostatakrebs, die mit östrogenen Stoffen behandelt werden. Über
Mammacarcinom nach Stilböstrol- bzw. Cyrenbehandlung hat WILDBOLZ (1948)
berichtet. Es liegt aber auch eine Beobachtung vor, bei der ein *Mammacarcinom
nach reiner Follikelhormonbehandlung* eintrat: LIEBEGOTT (1948) berichtete über
einen 66jährigen Mann mit Prostatacarcinom, der 2mal 4 Tabletten Ovocyclin
(= 100 mg Follikelhormon) implantiert erhalten hatte. Nicht ganz 13 Monate
nach der ersten und 4 Monate nach der zweiten Implantation war es zur Ausbildung eines Mammacarcinoms mit Metastasen in der Achselhöhle und am
Kieferwinkel gekommen.

Zu Kap. 4, S. 151:

In die Kenntnis vom CUSHING-*Syndrom* ist durch eine Beobachtung von
SIEGMUND (1948) ein wichtiges neues Moment gekommen. SIEGMUND referiert
zunächst über die Ergebnisse der bisherigen Fälle, bei denen in 68% der Fälle
von Morbus Cushing basophile Adenome oder eine diffuse Hyperplasie der
basophilen Zellen des Hypophysenvorderlappens gefunden wurden. In anderen
Fällen wurden diese aber vermißt. Teils wurden sogar eosinophile Hypophysenadenome, teils Hyperplasien oder Adenome oder sogar Adenocarcinome der
Nebennierenrinde gefunden. So ist es verständlich, daß man auch an eine übergeordnete Störung im Zwischenhirn mit nur sekundärer Beteiligung von Hypophyse und Nebennierenrinde gedacht hat, zumal basophile Adenome auch ohne
Cushing-Syndrom gefunden worden sind.

SIEGMUND berichtet nun über einen Fall von Morbus Cushing, bei dem sich
„eine metastasierende Neubildung der Thymusgegend" fand, daneben aber noch
tuberkulöse Herdbildungen in Lunge, Leber, Lymphknoten und Milz. Die
Schlußdiagnose wurde auf ein metastasierendes Carcinom der Thymusgegend
und als Todesursache auf eine „generalisierte areaktive Tuberkulose vom Typ
der Sepsis acutissima Landouzy" gestellt. In der Hypophyse fanden sich mehrere
kleine Cysten und ein kleines basophiles Adenom. Auch die Nebennierenrinde
wies mehrere kleine Adenome, aber auch mehrere verkäsende Herde in der
Rindensubstanz auf. Hinsichtlich der Deutung seiner Befunde kommt SIEGMUND
zu der Vermutung, daß der von ihm beobachtete Mediastinaltumor „als ein
parasympathisches, mit dem Vagus in Beziehung stehendes Paragangliom"
anzusehen ist.

Zu Kap. 4, S. 154/155:

Der am 24. 7. 1947 vom Verfasser operierte Kranke mit einem 150 g schweren
Phäochromocytom wurde inzwischen mehrfach, darunter im Dezember 1947 auch
klinisch nachuntersucht. Der Kranke hat seit der Operation kein einziges Mal
mehr eine Blutdruckkrise gehabt. Der Blutdruck betrug bei vielfachen Kontrollen immer 120/90 mm Hg. Der Ruhepuls betrug 56, er stieg nach Kniebeugen
auf 88/Min. bei 125/85 mm Hg Blutdruck an, um 3 Min. später wieder den
Ausgangswert erreicht zu haben.

Blutbild: Hämoglobin 90%, Erythrocyten 4,4 Mill., Leukocyten 5800, Eosinophile 3%,
Stabkernige 1%, Segmentkernige 57%, Lymphocyten 39%. — Rest-N: 28 mg-%. Kochsalz
526,5 mg-%. Bilirubin 0,32 mg-%., BKS 12/27. Diastase 32 WE.

Der Kranke ist als Schmied wieder voll arbeitsfähig.

Zu Kap. 5, S. 201:

1948 gibt Strong einen Rückblick auf die *Zucht* seiner bekannten krebsanfälligen und krebsresistenten *Mäusestämme*. Es sind rein genetische Methoden, die sich auf Inzucht und Auslese gründen. Beim A-Stamm wurde die Bruder-Schwester-Inzucht zunächst ohne Rücksicht auf das Auftreten von Spontantumoren angewandt. Die zweite Methode, verwendet beim C-, C3H-, C12I-, CHI und CBA-Stamm, gründet sich zur Erhöhung der biologischen Variabilität auf die Vermischung und nachherige Auslese von Unterstämmen. In der 13. Generation des seit 1921 verwendeten A-Stammes bekam ein Weibchen mit 15 Monaten einen spontanen Brusttumor. Ihre Enkelin bekam einen ebensolchen mit 17,5 Monaten. Nach einigen weiteren Generationen bekamen bereits viele Weibchen einen Brusttumor. In F_{28} bekamen 2 Schwestern Mammatumoren, die eine mit 6,5, die andere mit 15,5 Monaten. Ein Ausleseversuch auf frühes Auftreten und ein anderer auf Resistenz gegen Brusttumoren führte nach 19 Generationen in beiden Unterlinien zu gleich häufigen Brusttumoren als Beweis, daß das Johannsensche Prinzip der Unwirksamkeit der Auslese in reinen Linien auch für die Tumorstämme, soweit sie genetisch einheitlich sind, gilt. Mit Hilfe der Inzucht und Auslese wurde von Strong weiter der C3H-Stamm mit der höchsten Anfälligkeit für spontane Brusttumoren und der CBA-Stamm mit einem sehr niedrigen Krebsvorkommen („krebsresistenter Stamm") gezüchtet. Die Stämme C12I und CHI und C haben einen mittleren Grad der Empfänglichkeit für Brusttumoren. Sie sind auch für Methylcholanthren in gleicher Weise empfänglich. Eine dritte Methode, die von Strong entwickelt wurde, bedient sich des Generation für Generation injizierten Methylcholanthrens (s. S. 380).

Zu Kap. 5, S. 201 und Kap. 6, S. 226:

Eine ausgezeichnete Übersicht über die den *Mäusebrustkrebs* auslösenden Einflüsse, wie überhaupt über die Problematik der Mäusetumorstämme verdanken wir dem auf diesem Gebiet selbst besonders erfolgreichen Bittner (1945). Er unterscheidet *drei Einflüsse*: a) die auf die Brustdrüse stimulierende Wirkung von Hormonen, b) die ererbte Empfänglichkeit und c) den „Milchfaktor". Ein absolut krebsfreier Mäusestamm wurde nie erzielt. Umweltfaktoren spielen eine wichtige Rolle. Bittner übernahm 1931 von Strong eine C3H-Unterlinie. Er überimpfte 4 Brusttumoren auf 461 Mäuse. Alle zeigten fortschreitendes Wachstum. Beim Vergleich mit dem von Strong weitergezüchteten Stamm zeigte sich, daß bei der Überimpfung von dessen Tumoren die einen überhaupt nicht angingen, während andere Tumoren alle damit geimpften Mäuse töteten. Multiple Tumoren von einem einzigen Tier ergaben, daß alle Mäuse einen der Tumoren bekommen und gleichzeitig gegen alle anderen resistent sein konnten. Ähnlich erging es mit einem C3H-Stamm von Andervont. Selbst aus einem homozygoten Mäusestamm können sich im Laufe der Zeit ganz verschiedene Linien entwickeln.

Die Tumorhäufigkeit kann aber auch durch verschiedene *Kost* weitgehend geändert werden. Wirkliche Kontrollen sind also nicht durch gleiche Stämme, sondern nur bei gleichen Unterstämmen und bei identischer Kost- und gleichen sonstigen Haltungsbedingungen (Temperatur!) gewährleistet. Cystinarme Kost z. B. wirkt wie Kalorienentzug, hohe Cystinzufuhr bewirkt hohes Tumorvorkommen und Diäthylstilboestrolzufuhr kann die Rate von 0% auf 45% steigern. Eine große Rolle spielen Aktivität und *Konzentration des Milchfaktors*, ebenso die hormonellen Einflüsse der Keimdrüsen, Hypophyse und der Nebennierenrinde.

Zur Prüfung der Frage, ob vielleicht auch *intrauterine Einflüsse* hereinspielen, haben FEKETE und LITTLE befruchtete Eier von C 57-♀ (krebsresistent) in die Uteri von Weibchen eines Krebsstammes übertragen. Es wurden 14 ♀ erzielt und von Ammen mit dem Milchfaktor gesäugt. 4 von diesen 14 Mäuseweibchen wurden nicht gepaart. Sie blieben ohne Tumoren. Von den anderen 10 mit Nachkommenschaft bekamen 5 Brusttumoren. Es erscheint wahrscheinlich, daß nicht intrauterine Einflüsse, sondern daß der Milchfaktor für das Tumorauftreten verantwortlich ist. Ohne den Milchfaktor entstehen auch bei Mäusen aus krebsempfänglichen Stämmen nur wenig Tumoren. Der Milchfaktor ist während der ganzen Lactationsperiode vorhanden und sonst auch in der Milz, Thymus, in Brusttumoren und im Blut vorhanden. Der Faktor bleibt nach Lipophilisierung und Filtrierung aktiv. Er hat offenkundig Proteincharakter und wird meist als ein Virus angesehen.

Die Arbeit bringt schließlich noch eine Übersicht über die zahlreichen Untersuchungen, die die *Struktur des Mammadrüsengewebes* bei den verschiedenen Stämmen, ihren Kreuzungen und unter verschiedenen Einflüssen zum Gegenstand haben (vgl. auch BITTNER u. Mitarb. 1944).

Zu Kap. 7, S. 237:
Eingehende Erhebungen und Berichte über die sog. *Reichensteiner Krankheit* verdanken wir dem früheren Breslauer Hygieniker KATHE (1937). Es geht aus dem Bericht hervor, daß in Reichenstein in Schlesien etwa von 900—1700 im Tagbau Gold gewonnen wurde. Ungefähr von 1700 an war das mit dem Gold gemeinsam vorkommende *Arsen* das Hauptprodukt des Reichensteiner Bergbaues. Das Arsen wirkte sich nicht nur als ein gewerbliches Gift, sondern, wie schon S. 237 erwähnt, auch als Arsentrinkwasservergiftung durch Jahrhunderte hindurch aus, bis erst 1928 der Bau einer neuen Wasserleitung die Reichensteiner Krankheit bannte. Es wurden bis zu 14,85 mg arsenige Säure je Liter Wasser gefunden, während die Toleranzgrenze nur 0,15 mg beträgt. Diese chronische Arsenvergiftung war durch zahlreiche Symptome gekennzeichnet, von denen in unserem Zusammenhang vor allem die entzündlichen Geschwürsbildungen in der Mundhöhle, die Melanosen und Hyperkeratosen der Hände und Füße und insbesondere die Arsenwarzen als typische Präcancerosen interessieren. Reichensteiner Ärzte berichteten, daß die Hälfte aller beobachteten Fälle von Reichensteiner Krankheit an Carcinomen zugrunde gegangen seien.

Zu Kap. 7, S. 237:
Daß gelegentlich carcinogene Berufsnoxen der Haut und gleichzeitig Aufnahme der gleichen carcinogenen Noxe durch die Nahrung zusammentreffen können, beweisen Untersuchungen und Feststellungen von H. v. PEIN (1943). Er beobachtete *7 Weinbauern* im Alter von 40—70 Jahren, die alle nach jahrelanger Arsenvergiftung Carcinome bekamen, und zwar 5mal Plattenepithelcarcinome der Haut und je einmal ein Ösophagus- und ein Bronchialcarcinom. Die *Arsenaufnahme* erfolgt über die Luftwege beim Arbeiten mit arsenhaltigen Mitteln der Schädlingsbekämpfung im Weinberge und über den Magen-Darmkanal durch den Genuß des arsenhaltigen „Haustrunkes". Die Hautkrebsentstehung geht auf die erhöhte Speicherung des Arsens in der Haut (Arsennachweis im Schweiß!) zurück. Für die Auslösung kommen syncarcinogenetisch die bei Winzern häufigen Hautverletzungen noch hinzu.

Zu Kap. 7, S. 240:
SEIFTER und Mitarbeiter (1946) erhielten in 50% der Versuchstiere (weiße Ratten) *Schilddrüsenadenome*, wenn sie über längere Zeit — bei den positiven

Fällen 105 Tage lang — in der Kost eine 0,05%ige *Seleniumverbindung* (Bis-4-Acetaminophenylseleniumdihydroxyd) erhielten. Daneben fand sich noch eine adenomatöse Hyperplasie der Leber.

Zu Kap. 7, S. 246:
Das Buttergelbproblem hat einen wichtigen neuen Aspekt durch KUHN und QUADBECK (1949) erhalten. Auf der STRONG-Tagung in Heidelberg berichtete KUHN über *die biologischen Auswirkungen bei Abänderungen am Molekül des Dimethylamino-azobenzols.* Nachdem früher am Beispiel des Lactoflavins von KUHN und seinen Mitarbeitern gezeigt worden war, daß beim Ersatz der beiden Methylgruppen des Vitamins durch 2 Chloratome ein Antagonist des Lactoflavins, ein Antivitamin, entsteht, stellten KUHN und QUADBECK zum Vergleich mit dem stark carcinogenen 3'-Methyl-dimethylamino-azobenzol 3'-Chlor- und 3'-Brom-dimethylaminobenzol dar. Es ergab sich, daß beim Übergang $Ch_3 \rightarrow Cl \rightarrow Br$ die carcinogene Wirksamkeit abnimmt. Im einzelnen ergaben die Rattenversuche folgendes:

Azokörper	In der Diät %	Adenome	Schwere Cirrhosen	Leichte Cirrhosen
—	—	0/11	0/11	0/11
3'-Methyl-	0,064	5/12	12/12	0/12
3'-Chlor-	0,069	0/12	5/12	7/12
3'-Brom-	0,081	0/12	0/12	5/12

Es hatten also nach 19 Wochen von 12 Ratten, die den Methyl-Azokörper erhielten, 5 Adenome und allesamt schwere Cirrhosen, während bei den 12 Ratten, die den Chlor-Azokörper erhalten hatten, keine ein Adenom und bei den mit dem Brom-Azokörper gefütterten Tieren nur 5 eine beginnende Cirrhose und sonst nur den Befund der Kontrolltiere aufwiesen.

Zu Kap. 8, S. 313:
Bei der Frage des Zusammenhanges zwischen Unfall und Krebs wurde der *Bedeutung von Fremdkörpern* gedacht. In jüngster Zeit teilt HALLERVORDEN (1948) einen Fall von *Oligodendrogliom* bei einer 41jährigen Frau mit, die im 3. Lebensjahr ein schweres Schädeltrauma (Fall von der Schaukel) erlitten und in der Zwischenzeit „ihr Leben lang" Krämpfe gehabt hatte. Im Gehirn fand sich eine 3:1 cm große, bräunlich verfärbte Stelle, der mikroskopisch eine Trümmerzone mit Bündeln von Pflanzenfasern (also sicher offene Hirnverletzung), einigen Knochensplittern und faserigen Gebilden mit Kalkniederschlägen entsprach. Aus dieser Trümmerzone heraus wuchs der Hirntumor (Oligodendrogliom). Bemerkenswert ist außerdem die lange Latenzzeit von 38 Jahren und das Zurückreichen bis in die frühe Kindheit (3. Lebensjahr).

HALLERVORDEN teilt noch einen *2. Fall von Oligodendrogliom* nach Trauma mit. Es handelte sich um einen 13jährigen Jungen, der im Alter von $3^{1}/_{2}$ Jahren etwa 3 m hoch aus dem Fenster gefallen war und später eine Narbe eines alten Kontusionsherdes im hinteren Balkenende mit einem Oligodendrogliom aufwies.

Zu Kap. 8, S. 343 und Kap. 11, S. 513 und Kap. 12, S. 660:
Dem ersten Thorotrastsarkom folgte alsbald die Mitteilung über das erste *Thoriumcarcinom.* RUF und PHILIPP (1949) berichten über ein haselnußgroßes Plattenepithelcarcinom am Unterlid, welches sich 35 Jahre nach Injektion von Thoriumoxyd in den Tränensack entwickelt hatte. PHILIPP vom Institut für kernphysikalische Meßmethoden untersuchte zusammen mit RUF aus der Klinik

REHN einen exstirpierten Gewebsteil, der eine photographische Platte einwandfrei schwärzte. Mit dem MÜLLER-GEIGERschen Zählrohr wurde eine strahlende Energie von 1,5 r je Tag ermittelt, was in 35 Jahren 20000 r bedeutet. Die Verfasser nahmen diesen Fall eines Thoriumcarcinoms zum Anlaß, die radioaktive Wirkung des Thorotrasts zu ermitteln. Sie kommen zu folgenden Ergebnissen: 10 ccm Thorotrast enthalten 2,77 g Thorium. 1 g Thorium erzeugt je Tag eine Gesamtionisation von $3,84 \cdot 10^{14}$ Ionenpaare (umgerechnet $= 0,0032$ r Rechnet man nur 15 ccm Thorotrast für eine Arteriographie) — in Wirklichkeit wurden durchschnittlich sehr viel höhere Mengen injiziert —, so verursachen seine 4,16 g Thorium 0,013 r je Kubikzentimeter Gewebe. Da nun das Thorotrast vornehmlich in Leber und Milz abgelagert wird, so darf man auf 2000 g dieser Organe 4,16 g Thorium, also je Gramm Substanz $8 \cdot 10^{11}$ Ionenpaare, das bedeutet 0,5 r je Tag rechnen. Diese Dosis wäre schon das Doppelte der „Toleranzdosis" je Tag. Bei paravasal gespritztem Thorotrast schätzen die Autoren die Strahlenwirkung auf 67 r je Tag.

Zu Kap. 8, S. 346:

Ein neues Arbeitsprogramm bedeuten *künstlich radioaktiv gemachte chemische Carcinogene*. Es ist dies möglich z. B. durch ionisierende Bestrahlung von carcinogenen Kohlenwasserstoffen oder durch Einbau radioaktiver Isotopen in ihr Molekül. Beide Wege wurden bereits beschritten. BARNES und Mitarbeiter (1948) setzten *Methylcholanthren* in Substanz unter *Deuteronenbeschuß* und geben an, gegenüber der nichtbestrahlten Substanz eine höhere Carcinogenität gefunden zu haben. Allerdings sind ihre Zahlen (bei 30 mit bestrahltem Methylcholanthren gespritzten Tieren 20, bei 10 mit nichtbestrahltem Methylcholanthren injizierten Tieren 6 Tumoren) zu klein, als daß die Steigerung der Carcinogenität schon völlig zweifelsfrei bewiesen wäre. HEIDELBERGER und Mitarbeiter (1948) arbeiteten mit *Radio-Dibenzanthracen*, bei dem bei den Positionen 9 und 10 das radioaktive Isotop C_{14} eingebaut war. Die Untersuchungen betrafen die Verteilung der Radioaktivität im Organismus der Maus und den Stoffwechselabbau des Dibenzanthracens. Das Präparat wurde in kolloid-wäßriger Lösung intravenös injiziert und die Radioaktivität mit dem GEIGER-MÜLLERschen Zählrohr bestimmt. Eine unbedeutende Menge fand sich in der Kohlensäure der Ausatmungsluft, eine nur geringe im Urin und die größte im Magen-Darmtrakt und im Stuhl. Die Eliminierung des carcinogenen Stoffes erfolgt durch die Galle. Die Tests zeigen nur das Vorhandensein der radioaktiven Kohlenstoffe, sagen aber nichts aus darüber, in welcher Verbindung er sich befindet. Es ist nicht berechtigt, anzunehmen, daß die erzielte Radioaktivität das unveränderte Dibenzanthracen darstellt. Die C_{14}-Atome können sich in ganz anderen Verbindungen befinden. Der radioaktive Kohlenwasserstoff hat keine erkennbare Tendenz, sich in schon vorhandenen Tumoren der Mäuse zu konzentrieren. Mit Radio-Dibenzanthracen wurden durch eine einmalige subcutane Injektion 6 Tumoren erzielt, doch wird die Tumorrate durch die radioaktiven C_{14}-Atome nicht erhöht.

Zu Kap. 9, S. 379:

Soweit Referate ein Bild gestatten, hat RAPOROT (1946) mit Carbonylverbindungen Versuche zur chemischen *Erzeugung von Mutationen* angestellt. Am meisten interessiert im Zusammenhang mit ärztlich viel gebrauchten Substanzen die bei Drosophila mutagene Wirkung von *Formaldehyd*, Paraformaldehyd und *Hexamethylentetramin*. Beim Formaldehyd liegt die Mutationsrate nicht wesentlich tiefer als bei der Röntgenbestrahlung. Auch KAPLAN (1948) berichtet über das Formaldehydergebnis Rapoports. Danach hat dieser mit der bekannten CLB-Methode eine Mutationsrate von 5,92% (gegenüber 0,12% bei den Kontrollen) erhalten. Kaplan selbst konnte die Resultate von Rapoport mit der Muller-5-Methode bestätigen. Er stellte 5,66% Letalmutationen im X-Chromosom bei 2010 behandelten Kulturen fest. Bei 505 Kontrollen fanden sich 0,20%. Eine Korrelation zwischen der Konzentration des Formaldehyds und der induzierten Mutationsrate konnte nicht beobachtet werden. Die Nachprüfung Kaplans ergab also in jeder Hinsicht eine Bestätigung der mutagenen Wirkung des Formaldehyds. Es ergeben sich daran eine Reihe neuer Fragestellungen.

Zu Kap. 9, S. 394/396:

In Fortführung der Gedankengänge von O. Schmidt erstrebt auch Anderson (1947) eine *physikalisch-chemische Erklärung der Wirkungsweise chemischer Carcinogene.* Anderson geht der Frage nach, ob die Carcinogenese nicht vielleicht mit der Chemiluminescenz, die bei der Hydroxylierung der krebserzeugenden Stoffe in vivo auftreten kann, in Zusammenhang stehen könnte.

Im Anschluß an Versuche von Trautz, der Chemiluminescenz beschrieb, als er Anthracen, Phenanthren und Chrysen (gelöst in heißem Alkohol, gesättigt mit KOH) mit Chlor- und Bromwasser oxydierte, prüfte der Verfasser mit der gleichen Methode Naphthacen, 1:2:5:6-Dibenzanthracen, 20-Methylcholanthren und 3:4-Benzpyren. Bei allen zeigte sich eine momentane Luminescenz. Weitere Versuche mit dem Milas-Reagens erwiesen sich noch günstiger, da die Luminescenz hierbei 15—18 Sek. andauerte. Außerdem genügt hierbei eine Temperatur von 37°. Außer bei den schon vorher geprüften konnte noch bei folgenden Carcinogenen Luminescenz festgestellt werden: bei 2-Amino- und 2-Acetylaminofluoren, bei Buttergelb, bei der N-Mono-methyl-Verbindung, der freien Base und bei p-Methyl-N:N-dimethyl-p-aminoazobenzol.

Auch p-Dimethyl-aminostilben, „Styryl 430" und 3:4:5:6-Dibenzcarbazol und seine N-Methyl- und N-Äthylderivate zeigten Strahlung. Die Spektren konnten wegen ihrer Lichtschwäche bisher nicht aufgenommen, jedoch Unterschiede in der Intensität des weißlich-grünen Lichtes festgestellt werden. Es ist anzunehmen, daß die Carcinogene in der lebenden Zelle ähnliche Reaktionen mitmachen und daß die dabei ausgesandte Strahlung dann störend auf die stabile Ökonomie der Zelle einwirkt. Es ist wichtig, daß bei allen bisher untersuchten, chemisch noch so verschiedenen Carcinogenen eine mit der Oxydation zusammenhängende Strahlung gefunden werden konnte. Der Wirkungsmechanismus wird folgendermaßen gedeutet: Moleküle des Carcinogens treten in das Zellgefüge ein, kommen irgendwann mit einem hydroxylierenden System in Kontakt, es kommt zu Reaktion und Strahlung, die wiederum von Molekülen der Zelle resorbiert wird. Wenn wir die Chemiluminescenz als direkten Faktor, der die Carcinogenese einleitet, betrachten und dabei in Betracht ziehen, mit welcher Leichtigkeit ein Carcinogen zum Reagieren mit einem bestimmten Enzymsystem kommt, so können nach Anderson folgende Tatsachen erklärt werden: a) daß bestimmte chemische Substanzen carcinogen wirken, b) daß es bei diesen Substanzen Unterschiede in der carcinogenen Potenz gibt und c) daß Verbindungen, die den Carcinogenen chemisch ganz nahe verwandt sind, keine krebserzeugende Wirkung besitzen. Nach Anderson ist *eine chemische Verbindung dann carcinogen, wenn während ihres Stoffumsatzes eine genügende Strahlungsenergie einer bestimmten Wellenlänge frei wird.* Die Potenz eines Carcinogens wird davon abhängen, wie leicht es sich mit einem bestimmten Enzymsystem verbindet. Die relative Potenz eines Carcinogens kann dabei von einem Zelltyp zum anderen variieren.

Zu Kap. 9, S. 400:

Auf der Heidelberger STRONG-Tagung am 18. 7. 1948 nahm STRONG (1948) selbst zur *Mutationstheorie der Geschwulstentstehung* Stellung. In Erweiterung seiner früheren Auslassungen beschäftigte sich STRONG mit der Parallelität mutativer und carcinogener Wirkungen gleicher Noxen (s. 9. Kap., S. 380), mit der Theorie präcanceröser Veränderungen — er ventiliert den Gedanken einer in mindestens zwei Schritten erfolgenden somatischen Mutation — und mit der *Frage einer plasmatischen Grundlage* der Krebsentstehung. Beim Cytoplasma konnte es sich a) um Plasmagene, b) um die Mikrosomen und c) um das Enzymsystem handeln. Während eine Vererbung der Plasmagene bei Pflanzen — NOTHDURFT (s. S. 399) baut seine Ansichten auf Methylcholanthreneinwirkungen bei Pflanzen auf — sicher bewiesen sei, seien Plasmagene beim Tier entweder überhaupt nicht vorhanden oder zum mindesten sehr zweifelhaft. Da Krebs nur bei tierischen Organismen bekannt sei, sollten nur Tierversuche für den Ausbau einer Krebstheorie in Betracht gezogen werden. Was die Enzymreaktionen anlange, so sei es sehr wahrscheinlich, daß sie durch die Carcinogene blockiert werden könnten. Dadurch können der Kern und seine Gene stark in Mitleidenschaft gezogen werden, aber es sei wahrscheinlich, daß die Krebsentstehung selbst nur durch Einflüsse der Kerngene bestimmt würde.

Endlich weist STRONG auf die Verknüpfung *Krebs-Mutation-Evolution* hin. Während die Röntgenstrahlen nur künstliche Einwirkungen darstellen und somit keinerlei Bedeutung für die Entstehung neuer Arten haben könnten, wäre bei den chemisch-mutativen Stoffen, die ja auch mit der Nahrung aufgenommen werden könnten, ein Einfluß auf die Evolution möglich.

Zu Kap. 9, S. 423:

Für das Verständnis der immer noch schwer deutbaren langen *Latenzzeit* zwischen carcinogener Einwirkung und erster Krebsmanifestation ist es vielleicht aufschlußreich, daß bei Bakterien, wenn sie mit ultravioletten oder mit Röntgenstrahlen behandelt werden, *die strahleninduzierten Mutationen erst nach vielen Teilungen* der Bakterien, zum Teil erst *nach 12 Generationen* phänotypisch manifest werden (NEWCOMBE und SCOTT 1948). Eine befriedigende Erklärung steht aber auch dafür noch aus.

Zu Kap. 9, S. 427:

Einen völlig neuen Gesichtspunkt in die Auswirkung carcinogener Kohlenwasserstoffe brachte STRONG (1948), indem er zeigte, daß es gelingt, die *Neigung von Mäusen zu Spontantumoren* beträchtlich zu *erhöhen*, wenn die Vorfahren dieser Mäuse viele Generationen lang dem *Methylcholanthren* ausgesetzt waren. Mäuse einer ihrer Herkunft nach genau festgelegten Gruppe (NHO) erhielten mit 60 Tagen 1 mg Methylcholanthren (gelöst in 1 ccm Sesamöl) subcutan, ebenso ihre Inzuchtnachkommen, und zwar über 21 Generationen. In der F_{13}-Generation der NHO-Reihe wurden eine Gruppe von Mäusen abgesondert und ihre Nachkommenschaft nicht mehr injiziert (unbehandelte Nachkommenschaft von NHO). Bei 500 Kontrollmäusen gleicher Herkunft, die jedoch unbehandelt waren, kam es zu 3 spontanen Bronchialcarcinomen, also in nur 0,6% der Tiere. Unter 797 Tieren der unbehandelten Nachkommenschaft der NHO-Gruppe bekamen 528 Tiere spontane Tumoren der verschiedensten histologischen Typen. Die Tumorrate betrug also 66,2%! Unter den Tumoren fanden sich Bronchialcarcinome, Magenkrebse verschiedener Typen, Leiomyosarkome des Uterus, Fibrosarkome, Hautkrebse verschiedener Lokalisation usw. Eine große Zahl von Mäusen entwickelte mehrfache Tumoren zugleich.

Man muß aus diesen Versuchen den Schluß ziehen, daß bei diesen mit Methylcholanthren behandelten Versuchsstämmen etwas von einer Generation auf die nachfolgenden übertragen wird. Die Übertragung kann nur eine genetische sein und STRONG nimmt an, daß *durch das Methylcholanthren Keimzellmutationen* ausgelöst wurden, die dann das Auftreten von Spontantumoren bedingen. Die Annahme einer Mutationsauslösung wird auch dadurch nahegelegt, als ja STRONG selbst (vgl. S. 380) mit Methylcholanthren bei Mäusen auch sonstige Mutationen hinsichtlich Haar-, Augenfarbe und Pigmentverteilung erzielte. Der Verfasser möchte glauben, daß es sich hier um einen Sonderfall einer durch das carcinogene Agens ausgelösten erhöhten somatischen Mutabilität handelt, wie dies auch durch Beobachtungen am Menschen wahrscheinlich gemacht ist (s. S. 427).

Diese Versuchsreihe von STRONG ist in vielfacher Hinsicht von grundsätzlicher Bedeutung. Sie zwingt zu dem Schluß, daß es *möglich* ist, *einen Tierstamm mit einem sehr niedrigen Vorkommen von Spontantumoren* (0,60%!) *in einen mit einer sehr hohen Krebsempfänglichkeit* (66,2%!) *zu verwandeln*, dadurch, daß die Vorfahren dieses Stammes viele Generationen lang unter der Einwirkung der gleichen càrcinogenen Noxe standen.

Zu Kap. 10, S. 446:

Von der *Folinsäure* war ausführlich im Zusammenhang mit dem Krebsmittel „Teropterin" die Rede. LETTRÉ und LANDSCHÜTZ (1947) untersuchten die Wirkung der Folinsäure an Hühnerherzfibroblasten und an Krebszellen des Mäuseascitestumor. Während sie an den ersteren mit 75 γ/ccm keine Teilungshemmung, aber bereits eine Schädigung und Verfettung dieser Zellen bewirkte, waren bei den letzteren die Folinsäure-Injektionen in allen Tumorzellen von einer starken Chromatinschädigung gefolgt. Die Verfasser stehen nicht an, die Folinsäure unter Vorbehalt der Nachprüfung an einer größeren Zahl verschiedener normaler Zellen als ein „krebsspezifisches Mitosegift" zu bezeichnen.

Zu Kap. 10, S. 456:

Bei den *Mitosegiften* war vom Trypaflavintyp die Rede. Während man vom cytologischen Standpunkt aus bisher die am Spindelapparat der Zellteilung angreifenden „*Spindelgifte*" von den die Zellteilung unterdrückenden „*Zellteilungsgiften*" unterschied, schlägt BAUCH (1947) auf Grund von Untersuchungen über den Mitoseablauf in der Zwiebelwurzel nach Trypaflavineinwirkung vor, Giftes ihres Typus als „*Chromosomengifte*" zu bezeichnen, da durch Trypaflavin weder der Spindelapparat, noch die Zellteilung berührt würden. Die Veränderungen an den Chromosomen werden ausführlich beschrieben und als „Veränderungen des kolloidchemischen Zustandes der Chromosomen im Sinne einer hochgradigen Entquellung" gedeutet. Im Effekt führen sie zum „Symptomenkomplex der Pseudoamitose". Es wird hier darauf eingegangen, da nach BAUCH der nebenbei irreversible Trypoflavineffekt eine auffallende Übereinstimmung mit dem Primäreffekt der Strahlenwirkung aufweist, so daß man an die Möglichkeit mutativer Auswirkungen und vielleicht auch an therapeutische Möglichkeiten denken muß.

Zu Kap. 10, S. 470:

TISCHENDORF und FRITZE (1948) haben tierexperimentelle Untersuchungen zur *Urethanwirkung auf Blut und blutbildende Gewebe* an Kaninchen und Meerschweinchen angestellt, die weitgehende Unterschiede zwischen der Wirkung auf gesunde Tiere und der Wirkung auf die leukämische Blutbildung des kranken Menschen ergaben. So blieb bei den Tieren die charakteristische Senkung der

Leukocytenzahl aus, schwer waren dagegen die Störungen der roten Blutbildung. Das granulocytäre Blutbild war durch Kernschädigung und Plasmaschädigung der Granulocyten gekennzeichnet. Die Untersucher sprechen daher das Urethan als Knochenmarksgift an.

Zu Kap. 10, S. 478:

An einem Mäuseimpfcarcinom („Tumor 2146") a) bei subcutaner, b) bei intraperitonealer Impfung erzielte WOLLHEIM (1948) mit einem *aus dem Urin gesunder Menschen* mit Äther extrahierbaren *Faktor* eine ausgesprochene *Wachstumshemmung*. Der Faktor verträgt ohne Wirkungsverlust die Verseifung in alkalischem Alkohol, läßt sich aber bei gleicher Aufarbeitung des Urins von Krebskranken nicht gewinnen. Die Extrakte waren aus Urin von männlichen Individuen an weiblichen Versuchstieren stärker wirksam und umgekehrt. Trotzdem sprechen eine Reihe von Argumenten gegen die Annahme, daß es sich um die Wirkung von Geschlechtshormonen handeln könne. WOLLHEIM nimmt an, daß der wirksame Faktor ein Stoff aus der Steringruppe sei, ohne mit einem der Geschlechtshormone identisch zu sein. Nachprüfungen der Wirksamkeit des Faktors an Spontan- oder an induzierten Tumoren stehen noch aus.

Zu Kap. 12, S. 539 und 540:

Das größte Beobachtungsgut über *Spätrezidive nach Brustkrebs* stammt von HARTMANN (1942). Er verfügt über 123 eigene Beobachtungen. Ein Spätrezidiv erschien erst nach 46 Jahren. Stets fatal sind die Hautknötchen, die meist das Zeichen einer sonst noch nicht offenbaren Verallgemeinerung des Krebsleidens sind. Auch bei Spätrezidiven kann der tödliche Ausgang, sofern Hautknötchen fehlen, mitunter durch wiederholte Eingriffe noch aufgehalten werden. Daß man bei Spätrezidiven das Messer nicht gleich aus der Hand legen soll, beweist eine Diskussionsbemerkung zum Vortrage von HARTMANN, in der MONDOR von einem Falle einer Mammaamputation ohne Ausräumung der Axilla berichtete. 14 Jahre später konnten noch große Drüsenmetastasen der Axilla ausgeräumt werden und als 6 Jahre später nochmals ein Carcinomrezidiv der Achselhöhle entfernt worden war, blieb die Kranke weitere 4 Jahre gesund.

Zu Kap. 12, S. 547:

Im allgemeinen steht man auf dem Standpunkt, daß bei fortgeschrittenen Krebserkrankungen der Ausdehnung der Eingriffe Grenzen gesetzt sind und daß bei ultraradikalen Eingriffen den wenigen Erfolgen die große Reihe derer gegenübersteht, denen durch die hohe Operationsmortalität ihre sonstige Lebenserwartung vernichtet wird. Am weitesten in der *Radikalität bei Krebsoperation* geht BRUNSCHWIG. Er ist bekannt geworden durch Eingriffe, bei denen z. B. das untere Ende der Speiseröhre, der ganze Magen, die Milz, das Quercolon, Teile des Pankreas und das große Netz wegen eines fortgeschrittenen Magenkrebses geopfert wurden. Neuerdings berichtet er (1948) über 22, seit 1946 operierte Fälle von fortgeschrittenem Krebs der Beckenorgane, bei denen er eine vollständige Ausräumung aller Beckeneingeweide vornahm und den Eingriff mit einem endständigen Anus praeter und doppelseitiger Harnleitereinpflanzung in das Colon oberhalb des Anus beendete. Die Mortalität betrug 23%. Man wird die Überlebensdauer der Kranken, die die Operation überstanden, abwarten müssen.

Zu Kap. 12, S. 577:

Angesichts der guten Resultate beim Mamma- und Prostatacarcinom lag es nahe, Keimdrüsenhormone auch bei anderen Genitalkrebsen zu versuchen. MERZ (1948) berichtet über *Testosteron* bei *25 Fällen mit kachektischen Tumor-*

stadien, darunter bei 14 Portio- und bei 4 Ovarialcarcinomen, davon bei 3 mit
Carcinosis peritonei. Die Dosis schwankte zwischen 600 und 4100 mg und betrug
im Durchschnitt 1200 mg Testosteronpropionat (als Perandren Ciba). In $^4/_5$ der
Fälle kam es zu einer Hebung des Allgemeinzustandes, Besserung des Appetits,
Gewichtszunahme, Schmerzlinderung usw. Im Gegensatz zu den Erfolgen beim
Mammacarcinom vermochte die massive Perandrentherapie (mit Ausnahme eines
Falles) weder Ovarial-, noch Uterus-, noch Cervixcarcinomrezidive eindeutig zu
hemmen. Im übrigen bestätigt MERZ die guten Erfahrungen beim Mamma-
carcinom und bringt den Fall einer 61jährigen Frau, bei der eine infolge osteo-
lytischer Metastasen eingetretene Spontanfraktur im Collum humeri unter
Testosteronpropionat unter massiver Kalkablagerung zur Abheilung gelangte.

Zu Kap. 12, S. 594 und 655:

Beim *Cholin* ist bis jetzt der Wirkungsmechanismus weder bei der Krebsentstehung infolge Cholinmangels in der Nahrung, noch bei der Krebsbehandlung
(S. 594—596), noch bei der Krebsverhütung (s. S. 655) übersehbar. Nach der
neuesten Darstellung der Cholinfrage durch ABDERHALDEN und MOURIQUAND
(1948, dort weitere Literatur) muß man am ehesten daran denken, daß Cholin
als *Methyldonator* wirkt, d. h. also z. B. durch Methylierung von eingebrachten
Substanzen entgiftend zu wirken vermag. Das Cholin hat — außer den schon
S. 594 erwähnten Aufgaben — große Bedeutung für den Fetthaushalt der Leber.
Bei Cholinwegfall in der Nahrung kommt es zu einem Ansteigen des Phosphatase-
gehaltes des Blutplasmas, einem Absinken des Gehaltes an Cholesterin und an
Cholesterinfettsäureester. Wichtig erscheint besonders, daß durch Verabreichung
von viel Fett und wenig Eiweiß bei Mangel an Cholin Lebercirrhose entsteht,
deren Auftreten ferner noch durch Alkohol beschleunigt werden kann. Daß
Lebercirrhose eine ausgesprochene Präcancerose darstellt, wurde schon mehrfach
erwähnt. Man wird den Cholinmangel als mitwirkenden Faktor bei der Krebsentstehung um so mehr im Auge behalten müssen, als sein täglicher Bedarf
(9 mg je Kilogramm Körpergewicht) außerordentlich hoch ist.

Zu Kap. 12, S. 595:

Zur Behandlung bösartiger Geschwülste mit *Cholin* verwendet BECKER (1949)
das krystallinische Cholinum chloratum. Er gibt es 5—25%ig in Tutofusin gelöst
intravenös oder intrasternal als Dauertropfinfusion (15—75 Tropfen je Minute),
gelegentlich auch durch die Magensonde oder als rectale Infusion (Gesamtdosis
5—15 g pro die, bis zu 2 Monaten Dauer). BECKER spricht von einer Tumor-
affinität des Cholins. Es kommt zu einer anfänglichen „Herdreaktion“ (Schmerzen, Rötung und Schwellung im Bereich des Tumors und der Metastasen). Später
folgt dann eine Verkleinerung und Verhärtung des Tumors. Histologische Veränderungen werden erkennbar, sobald 60—80 g Cholin verabfolgt sind.

Zu Kap. 12, S. 609:

Bei der Schmerzbekämpfung unheilbar Krebskranker hat sich uns in der
Heidelberger Chirurgischen Klinik in der letzten Zeit das *Dibenamin* besonders
bewährt (EICHLER, KLAR und LINDER 1948). Es handelt sich bei diesem Dibenzyl-
chloräthylamin, einem vom Stickstoff-Lost sich ableitenden Stoff, um eine
spezifische Blockade des Sympathicussystems durch direkte Einwirkung auf
dessen Nervenendorgane. Mit diesem Mittel ließ sich z. B. bei einer Kranken
mit einer Ausmauerung des kleinen Beckens durch Metastasen eines Uteruscarcinoms die Chordotomie vermeiden. Es möchte uns scheinen, daß dieses

sympathicolytische Medikament vielleicht auch in manchem Fall die von BRUNSCHWIG vorgeschlagene palliative Ausweitung aller Organe des kleinen Beckens überflüssig machen könnte.

Zu Kap. 12, S. 611:

Eine neueste Arbeit von POHLMAN (1948), die sich zunächst vom physikalischen Standpunkt aus mit den thermischen, chemischen und mechanischen *Wirkungsfaktoren des Ultraschalls*, der Temperaturerhöhung im Gewebe, der Ultraschallabsorption usw. befaßt, läßt erkennen, welch mannigfache Gefahren bestehen, wenn Ultraschall am Menschen ohne genügende physikalische Kenntnisse angewandt und insbesondere die eingestrahlte Energie nicht genügend berücksichtigt wird. Die Arbeit bringt als Anhalt für die therapeutische Dosierung eine Reihe von zahlenmäßigen Angaben, läßt aber keine Zweifel darüber, daß mancherlei chemische, katalytische, chemoelektrische Funktionen des Ultraschalls noch unbekannt sind. Die mitgeteilten Zahlen lassen die völlig anders- und neuartige Wirkung eingestrahlter Ultraschallenergien erkennen. So wird das bei der bisher benutzten therapeutischen Frequenz von 800000 Schwingungen in der Sekunde (= 800 kHz) entstehende Druckgefälle mit 7,4 Atmosphären je Millimeter angegeben und gesagt: ,,daß diese hohen Druckunterschiede das dazwischenliegende Gewebe äußerst intensiv schwingend hin- und herbewegen, verwundert nicht". Diese großen Kräfte haben ihrerseits wieder eine grotesk hohe Beschleunigung zur Folge, die das 100000fache der Erdbeschleunigung ausmacht, Kräfte, wie sie sonst nur von den Höchstleistungszentrifugen erreicht werden. Infolge der hohen Beschleunigung treten schon bei geringsten Dichteunterschieden (Plasma, Kernmembran, Kern!) große Kräfte auf. Vielleicht beruht der bei Tumorzellen behauptete selektive Effekt darauf, daß bei jungen Zellen mit ihrem wasserreichen Plasma der Dichteunterschied gegenüber dem Kern größer ist als bei alten Zellen. Bei hohen und zu hohen Intensitäten kann es schon während der Bestrahlung zu völliger Zertrümmerung sämtlicher Zell- und Kernmembranen kommen. Es erscheint nach dieser Arbeit klar, daß für die Ultraschalltherapie des Krebses, besonders in der Tiefe, die grundlegenden Fragen der Dosierung, der Wirkung auf Nachbargewebe erst noch der biophysikalischen Klärung bedürfen. Vorerst erscheint es noch sehr zweifelhaft, ob überhaupt eine Tiefentherapie möglich ist.

Zu Kap. 12, S. 660:

Die Verordnung von *Stilboestrol* ohne zureichende Anzeige kann auch gerichtliche Folgen für den Arzt haben. Einem Bericht im J. amer. med. Assoc. **136**, 712 (1948) zufolge nahm eine Kranke vom Januar 1942 bis Ende 1943 zur Hebung ihrer Gesundheit täglich 1 Tablette Stilboestrol. 1945 bekam sie ein Mammacarcinom. Die Kranke klagte, da der Arzt durch Überdosierung des synthetisch-oestrogenen Stoffes, der zugleich eine krebserzeugende Wirkung habe, den Brustkrebs induziert habe. Die Berufungsinstanz bejahte die fahrlässige Körperverletzung und verurteilte demzufolge den Arzt.

Literatur (Nachträge).

ABDERHALDEN, E. u. G. MOURIQUAND: Vitamine und Vitamintherapie. Bern 1948. — ANDERSON, W.: Nature (Brit.) **160**, 892 (1947).

BADE, H.: Strahlenther. **76**, 449 (1947). — BARNES, B. F., F. C. FREYTAG, W. M. GARRISON and J. ROSENFELD: Science (N. Y.) **108**, 82 (1948). — BAUCH, R.: Naturw. **34**, 346 (1947). — BECKER, J.: Z. Krebsforsch. **56** (1949). — BITTNER, J. J.: A. A. A. S. Research

Conference on Cancer, p. 63. Washington 1945. — BITTNER, J. J., R. A. HUESBY, M. B. VISSCHER, Z. B. BALL and F. SHMITH: Science (N. Y.) **99**, 83 (1944). — BRUNSCHWIG, A.: Cancer **1**, 177 (1948).

CURTH, H. O.: Arch. Derm. (D.) **57**, 158 (1948).

DURAN-REYNALS, F.: Science (N. Y.) **103**, 748 (1946).

EARLE, W. R.: A. A. A. S. Research Conference on Cancer, p. 139. Washington 1945. — EICHLER, O., E. KLAR u. F. LINDER: Klin. Wschr. **1948**, H. 45/46.

GREENE, H. S. N.: J. amer. med. Assoc. **137**, 1364 (1948).

HALLERVORDEN, J.: Nervenarzt **19**, 163 (1948). — HARTMANN, H.: Presse méd. **1942**, 252. — HEIDELBERGER, C. u. H. B. JONES: Cancer **1**, 252 (1948). — HEIDELBERGER, C., M. R. KIRK and M. S. PERKINS: Cancer **1**, 261 (1948).

KAPLAN, W. D.: Science (N. Y.) **108**, 43 (1948). — KATHE, J.: Jber. Schles. Ges. Vaterl. Kultur 1937. — KUHN, R. u. G. QUADBECK: Z. Krebsforsch. **56** (1949).

LETTRÉ, H. u. CH. LANDSCHÜTZ: Naturw. **34**, 345 (1947). — LIEBEGOTT, G.: Klin. Wschr. **1948**, 599.

MERZ, W. R.: Schweiz. med. Wschr. **1948**, 893.

NEWCOMBE, H. B. u. G. W. SCOTT: 8. internat. Genetiker-Kongreß Stockholm 1948, Abstract book S. 98.

PEIN, H. v.: Dtsch. Arch. klin. Med. **190** (1943). — POHLMAN, R.: Dtsch. med. Wschr. **1948**, 373.

RAPOPORT, I. A.: C. r. Acad. Sci. URSS. **54**, 65 (1946). — Ref. Chem. Zbl. **1947**, 481. — RUF, F. u. K. PHILIPP: Chirurg **1949** (im Druck).

SEIFTER, J., W. E. EHRICH, G. HUDYMA and G. MUELLER: Science (N. Y.) **103**, 762 (1946). — SIEGMUND, H.: Dtsch. med. Wschr. **1948**, 33. — STRONG, L. C.: Cancer **1**, 120 (1948). — Z. Krebsforsch. **56** (1948).

TISCHENDORF, W. u. E. FRITZE: Klin. Wschr. **1948**, 179.

WOLLHEIM, E.: Schweiz. med. Wschr. **1948**, 428.

Autorenverzeichnis.

Die Zahlen in Kursivdruck bezeichnen die Seiten, auf denen der betreffende Autor im Literaturverzeichnis zu finden ist.

Abderhalden, E. 129, 130, 136, 520, 521, *530*, 609, *663*, 697, *698*.
— R. 130, *163*, 520, *530*, 609, *663*.
Abecassis 354, *367*.
Abel, W. 572, 631, 636, 637, 657, *663*.
Abels, J. C. 588, 589, *666*.
Ackerman *31*, 54, 67, 498, *530*, 538, 624, *663*.
Adair 500, *530*, 576, 577, 578, 643, *663*, *665*.
Adam, A. *664*.
— C. *31*, 67, *205*, *306*, *663*.
Adrian 188, *205*.
Aebarsold 486, *495*, 566, *667*, *669*.
Aebly *205*.
Afiv 173.
Aichel 372, *431*.
Alapy. 465, *492*.
Albers 116, 123, *163*, 524, *530*.
Alberti 479, 480, *492*.
Albrecht 580, 581.
— E. *32*, 97, 100, 101, *111*.
— H. U. 509, *530*.
— M. 458, *495*.
d'Alessandro *530*.
Aliferis 237, *306*.
Alius 328, 352, *366*.
Allen 144, *163*, *164*, *206*.
van Allen 486, *496*.
Allner 607, *663*.
Almasy 259, 260, 262, *308*.
Altenburg 382, 386, *432*.
Alwall 593, *663*.
Alwens 239, *306*.
Amies *111*, 258, 265, *306*.
Amoroso 456, *492*.
Amreich 620, *663*.
Anardi *492*.
Anderson, S. 223, *234*.
— W. 693, *698*.
Andervont *206*, 220, *234*, 257, 258, 275, *306*, *308*, 477, *492*, 689.
André 269, *663*.
Andres 95, 96, *111*, 412, *431*.
Andrewes *233*.
Angier 446, *492*.
Anschütz 547, 615, 617, 618, 627, *663*.

Anton 651, *663*.
Apitz 127, *163*, *431*, 526, *530*.
Apolant 98, 445, 481, 489, *493*.
Appel *493*.
Arinkind 514, *530*.
Arndt 317, 318, 319, *366*, 536, *663*.
Arnsperger 16, *32*.
Aschner 189, *205*.
Aschoff 27, *32*, 414, *431*.
Ascoli *163*, 524, 525, *530*.
Askanazy 8, 24, 25, 27, *32*, 88, 91, 99, 100, *111*, 209, *233*, 237, 238, *306*, 318.
Assmann 509, *530*.
Aubertin 328, *366*.
Auerbach 372, 379, *431*, 468, *493*.
Auler *31*, 67, *205*, *306*, 489, *493*, 498, *530*, 606, 609, 611, 642, *663*.
Axelrod 347, *367*.
Ayre 655, 656, *663*.
Ayrton 24.

Baader 23, *32*, 237, 239, 254, *306*, 327, 353, 649, *663*.
Baatz 148, *163*, 625, *663*.
Babcock 288, *310*.
Babes 255, *306*.
Bachem 322, *366*.
Bachmann 260.
Backofen 477, 489, *493*.
Bade 422, *431*, 481, *493*, 686, *698*.
Badger 465, *493*, 591.
Badile 254, *306*.
Badke 192, *205*.
Baensch 14, *32*, 509, *532*, 563, *663*.
Bagg 288, *306*.
Bailey 73, 79, *111*, 189, *205*.
de Bakey 549, 550, *667*.
Ball, H. A. 453, *493*.
— Z. B. 689, *696*.
Ballestra 252, 254, *307*, *367*.
de Balogh 103, 106, *111*.
Bang, F. 151, *163*.
— O. 215, *234*, 251, *306*, 320, *366*.
Barbaglia *366*.
Barden 481, *493*.

Barington 182.
Barnes 692, *698*.
Barnewitz 251, *306*, 351, *366*.
Barney 648, *663*.
Barringer *663*.
Barry 261, 265, 268, *306*.
Barthels 159, *163*, 522, *530*.
Bary, de 319, *366*.
Bashford 103, 176, *205*.
Bates 343, *368*.
Bauch 265, *306*, 380, *431*, 459, *493*, 695, *698*.
Bauer, H. 131, *163*, *431*.
— J. 124, *163*, *205*.
— K. F. 108, 109, *111*.
— K. H. 22, *32*, *111*, *163*, 166, 167, 170, 184, 203, *205*, 249, 260, 273, *306*, 338, 348, 351, *366*, 371, 372, 397, 398, 409, 410, 411, *431*, 437, 460, 461, 463, 475, 492, *493*, 507, *530*, 537, 543, 545, 550, 555, 571, 584, 585, 605, 616, 617, 626, 629, 631, 635, 636, 660, *663*, 686, 693.
Bauke 239, *306*.
Bauld 655, 656, *663*.
Baumann 296, *309*, 322, 323, 325, 326, 355, 357, 359, *366*, *368*, 386, *432*, 444, 447, *493*.
Baur, E. 91, 378, 410, *431*.
Bayer 606, *663*.
Bayerle 129, *163*.
Beale *496*.
Bear *163*.
Beard, D. *233*.
— H. H. *493*, 595, *663*.
— J. W. 222, 223, 224, 231, *233*, *235*.
Beatson 572, 577, *663*.
Beck, A. 329, 331, *366*.
— L. V. 477, *493*.
— St. 521, *530*.
Becker 594, *663*.
— E. 49, 67.
— F. *366*.
— J. 60, 67, 283, *306*, *663*.
Béclère *233*.
Becquerel 333, *366*.
Begemann 504, 505, *530*.
Begg 219, *233*.
Behan *366*.

Dimethylaminostilben 286, 593.
—, cancerogene Wirkung **249**, **250**, 426, 592.
—, krebshemmende Wirkung 249, 286.
—, Luminescenz 691.
—, Variabilität der Tumoren 250, 426.
Dimethyl-amino-styryl-chinolin 286.
Dimethylbenzanthracen 262, 266, 272, 684.
—, Anregungsenergie und Rotverschiebung im UV-Spektrum 394, 395.
—, Heilung der Mäuseleukämie 466, 586.
—, Leukämiebehandlung beim Menschen 586.
—, Wachstumshemmung bei Impf- und Spontantumoren 464, 465.
—, Wirkungsweise 475.
Dimethyl-cyclo-penteno-phenanthren 268.
Dimethyl-p-phenylen-diamin, enzymschädigende Wirkung 247, 248.
Dinaphthylamin 243.
Dinitrophenol 359.
Diphenyläthylamin 582.
Diphenyl-arsin-chlorid, Mitosegift 459.
Diskordanz von Krebsgeschwülsten bei eineiigen Zwillingen 184, 186.
— bei zweieiigen Zwillingen 184, 186.
— in auslesefreier Zwillingsreihe 185, 186.
Distomiasis 212.
Distomum japonicum 209.
Dodeka-benzanthracen 465.
Doppelkrebse **48**, 336, **536**.
Dreifacher Krebs 49 (Tabelle).
Drosophila melanogaster, Chromosomenkarten 131, 132.
— erbliche Tumoren 193, 196.
—, Mutation durch Benzpyren 461.
—, — durch Formaldehyd 691.
—, — durch Hexamethylentetramin 691.
—, — durch Neutronenbestrahlung 383, 486.
—, Mutationssteigerung durch kombinierte Schwermetallsalz- und Röntgenbehandlung 472, 473.
—, Mutationsversuche 410, 421.
—, — mit Ernährungseinflüssen 441.
—, — mit kosmischen Strahlen 348.

Drosophila melanogaster, Senfgasmutation 379, 380, 468.
—, spontane Mutationsrate 373.
—, — und Alter 416.
—, white-Mutation 375, 376, 385.
Drüsenpunktion 514.
Ductus omphalo-entericus, Geschwülste 100.
Dünndarmcarcinom, Heilziffer 631.

Ecchondrome 28, 87.
—, tangentiale Abmeißelung 544.
EHRLICH-Carcinom der Maus 103, 104, 108, 109, 435.
—, aktive Immunisierung 438.
—, Gewebekulturen 108.
—, heteroplastische Übertragbarkeit 106.
—, Immunisierungsversuche 439.
— Impfausbeute 105.
—, Kastrationswirkung 449.
—, Lebensdauer 105.
—, Radiumbehandlung 107, 481, 483.
—, Resistenzsteigerung nach operativer Entfernung 489.
—, — durch Recurrensspirochäteninfektion 439.
—, Strahlenwirkung 481.
—, —, Kombinationsbehandlung 483.
—, Tumorheilung durch Temperaturwechsel 487.
—, — durch Ultrakurzwellen und Vitamin A 487.
—, Tumorhemmung durch Labcasein 444.
—, — durch metallorganische Bleiverbindungen 473.
—, — durch Thoriumnitrat 484.
—, — durch Trypanosomeninfektion 476, 596.
—, — durch Überwärmung 487.
—, Versuche zum Virusnachweis 227, 228.
—, Wachstum 107.
EHRLICH-Sarkom der Maus 103.
EHRLICH-PUTNOCKY-Sarkom der Ratte 103.
Eierstocksgeschwülste s. u. Ovarien.
Eisenkatalyse 120.
Eisenoxydstaub, Lungenkrebs 22, 240, 302, 473.
— im Tierversuch 240, 473.

Eiweißfermentstörung der Krebszellen 128, 129.
Eiweißkörper, Zusammensetzung 126, 127, 128.
Eiweißsynthese, endocelluläre Defekte bei der Krebszelle **134**, 135, 162.
Elektrokoagulation 545.
—, Antiseptik 545.
—, Blutstillung 545.
— des Ganglion Gasseri 543.
— von Geschwulstresten 546.
—, Geschwulstzellabtötung 546.
—, innere Auskolkung der Geschwülste 546.
—, Nachblutungen 546.
—, Operationsschock 545, 546.
Elektromagnetische Wellen, Absorption im Organismus 316, 317, 350.
— Bedeutnng für Carcinogenese 315.
—, Carcinogene Wirkung und Abwehrreaktionen 322, 323, 324, 327, 350.
—, Wellenlänge und Durchdringungsvermögen im Organismus 316 (Tabelle), 317, 318, 350.
—, Wirksamkeit und Absorptionsgrenzen 316.
Elektronenaffinität carcinogener Kohlenwasserstoffe 396.
Elektronenaktivierungsenergie 552.
Elektronenenergiewanderung 389.
Elektronendichte 394, 396, 430.
Elektronenmikroskop 216.
—, Krebsdiagnose 517.
Elektronenschleuder 560.
Elektrophorese 505.
Elektrophoresediagramm der verschiedenen Globulinplasmocytomtypen 405, 526, 529.
Elektroresektion, transurethrale bei Prostatacarcinom 547.
Embryonale Tumoren 151.
Embryonalgewebe, Transplantationsversuche 88, 89.
—, Tumorerzeugung mit Methylcholanthren 99, 270.
Embryonalkeimtheorie 331; s. Keimausschaltungstheorie.
Embryonalzellen, experimentelle Verpflanzung 88, 99.
— und Krebszellen 98, 99, 110, 672.
—, Tumorerzeugung mit Arsen 88, 99, 238.